儿科心鉴

第二版

主 编 朱锦善

中国中医药出版社

·北 京·

图书在版编目（CIP）数据

儿科心鉴 / 朱锦善主编 . —2 版 . —北京：中国中医药
出版社，2020.4
ISBN 978-7-5132-5878-4

Ⅰ . ①儿… Ⅱ . ①朱… Ⅲ . ①中医儿科学 Ⅳ . ① R272

中国版本图书馆 CIP 数据核字（2019）第 243890 号

中国中医药出版社出版

北京经济技术开发区科创十三街 31 号院二区 8 号楼
邮政编码 100176
传真 010-64405750
山东临沂新华印刷物流集团有限责任公司印刷
各地新华书店经销

开本 787×1092 1/16 印张 97.25 彩插 0.5 字数 2024 千字
2020 年 4 月第 2 版 2020 年 4 月第 1 次印刷
书号 ISBN 978-7-5132-5878-4

定价 498.00 元
网址 www.cptcm.com

社 长 热 线 010-64405720
购 书 热 线 010-89535836
维 权 打 假 010-64405753

微信服务号 zgzyycbs
微商城网址 https：//kdt.im/LIdUGr
官 方 微 博 http：//e.weibo.com/cptcm
天猫旗舰店网址 https：//zgzyycbs.tmall.com

如有印装质量问题请与本社出版部联系（010-64405510）

主编简介

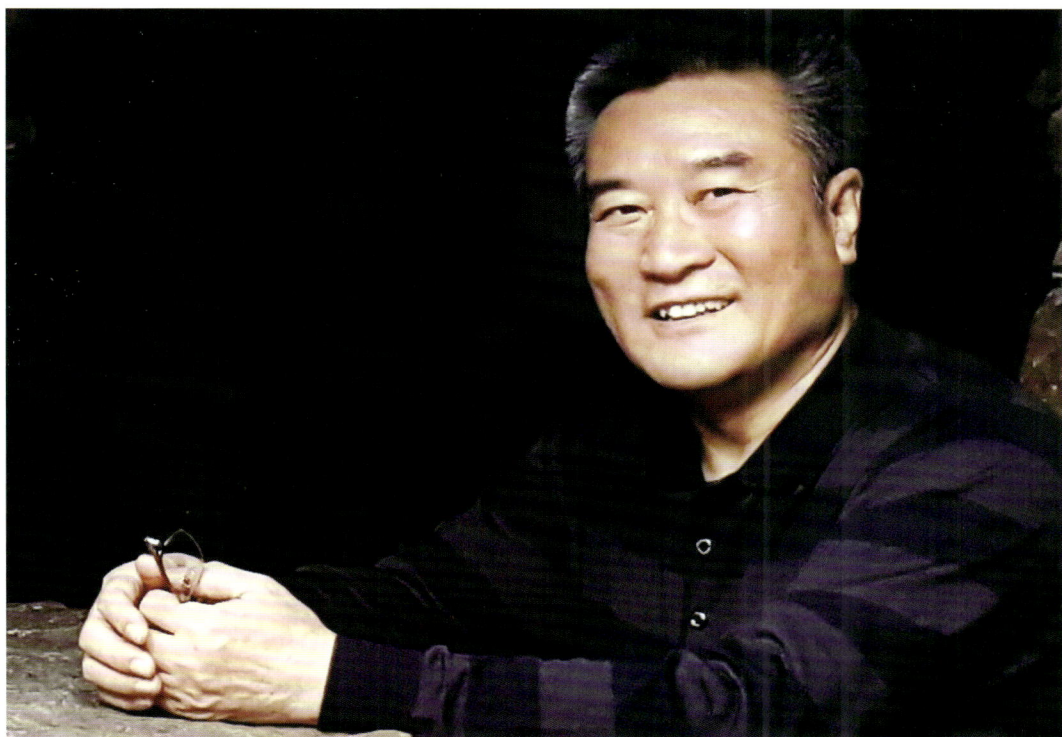

  朱锦善（1947.8—　）江西省安福县人，汉族。中国著名中医儿科学家，主任医师、教授，深圳市首批名医，名中医，江西省名誉名中医，深圳市儿童医院首任中医科主任，历任中华中医药学会儿科分会副主任委员兼秘书长、顾问，中国中医药高等教育学会儿科分会常务副理事长、顾问，中国中医研究促进会小儿推拿外治分会常务副会长，国家级医药科技成果评审专家，国家食品药品监督管理局药品评审专家，国家中医药管理局《中国中医药年鉴》资深编委，《中医儿科杂志》《中医外治杂志》及中国香港《现代中医药》等多种杂志编委。

1969 年毕业于江西中医学院（今江西中医药大学）并留校任教，师从中医儿科学泰斗王伯岳先生，为王伯岳先生亲传弟子。历任江西中医学院儿科教研室主任、附属医院儿科主任，江西省中医药学会儿科专业委员会主任委员，江西省高等学校首批中青年学科带头人，1997 年引进调入深圳市儿童医院创建中医科。从事中医儿科医疗、教学、科研工作 50 余年，具有深厚的学术造诣、理论建树和丰富的临床经验，通晓中医儿科学术发展史和儿科各家学说，对温病学说、小儿脾胃学说有深入研究，并有独到见解，擅长治疗小儿肺、脾、肾相关疾病及疑难病症，擅长小儿体质调理，对男、妇科杂病亦颇有心得，注重辨证论治与中医外治疗法的研究和应用。多次应邀到中国台湾长庚医院、慈济医院、中国医药大学作医疗指导与讲学。在国内外发表学术论文 100 多篇，出版学术专著及大学教材 30 余部。主编多部本专业大型重要著作，代表作有《儿科心鉴》《朱锦善儿科临证 50 讲》《现代中医儿科学》以及中医儿科专业大型临床参考全书 319 万字的《实用中医儿科学》。10 多项科研成果与学术论著获全国及省市级奖励。荣获深圳市政府科技创新奖、中华中医药学会"儿科发展突出贡献奖"、国家中医药管理局"中国中医药年鉴工作特别贡献奖"。被深港地区群众誉为"深圳小儿王"。

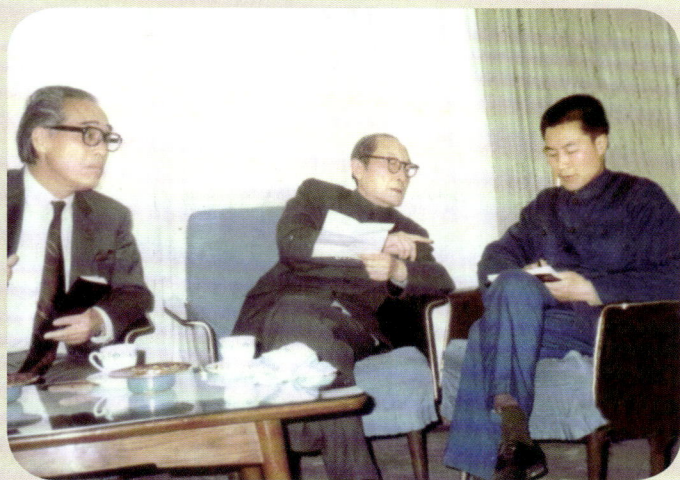

中为王伯岳先生

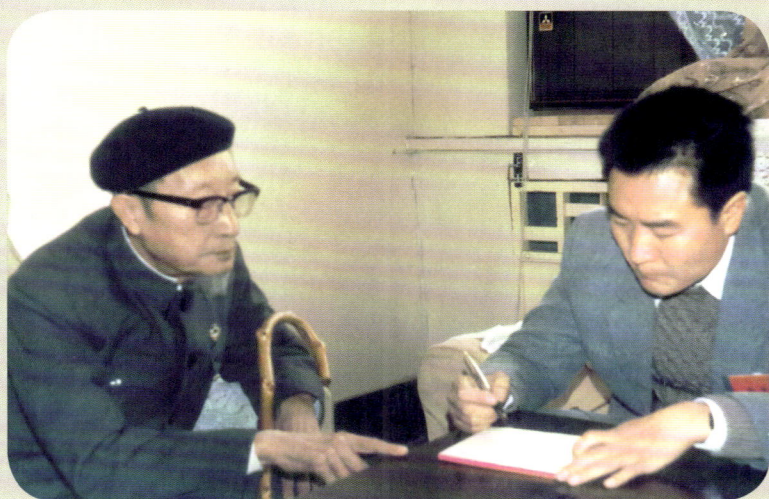

左为王伯岳先生

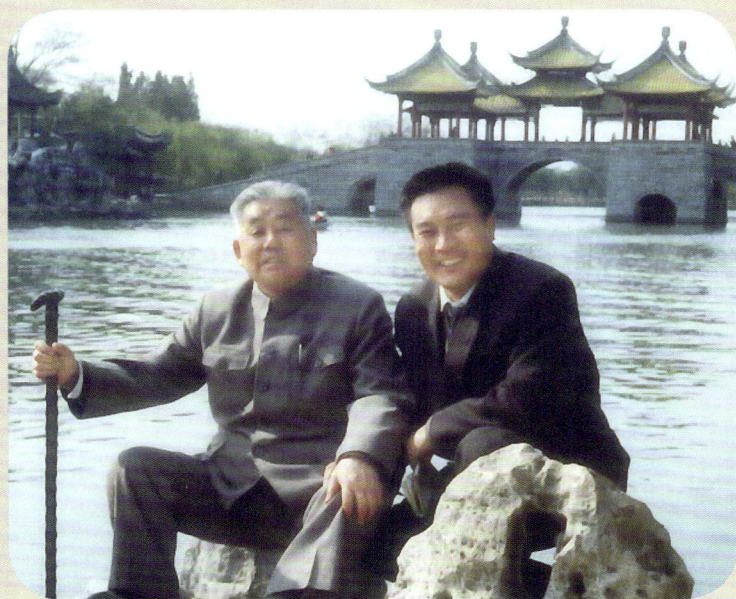

左为江育仁先生

20世纪70年代中叶起，本书主编朱锦善拜师我国中医儿科学泰斗王伯岳先生、江育仁先生，深得两位大师精心教诲

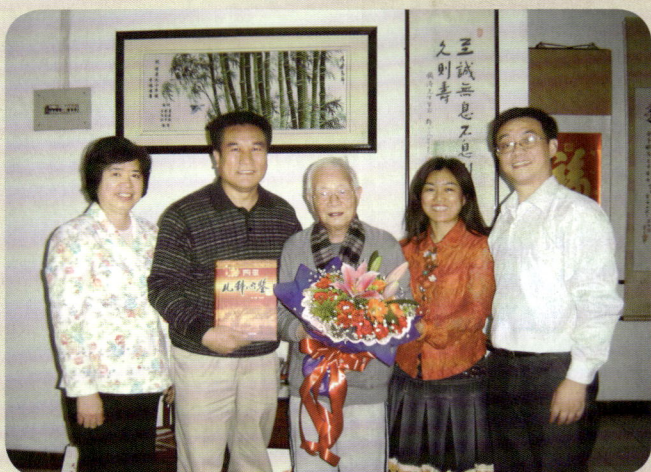

中为国医大师邓铁涛先生

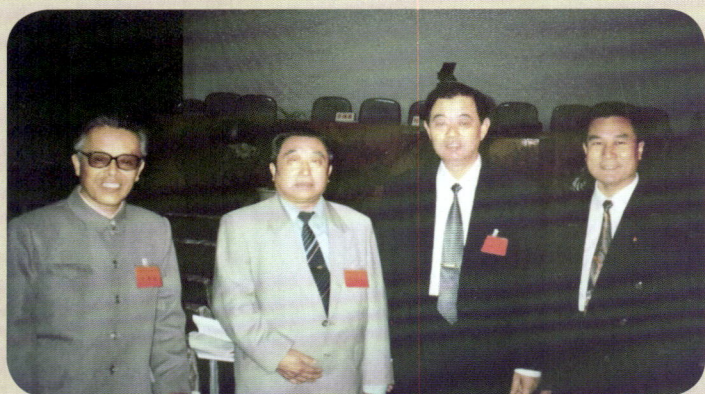

本书第一版名誉主编张奇文先生（右2）、主审刘弼臣先生（左2）、国医大师王烈先生（左1）和主编朱锦善在一起

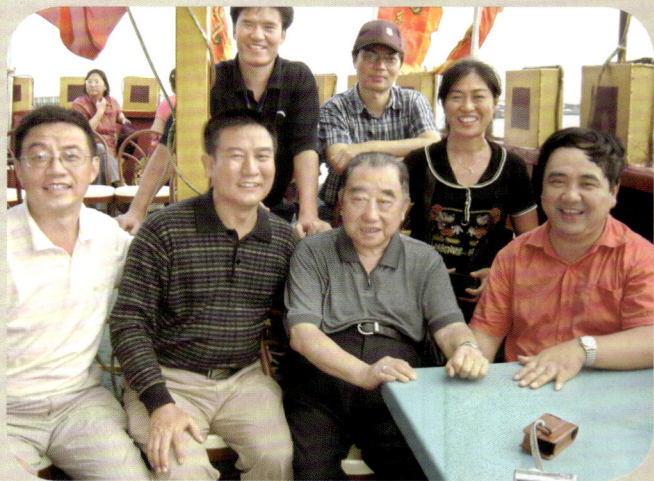

本书第一版主审、主编、副主编合影
前排左起：高修安、朱锦善、刘弼臣、徐玮华
后排左起：章文平、罗光亮、张静

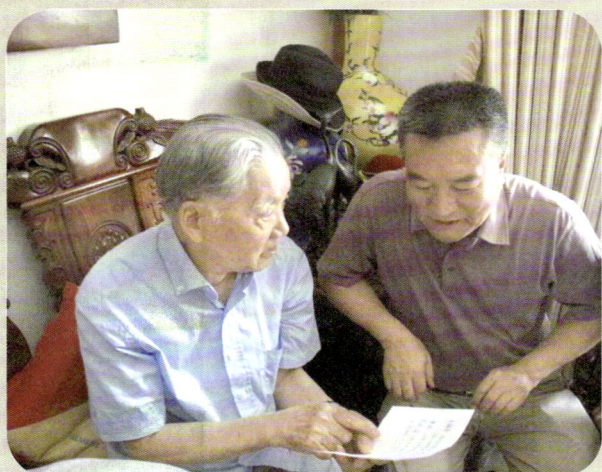

左为国医大师路志正先生

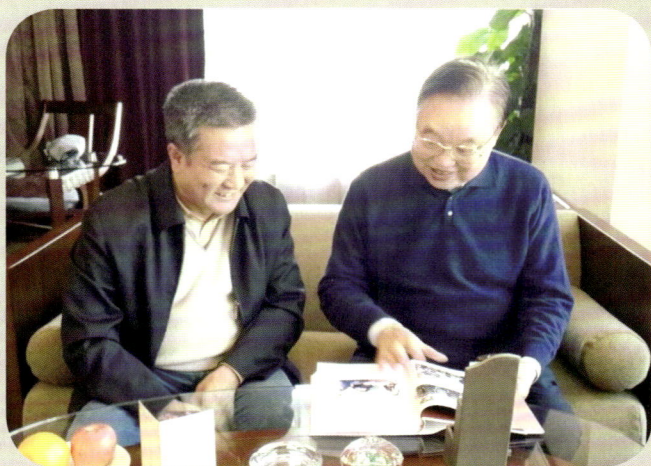

右为国医大师张学文先生

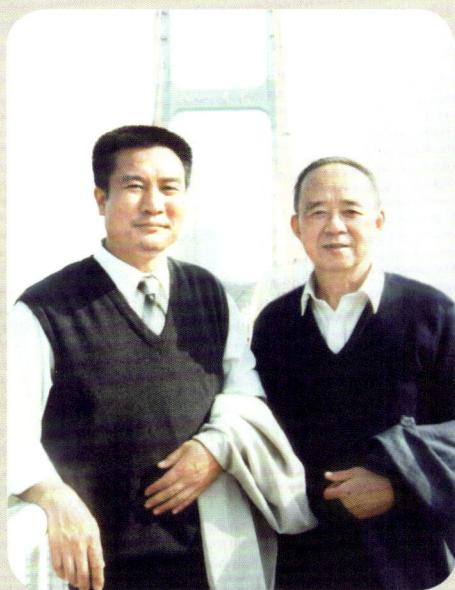

右为袁诚伟先生

泽被群黎

锦善仁棣惠存

江育仁

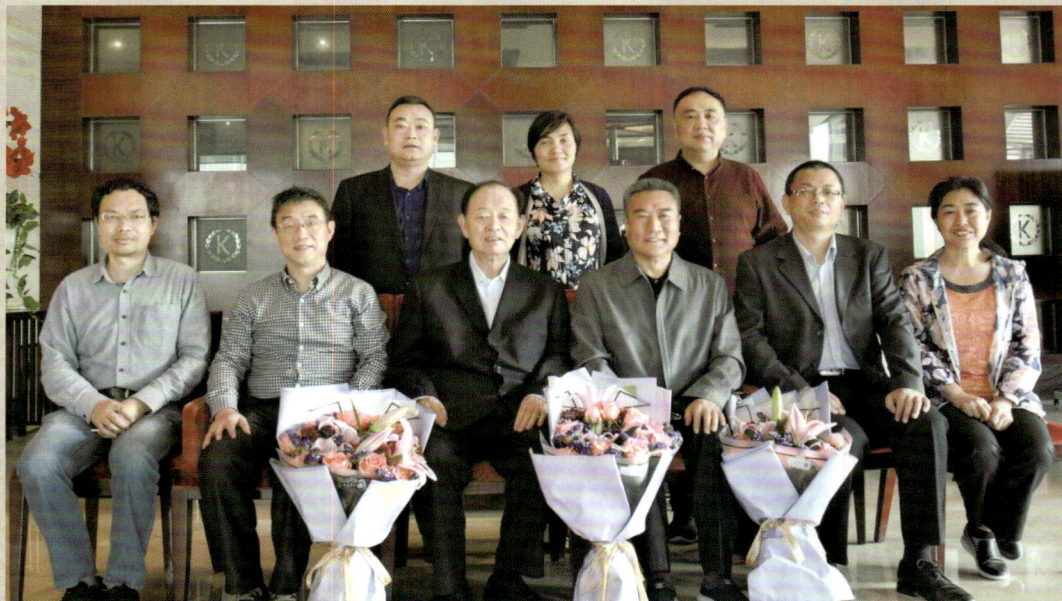

本书第二版名誉主编、主编、副主编等合影
前排左起：罗光亮、高修安、张奇文、朱锦善、肖培新、张静，后排左起：黄甡、喻闽凤、徐玮华

各卷主编、副主编

第一卷　中医儿科学术源流（中医儿科学术发展史）

主　编　朱锦善　张　静

副主编　章文平　葛金玲　张广丽

第二卷　中医儿科理论学说

主　编　朱锦善　罗光亮

副主编　喻闽凤　徐玮华　曾庆祥　韩新民

第三卷　中医儿科各家学说与医疗经验

主　编　朱锦善　高修安

副主编　黄　甡　李宜瑞　张士卿　郁晓维

《儿科心鉴》（第一版）
编辑委员会

儿科心鉴

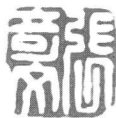

著名中医儿科学家，中华中医药学会儿科分会会长，张奇文教授题词

送君南归，聊歌以寄怀，俚语村言，乙值
一哂，聊述忱谊而已。

负笈不辞千里遊，去来两度逐深秋，
我自含辛君莫语，蒹葭霜露满荆州。

青缝破蜜秋风寒，绣帐寂寥度流年，
早鸷出谷青云上，应踏南枝向长安。

何夕明月照归人，老母倚闾稚女亲，
锦瑟暗弦无觅谱，忆君土阶共一轮。

行笑偕遊别颐和，杨枝萧萧唱骊歌，
后湖比库君多水，输共离人心近波。

伯岳 一九七六年十月三日于北京西苑

中医儿科学泰斗，中华中医药学会儿科分会首任会长，全国政协委员，全国政协医药卫生组副组长，中国中医研究院（现中国中医科学院）研究员，王伯岳教授题词

風華正茂

锦章吾同志留念

吕炳奎

八三年秋

著名中医药学家，全国政协委员，全国政协医药卫生组组长，国家卫生部中医司司长，中华中医药学会副会长兼秘书长，吕炳奎教授题词

为保障儿童健康事业作出重大贡献

朱锦善儿科专家嘱华

董建华敬题

一九八九年
初夏

著名中医学家，中国工程院院士，北京中药大学教授，曾任全国人大常委，董建华教授题词

橘井流芳

锦善教授　泓才并茂

广山江育仁
戊寅于秋

中医儿科学泰斗，中华中医药学会儿科分会名誉会长，南京中医药大学教授，江育仁教授题词

止好供音乐世
共乐与人合寿
一九九八年孟春

锦善主任正之

蔺森特名句

写于上海市光

著名中医儿科学家，上海市儿童医院顾问，徐蔚霖教授题词

錦繡河山錦繡妝
善行仁術善心腸
醫人治國醫胸疾
家洛須傳家道昌

錦善教授指正 錦善醫家四字書奉 庚辰初夏孫浩撰書

著名中医儿科专家，江苏省仪征市中医院院长，孙浩教授题词

锦秀文章

善养澄長

书联锦善守長

二〇一五年六月

北京中医药大学 王琦 用笺

国医大师，中国工程院院士，王琦教授题词

锦心妙笔

善作善成

朱锦善先生《儿科心鉴》再版志庆

戊戌孟春 孙光荣敬题于京

国医大师，孙光荣教授题词

内容提要

  《儿科心鉴》是我国第一次大规模通过对中医儿科学术理论和历代儿科名家学术思想与医疗经验，进行系统、全面的挖掘、研究、整理，并且以历史的面貌完整表达出来，以利于继承和发扬，为医疗、教学、科研服务。本书集中医儿科学术之大成，概括古今儿科学术与临床经验精华，是中医儿科学领域重要的学术专著，可作为高层次人员特别是博士、硕士研究生的教学参考用书，对中医院校中医儿科学课程教师以及中医儿科临床医生均有很好的参考使用价值。

  本书内容包括三卷：第一卷，中医儿科学术源流。以中医儿科学学术发展为脉络，以历代中医儿科学领域的史料为基础，系统、全面、深入地反映中医儿科学术理论与临床医疗的演进与发展。这一卷也是中医儿科学学术发展史，内容包括中医儿科学的起源、奠基、形成和发展。第二卷，中医儿科理论学说。全面、系统、完整地阐述支撑中医儿科学术体系的重要理论学说，包括禀赋学说、胎教学说、变蒸学说、体质学说、养护学说、脾胃学说、疳证学说、惊风学说、寒温流派等，其中，小儿生理学说、小儿病因病机学说、小儿诊法学说、小儿治法治则学说、小儿外治法、小儿推拿、小儿施药学说等，较第一版做了适当调整和补充，系统地反映中医儿科重要理论学说与寒温流派的源流与学术争鸣。第三卷，中医儿科各家学说与医疗经验。历代儿科名医大家的学术思想与医疗经验是中医儿科学的精华所在，本卷自我国历史上记载的第一个小儿医扁鹊至今，共选取34位历代有代表性的儿科名医大家，较第一版增加了6位儿科名医，内容包括：生平、师承传授、主要著作、儿科学术思想、临证经验、方药创见、古今评鉴以及轶闻趣事、年谱等。全面、如实地反映了历代儿科名医的历史风貌和影响，能使读者全面领略这些名医大家的学术思想、临证思维和用药经验，突出反映名医名术，为当今医疗、教学、科研服务。

第二版前言

《儿科心鉴》自 2007 年出版发行，至今已整整 12 年，这部溯中医儿科源流、汇中医儿科理论学说、集古今儿科名医经验于一炉的大型中医儿科学术专著，是中医界有史以来第一次采用这样的形式大规模对中医儿科文献进行研究整理，经历了 10 余年的传播与应用，得到了中医界，特别是中医儿科界的高度认可和广泛肯定。

回想起这部著作的产生，实际上源于我的一个研究课题，结果却得到全国同行许多顶级专家学者的支持与帮助，大家同心协力，共襄其成，可以说，是全国中医同行共同智慧与劳动的结晶。这部著作出版后，中国中医药报、中医儿科杂志等全国 10 多家报刊杂志都发布了相关报道与评介文章，许多中医药大学的儿科研究生教育计划也把该书列为必读书目，甚至作为研究生学习的课程之一。在中医儿科领域的医疗、教学、科研当中，发挥了越来越大的重要作用。这项成果也先后荣获深圳市政府科技创新奖及中华中医药学会科技成果奖。

记得本书第一版刚出版，我就和几位副主编带着书一起去看望本书的首席顾问，时年 90 多岁的首届国医大师邓铁涛老先生。邓老见到我们十分高兴，拿起书就要和我们照相，连连说："不错，不容易！"

还记得第三届国医大师、长春中医药大学终身教授王烈先生在收到书之后，和我进行了时长 40 分钟的通话，年近八旬的王老整整花了 32 天通读全书（178.8 万字），并高度评价此书，此事他在新近出版的《婴童厄话》中专门列一章节评述，这让我十分感动。

去年初春，我还接待了一位专程从内蒙古来看我的年届古稀的傅老中医。我对先生说："我不认识您呢！"傅老说："我认识您，我买了您的《儿科心鉴》。您这本书把中医儿科的源流、理论学说及历代儿科名医的经验，都归纳了，太全了！省了我们多少时间。我几年前就打算要来深圳面见您，感谢您！"听完他的话，我眼睛都湿润了。

去年夏天，我应邀去台湾讲学，台湾同道都知道这本书，说是买不到了！中国台湾中医儿童暨青少年科学会名誉理事长、台中慈济医院副院长王人澍教授专门致信我，说我在台湾的讲学，为台湾沉寂多时的儿科学术掀起一股风潮，"您的大作《儿科心鉴》，洛阳纸贵！"

中医需要继承，需要发扬！但如何继承？如何发扬？这是摆在我们当代中医人面前十分现实而又严峻的问题，又是义不容辞的责任。回顾自己走过的中医路，我从进入中医之门，至今50多年了。有两句话，我体会颇深，分别是"多读书，懂一点中医史，梳理中医学术脉络，继承中寓于发扬""多临床，善于总结经验，见贤思齐，灵活运用，传承即是创新"。《儿科心鉴》的编撰，就是对这两句话的践行。

2018年秋天，中国中医药出版社决定将这本书再版发行。我和副主编、编委们商定，借此机会做一次全面、精细的修订和增补，使之更加完善。修订宗旨是：继续保持原汁原味，全面继承，深入挖掘，汲取精华，整理提高。这次修订，有三条原则：一是在学术上全面进行梳理，使源流更清晰，内容更丰满，分类更科学合理；二是适当增补历代儿科名医的学术思想与医疗经验，更好地为当今临床服务；三是在文字上删繁就简，简明精炼，平正通顺，条理清晰。

这次修订，我们自己给自己加任务，自己给自己提高要求。在此感谢全体编委的聪明智慧和辛勤劳动，感谢我的团队，特别是几位常务副主编，更是夜以继日、废寝忘食，他们虽然是我的学生，但他们也都已经是我国中医儿科界的优秀专家、省市名中医，已经青胜于蓝！从某种意义上说，也是这本书、这个课题造就了这一个团队，造就了这一批中医儿科新秀！

在这次修订中，我给大家写过一首小诗，今录之当作纪念：《儿科心鉴》修订致诸君：身在深闺人未识，玉脂香骨自相知；腹有诗书仍勤奋，笔下秦汉要归真。鸿篇解构需大胆，泽世惠仁满胸怀；留得心鉴锦绣在，何须后人夸君彩？其实，从我内心来说，是真正希望第二版的修订，在第一版获得广大读者认可的基础上，发扬光大，真正做到"传承精华，守正创新"。

在这本书修订即将出版的时候，我们非常感谢全国著名老中医、中华中医药学会儿科分会创始人之一张奇文教授继续担任名誉主编，他对本书的编写给予一贯的关注和指导，并亲临修订审定稿会议。感谢国医大师路志正、张学文、孙光荣、王琦先生以及著名中医学家孙浩先生对本书的关心支持和鼓励。感谢中国中医药出版社王国辰社长、范吉平社长、李占永副总编、王淑珍主任、肖培新主任以及责任编辑伊丽萦博士、刘聪敏编辑的支持和帮助。感谢深圳市卫生健康委员会罗乐宣主任、林晓生院长等对本书的支持和帮助！在此，我们还特别怀念已故的第一版首席顾问邓铁涛先生、主审刘弼臣先生及学术顾问王静安先生、徐蔚霖先生等；深切怀念吕炳奎先生、董建华先生；深切怀念我的恩师王伯岳先生、江育仁先生、衷诚伟先生！

朱锦善

2019年10月1日

张奇文序

《素问·灵兰秘典论》曰："心者，君主之官也，神明出焉……故主明则下安，以此养生则寿，殁世不殆，以为天下则大昌。主不明则十二官危，使道闭塞而不通，形乃大伤，以此养生则殃，以为天下者，其宗大危，戒之戒之！至道在微，变化无穷，孰知其原！窘乎哉，消者瞿瞿，孰知其要！闵闵之当，孰者为良！恍惚之数，生于毫氂，毫氂之数，起于度量，千之万之，可以益大，推之大之，其形乃制。"（瞿瞿：勤勤也。人身之要者，道也，然以消息异同，求诸物理，而欲以此知变化之原本者，虽瞿瞿勤勤以求明悟，然其要妙谁得知乎？既未得知，转成深远，闵闵玄妙，复不知谁者为善。知要妙哉，玄妙深远，固不以理求而可得，近取诸身则十二官可探寻，而为治身之道尔。闵闵，深远也，良，善也）（以上均引自1963年人民卫生出版社《黄帝内经·素问》）。鉴者，镜也；镜者，照也；如："波平如鉴""水清可鉴"之词。引申为"前车之鉴""鉴别""有比较才能鉴别"等。

顾名思义，《儿科心鉴》的作者们，追踪前贤，从源到流，把中医儿科学术理论与历代儿科名家学术思想与医疗经验进行系统、全面的整理研究，还其历史的本来面貌，以利于继承和发扬，其功伟哉！其义当本上言之经旨。全体参编人员齐心协力，用心研究，为继承和发扬中医儿科学术而无私奉献的心声，和承前启后，继往开来的心愿、心路，同样不失"君主之官也，神明出焉……"的上段经旨的范畴，虽未能窥其全貌，谨将朱君送我之钱仲阳、张景岳、吴鞠通等诸篇拜读之后，已心领神会，不谋而合也。

主编朱锦善教授，乃吾之学弟也。他小我12岁，相识相知近30年矣！"乐莫乐兮新相知"（见《楚辞·九歌·少司命》）；"愿岁并谢，与长友兮""年岁虽少，可帅长兮"（见《楚辞·九章·橘颂》）。我与他，在相处的岁月中，可谓志同道合，亲如手足。彼此相识，是与我们的前辈、中医儿科学泰斗、中国中医研究院（现改名为中国中医科学院）王伯岳研究员、南京中医药大学江育仁教授的厚爱和精心培育分不开的。当年风华正茂的他，几度北上京都，拜师于王伯岳研究员门下，朝夕与共，侍诊左右，尽得其心传。1978年8月，全国首届中西医结合儿科学术会议在山东潍坊市召开，会上由江育仁、张奇文、王烈、马若飞、李晏龄等人提出希望组织编写一部实用的《中医儿科学》（王伯岳研究员因在北京出席会议未能参加），经过一年的酝酿，在人民卫生出版社的鼎力相助下，于 1979 年 8 月，在济南市召开第一次编写会议，北京、南京、江西、浙江、广东、四川、山东等诸省名家会于泉城，共商编写大纲、体例、编目及分工等事宜，得以相识心仪已久的朱锦善教授，从此而成为忘年之交。1981 年 6 月，在山东兖州市借审定余主编的《幼科条辨》一书，王伯岳、江育仁二老及天津的何世英老等到会，共同商讨成立中华全国中医学会儿科分会之事，朱锦善又陪同王伯岳老客鲁。《中医儿科学》的编写，在王、江二老的主持下，我等皆幸列门墙，经过不到两年的努力，夜以继日地完成了各自分工的编写任务。翌年，相会于蓉城定稿，成为建国以来第一部大型中医儿科学专著——《中医儿科学》，后由人民卫生出版社出版发行。该书的问世，既是老前辈们心血的结晶，又是中青年中医儿科工作者受到锻炼和熏陶的良好机会，也是中医儿科分会成立的前奏。

1983 年 9 月，中华全国中医学会（即今中华中医药学会）副会长兼秘书长吕炳奎教授亲临潍坊，主持成立了中华全国中医学会儿科专业委员会（简称儿科分会），一致选举王伯岳为主任委员，张奇文、江育仁、王玉润、马新云、张锡君为副主任委员，理事 25 人，常务理事 9 人，除主任委员和副主任委员外，广东的李开注、江西的朱锦善、浙江的俞景茂也当选为常务理事。在总会的领导下，分会一班人团结、务实、开拓、进取，继钱仲阳学术思想研讨会后，又召开了儿科中药剂型改革学术经验交流会。全国中医儿科界有了自己的学术团体，奔走相告，欢欣鼓舞！会内会外结合，老中青结合，传帮带结合，一年至少有 1～2 次全国性的学术聚会，其互教互学的学术氛围是前所未有的。

惜乎！正当我们跟随王、江等诸老奋力拼搏，为中医儿科事业的振兴做应有贡献的时候，德高望重的王伯岳主任委员，突发脑溢血经抢救无效于 1987 年 6 月 28 日在北京仙逝，噩耗传来，我等悲痛至极！余与锦善弟几乎同时赶至北京为王老送行。之后，王玉润、张锡君、何世英诸老也相继与世长辞，从此分会的重担就落在了我与江老等人的肩上。为继承先辈的遗志，不辱使命，我与江育仁、马新云二老及朱锦善、俞景茂、王烈等其他常务理事、理事在全国中医儿科同道和中西医结合同仁的支持下，始终不渝地坚持儿科分会成立时制定的三大任务，在总会的领导下，充分发扬学术民主，求大同，存小异，珍惜每次相聚时每分每秒的宝贵时间，广泛征求大家的意见，本着"既出成果，又出人才"的前提，虚心向老前辈请教，提携青年人不断成长。于 1993 年 11 月 6 日在青岛市召开的第六次全国中医儿科学术会议上，有鉴于分会建立 10 年来领导机构的人事变迁，须增补和调整长期阙如的理事会领导成员，一致通过决议，将理事会增加至 75 人，常务理事 32 人，选举江育仁为名誉会长，张奇文为会长，马新云、王烈、王静安、刘弼臣、朱锦善、汪受传、俞景茂为副会长，秘书长由朱锦善兼任。调整后的理事会，覆盖了全国各省、市、自治区，使之更加有代表性。20 多年来，大家心往一处想，劲往一处使，先后经过两次换届改选，召开全国性的学术会议总计 24 次，老前辈甘作人梯，中青年承前启后，编写出版了大型学术专著计 12 部，近 1500 万言。为充分体现"承接岐黄薪火，传承中医衣钵"的主题，趁名老中医健在之时，先后为江育仁、董廷瑶、王静安、刘弼臣等诸名老中医召开了全国性的学术思想专题研讨会 4 次，朱锦善教授如同其他副会长一样，既是组织筹划者，又是勇挑重担的实干家，为中医儿科事业的振兴和中医儿科学术的发展，做出了杰出的贡献！

　　我之所以真实地记载这段历史，旨在说明对中医学术的继承和发展，必须有一大批承前启后的接班人，"择师难，择徒更难"。有了巨人的肩膀，还必须有敢于攀登的学生。任何一门科学的进步，没有前人就没有今人，没有古人就没有前人，如同接力赛一样，一棒一棒地传下来，靠的是"敢于拼搏"和"自强不息"。朱锦善教授就是这样一位淡泊名利、能耐寂寞、奋发有为的铁杆中医先锋。10 年前他在任教江西中医学院时，编著出版了《儿科临证 50 讲》，南下深圳后，当中医药学处于兴废继绝之时，又协同全国的中医儿科同道们利用诊余时间完成了《儿科心鉴》这部大型的儿科专著，其拼搏、吃苦精神，深深地感动了我。其心愿、心路、心鉴，均出自"至道在微，变化无穷"的经旨。"千之万之，可以益大，推之大之，其形乃制""矍矍勤勤，以求明悟""知其妙哉玄妙深远"，以古鉴今，继承就是创新，如有千千万万个像朱君及其参编的同道们一样的接班人，何叹中医药学术薪火无传呢？"星星之火，可以燎原"。这里值得一提的是：为了中医学术的发展，我们赞同本着"百花齐放，百家争鸣"的方针，开展学术争鸣，但我坚信那些妄图将中医取缔的数典忘祖之辈，迟早要受到历史的唾弃！传统的就是世界的！中华民族数千年光辉灿烂的文化，总有一天会屹立于世界之林！我们信奉的是："推陈出新，而绝不是弃陈出新，更不是灭陈出新！"《儿科心鉴》就是推陈出新的典范。故愿以此为序，向投身于祖国医药学怀抱的有志之士推荐此书。

张奇文

2007 年 3 月 20 日（丁亥年二月二日）

于鸢都百寿堂时年七十有二

　　（张奇文教授，主任医师，我国著名中医药学家，中医儿科学家，中华中医药学会儿科分会主任委员，中国中医药高等教育学会儿科分会名誉理事长，山东中医药大学原党委书记，山东省卫生厅正厅级原副厅长）

刘弼臣序

  中医药学源远流长，博大精深，融人文、生命、地理、物候、社会等学科于一体。并以生命为载体、疾病为对象，以辨证的、动态的、发展的战略眼光看待疾病，用"人与自然""天人合一""整体观念""三因制宜"的思想治疗疾病。在历史的长河中，为中华民族的繁衍昌盛，做出了不可磨灭的贡献，充分体现了中医药学的科学性、先进性、人文性，向世界展示了中华民族的智慧，中医药学的优越性。

  近年来，中医在临床上治疗休克、昏迷、出血、急性呼吸衰竭、脑血管意外等急症重症，获得了良好的效果。并对现代医学的所谓某些疑难病症，如非典型性传染性肺炎（SARS）、流行性脑脊髓膜炎、流行性乙型脑炎、重症肌无力、中风后遗症等，也独具特色，解决了西医不少棘手的问题。尤其在儿科方面，如对高热惊厥、小儿抽动秽语综合征、病毒性心肌炎、小儿哮喘、肾炎、肾病等亦颇具优势，受到了世界很多国家的重视。目前中医药学正被世界上 70 多个国家和地区承认，并与 176 个国家和地区建立了学术交流关系，已有 100 多个国家和地区人群服用中药治疗疾病。在欧美及东南亚发达国家，已成立了中医药研究机构，有的国家和地区并与国内著名中医药大学联合办学。因此，中医药学不仅是东方文化遗产的瑰宝，也是世界医学重要的组成部分，对世界文明进步，正在日益产生积极的影响。西方有些学者预言，21 世纪将是生物医学趋向传统医学发展的世纪，对中医中药来说，这是一个多么难得的机遇。

  当前，随着我国与各国的交往日益频繁，东西方的文化相互碰撞、相互交融和借鉴，中西医之间相互学习，取长补短，共同提高，已成为医学发展的必然趋势。中医中药如何保持和突出其特色和优势，不迷失自我，坚持"中医为本，西为中用，立足中国，面向世界"的方向，坚持继承和发扬、挖掘和整理工作，坚持以我为主，自主创新，坚持全力推动中医药现代研究，坚持提高临床疗效，服务于世界人民，这不仅是中医中药应该面对和承担的任务，而且也是国内外广大人民所关注、所需要的。

  至于中医儿科学术研究与名医经验，毫无例外也应继承发扬和创新，历代儿科医家在长期的理论研究和临床实践中，将他们自己对医学感受和临床经验体会及其创新之处，著述成书，为中医中药的发展做出了巨大的贡献。这是中医儿科领域里一个值得开发研究、整理提高的宝库，具有十分重要的文献研究与临床应用价值。本书由中华中医药学会儿科分会副会长朱锦善教授主持，有全国 10 多家中医院校的专家教授和博士等参加，经过 3 年的研究整理集体完成，全书 150 余万字，分为儿科学术源流、中医儿科学术理论、中医儿科各家学说与医疗经验 3 卷，命名为《儿科心鉴》。本书的编写是新中国成立后我国第一次大规模对中医儿科学术理论与历代儿科名医经验的研究整理，是中医儿科学的重要学术专著，也是朱锦善教授等同道历尽辛苦为中医儿科学做出最大一次的贡献，非常佩服！

综观全书，虽然由于历史诸多因素，致使唐代以前的中医儿科学专著及相关的宝贵文献资料，大多珠遗沧海，丢失殆尽，殊堪惋惜，将来如能寻得一鳞半爪、吉光片羽，鼎尝一脔汲取精华，用于临床必将大大有益于提高治疗效果。尽管如此，在作者 3 年的努力下，仍然收集了大量资料，进行研究分析整理，确已达到既是对中医儿科学学术的继承，又是对中医儿科学学术的发展；既是对前人经验的总结，又是对后人运用的启迪；既是对前代文献的整理，又是对前人文献的提高；既可丰富基础理论，又可指导临床实践；既有历史的意义，又有现实的意义。它是振兴中医药学的重要工作，是研究中医药学学术的一项重要基础工程，不可等闲视之。故特为之序。

2006 年 12 月 10 日

（刘弼臣教授，主任医师，我国著名中医药学家，中医儿科学家，中华中医药学会儿科分会名誉主任委员，中国中医药高等教育学会儿科分会名誉理事长，北京中医药大学医学顾问、终身教授）

《医宗金鉴》幼科问世

王　烈

　　2007 年 10 月 22 日，收到从深圳寄来的一册重量级宝笈，开卷可见："感谢王烈教授的指导。"是朱锦善主编之《儿科心鉴》，全书 178 万字，堪称巨著。从头到尾，除去反复读的篇章，足足读了 32 天。读后颇有感触，写出两点。一、作者其人：在儿科界、医学界、历史界，朱锦善教授的功名均有深远影响。自古有"江南出才子"之说，朱锦善，江西人，受过中医学系的高等教育，经过 50 年的医疗、教学和科研实践，练就全身本领，在中医学界是位出类拔萃、十分难得的专家。细节不讲，只述他在中华中医药学会儿科分会的发起、创建、领导，全程至少也有 36 年之多（1978 年之后），他是唯一一位全程参加会议的"儿科元老"，即使在退岗之后仍能坚持参加。只就出席中医儿科会议及参加学术活动而言，实乃我中医儿科，甚至全国中医界的冠军。让世人，后人怎样评价都不为过。其中可贵的是他在岗如此，不在岗也如此，可见朱锦善教授对中医儿科学伟大事业的执着、信心、期望、关怀真史无前例。老友朱锦善教授令知者敬佩，后者追求，为中医儿科学史上典范。二、作者其业：朱锦善教授不仅是学会的才子，而且是中医儿科中的一位高产著者。其著述颇丰，新著《儿科心鉴》共分三卷，讲古、论今、又谈己。全面阐述我国中医儿科学术成果，以大成冠冕也不足为奇！可想而知，如此巨著，仅以学识为主必无其成。三年时光，主编呕心沥血，龙马精神是其原动力。在《儿科心鉴》中，探中医儿科历史源流，释儿科学术典籍，示今昔名家学术贡献。是书以古鉴今，系统高谈、细论，光彩耀人，亦照千古。阅读之余，想起清代《医宗金鉴》，乃一部名垂千古的宏大典籍，成为学者必读、医者必用的金科玉律。可惜往矣，与之相媲美的《儿科心鉴》有过之而无不及。就现今而言，《儿科心鉴》一书问世，岂不是《医宗金鉴》幼科再世耶！

录自王烈《婴童卮话》

　　（王烈教授，主任医师，我国著名中医学家，中医儿科学家，第三届国医大师，长春中医药大学终身教授）

自　序

心鉴　心愿　心路

编写《儿科心鉴》，是我多年以来的一个心愿。中医儿科学作为中医学的一个重要临床学科，她具有独特的理论体系和临床特色。在历史的长河中涌现了众多的儿科名医大家，他们经过长期医疗实践的探索和研究，创立了丰富的中医儿科理论学说，积累了极其丰富的医疗经验，他们的这些智慧结晶犹如明珠布散在浩瀚的中医典籍之中。虽然在隋唐时代就已有"少小"的专科教育，在《清明上河图》上就有"小儿科"的专科门诊，也就是说中医儿科的分科早在 1000 多年前就已经开始了。但是在漫漫历史长河中不断积累起来的中医儿科学术瑰宝，至今尚未被全面、系统、完整地整理研究过。

把中医儿科学术理论以及历代儿科名家的学术思想与医疗经验，进行系统、全面地整理研究，而且以历史的面貌完整地表达出来，以利于继承和发扬，为医疗、教学和科研服务，是我一直以来的一个心愿。之所以用"心鉴"命名，因为这是全体编写人员用心研究为继承和发扬中医儿科学术而无私奉献的心声，也是我个人的心愿的表达和我从医心路的积累。

（一）

我走上学医行医的道路，登入中医的殿堂，既是命运的安排，也是我心路的结缘。

我家世居江西安福农村。家乡贫穷，缺医少药，更缺乏高明医生，农村人有了疾病往往得不到及时和良好的治疗。我父亲就是庸医误治，因病早逝。当时我读高一，痛哭了几个晚上。也就在当时，我想如果今后学医，一定要做一名医术高超的医生，治病救人。也许，父亲的病逝，为我今后走上学医的道路铺垫了一块基石。1965 年我考入江西中医学院，从此决定了我的人生道路。记得第一次坐火车上中医学院报到的时候，有一位中年男士对我说："学中医好，中医是我们国家特有的传统医学，以后学成后还有可能出国会诊看病呢！"

刚上中医学院不久，我自己却患上了肾病，住进了学院的附属医院治疗。在医院里，医生对我的病以中医治疗为主，经过较长时间治疗我的病才逐渐好转。

现在回顾起来，我还真和中医有缘，中医对我有荫佑之恩。因此在中医学院几年，虽不是一帆风顺，但已真正立志学医，决心学好中医。我性格比较内向沉静，也可能比较适合学医。实际上，我自觉是外静内动，向上奋进，追求探索，一直在内心涌动。中医学博大精深，催人求索，又引人入胜。"直挂云帆济沧海"！我十分羡慕并向往那些国医大师渊博的医学知识和丰富的临床经验，在中医学的海洋里遨游！

<h1 style="text-align:center">（二）</h1>

从中医学院毕业后，我荣幸地被选留校工作，分配到中医儿科教研室，开始走上中医的专业道路。记得还在大学读书时，我们就很喜欢听衷诚伟老师的课。他讲的儿科学，概念明晰，那种从容的风度，能使你充满自信。毕业留校时，我就希望能从事中医儿科专业，现在居然得到衷老师的首肯，我也有幸与自己景仰的老师一起工作，真的记不起当时的心情是怎样地高兴。衷诚伟教授是我国首批西医学习中医的专家，是一位学贯中西的儿科专家，在全国有一定的名望和影响。他主编的全国中医学院规划教材《中医儿科学》，受到全国各中医学院师生的广泛好评。他为我制定了一个全面的培养计划，首先打好儿科学基础，同时加强中医经典著作的学习，到适当时候再送到国内最高中医学府进修，接受名师指点。

1975年，我荣幸被选送到中国中医研究院（现中国中医科学院）西苑医院跟随王伯岳老中医学习。王伯岳老中医是我国著名的中医药学家、中医儿科学泰斗，他知识渊博，兼通文史哲，又工诗词赋，精通医理，熟谙药性，临床经验十分丰富。

王老对学生要求很严，又倍加爱护。王老带学生，有一个规矩，由学生先看患者，看过的患者都要写一份留底的"学习病历"，然后交王老复诊。王老复诊时，对学生写好的"学习病历"从病史、舌脉指纹，到处方用药，均一一批改。每天上午看完全部患者之后（大约在下午一时左右），王老还要对一些典型或不典型病例的"学习病历"进行讲解。这种带教方法，使每一位学生受益匪浅。更可贵的是，学习结束时，我们每一位学生都留下了大量的经过王老批改的"学习病历"，成为永远的宝贵经验。现在，每当我捧出这些发黄的"学习病历"，看着王老亲笔写下的蝇头小楷时，王老当时的音容言语就浮现在面前。他每天上午要看100多病儿，批改100多份学习病历，还要讲解半小时左右，每天下午一点半左右才下班回家吃饭。我们这些学生则在上午十一时半开始，先轮流去食堂吃午饭。王老的这种对待患者，对待学生的严肃认真又体贴爱护的精神，无不令学生肃然起敬，而且永远激励我们。

王老世代在四川行医，是成都妇孺皆知的"王小儿"。1955年国家组建中医研究院，中央从各省市抽调一批学验俱宏的名老中医，王伯岳就是当时随父王朴诚老先生进京的。在成都王老家，有一副对联，也是祖训：开门问疾苦，闭户阅沧桑。王朴诚老先生对子女的教育是：易子而教，先学文后学医，先学药后学医。既注重理论更注重实践，造就了王伯岳渊博的学识和丰富的临证经验，在王老身边学习，许多问题经他一指拨便有茅塞顿开豁然开朗之感。自 1975~1976 年学习一年之后，1980~1983 年又被王老点名借用在中医研究院，又在王老身边学习几年，这几年更是登堂入室，耳濡目染，使自己学业精进，与日俱增。

江育仁教授是南京中医药大学终身教授，是我国中医儿科的另一大家，与王伯岳教授齐名，在中医儿科界有"南江北王"之称。1980 年，我奉王伯岳先生之召进京，王老嘱咐我路过南京去拜访江育仁先生。虽然在此之前已认识江老，但这是第一次登江老家门，拜见江老。也就是在这一次，江老对我说："你是王老的学生，也就是我的学生。"这一句话以及当时的情景我一辈子都不会忘记。古今中外，都是学生拜请老师，而由老师指名要学生的十分罕见。我很感动，也很庆幸自己能成为江老的学生。自那时起，我虽然没有直接跟随江老学习，但通过认真学习江老的著作，平时的大量通讯，以及每年的学术会议交流都直接聆听江老的教诲，收益良多。

张奇文教授，是我从医道路上的又一位良师。张教授长我十来岁，但比起王老、江老来，他又小得多。因此，他自谦地和我们学生辈放在一起。但对我来说，他既是良师也是益友。在 1983 年成立中华中医药学会儿科分会时，王老、江老就选中张奇文教授为儿科分会的接班人。王老是第一届会长，江老是第二届以后的名誉会长，1987 年王老突发脑溢血去世后，张奇文从第二届起接任会长至今。他们三人对我国中医儿科专业，对中医儿科学术的发展做出了巨大贡献。我有幸在他们的领导和教诲下，从事学会具体工作，在学术经验交流、儿科医籍著作的编写等许多方面得到锻炼和提高。

在我的从医道路上，我还得到众多名师的指导，比如北京中医药大学终身教授刘弼臣先生、成都市中医医院名老中医王静安先生、河南中医学院名老中医黄明志先生等，他们都是我国屈指可数的儿科大家，在长期的交往中聆听教诲，学习名师学术经验。

（三）

我 22 岁大学毕业后留校工作，从事中医儿科医疗教学和科研。但此后的十四五年时间里，多次的进修培训、拜师学习的时间长于工作时间。我 37 岁时，学院即任命我为儿科教研室暨附属医院儿科主任，接了袁诚伟老师的班，这也是袁老师对我培养推荐、提携扶持的结果。在当时的全国中医学院系统内，我是最年轻的儿科教研室主任。后来被破例晋升副教授，相继担任硕士研究生导师，并由江西省教育委员会确定为高校首批中青年学科带头人。

古人云：学然后知不足，教然后知困。我 50 岁以前的学习与工作经历，对此深有体会。中医是一门博大精深的学问，是一门科学，学习中医要有坚定的信念，要有刻苦的精神，要有很深的悟性，要认认真真学习前人的经验，切忌一知半解，不要浅尝辄止。而且还要从实践入手，一切从实际出发，读书临证，临证读书，缺一不可。

年行五十年，方知四十九年之非。现在回顾自己的学习历程，深有感触，学习中医坚定的信念是能否学好中医的前提。中医理论深不可测，古代经典难读难懂，特别是中医的抽象思维，看不见摸不着，使许多欲涉足中医之门的人望而却步。因此，学习中医首先就要有知难而进的精神和信念。记得刚进中医学院学习时，对西医知识的学习兴趣高，而对中医理论的学习兴趣低，西医直观，实实在在，中医玄乎，似明似暗。俗话说"入门容易修行难"，对中医而言，入门也不易，修行更是难。马克思说过：科学是没有平坦的道路可走的，只有在那崎岖小路上不畏艰难不断攀登的人，才能到达光辉的顶点。中医这门科学，是独具特色的科学。中医的特色是什么？原卫生部副部长兼国家中医药管理局局长佘靖教授讲的一番话很有意思，她说："在特色方面，中医药有独特的生理观、病理观、疾病预防观，其本质特征是从整体、功能、运动变化的角度认识生命规律和疾病演变。在临证实践中有个性化的辨证论治，求衡性的防治原则，人性化的治疗方法，多样化的干预手段，天然化的用药取向等特色。在优势方面，有临床疗效确切，用药相对安全，服务方法灵活，费用比较低廉，创新潜力巨大，发展空间广阔等。"我认为，佘部长的这一番话，对中医的特色优势和内在规律，讲得比较通俗易懂。我觉得，学习中医，先要了解概貌，了解其特色与优势，再深入研究，这样易于树立信心，也易于入门和修行。现在我们带学生了，做老师了，要正确引导学生，同时在教学相长之中不断深化自己。对研究生的带教，对进修医生的带教，以及对下级医生的指导与培养，实际上是对自己知识和技能的检验，也是对自己继续学习深入学习的检验，是自己教学相长的真正体现。因为研究生、进修生、下级医生都有一定的专业知识和临床技能，要带好教就必须自己先掌握好，把中医的内功练好，同时在教学的互动中自己也能学习到很多东西。记得王伯岳老师曾经讲过这样一番话，他说："现在有些中医科班出身的学士、硕士、博士，甚至教授硕士、博士的教授，在中医面前则大谈西医，到了西医面前则大谈中医。显而易见，西医是他的弱项，在真正的西医面前他不敢班门弄斧。然而，中医应当是他的强项。如果，我们学历最高，职称最高的中医，不敢面对中医的话，那我们中医队伍又如何发扬中医？群众又会如何看待中医？俗话说：半桶水，荡得很。我们应当把水装满，装满了就不荡了。这样，我们不但敢于见公婆，也不怕见媳妇。"王老的话一直策励着我，直到现在，时过 20 多年，老师的话仍然是那么深刻和真知灼见。

（四）

俗话说：读万卷书，行万里路。中医有言：熟读王叔和，不如临证多。中医学是一门实践性很强的经验科学，她注重辨证论治，强调临证思维。中医的生命力在临床，在疗效。要提高中医学术水平，提高临证能力，就必须深入实践，实践出真知。

　　我国有位著名的中医学家孟庆云教授，他提出中医辨证论治三个阶段（即三个境界）的理论：第一阶段叫"对号入座"，即初入门的中医，在临证时往往根据教科书的证候分类、寒热虚实、阴虚阳虚来分证治疗。在此有必要说明，风行一时的"辨证分型"，这个"型"是桎梏中医的枷锁，与证候分类的辨证论治不可同日而语，但自觉不自觉的还有人讲"辨证分型"，这种分"型"成习惯了，中医就停止发展了，中医的水平也就到此为止了。好在证候分类的辨证对号入座阶段，还有发展的空间。因此到第二阶段由辨证的对号入座进入"机圆法治"，这是因为疾病不是一成不变的，疾病在变化，治法也要随之而变化，这是辨证论治的高一层次，也就是我们中医的辨证论治水平提高了一个境界，对疾病规律的掌握，对疾病治疗的把握，能够"机圆法活"善于变化，疗效自然也会提高。第三阶段是"非法为法"，（我把它稍稍改为"不法为法"，不以成法为法，不以现法为法）更加运用自如，掌握疾病治疗的主动权，这是辨证论治的最高境界。应该说这才是中医的精华所在，这种境界才能把中医发挥极致。上工治未病，何谓上工治未病？一是预防疾病的发生，以预防为主；二是治法先机，在疾病发展的每一过程中都能把握先机，治未病，治病之先。这就是不法为法。

　　现在，我们中医队伍中的一部分人员，认为中医疗效不好，不如西医。这里面有三个问题：一是认识问题，西医有西医的长处，中医有中医的长处，西医是科学，中医也是科学，可以互补，不应互相排斥；二是学习问题，中医的蕴涵博大精深，需要深入地钻研，长期地体验，才能悟出真谛。三是实践问题，认为中医疗效不好，不是中医本身的疗效不好，而是我们中医一部分医生没有在辨证论治上，在理法方药上，在中医综合疗法上，求精求活，没有把中医的精华特色发挥极致，因此也就没有发挥出中医的疗效。是我们医生本人的疗效不好，非中医疗效不好也。非彼不能也，是我不能也。

　　我50岁的时候，离开了中医学院，调入现代化的深圳市儿童医院创建中医科（中医儿科），我面对的是现代化的西医儿科，开起院学术会议或科主任会议来，白花花的一片全是西医专家，中医只我一个。那种感觉真有点形单影只，同时又感觉到一种巨大的压力。不由使我想起老师的话，现在不是面对西医谈中医，而是面对西医干中医了。要想立于西医专家之林，还得扎扎实实地提高自己的临证水平，发挥中医的特色和长处。10年的摸爬滚打，埋头苦干，得到了西医同道的认可，得到了广大人民群众的认可。中医儿科虽然有许多不足和弱势，但也有许多特色和特长，能够在现代化的今天与西医和谐发展共同提高。

　　10年的西医院的工作经历给我的体会是：一、中医要立足就必须提高自身的临证水平，必须在辨证论治上下功夫，力求达到第三境界。二、要充分发挥中医的疗效就必须挖掘中医的多种治疗手段，综合疗法，不要自己瞧不起中医传统的简便廉验的治疗方法。单方治大病，小药可起沉疴。三、要理直气壮、踏踏实实地向古人学习，向西医学习，达到古为今用，洋为中用。这样中医不但可以与西医和谐发展，还可共同提高。

　　我们的中医大学生 20 多岁本科毕业，就要进入医院，进入临床，要学习大量的西医知识，以适应临床工作，这是好事不是坏事。但如果学了西医就忘了中医，到 30 岁以后还不转回头好好钻研中医，到 40 岁他就对中医没有体会，50 岁人们就不会认为他是个好中医，60 岁就成不了名中医、名老中医。孔子说：三十而立，四十而不惑，五十而知天命，六十而耳顺，七十而从心所欲。这个话用到中医的三个境界上也是十分合适的。在中医院校读书的时候，应当认真学好中医理论，学好中医知识，打好坚实基础，到了 30 岁时要立足中医的位子上，所谓三十而立；40 岁了，更应坚定信念而"不惑"，至少要能熟练地"对号入座"；50 岁了，才会对中医有深切的体验而"知天命"，做到"机圆法活"；60 岁了，才会一顺百顺，才能走向"从心所欲""不法为法"。60 岁以后，才能运用自如地发挥中医的水平。

（五）

　　回顾我的从医道路，实际上就是一个不断学习的历程。记得先师王伯岳先生为《名老中医之路》撰文时给自己写的题目就是"心有余力，学无止境"。回想我自拜师学习至今已整整 30 年，先师也已辞世 20 年了，我每每捧起老师生前写给我的第一封信，就深感惭愧，老师的信里深情地给我写了一首诗：

> 负笈不辞万里遊，去来两度逢深秋，
> 我自含颦君无语，蒹葭霜露满蓟州。
> 青毡破处秋风寒，绛帐寂寥抚流年，
> 早莺出谷青云上，应踏南枝向长安。
> 何夕明月照归人，老母倚闾稚女亲，
> 锦瑟明瑶无双谱，忆否土阶共一轮。
> 行前偕遊别颐和，杨枝萧萧唱骊歌，
> 后湖清浅无多水，输与离人照逝波。

　　这是一首隔一的藏头诗（"负青何行，我早锦后"），是老师对我寄予的深切期望。虽然自己也勤勉而为，但差距很大。只有在晚年加倍努力。

　　说来也是巧合，伯岳老师在 1974～1975 年为《赤脚医生杂志》撰写系列讲座《中医儿科临床浅解》，在当时影响很大，后又由人民卫生出版社集成一书出版，印数达40 多万册，当时老师还嘱我增补内容，作为补续。时隔 20 多年，也是该杂志（后改名为《中国农村医学》《中国临床医生》）又约我作系列讲座，我为该杂志撰写了 30 多讲《儿科临证心法》，历时三年。后来应中国中医药出版社之约编入我的《儿科临证 50

讲》中。也算是时隔 20 年后给老师补交的答卷吧。

　　江育仁老师对我也是殷切期望，在他晚年应上海中医药大学出版社之约主持编写上海市"十五"重点图书《现代中医儿科学》，当时他身体虚弱，嘱我负责具体编写事宜，要我和他共同担任该书主编。在草拟该书编写主旨时，我提出倡导中医辨证论治思维，发挥中医儿科特色，为现代儿科临床服务。江老十分赞同，还特地用颤抖的笔写下这样的话："你做事我太放心了。而且是要完全依靠你。"该书在全国同仁的共同努力下圆满完成，并由江老签发交付出版社。但未等到该书出版，江老就离开了我们。张奇文教授对该书的评价是："从内容到装帧都很不错，足慰江老在天之灵。"

　　谈到自己的学习历程，不能忘记中华中医药学会儿科学会对我的培养锻炼和帮助。自 1978 年开始，我国中医儿科界的有志之士就要求筹建中华中医药学会儿科专业委员会，到 1980 年在昆明召开的全国中医理论文献研究会议上，王伯岳、江育仁、何世英等中医儿科老专家联名向当时中华中医药学会秘书长吕炳奎（卫生部中医局局长）提出筹建儿科专业委员会的申请报告，当即吕老批示由王伯岳牵头召集筹建。自 1980 年至 1983 年我被借用在北京王老处工作（参加《中医儿科学》统稿，这是由王伯岳、江育仁共同主编的我国第一部《中医儿科学》巨著），因此筹建学会的具体工作由我跑腿联系。终于在 1983 年 10 月，经过张奇文同志的筹备，在山东省潍坊市召开全国第一次中医儿科学术会议，吕炳奎局长亲临会议并主持了儿科专业委员会的选举。记得当时的气氛十分热烈，与会代表热烈祝贺儿科专业委员会的成立。吕老高兴地为大会题词。吕老还为我题写了"风华正茂"一个小条幅。在我要求下吕老又专门给我题写了"继承发扬"的条幅。这幅"继承发扬"的题词，我十分珍爱，也是我以后工作学习的座右铭。在儿科专业委员会（后改名为儿科分会）中，我在王老、江老、张奇文教授等几位学会主要负责人的带领培养和教育下，提高了学术水平，锻炼了工作能力，学习了全国许多老专家老前辈的宝贵经验。特别是在学会组织下，编写了《中医儿科学》《实用中医保健学》《儿科医籍辑要》《实用中医儿科学》等许多重要著作，可以说我和学会共同成长。1993 年以后我也被推选为学会副会长，并长期兼任秘书长。

　　读书、教书、编书、写书，我的习医从医之路与书息息相关。但无论是读书、教书、编书、写书都是学习的历程，而且是一步深入一步的学习历程。我从 1978 年发表第一篇整理王伯岳学术经验的论文至今已在多种刊物上发表 100 余篇文章，出版包括独著、主编、副主编在内 30 多本著作，达几百万字。但这些都是学习的结晶。编书写书，就必须读书，必须认真读书，编写一百万字的东西至少要读几百万字几千万字的书才行，而且读书的质量也与平时的读书不可比，是更加艰苦的读书过程、更有心得体会的读书过程。江育仁先生对我的写作有一句评语叫作"不随时俗，恒多创见""继承中寓于发扬"。实际上这是江老对我的鼓励与鞭策，"创见"是过誉，"不随时俗""继承发扬"，则是我的不懈努力的方向和目标。

　　中医儿科学术理论与历代儿科名家的医疗经验，是一个值得继续挖掘、研究总结、提高发扬的宝库。继承与发扬（或叫创新）是中医永恒的主题，二者是不可分的。继承中即有发扬，发扬与创新离不开继承。现在，经过全国志同道合的朋友、专家、学者的共同参与和辛勤劳动，《儿科心鉴》的编写审定工作全部完成，并呈现在诸位面前。这里面包括（一）中医儿科学术源流与发展。（二）中医儿科重要理论学说的源流与学术争鸣。（三）中医儿科各家学说与古今儿科名医经验。在此，我要感谢各位朋友、各位专家学者的参与与无私帮助，特别要感谢我国著名中医学家、国医大师邓铁涛老先生及各位学术顾问给予的指导与帮助，特别感谢我国著名中医儿科学家、中华中医药学会儿科分会会长张奇文教授为本书担任名誉主编，特别感谢我国著名中医儿科学家、国医大师刘弼臣教授担任本书主审，特别感谢中国中医药出版社王国辰社长、王淑珍主任及责任编辑的支持与帮助，特别感谢深圳市儿童医院等单位的支持与帮助。

继承和发扬中医儿科学术理论与医疗经验，任重而道远，我们希望《儿科心鉴》的出版能为中医儿科事业奉献绵薄之力！由于我们水平所限，该书还存在许多不足，在此我们诚恳希望广大读者、同行专家不吝赐教，以便在以后再版时补充修正。

朱锦善

2007 年 4 月 6 日

丁亥耳顺二月十九日

目　录

第一卷　中医儿科学术源流

（中医儿科学术发展史）

第二篇　中医儿科学的奠基

第三章　春秋战国时期的中医儿科学

第四章　　秦汉至南北朝时期的中医儿科学

第三篇　中医儿科学的形成

第五章　　隋唐时期的中医儿科学

第六章　两宋时期的中医儿科学

第四篇　中医儿科学的发展

第七章　金元时期的中医儿科学

第八章　明清时期的中医儿科学

第九章　民国与新中国的中医儿科学

第二卷　中医儿科理论学说

第一章　禀赋学说的源流与学术争鸣

第三卷　中医儿科各家学说与医疗经验

第一章　秦越人

第三章　孙思邈

第七章　杨士瀛

第十七章　秦昌遇

第二十三章　叶桂

第一卷
中医儿科学术源流
（中医儿科学术发展史）

引　言

中医儿科学是中医学的重要组成部分，是中医临床医学的一个重要分支，是以中医基本理论为指导，研究小儿生长发育、体格养护、疾病防治，并具有独特儿科理论体系和临床体系的学科，是随着中华民族的文明进步、医学发展而形成和发展起来的。

在历史长河中，我们的祖先为中华民族的繁衍昌盛，在与疾病做斗争的艰辛探索中创造了中医学。在中医学发展史上，凝聚了我们祖先千万年来对小儿孕育养护、疾病防治辛勤探索的成果，历代著名儿科医家就是他们之中的杰出代表。历代医家的实践积累和理论探索，建立并丰富了中医儿科学独特的学术体系。中医儿科学学术体系的建立和发展又极大地丰富并推动着中医学的发展。

中医儿科学的学术发展大体可分为四个阶段。第一阶段是起源时期，自远古至西周。远古时期的儿科学还只体现在人们同疾病做斗争的原始朴素的实践中。夏商西周时代，人们对疾病的认识经历了巫医祝由的盛兴与衰落，而医与巫逐渐分离，医学昌兴，在小儿的护育及疾病的治疗等方面逐渐积累经验，并孕育着中医儿科学的萌芽。第二阶段是奠基时期，从春秋战国到南北朝，中医学已从实践经验的积累，逐渐上升至学术理论的形成，随着《素问》《灵枢》《神农本草经》《伤寒论》《金匮要略》《脉经》等中医著作的问世，中医基本理论和临床体系逐渐建立起来，其中有关中医儿科的初步论述，为中医儿科学的形成奠定了基础。第三阶段是形成时期，自隋唐至两宋，《诸病源候论》建立了儿科保健学、病因学、证候学，《备急千金要方》《外台秘要》等总结儿科治方，钱乙《小儿药证直诀》、刘昉《幼幼新书》集前人之大成建立了中医儿科学理论与临床体系，陈文中擅用温补扶正，与钱乙、董汲相互辉映，开创儿科温凉两大派。第四阶段是发展时期，自金元至现代，金元时期中医学学派争鸣，明清时期温病学说兴起，这一时期名医辈出，使中医儿科学的学术理论及临床实践从各个方面都得到了丰富和发展。进入近代，西学渐进，中西医汇通，自中华人民共和国成立之后，中医儿科学逐步走上了与现代科学技术相结合的新的发展道路，面临着继承与创新这一新的课题。

第一篇　中医儿科学的起源

第一章　远古时代的医学起源与传说

医学的起源，可以追溯至远古时代。历史证明：自从有了人类，就有了医疗活动。在漫长的求生存、求发展的历史过程中，人类逐步发现了医药，积累了医疗保健经验，其中自然包括了对小儿的哺育和小儿医疗。就人类的天性来说，对后代儿童的保育抚养、疾病治疗是十分重要的，因此我们在探索中医儿科学起源时，就须首先对人类医药卫生活动的出现进行探索，正是在这些生活方式及医药卫生技术演进的土壤之中，中医儿科学才得以孕育和发展，并不断得到充实和丰富。

第一节　原始人类生活方式与医药卫生的演进

早在远古时代，为生存和防御野兽，人们过着居无定所的群体生活，采集野果、采集种子、挖掘植物根茎、捕捞鱼虾、捕捉禽兽为食物来源的主要方式，长期艰苦的生活，难以避免受到虫兽的侵袭而致外伤或死亡，这一点对小儿来说则更为突出，因为小儿常因抵抗能力差而易患各种疾病，同时，由于生活资料缺乏，小儿在争抢食物过程中显得更加无能为力，所以儿童的死亡率极高。但随着火的使用、居住条件的改善，以及简单的医药卫生技术的出现，都给人类的发展带来了生机。

一、火的使用对改善人类生活的意义

在人类历史中，人们对火的认识、控制和掌握，经历了一个漫长的过程。从元谋人和蓝田人遗址中，考古学家均发现不少炭屑和粉末状炭粒，这些遗物与人工用火有密切的关系。北京人遗址中也有大量的用火遗迹，表明北京人已懂得用火，学会了保存火种，并已知道熟食。总之，在旧石器时代的中晚期，人类已掌握摩擦取火的方法。《韩非子》《礼记》《庄子》《淮南子》等古籍中，也都有关于我国先民发明取火技术的记载。《礼含文嘉》中说："伏羲禅于伯牛，钻木取火。"火的使用在医药卫生方面有着极其重要的意义。首先，它提高了人类对自然界的占有能力，《淮南子·本经训》说，钻燧取火，可以补"人械不足"。更重要的是，火的使用，使熟食成为可能。《韩非子·五蠹》中说："上古之世，民食果蓏蚌蛤，腥臊恶臭，而伤腹胃，民多疾病，有圣

人作，钻燧取火，以化腥臊，而民悦之，使王天下，号之曰燧人氏。"

二、居住条件改善与人类健康的关系

原始社会初期，人类还不会建造房屋，而以自然洞穴为栖身之所。这种岩洞在北京人遗址等均有发现，其可以避免寒风侵袭及防止野兽侵扰，封闭性好，有利于防潮和卫生保健。但洞居的不便也促使原始人开始选择在地面上建造栖身之所，故产生了巢居和穴居。

在我国，据考古学者考证，长江流域及其以南地区，是巢居的主要分布地带。《韩非子·五蠹》："上古之世，人民少而禽兽众，人民不胜禽兽虫蛇，有圣人作，构木为巢，以避众害，而民悦之，使王天下，号之曰有巢氏。"巢居在适应南方气候环境特点上有显而易见的优势：远离湿地，远离虫蛇野兽侵袭，有利于通风散热，便于就地取材、就地建造等。可以说"巢居"是我们祖先在适应环境上的又一创造，有利于安全和健康。

穴居是一种与巢居可能同时存在的居住方式。《孟子·滕文公章句下》："下者为巢，上者为营窟。"是说居住在地势低洼的地段为巢居，居住地势高亢的地段为穴居。半坡早期的穴居遗址出现了在泥土中掺加草筋，以提高泥土的抗拉性能和凝结力，防水性也有所提高。人类的发展有如文化的接力，农耕社会的到来，引导人们走出洞穴，走出丛林。人们可以用劳动创造生活，来把握自己的命运，同时也开始了人工营造屋室的新阶段，并建立了以自己为中心的新秩序，真正意义上的"建筑"诞生了。在母系氏族社会晚期的新石器时代，在仰韶、半坡、姜寨、河姆渡等考古发掘中均有居住遗址的发现。北方仰韶文化遗址多半为半地穴式，但后期的建筑已进展到地面建筑，并已有了分隔成几个房间的房屋，其总体布局有序，颇能反映出母系氏族社会的聚落特色。在仰韶文化建筑遗址中，很多地面有烧烤层，即红烧土地面，这一技术后来又应用于墙壁和屋面上。烧烤陶是当时人们所能找到的最好的防潮措施，预防了因潮湿而致的病患。南方较潮湿，"巢居"已演进为初期的干阑式建筑。如长江下游河姆渡遗址中就发现了许多干阑建筑构件，甚至有较为精细的卯、企口等。

龙山文化时期，地面式建筑成为主要建筑形式，穴居经由半地穴式发展到地面建筑，使居住条件改善，对预防疾病有着积极意义，表明原始人已有了一定的预防卫生知识。

三、婚姻制度的进步

人类最初形成的原始群两性关系杂乱，没有婚姻和家庭的概念。随着原始群不断分化，久而久之，人类逐渐发现杂婚阶段的子女健康不佳，这就促使原始群逐步发展成为比较固定的血缘家庭。但由于长期以来的血缘家庭内的血缘群婚，即内婚，常使小儿发育不良，有的痴呆聋哑，有的夭折。人们发现两个不同血缘关系的男女生育的后代，比内婚的后代发育好，身体强壮，智力发达，很少出现痴呆聋哑或畸形，使人们对内婚现象开始反思，逐渐对内婚实行若干限制，血缘家庭也渐被氏族制度所代替。

《吕氏春秋》中说："昔太古尝无君矣，其民聚生群处，知母不知父，无亲戚兄弟夫妻男女之别，无上下长幼之道。"便是对这种婚姻现象的反映。

随着生产力的发展，男子的社会地位越来越高，社会相应进入了父系氏族公社。男子希望将财产传给自己确切的子女，要求女子嫁到男性的氏族里，这就产生了男娶女嫁的夫妻制。

婚姻形态从血缘群婚，发展到族外婚、对偶婚，直至夫妻制的确立，每一种婚姻形式都经过了漫长的时间。对双亲健康、子女健康的考虑在一定程度上推动了婚姻制度的不断改善。《礼记·内则》在总结前人经验基础上，强调："娶妻不娶同姓。"孔子也有"礼不娶同姓"的主张，《大戴礼·本命》更指出："世有恶疾不娶。""男女同姓，其生不藩"已是原始社会婚俗演变的至理名言，在周秦之前已为人们所遵循。夫妻制的建立，禁止近亲同姓婚嫁，对中华民族的繁衍昌盛有着极为重要的意义。

第二节　小儿科疾病与养育

原始人面临恶劣的自然环境，防治疾病的条件极差。人类学家对新石器时代人骨的研究表明，当时人们的平均寿命很低，许多还在少年时代就因各种危险因素而死亡，活到中年的人较少，进入老年的就更少。

在原始社会中，由于某些疾病造成小儿大量死亡，小儿的生命和健康受到严酷的自然环境的威胁，疾病丛生。他们患寒暑病、皮肤病、食物中毒、胃肠道病、寄生虫病及各种传染病的概率高，死亡率也极高。他们深刻地认识到，优化人口对于家庭幸福、整个民族与国家的盛衰有着重要意义。

此外，由于"男女杂游，不媒不聘"，杂乱野合所致的蛊病亦常见。如《韩非子·五蠹》记载："上古之世，民食果蓏蚌蛤，腥臊恶臭，而伤腹胃，民多疾病。"这是指古人易患胃肠疾病。根据古代病理研究，在古代化石中亦发现了口腔、首疾等多种疾病。

一、口腔疾病

通过对考古资料发现的牙齿进行研究发现，口腔疾病主要有氟牙症、龋齿以及磨耗等。

口腔疾病在原始人群中相当普遍，尤其是儿童。由于小儿先天发育尚未成熟，而当时食物基本上是半生的禽兽肉、硬壳果、缺乏加工的谷物等，主要靠牙齿使之粉碎，增加了口齿的负担，使牙齿磨损过度，甚至发生折齿。粗糙食物还易刺伤口腔黏膜和齿龈，由此易并发牙周炎、龋齿等，齿病的多发必然会影响儿童的消化及营养吸收，这也是导致原始时期小儿寿命较短、患病较多的原因之一。

二、孕产和小儿疾患

考古学者曾在山顶洞人文化遗址发现一具遗骨，为尚未出生而死于母腹的胎儿。甘肃永清大何庄遗址见一婴儿位于成人大腿之间，很像难产而致母婴俱丧。邓州大墩子遗址发现 199 具人骨，死于 14～23 岁者有 21 具，其中女性 13 具，推测部分死于孕产期。

小儿死亡率尤高。半坡人遗址瓮棺葬发现共 73 具人骨，年龄均在 1 岁左右。甘肃永清大何庄的 82 座墓葬，1～8 岁小儿有 55 座，占 60%。由于小孩骨骼易腐，我们无法断定其死因，但小儿难养易夭是不难想象的。

三、儿童的养育

原始人的生命和健康受到严酷的自然环境的威胁，疾病丛生，寿命很短，而这些原因也严重影响着小儿的生长发育，所以生儿育女、抚育小儿，已成为人类生活中重要的内容。人们在繁衍子孙的过程中也越来越意识到保护儿童的重要性，为使其健康成长，对后代儿童的保育抚养、疾病治疗就更为重视。在漫长的求生存、求发展的历史过程中，人们逐步发现了医药，积累了医疗保健经验，是促使医学发生的基本条件。

第三节　生产工具与医疗器具

原始人类最早使用的生产工具是石器和骨器，但这是从现代考古发掘所见的遗存而言，一些当时可能起过重要作用的竹木器具未必能保存至今。原始人类的工具不像后代那样专用，既是生产工具、生活用品等，同时也可以作为医疗用具来使用。

一、石器和砭石

石器是人类早期最重要的一种生产工具。因其具有资源丰富、容易加工、硬度较高等优点，在石器时代到青铜时代的生产活动中，一直扮演着重要的角色。考古学根据加工方式的进步程度将石器分为旧石器、中石器和新石器三个阶段。旧石器从选材到制作都很简单，只是稍作一些加工；到了新石器，琢、磨、钻孔等技术逐渐产生，制出了比较精致适用的石器，包括生产工具、生活器物与装饰品等。

砭石是石器的一种，是原始人类最初使用的医疗工具，有锐利的尖端或锋面，后世医疗中常用的刀、针等就是由此发展而来的。它主要被用来切开痈肿、排脓放血，或用以刺激身体的某些部位以消除病痛。

近年研究认为，考古发现的一些遗物就是古代记载中的砭石。内蒙古多伦旗头道洼新石器时代遗址出土的一根磨制石针、河南郑州商代遗址出土的一枚玉质小剑形器等，都是文献记载的有力佐证。实际上，砭石除了在石器时代应用外，其后的数千年间，在人类中一直被沿用着。

二、骨器及其在医疗上的应用

原始先民在使用石器的同时，骨器也较普遍，山顶洞人遗址就发现了精致的骨针。骨器的普遍使用是在新石器时代。在考古发掘出土的骨制品中，生活用具占很大比重，我们很难确定哪些是用于医疗的。但是，其中的骨针、骨锥、骨刀等都有可能同时用于医疗活动，加之骨器在制作上比石制品容易，其锋利也优于石制品，用于医疗的可能性更大。后世的针灸，浅刺用针的形状就和石器时代的骨针很相像。山东曲阜孔庙的东汉画像中，有一幅鹊身人首神医治病图，手执之医疗器具很可能就是砭针。

三、原始社会的拔牙术

人工拔牙风俗分布很广，以山东、苏北一带的新石器遗址最为普遍。这种风俗最早发现在大汶口文化的早期居民中。据对 31 个人体头骨的观察，男性 11 例中有 7 例已拔去左上第二齿和右上第二齿，女性 20 例中有 16 例已拔去左上第二齿和右上第二齿，其拔牙率分别为 64% 和 80%，多为 12～13 岁和青年期之人。大墩子遗址之拔牙习俗与上述相同，《淮南子·本经训》谓："逮至尧之时……尧乃使羿诛凿齿于畴华之野。"《汉书·杨雄传》曰："凿齿之徒，相与摩牙而争之。"《博物志·异俗》记西南少数民族"生儿……即长，皆拔去上齿各一，以为身饰"。我国台湾原住民新石器时期之墓葬，也发现有拔除左上第二齿和右上第二齿或左上第三齿和右上第三齿的风俗，一直延续到清光绪年间。《新唐书》所述"僚地多瘴（泛指恶性疟疾），中者不能饮药，古自凿齿"。因为恶性疟疾发作多牙关紧闭，不能启齿饮药，预凿齿可以方便给药，有一定的积极作用。

第四节　砭针外治法的出现

从社会发展史来看，首先是治疗医学知识的起源，而这其中又以外治医学知识的起源为先。这主要是因为原始社会的人们，在采集食物、猎取动物的过程中难免受伤，而人们在当时实践不足、理解力偏弱的条件下，对内在疾病还无法做出正确的判断，而各种原因导致的外伤使肌肤破损，产生或轻或重的疼痛、流血、感染，这些较直观，易察觉，因此外治法在远古时代先于内治法出现。

一、针灸疗法的起源

远古时代，人们偶被一些利器碰撞某些部位后，产生症状缓解或减轻的效果，于是开始注意到并有意识地利用这些利器来减轻伤痛。这种利器即"砭石"。《说文解字》

曰："砭，以石刺病也。"针或灸的医疗方法都需要借助医疗工具，且需刺灸人身的一定部位，还需要医学知识的积累。针刺工具之发展，大体上有这样一个过程，即砭石→箴石→箴→（针）→针。如此，则其质之发展由砭石改进为石针、竹针、木刺、骨针、青铜针、铁针、金银针等。砭石在远古不单用于刺病，用于外科化脓性感染切开放脓的可能性更大。晋代郭璞注《山海经·东山经》之砥石时说："可以为砥针，治痈肿者。"清代郝懿行认为"砥当为砭字之误，可以为砭针是也"。可见，砭石在远古的用处，一是治化脓性感染的脓肿；一是以石刺病，可能包括针刺穴位的针灸疗法在内。

现代学者大多认为砭石为针之母体，那么针灸起源于砭石应该是有道理的。这不但从文献记载找出了不少依据，在发掘原始社会、新石器遗址中也有不少砭石存在。近年来，考古发现了两枚锥形砭石，称三棱锥体。随着生产力的发展，人们开始利用动物骨、竹木、石针、骨针、青铜针等比砭石更先进的工具，许多形状也大体相似，为讨论针灸的起源增添了珍贵的资料。如《山海经·东山经》述："高氏之山，其土多玉，其下多箴石。"箴，即针。还有一些文献中，如《左传·襄公二十三年》载有"美不如恶石"，石，砭石也。《难经》亦载："其受邪气，蓄则胂热，砭射之也。"梁代金息候在《砭经》中记载的球形石器的使用方法有水湿法、火煨法、藏身法。宋代《路史》有"伏羲……而制九针"。很明显，制九针当晚于制针，更晚于砭石之打制和应用。如果"伏羲制九针"的故事有其一定的真实性，那么伏羲时代约原始社会的山顶洞人时期，砭石之用于外科、针灸至少已有万年以上的历史。

灸的起源未从文献记载和考古发掘中得到较确切的证据，因而人们的研究只能出于一种推论。譬如：人们认为现代用艾绒做成艾炷或艾条，点燃以烘烤或烧灼熏人体一定之穴位，用以治疗某种疾病，即用火、艾火治病。为考其最早起源，便想到了原始人用火、人工取火的方法，将烧热的卵石熨身以驱寒，并把热卵石熨身某一部位，其有效经验不断积累，疗法即从中慢慢诞生。这种推论虽然未必完全符合历史实际，但不无一定的道理。《素问·异法方宜论》在论述灸法的来源时有这样一段话，即"北方者……其地高陵居，风寒冰冽。其民乐野处而乳食，脏寒生满病，其治宜灸焫。故灸焫者，亦从北方来。"两千多年前医学家这一认识的根据不得而知，至少是以人们和医家口耳相传的历史传说等作为依据。故灸法始于原始人取火、用火领域不断扩大之际，恐怕不会有很大的偏差。

二、导引按摩和外治法的起源

导引是在实践过程中发展而来的，人们发现身体的一些疼痛等不适，经过舞蹈之后，可以减弱或缓解。原始社会人们的生活、生产水平低下，环境极恶劣，为了生存，人与野兽的搏斗，氏族部落之间的争夺搏斗，极易导致外伤、风湿性疾病、关节之风寒湿痹等，这都是原始社会人们的常见病。对此，先民逐渐积累经验，产生抵御和预防的思想和措施。譬如《吕氏春秋》在论述原始人歌舞时指出："昔陶唐氏之始，阴多滞伏而湛积，水道壅塞，不行其原，民气郁阏而滞著，筋骨瑟缩不达，故作舞以宣导之。"它真实地描述了远古人们生活于阴暗、潮湿的环境里，多患筋骨瑟缩不达之风寒湿痹疾病，人们因此创用舞蹈运动以预防这些常见病。《黄帝内经》中也有类似的记载，黄河流域长年阴暗潮湿，人民多心情不畅，多生足疾，于是人们用"导引按跷"的方法治疗疾病，即后来导引按摩术的起源。按摩、导引既用于解除人们因过度的体力劳动所引起的肌肉僵硬、关节劳损，也用于防治因与野兽搏斗或战争搏斗所引起的伤害和骨关节折伤脱臼。人们由最初之盲用、不自觉到自觉认识，按摩、导引等外治法即逐渐从中而诞生。

此外，随着经验的积累，古人开始懂得用兽角进行"杯吸术"，用棘刺、甲壳、兽骨、鱼刺等去除人体异物，以及开放脓肿，施行放血等手术。据考证，古人可用燧石刀切除脓肿或行剖腹产、截肢、穿耳灸等。

第五节　内服药的发现和使用

除外治法外，远古人类在长期的采集、捕猎过程中逐渐发现了一些植物、动物、矿物可引起人体一些变化，正是经过世世代代无数次这样的尝试和经验积累，人们便掌握一些植物、动物、矿石的性能，发现食之可以减轻或缓解病痛。尤其是当原始农业有了发展，人们逐渐定居生活后，在栽培农作物的过程中，人们有条件对较多的植物做进一步观察和实验，因而认识了更多的植物药，这样便积累起原始的植物药的知识，这便是内治法的雏形。如在描述植物"苬苢"时认为"食其子，宜子孙"。《山海经》在记述一些植物时，也有类似内容，如"鹿蜀……佩之宜子孙""凫鸟，食之益子孙"等。继植物药之后，动物药也成了人们认识和应用的药物。至于矿物药的发现，则属于原始社会后期之事，它是随着人类采矿冶炼时代的到来而相继摸索总结出来的。现针对各类药物的发现和使用做一介绍。

一、植物药的发现和使用

人类最早发现的药物是植物药。原始社会时期，由于对自然界的极端无知和饥不择食，人们常会误食一些有毒的植物而产生呕吐、腹泻、昏迷等中毒反应，有些严重的甚至引起死亡。如误食了大黄会引起腹泻，吃了瓜蒂会引起呕吐。神农尝百草正是这种实践活动的最好体现，从此始有医药，其传说故事流传久远。《淮南子·修务训》曰："于是神农乃始教民播种五谷，相土地宜，燥湿肥硗高下，尝百草之滋味，水泉之甘苦，令民知所辟就。当此之时，一日而遇七十毒。"皇甫谧《帝王世纪》曰："伏羲氏……造书契以代结绳之政，画八卦以通神明之德，以类万物之情，所以六气六腑五脏，五行阴阳，四时水火升降得以有象，万物之理，得以类推，乃尝味百药而制九针，以拯夭枉焉。"并且"又使岐伯尝味百草，典医疗疾，今《经方》《本草》《素问》之书咸出焉。"从而肯定了炎帝神农在药物的原始发现过程中所做的贡献，这是学术界的普遍观点。又如：《世本》有"神农和药济人"；《通鉴外记》有"民有疾病，未知药石，炎帝始味草木之滋，尝一日而遇七十毒，神而化之，遂作方书，以疗民疾，而医道立矣"；晋·干宝《搜神记》有"神农以赭鞭鞭百草，尽知其平毒寒温之性，臭味所主"。药物特别是植物药的发现和使用，并非神农氏一人之功，而应该是炎帝氏族部落群体的贡献，是漫长的认识和实践的过程。

关于神农尝百草之遗迹，《述异记》说："成阳山中神农氏鞭药处，一名神农原，药草山，山上紫阳观，世传神农于此辨百药，中有千年龙脑……太原神釜冈中，有神农尝药之鼎存焉。"《路史》中叙述的传说："磨唇鞭荄察色嗅，尝草木而正名之，审其平毒，旌其燥寒，察其畏恶，辨其臣使，厘而三之，以养其性命而治病，一日之间而七十毒，极含气也。"上述之鞭药磨唇、察尝……实质是在辨别药性过程中的某种加工，甚至已含有原始的实验思维推理总结过程。

人们对药物特性的认识随着生产技术的改进而不断提高，通过对畜牧过程中动物疾病知识的不断积累，对植物性味、功效经验的不断认识和总结，都为药物的栽培奠定了基础。原始人类对植物药的应用，开始当以单味药为主，也可能是少数几味药合用。鄂伦春族用"八股牛"草根、"那拉塔"小树熬水擦患处，或用"乌道光"树皮包患处，用来消肿。佤族用独子叶治肠胃病和便秘，用桂树皮健胃。普米族用"挖耳草"泡酒，治疗疮；用黄芩研细加水，包患处，治痈；用羌活、独活、木通泡酒，口服，治腰肌劳损和风湿性关节炎。景颇族用"嘴抱七"根，含口内治牙痛。彝族用石尾草治疟疾。所有这些运用植物药的朴素经验，在各自民族的口耳相传中，早已成为各自民族医疗共同的财富，这些经验一直流传至今。虽然在其发展过程中会有无数次改进，但却如实反映了各自民族或其他民族在原始社会植物药用药经验的积累。这些经验的积累虽然是十分零星和肤浅的，但这种状况为我们研究原始人类发现和使用植物药的早期史实给以很好的启发。

二、动物药的发现和使用

动物药的发现与人类的狩猎和畜牧活动有着密切的联系。在未发明用火之前，只能生啖其肉，渴饮其血。随着用火特别是人工取火的发明，很多动物肉类成为人们的主要食品来源，使人们更多地接触到了动物的肉、脂肪、内脏、骨骼及骨髓等，从而促进了人们对各种动物营养以及毒副作用的认识，并为进一步认识其药用功效而积累了初步的经验。如《山海经》中有关动物药用的记载，"河罗之鱼……食之已痈"和"有鸟焉……名曰青耕，可以御疫"，便是我国古人发现动物药的过程。

在我国一些少数民族用药经验中，动物药的应用占着较大的比例，而且尚带有一定的原始痕迹，可以与原始时代的状况做参照比较，为我们考察动物药发现和运用的最初状况提供了极其宝贵的人类学依据。如：彝族用麝香疗蛇毒。纳西族利用蚂蟥吸瘀血。彝族用豹子骨治疗关节炎。鄂伦春族用鹿心血拌红糖、黄酒口服,治疗心跳过快;用熊胆拌温水,口服或擦患处,治眼疾;用鹿心脏晒干研末,口服或擦患处,治咳嗽。佤族熊胆泡酒,口服或擦患处,治咽喉痛或退高烧。彝族用麝香治痢疾等。

此外,人们还逐步认识到矿物药的性能和治疗作用,如通过煮盐发现盐水有明目的作用、芒硝有泻下的作用、硫黄壮阳、水银杀虫等。

总之,人们经过长期无数次的实践,才逐渐认识了植物、动物、矿物的治疗作用,这就是药物的起源。

第六节 医学的起源和巫医的兴起

医学起源是一个漫长的历史过程,受到众多因素的影响,过去的医史学家们对此提出了各自不同的见解,诸如医源于神、医源于圣、医源于巫、医源于动物本能、医源于人类之爱、医源于劳动等,都各有所据,又各有所偏。医学的起源,不可能是单一因素作用所能解释圆满的,我们认为只能是诸种因素综合参与不断发展的结果。归纳起来主要有以下几种观点:

一、医学源于动物本能论

动物在其生活中具有克服痛苦、保护生命的本能,从而产生某些自疗行为,无论这些行为是与生俱来的,还是后天习得的,都是毋庸怀疑的事实。人和动物一样,有求生和保护生命的本能,他们遇到疾病和意外创伤,自觉或不自觉地去探求解除痛苦、恢复健康的方法,也是必然的。医学源于动物本能,西方一些著名医学史家大都持这一看法。中国学者在千年前已有这一论述,如唐·张鷟《朝野金载》中说:"医书言虎中药箭,食清泥;野猪中药箭,豗荠苊而食;雉被鹰伤,以地黄叶帖之……鸟兽虫物,犹知解毒,何况人乎?"(唐·《朝野金载》第7页,丛书集成本)但是,原始人类和动物仍然有着本质的差别。原始人类尽管与动物同样具有保护生命的本能,却是在原始思维指导下进行的,他们可以观察、思索,把原始的经验积累起来,从偶然的事物中发现事物的某些联系。由无意识的动物本能过渡到有意识的人类医疗经验的积累,才能有真正的医学起源。可以说医学源于本能,又高出本能,不把本能的医疗保护行为转化为自觉的经验积累,便不会有医学产生。

"医源于动物的本能",至少在说明人作为一种特殊的高级生物具有和自然抗争以求得生存的本能,而这种本能的、对生存的追求构成了人们最为基本的生活及其生活方式。这种最为基本的生活诸如衣食住行则起到了最基本的卫生保健作用,也就是医学的作用。在谈论本能的时候最好结合实践,实践是理论的来源,"医源于动物的本能"的偏见是简化和忽视了由本能到医学产生的诸多长期的复杂的过程,是简单的机械化,但是,这种观点从另一个侧面带给了我们有意义的思考。

二、医学源于实践论

中医学的产生绝不可能一朝一夕突然产生，而是经过了漫长的历史时期。在这个漫长的历史时期中，人为了寻找生存的最基本条件，必须从自然界中去寻求食物，这一最基本的行为又经历了漫长的时间后，使得他们逐渐积累起对自然界中诸多动、植物可供选择的范围的知识，使得他们不再盲目地去寻求食物；随着时间的积累，发现某些动植物具有某种解除痛楚的作用，不断积累的结果，必然会让他们迈出更有意义的一步。劳动在人类起源和发展过程中具有巨大作用，正是由于劳动，人们才逐步获得了可用于治疗的砭石、骨针等，认识到药用植物、动物和矿物的性能，才获得更多的医疗经验。在某种意义上可以说，劳动创造了医学。20世纪50年代以来，中国医史学界提出了"劳动创造医学"的论点，成为当时普遍认同的观点。在关于药物起源的问题上，诸多的参考文献都能写到一个"尝"字，如《帝王世纪》中讲"伏羲氏……乃尝味百药""黄帝使岐伯尝味草本"，《淮南子》有"……神农……尝百味之滋味"，《通鉴外记》有"民有疾病，未知药石，炎帝始味草本之滋，尝一日而遇七十毒"等等，尽管是夸大了个别关键历史人物的作用，但从一定角度说明了人们在长期的生活实践中不断积累经验的客观事实。强调医学源于劳动，不应把它绝对化，也不应把劳动局限为生产劳动，更不应忽视其他因素在医学起源和发展过程中的作用。

三、医学源于圣人的创造论

医源于圣的说法，在中国历史上有着广阔的市场。在我国古代就有燧人钻木取火、伏羲画八卦阐明百病之理、神农尝百草、黄帝作《黄帝内经》阐发医理等的传说，究其原因，正如历史学家范文澜先生指出的："勤书凡记载大发明，都称为圣人。所谓某氏某人，实际上是说某些发明。"（范文澜：《中国通史简编》，第一编）我国古代传说中关于燧人氏、伏羲氏、神农氏及黄帝等圣人创造医学的故事，实际上反映了上古不同氏族集团群体和疾病斗争的实践中对医药经验的积累和贡献，神农、黄帝等不过是这些氏族群体的代名词，表示医学发展有不同阶段。"医源于圣人"是人们把劳动人民的功绩放在了一个人物的身上。在中医学产生的历史时期和以后发展的某些历史阶段，普遍具有这种倾向，黄帝、扁鹊等人就是这样的许多人的集合体，正如《淮南子·修务训》所讲："世俗之人，多尊古而贱今，故为道者必托之于神农、黄帝而后能入说。"医源于圣包含的另一个内容，是肯定医药领域中一些杰出人物在医学发展中所起的作用，在医药经验积累过程中，不仅各个氏族集团是不平衡的，一个氏族集团内部不同的人所起的作用也各有不同。一些比较留心医药而又具有创造才能的人，他们善于总结经验，能探寻出更有效的药物和更好的治疗措施，因而在推动医药发展中起着更突出的作用。如果没有杰出的医学家的出现，中医学的发展将会或者说至少会缓慢得多，他们在一定程度上决定了中医学的内涵、外貌，其作用不容忽视。通过学习具体的历史人物和具体医家的经验也更有助于我们把握学习中医的方法。

四、医学源于巫医论

在远古时代，只有零散的医疗活动和片断的医药卫生知识，这些还不能构成系统的医学体系。要形成完整的医学，需进行初步或陋谬的理论探索，思维活动的逐渐成熟是医学发展成为系统知识的必要条件。巫医正是在这种基础上，逐渐产生和发展起来的。

"医源于巫"，还需要去做更多的研究和探讨，仅是把巫简单地理解为一种迷信活动、唯心主义来加以批判是不够全面和正确的。具体从文化的层次来谈远古时期的巫，首先，原始思维是一种集体无意识的、非理性的、自在性和自发性的思维，限于当时的思维发展水平，远古人在生活中遵循着同类相生或结果类似于原因的思维规律和原则。在原始思维中，由于对自然力量的不了解和恐惧，人们对一切事物都充满了神秘感觉，认为存在着一种支配世界的超自然力量，这成为巫术发展的基础。神秘感导致人群对天地、对山石草木动物等一切自然物的崇拜，对生殖的崇拜，进而发展为图腾崇拜、祖先崇拜和鬼神崇拜，并由此形成了巫术和发展而来的原始宗教。这种远古的思维方式综合起来就构成了"巫"，形成了一定的仪式，基本目的无非是想在和自然界和平相处的基础上，来获得最基本的乃至更大的物质上和精神上的保障。其次，巫作为一种文化，对整个人类历史的文化历程具有一定的的影响，巫师成为代表着具有知识和思维能力的阶层，这对于文献的记录整理和保管具有重要作用。我国最早的历史文献汇编《尚书》以及后来司马迁的《史记》都是根据这些文献整理而成，研究这些相关文献也有助于我们从更广阔的角度来理解中医学的产生。远古时期的巫，有着知识分子和技术人员的多重身份，可以推知最初的医疗技术亦是掌握在他们手中，因此他们原始、朴素地试图和大自然沟通，这类似天人合一的思想，自然会影响着原始医学的思维模式及其形成。

巫师出现后，又往往承担着治病的职能。他们在治疗疾病时，有时施行巫术，有时也用医药技术，其中有的巫师更偏重于医。因而出现了一种专以祭祀、祈祷、占卜、诅咒为职业的专职人员，这便是"巫医"，其产生是在原始社会晚期，是医药卫生经验积累的结果。

传说中古代的巫医是我国最早的儿科医生。如《山海经》中载有十巫采药的故事，其中巫医就是儿科医生。《诸病源候论·养小儿候》已有"中古有巫方，立小儿颅囟经，以占夭寿，判疾病生死，世所相传，有小儿方焉"的记载。这样说来，巫医在中古黄帝时代已从事儿科的医事活动。当时由于治疗手段缺乏，巫医盛行，多是靠祭祀以求病愈的。

巫医是当时时代的产物。但随着医学的发展，医与巫之间的斗争就越来越尖锐，巫术就更成为医学发展的桎梏。公元前5世纪，中国医学家将"信巫不信医"作为六不治的一种，《黄帝内经·素问》中所说，"拘于鬼神者不可与言至德"，都是医学摆脱巫术，确立自身价值的标志。

总之，医学起源是一个漫长而又曲折复杂的过程，生产劳动及广泛的生活实践，深化着人们的认识，也深化着人们与疾病做斗争的经验，使人们更深入地认识疾病，而且提供了医用器具及丰富的药物知识，使人们得以更快地积累医学经验。人类同疾病做斗争的需求及有意识地积累和传播医学知识，是医学起源的真正源头。在这一过程中，一些留心医学、善于总结医学经验、具有创造才能的杰出人物，发挥着更大的作用。其中一部分巫医利用他们的条件，在带有神秘色彩的思维指引下，对医学知识做了一些总结。随着医学的进步，成为一种专门职业，医学出现时就开始同巫术斗争，并逐渐冲破它的羁绊，确立了自己的独立地位，走上健康发展的道路。

第七节　传说中的医学人物

一、伏羲氏

一作宓羲、包牺、伏戏，亦称牺皇、皇羲，中国神话中人类的始祖。所处时代约为旧石器时代中晚期，相传为中国医药鼻祖之一。《易传·系辞下》曰："古者，包牺氏之王天下也……始作八卦，以通神明之德，以类万物之情。"皇甫谧《帝王世纪》曰："伏羲氏……造书契以代结绳之政，画八卦以通神明之德，以类万物之情，所以六气六腑六脏，五行阴阳，水火升降得以有象，万物之理，得以类推。"又称："伏羲尝百药而制九针。"千余年来我国医界将伏羲尊奉为医药学、针灸学之始祖。伏羲应该是先民创始八卦理论借以丰富人体认识，并对保健做出贡献的氏族群体的概括。

二、神农氏

一说神农氏即炎帝。神农属海岱民族（又称泰族），是东夷人的祖先，中国传说中农业和医药的发明者，所处时代为新石器时代晚期。《淮南子·修务训》："神农乃始教民，尝百草之滋味，识水泉之甘苦……当此之时，一日而遇七十毒，由是医方兴焉。"《帝王世纪》称："炎帝神农氏……尝味草木，宣药疗疾，救夭伤人命，百姓日用而不知，著《本草》四卷。"古代文献论述神农尝百草而始有医药者相当丰富，正因为此，我国第一部系统论述药物的著作，约成书于汉代，被命名为《神农本草经》，即寓有尊崇怀念之意。神农氏还是一个天文历算学家，他把伏羲氏所做的八卦演绎为六十四卦，起名《归藏》，不仅用来记事，还用来算卜。神农在位140年，后来他的统治地位被黄帝所取代。神农死后葬在湖南长沙，今天的陵墓还在，人们称它为炎帝陵。

三、黄帝

传说中我国各族人民的共同祖先，姓姬，一姓公孙，号轩辕氏、有熊氏，少典之子。所处时代为原始社会末期，为部落或部落联盟的领袖。黄帝被尊为中华民族的"始祖"及"人文初祖"。传说他的发明创造很多，如：养蚕、舟车、兵器、引箭、文字、衣服、音律、算术等，我国古文献也多有黄帝创造发明医药之记载。黄帝作为医药之神，整理了神农所尝试过的百草性味及治病经验，与其臣子讨论医学理论，创制医经，成为医学始祖。《帝王世纪》说："（黄）帝使岐伯尝味草木，典医疗疾，今经方、本草、素问之书咸出焉。"《通鉴外记》亦说："（黄）帝以人之生也，负阴而抱阳，食味而被色，寒暑荡之于外，喜怒攻之于内，夭昏凶札，君民代有，乃上穷下际，察五色，立五运，洞性命，纪阴阳，咨于岐伯而作《内经》，夏命俞跗、岐伯、雷公察明堂，究息脉；巫彭、桐君处方饵，而人得以尽年。"上述医学著作所以冠以"黄帝"之名，反映了人们对其尊崇和仰慕之心情。

四、僦贷季

上古时之医学家。在《黄帝内经·素问》中，岐伯回答黄帝的有关问题时指出，"色脉者，上帝（上古之帝）之所贵也，先师之所传也。上古使僦贷季，理色脉而通神明，合之金木水火土，四时八风六合，不离其常，变化相移，以观其妙，以知其要，欲知其要，则色脉是矣。"明代徐春甫撰《古今医统》认为："僦贷季，黄帝时人，岐伯师也。岐伯相为问答，著为《内经》。"

五、岐伯

中国传说中最富有声望的医学家，先后跟随广成子、赤松子、中南子等仙人学习医术，岐伯的医学理论和临证技术精湛，治病无不奇验，黄帝拜岐伯为师。《帝王世纪》："（黄帝）又使岐伯尝味百草。典医疗疾，今经方、本草之书咸出焉。"宋代医学校勘学家，林亿等在《重广补注黄帝内经素问·表》中强调："求民之瘼，恤民之隐者，上主之深仁，在昔黄帝之御极也……乃与岐伯上穷天纪，下极地理、远取诸物，近取诸身，更相问难，垂法以福万世，于是雷公之伦，授业传之，而《内经》作矣。"视今传《素问》基本上乃黄帝问，岐伯答，以阐述医学理论，显示了岐伯氏高深的医学修养。岐黄论医，开创了中医学的先河。《黄帝内经》涵《素问》《灵枢》各九卷八十一篇，史称绝世巨著，后世杰出的医学家，莫不以《黄帝内经》为宗旨，救死扶伤，惠及黎庶。中国医学素称"岐黄"，或谓"岐黄之术"，岐伯当属首要地位。

六、俞跗

上古医家，相传擅长外科手术，黄帝臣。治病不用汤液、药酒、针刺、按摩、运动手脚、揉搓和药物熨帖，而是一经诊断就能发现病情，继而按照五脏俞穴的分布情况，割皮解肌，疏通血脉，接续断筋，治疗髓脑和深部病痛，洗涤肠胃，冲洗五脏。也有传说记载他用巫术治病，并可以起死回生。西汉时期三位文史学家都记述了秦越人所论之上古医生俞跗的事迹。韩婴，曾任文帝时博士，约生活于公元前二世纪中，他在《韩诗外传》卷十写道："中庶子曰：吾闻中古之为医者，曰俞跗，俞跗之为医也，榻木为脑，芷草为躯，吹窍定脑，死者更生"。史学家司马迁（约公元前135 —?）在《史记·扁鹊仓公列传》中指出："医有俞跗，治病不以汤液醴酒，镵石桥引，案扤毒熨，一拨见病之应，因五脏之输，乃割皮解肌，诀脉结筋，搦髓脑，揲荒爪幕，湔浣肠胃，漱涤五脏，练精易形。"二人关于俞跗医疗事迹之论述，应同出一源。稍晚于二人的目录学家、文学家刘向，在其所撰的《说苑·辨物》中记述，则与韩氏基本一致。

七、伯高

传说上古之经脉学医家，黄帝臣。晋代史学家、医学家皇甫谧撰《黄帝针灸甲乙经》，曾指出："黄帝咨访岐伯、伯高、少俞之徒，内考五脏六腑，外综经络、血气、色候，参之天地，验之人物，本之性命，穷神极变，而针道生焉，其论至妙。"可知伯高为医是以针灸之理论、临床和熨法等外治为特长，同时，对脉理亦多有论述。

八、少俞

传说上古医家，黄帝臣，俞跗之弟，医术多与其兄同，尤精于针灸术。

九、鬼臾区

传说上古医家，黄帝臣，擅于五行之说，曾与黄帝讨论脉理，问对难经。唐·王冰注《素问》黄帝问于鬼臾区所答："臣积考太始天元册文曰。"时指出："鬼臾区十世祖始诵而行之，此太古占候灵文，洎乎伏羲之时，已镌诸玉版，命曰册文"由此可知鬼臾区其人，当系神农氏后相传十世之世医。

十、雷公

传说上古医家，黄帝臣，擅长于教授医学之道及望色诊断与针灸医术等。黄帝和雷公共论医药而创立了医学。"黄帝坐明堂，召雷公而问之曰：子知医之道乎？雷公对曰：诵而颇能解，解而未能别，别而未能明。明而未能彰。足以治群僚。在关于针灸论述上与黄帝讨论了"凡刺之理"，以及望面色而诊断疾病的理论。从《素问》与《灵枢》内容来看，可知雷公从黄帝受业之关系。后世托雷公之名的医药书籍很多，如《雷公炮制论》《雷公本草集注》《雷公药对》等。此外，还有一些药名以雷公命名，如雷公藤、雷公头（香附）和雷公墨等。

十一、桐君

传说上古时药学家，黄帝臣，以擅长本草著称。传桐君总结和首创识别中药性味，定上、中、下三品药物和君、臣、佐、使的处方格律。梁·陶弘景《本草经集注》序强调："至于药性所主，当以识识相因，不尔何由得闻，至于桐雷，乃著在于编简，此书应与《素问》同类……又有桐君《采药录》，说其花叶形色；《药对》四卷，论其佐使相识。"书中叙述了药物的性味归经，但此书现已失传。明代医药家李时珍编纂《本草纲目》时，将《桐君采药录》放在本草中非常重要的位置。有些朝代还将它钦定入经典古籍载入正史。《隋书》中有《桐君采药录》3 卷条目；《旧唐书》中有《桐君采药录·桐君撰》条目；《新唐书》中，《桐君采药录》仍被列为当时的重要医药典籍。民间将桐君奉为"药王"，并立有祠堂以表示纪念。

十二、少师

传说上古时医家，黄帝臣，以擅长人体体质之论而闻名流传于世。少师回答黄帝关于人有阴阳等问题时指出："天地之间，六合之内，不离于五，人亦应之。"少师对五种人的体质、性格、行为特点等进行了比较具体的叙述，少师之论点近世为朝鲜医学家发展为"四象医学"。

十三、巫彭

传说中之巫医。《山海经》有载。《说文》有"巫彭初作医"的记述。据考，巫彭乃黄帝臣，其医疗除用巫术为人治病外，还掌握有药物知识以治疗疾病。

十四、巫妨

又作巫方，传说中之巫医，传为尧帝之臣，精于医道，能别生死。著有《颅囟经》，世相传授，以占夭寿，判疾病死生；世所相传，有小儿方焉，为占卜小儿寿夭疾病之巫医。其书未见传世，是为小儿科的鼻祖。

十五、巫咸

一作巫戌，传说中之巫医。用筮占卜的创始者，是一个著名的占星家，治王家有成，作《咸乂》。唐尧时臣，"以鸿术为尧之医，能祝延人之福，愈人之病，祝树树枯，祝鸟鸟坠"。《楚辞》记有"巫咸将夕降兮"。王逸注为"巫咸，古神巫也"。甲骨文中有咸戌，故有学者认为巫咸或即商王太戊之大臣。《商书》："太戊臣有巫咸、巫贤。"此外，巫咸还发明了"牵星术"（在大海中航行无法定位，用以北极星为首选基准点，在低纬度（北纬六度以下）看不到北极星时，改用华盖星为基准点）。《巫咸占》一书尽管成书战国至汉初，但承传巫咸之学，首次提出"指"这个牵星观测单位。唐代瞿昙悉达所编《开元占经》收录了巫咸的星占占辞及星表。常熟有巫山，因巫咸而得名，并有巫咸祠、巫咸墓。

十六、苗父

上古巫医；一称弟父。《韩诗外传》有："吾闻上古医曰弟父。弟父之为医者，以莞为席，以刍为狗，北面而祝之，发十言耳，诸扶舆而来者，皆平复如故"。《古今医统》：苗父上古神医，古祝由科，此其由也。

综而言之，在中国医学发展的启蒙时期，朴素经验的积累有过一个极其漫长的历史，即中国原始社会晚期"巫"产生前的若干万年无数代人们医疗经验的积累和口耳的世代相传。这些经验的积累被后世学者誉归于伏羲、神农、黄帝、岐伯、俞跗、伯高、鬼臾区、少俞、雷公、少师、桐君等。继之而起者，乃原始社会晚期生产、文化等之发展而诞生的"巫"，以及由之而起的巫医。由原始社会晚期到殷商，乃至西周前后，巫医在中国医疗保健中曾居于显要地位，俞跗、巫彭、巫妨等是其代表人物。研究中国原始社会之医疗保健，我们不能忽视上述传说甚至神话中的医家与巫医。应当承认，在这方面的研究还很不够，给予他们以历史的、真实的地位，乃是医史学家、医学家的责任。

（朱锦善　葛金　张静　章文平）

参考文献

1. 吴茂霖. 贵州桐梓发现的古人类化石及其文化遗物［J］. 古脊椎动物与人类，1975，(1)：16-25

2. 贾兰坡. 阳高许家窑旧石器时代文化遗址［J］. 考古学报，1976，(2)：73-75

3. 周大成. 中国口腔医学史考［M］. 北京：人民卫生出版社，1991

4. 韩康信. 江苏邳县大墩子新石器时代人骨的研究［J］. 考古学报，1974，(2)：35

5. 韩康信. 大墩子和王因新石器时代人类颌骨的异常变形［J］. 考古学报，1980，(2)：29

6. 宋兆麟. 中国原始社会史［M］. 北京：文物出版社，1983：32

7. 张鷟.《朝野金载》［M］. 北京：商务印书馆，2014

8. 林昭庚. 中国医学通史（古代卷）［M］. 北京：人民卫生出版社，2000

9. 浙江省博物馆. 河姆渡遗址第一期探掘报告［J］. 考古学报，1978，(1)：25

第二章 夏商西周时代小儿医学的认识

公元前 21 世纪，夏代建立了奴隶制国家，从此开始了奴隶制社会。400 多年以后代之而起的商朝，使奴隶制得到进一步巩固和发展。公元前 11 世纪进入西周时期，奴隶制经济繁荣昌盛，其势力和影响远远超越了商代。我国的夏、商、西周三代，经历了奴隶制从兴起到衰落的历史发展过程。奴隶主阶级崇尚鬼神，迷信占卜，且对宗教职能特别重视，医事活动也被蒙上了迷信的色彩，这从一定程度上阻碍了医学的正常发展。此外，从卜辞来看，商代人们已经掌握运用了数千个文字，到周代又有进一步发展，为记述和总结生产技术和文化知识奠定了基础。这一局面，也促进了中国传统文化各流派的兴起。

第一节 巫医的衰败与医学的昌兴

巫，无论作为一种宗教、一种从事巫教职业的人，还是在广义上作为一种文化，其复合体伴随着历史的前进，从野蛮而跨进文明社会。在夏、商、西周时期，巫与医药有着十分密切的关系。

一、巫医及其职业

商周时期社会上出现了许多巫师，他（们）能代鬼神发言、歌舞等，还能医治疾病，有的参与朝政，指导国家政事、策划国王的行动。巫师群体内进一步分化，便出现了比较专职的巫医。殷墟甲骨文中的"巫妹"，就是一位治小儿病的女巫医。《周礼·大聚》："乡立巫医，具百药，以备疾灾。"反映了巫医在朝野普遍存在。巫教观念的广泛存在与积淀，是巫医得以生存的重要条件，因而祭祀鬼神、禳除疾病的巫风盛行，并大量反映在甲骨卜辞中。

巫医是一个具有两重身份的人。既能交通鬼神，又兼及医药，是比一般巫师更专门于医药的人物。殷周时期的巫医治病，从殷墟甲骨文所见，在形式上看是用巫术，造成一种巫术气氛，对患者有安慰、精神支持的心理作用，真正治疗身体上的病，还是借用药物，或采取技术性治疗。巫医的双重性（对医药的应用与阻碍）决定了其对医药学发展的功过参半。

二、卜筮所涉及的诊疗知识

占卜在人类历史上曾广泛存在过，占卜除用巫术禳治之外，尚用药疗、灸疗、针疗、推拿按摩、助产和用手术拔牙、接骨复位等，然而这一切都被笼罩在巫术的氛围中。

卜辞中记载了大量的医药史料，反映商周时期巫与医药的状况，也产生了古代医案的萌芽。其中就有从得风病到死亡的全过程的记录，其先后经过一百七十六天，虽治疗按语不详，但已有了医案记载的雏形。诊病活动：巫医诊病时由于缺乏医疗经验，多采用占卜的方法探求病因，如甲骨文记载："贞王疾身，惟妣己跎帚好子？"即卜问武丁患腹病，是否因为妣己降祟于妇好之子而致病，是卜问求因的。

三、巫医的历史作用

对于巫医的历史作用应从两个方面来看待：首先，把社会实践与医疗实践联系起来，巫医的作用，从客观上促进了医学知识的积累，人们开始逐步探索人类疾病的秘密。其次，这一时期的奴隶主阶级崇尚鬼神，迷信占卜，医事活动也被蒙上了迷信的色彩，阻碍着医学的正常发展，尤其到后期，随着社会生产力的发展和自然科学的进步，特别是人们药物知识的不断积累和医疗知识的日益丰富，医药的治疗越来越明显地超过了巫医的迷信活动，从而使以药物为主的治疗方法逐渐形成，取代了巫祝治病的主要形式，医巫开始逐渐分离。在医与巫的对立斗争中，医学最终冲破了巫术的束缚，成为一门独立的学科而得到发展。

巫医是由于当时历史条件局限而产生，巫医的产生是有一定的时代背景和条件的，是当时社会发展的产物。

四、巫医的衰败与医学的昌兴

巫是人类史前历史发展到一定阶段才产生的，巫产生以后，曾把人类医药的经验予以吸取、传承变异，为比较质朴的医药经验和朴素的知识披上一层灵光，在医学史上形成了一个医巫合流的混杂阶段。夏、商正处在这个阶段的鼎盛时期。

随着中国古代农耕文明的崛起，人们在造成一个人化的环境的同时，逐渐地打破神化的世界，显示了人的价值，不断冲淡了对神的信仰。到了周代，特别是周末，巫、医消长的趋势已有了反差，医药知识与经验开始逐渐从医巫合流的堤岸中分流出来，按自身的规律发展，而且愈向前发展，医、巫的流向分歧愈明显。文化价值的取向成为医、巫的分水岭，医药的取向是科学文明与精英文化，而巫则基本上转向下层位文化和神秘主义。

回顾巫医在中国医学发展史上的作用和地位，应当指出：在不同历史时期之作用是很不相同的。在巫作为历史发展新生事物诞生及其发展之初期，巫医作为有知识之人在总结利用医药知识积累方面，其作用应当给予充分的肯定。然而，医学发展到运用唯物史观探求疾病病因、治疗的阶段时，巫医仍在维护唯心病因和治疗，这与医学科学的发展出现了对抗，从而不再是促进的力量，而是转化为消极的阻碍势力，这种进步的取代约于西周之末。从《周礼》所载可以看出在西周后期医巫开始分离，专业医生开始出现，卜、祝、巫等失去对医药的控制，其地位下降，医学开始独立发展，于春秋战国时期进行激烈争论和最终的决裂。

第二节　对小儿疾病的认识及治疗

一、对人体及小儿疾病的最早记载

（一）对人体的认识

　　形成于殷商时期的甲骨文（因为上面记载的大半是占卜的事情，故又称"甲骨卜辞"，或称"龟甲文字"。因为出土于殷代都城旧址，又称"殷墟卜辞"或"殷墟书契"）是目前为止发现的最早的古代文献，其中包含有可供研究殷商时期对人体、疾病认识的宝贵史料。认识虽然质朴，但却是人类认识自身的开端。

　　甲骨文中包含有大量的象形、会意文字，从文字的形体上，可以看出商朝人对人体已有一定的认识。甲骨文记载了人体解剖部位名称 25 个。首，像人的侧面头形；耳，象耳的轮廓；目，像人的眼睛；鼻，像人的鼻子；口，口腔的象形；舌，象舌从口中伸出状；齿，象牙齿从口中露出；项，是在脖子后面加指示符号标明；手，象手的侧面形；肱，在甲骨文中是在肱部加指示符号；身字是在人的胸、腹部加指示符；臀，在人臀部加指示符号；足字则像脚的形状；膝，在人的膝关节加指示符号；趾字就像脚趾形；眉则像眼睛上面长着眉毛；腋字即是在人的两腋下加指示符号，以及天、面、颈、腹、男根、女阴、腿等大体部位。

　　甲骨文中还有骨、血、心等关于内部构造的概念。心，像人的心脏形状，这是迄今为止，在甲骨文中发现的唯一的内脏器官名称。《尚书·盘庚》是商王朝的文告，其中有"不忧朕心之攸困"及"今予其敷心腹肾肠"等语，可知当时已有肾、肠等其他内脏器官名称，只是目前在甲骨文中尚未发现。血字像在祭祀时将血盛于器皿之中；此外还有骨架的象形、脊柱骨的象形；尿，人前加水点，像人遗尿之形；屎，人后下数点，像人遗屎形；泪，象目下垂泪，郭沫若谓当系涕之古字。

　　甲骨文中还有许多反映生育功能的字。孕，表示怀孕后，腹内有胎儿；还有左为床形，右为孕妇，全字表示孕妇躺在床上待产；毓，甲骨文从女从倒子，表示妇女生小孩，本义是生育，为"育"字之初文；冥，是用手接生，以及人的正面象形、产户、手的象形等；乳，像妇女在给待哺的婴儿喂奶，婴儿在口中含着乳头。殷墟甲骨文涉及问孕育的卜辞很多，主要卜问：是否怀孕、分娩时间、是否顺利等。

商周时期人们对人体的认识，以直观的外部形态为主，并已经由外入内、由局部到整体，逐步认识到内脏器官的某些结构，以及人体生理活动的一些现象，反映了商、周时医学对人体解剖与生理的认识日益深化。

（二）对小儿疾病的认识

从甲骨文中笼统的记述到西周时期固定病名的出现，这一时期对于疾病的认识，经历了长时期的实践探索和认识的过程。总体而言，这一时期对于疾病的了解仍处于感性认识和经验积累的阶段。

对疾病认识的最早记载，目前所知是现存最早的古代文献甲骨卜辞。据有关资料表明，殷墟出土的甲骨约16万余片，其中与疾病相关的有323片，415辞，涉及今之内、外、妇、儿、五官、泌尿、传染、牙、脑等9科。以人体部位命名者居多，如疾首、疾耳、疾目、疾自（鼻）等，达40多种，严格地说这不能称作病名。如：疒，甲骨文从人从爿，爿象床形，为"牀"之初文，人旁或有数点，像人有病出虚汗，整个意思是人躺在床上大汗淋漓，本义是疾病。疒目："贞：王其疒目。"意思是：商王武丁患眼病了吗？疒耳："贞：疾耳，佳有？"意思是：耳朵有病，是否鬼祟加害？疒齿："贞有疒齿不佳父乙"，意为患齿疾，是否为父乙降祸。疒舌："甲辰卜、古贞：疒舌，佳（有）"意思是：得舌病，是否为祸害。但是甲骨文中已出现个别如疟、疥、蛊、龋等专门的病名，如"龋"字甲骨文象牙齿生虫的象形。还有个别关于疾病症状的描述，如耳鸣、下痢、失眠，以及病软（身体软弱无力）、病骨、病旋（眩晕）等。近年来在对甲骨文的研究中，有人重新归纳出34种病症和病象。

有关儿科的文字记载有"龋""贞子疾首""子病""不乳"等文字。如"疾子"是指小儿患病，"贞子疾首"是说武丁的儿子祖庚患头部疾病，"帚（妇）娩子疾，不井（死）。"意为占卜武丁娩妃的幼子生病不至于死亡。其他与儿科相关内容，如"好"即指女子多育；"乳"为双臂抱儿哺乳的女性；"子"是两只手在活动，下肢裹在襁褓之中的婴儿形；"盂"象在盆里沐浴的小儿等。

特别应予重视的是殷墟甲文中还有关于"疾年""降疾""雨疾""疾疫"等记载。卜辞中"疒年"当是疾病流行之年。"降疾""雨疾"表示一次有许多人染病，就像降雨一样。"疒疫"，是我国最早关于传染病、流行病的记载。这类内容的出现，说明传染病和流行病在当时已经引起了人们的注意。

西周时期对疾病的认识有了较大进步，在现存的早期文化典籍如《周礼》《诗经》《山海经》《左传》中，就有相关的记载，对热病、昏迷、浮肿、顺产、逆产、不孕等已有了初步的了解。《周礼》"医师"中载有肿疡、溃疡、折疡、金疡、疟疾、疥、疽等疾病；《诗经》中涉及的病名和症状达40余种；《山海经》中记载了38种病名和症状，基本是根据疾病的特点命名的。其中固定的病名有瘕、瘿、痔、疥、疽、痹、风、疟、狂、疣、蛊、疠、厥、疫疾等23种，还载有胕（胕肿）、睬（大腹）腹痛、呕、聋等症状；《左传》中记述了如骨折（折肱）伤疾、瘈咬病（瘈者，狂也）、发秃（孙叔敖突秃）、远视（陈豹望视）、伛偻（黑而上偻）等疾病。《尚书》《周易》等文献中也有关于疾病的记载。这些记载虽然分散而欠详，但是足以说明这一时期人们对疾病认识较商代有了明显的进步。

二、疾病的诊断和治疗

（一）疾病的诊断

随着对疾病认识的进步，在诊治上自然产生了初步的区分，从《周礼·天官》开始分科，并有专职医生进行治疗。奴隶社会后期，对于疾病的诊治已初具雏形，骨卜辞的研究，可以看出，殷商时代，人们已开始注意对疾病的诊断，但这一时期人们主要还是应用迷信手段，祈求神灵来判断所患之疾病。而到西周时人们积累了更丰富的诊断疾病的经验，逐渐摆脱巫的束缚。《周礼》所载有关"四诊"内容非常实际，是完全以患者的内外症状进行综合分析的，没有丝毫的神秘味道，为以后中医儿科诊断学的发展创造了条件。如《周礼》记载："以五气、五声、五色眹（视）其死生；两之以九窍之变，参之以九藏之功。"这是关于疾病诊治的较早记载，这说明西周前后，诊断已能从患者之气味、言语之声音、容貌之颜色等方面，判断患者的生死吉凶，并且知道反复观察其九窍的变化和脏腑的反映，已开始涉及望诊、闻诊、问诊、切诊的内容，为诊断学的产生奠定了重要的基础。"五气"，郑玄注为"五脏所出气也，肺气热，心气次之，肝气凉，脾气温，肾气寒"。"五声"，司马迁的解释生动而具体："故音禾者，所以动荡血脉，通流精神而和正心也。故宫动脾而和正圣，商动肺而和正义，角动肝而和正仁，微动心而和正礼，羽动肾而和正智。""五色"，郑玄注："面貌青、赤、黄、白、黑也。""九窍"多家注为"耳、目、鼻、口及前阴、后阴"。"九藏"多家注为"心、肝、脾、肺、肾及胃、膀胱、大肠、小肠"。对"九窍""九藏"的认识，殷商甲骨卜辞及《尚书·盘庚》篇，已有诸多脏器之名。西周时的"九窍""九藏"之说，是在殷商时期对人体解剖认识基础上的总结，并反映了西周的脏腑不分，统称"藏"（即脏）的特点。

（二）疾病的治疗

1.药物疗法和食疗

进入殷商后，应用动、植物、矿物治疗疾病，就更加普遍。初步统计，甲骨文献中记录了30多种可入药的动、植物名，还有"药"字的记载，并有用枣、鱼治病的卜辞。1973年，河北藁城台西村殷商遗址发掘出作为药物使用的桃仁、杏仁、郁李仁，印证了甲骨医药文献有关药物的记载，说明3000多年前的殷人不仅知道这些药物的药用价值，而大量加工储存以备医疗之用（《文物》第 8 期，1974 年）。在古代文献《山海经》中还记载：昆仑之丘的沙棠，身体轻浮，故可以御水，食之可以不溺；蓇草是上帝女儿化身，故食之即可为人所爱，服之媚于人；菁蓉"黑华而不实"，故食之使人无子等。商周时代的医生已学会应用毒性较大或重剂药物治疗疾病，正如《周礼》描述"聚毒药以共医事"，《尚书》"若药弗瞑眩，厥疾弗瘳"。殷商时期，有两个重要的发明创造，一为酒应用于医药，二为汤液，即汤剂的发明，这在治疗学上是一个很大的进步。

殷周时期，食疗已具有一定的雏形，传说伊尹精于烹调，有"阳朴之姜，招摇之桂"的话。姜桂既是肴馔中的调味品，也是发汗解表的常用药物。所以有人认为"桂枝汤"是从烹调里分出来的最古处方之一。西周时代已有"食医"，专为帝王配膳。《周礼》记载："四时皆有疠疾……以五味、五谷、五药养其病。"五药即为草、木、虫、石、谷。食治、食养思想在西周时期的发展，反映了古代人民实践经验的不断总结和提高。

2. 外治法

在记载疾病的卜辞中，记录了用酒、砭石、熨、灸、按摩、叩击进行治疗以及整骨治伤、拔牙止疼等多种方法，特别是对针砭、按摩、灸治等治法，有较多记载。针灸、按摩已成为常用的治病方法。据卜辞统计涉及针灸治病的有 2 条，按摩治病的有 6条，拔牙止痛的有 4 条，接骨复位的有 1 条。

按摩远在原始社会就有了，源于人们通过摩擦或抚摩手法，以缓解或解除疼痛的经验积累。尚有药物摩法，即用衣鱼在背上摩之，以治小儿中风，颈强诸病。

针砭治病在殷商甲骨卜辞中就像一个人手持尖锐器具，治疗患者腹病疾病。殷商至西周针刺治疗，或者用的是砭石，隋代医家全元起认为："砭石者，是古外治之法……古来未能铸铁，故用石为针，故命之针石。"1985 年 10 月在广西武鸣县马义乡一处西周墓葬群中发掘出土青铜针两枚。据鉴定，确认为西周时期的针灸针。

在殷商时已普遍应用"灸焫"疗法，甲骨文的"焫"字，手所持的草束火炷虽不能肯定其为艾草，但无疑是用以治病的草炷。实际上，起初古人发明"灸焫"治病，只取其温热以驱寒，并不限定什么特定的草，《说文》："焫，烧也。"《一切经义》："焫，古文热。"《通俗文》："燃火曰焫，焫亦烧也。"至西周，灸焫可能已选用艾草，因为《诗经·土风·采葛》已记有"采彼艾兮"。

从《周礼》记载还可以看出西周前后对疮疡痈肿、跌仆、刀伤在治疗方面已积累了较丰富的经验，既有"内治"也有"外治"，既有药治，也有食养。外治所谓"祝"，是"以药敷其伤处也"；"刮"是刮去脓血，相当现代的清疮；"杀"是以药物消除死肌，所谓"以五毒攻之"，中医外科用汞砷之化学制剂即源于此。

第三节　优生优育的最早认识

古代，由于某些疾病造成小儿大量死亡，小儿的生命和健康，受到严酷的自然环境的威胁，疾病丛生，死亡率极高。他们深刻地认识到提高人口素质，对于几千万个家庭幸福和整个民族与国家的盛衰，有着密切的关系。因此，人们逐渐产生了优生优育的思想观念，并在实践中探索行之有效的措施，包括人类的婚姻、求子、胎孕、产乳以及婴幼儿乃至少年的哺育和教养等。古代的这些优生认识与措施，对于我们今天的儿科临床仍具有重要的实践意义。其中"文王胎教"中孕妇注意精神调节可使孩子聪明健康长寿的记述，为后世发展起来的养胎护胎学说提供了依据。现分述如下：

一、关于优生

（一）婚配中的优生认识对小儿健康的影响

古人通过长期的生活实践发现：亲缘关系太近的男女婚配，不会正常蓄育，或孕育的胎儿不能正常发育，甚或十月胎满而生，亦多奇病或早夭，所以提出了同一姓氏的男女不得婚配的主张。如："男女同姓，其生不蕃。"蕃，即茂盛、繁殖之意。即是说，血缘关系亲近的男女结婚其生育繁殖后代的能力不行或不生育。又有"同姓不婚，恶不殖。"恶，意为"怕"，即指出同姓不能婚配的原因，就是怕婚后不生殖（育）。主张"娶三国女何？广异类也。恐一国血脉相似俱无子也"。这就是从人类的生理和遗传方面说明了亲缘关系太近的男女为婚，因其"血脉相似"，对于婚后的生育是极为不利的。

古代婚配中的优生认识，对于小儿先天性疾病防治措施，具有重要的实践意义。

（二）求子中的优生认识对小儿疾病的影响

求子是指夫妻双方阴阳两精交媾化合而结成胎孕。古人认为：夫妻双方在阴阳适时和合，男施女受之际，必须思想专一，神情恬愉，气血和调，则精气充盈，结胎（受精卵）纯真而为优。男女任何一方如遇险受惊、暴惊卒恐，神魂失守，气血逆乱，则精气受伤，所结之胎（受精卵）多杂而失真。早在夏商周时期，性与生育的卫生就开始受到重视，限制"性混乱"在我国历史悠久，据传说，伏羲氏"始制嫁娶""以重人伦之本""民始不渎"，这是人类历史上一次重大进步，而且也是讲求性卫生的大前提。

我们的祖先基于对繁衍后代的关切，重视男女交合化育子孙，并注意到要天人合一。如《周易》说："天地氤氲，万物化醇；男女媾精，万物化生。"就是指天地化生万物，作为人来说，生命的开始，是受精怀孕，继而胚胎发育。"人与天地相参""天人合一"，所以，自然环境的不平静，如风雨雷电，是自然环境不平静的表现，必然导致人体内的气血不平和，乃至逆乱。《吕氏春秋·仲春纪》："先雷三日，奋木铎以令于兆民曰：'雷将发声，有不戒其容止者，生子不备，必有凶灾'。"容止，在此指性交。说明在风雨雷电交加之时，不适宜性交。《礼记·月令》《淮南子·时则训》中亦有相同的论述。高诱注释上述原文说："有不戒慎容止者，以雷电合房室者，生而必有瘖辟通精狂癫之疾。"在这种气候恶劣的自然环境下性交，所得的受精卵，必不精专优良，至十月胎满生子就会患失音或四肢痿弱不用的病症（如中医儿科中之"五迟""五软""解颅"等），或有痴、狂等智力障碍性疾病。

另外，古人还认为，男女如果淫欲过度，频频交合，容易耗损肾之精气；或久病劳伤，则自身已先亏，生子不壮，甚至结成畸形之胎，或断绝孕育，从而指出了频繁性交可导致男女双方阴阳、气、血、精、气、神俱亏，不健康的父母，生下的孩子必定是先天不足，气血亏虚，以致畸形。如中医儿科中的解颅、五迟、五软病即是以先天胎禀不足为主要病因。

（三）胎孕中的优生认识在儿科临床中的意义

从受孕至分娩共 40 周（约 280 天），此为胎孕期，儿科中称"胎儿期"。胎儿依赖母体生长发育，所以孕妇的精神情志、饮食卫生、医药等方面，不仅影响孕母的健康，而且影响胎儿的发育。古人早就注意到了这一点，提出了胎孕方面的优生学说（即胎教学说）。如：

《古烈女传·周室三母》云："君子谓大任为能胎教。古者妇人妊子，寝不侧，坐不边，立不跸，不食邪味，割不正不食，席不正不坐，目不视于邪色，耳不听于淫声，夜则瞽诵诗道正事。"

《新书·胎教》云："周后妃妊成王于身，立而不跛，坐而不差，笑而不喧，独处不倨（傲慢），虽怒不骂，胎教之谓也。"

《博物志·杂说下》亦云："妇人妊身，不欲令见丑恶物、异类鸟兽，食当避其异常味，不欲食见熊罴虎豹及射鸟射雉。食牛肉、白犬肉、鲤鱼头。席不正不坐，割不正不食。听诵诗书讽咏语之音，不听淫声，不视邪色。以此产子必贤明端正寿考，所谓父母胎教之法。故古者妇人妊娠，必慎所感，感于善则善，感于恶则恶矣。"

上述古文说明，妇女妊娠后，不论是坐、立、卧都应端正（不侧着卧，不斜着坐，不独脚立）；饮食也要正味。"割不正不食"，即指古代猪肉都是按一定方法分解、切割的，倘若肉没有按照规定的分解、切割方法所做的肉类食物（或是不新鲜、变质的肉）是不能进食的；同时还要心情舒畅，诵诗读书……这就是说，妊娠期，孕妇的言语、视听和饮食居处，都应当遵守胎教之法，通过调心神，和性情，节嗜欲，庶事清静，以达到神全气和，胎气安宁，最终才能生出贤明（贤德聪明）端正、健康命长的孩子。因此，妇女妊娠后，切忌悲、哭、惊、怒、饮酒、嗜辛以及房事等，以免给胎儿遗留胎毒。

古人这些关于胎孕的优生认识，对于我们今天的儿科临床避免和防治某些先天性、遗传性疾病具有重大的现实指导意义。

（四）分娩中的优生认识在儿科临床中的意义

《汉书·外戚传》云："妇人免乳大故。"颜师左注："免乳谓产子也，大故，大事也。"妇女分娩的难易关系产妇和胎儿的生命安全以及出生后婴儿的生长，所以古人十分重视而称分娩为大事。

《诗·大雅》云："诞弥厥月，先生如达，不拆不副，无菑无害。"此即是说，分娩要顺产，不用剖腹，生产过程顺利，即无灾无害，其所生婴儿好养而少病。

说明古人重视顺利分娩，对预防胎儿出生时发生意外，并保证日后健康成长至关重要。

二、关于优育

到了夏商周时代人们更加注意儿童的保育，《诗经》云："父兮生我，母兮鞠我，拊我，长我育我，顾我复我，出入腹我。"这些都是重视小儿养护意识的体现。

第四节　商周时代医学分科与医事制度

专职医师的出现与医事制度的建立，有利于医药经验的积累、整理、总结与交流，进一步促进了对疾病的认识与医疗技术的提高，虽然当时儿科尚未从各科中分离出来，但这种医学分科已经为儿科的出现奠定了一定的基础。

一、职业医生的出现与医学分科

西周时期，医疗经验已积累到相当程度，在宫廷与民间分别出现了专职医生。周代宫廷建立了明确的医疗卫生制度，既有医学分科，又有相关的医疗行政和管理体制，一定程度地代表了这一时期医药发展的水平。

周代建立了典章制度，《周礼》对于医疗活动，按照职责的不同，设立了不同岗位。周代最高的医疗行政长官叫做"医师"，而医生则根据不同职责分成了四类：食医、疾医、疡医和兽医。这是医学进步的一个标志，它有利于医生各专一科，深入研究，是我国最早的医学分科记载，开后世医学进一步分科之先河。

二、医政机构设置

周代建立有较为完整的医政组织和相当严格的考核制度，为提高医生的技术水平，促进医学的发展起到了积极作用。

（一）专职医疗人员，属天官冢宰统辖

1. 设医师之职官，总管医药行政

甲骨文中记载了称为"小疒臣"的官员，即掌管医师政令的官员，主要负责记录帝王及贵族的医疗过程及安排巫医进行祈祷、诊治。当时帝王、贵族患病时，祈祷、占卜、祭祀是主要的形式。医药治疗不过是巫控制下的附庸而已。而《周礼》所列官制，具体详备，分工明确，建立了一个相对完备的医疗体系，《周礼·天官》载有"医师"章，注："医师，众医之长。"疏："掌医之政令，聚毒药以供医事。"（汉代许慎第一次将该词收进我国第一部字典《说文解字》中）。在医师之下设有"上士二人，下士四人，府二人，史二人，徒二十人"，协助医师进行卫生行政管理。上士和下士主要协同医师管理医政；府二人管理宫廷药物库藏保管和供应；史二人管理宫廷文书和病案。徒二十人，看护患者或接受差役杂务。更将医生详细划分为"食医""疡医""疾医""兽医"四类，并详细规定了四类医生的执业范围。《周礼》对整个医疗体系定岗定编，职责明确，形成了一个有效的医疗体系。

2. 医师考核与俸禄

《周礼》规定了对医士进行考核的制度"岁终则稽其医事，以制其食：十全为上，十失一次之，十失二次之，十失三再次之，十失四为下。"医师负责年终考核医生，以其诊治患者的疗效优劣分为上至下五个级次，也就是根据每个级别来确定其相应的俸禄。这样的考核规定和报酬制度，出现在西周，实在是难能可贵。

3. 病历记录和死亡报告

《周礼》载："凡民之有疾病者，分而治之，死终，则各书其所以，而入于医师。"建立了世界上最早的病案书写制度和死亡报告制度。这里的医师，是上文所说的众医之长，古代尽天年而死为"终"，夭折称"死"，上述文献的意思是说对患病的民众，应区分不同的疾病进行治疗。所有的死亡病案应进行分析，确定是自然死亡，还是因病致死，乃至病因病机都要记录上报。这种措施有利于临床资料的积累，总结治疗经验和教训，客观上促进了医疗水平的不断提高，标志着周代医学已发展到一个新水平。

（二）卫生防疫管理

饮食卫生方面，设有"内饔"职官，其职责之一是"辨腥臊膻香之不可食者"，具有卫生检查监督之职。此官司徒之下有司救，设中士二人，史二人，徒二人，其职责之一是："凡岁时有天患民病，则以节巡国中及郊野，而以王命施惠。"即发生天灾疫病时进行巡回救护，还负责杀虫工作，方法是用牡菊、嘉草、莽草等驱之、烧之、攻之、熏之、酒毒之、杀灭之，以及"令扫道路"。

第五节　卫生保健

由于生产力的发展和人们生活水平的提高，卫生保健方面亦有了较大的发展和提高，人们更加重视生命的价值，希望健康长寿，除个人卫生有了进步外，人们对饮食物、环境的卫生也日益重视起来。《尚书·洪范》说："五福：一曰寿，二曰富，三曰康宁，四曰攸好德，五曰考终命。六极：一曰凶短折，二曰疾，三曰忧，四曰贫，五曰恶，六曰弱。"殷人思想中"五福"之"寿""康宁""考终命"（"考"即老，考终命指尽其天年）与居"六极"的"凶短折""疾""弱"均与健康长寿有关；西周，健康长寿的概念更为突出，金文中累见"万年眉寿""眉寿永年""眉寿无疆"等语；《诗经》中反映健康长寿的更多，如"馁我眉寿，黄耇无疆""东之君子，万寿无期"。

到了春秋战国时期，个人饮食、饮水、环境卫生以及养生保健等方面均达到新的水平。

一、个人卫生

殷商时代人们已经养成扫地、洗手、洗面、洗头、洗脚等卫生习惯，从对殷代卜辞和出土的殷周盥洗用具的研究中，可以得出这一结论。早在三千年前，在殷商时期的甲骨文里，已经有"浴""沬""澡""洗""盥"这些字了，当时，这些字有不同的含义："浴"是洗澡；"沬"是洗脸；"澡"和"盥"是指洗手；"洗"即洗脚。

甲骨文有帚、扫等文字，宝鸡出土之青铜器中见有如子帚洒形的文字。近年出土的殷周陶器和青铜器中，据考古学家研究，其中有洗脸、洗足的盆和喷洒地面的壶，陶器中有擦手去垢的陶搓，制作都相当考究。

《周礼》载殷代的贵族不仅用"汤"（热水）沐浴，而且还用潘（即煮热的淅米泔汁）来沐发，"共（供）王之沐"。《疏》云："宫人，掌洁清之事，沐用潘、浴用汤。"三千多年前的沐浴就如此讲究，说明社会文明发展到了一定程度。

二、饮食卫生

商朝的开国宰相伊尹也颇谙养生之道，在先秦诸子的著作中，提到伊尹是精于烹调技术的人，并记载了他的食养食调理论。

而周人已养成了许多良好的饮食卫生习惯。如《周易》："无攸遂，在中馈，贞吉。"意思是说妇女把家务以及饮食卫生搞好，是吉利的征兆。又："观颐，自求口实。"意即要把好病从口入这一关，又强调进食时要细嚼慢咽，不贪食过饱。

西周时期非常重视帝王的健康养生，通过食疗来达到养生目的是当时所推崇的方式。统治阶级的饮食，已有专门机构与人员管理，以确保饮食营养与卫生管理等。西周时有一种官叫"食医"，类似现代营养医生，主要任务是保证王室的健康，位居中士，在医生中地位最高，《周礼·天官》中说："食医掌和王之六食，六饮、六膳、百羞、百酱、八珍之齐。"

周代人们已认识到在进食中，听轻快的乐曲，有助于消化吸收。《周礼·天宫》记载："以乐侑食，膳夫受祭，品尝食，王乃食。"意思是，周代王君在进餐时，要奏乐助兴。

《周礼·天官》还涉及了其他一些有关食疗的内容。成书于战国时期的《黄帝内经》中载有："凡欲诊病，必问饮食居处""治病必求其本""药以祛之、食以随之。"并说："人以五谷为本""天食人以五气地食人以五味""五味入口藏于肠胃""毒药攻邪，五谷为养，五果为助，五畜为益，五蔬为充，气味合而服之，以补精气。"《山海经》中也提到一些食物的药用价值："椵木之实，食之使人多力；栎木之实，食之不老；猩猩食之善走。"说明早在西周至春秋战国时代可能就有了相当丰富的药膳知识，并出现了从事药膳制作和应用的专职人员。

大约三千年前的商代，人们还发现了用冰或原始冷库冷藏食物，据《诗·幽风》载："二之日凿冰冲冲，三之日纳于凌阴。"说明当时的富贵人家已知冬日凿冰贮藏于窖，以备来年盛夏消暑之需。到了周代，出现了专管取冰用冰的官员，称为"凌人"，《周礼·天官》记有："凌人，掌冰。正岁十有二月，令斩冰，三其凌。"1965年韩都新郑发掘出地下建筑和冷藏井，地下室内有南北成行排列的5眼井，深约2米，用预制的口径近1米的陶井圈套叠而成。同时还在地下室和井中发掘出大量的羊、猪、牛、鸡等骨骼和大批陶器。有的陶器上刻有左厨等文。

饮食卫生作为一件头等大事受到人们的注意，这些举措都有益于儿童的生长和发育。

三、环境卫生

夏商周时代，环境卫生已受到重视，人们已有通过挖渠排水、房屋构筑以避风御寒、防暑除湿的丰富知识。首先是房屋建筑，注意了对环境的选择，如《诗经》记有："笃公刘，逝彼百泉，瞻彼溥原。乃陟南冈，乃觏于京（高丘）""笃公刘，既溥且长。既景（日影）迺冈，相其阴阳，观其流泉。"诗歌颂扬公刘定居时选择高燥、向阳、寒暖适宜，接近流泉的地方。

通过甲骨卜辞研究，还可看出殷商时代已注意室内外洒水、清扫和除虫。如丁亥日要在室内外扫除和灭虫等。甲骨文中还有"洒"字等，说明居室洒扫在当时已被重视。西周这方面的记载就更详细，且其统治阶级已设有专门管理清洁卫生的官职，负责宫廷内外的除草、除虫、以及清洁水源的工作。《周礼·秋官》记载："庶氏掌除毒蛊"；"翦氏掌除蠹物……以莽草熏之"；"壶涿氏掌除水虫。"使水清洁，有的都市里还埋设了排除污水用的地下水管，如河北易县燕下都遗址就出土虎头形下水道陶管，说明当时人们对环境卫生的重视。《诗经》还记有灭鼠的活动。对预防传染病流行、保护环境、避免污染有积极意义。

四、疾病预防

预防疾病、增进健康是中医学的重要思想内容之一。公元前八至七世纪的《易经》中就已提到"君子以思患而豫（预）防之"，这是"预防"两个字最早出现在古籍中。《山海经》所载，防蛊8种，防疫4种，还有预防其他疾病的20多种药物等，都说明疾病预防得到重视。

第六节　药物疗法的积累

夏朝到西周，在药物知识的掌握与积累方面，不仅有药物的采集、种类、功用、用药方法等，除了用单味药治病之外，还探索多味药组成的复方疗疾，进一步丰富了用药经验。酒和汤液的应用，在治疗学和制药学上是很大的进步，因而出现了方剂学的萌芽。

一、天然药物知识的积累

人类对药物的认识、选择和应用，是从天然药开始的。夏、商、西周三代，已在植物类药、动物类药和矿物类药的认识等方面，积累了丰富经验。

在河南安阳商代妇好墓出土的玉杵臼、杵身和臼内，存留有浓厚的朱砂痕迹，当为粉碎、研磨朱砂等矿物的器具。

殷墟出土的大量甲骨卜辞，不但记载许多药用植物、动物和矿物，有不少直接是记述药用的卜辞。如禾、粟、麦、秠、稌、菽、麻、葑、黍、马、牛、羊、豕、犬、鸡、玉、石等。然而殷墟卜辞反映的药物知识，还仅仅局限于巫医用药情况，还不能反映当时药用知识的全貌。

周人比起殷人来更重视农业，而以植物药为主体的中国传统药物学其形成与发展，和农业的发展有着极为密切的关系。《诗经·七月》中记载可入药用的蕛（远志）、郁（郁李）、桑、蚕、蘩（白蒿）、萑苇（芦苇）、蜩（知了）、薁（野葡萄）、葵、菽、谷、枣、稻、瓜、壶（葫芦）、苴（麻子）、荼（苦莱）、樗、黍、麻、麦、稷、茅、韭等。《诗经》载有三百种可入药的动、植物和矿物。由于农业的发展和粮食的增多，周人已掌握制饴技术，留下了诗句。《山海经》所收药物计126种，包括动物药67种，植物药52种，矿物药3种，水类1种，另有不详者3种，其中可运用于儿科的药物包括杀虫药：肥遗，其状如鹑，食之已病，可以杀虫。解毒药：焉酸，可以为毒；耳鼠，其状如鼠而菟首麋身，御百毒。阜阳汉简《万物》所载药物：共收载药物约七十多种，其中有玉石类、木部类、兽部类、虫鱼部类、果部类、米谷部类、菜部类等等。

随着药物品种不断增加，用药经验日益丰富，用药实践的发展，带来了药物理论的升华。《周礼》中提出以五味、五谷、五药养其病的理论，载："凡疗疡，以五药疗之，以五味节之。"五味是醯（味酸），酒（味苦），饴、蜜（味甘），姜（味辛），盐（味咸）；五谷是麻、黍、稷、麦、豆；五药并非指五种具体药物，而是草木虫石谷五类药物，关于药物分类的思想已显出端倪。五行学说与药学的结合，药学与预防、药疗、良治实践的结合，是《周礼》所载药学知识、经验与理论的两个显著的特点。

二、酒的出现及其药用

晋人江统在《酒诰》里载有："酒之所兴，肇自上皇……有饭不尽，委余空桑，郁积成味，久蓄气芳。本出于此，不由奇方。"说明煮熟了的谷物，丢在野外，在一定自然条件下，可自行发酵成酒，人们受这种自然发酵成酒的启示，逐渐发明了人工酿酒。

酒的发明和应用，促使用药范围不断扩大。酒有通血脉，养脾气、厚肠胃、润皮肤、去寒气、制药剂、消毒杀菌的功效。酒是最早的兴奋剂（少量用之）和麻醉剂（大量用之），《黄帝内经》指出古人作"汤液醪醴"，其医疗作用是"邪气时至服之万全"。古代医生治病时常借助于酒力，使药物取效，"酒为百药之长"即反映了这一历史事实。

三、汤液的创制及方剂学的萌芽

一般认为，汤液创制于商代。商以前人们习用单味药，且用重剂，副作用较大。进入商代，随着人们用药经验的积累和丰富，以及对疾病认识的不断加深，出现了汤液。汤液是将所选的多种药物混合煎煮后用于医疗，它的发明与应用，是我国方药学上的一个重大进步。

相传伊尹创制汤液。伊尹既精烹调，又通医学，他把烹调饮食的经验，转而用来加工药物，于是发明了汤液。自古认为医食同源，了解食物的性味，转而用来调治疾病也是合乎情理的。因此，历史上人们延续了伊尹创制汤液的这一说法。《史记·殷本纪》："伊尹以滋味说汤。"《黄帝针灸甲乙经·序》："伊尹以亚圣之才，撰用《神农本草》以为汤液。"《汉书·艺文志》有"汤液经三十二卷"，并说《汤液经》又名《伊尹汤液》。

汤液的创制发明，不是偶然的，绝非伊尹个人所能为，亦非一个时期的产物，而是在当时的历史条件下，无数先民在采药、用药与烹调饮食的生活实践中，不断积累和总结经验的结果。

汤液在临床上的应用，使人们由习惯于用生药而转变为用熟药，由重剂量地使用单味药转为适量地混用复味药，不仅服用方便，可以提高疗效，减少药物的副作用，而且在医疗上也开阔了用药领域，拓展了药物研究和发展的空间，加速了医药学的发展与进步。汤液的发明，是医药发展史上的一次跃进，标志着方剂的诞生，是医学史上一项重要的发明，这一时期，医家们开始应用汤剂治疗小儿疾病。

（葛金玲　张静　朱锦善）

参考文献

1. 黄帝内经·素问［M］.北京：人民卫生出版社，1959

2. 撰人不详.五十二病方［M］.北京：文物出版社，1979

3. 容庚编著，张振林，马国权补.金文编［M］.北京：中华书局影印，1985

4. 杨建芳.安阳殷墟［M］.北京：中华书局出版，1965

5. 高亨.周礼注疏［M］.济南：齐鲁书社，1979

6. 史记［M］.北京：中华书局，1959

7. 林昭庚.中国医学通史（古代卷）［M］.北京：人民卫生出版社，2000

第二篇 中医儿科学的奠基

第三章 春秋战国时期的中医儿科学

春秋战国时期，是中国历史上最为重要的一段时期，随着生产力水平的不断提高，奴隶制度走向衰落，出现了历史上不可逆转的社会大变革——由奴隶制过渡到封建制。随着金属工具的广泛使用，农业、手工业得到了发展，生产力有了较大提高，生产关系也发生了改变，科学文化的进步，阴阳、五行、八卦等朴素唯物自然观和辩证法思想也逐渐酝酿而成，并越来越多地被人们用来认识世界万物及人类社会，也使古代医家最终摆脱了巫的羁绊，走上了独立发展的道路。

春秋战国时期的550年间，在哲学、文学、史学和自然科学各方面，都出现了异常灿烂的繁荣，除了外来的佛教，其他各种思想流派、文学、艺术形式和科学知识，都可以在这里找到渊源，甚至是典范。春秋战国时期，医药的产生与发展，出现了第一个发展高潮，经历了从长期愚昧状态脱胎出来的历史过程，处于医药卫生知识的积累与提高阶段，中医学理论逐步建立，医学专著也陆续问世，如长桑君授予扁鹊的《禁方书》,《黄帝内经》及马王堆汉墓帛书《五十二病方》《足臂十一脉灸经》和《阴阳十一脉灸经》也多成书于春秋战国时期。战国时，医书的数量已十分可观，《黄帝内经》所引的古文献大约有50余种;《汉书·艺文志》方技类所载"经方"，属内科的著作有《五脏六腑痹十二病方》30卷共7种207卷；外伤科有《金疮瘛疭方》30卷；妇儿科有《妇人婴儿方》19卷。这些专著文献的出现表明临证医学内科、外科和妇（产）儿科之分工。而儿科学也正是在这一时期得到了发展，最终从整个医学体系中分科出来。所以这一时期是我国古代社会和文化发展史上的一个重要时期，医学方面取得了重要成就。

第一节 中医基础理论的建立及对儿科学的影响

一、哲学向医学的渗透

春秋战国时期哲学的发展几乎渗透到一切认识之中，渗透到医学之中，不仅有力地促进了医、巫的分化，而且促进了医学理论的形成和发展。医学著作吸收和应用哲学概念和思想，逐步建立医学理论基础，如元气学说、阴阳学说、五行学说、天人相应论等思想，因而使中医理论一开始就具有浓郁的哲学思想气息。现就引入医学理论的几种哲学思想介绍如下：

（一）关于精、气、神的学说

"气"最初是指天空中的云气，人们呼吸之气即天地间的大气。古人对气的认识，由自然之气、呼吸之气而发展为万物生成的始基物质，认为世界上一切有形的物质，都是由无形的气变化而来的。据《国语·周语》记载，早在西周末年伯阳父就认为"大地之气，不失其序"，说明气是充满于天地之间并有规律地运动着。在《老子》的哲学体系中，提出了"万物负阴而抱阳，冲气以为和""天下万物生于有，有生于无"的思想，从此增加了气的生命内涵和模糊性。《管子·内业》对气的论述则比较清晰具体："气者，身之充也""有气则生，无气则死，生者以其气""凡人之生也，天出其精，地出其形，合此以为人""气通乃生，生乃思，思乃知，知乃止矣。"表明人之生成及思维活动，均源于"气"。气是生命的根本，生命是由于气的存在而存在，而且人的精气来源于天气，形体来源于地气。管子还进一步凭借自己的想象，描述了人体是由男女之精气相结合，构成水样的流体物质，经过十个月的变化成长而出生的过程。

精，也称精气，或精。它是一种更为精微的气，"所谓精也者，气之精者也。"有了这种精气才使人体得以维持正常的生理功能。如《管子·内业》载："精也者，气之精者也""精存自生，其外安荣，内脏以为泉源。浩然和平以为气渊，渊之不涸，四肢乃固，泉之不竭，九窍遂通。"说明精微之气是生命的渊源，人之四肢、九窍及内脏活动，无不是以"精气"为正常生理功能活动之根本。

神，古人认为它与"气、精"密切相关。《易·系辞》云："阴阳不测谓之神。"《说卦》云："神也者，妙万物而为言也。""神"在古人眼里虽无形无质且不易测知，但它是有生命的一种神秘力量。从某种意义上讲，"神"与"气""精"为同类物质。《管子·内业》说过："一能化谓之神，一事能变为之智，化不易气，变不易智。"表明了神和气是一类东西。后世《吕氏春秋·下贤》则把它和精并列，指出："精充天地而不竭，神覆宇宙而无望，莫知其始，莫知其终，莫知其门，莫知其端，莫知其源，其大无外，其小无内。"

古代思想家在探索世界本原的过程中，关于气、精、神的论述较多，都不同程度地反映了构成世界的这些基本元素是事物发展变化的物质基础和内在动力，引入医学领域后精、气、神是构成人体的基本元素、功能活动的内在动力及表现形式。精，包括精、血、津、液；气，指宗气、荣气、卫气；神，指神、魂、魄、意、志。精和气是构成人体的基本物质，气和神又是人体的复杂的功能，也可以认为气为精之御，精为神之宅，神为精气之用。气是宇宙间、时空中，万物生化的根本，是一种基本物质。正如《黄帝内经·素问》篇云："气始而生化，气散而有形，气布而蓄育，气终而象变。"万物的化生、生长、繁殖、消亡，都是气贯穿始终，气乃万物的基础和根本。"人之生，气之聚也，聚则为生，散则为死。"又《灵枢·本神》说："两精相搏谓之神。"《灵枢·经脉》说："人始生，先成精，精成而脑髓生。"元神藏于脑中，为生命之主宰，"元神，即吾真心中之主宰也"。《灵枢·本脏》说："人之血气精神者，所以奉身而周于性命者也。"

（二）关于阴阳、五行学说

阴阳五行学说是我国古代朴素的辩证唯物的哲学思想。因此，古代医学家借用阴阳五行学说来解释人体生理、病理的各种现象，并用以指导总结医学知识和临床经验，这就逐渐形成了以阴阳五行学说为基础的中医学理论体系。

阴阳学说，认为宇宙间任何事物都具有既对立又统一的阴阳两个方面，经常不断地运动和相互作用，这种运动和相互作用，是一切事物运动变化的根源。古人把这种不断运动变化，叫做"生化不息"。阴阳最初起源于《周易》，本为占卜的繇辞，较甲骨文的出现晚一些，其在《诗经》中指出"相其阴阳"，《山海经》载"又东三百七十里曰枢阳之山，其阳多赤金，其阴多白金"，皆是指日光的背向而言。《左传》载："陨石于宋……是阴阳之事。"《易经》说："一阴一阳谓之道……阴阳和德而刚柔有体。"

五行是指木、火、土、金、水五种物质的运动。五行创于《尚书》，是指一曰水，二曰火，三曰木，四曰金，五曰土，其各自的特点是水曰润下，火曰炎上，木曰曲直，金曰从革，土爰稼穑。润下作咸，炎上作苦，曲直作酸，从革作辛，稼穑作甘。至于后世所言五行生克学说，在这一时期还只是稍露端倪。《左传》载有"晋赵鞅卜救郑，遇水适火……史墨曰：水胜火，伐姜则可"。《墨子》则谓："五行毋常胜。"可见当时对五行的关系尚未有充分的认识。中医学应用五行学说以解释人体的生理功能，说明机体病理变化，用于疾病的诊断和治疗。

（三）关于天人相应

"天人相应"是指人的生命活动必须与天的运行变化协调一致，此为死生之根本。古人认为世界上一切都源于气这种物质，同时受到阴阳五行学说的支配，因此《礼记》中有关于："人者，其天地之德、阴阳之交、鬼神之会、五行之秀气也……故人者，天地之心也，五行之端也。"《管子》也说："人与天调，然后天地之美生。"这些都是天人相应的思想。

这些理论的引入为医学的发展注入新的内容，促进了医学理论的完善和发展，应用于医学则重视疾病的发生与四时更替、月相盈亏等天时的关系，认为人与天地相应，不仅人之生理机能随天时而变化，而且疾病的发生和变化也受其影响。如《素问》的起首六篇皆围绕这一主题展开，而《素问·生气通天论》则以更醒目的标题阐述了这一问题，在其开首即云："夫自古通天者，生之本，本于阴阳。天地之间，六合之内，其气九州九窍、五脏，十二节，皆通乎天气。其生五，其气三，数犯此者，则邪气伤人，此寿命之本也。"说明人生活于天地之间就要做到"勿违天时""天人相应"。

二、医学基础理论体系的奠定

随着医学经验的积累，春秋战国时期医学理论逐渐形成。春秋时，医和创阴、阳、风、雨、晦、明"六气"致病说，而《黄帝内经》则分病因为阴阳两类。这些有关病因病机的论述都是人们在同疾病做斗争的过程中，不断丰富自己的经验，对一些疾病有了新认识而产生的，它们预示着我国医学已经开始摆脱了神鬼的迷信，向科学客观的方向发展。扁鹊的论述仅涉及"五脏""肠胃""血脉""血气""阴阳"等生理概念，而《黄帝内经》则确立了以脏腑经络气血为核心的医学理论体系，论述了藏象（包括经络）、病因病机、诊法和治则四大学说，这四大学说是《黄帝内经》理论体系的主要内容。《黄帝内经》既注重整体观念，也重视辨证论治，它是中医基本理论的奠基之作。

（一）病因病机学说

病因病机是构成完整医疗体系的基础部分，中国医学之所以能够跨越千年时空，古为今用，是因为疗效好，产生良好效果的原因，是医家对疾病的深入了解。从理论上讲，病因病机学说是关于人体疾病产生的原因和疾病发生、发展变化机理的学说，中医学的病因病机学说在春秋时期就初露端倪，而到战国时已形成较为系统的理论。

1. 病因学说

据《左传·昭公元年》记载秦医医和在为晋候诊病时所说："天有六气，降生五味，发为五色，徵为五声，淫生六疾。六气曰阴、阳、风、雨、晦、明也。分为四时，序为五节。"从这段可看出以四时、五节、六气、季节、气候变化作为主要病因的概念已形成，阴、阳、风、雨、晦、明等六种天气现象的太过，会导致人体发生疾病，"太过"就是一些气候现象"多于"正常季节的气候变化。医和的"六气"病因论开创了中医外感病因学说的先河，是后世"六淫"病因论之渊薮。

到战国时期，人们对病因认识更为拓宽和加深，形成了更为科学的病因学说。已从天气现象、个人生活环境、饮食劳作、生活习惯、精神情志、社会环境等多角度探索病因，这种病因学说在战国诸子著作中也多有涉及。例如《韩非子·杨权》云："夫香美脆味，厚酒肥肉，甘口而疾形。"这可能是关于高脂肪、高热量饮食弊端的最早记载。马王堆汉墓出土的《五十二病方》有一些关于病因的记载。例如，该书认为外伤所引起的"痉"证，是由于"风入伤"；"婴儿索痉"是因"产时居湿地久"即感染湿邪所致。这两个例子，分别是关于成人和婴幼儿罹患破伤风原因的记载。此外，《五十二病方》所提到的病因，尚有犬或狂犬咬伤、毒蛇和其他毒虫咬伤、植物中毒、寄生虫等等。

《黄帝内经》以其丰富的内容奠定了中医病因理论的基础。《素问·调经论》把一切致病因素统称之为邪气，指出"夫邪之生也，或生于阴，或生于阳。其生于阳者，得之风雨寒暑；其生于阴者，得之饮食居处，阴阳喜怒。"《灵枢·顺气一日分为四时》又云："夫百病之所生者，必起于燥湿、寒暑、风雨、阴阳、喜怒、饮食、居处。"概括《黄帝内经》病因的主要内容有天气因素（风、寒、暑、湿、燥、火）、情志因素（怒、喜、忧、思、悲、恐、惊）和饮食起居（饮食、劳逸、房事、起居等）三大方面，明确提出六淫、情志、饮食、环境等内外因素在一定条件下的病因意义，把风雨寒暑等外来病因归属于阳，把饮食喜怒等内生病因归属于阴。对于各种病因的致病特点，《黄帝内经》都做了不同程度的论述。例如，《素问·风论》说："风者，善行而数变。"《素问·举痛论》中"寒气入经而稽迟，涩而不行""怒则气上，喜则气缓，悲则气消，恐则气下，惊则气乱，思则气结"等。此外，《素问·痹论》说："饮食自倍，肠胃乃伤。"《素问·宣明五气》有"五劳所伤"，《灵枢·邪气脏腑病形》有"若入房过度，则伤肾"之说，可以认为，这是对中医病因的全面论述。《素问·评热病论》所谓："邪之所凑，其气必虚。"以及《素问·刺法论》所云："正气存内，邪不可干，避其毒气。"提出了中医关于发病内在因素的理论。

2. 病机理论

病机，是指疾病发生、发展、变化及其结局的机理。以阴阳五行、气血津液、藏象、经络、病因和发病等基础理论，探讨和阐述疾病发生、发展、变化和预后的机理及其基本规律，即病机学说。春秋时期对病机的认识已上升到理论高度，病机学说已具雏形。《史记·扁鹊仓公列传》所载扁鹊关于虢中庶子及虢太子之病机的论述，涉及正邪斗争及脏腑经络气血阴阳的失调。《史记》同一篇还记载有扁鹊论齐桓侯之病，每隔五日依次"在腠理""在血脉""在肠胃""在骨髓"，这是最早的疾病传变论述。秦医医和："阳淫热疾，阴淫寒疾，风淫末疾，雨淫腹疾，晦淫惑疾，明淫心疾。"之论，从阳淫热疾，阴淫寒疾的记载来分析，为后世"阳盛则热，阴盛则寒"的病机学说奠定了基础。

到战国时期，形成了比较丰富而系统的关于疾病发生、病理变化及其传变过程的病机学说。病机的理论，在《黄帝内经》中已奠定了基础，病机之名，首见于《素问·至真要大论》的"审查病机，无失气宜"和"谨守病机，各司其属"。《素问·至真要大论》，对"病机何如"共概括为十九点，即通常所说的病机十九条。其所阐述之"诸风掉眩，皆属于肝；诸寒收引，皆属于肾；诸气膹郁，皆属于肺；诸湿肿满，皆属于脾；诸热瞀瘛，皆属于火；诸痛痒疮，皆属于心；诸厥固泄，皆属于下；诸痿喘呕，皆属于上；诸禁鼓栗，如丧神守，皆属于火；诸痉项强，皆属于湿；诸逆冲上，皆属于火；诸胀腹大，皆属于热；诸躁狂越，皆属于火；诸暴强直，皆属于风；诸病有声，鼓之如鼓，皆属于热；诸病胕肿，疼酸惊骇，皆属于火；诸转反戾，水液浑浊，皆属于热；诸病水液，澄澈清冷，皆属于寒；诸呕吐酸，暴注下迫，皆属于热"。"病机十九条"，是以"五运六气"的"六气"与五脏相应的理论，将临床常见的诸多症状，分别归属于心、肺、脾、肝、肾，及风、寒、湿、热、火之疾患，病变部位是在"上"或"下"等。但必须指出：《黄帝内经》之论述病机，内容非常广泛，并不局限于"病机十九条"，它对邪正和阴阳之盛衰，气血和脏腑之虚实，以及某些病证（如疼痛、痿、痹、厥、痈疽等）的病机，均有详尽的论述。关于疾病的发生，《黄帝内经》认识到是体虚与外邪共同作用的结果，邪气单方面并不一定致病，所谓"风雨寒热不得虚，邪不能独伤人""邪之所凑，其气必虚"。《黄帝内经》还认识到，疾病的发生与人的体质有关，不同体质类型的人，其所易患疾病是不一样的，例如，《灵枢·阴阳二十五人》还将人的体质按五行分为五大类二十五小类，并指出了各种类型的人所易患之病及其发病时间。《素问·调经论》指出："血气不和，百病乃变化而生。"是气血病机的概括提示。《素问·热论》所谓："今夫热病者，皆伤寒之类也"，并提出"伤寒一日巨阳受之，二日阳明受之，三日少阳受之"，及其证候表现与三阴三明经脉内在联系的论述，实开经络病机和六经病机学说之先河。由此可见，《黄帝内经》已经奠定了中医病因病机学的理论基础，后世有关中医病因病机学的发展与创见，都不过是《黄帝内经》成就的延伸与充实。

关于人体在病邪作用下发病后的病机，《黄帝内经》也做了大量的论述，构成这一时期病机认识的主体内容。《黄帝内经》对病机的认识不仅涉及人体疾病的一般病理，而且还深入到许多疾病或病证的具体发病机制。关于人体疾病的一般病理，《黄帝内经》详明地论述了人体脏腑、经络、气血的各种病变形式及外在症候表现，如五脏六腑的虚实寒热、气机失调、经络气血凝滞、厥逆、十二经是动病和所生病，气血不足、气血逆乱、气滞血菀等等。关于各种疾病或病证的具体病机，《黄帝内经》深入地分析和描述了痹、厥、疟、风、伤寒、温病、两感、肾风、风水、酒风、消瘅、鼓胀、肠蕈、石瘕、血枯、肠覃、伏梁、息积、痈疽、瘰疬、阴阳交等数十种内外科疾病和病证，这标志着中医对疾病的认识逐渐理论化和系统化。

《黄帝内经·素问》："帝曰：人生而病癫疾者，病名曰何？安所治之？岐伯曰：病名为胎病。此得之在母腹中时，其母有所大惊，气上而不下，精气并居，故令子发癫疾。"这段是有关新生儿疾病的最早记载。不仅论述病因病机，说明了怀孕期的保养对于小儿的重要性。

（二）藏象学说

"藏象"二字，首载《素问·六节藏象论》："帝曰，藏象何如？岐伯曰：心者，生之本，神之变（处）也，其华在面，其充在血脉，为阳中之太阳，通于夏气。"可见《黄帝内经》对藏象的论述，包括了人体结构和生命活动规律的主要内容，涉及了脏腑的生理活动和与之相联系的心理活动、形体官窍、自然环境因素等。张介宾《类经·藏象类》注云："象，形象也。藏居于内，形见于外，故曰藏象。"藏象学说（包括对表里的认识，对五体、五官、五液、五志的认识，对五神脏的认识等）是研究人体各个脏腑的生理功能、病理变化及其相互关系的学说。藏象学说的形成，主要有三个方面：一是来源于古代的解剖知识。如《史记·扁鹊仓公列传》记载了上古时期的名医俞跗已能对人体实施"割腹"治疾："割皮解肌，诀脉结筋，搦髓脑，揲荒爪幕，湔浣肠胃，漱涤五脏。"这反映了当时医学已积累了一定的解剖学知识。又如《灵枢·经水》中说："夫八尺之士，皮肉在此，外可度量切循而得之，其死，可解剖而视之。其脏之坚脆，腑之大小，谷之多少，脉之长短，血之清浊……皆有大数。"《难经》更详细论述了脏腑的形态、重量、容量、色泽等，如"肠胃凡长五丈八尺四寸""肾有两枚""胆在肝之短叶间，重三两三铢，盛精汁三合"等，且有"七冲门"（自口唇至肛门的消化道的七个器官的名称）的记载。二是长期对人体生理、病理现象的观察。《灵枢·本藏》"视其外应，以知其内脏"。例如因皮肤受凉而感冒，会出现鼻塞、流涕、咳嗽等症状，因而认识到皮毛、鼻窍和肺之间存在着密切联系。三是长期医疗经验的总结。如从一些补肾药能加速骨折愈合的认识中产生了"肾主骨"之说。藏象学说是以五脏为中心，通过经络系统"内属于腑脏，外络于肢节"，将六腑、五体、五官、九窍、四肢百骸等全身脏腑形体官窍联结成有机整体。《黄帝内经》所说的脏腑不仅仅有解剖学的概念，更重要的是有功能系统的概念，脏腑各有其功能，各司其职，互相配合，特别是五脏，有主宰生命和精神活动的作用。脏腑由五脏、六腑和奇恒之腑组成，五脏，即肝、心、脾、肺、肾。《素问·五脏别论》指出："所谓五脏者，藏精气而不泻也，故满而不能实。"《灵枢·本脏》说："五脏者，所以藏精、神、血、气、魂、魄者也。"六腑，即胆、胃、大肠、小肠、膀胱和三焦。《素问·五脏别论》说："六腑者，传化物而不藏，故实而不能满也。"奇恒之腑也属于腑，但又异于常，系指脑、髓、骨、脉、胆和女子胞，这里胆即是大腑之一，又属于奇恒之腑。《素问·五脏别论》说："脑、髓、骨、脉、胆、女子胞，此六者地气之所生也，皆藏于阴而象于地，故藏而不泻，名曰奇恒之腑。"《黄帝内经》对各脏腑功用及与五体、五官、九窍、四肢百骸等关系均有明确的阐述。脏腑虽因形态功能之不同而有所分，但它们之间却不是孤立的，而是相互合作、相互为用的。中医脏象学说的另一个重要方面是五脏藏神理论，《黄帝内经》用五神脏理论，将五神分属五脏。《黄帝内经》关于五脏藏神的理论，主要是通过五脏的精气活动、阴阳五行关系，探讨并把握精神活动的机理与规律。它注重的是精神活动中各个部分、各种因素的整体关系，精神活动与躯体生理、乃至于生存环境的整体关系。人的精神活动由五脏精气化生和充养，如《灵枢·本神》说："肝藏血，血舍魂……脾藏营，营舍意……心藏脉，脉舍神……肺藏气，气舍魄……肾藏精，精舍志。"故《素问·宣明五气》将精神意识思维活动分属于五脏藏寓："心藏神，肺藏魄，肝藏魂，脾藏意，肾藏志。"神虽分属于五脏，但与心、肝、肾的关系更为密切，尤以心为最。因心主神志，虽五脏皆藏神，但都是在心的统领下而发挥作用的。《灵枢·本神》说："所以任物者谓之心。"情志活动本由五脏精气化生，《素问·阴阳应象大论》说："人有五脏化五气，以生喜怒悲忧恐。"故情志活动分别由五脏所司，如"心在志为喜""肝在志为怒""脾在志为思""肺在志为忧""肾在志为恐"。而情志过激，又反伤五脏精气，如"怒伤肝""喜伤心""思伤脾""忧伤肺""恐伤肾"（《素问·阴阳应象大论》）。

（三）经络学说

经络系统可以分经脉、络脉和腧穴三部分。《黄帝内经》记载了十二经脉的循行路线、所联络的脏腑及主病，诊治等内容。经络在人体生理上运行气血，是沟通脏腑、内外组织器官的通路，同时也在病理上传导病邪，治疗上发挥药物性能和感受针灸的通路。《灵枢·本脏》说："经脉者，所以行血气而营阴阳，濡筋骨，利关节者也。"经脉有正经十二：手太阴肺经、手阳明大肠经、足阳明胃经、足太阴脾经、手少阴心经、手太阳小肠经、足太阳膀胱经、足少阴肾经、手厥阴心包经、手少阳三焦经、足少阳胆经、足厥阴肝经，十二经脉首尾相连如环无端，经气流行其中周而复始。另有别于正经的奇经八脉：督脉、任脉、冲脉、带脉、阴跷脉、阳跷脉、阴维脉、阳维脉。（需要说明的是"奇经八脉"一名始于《难经·二十七难》）

经脉之间相交通联络的称络脉。其小者为孙络不计其数，其大者有十五，称十五络脉。腧穴为经气游行出入之所，有如运输，是以名之。

（四）精、气、血、津液、神

精、气、血、津液、神在人体生命活动中占有极其重要的位置。《灵枢·本藏》说："人之血气精神者，所以奉生而周于性命者也。"中医学有关精、气、血、津液、神的理论，早在《黄帝内经》中已有较全面、系统的论述。这一系统理论的形成和发展，不仅受到古代哲学思想中朴素唯物论的影响，而且与藏象学说的形成和发展有着更为密切的关联。

精、气、神为人身三宝。精和气是构成人体的基本物质，气和神又是人体的复杂的功能。精，包括精、血、津、液；气，指宗气、荣气、卫气；神，指神、魂、魄、意、志。《灵枢·本脏》说："人之血气精神者，所以奉身而周于性命者也。"《灵枢·经脉》说："人始生，先成精。"《素问·金匮真言论》说："夫精者，身之本也。"《灵枢·决气》指出："中焦受气取汁，变化而赤，是谓血。"《灵枢·平人绝谷》说："血脉和利，精神乃居。"《灵枢·决气》说："腠理发泄，汗出溱溱，是谓津……谷人气满，淖泽注于骨，骨属屈伸，泄泽，补益脑髓，皮肤润泽，是谓液。"《灵枢·五癃津液别》又说："津液各走其道，故三焦出气，以温肌肉，充皮肤，为其津；其流而不行者，为液。"《灵枢·平人绝谷》说："神者，水谷之精气也。"《素问·六节藏象论》又说："气和而生，津液相成，神乃自生。"都说明了精、气、血、津液不仅是构成人体的基本物质，而且还是神所赖以产生的基本物质。精、气、神三者之间存在着相互依存，相互为用的关系，精可化气，气能生精，精与气之间相互化生；精气生神，精气养神，精与气是神的物质基础，而神又统驭精与气。也可以认为气为精之御，精为神之宅，神为精气之用。

总之，精、气与神的辩证关系是对立统一关系。中医学的形神统一观是养生防病、延年益寿，以及诊断治疗、推测病势的重要理论依据。因此，《素问·上古天真论》说："故能形与神俱，而尽终其天年……独立守神，肌肉若一，故能寿蔽天地，无有终时。"

（五）疾病诊断

《万物》记载药物治疗的疾病，初步统计有病名31种，其中有的"浍"等个别病名尚待考证。这些疾病，包括内、外、五官、神经等各科疾病。《万物》所记载的病证，如寒热、烦心、心痛、气臾、鼓胀、瘘、痤、折、痿、痈、耳、惑、睡、梦噩、失眠、健忘等，皆流传于后世，其中有的至今仍被沿用。马王堆出土的《阴阳脉死候》是最早的诊断专书，全书约百余字。书中提出，三阳脉属大气，主外，主生，三阳病一般不是死症，其中只有折骨裂肤才有引起死亡的危险；三阴脉属地气，主内，主杀，其病有腐脏烂肠者，容易引起死亡。并记载了五种死候的具体症状和特征。而张家山汉简《脉书》中的《病候》是迄今为止我国乃至世界发现的最早古代疾病证候医学专著，对疾病证候描述切合实际，对疾病命名比较科学。《脉书》论述了67种疾病的名称及简要症状，涉及内、外、妇、儿、五官科病证，有些病名如醉、浸、浇、殿等，是马王堆医书和《黄帝内经》未记载的。马王堆出土的《足臂十一脉灸经》是迄今为止我国发现最古的一部经脉学著作，书中记载了三联律脉搏，并认识到了这种脉象的预后严重，原文如下："循脉如三人参舂，不过三日死。"这是已知的世界医学史上关于三联律脉的最早认识。

脉诊这一诊法，在我国起源很早，公元前五世纪的秦越人（扁鹊）著《难经》（全称《黄帝八十一难经》），当时扁鹊就能"切脉、望色、听声、写形，言病之所在"，其望齐桓侯而知其病，据《史记》记载，扁鹊在初次见到齐桓侯时，根据齐桓侯的气色变化，断定他有病在身，并且"不治将深"，齐桓侯不听忠告，且拒绝治疗，最终抱病身亡。诊赵简子之脉而知其"血脉治也"的事迹早已流芳千古，成为一代佳话。《难经》还首创独取寸口和分寸、关、尺的三部候脉法，为中医诊断的一大特色，一直沿用至今。

春秋战国时期成书的《黄帝内经》，奠定了望闻问切四诊的基础。《黄帝内经》诊法的主要内容为望、闻、问、切，尤详于脉诊，而且强调"四诊"合参，为中医诊法的渊薮。如《素问·阴阳应象大论》说："善诊者，察色按脉，先别阴阳，审清浊，而知部分；视喘息，听音声，而知所苦；观权衡规矩，而知病所主；按尺寸，观浮沉滑涩，而知病所生。以治无过，以诊则不失矣。"又如《灵枢·邪气脏腑病形》说："见其色，知其病，命曰明；按其脉，知其病，命曰神；问其病，知其处，命曰工。"《黄帝内经》论诊法如下。

（1）望诊：包括观神色、察形态、辨舌苔。观神色者如《灵枢·五色》："五色各见其部，察其浮沉，以知浅深；察其泽夭，以观成败；察其散抟，以知远近；视色上下，以知病处；积神于心，以知往今。"又如《灵枢·五阅五使》："肺病者喘息鼻胀；肝病者，眦青；脾病者，唇黄；心病者，舌卷短，颧赤；肾病者，颧与颜黑。"又如《灵枢·五色》说："赤色出两颧，大如母指者，病虽小愈，必卒死"。察形态者，如《素问·经脉别论》："诊病之道，观人勇怯、骨肉、皮肤，能知其情，以为诊法也。"又如《素问·刺志论》说："气实形实，气虚形虚，此其常也，反此者病。"辨舌苔者，如《素问·热论》：伤寒五日，"口燥舌干而渴。"《素问·刺热论》：肺热病者，"舌上黄"。又如《灵枢》："舌本烂、热不已者死。"其他如"舌本出血""舌本干""舌本强""舌卷""舌萎"等等不能一一列举。

（2）闻诊：包括闻声和嗅气味。闻声音而诊断病情者，如《素问·阴阳应象大论》："听音声而知所苦""脾在变动为哕。"又如《素问·刺热论》："肝热病者，热争则狂言及惊。"再如《素问·调经论》："神有余，则笑不休，神不足，则悲。"其次是嗅气味，如《素问·金匮真言论》所说肝病其臭臊，心病其臭焦，脾病其臭香，肺病其臭腥，肾病其臭腐。

（3）问诊：如《素问·三部九候论》说："必审问其所始病，与今之所方病。"又如《素问·移精变气论》说："闭户塞牖，系之病者，数问其情，以从其意。"又如《素问·疏五过论》："凡欲诊病者，必问饮食居处，暴乐暴苦，始乐后苦。"

（4）切诊：包括切脉与切肤。《黄帝内经》言切脉最详尽。《素问·三部九候论》三部九候法：即分头手足三部，每部分天地人三候；《灵枢·终始》《灵枢·四时气》《灵枢·禁服》《灵枢·五色》等篇都载有人迎寸口脉法：即兼诊人迎和寸口两处之脉，互相比较；《素问·平人气象论》：调息法：即诊患者之脉时调医者之呼吸；候，诊脉强调重视胃气。《素问·平人气象论》说："春胃微弦曰平，弦多胃少曰肝病，但弦无胃曰死""夏胃微钩曰平，钩多胃少曰心病，但钩无胃曰死""长夏胃微软弱曰平，弱多胃少曰脾病，但代无胃曰死""秋胃微毛曰平，毛多胃少曰肺病，但毛无胃曰死""冬胃微石曰平，石多胃少曰肾病，但石无胃曰死。"认识到脉象之中有无胃气，至关重要，有胃气则生，无胃气则死。《黄帝内经》对脉象也有详尽的记载，如浮、沉、迟、数、虚、实、滑、涩、长、短、弦、细、微、濡、软、弱、散、缓、牢、动、洪、伏、芤、革、促、结、代、大、小、急、坚、盛、躁、疾、搏、钩、毛、石、营、喘等。但常以六脉为纲加以概括，如《灵枢·邪气脏腑病形》说："调其脉之缓、急、大、小、滑、涩，而病变定矣。"在诊脉的时间上，《素问·脉要精微论》则提出"诊法常以平旦"等，《灵枢·论疾诊尺篇》有："婴儿病，其头毛皆逆上者，必死。耳间青脉起者，掣疼。大便赤瓣飧泄，脉小者，手足寒，难已，飧泄，脉小，手足温，泄易已。"这对于婴儿疾病的诊断以及预后的判断做出了示范。

其次是切肤：按肌肤而协助诊断的内容很多，如"按而循之""按而弹之"等。但论之最详细的是切尺肤。如《灵枢·邪气脏腑病形》说："脉急者，尺之皮肤亦急；脉缓者，尺之皮肤亦缓；脉小者，尺之皮肤亦减而少气；脉大者，尺之皮肤亦贲而起；脉滑者，尺之皮肤亦滑；脉涩者，尺之皮肤亦涩。凡此变者，有微有甚。"

以上可以看出，《黄帝内经》和《难经》，不仅奠定了望、闻、问、切四诊的理论基础和方法，而且提出诊断疾病必须结合致病的内外因素加以全面考虑。

（六）疾病治疗

春秋战国时期，随着药物知识的不断积累及治疗经验的丰富，疾病治疗体系逐步形成。

1. 药物及方剂学的发展

从《万物》和《五十二病方》来看，说明在战国时期，已经发现了众多的药物，而且对药物的性味功能已有了初步的认识。阜阳汉简《万物》是我国迄今发现的最早的以记载药物知识为主的专书，但所载几乎都是单功能药物，其内容简略而古朴。考证《万物》的撰写时代，可能是战国初期或春秋时代（胡平生、韩自强：《万物》说略，文物，1988，（4）：48），《万物》的撰述年代应早于五十二病方，《万物》的出土，填补了中国本草史和医学史上春秋时代至战国初期之间的空白，提供了十分珍贵的文献资料。《万物》的药物种类，初步统计为71种，其中：玉石部5种，草部23种，木部5种，兽部11种，禽部4种，鱼部11种，果部4种，米谷部4种，菜部4种，此外，还有"莫盗""鼠享""大发""石卦"等待考。分析《万物》所记载药物，绝大多数为日常生活中所能接触到的东西，这是药物早期发展阶段的一个特征，《万物》的记载非常古朴，如"鱼与黄土之已痔也""姜叶使人忍寒也"，这些都是比较原始的用法。从"蜀椒"来说，可以推测，这在战国初期或春秋时代，各地之间的药物交流就早已存在。《万物》记载的药物功用，有很多不仅与后世本草学相符合，而且至今仍在临床医疗中被应用，《万物》关于药物的采集，几乎没有记载，但加工炮制，则已记载有"煮""焙"等几种原始方法。

《五十二病方》虽是记载临床治疗的方书，而所载药物之多却是空前的，仅次于后来的药物学专著《神农本草经》。该书所记述之每一种药物已具有多种治病功效，比《万物》前进了一大步。据帛书整理小组统计，共列药物247种，以植物药为主，动物药次之，矿物药居末位，其中矿物药21种，如消石、恒石、澡石、水银等；草类药51种，有甘草、黄芩、牛膝、芍药、葶苈等；木类药29种，有姜、干姜、葱、芥等；果类药5种，有杏仁、桃叶、枣等；人部药9种，有人发、小童溺、头脂等；兽类药23种，有羊矢、羊肉、羊毛等；鱼类药3种，虫类药16种，有蚕卵、蜂卵、蝙蝠、牡蛎等；菜类药10种，有大米、蜀椒、大蒜等，此外还有器物、物品类30种，泛称类药

10 种，待考药名 14 种。这些药物直到现在还广泛应用于临床。在马王堆一号汉墓的随葬物品中，还发现不少盛放在香炉或熏炉里的有茅香、高良姜、姜、桂、蔥（蕙）、贲、花椒、辛夷、藁本、杜衡、佩兰等。

春秋战国时期，随着用药知识的积累，逐渐由使用单方过渡到使用复方，并且不断探索组方的原则和理论，是方剂学的萌芽。阜阳汉简《万物》记载有一些复方。如"倍力者以羊与龟"，认为龟羊合用，其强身健体之功更著，是复方的萌芽。《五十二病方》收载医方 283 个，剂型多种多样，既有内服的，又有外用的，洗浴、熏蒸、涂擦、外敷、充填诸剂齐备。这是我国现在所能看到的最早的方剂，如治癞病方、治牡痔熏蒸方等。

《黄帝内经》奠定方剂制剂理论。《素问·至真要大论》说："主病之谓君，佐君之谓臣，应臣之谓使，非上下三品之谓也。"又说："君一臣二，制之小也；君一臣三佐五，制之中也；君一臣三佐九，制之大也。"《黄帝内经》并非方书，但对方剂理论和组方配伍原则做出了出色的归纳与总结，对后世有很大的影响。

2. 治疗方法

《左传》中记载有"病入膏肓"的典故，认为这种病"攻（灸）之不可，达（针）之不及，药不至焉，不可为也"。这实质上提出了比较系统的"攻""达""药"治法规范。而《黄帝内经》则系统的提出了治未病、治病求本、标本论治、扶正祛邪、补虚泻实、调整阴阳等一整套治疗原则。

《五十二病方》所载医疗技术与方法已有药敷、药浴、烟熏、蒸气熏、熨法、砭法、灸法、按摩、角法、外科手术等，书中尚载有用狗膀胱套竹管插入肛门吹胀以引出痔核加以割除的内痔割除法。《黄帝内经》中记载了针刺法，并提出了小儿的针刺原则，《灵枢·逆顺肥瘦》黄帝曰："刺婴儿奈何？岐伯曰……以毫针浅而疾发针，日再可也。"即宜小刺激，多次进行，以适合于小儿之体质。《史记·扁鹊仓公列传》中扁鹊的治疗方法也多种多样，除应用汤剂外，还采用砭石，按摩、灸熨等法，并综合利用之。如他对太子"尸厥"的治疗，就运用针、熨、敷、汤药等综合疗法，成功抢救了太子的病症，成为后世起死回生的典范。

《黄帝内经》还进一步发展了食疗内容："凡欲诊病，必问饮食居处……药以祛之，食以随之。"并提出了膳食配伍治疗原则："毒药攻邪，五谷为养，五果为助，五畜为益，五菜为充，气味合而服之，以补精益气……肝色青，宜食甘，粳米、牛肉、枣、葵皆甘。心色赤，宜食酸，小豆、犬肉、李、韭皆酸。肺色白，宜食苦，麦、羊肉、杏、薤皆苦。脾色黄，宜食咸，大豆、豚肉、粟、藿皆咸。肾色黑，宜食辛，黄黍、鸡肉、桃、葱皆辛。"

（七）疾病预防及养生保健

1. 疾病预防

春秋战国时期，个人卫生更达到较先进的水平，人们已有良好的卫生习惯。《礼记·内则》："鸡初鸣，咸盥漱。"《礼记·曲礼上》："主人未辩，客不虚口。""虚口"，指饮宴后用浆与酒漱口，显然对保持口腔卫生是十分有益的。还强调饮食之前"先盥其手"，《礼记·内则》还规定人们定期沐浴，清洁身体；还规定上下身的浴巾应该分开。《礼记·玉藻》所说的"浴用二巾"就是这个意思。当时指上身用的浴巾，用细葛布做，比较柔软，揩下身用的浴巾，是粗葛布做的。古人还意识到，许多人在一起洗澡，不符合卫生要求。所以《礼记·内则》说："外内不共井，不共湢（bì必）浴。"所谓"湢"是指浴室。这里有伦理道德方面的原因，也有清洁卫生的含义。当时王宫、旅舍等地也有供洗浴的设施。沐浴并配合熏香或涂身，被视为一种待人十分恭敬的礼节。如《仪礼·聘礼》有"馆人为官三日具沐，五日具浴"，说的是旅馆里服务员，要为客人准备三天洗一次头发、五天洗一次澡，说明很早以前，旅馆里已经有沐浴设施。沐浴还用来简便治病，如"头有创则沐，身有疡则浴"。

此外，据《西京杂记》卷六载汉代广川王发掘战国魏襄王墓，发现"床上有玉唾壶一枚"，可见当时已使用唾壶，不随地吐痰。

《庄子》书中还首次出现了"卫生"两个字。饮食定时、定量、清洁，按四时变化安排饮食，已是春秋时代人们的饮食卫生要求。《论语·乡党》中记载孔子有"十不食"，如"鱼馁而肉败不食，色恶不食，臭恶不食，失饪不食，不时不食""不多食""食不语"等，说明当时人们讲究饮食卫生，可见一斑。同时，为了确保饮水卫生，饮用井水和保持井水清洁得到严格的重视和管理。春秋战国时期居民中还制订了清洁饮水公约，不遵守者以法律处理。1977年在河南登封战国阳城遗址内发掘出贮水池、输水管道关闭用的"阀门坑"，其结构很像现代城市中的"自来水"设施。春秋战国时期的城市地下已有用陶土管修建的下水道，不仅注意到饮水卫生，而且还注意到保护环境卫生。

春秋时代帝王宫内专门辟有供夏季饮食的处所，叫作"冰厨"。宫廷中就已设有掌管冷食的官员，称为"浆人"，冬季有"六浆"，夏季为"六清"。《吴越春秋·勾践归国外传》记载："勾践之出游也，休息食宿于冰厨。"陕西凤翔春秋时期秦都遗址发现"凌阴"（冰室），可藏冰190立方米。战国时期冷藏井是宫廷中重要设施之一。这些"冰厨"、冷藏井等用来贮存食品，可防止食物发霉变质。

战国时人们已开始注意到生活环境与人的体质及其疾病之间有着密切的联系，如《周礼·天官》有四季多发病与由于气候的异常变化引起的疾病流行记载，并知道流行病是具有传染性的。如《黄帝内经》里就有明确的记载："一州之气，生化寿夭不同，其故何也？岐伯曰：高下之理，地势使然，崇高则阴气治之，污下则阳气治之。阳胜者先天，阴胜者后天，此地理之常，生化之道也……高者其气寿，下者其气夭，地之小大异也，小者小异，大者大异。"非常清楚地指出了：若是居住在空气清新、气候寒冷的高山地区的人多长寿，居住在空气污浊、气候炎热的低洼地区的人多短寿。在距今2500多年前，我国就已有了以上这些卫生保健知识，并采取了一些相应的措施，即使放眼于当时世界，成果也是很突出的。

春秋时期，避祸防患的观念影响到医学界，被引申、发展成为预防疾病的思想，《黄帝内经》很重视疾病的预防，劝告人们要注意饮食起居，要做到"食饮有节，起居有常，不妄作劳"，并指出：饮食过饱是非常有害的，"饮食自倍，肠胃乃伤。"此外，医生治病应当见微知著，做到防微杜渐，防患于未然。如《素问·四气调神大论》："是故圣人不治已病治未病，不治已乱治未乱，此之谓也。夫病已成而后药之，乱已成而后治之，譬犹渴而穿井，斗而铸锥，不亦晚乎？"扁鹊亦提出"使圣人预知征，能使良医得早从事，则疾可已，身可活也。"

2. 养生保健

由于社会的发展，生活水平的提高，人们开始重视养生。中华养生文化史上第一个黄金时代当推春秋战国。当时的史书对养生的记载已经十分具体，例如，《左传》记载了秦国医和为晋侯治病，指出晋侯之疾是"近女室，疾如蛊"的结果，已经注意到了房室起居与健康的关系。《吕氏春秋》主张趋利避害，顺应自然，书中提出节欲的观念，其《本生》篇中记载了含义深刻的养生格言："出则以车，入则以辇，务以自佚，命之曰招蹶之机。肥肉厚酒，务以自强，命之曰烂肠之食。靡曼皓齿，郑、卫之音，务以自乐，命之曰伐性之斧。"明确指出，骄奢淫逸的生活不仅是道德的堕落，同时也是健康的大敌。

此外，《吕氏春秋》还提出，在精神、饮食和居住环境等方面均应调节得当、合理适度，并提出了"流水不腐，户枢不蠹"的运动养生观，要想祛病健身，就必须坚持运动，以便达到开塞通窍，使精气血脉畅流不息的养生目的。《庄子·养生主》总结出"吹呴呼吸，吐故纳新，熊经鸟伸"的养生理论与方法。呼吸锻炼在当时称为"吐纳""行气""咽气""食气"等。马王堆帛画《导引图》是我国现存最早的医疗体操图，载有44种导引，成为后世仿生导引术的起源。马王堆出土的《却谷食气》是我国现存最早的气功导引专著，主要记载导引行气的方法和四时食气的宜忌，书中提出要根据月朔望晦和时辰早晚及不同年龄特征来行气，讲究呼吸吐纳，尽量吐故纳新，做好深呼吸，并提出要顺从四时阴阳变化的规律来行气。

《素问》创运气学说：主要内容包括在七篇大论内，着重探讨自然界气候的常变对人体生理、病理影响的变化规律，并试图按照这些规律指导人们趋利避害、防病治病。在"天人相应，形神合一"等整体观念的指导下，《黄帝内经》提出了协调阴阳、饮食有节、起居有常、恬淡虚无、精神内守等一系列防病健身益寿的养生方法，其中防重于治的思想尤为可贵。

三、《黄帝内经》对后世儿科学术的影响

《黄帝内经》全面总结了秦汉以前的医学成就，是我国早期的一部医学总集。中医学有两个最显著的特点，一是整体观念，二是辨证论治，两者在《黄帝内经》中均有

充分反映。《黄帝内经》的问世，标志着中国医学由单纯积累经验的阶段发展到系统总结阶段，它为中医儿科学的发展提供了理论指导与依据。历代医家无不把《黄帝内经》奉为必读的教科书，历代医学著作，无不从《黄帝内经》中寻找自己的理论渊源，东汉医家张仲景就曾刻苦攻读过《黄帝内经·素问》和《黄帝内经·灵枢》，特别是《黄帝内经·素问》等篇，为他撰著《伤寒杂病论》提供了有益的启示和理论依据。晋代皇甫谧在编写《针灸甲乙经》时，分类摘录了三部古代医书的内容，《黄帝内经·素问》和《黄帝内经·灵枢》就是其中的两部。唐代孙思邈说："凡欲为大医，必须谙《素问》《甲乙》、黄帝针经。"把《黄帝内经·素问》和《黄帝内经·灵枢》看作医生必须熟读背诵的教材。钱乙的学术思想是继承和发展了《黄帝内经》的基础上完成的。《小儿药证直诀》的五脏五行的理论与《黄帝内经》一脉相承，其脏腑病机，寒热补泻，制方遣药皆与《黄帝内经》合。如钱氏儿科面部望诊"左腮为肝，右腮为肺，额上为心，鼻为脾，颏为肾，赤者热也，随证治之"，即源于《素问·刺热》："肝热病者，左颊先赤；心热病者，额先赤；脾热病者，鼻先赤；肺热病者，右颊先赤；肾热病者颊先赤。病虽未发，见赤色者刺之。"金元四大家刘完素、张子和、李杲、朱震亨等都很重视对《黄帝内经》的钻研，叶天士及吴鞠通创温病学说也是考诸《黄帝内经》，取前贤精妙，参以心得而成，由此可见，其影响之深远。

第二节　儿科基础理论初倪

春秋战国时期是我国古代社会和文化发展史上的重要时期，医学方面取得了重要成就，中医学理论体系逐步形成，中医儿科学在这一时期进入了第一个发展高潮。

在儿科基础理论方面的发展不仅表现在保育方面，还表现在疾病的防治方面，都有其不同于成年人的特殊性，既要以中医理论为指导，又要反映儿科的特点。在这一时期出现的《五十二病方》《黄帝内经》《胎产书》等著作，分别从胎养胎教、生长发育、养护、病因病机、诊法、辨证、治法、预防保健等各方面加以论述，现介绍如下：

一、相关理论的引入和对儿科的影响

《黄帝内经》关于人与天地自然之关系的学说，脏腑经络学说，生理病理学说，诊断治疗学说，疾病预防及养生保健学说等，都为中医儿科学奠定了理论基础。

（一）整体观念

《黄帝内经》首先提出人体是一个整体，把人的各个部分看成是一个有机整体，实质上反映了一种古朴的系统论观点；其次认为人和天地自然也是一个整体，强调人和自然密切联系，人必须和自然界统一。《素问》说："天覆地载，万物悉备，莫贵于人。人以天地之气生，四时之法成。"还指出，疾病的流行也带有季节性。如《素问》说：

"故春气者病在头，夏气者病在脏，秋气者病在肩背，冬气者病在四肢。故春善病鼽衄，仲夏善病胸胁，长夏善病洞泄寒中，秋善病风疟，冬善病痹厥。"这是对四季常见病和多发病的具体描述。

（二）阴阳五行学说

"阴阳"概念有两种意义，其一是指两种基本的物质之气，这二气的盈虚消长、升降出入的运动变化规律及其对季节、气候和物候的支配性作用；另一种意义是指相互对立的两种基本属性，或属性相反的两类事物，或一个事物中属性相反的两个方面。如雌雄、上下、左右、南北、进退、动静、生杀、强弱、明暗、寒热等，《易经》云："一阴一阳之谓道"，即是对阴阳属性及地位的表述。由于阴阳属性是相对的，故而在阴阳之中可以再分阴阳。《文子·微明》云："阳中有阴，阴中又阳，万事尽然，不可胜明。"也表述了这一思想。阴阳的概念在医学中应用较早，医和的六气病因论即有阴气和阳气。《史记·扁鹊仓公列传》所载扁鹊及虢中庶子之言中提到了"阳缓而阴急""破阴绝阳"等语，既有表示属性的"阴阳"，也有表示物质之气的"阴阳"，表明在春秋时期阴阳的概念已用于分析人的生理和病因病理。

"五行学说"的发展，首先提出了五行之所的概念。《吕氏春秋·应同》所载邹衍"五德终始"论中提到了"土气""木气""金气""火气""水气"，这便是五行之气的概念。从邹子的"五德终始"论中可以看出，五行之气与五行归类有着密切的关系：五行之气分别支配着相应的五类事物；五行之气也有五行相胜关系；五行之气按相胜之序递胜（旺盛），由此引起自然和社会现象的变化。战国时期五行学说的另一个进展是明确了五行主时和五行方位的理论。

《左传·昭公二十五年》云："生其六气，用其五行，气为五味，发为五色，章为五声。"这两段话中的五味、五色、五声即是按五行将味、色、声各分为五种以入五行之类，五行学说中的一条基本原理——五行相胜理论在春秋时也已产生。如《左传·哀公九年》云："水胜火。"《左传·昭公三十二年》云："火胜金"可以为证。"《周礼·天官冢宰》医师章有以五味、五谷、五药养其病，以五气、五声、五色养其死生之语，这显然是运用五行概念来归类，以诊断疾病的指导疗养，所以五行概念应用于医学当在《周礼》成书之前。

《黄帝内经》中系统地总结了阴阳五行学说。例如《素问·阴阳离合论》云："阴阳者，数之可十，推之可百；数之可千，推之可万；万之大，不可胜数，然其要一也。"发挥了阴阳属性的相对性及其无限可分性的思想。又如，先秦诸子著作对五行主时只论及五行所司季节和日期，而《黄帝内经》则进一步把五行主时落实到时辰，为建立和发展医学理论服务。《黄帝内经》的这一理论注意到了人体机能活动有时间节律性，这种节律与天地总体变化节律有统一性并影响到人体疾病的发生和变化。《黄帝内经》中的阴阳概念也包括物质之气，即阴气和阳气。基于天人相应的观念，《黄帝内经》认为人身阴阳二气与天地阴阳二气呈同步一致的消长变化，认为人身脉象的变化与四时阴阳消长相应，脉象是人体气血阴阳状况的表现，脉象应四时阴阳即意味着人身阴阳与天地四时阴阳相应。《素问·脉解篇》还根据一年中天地阴阳的消长升降规律及其变异，来解释各月份人体易产生的病症，认为人身阴阳与天地阴阳的消长升降相应相符，阴阳二气失调，会导致疾病的产生。

《黄帝内经》中的五行概念也包括五行归类和五行之气两种意义。《素问》将人体脏腑组织器官和情志、病症等正常和异常的生命表现以及与人体有关的各种事物按五行进行了归类，《黄帝内经》这种五行归类的理论意义在于运用五行学说来推求人体脏腑之间、脏腑与生命现象之间以及脏腑与体外事物之间的同类相趋，五行相克和相生的关系，由此形成相应的生理、病因病理诊断和养生治疗理论。

（三）脏腑经络学说

《黄帝内经》十分重视脏腑经络学说，认为它在中医学理论中占有特殊重要的地位。它认为五脏六腑是维系人体生命的重要器官。《灵枢》说："五脏者，所以藏精神气血魂魄也，六腑者，所以化水谷而行津液者也。"又有"五脏主藏精者也，不可伤，伤则失守而阴虚，阴虚则无气，无气则死矣。"经络学说更有精辟的论述，《灵枢》说："经脉者，所以能决死生，处百病，调虚实，不可不通。"《灵枢·本脏》说："经脉者，所以行血气而营阴阳，濡筋骨，利关节者也。"

《黄帝内经》所确立的理论体系与基本法则，历来为中医各科所遵循，中医儿科学亦不例外，后世医家正是由此加以发挥，从而形成了中医儿科学一系列所独有的内容。

（四）气血精津液学说

气血精津液学说是关于人体生命物质的产生、分布、形态、运行及其机能等的中医生理学说。这一学说发端于春秋，形成于战国，集中体现在《黄帝内经》一书中。

《黄帝内经》把人体内的一切精微物质统称为"气"，进而又把"气"区分为性质各异的六种，分别称之为"精"（狭义）"津""液""血""脉"。据《黄帝内经》有关内容可知：狭义的"精"是指生殖之精，即肾精。《黄帝内经》认为肾精是由五脏六腑之精气汇集而成，当人发育到一定的阶段，肾精满溢，两性交合，便可妊育新生命，故精是生成新的生命体的基始物质，所谓"人始生，先成精"。狭义的"气"是指由上焦宣发出来，呈雾露状的、对人体有充养作用的水谷精微物质。《黄帝内经》认为，"气"在人体中是无休止的运行着。《灵枢·脉度》所云："气之不得无行也，如水之流……其流溢之气，内溉脏腑，外濡腠理。"气的流行不已，才能对身体各组织器官发挥滋润濡养作用。

《黄帝内经》确立了气血精津液学说的基本理论，一直为后世医家所遵循。

（五）治疗原则

正因为小儿在生理和病理上与成人有量和质的显著差异，是以《黄帝内经》反复强调诊病务必"间年少长"，仔细辨求，治疗更要区别对待，各施治宜。如《素问·示从容论》谓："年长则求之于府，年少则求之于经，年壮则求之于脏。"《灵枢·逆顺肥瘦》谓："年质壮大，血气充盛，肤革坚固，因加以邪，刺此者，深而留之……婴儿者，其肉脆，血少气弱，刺此者，以毫针，浅刺而疾发针，日再刺也。"在临床治疗用药过程中，对于辛热、苦寒、攻伐之味都应严格把握，谨慎从事，以顾护小儿体质特点为其大要。

二、年龄分期及对小儿生长发育的认识

（一）年龄分期

《灵枢·卫气失常》云："十八以上为少。六岁以上为小。"这段文字即是说，小儿十八岁以下为少，六岁以下为小，所以后世又称儿科为少小科，其源即在于此。

（二）对小儿生长发育的认识

《灵枢·天年》有"愿闻人之始生，何气筑为基，何立而为楯……以母为基，以父为楯"之说。从"两精相搏""两神相搏""阴阳合""以母为基，以父为楯"等文字上分析，可以得出这样一个结论：那就是成熟的男女交媾，可产生新的生命。《灵枢·经脉》中描述人成形的过程："人始生，先成精，精成而脑髓生，骨为干脉为营，筋为刚，肉为墙，皮肤坚而毛发长，谷入于胃脉道已通血气乃行。"是指先天之精发育为人体脏腑经络组织器官的过程。所有这些论述，说明了生命之始与精气阴阳的关系。《素问·上古天真论》指出："女子七岁，肾气盛，齿更发长；二七而天癸至，任脉通，太冲脉盛，月事以时下，故有子；三七，肾气平均，故真牙生而长极……丈夫八岁，肾气实，发长齿更；二八，肾气盛，天癸至，精气溢泻，阴阳和，故能有子；三八，肾气平均，筋骨劲强，故真牙生而长极……"先天之精由父母遗传而来，藏于肾，精化为气，是为先天精气，即肾气。先天之精生天癸，人之肾气发育充盛，则天癸成熟，男女均具有生殖能力；肾气发育至极，便由盛转衰，生殖能力也逐渐减弱，及至肾气衰至一定限度，天癸便趋衰竭，于是男女都丧失生殖能力，从形体上来看，人体就展现从盛壮到衰老的征象。《灵枢·刺节真论》："真气者，所受于天，与谷气并而充身者也。"是指作为人体精气之本源受后天培育充养形体。这为后世关于肾主生殖，肾主生长衰老，并称肾为先天之本的理论奠定了基础。《灵枢·天年》："人生十岁，五脏始定，血气已通，其气在下，故好走…"即人生长至十岁，五脏始发育健全，血气运行畅通，而人之生长，先本于肾脏之精气，其气自下而上，故喜欢跑动。

三、对小儿生理特点的认识

《黄帝内经》最早明确提出了小儿元真未盛，脏腑功能不全的体质特点，如《灵枢·逆顺肥瘦》所谓"婴儿者，其肉脆，血少气弱"。小儿之体，其肾气处于生长之中，尚未壮盛，五脏亦有得渐趋完善，处于柔弱和幼稚的不足状态，后世历代儿科医家据此论点总结出"脏腑娇嫩、形气未充"的小儿生理特点，并在实践中不断验证、总结和完善。如隋《诸病源候论》谓："小儿脏腑娇弱。"宋《小儿药证直诀》谓："五脏六腑，成而未全……全而未壮。"明《育婴家秘》谓："血气未充，肠胃脆薄，神气怯弱。"等。至清代《温病条辨·解儿难》才详细指出小儿未发育之时，则属"稚阳未充，稚阴未长"之体。生长发育的过程乃是阴长而阳充的过程：男子……八岁换食牙，渐开智慧；十六而精通，可以有子；三八二十四岁真牙生而精足，筋骨坚强，可以任事，盖阴气长而阳亦充矣。女子……七岁换食牙，知识开……二七十四而天癸至；三七二十一岁而真牙生，阴始足，阴足而阳充也。显而易见，上述认识均是在《黄帝内经》理论的基础上发展而成。

《灵枢·九宫八风》云："风从东方来，名曰婴儿风。"这从另一个侧面说明，小儿生机旺盛，发育迅速，酷似旭日之东升，草木之萌芽，后世遂有小儿"纯阳之体"的说法。这些基本的认识，经后世众多医家的发挥，使小儿生理学说日臻完善。

四、对小儿病理特点的认识

特殊的生理形态必然决定其特殊的病理形态。小儿"脏腑娇嫩、形气未充"的生理特点必然决定其病理特点是"发病容易、传变迅速"。《灵枢·本脏》谓："五脏皆坚者，无病；五脏皆脆者，不离于病也。"《灵枢·天年》谓："其五脏皆不坚……薄脉少血，其肉不实，数中风寒，血气虚，脉不通，真邪相攻，乱而相引，故中寿而尽也。"此虽非专论儿科，却深刻地揭示出五脏气血、形质功能的强弱与否，与疾病的发生、传变与否关系至密。正因为小儿"脏腑娇嫩、形气未充"，故不仅"发病容易"，而且"传变迅速"，年龄越小越是如此。《小儿药证直诀·序》据此指出小儿病变"易虚易实，易寒易热"。而虚实寒热乃是正邪消长、阴阳盛衰的具体反映，因为"邪气盛则实，精气夺则虚"（《素问·通评虚实论》），"阳盛则热，阴盛则寒"（《素问·阴阳应象大论》）。小儿脏腑娇嫩，形气未充，正气不足，既病之后则邪气易猖獗泛滥而伤正致虚。是以实证每每迅速转变为虚证，或虚实夹杂、甚至内闭外脱；同时，稚阴未长，易致阴伤阳亢，表现为热；而稚阳未充，又易使阳气虚脱，出现阴寒。由此可见，"易虚易实、易寒易热"，不仅体现了《黄帝内经》病机学的基本精神，更准确地反映了小儿"发病容易、传变迅速"的病理特点。又《温病条辨·解儿难》所谓："脏腑薄，藩篱疏，易于传变。肌肤嫩，神气怯，易于感触。"刻地阐明了小儿因脏腑、气血、形体皆脆弱不足，以致适应能力和防御机能极差，不仅易患疾病，且最易传变，衍生他证，甚至恶化的病理特点。

五、小儿望诊与切诊

《黄帝内经》有关小儿脉诊及其主病，见于《素问·通评虚实论》和《灵枢·论疾诊尺》。前者谓："乳子而病热，脉悬小者……手足温则生，寒则死"；"乳子中风热，喘鸣肩息者……脉实大也，缓则生，急则死。"后者谓："婴儿病……大便赤瓣飧泄，脉小者，手足寒，难已；飧泄脉小，手足温，易已。"此所论者，乃指婴儿患"病热""中风热""飧泄"等病的脉象、证候以及预后。《黄帝内经》在此仅仅提出了大、小、缓、急四种，而且只是针对上述三种具体的疾病而言，却给后世医家极大的启示。如明《景岳全书·小儿则》谓："轩岐之诊小儿，未尝不重在脉……然小儿之脉，非比大人之多端；但察其强弱缓急四者之脉，是即小儿之肯綮。盖强弱可以见虚实，缓急可以见邪正。四者既明，则无论诸证，但随其病以合其脉而参此四者之因，则左右逢源，所遇皆道矣。"清《幼幼集成》认为："《黄帝内经》诊视小儿，以大小缓急四脉为准。予不避僭越，体其意，竟易为浮沉迟数，而以有力无力定其虚实，似比大小缓急更为悉明"；"窃详经所谓大小缓急者，亦发而不露之意。盖大即浮洪类也，小即沉细类也，急即数也，缓即迟也。何若竟易以浮沉迟数之为得乎，再以节庵之有力无力辨其表里虚实，诚诊视小儿天然不易之妙诀。"这些都是历代医家在《黄帝内经》的基础上，从小儿的生理、病理、切脉部位等实际出发，所创造的、颇为实用的小儿特殊脉诊法。

扁鹊善于四诊尤其脉诊，诊虢太子医案中为虢太子切脉后，对国王说：太子的病，是阳入阴中，脉缠绕胃腑，阳脉下行，阴脉上争，于是闭而不通。上有绝阳的脉络，下有破阴的赤脉，阴破阳绝，神色改变，因此形态就好像死了一样，其实并没有死，是假死，医称"尸厥"，可以生。从中我们可以看出扁鹊切脉医理明确，故取神效。扁鹊首创独取寸口和分寸关尺的三部候脉法，为脉法理论奠定了基础。《难经》又将四诊概括为："望而知之谓之神，闻而知之谓之圣，问而知之谓之工，切脉而知之谓之巧。"这就是医生医术的"神、圣、工、巧"。

《黄帝内经》虽未明确述及小儿望指纹法，但从望指纹法的原理和主要内容看，实导源于《黄帝内经》的辨络脉、尤其手鱼络脉法。经脉内属脏腑，外联体表，但伏行体内，深藏难见；而络脉浮行体表，浅显易察，故内在脏腑气血的变化，可借络脉反映于体表，而呈现出不同的颜色，尤其是手鱼（即大鱼际），为络脉气血运行充盈之处，更是手太阴肺经所过，与寸口诊脉之原理相同，因此，察其颜色的变化，可以辅助诊察某些疾病。如《灵枢·经脉》谓："凡诊络脉，脉色青则寒且痛，赤则有热；胃中寒，手鱼之络多青矣；胃中有热，鱼际络赤；其鱼黑者，留久痹也；其有赤有黑有青者，寒热气也。"虎口三关紧连手鱼，既是手阳明经脉之所起，更是手太阴经脉旁支之所止。前者为多气多血之经，后者为营卫气血运行之终始，互为表里，阴阳相交于此。而三岁以内小儿皮薄肤嫩，络脉更易显露，指纹更为明显，显然，望指纹与《黄帝内经》的望络脉尤其手鱼络脉、甚至寸口诊脉皆同一原理。故《幼幼集成》认为："盖此指纹与寸关尺同一脉也。按《黄帝内经》十二经始于手太阴，其支者从腕后出次指之端，而交于手阳明，即此指纹是也……盖此指纹，即太渊脉之旁支也，则纹之变易，亦即太渊之变易。"

《黄帝内经灵枢·论疾诊尺》也提出："婴儿病，其头毛皆逆上者，必死。"即是指人的气血禀受于先天，上下的运转才能维持人的正常活动，而婴儿的毛发为血之化生，少阴精血是从下向上运行，又从巅顶向下行，所以头发是垂于下的，如果头发逆向上则升降之机失调，治疗不当就会导致严重后果。

"耳间青脉起者，掣痛。"是因肾主骨，开窍于耳，耳间青脉起，当属于筋骨掣痛的病证。其通过望诊而了解先天肾气的充盈与否，表明《黄帝内经》时代已经利用望诊、切脉，了解疾病的预后。

第三节　小儿疾病的记载

战国时人们已开始注意到生活环境与人的体质及其疾病之间有着密切的联系，如《周礼·天官》载："四时皆有疠疾，春时有痟首疾，夏时有痒疥疾，秋时有疟寒疾，冬时有漱上起气疾。"《礼记》载："孟春……行秋令，则其民大疫"；"季春……行夏令，则民多疾疫"；"仲夏之月……行秋令……民殃于疫。"前者指的是四季多发病，后者是说明由于气候的异常变化多引起的疾病流行，并知道流行病是具有传染性的。又如《素问·异法方宜论》对东、南、西、北、中五方的地理环境及其人们的饮食生活习性与各方人们的体质及其易生之病之间的关系进行了具体的分析和论述。

马王堆三号汉墓中出土的帛书《五十二病方》，经考证，比《黄帝内经》可能还要早，书中记载了52种疾病，还提到了100多种疾病的名称。《五十二病方》是现存最早记有儿科内容的医书，书中记载了婴儿索痉、婴儿瘛、婴儿瘨三种疾病，并有浴、熨、摩、拭等外治方药。"婴儿索痉"可能为新生儿破伤风，"婴儿病瘨"可能为小儿热性惊厥，说明春秋战国医学对不同性质的小儿痉挛性疾病已有较为准确的鉴别诊断。《说文》中"瘛"字的解释，也径指为"小儿瘛疭病也"；《礼记·问丧》有"伛者不袒"记载；《左传》称晋公子重耳骈胁"，陈豹"上偻""偻"字据《说文》释为："曲胫"，也就是腿挛，这显然是佝偻病的特有征象。另外，在当时一些文献中还有许多关于小儿先天畸形疾病的记载，如缺唇、重瞳、斜视、初生儿弱视，以及瞽、瘖、聋、跛等，这些记载都反映了中国古代对于小儿健康的重视，在这些零散的疾病防治的认识和经验中，孕育着中医儿科学的萌芽。

成书于春秋战国时期的《黄帝内经》对小儿泄泻、喘证、癫疾等病证的病因病机、诊断预后做了较为详细准确的论述，对疾病的认识更全面深刻。《素问·通评虚实论》记载："乳子而病热，脉悬小者何如？岐伯曰：手足温则生，寒则死。"又："帝曰：

乳子中风热，喘鸣肩息者，脉何如？岐伯曰：喘鸣肩息者，脉实大也，缓则生，急则死。"这两段实际上是关于小儿肺风痰喘的症状、脉象及其预后的最早记载。这些认识，为中医儿科学的形成奠定了基础。

一、对初生儿疾病的认识

（一）小儿飧泻

《灵枢·论疾诊尺》载："婴儿病，其头毛皆逆上者，必死。耳间青脉起者，掣痛。大便赤瓣飧泄，脉小者，手足寒，难已；飧泄、脉小、手足温、泄易已。"所述头发逆上、掣痛、大便赤瓣飧泄等症状，这是因飧泻而致营养失调、消化不良、佝偻病。医者可以通过观察患儿脉、手足温度的变化及大便的颜色来判断疾病的预后。头毛逆上者，皮毛焦也，故必死。耳间青脉起者，足少阳循耳下行，胆木上逆，故掣痛。大便赤瓣，红紫成块也。手足寒，脾阳败也。

（二）胎痫

《素问·奇病论》对先天性癫疾做了精辟的阐述，论人生而有癫疾者，病名为胎病。是先天的，认为"此得之在母腹中时，其母有所大惊，气上而不下，精气并居，故令子发为癫疾也"。由于妊母情志失调致儿患胎病，妊母暴受惊恐，气逆上而不下，精气并居不散，是胎痫的发病原因之一。这与今之新生儿癫痫类似。

（三）小儿热病

《素问·通汗虚实论》说："乳子而病热，脉悬小者，何如？"岐伯曰："手足温则生，寒则死。"此是指小儿为纯阳之体，虽伤于寒，但借阳气以化热，热虽盛而不死。而寸口脉悬绝小是由于肾气不能滋于心，心悬如病饥，肾气未盛之象；四肢禀受于胃，四肢温是胃气尚存的表现，不死，寒则胃气绝，必死。

（四）《五十二病方》所载初生儿疾病

长汉马王堆出土的《五十二病方》，记载了婴儿索痉、婴儿病痫、婴儿瘛等三种疾病，为研究我国儿科医药学史提供了珍贵的资料。同时也说明在《黄帝内经》成书以前，就孕育着中医儿科学萌芽。

1.急惊风：即"婴儿病痫"，其云："婴儿病间（痫）方，取雷尾（矢）三果（颗）治，以溺煎膏和之。小婴儿以水半斗，大者以一斗，三分和，取一分置水中，挠，以浴之。浴之道头上始，下尽身，四肢毋濡。三日一浴，三日已。已浴，辄弃其水圊中。痫者，身热而数惊，颈脊强而复（腹）大，口间多众，以此药皆已。"

这段文字，叙述较为模糊，从其身热数惊及颈强腹大等症状看，似乎是后世急惊风或热性惊厥的表现。其治疗则以雷丸为主药，通过浴体的方法而求治愈。

2.小儿脐带风：即"儿索痉：索痉者，如产时居湿地久，其哨直而□扣（拘），筋（挛）难以信（伸）。取封殖（埴）土治之，□□二，盐一，合挠而烝（蒸），以扁（遍）熨直挛筋所。道头始，稍口手足而已。熨寒□□复烝（蒸），熨干更为。令。"

这显然是指产时感染而致小儿脐风，其症状则以肌肉强直、口噤、筋挛不能屈伸为主，文前所以冠以"婴儿"，是因为有这种症状的疾病多发自小儿，可以说是小儿特有的疾病，然而，其治疗却不可取。

3.小儿慢惊风：本病最早也见于《五十二病方》，称之为"婴儿瘛"，其症状是"目解然，胁痛，息瘿瘿（嘤）然，（矢）不化而青"。目解然一句，马继兴氏视为眼球上反，其症状与现代所说是基本相符的，但在治疗上，则采取祝禁之法，这种靠巫祝的办法，显然是不可取的。

二、关于小儿时行疾病

《素问·刺法论》云"五疫直至，皆相染易，无问大小，症状相似。"无疑传染病的流行，定当危及小儿，说明当时人们已认识到流行传染性疾病的特征。

（一）小儿感冒

《素问·风论》云："风气藏于皮肤之间，内不得通，外不得泄。风者善行而数变，腠理开则洒然寒，闭则热而闷。其寒也，则衰食饮，其热也，则消肌肉，故使人栗而不能食，名曰寒热。风者，百病之长也，至其变化，乃为他病也。肺风之状，多汗恶风，色骈然白，时咳短气，周日则差，暮则甚。"指出了风是致感冒的主要病因，故俗称伤风感冒。而风为百病之长，在六淫致病中最为多见，况小儿由于脏腑肌肤娇嫩，寒温不能自调，更易受风邪侵袭，伤及腠理，出现肺系症状，进而传入其他脏器，本节不仅述及人与自然气候环境的密切关系，也指出感冒的病因病机，外邪侵犯途径及感邪后的病理变化和传变规律，诚为本病的纲领。

《素问·太阳阳明论》指出："阳者，天气也，主外……故阳道实……故犯贼风虚邪者，阳受之……阳受之，则入六腑……入六腑，则身热，不时卧，上为喘呼……故喉主天气……故阳受风气……阳气从手上行至头，而下行至足。故曰：阳病者，上行极而下……故伤于风者，上先受之。"风为阳邪，为天之气。人体阳气有卫护外表的功能，所以贼风虚邪伤人，外表阳气先受侵袭。肺主气，主外表皮毛，易受外邪而现肺系疾病，表现为咽喉红肿、疼痛、发热、咳喘等症。因而伤风症上部先受病。

《素问·热论》曰："伤寒一日，巨阳受之，故头项痛，腰脊强；二日阳明受之，阳明主肉，其脉挟鼻，络于目，故身热，目疼而鼻干，不得卧也；三日少阳受之，少阳主胆，其脉循胁络于耳，故胸胁痛而耳聋。三阳经络皆受其病，而未入于藏者，故可汗而已。"

（二）小儿痄腮及合并症

痄腮即现代医学的流行性腮腺炎，是一种由腮腺炎病毒引起的急性呼吸道传染病，中医认为病因是风温邪毒，以发热、耳下腮部漫肿疼痛、边缘不清为其临床主要特征。《素问·至真要大论》载有"岁太阳在泉，寒淫所胜，则凝肃惨栗、民病少腹控睾，引腰脊，上冲心痛，血见，嗌痛颔肿。"从《黄帝内经》所述的症状来看，可能是痄腮邪毒，引致睾丸肿痛、腹痛等症状的最早记录。

（三）小儿痢疾

《素问·通评虚实论》载有中医关于痢疾的最早记录，并讨论了痢疾的三种类型：便血者、下白沫者、下脓血者。即后世所说的"赤痢、白痢、脓血痢"这无疑是当时儿科时行疾病发展的一大进步，表明当时的人们已经开始注意到许多外感邪气对小儿疾病的影响。

（四）小儿温病

有关温病，《黄帝内经》早有论述。如《素问》"生气通天论"和"阴阳应象大论"均有"冬伤于寒，春必病温"之论；《素问·热论》就有"凡病伤寒而成温者，先夏至日者为病温，后夏至日者为病暑，暑当与汗皆出，勿止"之说；《灵枢·论疾诊尺》亦有"冬伤于寒，春生瘅热"之语。从《黄帝内经》以上论述可以看出，其所言温病，乃由伤寒伏邪转变而成，并非外感温邪所致。小儿纯阳之体感邪后易于热化，而成温病，此条论述符合小儿温病特点和病机，即以夏至分夏与暑，在夏季这个时间内，气温由温转热，常有暑湿之兼夹，并指出治疗暑病当发汗。

（五）小儿疟疾

《素问·疟疾》载有"夫疟皆生于风，其蓄作有时何也？岐伯答曰：疟之始发也，先起于毫毛，伸欠乃作，寒栗鼓颔，腰脊俱痛，寒去则内外皆热，头痛如破，渴欲冷饮。"是有关论述疟疾证候最早的珍贵资料，指出疟疾的定义为因寒热交作，止而复发，凌疟于人，故名疟疾，对疟疾的病因、病机、证候、诊断和治疗原则等均做了较为详细的论述；并对疟疾进行了分类，先感寒邪后感风邪，临床表现以先寒后热为特点的，名曰寒疟；先感风邪，后感寒邪，以先热后寒为其发作特点的，名曰温疟；并无寒邪侵入，只是风阳独盛，其临床表现以但热不寒为特征的，名瘅疟。但从这种分类来看，《疟论》中所论述的疟，与现代所谓由疟原虫所致之疟的概念并不完全相同。如："帝曰：疟先寒而后热者，何也？岐伯曰：夏伤于大暑，其汗大出，腠理开发，因遇夏气凄沧之水寒，藏于腠理皮肤之中，秋伤于风，则成病矣。夫寒而后伤于风，故先寒而后热也，病以时作，名曰寒疟。帝曰：先热而后寒者，何也？岐伯曰：此先伤于风，而后伤于寒，故先热而后寒也，亦以时作，名曰温疟。其但热不寒者，阴气先绝，阳气独发，则少气烦冤，手足热而欲呕，名曰瘅疟。"

（六）小儿麻痹

该病即现代医学的脊髓灰质炎，是由脊髓灰质病毒引起的急性传染病。中医文献中有关类似症状的描述有"痿证""小儿中风""软脚瘟"等。如《素问·痿论》："肺热叶焦，发为痿……阳明者，五脏六腑之海，主润宗筋，宗筋主骨而利机关也。冲脉者，经脉之海也，主渗灌溪谷，与阳明合于宗筋，阳明总宗筋之会，会于气街，而阳明为之长，皆属于带脉，而络于督脉。故阳明虚则宗筋纵，带脉不引，故足痿不用也。"《素问·生气通天论》："因于湿，首如裹，湿热不攘，大筋软短，小筋弛长，短软为拘，弛长为痿。"

《素问·痿论》还指出了："各补其荥，而通其俞，调其虚实，和其逆顺，筋、脉、骨、肉各以其时受月，则病已矣。"及"治痿独取阳明"的治疗法则，一直为后世医家所推崇。

（七）小儿黄疸

《黄帝内经》首先提出目黄、身黄、尿黄为黄疸病的三大主证，其曰："溺黄赤安卧者，黄疸……目黄者，曰黄疸。"

三、小儿常见病的论述

（一）小儿发热

《素问·通评虚实论》指出："乳子而病热，脉悬小者，手足温则生，寒则死。"是从总的方面概括小儿病热的预后。小儿发热性疾病很多，发热而脉象悬小，说明热已入里，病势已深。但假如手足自温，阳气尚能达于四末，若手足发凉厥冷，是阳遏不达，热深厥亦深，此时若救治不及时，容易由实转虚，而出现阳气厥脱之证。

（二）小儿喘嗽

《素问·通评虚实论》中曰："乳子中风热，喘鸣肩息者，脉何？岐伯回答道喘鸣肩息者，脉实大也。缓则生，急则死。"即是论述小儿因感受外邪而导致喘嗽症的最早记载。喘鸣肩息，即气喘气急、痰鸣气壅、抬肩挺肚、呼吸困难，亦即喘嗽症。乳儿受风热之后，邪郁肺气，肺气壅实，脉当实大；缓则胃气存，急属胃气亡；有胃气则生，无胃气则亡；脉象躁急者，预后不良。此论与当今之小儿肺炎喘嗽病证甚为相吻，脉象预后也相符合，很有临床指导意义。

（三）瘰疬

《灵枢·寒热》有论"寒热瘰疬在于颈腋者，皆何气使生？答曰此皆鼠瘘寒热之毒气也，留于脉而不去者也。"瘰疬的病因归于毒气之说始于《黄帝内经》。

（四）蛔虫

历代中医古籍中，将其称为"长虫""大虫""食虫""消谷虫"等，《黄帝内经》中对该病即有记载，如《灵枢·厥论》说："肠中有虫瘕……往来上下行，痛有休止。"

（五）小儿鼻窒

即指慢性鼻炎，是以鼻塞为主要表现，鼻塞时轻时重，或双侧鼻窍交替性堵塞，反复发作，日久不愈，并伴有嗅觉减退、流涕为特征的一种慢性鼻病。中医学中称之为鼻窒。"窒"即窒塞之意，就指慢性鼻炎的主要症状鼻塞而言。鼻窒一名最早见于《素问·五常政大论》："大暑以行，咳嚏，衄，鼻窒。"其他《素问·玄机原病式》有"鼻窒，鼻塞也"。其发病机理《灵枢·本神》有："肺气虚，则鼻塞不利少气。"是指小儿肺气不足，卫表不固，易受邪毒的侵袭，肺失其清肃之功，以致邪毒滞留鼻窍。

（六）小儿鼻渊

即指鼻流浊涕不止为主证的一种鼻病，临床上有急慢性之分，即急性鼻窦炎、慢性鼻窦炎。中医之鼻渊亦分急慢性，其急性者实证居多，慢性者虚证居多，《素问·气厥论》则有"胆移热于脑，则辛，鼻渊"。

（七）小儿口疮

是指口腔内唇、舌、颊及上腭、软腭等处黏膜发生单个或多个溃疡，黄白色如豆粒大，溃疡处疼痛，或平时疼痛不显，进食时受到刺激才感觉疼痛。其病名首见于《素问·气交变大论》说："岁金不及，炎火乃行……民病口疮。"

（八）小儿鹅口疮

其属于急性感染性口炎的一种，以婴幼儿营养不良者多发，又称"雪口"。其记述颇多，如《素问·气厥论》中："膀胱移热于小肠，鬲肠不便，上为口糜。"

（九）疖

疖是单个毛囊及所属的皮脂腺或汗腺发生的急性化脓性感染。《素问·生气通天论》云："汗出见湿，乃生痤。"其中"痤"即是疖的最早记载。

（十）痈

痈即指多个临近毛囊、皮脂腺和汗腺的急性化脓性炎症，亦可由多个疖融合而成。本病在《黄帝内经》中早有记载，《灵枢·痈疽》云："痈者，其皮上薄以泽，此其候也。"又云："……热胜则肉腐，肉腐则为脓，然不能陷，骨髓不为焦枯，五脏不为伤，故命曰痈痈。"这段论述明确了本病的病程、病理演变特点，并提出了鉴别。本病属于中医学"有头疽"范畴，关于其病机早在《灵枢·痈疽》即有"荣卫稽留于经脉之中，则血泣而不行，不行则卫气从之而不通，雍遏而不得行，故热。大热不止，热胜则肉腐，肉腐则为脓"。说明营卫不通、热毒炽盛是本病发病的主要原因。概言之，痈的发病不外乎内外两因。

（十一）厥证

厥证有两种，一种指手足四肢逆冷，甚或冷至肘膝，故又称"厥逆""四逆"；一种是指因阴阳失调，气血逆乱而引起猝然昏厥，不省人事，并伴有手足发冷证候。历代中医文献中关于厥证的记载，多见于内科杂著，而儿科专著中论及厥证者较少，这主要是由于小儿厥证在病因病机、辨证论治等方面，与成人厥证都有很多共同之处。厥证，早在《黄帝内经》一书中已有很多论述。但归纳起来不外乎三个方面：一是指阴寒之气，厥逆上行，留积于胸中，而致气血凝涩，脉道不畅，形成阴寒内盛的一类证候，如《素问·调经论》说："厥气上逆，寒气积于胸中而不泄……故中寒。"即是阴寒邪气上逆心胸之证；二是指气血逆乱，并走于上，而致突然昏厥、暴不知人的病证，如《素问·生气通天论》中"阳气者，大怒则形气绝，而血菀于上，使人薄厥"，即指出由于暴怒伤阴，阳气急亢，血随气升，郁积于上，导致下厥上冒，突然昏扑，《素问·阴阳应象大论》中说："厥气上行，满脉去形"，《素问·大奇论》也说："脉至如喘，名曰暴厥。暴厥者，不知与人言。"《素问·调经论》还载有"血之与气，并走于上，则为大厥，厥则暴死，气复反则生，不反则死"，这些论述更具体地指出厥证是由于其血气暴逆于上，致使脉道鼻塞，气机壅阻，清窍被蒙，神明失守的病机及其预后；三是《黄帝内经》论厥，还指出肢体或手足逆冷之证。如《素问·五脏生成》说："卧出而风吹之……凝于足者为厥。"又《素问·通评虚实论》说："气逆者，足寒也。"《素问·方盛衰论》说："一上不下，寒厥到膝。"是指内因阳虚，外有邪痹，气血不运，阳气不达，而致足部厥冷而言。纵观《黄帝内经》所说之厥，名目繁多，范围广泛，除上述"薄厥""暴厥""大厥"之外，尚有"煎厥""寒厥""热厥""阳厥""风厥""尸厥"以及"六经脉之厥"等。这些厥证的命名，有以病因而立者，有以症状而别者，亦有以病情缓急，或六经病态而分逆者，但就其病机而论，则都不出气血逆乱，阴阳不调，甚或引起神机内闭，清空不明所致。故《素问·方盛衰论》说："逆皆为厥。"

第四节　儿童养护

　　小儿保健在此期得到了进一步发展，从胎产开始就对小儿进行养护。马王堆帛书《胎产方》中已提出胎儿逐月孕育的过程，即一月流利，二月始膏，三月始脂，四月成血，五月成气，六月成筋，七月成骨，八月皮肤革，九月居毫毛，十月阵发，并提出孕期护养要求。《淮南子》亦进一步说明了胚胎发育的逐月变化："一月而膏，二月而肤，三月而胎，四月而肌，五月而筋，六月而骨，七月而成，八月而动，九月而躁，十月而生，形体已成，五脏乃形。"其中三月而胎，七月而成准确地反映了胚胎成长的两个关键时期，对胎儿发育尤其重要。《黄帝内经》在护胎、养胎方面有丰富的记述，如《素问·六元正纪大论》载："妇人重身，毒之何如 ……有故无殒亦无殒也"，意指妇女身怀有孕而又患有疾病时，在不影响胎儿的情况下，应及时防治疾病，以保胎儿平安。又如《素问·奇病论》载："人有重身，九月而瘖，此为何也……胞之络脉绝也……治之奈何？无治也，当十月复。"意思是说，孕母怀孕到九个月时，由于胞中络脉受阻，影响了正常发音，此属正常现象。

　　《国礼·大司徒》中，将"慈幼"作为"养万民"六事中的首项；《说文·云部》"育，养子使善也"。《诗经·小雅·蓼莪》云"父兮生我，母兮鞠我。拊我畜我，长我育我，顾我复我，出入腹我。"即是描写父母养育、提携、照顾子女，以使其成长的情形；而《礼记·理运篇》则希望"天下为公……故人不独亲其亲，鳏寡孤独废疾者，皆有所养。"《韩非子·显学篇》云："婴儿不剔首则腹痛"，并主张出生三个月的婴儿当用钢刀（当时尚无剃刀）剃头，这表明，当时人们已非常注意对小儿的护养调理了；《素问》说："人以天地之气生，四时之法成。"人源于自然，又不能脱离自然，小儿养护也要顺应自然，只有与自然相应，才能健康成长。

　　此外，远在春秋战国时代，小儿生命就受到法律保护，如：1975 年在湖北出土的云梦竹简中就载有对杀婴要进行法律处罚。

第五节　有史记载的第一个小儿医——扁鹊

　　秦越人，又号卢医。据考证，约生于周威烈王十九年（前 407），卒于赧王五年（前 310），渤海（今河北省任丘县）人，少时拜师长桑君，精通长桑君诊病的方法和治病的技术，最终成为一代名医，是先秦时期医家的杰出代表。他诊断准确，药到病除，妙手回春，和传说中的神医扁鹊无二，故被人们称作扁鹊。据《史记》记载："扁鹊名闻天下，过邯郸，闻贵妇人，即为带下医；过洛阳，闻周邑爱老人，即为耳痹医；及入咸阳，闻秦人爱小儿，即为小儿医。"由此可知战国时期的名医扁鹊，是我国最早被称为"小儿医"的医生。

其擅长望诊和切诊，其望齐桓侯而知其病，据《史记》记载，扁鹊在初次见到齐桓侯时，根据齐桓侯的气色变化，断定他有病在身，并且"不治将深"，齐桓侯不听忠告，且拒绝治疗，最终抱病身亡。诊赵简子之脉而知其"血脉治也"的事迹早已流芳千古，成为一代佳话。

扁鹊的治疗方法也多种多样，除应用汤剂外，还采用砭石，按摩、灸熨等法，综合利用之。如他对太子"尸厥"的治疗，就运用针、熨、敷、汤药等综合疗法，成功抢救了太子的病症，成为后世起死回生的典范。

因其生活的年代离巫医盛行的年代不远，对于巫医治病的种种危害耳闻目睹，他毕生以自己精湛的医技与巫医作斗争，明确提出病有"六不治"，而"信巫不信医"则冠其首，这对于促进巫医分离所起的作用是巨大的。同时，扁鹊又是治未病思想的早期倡导者，其云"使圣人预知微，能使良医从事，则疾可医，身可活也。"

扁鹊为医，不仅于各科精通，且医德高尚，为人谦虚从不自我夸耀。当他治愈了一些被认为是"死症"的危重患者，人们称其能"活死人"时，他则实事求是地说："越人非能生死人，此自当生者，越人能使之起耳。"表现出难能可贵的科学态度，深为后世医家崇敬。据《汉书·艺文志》载，其著作有《扁鹊内经》，《扁鹊外经》等，均已亡失，而后世题为秦越人所作的《难经》一书，显系托名而已。

秦越人在医学上的成就。主要有以下三个方面：

1.脏象经络方面：秦越人提出，病邪沿经络循行与脏腑的深浅，由表入里传变。他说："若太子病，所谓'尸厥'者也，夫以阳入阴中……中经维络，别下于三焦膀胱。是以阳脉下遂，阴脉上争、会气闭而不通，阴上而阳内行，下内鼓而不起，上外绝而不为使。上有绝阳之络，下有破阴之纽，破阴绝阳，色废脉乱，故形静如死状，太子未死也。夫以阳入阴，支兰藏者生，以阴入阳，支兰藏者死。凡此数事，皆五脏厥中之时暴作也。良工取之，拙者疑殆！"秦越人所说的是足阳明胃经"下膈、属胃、络脾"的循行与脏腑的关系；别下于三焦膀胱，即手少阳三焦经"下膈，属三焦"的循行与脏腑的关系：或足太阳膀胱经"络肾，属膀胱"的循行与脏腑关系，"乃使弟子子阳，厉针砥石，以取外三阳五会"，即是沿足阳明胃经、手少阳三焦经、足太阳膀胱经的循行，循经取穴，进行针刺治疗，抢救了垂危患者。

2.四诊合参方面：秦越人"特以诊脉"为其专长，而有"至今天下言脉者，由扁鹊也"之美誉。据传扁鹊的《脉法》记载："相疾之法，视色听声，观病之所在，候脉要诀，岂不微乎？"从这里可以看出扁鹊的确对切脉诊治很有研究，并且还有不少临床经验。齐桓侯一例，则是全凭望色观察分析病情的发展过程，正确判断齐桓侯的发病机制，即从腠理侵入血脉，继入肠胃，再入骨髓，说明了秦越人在望诊上的造诣。由于秦越人充分掌握了诊断方法，在诊断学上能言病之所在，闻病之阳，论得其阴；闻病之阴，论得其阳。病应见于大表，不出千里，决者至众，不可曲止也！

3.辨证论治与综合治疗方面：在齐桓侯医案中，扁鹊提出疾病由腠理——血脉——肠胃——骨髓这样一个由浅入深的转变过程，这说明他已认识到人体有腠理、血脉、肠胃、骨髓等组织结构，并且具有层次性，人体感受到邪气发病后，疾病的演变也是按这一顺序由表及里由轻变重的。病邪在不同部位，治疗方法也不一样："病之居腠理也，汤熨之所及也；在血脉，针石之所及也；其在肠胃，酒醪之所及也；其在骨髓，虽司命无奈之何。"所以，治疗疾病自然是越早越好，体现了预防医学思想。虢太子的"尸厥"证，秦越人"乃使弟子子阳，厉针砥石，以取外三阳五会"，把患者从昏迷中抢救过来，然后"乃使弟子子豹为五分之熨，更以八减之齐和煮之，以更熨两胁下"，为患者进行保温治疗，促使患者很快恢复到能够自己"起坐"，再"服汤二旬"，以"更适阴阳"，使患者恢复健康。秦越人和弟子子阳、子豹等，综合应用多种疗法，成为中国医学史上进行辨证论治和施行全身综合治疗的奠基人。

总之，作为历史上第一位小儿医家，其信医不信巫的观点，对望诊和切脉的精熟及治疗疾病的多种手法，推动了当时儿科学的发展，对后世儿科学的影响也是巨大的。

第六节　医事制度

在春秋时期，虽然这一时期儿科还未明确的作为独立的学科从医学中分离出来，但这一时期的医学发展却为儿科的萌芽提供了丰富的土壤，且许多文献表明当时已经有了内、外、妇、儿的分工。当时中国已经出现了专职的医生队伍，医缓、医和、扁鹊及其弟子子阳、子豹等都是当时著名的职业医生，公元前6至公元前5世纪的秦国还有了专门的宫廷医疗机构，并设有"太医令"这一官职。

（张静　朱锦善　葛金玲）

参考文献

1. 黄帝内经·素问［M］.北京：人民卫生出版社，1959

2. 撰人不详.五十二病方［M］.北京：文物出版社，1979

3. 容庚编著，张振林，马国权补.金文编［M］.北京：中华书局影印，1985

4. 杨建芳.安阳殷墟［M］.北京：中华书局出版，1965

5. 高亨.周礼，注疏［M］.济南：齐鲁书社，1979

6. 文子缵义.二十二子［M］.上海：上海古籍出版社，1985

7. 史记［M］.北京：中华书局，1959

8. 韩非子.二十二子本［M］.上海：上海古籍出版社，1985

9. 林昭庚.中国医学通史（古代卷）［M］.北京：人民卫生出版社，2000

第四章 秦汉至南北朝时期的中医儿科学

公元前 221 年，秦王嬴政结束了长期诸侯割据称雄的局面，建立起中国历史上第一个统一的多民族专制主义中央集权的封建国家，并进行一系列改革，诸如废除分封制、实行郡县制，统一车轨、度量衡和统一文字等，对当时政治、经济和科学文化的发展起了相当大的推动作用。秦始皇"焚书坑儒"而独存医书和农书的政策，保证了中国医药学得以发展。两汉之际，"罢黜百家，独尊儒术"无疑对于医理的研讨、医学的前进有着推动作用，从而创造了远比奴隶社会进步的医药卫生知识。

公元 265 年，司马炎篡魏称帝，建立了西晋政权，280 年，西晋灭吴，中国实现了短暂的统一。不久，发生"八王之乱"，中国又陷入了割据对峙状态，北方分裂为十六国，直到公元 386 年，北魏政权建立，是谓北朝之始；南方自公元 317 年，司马睿建立东晋王朝，公元 420 年以后，宋、齐、陈、梁四朝相继建立，是谓南朝。南北对峙，阶级矛盾和民族矛盾交叉，政局长期动乱。另一方面，由于边疆少数民族不断地进入中原，在与汉族共同生活和劳动的过程中，逐步实现了民族融合，加之北方人民南迁，促进了南北经济的发展和文化交流。

这一时期社会经济、科学文化的发展，无疑为医学理论体系的逐步形成奠定了基础。如阴阳五行、精气神等哲学概念渗透进医学领域后，就成为中医基本理论的重要组成部分；天文、立法、地理、数学等自然学科，对中医的发展也产生较大的影响；儒家的仁义道德，也对古代的医德建设起了一定的作用。随着地下文物的不断发掘，为研究这一时期的医药学补充了大量丰富的史实。从秦汉至两晋南北朝时期，中医学辨证论治临床治疗体系的建立，以及中医儿科学领域多方面的成就，为中医儿科学体系的建立奠定了坚实的基础。

第一节 概况

秦汉时期为临证医学的发展奠定了基础，是中国医学史上承前启后、继往开来的发展时期。淳于意"诊籍"、张仲景《金匮要略》等是这一时期与儿科病有关的重要医学文献。东汉张仲景《伤寒杂病论》中以六经论伤寒、以脏腑辨杂病，形成了一套理法方药相结合的体系，建立了辨证论治的基本规范，确立了四诊、八纲、脏腑、经络、三因、八法等辨证论治的基本理论，使儿科病的学术水平达到新的高度，对儿科病的认识与诊疗水平较之前代都有显著提高。华佗深入民间，足迹遍于中原大地和江淮平原，在内、外、妇、儿各科的临床诊治中，曾创造了许多医学奇迹，尤其以创麻沸散（临床麻醉药）、行剖腹术闻名于世，现存之《中藏经》，为假托华佗所作。华佗医术全面，精通临证各科，尤其擅长外科手术，被后世尊奉为外科之鼻祖，华佗创制麻沸散，他开创了我国乃至世界药物全麻的最早先例；华佗的针灸术也有独到之处，他最早发现了夹脊穴，称"华佗夹脊穴"；他总结和发现了古代养生学理论，创立了一套以"五禽戏"为中心的养生功法，对儿科尤其是儿外科的发展具有积极促进作用。南北朝时期医学发展迅速，在儿科以及各种急救处理等方面，均有很大进步，诊断学和针灸学的基础理论和实践规范化，以晋·王叔和的《脉经》，魏晋间皇甫谧的《针灸甲乙经》等著作为其卓越代表。药物学有突出进步，本时期本草著作达70余种，以《神农本草经》为代表，集东汉以前药物学术经验之大成，对历代本草学和方剂学发展有着深远的影响；南北朝时陶弘景的《本草经集注》，开创了新的本草分类方法，影响深远；雷敩所撰《雷公炮炙论》是我国现知药物炮炙的最早专著；《伤寒杂病论》所载方剂及方剂学理论，被尊为众方之祖，这些都对儿科学产生了深远影响。这一时期的儿科较前一时期有了进一步的发展，主要表现在人们对小儿生理发育变化的认识，以及对瘿疬、痫病、食积、下利等病症的诊治，尤其对具体病证的辨证论治上，有了比较系统阐述的病例，并出现儿科专著。儿科辨证论治临床治疗体系的建立，为中医儿科学体系的建立奠定了基础。

一、中医辨证论治临床体系建立

"伤寒"的概念在医学中所占的地位从秦汉时代逐渐上升，所包含的实际内容逐渐扩大，其理论系统也逐步趋向成熟。东汉时期，伤寒的辨证施治体系达到了中医临床医学的高峰，东汉张仲景《伤寒杂病论》第一次建立了中医辨证论治临床体系，对小儿外感性疾病和脏腑杂病有着直接的临床指导作用，而且还为后世中医儿科辨证论治体系的建立奠定了基础。

张仲景的成就不止是对当时经验的简单总结，而是加以系统化与提高，他的工作使当时比较散乱、比较粗糙的伤寒理论及治疗经验，形成比较规范、比较完整，包括理、法、方、药相统一的辨证施治体系的伤寒学说。从伤寒的病因病机、发展转化规律、证候诊断、治法方药各方面进行了系统的论述。由于《伤寒杂病论》由晋·王叔和编次，宋·林亿等校订之后，形成《伤寒论》与《金匮要略》两本书，其伤寒部分集中在我们今天所见的《伤寒论》中。

（一）《伤寒论》的伤寒概念与理论渊源

《伤寒论》中伤寒也有广义，狭义之分；广义伤寒是对当时外感热性病的总称，包括有狭义伤寒、中风、湿温、热病、温病，在六经辨证的原则下，对每一病都提出了具体的理法方药。

《伤寒论》的学术渊源正如仲景本人所言："撰用《素问》《九卷》《八十一难》《阴阳大论》《胎胪药录》，并平脉辨证，为《伤寒杂病论》合十六卷。"现确有据可寻的有《黄帝内经》与《难经》。仲景是在深入钻研《黄帝内经》《难经》的基础上，将其贯穿于认识与治疗伤寒全过程中，并且结合后世的经验与本人的实践，创造性地发展了伤寒学说。

《伤寒论》的一个显著特点是继承了《黄帝内经》以正气为本的思想。他强调："若人能养慎，不令邪风干忤经络……房室勿令竭乏，服食节其冷热苦酸辛甘，不遗形体有衰，病则无由入其腠理。"发病后，正气的强弱可决定伤寒的发展转归，影响治疗的效果。因此，在治疗中他极其重视顾护正气。

对于伤寒的病因，仲景仍从《黄帝内经》《难经》，以外感风寒立论。但对感邪之后的变化却分析得十分细致，自成体系。此外，散在于《黄帝内经》《难经》中的阴阳、表里、寒热、虚实、八纲辨证及各种治法，在《伤寒论》中也得到了比较集中、全面、系统的体现。

（二）三阴三阳六经辨证系统

《伤寒论》的六经辨证思想是在《素问·热论》六经分证方法的基础上发展起来的。六经辨证是以三阴三阳的六经经络及其相互络属的脏腑的生理、病理变化作为物质基础的。《伤寒论》中的六经辨证与经络、脏腑、八纲紧密联系在一起，用以代表伤寒的六种疾病类型。六经辨证首先要解决的问题就是辨阴与阳，以三阴三阳的阴阳两纲统摄六经，然后进一步探求病位之表里，病情之寒热，病势之虚实。但是，如果辨证只辨到阴阳、表里、寒热、虚实，那还是很不够的，还必须与人体脏腑经络的病理变化联系起来，才能明确而深刻地阐明各种复杂的病理变化，以指导临床治疗。三阴三阳的每一类型，都有其典型的证候表现，传变过程及相应的治法，三阳病多为表、实、热证，反映的是机体内部邪正相争较为亢奋的病理变化，治以祛邪为主；三阴病多为里、虚、寒证，反映的是机体正气已受损伤的病理变化，治以扶正为主。这样，三阴三阳在伤寒诊治中起到了提纲挈领的作用。

必须指出，《伤寒论》中的三阴三阳概念与中医经络学说中的三阴三阳概念是有区别的。若将二者机械地加以对应，必将导致对《伤寒论》的错误理解。仲景的六经辨证系统也不像后世温病学派之卫气营血与三焦辨证系统那样有着明确的"层次"与"阶段"的含义，三阴三阳病之间并不一定依次逐一传递。

（三）因证立方、见证用方的论治原则

《伤寒论》中的六经辨证相当灵活，三阴三阳每一病都可有多种不同的证候表现，而同一证候表现又往往可以出现在不同的病中。然而，《伤寒论》中一方一证的对应关系却是相当肯定的。书中每一方都因一定的证候表现而立，都有严格而确定的指征，

因而见是证，即可用是方，并不受何种病的限制。其两大优势，一是组方精简，配伍严密，药少量轻而功捷；二是方证结合紧密，观脉证而定病情，随证施治，不拘一格。例如，不论是太阳病，少阳病，阳明病，还是厥阴病，只要有寒热往来，胸胁满或痛、呕等证，便可用柴胡汤。由于《伤寒论》中方与证有着这种对应关系，从仲景本人开始，就有将某方的适应证称作某方证的情况，如桂枝证、柴胡证等，后世就更为普遍。

应当说明的是，辨病也是十分重要的，例如太阳病之柴胡证"身恶风，颈项强，胁下满，手足温而渴"与阳明病之柴胡证"发潮热，大便溏，小便自可，胸胁满不去"显然是不同的。可以说，辨病的作用在于认识疾病的过程与体内邪正双方的斗争，以决定治疗方法，探测疾病发展的趋向，辨证的作用是决定具体处何方，用何药。由于辨证论治对于临床实践具有更直接的指导意义，便于医生临证掌握好原则规范，因而在后世更受到重视，形成中医临床的一大特色。

二、医疗制度和教育方面

（一）医官制度

秦汉六朝800年间之宫廷医学在商周基础上，其发展已初具规模，在太医令、太医丞体制之创设与管理上，在编制上各有一定的调整与变化，为皇室服务的特点上也有所加强。

秦始皇统一中国后，建立了庞大的国家机构，太医丞是其九卿下——少府下设之六丞之一，秦太医令丞，为中国医政史上首建太医制之创始，其职为"主医药"，即主管全国与宫廷之医药卫生事，直接为始皇等帝王医疗保健服务者为"侍医"，奉侍于帝侧。太医不但为帝宫及其统治集团官员疾病进行医疗，而且设"医长"掌管地方郡县之医疗事宜。

两汉医疗体制沿袭秦太医令丞制，为医事管理的最高医官，其分工与机构设施较秦更加庞大，少府太医主要为宫廷服务，其下设有太医监、侍医、尚药监、药长，为皇后、公主服务者还有女侍医、女医、乳医等。两汉之宫廷医学除内外科医生外，增加了妇产科、儿科医生。诸侯王府的医政仿照中央，有侍医。地方的郡、县、乡、亭四级机构中，有关医事制度的可鉴史料较少，在县级政权中可能沿用了以前法医检验组织，亭一级设专门掌管"开闭扫除"事务的亭父，由此可知在郡、县，乡级的行政机构中，也有掌管或兼管医药卫生之官吏。

秦汉宫廷医学还逐渐形成一个惯例"君有疾服药，臣先尝之"。从东汉始，宫廷医学设施进一步扩大，设立了专门负责尝药之"尝药太官""尝药监"等。

新莽时期设有太医尚方。

三国时期，魏承汉代医官制度，有太医令、丞、尚药监、药长寺人监、灵芝园监等官职，《太平御览》引《玉匮针经序》中有吴置太医令的记载，蜀汉医制无考。

晋沿用汉魏之旧制，乃置太医令以掌管医政，并设有御医及太医，但地位卑贱，稍不注意，即有诛戮之患，晋太医令属宗正（皇族事务之九卿之一），后改属门下省。

南朝刘宋设太医令一人，丞一人，隶侍中。刘宋元嘉二十年，太医令秦承祖创办医学教育，以广教授，这是官方置医学教育之始。北朝北魏设太医令等，属太常门下省还设有尚药局，有侍御师；北齐更创设太医署，下有太医令、丞等，属太常寺，而门下省则设尚药局，尚药局内设有典御、侍御、尚药监等职，同时，太子门下坊还设有药藏局、置监、丞各二人，侍医四人等等。北周分太医下大夫等 11 个级别，仿周之制属天官。宋、齐、梁、陈医制如前，大都设有太医令、太医丞以理医政。梁时已将太医令归属门下省，并置有太医博士、太医助教等。

（二）官颁医书

官颁医书多由当时帝王御医主持，组织众多医家集体编撰，卷帙甚巨，且备颁行之便，对医术的总结提高和推广具有积极意义。南北朝时的官颁医书，有刘宋时《宋建平王典术》120 卷，北魏时李修《药方》110 卷，成书于北魏太和年间（477 ～ 499）；王显《药方》35 卷，编撰于 6 世纪初。均为临床方书，反映出当时临证医学的进步。王显《药方》为当时流传经方之精要，通过行政渠道备布郡县、乡邑，对促进临床医学的发展和人民疾患的防治甚有裨益。

南朝刘宋时所撰《宋建平王典术》，梁时尚存，计 120 卷。该书可能为"笃好文籍"的王宏主持下集体撰修。

（三）医学教育

1. 师徒传授和家世相传

汉代的医生，可分为官医与民间医生。官医的服务对象重点是官僚统治阶层，从中央到地方形成了一支有组织的医疗系统。民间以师带徒传授医学的教育形式有一定发展，但官办的医学教育尚未形成，官医主要从民间医药人士中选用，有的可能为临时延聘。汉平帝元始五年（5），"征天下通知逸经、古记、天文、历算、钟律、小学、史篇、方术、本草、及以五经、《论语》《孝经》《尔雅》教授者，一遣诣京师，至者数千人。"（《汉书·平帝纪》）但有时则裁减官医，如西汉时令"侯绅方士、使者、副使、本草待诏七十余人皆归家。"（《汉书·郊祀志》），官医除了主要为统治者服务外，有些还被指派去为军中士卒、一般平民、甚至为刑徒、囚犯诊病。汉代王府中其他人也有喜好医方者，王府一方面培养自己的医生，派人去名医那里请教，或拜名医为师求学深造。地方官吏家中，也多有医药的设施，例如西汉高永侯的管家杜信，曾向淳于意学习《脉经》《五色诊》等达两年。

师徒传授和家世相传，历来是中医学术教育的传统方式，三国时名医吴普、樊阿、李当之等是著名医学家华佗的弟子。

家世相传，最有名者莫过于南北朝时期东海徐氏。徐氏家族先后有徐熙、徐道度、徐文伯、徐嗣伯、徐之才等医家闻名于世。徐氏医学世家精通医药和针灸，代代相传，名医辈出，在中医学发展史上占有一席之地。徐之才曾总结家传效方，撰为《徐王八世家传效方》10卷（按：北齐曾封徐之才为西阳郡王，故称徐王）（李百药：《北齐书·徐之才传》，卷三十三，上海集成图书公司1908年据乾隆四年本重印）。再如名医姚僧垣，其父菩提即精医闻名，僧垣年二十四即袭其业术，后成为南北朝时"远闻服，至于诸番外域"（令狐德：《周书·姚僧垣传》，卷四十七，上海集成图书公司1908年据乾隆四年本重印）的著名医家，僧垣之子最后也成为能医。

2. 官办医学教育的产生

师徒传授和家世相传的医学教育方式，都是个别传授方式，造就医学人才的数量和技师远不能适应实际需要。随着医药学的发展与进步，此时期开始出现由政府举办的医学教育机构。

《唐六典》卷14注记载："晋代以上，手医子弟代习者，令助教部教之。宋元嘉二十年，太医令秦承祖奏置医学，以广教授。至三十年省。"这说明早在晋代已有医官教习之设，刘宋元嘉二十年（443）奏置医学教育一事，则是政府创办医学教育最早的明确记载。北魏太和元年（477）九月，孝文帝"诏群臣定律令于太华殿"（郑樵：《通志·后魏孝文帝纪》，光绪二十八年（1902）上海鸿宝书局石印本），北魏设"太医博士""太医助教"（魏收：《魏书·官氏志》，上海集成图书公司1908年据乾隆四年本重印）之制，可能就在此时。从此，政府举办医学教育开始形成制度，为后世医学教育高度发展奠立了基础。

（四）秦汉医事律令

云梦秦简入土于公元前217年，其中记载修城的民工患病，只由主管的官吏酌情给以口粮，而无医疗待遇，倘若小隶臣病死，疑为由主人处理（出于《睡虎地秦墓竹简》，见《文物》1976年第6～9期。下面关于小儿的律令同出该报道），如果不是因病而死，应将检验文书呈报官府论处。凡官府要买的奴隶，必须经过令史对其进行体检后，无病者方可论价买之。看守官府的残疾人逃亡而被捕获，与因公致残的人逃亡而被捕者同样，由官府予以处罚。

秦始皇时，曾"收天下书，不中用者尽去之。"（《史记·秦始皇本纪》），公元前213年，秦始皇下令焚书，使中国文化遭到巨大损失，但明文法定"医药卜筮种树之书"（《史记·秦始皇本纪》），不在焚烧之列，使得医药书籍得以在社会上保存和流行。汉代广开献书之路，于汉成帝河平三年（前26），曾令侍医李柱国校订方书。

三、最早的婴儿先天畸形的记载

认识和治疗技术提高的同时，对先天性畸形也有确切的记述。如《汉书·五行志》

载："长安女子有生儿，两头，异颈，面相乡（向），四臂，共胸，俱前乡（向），尻上有目，长二寸所。"这是我国儿科史上最早有关婴儿先天畸形的描述。

四、儿科病因及疾病预防的发展

有关儿科病因，除了强调饮食因素之外，还重视先天禀赋，如王充在《论衡·气寿篇》中指出："禀气渥则其体强，体强则其命长。气薄则其体弱，体弱则命短，命短则多病。"认识到先天因素与后天体质强弱、寿夭有一定关系。

秦汉时期，预防疾病措施主要表现在两个方面，即使用香药和隔离病院。佩带或焚烧香药以预防传染病古已有之。《山海经》载有熏草等7种药物，"佩之，可以已疠（疬）"。秦汉时期，帝王身旁常置有香药，此《史记·礼书》亦有记载。马王堆一号汉墓出土一批香囊、香枕，其内容多由茅香、桂皮、花椒、高良姜、杜衡、辛夷、藁本、佩兰、干姜等香药制成，含有挥发油的香药气味芳香。除佩带外，还在室内焚烧香药。现代实验研究证明，上述芳香药物在气态条件下或薰燃，多能达到空气消毒的作用，对致病菌或病毒有着抑制甚至杀灭的作用。

《后汉书·徐登传》载："时遭兵乱，疫疠大起"，兵乱之后，常常出现疫病流行，此时，政府也有用行政的办法，派官员巡察疫情，及时遣医送药，控制传染病的蔓延。如《后汉书》多次提到汉灵帝时，"大疫，使使者巡行，致医药"之类的事，《后汉书·曹褒传》亦载："时有疾疫，褒巡行病徒，为致医药……多蒙济活。"

南北朝时医家已非常重视并开始着手研究疾病的分布，以及影响分布的因素，借以认识疾病的病因和发病规律。如对脚气病，《肘后备急方》就有"脚气之病，先起岭南，稍来江东"的叙述，反映当时战乱频繁、人群迁徙、灾荒遍野的社会背景与疾病分布的内在联系。又如瘿病，《小品方》指出，当时南朝所在地域的"中国人息（恚）气结瘿者"与"北方妇人饮用沙水者"，说明了地区分布不同其致病原因和临床表现也不相同，从而突出了该病的流行病学特点。此外，葛洪对沙虱病昆虫媒介及其与沙虱病的关系，进行了深入细致的流行病学调查研究工作，并做了科学的记载，他还对类似血吸虫病的"射工"有了初步的认识。

第二节　中医儿科学术成就

秦汉至两晋南北朝时期，在中医儿科学领域取得了多方面的成就。比如，晋朝王叔和《脉经》中对小儿脉象的认识，以及首先提出小儿"变蒸"说；晋·葛洪撰，梁·陶弘景增补的《肘后百一方》，最早记载天花；晋·严助《相儿经》对小儿夭寿望诊判断的描述；晋·陈延之《小品方》对小儿初生养护、母乳喂养，北齐·徐之才《逐月养胎法》对孕母调变、胎儿养护的认识。有关小儿疾病治疗的方书，甚至专著，也已经陆续出现。据《汉书·艺文志》载，汉成帝时（前32～7）侍医李柱国校核医书中，就有《妇人婴儿方》19卷、《金疮·疭方》30卷等与儿科相关的方书。东晋陈延之的《小品方》载小儿疾病20余种，方40余首；西晋·皇甫谧的《针灸甲乙经》载小儿10余种病证的针灸治法；北周·姚僧垣的《集验方》载10多种小儿疾病，其中以小儿皮肤外科病证较多。南北朝时期的儿科专著，据梁《七录》和《隋书·经籍志》载，就有10多种，比如南宋·徐叔响《疗少小百病方》37卷、《疗少小杂方》20卷，梁·范汪《范氏疗小儿方》，以及佚名的《疗小儿丹法》《少小方》，北齐·徐之才《小儿方》等。除了方书之外，还有《后汉书王符传》载有婴儿病，婴儿常病，伤于饱也，哺乳多则生痫病。《后汉书赵壹传》脉诊，秦越人诊太子结脉，世著其神。现就这一时期所取得的成就分述如下：

一、变蒸学说的提出

变蒸是探索小儿形、神生长发育规律的学说。变蒸之名，始见于西晋王叔和《脉经》，王叔和在《脉经》中曾云"小儿是日数，应变蒸之时，身热而脉乱，汗不出，不欲食，食辄吐见者，脉乱。无苦也。"

从原文看，王叔和所言变蒸的本来含义，是指小儿在生长发育的过程中所表现的一种自然的、生理性的现象。变，主要指智能发育，变其情智，发其聪明；蒸，主要指形体生长，蒸其血脉，长其百骸。小儿生长发育旺盛，其形体、神智都在不断地变异，蒸蒸日上，故称变蒸，虽有一组相应的症候群，但同时，又是"脉乱、无苦也。"不需要药物治疗。王叔和小儿"变蒸"说的提出导致了儿科学界千年之争，而至今尚无一致结论。

关于小儿变蒸，隋唐以来，日相传演，其说益繁，并赋予了许多玄秘的内容，诸如日数、大小蒸、变蒸与气血、脏腑的关系等，给本来明白易了的问题蒙上了一层神秘的色彩，令人莫测高深。但总体说来，变蒸学说是我国古代医家用来解释小儿生长发育规律，阐述婴幼儿生长发育期间生理现象的一种学说。

二、《伤寒杂病论》对儿科的影响

《伤寒杂病论》第一次建立了中医辨证论治临床体系，对外感性疾病有着直接的临床指导作用，而且还为后世中医辨证论治体系的建立奠定了基础，是我国医学史上影响最大的著作之一，也是我国第一部理法联系方药较为完善，理论联系实际，论述疾病辨证论治的医学专书。

其学术成就首推创立了六经辨证论治体系，奠定辨证论治体系的基础，既适应于外感疾病，也适应于杂病，而且书中贯穿全篇的六经辨证、八纲辨证、脏腑辨证，以及诊法、脉法治疗八法、表里先后治疗原则等，所有这些辨证论治的基本理论结构，至今未变，仍密切指导临床实践。后世医学的发展，如温病学的兴起，都受到《伤寒杂病论》辨证论治的重大启发。

其次，《伤寒杂病论》的学术成就也体现在其所创制的"汤证"，是辨证论治的具体运用，行之有效。《伤寒杂病论》中的麻黄汤证、桂枝汤证、白虎汤证、承气汤证，将特定的证候与特定的汤方组合起来，经过1800多年的实践检验，辨病与辩证结合，得出了茵陈蒿汤治疗黄疸、乌梅丸治疗蛔虫症、麻杏石甘汤治疗呼吸道感染、白虎汤治疗乙脑、白头翁汤治疗痢疾等规范。

再有，《伤寒杂病论》客观地论述了疾病的发生发展规律，实事求是地评价效果，为疾病的预后判断，提供了可靠的依据。如《伤寒论·辨太阳病脉证并治》曰："太阳之为病，脉浮，头项强痛而恶寒。"阐明了伤寒以六经为传变规律，从阳至阴，从表入里，从脏传腑的发生、发展过程。病邪在三阳经，则邪气较浅，可以用发汗的方法解之。太阳经为人身之藩篱，主表，是外邪侵犯机体首先侵袭的途径，而头项强痛、恶寒、脉浮，是太阳病必具症状，是所有外感疾病的纲领。

此书自成书以后，一直指导着后世医家的临床实践，虽然它还未对儿科的病证作专篇的论述，但它奠定了中医儿科学辨证论治的基础，对后世儿科学的临床实践和发展，起了重大的指导作用，至今其辨证论治理论仍密切指导着临床实践，因而张仲景被后世称为"医圣"，称其著作《伤寒杂病论》为方书之祖。

三、《脉经》对儿科诊疗学的指导作用

王叔和的《脉经》是我国第一部脉学总结性著作，论述了小儿脉法，认为"小儿之脉快疾，一息七八至曰平。"其突出的贡献主要有以下几个方面：

1. 确立了"寸口诊脉"的定位诊断，我们现在的"寸口诊法"，虽经后世医家根据实践经验做了一定的调整与补充，但王叔和首先肯定的定位诊断应有其重要的历史意义。

2. 确立了24种脉象名称及其指感形象的标准，将众多的脉象名称归纳为浮、沉、迟、数、茫、洪、滑、结、代、弦、伏、促、革、实、涩、微、细、软、弱、虚、缓、紧等24种常用脉象，并形象地逐一描述了其指感形象，使脉象有了明确的命名标准，使人易于掌握，易于辨认，能很好地应用于临床。

3. 记述了多种危重脉象。王叔和不仅详细描述了一般情况下经常见到的24种脉象，而且对病危及特殊情况下的脉象变化也有记述。此后世医家，对危重脉象的描述，皆宗《脉经》之说，至元·危亦林《世医得效方》将其归纳，称为"十怪脉"，并形象地描述了各种脉象的指下感觉及其临床意义。

4. 将脉象和变蒸相结合，提出了小儿变蒸时"脉乱无苦"。变蒸是古代医家用来归纳和解释小儿形体发育和智慧增长规律的方法。尽管儿童在其由量变到质变的发育过程中会出现不同的表现，但是，如果见到"身热脉热，汗不出，不欲食，食辄吐现"的症状，就不能认为是正常的生理反应，而应以疾病对待及时诊治，若拘泥于变蒸之说，恐贻误病机，酿成不良后果。如《脉经·平小儿杂病证第九》中有："小儿脉呼吸

八至者平，九至者伤，十至者困。诊小儿脉多雀斗，要以三部脉为主，若紧为风痫，沉者乳不消，弦急者客忤气。小儿是其日数应变蒸之时，身热脉乱，汗不出，不欲食，食辄吐者，脉乱无苦也。小儿脉沉而数者，骨间有热，欲以腹按，冷清也。小儿大便赤，青瓣，飧泻，脉小，手足寒，难已；脉小，手足温，易已。"

5. 首先对脉象进行鉴别。因为王叔和充分认识到脉象在临床中作用，同时又深感脉形的鉴别比较困难，于是把各个脉象的指感形态详加描述并突出其特点，对类似的脉象进行了对比鉴别，打开了后世医家的思路，对临床诊治疾病起了不可估量的作用。

总之，《脉经》不仅对我国医学的发展做出了杰出的贡献，而且对世界医学亦有广泛的影响。

四、儿科疾病的诊治

秦汉时期，儿科专著已经问世。《汉书·艺文志》录有《妇人婴儿方》，张仲景撰著《伤寒杂病论》时曾参阅过《胎胪药录》一书，可见《胎胪药录》在当时已经是儿科专著。此外，张仲景弟子卫汛（一作卫沈），知书博学，独擅妇婴之病，据传曾撰有《小儿颅囟经》3卷，上述几种著作惜均已失传。

更为突出的是东汉末年张仲景在医学上的成就，对儿科学术发展具有深远的影响。师仲景法，用仲景方，可治多种小儿疾病。如所拟麻杏石甘汤治疗热喘之剂，至今仍为儿科医师治疗支气管肺炎的效方。《金匮要略》奠定了脏腑辨证基础。同时期名医华佗，则善于从母子间的整体关系，论治孕乳期妇女与小儿的疾病。如他治疗陈叔山小儿吮乳啼哭泻泄症，认为是其母又孕，阳气内养，乳汁虚冷而致，后让其母服四物女宛丸而愈。说明当时已观察到母乳对婴儿的影响。

继前代巫方及卫汛《颅囟经》之后，三国两晋南北朝时期儿科医家有"江左苏家"，其医术"传习有验，流于人间"。魏晋时期，王叔和的《脉经》和皇甫谧的《针灸甲乙经》中，分别辟有"平小儿杂病"和"小儿杂病"专篇；北齐医家徐之才，曾撰《小儿方》3卷；梁代关于儿科的医书有：王未钞《小儿用药本草》2卷，王未撰《疗小儿杂方》17卷，徐叔响《疗少儿药方》37卷。范氏《疗小儿药方》1卷，《杂汤丸散酒煎薄贴膏汤妇人少小方》29卷，《疗少小杂方》20卷，又《疗少小杂方》29卷，均佚，从唐宋之后医籍所存佚文中，尚可窥其大略，说明三国两晋南北朝时期，有关儿科疾病的治疗经验，已经有了相当程度的积累。

天花是危害小儿健康最大的烈性传染病。晋代葛洪在《肘后救卒方》中对儿科重证天花的描述为世界最早，对它的典型症状和流行做了描述。新生儿破伤风至晋代，医家发现该病与断脐不洁，感染"风"毒有关，提出使该病概念更为明确的病名"小儿脐风"。

这一时期，儿科治疗方法日渐丰富。从现存资料看出，当时儿科治疗学已渐趋完备。陈延之《小品方》中详列小儿伤寒、客忤、咳嗽、身热、渴利、热利、积滞、疳证、盗汗、夜啼、小便不通、丹疹、解颅、蓐内赤眼、口舌疮、重舌、悬痈、齿不生、发不长等涉及各种病证的治疗。治法除汤药、散剂之外，还有外敷、点眼、针刺等多种。被誉为"急诊手册"的《肘后方》，也有救治小儿急证的方药，如"小儿卒死而吐利不知是何病者"方。

五、小儿外治法的记载

秦汉时期，望色、切脉、问诊等常用中医诊断方法已在儿科得到普遍应用，有关小儿病的治疗方法，也趋于多样化，如汤剂、丸药、蘸烙、针、砭等，其中外治法占有重要地位。张仲景《金匮要略》中有治"小儿疳虫蚀齿方"，用雄黄粉、葶苈末、猪脂制成"点药"，蘸烙病灶局部，是一种较好的外治法。

另外，东晋·陈延之撰写的《小品方》一书中载有"小儿门"1卷，其中涉及的用药极其灵活，途径极其广泛。如其将药物捣烂或取汁涂于患处，称为涂法，利用该法治疗小儿唇肿，如清蛋研桑木白皮，取汁，以涂儿唇口，即瘥；另有以乳为养，将药捣烂涂于乳头，待小儿饥饿时，令哺之，则药自咽下，如"疗小儿客忤方，取衣中白鱼十枚，末，以涂母乳头，令儿饮之"；以药煮水，令儿浴之，可从皮肤吸收，称浴儿法，如"小儿身热，可以李叶汤浴之"；点眼法，将浸过药物的乳汁，点眼中；外贴法，将药物切片后贴患处；沥口，以羊乳细细沥口中，以治烂疮等外治法。

针灸疗法，皇甫谧的《针灸甲乙经》中卷十二为"小儿杂病"，是继《黄帝内经》之后，又一次更加广泛地将针灸之法用于儿科的著作。书中叙述了十余种小儿疾病的针刺之法，如"小儿咳而泄，不欲食者，商丘主之""小儿腹满，不能食饮，悬钟主之。"虽然，囿于时代的认识水平，其取穴手法并非至臻至善，但从儿科发展史的角度看，它丰富和发展了儿科的治疗手段，开拓了儿科治疗途径的多样化，补充和完善了儿科学的论治体系，其意义是深远的。

六、关于小儿时行疾病的论述

诸多医家有了关于此方面的论述，不但丰富和发展了其基础理论，还增加了许多新的病种和治疗方法，分类更趋详细。其中《肘后备急方》中对若干传染病的卓越认识是葛洪的突出成就，不少见解和发现，至今仍具有重要科学价值。葛洪《肘后备急方》在记载鬼注、尸注（类似结核病）中指出其"乃至灭门"的传染性也都是创造性的，尤足称道的是该书对豌豆疮（天花）与沙虱（恙虫病）二病的细致描述。

（一）丹痧

《金匮要略·百合狐惑阴阳毒病证治》中载有"阳毒之为病，面赤，斑斑如锦纹，咽喉痛，唾脓血，五日可治，七日不可治，升麻鳖甲汤主之。"阳毒一病，其主证为咽喉痛，体发斑，属伤寒时毒，不少医家认为，古之阳毒，颇似近之丹痧，是丹痧的早期记述。

（二）痢疾

《金匮要略·呕吐哕下利病脉证治》载有："下利，寸脉反浮数，尺中自涩者，必清脓血。"即是指痢疾为里证，寸脉主表，现反浮数，非表热，乃气分热盛，伤及血分而便脓血，此言痢疾便脓血的病机。

（三）疟疾

《金匮要略·疟病脉证并治》中首先指出疟疾的脉象见于弦，弦数多为热，弦迟多为寒。弦而小紧下之差，弦迟者可温之，弦紧者，可发汗针灸也，浮大者可吐之，弦数者风发也，以饮食消息止之。说明疟疾的治法有汗、吐、下、温、清等法，但在临床中必须结合症状，辨证论治，不能单凭脉论治，并指出疟疾发病的一般过程和病情转归，即"疟疾，以月一日发，当以十五日愈，设不差，当月尽解，如其不差，是为症瘕，名曰疟母，急治之，宜鳖甲煎丸。"说明疟疾的发展虽有一定的发展规律，但不可拘泥于时日，总以早期治疗为好，若任其迁延失治，转为慢性，结成疟母，就难于治疗了。鳖甲煎丸，组方严密周到，功能理气活血，扶正祛邪，应用范围可不限于疟母，凡因气血凝滞，腹内有肿块者，均可应用。又有《金匮要略·疟病脉证并治》载有"瘅疟，因阴气孤绝，阳气独发，则热而少气烦冤，手足热而欲呕，但热不寒，邪气内藏于心，外舍分肉之间，令人消烁肌肉"。指出了瘅疟的发病机制及其症状，可用白虎加人参汤清其独胜之热，救其将竭之阴，则热少气烦呕之症自愈。另有"温疟，其脉如平，身无寒但热，骨节疼烦，时呕，白虎加桂枝汤主之。"此病恶寒但热，需与瘅疟鉴别，其依据《素问·疟论》中以先热后寒为温疟，以但热不寒为瘅疟，可知温疟并非恶寒，只是热多寒少而已，更为进步的是其提出用常山、蜀漆一类药治疟，为前人治疟的先导。

葛洪《肘后备急方》中载以常山、青蒿治疟，现代研究证明，常山确为抗疟特效药，而青蒿的有效成分青蒿素，高效、低毒、速效，被认为是现代抗疟史上继氯喹发现后的一个新突破。

（四）天花麻疹

由于天花和麻疹这两大传染病于此时传入我国，并发生流行，所以，对于天花和麻疹的认识、治疗做了大量工作。

《古今医统》载："支氏曰：发热之间，咳嗽、喷嚏、鼻流清涕、眼胞浮肿、腮赤、或泪汪汪、或恶心呕吐，即是疹候……疹之初发，多在天行疠气，传染之时，沿门比屋相传，轻重相等。"乃麻症卡他期的典型症状，并与其他发疹热鉴别，故曰"即是疹候"；后段则指出其传染性的强烈及症状的相似性，只有麻疹才具备这三种特点。说明支氏之疹候，即为现代之麻疹，疹候不过是时人的一种称呼而已。查该书卷首，历代名医姓氏，支姓仅载晋·太医"外台秘要"支法存一人，《千金要方》"自永嘉南渡，衣缨士人，多有遭者（指脚弱），岭表江东，有支法存、仰道人等，并留意经方，偏善斯术，晋朝仕望，多获全济，莫不由此二公"，由此可知，《古今医统》所说的支氏，为西晋·永嘉年间（307 ～ 313）的支法存。据载支氏曾著有《申苏方》5 卷行世，这表明，大约在公元四世纪，我国已发现并记载了麻疹的流行及症状，后与天花、惊风、疳证一起，并为儿科四大证。

晋朝葛洪撰，梁陶弘景增补的《肘后百一方》，最早记载天花。据现知资料，豌豆疮（天花）存在的最早证据是埃及法老拉美西斯五世（前 1160）木乃伊身上留下的麻点，然而世界上对天花的描述，当葛洪《肘后备急方》所述最早。《肘后方》指出："比岁有病时行乃发疮，头面及身，须臾周匝，状如火疮，皆戴白浆，随决随生。不即治，剧者多死。疮瘢紫黑，弥岁方灭，此恶毒气。世人云，永徽（当为永嘉之讹）四年（301），此疮从西东流，遍于海中……以建武（晋元帝年号）中于南阳击虏所得，乃呼为虏疮。"（葛洪《肘后备急方》卷二，35，人民卫生出版社影印，1956），虏疮后又被称为豌豆疮，也就是天花。葛洪对本病的流行性、病程经过、发疮特点及其预后等，均已阐明，并提出了治疗及预防方法，同时，还说明出现这一新的疾病的源流，清楚地指出天花原非中国本土固有的疾病。

（五）小儿黄疸

《伤寒论》和《金匮要略》中指出寒湿和瘀热为黄疸发黄的主要病因，其创制的茵陈蒿汤、茵陈五苓散等，仍是目前治疗黄疸型肝炎行之有效的方剂。常用药物为：茵陈、栀子、生大黄、金钱草、虎杖、车前草、茯苓等。葛洪《肘后备急方》还以时行病发黄来说明有传染性的黄疸病。

（六）狂犬病

狂犬病是当时流行的严重传染病，人们多有警惕，如《北史·王宪传》载其曾孙王晞称"先被犬伤，困笃，不赴，有故人疑其所伤非猘，书劝令赴。晞复书曰……若疑其是猘而营护，虽非猘亦无损，疑其非猘而不疗，傥是猘则难救。然则过疗则致万全，过不疗或至于死。"（葛洪《肘后备急方》卷一，人民卫生出版社，1982），说明当时社会上对狂犬病的积极防治是很重视的。葛洪在这方面又做出重要探索，《肘后备急方》记载了被狂犬咬伤用狂犬脑敷创口"后不复发"之方，可谓为人工免疫思想的先驱，葛洪这一思想对后世"人痘法"的出现不无影响。葛洪还指出本病的潜伏期，"凡猘犬咬人七日发；过三七日不发，则脱也。要过百日乃为大兔耳。"直到 19 世纪法国巴斯德才证明狂犬的中枢神经组织中具有抗狂犬病物质，并制成狂犬病疫苗用于狂犬病的防治。

（七）伤寒

在总结继承前人临床经验的同时，积极进行新的探索和改革，伤寒学说得到发展。尤其是对一些传染病的认识有了新的发现，对后世温病学的产生与发展具有深远的影响，晋·葛洪《肘后备急方》在这方面的贡献最为突出。

秦汉时期将温病、时行病完全隶属于伤寒，与之不同，魏晋南北朝时期医家们已试图对三者进行区别，他们虽无专篇论述，但往往作为并列的概念提出。《肘后备急方》认为主要区别在于三者的病因不同，《小品方》则提出不仅病因异气，而且"解宜不同，方说宜辨。"（王焘:《外台秘要》卷一，18，四库全书711册，上海古籍出版社，1986），尽管从现存的《小品方》条文来看虽然"解宜不同"的区别并不严格，但已经注意到温病、伤寒的区别，这对温病学的发展具有积极意义。伤寒的病因说虽基本源于伤寒病温的说法，继承了伏气致病的传统理论，但在《肘后备急方》中已经注意到"冬日不甚寒"仍可有伤寒发生这一事实，难能可贵的是提出"疠气"病因。该书指出"其年岁中有疠气，兼挟鬼毒相注，名为温病。"（葛洪《肘后备急方》卷二，15，商务印书馆，1955），第一次明确地将疠气作为温病病因提出来，并指出瘟疫患者死亡之后仍具有传染性。这较秦汉时代的伤寒病因说显然有了重要的进步。

由于"疠气"的提出，认识到温病是有传染性的。《肘后备急方》中提出防治的具体方药。大黄甘草麻黄杏仁芒硝黄芩巴豆丸，还指明该方除用于治疗之外，"家人视病者，亦可先服取利，则不相染易也。"（葛洪《肘后备急方》卷二，P33，人民卫生出版社，1956）。在"治瘴气疫疠温毒方"篇中，载有各种预防方药，用药途径有内服、鼻吸、外敷、佩带、烧熏、悬挂等等，说明当时对于预防温疫的发生确实经过了多种尝试。

（八）蛔虫病

虫聚为患，劫取精微，耗伤气血，而致气血亏损。虫性好动，聚而内阻肠胃，其性动而好窜，钻入胆道，发为"蛔厥"证，或由蛔虫过多，互相窜动，扭结成团，发为"虫瘕"证。如《金匮要略·趺蹶手指臂肿转筋阴狐疝蛔虫病脉证治》中说:"蛔厥者，当吐蛔，今病者静而复时烦，此为脏寒。蛔上入膈，故烦，须臾复止，得食而呕，又烦者，蛔闻食臭出，其人常自吐蛔。"即类似胆道蛔虫症的描述，并提出了乌梅丸治疗的方法。

（九）沙虱

沙虱（恙虫病）:据学者研究即恙螨，葛洪在《肘后方》中描述:岭南一带山水之间有一种几乎看不见的虫子，叫沙虱。人入溪中或用山水洗浴，或阴雨天在草丛中行走，此虫便可附着人体，钻入皮肤，初起时皮肤发潮，红色疹，如小豆，玉米或粟粒大小，手摩时痛如针刺，三天之后，全身关节强痛、发热、恶寒，红斑上发疮，此虫逐渐侵入心脏，可致人死亡。他指出用针挑出虫子为疥虫样，放在指甲上映光观察，才能看见它的活动。葛洪在1600多年前即最早对恙螨的生态、自然疫源地、恙虫病感染及其初疮、主要症状体征、检查方法和预后等，进行了如此细密的观察及科学的描述，受到国内外学者的高度赞扬。1930年日本学者证实恙虫病是由东方立克次体引起的，沙虱是恙虫之幼虫——恙螨，是该病的传播媒介。

（十）新生儿破伤风

至晋代，医家发现该病与断脐不洁，感染"风"毒有关，提出使该病概念更为明确的病名"小儿脐风"。晋代·皇甫谧《黄帝甲乙经》卷始载；"小儿脐风，目上插"；"口不开，善惊"；"风从头至足，痫瘛，口闭不能开，每大便腹暴满，按之不下，噫，善悲，喘。"《针灸甲乙经校验·卷之十二》中有："小儿脐风，目上插，刺丝竹空主之。小儿脐风，口不开，善惊，然谷主之。"明确提出了小儿脐风病名，主证为惊风、目上插、口噤，可用针刺丝竹空、然谷等穴位治疗，是关于小儿脐风的最早记录，所述多为神经系统和消化系统病候，是典型的破伤风征象，说明当时医生对该病认识水平已很高。

七、关于小儿常见病的诊断治疗

严助的《相儿经》对小儿夭寿望诊判断的描述；从声音、脉象、脐部、眼睛、口腔、汗出、小便、动作、毛发、骨骼、外阴等多方面体征来判断小儿的预后，这在当时是相当全面和合理的。

东汉张仲景在其所著的《伤寒论》一书中，有很多关于厥逆的论述。但他所论之厥，主要限于肢体或手足厥冷而言，如："厥者，手足逆冷是也"；"凡厥者，阴阳气不顺接便为厥"，这便阐明四肢手足之所以厥冷不温，实由体内阴气与阳气不相顺接，阳气不能通达四肢，温运四末所致。造成阴阳气不相顺接的原因是多种多样的，故仲景《伤寒论》之厥逆证候，则有10余种之多，其中有阴寒极盛之"脏厥"、食则吐蛔之"蛔厥"、痰阻胸膈之"痰厥"以及冷结下焦致厥、水停心下致厥、气郁不宣致厥等等。但概言之，又不外"寒厥""热厥"两大类，联系儿科临床来看，这些类型在小儿厥证中，也是比较常见的。

《伤寒论》中寒厥证，系由阴寒邪侵，气血凝涩不畅，或因阳气衰微，不得温煦四末所致，故现手足逆冷。而热厥证，则系热邪伏遏于内，阳气闭郁，不得宣通，四肢手足失于营运所致，故亦现手足逆冷，且表现为"热深厥亦深，热微厥亦微"，这与《黄帝内经》所说的"寒厥"足下寒，"热厥"足下热，在概念上是不完全相同的。所以张景岳指出："《伤寒》之厥，辨在邪气，故寒厥宜温，热厥可攻也。《黄帝内经》之厥，重在元气，故热厥当补阴，寒厥当补阳也。二者之治，不可不察。"

八、重视妇幼保育

汉代的一些统治者出于充实兵员与增加劳力之需要十分重视妇幼保育，并给予奖励。元和二年（85）规定：产子者可免税三年，怀孕者，发给胎养谷三斛，其夫免税一年。对无父母亲属的婴儿，及有子而无力抚养者，还发给一定的抚养费。上述措施，对于维护婴幼儿的健康成长，起到较为积极的作用。

西汉《烈女传》中进一步提出孕妇在寝、食、坐、立、蹲、视、听等方面的身心修养要求，认为如此则"生子形容端正，才过人矣"，可称儿科学术中关于胎养、胎教的先声。

这一时期的小儿保健思想，在《黄帝内经》预防医学和养生观基础上，有所发展，补充了妊娠妇女身心保健卫生内容。如现存北齐徐之才的《逐月养生胎法》，此书对胎儿逐月发育情况做了描述，徐氏认为：妊娠一月始胚；二月始膏；三月始胎；四月成血脉；五月四肢成；毛发初生；胎动无常；六月成筋；七月骨、皮毛成；八月九窍成；九月六腑百节皆备；十月五脏具备。六腑齐通，关节人身皆备，即产。徐氏关于胚胎形态发育过程的描述与现代的认识相近，并成为现代中医人体胚胎理论知识的主要内容，书中创制的 18 首逐月养胎方剂、药物皆为养血安胎，益阴补肾之味，对促进胎儿发育，防止流产有一定的意义。中国自古以来，对胎教十分重视，徐之才继承了古代胎教的传统思想，又在对胎儿发育认识的理论基础上，十分重视孕妇心理精神因素对胎儿的影响，徐氏指出：妊娠三月，"欲子美好，数视璧玉；欲子贤良，端坐清虚，是谓外象而内感也"。又说："当静形体，和心志""应无悲哀，无思虑惊动""无大言，无号哭"，已认识到孕妇保持良好的心理精神状态，高尚的道德情操，可以影响胎儿，并与生后小儿的智力发育和性格特征的形成有密切关系。葛洪在《抱朴子·内篇》书中还谈到"坚齿""明目""胎息"等功法，其中"胎息""坚齿"的论述在气功史上尚属首次，对后世影响很大。

秦律为了保护新生儿和婴儿，规定仅在新生儿有畸形及发育不全时，杀婴儿者无罪；若发育正常，仅因多子而不愿其生，即不欲抚养而杀之，则处以重刑——黥为城旦舂，即服男犯筑城、女犯舂米劳役并处以墨刑（针刺面额，染以黑色）。秦律还规定，唆使身高不满六尺（据贾静涛氏考证古代一般认为男子十五岁，身高六尺）者犯罪，则处以车裂之刑，即严厉禁止唆使少年儿童犯罪。

汉章帝元和二年（前 84），政府则明令重视妇婴卫生保健工作。《后汉书》载：（元和）二年纯正月乙酉诏曰："人有产子者，复勿算三岁，今诸怀任者，赐胎养谷，人三斛复其夫勿算一岁，着以为令。"又云："其婴儿无父母亲属及有子不能养者，禀给如律"。这些措施在婴儿保健方面确实起了一定作用。

九、医学分科中的小儿医学

在这一时期，出现了世代相传的小儿医家，使小儿医学这门刚刚诞生的学科坚实地扎根于民众之中，为儿科学的发展提供了实践经验的广泛来源。

在医事分科中列入小儿科载于史籍的，首先见于《隋书》，说明小儿医学在两晋南北朝时代已有所进展。《隋书》所载南朝医书，有脉理、病理、药性、制药、针灸、孔穴、制丸、制散、制膏、制丹等书；分科有小儿科、产科、妇女科、痈疽科、耳眼科、伤科、疟疾等。

这一时期，医家已注意儿科医案的记录和整理，但传世医书不多。西汉初淳于意所著的《诊籍》中，记载有西汉淳于意治疗齐王中子诸婴儿的"气鬲病"，齐王中子诸婴儿小子病，召淳于意诊其脉，病症表现为"使人烦懑，食不下，时呕沫"，病得之（少）心忧，数忔食饮。配用"下气汤"，病儿服后，"一日气下，二日能食，三日即病愈"。此是淳于意的"下气汤"治愈小儿气鬲病的病案，可以看出，当时人们就认识到小儿病常与饮食不当有关，如"小儿常病伤于饱也"。

现存《外台秘要》卷三十六中有《小品方》儿科医案二则佚文。一则为小儿误吞铁珠子，后渐瘦瘠，有时下利，恶寒发热，数医治疗无效，后医细察病由，处方施药而愈。另一医案更为详尽，有一位六七岁的女孩患腹痛，其母触摸，"觉手下有一横物在儿肉里，正平横尔。"脱衣察看，"肉完净无有刺处""其母即以爪甲重重介之，乃横物折爪下两段"，请医生诊治，认为"母常带针，裸抱儿体，针入儿肌肤中"，日久，针杇易折，故"令患腹痛不安"，遂令病孩"服温中汤"而治愈，并记录追访情况，"后长大嫁，因产乳，不闻道针处为患。"这一医案，从病因、症状、体征、诊断、治疗到预后等，叙述细致完备，反映了当时医家认真细致的诊疗作风。

第三节　医家医著

有关小儿医药的专著在这一时期大量涌现，从这些专著中，我们可以了解到，当时儿科在药物、方剂方面确有很大的发展。

一、徐之才与《小儿方》

徐之才（492—572），字士茂，是南北朝时期一代名医，他医术高明，在北地名声很大，是徐文伯之孙，徐氏医学世家的第六代传人。徐之才自幼聪明，5岁就能背诵《孝经》等经书，13岁被招为太学生。少年徐之才对《周礼》《易经》都有相当程度的理解，人们谈论这些经文时，他能对答如流。徐之才小小年纪就有丰富的知识和好口才，有了神童之称。年龄稍大以后，他以广博的经史、天文知识，又精通医药，而且头脑机敏，很为当时的一些官员赏识。徐之才最初在南齐进入仕途，后来被北魏所俘，经举荐，魏帝召见了徐之才，见他医术高超，又才思敏捷，能言善辩，对他予以了重用。徐之才先后在北魏、北齐做官，曾作过兖州刺史、大将军、尚书左仆射、尚书令，武平二年（571）被封为西阳郡王，所以人们称又他为"徐王"。

徐之才以他对医学的丰富经验和认识撰著医书，著有《药对》2卷和《小儿方》。由于徐之才对本草药物学和临床治疗方剂方面有深入研究，对中药学的分类作出贡献，所以后人把后世治疗上的"十剂"（即宣、通、补、泻、涩、滑、燥、湿、轻、重）归于徐之才所创，至今仍为中药学的分类方法之一。此外，徐氏对妇科也有一定的见解，其《逐月养胎法》实本自先秦时期《青史子》中胎教法而作，首创了逐月养胎法，倡导注重饮食调摄、注意劳逸适度、讲究居住衣着、重视调理心神陶冶性情、施行胎教等养胎方法，对于孕妇之卫生及优生均有重要意义。另外，徐氏还著有《徐王方》《徐王八世家传效验方》《徐氏家秘方》及《雷公药对》，惜均已佚。徐氏一家由南仕北，对于南北地区医药之交流，也有积极的意义。

二、已佚儿科医籍

《疗少小百病杂方》37卷　　　南宋·徐书响

《疗少小杂方》12卷　　　　　南宋·徐书响

《范氏疗小儿药方》　　　　　梁·范汪

《妇人少小方》9卷　　　　　梁·佚名

《疗小儿杂方》17卷　　　　　梁·王末钞

（张静　朱锦善　葛金玲　章文平）

参考文献

1. 中医研究院.金匮要略语译［M］.北京：人民卫生出版社，1974

2. 成无己.注解伤寒杂病论［M］.北京：人民卫生出版社，1963

3. 山东中医学院.针灸甲乙经校释［M］.北京：人民卫生出版社，1979

4. 高文柱.小品方辑校［M］.天津：天津科技出版社，1983

第三篇　中医儿科学的形成

第五章　隋唐时期的中医儿科学

第一节　概况

隋、唐、五代时期，封建社会发展到繁荣阶段，在这段时期内我国专制封建社会处于上升时期。

公元581年，隋文帝杨坚夺取政权，建隋朝，定都长安，统一中国，结束了长达三百年的南北对峙局面。然而，隋炀帝杨广横征暴敛、荒淫无度，其下令开凿大运河，虽在客观上沟通了南北交通，但他对民力、物力的无限制征用，激起了老百姓的愤怒，由此导致了历史上又一次农民大起义。公元618年，隋政权被推翻，继由李渊、李世民父子建立起空前强盛统一的唐朝。唐太宗李世民采取了一系列休养生息的政策，所以唐初曾有"贞观之治"的盛况，经济富庶，高度文明。但自安史之乱后，唐朝遂陷入分崩离析的局面。在历经梁、唐、晋、汉、周五个朝代的更迭之后，公元960年，由赵匡胤统一中国，建立了大宋王朝。隋唐时期，国家重归统一，国力强盛，经济繁荣，科学文化迅速发展，中国医学在这一时期得到了全面的发展。中医儿科学在隋唐时代也得到了显著发展，是中医儿科学术发展史上的一个重要时期。在这一时期，儿科专业开始建立，并开始了儿科的专科教育，中医儿科体系已渐具雏形。

一、中医儿科专业的初步形成

《灵枢》云："人年五十以上为老，二十以上为壮，十八以上为少，六岁以上为小。"隋唐时代即称小儿科为少小科。后来所称小方脉或幼科，皆指小儿科。

在医学教育方面，公元443年，刘宋王朝太医令秦承祖奏置医学，以广教授，实开中国医学教育之先河。据《唐六典》记载，在公元624年，唐朝沿袭晋制，设立了"太医署"，内设医科、针科、按摩科和咒禁科。其中，在医科中设有"少小"科，即今之儿科，既是医学教育机构，也是医疗单位。由"太医署"管理医事人员培训，分医师、针师、按摩师等科。儿科专业人员要在太医署经过五年的学习，才能考取为医师。学生经过考试入学后，医师科、针师科均由医博士教授，学生除学习专业课外，必须首先学习《神农本草经》《针灸甲乙经》《脉经》等基本课程，然后分科学习体疗（即内科）、疮肿、少小、耳目口齿、针法等治法，每月、季、年均要进行考试，以评核成绩，还规定学习九年仍不合格者，即令退学。其从制度上保证了专业的学习和专科的发展，是具有积极作用的。

由上可见，在唐代，就儿科而言，传授方式已不仅是从前的师徒传授，子继父业，而是已经形成了一套较为完整的教学体系，即首创由国家设置医学校的模式。它对于造就大批儿科医师、提高儿科的诊疗水平、学术水平，均具有积极的作用，也为两宋之际中医儿科学术体系的形成奠定了基础。

二、中医儿科学专著专论的出现

随着医学的发展，隋唐医家对儿科诊疗经验有了进一步积累，出现了有影响的儿科专著或专论。据史书记载的书目有 11 种 67 卷，可惜均已散佚。现存最有价值的儿科专著或专论有《诸病源候论》《备急千金要方》《外台秘要》《颅囟经》等。《诸病源候论》卷四十五至卷六十，集中论述小儿护养、杂病诸病，共 255 论，是最早对小儿病源证候学的专题论述。病源与证候是中医辨证治疗的重要依据，该书内容丰富，描述详尽，分析准确，通俗易懂。除此之外，《诸病源候论》还是一部记载了当时医学发展水平的重要著作，从该书所载的对于病因认识的内容看，当时的医学对于疾病的认识已经相当全面、详细，并分析透彻，称得上是一部相当完备的病源证候学全书。

早在《黄帝内经》《五十二病方》《颅囟经》等医学著作中就有对小儿疾病的记载，但是，古代医家对儿科疾病的认识很肤浅，记载亦简单、零散。孙思邈有感于隋唐以前还没有一部较完整论述小儿医学的专书而十分惋惜。他说，由于"小儿气势微弱"，虽然"医士欲留心救疗"，但又"立功差难"故而"今之学者多不存意"，"乳下婴儿有病。难治者，皆无所承据也"。因此，他认真总结前人经验，广泛收集民间方药，结合自己丰富的临床经验，撰写《备急千金要方·少小婴孺方》上下两卷，并将儿科列为卷首；晚年又撰《千金翼方》，补充了大量的儿科资料，写成"养小儿第一""小儿杂病第二"，从小儿的养护保健、生理病理特点到疾病论治、立法方药皆做了详尽的阐述，为中医儿科学的创建和发展起了承前启后的作用。

《外台秘要》是唐代另一部大型文献整理性医著，书中十分系统地整理了唐代及唐以前的儿科学成就，汇成"小儿诸疾"2 卷。这几部大型医著中的儿科专论，颇能反映中医儿科学在唐代的发展水平，充分体现了中医儿科学术成就和特色。

这一时期还出现了我国现存最早的儿科专著《颅囟经》。《颅囟经》相传是我国最早的儿科专著，作者有巫方、师巫和卫汛（张仲景弟子）不同说法，提出了小儿"纯阳"之说。《颅囟经》所说小儿纯阳是指"孩子三岁以下""元气未散"，因此以"阳"来概括小儿生机旺盛、发育迅速的特点；用"纯"表达小儿未经情欲克伐，胎元之气尚未耗损的生理特点。应当指出，"纯阳"一词含义较广，历代对小儿纯阳的解释也不一致。后世儿科学者有的将小儿时期的体质称为"纯阳之体"，并形成了纯阳者阳气有余的概念。现今将"小儿纯阳"作为小儿生机蓬勃、发育迅速的生理特点的一个概念，而非"独阳无阴"之谓。《颅囟经》还首次记载用烙法断脐预防小儿脐风，是南宋创制"烙脐饼子"的基础。书中对火丹及惊、痫、疳、痢等病论述详细，并附方药，便于采用。该书在病因及治疗上也有创见，如对小儿骨蒸病因，一向认为是肾气不足，本书指出是由于营养不良，治疗应用鳖甲，疗效较好。全书载方42首，方中牛黄治惊痫，槟榔、苦楝、鹤虱治虫病等，至今仍有临床指导意义。

本书现存方剂有一半以上被《太平圣惠方》收载，对后世儿科医家有一定影响。

三、中医儿科诊疗技术不断丰富

中医儿科诊疗技术不断丰富，成为这一时期儿科临床的重要特征。唐代王超所著《水镜图诀》，最早记载了指纹诊断的方法，对危害小儿的儿科四大证麻、痘、惊、疳，已有一定的认识。《诸病源候论》准确地认识到疳积的病因是好食甘美、脾胃虚弱、久泻、虫动侵蚀五脏，治疗上当时多采用杀疳虫的方法。儿科其他病证如咳嗽、泄泻、伤寒等，在诊治上借鉴了内科的方法，诊疗水平与内科相差不远。《备急千金要方》与《千金翼方》中提到治疗小儿皮肤疮、疱、疹、丹的多种方剂，运用升麻、防风、柴胡等药物，为后世效法。

此时期，儿科治疗学已经达到了较高的水平，不仅限于方剂的运用，各种治疗方法及多途径用药方法不断出现，在病理解剖认识和预防医学措施方面，也取得了重要进展。这些都成为隋唐之际中医儿科学的重要特色。

第二节　儿科学术成就

隋唐时期的中医儿科学术成就主要反映在《诸病源候论》《备急千金方》《千金翼方》《外台秘要》和《颅囟经》等重要著作中。此时期的中医儿科学术成就是多方面的，为中医儿科学术体系和临床体系的建立奠定了基础，甚至可以说隋唐时期中医儿科学已渐具雏形。兹分述如下：

一、小儿生长规律及生理特点的认识

《备急千金要方·妇儿方》曰："妊娠一月始胚，二月始膏，三月始胎，四月形体成，五月能动，六月筋骨立，七月毛发生，八月脏腑具，九月谷气入胃，十月诸神备，日满即产矣。"大抵指出胎儿在母腹中生长发育规律，认为孕满九个月以上，至第十个月而生为足月儿。这一认识与现代医学相同，现代医学以受精后2周为胚卵期，正常孕期40周，孕满37周以上出生的小儿为足月儿。

隋唐医家对新生儿的生长发育规律进行了细致的观察和研究，《备急千金要方·少小婴孺方》："凡生后六十日瞳子成，能咳笑应和人；百日任脉成，能自反复；百八十日

尻骨成，能独坐；二百一十日掌骨成，能匍匐；三百日髋骨成，能独立；三百六十日膝骨成，能行。此是定法，若不能依期者，必有不平之处。"首次提出了小儿生长发育的复杂过程和规律。详细记述了小儿1岁以内各年龄时期的基本动作发育，并以之作为定法，用来衡量小儿运动发育是否达到正常范围，如果反常即是有病，须进行诊治。这种认识与近代医学的观察基本相同，对于小儿的健康发育无疑是有重要意义的。

在小儿生理特点方面的认识，《诸病源候论》秉承《灵枢·逆顺肥瘦》之论，认为："小儿脏腑之气软弱，易虚易实。"进一步阐述小儿阴阳、气血、脏腑等均属嫩弱，相对不足，明确了小儿生长发育未健全成熟的生理特点。关于小儿为"纯阳"之体的提出，始于唐末。《颅囟经》开篇即说："凡孩子三岁已下，呼为纯阳，元气未散。"当时所谓纯阳，系指元气聚集未散而言。后来经宋代钱乙；清代徐大椿、王孟英等人阐发，"纯阳"说有所发展，且作为指导临床用药的一种儿科理论基础。

二、小儿疾病病源学、证候学的建立

中医基本理论方面的著作，大多是在汉代以前完成的，唯有病源学和证候学说方面的专著出现得较晚。直到隋代，太医博士巢元方率众编著了《诸病源候论》一书，这是我国第一部中医病源证候学专著，对中医独具特色的"病源学"和"证候学"进行了精细、准确的分类与描述，其内容十分详尽、全面，以至于在其后的1000多年中，该书仍是我国最完备、最系统、最详细的病因学和证候学专著。《诸病源候论》之学术成就最为卓越，该书分为67门，载述疾病病源证候共1739论，其中有儿科专篇"小儿杂病诸候"6卷，凡255候。其特点为以病带证，先述病后论证，证候分类详尽，系统性强，详述各病证之病因病机，注意证候的分类及鉴别，证候与病因结合，证候与脏腑联系，并分析病证的预后。该书为小儿疾病病源学、证候学的建立奠定了基础，后世医家多沿用、引用。此外《备急千金要方》《千金翼方》和《外台秘要》也多先论病因证候，后述治疗医方。

隋唐医家对疾病的病因及证候的认识显示了很高的水平，在他们的著作中，除了对疾病和证候的分类做了客观而细致的描述外，对病因病机及预后转归也做了深入的分析，对病种的记载大量增加，《诸病源候论》载小儿之病近百种，《外台秘要》则分为50门，充分反映出该时期小儿疾病病源学、证候病源学方面的辉煌学术成就。

（一）疾病病源学的建立

1. 病因学说

中医的病因学说，自春秋以迄六朝，奠定了"三因学说"基础，即以六淫为内容的外因学说，以七情为内容的内因学说，以虫兽、房室、刀刃伤为内容的不内外因学说。而隋唐时期医家巢元方《诸病源候论》在病因学研究方面有显著进步。

（1）乖戾之气学说：《诸病源候论》在对伤寒、时行、温病等的研究中，发现了这些病都由"乖戾之气"引起。《诸病源候论》已不满足以外感六淫说明外感病，将伤寒、温病、时行均明确归因于感受"乖戾之气"而致病，气候之温凉失常只是诱因，明确认识到这些病具有传染性。《诸病源候论·养小儿候》曰："时气病者，是四时之间，忽有非节之气，如春时应暖而寒，夏时应热而冷，秋时应凉而热，冬时应寒而温。其气伤人为病，亦头痛壮热，大体与伤寒相似，无问长幼，其病形证略同。言此时通行此气，故名时气，亦呼为天行。"认识到时气就是"言此时通行此气"，属于流行病的范畴，是感受"非节之气"所致。其特点是不问长幼，辗转相染，病证相似。小儿脏腑娇嫩，气血未充，抵抗能力差，属于易感人群，在时气病发病的季节和地区，小儿的保健预防具有特殊的意义。

（2）虫致病学说：虫，作为病因之一，前人多指肉眼可见之虫类咬蜇所引起者。如蜈蚣蜇伤、蜂叮咬之类，而隋唐医家对诸如尸注、鬼疰、麻风等病均认为是"虫"引起之病，这就超越了前人的认识。

对尸注、死注、飞尸、鬼疰等病（类似今之肺结核病），《诸病源候论》认为是因"人无问小大，腹内皆有尸虫。尸虫为性忌恶，多接引外邪，共为患害"而致。虫之由来，则为"人有病注死者，人至其家，染病与死者相似，遂至于死，复易旁人，故谓之死注"，很明显，这是接触传染所致；"人死三年之外，魂神因作风尘，着人成病，则名风注"，这已涉及空气飞沫传染；"坐席饮啖，而有外邪恶毒之气随饮食入五脏……故谓之食注"，此为经过饮食等消化道传染，对尸注等病的传染途径做了准确的论断。

此外，值得注意的是，对"疥虫""寸白虫候""蛲虫候"的描写极为逼真，《诸病源候论》记载，"疥疮多生于手足指趾间，染渐生至于身体""其疮里有细虫甚难见，小儿多因乳养之人病疥，而染着小儿也"。还说："并皆有虫，人得以针头挑得，状如水内病虫"。这些认识具有超常的科学性和先进性。古代在没有放大镜和显微镜的情况下，观察并发现疥虫，难能可贵。对于接触传染的描述，也相当准确，是病因学说在形态学上的一大进步。而欧洲到公元1758年才有关于疥虫的报告，比我国晚了1000多年。书中对"绦虫"也进行了比较详尽的阐述，其中讲道：寸白虫会一段段地增生，逐渐长大达四五尺长。这与现代医学对绦虫的描述十分接近，并且指出了这种病的发生与食用未熟的鱼和牛肉有关。

（3）体质差异学说：《诸病源候论》认识到机体的特异性，对于有的人晕车晕船，指出"持由质性自然，非关宿夹病也"，书中描写了"漆疮"："漆有毒，人有禀性畏漆，但见漆便中其毒……亦有性自耐者，终日烧煮，竟不为害也。"明确指出由于体质差异，所出现的不同情况。只有体质对漆敏感的人接触漆以后，身上才会出现疮疹，而其他人没有。这也是最早的免疫学的观察研究，可以说，对于过敏已有了较明确的认识。

2. 病理学说

《诸病源候论》该书将小儿生理特点与病理特点联系起来加以认识，指出小儿易于发病，病后易虚易实等病理特点。如《诸病源候论·百病候》曰："小儿百病者，由将养乖戾，或犯寒温，乳哺失时，乍伤饥饱，致令血气不理，肠胃不调，或欲发惊痫，或欲成伏热。小儿气血脆弱，病易动变，证候百端。若见其微证，即便治之，便不成众病。"《诸病源候论·养小儿候》说："小儿脏腑之气软弱，易虚易实……心神易动。"又如《诸病源候论·盗汗候》说，"小儿……汗自出也""肠胃脆嫩，不胜药势"等，说明了小儿气血脆弱的生理特点，并以之作为既病易变的病理特点的原因。尽管小儿以外感风寒、内伤乳食导致呼吸、消化两大系统疾病最为常见，若施治不善则病情发展极快，例如偶患感冒，可瞬即转为肺炎，如不及时予以开宣肺气，则可迅速出现正虚邪陷，心阳不振，气滞血瘀，虚中有实之象。所以说，小儿疾病具有"病易动变，证候百端"的特点。《诸病源候论》进而提出了将疾病及时控制在早期"微证"阶段，防止发展到"重证"阶段的正确观点。《颅囟经》则主张，小儿"气脉未调，脏腑脆薄，腠理开疏"的病理特点。

《诸病源候论》对痒的病机分析也很详尽，认为："凡瘙痒者是体虚餐风，风入腠理与气血相搏，而往来于皮肤之间，邪气微不能冲击为痛，故但瘙痒也。"这种因外风而致痒的机理，一直沿用到今天。

（二）证候病源学的建立

在隋唐时期，疾病的证候病源学也已得到确立。所谓证候病源学，是对疾病的证候根据病因病机的不同进行分类论述以指导临床治疗，《诸病源候论》《备急千金要方》《千金翼方》《外台秘要》等巨著在这方面做出了重大学术贡献，至今仍指导临床。

首先，在描述疾病证候时，注意证候的合理分类和相互间的鉴别。如孙思邈在伤寒证候的整理方面，突出了"方证同条，比类相附"，又以脏腑辨证法，将证候按脏腑分类。

其次，在以证候分类的同时，注重病因病机的鉴别。如贼风和附骨疽，孙思邈详尽而生动地描述二者之异同，指出：贼风痛而无热，久不化脓；附骨疽则痛而壮热，久则化脓。将两种性质不同的疾病明确地区别开来，进行对病因病机的分析。

再次，还很重视研究疾病的预后和转归，这对于准确地遣方用药是极有意义的。同时，提出了种种防治措施。1400多年前，孙思邈即敏锐地观察到消渴病易罹感染，并提出预防之要，令人叹服。《诸病源候论》中同样也注意到了预后转归，如其曰："（黑疸候）黑疸之状，苦小腹病，身体尽黄，额上反黑，足下热，大便黑。是夫黄疸、酒疸、女劳疸，久久多变为黑疸。"即临床上出现的诸多黄疸病、酒疸及女劳疸，日久不愈，均可变为黑疸，乃久病及肾，肝肾虚衰，瘀浊内阻之故。

隋唐时期对小儿疾病的证候病源认识择要分述如下：

1. 小儿常见病证

隋唐时期，对小儿疳证、喘嗽、呕吐、吐泻、胃脘痛、积滞、不思食等疾患得到了空前的重视，它们被各医家在方书或专著中予以重点讨论。

（1）疳证：论述疳症，较早见于《诸病源候论》，疳之病因，除论因于肥甘、虫蚀之外，《诸病源候论·虚劳骨蒸候》中还说："蒸盛过伤，内则变为疳，食人五脏……久蒸不除，多变为疳。"皆脾胃受病，损及五脏、筋骨、血脉、皮毛。五疳分类，分白疳、赤疳、蛲疳、疳䘌、黑疳，与后世之五脏分五疳不同。在《诸病源候论·小儿杂病诸候》中还列有哺露、大腹丁奚、羸瘦、虚羸、无辜病、疳湿疮等诸疳病候，为后世儿科医家认识疳证奠定了基础。

在《颅囟经》中对疳证论述较详细，如《颅囟经·病证》中记载："小儿疳，一、眼青揉痒是肝疳，二、齿焦是骨疳，三、肉色鼻中干是肺疳，四、皮干肉裂是筋疳，五、发焦黄是血疳，六、舌上生疮是心疳，七、爱吃泥土是脾疳。"这里提到的肝疳、肺疳、脾疳、心疳、骨疳、筋疳、血疳的分类及其主证，对后世影响很大。宋代著名医家钱乙也将疳证分为七大类，即肝、心、脾、肺、肾、骨、筋七疳，与此相近。另外，《颅囟经》还提到"脑肝""口疳""疳痢""瘰疳""疳瘵""热疳""疳气""疳障"等名称，在治疗上提出调中丸（柴胡、茯苓、人参、木香、桂心、大黄、枳壳、甘草、鳖甲）、胡黄连丸（胡黄连、蟾酥）、益脑散（地榆、虾蟆、蜗牛壳、青黛、石蜜、麝香）及几个保童丸（一为虎睛、朱砂、麝香、龙脑、牛黄、巴豆、川芎、桔梗、枳壳、檀香、茯神、人参、当归、羌活、代赭石、鹤虱、白术；一为朱砂、牛黄、麝香、蟾酥、阿魏；一为朱砂、麝香、蟾酥），后世也多予采用。还载："人有嗜甘味多，而动肠胃间诸虫，致令侵食脏腑，此尤是匿也。凡食五味之物，皆入于胃，其气随其脏腑之味而归之。脾与胃为表里，俱象土，其味甘，而甘味柔弱于脾胃，脾胃润则气缓，气缓则虫动，虫动则侵食成疳䘌也。但虫因甘而动，故名之为疳也。"又云："五疳，一是白疳，令皮肤枯燥，面失颜色；二是赤疳，内食人五脏，令人头发焦枯；三是蛲疳，食人脊膂，游行五脏，体重浮肿；四是疳䘌，食人下部，疼痒，腰脊挛急；五是黑疳，食人五脏，多下黑血，数日即死。凡五疳，白者轻，赤者次，蛲疳又次之，疳䘌又次之，黑者最重。又云：面青颊赤，眼无精光，唇口燥，腹胀有块，日日瘦损者是疳。食人五脏，致死不觉。又云：五疳缓者，则变成五蒸。五蒸者，一曰骨蒸，二曰脉蒸，三曰皮蒸，四曰肉蒸，五曰血蒸。其根源初发，形候虽异，至于蒸成，为病大体略同，皆令人腰疼心满，虚乏无力，日渐羸瘦，或寒热无常，或手足烦热，或逆冷，或利，或涩，或汗也。"

（2）咳喘：小儿咳喘，隋代巢元方的《诸病源候论》列为嗽候、咳逆候、病气候三个病症进行论述。如：

嗽候："嗽者，由风寒伤于肺也。肺主气，候皮毛，而俞在于背。小儿解脱，风寒伤皮毛，故因从肺俞入伤肺，肺感微寒即嗽也。故：小儿生须常暖背，夏月亦须用单背裆，若背冷得嗽，月内不可治，百日内嗽者，十中一两瘥耳。"

咳逆候："咳逆，由乳哺无度，因夹风冷伤于肺故也。肺主气，为五脏上盖，在胸间。小儿啼，气未定，因而饮乳，乳与气相逆，气则引乳射于肺，故咳而气逆，谓之咳逆也。冷乳、冷哺伤于肺，搏于肺气，亦令咳逆也。"

病气候："肺主气，肺气有余，即喘咳上气。若又为风冷所加，即气聚于肺，令肺胀，即胸满气急也。"

《诸病源候论·小儿杂病诸候》还提出："咳逆由乳哺无度，因夹风冷，伤于肺故也。肺主气，为五脏之盖，在胸间。小儿啼，气未定，因而饮乳，乳与气相逆，气则引乳射于肺，故咳而气逆，谓之咳逆也。冷乳、冷哺伤于肺，搏于肺气，亦令咳逆。"即是指咳而气逆，就是咳喘之证。小儿咳逆上气，主要因外伤风冷及内伤乳食所致。乳食所致者，乃因"乳与气相逆，气则引乳射于肺""搏于肺气"，实即乳食呛入气管或肺中。乳儿之吸入性肺炎、支气管异物等严重的咳喘，便是因乳食呛入而酿成，所以这是一个不应忽视的病因。

《诸病源候论》的有关记载是专论小儿咳喘的早期资料，被后世医书广为转载，后来学者皆以此为要而效法之。如宋代钱乙论小儿喘证病因时指出，"肺盛复有风冷""肺只伤寒，则不胸满"即滥觞于此。但该书所论仅咳喘之嗽、咳逆、病气3个病症与病因病机，尚未全面。临床上小儿咳喘病证还可由风、热、燥、湿、暑等外邪引致，情志因素亦对病情产生影响，后人在此基础上不断发展完善。

（3）呕吐：《诸病源候论·小儿杂病诸候》提出："儿啼未定，气息未调，乳母忽遽以乳饮之。其气尚逆，乳不得下，停滞胸膈，则胸满气急，令儿喘逆变吐。又，乳母将息取冷，冷气入乳，乳变坏，不捻除之，仍以饮儿，冷乳入腹，与胃气相逆，则腹胀满痛，气息喘急，亦令呕吐。又，解脱换易衣衫及洗浴，露儿身体，不避风冷，风冷因客肌腠，搏血气而冷，入于胃则腹胀痛，而呕吐也。凡如此，风冷变坏之乳，非直令呕吐胃虚，冷入于大肠，则为利也。"这一节即指出小儿呕吐，一则因于乳食所伤，二则因于外感邪气。《诸病源候论》此论乳儿呕吐之因于乳母喂养不当及护理失宜，十分符合临床实际。这也提示加强喂养护理对于预防呕吐的重要性。

（4）吐泻：《诸病源候论·小儿杂病诸候》提出："吐利者，由肠虚而胃气逆故也。小儿有解脱，而风冷入肠胃，肠胃虚则泄利，胃气逆则呕吐。此大体与霍乱相似而小轻，不剧闷顿，故直云吐利，亦不呼为霍乱也。"吐利之症，古人多与霍乱相混。古之霍乱，是挥霍缭乱之意，为吐泻剧症，与今之霍乱有别。《诸病源候论》以轻重分吐利与霍乱，即是此意。

（5）不思食：《诸病源候论·脾胃诸病候》指出："脾者脏也，胃者腑也，脾胃二气相为表里。胃为水谷之海，主受盛饮食者也。脾气磨而消之，则能食。今脾胃二气俱虚弱，故不能饮食也。尺脉浮滑不能食，速疾者食不消，脾不磨。"这段文字是《诸病源候论》论述脾胃虚弱和脾胃不和可导致不能饮食，宋《太平圣惠方》及《幼幼新书》将此论引为小儿不思饮食的重要病机。又《诸病源候论·小儿杂病诸候》载："时气之病，是四时之间，忽有非节之气伤人，客于肌肤，与血气相搏，故头痛壮热。热歇之后，不嗜食而面青者，是胃内余热未尽，气满，故不嗜食也。诸阳之气，俱上荣于面，阳虚未复，本带风邪，风邪夹冷，冷搏于血气，故令面青。"小儿不思饮食当属脾胃之病，多因乳食内伤导致脾胃虚弱或脾胃不和。各种时行疾病恢复期往往不思纳食，这是由于余热未净，胃失和降，不能受纳。

（6）胃脘痛：《诸病源候论·小儿杂病诸候》载："小儿心腹痛者，肠胃宿食夹冷，又暴为寒气所加，前后冷气重沓动，与脏气相搏，随气上下，冲击心腹之间，故令心腹痛也。"即是指小儿心腹痛，因内伤饮食生冷，复感寒邪，二者与脏气相搏，上下冲击胸腹之间而作。还有关于小儿腹痛病的最早专论，如："小儿腹痛，多由冷热不调，冷热之气与脏腑相击，故痛也。其热而痛者，则面赤，或壮热，四肢烦，手足心热是也；冷而痛者，面色或青或白，甚者乃至面黑，唇口爪皆青是也。"即解释了腹痛多由冷热不调引起，因冷热之气与脏腑相搏击，使得气机郁滞不通，所以发生腹痛。而寒痛还是热痛的辨证，前者面色发青或苍白，后者伴面红或壮热。

（7）积滞：《诸病源候论·小儿杂病诸候》亦有论述："小儿宿食不消者，脾胃冷故也。小儿乳哺饮食，取冷过度，冷气积于脾胃，脾胃则冷。胃为水谷之海，脾气磨而消之。胃气和调，则乳哺消化，若伤于冷，则宿食不消。诊其三部脉沉者，乳不消也。小儿食不可过饱，饱则伤脾，脾伤不能磨消于食，令小儿四肢沉重，身体苦热，面黄腹大是也。"指出了食滞不消的两个因素：冷伤脾胃和饱食。

（8）癥癖：《诸病源候论·小儿杂病诸候》载："五脏不和，三焦不调，有寒冷之气客之，则令哺乳不消化，结聚成癥癖也。其状按之不动，有形段者癥也；推之浮移者瘕也；其弦急劳强，或在左，或在右，癖也。皆由冷气痰水饮结聚所成，故云癥瘕癖结也。"此论说明癥和癖的概念及发病原因：五脏不和，三焦不调，正气必虚，寒邪易侵，致使小儿乳食消化不良，乳食与寒邪相搏，结聚不散，而成癥癖。腹部包块，按之不移动，有形段者为癥，推之浮移活动者为瘕；如包块坚硬，在左右两胁者为癖。《诸病源候论·癖病诸候》中有："寒癖之为病，是水饮停积，胁下弦强是也。因遇寒即痛，所以谓之寒癖。脉弦大者，寒癖也。饮癖者，由饮水过多，在于胁下不散，又遇冷空气相触而痛，即呼为饮癖也。其状，胁下弦急，时有水声。痰癖者，由饮水未散，在于胸腹之间，因遇寒热之气相搏，沉滞而成痰也，痰又停聚流移于胁肋之间，有时而痛，即谓之痰癖。悬癖者，谓癖气在胁肋之间，弦亘而起，咳唾则引胁下悬痛，所以谓之悬癖。"此论寒癖、饮癖、痰癖、悬癖的成因及其病理变化。由于水饮停积，胁下有癖挺直而强硬，遇寒即发生疼痛者，称"寒癖"；若饮水过多，结于胁下而不散，又遇寒冷之气相击，产生疼痛者，称"饮癖"；若饮水不消散，停积于胸腑之间，有时作痛者，称"痰癖"；若脾气在胁肋之间，有癖块而起，咳唾则胁下作痛者，称"悬癖"。

（9）小儿惊痫：惊痫是儿科常见大症，亦有"惊风""慢惊风""缓惊风"等名称，并已在这一时期的医籍中出现。《诸病源候论》分列惊候、痫候等进行论述，其包括各种原因所致的抽搐、惊厥一类疾病，还对小儿痫证提出其致病因素有三，分别为风、惊、痰。《备急千金要方》归纳"候痫法"20条，从症状、体征诸方面进行鉴别诊断，使医者容易掌握，并提出惊痫重症的诊断标准，执简驭繁，方便临证，对于认识惊痫作出了有益探索。孙思邈还主张用清热、镇静、息风、安神方法治疗惊痫，如龙胆汤等。《外台秘要》卷三十五则详列各种灸法，并提出"若风病大动，手足掣纵者，尽灸手足十指端，又灸本节后"。他们提出的治疗惊痫的原则和措施，至今仍有参考价值。

2. 小儿时行疾病

隋唐时期对天花、猩红热、麻疹等出疹性疾病，痢疾、疟疾、结核等小儿常见传染病的病机证候都有较为丰富的认识。

（1）出疹性疾病：中医文献中有关出疹性疾病很早就有记载。汉代张仲景的《金匮要略》，隋代巢元方的《诸病源候论》，唐代孙思邈的《备急千金要方》、王焘的《外台秘要》等书中，已有"发斑""隐疹""丹瘖""赤疹"的记载，但由于历史条件的限制，文字简略，描述不详。总之，宋代以前的医家多把斑、痘、疹类出疹性疾病综合论述，未曾明确区分，但就其所述内容而言，当包括麻疹在内。如《外台秘要·风瘙身体隐疹》："邪气客于皮肤，复逢风寒相折，则起风瘙隐疹。若赤疹者，由凉湿搏于肌中之热，热结成赤疹也，得天热则剧，取冷则减也。"

丹瘖，即猩红热，具有流行性、发热、咽喉痛、鲜红的斑疹等特点。丹瘖之症，又与古代之阳毒或斑毒病相近。《肘后备急方·治伤寒时气温病方》云："初得伤寒，便身重，腰背痛，烦闷不已，脉浮，面赤，斑斑如锦纹，咽喉痛，或下痢，或狂言欲走。此名中阳毒，五日可治，过此便死，宜用此方：雄黄、甘草、升麻、当归、椒桂各一份。"还有《诸病源候论·伤寒阴阳毒候》载："阳毒为病，面目斑斑如锦纹，咽喉痛，清便脓血，七日不治，五日可治，九日死，十一日亦死。此症或为时气，或为温病。斑毒之为病，是热气入胃。而胃主肌肉，其热夹毒，蕴积于胃，毒热蒸发于肌肉，状如蚊蚤所啮，赤斑起，周匝遍体。此病或是伤寒，或时气，乃发斑也。凡发斑者，十生一死，黑者，十死一生。"

天花，古称痘疮。《诸病源候论》描述"伤寒豌豆疮"说："伤寒热毒气盛，多发疱疮，其疮色白或赤，发于皮肤，头作瘭浆。戴白脓者，其毒则轻，有紫黑色作根，隐隐在肌肉里，其毒则重"，其"疮痂虽落，其瘢犹黡，或凹凸肉起"，其疮形如豌豆，故以名焉，即天花。豌豆疮，《肘后方》称"虏疮"，《太平圣惠方》作"碗豆疮"，后又称"天痘"，即现在通称天花。

（2）痄腮：《诸病源候论》载："风热毒气客于咽喉、颔颊之间，与气血相搏，结聚肿痛。"虽未定名痄腮，但论及的病因病症对后世论述痄腮起了指导作用。

（3）顿咳：《诸病源候论·咳嗽候》云："肺咳，咳而引颈而唾涎是也……厥阴咳，咳而引舌本是也。"此论指出咳而引颈而唾涎沫和咳而引舌本，与百日咳痉咳的症状相仿。

（4）黄疸:《诸病源候论·小儿杂病诸候》曰:"黄疸之病，由脾胃气实，而外有温气乘之，变生热。脾与胃合候肌肉，俱象土，其色黄，胃为水谷之海，热搏水谷气，蕴积成黄，蒸发于外，身痛、膊背强，大小便涩，皮肤、面目、齿爪皆黄是也。小便如屋尘色，著屋皆黄是也。小便宣利者，易治;若心腹满，小便涩者，多难治也;不渴者易治，渴者难治。脉沉细而腹满者，死也。"此论小儿黄疸的病因病机、病症转归预后切合临床实际。《诸病源候论》中首次提出了"阴黄"，并创立了"急黄"之说。

（5）疟疾:《诸病源候论·小儿杂病诸候》载:"风邪外客于皮肤，内而痰饮责于脏腑，血气不和，则阴阳交争，故寒热往来，而脏虚本夹宿寒，邪入于脏，与寒相搏，而击于脏气，故寒热往来，而腹痛也。"又云:"外为风邪客于皮肤，内而痰饮责于脏腑，使血气不和，阴阳交争，则发寒热。而脏气本实，复为寒热所乘，则积气在内，使人胸胁心腹烦热而满，大便苦难，小便亦涩，是为寒热结实。"又云:"风邪外客于皮肤，内有痰饮责于脏腑，使血气不和，阴阳交争，则寒热往来。其脾胃之气，宿夹虚冷，表虽寒热，而内冷发动，故食不消也。"又云:"风邪外客于皮肤，内而痰饮责于脏腑，使血气不和，阴阳交争，故寒热往来。胃气夹热，热则消谷，谷消则引食。阴阳交争，为血气不和;气不和，则不能充养身体。故寒热往来，虽能食而不生肌肉也。"以上几候，寒热往来而又兼见诸症，确是儿科临床的特有病证。似疟又不都是疟疾，邪积内伤，往往缠绵反复，有发展成为疳痨者。再从诸候的兼见症状来看，如五脏烦满、腹痛、结实、食不消和能食不生肌肉等，都属于脾胃病变，而且与患儿的体质有直接关系，即脏气虚易夹寒、脏气本实易化热、脾胃虚冷食不化、胃气夹热则能食不生肌肉等，这反映当时对疟疾的观察已很细致。

（6）痢疾:《诸病源候论·小儿杂病诸候》载:"小儿体本夹热，忽为寒所折，气血不调，大肠虚弱者，则冷热俱乘之。热搏血渗肠间，其利则赤。冷搏肠，津液凝，其利则白。冷热相交，血滞相杂，肠虚者泻，故为赤白泻下也……小儿肠胃虚，或解脱遇冷，或饮食伤冷，冷气入于胃肠而利，其色白，是为冷利也。冷甚，则利青也。小儿先因饮食，有冷气在肠胃之间，而复为热气所伤，而肠胃宿虚，故受于热，冷热相交，而变下利，乍黄乍白，或水或谷，是为冷热利也……岁时寒暑不调，而有毒疠之气，小儿解脱，为其所伤，邪与血气相搏，入于肠胃，毒气蕴积，值大肠虚者，则变利血。其状，血色蕴瘀如鸡鸭肝片，随利下。此是毒气盛热，食于人脏，状如中蛊，故谓之蛊毒利也。"此论是中医学关于小儿痢疾病因病机、证候分类的较早记载，指出小儿胃肠虚弱，为冷热外邪所乘，或"解脱遇冷"，或饮食伤冷，是发生痢疾的内外两方面的原因。将痢疾按病因、证候及病程的不同分为赤白滞下、赤利、热痢、冷利、冷热利、重下利、蛊毒痢及卒利、久痢等九候，对后世医家有重要影响。但此时"利"与"痢"尚未明确区分，部分下利证候包括了泄泻在内。又"滞下"，谓肠内积滞，肛门坠胀，涩滞而下，已言痢疾有后重感。又云:"利久则变肿满，亦变病匿，亦令呕哕，皆由利久脾胃虚弱所为也。"此论久痢合并症，乃寒湿久痢，迁延不愈，脾胃虚弱，中阳不振所致。

3. 五官科疾病

（1）小儿针眼：针眼即现代医学的睑腺炎，俗称麦粒肿，是眼睑边缘或睑结膜面出现形似麦粒的局限性硬结，红肿疼痛，继之成脓易于溃烂的眼睑疾病。古代民间常用针将其刺破而获愈，故名"针眼"，俗称"偷针"。其最早的文献记载见于隋代巢元方的《诸病源候论》，书中曰："人有眼内眦头忽结成疱，三五日间，便生脓汁，世呼为偷针。"对其产生的病机早在《黄帝内经》中就有论述："高粱之变，足生大疔。"若饮食失节，过食辛辣炙煿、肥甘厚味，可损伤脾胃，使脾胃蕴积热毒，造成"内火"旺盛而致病，这已成为本病的常见病因。

（2）小儿睑弦赤烂：此病即临床所见之睑缘炎，是以眼睑的睑缘部赤肿溃烂、刺痒灼痛为主要表现的眼病。《诸病源候论》就有 6 条关于本病的记载，其中"目赤烂眦"之名与本病相似。至明代《证治准绳》则有对"风沿烂眼""风弦赤烂""迎风赤烂""眦赤烂"等病的论述。发于婴幼儿者，《银海精微》名为"胎风赤烂"。

4. 小儿皮肤病

隋唐时期对小儿皮肤病的认识和防治论述很多。如唐《备急千金要方》就指出，"新生浴儿者，以猪胆一枚，取胆汁投汤中，以浴儿终身不患疮疥"；以桃根汤浴儿"令儿终身无疮疥"；以苦参汤浴儿"治小儿身上下百疮不差"。该书论及了赤游丹、恶毒疮、鹅口疮、口疮、隐疹、湿癣等数十种皮肤病，内容十分丰富。

（1）湿疹：该病是由多种因素引起的，是一种以瘙痒性丘疹水疱为主要表现的变态反应性皮肤病，属于湿疮的范畴。隋唐时期中医文献就已认识到该病症状虽表现在皮肤，但病机内连脏腑，病理机制乃为小儿素体脾肺两经蕴伏湿热，又外感风邪，湿热和风邪相搏，客于皮肤，郁结于腠理，发于肌表而致。《诸病源候论·头面身体诸疮候》说："夫内热外虚，为风湿所乘，则生疮。"

（2）小儿风疹：是一种常见的皮肤血管反应性过敏性皮肤病，以皮肤出现瘙痒性鲜红色或苍白色风团、时隐时现、退后不留痕迹为特征。《诸病源候论·风瘙隐疹候》认为："小儿因汗解脱衣裳，风入腠理，与血气相搏，结聚起相连成隐疹，风气止在腠理肤浅，其势微，故不肿不痛，但成隐疹瘙痒耳。"指出风邪侵袭可引发本病。

（3）小儿疥疮：是疥虫引起的接触性传染性皮肤病，以手腕、指缝、下腹等处发生水疱、丘疹及隧道，夜晚瘙痒剧烈为特征。《诸病源候论·疥候》指出："疥者，有数种，有大疥、有马疥、有水疥、有干疥、有湿疥，多生于手足，乃至遍体。"

（4）小儿癣证：中医文献早有记载，我国现存最早的中医外科专著《刘涓子鬼遗方》中已有雄黄、矾石、水银、黄柏等治疗癣证的记载。《诸病源候论·癣候》把癣分为干癣、湿癣、风癣、白癣、圆癣、狗癣、雀眼癣、刀癣等九种。

三、小儿诊法认识的提高

小儿脉诊，晋代王叔和《脉经》已有论述，《颅囟经》还更明确指出小儿脉候至数之法与大人不同。"若有脉候，即须一寸取之，不得同大人分寸"，认为小儿"呼之脉来三至，吸之脉来三至，呼吸定息一至，此为无患"。这是小儿脉诊"一指定三关"的最早认识。

小儿指纹诊法，最早是唐代医家王超（生活于贞观年间）在《仙人水镜图诀》中提出，此书已佚，但后世儿科著作有载录。小儿指纹诊法，是指通过观察虎口三关的纹形、纹色以判断小儿疾病的一种指诊法，用于3岁以下儿童。规定食指掌侧自上而下（由指掌到指尖）依次为风、气、命三关，亦即虎口三关。据宋《幼幼新书》卷二载录，唐代王超在其《仙人水镜图诀》中已经述及鱼刺形、悬针形、水字形、乙字形、曲虫形、环形、乱纹形、流珠形八种纹形（王氏称之谓"八脉"）并且论及了它们的主病。可见，早在唐代，这种指纹诊法已有了初步的认识和应用。

《备急千金要方》亦有根据望诊而知小儿之夭寿的论述。如："儿三岁以上，十岁以下，视其性气高下，即可知其夭寿大略。儿小时识物通敏过人者，多夭，大则项讬、颜回之流是也。小儿骨法，成就威仪，回转迟舒，稍费人精神雕琢者，寿。其预知人意，回旋敏速者，亦夭，即杨修、孔融之徒也。由此观之，夭寿大略可知也。亦犹梅花早发，不睹岁寒；甘菊晚成，终于年事。是知晚成者，寿之兆也。"

四、小儿护养保健学的巨大成就

重视小儿健康保健和预防，以及对小儿护养保健学的巨大成就，是隋唐时期儿科学的又一大特色，主要表现在孙思邈的《备急千金要方》将妇孺婴儿门列为卷首，且《备急千金要方》《外台秘要》从初生儿护理到小儿喂养调护各个方面均有详细记载。

（一）小儿胎养学的完善和提高

小儿胎教之学，至隋唐渐渐完善起来，首先是《诸病源候论》对孕妇保健进行了深入的探讨。《诸病源候论·养小儿候》曰："小儿所以少病痫者，其母怀娠时，时劳役运动，则骨血气强，胎养盛固也。故侍御多，血气微，胎养弱，则儿软脆易伤，故多病痫。"论述了小儿能否患痫病，这与母亲在怀孕期是否参加适当的体力劳动和体育锻炼有关。若孕母能经常参加适当的体力劳动和体格锻炼，则可使筋骨血脉活动，气血旺盛，胎儿发育良好。反之，则胎儿营养不足，出生后往往容易发生痫病。

更值得重视的是，继徐之才首创逐月养胎说之后，《诸病源候论》对胎养学说进行了发挥，详细论述了十二经中，除手少阴、手太阳二经本主经血，能荣血养胎以外，又将其余十经配属十个月份，逐月养胎，并于四、五、六、七、八等五个月中，感受五行的精气，形成胎儿的血、脉、筋、骨、肤，在第九个月加上石精之气，形成胎儿毛发。文中还对怀孕之后，注意饮食起居，情志变化，适当活动，又重视休息安静，叙述颇详，对保养产妇和胎儿的身心健康，防止流产，十分有益。《诸病源候论》说："妊娠三月名胎始，当此之时，血不流行，形象始化，未有定仪，见物而变……与令见贵盛公王好人端正庄严，不欲令见伛偻侏儒丑恶形人及猿猴之类……欲令子贤良盛德，则端心正坐，清虚和气，坐无邪席，立无偏倚，行无邪径，目无邪视，耳无邪听，口无邪言，心无邪念，无妄喜怒，无得思虑。"可见孕妇的生活环境、思想品德修养，可直接影响胎儿的生长发育以及未来是否智力发达、品行端正。这种认识无疑是积极的、向上的。

《备急千金要方》对孕妇保健从饮食、起居、性情的调整与偏嗜等多方面来论述，其云："凡受胎三月，逐物变化，禀质未定。故妊娠三月，欲得观犀象猛兽、珠玉宝物；欲得见贤人君子、盛德大师：观礼乐、钟鼓、俎豆、军旅陈设，焚烧名香；口诵诗书、古今箴诫；居处简静，割不正不食，席不正不坐；弹琴瑟，调心神，和情性，节嗜欲。庶事清净，生子皆良，长寿忠孝，仁义聪慧，无疾。斯盖文王胎教者也。"孙思邈在《备急千金要方》中还提出孕母饮食起居的禁忌："儿在胎，日月未满，阴阳未备，脏腑骨节皆未成足，故自初讫于将产，饮食居处，皆有禁忌。妊娠食羊肝，令子多厄。食山羊肉，令子多病。妊娠食驴肉，令子延月。食骡肉，产难。妊娠食兔肉、犬肉，令子无音声并缺唇。妊娠食鸡肉、糯米，令子多寸白虫。妊娠食鸡子及干鲤鱼，令子多疮。妊娠食椹并鸭子，令子倒出，心寒。妊娠食雀肉并豆酱，令子满面多黯黵黑子。妊娠食雀肉、饮酒，令子心淫情乱，不畏羞耻。妊娠食鳖，令子短项。妊娠食冰浆，绝胎。勿向非常地大小便，必半产杀人。"以上主要阐述了外界声、光、物等对胎儿的影响和刺激，同时强调孕胎前三个月，孕母应注意养胎的重要性。《外台秘要》说："中间病未可，必不得近丈夫。"

《备急千金要方》还认为产妇临产须精神稳定，云："凡产妇第一不得匆匆忙怕，旁人极须稳审，皆不得预缓预急及忧悒，忧悒则难产。"《达生编》则根据孙思邈的这一观点，提出了产妇生产时要"睡，忍痛，慢临盆"的"六字真言"。以"瓜熟蒂落"为喻，说明分娩乃自然现象，要静以待之，以消除产妇的紧张情绪和恐惧心理，做到精神安定，气血和平，利于正常分娩。母子安全则小儿生后才能正常健康地生长发育，少患或不患因生产过程不顺而导致的各种新生儿疾病。

（二）小儿的护养与教育

《备急千金要方》论："夫生民之道，莫不以养小为大，若无于小，卒不成大，故《易》称积小成大，《诗》有厥初生民，《传》云声子生隐公。此之一义。即是从微至著，自少及长，人情共见，不待经史。故今斯方，先妇人、小儿，而后丈夫、耆老者，则是崇本之义也。然小儿气势微弱，医士欲留心救疗，立功差难。今之学者，多不存意，良由婴儿在于襁褓之内，乳气腥臊，医者操行英雄，讵肯瞻视。静言思之，可为太息者矣。"这种"以养小为大，若无于少，卒不成大"的"生民之道"，充分体现了小儿时期护养保健的重要性。《备急千金要方》《外台秘要》以及《诸病源候论》对小儿护养保健均有详细记载，从初生儿的养护保健，喂养抚育，到小儿的体格锻炼，形成了一套较为完整、较为先进的小儿养护学说，许多内容至今仍具有指导意义。

1. 初生婴儿的养护

（1）拭口：《备急千金要方》云："小儿初生，先以绵裹指，试儿口中及舌上青泥恶血，此为之玉衡（一作衔），若不急拭，啼声一发，即入腹成百病矣。"而现代医学也将清除口腔内黏液，保持呼吸道通畅作为新生儿复苏要点之首位。这是对新生儿擦拭口腔清除污物，预防吸入性肺炎的最早记载。

（2）断脐与护脐：隋唐时期，对新生儿的断脐处理已十分重视，已认识到断脐不当引起脐风，并寻找有效方法。孙思邈《备急千金要方》不主张用刀断之，而是"须令人隔衣物咬断，兼以暖气呵七遍，然后缠结所留脐带，令至儿足跌上，短则中寒，令儿腹中不调。"这种隔衣咬断的方法为后世所采用。其方法是留长脐带至儿足跌上，并用口呵气，以防寒邪袭中；并指出应浴后断脐，而不要先断脐后浴。这些防治措施在古代没有消毒灭菌的条件下对预防感染脐风是有积极意义的。《备急千金要方》还载有新生儿"当先浴之，然后断脐"，否则"若先断脐，然后浴者，则脐中水，脐中水则发腹痛……断儿脐者，当令长六寸。长则伤肌，短则伤脏。不以时断，若接汁不尽，则令暖气渐微，自生寒，令儿脐风。"良好的小儿断脐之法，乃为小儿出生之后保障小儿健康、预防疾病第一要法。隋唐以后，断脐方法不断改进，现在已完全被现代科学接生、无菌断脐法所代替，但古代断脐预防脐风的思想，仍闪烁着科学的光辉。

（3）初生去胎毒：胎毒学说，自隋《诸病源候论》始代有论述。《诸病源候论》云："小儿初生口里白屑起，乃至舌上生疮……此由在胎时受谷气盛，心脾热气熏发于口故也。"认为鹅口疮即是由于胎毒所致。广义胎毒，包括了多种不同性质的先天致病因素；狭义胎毒，则专指胎中禀受热毒。在小儿初生开始吮乳之前，先用下胎毒药物，促进肠蠕动，早排胎粪，既可清理肠道，促进新陈代谢，还可早开口哺乳进食。初生去毒，还可根据小儿的体质辨证用药，起到清热解毒、导滞通腑、益气活血等作用，使小儿健康成长，少生疾病。

《备急千金要方·少小婴孺方上》载甘草法用于初生去毒："儿洗浴、断脐竟，襁抱毕，未可与朱蜜，宜与甘草汤：以甘草如手中指一节许，打碎，以水二合，煮取一合，以绵缠沾取，与儿吮之。连吮汁，计得一蚬壳入腹止，儿当快吐，吐去心胸中恶汁也。如得吐，余药更不须与。若不得吐，可消息计，如饥渴，须臾更与之。若前所服及更与并不得吐者，但稍稍与之，令尽此一合止。如得吐去恶汁，令儿心神智慧无病也。饮一合尽都不吐者，是儿不含恶血耳，勿复与甘草汤，乃可与朱蜜，以镇心神、安魂魄也。"甘草味甘性平，能解百毒，使用安全，无副作用，此法平和，适用于普通新生儿或体弱儿。

（4）初生洗浴：又称初生沐浴或初生洁肤。由于初生儿皮肤娇嫩，必须慎加保护，否则易引起感染。初生洗浴不仅可以清洁皮肤，去除污垢，开泄腠理，而且能够"令儿体滑舒畅，血脉流通"，减少发病。

新生浴儿：初生婴儿皮肤表面附有一层厚薄不匀的胎脂，此胎脂对皮肤有保护作用，不宜彻底拭净。初生儿第一次洗浴应在断脐之前。《备急千金要方·少小婴孺方上》载浴儿法："凡浴小儿汤，极须令冷热调和。冷热失所，令儿惊，亦致五脏疾也。凡儿冬不可久浴，浴久则伤寒；夏不可久浴，浴久则伤热。数浴背冷，则发痫。若不浴，又令儿毛落。新生浴儿者，以猪胆一枚，取汁投汤中以浴儿，终身不患疮疥，勿以杂水浴之……治小儿惊，辟恶气，以金虎汤浴：金一斤、虎头骨一枚，以水三斗，煮为汤浴，但须浴即煮用之。"

三朝浴儿：降生后第 3 天浴儿称为"三朝浴儿"，民间俗称"洗三"。其方法与新生浴儿不同，因已断脐，应特别注意护脐，勿使浴汤浸渍。《备急千金要方·少小婴孺方上》记载三朝浴儿："儿生三日，宜用桃根汤浴：桃根、李根、梅根各二两，枝亦得，咬咀之，以水三斗，煮二十沸，去滓，浴儿良，去不祥，令儿终身无疮疥。"

王焘在《外台秘要》中对浴儿法从各个方面进行了详细的论述，提出"崔氏初生浴儿，以后重浴亦吉"，方法是"汤熟添少许清浆水，一捻盐，浴儿，浴讫以粉摩儿，既不畏风，又引散诸气"。但须注意"儿不用数浴，数浴则多背冷，令儿发痫，其汤必适寒温所得"。浴儿治病，又有如下方法：①虎头汤（虎头骨五两、苦参四两、白芷三两、猪胆汁少许）：主辟除恶气，兼令儿不惊，不患诸疮疥。②疗儿卒客忤、中恶，吐下不乳哺，面青黄色，脉弦急者，以浴之方：取钱七十文以水三斗，煮令有味，适寒温浴儿良。③疗儿生三日，浴出疮方：桃根、李根、梅根各八两。④疗少小卒寒热不佳，不能服药，六物莽草汤浴儿方：莽草、雷丸、丹参、蛇床子、桂心、菖蒲。⑤疗少小身热，一物李叶汤。⑥白芷煎汤浴儿佳，根苗皆得。⑦苦参汤浴儿良。可见，王焘对小儿浴法的认识已十分丰富。

（5）衣着起居的护养：《诸病源候论·小儿杂病诸候》云："小儿始生，肌肤未成，不可暖衣，暖衣则令筋骨缓弱，宜时见风日。若都不见风日，则令肌肤脆软，便易伤损。皆当以故絮着衣，莫用新绵也。天和暖无风之时，令母将儿抱日中嬉戏，数见风日，则血凝气刚，肌肉硬密，堪耐风寒，不致疾病。若常藏在帷帐之内，重衣温暖，譬如阴地之草木，不见风日，软脆不任风寒。又当薄衣，薄衣之法，当从秋习之，不可以春夏卒减其衣，从秋习之，以渐稍寒，如此则必耐寒。冬月但当著两薄襦，一复裳耳。爱而暖之，适所以害也。又当消息，无令汗出，汗出则致虚损，便受风寒。昼夜寤寐，皆当慎之。"这段文字从小儿衣着和起居及体育锻炼等方面十分精辟地论述了小儿的养护保健，具有深刻的科学内涵。

孙思邈亦主张用柔软的旧衣布包裹新生儿，并寒暖适宜，来保护小儿娇嫩的肌肤，避免小儿肌肤受到不良刺激和伤害罹患皮肤疮疾。他指出："小儿宜用其父或母故衣裹之……不可令衣过厚，令儿伤皮肤，败血脉，发杂疮……儿衣棉帛，特忌厚热，慎之慎之。"

2. 慎护风池

慎护风池，是中医育儿独特方法，对于预防和治疗小儿疾病十分重要。巢元方《诸病源候论》即特别强调小儿慎护风池："儿母乳儿，三是摸儿项风池，若壮热者，即须熨，使微汗，微汗不瘥，便灸两风池及背第三椎、第五椎、第七椎、第九椎两边各二壮，与风池凡为十壮。一岁儿七壮。儿大者，以意节度，增壮数可至三十壮，唯风池特令多，七岁以上可百壮。小儿常须慎护风池，谚云：戒养小儿，慎护风池；风池在颈项筋两辕之边，有病乃治之。"

3. 重视小儿教育

《千金翼方》记述了根据不同的年龄教育小儿的问题。指出："是以中庸养子，十岁以下依礼小学，而不得苦精功程，必令儿失心惊惧。及不得苦行杖罚，亦令儿得癫痫。此事大可伤怛，但不得大散大漫，令其志荡。亦不得称赞聪明，尤不得诽毁小儿。十一以上，得渐加严教，此养子之大经也。不依此法，令儿损伤，父母之杀子也，不得怨天尤人。"这一论述指出了合理、正确的早期教育的重要性，不但可以增加小儿的知识，而且还可预防许多疾病，使之健康苗壮成长。

巢元方崇尚对小儿自然健康的养护，认为："是以田舍小儿，任自然皆得无夭横。"给天下溺爱小儿的父母以告诫。

（三）提倡母乳喂养

《备急千金要方》："凡乳母者，其血气为乳汁液。五情善恶，悉是血气所生也。"认为母乳是婴儿最适宜的天然营养品，最适合婴儿生长发育的需要。婴儿出生后能得到母乳喂养是一生健康的首要保证。

在哺乳方法上强调，哺乳要有节度，哺喂不宜过多，过多过饱，则易致呕吐。《备急千金要方》云："乳儿不欲太饱，饱则呕吐。每候儿吐者，乳太饱也，以空乳乳之即消，日四。乳儿若脐未愈，乳儿太饱，令风中脐也……母有热以乳儿，令变黄不能食；母怒以饮儿，令喜惊、发气病，又令上气癫狂；母新吐下以乳儿，令虚羸；母醉以乳儿，令自热腹满。"还说："凡乳母乳儿，当先极按，散其热气，勿令汁奔出，令儿噎，辄夺其乳，令得息，息已，复乳之，如是十返五返，视儿饥饱节度，知一日中几乳而足，以为常。"这段精辟的论述确属经验之谈，也是近代所提倡的。对小儿哺乳的时间和乳量，都应通过乳母的反复观察，以定饥饱。很多婴幼儿疾病是由于喂养不当或乳母生活起居饮食不节所致，如加注意，则可避免这些疾病的发生。孙思邈还提出"择乳母法"，认为乳母的健康十分重要，她可直接影响婴儿的健康和营养，或导致疾病。《备急千金要方》说："夫乳母形色所宜，其候甚多，不可求备。但取不狐臭、瘿瘘、气嗽、痼疥、痴癜、白秃、疬疡、沸唇、耳聋、齇鼻、癫疾，无此等疾病者，便可以饮儿也。"并指出，乳母一要"慎于喜怒"，保持性情平和，心情舒畅；二要身体健康，无传染性疾病。哺乳量应"视儿饥饱节度，知一日中几乳而足，以为常"。哺乳姿势也有讲究，"乳母当以臂枕之，令乳与儿头平乃乳之，令儿不噎。母欲寐，则夺其乳，恐填口鼻，又不知饥饱也"。他还指出若母乳不足，可采用牛羊乳混合喂养，并随年龄增长逐渐增加辅食。以上这些关于小儿调养的方法措施，至今仍具有重要的现实意义。

《诸病源候论·养小儿候》亦指出："其饮乳食哺，不能无痰癖，常当节适乳哺。若微不进乳，仍当将护之。凡不能进乳哺，则宜下之，如此则终不致寒热也。又，小儿始生，生气尚盛，无有虚劳，微恶则须下之，所损不足者，及其愈病，则致深益，若不时下，则成大疾，疾成则难治矣。其冬月下之，难将护，然有疾者，不可不下。夏月下之后，腹中常当小胀满，故当节哺乳将护之，数日间，又节乳之，当令多少有常剂。儿稍大，食哺亦当稍增，若减少者，此是腹中已有小不调也，便当微将药，勿复哺之，但当乳之，甚者十许日，轻者六五日，自当如常。"即是指幼儿从饮乳到哺食这个阶段，最容易发生痰癖，即乳积、食积。治疗应根据小儿的生理病理及时令症候的不同来进行。

五、小儿疾病提倡防治结合

（一）新生儿窒息的急救

在新生儿疾病中，新生儿窒息是最常见的急症，也是新生儿死亡的主要原因之一。早在1300多年前，孙思邈对此已有明确的认识，并积累了一定的急救经验。如对刚出生儿应立即去除口鼻污物，"儿生地不作声者，取暖水一器灌之"，或"取儿脐带向身却将之"，或"用葱白徐徐鞭之"等刺激疗法，甚至用"令气入腹，仍呵之至百度"，即口对口人工呼吸法等。这些简便的急救措施，至今仍对儿科临床急症的处理有一定的参考价值。

（二）预防小儿惊吓

《诸病源候论》记载了小儿客忤的病因病机及症状、预后。指出："小儿客忤者，是小儿神气软弱，忽有非常之物，或未经识见之人触之……谓之客忤也，亦名中客，又名中人。其症状吐下青黄白色，水谷解离，腹痛反倒夭娇，面色易五色，其状似痫，但眼不上摇耳，其脉弦急数着是也。若失时不治，久则难治。"《备急千金要方·少小婴孺方》介绍了防治小儿受惊的方法，指出"养小儿常勿令闻大声，抱持之间，当安徐，勿令怖也。又天雷时，当塞儿耳，并作余细声以乱之也。凡养小儿，皆微惊以长血脉，但不欲大惊。大惊乃灸惊脉，若五六十日灸者，惊复更甚。生百日灸惊脉乃善。"

（三）小儿咳喘防治

《备急千金要方》与《千金翼方》两书所述小儿咳喘内容差异不大，共计14首方药。它们始载《备急千金要方》，后又出现于《千金翼方》。《千金翼方》成书于孙思邈晚年，由此可以肯定，这14首方药经他毕生医疗活动的反复实践，疗效久经，无怪乎后世医家辗转抄录，流传广泛。如用紫菀汤"治小儿中冷及伤寒暴嗽上气，喉咽鸣气逆"；用四物款冬丸"治儿咳，日中差，夜甚咳不得息，不能复啼"；桂枝汤"治少小十日以上至五十日，卒得謦咳，吐乳，呕逆，暴嗽，昼夜不得息"，此症与现代医学所称的"百日咳"颇为类似。他还指出："小儿咳逆，喘息如水鸡声""少小卒肩息上气不得安"，选用射干汤、麻黄汤治之。从孙氏治小儿咳喘的方药来看，多选用麻黄、杏仁、紫菀、款冬花等品，皆为止咳平喘祛痰之要药，至今临床仍广泛应用。

分析《备急千金要方》的方药，还可得到以下启示。关于麻黄汤：麻黄汤始见《伤寒论》，治疗伤寒太阳表证。孙思邈取仲景之原意略为加减，变通用于小儿咳喘。孙氏麻黄汤去仲景麻黄汤之杏仁，桂枝易桂心，加入五味子、半夏、生姜，主治少小卒肩息上气不得安，恶风肺之病证，此方寓仲景麻黄汤发散风寒、宣肺平喘之功效，但虑及患者为小儿，故去降气平喘之杏仁以免其与麻黄合用，药力太过，加入半夏、生姜温肺化痰止咳，更配五味子敛肺，免幼儿不堪麻桂之辛散，耗伤肺气，再用甘草祛痰止咳，调和诸药，诸药合用，药力较仲景麻黄汤为缓，祛邪而不伤正。

关于射干汤：射干麻黄汤出于《金匮要略》痰饮篇，主治咳而上气，喉中有水鸡声。射干汤出于《备急千金要方》，主治小儿咳逆，喘息如水鸡声。二方主治无甚差异，但前者用于成人，后者用于小儿。故孙氏于上方去细辛、款冬花、五味子三味，易入桂心，使原方功效不改变，然辛烈竣猛之势明显减弱。此外方中补脾益气、缓和药性的大枣由7枚增加为20枚，全方剂量减为上方的三分之一，从而使小儿正气得到扶助，病邪得以遏制消除。上二方均由《伤寒论》经方化裁而得，加减药味，变化剂量，细微之处见功夫。善于创新，用方立意精益求精。

（四）小儿惊痫

该病属古代儿科四大要症之一，孙氏认为"少小所以有痫病及痉病者，皆由藏气不平故也"。孙氏引《神农本草经》说："小儿惊痫有一百二十种。其证候微异于常，便是痫候。"他以病因分类，删繁就简将其概括为"凡小儿之痫有三种，有风痫，有惊痫，有食痫"。并以阴阳分为两大类，指出："病先身热，掣、惊啼叫唤而后发痫，脉浮者为阳痫。先身冷不惊掣，不啼呼，而发病时脉沉者为阴痫也。"孙氏还总结"候痫法"20条，以便早期防治。在治疗上，主要以清肝泻火，息风止痉，醒神开窍为法，并突出用艾灸治疗。孙氏治疗小儿惊痫第一方：龙胆汤，是治疗惊痫古方中的一个经典效方，受到后世医家的极力推崇。

（五）新生儿疾病

1. 胎寒

《诸病源候论·小儿杂病诸候》载有："儿在胎之时，母取冷过度，冷气入胞，令儿著冷。至儿生出，则喜腹痛，不肯饮乳，次则胎寒，亦名难乳也。小儿在胎时，其母将养取冷过度，冷气入胞，伤儿肠胃。故儿生之后，冷气犹在肠胃之间，其状儿肠胃冷不能消乳哺，或腹胀，或时谷利，令儿颜色素葩，时啼者，是胎寒故也。"指出胎寒的病因在于胎中受冷，胃肠中寒所致，故出生后出现以脾阳衰微为主的虚寒征象：面色㿠白，腹痛多啼，腹胀谷利，不肯饮乳等。

2. 胎疸

《诸病源候论·小儿杂病诸侯》首次记载胎疸病："胎疸候即小儿在胎，其母脏气有热，熏蒸于胎，至生下小儿体皆黄，谓之胎疸也。"自元代以后，改称胎黄，如曾世荣的《活幼心书》。

3. 初生不啼

《备急千金要方·少小婴孺方上》载："儿生落地不作声者，取暖水一器灌之，须臾当啼。儿生不作声者，此由难产少气故也。可取儿脐带向身却之，令气入腹，仍呵之至百度，啼声自发。亦可以葱白徐徐鞭之即啼。"关于儿初生后啼哭，胎儿出腹，放声啼哭才能气血畅行，肺气宣肃，呼吸有致。落地不啼，常为难产气闭，或寒气内迫等产生，若不及时抢救，则气绝身亡。救治之法，脐带气血充儿为有效措施之一，葱白鞭之、暖水温儿都是有效的古法。

4. 脐风

《备急千金要方·少小婴孺方上》强调："断儿脐者，当令长六寸，长则伤肌，短则伤藏。不以时断，若接汁不尽，则令暖气渐微，自生寒，令儿脐风。"明确了断脐的要求，对指导小儿的接生和保育具有指导意义。

5. 连舌

《备急千金要方·少小婴孺方上》载有："小儿初出腹，有连舌，舌下有膜如石榴子中膈，连其舌下，后喜令儿言语不发不转也，可以爪摘断之，微有出血无害。若出血不止，可烧发作灰末敷之，血便止也。"这里的连舌就是现代医学称的绊舌、结舌，是舌系带发育异常，伸连舌端，限制舌体活动，以致动作不灵活，声欠清晰，治法宜手术切离。

六、变蒸学说的进一步阐释与争鸣

小儿"变蒸"是指小儿在出生之后一段时期生长发育的现象，所谓"变者变其情智，蒸者蒸其血脉"，是"长血气""生脏腑智意"。即是说，小儿初生，五脏六腑成而未全，全而未壮，通过时日的增长，而逐渐得以完善健全。在这一过程中，会出现一些诸如发热、汗出以及情智变异等临床表现。长期以来，围绕这一"变蒸"现象，在变蒸时日的确定、生长脏腑的顺序、变蒸过程中上述临床表现的认同、变蒸是生理还是病理，甚至对变蒸是否存在等一系列问题上，展开了各家争鸣。

（一）"变蒸"说的提出

最早提出"变蒸"这一概念的，是晋代医家王叔和，他在《脉经·平小儿杂病证第九》中说："小儿是其日数，应变蒸之时，身热而脉乱，汗不出，不欲食，食辄吐哯，脉乱无苦也。"从王氏所言来看，对"变蒸"的具体含义论述不详，仅仅说明变蒸有一定时日，及某些症状表现，虽"脉乱"但"无苦也"，这说明是小儿生长发育中的一种生理现象，也未说明需要治疗。

在王叔和提出"变蒸"之后，至隋代巢元方《诸病源候论》，才对"变蒸"的具体含义、时日、临床表现及其相应的治疗用药，论述较为详细，变蒸学说初步完善。但也从此开始，对"变蒸"的上述诸方面认识逐步深入，并出现了诸家学术争鸣的局面。

（二）关于"变蒸"的含义

隋巢元方《诸病源候论·变蒸候》认为："小儿变蒸者，以长血气也。变者上气，蒸者体热。"唐代孙思邈《备急千金要方·变蒸论》说："小儿所以变蒸者，是荣其血脉，改其五脏，故一变，竟辄觉情态有异。"并提出："变且蒸者，是儿送迎月也。蒸者，甚热而脉乱，汗出是也，近者，五日歇；远者，八九日歇。"

（三）关于变蒸时日与变蒸脏腑

对于小儿变蒸时间日期，比较一致的意见是生后 32 日 1 变，64 日 1 蒸，后又 3 大蒸（即 64 日第一大蒸、再 64 日第二大蒸、再 128 日第三大蒸）毕，则变蒸全部完成。唐孙思邈《备急千金要方》又载另一法，为 9 变 4 蒸，计 288 日。《颅囟经》则认为每 30 日 1 变，64 日 1 蒸。至于"变生"脏腑，实际上是指某脏腑在变蒸期间的生长发育与功能完善。从广义上讲，小儿出生之后，各脏腑器官的生长发育和功能完善是有阶段性的，在这个意义上讲，变生脏腑是符合实际的。但自古以来，在"变生"脏腑的先后顺序上说法不一。

隋巢元方《诸病源候论·变蒸候》云："其变日数，从初生至三十二日，一变；六十四日再变，变且蒸；九十六日三变……至一百二十八日四变，变且蒸；一百六十日五变；一百九十二日六变，变且蒸；二百二十四日七变；二百五十六日八变，变且蒸；二百八十八日九变；三百二十日十变，变且蒸。积三百二十日小蒸毕，后六十四日大蒸，后百二十八日复蒸，积五百七十六日，大小蒸毕也。"

唐孙思邈《备急千金要方·少小婴孺方》记载的变蒸时日与《诸病源候论》相同。但该篇中又记载一法，仅至 9 变 4 蒸，即 288 日。其云："又一法，凡儿生三十二日始变，变者身热也；至六十四日再变，变且蒸，其状卧端正也；至九十六日三变，变者候丹孔出而泄；至一百二十八日四变，变且蒸，以能咳笑也；至一百六十日五变，以成机关也；至一百九十二日六变，变且蒸，五机成也；至二百二十四日七变，以能匍匐也；至二百五十六日八变，变且蒸，以知欲学语也；至二百八十八日九变，以亭亭然也。凡小儿生至二百八十八日，九变四蒸也。"

（四）关于变蒸的临床表现与治疗

对变蒸的临床表现，一般认为有轻重不同，也有认为无临床表现者为暗蒸。变蒸的临床表现一般出现在变蒸交换的前后数日。因变蒸是小儿生长发育的正常生理现象，属正病而非邪病，一般不须治疗，但症状较重或有兼证则需用药治疗。

隋代巢元方《诸病源候论·变蒸候》云："变者上气，蒸者体热。变蒸有轻重。其轻者，体热而微惊，耳冷尻冷，上唇头白泡起，如死鱼目珠子，微汗出，而近者五日而歇，远者八九日乃歇；其重者，体壮热而脉乱，或汗或不汗，不欲食，食辄吐，无所苦也。变蒸之时，目白睛微赤，黑睛微白，亦无所苦。蒸毕自明了矣。先变五日，后蒸五日，为十日之中热乃除。变蒸之时不欲惊动，勿令旁边多人。变蒸或早或晚，依时如法者少也。初变之时，或热甚者，违日数不歇，审计日数，必是为蒸，服黑散发汗；热不止者，服紫双丸。小瘥便止，勿复服之。其变蒸之时，遇寒加之则寒热交争，腹痛矢娇，啼不止者，熨之则愈。变蒸与温壮、伤寒相似，若非变蒸，身热耳热尻亦热，此乃为他病，可为余治。审是变蒸，不得为余治。"

唐孙思邈《备急千金要方·少小婴孺方》对变蒸的临床表现及治疗基本上照录《诸病源候论》，但有所补充，对于要紧处再加说明。比如对目睛症状，"又云目白者重，赤黑者微""单变小微，兼蒸小剧""儿生三十二日一变，二十九日先期而热，便治之如法，至三十六七日蒸乃毕耳。恐不解了，故重说之"。对于治疗则更为谨慎，初变之时"有热微惊，慎不可治及灸刺，但和视之，若良久热不可已，少与紫丸微下，热歇便止，若于变蒸之中，加以时行温病，或非变蒸时而得时行者，其诊皆相似，唯耳及尻通热，口上无白泡耳。当先服黑散以发其汗，汗出温粉扑之，热当歇，便就瘥；若犹不除，乃与紫丸下之"。这样变蒸与时行的鉴别和治疗就更为明确了。

七、儿科治疗学的发展

隋唐时期，小儿治疗学已经达到较高的水平，并且不限于方剂的应用，还表现在治疗方法以及多种给药途径的运用，已成为隋唐之际儿科的一大特色。儿科治疗方法丰富多彩，主要有内服、外治、针灸三类，内服药物的剂型有汤、膏、丹、丸、散等；外治法有洗浴、涂囟、敷脐、膏摩、滴鼻、掐法，如孙思邈曾用十二味寒石散为末，粉扑小儿皮肤，治疗壮热不能服药的病症。针灸有针、灸两法，尤其是灸法，在隋唐医家中所用较多，如孙思邈灸法40种，分治小儿多种病症，用途甚为广泛。现分述如下：

（一）灸法疗法

如《外台秘要》首先推广了灸法在小儿治疗中的作用。《黄帝明堂灸经》更对隋唐及以前的小儿灸治之法进行了系统总结。

（二）按摩疗法

《备急千金要方》对小儿药物按摩治疗已频繁提及，表明隋唐时期已经广泛注意到这一疗法对小儿疾病的治疗作用。

（三）药物治疗学

儿科用药经验的丰富及药物知识的发展，主要表现在方剂数量的猛增。《备急千金要方》《外台秘要》等大型方书均载有大量的儿科方剂。小儿方书也大量问世，如《小儿医方》《保童方》《少小节疗方》《婴孺方》《延龄至宝方》等。这表明了当时用药经验的丰富以及儿科药物知识的发展。

（四）特殊治疗法

诸如烙脐法治疗小儿脐风，用动物肝脏治疗小儿眼病以及小儿脱肛的手法复位等，都在这一时期被广泛应用。《刘涓子鬼遗方·相痈疽知有脓可破法》载有如何判断痈是否成脓："痈大坚者未有脓，半坚薄半有脓，当上薄者都有脓，便可破之。所破之法，应在下逆上破之，令脓得易出。"痈脓已成应及时切开引流，刀法宜取循经、低位、直切，有利于脓液引流，排脓务尽。

（五）婴病治母法

婴病治母是指乳母服药后，通过乳汁而对小儿发生治疗作用的一种治疗方法。这一疗法源于隋唐，由《诸病源候论》首先载述。

第三节　医家医著

一、《颅囟经》

《颅囟经》系儿科著作，不著撰人。关于该书的作者和成书年代，据《诸病源候论·总论》记载："中古有巫方，立小儿《颅囟经》，以占夭寿，判疾病所生，世所相传，有小儿方焉。"《幼幼新书》卷十四也说："《颅囟经》，世传为黄帝书，至周穆王时，师巫得之于崆峒山。"巫方是公元前28～前27世纪中古黄帝时代人，是儿科的医生。

但也有人说《颅囟经》不是巫方著述的，如《太平御览》说张仲景的弟子卫汛，著有《颅囟经》3卷。晋·王叔和在《张仲景方论·序言》中说："卫汛受业于张机……撰小儿颅囟经三种行世，名著当时。"根据医史学家的考证，巢元方看到的《颅囟经》可能是卫汛所著的，因为巢卫两氏相距不到四百年。据《四库全书提要》载："《颅囟经》2卷，不著撰人名氏，世亦别无传本，独《永乐大典》内载有其书，考历代史志，自《唐书·艺文志》以后皆无此名，至《宋史·艺文志》始有师巫《颅囟经》2卷……疑是唐末宋初人所为，以王冰《素问注》第二卷内，有师氏藏之一语，遂托名师巫，以自神其说耳。"认为《颅囟经》一书是唐末宋初人托名巫方所著此说较为可信。这本书已佚。

书名解题的直接依据，是此书原叙："颅囟者，谓天地阴阳化感颅囟，故受名也。""天地大德，阴阳化功，父母交和，中成胎质。"从而构成人类初始形态。然而，子处母腹，胎秉各异，儿有肥、瘦、壮、弱之分。且后天失养，或医者之过，致使小儿阴阳之气或有太过不及，患有惊痫、丹瘤之病候。此书"遂究古言，寻察端由""真凭辨证，乃定生死。"正是此书的经旨所在。

全书分为2卷，载医方58首。上卷论述小儿脉法、病证、治疗以及小儿疾病的特殊诊断和鉴别方法，下卷载火丹（丹毒）15候，治疗多以秘方，计16证19方。本书对小儿脉法、小儿生理、病理特点做了一些概要的论述。病证列有鹅口、撮禁、小儿夜啼、下痢、目赤、温热、惊痫、呕吐、客忤、诸疳（分心疳、脾疳、肺疳、肝疳、筋疳、血疳、骨疳）、疟疾、脑顶风、腹痛、火丹等数十种。对惊、痫、疳、痢、火丹等病证叙述较为详细。其中对"火丹"（丹毒）论述最为精详。将火丹按初起部位不同，共分为15种，并对火丹的传染途径也有较为正确的阐释。此书文字言简意赅，如"三岁以下呼为纯阳"等论述对小儿生理特点进行了高度概括。书中列有惊癫痫证治专篇，设方5首：牛黄丸（2方）、虎睛丸、痢疾方、二十味虎睛丸，共用药31味，其中钩藤、蛇蜕、琥珀、龙齿、牛黄、犀角、大黄等，至今还是治疗惊风、癫痫常用的药物。书中还有祝由法等，保留了早期医书的特点。

该书版本主要有二个系统：一是宋代刘昉《幼幼新书》引文本（简称《新书》本。该系统由宋刊本、明抄本、日人抄本组成），二是清代据《永乐大典》辑录本（包括《函海》本、光绪本等）。现存版本主要有《四库全书》辑本2卷，1959年人民卫生出版社出版影印本。

二、巢元方与《诸病源候论》

《诸病源候论》，简称《巢氏病源》，又名《巢氏诸病源候论》《诸病源候总论》。

巢元方是隋代著名医学家，约生活于公元6～7世纪间。史书缺传，其生卒年及籍贯欠考。隋大业年间（605～616）任隋太医博士，后升为太医令。

隋大业年间，太医博士巢元方奉诏与吴景贤等编撰《诸病源候论》，隋大业六年

（610）成书。全书共 50 卷，67 门。此书是我国第一部由朝廷敕编，集体撰作的医学理论著作。

《诸病源候论》对 1739 种证候的病因、病机传变做了具体阐述，收罗病证之全前所未见，对各病之病因病理阐析以及症候的分类描述也具较高水平。书中以病为纲，每类疾病之下，分述各种病证概念、病因、病机和证候，包括：内科疾病、五官病证、外科、伤科、皮肤、肛肠；妇科、产科、小儿疾病。其论详于病因证候，涉及预防、摄生、导引、外治及若干手术手法，基本未载方药。其中有儿科专篇"小儿杂病诸候" 6 卷，凡 255 候。首论小儿保育法和常见病，然后依次论述小儿伤寒、时气、脏腑、生长发育障碍、五官、皮肤和外科诸多病证的病因证候，结合小儿生理特点阐述其病源。

对小儿的保健，该书最早提出小儿"宜时见风日，若都不见风日，则令肌肤脆软"。当"天和暖无风之时，令母将抱日中嬉戏，数见风日，则血凝气刚，肌肉硬密，堪耐风寒，不致疾病。若常藏在帏帐之内，重衣温暖，譬如阴地之草木，不见风日，软脆不任风寒"。强调日光照射对乳幼儿生长发育的重要性。

在常见病症的病源分析中，强调小儿的特点。如"壮热候"中指出"小儿壮热者，是小儿血气盛，五脏生热，熏发于外，故令身体壮热"。在"中风候"中认为"小儿血气未定，肌肤脆弱，若将养乖宜，寒温失度，腠理虚开，即为风所中也"。又如在"养小儿候"中论用下法治积滞时，一方面认为"小儿始生，生气尚盛，无有虚劳微恶即须下之，所损不足言，及其愈病，则致深益"，但另一方面又提示"小儿脏腑之气软弱，易虚易实"，如下之不当则易造成变端，据此提出了护养上的节乳、节哺和治疗上下法应用的原则。

《诸病源候论》是我国历史上第一部专述病源和证候的书，也是当时记述疾病症状最详尽的著作。书中虽没有记载治法和方药，却有很高学术价值和临床实用价值。该书对中医学有多方面的贡献，在病因病理学上发展了前人的理论。对多种疾病的病变、转归有详细观察和系统准确的描述，突出了各病的特殊证候，在临床鉴别诊断上有重要意义。在证候分类学方面，对隋以前病证详加记载，分门别类，使之系统化。书中还介绍了腹部外科手术。如：肠吻合术、创面缝合术、血管结扎止血术等，反映了我国古代外科手术所达到的较高水平。《诸病源候论》引录保存了我国古代许多珍贵医学资料，后世医家对此书甚为推崇，对国外医学亦有一定影响。

《诸病源候论》现存最早版本为元刻本，常见版本系 1955 年人民卫生出版社影印本。

三、孙思邈与《备急千金要方》《千金翼方》

孙思邈，是京兆华原人（今陕西省耀县孙家塬）人，出生于隋开皇元年（581），卒于唐永淳元年（682）。活了 101 岁（也有说他活了 141 岁），孙思邈历经隋唐两代，是我国乃至世界历史上著名的医学家和药物学家。历史上，被人们尊为"药王"。

孙氏少时体弱多病，从青年时代就立志以医为业，刻苦研习岐黄之术。成年以后，他曾隐居在太白山（今陕西境内）从事医学及炼丹活动。永徽三年（652）著成《备急千金要方》30 卷。咸亨四年（673）曾担任尚药局承务郎，上元元年（674）即称病辞归。永淳元年（682），著成《千金翼方》30 卷。同年孙思邈去世，遗命薄葬。他不仅精于内科，而且兼擅外科、妇科、小儿科、五官科、眼科，并对摄生、食疗、针灸、预防、炼丹等都有研究，同时具有广博的药物学知识和精湛的针灸技术。孙氏一生以济世活人为己任，对患者具有高度的责任心和同情心，他提出"大医精诚"，要求医生对技术要精，对患者要诚。他曾亲自治疗护理麻风患者达 600 余人，他的高尚医德堪为百世师范。

孙氏的著作，除上述外，史志见载的颇多，大多已散佚无存。主要有：《千金养生方》1 卷、《千金髓方》等 18 种，此外，现尚存世之眼科专著《银海精微》乃托名孙氏之著。

《备急千金要方》，简称《千金方》，（《千金方》为《备急千金要方》之简称，亦有人把《千金要方》和《千金翼方》合称为《千金方》的），又名《千金要方》。此书 30 卷本内容，卷一，为医学总论，包括医学伦理、本草、制药等；卷二至卷四，系妇科病；卷五，为儿科病；卷六，为七窍病；卷七至卷八，论诸风脚气；卷九至卷十，为伤寒；卷十一至卷二十，为脏腑病论；卷二十一，论消渴淋闭诸症；卷二十二，为疮肿痈疽；卷二十三，系痔漏；卷二十四，论解毒并杂治；卷二十五，为备急诸术；卷二十六至卷二十七，系食治并养性；卷二十八，平脉；卷二十九至卷三十，针灸孔穴主治。总计 233 门，含方论 5300 余首，创分证列方的编写体例。书中系统总结了唐代以前的医学成就，取材广泛，内容丰富，遍涉临床各科及针灸、食疗、药物、预防、卫生保健等。该书有述有作，验方经方兼备，是我国第一部理法方药俱全的医学巨著，是继张仲景《伤寒杂病论》后，我国医学的又一次总结，被誉为我国历史上最早的临床医学百科全书。

孙氏撰成《备急千金要方》后，因感其内容之不足而续编《千金翼方》30 卷，约成书于公元 682 年。全书共 30 卷，汇集了晋唐以前大量医药学资料。内容包括医德、医学教育、治则、诊断、处方用药、妇、儿、五官、内、外、急救各科诸病证治，及食疗养生、房中、脉法、针灸孔穴等，载录了丰富而宝贵的医药学经验与文献资料，迄今仍有很高的实用价值。对于今后医学的发展，是一份可供深入挖掘的宝藏。

《备急千金要方》《千金翼方》两书共合 60 卷，其中专论"少小婴孺方"2 卷，计 12 门，论 106 首，合方 534 首，《备急千金要方》分序例、初生出腹、惊痫、客忤、伤寒、咳嗽、癖结胀满、痈疽瘰疬、杂病 9 篇；《千金翼方》分养小儿第一（合 98 条，方 20 首，针灸 2 首，论 1 首），小儿杂病第二（方 57 首，论一首），其次，在《备急千金要方》和《千金翼方》其他篇章中亦有论述，范围甚为广泛。这是孙思邈集唐之前儿科学成就，结合自身经验，全面总结而成。它对中医儿科学的发展奠定了基础。

　　孙思邈的医疗经验和药物学知识，丰富了我国医学内容。他的医学思想和学术成就主要有：发展了张仲景的伤寒论学说，并集唐以前医方之大成。在诊断学方面，把对疾病的认识提高到一个新水平；在治疗学方面，创用新的医疗技术；在药物学方面，重视地道药材以及药物的种植采集、炮制和贮藏；在妇幼保健方面，强调妇幼设立专科的意义，为小儿、妇产建立专科创立了条件；在针灸方面，绘制彩色三人明堂图，创孔穴主对法，提倡阿是穴及同身寸法，促进了针灸学的发展。同时他还丰富了养生长寿理论，讲求卫生，反对服石。该书的儿科内容和科学价值在于：强调小儿特点，为儿科奠定学术基础。孙氏用两书的 1/6 篇幅，专论了妇人病、婴幼儿病及小儿体质发育与保健。孙思邈重视胎养胎教，重视小儿的养育与保健，两书中详细论述的小儿初生护理、喂养方法、乳母、保育员的选择以及生活起居，体格锻炼等，是很符合现代科学要求的。其中如接生的程序、难产的处理、初生不啼哭的处理方法、沐浴方法、断脐方法、预防新生儿破伤风（脐风）以及各个年龄段多发病的防治等，都达到了较高的水平。该书广泛收录了唐以前的治疗方剂。《备急千金要方》记有治疗方剂 4500余首，内容涉及《千金翼方》记有医疗方剂 2000 余首，临床内科、传染病、外科、骨伤科、妇产科、小儿科、耳目口齿、咽喉科等数以百计的各种病症。

　　《备急千金要方》自唐代到现代，中外翻刻版本有 40 余种，大致可分为两类。原文本有未经北宋校正医书局林亿等校刊的版本，或经校刊者，均为 30 卷本。另有 93卷本，系明代中期道教徒据早期《道藏》本及北宋校刊本等拆编而成。现存较早版本为明嘉靖二十二年（1543）小丘山房乔世宁刻本；日本嘉永二年（1849）江户医学影宋本亦为佳本。1955 年和 1982 年人民卫生出版社据江户医学本曾两次出版影印本。第二类为详注本和节选本。现存日本之《真本千金方》可能系未经宋校正医书局校正之传抄本，经宋校正医书局校刊之《备急千金要方》，中、日翻刻影印者达 30 余次，又有刻石本、节选本、改编本、《道藏》本等刻印者亦数十种。日本于 1974 年成立千金要方研究所，特重新精印南宋本《备急千金要方》，并誉之为"人类之至宝"。近年来更为日、美、德以及东南亚各国学者和理论研究者所关注。

四、王焘与《外台秘要》

　　王焘，约生于唐总章三年（670），卒于天宝十四年（755），今陕西县人，其曾祖父王珪为太宗朝宰相。祖父崇基，父茂时，王焘为次子，其兄光大，司勋郎中。焘有二子，长子遂，曾为大理寺卿，次子遘，曾为苏州刺史。

　　王焘幼年多病，年长喜好医术，其母疾病弥年，有感于不明医者，不得为孝子，遂立志学医，八世纪初他曾任职于弘文馆（唐代国家藏书处）长达 20 余载，在此期间，他博览古代医学文献数千卷。凡所览阅之书，均逐条采摘记录，积累了大量资料。天宝年间（742～755）他因故被贬至房陵（今属湖北），后出守大宁。正值当地疾病流行，王氏取所录经方，亲施方药，疾者多获救治，遂立志编撰一部医方大全。于天宝十一年（752）著成《外台秘要》40卷传世。他的另一部著作《外台要略》10卷，为《外台秘要》之简本，惜已亡佚无存。

《外台秘要》，简称《外台》，又名《外台秘要方》。唐·王焘撰成于天宝十一年（752）。《外台秘要》为唐朝中医文献集大成者。王焘在长期管理弘文馆期间，广泛接触大量古代医籍，历经10个寒暑，撰成这部巨著。

《外台秘要》收集了唐代以及唐以前数十种医学著作，全书40卷，分1104门，收载医方6000余首。卷1～2为伤寒；卷3～6论述天行、温病、疟疾、霍乱等；卷7～20系内科疾病；卷21～22为眼、耳、鼻、齿诸科疾病；卷23～24论瘿瘤、痈疽；卷25～27为痢疾诸疾；卷28～30系中恶、金疮、恶疮等，卷31～32论述采药、丸散及面部诸疾；卷33～34论述妇人病；卷35～36为小儿病；卷37～38论乳石；卷39～40载明堂灸法。《外台秘要·小儿方》内有"小儿诸疾"2卷，列病证87门，先论后方，内容广博，载儿科方约400首，颇具规模，并广泛采用灸治法。该书论证，多引自《诸病源候论》；医方则辑自《千金方》颇多，所引录诸书，每条之下必详载原书书名和卷数，这种引书注明卷第的治学方法，在医学文献整理上为王氏首创，如实地保存了古代医学文献资料，功效卓著。如《近效方》《古今录验方》《删繁方》《深师方》《小品方》《肘后方》《骨蒸病灸方》等，今多散佚无传，均赖此书得以留存。

《外台秘要》北宋治平二年（1065）经校正医书局校正刊行。至今翻刻多次，现有10余钟版本。1949年后人民卫生出版社曾两次影印。

五、已佚儿科医籍

李清，北海人，生卒年代不详。据称："隋开皇四年（585）如云门山窟，遇人授书一轴，甫寻归，开所授书，乃小儿医方，屡试屡验。"著有《小儿医方》1卷，已佚。

《小儿务疳二十四候论》一卷　唐·张文仲

《保童方》一卷　唐·周梃

《童子秘诀》唐·姚和众

《延龄至宝方》唐·姚和众

《少小节疗方》唐·俞宝

《孙会婴孺方》唐·孙会

《仙人水镜图诀》唐·王超

《少小方》唐·佚名

（张静　葛金玲　朱锦善）

参考文献

1. 巢元方.诸病源候论［M］.北京：人民卫生出版社，1984
2. 孙思邈.备急千金要方［M］.北京：人民卫生出版，1982
3. 撰人不详.颅囟经［M］.北京：人民卫生出版社，1956
4. 孙思邈.千金翼方［M］.北京：人民卫生出版社，1955

第六章　两宋时期的中医儿科学

第一节　概况

公元960年，陈桥兵变，赵匡胤"黄袍加身"代周自立，定都汴梁（今河南开封），史称"北宋"。979年，宋太宗赵匡义再灭北汉，终于结束了五代十国的割据局面。但经历了147年后，汴京被女真族建立的金国攻陷，宋高宗赵构迁都临安（今杭州），是为南宋。从此，以江淮为界，南宋北金对峙百余年。公元1271年，忽必烈建立元朝大都，并于1279年，以武力征服南宋。

两宋是我国历史上一个重要的历史朝代，历200余年。宋朝偃武修文的政治制度，促进了文化、经济、科学技术的发展，火药、指南针及活字印刷术等科学技术的发明相继出现，中医学得到了长足的发展。表现在医政设施的重大进步、大规模的古医籍整理与研究以及医学各学科所取得的突出成就等。儿科学作为中医临床学科的最早分科之一，在宋代已经完成了理论体系与临床体系的形成过程。

一、儿科医学体系的建立

两宋时期，中医儿科学领域取得了辉煌的成就，这一时期涌现了一批著名的儿科医家，在积累前人学术经验和研究成果的基础上，完成了中医儿科学术体系的形成过程。中医儿科学作为独立的一门中医临床学科，建立了中医儿科学理论体系和临床体系。

作为儿科宗师的北宋名医钱乙，所著《小儿药证直诀》（1119），是中医儿科学术体系形成的重要著作之一，其主要贡献有：①确立小儿生理病理特点，认为小儿"五脏六腑，成而未全，全而未壮"，发病以后，"易虚易实，易寒易热"。②诊断上创立"面上证""目内证"等诊察方法。③辨证论治方面，创立五脏虚实辨证纲要，创立五脏补泻治法方剂。④在病证方面精辟地论述了小儿常见病证的证治方药，而对疮疹、惊痫、咳喘、泄泻等小儿时得病常见病证论述尤为精详。⑤附有临床医案23例，达到了理论阐述与临床实践的结合与示范。

在小儿疾病的论述方面，刘昉等编撰的《幼幼新书》（1150）是当时世界上内容最为完备的中医儿科巨著，全书40卷，列627门，广泛收集历代名贤的儿科论述及民间治验，收方2000余首，病证480多种，可谓详备。而且证治分类的编排，论证的精确，治方的效验，均达到很高水平，切合临床应用，具有很高的实用价值和文献价值，是反映中医儿科学临床体系的重要著作。另外，成书于1156年不著撰者姓名的《小儿卫生总微论方》，则是一部小而全、言简意赅的儿科临床全书，同样具有很强的临床指导价值。其中对于断脐不慎所致脐风，与成人破伤风无异的认识，在当时是很先进的。《太平圣惠方》(992)、《圣济总录》(1117)、《太平惠民和剂局方》等著作是由朝廷组织专家集体编撰而成，其中的儿科部分，均是十分重要的儿科著述。《太平圣惠方》收载儿科方剂2600多首，论述小儿内、外、皮肤、五官各科病证262门。《圣济总录》列16卷专论小儿，所列论治方药堪称规范，在当时以及对后世影响甚大。这些儿科学鸿篇巨著，包括小儿的生长发育、喂养保健、生理病理、辨证论治以及调护，从理论到临床形成了儿科学较为完整的独立体系。

二、疮疹的治疗成就与学术争鸣

中医文献中有关发疹性疾病很早就有记载。在汉代张仲景的《金匮要略》，隋代巢元方的《诸病源候论》，唐代孙思邈的《备急千金要方》、王焘的《外台秘要》等书中，已有"发斑、隐疹、丹瘩、赤瘩"的记载，但由于历史条件的限制，宋代以前的医家多把斑、痘、疹一类出疹性疾病综合论述，未曾明确区分，文字简略，描述不详。宋代由于麻痘广泛流行，对这类小儿出疹性疾病已有较为详细的认识，比如《小儿药证直诀》中对麻疹的描述和认识，已经相当详细，但"麻疹"的名称在宋代一直未能明确，又由于痘麻疮疹这类出疹性疾病多因胎毒天行传染而成，因此在病名、病因、病机上的认识还互相混而不清。未将麻痘严格区分，病名亦未确立，因此仍统称斑疹、疮疹。钱乙《小儿药证直诀》专列"疮疹"一节，所论疮疹之病就包括麻痘及其他出疹性疾病。与钱乙同期而年少的名医董汲，精于斑疹而善用寒凉，所著《小儿斑疹备急方论》深为钱乙嘉许。该书也是中医学论述斑疹的第一部专著。其后，南宋名医陈文中根据自己长期的临床实践经验，又大胆地提出了用温补方药治疗小儿痘疹，为痘疹的治疗开辟了新的途径，并著《小儿痘疹方论》一书。董氏和陈氏的学术观点，对后世儿科的影响很大，以至于由此开始了温补与寒凉两大学派的学术争鸣。实质上，董汲与钱乙所主张的寒凉清解治疗斑疹的方药是对麻疹而言，陈文中主张的温补托毒治疗痘疹是对天花（痘）而言。这种原始于麻主清凉、痘宜温补的治法主张，由于当时对麻痘鉴别认识的局限，逐步演绎成温、凉两大学派的学术争鸣，而扩展到儿科各个领域，反而对儿科的临床治疗和基础理论研究产生了深远影响，促进了中医儿科学的发展。值得一提的是，据文献记载，宋代首先发明了预防天花的方法。宋真宗时，约在公元10世纪，丞相王旦招求天下能防痘者为其子种痘。四川峨眉山人用鼻吹痘苗法，为之种痘而愈。这是世界上最早由我国医家发明的种痘法，开世界免疫医学之先河。

三、儿科医家医著的涌现

两宋时期，涌现了一大批著名的儿科医家和一大批儿科学著述。除上面提及的钱乙、董汲、陈文中、刘昉等著名医家及其著作，均对中医儿科学学术理论和临床体系作出重大贡献外，还有一大批著名的儿科医家医著。比如杨仁斋《仁斋小儿方》、郑端友《全婴方论》、张涣《小儿医方妙选》、栖真子《婴孩宝鉴方》、闻人规《痘疹论》等，以及文献记载的茅先生、汉东王先生等均是当时著名的儿科医家，也有医书传世。据初步统计，两宋时期儿科著作达70余部，可惜许多医籍已经散佚。

四、儿科医学教育与儿科专业的兴起

宋代的医学教育相比唐代有所发展，最主要的是把医药行政与医药业务分立起来。即太常寺除太医局外，另设翰林医官院，从而结束了太医局兼管医政、医疗与教学的局面。医学分科由原来的四科发展到九科，小方脉即儿科，属于其中之一。其中有教授一人，选翰林医官以下与上等学生，或社会上的医学名流充任。学习课程除各种共修课《素问》《难经》《诸病源候论》《补注本草》《备急千金要方》外，还需加习《脉经》《伤寒论》。学生在春季招考，小方脉科每年规定招收学生30名，并按王安石的"三舍法"予以分类，初入学为外舍，外舍学期一年，经月考、年考可升内舍；内舍学期二年，经考可升上舍；上舍仍须学习二年，共计五年学制。此外，太医局还十分重视学生的实际医疗技术训练。

这一时期，政府还对医生进行考试，试补之法乃仿太学，分公、私两试。分等级考试不仅看理论学习成绩，而且注重医疗实践能力，根据治疗效果评出上、中、下三等，十全为上，十失一为中，十失二为下。对治愈不及七分的降级，去五分的开除学籍。小方脉科属于方脉内，其考试分场进行：第一场方脉科考《素问》《难经》《伤寒》，第二场方脉科考诸科、脉证、大义三道、运气、大义二道，第三场假令病法三道（即病案分析）。显然，宋代已经重视教育，儿科医学在其潮流推动下，出现了比较健全的儿科教育体系及分科，为其以后的发展奠定了基础。

两宋时期由于儿科专业医学教育的规范，儿科医生倍增，儿科专业诊所也已出现，民间儿科诊所首次在两宋的文献中得到记载，在《东京梦华录》卷二中就记载了：公元1102年汴梁的儿科诊所。同时，这一时期还有专门的小儿药铺出现，"药铺，有李生菜小儿药铺等"。北宋张择端署名的《清明上河图》中就绘有两处儿科诊所，招牌上面写着"专治小儿科"和"小儿科"，说明了儿科诊所的普及。

五、保护儿童的相关措施

据《宋史·太祖本纪》载，乾德四年（962）诏"士庶敢有阉童男者，不赦"。这是为维护儿童人身权利采取的一项措施，但并未能从根本上改变阉童的现象，因为宫

廷中仍然蓄有宦者。宋太宗继位之初，也颁布了保护儿童的诏书，如太平兴国二年"诏：继母杀子及妇者同杀人论"。狠狠打击了因财产等纷争杀害无辜儿童的暴行。公元1205年，"申严民间生子弃杀之禁，乃令有司月给钱米收养"。这是我国历史上最早颁布的保护婴儿法令。

公元1249年，还设立慈幼局，其任务是收养遗弃幼婴。《宋史·理宗本纪》载："淳祐·九年（1249）春正月癸亥，诏给官田五百亩，命临安府创慈幼局，收养道理遗弃初生婴儿，仍置药局疗贫民疾病。"并设立了政策加以保护，如"雇人乳养，并送至官观寺院，养为童行"。对于因贫困不能上学者，采取送其听读的措施。这些促进了当时文化教育的普及和提高。南宋郑元《遂昌山樵杂录》记载有："宋京各郡门有激赏库，郡有慈幼局。贫家子多厌之，辄不育，乃许抱至局，书生年月日时，局有乳姬鞠育之，他人家或无子女，都来取于局。岁侵，子女多入慈幼局，故道无抛弃子女，信乎其恩泽之周也。"所有这些慈幼设施和政策，大大地促进了幼婴保健事业的建立和发展。

第二节　儿科学术成就与争鸣

一、小儿生理病理特点的认识

小儿脏腑柔弱的生理特点，是基于小儿生长发育过程及其特点决定的。宋代钱乙《小儿药证直诀》认为小儿生理上"肌骨嫩怯""脏腑柔弱"。"小儿在母腹中，乃生骨气，五脏六腑，成而未全""全而未壮"是说小儿时期无论脏腑气血、筋脉骨肉均处于幼小的状态，成而未全，全而未壮。这是小儿体质生理的基本方面。也为后世医家"稚阴""稚阳"概念的提出与完善奠定了基础。《素问·上古天真论》云："女子七岁，肾气盛，齿更发长……三七肾气平均，故真牙生而长……丈夫八岁，肾气实，发长齿更……三八肾气平均，筋骨劲强，故真牙生而长极。"钱乙根据《黄帝内经》对人体生长发育过程的基本描述，以及前人关于"变蒸"学说的认识，更加详细地指出：小儿"自生之后……三十二（日）一变"，按照水、火、木、金、土的顺序，五脏六腑先后发育，至生后三百二十日，脏腑功能始全。这是"生长脏腑智意"的第一个生理过程。三百二十日后，脏腑才会由"全而未壮"到"年壮而视齿方明"，即真牙生时，脏腑生长发育方告结束。因此，钱氏创造地提出小儿有两大生理特点：一曰"五脏六腑，成而未全……全而未壮"。指出了小儿在形体上脏腑娇嫩，形气未充的特点；二曰"骨脉、五脏六腑，神智精神"在天天"变蒸"，指出了小儿在机能上有生机旺盛，发育迅速的特点。陈文中在《小儿病源方论》中亦详细描述了出生儿机体和脏腑功能处于幼稚嫩弱状态。小儿一周之内，皮毛、肌肉、筋骨、髓脑、五脏、六腑、荣卫、气血，皆未坚固，譬如草木茸芽之状，未经寒暑，娇嫩软弱，今婴孩称为芽儿故也。

《小儿药证直诀》："小儿纯阳，无烦益火。"宋《圣济总录·小儿风热》："小儿体性纯阳，热气自盛，或因触犯风邪，与热气相搏，外客皮毛，内壅心肺。其状恶风壮热，胸膈烦闷，目涩多渴是也。"纯阳"学说主要从小儿的生长发育旺盛、发病之后容易化热化火以及治疗宜清凉来阐述小儿的体质特点。阳是人生命活动的动力，阳气旺盛则生命活动旺盛，小儿处于生长发育阶段，故阳气旺盛才能推动生长发育。因此，"纯阳"学说的含义中也自然有阳气旺盛的内容，后世也因此有引申为小儿阳常有余、阴常不足论。

以往认为"小儿病与成人不殊，唯用药有多少为异"，这是说小儿仅仅是成人的缩影，在病理上无特别之处。但钱乙认为：小儿"脏腑柔弱，易虚易实，易寒易热"。由于小儿脏腑柔弱、血气未充的生理特点，其卫外功能较低，易触外邪，受邪之后迅速传变，鸱张戕伐而邪实，另一方面，脏腑柔弱，易致正虚，形成小儿"易为虚实"病理特点，因此，小儿疾病的进展和传变比成人急速而复杂，这在儿科临床上确是常见的。如小儿泄泻，由于小儿气血未充，稚阴稚阳，而易伤阴、伤阳，或阴阳俱伤，甚至迅速出现气虚液脱的危重变证。这是小儿"易虚易实、易寒易热"的病理变化。"易寒易热，易虚易实"是钱乙对小儿病理特点的高度概括，从而奠定了中医儿科学病理学的理论基础。因此引申出儿科的治疗以"柔润"为原则，适时补泻，强调调理，反对"痛击""大下"和"蛮补"。例如《小儿药证直诀·诸疳》中说："小儿易虚易实，下之既过，胃中津液耗损，渐令疳瘦。"又说："故小儿之脏腑柔弱，不可痛击，大下必亡津液而成疳。"在《小儿药证直诀·虚实腹胀》里亦说："小儿易为虚实，脾虚不受寒温，服寒则生冷，服温则生热，当识此勿误也。"时时以顾护小儿元气为要。

二、小儿五脏辨证论治纲领的确立

钱乙在《黄帝内经》五脏五行的理论及前人关于脏腑辨证认识的基础上，创立了儿科五脏辨证论治纲领。用"风、惊、困、喘、虚"来归纳肝、心、脾、肺、肾五脏的主要证候特点，如心主惊：惊属心，主热证，"心病，多叫哭惊悸，手足动摇，发热饮水""心主惊，实则叫哭发热，饮水而搐，虚则卧而悸动不安"；肝主风：风属肝，主人体生发之气，"肝主风，实则目直大叫，呵欠项急顿闷，虚则咬牙，多欠气，热则外生气，湿则内生气""肝病，哭叫目直，呵欠顿闷项急"，指出一旦外邪深入肝经，既可见颈项强急、目直视，甚至木气冲逆而昏闷不省等实证，或见咬牙、气郁不伸而多叹息的虚证；脾主困：脾主运化，"脾病，困睡泄泻，不思饮食""脾主困，实则困睡，身热饮水，虚则吐泻生风"；肺主喘：肺为华盖，属娇脏，常不足，以宣发肃降而主一身之气，如"肺病，闷乱，哽气长出气，气短喘息""肺主喘，实则闷乱喘促，有饮水者，有不饮水者，虚则哽气，长出气"；肾主虚：肾为先天之本，生命之源，为元阴元阳之所，但小儿体属稚阴稚阳，肾精尚不足，阳气未充，故常虚。钱氏说："肾病无精光，畏明，体骨重……肾主虚，无实也。唯疮疹，肾实则变黑陷。"并用寒热虚实来判断脏腑的病理变化，用五行来阐述五脏之间以及五脏与气候时令之间的相互关系，继以制定五脏补泻治疗法则，指导临床遣方用药。钱乙以五脏寒热虚实的辨证创立五脏补泻方剂，不仅用于儿科还广泛应用于成人。如心热创立导赤散，肝热创立泻青丸，脾热创立泻黄散，肾虚创立六味地黄丸，脾虚创立益黄散等。

钱乙以五脏辨证为纲，将临床证候归属五脏进行辨证，如将小儿面部各部位分属五脏。将疳分为五脏疳证，将疮疹分列出五脏所主等。钱氏的五脏辨证，不孤立地看待每一脏腑的证候，而是非常重视各脏腑之间的相互资生、相互联系、相互制约、相互依存的对立统一的整体关系。此外，钱氏还极为重视四季气候对脏腑的影响。如在《小儿药证直诀·肝病胜肺》中说："肝病秋见，肝强胜肺，肺怯不能胜肝，当补脾肺治肝。益脾者，母令子实也。"在"肺病胜肝"中又说："肺病春见，肺胜肝，当补肾肝治肺脏，肝怯者，病春也。补肝肾地黄丸，治肺泻白散主之。"这些都说明钱氏创立的儿科五脏辨证，既重视五脏所主诸证，又重视各脏腑之间的整体联系。

三、小儿诊断学的发展

钱乙通过长期的临床观察，认为小儿虽然"脉难以消息求，证不可以言语取"（《小儿斑疹备急方·钱乙后序》）。但他根据"有诸内，必形诸外"的理论，结合小儿生理病理特点，创造性地将中医四诊用于儿科临床，并将四诊和五脏辨证联系起来，将儿科诊断学推向新的高度，"察脉按证虽有定法，而探源应变自谓妙出意表"（《小儿斑疹备急方·钱乙后序》）。兹就以钱乙为代表的宋代的小儿诊断学的成就和特点，归纳于下。

（一）脉诊

《小儿药证直决·小儿脉法》中提出："小儿脉法，只是缓急分表里，浮沉分寒热，脉乱弦急分虚实……脉乱不治，气不和弦急，伤食沉缓，虚惊促急，风浮，冷沉细。"钱氏论脉，虽仅短短二十一字，实际上是以浮沉辨表里寒热，缓急辨正邪虚实。已包括了小儿疾病的表里寒热虚实辨证。

许叔微在《普济本事方·小儿病》中专列小儿脉，提出小儿脉不同于成人，当以"手指按三部，一息六七至为平和，八九至为发热，五至为内寒，脉弦为风痫，沉缓为伤食，促急为虚惊，弦急为气不和，沉细为冷，浮为风，大小不匀为恶候，为鬼祟，浮大数为风，为热浮结，为物聚，单细为疳劳，凡腹痛多喘呕而脉洪者为有虫，浮而迟潮热者胃寒也，温之剂愈。"这是许氏对钱乙的小儿脉法的发展与补充，许氏在《普济本事方》中还将其概括为歌诀，朗朗上口，便于记识和掌握。

另外，《保幼大全》《小儿病源方论》对小儿脉法也给予了补充和发展。

（二）望诊

宋代医家重视小儿望诊，因为小儿善哭闹，难言语，问诊与切诊皆不能凭据，望诊便成为小儿诊断疾病的主要诊法，皆重视小儿望诊。这是宋代小儿诊断学的一大特点。对后世直至现代影响很大。

钱乙首先提出小儿"面上证""目内证"的诊察方法，面上证是小儿以面部五部分分属五脏，再观察五色的变化，来推测五脏的病变。《小儿药证直诀·面上证》云："左腮为肝，右腮为肺，额上为心，鼻为脾，颏为肾。赤者，热也，随证治之。""目内证"是根据目内色泽、光彩来诊断五脏的虚实寒热。比如："赤者，心热，导赤散主之。淡红者，心虚热，生犀散主之。青者，肝热，泻青丸主之。浅淡者补之。黄者，脾热，泻黄散主之。无精光者，肾虚，地黄丸主之。"另外，钱乙还对用目睛的活动来望诊，提出了目直是肝热，目连眨是肝风。如《小儿药证直诀·肝有风甚》："凡病或新或久，皆引肝风，风动而上于头目，目属肝，风入于目，牵其筋脉，两眦俱紧，不能专视，故目直也。若得心热则搐，以其子母俱有实热，风火相搏故也。"对于面唇的望诊，书中在论述病症及医案时进一步做了更为详细的鉴别。如，面色㿠白，有胃气不和、胃冷痛、虫痛，还有肾虚等；唇白脾肺气虚，白润者预后尚好，枯白者预后不良；唇红主肺胃热盛，等。钱乙还注意将面目望诊与其他症状结合起来，进行分析和鉴别诊断，如同为头身发黄的病症，钱乙指出若"一身尽黄，面目指爪皆黄，小便如屋尘色，看物皆黄"属黄疸；如果"面黄腹大，食土，渴者，脾疳也"；若"自生而身黄者，胎疸也"，这些鉴别诊断的方法，无疑是很科学的，至今对儿科临床仍有指导意义。

《小儿卫生总微论方·诸般色泽纹证论》载有小儿色诊大全，详细论述了面色五脏分部、四时五脏色、五脏生死色、五脏部位相乘色、五脏四时相乘色、目内色、鼻上色、面目死生色等八个方面。健康的面色应是"其色不深不浅，应常光润者，为和平"。若面色赤青白黑，而又"无脾色外荣"，则属不祥。《小儿卫生总微论方》还强调小儿未能言者，脉法寸关难辨，问切难晓病情，唯观其形色、参其症候最为重要。观察形色不得于哭断之时，睡起之际，因此时气色不正。指出面部色泽、以青为风，赤为热，黄为食，白为气，黑为寒。这些丰富的诊治经验，对判断疾病的预后吉凶，具有临床价值。

（三）指纹诊法

继唐代王超小儿指纹诊法之后，宋代许叔微在《普济本事方》中记载了指纹法，记述小儿虎口的色泽变化与疾病的关系，如"紫风红伤寒，青惊白色疳，黑时因中恶，黄即困脾端"，至刘昉《幼幼新书》对小儿指纹诊法，博引前贤诸家，论述尤为丰富。《幼幼新书》进一步提出了虎口三关指纹法，是将食指近臂端向指端的三节分别称为风关、气关、命关。指纹颜色主候病证，指纹显现在"三关"预示疾病轻重，即风关病轻，气关病重，命关病危。南宋《小儿卫生总微论方》对"三关"指纹的命名定位又有不同，该书称："最下一节，名为气关，有纹过者，病才觉重，诸病既生，则气不调顺，故名气关也；第二节，名为风关，有纹过者，须发惊风，渐加困重，故名风关也；

第三节，名为命关，有纹过者，则病极而命危殆，故名命关也。"即以气、风、命为三关各部的名称，并具体指出纹形如鱼刺主惊，垂针形主痢，弓形主疳积，珠形为死候等。共记载有 10 种不同纹形及所主证候。

四、小儿疾病病因病机的认识

宋代儿科医家对小儿疾病的认识，充分重视内外因在发病学方面的作用。北宋《圣济总录》首创小儿致病的"三因"学说，《圣济总录·小儿统论》中言："解颅、重、颚、连、断、撮、口、重、舌、癫、病、口、噤、躯啼之类，得诸胎中；惊风、客忤、中恶、魃病之类，得诸感袭；乳哺不节，则有癖结、哺露、丁奚、伤饱之患。"明确指出"得诸胎中""得诸感袭""乳哺不节"乃是导致小儿发生疾病的三大因素。杨仁斋则提出："小儿受病多生于热，热则生痰，痰者，诸病之根也。"强调了"热"在小儿病因学上的重要性和"痰"在小儿病机转化中的突出地位，因而有"四时欲得小儿安，常要一分饥与寒"的小儿保健法。这与甲骨文卜辞中将小儿疾病责于鬼神为祟的认识，显然有天壤之别。

宋代，由于小儿疮疹疾病流行，钱乙最早细致地描述了小儿麻疹初期的表现，并指出其即"天行之病"。《圣济总录》认为疮疹"或遇时疫"所致。《小儿痘疹方论》则指出痘疹是"因时气"而发。《小儿痘疹方论》还对痘疹提出了三种液毒的病因认识，即：五脏六腑秽液之毒，发为水疱疮；皮膜筋肉秽液之毒，发为脓血水疱疮；毒既出发为疹痘。又强调胎毒内因的重要性。

对疖病的病因病机的认识：《太平圣惠方·治毒热疖诸方》云："疖者，由风湿冷搏于血，结聚所生也。人运役劳动，因而出汗，遇冷湿气搏于经络，血得冷折，则结涩不通，而生疖。"疖为阳毒，究其原因多由外感暑湿，湿热内蕴，外感风邪，体虚染毒，导致邪毒侵于肌肤，气血淤滞，热盛肉腐而成。

五、小儿疾病的分类与临床体系的建立

两宋时期，不仅在儿科学基础理论方面确立了小儿的生理病理特点、儿科的五脏辨证论治纲领，以及小儿疾病的病因病机学方面的深入研究，使中医儿科学理论体系得以确立，而且在临床体系方面也取得了辉煌的成就，这主要反映在蔚为大观的宋代的几部集体编撰的儿科学巨著中。

两宋时期反映儿科学临床的巨著主要有：刘昉等的《幼幼新书》，不著撰人姓名的《小儿卫生总微论方》以及《太平圣惠方》《圣济总录》中的儿科部分。还有疮疹专著《小儿斑疹备急方论》《小儿痘疹方论》等。这些重要的儿科临床专著，收集的小儿疾病病种十分广泛全面，分类也很科学，每一病证所述之病证、病因、病机以及治法方药均十分详尽，临床实用性很强。可以说这些鸿篇巨著充分反映了两宋时期中医儿科临床医学的辉煌，构架了中医儿科学较为完整的系统临床体系。

《幼幼新书》（1150），被誉为是当时世界上内容最为完备的儿科学巨著，全书 40 卷，列 627 门。收集儿科病证 480 多种，载方 2000 余首，十分详备。更可值得称赞的是该书的疾病分类十分科学先进，已经能够按照新生儿病、小儿内科杂病、小儿时令性病、小儿传染病、小儿五官病、小儿口腔、小儿外科病、小儿皮肤病的归类方法进行分类了，这在当时是件十分了不起的事情。该书称得上是中医儿科学临床全书。另一本南宋时期问世的《小儿卫生总微论方》则是一部精编本的中医儿科学临床手册，该书言简意赅，实用性很强。在这两部儿科临床医学著作中，对许多儿科疾病已能做出准确的鉴别。

由朝廷组织编写的《太平圣惠方》（992）《圣济总录》（1117）更为规范，其中对儿科疾病证治的论述十分丰富、系统而全面，《太平圣惠方》论述小儿内、外、皮肤、五官各科病证 262 门，收载儿科方剂 2600 多首。《圣济总录》列 16 卷专论小儿，该书的另一特点即是对小儿病证病因病机的论述十分精辟，以致后世医家大量引录。这两部书，由于是朝廷组织编撰，对当时及后世影响十分巨大而深远。

疮疹性疾病是小儿的多发性疾病，危害很大。两宋时期，对小儿疮疹性疾病的认识十分丰富，已有专著问世。比如《小儿斑疹备急方论》《小儿痘疹方论》，这两部疮疹专著在中医儿科学历史上有重要影响。二书对疮疹性疾病的认识和治疗，引发了儿科领域从临床治疗学、基础理论诸方面的寒温学术派的学术争鸣。这从一个侧面反映出两宋时期儿科临床医学的丰富性和多样性，临床治疗研究的深入的发展。

对儿科的常见病，各家均有重点论述，钱乙《小儿药证直诀》对小儿惊风、疳证、咳喘、发热、泻利论述详细而精辟。《太平惠民和剂局方》以疳、痢、惊风为主。杨仁斋《仁斋小儿方论》则把惊、疳、泻、痢列为当时儿科四大难病。朱佐在《类编朱氏集验医方》中又重视小儿惊、疳、积、热及小儿脾胃病的讨论，可以看出，此时儿科疾病当以疳、积、惊、热、泻利、咳、喘为主。

六、儿科病证诊疗成就

（一）惊风

两宋时期，儿科病证的诊疗水平很高，可反映当时的诊疗成就，今举几例以兹说明。

宋以前，对小儿抽搐一类疾病统称为惊痫。北宋王怀隐《太平圣惠方》（992）卷八十三首次提出了惊风的名称，列有"治小儿急惊风诸方"和"治小儿慢惊风诸方"两节，并将惊风分为急惊风、慢惊风两大类。之后钱乙提出急惊属热属实、慢惊风属寒属虚的观点。阎孝忠在收集整理《小儿药证直诀》（1119）后附以《阎氏小儿方论》，补充了钱乙有关惊风的论述，他说："小儿急慢惊，古书无之，唯曰阴阳痫。所谓急慢惊，后世名之耳。"又说："阳动而速，故阳病曰急惊；阴静而缓，故阴病曰慢惊。"宋代刘昉《幼幼新书》（1150）则首次较为详细地论述了"慢脾风"，收集了宋代多位儿科医家对慢脾风的论述。

认为慢脾风的病因有吐泻脾胃虚损，有泻痢日久复用寒凉伤败脾胃，有慢惊不退转为慢脾。南宋陈文中《小儿病源方论》（1254）提出：不唯热极生风，"寒暑燥湿之极亦能生风"，特别提出"痰涎壅闭而作搐"，将寒痰作为病因之一。

至于治疗，钱乙《小儿药证直诀》首倡："急慢惊阴阳异证，切宜辨而治之，急惊合凉泻，慢惊合温补。"对急惊风阳盛之证的治疗，主张用利惊丸，"以除其痰热，不可与巴豆及温药大下之"。阎孝忠在《阎氏小儿方论》中对钱乙的惊风之论有所补充，他说："治小儿惊风，痰热坚癖，能不用水银、轻粉则便，如不得已用之，仅去痰即止，盖肠胃易伤，亦损口齿。"治急惊风，当其搐势渐减时，与镇心治热药一二服，候惊势已定，须臾以药下其痰势，心神安宁即愈。治慢惊风，"凡小儿吐泻，当温补之。每用理中丸以温其中，以五苓散导其逆，连与数服，兼用异功散等温药调理之；若已虚损，宜与附子理中丸，研金液丹末，煎生姜米饮调灌之，唯多服乃效"。其中金液丹即硫黄一味，温肾回阳。

宋代刘昉《幼幼新书》首次较为详细论述了慢脾风的证治方药，认为慢脾风的治疗以醒脾、健脾、取涎息风为原则，常用方剂如玉诀醒脾散、毛彬银白散、郑愈醒脾散等。在用药方面，《幼幼新书》开始试用新的镇惊药曼陀罗，为治疗小儿惊风增添了新的方法。

陈文中《小儿病源方论》对惊风寒痰所致者，治疗上提出"当去痰涎冷涎，次固元气"之法，先服芎竭散，并用手法去寒痰冷涎，次服油珠膏，后服益真汤，助服前朴散。

（二）疳证

关于对小儿疳证之病因病机，《太平圣惠方·小儿五疳论》云："夫小儿托质胞胎，成形气血，诞生之后，骨肉轻软，肠胃细微，哺乳须是合宜，脏腑无恒，肥甘过度，喜怒气乱，醉饱伤劳，便即乳儿，致成疳也。又，小儿百日以后，五岁以前，乳食渐多，不择生冷，好食肥腻，恣食甘酸，脏腑不和，并生疳气。"又《太平圣惠方·治小儿一切疳诸方》云："夫小儿疳疾者，其状多端，虽轻重有殊，形证各异，而细穷根本，主疗皆同，由乳哺乖宜，寒温失节，脏腑受病，气血不荣，故成疳也。"钱乙《小儿药证直诀·脉证治法》则对疳证的病机做了高度概括："疳皆脾胃病，亡津液之所作。"而导致这一病机的病因有大病、吐泻、误治及饮食所伤。

对小儿疳证的治疗，《小儿药证直诀·脉证治法》提出："疳病当辨冷热肥瘦，其初病者为肥热疳，久病者为瘦冷疳，冷者木香丸，热者胡黄连丸主之，冷热之疳，尤宜如圣丸。故小儿脏腑柔弱，不可痛击，大下必亡津液而成疳。凡有可下，量大小虚实而下之，则不至为疳也。初病津液少者，当生胃中津液，白术散主之，唯多则妙。"

钱乙还说："诸疳，皆依本脏补其母及治疳药。"这里的诸疳就指五脏疳，所谓治疳药，即：冷则木香丸，热则胡黄连丸。明代医家万全在《幼科发挥·疳》中说："幼科书论诸疳头绪，无可取者。唯钱氏分肥瘦冷热四者，庶为近理。而以初病者为肥热疳，久病者为瘦冷疳似有虚实之分。不知疳为虚证，曾有实者乎？至于治瘦冷疳，方上有续随子，未免虚实之失。"至于初病津液少，用白术散生胃中津液，甚佳。白术散能健脾助运、鼓舞胃气，脾胃健运则生化有源，津液自生。《仁斋小儿方论·疳》还有关于蟾蜍、五谷虫治疳的记载，其最早见于唐宋，疗效甚好，做法为："蟾蜍一枚，上取粪虫一勺，置桶中，以尿浸之桶上，要干，不与虫走，却将蟾蜍打杀，顿在虫中，凭与虫食，一日夜，次以新布作袋尽包，系定，置之急流一宿，取出瓦上焙为末，入麝一字，粳饭揉丸，麻子大，每二三十丸，米饮下。"另有集圣丸："诸疳证的通用方，芦荟、北五灵脂、好夜明砂（焙）、缩砂、橘皮、青皮（去白）、蓬莪术（煨）、木香、使君子（略煨、取肉）各两钱，鹰爪黄连（净）、虾蟆（日干炙焦）各三钱，上末，雄猪胆两枚，取汁和药，入膏糊丸，麻子大，每十丸，米饮下，疳痨瘦弱，本方加用当归一钱半、川芎三钱。"此方是治疳之良方。明万全对此方认识："凡治疳证，不必细分五疳，但虚则补之，热者清之，冷则温之，吐则治吐，痢则治痢，积则治积，虫则治虫，不出集圣丸加减用之，屡试屡验。"

宋代，已对小儿疳与大人痨加以鉴别。如《小儿卫生总微论方·五疳》载有："小儿疳病，诸论丛杂，唯五疳之说为当。其证候外则传变不同，内则悉属五脏……小儿疳疾，乃与大人痨相似，故亦名疳痨。大人痨者，因肾脏虚损，精髓衰枯；小儿疳者，因脾脏虚损，津液消亡。病久相传，至五脏皆损也。大人痨疾，骨削而气耗，小儿疳疾，腹膨而神羸，以其病之始也，其脏之传授不同故也。"

（三）发热

《小儿卫生总微论方》综合前贤所论，对小儿发热做了较为全面的论述。根据病位分：表热、里热、表里俱热、五脏热等；根据病性分虚热、实热等；根据病因分：风热、寒热、暑热、伤食发热、疳热、积热、癖热、血热、变蒸发热等；根据发热的热型分：壮热、温热、潮热、往来寒热、夜热、恶寒发热、憎寒壮热、惊热、烦热等。并提出各种发热的鉴别及治法方药，颇有临床指导意义。如《小儿卫生总微论方·诸身热论》中有："小儿身热者，更有内外。在内者，多饮水得之；在外者，多因风寒得之。钱乙有云：小儿身热饮水者，热在内；身热不饮水者，热在外。此大概之验也。在内者宜下之，在外者宜散之。若小儿积蕴内外，感伤表里，浑身俱热、颊赤口干、小便赤、大便焦黄少者，先以四顺清凉饮子利脏腑，热即退矣。既而复热者，是里热已解而表热未除，复以惺惺散或红棉散加麻黄，微发其汗，表热乃去。既去又复发热者，世医尽不能晓，再下再表，皆为不可，误伤多矣。此表里俱虚，气不归元，阳浮于外，所以再发热也。但以六神散和其胃气，则收阳归内，身便凉矣。"

（四）感冒

钱乙在此首先提出"小儿伤风"病名，指出外感伤风发热的治疗原则，有表证则用发表法；用解表法病仍不愈，且见有下证的，方可用下法；同时又指出，小儿因脏腑未充，用下法要慎重，即使是大渴、大饮、善饥之胃热证，也只宜微下。告诫医者未见内实证的，不可妄用下法，以免损伤正气。《小儿药证直诀·伤风》指出："昏睡口中气热，呵欠顿闷，当发散，与大青膏解。不散，有下证，当下，大黄丸主之。大饮水不止而善食者，可微下。余不可下也。"还首次在《小儿药证直诀·伤风后发搐》中记载了小儿感冒发热出现抽搐："伤风后得之，口中气出热，呵欠，顿闷，手足动摇。当发散，大青膏主之。小儿生本怯者，多此病也。"《小儿药证直诀·咳嗽》还对小儿感冒导致咳嗽病的论述甚为详尽："夫嗽者，肺感微寒。八九月间，肺气大旺，病嗽者，其病必实，非久病也。其症面赤痰盛身热，法当以葶苈丸下之。若久者，不可下也。十一月十二月嗽者，乃伤风嗽也。风从背脊第三椎肺俞穴入也，当以麻黄汤汗之。有热证，面赤饮水，涎热，咽喉不利者，宜兼甘桔汤治之。若五七月间，其症身热痰盛唾粘者，以褊银丸下之。有肺盛者，咳而后喘，面肿，欲饮水，有不饮水者，咳而但嗽者，亦葶苈丸下之，后用化痰药。有肺虚者，咳而哽气，时时长出气，喉中有声，此久病也，以阿胶散补之。痰盛者，先实脾，后以褊银丸微下之。涎退即补肺，补肺如上法。有嗽而吐痰涎乳食者，以白饼子下之。有嗽而咯脓血者，乃肺热，食后服甘桔汤。久嗽着，肺亡津液，阿胶散补之。咳而痰实，不甚喘而面赤，时饮水者，可褊银丸下之。治嗽大法，盛即下之，久即补之，更量虚实，以意增损。"小儿外感咳嗽，钱氏根据时令气候的变化和临床症状进行辨证论治，很有实际指导意义。

（五）咳喘

刊于公元 992 年的北宋《太平圣惠方》体现了当时的医疗水平，书中记载的小儿咳喘方药分为三类：即小儿咳嗽、小儿咳逆上气、小儿咳嗽咽喉作呀呷声。这种分类方法一直沿袭至明代。

钱乙《小儿药证直诀》则明确提出"肺主喘"，他说："肺主喘，实则闷乱，喘促，有饮水者，有不饮水者；虚则哽气，长出气。小儿肺病，闷乱哽气，长出气，气短喘急。"他还进一步指出"肺盛复有风冷""胸满短气，气急喘嗽上气，当先散肺，后发散风冷，散肺泻白散、大青膏主之。肺只伤寒，则不胸满"。"肺盛复有风冷"是指肺气实而外复感受风冷，令失肃降，上逆为喘，是钱乙对小儿喘证病因病机的概括。"肺只伤寒，则不胸满"是说若无"肺盛"之内因，仅仅伤于外寒，就不至于出现气机壅上的喘满之证。钱乙以"夫嗽者，肺感微寒"概括咳嗽病因病机，认为小儿咳嗽不过是肺略感风寒之邪，病情较之喘证为轻。钱乙以"喘"为肺脏主病，确有见地。同时还指出有虚实二证。实证创立泻白散，主治小儿肺盛气急喘嗽。虚证创立补肺阿胶散，主治小儿肺虚气粗喘促。此二方后世沿用千百年而不衰，系治疗咳喘万变不离其宗的祖方。

在《小儿药证直诀》中，钱乙还根据小儿咳喘在临床上寒、热、虚、实、痰等不同情况，以及脏腑生克关系，对小儿咳喘病证的论治进行了深入分析，并提出了相应的方药。书中所附医案就咳喘患儿具体情况，分析所用方药之因果关系，误诊之缘由。钱乙关于小儿咳喘的论述，形成了一套较为完整的辨证施治纲领，成为后世医家治疗小儿咳喘病证的规矩准绳。

《幼幼新书》几乎全文收录了《小儿药证直诀》的相关内容，它一方面表明《小儿药证直诀》学术价值高、影响大，另一方面也表明作者对钱乙的推崇。《幼幼新书》论述小儿咳喘内容最为丰富详细，分咳嗽、咳逆、喘咳上气、咳嗽声不出、惊膈嗽、伤风嗽、痰嗽、寒嗽、热嗽、久嗽等篇阐述咳喘证治，以一卷的篇幅专论咳喘，这在儿科医籍尚属首见。此外，还首见记载了《婴童宝鉴》的咳嗽死候之论，以及宋代儿科名医茅先生关于咳喘死候歌的记载："咳嗽胸高喘气粗，眼睛上视定还除，时时下粪青并黑，不食看看命即无。"这是小儿咳喘危重证候与预后不良证候较为早期的文献资料。

上述关于小儿咳喘的认识，也包括小儿哮喘在内，宋代的上述医著中还特别指出哮喘病为久病难治之证。

（六）吐泻

对小儿吐泻病证，钱乙论述甚详，他在《小儿药证直诀·脉证治法》说："五月十五日以后，吐泻、身壮热，此热也。小儿脏腑，十分中九分热也。或因伤热乳食，吐乳不消、泻深黄色，玉露散主之。六月十五日以后，吐泻、身温似热，脏腑六分热四分冷也。吐呕、乳食不消、泻黄白色、似渴、或食乳或不食乳。食前少服益黄散，食后多服玉露散。七月七日以后，吐泻、身温凉、三分热七分冷也。不能食乳，多似睡，闷乱哽气，长出气，睡露睛，唇白多哕、欲大便、不渴。食前多服益黄散，食后少服玉露散。八月十五日以后，吐泻、身冷无阳也。不能食乳，干哕，泻青褐水。当补脾，益黄散主之，不可下也。"钱乙论小儿夏秋吐泻，根据时令气候变化及临床症状，从寒热虚实论治，卓然见识。然而，地域不同、时令气候变化不一，又宜因地而异。诚如《小儿卫生总微论方》所云："吐泻所论冷热时月，此以中原之地言，今较之江浙则气候不同。今江浙之地，二三月尚寒，四五月温暖，六月入伏之后才热，七月热盛，八月热尚未退，虽冬月晴多便暖，虽夏月阴多便寒，不可概以中原冷热候定论。经所谓东南西北之异地，寒热温凉之异宜，况每岁寒热，自随时令早晚，难以拘定月日也。候之者，乘其至也。谓至其热，则从热治；至其温，则从温治；至其寒，则从寒治；至其凉，则从凉治。此乃随四时之气，各适其宜。"

《小儿卫生总微论方·吐泻》还对小儿吐泻变证论述精详，其一为脾虚肝乘，可致虚风内动；其二为津液消耗，可致气阴两虚。二者均属吐泻危重变证，其云："吐泻不拘于何时，则令脾胃虚弱，多致生风，而为脾风慢惊也。以脾土衰而肝木来刑故尔。当先补脾胃，不令困弱，则风不生，而病易愈也。吐泻已定未定烦渴者，皆津液内耗也。不问新久，宜煎钱乙白术散，使满意取足饮之，多即愈好。不尔，即津液内耗，而引饮不止，内生其热，外邪相干，则证变百端，以成他病，渐至危困也。"

治疗吐泻，有两个著名方剂值得一提，一是钱乙白术散，一是杨仁斋的交泰散。钱乙《小儿药证治直诀·诸方》载："白术散治脾胃久虚，呕吐泄泻，频作不止，精液苦竭，烦渴躁，但欲饮水，乳食不进，羸瘦困劣，因而失治，变成惊痫，不论阴阳虚实并宜服。人参两钱半，白茯苓五钱，白术（炒）五钱，藿香叶五钱，木香两钱，甘草一钱，葛根五钱（渴者加至一两）。上㕮咀，每服三钱，水煎，热甚发渴去木香。""聚珍本"葛根二两，余并一两。此方后世又称为七味白术散，主治脾胃久虚、吐泻发热烦渴之证，疗效甚佳。后世医家如阎季忠、万密斋、陈复正等对本方评述甚多。清陈复正《幼幼集成》认为："此方治小儿阳明本虚，阴阳不和，吐泻而亡津液，烦渴口干。以参、术、甘草之甘温，补胃和中，木香、藿香辛温以助脾；茯苓甘淡，分阴阳，利水湿；葛根甘平，倍于众药，其气轻浮，鼓舞胃气，上行津液，又解肌热。治脾胃虚弱泄泻之圣药也，兼治久泻不止，口渴无度，并痢疾口渴。幼科之方独推此为第一，后贤宜留意焉。"又："凡大泻作渴者，其病不论新久，皆用七味白术散生其津液。凡痢疾作渴亦然。盖白术散为渴泻之圣药，倘渴甚者，以当茶水，不时服之，不可再以汤水，兼之则不效矣。"分析甚为中肯。临床证明，本方重用葛根，大剂当茶饮，对于腹泻合并脱水有止泻补液作用。

《仁斋小儿方论·吐泻》中所载交泰散的用药为：藿香叶、陈皮、肉豆蔻（生）、半夏（制）、青皮、酸木瓜、甘草（微炒）各半两，石菖蒲两钱。上药细锉，每服一钱，姜三片、紫苏三叶，水煎服。暑月加香薷。杨仁斋就是以此方加减治疗霍乱吐泻，吐泻重证，症见吐泻交作，腹痛转筋。方中藿香、紫苏、陈皮、豆蔻、半夏、青皮、石菖蒲芳香理气、悦脾快膈，木瓜、甘草、酸甘缓急、舒筋调中，暑月加香薷祛暑。组方严密，疗效甚好。

（七）不思食

不思食即食欲不振，现代所谓小儿厌食症也属此范畴。两宋时期对小儿不思食的证治认识十分精辟。钱乙《小儿药证直诀·脉证治法》云："面晄白无精光，口中气冷，不思食，吐水，当补脾，益黄散主之。面晄白色弱，腹痛不思食，当补脾，益黄散主之。若下利者，调中丸主之。"此论胃气不和与胃冷虚所致不思食症，皆可用益黄散治疗。益黄散是温中调气、运脾健脾的重要方剂，不用一味补药而起到补脾健胃的作用，意在使脾胃气机升降运化功能恢复正常，则胃可受纳，脾能运化。调中丸的组成与《伤寒论》理中丸相同，能温中健脾。二方皆能温中健脾，对于脾胃虚寒之腹泻、不思饮食者，皆可应用。

另外，《幼幼新书》亦有相关的论述，如《幼幼新书·寒痛逆赢》载有宝童散壮脾去积进食：京三棱、蓬莪术（棱纸裹、醋煨）、益智（去皮）各四两，甘草（炙）四两半，陈皮、青皮各二两，上为末，汤点一钱，不时服，姜枣煎亦得。"此方壮脾、去积、进食，益智益心以补土，三棱、莪术消积理气，陈皮、青皮理气和胃，对于脾虚不甚而脾积厌食者，甚有疗效。世人多谓三棱莪术如虎狼，其实二药是消积行气运脾开胃之良药，对于脾积厌食有开胃进食之效，脾虚不甚者皆可以用。另外，在《仁斋小儿方论·脾胃》中还指出："心者脾之母，进食不止于和脾。盖火能生土，当以心药入于脾胃药之中，庶几两得。古人进食方剂，多用益智者，此也。益智仁、石菖蒲、白茯苓、莲子肉、陈皮、缩砂仁、半夏曲、木香、厚朴（制）各两钱，甘草（炙）一钱一字。上锉细，每服一钱，姜三片，枣一枚，水一盏煎，不饥不饱服。"

（八）小儿积滞

《仁斋小儿方论·积》认为："小儿有积，面目黄肿，肚热胀痛，复睡多困，哭啼不食，或大肠闭涩，小便如油，或便利无禁，粪白而酸，此皆积证也。然有乳积、有食积、有气积，要当明辨。吐乳、泻乳，其气酸臭，此由啼叫未已，以乳与儿，停滞不化得之，是为乳积；肚硬带热，渴泻或呕，此由饮食无度，多餐过饱，饱后即睡得之，是为食积；腹痛啼叫，利如蟹渤，此因触忤其气，荣卫不和，淹延日久得之，是为气积。合用木香丸……小儿消积多用青皮，然青皮最能发汗，有汗者勿与之。"此论小儿积滞分食积、乳积、气积为治。一般来说，初伤为乳食停滞，消之则可，稍久则壅滞气机，应消导行滞。《仁斋小儿方论》还特别说到食积发热："亦有伤乳伤食而身体热者，唯腹肚之热为甚。人知伤积肚热，粪酸极臭。而夜间有热，伤积之明验，人所未识也。"食积发热，以夜间为甚，天明则退，肚腹灼热，一阵一阵热，是因食滞内蕴而蒸热。同时还可兼见夜间盗汗、睡卧不宁、龂齿磨牙、口臭腹胀、便秘纳呆等症，久则损脾伤津，而成疳证。

（九）关于小儿丹毒

最早较详论述小儿丹毒的著作是《颅囟经》，据考证该书为唐末宋初的作品，其书论述了小儿多种丹毒。《圣济总录》对小儿丹毒的认识更为丰富，《圣济总录·小儿诸丹》中论述了小儿丹毒的病因，有内蕴热毒，搏于血分，蒸发于肌肤；有因内有积热，外受风邪，邪毒循经脉，随气血游走，发于肌表；有因皮肤损伤，邪毒乘机侵袭，搏于皮肤而成。发病迅速，色赤如丹，是其发病特点。小儿丹毒总的治疗原则是：清热解毒，凉血化瘀。早期可用三棱针轻刺局部皮肤，放血以泄毒气。轻证夹湿者，多选用黄芩汤。轻证兼气虚者，多选用黄芪汤。丹毒重证或丹毒攻心者，都可用蓝青汤。丹毒局部发热疼痛尤甚者，可用吴蓝汤外拓。

七、儿科寒温学派学术争鸣的起源

在儿科学术领域里，自宋代开始出现了温补与寒凉两大学术主张和流派。追溯其源，始于宋代的钱乙和陈文中对麻痘疾病的治疗主张。然而，随着历史的推进和学术争鸣的深入，逐渐成为认识小儿体质和生理病理特点及主张儿科治法的寒温两大学派。

（一）麻痘疾病治疗中的寒温学术争鸣

麻痘是古代危害小儿健康十分严重、发病广泛的出疹性疾病。宋代，对这类小儿出疹性疾病虽有较为详细的认识，但在鉴别方面尚未完全明确，麻疹的病名亦未确立，一般统称为斑疹、疮疹。钱乙《小儿药证直诀》专列"疮疹"一节，所论疮疹之病就包括麻痘及其他出疹性疾病，但详于麻而略于痘。并提出"疮疹属阳，出则为顺"，治疗以清凉解毒、宣透达邪为法。深受钱乙嘉许的董汲所著《小儿斑疹备急方论》也说："小儿斑疹，本以胎中积热，及将养温厚，遇胃中热，故乘时而作。"治法清凉，方药以白虎汤、青黛、大黄之类为主。该书钱乙亲自为之作序，并曰："是予平昔之所究心者，而予乃不言传而得之。"后人集《小儿药证直诀》时，附《小儿斑疹备急方论》于后，作为对钱乙的补充。

晚于钱乙、董汲100多年的陈文中，对痘疹深有研究，撰《小儿痘疹方论》，在历史上也具有重要影响。陈氏所论痘疹，即今之天花，他认为痘疹的治疗应重在明辨表里虚实寒热，还针对当时习用宣利解散的治法流弊，提出温补条畅的治则。这就是后世所说的温补学派的开端。他认为小儿元气充足，疮痘之毒才能顺利外发，否则就容易内陷而使病情转重。即使对于表里俱实的实热证，使用清凉疏达的同时注意扶助脾胃之气，在每证使用清凉方剂后，皆注明"如不应，人参白术散主之。"对于表里俱虚的虚寒证，创制三个代表方剂，即十一味木香散、十二味异功散、十味肉豆蔻丸，其中丁香、肉桂、肉豆蔻、木香、人参为常用之药，以温补托毒外出。

陈文中言："大抵天地万物，遇春而生发，至夏而长成，乃物气裹蒸，故得生成者也。今疮疹之病，脏腑调和，则血气充实，自然易出易靥，盖因外常和暖内无冷气之所由也。小儿疮疹发热、口干烦渴不止者，切不可以冷水，亦不可与蜜，及不得与红柿、西瓜等冷物食之，又不可妄投清凉饮、消毒散等药，恐冷气内攻、湿损脾胃，则腹喘胀喘闷，寒战啮牙则难治之。咬牙者，齿槁也，乃血气不荣也，即不可妄作热治之。""治疮疹之法，与痈疽无异。若邪气在里而实热者，用前胡枳壳；怯而虚热者，用参芪四圣散；虚弱者，用紫草木香汤；虚寒者，用参芪内托散；虚寒内脱者，用木香散；若邪气在表而实热者，用麻黄甘葛汤。此要法也。"（《小儿痘疹方论·论痘疹治法》）综观全书，陈氏治痘疹以温补为重。还特别指出："凡痘疹出不快，多属于虚。若谓热毒壅盛，妄用宣利之剂，致脏腑受冷，荣卫涩滞，不能运达肌肤，则疮不能起发，充满后不结实，或痂痒塌，烦躁喘渴而死。"《小儿病源方论》卷四论痘疮引证的案例：

凡泄泻的，咬牙的，痘疮痒塌的，里虚不长的，疮不成痂的，误食生冷的。身体频渴的，疮发不起的，痘证惊搐的，宣解之过的，疮烂脓淫的，几乎全用异功散、木香散二方，而且更还加用官桂、丁香二药，有时且加附子。

对于痘疹黑陷，陈文中认为因虚而致，而钱乙则认为热毒内盛，黑陷入肾。后世认为，这是陈、钱寒温学派争鸣的源头所在。实际上，陈氏所见之证为痘疹黑陷痒塌，烦渴喘促，泄泻足冷的里虚寒证，对于表里俱虚的虚寒证，创制三个代表方剂，即十一味木香散、十二味异功散、十味肉豆蔻丸，其中丁香、肉豆蔻、木香、人参为常用之药，以温补脱毒外出。我们且看陈氏《小儿痘疹方论》中的异功散、木香散中所用的药，已经够热的，因异功散所用的药是：木香、官桂、当归、人参、茯苓、陈皮、厚朴、丁香、肉豆蔻、附子、半夏、白术；木香散所用的药是：木香、大腹皮、人参、桂心、赤茯苓、青皮、前胡、诃黎勒、半夏、丁香、甘草。陈氏于异功散后自云：此药传五世，累经效验。而钱氏所见之证为疮疹黑陷，身热烦渴，腹满而喘，闷乱呕吐，大小便涩，身黄肿紫的实热之证。钱乙认为，热毒内陷入肾则疮疹变黑，当用清凉利下以泄热毒而救肾，用百祥丸（红芽大戟）。红芽大戟苦寒有毒，入脾、肺、肾经，功效泻水逐饮，消肿散结，能攻疮毒，通结滞。钱乙在解释时说："所用百祥丸者，以泻膀胱之腑，腑若不实，脏自不盛也。何以不泻肾？曰：肾主虚，不受泻。"（《小儿药证直诀·记尝所治病二十三证》）不过钱乙也已看到，在这种情况下（疮疹黑陷），若脾虚寒则难治，在治"睦亲宅一大王病疮疹"案中也说到服百祥丸，"若二服不效，即加寒而死"，可知已认识到虚寒之证。

全面而论，钱乙与陈文中都认识到疮疹、痘疹的表里虚实寒热的证治，钱乙在《小儿药证直诀·伤寒疮疹异同》中说："伤寒，当发散之。疮疹，行温平之功，有大热者解毒。"然而，纵观钱乙《小儿药证直诀》和陈文中《小儿痘疹方论》，钱氏所论详于疹（麻）而略于痘，陈氏所论详于痘而略于疹（麻），钱乙侧重于清凉泄毒，而陈氏侧重于温补托毒。这是儿科痘麻出疹性疾病领域里的清凉与温补各有侧重的学术主张。总之，钱董治痘用寒凉泄下之法，是有感于当时流俗用温热之药而发的。而陈氏治痘用燥热之剂，则秉承局方之学，与夫地理及风俗的关系。至于用寒用热，清代温病大家吴鞠通，就此做了精辟的论述，他说："痘科首推钱仲阳、陈文中二家，钱主寒凉，陈主温热，在二家无不偏盛，在后学实不可偏废，盖二家犹水火也，似乎极不同性，宗此则害彼，实为万世治痘之宗旨。宗之若何？大约七日以前，外感用事，痘发由温气之行，用钱之凉者十之八九；用陈之温者一二；七日以后，本身气血用事，纯赖脏真之火，炼毒成浆，此火不外鼓，必至内陷，用陈之温者多，而用钱之凉者少也。若始终实热者，则始终用钱，始终虚寒者，则始终用陈……"此论给人以启迪；即寒热不可偏废，不可偏执。

（二）寒温学派的争鸣扩展到儿科治疗的其他领域

寒温学派的争鸣，最初是对痘麻一类出疹性疾病治疗的不同看法和主张，然而，也就在宋代出现寒温学派的争鸣开始，就超出痘麻的范围，而涉及其他领域。钱乙在《小儿药证直诀》中就说："小儿纯阳，无烦益火。"而且将《金匮要略》中崔氏八味丸（即附桂八味丸）减去附子、肉桂，而创立六味地黄丸，柔润滋阴，以为小儿补剂。陈文中则善施温补，而且重在脾胃，常用之药如木香、丁香、人参、白术、厚朴等。陈氏在《小儿病源方论》中说："盖真气者，元阳也。其药性温则固养元阳，冷则败伤真气。"又说："脾为黄婆，胃为金翁，主养五脏六腑。若脾胃全固则津液通行，气血流转，使表里冲和，一身康健。盖脾胃属土，而恶湿冷……是以脾土宜温，不可不知也。"

儿科领域的寒温学派的学术争鸣，渐次扩展至小儿外感性疾病、小儿杂病等整个儿科的治疗领域，并由此推动了儿科基础领域对小儿体质（生理病理）的深入研究，推动了中医儿科学术的不断发展。主张寒凉学术观点者，认为小儿体禀纯阳，纯阳化火则表现为热证、阳证，而治以寒凉滋阴为主。主张温补学术观点者，则认为小儿稚阳稚阴，阴阳气均稚嫩，不耐寒凉克伐，在治疗过程中应处处以阳气为虑，主张温补阳气。寒凉与温补学派在相互争鸣中，又逐渐演生出新的学术主张，比如"阳常有余，阴常不足""少阳之体"等。千百年来，对小儿体质的不同学术观点的学术争鸣此起彼伏，推动了中医儿科学术的不断发展。

八、胎养、胎教和变蒸学说的学术争鸣

《妇人大全良方·胎教门》："夫至精才化，一气方凝，始受胞胎，渐成形质，子在腹中，随母听闻。自妊娠之后，则须行坐端严，性情和悦，常处静室，多听美言，令人讲读诗书、陈礼说乐，耳不闻非言，目不观恶事，如此则生男女福寿敦厚，忠孝贤明。不然则男女既生，则多鄙贱不寿而愚，此论谓因外象而内感也。昔太妊娠文王目不视恶色，耳不听恶声，口不谈恶言，世传胎教之道，是谓此也。"本段从"外象而内感"的观点出发，提出了孕妇要"行坐端严，性情和悦""多听美言""目不视恶色，耳不听恶声，口不谈恶言"等精神和心理活动方面的调摄措施，乃是保证胎儿正常生长发育的重要条件。对于孕期用药要谨慎，时时不忘母子同体，处处考虑到对胎儿的影响，掌握"病去母安，胎亦无损"的原则。

《圣济总录·小儿门》对小儿禀赋提出："小儿初生，气体稚弱，肤革不能自充，手足不能自卫，保护鞠育，盖有所持。自受气至于胚胎，由血脉至于形体，以致筋骨、毛发、腑脏、百神渐有所就而后有生。盖未生之初，禀受本于父母，既生之后，断脐、洗浴、择乳、襁褓皆有常法，慎守其法，无所违误。犹或胎气禀受有强弱，骨骼所具有成亏，而寿数之修短系焉。"先天之本，一生之基，谨守培植之法，不可违误。胎养

胎教，宋代医家认识十分丰富，《妇人大全良方·孕妇药忌歌》论述了妊娠期间，为了避免流产，保育胎儿，必须禁用或慎用部分药物，因其可能导致流产或损伤胎元。首先指出孕妇用药应避毒药，并列举出60多种妊娠应禁忌的药物。其中有剧泻药、催吐药、活血破血药以及药性猛烈、毒性较强的药物等。这些药中有些是剧毒药，如砒石、巴豆、斑蝥等应绝对禁用；根据"有故无损"的原则，有些则可在必要时慎用；也有的经过炮制后可以使用，如姜半夏即为现今临床治疗妊娠恶阻的常用有效药物。

对于小儿"变蒸"学说，宋代医家认识逐渐深入。钱乙将"变蒸论"列于《小儿药证直诀》的卷首，对小儿初生迄周岁发育情况进行了十分细致的观察，认为"变蒸"是小儿正常的生理发育过程。关于"变蒸"的含义，钱乙《小儿药证直诀·变蒸》指出："小儿在母腹中乃生骨气，五脏六腑成而未全。自生之后，即长骨脉、五脏六腑之神智也。变者，易也。又生变蒸者，自内而外，自上而下，又身热，故以生之日后三十二日一变。变每毕，即情性有异于前，何者？长生脏腑智意故也。"对"变生"脏腑、长骨添精神做了详细论述："何谓三十二日长骨添精神？人有三百六十五骨，除手足中四十五碎骨外，有三百二十数。自生下，骨一日十段而上之，十日百段，三十二日计三百二十段，为一遍，亦曰一蒸。骨之余气，自脑分入龈中，作三十二齿。而齿牙有不及三十二数者，由变不足其常也。或二十八日即至，长二十八齿，已下仿此，但不过三十二之数也。凡一周遍，乃发虚热，诸病如是，十周则小蒸毕也，计三十二日生骨气，乃全而未壮也。故初三十二日一变，生肾生志；六十四日再变，生膀胱，其发耳与尻冷。肾与膀胱俱主水，水数一，故先变。生之九十六日三变，生心喜；一百二十八日四变，生小肠，其发汗出而微惊。心为火，火数二。一百六十日五变，生肝哭；一百九十二日六变，生胆，其发目不开而赤。肝主木，木数三。二百二十四日七变，生肺声；二百五十六日八变，生大肠，其发肤热而汗或不汗。肺属金，金数四。二百八十八日九变，生脾智；三百二十日十变，生胃，其发不食、腹痛而吐乳。此后乃齿出，能言知喜怒，故云始全也。太仓云：气入四肢，长碎骨于十变，后六十四日长其经脉，手足受血，故手能持物，足能行立也……是以小儿须变蒸，脱齿者如花之易苗。所谓不及三十二齿，由变之不及。齿当与变日相合也，年壮而视齿方明。"

宋代刘昉《幼幼新书·卷七》对变蒸变生脏腑顺序提出不同观点："一蒸肝生魂，肝为尚书，蒸后魂定令目瞳子光明；二蒸肺生魄，肺为丞相，上通于鼻，蒸后能令嚏嗽；三蒸心生神，心为帝王，通于舌，蒸后令儿能语笑；四蒸脾生智，脾为大夫，藏智，蒸后令儿举动任意；五蒸肾生精志，肾为列女，外应耳，蒸后儿骨髓气通流；六蒸筋脉伸，蒸后筋脉通行，九窍津液转流，儿能立；七蒸骨神定，气力渐加，蒸后儿能举脚行；八蒸呼吸无停息，以正一万三千五百息也，呼出与肺，吸入肾与肝，故令儿呼吸有数，血脉流通五十周也。"以上八蒸，即十变中的五小蒸，复十变后的三大蒸。

宋无名氏《小儿卫生总微论方》对"变蒸"的含义，概括前人，做了较为全面的综合。《小儿卫生总微论方·变蒸论》云："小儿在母腹中，胎化十月而生，则皮肤筋骨脏腑气血，虽已全具而未充备，故有变蒸者，是长神智、坚骨脉也。变者易也，蒸者热也，每经一次之后，则儿骨脉气血稍强，精神情性特异。是以《圣济经》言："婴儒始生有变蒸者，以体具未充，精神未壮，尚资阴阳之气，水火之济，甄陶以成，非道之自然以变为常者哉、故儿自生每三十二日一次者，以人两手十指，每指三节，共骨三十段，又两掌骨，共三十二段以应之也。足亦如之。太仓公曰：气入内支，长筋骨于十变者，乃是也。"《圣济经》又曰："变者上气，蒸者体热。上气者，则以五脏改易而皆上输，藏真高于肺也。体热者，则以血脉敷荣，阳方外固为阴使也。故变蒸毕而形气成就者也，亦犹万物之生，非阴阳气蕴热蒸无以荣变也。"

九、儿科治疗学的成就

两宋时期，儿科治疗学成就斐然。不但在出疹性疾病的治疗上，有重大突破，在儿科常见病证的治疗方面也是这样，钱乙创立的五脏补泻方剂为儿科治疗学确立了规范，这些著名方剂的创立，充分体现了小儿的生理病理特点和临床治疗规律。比如六味地黄丸即是将《金匮要略》八味丸去桂附而成，治疗小儿肾虚主方，变温热为柔润，十分适合小儿。泻心汤单用黄连一味治小儿心气实，泻白散治疗小儿肺热，至于四君子汤加陈皮而成异功散，四君子汤加木香、藿香、葛根而成白术散，以理中汤原方变易为调中丸，以及益黄散等均为补脾要方，都反映了钱乙结合儿科特点而选药制方的学术思想，后世医家均有极高评价。

值得一提的是，《小儿卫生总微论方》认为小儿脐风与大人破伤风为同一种疾病，这比公元1884年德国医学家尼可莱尔发现破伤风杆菌早600年，这一见解和方法是十分可贵的。此外，本书还载有骈指截除等小儿先天畸形疾患的治法，也有一定价值。对新生儿断脐后脐带断面的处理，该书提出了用烙脐饼子灸灸的方法，处理新生儿脐带断面，以预防发生脐风和脐疮。早在《太平圣惠方》（992）卷76中，也记有烙脐4方。可见我国宋代，对新生儿断脐后，进行脐带断面烧灼消毒，已有了相当的经验，而且提出了使用目的。

特效方药的发现与使用在两宋儿科也有很大的发展，张锐在《鸡峰普济方》（1133）中首次将曼陀罗花用于小儿惊风治疗，表明此时已认识到麻醉药物在小儿惊风治疗中的重要作用。《幼幼新书》中也有类似记载。排脓方药治疗痈疽疮疖，《太平惠民和剂局方·绍兴续添方》中载有："化脓排脓内补十宣散，治一切痈疽疮疖，未成脓者速散，已成者速溃，败脓自出，无用手挤，恶肉自去，不犯刀杖，服药后疼痛顿减，其效如神。"此方组方严谨，组方：黄芪一两、人参二两、当归二两、桂心、防风、白芷、厚朴、桔梗、川芎、甘草各一两。有气血双补，托里透脓，理气止痛，导滞行瘀之功。用于素体气血两虚痈疖初起的患者，确有很好的消肿止痛作用。

外洗法治疗小儿冻疮：轻症初期可用蜀椒汤；附子汤则适应于素体阳虚下肢冻疮者；黄柏散对冻疮初起和溃烂者都有很好的效果；小麦汤对未患者有预防冻疮的作用，对轻证初起者有治疗作用。此外，用白芷 30g，煎水，加适量醋，放温洗冻疮，有明显止痛止痒作用。

小儿烫伤的治疗：《小儿卫生总微论方·烫火伤论》载有烫伤、烧伤的治疗及禁忌。如："轻则初乃起，破有黄水而为疮也。重则便皮破肉伤而为疮也，切不可用冷物泥蜜之类涂之，恐令热气不出，伏留溃烂，深伤经脉，宜加慎之。"治疗方法也很多如麻子膏、风化石灰、小麦面炒焦黑、鼠油涂治等。

另外，两宋时期的小儿用药，金银、轻粉、黑铅等有毒矿物药之品运用较多，既有疗效，同时因毒性而应加注意，阎孝忠在《小儿方论》中曾对此弊予以力辟。

两宋医家还善于运用灸治法治疗小儿病，窦材的《扁鹊心书》即是代表，《医说》则将其用于小儿危重证的抢救，其中载有一小儿因脐风致昏死，遇一老媪以艾炷灸脐下遂活。说明灸法确实能起到救治危重症的作用。《太平圣惠方·出生儿防撮口着噤及鹅口重腭法》还提出：儿生一宿，抱近明无风处，看脐上有赤脉直上者，当时于脉尽头灸三壮，赤散无患矣。本书是唐代文献以后记载奇穴较多的一本著作，其中四神聪、前关、上昆仑、鬼哭等穴均首见于本书。《太平圣惠方·小儿明堂》："小儿灸法，散在诸经，文繁至甚，互论不同……按诸家《明堂》之内，精选小儿应验七十余穴，并是曾经使用，累验神功。"《小儿明堂》的穴位包括不少其他文献中未见的奇穴，有的还未经命名。如：灸惊痫取"顶上旋毛中""耳后青络脉"；灸目翳取"第九节上"等。这些记载都是腧穴早期的描述，可以看成是一本通俗的小儿灸疗专著。

另外，朱肱在《活人书》中对小儿多种疾病所列方剂也十分有效。如：咽喉不利，痰实咳嗽，用鼠粘子汤；前额身体温热，大便黄赤，腹中有热，用四顺散、连翘饮、三黄丸；小儿身体潮热，头目碎痛，心神烦躁，小便赤，大便秘，此为热剧，用洗心散调胃承气汤；头痛发热而畏恶寒者，此伤寒证也，用升麻汤，无汗，用麻黄黄芩汤，有汗用升麻黄芩汤，皆儿科要药。

方剂的收载十分宏富，仅《太平圣惠方》即载小儿方剂 2689 首，可谓小儿方剂学发展的顶峰。此外，还善于运用丸、散、膏、丹等成药治疗小儿疾病。《太平惠民局方》《小儿药证直诀》《保幼大全》都有大量的中成药剂型，充分显示了中成药在儿科治疗中方便、易行的特点。《太平圣惠方》还十分重视小儿疾病的食治，专列"食治小儿诸方"1 卷予以阐述。

十、钱乙的脏腑辨证论治纲领与脾胃学术思想对中医学的影响

（一）钱乙的脏腑辨证论治纲领

钱乙在《黄帝内经》的阴阳五行学说和脏腑理论以及《伤寒杂病论》的辨证论治

精神的基础上，创立了小儿五脏辨证和五脏补泻的辨证论治纲领。后人又将这一辨证纲领应用于内科及临床其他各科，对中医脏腑辨证学说产生了重大影响。

钱乙在《小儿药证直诀·脉证治法》中说："心主惊，实则叫哭，发热，饮水而摇；虚则卧而悸动不安。肝主风，实则目直，大叫，呵欠，项急，顿闷；虚则咬牙，多欠气。热则外生气，温则内生气。脾主困，实则困睡，身热，饮水；虚则吐泻，生风。肺主喘，实则闷乱喘促，有饮水者，有不饮水者；虚则哽气，长出气。肾主虚，无实也。唯疮疹，肾实则变黑陷。"这是钱乙五脏辨证的纲领。同时钱乙还运用五行学说，来说明五脏间的相间相胜之病，以及根据时令运气的变化，来进行辨证和推测预后。如："肺病见春，金旺肺胜肝，泻肺，轻者肺病退，重者目淡青必发惊，更有赤者，当搐，为肝怯，当目淡青色也。肝病见秋，木旺肝强胜肺，当补肺泻肝，轻者肝病退，重者唇白而死。心病见冬，火旺心强胜肾，当补肾治心，轻者病退，重者下窜不语，肾虚怯也。肾病见夏，水胜火，肾胜心也，当治肾，轻者病退，重者悸动当搐也。脾病见四旁，仿此治之。顺者易治，逆者难治。"

钱乙以五脏虚实作为辨证大纲，将五脏补泻立为施治规范。他在《小儿药证直诀·目内证》里说："赤者，心热，导赤散主之。淡红者，心虚热，生犀散主之。青者，肝热，泻青丸主之。浅淡者补之。黄者，脾热，泻黄散主之。无精光者，肾虚，地黄丸主之。"这是五脏补泻的大纲及主方。在《小儿药证直诀·咳嗽》中又说："夫嗽者，肺感微寒。八九月间，其证面赤，痰盛，身热，法当以葶苈丸下之。十一月十二月嗽者，乃伤风嗽也，当以麻黄汤汗之。有肺盛者，咳而后喘，面肿，欲饮水，有不饮水者，其身即热，以泻白散泻之。有肺虚者，咳而哽气，时时长出气，喉中有声，此久病也，以阿胶散补之。"这里对肺脏的补泻就讲得较为具体。此外，钱乙还运用生克乘侮的理论来指导临床治疗，重视五脏相胜关系来辨证与治疗，如在"肝病胜肺"篇中就有"肝病秋见，肝强胜肺，肺怯不能胜肝，当补脾肺治肝。益脾者，母令子实故也。补脾，益黄散；治肝，泻青丸主之"的论述，主张泻其实而补其虚，也即泻其所胜，补其所不胜。但对于"一脏虚一脏实"的治疗，更主张"补母而泻其本脏"。使五脏补泻的内容更加丰富多彩。

钱乙五脏辨证和五脏补泻学术思想，对后世医家影响深远。在儿科领域里，钱乙的五脏辨证与虚实补泻的辨证论治原则成为儿科辨证论治的纲要，后代医家并在此基础上进一步深化和完善。张洁古《医学启源》以此作为教授生徒的蓝本，影响了整个中医界，只是他把脾主困易为脾主湿，而钱乙创立的五脏补泻方剂，至今仍是中医临床各学科常用的代表方剂。如明·鲁伯嗣《婴童百问》，书中五脏病证第七问及五脏所主第六问设问，直接引用钱乙《小儿药证直诀》有关内容并进一步完善钱乙五脏辨证思想。万全《万氏育婴家秘》在五脏证治总论中曰："五脏平和，则病不生。或寒暑之违和，或饮食之失节，则风伤肝，暑伤心，寒伤肺，湿伤肾，饮食伤脾，而病生矣。语其色，则肝青，心赤，脾黄，肺白，肾黑也。语其脉，则肝弦，心洪，脾缓，肺毛，肾沉也。语其证，则肝主风，心主惊，脾主困，肺主喘，肾主虚也。语其治，则心、肺、脾三脏有补有泻，肝则有泻无补，肾则有补无泻也。"万全在《幼科发挥》中对钱乙的这一学术思想进一步予以发挥。在内科及其他临床学科领域，钱乙的五脏辨证与虚实补泻的立论立方，已成为整个中医临床学科的脏腑辨证论治基础。

（二）钱乙脾胃学术思想

钱乙重视调治小儿脾胃，十分重视小儿脾胃在发病学和治疗学上的作用，创立了许多调治脾胃寒热虚实的著名方剂。钱乙的脾胃观为后世脾胃学说的形成奠定了基础，并产生了巨大影响，纵观李东垣的《脾胃论》不难看出是受到了钱氏学说的影响。虽然钱氏从小儿的病因特点出发，提出注重调益脾胃；而李东垣从成人劳倦饥饱着眼，善于升发脾胃之气。两人之论虽各有所重，但其中的内在联系则一脉相承。明代儿科医家万全对"小儿脾常不足"论点的阐述，则是对钱乙脾胃学术思想的发展。兹将钱乙的脾胃学术思想及其对后世脾胃学说的影响归纳如下：

1. 倡"脾胃虚衰、诸邪遂生"之说，强调脾胃在发病学上、治疗学上的重大意义，为后世脾胃学说的立论开创了先声

钱乙脾胃学术思想的重要内容之一就是重视脾胃在发病学上的意义，强调脾胃在疾病转归中的作用，治疗上时时以脾胃为重，照顾脾胃的生生之气。钱乙认为小儿的病症，大多数都涉及脾胃。他不但把伤食、积癖、疳证、吐泻、腹胀、虚羸、慢惊风、虫证等病都从脾胃论治，而且对于伤风、咳嗽、疮疹、黄疸、肿病、夜啼等病，也认为与脾胃有关，从脾胃论治。腹中有癖是"由乳食不消，伏在腹中""脾胃不能传化水谷"；诸疳"皆脾胃病，亡津液之所作也"；腹胀是"脾胃虚，气攻作也"；虚羸乃"脾胃不和，不能食乳致肌瘦，亦因大病或吐泻后脾胃尚弱，不能传化谷气"；夜啼是"脾脏冷而痛"；伤风兼手足冷、自利、腹胀是因"脾胃虚怯"；咳嗽属"痰盛者，先实脾"；黄疸为"胃热"或"胃怯"；肿病乃"脾胃虚而不能制肾"；疮疹自利也是"脾虚不能制肾"等。钱氏认为脾胃失调是导致多种小儿疾病的重要因素，调治脾胃即是这些疾病的治疗关键。李东垣脾胃论立论基础"诸病从脾胃而生"，这一学术观点与钱乙所论一脉相承。

基于上述认识，临证治疗时钱乙往往采用：或先调治脾胃，使中气恢复后再治其本病；或先攻下后再补脾；或补脾以益肺、制肾等。充分说明钱乙在实践中已经体会到调补脾胃的重要作用。

2. 创"脾主困"之论，高度概括了脾胃的病理特点，为后世脾胃学说的形成奠定了理论基础

脾胃主要的生理特点是"脾主运化"，而运化机能的正常发挥，与脾胃燥湿、升降、纳化等方面的协调一致相联系。而脾胃的病理特点，钱乙提出了"脾主困"。他说："脾主困，实则困睡、身热饮水，虚则吐泻生风。"故脾运失健，多致内伤、积滞、厌食。脾为湿困，不主四肢，则倦怠困卧；湿邪化热则身热、饮水；湿重挟肝胆蕴郁而发黄；如兼心热则上熏口舌发为疮瘘、弄舌等热证。脾虚则不能消谷，壅积发为肿胀、呕吐；水谷合污下流则泄泻，或溏泄不止；重则肿胀肉削成疳。钱氏提出"脾主困"，并非单纯"困睡倦怠"之病症，更多的是指病理，故其随即从"虚""实"两方面加以分析，包括了脾胃燥湿、升降、纳化诸方面的失调引起的虚实变化。钱乙从"脾主困"的观点出发，治脾（尤其是补脾）强调助运，强调气机的升运，对脾胃学说的形成奠定了理论基础。李东垣的脾胃升降理论不能说没有受到钱乙"脾主困"的启发。

3. 立种种脾胃治法，堪称轨范，为后世脾胃学家所效法

（1）助运与升阳：钱氏基于脾主困的观点，在治疗脾胃时特别强调助其运化，即使脾胃虚弱，也是如此。这不仅因为小儿的生理特点是生机旺盛，康复能力强，只要驱除了引起脾胃功能受损的因素，适当的调理脾胃，脾胃的功能就会很快恢复。而且，这种贵在助运的观点，对于成人尤其是老年人，也同样适用。钱氏所创补脾方剂有益黄散、异功散、白术散为代表。三方虽各有侧重，但却有一共同的立意，即重视运脾，不一味壅补。益黄散虽为补脾方，但方中无一味补脾之品，而是采用芳香燥湿、行气助运之味异功散于四君子加一味陈皮，张山雷即说"此补脾而能流动不滞，陈皮一味，果有奇功"。白术散是钱氏用之甚广的补脾方剂，方中以四君子补脾，葛根、藿香、木香行气助运。而葛、藿之用，更增一层意思，脾的运化，重在脾阳的升运，有鼓舞升阳之功，所以能治疗"脾胃久虚"吐泻、烦渴发热等症。温阳升运以补脾益气的治疗法则，在脾胃学说中占有突出的地位，李东垣补中益气汤治脾胃虚弱，"阴火上冲"，用辛温之品；钱氏白术散治脾胃久虚，吐泻烦渴，"胃中虚热"，所用也是辛温之品。钱乙认为这种发热，是由于"脾胃虚而热发"，在小儿是因伤于乳食而致；李东垣所论成人是由于劳倦所伤，但都致脾胃虚弱。二者目的都在于健补脾胃的基础上，佐以升阳助运，是脾运得健则津液自生，津液充足则水可济火，其热可除。另外，钱氏认为"风药散郁火"，立升阳散火的治则，所立泻黄散、泻青丸中运用防风、羌活、藿香叶即是升阳散火治则的具体诠释，李东垣所创升阳散火汤、补中益气汤、清暑益气汤等调治脾胃的名方无不受其影响，至今为临床常用。

（2）生津与养阴：滋养脾胃之阴，归纳起来有两大治则：一为甘寒养阴，一为甘温（平）生津。甘寒养阴自张仲景麦门冬汤之后，不断化裁发展，钱乙治脾胃阴虚有热的藿香散（麦冬、半夏曲、甘草、藿香、一云有石膏），就是在麦门冬汤基础上化裁的。而甘温生津以滋养脾胃之阴，是钱氏在脾胃治法上的另一个贡献。他提出用白术散"生胃中津液""热甚发渴去木香"，无一不是说明脾胃阴液受伤时，要注意避免辛燥伤津，而使全方趋于甘平。

（3）治脾胃宜乎中和适乎寒温：钱乙说："脾胃不受寒温，服寒则生冷，服温则生热，当识此勿误。"不仅对小儿如此，对成人老人亦然。钱氏在临床用药时，力避燥烈，力避寒凉，意在保护脾胃之气。他在《小儿药证直诀》中多数方药均以"米汤下"，即是保护脾胃。其意义是疾病的发展及药物的寒热偏性均可能损伤脾胃，用米饮下药有"先安未受邪之义"，米饮乃中和之性，最助脾胃，又不碍邪，可见钱乙用意之深。在治疗中十分注意勿使汗、吐、下太过，调治脾胃宜乎中和，适乎寒温。

（4）脾胃与他脏兼病治有标本先后：注意脏腑间的相互关系，辨别本病与兼病，在治法上注重标本先后，是钱氏学术思想的特点之一。概括起来主要有两方面：一为先治脾胃，后治他脏，如先实脾而后治肺；二是先治他脏，后治脾胃，并以此作为善后调理收功的重要环节。值得一提的是，钱氏论治侧重于五行生克关系和主客标本的先后，涉及脾胃时，总是以护脾实脾为法，这一观点，被后世医家发展为"调脾胃即是安五脏，安五脏即是调脾胃"的治疗原则。

（三）钱乙的脾胃学术思想对杨士瀛学术的影响

宋代另一著名医家杨士瀛，精通内、外、小儿诸科，临证经验丰富。北宋著名儿科医家钱乙对杨氏学术思想的影响很大。杨氏极为推崇钱乙，其理法方药中，处处体现钱乙的论治特色。纵阅《仁斋小儿方论》5卷，直接引用钱氏之说多达24次，引方30多个，可以说，钱氏儿科思想是贯穿全书的一条主线。同时，又对钱乙的理论做了进一步的发挥。

杨氏认为"凡人以胃气为本，唯治病亦然"，临证诊病步步以顾护脾胃为重。钱乙诊治病证，重视五行生克制化，顾及脏腑间的关系，尤其重视脾胃的调理，重视脾胃对其他脏腑的影响。杨氏顾护脾胃从三个方面着眼：一是先祛邪后和胃，二是先补脾胃后攻下，三是祛邪与和胃相结合。杨氏补益脾胃的方药较多，杨氏不仅选录了钱乙的健脾方，而且收载大量的历代名方和家传的经验方剂，如理中汤、参苓白术散、益脾散、茯苓丸、人参散、和中散、茯苓二陈汤等，丰富了儿科临证选方用药。

杨氏十分重视小儿的生理病理特点，认为小儿脏腑柔嫩，一旦患病，则邪气易实，正气易虚，同时因小儿乳食不能自节，兼之调护失宜，则脾胃易为饮食所伤。所以杨氏对小儿脾胃病的论治十分注意辨别其虚实、寒热、气血的变化，并提出"热者凉之，冷者温之，冷热者温凉之"和"平剂和胃"的治疗大法，主张用药"贵在酌量，但以小小分剂与之，夫是之为平胃"。他无论是治疗虚证还是实证，均配以调中和胃药物。治疗积滞和儿科杂证，杨氏善从调理脾胃气血入手，祛邪消积而不伤正。杨氏在积滞的治疗中指出：伤食（乳）重在调理脾胃，消食导滞；治疗积滞，则重在调理气血，祛邪扶正。因积滞大多引起脾胃虚损，运化失职，日久导致痰饮、瘀血变生；而痰饮、瘀血既为病理产物，也是致病因素，致人体脏腑气血逆乱，诸证丛生。杨氏儿科临证，不但善于直接调理脾胃，而且能运用五行生克规律，重视其他脏腑对脾胃的影响，注意到人体是一个有机体的整体，注重脾胃与其他脏腑间的整体关系。这些学术主张和临证治疗思想，无不反映钱乙脾胃学术思想的影响。

杨氏遵循《黄帝内经》"土生甘，甘生脾"之旨，根据脾喜刚燥，得阳始运，其气主升的特性，认为甘则补脾，温则升阳，以甘温之品，补脾益气以升阳。善用甘温健脾，如人参、黄芪、甘草、丁香、干姜、良姜、肉桂等温中之药最为常见，体现了杨氏甘温补脾的学术特点。

杨氏还在钱乙的"脾虚不受寒温，服寒则生冷，服温则生热，"的观点影响下，提出小儿用药"不可峻温骤补"及"妄表过凉"，主张"小小分剂调而平之"，强调"切不可过用寒凉及银、粉、巴、硝"等攻下之品。但是对于一些病情危急的"当下之病"，又主张"当攻则攻"，切勿延缓病情，并提出下后调胃的扶正治法。可见，在宋代，钱、杨二家对小儿脾胃调治的学术经验已经到了炉火纯青的程度。

第三节 医家医著

一、钱乙与《小儿药证直诀》

钱乙（约 1032—1113），字仲阳，原籍钱塘（今浙江杭州）。曾祖时起定居郓州（今山东东平）。姑父吕氏亦晓医术，钱乙稍长即随吕氏习医。他先学《颅囟方》，专攻儿科，以此医名大振。元丰年间（1078～1086），因治愈长公主女儿之病，被授予翰林医官。次年，皇子仪国公患瘈疭，国医治之不效，经长公主推荐，钱乙以"黄土汤"治愈。遂提升为太医丞并赐紫衣金鱼袋。此后上自达官贵人，下至平民百姓，都愿请钱乙诊病。钱乙诊务繁心，几无虚日，不久因病辞职。后哲宗皇帝又诏钱乙入禁中，留之日久，而终以疾病告归乡里。晚年左手足挛痹不用，寿终家舍。享年82岁。

钱乙博学多识，虽以儿科最为知名，但治病各科皆通，遣方不泥古人，用药灵活善变而自有法度，著有《伤寒指微》5卷，《婴孩论》百篇，惜已散佚，他的临证经验由门人阎孝忠辑成《小儿药证直诀》3卷传世。《小儿药证直诀》又名《钱氏小儿药证直诀》《钱氏小儿药证真诀》《钱氏小儿方》，宋·钱乙撰，由阎季忠编辑而成。于宣和元年（1119）刊行。

《小儿药证真诀》分上、中、下3卷。上卷记脉证治法，包括"小儿脉法""变蒸""五脏所主""五脏病"等81篇，论述小儿生理病理特点及各种常见疾病的辨证治疗。对疮疹、惊风、诸疳等儿科重要病证辨察尤为详尽，如把疮疹区分为水疱、脓疱、斑、疹、变5种，分属于肝、肺、心、脾、肾五脏，其中前4种实际分别指水痘、天花、斑疹、麻疹，早在12世纪即能对其进行鉴别，实属可贵，本书卷中记"尝所台病二十三证"，是钱乙治疗验案的汇集。下卷为"诸方"，列钱乙所制方剂117首，末又附方14首。既有化裁精当的古方，也有独创巧妙的新方，其中治疗小儿心热的"导赤散"，治疗肾虚的"地黄丸"等，都是佳效名方，至今仍为临床医生所常用。书后附阎季忠《小儿方论》、董汲《小儿斑疹备急方论》各1卷，以及刘跂所撰《钱仲阳传》。

《小儿药证直诀》是一部承上启下系统论述儿科疾病辨证论治的专著。本书基本上反映了钱乙的学术思想，总结了他的儿科临床经验，是一部理论结合实际，突出脏腑辨证思想的儿科专著，对宋以后儿科学的发展具有重要影响。书中对小儿的生理病理特点，小儿病的诊断辨证，儿科方剂及医案等，都做了简明扼要的论述。

钱氏在前人有关论述的启发下，通过大量的临床实践，充分地认识到：小儿在生理上"肌骨嫩怯""脏腑柔弱""五脏六腑成而未全……全而未壮""肾主虚"；在病理上"易虚易实，易寒易热"，以概括小儿的生理病理特点，打破前人所谓"小儿病与成人不殊，唯用药有多少为异"的说法，从而奠定了中医儿科学生理病理特点的理论基础。钱氏在论述小儿疾病辨证时，遵循《黄帝内经》五脏五行的理论，根据小儿特点和自身体验，创立了儿科五脏辨证纲领。其中用"风、惊、困、喘、虚"来归纳肝、心、脾、肺、肾脏的主要证候特点，用虚实寒热来判断脏腑的病理变化，用五行来阐述五脏之间，以及五脏与气候时令之间的相互关系，立五脏补泻诸方作为治疗的基本方剂。在儿科诊断上，钱氏重视观察面部和眼部神色，提出了"面上证"和"目内证"。治疗时补虚泻实，或补泻互兼，成为儿科制方遣药的原则。在治疗上强调以"柔润"为原则，顾护小儿正气，侧重小儿脾胃和肾脏的调养，反对"痛击""大下"和"蛮补"。钱氏治疗热病擅用清凉，不但注重柔润轻灵，不妄攻伐，而且善用清凉攻下。正因为钱氏注重清凉，所以后世医家将其列为儿科领域中寒凉学派的代表医家之一。该书最早记载辨认麻疹法和百日咳的证治；也是最早从皮疹的特征来鉴别天花、麻疹和水痘；记述多种初生疾病和小儿发育营养障碍疾患，创立许多著名有效的方剂；还创立了我国最早的儿科病历。此书一为历代中医所重视，是学研儿科的必读之书。它不仅是我国现存最早的第一部系统完整的儿科专著，而且也是世界上最早的儿科专著。《四库全书总录提要》称钱乙的书为"幼科之鼻祖，后人得其绪论，往往有回生之功"。

本书原刻本已佚，现存版本主要有：照宋重刻本4种。四库馆纂修本3种及薛己加注本。另外，还有1983年江苏科学技术出版社的点注本（《中医古籍小丛书》本）。

另外，近人张山雷、何光华对钱乙《小儿药证直诀》中的医案进行了疏注和参考，进一步阐发了钱氏儿科医著之精髓。名曰：《钱氏儿科案疏》（二册）。宋·钱乙原作，近人张山雷疏注，何光华参补。本书内容分两部分。其一为张山雷氏将钱乙《小儿药证直诀》中所录的儿科医案23则及医案中所用的方剂加以注释；其二为何光华补入万全、缪仲醇、江瓘、喻昌等人的儿科医案22则及其治疗方剂，并予以补注。卷末附薛己在《薛氏医案》中所摘录的钱乙儿科医案的评注，作为对照。现存1923年上海大东书局铅印本。

二、董汲与《小儿斑疹备急方论》

董汲，字及之，生卒年不详；北宋东平（今山东东平县）人。是著名儿科专家钱乙的同乡晚辈，幼年学儒，进士落第后急于养亲，加上自幼体弱多病，放弃功名而从事医学。他广泛读《素问》《灵枢》及各种方书、本草著作，治疗多获奇效。董汲医术高明尤重医德，"凡人之疾苦，如己有之"。往来于病者之家，虽严寒酷暑亦不辞辛劳，遇有贫困患者还常出钱资助周济。编写《小儿斑疹备急方论》1 卷、《脚气治法总要》2卷，此外还撰有《旅舍备要方》1 卷。

《董氏小儿斑疹备急方论》痘疹专著。又名《董氏斑疹方论》《小儿斑疹方论》1卷。约刊于 11 世纪末期。本书对小儿斑疹（即后来所称的痘疮、天花）的证候做了简要论述。初步认识到痘疹的发病规律，并附方剂 17 首。是一部较早的痘疮专书。《小儿斑疹备急方论》始将麻疹与天花分别论述，是论治小儿麻疹的第一部专书。《董氏小儿斑疹备急方论》该书钱乙亲自为之作序，并曰："是予平昔之所究心者，而予乃不言传而得之。"给予高度评价。后人集《小儿药证直诀》时，附《小儿斑疹备急方论》于后，作为对钱乙的补充。

现存光绪刻本。1949 年后出版《小儿药证直诀》影印本时，将本书附录于后。

《董汲医学论著三种》系宋代董汲所撰《脚气治法总要》《小儿斑疹备急方论》《旅舍备要方》3 书的合刊本。现有 1958 年商务印书馆排印本。

三、刘昉与《幼幼新书》

刘昉是北宋末南宋初重要的政治家、医学家。据史料记载，刘昉（? —1150），字方明，海阳（今潮安县）人，刘允的长子。北宋宣和六年（1124）进士。授左从事郎，历任左宣教郎、礼部员外郎、太常寺少卿等职，绍兴十年（1140）因不附和议而被劾罢职回乡，不久被重新起用为荆湖转运副使；擢直秘阁，知虔州（今江西赣州）。绍兴十三年移知潭州（今湖南长沙），绍兴十五年升直徽猷阁，翌年迁直宝文阁，绍兴十七年移夔州（今重庆奉节）；曾重修武侯八阵图及杜甫故居。次年直龙图阁，主管台州崇道观，不久又任潭州（今湖南长沙市）知州，绍兴二十年卒于任所。刘昉本人在潮州也有较大影响，因他曾任龙图阁学士，后人多称之为"刘龙图"，潮州民间至今仍流传着不少有关他的传说。在湖南任职时，编成《幼幼新书》共 40 卷，完成 38 卷后，忽然病逝。后由漕使四明楼寿续成。刘昉还觅得《昌黎先生集》旧本，重新刊印。在《潮州唐宋元吉光集》中收集了刘昉的佚文六七篇。

刘昉所著《幼幼新书》集北宋以前儿科医学大成，保存了许多极有价值儿科学文献资料，搜集了为数众多的民间儿科验方，内容详尽，取材广博，是当时世界上内容最完备的儿科专著，成为后人研究宋代以前儿科文献的主要著作。《幼幼新书》凡 40卷。卷 1 ~ 3 为总论部分，包括求子及小儿调理、用药和诊察特点；第 4 ~ 5 卷论新生儿护理及新生儿常见病证的治疗；第 6 卷论先天禀赋不足所致的发育迟缓等病证；第 7 ~ 12 卷论忤、狂、惊、痫等精神神经方面的病证；第 13 ~ 17 卷论风寒时气、咳、疟诸病；第 18 卷论斑疹麻痘；第 19 ~ 22 卷论热、痰、汗、疸、寒逆诸病；第 23 ~ 26卷论疳证；第 27 ~ 30 卷论霍乱、泄痢、血证、痔、淋等；第 31 ~ 32 卷论虫病、疝痕、水饮；第 33～34 卷论五官病；第 35～39 卷论痈疽、疮疥、丹毒、外伤；第 40 卷为"论药叙方"，主要记述常用药物的别名（或突出特性），所引书目及拾遗方，全书共分 547 门，每门先引《诸病源候论》等书论其病理病证，后列诸家方药详述治疗，取材广博，内容丰富，是一部总结宋以前经验的儿科全书。书中所引资料，基本都注明出处，取材广博，有较高的参考价值。《幼幼新书》引用医学文献 141 种，引用文献条目 10096 条。许多已散失的古代儿科医学文献赖以较完整地保存下来。其引用文献之多，材料收集之广，是其他儿科文献所无法比拟的。由于引用文献条目均注明出处，故对古代已散失的儿科文献的整理提供了可靠依据。特别是引用条目在 50 条以上的医学文献，只要稍作归纳整理，许多文献即可大致复原。以现仍刊行的《小儿药证直诀》为例，本书共引用条目 245 条，经与原文对照，基本上包括了全书内容。以此为准，其他久已失传的儿科文献，如《婴孺方》（503 条），《小儿医方妙选》《幼幼新书》首次记载小儿指纹诊断法（虎口三关指纹检察法）。本书引用已散失的医学文献 8 种，首次将这一儿科独特的诊断法作全面阐述。本书收集的儿科病种之多也是史无前例的，几乎儿科所有疾病都有记载。每种疾病的辨证论治内容也较全面，以小儿痘证为例，本书共引用医学文献 41 种，10 余万言，古今文献中小儿痘证的辨证论治以此最为详尽。

本书还全面反映了古代儿科学的各家学说和学术争鸣。如小儿指纹诊断法，所引 8 种文献，其学术观点就不一致，各有发挥。又如小儿变蒸论，引用文献 16 种，仅就变蒸日数各医家就有不同看法，有 16 日、32 日、45 日、49 日、60 日一变之说，这些学说其他儿科文献均无记载。本书能将这些不同的学术观点兼收并蓄，供后人研究参考，这也是本书对儿科学的重要贡献之一。

《幼幼新书》现存主要版本有：明万历十四年（1586）陈覆端副本、又明万历间刊本、又明万历间刻本（显微胶卷）、明抄本、日本据宋墨书真本抄本，中医古籍出版社 1981 年影印陈履端副本。现存明刻本和人民卫生出版社 1986 年铅印本。

四、佚名《小儿卫生总微论方》

《小儿卫生总微论方》，又名《保幼大全》。作者不详，刊行于 1156 年，由南宋太医局刊刻。书前有宋朝和安大夫特差判太医局何大任序，称其京藏该书 60 年，于绍兴二十六年（1156）献出，由太医局刊行。正如南宋太医局何大任在本书序言中所称：书名"卫生"即"保卫其生"；"总微"即"总括精微"，而"论方"则是论述"古今方书极为详尽"之意。明·弘治二年（1489）朱臣刊刻时，改名《保幼大全》，又称《保婴大全》，后经黄萧民重校，仍恢复原名。

全书共 20 卷，载证论 100 条。对自初生至儿童，内外五官诸多疾病的证治，均分门别类，详细收录。第 1～3 卷为总论部分。卷一首列"医工论"，对医生提出"正己""正物"的要求：次列"禀受论""初生论"等，论述小儿生理禀赋。新生儿不乳、脐风等病之证治。书中明确指出新生儿脐风、撮口是由于断脐不慎所致，与成人因破伤而得的破伤风是同一种疾病，提出切戒用冷刀断脐，主张用烙脐饼子按脐上烧灸脐带，再以封脐散裹敷，这种方法不仅具有消毒作用，且为初生儿开辟了新的给药途径。卷二阐述婴儿调护，小儿色泽、指纹诊断及五色脏主病等问题。卷三论述小儿变蒸、脉理、身热论等生理特性。第4～16卷分别论述小儿内科各类亲病证治，系统论述小儿多种常见病，而于儿科四大证（麻痘惊疳）及咳嗽、吐泻、黄疸、诸虫等病尤为详备。第17～21卷阐述外科、五官科等常见病的证治。本书还载有骈指截除等小儿先天性畸形疾患的治法，它标志着宋代小儿外科已进入了较高的领域。书中引用的文献多出《备急千金要方》《小儿药证直诀》《圣济经》等书。全书分门别类，条分缕析。论方俱备，内容丰富。不唯于儿科疾病的诊治方药精审可取，亦能体现作者某些学术思想。如防病治病并重；培养小儿"慎风寒、节饮食"的卫生习惯；注重自幼小开始锻炼以增强体质、结合小儿生理特点对儿科疾病采取辨证与辨病相结合的观点等。

　　该书较全面、系统地论述了小儿生理、病理、诊断、治疗、预防、护理等问题，总结了南宋以前儿科学发展的一些突出成就，不仅对于一些常见病如惊痫、诸痢、诸疳等证论述详细、汇方丰富，而且汇集了一些新的认识和经验。

　　《小儿卫生总微论方》现存多种明刊本等。1959年上海科技出版社重印校排此书时，曾对个别内容做了删改。

五、陈文中与《小儿病源方论》《小儿痘疹方论》

　　陈文中（约生活于13世纪），字文秀，生卒年代不详，宿州符离（今安徽省宿县）人。宋代著名儿科医家。家乡为金人攻占后逃归南宋。曾任和安郎判太医同兼翰林良医等职。陈公"明大小方脉"，尤精于小儿疮疹，随证施治，皆收奇功。陈氏医德高尚，医术精深，尤以小儿科见长，曾长期在江苏涟水和扬州行医，是深受当地官民尊敬的医家。集家传已验之方，约公元1254年，著《陈氏小儿病源方论》（简称《病源》）1卷（后经明人熊宗立类证析为4卷）。论叙小儿的保养和发育，小儿指纹及面部形色望治，并论惊风及痘疹证治，附列方药。还撰有《小儿痘疹方论》（简称《痘疹》）1卷，对痘疹进行了专门论述。

　　《小儿病源方论》4卷。刊于1254年。第1卷为养子真诀及小儿变蒸，重点叙述小儿护理；第2卷指纹三关及面部形色，记述儿科病的望诊；第3～4卷为惊风及痘疮的证治。内容简要，并附望诊图。陈氏精通医道，于小儿科尤有高深造诣。故本书反映出作者与众不同的学术见解。如将辨小儿指纹的"风、气、命"三关改为"气、风、命"三关。即以食指初节为气关，中节为风关，末节为命门。且云："初得气关病易治，传入风命便难陈"。本书的特点在于辨证求源十分详明。亦多创见。病源方论包括养子真诀、小儿变蒸候、形证门、惊风门、方药、惊风引证、痘疮引证等主要内容。陈氏在总结前人理论的基础上，结合自己的临床实践，充分考虑小儿的生理、病理特点，提出了科学的育儿方法，体现了较强的预防医学的思想；认为小儿用药要重视护脾胃、养脾元；提出了"急惊属阳属腑，当治以凉；慢惊属阴属脏，当治以温"的观点。此书的学术思想颇具特色，对后世儿科学的发展有着重要影响。

《小儿痘疹方论》1卷。宋·陈文中约撰于1241年。痘疹方论分为三大部分，首论痘疹的病因，次论痘疹的治法，最后类集痘疹效验名方。本书辨证方法清楚，处方简单实用，具有很高的临床价值。

陈氏学术以重视脾胃、善用温补为重要特点。重视小儿体质及调护：小儿体质，禀赋于先天，出生之后，又赖后天之调护护养。小儿要做到寒暖适宜，饮食调和，则自然少有疾病。故陈氏认为："养子若要无病，在乎摄养调和。"提出了养子十法。诊断重视面部及指纹望诊：小儿的面部望诊的诊法在宋代发展很快，基本上形成了较系统、较完整的面部望诊法，除了根据面部的部位分属五脏所主之外，还详列面部各穴部位的色泽变化来对推测五脏之冷、热、惊、积。详析惊风病源及治则，陈氏指出："急惊属阳属腑，当治以凉"；"慢惊属阴属脏，当治以温"。"惊"是惊恐而得，"风"是外邪所感，也当分别论治，故将惊风一证分为惊搐和风搐二大类。风搐又分急惊风、慢惊风（包括慢脾风），并详析其病源及治则。对痘疹治疗，陈氏重在明辨表里虚实寒热，而且还针对当时习用宣利解散治法的流弊，首创温补，提出温补条畅的治则，为后世开一法门，影响深远。陈氏反对当时医界习用牛黄、朱砂、脑麝镇心凉遏之药，伤败小儿真气，强调应探究病源，分辨其寒热虚实，认为"若脾胃全固，则津液通行，气血流转，使表里冲和，一身健康；药性既温则固养元阳，冷则败伤真气。"故制方用药每以温补为其特色，习用香砂六君及丁香、肉桂、附子、豆蔻、生姜等温补燥涩之剂于儿科临床。

《小儿痘疹方论》据藏书家记载有3种版本，本书现存主要版本有：①明嘉靖二十九年庚戌薛氏刻家居医录本；②明万历刻痘疹大全本（题《陈蔡二先生合并痘疹方》）；③《薛氏医案》本；④陈修园医书七十二种本；⑤商务印书馆合刊本。

《小儿病源方论》版本有：①明正德戊辰（1508）陈氏存德堂本；②熊宗立类证宛委别藏本（四库未收书目所见本）；③日本元禄癸酉本（1693）；④1935年商务印书馆影印宋钞本。1958年商务印书馆将本书与《小儿痘疹方论》合刊出版，书名为《陈氏小儿病源、痘疹方论》。

六、杨士瀛与《仁斋小儿方论》

杨士瀛，字登父，号仁斋，闽三山郡（今福建福州）人，约生于公元13世纪，南宋著名民间医家。家世业医，自幼习医，医术尤精。杨氏治学严谨，潜心钻研《灵枢》《素问》以及仲景著作，对晋唐以降的医学典籍亦多博览。其深究医理，融会贯通，推陈出新，在脉学、伤寒、儿科及内科杂病方面有一定成就，所撰《伤寒类书活人总括》7卷，乃总括张仲景《伤寒论》及朱肱《类证活人书》，并参附自己的学术见解而成，每条都冠以歌诀，便于后学记诵，其《仁斋直指方论》26卷，融会前人效方及自家经验，据证释方，对内科杂病证治做了综合论述，示读者以规矩准绳。今仅有《仁斋直指方论》《仁斋小儿方论》《伤寒类书活人总括》《医脉真经》等存于世。后世将以上3书合刊，名为《杨仁斋著作三种》。除此之外，杨氏还撰有《医学真经》《察脉总括》等，今佚。

《仁斋小儿方论》（即《婴儿指要》）4卷。刊行于宋景定元年（1260）。《仁斋小儿方论》全书5卷，分为初生、变蒸、惊、中风、疳、积、热、伤寒、脾胃、丹毒、杂症、疮疹等12类，每门各列疾病子目，分别介绍证治与方论。系统阐述儿科各种常见病的辨证论治。该书内容丰富全面，理法缜密，既继承前贤儿科学术思想，又结合自己家传经验及个人临证心得，内容颇切实用，具有较高的研究价值。《仁斋小儿方论》是杨氏在钱乙学术观点的基础上，对小儿生理、病理特点所做的进一步阐发。该书体现了杨氏儿科临证步步以顾护脾胃为重的学术思想，其论治儿科多种病证，能重视脾胃，且注重脾胃与其他脏腑之间的整体关系；用药力求做到顾护胃气，药善甘温补脾、平剂和胃更是其一大特点；慎用峻剂，攻补兼施，强调治疗及时、准确和谨慎、中病即止。杨氏对儿科疾病的阐发和调治有其独到之处，尤其是在脾胃学术方面，对宋以后的中医儿科学的发展产生了一定的影响。

杨氏擅长内科杂病和儿科，并兼妇科、外科于一身，是一名具有多科临证经验的医家。其各科医书辨证详实，说理清楚，方药创新，简明当读，实为不可多得的临床手册和行医指南，尤其是儿科专著《仁斋小儿方论》的贡献备受推崇。杨氏首先提出惊风的四证八候，把之作为惊风的论病之纲，内容简明精要，又切于实用，为后世医家所效法，并对惊、疳、泻、痢和疮疹等病证做了重点论述。其儿科专著《仁斋小儿方论》，处处体现其顾护脾胃的学术思想，临证诊病，补虚泻实，均顾及胃气，辨证用药尤有独到之处。杨氏的儿科脾胃学术思想和用药特点，对宋以后儿科学的发展有一定的影响。

宋版原刊本久已不存，现刊本以明嘉靖年间朱崇正补遗后刊刻的《仁斋小儿方论》为蓝本，今存本为明·朱崇正重校复刊本，复刻时补入第5卷小儿痘疹（该卷主要内容引自明·魏直《博爱心鉴》一书）并改题书名为《新刊仁斋直指小儿附遗方论》，收入《杨仁斋著作三种》中。现存复刻本及丛书本。由王致谱校注、俞慎初审阅，福建科学技术出版社1986年8月第1次出版。

七、闻人规与《痘疹论》

宋·闻人规，生平不详，槜李（今浙江嘉兴）人。本业儒，久不得志，攻举子业20年，仅得待补国学进士。遂锐意于岐黄之术，尤精儿科。谓："小儿之疾苦，唯疮疹皆不可免，而治疗之间，毫发一差，生死随异。"因广求古人之议论，证以己所闻见，撰《小儿痘疹论》（又名《痘疹论》《闻人氏伯圜先生痘疹论》），2卷。刊于1235年。上卷对小儿痘疹的病理和一些主要临床治疗问题提出81问，并逐一做了解答；下卷列述治疗方剂。对痘疮的发展过程，总结出规律："热蒸三日则红斑生，红斑出齐生血泡，血泡七日结脓泡，脓泡七日结痂疕，此乃荣卫调和，内外无诸伤犯。"并认为治疗关键是调气。

八、阎孝忠《阎氏小儿方论》

阎孝忠，字资钦，北宋许昌（今河南许昌）人。大观初（1107～1110）曾去汝海做官，后又在大梁（今开封）任宣教郎，生卒年代不详。6岁时患"惊疳癖瘕"，蒙钱乙治愈，对钱氏颇为尊崇，珍藏家传钱乙方10余首，大观初年（1107）季忠初为官时，于亲友间得钱乙关于病证的论述10条；后6年又获钱氏晚年杂方若干首；至京师后又见到钱乙著作传本，但历次所得杂乱无章，各有得失，因而相互参校，重新编次，删其重复，正其讹谬，改其俚语，编成《小儿药证直诀》一书。《阎氏小儿方论》系阎氏为补"钱仲阳之未悉者"而作，分治法和药方两部分。治法部分重点论急、慢惊风。附于《小儿药证直诀》之后。

九、王怀隐等与《太平圣惠方》

王怀隐，宋朝睢阳（今河南商丘）人，初为开封建隆观的道士，精通岐黄之术，医理精深，医术精湛，为人诊治多效验，名重一时。公元978年奉皇帝诏命还俗，任"尚药奉御"，后来升为"翰林医官使"。

《太平圣惠方》简称《圣惠方》，100卷，北宋·王怀隐等奉敕编纂。太平兴国三年（978），宋太宗诏命翰林医官院诸太医各献家传经验方，共得方万余首，加上太宗即位前亲自搜集的经验效方千余首。命翰林医官使王怀隐，副使王祐、郑奇（一作郑彦）、医官陈昭遇等"参对编类"。这部大型方书，编纂经历了14年时间，至淳化三年（992）才告完成。王怀隐等对众多医方进行了认真细致的整理归类，根据疾病证候划分为1670门，每门之前都冠以巢元方《诸病源候论》有关理论，次列方药，以证统方，以论系证。全书之首还详述诊脉及辨阴阳虚实诸法，次列处方，用药基本法则，理、法、方、药俱全，全面系统地反映了北宋初期以前医学发展的水平。由于各门按类分叙各科病证的病因、病理、证候以及方剂的宜忌、药物的用量，方随证设，药随方施，临床应用颇为便利实用，全书收方16834首，内容涉及五脏病证、内、外、骨伤、金创、胎产、妇、儿、丹药、食治、补益、针灸等。其中第83～93卷为"小儿方"，第1卷还载有"辨小儿脉法"，第76卷载有"孩子要用药物"，第97卷为"食治小儿诸方"。共载儿科方剂2689首。所载小儿疾病，涉及内、外、皮肤及小儿五官等科，共262门，并有医论四首，病源246首。创"五疳"分类，即肝疳、心疳、脾疳、肺疳、肾疳，其后还列有五疳可治候以及五疳的五绝候，并有方剂数十首，如五疳丸，胡黄连丸，芦荟丸等。还载有眼疳、口齿疳、鼻疳等病名，这类疳从其症状分析，当指局部溃疡性疾病。

本书最早刊本为淳化三年 5 月刊本，久已失传，1959 年人民卫生出版社出版的排印本系根据四种抄本校勘而成。因本书卷帙过大，不易流传，北宋中期福建何希彭曾节取本书内容编成《圣惠选方》60 卷，载方 6096 首，今已失传。

十、赵佶与《圣济总录》《圣济经》

赵佶（1082—1135），即宋徽宗。北宋第八位皇帝，宋神宗第十一子、宋哲宗之弟。在位 25 年，宠信蔡京等"六贼"，使得朝政腐败、民不聊生。于"靖康之变"中被金人掳走，病死于五国城（今黑龙江阿城）。其擅长书画，自创著名书法"瘦金体"，对医药学颇为留意。宋徽宗赵佶时由朝廷组织人员编纂《圣济总录》，又名《政和圣济总录》200 卷。成书于政和年间（1111 ~ 1117）。后经金大定年间、元大德年间（名为《大德重校圣济总录》）两次重刊。

内容系采辑历代医籍并征集民间验方和医家献方整理汇编而成。内容有运气、叙例、治法及临床各科病证证治，包括内、外、妇、儿、五官等多科疾病，以及针灸杂治、养生等，共 66 门。每门之中部有论说，词简义赅，总括本门，其下又分若干病证。凡病因病机、方药、炮制、服法、禁忌等均有说明。全书共收载药方约 2 万首，既有理论，又有经验，内容极为丰富。在理论方面，除引据《黄帝内经》《伤寒论》等经典医籍，亦注意结合当时的各家论说，并加以进一步阐述，在方药方面，以选自民间经验良方及医家秘方为主，疗效比较可靠。其所录方剂中，丸、散、膏、丹、酒剂等明显增加，充分反映了宋代重视成药的特点。本书较全面地反映了北宋时期医学发展的水平、学术思想倾向和成就。

其中卷一六七至卷一八二为"小儿门"，共 16 卷。采集隋唐以来的儿科方论，汇编成文。每条之下，先抢病因病机，证候治则，次述方药、炮制、服用方法等。正如"小儿统论"所言："今集慈幼之法，自初生至于成童，凡证候可调者，悉著于篇云。"对小儿内、外、皮肤、五官科疾病，初生儿疾病均有详细的记载。并首创小儿三因致病学说。论疳疾之因："小儿疳疾，皆以肥甘得之。"成为后世论疳病，寻因之圭臬。

本书镂板后未及刊印即被金兵掠运北方，南宋反未见本书。较早的刊本有金大定年间（1161 ~ 1189）和元大德四年（1300）刊本，其后，日本有文化十年（1813）集珍本，1962 年，人民卫生出版社根据现存善本和元刻残本互校，删去个别章节，标点铅印出版。

《圣济经》，又名《宋徽宗圣济经》，10 卷，宋徽宗赵佶撰于北宋政和八年（1118）。吴禔注。本书系宋代学校课试命题蓝本，曾诏颁全国。全书分体真、化原、慈幼、达道、正纪、食颐、守机、卫生、药理、审剂 10 篇，主要论述阴阳五行、天人相应、孕育胎教、察色诊脉、脏腑经络、病机治法、五运六气、食疗养生、药性方义等。每篇各有小序，其内容大旨融合《素问》之义，而阐释其要，论述文浅意深，言近旨远，宋徽宗《圣济经》是我国现存最早的一部中医理论专著之一。吴氏注文，对此阐析颇详，较切实用。

流传版本：《文渊阁书目》《宋史·艺文志》《直斋书录题解》《文献通考》《郡斋读书志》等皆著录本书。现存清光绪二年（1876）归安陆心源刻《十万卷楼丛书》本，1936年上海商务印书馆出版铅印本。

十一、陈言与《三因极一病证方论》

陈言，字无择，宋朝青田（今浙江青田）人，约生活于公元12世纪。《三因极一病证方论》，原题《三因极一病源论粹》，简称《三因方》，宋·陈言撰于淳熙元年（1174）。

《三因方》全书18卷，180门。内容涉及内、外、妇、儿、五官各科，载方1050余首。该书虽以载方为主而属方书一类，但基论内容也占很大比重。按因类证、因证列方、先论后方、方论结合，是该书编纂体例的重要特点。书中不仅病证之下设"叙论"，讨论病因病机问题，而且有不少专题医论，阐述生理、病理、病因、诊断、运气等内容，读来颇受启发。陈言强调"凡治病，先须识因"，指出"其因有三：曰内，曰外，曰不内外。内而七情，外则六淫，不内不外，乃背经常"。陈氏认为三因可以单独致病，也可相兼为病，在三因致病的过程中，还可产生瘀血、痰饮等新的致病因素；在这种病因理论指导下，陈氏按病因对疾病进行了分类：先列中风、中寒、中暑、中湿、四气兼中、痹证、疠节、脚气、伤风、伤寒、伤暑、伤湿、疫病、疟疾等病，为外所因；次列脏腑寒热虚实病证，为内所因；再次列饮食、劳倦、外伤等因素所致的出血、瘀血等病证，属于不内外因，这种按病因归类病证的方法，对加深病因病机认识，加强选方用药的针对性具有一定意义。

本书现存主要版本有：南宋刻配补元麻沙复刻本，元刻本，日宽文2年刊本，日光禄6年（1693）越后刊本，《四库全书》本，清光绪23年青莲花馆刊本，1934年上海鸿章书局石印本，1957年人民卫生出版社铅印本。

十二、朱端章与《卫生家宝方》

朱端章的生平事迹，史志罕见记载，仅知他在淳熙十年（1183）在朱熹之后任江西南康（治所在今江西星子县）知军，在朱熹重建的白鹿洞书院"置洞学田七百余亩，以赡四方之来学者"，由此可知，他是一位重视文化教育事业和理学传播的官员。朱端章著《卫生家宝方》6卷、《卫生家宝产科方》8卷、《卫生家宝小儿方》2卷及《卫生家宝汤方》3卷。

《卫生家宝方》又名《卫生家宝》6卷，另有卷首1卷。宋·朱端章辑，徐安国补订，刊于1184年。本书为作者历年所收集和试用效方的汇编。卷首为方剂目录，药件修制总例（记录300余种药物的炮炙法）；卷1～6分为内、外、妇、儿各科病证验方，共43门，880余方。

淳熙十一年（1184），朱端章编《卫生家宝产科备要》8卷，此书涉猎广泛，宋以前的众多医学名家的产科、儿科诸经验方搜集无遗，内容涉及妊娠、临产、产后诸症、新生儿护理及婴儿常见疾病的治疗等。

淳熙十一年（1184），朱端章于南康郡斋刻印了自编本《卫生家宝产科备要》8卷。此书国家图书馆有原刊本珍藏，人民卫生出版社曾于1956年10月影印出版。近年被收入上海古籍出版社出版的《续修四库全书》影印本中。朱端章《卫生家宝小儿方》《卫生家宝汤方》，淳熙十一年（1184）与此书同时刊行于南康郡斋，只是后两种原刊本已久佚不存。日本则有《卫生家宝汤方》的传抄本。2006年由我国中医古籍出版社影印出版。

十三、许叔微与《普济本事方》

许叔微（1079—1154），字知可，宋代真州（今江苏仪征县）人，幼年家贫，11岁时其父母于百日内相继病逝，绍兴三年（1133）考中进士。以曾任集贤院学士，故又被称为许学士。许氏除传世的《伤寒百证歌》《伤寒发微论》《伤寒九十论》《普济本事方》外，还撰有《仲景三十六脉法图》《伤寒类论》《治法》《辩类》等，但均已散佚。

《普济本事方》，又名《类证普济本事方》《本事方》。宋·许叔微撰。约刊行于绍兴二年（1132）。该书成于许氏晚年，为其生平历验有效之方、医案和理论心得的汇集之作，取名"本事"，意其所记皆为亲身体验的事实。全书10卷，分为23门，载方390余首。包括中风肝胆筋骨诸风，心小肠脾胃病，肺肾病等脏常见病。及其他内科杂病，外科、妇科、儿科、五官科诸证，伤寒时疫证等，每门分列数证，证下系方若干，每方均简述主证、病因、病机、用药、炮制及眼法，或载有关医论、病案、灸治、煨治法等内容。许氏对杂病辨证亦有独到之处，所著《普济本事方》，对不少相似病证提出了较为可靠的鉴别方法，在理论上，许氏对脾与肾的关系提出了独到见解，他认为补脾须先补肾，若肾气不足，真气虚衰，自不能消化食物。对后世脏象学说的发展有重要影响。

现存主要版本有《四库全书》本，1959年上海科技出版社铅印本等。

十四、苏轼、沈括与《苏沈良方》

《苏沈良方》，又名《苏沈内翰良方》，原书15卷。是北宋末年（一说为南宋）佚名编者根据沈括的《良方》（又名《得效方》《沈氏良方》《沈存中良方》）10卷与苏轼的《苏学士方》（又名《医药杂说》）整理编撰而成的医学书籍。现流行本为10卷。本书近似医学随笔的体裁，广泛论述医学各方面问题，卷一为脉说、脏腑、本草及灸法；卷二至卷五介绍内科杂病及治疗方药；卷六为养生及炼丹；卷七至卷十论述五官科、外科、儿科、妇科疾病及治疗方药。各种疾病多附以验案，对本草性味、采集、配伍、剂型的论述也很精辟。治疗方药多经作者耳闻目睹后所辑，简便易行而较为可靠，有一定临床参考价值。卷六所载秋石一药的"阳炼法""阴炼法"，是人工提取较纯净的性激素的方法，是制药化学一大成就。

本书现存最早版本为明代嘉靖刊本；清代有多种刊本，主要有四库全书本、六醴斋医书本等，人民卫生出版社 1956 年有影印本出版。

十五、其他医家医著

张涣，北宋末年人，1126 年著《小儿医方妙选》3 卷。

栖真子，宋道士，名苏澄隐，真定人，住龙兴观。著《婴孩宝鉴方》10 卷。

郑端友，宋·高孝两朝间人（1127—1190），著《全婴方论》23 卷。

滕伯祥，南·宋庆元间人（1195—1201），据称尝遇至人，得《小儿疳方》，因以为业。《小儿疳方》又名《滕伯祥走马急疳方》1 卷。

汤民望著《汤氏婴孩妙诀》2 卷、《婴儿妙诀论》2 卷、《汤氏博济婴孩宝书》20 卷均未传世。

宋代御医戴克臣，名尧道，宋徽宗时人（1101—1126），为儿科名医，享有"活幼宗师"之称号，官至翰林侍御。

刘茂先，名祀，自号固穷山叟，衡阳烝西高原人，是一位儿科名医，曾经师承宋徽宗时期的戴克臣，深得戴氏真传。生卒年代不详。刘茂先为刘思道（字直甫，曾世荣之师）之五世祖。

（朱锦善　张静　葛金玲）

参考文献

1. 董汲. 中华医书集成：小儿斑疹备急方论 [M]. 北京：中医古籍出版社. 1999

2. 钱乙. 中华医书集成：小儿药证直诀 [M]. 北京：中医古籍出版社. 1999

3. 撰人不详. 小儿卫生总微论方 [M]. 上海：上海科技出版社，1959

4. 杨士瀛. 仁斋小儿方论 [M]. 福建：科技出版社，1986

5. 赵佶. 圣济总录 [M]. 北京：人民卫生出版社，1962

6. 赵佶. 圣济经 [M]. 上海：上海商务出版社，1990

7. 刘昉. 幼幼新书 [M]. 北京：人民卫生出版社，1987

8. 陈自明. 妇人大全良方 [M]. 北京：人民卫生出版社，1985

9. 陈文中. 小儿病源痘疹方论 [M]. 北京：商务印书馆，1958

10. 汪机. 痘治理辨［M］. 民国石印本

11. 万全. 万密斋医学全书［M］. 北京：中国中医药出版社，1996

12. 许叔微. 普济本事方［M］. 上海：上海科学技术出版社，1983

13. 陈师文. 太平惠民和剂局方［M］. 辽宁：辽宁科学技术出版社，1997

14. 朱锦善. 儿科临证50讲［M］. 北京：中国中医药出版社，1999

第四篇　中医儿科学的发展

第七章　金元时期的中医儿科学

第一节　概况

金元时期，是民族战争极为频繁的时代。中国北部和中原广大地区，沦为各族统治阶级争夺的战场，公元1115年，在松花江两岸兴起的女真族建立金国，在1125年灭辽，又于1127年南下攻陷汴京，俘虏宋徽宗和宋钦宗，北宋王朝灭亡，宋朝迁都临安，建立南宋。公元1234年，北方蒙古族兴起，并灭金，于1271年建立元朝，定都大都。然后远征欧亚，并在1279年回师再灭南宋。元朝从公元1271年至1368年仅89年，但元朝是自唐朝以后我国历史上出现的再一次规模空前的统一。

金元两朝，一方面战争频繁，连年征战；另一方面人民生活困苦，疾病流行。这个时期，刘完素、张元素、张从正、李杲、王好古、朱震亨等医学家相继兴起，其中元代名医朱震亨，与金代名医刘完素、张从正、李杲被誉为金元四大家。他们从实践中对医学理论作出新的探索，阐发了各自不同认识，创立成各具特色的理论学说，对疾病的认识和治疗更加深入和丰富。刘完素主张"火热致病"，善用寒凉药物，被称作"主火学派"或"寒凉学派"；张从正主张"病由邪生"，善用"汗""吐""下"攻邪法，被称作"攻下学派"；李杲主张"内伤脾胃，百病由生"，善用"益气升阳"，被称作"脾胃学派"或"补土学派"；朱震亨主张"阳有余阴不足论"和"相火论"，善用养阴降火，故称作"养阴学派"。这种盛极一时的各家学说争鸣局面，使中国医学在金元时期达到了一个新的高度。四大家的学术思想及其争鸣，对后世医学的发展，有着极为深远的影响，不仅促进了中医学对病机学说、正邪学说、脏腑证治学说的研究发展，而且为明、清温病学说的形成奠定了基础，促进了临床治疗学的丰富和发展。金元时期的儿科医学也有了新的发展，主要表现为儿科的辨证论治体系的完善，开拓了中医儿科治疗学的新思路。不但金元各学派的医家的学说对儿科学有重大影响，而且他们也有许多对儿科的论述，推动了儿科学术的发展。另一位元代有影响的儿科医家曾世荣，在小儿保育、审脉辨证、用药等方面提出了许多新见解。金元时期在医事制度、诊断治疗以及痘疹学等方面，均有所创新，确立了麻疹病名，并出现了第一部麻疹专著《麻证全书》，第一次将麻疹的病名、病因、证治进行了总结，对后世的影响甚大。

一、金元时期儿科医事制度的建立和医学教育的发展

（一）医事制度

金元时期的医政制度多仿宋代。金代设置太医院，属宣徽院，置提点、院使、副使、判官，掌管医药，领导太医院工作。又设管勾、正奉上太医、副奉上太医、长行太医等职，还设有太医教官。太医的品秩凡 25 阶。金代药政机构设置尚药局和御药院，均隶属于宣徽院。尚药局，掌宫中汤药茶果事宜，按其职能并非药事专门机构。设置提点、局使、副使、直长、都监、果子部监、同监等职。御药院，掌进御汤药，明昌五年（1194）置设提点、直长，以亲信内侍人充任，又有都监、同监等职。金代又仿照宋制设惠民局，属礼部，掌制剂、发卖汤药，施医药于平民。各地寺庙也设有药局，施医给药，救济贫病百姓。

元代太医院为独立的最高医事机构，秩正二品，掌宫中医药事宜，领导所属医职，其职额，自中统元年（1260）以来，屡经变更，至治二年（1322）乃定置院使 12 员、同知 2 员、佥院 2 人、同佥 2 员、院判 2 员、经历 2 员、都事 2 员、照磨兼承发架阁库 1 员，又有令史 8 员，译史 2 员，知印 2 员，通事 2 员、宣使 7 员。至元二十年（1283）太医院改为尚医监（正四品），二十二年（1285）复为太医院。下属机关设有广济提举局、行典药局和典药局。行典药局和典药局同为詹事院典医监所属，两局都是管理东宫太子药物的机构，前者掌供奉，后者掌制剂。典医监，隶詹事院，领导东宫太医，配制供给太子的药物。至元十九年（1282）置典医署（正五品），天历二年（1329）仍改为典医监（正三品），设达鲁花赤 2 员，卿 3 员、太监 2 员、丞 2 员、经历、知事各 1 员、吏属凡 18 员。此外，在一些中央机关也设有医官，掌管本单位的医疗保健工作，如中书省设有省医 3 人，枢密院议院医 2 人，御史台台医 2 人，江南诸道行御史台也置台医，大宗正府置医人 1 人。元代药政机构设置御药院，至元六年（1269）设立，掌管各路及藩国进贡药品、药物的制剂和煮药。置有达鲁花赤 1 员、大使 2 员、副使 3 员、直长 1 员、都监 2 员。元代至元十一年（1274）设立御药局掌管大都（北京）和上都（多伦）的行医药物，置达鲁花赤、局使、副使，至大德九年（1305）御药局只掌管上都药仓事宜。行箧药物由御药局分设的行御药局掌管，置达鲁花赤、大使、副使等职。此外，至大元年（1308）设立御香局，掌调制御用各种香药。元世祖中统二年（1261）设置惠民局于大都，中统四年（1263）在上都设立了惠民司。后来各路也设有惠民局，为贫民免费医病给药，经费依民户多寡分等级拨结。

（二）医学教育

金元时期不仅重视医药，而且重视医学教育。金代太医院为医学教育机构，元代

太医院不再具有医学教学职能，只具有医学管理及规章制度颁发之职能。金代在各州、府还设有医学校，医学生员额较少，如大兴府 30 人，其余京府 20 人，散府节镇 16 人，防御州 10 人。金代医学生，每月考试 1 次，依成绩优劣给予奖惩，甚至于开除学籍。太医考试 3 年 1 次，医学生学习成绩优良者，经考查也可替补，民间良医听其试补。至元九年（1272）设立医学提举司，专门负责管理医学教育，其职能是考查各路医学生的课业学习成绩、考核太医教官教学效果、校勘名医撰述文字、辨认药材、教导太医子弟、领导各处医学，设置提举 1 员、副提举 1 员，并对教师的举荐与考核进行了规定。依照儒学体例，医学设教授、学录和学正各 1 员。上、中州各设教授 1 员；下州设医政 1 员；各省设教谕 1 员。医学提举司的设立，显示了元代统治者重视医学教育，也反映了医学教育管理制度日臻完善。并规定教员每年发布 13 科题目考试学生，3 年 1 次设立科举，实验太医、教谕、学录、学正和教授、不在京的提领和提举，在上任时必先考试经义。秋季各路举行乡试，次年秋天来京会试。乡试不限人数，各科共取 100 人。元代考试科目设有 13 科：大方脉、杂医科、小方脉科、风科、产科、眼科、口齿科、咽喉科、正骨科、金疮肿科、针灸科、祝由科、禁科。公元 1285 年奉旨并为 10 科，即大方脉、小方脉科、风科、产科兼妇人杂病科、眼科、口齿兼咽喉科、正骨等。其中的小方脉为沿袭宋代之名而来，即今之小儿科。规定学医必须精通四书，凡不精熟本科经书者，禁止行医；儿科四书为《素问》《难经》《神农本草经》《圣济总录》十六卷，可见那时要求儿科医生必须具备医学理论，熟悉药物作用以及小儿常用方剂，这三者恰恰是小儿医生所必备的行医基础。元代对医学生及教学人员的考查、考核，则由医学提举司每年拟定 13 科疑难题目，呈报太医院转发各路医学教授，令医学生依式每月学习医义一通，年终时造册呈报医学提举司，以考查医学生学习成绩。此外，本医学的教授就所下发的题目解答 3 道，年终时另行造册，呈报太医院，以考核其是否称职。

　　元代出台了一系列的有关医药的新律令。首先要求禁庸医，因为当时由于庸医误治而致死亡的事故不断，为了对医疗行业加以规范，对庸医加以惩罚，于公元 1300 年准刑部呈："庸医之辈，唯利是图""谬误死者皆委于命"，因此主张"严立规程，课试诸生医书医义""致伤人命者，临事详其轻重，追断所据，提举、教授等官训诫失宜，禁约不到，亦行究治"。公元 1311 年诏令禁止非选试及著籍的医人行医，于十三科内不能精通其中一科者不得行医。其次还有禁假药，再次禁巫咒等。

二、医学流派的争鸣对儿科学的影响

　　"金元医学"在短短一百多年间，以刘完素、张元素、张从正、李杲、朱震亨等为代表的金元医家，形成了理论上各有建树，实践中互有补充的医学特色。无论是在理论上，还是其突出的创新成就，他们对明、清乃至今日中医学的发展都有重要影响。他们的学术思想与儿科学术理论有着密切的关系，并且对儿科学的发展也产生了重大影响。金元医家善于继承、敢于创新，自刘完素以后，很多医家之间多有师承或私淑关系，但继承之中又极少局限于前人的认识，这种既有继承，又有发展、创新的学风，构成了金元医学创新争鸣的繁荣景象。

刘完素（约1120—1200），字守真，号河间，稍晚于钱乙。他在学术上以"火热论"著称，火热学说的产生与当时热性病流行有密切关系，他运用运气学说，深入阐发了火热病机等相关理论，他认为大凡疾病多因火热，在治疗上一改北宋用药偏于温燥之习，从表里两方面提出运用寒凉泻火治疗外感热病。刘河间的上述运气学说与六气化火化热的理论，同样体现在他对小儿疾病的认识之中，他说"大概小儿病者纯阳，热多冷少"，这与钱乙主张的"小儿纯阳，无烦盖火"是一脉相承的，刘河间的表里双解泻火，治疗外感热病的治疗方法，对儿科临床应用影响深远。

与刘河间同时而年少的张元素，字洁古，是易水学派的创始人，李杲就是他的学生。张元素所著的《医学启源》和《脏腑标本用药式》，体现了他的学术思想，也是他的课徒之本。张元素注重脏腑的辨证用药，就是在钱乙的"五脏所主"和"五脏补泻"的基础上加以补充的。后世儿科所习用的脏腑辨证用药法则，又是根据钱乙、张元素等的认识而逐步完善起来的。张元素认为"四时以胃气为本"，故"安谷则昌，绝谷则亡，水去则荣散，谷消则卫亡，荣散卫亡，神无所居"。由此可见他重视扶养胃气的思想，他曾告诫后世传人"养正积自除"。这些立论与刘河间学说比较，就会看出有很大不同，刘完素用药寒凉，而张元素则力辟之，并且在用药方面尽力讲求药物归经，形成独有特点。张元素的这些医学思想，由于他有独到之处，故为其入室弟子所服膺，在他的医学思想影响下，张璧、李杲、王好古、罗天益等都进一步发挥了他的学说，形成明显的学术流派——易水学派，与当时兴起的河间学派并立，争鸣于金元时期北方医学界。之后李杲发明"内伤"学说，更加强调脾胃的重要，是和张元素的医学思想分不开的。

李杲（1180—1251），字明之，自号东垣老人，李东垣的学术思想的核心在于强调脾胃的作用。他认为，脾胃之作用非常重要，脾胃虚弱，总会影响人体阳气不得生发，阳气不足，阴气则有余，故人之百病，皆由脾胃虚弱所生，故治疗必须重视脾胃。土为万物之母，脾胃为生化之源，元气为人生之本，脾胃为元气之源。他说："真气名元气，乃先身生之精气也。非胃气不能滋之。"又说："脾胃之气既伤，而元气亦不能充，而诸病之所由生也。"（《脾胃论》）而他所说的元气，其含义是颇为广泛的。他认为："夫元气、谷气、荣气、卫气、生发诸阳之气，此数者皆饮食入胃，上行胃气之异名，其实一也"。（《内外伤辨惑论》）治疗重视升降补泻，而脾运中阳、升发胃气又是他的脾胃学说的精华所在。他说："饮食入胃，而精气先输脾归肺，上行春夏之令，以滋养周身，乃清气为天者也；升已而下输膀胱，行秋冬之令，为传化糟粕、转味而出，乃浊阴之地也……或下泄而久不能升，是有秋冬而无春夏，乃生长之用陷于殒杀之气，而百病皆起。或久升而不降，亦病焉。"（《脾胃论》）。他还认为："火为元气之贼，"元气不足，而心火独盛。心火者，阴火也，起于下焦，其系系于心，心不主令，相火代之。相火，下焦包络之火，元气之贼也。火与元气不两立，一胜则一负。"又说："脾胃气虚，则下流于肾，阴火得以乘其土位。"（《脾胃论》）元气不足，则阴火盛，阴火盛，又反过来伤害元气。他虽然也强调火的危害，但他认为根源仍在脾胃之元气。所以在治疗上，主张温补脾胃以抑火，不主张用寒凉泻火，这就是他提出"甘温除热"的理论根据。金末时，李杲的学说通过其著作的陆续出版及其弟子罗天益的继承发扬，在元初产生了更大的社会影响，李东垣不仅继承和发展了钱乙、张洁古的学说理论，而且逐渐形成了独特的脾胃学说。小儿脏腑嫩弱，脾胃受病最多，如何调整小儿脾胃，为历代医家所重视，李氏脾胃学说的倡导，对于小儿脾胃的进一步认识，有重要意义。

张从正（约1156—1228），字子和，号戴人，是金元时期又一位著名医家。他的主要医学思想，首先主张"邪气"说，理由是："夫病之一物，非人身素有之也，或自外而入，或由内而生，皆邪气也。邪气加诸身，速攻之可也，揽而留之何也？"关于病邪，张从正认为邪可自外而入，也可由内而生。病邪轻者可以自行消失，病邪时间经久则很难抑制，甚至可招致暴死。如果有了病邪不尽快消除，反而先去设想巩固人体元气，如此很容易使人体真气未得到恢复，病邪却有了发展。治疗疾病当以制止病邪发展和祛除病邪为首务，所谓"邪去而元气自复"。这是张从正认识疾病和治疗疾病的主要主张。他治病注重驱邪，擅长汗、吐、下法之运用。张从正认为邪有上、中、下之别，上为风寒暑湿燥火等在天之邪，下为雾露冰雹雨泥等在地之邪，中为饮食酸苦甘辛咸淡等水谷之邪。所以，治疗应采取针对性措施：凡在上之邪，可以用汗法治疗；在中之邪，凡风痰宿食可用涌吐方法治疗；而在下之邪，可用泻下方法治疗。在用药方面，根据年龄老少，病之轻重，有增有减，有续有止，按证施用。同时，他还提出"养生当论食补，治病当论药攻"的观点，小儿之病多为外感六淫和内伤饮食，正确地掌握汗、吐、下之运用十分重要。对小儿的保健和治疗具有重要意义。

朱震亨（1281—1358），字彦修，号丹溪，是"阳有余阴不足"说的倡导者，他认为"天主生物，故恒于动，人有此生，亦恒于动，然阳主乎动，阴主乎静"。人体要维持正常活动，常居于"阳动"状态。丹溪云："其所以恒于动，皆相火所为也。"在丹溪看来，人生的"相火"即是人体生生不息的机能活动，亦即"阳动"。在病理方面，则是"阳易亢，阴易乏"。治疗擅长"滋阴降火"，是养阴学派的代表。朱丹溪学医于罗知悌，罗为刘河间的再传弟子，因此丹溪在学术上是师承河间的，然而河间的学说又与钱乙学说是一脉相承的。朱丹溪也颇尊钱乙，认为钱乙之方"立例极好"，被后世推为滋阴代表方剂的六味地黄丸，即是钱乙根据小儿的生理病理特点而创设的。朱丹溪认为小儿"阴常不足""常多湿热、食积、痰热、伤乳，大概肝与脾病多，肝只是有余，肾只是不足"。刘河间、朱丹溪的这些观点，既与钱乙之论密切相关，又对后世儿科影响甚大。明清许多医家崇尚刘河间小儿纯阳化热之论与朱丹溪阳常有余、阴常不足之论，较为突出的是明代儿科医家万全在朱丹溪学说的影响下，对小儿生理病理特点的深入阐发，提出小儿"阳常有余，阴常不足""肝常有余，脾常不足""心常有余，肺常不足，肾常不足"的"三有余四不足"的学术观点，将儿科学的理论与临床研究大大推进了一步。

第二节　儿科学术成就与争鸣

金元时期，学术思想活跃，流派纷呈，名医辈出。具有代表性的医家有如上所举：刘完素、张元素、李东垣、张从正、朱震亨等，他们的学术思想与儿科学术理论有着密切的关系，而且对儿科学发展产生了重大影响。金元四大家大多一专多能，各科兼长，在他们的著作中均有儿科的有关论述，如刘完素在《宣明方论·儿科论》中提出："小儿病者纯阳，热多冷少也。"主张用辛凉苦寒、泻热养阴以治小儿热病。李东垣的脾胃学说对促进儿科脾胃病的研究具有重要影响，他的补中益气汤、清暑益气汤等至今仍为儿科广泛应用。张子和治热性病善用攻下法，为小儿治疗热性病采用上病下取提供了理论依据。朱丹溪提出"阳常有余，阴常不足"的观点，对小儿体质生理及热病伤阴而采用滋阴方法治疗具有很大影响。

一、对小儿生理病理特点的创新认识

金元时期医学流派学术争鸣，反映在儿科领域则主要是儿科寒温学派的学术争鸣，首先反映在对小儿生理病理特点的认识上。刘完素认为大凡疾病多因火热，治则注重寒凉。在《河间六书》中载："小儿六岁以上为小儿，十八岁以上为少年。"他认为新生儿骨肉脆软，肠胃细微，乳食不当，或厚衣温暖，易生壅滞积热，热干于心，乃发为惊为搐。所以他在《黄帝素问宣明论方·小儿门》中说："大概小儿病者纯阳，热多冷少。"这种观点与钱乙主张"小儿纯阳，无烦益火"说，是一脉相承的。张子和私淑河间，论小儿致病之源也多从火热立论，用药力主寒凉。朱丹溪承刘河间之论，对这一学说继续发挥，提出"阳常有余、阴常不足"说。他认为："人受天地之气以生，人之阳气为气，地之阴气为血。"并指出："天，大也，为阳，而运于地之外；地居天之中，为阴，而天之大气举之。"所谓"大气举之"，即天大而包地，阳多而阴少之义。又曰："日，实也，属阳，而运于月之外；月，缺也，属阴，而禀日之光以为明者也。"日实月缺，又有阳多而阴少之义。丹溪以日常满、月常缺的自然现象，联系到人体气血阴阳的变化，从而提出了"阳有余阴不足论"。对于小儿，认为"小儿十六岁以前，禀纯阳气，为热多也""人生十六岁以前，血气俱盛，如日方升，如月将圆，唯阴长不足，肠胃尚脆且窄。"（《格致余论·慈幼论》）朱丹溪认为小儿阴常不足，常多湿热、食积、痰热、伤乳，大概肝与脾病多，即提出了"肝只是有余，肾只是不足"以及"脾只是不足"的小儿生理病理观。即从生理讲，初生小儿禀先天而来，其肾自然不足，故在病理上，自然易于肾虚为病；脾主消磨，小儿生长迅速，善消乳食，要求脾的功能恒

保旺盛，倘若发病，即为功能不足所致；肝只是有余，不仅言小儿生长发育迅速的现象犹如肝木萌发，一切从无到有，从幼小到健全的小儿生理特点，还表明其在病理上易于出现肝旺克脾，致肝亢脾虚为病的特点。丹溪这种生理病理观，至明代儿科大家万全进一步补充完善后，遂成为著名的五脏有余不足说，其影响是巨大的。

另外，元曾世荣指出小儿发病的特点，肠胃脆弱，容易积食停滞，神怯气弱，很易发生惊恐。且小儿患病虽以呼吸道和消化道为主，但亦有属于先天性的，有属于生长过程的，有限于某一时期的，有属于成长不足的，因此不能过于看成简单，而且儿体质薄，抵抗力差，得病极易传变。

二、小儿病因病机的深入探讨

病因方面，李东垣提出小儿饥饿致病者多，或多食甘甜肥腻食物者致病者多，提出"内伤脾胃，百病由生"的小儿内因发病说，告诫人们注意顾护小儿脾胃的重要性。张从正则从邪气致病，"凡病皆邪为之"的角度出发，提出了邪气侵袭的小儿外因发病说。王好古则从饮食冷物、误服凉药、口鼻吸入雾湿之气等外感之邪论述了伤寒阴证，补充了外感伤寒的内容，扩大了阴证的范围，也有助于小儿的预防保健。当时医家还注意到先天因素即"禀赋"与小儿疾病的关系，并认识到除了父母遗传的因素之外，还与母亲在怀胎期间对胎儿的影响密切相关。如元·危亦林《医学正传·小儿科》："夫小儿之在胎也，母饥亦饥，母饱亦饱，辛辣适口，胎气随热，情欲动中，胎息辄躁，或多食煎煿，或恣味辛酸，或嗜欲无节，或喜怒不常，皆能令子受患……其余饮食男女养胎幼幼之法，必深得造化生生不息之意。"可见孕母的健康、饮食、起居等足以影响胎儿，若调摄失宜则小儿出生后易发生相应的疾病。此外，元代医家还注意到外伤事故对小儿的损害，小儿由于好奇爱动，外伤事故比较多见，有些事故往往给小儿造成伤残，甚至丧命。常见的外伤事故有创伤、跌打伤、脱位、烫烧伤、蛇及动物螫咬伤等。《活幼心书·不内外因》："十岁以上小儿，饮酒啖热，因热动血，醉饱搹撅，胃脘吐血，甚至鼻口俱出，此非内因外因之使然，乃自取过耳……有长成小儿，偶因他物自伤，或戏走失足，触损两目，血胀肿痛，昼轻夜重……有因饮食中误吞骨鲠，吐不出，咽不下，气郁生痰，痰裹其骨，内则作痛，外则浮肿，啼声似哑，亦为可虑，投备急散取效。有孩儿贪劣，弄刀锥，或乘高堕地致伤，皮破血出……有十五岁者，恃其血气方刚，唯务驰骋，多致落马堕车，或斗狠，跌折肢体，一切损证及毒虫兽所伤。"可见，小儿外伤事故也是致病的重要原因。

病机方面，金·刘河间对火热病证提出了"六气皆可化火"的观点，系统发挥了《素问》病机十九条，把十九条的38种补充为97种，扩大了火热病症的范畴，火热成为小儿疾病病机急转的重要因素。刘氏认为外因六气、内因五志皆可导致热证。刘氏对运气学说做了创造性的发展，把五运六气的原理运用于人体脏腑内部，提出了脏腑六气的病机理论。这种内生六气的观点，对阐发人体脏腑病机，是一条有益的探索方向和途径。刘完素认为小儿脏腑经络嫩小，内脏精气不足，感邪之后，邪气易于枭张，从阳化热，由温化火。火者热之极，邪热内壅，则壮热、烦躁；同时小儿神气怯弱，邪易深入，内陷心包则惊悸、昏迷，引动肝风则抽搐；肝风心火，交相煽动，则火热炽盛，真阴内亏，水不济火，筋脉失养，故壮热、惊搐、昏迷，甚则角弓反张。如《河间六书·小儿论》曰："《素问》云：身热恶寒，战栗惊惑，皆属热主，为少阴君火；暴强直支缳戾，里急筋缩，皆属风证，为厥阴风木。夫小儿六岁之上为小儿，十八岁已上为少年，其六岁以下者诸经不载，是以乳下婴儿，有病难治，无可定也。然小儿与大人，不可一例，各异治之。虽小儿诞生襁褓之后，骨肉脆软，肠胃细微，可以乳食，调和脏腑，乃得平安。肌肤滋润，筋骨轻微，以绵衣之，故生壅滞。内有积热，热乘于心，心受邪热，乃发为惊。惊不止返为潮搐。大概小儿病者纯阳，热多冷少也。"

朱丹溪基于"阳常有余、阴常不足"的论点，所以在病理方面特别强调"阳易亢，阴易乏"。对小儿疾病他提出"肝总是有余""肝病最多"的看法，也是据此而立论。小儿感邪之后，每易嚣张，邪正交争则剧，很易出现高热，热盛又易损耗津液，表现烦渴引饮，唇干口燥、舌绛少津等阴液亏乏的症状。这种阳旺化火，伤津耗液的现象，在小儿疾病中是屡见不鲜的，和丹溪提出的"阳易亢，阴易乏"是一致的。而且小儿往往阳旺化火，伤津耗液之后，导致津血不能濡养筋脉，肝脏失于滋涵，出现肝风内动壮热、惊搐、昏迷，甚则角弓反张，临床颇为常见。

元代著名的儿科医家曾世荣在《活幼心书》中提出了"气机升降失常"的小儿病机理论，主张"盖其气也，四时平和则身安，一身壅滞则疾作"。

三、儿科诊断以望诊切诊并重为主流

元·危亦林《世医得效方·论小儿》从小儿生理病理特点，认识到小儿疾病诊断不同于成人，更应详辨分明："为医之道，大方脉为难治，幼科尤难，以其脏腑脆嫩，皮骨软弱，血气未盛，经络如丝，脉息如毫，易冷易热，兼之口不能言，手不能指，疾痛之莫知，非观形察色，听声切脉，究其病源，详其阴阳表里虚实而能疗之者，盖亦寡矣。"关于小儿望诊，元·朱丹溪在《幼科全书·观形察色》中说："要识小儿证候，但将外貌推求。"以直观的方法描述患儿神色形态的病理改变，以推断脏腑病机。《幼科全书》的"形证歌"中将临床所常见的约30种形证，用歌赋的形式说明产生的病因，并将相类似的某些证候进行鉴别。例如：摇头揉眼，眵泪憎明，这两种形证，都有眼部证状，一则为肝热生风，一则为三焦积热。又如，颊赤面黄，面黄浮肿，这两种形证，都有面黄，前者则为风伤肺热，后者则为积气所攻。并将面部分属于五脏，小儿额上属心火，左颊属肝木，右颊属肺金，鼻准脾土，下颏属肾水，色紫者热盛，色红者热主外感，色青者多惊，色白者主虫，色青黑者腹痛，色白者主疳，色黄者脾虚，色黄白而唇青疟疾，色黄者食积，面紫黑者中恶，面青白者主肝风，面黄色黑者主湿热。元代还有了舌苔图谱，敖氏（生平不详）曾绘《敖氏验舌法》图 1 卷，主张以舌色验证，绘图 12 幅。元代人杜本，号清碧居士，博学善文，兼通医学，专心增订敖氏 12 舌苔图为 36 图，于 1341 年撰成《敖氏伤寒金镜录》一书，成为我国最早的舌诊专书。书中绘制各种有病的舌色，如白苔、黑苔、干裂舌等图，论述每种病理舌苔所主证候及治法，使舌诊进一步理论化、系统化，这些舌诊图例成为儿科临床诊断的重要方法。

关于小儿脉诊，元·朱丹溪《幼科全书》指出小儿脉息与成人有异，不仅表现在小儿脉行较速，在持脉方法上也是有所不同。因为小儿手臂较短，故寸、关、尺三部，不能容纳三指，一般以一指或两指候之，此即古人所说的"一指定三关"为幼科诊脉方法。并指出成人有 27 脉，小儿则不能照此细分，以浮、沉、迟、数，以辨别表里寒热，又以脉搏有力、无力，以定虚实，还对小儿指纹诊法提出：风关青如鱼刺，易治，是治惊候；黑色难治。气关青如鱼刺，主疳劳身热，易治，用保婴丹加柴胡、黄芩。命关青如鱼刺者，主虚风邪传脾，难治，用紫金锭加白术、茯苓等。元代·危亦林《世医得效方》虎口脉中指出：第一节赤纹乃飞禽内外人惊，赤纹缓乃火惊，黑纹水惊，青纹乃天雷四则惊，内隐青纹微屈则是惊风候。第二节紫色纹乃惊疳，青色纹乃疳传肝，白色纹乃疳传肺，黄色纹乃疳传脾，黑色纹难治。第三节青黑纹，三关通度、斜归指甲则不治。

曾世荣在《活幼心书》中指出，诊断小儿疾患必须详细审察，要以望诊为主，还须脉形合参，才能全面，方不致误。提出："术显咸阳扁鹊，全婴而有验；脉明晋代叔和，及幼以无讹；抑又晱白虚盛，神气常昏；紫黑实多，声音益胜；阳证似阴，脉按细紧；阴证似阳，脉来缓应。然大学所谓若保赤子，心诚求之，又在究心观证。尝谓为医不易，幼幼之科，尤不易者也。"即是指小儿医生要具备扁鹊高深技术，要像王叔和透彻脉理，这样自能辨证无误，效如桴鼓。由于小儿除了面白，神气昏惨，是为虚证，面紫黑，声音粗亢，是为实证的明显辨证外，还有一些阴证似阳，阳证似阴的证候，最易误认，必须细心切脉辨别。例如阳证似阴，脉按细紧，阴证似阳，脉来缓而无力。所以，临床上必须详审，才能正确无误，可见为医之不易，尤其小儿专科更是不易。曾氏认为"三岁之上小儿，以色合脉，尤其为妙"，并提出了"三部五脉"说，即："小儿三部，面看气色为一部，虎口纹脉为二部，寸口一指为三部；五脉者，上按额前，下诊太冲，并前三部，谓之五脉。"并指出："审察究详，按考推备"，即审表里、察阴阳、究脏腑、详标本、按虚实、考轻重、推前后、备端详。危亦林亦从此说，但望诊方面主张从色、指纹两角度进行。

四、关于儿科用药的阐发

金元时期，对药物的气味、归经、升降、补泻等都有了更为深入的研究。该时期药物的归经学说逐渐确立，成为药性理论的一个重要组成部分。特别是金代的张洁古根据《黄帝内经》《中藏经》《小儿药证直诀》等有关脏腑辨证论治理论，加以阐发，他在《医学启源》一书中，详述各脏腑天人相应关系、表里关系，并按"不及""太过""实""虚""寒""热"进行脏腑辨证，并提出五脏寒热补泻方剂与用药原则。在用药方面，张洁古有独到见解，他根据药物的四气五味、阴阳厚薄、升降浮沉、归经报使，针对脏腑的属性苦欲，创立了一整套系统的中药临床药理学，对中药的临床应用更为规范实用。

张洁古认为取各药药性之长使其各归其经，则力专效宏，若不明归经，无的放矢则很难中病逐邪。他综合分析了气味对脏腑经络的作用，总结出归经规律，"凡药之五味，随五脏所入而为补泻，亦不过因其性而调之"。同一泻火药，黄连则泻心火，黄芩则泻肺火，白芍则泻肝火，知母则泻肾火，木通则泻小肠火，黄芩又泻大肠火，石膏则泻胃火。他还指出药物由于炮制方法不同，其归经亦会随之发生变化，主治的疾病亦相应不同。不仅如此，他还认为制方必须有引经报使，才能更好地发挥效用，有些药物不仅本身作用于某经，且配入方中尚能引导全方其他药进入该经，这类药物就是引经报使药。如太阳经病，在上用羌活，在下用黄柏；阳明经病，在上用升麻、白芷，在下用石膏等（《医学启源·各经引用》）。张洁古秉承《黄帝内经》理论，还以药物的气味阴阳薄厚来阐述升降浮沉，他认为药物之所以具有升降之性，乃是由其气味厚薄参合而成，他还举出茯苓、麻黄为例说明气薄者未必尽升，味薄者未必尽降。他精心制定出了风升生、热浮长、湿化成、燥降收、寒沉藏的"药类法象"，他注意到药物的升降浮沉与其质地和种类有关，并可随炮制或配伍改变趋向以适应临床复杂的病证。张洁古还强调一年之中的季节气候对用药的影响，他说："大寒至春分，厥阴风木主位，在上宜吐，在下宜下，春分至小满，少阴君火主位，间有阳明之位，宜发汗之药；小满至大暑，少阳相火主位，宜清上凉下之药；大暑至秋分，太阴湿土主位，宜渗泄之药；秋分至小雪，阳明燥金主位，宜和解表里之药；小雪至大寒，太阳寒水主位，宜发汗破积之药"（《医学启源·六气之治要法》）。又说："春：防风、升麻；夏：黄芩、知母、白芍；秋；泽泻、芦荟；冬：桂、桂枝。"（《珍珠囊·四时用药法》）李东垣进一步认为药物升降浮沉之性与四时节气的更迭是相对应的，并总结出凡气味辛甘温热之药及味之薄者性主升浮，气味酸苦咸寒及淡味渗泄之品主沉降。炮制方法可改变药物的升降趋势。

更值得一提的是，这一时期的食疗渐趋成熟，并出现了第一本食疗专著——《饮膳正要》，为元代饮膳太医忽思慧著。该书不但强调"食疗"，而且重视"食补"，以健康人膳食标准立论，已经具有营养学的意义。如叙述日常食物的性味功用，包括米、谷、禽兽、菜果等。提倡先饥而食，食勿令饱；先渴而饮，饮勿令过；食欲数而少，不欲顿而多；不可饱食便卧；热食有汗勿当风；晚间不可多食，不要大醉；食毕以温水漱口，使人无齿疾口臭；饱食后不洗头，食与睡时不语；睡前刷牙比清晨刷牙更有益等。书中还列举了妊娠和乳母的饮食忌宜。对各种点心、菜肴的成分和烹调方法均详述。本书不但是我国现存的第一部完整的饮食卫生与食疗的专书，也是一部古代有价值的食谱。其中许多论述颇符合对儿童喂养和保健方面的要求。

在药物炮制方面有了极大的发展，发明了新法，如李东垣在《汤液本草·东垣先生用药法象》中说："黄芩、黄柏、知母，病在头面及手梢皮肤者，须用酒炒之，借酒力以上腾也；咽之下，脐之上，须酒洗之。在下生用。"又说："大凡生升熟降，大黄须煨，恐寒则损胃气，至于川乌、附子，须炮以制毒也。"可见当时对药物的炮制方法已经相当娴熟，人们可以根据不同的需要对药物的性能进行改进，对不同的病因、病症、病性及体质的不同采用不同的炮制方法，提高了药物的疗效和针对性，可以说是药物炮制上的一大进步。

根据小儿的生理病理特点，金元医家提出各种适宜小儿特点的证治法则。刘河间在《宣明论方·儿科论》中，赞同前人关于小儿为纯阳之体的理论，认为小儿发病"热多冷少"，主张用辛凉苦寒、泻热养阴来治疗小儿热病。张子和虽以攻下闻名，但他认为小儿柔弱，凡治小儿之法，不可用极寒极热之药及峻补峻泻之剂，注意到顾护小儿脾胃的重要性。李东垣更是强调小儿脾胃的意义，将他的脾胃学说运用到儿科临床，并确立了治疗脾胃病的用药法则，强调升脾阳与降阴火的辨证关系，脾胃中气冲盛，营气上升，心肺得以生养，所谓脾受气于胃，行津液以灌溉脏腑经络，在于脾阳的生发，阳升则阴降。比如说脾胃虚弱，长夏天气热盛损伤元气，怠惰嗜卧，四肢不收，精神不足，两脚痿软，口不知味，早晚寒厥等等，是元气不足的病理反映，法当升运脾阳，扶益元气。还创立了甘温除大热的治则，创立了补中益气汤。提出了饮食用药的禁忌。李东垣以甘温补中见长，对小儿脾胃重在升发阳气。朱丹溪在《丹溪心法·小儿说》中提出，"乳下小儿常多湿热、食积、痰热为病"，且易热化，损伤阴液，故多用滋养阴液治疗。因此，在儿科疾病的治疗上，清热养阴，滋阴降火，育阴潜阳，镇肝息风等，成为常用之法。丹溪对邪火亢盛而阴精不足之证，惯用降火之剂，反对滥用辛燥。例如他在《丹溪心法》中说："阴虚火动难治。火郁当发，看在何经，轻者可降，重者则从其性而升之。实火可泻，黄连解毒之类，虚火可补，小便降火极速……有补阴火急降，炒黄柏生地黄之类。凡火盛者不可骤用凉药，必兼温散……芩连山栀大黄黄柏降火，非阴中之火不可用。生甘草缓火邪，木通下行泻小肠火等"这些原则在儿科临床上有很高的实用价值。

金元时期的许多著名医家创制的一些著名方剂为后世儿科所习用。如刘河间的防风通圣散、凉膈散、天水散，张洁古的九味羌活汤，张子和的禹功散，李东垣的普济消毒饮、补中益气汤，朱丹溪的大补阴丸、保和丸等。金元各家对后世影响甚大，特别是李东垣、朱丹溪二氏，从之者众。明代的许多儿科医著中，多崇尚李、朱之论证方治。

五、小儿胎养及出生后护养学说的发展

（一）论述小儿胎养

元代朱丹溪在《格致余论·慈幼论》："儿之在胎，与母同体，得热则俱热，得寒则俱寒，病则俱病，安则俱安。"提出因胎儿与母体是统一的，母体发热胎儿就会受热而发热，母体感受寒凉而变生诸寒证，也可传于胎儿。只有母亲平安无事，饮食起居有节制，才可以确保胎儿的发育正常。

（二）论述小儿护养方面

元代张子和《儒门事亲》认为："小儿初生之时，肠胃绵脆，易饥易饱，易虚易实，易寒易热……今之人养稚子，当正夏时，以面夹裹腹，日不下怀，人气相蒸；见天稍寒，即封闭密室，睡不下幕，暖炕火炉，使微寒不入，大热不泄，虽衰老之人尚犹不可，况纯阳之小儿乎？"认为小儿不宜衣着过暖，要锻炼小儿肌体，增强抵抗力，以适应自然环境气候的变化，少生疾病。他又说小儿是纯阳之体，食之过饱，则至呕吐，损伤脾胃。"今人养稚子，不察肠胃能容几何，但闻一声哭，将谓饥号，即以潼乳纳之儿口，岂复知量，不吐不已。及稍能食，应口辄与。夫小儿初生，别无伎俩，唯善啼哭为强良耳！"这是论述小儿饮食不宜过饱，过饱则肠胃积滞，容易发生消化不良、发热吐泻等证。小儿疾病，多半因于寒温或饮食所伤，张子和说："其病之源只有二，曰饱，曰暖。"过饱，则停积于中；过暖则闭热于内。不要怕小儿啼哭，啼哭乃所以泄气之热，也是对肺功能的锻炼。不要以为啼哭就怕他饿了而多食，或是凉了而多衣，导致停食感邪。小儿最常见的病症有四种：曰惊，曰疳，曰吐，曰泻。其病因皆在于饱和暖，对这四种疾病产生的机理做了详细的论述，并对刘河间以通圣、凉膈、神芎、益元等方剂治疗此类疾病，予以充分肯定。他还提倡妇人妊娠宜适当劳作运动，认为儿在母腹中，其母作劳，气血动用，则形体充实；母既作劳，亦多易生产。胎儿出生以后，他又提出养子之法。他说："予尝授人以养子之法：儿未坐时，卧以赤地；及天寒时，不与厚衣，布而不绵；及能坐时，以铁铃、木壶杂戏之物系之以绳，置之水盆中，使一浮一沉，弄之有声；当炎暑之时，令坐其旁，掬水弄铃以散诸热。《内经》曰：四肢者诸阳之本也。手得寒水，阴气达于心中，乃不药之药也。予尝告之陈敬之，若小儿病，缓急无药，不如不用……岁在丙戌，群儿皆病泻泄，但用药者皆死。盖医者不达湿热之理，以温燥行之，故皆死。唯陈敬之不与药，用予之言，病儿独存。噫！有病不治得中医，暴得大病服药者，当谨熟阴阳。若未病之前，从予奉养之法，亦复不生病，纵有微疾，虽不服药可也。"这些论述，在今天看来仍不失其科学价值。

元代朱丹溪在《格致余论》中所述说养儿理论与张子和有相似之处，"人生十六岁以前，血气俱盛，如日方升，如月将圆，唯阴长不足，肠胃尚脆而窄，养之道不可

不谨。童子不衣裘帛，前哲格言具在人耳。裳，下体之服，帛温软甚于布也；裘，皮衣温软甚于棉也。盖下体主阴，得寒凉则阴易长，得温暖则阴暗消，是以下体不与帛绢夹厚温暖之服，恐妨阴气，实为确论。血气俱盛，食物易消，故食无时，然肠胃尚脆而窄，若稠黏干硬，酸咸甜辣，一切鱼肉木果……"对哺乳期的妇女提出，应谨节，若病气影响，乳汁必致凝滞，儿得此乳，而疾病立至，可发为吐泻、疮疡或口噤、惊搐等。并且乳母先天的禀受、情性的急缓、骨肌的坚脆、德行的善恶都会直接影响到小儿。

张子和还说："贫贱之家，衣食不足，生子常坚；富贵之家，衣食有余，生子常夭……贫家之育子，虽薄于富家，其成全小儿反出于富家之上。"其主要原因，就是薄衣能增强小儿肌体的抵抗力，少食能少因过食过饱导致的脾胃功能损伤。曾世荣认为，不使小儿衣过暖、食过饱，是保证小儿健康发育的重要措施之一。他曾作小儿常安歌："四时欲得小儿安，常要一分饥与寒。"颇得民众的欢迎，流传至今。《活幼口议·议乳失时哺不节》曰："物萌失之灌溉，长必萎焦；儿诞违之乳哺，壮必怯弱。凡儿在胎，则和气养之，食不及乳，乳饱即不食，无致剂也。虽食无乳，祸害生焉，是故乳不可失时，食不可失节。乳失时，儿不病自衰；食失节，儿无疾自怯。乳者，壮其肌肤；食者，厚其胃肠。所谓二周三岁，则益其体，今人未用，夺其乳，入月资肥甘，岂不致疾伤害？熟为吁差！"小儿哺乳问题，历代医家都十分重视，同时强调"乳勿过量""宁饥勿饱""乳贵有时，食贵有节"。曾世荣用"物萌失之灌溉，长必萎焦"作比喻，说明母乳喂养和调节有度是保证小儿健康的重要手段。金元医家针对当时社会过分溺爱而致小儿发病的现象，提出科学育儿的方法是十分宝贵的。

六、痘、麻专科的分离与学术争鸣

金元时期痘疹之学的进步，表现在对痘疹寒热等治法的争鸣益趋深入。特别是朱丹溪自成一家，与钱乙、陈文中构成了痘疹治法上鼎足三立的局面。元代以后痘与麻已能明确鉴别，对痘、麻的认识与治疗已十分丰富，痘、麻专著的出现使学术争鸣更加深入。

（一）对痘疹的学术争鸣

在痘疹的寒热治法主张方面，刘河间、张子和继承了钱乙的寒凉治法。刘河间认为痘疹乃火热所发，甚至对于痘疹的黑陷，也一反宋代阎孝忠"黑陷为寒凉"的认识，而主张因热极所致。因此，对痘疹的治疗提出安里、解毒为先的原则，同时，又认为痘疹首尾不可下，拟防风汤治之，热极用凉膈散。张子和补充了刘河间的火热说，认为痘疹是"心气独盛，遇岁气而发"，治疗则力主寒凉攻下。

朱丹溪则以和中、安表、解毒的痘疹治则，既不同于钱乙的寒凉之法，又区别于陈文中的温补特点，独成一家之说，从而形成了儿科学痘疹学术争鸣史上的鼎足三立的局面。《丹溪心法》云："痘疹所发，由里出表"，治疗"解毒、和中、安表"。解毒，用凉药清解痘疮之毒，使毒从表出；和中，则正气足，能鼓邪外出；安表，则邪出通畅。在用药方面，宜"温凉之剂兼而济之""温如当归、黄芪、木香辈，凉如前胡、干葛、升麻辈，佐以川芎、芍药、桔梗、枳壳、羌活、木通、紫草、甘草之属，则可以调适矣。"其中，三法以解毒为要。解毒又不可大寒遏热，"凡热不可骤遏，但轻解之；若无热，则疮又不能发也。"方广在《丹溪心法附余》中说："明医钱仲阳出，究其病源之中有寒湿者，故用辛温之剂，以温寒散湿。此二先生两得之。后之宗钱氏者，唯知辛凉之务，而寒湿者不宜；宗陈氏者，唯以辛温之是从，而若燥者不可……苟能用二子之长而无二家之弊，斯可也。"

元·黄石峰《秘传痘疹玉髓》（1367）是一部较早明确鉴别痘疹（天花）的专著，对于痘疹的治疗，强调"保元济卫"，在卷三"保元益阳药要"中强调人参、甘草、黄芪、官桂是治痘之要药。此外，张子和还对痘疹的出疹顺序给予了较为详细而准确地论述，王好古则提出痘疹乃"太阴湿土壅滞，君相二火之所作也"。所以治疗上既反对寒凉攻下，也反对温热补中，而是以和法见长。

（二）麻疹的治法争鸣

金元时期，由于战争频繁，疾病流行痘麻疾病已广泛流行。虽然，在宋金时期麻疹尚未正式定名，但从"斑疹""疮疹""麩疮"的论述中已能较好地鉴别出麻疹。

麻疹病名自元代起正式定名，称为"麻""麻子""麻疹"。如元·曾世荣《活幼心书·疮疹》云："世言麻子者，亦疹毒也……此热使然也。"治疗主张疏表透疹、清热解毒。关于麻疹的治疗，张子和提出初期应以清热解毒、辛凉清解为主，发疹期宜清热透疹，皮疹正收及收没后，用滋阴清肺。并特别指出，在病程中"须防疱疹发喘"，即注意防止麻疹合并肺炎。之后，论述很多，专著层出不穷。在认证论治方面，比较一致，大多认为麻为阳毒、火毒，宜清凉透解。

元·滑寿《麻证全书》（1364）是我国现存最早的一部麻疹专著。滑寿通过长期细致的观察，发现小儿麻疹发病之前，往往"舌生白珠，累累如粟，甚则上颚牙龈满口通生"（《麻证全书》)，滑寿是我国描述麻疹颊黏膜斑的第一人，麻疹颊黏膜斑对于麻疹与其他发疹性疾病的早期鉴别诊断，有着极其重要的意义。在病因病机上，他认为："麻为火毒，出于肺胃。"治疗原则主张"以清凉为主"。根据病程，"初潮宜宣发，已潮宜解毒，将收宜养阴，收后宜安胃""用药之法，总不外透表宣毒，和血养阴安胃之剂"。即使是"脾胃受伤败坏……当审其轻重而用补中之法。"在应用补中健脾养胃药物的同时，亦"当佐以清凉之药，加川连、枯黄芩，俱微炒而用之"。但是，此书据《中医大辞典·医史文献分册》云："旧题元·滑寿撰，实系清人托名之作。此书内容大部分辑自《麻科活人全书》。"此论有待进一步考证。

七、对小儿常见病的认识和治疗

这一时期，对儿科常见病证治取得了较大成就。张子和认为，惊、疳、吐、泻四病乃是小儿最多见的疾病，与当时的战乱局面，民不聊生有关。危亦林集其祖传小儿经验方剂，编次为《世医世医得效方·小儿科》其中，对惊、疳、积、热四证尤为重视，他从病因病机、主症分类、诊断治疗等方面予以论述。

（一）惊风

张子和善用攻邪之法治疗惊风，他曾用瓜蒂、赤小豆为细末，猪胆汁浸，蒸饼为丸，螺青或丹砂为衣，取浆水、乳汁送服，治愈痰邪为患之惊风。李东垣在《兰室秘藏·小儿门》中专列"治惊论"，提出"外物惊，宜镇心，以黄连安神丸；若心气动致惊，宜寒水石安神丸"的治疗方法。对慢惊风的治疗，当时医生多习用钱乙益黄散，李东垣认为此方弊多，主要是方中有"丁香辛热助火，火旺土愈虚矣"，为此，他创立了新益黄散，由黄芪、陈皮、人参、芍药、生熟甘草、黄连等组成，这是李氏补土学说在儿科病证治疗中运用的很好说明。

元代著名儿科医家曾世荣亦对小儿惊风具有独到的见解和经验，他在《活幼心书·明本论》说："惊生于心，风生于肝，搐始于气，是为三证。"并将暑风、惊悸收入急惊，慢脾列入慢惊。《活幼口议·小儿惊风痰热四证》云："小儿有热，热盛生痰，痰盛生惊，惊盛作风，风盛发搐。有退热而愈者，有治惊而愈者，有截风而愈，有化痰通关而愈者，皆是依证用药。"对急惊治疗用下法，提出"可量其轻重，如病五六分，只下三四分许，随通且利，热去痰消，则病与证次第徐徐而减瘥。若不揣度，一概并荡下之，太过伤害脏腑，疾转阴证，乃作慢惊风候。"并公开其家传秘方金珠散，即琥珀抱龙丸入珍珠合和，治惊风甚效。另外，他对五苓散、宽气饮治疗惊风有独到的心得。《活幼心书·明本论》云："急惊风，用五苓散加辰砂、薄荷疏涤肝经，安魂退热镇惊，内有泽泻导小便，心与小肠表里，小肠流利，心气得通，其惊自减；内有桂则枯，是以有抑肝之气，其风自停；况佐以辰砂，能安神魂，两得其宜。"宽气饮以枳实、枳壳等调气之品为主药，能治惊止搐，是因为"搐始于气""治搐之法，贵以宽气为妙，气顺则搐停。"急惊风后由于将护失宜，邪气乘虚入于少阳经络之中，导致经气不舒，郁而不达，往往会发生一种潮热往来，手足厥冷，似疟非疟的症候，治疗时应当先行和解，可用柴胡加桂汤，潮热平复后，再用参苓白术散，调和脾胃，以善其后。

元·危亦林《世医得效方》云：治"急惊之候，通关截风，定搐去痰，其热尚作则当下之，一泄之后又急需和胃镇心，不可太过用寒凉等剂……慢惊之候，宜于生胃气药，和以截风定搐，不可太燥。"至于慢脾风，指出"若逐风则无风可逐，若疗惊则无惊可疗，但脾间痰涎、虚热往来，气眼合者，脾困气乏，神志沉迷，痰涎凝滞而然尔。世所谓慢风难疗者，慢脾风是也。""慢脾十救一二，只当生胃回阳"，以川乌散、生附四君子汤等治疗。

（二）疳证

金元时期治疗疳证的方剂已相当丰富，张子和《儒门事亲》不仅论述了身瘦疳热一类疾病的辨证和治疗，还对眼疳、牙疳等疳证做了详尽的阐述，如眼疳即小儿疳涩眼，数日不开，皆风热所致。可服凉膈散，泻肝经热郁，郁结散则目自开也。又举甘露散、益黄散、四味肥儿丸、五疳消毒丸等治疳方剂，一直为后世所沿用。李东垣《兰室秘藏》载有厚肠丸、中满分消丸、消痞丸等治疳方10余首。元·倪维德《原机启微》认为疳证为养护失调、饮食失节所致，主张茯苓渗湿汤、升麻龙胆草饮子等，以升阳降阴。

曾世荣亦有论述，认为疳证主要由于久积成疳，失于调治而成，因脾胃为积滞所伤，则运化机能必然不健，所以饮食渐减，无以生其气血。因而在临床上的见症，大多面白色惨、潮热往来、腹大而多青筋、手足如筒、身黄而瘦。治疗时，宜先投万应丸，次进参苓白术散，以养胃气。能进饮食以后，再服乌犀丸三粒至五粒，助脾化食。这种调理方法，称为迎夺之法，确有实效。

走马牙疳是疳证中的危重证候，曾世荣注意到该症所独具的特殊的恶臭气味，在病因病机上，曾氏指出该病内多责之于脏腑虚损，外责之于风热（寒）蕴积。更创制了许多内治方剂，攻补兼施，扶正祛邪，与外治相配合，丰富了走马疳的治疗方法。

（三）咳嗽

元·曾世荣《活幼口议·议咳嗽》中对于此病的论述是："咳嗽随肺经所主，肺主气，外属皮毛腠理。凡诸芽儿、婴儿日夜切与保持，毋令风吹脑囟背腠，致使受寒邪，咳嗽不已，作热多痰。若被风吹即日感受，次第传之五脏，有伤和气，五脏不和，三焦不顺，故有传变。是以我生于一肾水也，肾主虚邪；生我在五脾土也，脾主食、吐逆、虚痰、四肢、唇口；我生于三肝水也，肝主风、癫痫、眼目；克我即二心火也，心主惊、恐悸、顽涎、血脉灌脸。其嗽传授或吐逆，或痰涎，或厥冷，或恐悸，至眼目两鹭黑紫如被物伤，成重发痫。古人云：久嗽成痫。谓药力不及，候已传过，难可调理，予当告之。"此论咳嗽之五脏传变。五脏六腑皆令人咳，然小儿多因外感，首当犯肺，肺失清肃而发为咳嗽。肺若不愈，可传授他脏。

（四）哮喘

朱丹溪对小儿哮喘有独到经验，他在《丹溪心法》中说："哮喘必用薄滋味，专主于痰，宜大吐，药中多用醋，不用凉药，须常带表散，此寒包热也。亦有虚而不可吐者。一法用二陈汤加苍术、黄芩作汤，下小胃丹，看虚实用。"薄滋味，旨在养脾，不使痰生；吐法，即吐壅塞之痰；用醋者，化痰饮之药多燥烈，醋可缓之，收之，敛肺也；不用凉药，是肺畏冷；常带表散，乃疏风宣肺散邪。以上，皆治哮之要。

曾世荣《活幼心书·明本论》对小儿哮喘一证的论述："郭氏曰：小儿此疾本因暑湿所侵，未经发散，邪传心肺，定而为热。有热生风，有风生痰，痰实不化，因循日久，结为顽块，圆如豆粒，遂成痰母。细推其原，或啼哭未休，遂与乳食；或饲以酸咸，气郁不利，致令生痰；或节令变迁，风寒暑湿侵袭；或坠水中，水入口鼻，传之于肺，故痰母发动，而风随之，风痰渐紧，气促而喘，乃成痼疾。急宜祛风化痰。"此论哮喘证病因，甚为全面。时令气候变化，风寒暑湿侵袭，以及酸咸生冷、鱼虾腥物皆为发病之因；而痰浊内阻，气壅上逆，则为病理之本；治疗以疏风化痰，宣肺降逆为主。

（五）吐泻

曾世荣对小儿吐泻的研究细致深入，论述十分精辟。他将吐分为冷吐、热吐、积吐、伤风嗽吐、伤乳吐等，将泻分为冷泻、热泻、伤食泻、水泻、积泻、脾泻、风泻、脏寒泻、疳积酿泻等加以论述，深化了吐泻病因病理的认识。《活幼心书·明本论》中载有："诸吐不止，大要节乳，徐徐用药调治必安。节者，撙节之义。一日但三次或五次，每以乳时不可过饱，其吐自减。及间稀粥投之，亦能和胃解吐。屡见不明此理，唯欲进药以速效，动辄断奶二三日，致馁甚而胃虚，啼声不已，反激他证。"就是说治吐除用药外，调护十分重要。曾氏此论，实经验之谈。徐徐进药、节乳减食，不激惹胃气，使其逐渐平复，则不吐矣。明·王銮《幼科类萃》对此文"节乳"之义认为："若儿大能食者，全断之，待其平复。儿小不能饮食者，但节之可也。"万全在《育婴家秘》中也说："呕吐多渴，勿急饮之，水入复吐，终不得止，必强忍一二时，而后以薄粥与之，吐自止矣。"皆经验之谈。

《活幼口议·小儿泄泻》中还有论小儿脏寒泻缓急之症，辨证甚详甚精。如："小儿脏寒腑冷，大肠不禁，总谓之泻，分别轻重，究竟缓速。有溏、有泻、有滑、有利、有洞，五者不同，岂可一概而言之？溏者，糟粕不聚，由其尚浓，似泻非泻；泄者，无时而作，或出不知；利者，直射溅溜，气从中脱；滑者，谷食直过，肠胃不化；洞者，顿然下之，如桶散溃，余更不留即知。其儿脏寒腑冷，泻之作疾，其来缓速轻重可知。凡儿泻，粪出青色者，盖脾受肝经所制，肝属乙木，能克己土，所胜之功，故现本质。由其脏之虚寒，非谓惊也。又，泻初黄，良久变青色，乃脏寒之证。又，泻药物直过，尤为寒滑。凡虚滑三五次即困乏，若不急与温其脏，调其胃，平顺三焦，和正荣卫，不尔即慢惊，证候转变如此之急，欲以止泻药饮次第理之，往往不及。唯务温其脏腑，脏腑既温，寒何能留于肠胃之间？或以热药顿止，则热及为他疾，须先投滞肠药，然后至虚寒，孩童困乏，四肢厥冷者，是谓逆证。当用黑附子、白术、干姜，即量轻重而用。"这里所用方剂中之滞肠散，内含铅粉为有毒之品，临床应当慎用。

（六）腹痛

朱丹溪认为：腹痛初得，身体尚壮，属实证，治宜泻下，如腹痛病久，身体衰弱，属虚证，治宜升阳、消导。而气滞腹痛，宜用木香、枳壳等以行气止痛，瘀血腹痛，宜用当归、红花等，以祛淤止痛。如寒气郁结，气机受阻的食痛，宜用干姜香附等，以温散、行气止痛。《丹溪心法·腹痛》还指出：“腹痛者，气用气药，如木香、槟榔、香附、枳壳之类。血用血药，如当归、川芎、桃仁、红花之类。初得时，元气未虚，必推荡之，此通因通用之法，久必难，壮实与初病，宜下；虚弱衰与久病，宜升之消之。凡心腹痛者，必用温散，此是郁结不行，阻气不运，故痛。在上者多属食，食能作痛，宜温散之，如干姜、炒苍术、川芎、白芷、香附、姜汁之类，不可用峻利药攻下之。盖食得寒则凝，热则化，更兼行气快气药助之，无不可者。”

（七）虫证

曾世荣《活幼心书·腹痛》云：“虫动痛，口吐清水涎沫，或吐出虫，痛不甚忍，其疾因食甘肥荤腥太早而得，故胃寒虫动作痛，其虫吐来，或生或死，儿小者，此痛苦甚，亦致危难。先以理中汤加乌梅水煎服，或胃暖不逆，次芦荟丸、使君子丸、化虫饮主之。有儿大者，面㿠白而间黄色，肉食倍进，肌体消瘦，腹中时复作痛，此有血鳖虫杂乎其间，以二圣丸下之。又有胃受极寒极热，亦令虫动，或微痛，或不痛，遽然吐出，法当安虫为上，若以治虫，反伤胃气，固不可也。因寒而动者，理中汤加乌梅水煎服。因热而动者，用五苓散，亦加乌梅水煎投。”上文论述了蛔虫病发作时的主要症状，强调胃寒虫动是虫痛的主要病因，在治疗方面，提出先补后攻的原则。初投理中汤温中健脾，使之胃暖虫安；并合乌梅水，味酸，虫得之则动止。次投芦荟丸、使君子丸、化虫饮驱杀蛔虫。当胃受极寒极热时，亦令虫动，或有疼痛、呕虫，当安虫为善，不可苦寒攻伐驱虫，以免伐伤脾胃之气。

（八）脱肛

曾世荣对脱肛的病因证治论述较详，他认为该病的病机与肺气有密切关系，即：“大肠共肺为传送，盖肺与大肠为表里，肛者大肠之门。肺实热则闭结不通，肺虚寒则肠头出露，有因痢久里急后重，努力肛开为外风所吹，或伏暑作泻肠滑不禁，或禀赋怯弱易于感冷，亦致大肠虚脱。”这是基于脏腑表里关系提出的，故按肺经虚实寒热进行辨证，他又提出：“凡小儿所患泄痢，皆因暑湿风热乘脾胃虚而得。盖风属木，木胜则制土，土主脾胃，虚而受制，又湿喜伤脾，因虚而亦虚。大肠乃手阳明燥金，而土虚不能生金，金气既虚，则传送之道亦虚，又为风冷所袭，故肛门脱而不收。”提出温补固摄与清热泻火两大治疗原则，采用内外兼治的方法：“法宜补脾温胃，使金得受母之益而气实，宜藿香饮、匀气散、平胃散主之。次则由投固肠之剂，用健脾饮、养脏汤服饵；外以敷帖之法，用伏龙肝散敷之及萆麻膏贴囟门，使引气上，令其自收。如收尽，乃以水洗去其膏。又有邪热积滞于大肠，未经疏涤亦成此疾，其肛门色红而软，肺脉浮数，右手指纹紫，见身微有热，时或烦躁，先投清肺饮疏解，次用薄荷散、蟠龙散为治，闲服万安饮亦佳。"

（九）痄腮

痄腮，即现代医学的流行性腮腺炎，民间亦称为"鹭鸶瘟""蛤蟆瘟"。痄腮的病名，首见于金代《疮疡经验全书·痄腮》："痄腮毒受在耳根、耳聍，通于肝肾，气血不流，壅滞颊腮，是风毒证。"描述了痄腮的病位为耳下后方，病因是风温邪毒，发病机理是热毒壅结、气血不瘀滞。治疗选方可用李东垣《东垣试效方》中的普济消毒饮加减，药物组成为连翘、黄芩、黄连、玄参、蒲公英等，意在清热解毒，软坚散结。

八、新生儿疾病

（一）胎寒

曾世荣《活幼心书》描述胎寒的表现有：口冷身寒，时发战栗，曲足握拳，口噤不开，昏昏多睡，呃乳泻白等。治法以温中散寒为主。胎寒与脏寒不同，前者系胎中受寒，后者系生时伤冷，二者鉴别，可从审问病因及有无口冷寒战入手。两者治则亦相似，唯胎寒有表寒象者用当归散，内有麻黄、川芎类温散表寒之品。

（二）胎热

曾世荣《活幼心书》提出胎热病因，有孕妇感受风热或时邪，误服温热药物，过食辛热食物等，出生之后，出现一系列内热蒸盛症状。治疗胎热，乳母当同时调饮食，并可同服药物以为助。初生儿脏腑嫩薄，以寒治热，取冷不可太过，以免热去而阳伤，证候由实转虚。他又在《活幼口议》中提出胎热所发，五脏证候各有不同。热伏于心，则面赤唇红、溲少黄赤、烦叫惊啼、眠不定席、闻响即掣、怯人怕物、情性乖拙、神识昏困。热伏于肝，则动风惊厥、时作抽掣、目赤多眵，或睛常喜窜，或两目定视，或眼闭不开。热伏于肺，则身体壮热、息粗气急、痰多喘满、多生疮疖。热伏脾胃，则呕逆、肚腹膨胀、粪稠便秘。须随其所发而选方用药，如心热，用木通散、地黄膏；肝热，用四圣散、天竺黄散、泻青丸；肺热，用牛蒡子汤、大连翘饮；脾热，用泻黄散等。

（三）胎赤

曾世荣《活幼心书》载有："纯阳之子，始生旬月，忽两目俱红，弦烂涩痒成翳，此因在胎为母感受风热，传于心肝而得。先以百解散加当归散，水姜、灯心煎服，次导赤散及牛蒡子汤加黄连、木贼、蝉壳水煎服自效。"即是胎赤的证治，偏于肝火上炎者，给予清热平肝，如黄连丸、牛黄丸等；偏于心热上冲者，给予清心降火，如导赤散、地黄散之类。若兼出生时洗目不净，生后感受风热，当佐以祛风解毒之品，如清热解毒汤、小菊花膏丸等。同时，均可配以洗目、点眼外治方药。

（四）胎怯

曾世荣《活幼口议》论述了胎怯病，即"鬼胎"："妇人产育，有患鬼胎者，庸鄙谓妇人纳鬼之气而受之，实非也。鬼胎者，乃父精不足，母气衰羸，滋育涵沫之不及，护爱安存之失调，方及七八个月以降生，又有过及十个月而生者。初产气血虚羸，降诞艰难，所言鬼者，即胎气怯弱，荣卫不充，致子萎削语。犹如果子结实之时，有所荫籍，不到灌溉，为物褊小，其形猥衰，无有可爱，如此之谓。胎气阴萎，常与丸散扶挟，乳哺均调，气血充荫，肠胃固壮，即保其静善。盖由受气不足，禀赋不全，忽尔横殇，非可惜耶！"这段文字论述了胎怯产生的原因：有早产而受气未足者，有虽足月或过月而滋养涵沫不及者，因之造成初生儿怯弱虚羸。文中果子结实之时灌溉不到而为物褊小之比喻，很贴切。

（五）胎惊

曾世荣《活幼口议》载有关于胎惊的论述："儿在胎中，母因惊悸，惊气入胎，儿当受之。降生之后，其儿精神不爽，颜色虚白，初则温温有热，其后颊赤饶惊，物动即恐，声响即悸，若不绷抱安床，取次难为调适。既有胎惊，将传胎风之候，产母谨谨忌食一切热毒之物，若作寻常，毕竟难极。盖是血脉柔弱，脏腑虚怯，不堪重剂，何可攻击？是使智者怯惧。有之苦也，轻受热己自散，即于颈上生疔，其大如拳，名曰惊气，须当破之，而后合之。勿傅毒药，恐坏肌伤体，不唯伤坏，深恐有害，及为无益，祸莫大焉！"胎病风痰又有："儿在胎中，母喜食热毒之物，热即生风，脾肺不利，遂有风痰。虽不能损肢伤体，其痰与风相袭，痰多风不散，热盛痰复生，且风与痰皆能令儿作热，那堪更加暖被红炉，母炙炙爆腌藏动风之物，即时害生。药非不验，乳汁之咎也。如儿或患风痰，不必下截风化痰药，但清心肺凉膈，顺利三焦，则自然安愈。亦忽可投大凉，恐寒脏腑。所宜者，以消风散吞下白丸子至良。令小作丸。"就是论述痰热内蕴、惊气入胎形成胎惊夙因。痰热胶结，生惊动风，造成胎惊时发。痰、热、惊、风四者之间互相影响，息风为胎惊治疗一大法则。临证可根据四证之出次，兼顾正气之盛衰，分别选用合适的方药治疗。

（六）胎痫

《活幼心书》《普济方》等书都有对胎痫的透彻阐释。其临床表现多以四肢拘急、身反强直为主。发过则已，后再复发，所谓乍静乍动，且每次发作时的症状相似，为胎痫的特征。《名医类案》卷八载有朱丹溪诊治一患痫证女孩，"阴雨及惊则发作，口吐涎沫，声如羊鸣"，辨证为胎中受惊，遂用烧丹丸，四物汤加黄连、生甘草等，随时令加减，调治半年而愈。说明当时医家已重视遗传因素对某些小儿疾病的影响。

九、植毛牙刷的发明与口腔卫生

1953 年在发掘辽宁大营子村驸马卫国王墓葬时，从随葬品中发现了两把象牙制的牙刷柄，牙刷头部呈扁平长方形，有 8 个植毛孔，分两排，孔部上下相通，每两孔间的距离相等，虽因年代久远，牙刷头部所植毛束已消失，但仍可以看出植毛的痕迹。牙刷柄呈细圆柱状，整个牙刷的制法、形状与现代的标准牙刷很相似，该墓葬时间为辽应历九年（959），由此可见，最晚在公元 10 世纪前，我国已经发明了植毛牙刷，这是继用手指揩齿及用杨柳枝头咬软擦齿以后的洁齿用具的一大进步。龋齿是儿童发病率很高的口腔疾病，牙刷洁牙对于预防龋齿具有重要意义，但由于时代的影响，卫生习惯尚未在广大人民群众中得以普及。毋庸置疑的是，植毛牙刷的发明是口腔医学的重大进步。

十、小儿针灸学的发展

元·危亦林在《世医得效方》中关于小儿灸法有专门的论述，如不同地域的小儿体质特点，发病特点亦有所不同，所以必须依据其病症特点，选择不同的灸治方法，不可妄用针灸，并举例田舍小儿，任其自然，皆得天有夭横也。小儿中黄嚏，眠中四肢掣动，变蒸未解，慎不可针灸爪之，动其百脉，仍因惊成痫也。唯阳痫嘌疭，可针灸爪之。

第三节　医家医著

一、曾世荣与《活幼心书》《活幼口议》

曾世荣（1252—1332？），字德显，号育溪，衡阳（今属湖南）烝西人，生于南宋·宝庆三十年（1252），约卒于元·至顺三年（1332），享年 80 岁。幼年习儒，后从世医刘思道习医多年，颇有领悟，渐精于儿科并知名于时。审证处方，每有独到之处，为人仁笃，重义轻利，深为时人所敬重。曾世荣曾将刘思道的方论、诗诀等遗著详加编次，删增补缺，又旁求当时明医论述，并汇集自己平时论证与方剂，于至元三十一年（1294）撰成《活幼心书》3 卷，刊行于世。另著有《活幼口议》20 卷，论述儿科医理。

《活幼心书》分上、中、下 3 卷。上卷《活幼心论》，将小儿病因病理、证治方药编成七言歌决四句，加以注解，以便初学者理解与背诵；中卷《活幼心证》，论述常见小儿病证方药和颇多临床经验，尤其对惊风出现抽搐症状，多从心经治疗，有其独特见解；下卷《活幼心方》，介绍儿科常用方剂。曾世荣对儿科学的贡献概括起来，主要有：曾世荣对小儿保育、审脉辨证、用药等提出了新见解。对小儿颅囟、脑的重视，提出"颅囟者，乃精神之门户也，关窍之橐籥也，上下相贯，百会相通，七孔应透，五脏所籍，泥丸之官，魂魄之穴……"他在治疗上，对五苓散的运用独具匠心，应用于小儿多种病证，得心应手，尤其对惊风运用五苓散治疗，发前人之未发。《活幼心书》载方230余首，皆为数十年临证已效之方。对惊风的临床表现做出了概括，提出"四证八候"的概念，"四证者，惊、风、痰、热是也，八候者，搐、搦、掣、颤、反、引、窜、视是也。"

其版本有：①日本享得十九年甲寅（1734）刻本；②日本元文二年丁巳（1737）刻本；③清嘉庆十六年辛未（1811）刻本；④清宣统二年庚戌（1910）武冒医馆校刻本；⑤通行本为1985年北京中国书店影印本。

《活幼口议》20卷（一说作者为史演山），成书于至顺三年（1332）。本书对儿科理论和临床证治予以广泛的阐述和评议，充分发挥了作者本人的见解。第1～3卷议明至理25篇，总论儿科的生理、病理特点，并对几家主要的儿科著作稍加评论。第4～5卷议初生牙儿证候26篇；第6卷论指纹脉；第7卷论面部气色；第8卷病证疑难18篇；第9卷议胎中受病诸证15篇；第10～20卷议小儿各种病证的证治。书中列18种儿科疑难证辨治，详析变化之因，疑难之理，并述相应治则治方。病证辨治，简洁明了，先述病因病机，或先分类型，次则辨证用方，灵活多变，颇切儿科临床实际。本书为曾氏继《活幼心法》之后的又一儿科力作，其审证用药皆有独到之处，对于小儿生理病理、色脉证治、平素乳保鞠养，以及前人方书等，议之甚详。

现存明嘉靖二十四年（1545）叶氏作德堂刻本等，通行本为1985中医古籍出版社据日本文政庚辰（1820）皮纸抄本影印本。

二、危亦林与《世医得效方》

危亦林（1277—1347），字达斋，祖籍抚州（今江西抚州市西），后迁南丰（今江西南丰县），江西历史上十大名医之一。出身世医家庭，其五世祖危云仙是宋朝本地名医。其伯祖危子美专妇人及正骨金镞等科。其父危碧崖，随周伯熙习小儿科，进而学眼科，兼疗瘰疾。危亦林自幼好学，20岁开始业医，除继承祖传医术外，还研究疮肿、咽喉、口齿等科，医术全面，而以骨伤科最有成就。天历元年（1328），危亦林任南丰州医学学录，后改任官医副提领，协助提领掌管医事政令，官至南丰州医学教授。历时10年，于1337年撰成《世医得效方》19卷。经太医院审问后，于1345年刊行。

《世医得效方》共19卷（《四库全书》本末附《千金方养生书》1卷，共20卷），内容按元代太医院所分13科编排：大方脉科，分总说10则，81种病证；小方脉科，分总说2则，66种病证；风科，分总说3则，7种病证；产科兼妇人杂症科，分总说6

则，27 种病证；眼科，分总说 2 则，8 种病证；口齿兼咽喉科，分总说 1 则，5 种病证；正骨兼金镞科，分总说 13 则，16 种病证；疮肿科，分总说 3 则，11 种病证；针灸科内容未单列，分散于各科中叙述。

本书虽对内、外、妇、儿、五官、骨伤等各科病证及其治疗方法、方药都有叙述，但其主要成就在于骨伤科方面，首次记载了脊椎骨折，并发明了悬吊式复位方法及外固定法，比英国达维斯 1927 年提出的悬吊法早 600 多年。有关用麻醉药物——草乌散（用曼陀罗花配制），进行全身麻醉的记录，比日本人华冈青州早 450 年。

现存主要版本有：元至正五年（1345）建宁路官医提领陈志刻本、明正德元年（1506）书林魏家复刻本、《四库全书》本、1949 年后有排印本。1964 年上海科学技术出版社铅印本。数百年来，一直被医家推崇，在国外也有相当影响。美国国会图书馆藏有一部元刻本，朝鲜有重刊本行于世。

三、滑寿与《麻证全书》

字伯仁，自号樱宁生，元时（约 1304—1386）许州襄城（今河南许昌县）人。他曾从王居中、高洞阳学医，著有《读素问钞》3 卷、《难经本义》3 卷、《十四经发挥》3 卷、《诊家枢要》1 卷、《麻疹全书》4 卷。他在当时名重一时，病者"以得其一言定死生为无憾"。他规范了十四经脉，当时医者几乎人手一册，推动了针灸的发展。

元·滑伯仁《麻证全书》（1364）是我国现存最早的一部麻疹专著，共 4 卷。又名《麻证新书》《麻证全书》。旧题元·滑寿撰，实系清人托名之作。此书内容大部分辑自《麻科活人全书》，此书内容以论述麻疹病候及证治为主。前 2 卷依次列证，逐条详议；后 2 卷介绍治疗方剂，书末附有药物炮制等内容。书中对麻疹的发病及不同发展阶段的证候特点与变证均有论述和具体治法，现存清刻本。

四、杜思敬《田氏保婴集》

杜思敬（1234—1320），号宝善老人，汾州西河（今山西汾阳）人。元延祐二年（1315）汇集宋金元以来医家医论 18 种，节录其中切要者，汇编成《济生拔萃方》，内有"针灸节要""针灸经择要集"等针灸作品，特别重视"五腧穴"在针灸中的作用。同时对体位取穴很注意，如治耳聋、耳鸣，刺"翳风穴"针透口中，当为中国透穴刺的前身，技术达很高水平。撰写《杂类各方》，是中国较早的中医丛书。辑录金元时期医著 19 种（多为节本），包括张元素的《珍珠囊》，刘完素的《洁古家珍》，李杲的《脾胃论》《兰室藏》，王好古的《医垒元戎》《此事难知》《阴证略例》，罗天益的《卫生宝鉴》等。

《田氏保婴集》为《济生拔萃方》丛书中之一种。原作者失考。该书仅 1 卷，内容有：初生婴幼疾病，包括月里惊、赤、呕、发黄、不大便；时令病，包括春温、夏吐泻、秋泄、冬嗽；杂证，包括五脏病、口腔病（鹅口、木舌、重舌）、脓耳、鼻病、眉炼、客忤、暴喘等 22 种疾病。书中治疗方剂，主要来自钱乙《小儿药证直诀》《太平惠民和剂局方》《斑疹萃英》《卫生宝鉴》等医书。此书在治疗上吸收一些针灸内容，如小儿慢惊风、马牌风、小儿疳瘦、龟胸、脱肛等疑难证，选用灸法治疗，有一定的临床特色。

该书版本主要是元刻本及后世据此翻刻、排印本。

五、黄石峰与《秘传痘疹玉髓》

元·黄石峰录三十余家医论，结合自己临证治痘经验，将痘疹病因、证候及治法等编成七言韵语，成《秘传痘疹玉髓》4 卷。《秘传痘疹玉髓》是一部较早明确鉴别痘疹（天花）的专著，成书于 1367 年，对于痘疹的治疗，强调"保元济卫"，在卷三"保元益阳药要"中云："人参、甘草补益元气之内，黄芪、官桂出入营卫之间，气血不和，外剥内攻，非保元济卫，则不能施其功秒。人参以固元气，黄芪以托里，非桂制其血而引得之，则参芪不能独树其功，然桂非甘草和平气血，则不能续其条理，此保元济卫之说，治痘之要也。"

附入名医万全《痘疹世医心法》，易名《秘传痘疹玉髓》，刊行于世。

六、朱丹溪与《幼科全书》

朱震亨（1281—1358），浙江义乌人，世居丹溪之边，因以为号，30 岁时才改儒学医。朱丹溪倡导滋阴学说，创立丹溪学派，对中医学贡献卓著，后人将他和刘完素、张从正、李东垣一起，誉为"金元四大医家"。著《格致余论》《局方发挥》《本草衍义补遗》《伤寒论辨》《外科精要发挥》《幼科全书》等。朱丹溪的医学成就，主要是"相火论""阳有余阴不足论"，并在此基础上，确立"滋阴降火"的治则，倡导滋阴学说及《局方发挥》一书，创杂病气、血、痰、郁辨证。其他，如恶寒非寒、恶热非热之论，养老、慈幼、茹淡、节饮食、节情欲等论，大都从养阴出发，均对后世有深远的影响。今仅存前三部书。朱丹溪所著的《幼科全书》是一部很有参考价值的儿科专书。

（张广丽　张静　朱锦善　章文平）

参考文献

1. 曾世荣. 活幼心书［M］. 北京：中国书店，1985

2. 曾世荣. 活幼口议［M］. 北京：中医古籍出版社，1985

3. 朱丹溪. 丹溪心法［M］. 北京：中国书店，1986

4. 张从正. 儒门事亲［M］. 河南：河南科技出版社，1984

5. 刘昉. 幼幼新书［M］. 北京：中医古籍出版社，1981

6. 史兰华. 中国传统医学史［M］. 北京：科学出版社，1985

7. 严健民. 中国医学起源新论［M］. 北京：北京科学技术出版社，1990

8. 王洪图. 内经讲义［M］. 北京：人民卫生出版社，1987

9. 苗润因. 伤寒论教程［M］. 北京：科学出版社，1988

10. 吴鞠通. 温病条辨［M］. 北京：北京人民出版社，1963

11. 朱震亨. 丹溪医集：格致余论［M］. 北京：人民卫生出版社，2001

12. 吴少祯. 中国儿科医学史［M］. 北京：中国医药科技出版社，1990

13. 贾得道. 中国医学史略［M］. 山西：山西人民出版社，1979

14. 甄志亚. 中国医学史［M］. 江西：江西科学技术出版社，1987

15. 朱锦善. 儿科临证50讲［M］. 北京：中国中医药出版社，1999

第八章 明清时期的中医儿科学

第一节 概况

明代（1368～1644）在中国历史上是政治比较稳定，封建经济高度发展的朝代，商品经济推动着对外交流、科学技术和文化的发展。明代科学技术的发展，从理论观点、方法、技术等方面，都对医学有重大影响，医学水平也有了明显提高。大批知识分子由儒入医，改善了医生的文化素质和知识结构，也使医生的社会地位相应提高。

创新是明代医学发展的主流，明代医学有许多创新的亮点。吴有性发展了戾气说，已触及传染病有其特殊致病因子这一实质问题。李时珍的《本草纲目》是到 16 世纪为止我国乃至世界上最系统、最完整、最科学的一部医药学著作。对天花的认识和人痘接种术的发明和应用，是震动世界医学史的大事，人痘接种术的原理与技术，开辟了免疫学的新纪元。它比英国琴纳发明牛痘接种术早 100 多年。儿科对麻疹、惊风、疳积等疾病的防治积累了不少新的经验。儿科名家辈出，儿科著作相当丰富，仅存世的就有 300 多种，著名的有：万全《育婴秘诀》（16 世纪中期）和《幼科发挥》2 卷（1549）、薛铠与薛己父子合著《保婴撮要》20 卷（1556）、王肯堂《幼科证治准绳》9 卷（1602）等。当时痘疹流行，研究专著甚多，约有 20 多种，如汪机《痘治理辨》3 卷（1531）、万全《痘疹心法》12 卷（1568）和《片玉痘疹》13 卷。此外，其他医书中也有较多的儿科内容，如张介宾《景岳全书·小儿则》等。

清代（1644～1911）儿科稳步发展，不论儿科理论水平还是儿科病症的诊治，都有很大进步和提高，涌现出夏鼎、叶天士、陈复正、沈金鳌等一大批著名儿科学家，并有《幼科铁镜》6 卷（1695）、《幼科要略》2 卷、《幼幼集成》6 卷（1750）、《幼科释迷》6 卷（1774）等大批重要儿科专著，在《温病条辨》《医宗金鉴》等医书中也有儿科专集专论。儿科理论日臻完善，小儿推拿术和外治法得到推广应用。

清代对小儿纯阳之体有两种不同的阐发：一是以叶天士为代表，认为小儿体禀纯阳，所患热病最多，在治疗上不宜使用温阳药物。一是以吴鞠通为代表，认为小儿纯阳不是指盛阳而是钱乙提出的稚阳，治疗时应注意顾护。

另外，对儿科的一些学术理论，如变蒸学说、诊法学说、治法学说、惊风学说，寒温流派都有充分而激烈的学术争鸣，形成了百家争鸣的良好局面，促进了中医儿科学术的发展。

温病学说在明清时期得到突出的发展，形成了一套比较系统而完整的温病学说体系，叶天士、薛生白、吴鞠通、王孟英是温病学派成熟阶段的杰出代表，儿科学与温病学说互相渗透，促进了外感病及传染病的理论与诊疗水平的发展。明清时期麻痘专科发展很快，到清代已蔚为大观，甚至独立于儿科之外，小儿推拿也已经为独立专科。

明清时期儿科学已发展到相当高的水平，同时又为近现代中医儿科学的进一步发展奠定了坚实的基础。

一、医事制度的发展和完备

（一）明代儿科仍属十三科之一

明代的小儿科，仍称为"小方脉"，属医学十三科之一。《明史·百官志》载："太医院掌医疗之法，凡医术各十三科，医官、医生专科肄业，曰大方脉、曰小方脉、曰妇人、曰疮疡、曰针灸、曰眼、曰齿、曰接骨、曰伤寒、曰咽喉、曰金镞、曰按摩、曰祝由。"

（二）明代儿科教育以家传及师徒传授为主

明代的儿科教育，仍是以家传及师徒传授为主，"太医院"的医学生则由医家子弟选入，称为"医丁"，同时，还从各地的医官医士中挑选，保送到"太医院"考试，合格者入选，然后分科学习，儿科医学生除选读本专业的重要书外，尚需习读各科的通选科目。如《素问》《难经》《本经》《脉经》《脉诀》等，并且，"凡医家子弟择师而教之，三年、五年一试、再试、三试，乃黜陟之"。

（三）清代医事分九科，分工各有不同

清初有了更完善的医事制度和更精细的医学分科，其医事分设九科，即大方脉、小方脉、伤寒科、妇人科、疮疡针灸科、眼科、口齿科、咽喉科、正骨科等。此后，虽有八科、七科及五科之变，但于儿科均无变动。其太医院设院使1人，左右院判各1人，掌太医院事。所属有御医15人，吏目30人，医士40人，医员30人，分工负责九科治病；医生26人负责制药。其御药房，设东、西御药房2所，西药房由院使、院判及御医、吏目分班轮值，东药房由御医、吏目及医士分班轮值。

（四）清代出现了太医院教习学生

清代的医学教育，由"太医院"内设教习所教授学生，学生来源由医官保送。学习的课程主要为《黄帝内经》《伤寒论》《金匮要略》《本草纲目》及有关学科的医书，至乾隆十四年以后，《医宗金鉴》也列为教科书之一。学制3年，由礼部堂官来主持考试，合格者标为医士，分别各科行医，不合格者继续肄业，以待再考。凡肄业1年以上，经季考3次，名列一等者，遇粮生有缺，可呈报礼部递补，不再考试。儿科医学

之教育，当不例外。

清代在地方虽也开办医学，并规定了考试制度，但规模小。府设正科，州设典科，县设训科，名额各为 1 人，俱未入流。雍正元年（1723）题准，命各省巡抚，详加考试所属医生，对精通《内经注释》《本草纲目》《伤寒论》者，提请作为医学官教习，每省 1 人，准其食俸 3 年，此间，如果工作勤奋慎重，品德正派，即上调太医院，授为御医，其遗缺，由本省习医人中拣送补授。

清代的医学教育，虽然大体上沿袭宋明以来的制度，但趋向衰弱，不复历代兴盛，具有悠久传统的民间家传与师徒相授成为主要教授医学形式，造就出不少医学名家。

（五）清代规定了医学刑律

清代医生开方配药凡有错误的，处以杖刑；庸医为人治病，误药误针而致死的，责令其他医生来辨认方药、穴道，如属无意致害者，以过失杀人论，罚其不许行医；如属故意用伪药治病诈取财物，以盗窃论；或因而致死，或因事故用药杀人，则处以死刑。新刑律第 296 条规定，凡未经官署许可的医生而业医者，处以五百元以下的罚款。

二、中医理论认识得到长足的发展

明代儿科学术是在继承前人的基础上，结合临床证治不断发展的。

薛己继承了钱乙五脏虚实辨证，又吸收金元张洁古等医家的论说，加以总结、归纳后，使原有理论进一步完善提高。对小儿生理、病理的认识，突出表现在"阳常有余，阴常不足"学说、"稚阴稚阳"学说、"少阳"学说的争鸣。以万全为代表的医家提出了著名的"肝常有余，脾常不足，心只是有余，肺只是不足，肾常虚"的五脏有余不足之说，这一学说的提出，不仅完善了钱乙的脏腑辨证论治体系，同时，对小儿临证的用药及治则的确立有着直接的指导意义。清吴鞠通在《温病条辨·解儿难》中对"稚阴稚阳"的认识进行了归纳和解说，云："其脏腑薄，藩篱疏，易于传变；肌肤嫩，神气怯，易于感触。其用药，稍重则伤，稍不对症，则莫知其乡。"明确提出了"稚阴稚阳"说。

三、小儿诊断学的发展和创新

小儿指纹诊法是儿科的独特诊法。至明代，薛铠及薛己父子在《保婴撮要》中对这一诊法做了进一步的研究，将小儿指纹概括为流球形、透关射指形、透关射甲形等 13 种，并绘图说明，分别论述各种指纹的主证及其治疗。大多数医家重视四诊合参，对小儿则更强调形色望诊。除了一般望诊方法之外，出现了新的儿科诊断方法，如望小儿眼神法、察齿法、按小儿胸腹法等。在《全幼心鉴》《古今医统》《婴童类粹》《片玉心书》等医著中都载有颅囟望诊法，通过望小儿颅囟的形状来辅助诊断。

清代陈复正将繁杂的小儿指纹望诊，由博返约，提纲挈领地提出了望小儿指纹的纲领："浮沉分表里，红紫辨寒热，淡滞定虚实。"陈氏指纹诊法的观点延续至今，成为后世医家指纹诊疗规范。

明清时期，以张景岳为代表的明代医家对小儿指纹诊法提出质疑，提倡用脉法诊断小儿疾病，并更加重视问诊与舌诊。李梴首先在《医学入门》中指出，初学医的人必先学会问，诊并列举了应问的事项55条。张介宾在《景岳全书·卷1》中特设"十问篇"专讲问诊，并编成《十问歌》："一问寒热二问汗，三问头身四问便，五问饮食六问胸，七聋八渴俱当辨。九因脉色察阴阳，十从气味章神见。"

四、温病学说形成及对儿科的影响

温病学说是在明清时期形成的，而且发展迅速。温病学是运用中医理论体系对外感发热性、流行性疾病认识和治疗的产物。由于这时期温病学家以及其他医家对温病的医疗实践和理论上的探索，使温病在理、法、方、药上自成体系，从而使温病学成为独立于伤寒的一门学科。它既补充伤寒学说的不足，又与伤寒学说互为羽翼，使中医学对外感热病的理论、诊断与预防等，向着更加完善的方向发展。明清温病学说的主要成就，可归纳为：①创造了传染病的病因学说。吴有性指出戾气与温病发病的关系，把杂气中致病力强、传染性大的，又叫作"疫气""疠气"或"戾气"，说明杂气的毒力有强弱的不同；②创立了温病的辨证论治体系即卫气营血辨证及三焦辨证；③提出了温病的独特诊断方法——察舌、验齿、辨疹；④确立了温病的疏泄达邪、清热养阴的治疗原则。小儿外感温病较多，严重危害小儿身心健康。著名儿科医家叶天士，就是在总结小儿四时疾病的基础上形成了温病学。叶天士根据温病的发病与传变规律，提出了"卫、气、营、血"的辨证论治纲领，运用温病学说指导辨证论治，是儿科理论体系的一个重要组成部分。儿科学与温病学相互渗透，相互促进，使其学术水平不断发展。

五、小儿推拿术在儿科的广泛应用

小儿推拿术在明清时期得到了飞速发展。小儿推拿法，是中医治疗儿科疾病的一种特殊疗法，民间心口相传，颇有奇效。明代太医院设有按摩科，按摩术应用于儿科疾病，又称为"推拿"，此时已出现了专门的小儿推拿专著，如陈氏《小儿按摩经》（收入《针灸大成》）、龚云林《小儿推拿秘旨》、周于蕃《小儿推拿秘诀》等，形成了小儿推拿独特的理论体系。其中《小儿推拿秘诀》影响较大，书中将多种多样的推拿手法归纳为按、摩、掐、揉、推、运、搓、摇八法，为后世推崇。兴盛于明代的小儿推拿术，在清代又得到了长足的发展，清代儿科治疗学以推拿术、外治法的应用较为突出。夏鼎编写了"推拿代药赋"（见《幼科铁镜》），以用药作比拟，云："寒热温平药之四性，推拿揉掐与药同，用推即是用药。"并绘有面、身、足、手掌等形体图，附以文字说明，指导医家推拿何经、何脏。清代小儿推拿专著有所增多，其中熊应雄的《小儿推拿广意》、张筱衫的《厘正按摩要术》均为较有影响的小儿推拿按摩专著。熊应雄辑刊的《小儿推拿广意》3卷（1676），对前人有关推拿的论述和经验进行了一次比较全面的总结，介绍了各种推拿手法，以及16门小儿常见疾病的推拿疗法，并将药物疗法与推拿手法相结合，附有图解，有较大的实用价值。

六、小儿外治法的普及应用

明清时期，小儿外治法得到充分发展，成为该时期治疗小儿疾病的一个特点。其中代表性的医家如薛己父子、夏禹铸、陈复正等。

小儿外治法多姿多彩，李时珍《本草纲目》记载的小儿外治方230多种。常用的如灯火、灸、掩脐、涂囟、搐鼻、按摩、热敷、贴药、针挑、刮痧、磁锋刺法、蜜导、熏、洗、胆导、盐汤探吐、切开缝合等法，这些外治法用来疏表、清里、解烦、开闭、引痰、暖痰、理气、通脉、定痛，对小儿疾病，尤其是小儿急症的治疗简便易行，更可应急，十分有效。

七、麻痘专科蔚为大观

明清时期，对儿科四大证的认识和治疗有了很大的进步。麻痘已经发展成专科而蔚为大观，涌现了大批麻痘医家，并出现了许多麻痘专著，现存的麻痘专著约300种，绝大部分出于明清时期。这一时期，麻痘十分流行，严重危害小儿健康。预防天花的种痘术，在明代已经实施并推广，清政府于顺治年间在太医院专设"痘疹专科"，负责治疗天花，人痘接种术在宫廷、王府、民间等开始广为流传，牛痘接种术也开始推广应用。谢玉琼编撰《麻科活人全书》4卷（1748），详述麻疹的病因、病理、顺逆证候的治法和用药，是一本切合实用又影响深远的麻疹专著。

八、中外医药交流更加频繁

明清时期，中外医药交流开始活跃起来。首先是中日之间的医学交流，日人信仰汉医者仍为数众多，日本的名医如东洞、丹波、浅田等人，都是精通汉医的学者。渡边幸庵，曾亲手书刻龚廷贤《万病回春》，中国许多散佚之医书或可在日本找到其记载。日本多次向清朝廷征聘医家东渡，亨保三年戊戌（1718年，即康熙五十七年）日本命征"西医"（因中国在日本之西，中医被称之为"西医"），是岁杭州陆文垒、苏州吴载南、朱来章、赵松阳以及周歧来等相继前往。嘉庆九年甲辰（1804），又命募求医书，中国船舶又载医书赴日。

中国与西方各国之间的医药交流也日益频繁，中国的脉学、针灸、药物以及多种中医书籍在西方各国出版。1643年，波兰传教士卜弥格来华，回国时候，带走了一批中医书籍，其中包括中医儿科书籍。1656年，他在维也纳出版了《中国植物志》的拉丁文版本，这是西方最早翻译我国本草学的文献。此外，他还撰写了关于中医脉学方面的书稿，1671 年，由法国人哈维翻译成法文，命名为《中国秘典》。此后，卜弥格还先后译述了中医脉学、舌诊、中药制剂等方面的书，并陆续在法国、意大利、德国出版。1683 年，荷兰医家赖尼又把中国针灸术介绍到西欧。之后，德、法、意、俄、英等国也陆续介绍针灸术，尤其是法国，到 19 世纪，一些大医院都开始采用针灸疗法。

这一时期，各国传教士陆续前来我国传播耶稣教义，并带来了西方的医学知识。公元 1696 年，康熙帝患疟疾，久治不愈，传教士洪若翰、刘应等献上从西南亚寄来的金鸡纳霜一磅，张诚、白晋又献上其他西药，康熙服药后痊愈，随即重赏这一批传教士，并赐皇城西安门广厦一所——救世堂，使西洋医学在中国的传播受到鼓励。

第二节　儿科学术成就与争鸣

一、小儿体质学说的学术争鸣

小儿体质学说的学术争鸣由来已久，主要的学术观点有"纯阳"说、"稚阴稚阳"说、"阳有余阴不足"说和"少阳"说。而其中以"纯阳"与"稚阴稚阳"的学术争鸣最为突出。该时期，对小儿生理特点的认识，主要表现为"阳常有余、阴常不足"及"稚阴稚阳"学说的形成，同时受叶天士温病学说的影响，小儿"纯阳"理论也得到发展。

（一）小儿"纯阳"说

"纯阳"说在明清时期也得到发展，认识更为客观，认识到"纯阳"并不是说小儿纯阳无阴，主要从小儿的生长发育旺盛，发病之后容易化热化火，以及治疗宜清凉，来阐述小儿的生理体质特点。如明·方贤《奇效良方·小儿门》："古云男子七岁曰髫，生其原阳之气，女子八岁曰龀，其阴阳方成，故未满髫龀之年呼为纯阳。"明·虞抟《医学正传·小儿科》："夫小儿八岁以前纯阳，盖其真水未旺，心火已炎。"其含义也是阳有余、阴不足。明·万全《育婴秘诀·鞠养以慎其疾》："小儿纯阳之气，嫌于无阴，故下体要露，使近地气，以养其阴也。"清·徐灵胎《医学源流论·治法》："小儿纯阳之体，最宜清凉。"清·叶天士《幼科要略》："襁褓小儿，体属纯阳，所患热病最多。"从中医学基本理论来看，阳是人生命活动的动力，阳气旺盛则生命活动旺盛，小儿处于生长发育阶段，故阳气偏旺才能推动生长发育。因此，"纯阳"说的含义中也自然有阳气旺盛的内容，这就导致后世有小儿阳常有余、阴常不足论。清·冯楚瞻《冯氏锦囊秘诀》根据小儿肾气未充、天癸未至的生理特点，指出："天癸者，阴气也，阴气未至也，故曰纯阳，原非谓阳气有余之论。"认为"纯阳"是指小儿肾气不足、天癸未至，也即《颅囟经》所谓"元气未散"之义。

但也有一些反对小儿"纯阳"学说的医家，如明·张景岳《景岳全书·小儿则》认为小儿的体质特点："小儿元气未充""小儿之真阴未足"，这也是基于他"人体虚多实少""阳非有余""阴常不足"的学术思想，并不赞成小儿"纯阳之体"的观点。清·余梦塘《保赤存真》也说："真阴有虚，真阳岂有无虚……此又不可徒执纯阳之论也。"又说："阴之滋生，赖阳之濡化也……阳可统阴，阴不能统阳。"清·吴鞠通在《温病条辨·解儿难》中指出："古称小儿纯阳，此丹灶家言，谓其未曾破身耳，非盛阳之谓。小儿稚阳未充，稚阴未长也……小儿岂盛阳哉？俗谓女子知识恒早于男子者，阳进阴退故也。"

（二）阳常有余、阴常不足说

"阳常有余、阴常不足"说，首先由朱丹溪提出。至明代，著名儿科医家万全在朱丹溪理论基础上，把朱氏理论应用于小儿生理特点的阐述上，提出著名的小儿五脏有余不足论，即肝常有余，脾常不足，心常有余，肺常不足，肾常不足，从阴阳而言为阳常有余、阴常不足。"阳有余阴不足"说，往往作为对"纯阳"说的一种注解，也就是说阳气偏胜，而阴未充足。万全在《万氏家藏育婴秘诀·五脏证治总论》中说："盖肝之有余者，肝属木，旺于春。春乃少阳之气，万物之所资以发生者也。儿之初生曰芽者，谓如草木之芽，受气初生，其气方盛，亦少阳之气，方长而未已，故曰肝有余。有余者，乃阳自然有余也。"又在《万氏家藏育婴秘诀·肾脏证治》中说："水为阴，火为阳，一水不能胜二火，此阳常有余，阴常不足。"他在《万氏家藏育婴秘诀·鞠养以慎其疾》中引朱丹溪的话说："人生十六岁以前气血俱盛，如日方升，如月将圆，唯阴常不足。"明代虞抟《医学正传·小儿科》提出："夫小儿八岁以前曰纯阳，盖其真水未旺，心火已炎正。故肺金受制而无以平木，故肝木常有余，而脾土常不足也。"其含义也是阳有余、阴不足。清代喻嘉言《寓意草》云："盖小儿初生，已经童幼，肌肉、筋骨、脏腑、血脉俱未充长，阳则有余，阴则不足。"叶天士在《幼科要略》中也说："再论幼稚，阳气有余，阴未充长。"

（三）"稚阴稚阳"说

"稚阴稚阳"说是说小儿时期无论脏腑气血、筋脉骨肉均处于幼小的状态，成而未全，全而未壮。也就是说"阴"和"阳"均幼稚的，称为"稚阴稚阳"，是小儿体质生理的基本方面。而"稚阴""稚阳"概念的提出，则是长期以来对"纯阳"不同认识进行争鸣的产物。"稚阴稚阳"之说，源于《黄帝内经》。早在隋唐时期就有关于小儿稚阴稚阳学说雏形的论述，如隋朝巢元方《诸病源候论》云："小儿始生，肌肤未成……小儿脏腑之气软弱易虚。"唐·孙思邈《备急千金要方》云："小儿初生出腹，故骨肉未敛，肌肉犹是血也，血凝乃坚成肌肉耳……小儿气势嫩弱。"宋代以后，随着钱乙小儿五脏学说的提出，对小儿生理病理的认识逐步深化，不仅理论完善，具体用药上也得到体现。元·张子和在《儒门事亲》说："小儿初生之时，肠胃绵脆，易饥易饱，易虚易实，易寒易热。"小儿稚阴稚阳学说已见雏形。

到了明清时期，中医儿科学逐步进入发展成熟阶段，无论是小儿生理病理、辨证论治、理法方药等都得到很好的发展，涌现了一大批张景岳、冯楚瞻、余梦塘等医家，更进一步发展和完善了小儿稚阴稚阳学说。明·张景岳《景岳全书·小儿则》认为"小儿元气未充""小儿之真阴未足""小儿之阴气未至，故曰纯阳，原非阳气有余之谓，特稚阳耳"。这一小儿体质观点也基于他"人体虚多实少""阳非有余""阴常不足"，不赞成小儿"纯阳之体"的学术思想。清·叶天士《临证指南医案》亦言：小儿幼稚质薄神怯，五脏六腑气弱。

清·吴鞠通在《温病条辨·解儿难》中首次对"稚阴稚阳"进行了归纳和解说，小儿稚阴稚阳学说最终确立。"稚阴稚阳"一词首先出现于清代吴鞠通的《温病条辨·解儿难》一文："脏腑薄，藩篱疏，易于传变。肌肤嫩，神气怯，易于感触……古称小儿纯阳，此丹灶家言，谓其未曾破身耳，非盛阳之谓。小儿稚阳未充，稚阴未长也。男子生于七，成于八。故八月生乳牙，少有知识；八岁换食牙，渐开智慧；十六而精通，可以有子；三八二十四岁真牙生而精足，筋骨坚强，可以任事，盖阴长而阳亦充矣。女子生于八，成于七。故七月生乳牙，知提携；七岁换食牙，知识开，不令与男子同席；二七十四而天癸至；三七二十一岁而真牙生，阴始足，阴足而阳充也，命之嫁。小儿岂盛阳者哉？俗谓女子知恒早于男子者，阳进阴退故也。"陈修园《医学三字经》也认为小儿"稚阳体，邪易干"。清·余梦塘《保赤存真》也说："真阴有虚，真阳岂有无虚……此又不可徒执纯阳之论也。"又说："阴之滋生，赖阳之濡化也……阳可统阴，阴不能统阳。"其中，"稚阳未充，稚阴未长"的"阴"，是指体内的精、血、津液物质及筋、肉、骨骼、五脏六腑、四肢百骸；"阳"是指人体的各种生理功能活动。"稚阴稚阳"高度地概括了小儿时期机体各器官组织的形态发育和生理功能是幼稚的、不成熟和不完善的，五脏六腑的形气都是相对不足的。稚阴稚阳是吴鞠通对历代儿科医家论述的高度概括和完善。

稚阴稚阳理论的提出，为指导临床儿科用药奠定了基础。吴鞠通批驳了当时儿科重用苦寒之风，指出"苦寒，儿科之大禁也……儿科用苦寒，最伐生生之气也。小儿，春令也，东方也，木德也，其味酸甘。酸味，人或知之，甘则人多不识……胃气者，甘味也，木离土则死，再验之木实，则更知其所以然也。木实唯初春之梅子酸多甘少，其他皆甘多酸少，如钱仲阳之六味丸是也。苦寒所以不可轻用者何？炎上作苦，万物见火而化，苦能渗湿。人……体属湿土，湿淫固为人害，人无湿则死。故湿重者肥，湿少者瘦，小儿之湿，可尽渗哉！在用药者以为泻火，不知愈泻愈瘦，愈化愈燥。苦先入心，其化以燥也，而且重伐胃汁……小儿之火，唯壮火可减；若少火则所赖以生者，何可恣用苦寒以清之哉！故存阴退热为第一妙法。存阴退热，莫过六味之酸甘化阴也。唯湿温门中，与辛淡合用，燥火则不可也。余前叙温热，虽在大人，凡用苦寒，必多用甘寒监之，唯酒客不禁。"

清·石寿棠《医原·儿科论》则对稚阴稚阳做了进一步分析，提出稚阳稚阴化燥之说，从燥湿立论述小儿生理特点。他说："小儿春令也，木德也，花之苞，果之萼，稚阳未充，稚阴未长也。稚阳未充，则肌肤疏薄，易于感触；稚阴未长，则脏腑柔嫩，易于传变，易于伤阴。仲阳允为小儿之司命者哉！乃世俗推六气致病之理，未推六气最易化燥之理，并未推小儿稚阳未充，稚阴未长，尤易化燥之理。"

（四）"少阳"说

少阳学说，在明清时期也得到发展。持"少阳"之论者，基于小儿生机旺盛生理特点，如草木之方萌，旭日之东升，合于少阳。如明·万全《万氏家藏育婴秘诀》云："儿之初生曰芽儿，谓如草木之芽，受气初生，其气方盛，亦少阳之气，方长而未已，故曰肝常有余。"这与肝胆主生发是一致的。日本摄扬下津著《幼科证治大全》亦持这种观点，但着重在病理上加以阐述，以说明小儿患病多肝火之证，他在书中说："小儿属少阳，故病则肝火证多。"由上可知，小儿"少阳"说，既包含生机萌发，其气方长的生理特点，又包含易患热病，易致肝火的病理特点。

综上所述，小儿体质学说的争鸣由来已久，从中医理论而言，生理病理是相互为用的，故由生理特点的讨论自然会引起对病理特点的讨论。因此，体质学说的学术争鸣，实质上是对小儿生理病理特点的认识争鸣。从上述所引历代医家的认识来看，看似互相矛盾互相冲突，实则是互为补充，小儿体质学说的学术争鸣推动了整个中医儿科学术的发展。

二、小儿诊法的学术争鸣

历代关于儿科指纹的论述颇多，但众说纷纭，未有一个定论。南宋许叔微最早明确提出小儿指纹诊法，他在《普济本事方·小儿病》中说："凡婴儿未可辨脉者，俗医多看虎口颜色与四肢冷热验之，亦有可取。予亦以二歌记之。虎口色歌曰：紫风红伤寒，赤惊白色疳，黑时因中恶，黄即困脾端。"其后，历代医家均有论述，如《幼幼新书》及《小儿卫生总微论方》等也有关于小儿指纹的记载。到明清时期，随着医学的发展，儿科诊法也日益完善，明清医家对小儿指纹法提出了不同的看法，多数医家重视四诊合参，更强调对小儿的形色望诊。除了一般望诊方法之外，《全幼心鉴》《古今医统大全》《婴童类粹》《片玉心书》等医著还载有颅囟望诊法，通过望小儿颅囟的形状来辅助诊断。

（一）小儿指纹诊法纲领的提出

小儿指纹诊法是儿科独特的诊法。明代薛己父子《保婴撮要》对这一诊法进行了深入的研究，将小儿指纹概括为流球形、透关射指形、透关射甲形等13种，绘图说明，并分别论述各种指纹的主证及其治疗。

清·陈复正以客观的态度认识指纹诊法，并编写了"指纹切要""三关歌""浮沉分表里歌""淡滞定虚实歌""红紫辨寒热歌"等，提出当以"浮沉分表里，红紫辨寒热，淡滞定虚实"，为后世多数医所采纳，成为后世医家指纹诊疗规范。"初起风关证未央，气关纹现急须防。乍临命位诚危急，射甲通关病势彰……纹见风关，为病邪初入之象，证尚轻微，体亦未困，治之诚易。纹现气关，邪气正盛，病已沉重，治之宜速。倘三关通度，纹出命关，则邪气游弥，充塞经络，为至重之候。设透关射甲，则邪气无所容，高而不能降，为亢龙有悔之象。治之者切宜留心，慎毋轻视。"并描述看指纹的方法："令人抱儿对立于向光之处，以左手握儿食指，以我右手拇指推三关，察其形色，细心体认，亦唯辨其表里寒热虚实足之矣。"指出辨小儿指纹的重要性："临证能辨此六者（表里寒热虚实），便为至高之手。盖表里清，则知病之在经在府，而汗下无误；寒热明，则知用寒远热，用热远寒，或寒因寒用，热因热用，因时制宜，用无不当；虚实辨，则知大虚有盛候，大实有羸状，不为假证眩惑，凡真虚真实易知，假虚假实难辨，真假既明，则无虚虚实实之患。"

（二）以张景岳为代表的医家批驳了小儿指纹诊法

以张景岳为代表的明代医家极力反对小儿指纹诊法，"至若紫为风，红为伤寒，青为惊，白为疳，及青是四足惊，赤是水惊，黑是人惊，黄是雷惊之类，岂此一线之色，果能辨悉如此，最属无稽，乌足凭也。即今幼科所尚，无不以此为科套，全不知脉而信口胡猜，试问其心，果亦有的确之见否？茫然无据而欲以人子为尝试，良可叹也。"提倡用脉法诊断小儿疾病："凡诊小儿，既其言语不通，尤当以脉为主，而参以形色声音，则万无一失矣。"如"凡看痘之法，一见发热即当先察其脉"。并归纳小儿诊脉内容为强弱缓急四脉。其云："凡小儿形体既具，经脉已全，所以初脱胞胎，便有脉息可辨……然小儿之脉，非比大人之多端，但察其强弱缓急四者之脉，是即小儿之肯綮。盖强弱可以见虚实，缓急可以见邪正，四者既明，则无论诸证，但随其病以合其脉，而参此四者之因，则左右逢源，所遇皆道矣。再加以声色之辨，更的确无疑，又何遁情之有，此最活最妙之心法也。若单以一脉凿言一病，则一病亦能兼诸脉，其中真假疑似，未免胶柱，实有难于确据者。然法不可废，最所当察，故择其得理者，并附于左，亦可以见其概。"

夏鼐在《幼科铁镜》总结了"以望面色，审苗窍为主"的诊断方法，以判病症的部位、性质，并将表里寒热虚实的辨证方法应用于儿科，具有较高的临床实用价值。但否定指纹诊法，认为："摩看手指筋纹，乃医家异教……常见筋透三关，竟无病者；亦有病时透三关，而不必亡者……盖指面筋纹，生来已定，岂因咳嗽变为反弓，惊积而化为鱼刺？"其他医家如谈金章亦认为小儿指纹诊病"如投云雾，尝有其纹而不犯是证，与有其证而不现是某形"，清代医家任赞视虎口三关为无稽。当然，小儿指纹诊法有其合理之处，夏氏、谈氏之论不免有失偏颇。

清代医家程康圃在其《儿科秘要》中提出了小儿手纹部位定式、主病、浮沉分表里、寒热虚实看颜色、三关测轻重以及具体做法和注意事项，其对指纹诊断价值的看法是比较客观的，云："有一色手纹主一病者，又有两色主两症，当相兼而看。""有一色手纹相兼则兼主一病，间有三色相兼，四色相兼者。"指出虽然病初手纹常风关，次在气关，出至命关病甚。亦有小儿禀赋虚弱即无病时手纹亦常至命关，此又不在病例而言，"但要看人之旺弱，病之新久浅深，兼测外候而断之"。对小儿指纹望诊法强调相兼参看，因为不是特异诊断，指纹之反应原因很多，故有应有不应，不应全盘否定和肯定。

三、儿科八纲及脏腑辨证体系的补充与完善

（一）张景岳首倡八纲辨证

到了明清时期，长期的医学积累使中医学无论在医学理论上，还是临床实践上都更趋成熟。在辩证逻辑思维方面的不断探索，八纲的存在与作用逐步为医家揭示、发扬、彰昭于世。

明代孙一奎在其医著《赤水玄珠·凡例》中提出："有寒热虚实表里气血八字。苟能于此八字认得真切，岂必无古方可循。"此说虽未将阴阳列入，但表、里、寒、热、虚、实确为临床实际应用之八纲中的六纲。方隅在《医林绳墨·伤寒》中也说："虽后世千方万论，终难违越矩矱，然究其大要，无出乎表、里、虚、实、阴、阳、寒、热八者而已。"已将八纲的重要作用完全表明。张三锡《医学六要·序》说："仅得古人治病大法有八：曰阴、曰阳、曰表、曰里、曰寒、曰热、曰虚、曰实。而气血痰火，尽该于中。"至此，已非常明确地提出了八纲的顺序，并指明了八纲与其他辨证方法的关系。

明代著名医家张景岳善于总结与发扬前人的理论，他深谙前人提出八纲的重大意义，特著《景岳全书·传忠录》"阴阳篇"与"六变辨"，对阴、阳、表、里、寒、热、虚、实进行了深刻的理论与临床实践相结合的论述："凡诊病施治，必须先审阴阳，乃为医道之纲领。阴阳无谬，治焉有差，医道虽繁，而可以一言以蔽之者，曰阴阳而已。故证有阴阳，脉有阴阳，药有阴阳。以证而言，则表为阳，里为阴；热为阳，寒为阴；上为阳，下为阴；气为阳，血为阴；动为阳，静为阴；多言者为阳，无声者为阴；喜明者为阳，欲暗者为阴；阳微者不能呼，阴微者不能吸；阳病者不能俯，阴病者不能仰。以脉而言，则浮大滑数之类皆阳也，沉微细涩之类皆阴也"（卷一阴阳篇）。说明景岳诊病特别重视审辨阴阳两纲。又说："阴阳既明，则表与里对，虚与实对，寒与热对，明此六变，明此阴阳，则天下之病，固不能出此八者"（卷一明理篇）。"六变者，表、里、寒、热、虚、实也，是即医中之关键。明此六者，万病皆指诸掌矣。"即以阴阳为八纲之大纲，以表、里、寒、热、虚、实为阴阳二纲临证实用之变化，明确了八

纲内部的纲目关系，并对各个方面的辨证要点做了详细的分析。他认为：表证的病位在皮毛，在经络，是邪气从外侵袭人体所引起，凡风寒暑湿火燥，气有不正皆可导致；里证的病位，在内在脏，是因七情劳倦，饮食酒色损伤所导致；寒者属阴，或为内寒，或为外寒，寒者多虚证；热者属阳，或为内热，或为外热，热者多实证；虚者正气不足，内出之病多不足；实者邪气有余，外入之病多有余。尤为可贵的，是他在《传忠录》表证、里证、虚实、寒热各篇中，还详尽地归纳出表证、里证、表热、里热、上热、下热、表寒、里寒、上寒、下寒、真寒假热、真热假寒，以及表实、表虚、里实、里虚、气血阴阳及五脏各自的虚证、实证、寒证、热证、真实假虚、真虚假实等证候的临床特征，深刻地反映出病变的部位、性质和病程中邪正双方力量对比的情况。清代徐灵胎在《杂病源》中称之为"二纲六要"，后人亦称之"二纲六变"，很是贴切。张景岳对八纲第一次做了全面而系统的论述，使八纲成为有具体内涵的首要辨证方法。

　　张景岳两纲六变之说一经问世，迅即引起后世医家的重视。到清代八纲辨证被广泛应用到临床实践中，程国彭大力提倡张景岳的八纲理论，并做了进一步的阐发。他在《医学心悟》中将阴阳与其他六纲合并成"寒热虚实表里阴阳辨"，还根据八纲，提出八法，以法统方，简明扼要。如在此书《医门八法》一篇中写道："临病之原，以内伤外感四字括之。论病之情，则以寒热虚实表里阴阳八字统之。而论治病之方，则又以汗和下消吐清温补八法尽之。"又云："病有总要，寒、热、虚、实、表、里、阴、阳八字而已。病情既不外此，则辨证之法亦不出此。"《医宗金鉴》（1742）曰："证详表里阴阳虚实寒热，方按君臣佐使性味功能。"至此，八纲辨证始告形成并趋于完善，亦随着这部官方编订的重要书籍进一步推广。

　　清代芝屿樵客之《儿科醒》将儿科疾病分别按表、里、寒、热、虚、实予以论证，说理清晰透彻，方药法度严谨。详见如下：

　　1. 表证："小儿表证。谓外感风寒，其见证必先发热，然发热之证有三，最宜详辨，不可一概混同也。其在冬月感于寒者，头痛、身痛、项背强、恶寒、壮热无汗、脉浮而紧，此太阳表证……其感于风者，头痛鼻塞、流涕、发热、或有汗恶风、或无汗恶寒、或咳嗽干呕、脉浮而数、或紧，此四时之感冒是也……盖外感为暴病，其发热也骤、必手背热、脉浮、身热无汗，仍须分别虚实以治之……若无手背热、脉浮、身热无汗等症，或发热已久，则非外感证矣。治者审焉。"

　　2. 里证："凡治小儿里证……如禀气素实，汗不解、发热谵语、舌苔黄浓、渴而引饮、大便秘、小便赤、腹满拒按、手足心热、脉沉而实，此为阳邪入里，宜下之，虽二三日，若见上项诸症，亦宜下之，如调胃承气汤、四顺清凉饮之类。"

　　3. 寒证："小儿属寒之证，有外感，有内伤，有症变虚寒。三者不同，治法各异。假如内伤，必由脾土虚寒、或禀赋不足、或将护失宜、或乳哺不节，以致食不运化，而见清冷吐泻者，但察其面色萎黄、肢凉神倦、脉沉无力、安静不渴，此属阳虚生寒……至若症变虚寒，则由元气素虚、五脏亏损、或因寒凉克伐，阳气受伤，而见面青唇黯、吐泻手足并冷者，此属脾土虚寒……若面色白、吐泻腹痛、口鼻气冷者，属寒水侮土……若更兼四逆、手足指冷。用六君子汤加炮姜、肉桂。如不应，急加附子。其次，或以病后、或以吐泻、或以误用药饵、或受风寒，而致气微神缓、昏睡露睛、痰鸣气促、惊跳搐搦，如俗所谓慢惊者，此属脾肾虚寒之候，宜温补之……再其次，则脾肾虚寒之甚，以致吐泻不止者，宜附子理阴煎、或六味回阳饮……若但泄泻不止者，宜胃关煎主之。"吐泻之症亦间有属热者，但当以手足寒温、脉象迟数、面色青赤、渴与不渴为辨。至如外感寒邪，则其病在表……又有初生小儿，百日之内，觉口冷腹痛、身起寒粟、时发战栗、曲足握拳、昼夜啼哭不已、或口噤不开者，名曰胎寒。亦或生后昏昏多睡、间或乳泻白，若不早治，心变虚寒败症。凡一见面色青白、肢冷神疲、脉沉无力、蜷曲而卧、食少不渴、声音迟缓者，皆是虚寒之候。"

4. 热证："小儿属热之证，脉必洪数而实、色赤作渴、烦躁饮冷、声音雄壮、二便秘结。然其中有属虚热实热，若色微赤、困卧惊悸、热渴饮汤，则属心经虚热。肝热，则左脸青赤、项强顿闷、目札瞤，此属肝经风热。若色微赤、倏热切牙，则属肝经虚热。肺热，则右脸赤、或主风邪，气粗咳、便不利，乃脾肺燥热，不能化生肾水。若哽气出气，唇白气短，则属肺经虚热。脾热，则鼻赤身热、饮水、乳食如常，属脾胃实热。若色微赤、身凉、饮汤、乳食少思，则属脾经虚热。肾热，则颏间色赤、足不欲覆；若肾与膀胱，气滞热结而小便不通者，若色微赤，则属膀胱阳虚，阴无所化。至若吐泻二症，间有因于热者，亦宜详辨。假如吐乳色黄，不能受纳，此属胃经有热。至如因热而泻者，则必大便黄赤有沫、小便赤少、口干烦躁、如更兼右腮色赤、饮冷者，属胃经实热。若右腮微赤、喜热恶冷，则属胃经虚热矣。若右腮及额间俱赤，属心脾翕热。若左颊右腮俱赤，属肝火乘脾。大抵泻症最伤元气。若热泻过甚，必变虚寒，宜兼参寒论。盖始病而热者，邪气胜则实也，终变为寒者，真气夺则虚也。久病而热者，内真寒而外假热也。久泻元气虚寒，急宜温补，不得误执热论。再如阳虚发躁，内实真寒，而外似热症者，如目赤作渴、身热恶衣、扬手掷足、欲投于水，但诊其脉，洪数无伦，重按无力，是为假热，宜急投参附之剂，引火归元。若误进清凉，入口必死。""证之疑似，有如此者，医者可不慎欤。如胎毒火丹，口疮重舌，衄血便血，以及疳热等症，虽亦云属热，然皆各有虚实之不同，是亦不可不明察之也。"

5. 虚证："若禀赋素虚、或病患已久、或过服克伐之剂，皆当作虚症施治，不得概以为实也。""小儿虚症，无论病之新久，邪之有无，但见面色青白、恍惚神疲、口鼻虚冷、嘘气怫郁、屈体而卧、手足指冷、声音短怯、脉象缓弱虚细，是皆属虚之症。"急宜温补脾胃为要。当分气虚、血虚、气血俱虚、气虚自汗、血虚发躁、表虚、里虚、阳虚、阴虚发热、脾肺气虚、肝肾血虚、汗后阴虚、汗后阳虚、阳气虚身热不退、过用攻下而脾肾虚滑泄不禁、虚寒、虚热，而分别论治。若惊惕不安，则属心之虚矣；若呕吐泄泻、不食痞满、倦卧、牙紧流涎、手足牵动，则属脾之虚矣；若气促多汗，则属肺之虚矣；若二便不禁、津液枯槁、声喑目戴、肢体厥逆，肾虚极也。"

6.实证：芝屿樵客认为大抵小儿实证无多。"夫所谓实者，邪气实耳，非元气有余之谓也。""小儿属实之证，唯表里食积，三者而已。盖表邪实者，必头项体痛、腰痛背强、壮热无汗、脉象浮紧有力，宜从表散。若兼倦怠昏睡，则属正不胜邪。里邪实者，必舌苔黄浓、口燥唇疮、作渴喜饮、大小便秘、腹痛拒按、声音洪壮、伸体而卧、睡不露睛、手足指热、脉象沉数有力，宜从攻下。若汗后身热不退，脉象弦洪数实、大便坚秘者，柴胡饮子。至于饮食停积，必寸口脉浮大、按之反涩、腹皮热、大便臭，然必由脾虚不运而致，于消导药中，慎毋损及中气，宜多温中健脾之品。若伤食甚而或兼浓味积热者，宜大安丸。如目直大叫、项急烦闷，肝之实也。若筋急血燥、抽搐劲强、斜视目瞪，则属肝之虚矣。叫哭发热、饮水而搐，心之实也。困睡身热、饮水，脾之实也。闷乱喘促、饮水，肺之实也。肾无实，唯痘疮黑陷，为邪气实而肾则虚也。"

（二）脏腑辨证的进一步完善

万全在总结钱乙五脏虚实辨证的基础上，结合个人临床实践体会，进一步完善了小儿生理病理学理论，他提出了"三有余、四不足"之说，即肝常有余、心常有余、阳常有余，脾常不足、肺常不足、肾常虚、阴常不足。这种思想是由五脏分证产生的，又反过来指导了五脏分证在临床上的运用。《育婴秘诀·五脏证治总论》说："盖肝之有余者，肝属木，旺于春，春乃少阳之气，万物所资于发生者也。儿之初生，曰芽儿者，谓如草木之芽，受气初生，其气方盛，亦少阳之气方长而未已，故曰肝有余，有余者，乃阳自然有余也。脾常不足者，脾司土气，儿之初生，所饮食者乳耳，水谷未入，脾未用事，其气尚弱，故曰不足，不足者，乃谷气自然不足。心亦有余者，心属火，旺于夏，所谓壮火之气也。肾主虚者，此父母有生之后，禀气不足之谓也。肺亦不足者，肺为娇脏，难调而易伤也。"字里行间不仅反映万氏有与钱氏相同的五脏辨证观，而且阐发了钱氏未竟之意。万全同时发展了钱乙的五脏证治学说，在五脏分证中凡五脏本身所病为所主病，凡兼他脏所引起的疾病为五脏的兼证，凡由五脏本身所发生的疾病为五脏所生病。尽管五脏证治学说主张并非始于万全，然而，在临床上如此具体明确地运用，并和脉因证治紧密相结合起来，则以万全比较突出。例如《幼科发挥》将脾胃疾病分脾经主病、脾经兼证、脾所生病三大类。"脾经主病为：脾主困，实则日晡身热饮水，虚则吐泻生风。"五脏备有主病、兼证与所生病。例如：肝经所主病，肝主风，实则目直视，呵欠、大叫哭、项急顿闷；虚则咬牙呵欠，气温则内生，气热则外生。肝经病兼见脾证轻则昏睡、不嗜饮食；重则呕吐，泻青色便等。兼见肺证则喘急闷乱、痰涎壅塞。兼见心证则发热而抽搐。除所主病与兼证之外还有肝所生病，诸风掉眩皆属肝木，急慢惊风、内钓、天钓、客忤、中恶等均为肝所生病。根据这种五脏分证的方法，则诸汗、诸热等统归于心；肿胀、吐泻、痢等统归于脾；哮喘、咳嗽等统归于肺；疝气、大便及小便等病统归于肾，这种归纳方法简明实用。

此外，谈金章将咳嗽按脏腑进行分类，分为心嗽、肝嗽、脾嗽、胃嗽、胆嗽、肺嗽、膈嗽、三焦嗽、膀胱嗽、肾嗽、小肠嗽、大肠嗽。

四、麻痘认识的争鸣与专科形成

（一）痘疮认识的争鸣

痘疮自东晋·葛洪《肘后方》最早记载后，历代医家对痘疮各有论述。宋·钱乙最早能鉴别水痘、天花、猩红热和麻疹，宋·陈文中《小儿痘疹方论》已经能从症状上鉴别天花与麻疹。公元998～1022，我国开始用鼻痘法预防天花，16世纪关于痘疹著作达数十部，并特设痘疹专科，发明人痘法以预防天花。至明代中叶，对痘疹（天花）的预防有了新的突破，这就是人痘接种术的发明，并开始在临床使用取得成功。人痘接种术起于何时，尚无定论。它在明代得到普遍应用，是公认的。至于痘疹的治疗，明清儿科家多有研究，仅专著就有魏直《痘疹全书博爱心鉴》、汪机《痘治理辨》、翁仲仁《痘疹金镜录》《痘疹杂证论》、孙一奎《痘疹心印》、万全《痘疹心法》《片玉痘疹》、朱惠明《痘疹传心录》、吴勉学《痘疹大全八种》、徐谦《仁端录》、谢玉琼《麻科活人全书》等几十种，以及其他医著也多涉痘疹证治，对天花的治疗做了许多有益的探索。明清时期对痘疮的认识更加全面，主要表现在以下几个方面：①对痘疮的病因病机认识较前更完备，不但认识到痘疮是由于胎毒引起，也认识到六气对痘疮的发病影响。②在继承宋元时期治痘的认识基础上，出现了纠正痘疮的用药偏寒、偏热时风的医家、医著。③对痘疮的预后、限期、调护有了更全面的认识。如万全在研究痘疮发病过程之后，提出痘疮发病经历生热、见形、发起、成实、收靥、落痂6个阶段，并分别提出治疗方药，治疗主张兼取钱乙凉解、陈文中温补之长，"温补凉泻，各随其宜"，并不偏执一法，然以清热解毒为常法，温补扶正为变法，更切合临床。

1. 病因病机，认识到痘本胎毒，其发病与六气有关

万全在《片玉心书》中认为痘本胎毒，"受气于父分，得阳精而凝结；成形于母分，赖阴血以资养。民多嗜欲，气非淳庞，淫火炽于衽席，食秽蓄于膏粱，精血禀其毒气……疹属君火，气本少阴。传于其子分，故为脾胃之证；乘于其妻分，现乎皮毛之分。亦胎毒之所发，因疫疠而后成。"《普慈秘要》将痘之原责之于精毒、胎毒及乳毒，云："夫痘之来，其原远也，始则种之以精毒，继则成之以胎毒，后则滋之以乳毒……母不慎，日食毒物，则毒气与血交，变成乳而毒及赤孩，名之曰乳毒……"清·吴鞠通认识到痘疮不仅与胎毒有关，其发病亦与六气有关，认为六气引发，指出："痘症与温病之发同一类也均由君火温气而发……若明六气为病，疹不难治。"又云："但古人治法良多，而议病究未透彻来路，皆由于不明六气为病与温病之源。故论痘发之源者，只及其半，谓痘症为先天胎毒，由肝肾而脾胃而心肺是也……盖人生之胎毒如火药，岁气之君火如火线，非此引之不发。"吴有性把不同于六气的异气称作杂气，虽然在当时历史条件下，吴有性不可能通过显微镜观察到这些病原微生物，但他肯定杂气是一种"无象可见""无声无臭"的物质，杂气致病有传染性、流行性和散发性。吴有性认为痘疹与疔疮等外科化脓感染一样也是杂气所引起，"疔疮、发背、痈疽、流注、流火、丹毒，与夫发斑、痘疹之类，以为诸痛痒疮皆属心火……实非火也，亦杂气之所为耳"。

2. 治疗痘疮寒凉派、温补派之争

明代以魏直为代表的医家崇尚用"保元益气法"治疗痘疮。清代，对痘疹的治法争鸣激烈，除温补气血外，还有清热解毒、生津养胃、活血解毒、芳香透络等治疗主张。

（1）温补派：治疗温补为主，重用人参、黄芪，注重调养元气、调补气血。

明代魏直《痘疹博爱心鉴》（1525）是当时影响甚大的痘疹专著，治疗大法力主保元益气，认为"治痘当先治气，此不易之常法也"。在遣方用药上，力倡参芪等品，将人参、黄芪、甘草三味列为治痘正品，并把李东垣黄芪汤更名为保元汤，作为治痘之主方。云："保元汤即东垣所制黄芪汤……唯其用药有起死回生之功，有转危为安之力，予故改为保元汤也。"明代治痘大家，如汪机（著《痘疹理辨》（1630）、朱惠民（著《痘疹传心录》）、聂久吾（著《活幼心法》）、王肯堂（著《幼科准绳》）、薛己（著《保婴撮要》）、翁仲仁（著《痘疹金镜录》）、孙一奎（著《痘疹心印》《赤水玄珠》）、万全（著《痘疹心法》《片玉痘疹》等）、张景岳（著《景岳全书》）等，均崇尚魏氏保元之说，又各有发挥。如汪机《痘疹理辨》认为："痘出之理，血先至而后气也，血载毒出，至表会气，气交于血，血会于气，气尊于中，血附于外，痘始形焉……治痘之要，必须加治于气血……用人参以固元，内实则续其卫气之不足，黄芪以补表，外实则能益其元气于有余。"朱惠民《痘疹传心录》云："治痘以脾胃为先。"常用人参、黄芪等药。聂久吾治痘以补益气血为主，并主张"未出之毒不可解，但当逐之出外也。"方法是"实热者，宣发其壅滞以逐毒出外；虚寒者，补助其气血以逐毒出外"。庄在田在《痘疹遂生编》（1777）自序中说："打开证治，大都皆系清热解毒，此编独言温补气血。"又云："治痘之法，宜温补兼散；治疹之法，宜养血兼散。二证俱忌寒凉消导。所谓秘诀者，如此而已。"认为"痘之始终，全凭气血，但得气血充足则易出易结，血气不足则变证百出。"并提出治痘四宜四忌：宜补气、补血、补脾肾、查虚实，忌清热败毒、克伐气血、妄投医药、吞服医家小丸。持温补气血观点者，还有曹侗（著《医痘金丹》）、程凤雏（著《慈幼新书》）、吴仪洛（著《成方切用》）、许豫和（著《许氏幼科七种·橡村痘诀》）等。

张景岳虽注重温补脾肾，但并非执此而偏。《景岳全书·痘疹诠》（1638）云："痘本胎毒，非籍元气不能达，非籍元气不能收，故凡解毒清火，亦须凭籍元气……元气无力，则清亦不能清，解亦不能解。"又说："凡治痘者，最为重在阴分，宜滋润不宜刚燥，故曰补脾不若补肾，养阴所以济阳，此秘法也。"认为："治痘疹者，无过热过寒，必温凉适宜，使阴阳和平，是为得之。"

（2）寒凉派：清热解毒法，自宋代钱乙始，直至清代，沿习不衰。费建中是其代表，他力辟陈文中温热之偏，力主痘属火热，当寒凉为治，用药以生地黄、滑石、木通、黄连、大黄之类。费建中在《救偏琐言》（1659）中还对盛行数百年的"变黑归肾"之说，大胆予以否定。费氏主张："总以血瘀则黑血为毒瘀，其毒自不可解，岂有变黑归肾之理乎？"对费建中的学术主张，宋麟祥颇为推崇，他在《痘疹正宗》中说费氏"独能发前人之未发，有高人之识，有异人之胆，痘论自此可定，长夜由此而开，大有功于天下后世者也"。在病源方面，费建中认为"是痘为病，皆是毒火，痘之难出难长者，皆因毒火凝滞气血，以致不快也。"治疗当"逐其毒，清其火，即所谓调和也""火在气者，重清其气而凉其血；火在血者，重凉其血兼清其气。所以攻毒不嫌于早，治火要在适时"。提出"破瘀行滞、凉血解毒"的治疗大法，并立归宗汤为治痘主方（大黄、生地黄、赤芍、青皮、牛蒡子、木通、荆芥穗、山楂），指出"不论痘始终，以此为主"。吴鞠通虽也主张辛凉清泄，但他对费建中肆用寒凉攻下的治法提出不同意见，在《温病条辨·解儿难》中指出："痘证由君火温气而发。"不可辛温发表，在"其形势未曾显张，大约辛凉解肌、芳香透络、化浊解毒者，十之七八；本身气血虚寒，用温煦保元者，十之二三。"他还说："费建中《救偏琐言》，盖救世人不明痘之全体大用，偏用陈文中之辛热者也。书名救偏，其意可知。若专主其法，悉以大黄、石膏从事，则救偏而反偏矣。"

吴鞠通对于麻痘治法，不偏执一家之偏，指出"治痘名家，首推钱乙，陈文中二家。钱主寒凉，陈主温热，在二家不无偏盛，在后学不可偏废。盖二家犹如水火也，似乎极不同性，其实相需。"治疗方面，认为"治痘之法，全是活活泼泼地，不可执一。"主张以辛凉解肌、芳香透络、化浊解毒法为主，且参以患者体质、气候等因素合理用药。针对当时医家用药偏执，或宗钱乙偏于寒凉，或宗陈复正偏于温补，视二者为水火不容，以为宗此则害彼，宗彼则害此，吴氏指出："二家之学，似乎相背，其实相需。实为万世治痘立宗旨。宗之若何？大约七日以前，外感用事，痘发由温气之行，用钱之凉者十之八九，用陈之温者一二。七日以后，本身气血用事，纯赖脏真之火，炼毒成浆，此火不外鼓，必致内陷，用陈之温者多，而用钱之凉者少也。若始终实热者，则始终用钱；始终虚寒者，则始终用陈。痘科无一定之证，故无一定之方也。"

（3）其他治疗方法：明清医家对在汲取历代医家治疗经验的基础上，结合自己的临床实践，提出了许多有益的治痘大法：如郭子章在《博集稀痘方》（1601）提出了稀痘法；朱纯嘏《痘疹定论》（1713）记载水苗、鼻苗、痘衣等各种人痘接种预防法及药物预防法；叶大椿撰《痘学真传》中着重记载痘疮之兼证的治疗，云："啼哭者，由毒乘于心……宜清金化毒，痘出即止……烦躁多哭，其脉洪数，其面目唇口俱红亮有火色，宜清火为主。"唐威原在《痘科温故集》（1752）中详细论述了痘科郁症的治疗；袁句在《天花精言》（1753）提出了审经用药的治疗方法，及痘疹外治的治疗方法，如以银针或以磁重物破之，放出紫血与黑水，用化毒丹调紫草膏，敷细帛纸上以贴之，使毒气外透；周冠、甄陶等在《痘疹精详》（1794）中把推拿法应用于痘疹的治疗中，云："初发热或为风寒所闭，一时无表散之药。须用推拿法以松肌表，其毒自出，又或儿素怯弱，复为风寒所束，固不得不发，又恐表虚，用药发表，有伤元气，亦用推拿法。"该方法的确立，极大地丰富了儿科治疗学的内容，特别是拓展了痘疹、推拿学的治疗内容。

（二）麻疹认识的争鸣

麻疹也称痧，是古代儿科四大证之一。宋代儿科名医钱乙最早论述麻疹，认为麻疹是一种天行时气，已经认识到它是一种传染病，最早提出了麻疹、水痘、天花、猩红热的鉴别。南宋陈文中《小儿痘疹方论》已经能从症状上鉴别天花与麻疹。在明清时期，麻疹流行，麻疹的诊疗也已成为一个专科兴盛起来，专论专著大量涌现，不但在治疗上重视透解之法，而且在预防上也积累了宝贵的经验。"麻疹"作为病名最早出现于明代（在此之前，元代称麻子），龚信《古今医鉴》首次记载"麻疹"一词，并详细叙述了麻疹症状、并发症、治法与预后，并从证候上与痘症做了鉴别；王肯堂曾补订《古今医鉴》，他对麻疹与其他发热性疾病做了鉴别："痘症与麻疹，发热之初，多似伤寒。唯麻疹则咳嗽、喷嚏、鼻流清涕，眼胞肿，眼泪汪汪，面浮、腮赤，或呕恶，或泄利，或手掐眉目鼻面，此为异耳。"龚廷贤《万病回春》指出麻疹"黑陷及面目、胸腔稠密、咽喉攒缠者，逆。发不出而喘者，即死"的不良预后。可见，明代医家对麻疹的认识比前人更为深刻，其治疗经过历代许多医家的不断探索，以解毒发表为麻疹的治疗大法逐渐成熟，使后世医家有所遵循。清代，谢玉琼撰写的《麻科活人全书》最为著名，该书从麻疹的发病到顺证逆证的辨治方药，论述全面精炼，切于实用，影响甚大，流传甚广。

1. 麻疹病因非胎毒，乃时行

明清时期，对麻疹认识逐渐完善，麻疹病因的认识，胎毒致病说被否定，并提出了"时行"致病说。周振在《幼科指南》中认为："盖麻疹之说，诸书未明言……此非胎毒，乃时行之毒也。"沈金鳌的《幼科释谜》也赞同此说，认为麻疹"乃为肺疾，亦属天行，传染而得"。这表明，明清时期对麻疹的病因已经有了较为明确的认识。

2. 对麻疹病症认识更加明确

明清时期，对麻疹症状的描述也认识逐渐完善，从麻疹的演变日期、常见临床表现、兼证、变证、与五脏的关系等方面进行了详尽的论述。

张景岳在《景岳全书》中辟有"麻疹诠"专篇："痘之与疹，原非一种虽痘之变态多证，而疹之收敛稍易，然疹之甚者，其势凶危，亦不减于痘，最为可畏，盖疹毒痘毒，本无异也。"对于麻疹的症状的描述也是相当细致的："出疹之候，初热一日至次日鸡鸣时，其热即止，止存五心微热，渐见咳嗽鼻流清涕，或腹中作痛，饮食渐减，到申酉之间，其热复来。如此者四日，用手满按发际处甚热，其面上热少减二三分，咳嗽连声，面燥腮赤，眼中多泪，喷嚏频发，或忽然鼻中出血。至五日，其热不分昼夜。六日早时，其疹出在两颊下，细细红点，至午时，两手背并腰下及浑身，密密俱有红点。七日普遍掀发，其鼻中清涕不流，喷嚏亦不行，七日晚，两颊颜色渐淡。"对麻疹之忌也提出了独到的见解："凡疹疮发表之后，红影出于肌肤，切戒风寒生冷。如一犯之，则皮肤闭密，毒气壅滞，遂变浑身青紫，而毒反内攻，烦躁腹痛，气喘闷乱，诸证作矣。欲出不出，危亡立至，医家病家皆不可不慎。疹疮之证，全在调治，禁忌如鸡鱼炙，盐醋五辛之类，直过七七之后方可食之，唯宜食淡，不可纵口，致生他疾也。"

万全在《万氏家传痘疹心法·疹毒证治歌括》中详细论述了麻疹与心肺的关系，从而为治疗提供依据，指出："疹为胎毒发于心，肺与相连热毒侵。咳嗽鼻中清涕出，且观双目泪盈盈……疹子小而碎密者，少阴心火也，阴道常乏，故小而密……咳嗽者，火炎则肺叶焦举也，鼻流清涕者，鼻为肺之窍，以火烁金而液自流也。目中泪出者，肺热移于肝，肝之窍在目也。或手揩眉目、唇鼻及面者肺热证也。"

《幼科全书·原疹赋》指出麻疹与五脏的关系，云："毒兴于脾，热流于心，脏腑之伤，肺则尤甚。出之太迟，发表为贵，出之太甚，解毒为其宜。所喜者身上清凉，可畏者咽中肿痛。似锦而明兮矣，十有九效；似煤而黑兮，百无一生。"

王肯堂《证治准绳·幼科》指出："麻疹初出，全类伤风，发热咳嗽，鼻塞面肿，涕唾黏稠，全是肺经之症。有未传泄利者，肺与大肠相表里，表里俱病也。"

《痘疹定论·痘麻分别论》对麻疹的症状进行了详细的描述："凡出麻初未见标之时，先必身热咳嗽，或吐或泻，或鼻流清涕，喷嚏，眼胞两腮赤肿，烦躁不宁，细看两耳根下颈项连耳之间以及腰背之下，必有三五红点，此乃麻之报标也，若周身无红点之证佐，当以别症论，此屡试屡验。"

谢玉琼《麻疹活人全书·麻疹骨髓赋》提出了麻疹的顺逆辨别方法："麻疹透出全凭热，身不热兮疹不出，潮热平和方为福，证逢不热非大吉。"充分说明疹期的肺热，是必然的临床表现，它有助于肺气的宣泄和麻疹的透发；如果疹期不发热，说明正气不足，是阳气虚的表现，并非是好现象。其文中指出："麻虽胎毒多带时行，气候喧热常令男女传染而成；其发也与痘相似，其变也比痘相轻""不知先起于阳，后归于阴，毒兴于脾，热流于心；脏腑之伤，肺则尤甚，始终咳嗽少食，作渴发烦；以火照之，隐隐于皮肤之内，以手摸之磊磊乎肌肉之间；其形似疥，其色若丹，出现三日渐收为安，随出随放，喘急相干，无咳无汗，隐状之端，根窠若肿兮，麻而兼瘾，皮肤如赤兮，疹尤夹斑，似锦而明兮，不药而愈；如煤之黑兮，百无一愈。此麻疹之顺逆，须临证以详观。"

3. 治疗上以清热解毒、疏表透疹为主，注重养血润燥、滋阴降火

明代对麻疹的治法，仍以清凉解毒、疏表透疹为主，也有医家进一步提出养血润燥、滋阴降火的治疗方法，丰富了麻疹治疗内容。具体表现在：

万全《万氏秘传片玉痘疹·麻疹》云："俗名麻子者，火疹也，治法与痘不同……若麻疹，唯有清凉解毒耳。"又云："疹子只怕不能得出，若出尽则毒便解。故治疹子者，发热之时，当察时令寒喧，以药发之……疹与痘疮异治，二家不可同方，痘宜温解疹宜清凉，又要现形为上。若受风寒不出，其间凶险难当，急宜发散保平安。"推崇荆防败毒散、化斑汤、凉膈散，认为三者为麻疹之圣方，其"凡麻疹未起发时，喷嚏咳嗽，惊悸多啼，面红，两目含水，或身痛腹痛"者，用以辛甘苦寒之剂荆防败毒散；凡疹出太甚无他症者，服化斑汤；凡疹大小便不通者，用凉膈散主之。

龚信等纂集的《古今医鉴》在麻疹证治中，提出"首尾当滋阴补血为主，不可一毫动气，当从缓治，所以人参、白术、半夏燥热之剂，升阳上冲，皆不可用也。又必内多实热，故四物汤加黄连、防风、连翘，以凉其中而退其阳也"。这是因为"麻疹出自六腑，先动阳分而归于阴经，故标属阴而本属阳，其发热必大，与血分煎熬，故血多虚耗"。

张景岳在《景岳全书·麻疹诠》中治疗麻疹用药仍以寒凉为主，但着重养阴，处处顾护阴液，认为："疹宜补阴以制阳。何也？盖疹热甚则阴分受其煎熬，而血多虚耗，阴金被克，故治以清火滋阴为主，而不可稍动其气。"同时提出了疹多耗血的观点："若疹色淡白者，心血不足也，养血化斑汤主之，或四物汤加防风。色大红艳、或紫者，血热也，或出太甚者，并宜大青汤主之，或四物汤去川芎加柴胡、黄芩、干葛、红花、牛蒡子、连翘，凉血滋阴而热自除。"

张景岳还强调麻疹的透发勿过早，定不在五日内用药，一般以疹热六日而出。若用药太早，则耗散元气，变证则出，或嗽或喘，或泻或出一二日即隐。但亦应辨证看之，对于"疹初热疑似之间，切不可轻易用药。纵有他证，必持五日，腮下见疹，方可用升表之剂"。但对于肺热症状明显者，但无疹出者，症见"咳嗽百十余声不已，上气喘急，面目胞肿，时卧时起"者，此火毒内蒸，肺叶焦举，宜用甘桔汤合白虎汤加牛蒡子、薄荷透热。对于欲出未出者，宜早发散以解其毒，否则出现毒蕴其中，变证纷出。

明代孔弘擢则提出麻疹宜发散为先。他在《疹科》中云："疹子之出贵乎发散于先，其毒自解，则无余邪以为后果。"

清·侯功振《麻疹大成·囊肿集成摘要》中云："麻疹者，肺胃蕴热所发。总宜解二经之邪热，邪热解则诸症自愈。治宜清凉发散药，用辛散以升发之，凉润以清解之，最忌酸收温补。若渐收，势虽重而热已发汇，必无他变，宜化斑解毒汤或消毒饮加元参、膏、冬；若发热时出汗衄血者，此解毒也，勿遽止；若汗太多，血不止，以清肺汤去款冬、杏仁，如麻黄根以敛汗，犀角地黄汤以止血；若呕吐或自利者，此火邪上下逼迫也，宜清热解毒利小便，切勿止涩。初热必渴，渴则与绿豆灯心汤，勿令饮冷，致成水蓄之患，即荤腥、生冷、面果皆当禁之。初发必咳嗽，宜清热透表，不可止咳，用清咽滋肺汤，则痰嗽自愈；多喘者，邪热壅肺也，切勿定喘，宜竹叶石膏汤去半夏，加贝母、元参、薄荷；如天寒，毒为寒郁，不得透出而喘，为肺气壅遏，故喘必兼嗽，若张口抬肩者，危。大抵喘而嗽者，可治；喘而不嗽者，难治。泻者勿涩，用芩连则泻自止，盖疹不忌泻，泻则热可解。有疹后饮食如常，心腹卒痛，冷汗如水，此元气虚弱，而中恶气也，朝发夕死。"

清代对麻疹的治法研究甚多，医家们根据自己对麻疹病机的不同认识，提出了种种相异的治疗大法。除了明代清凉解毒、养血润燥等治疗方法外，还表现在其独特的治法，表现如下。

（1）强调泻心肺之火：谢玉琼《麻科活人全书》认为："大抵麻疹属于心火，必须解毒清凉。"又提出："当先以清肺为主，总宜泻火清金。而泻火当用黄连、黄柏、栀子仁、大青叶、天花粉、元参、连翘之类；清金当用黄芩、知母、贝母、麦冬、石膏、天花粉、牛蒡子、地骨皮、桑白皮、杏仁之类……"治疗上心肺并重。他解释说："麻原发于心，心火内亢，则肺金受烁，以致肺叶焦举，故有咳嗽。"由上可知，谢玉琼的心肺并重的清凉解毒治法，与单纯性辛凉解表清肺的治法有所区别，谢氏侧重于泻火解毒，而治其本。但"肺气疏通，毛窍开豁，而麻则易于出透。"故宜清宣肺气。

（2）分三焦用药，辛凉清解法：温病学家叶天士和吴鞠通，治疗麻疹，以初用辛凉、后用甘寒为基本大法。叶天士在《幼科要略》中提出以苦辛清热为主，主张麻疹"宜用苦辛清热，凉膈去硝黄"，并提出须分三焦用药。"上焦药用辛凉，中焦药用苦辛寒，下焦药用酸寒；上焦药气味宜以轻，肺主气，皮毛属肺之合，外邪宜辛胜，里甚宜苦胜；若不烦渴，病日多，邪郁不清，可淡渗以泄气分；中焦药痧火在中，为阳明燥化，多气多血，用药气味苦寒为宜，若日多胃津消烁，苦则助燥劫津，甘寒宜用。下焦药咸苦为主，若热毒下注成痢，不必咸以软坚，但取苦味，坚阴燥湿。"吴鞠通主张麻疹用辛凉清解之法，禁用辛温升散药物，伤肺致喘，云："疹之限期最迫，只有三日，一以辛凉为主""先用辛凉清解，后用甘凉收功。"

（3）养血润燥法：杨开泰在《郁谢麻科合璧》中主张："麻证本耗阴血，总宜补血养阴，退火润燥，切忌香燥补气风药，以致不救。"因而治疗"麻始终以血为主，血足则大便自顺；出麻未有血不虚者，故滋阴降火为治麻不易之诀。"

（4）透毒解瘀法：孙安四《阙待新编》主张治疹："总宜透毒解瘀，酌加发表之剂，毒透瘀解则气通，疹出则易。"

（5）托毒透发兼以益气养血法：夏禹铸《幼科铁镜·麻证》认为："麻出于腑，麻乃大肠主之，毒气蒸肺。"治以天保采薇汤发之。若泄泻内虚，不能送毒，"唯用八珍汤以托之，外用葱半斤许，白酒煎，遍身擦之。如再不能透发……唯用六君子汤循循调治自愈。"即是以托毒透发为宗旨，内虚则益气养血。

《医宗金鉴·痘疹心法要诀》："凡麻疹出贵透彻，宜先用发表，使毒尽达于肌表。若过用寒凉，冰伏毒热，则必不能出彻，多致毒气内攻，喘闷而毙。至若已出透者，又当用清利之品，使内无余热，以免疹后诸证。且麻疹属阳热，甚则阴分受伤，血为所耗，故没后须以养血为主，可保万全。"

（6）滋阴降火法：朱载杨《麻疹集成》从"麻热甚则阴分受其煎熬而血多虚耗"的角度出发，提出了滋阴降火的治疹大法。其云："麻始终以血为主，血足则大便自顺，出麻未有血不虚者，故滋阴降火，为治麻不易之诀。"又云："以清火滋阴为主而包括少动其气，若燥悍之剂，首尾当深忌也。"同时他还提出疏通之治则，忌用补涩："忌用补涩，麻毒之盛，最要疏通，大嫌补涩；盖疏通则毒得外泄而解，补涩则毒滞内留为殃。"

（7）清肺法：马之骐《痘科纂要·证治大略》云："麻疹为实热之证……治疗之法宜清肺火降痰，主乎解散，唯以发表出透为妙，汗之即愈。亦有可下者。但忌认作伤寒，妄汗妄下……然麻疹属阳，热甚则阴分受损，血多虚耗，必宜滋养阴血。此首尾所以当泻心火、清肺金、散风热、滋阴血为主，不可少动其气……如人参、白术、半夏，一切燥悍药，皆不可用，即升麻升动阳气上冲，亦不可多用。"

从上述可见，麻疹的治法方面，可谓智者见智，仁者见仁，各有侧重，但麻为阳毒这一基本的认识还是共同的。其治法其实也是温凉学派争鸣的延续和深入。

这一时期，麻疹的预防已经引起人们的注意。明·李时珍在《本草纲目》中记载有服脐带法，"用初生儿脐带煅制后，以乳汁调服，可以预防麻疹"。至于疹后调护，论述者更多，诸如蔡维番、徐谦、张景岳、翁仲仁等。明代医家张景岳在《景岳全书·麻疹诠》中提出疹后禁忌："如鸡鱼炙煿、盐醋五辛之类，直过七七之后方可食之，唯宜食淡，不可纵口，致生他疾也。若误食鸡鱼，则终身皮肤粟起如鸡皮之状。或遇天行出疹之时，又令重出；误食猪肉，则每岁凡遇出疹之月，多有下利；误食盐醋，致令咳嗽，则每岁出疹之月，必多咳嗽；误食五辛之物，则不时多生惊热，此痘疹之家皆所当慎也。"

五、惊风的学术争鸣

惊风为儿科四大证之一，"惊风"一名，在隋《诸病源候论》中有"惊"的记载，北宋钱乙《小儿药证直诀》正式定名为"惊风"，有急惊风、慢惊风之分类，已经认识到急惊是"本因热生于心，身热面赤引饮，口中热气，大小便黄赤，剧则发搐也。盖热盛则风生，风属肝，此阳盛阴虚也"。慢惊是"因病后或吐泻，脾胃虚损，遍身冷，口鼻气出亦冷，手足时瘈疭，昏睡，睡露睛，此无阳也"。并以"心主惊""肝主风"立论。到了明清时期，对惊风的认识又有新的发展，并引发学术争鸣。

（一）惊风名之争论

自钱乙提出惊恐可致惊风之说后，后人多将小儿因惊恐所致的病症归入惊风之列，导致对惊风认识的泛化。明清时期，针对当时惊风的混乱认识，不少医家对惊风提出正名之说。明·张景岳首次提出将惊恐与惊风相区别，认为："急惊慢惊，一以为热，一以脾肾之虚，皆不必由惊而得。而此以惊恐致困者，本心胆受伤，神气陡离之病。"二者"所因不同，所病亦异"。

明·孙一奎《赤水玄珠》中云："惊者病之名，风者病之象，言抽搐有似于风之动而为名也。"这是对惊风病名从概念上加以论述，以正其名。清·喻嘉言在《医门法律·痉病论》中说："小儿之体脆神怯，不耐外感壮热，多成痉病，后世妄以惊风立名，有四证生八候之凿说。实者，指痉病之头摇手动者，为惊风之抽掣；指痉病之卒口噤、脚挛急者，为惊风之搐搦；指痉病之背反张者，为惊风之角弓反张。"

清·陈复正《幼幼集成·凡例》云："幼科之书几于汗牛，其惊风之传诚多谬误。喻嘉言、陈远公、程凤雏业已辟之，指出病痉，惜未申明病痉之由，与治痉之法，仍无着落，不足服人。予兹彻底揭破，以伤寒病痉，杂病致搐，并竭绝脱证，分为三则，以搐字概之，曰误搐、曰类搐、曰非搐。条分缕晰，证治判然，名既正，庶治疗不惑。"已上误搐、类搐、非搐证，共一十四条，即幼科之急惊、慢惊、慢脾者，尽止于此……临治者，当知各证之病原有别，而治疗之攻补有殊，不得复以急惊、慢惊、慢脾混同立论，而以截风定搐之死法统治之。"

吴鞠通对小儿惊风以"痉病瘛疭"命名。他在《温病条辨·解儿难》中指出："后人不分痉、瘛、厥为三病，统言曰惊风痰热，曰角弓反张，曰搐搦，曰抽掣，曰痫、痉、厥……谨按痉者，强直之谓，后人所谓角弓反张，古人所谓痉也。瘛者，蠕动引缩之谓，寒热所谓抽掣、搐搦，古人所谓瘛也，抽掣搐搦不止者，瘛也。"

（二）对惊风的病因认识的争鸣

1. 惊风三因说的提出

明·万全在《幼科发挥》中将惊风分为"急惊风证""急惊风类证""急惊风慢证""惊风后余证""慢惊风证"及"慢脾风"等。在病因方面提出三因说，《幼科发挥·急惊风有三因》指出："有外因者，如感冒风寒温湿之气而发热者，宜即发散之……有内因者，如伤饮食发热者，即宜消导之、下之。论述有不内外因者，如有惊恐、或客忤中恶得之，宜先去其痰，后安其神。"孙一奎《赤水玄珠》则将惊风归为内外二因，"惊有因外因内，外至者或闻其异声、目击异物、蓦然扑地者是也，内生者由痰生热、热生风也。"

2. 痰、热、风为惊风总病因

明·张景岳在《景岳全书·小儿则》认为惊风之证，"一曰风，二曰火，三曰痰，四曰阳虚，五曰阴虚。"清代夏禹铸《幼科铁镜》指出惊风"有痰盛、风盛、热盛"之别，惊是由于痰、热、风三者而形成。

3. 六气致痉论

清·吴鞠通在《温病条辨·解儿难》中强调六气致痉，风邪为首。认为"天以六气生万物，其错综变化无形之妙用……人之发病，即从此而来"。除指明惊风即是痉病痫病外，分列寒痉、风温痉、温热痉、暑痉、湿痉、燥痉、内伤饮食痉、客忤痉、本脏自病痉九大纲。

石寿棠《医原·儿科论》关于惊风以燥湿立论。他说："愚细玩诸条，不外燥湿二字，又终归于燥之一字。然则六气最易化燥，小儿尤易化燥之说，此岂余之私见哉？"

（三）对惊风的治疗的争鸣

1. "三因学说"应用于惊风治疗

明万全《幼科发挥》提出"急惊风有三因"。"有外因者，如感冒风寒温湿之气而发热者，宜即发散之"；"有内因者，如伤饮食发热者，即宜消导之，下之"；"有不内外因者，如有惊恐，或客忤中恶得之……宜先去其痰，辰砂膏主之，后安其神，琥珀抱龙丸主之。"

2. 把惊风分风、火、痰、阴虚、阳虚五因论治

明张景岳《景岳全书·小儿则》对慢惊治疗提出："治之之法，有要存焉。一曰风，二曰火，三曰痰，四曰阳虚，五曰阴虚。但能察此缓急则尽足矣。"以痰为主，则宜抱龙丸、琥珀散、清膈煎、梅花饮之类；以火证为主者，用以凉惊丸、抑青丸、黄连安神丸、牛黄散等。

夏禹铸论治惊风，在继承张景岳提出的五因论治基础上，增加了寒、暑二因。他认为，惊者惊吓也，应辨明风、寒、暑、湿、虚、实、痰、热。还认为："治惊必先豁痰，豁痰必先祛风，祛风必先解热……解热必先祛邪。"夏氏治疗惊风多以天保采薇汤加减。

3. 惊风分误搐、类搐、非搐三门论治

陈复正《幼幼集成》分误搐、类搐、非搐三门论治。注重辨证施治，忌见痉止痉，忌金石重坠峻烈，并结合外治，创立集成沆瀣丹、集成金粟丹为治惊风的常用方剂。

4. 分寒痉、风温痉、温热痉、暑痉、湿痉、燥痉、内伤饮食痉等九纲论治

吴鞠通在《温病条辨·解儿难》中按九大纲论治。寒痉：柔痉用桂枝汤加减，刚痉用葛根汤，风寒咳嗽致痉用杏苏散。风温痉：用辛凉之剂如银翘散、白虎汤、清宫汤、牛黄丸、紫雪丹等。温热痉：同风温痉论治。暑痉：按暑病治法，"痉因于暑，只治致痉之因，而痉自止，不必沾沾于痉中求之。"湿痉：按湿病治法。燥痉：按燥病治法。内伤饮食痉：所谓慢脾风，参苓白术散、四君、六君、异功、补中益气、理中汤，皆可选用。客忤痉：所谓惊吓，宜复脉汤去参、桂、姜、枣，加丹参、丹皮、犀角，补心之体，以配心之用。

本脏自病痉：即痫病，治以育阴柔肝为主，六味丸、复脉汤、大小定风珠二方等。

5. 活血化瘀法应用于治疗惊风

王清任在《医林改错》中也明确指出小儿"抽风非风"，乃"气虚血瘀之症"并立

可保立苏汤以大补元气。

6. 外治法广泛应用于惊风治疗

外治法治惊风在清代较为盛行。夏禹铸《幼科铁镜》提出拿、推、灯火、灸四种外治法。如拿法："如惊痰筑甚，昏昏不省人事，于不抽掣时，把精威二穴对拿紧，不咬齿、不摇头、不直视、人亦无挣声的模样，将儿面向我，以我两手骑儿肩，大指握前，以第二两指并狠狠揉肺俞两穴。"另外，清代熊运英《小儿推拿广意》则对惊风分门别证予以推拿手法和揉穴位。陈复正《幼幼集成》对惊风的外治提出全身灯火法，能"疏风散表、行气利痰、解郁开胸、醒昏定搐，一切凶危之候，火到病除"。另外，还常用药物外治的方法。

清代另一位儿科医家许佐廷在《活幼珠玑》中主张"急惊发时，牙关紧闭不醒者，急用灸法即醒"。

六、疳证的学术争鸣

宋《圣济总录》将疳证分24种，钱乙《小儿药证直诀》则分五脏之疳论治。至明清时期小儿疳证学说进入全盛阶段，其时学术争鸣活跃，对疳证的概念、病因病机、辨证以及治法方药的阐述，完全达到提纲挈领、条理清晰，认识透彻的境界。

杨继洲《针灸大成》卷十将疳证简述为"面黄肌肉瘦，齿焦发落"，如此执简驭繁，大大方便了临床鉴别诊断，有较大实用价值。明·鲁伯嗣《童婴百问》中提到："疳曰五疳，病关乎五脏以别之：心疳即惊疳，外症身体壮热，脸赤唇红，口舌生疮，胸膈烦闷，小便赤涩，五心烦热，盗汗发渴，咬牙虚惊是也；肝疳即风疳，外症摇头揉目，白膜遮睛，眼青多泪，头焦发立，筋青脑热，燥渴汗多，下利疮癣是也；肾疳即急疳，外症脑热肌削，手足如冰……"明·万全认为"疳证虽有五脏之不同，其实皆脾胃之病也。""气衰血弱则脾胃伤，则水谷少矣，疳之生于脾胃也，明矣。盖小儿脏腑娇嫩，饱则易伤乳食，一有失常不成疳者鲜矣。疳皆因饮食不调，肥甘无节而然，或婴儿缺乳，粥饭太早，或二三岁后，谷肉菜果恣其欲，则脾已伤，因而太饱，停滞中焦，食久成积，积久成疳，或因取积，转下太过，耗散胃气，或转下之后，又伤食，一伤一取，重亡津液，疳之病起于积者也。或因大病之后，吐泻疟痢，乳食减少，脾胃失养，气血益虚，此疳之生于大病之后者也。""疳之病起于积者也"是对"疳者甘也"进一步地发挥；而"疳之生于大病之后"，则是钱乙的观点，因而治疗以健脾益肾、消积杀虫为大法。"凡治疳证，不必细分五疳，但虚则补之，热者清之，冷则温之，吐则治吐，痢则治痢，积则治积，虫则治虫。"其治疳倡用集圣丸；《证治准绳》是以五脏病机分类统领小儿疳证之证候，进而辨证论治。除载肝心脾肺肾五疳外，还引杨氏言曰五疳"析而论之"，而有"五疳出虫""蛔疳""脊疳""脑疳""干疳""疳渴""疳泻""疳痢""疳肿胀""疳劳""无辜疳""丁奚""哺露"等证候，书中还认为"疳为脾经本病"，因此诸疳常兼见脾疳证候；王大纶《婴童类萃·五疳论》云："疳证有五，其原有别，皆由饮食不调，肥甘过节之所致也""所谓五疳者，外则传变不同，内则关于五脏"，详细归纳了疳证的病因，云："其始也，由哺食腥荤太早，或恣食肥甘油腻过度，或食生冷太多，凝滞中脘，或寒暄失宜，不善调理，或房劳以乳吮儿，或母有痨气因而传子，种种不同。"并认为，五疳"彼此相传"后可成"五损"，五疳重者化生"五虫"，还谈到丁奚哺乳疳、粉瘤疳、无辜疳等特殊证候。王大纶认为丁奚哺乳候即魃病，"形证似疳，实非疳也"。而对粉瘤疳描述为："脑项后有核如弹……其间有虫，如米粉白星，若不速破，则虫随热气流散，淫食脏腑，以致遍体疮痈疥癞，则无救矣。"

张景岳亦主"疳者干也"之说，认为脾肾两虚，元气衰败是其病机症结。清·吴鞠通认为疳证生于土虚，而土虚则生于饮食，所以治疗应以健脾和胃为要，并提出治疳九法，既考虑到机体本身的因素，又考虑到内外环境、心理社会对小儿健康的影响，给后人以启迪。

清代医家沈金鳌《幼科释谜》认为五疳中"惊疳最大"，因为"惊得心肝，疳得脾胃"，这一观点恰当地解释了五疳的病机，疳证是脾胃之证，而疳证伤及五脏则成"五疳"。

王肯堂的《证治准绳》之《幼科证治准绳·脾脏部下疳》认为疳证"盖其病因肥甘所致，故命名为疳"。其对疳证的致病之因论之甚详，云："若夫襁褓中之乳子，与四五岁之孩提，乳哺未息，胃气未全，而谷气尚未充也，父母不能调将，唯务姑息，舐犊之爱，遂令恣食肥甘，与夫瓜果生冷，及一切烹饪调和之味，朝飧暮啖，渐成积滞胶固，以致身热体瘦，面色痿黄，或肚大青筋，虫痛泻利，而诸疳之证作矣。"析其所述可知亦宗"疳者甘也"之说。《证治准绳》还引用杨氏之论，认为疳与痨是同一类疾病，因罹患年龄不同而名称有异，实质皆是肠胃受伤，明·万全和清·陈复正皆持此说。而明·王大纶虽然也认为疳痨同类，然又辨其异："大人痨证，起于房劳，肾经受病者多。"与杨氏所谓"肠胃受伤致之"不同。清代沈金鳌亦认为疳与痨皆"元气亏伤，气血虚惫，其原则一"。

陈复正在《幼幼集成·诸疳证治》中谈及疳证病因时，综各家学说而析之："有因幼小乳食，肠胃未坚，食物太早，耗伤真气而成者；有因甘肥肆进，饮食过餐，积滞日久，面黄肌削而成者；有因乳母寒热不调，喜怒房劳之后，乳哺而成者；有二三岁后，谷肉果菜恣其饮啖，因而停滞中焦，食久成积，积久成疳；复有因取积太过，耗损胃气，或因大病之后，吐泻疟痢，乳食减少，以致脾胃失养，二者虽所因不同，然皆总归于虚也。"关于疳证的治则，陈复正认为："然治寒以温，治热以凉，此用药之常法。殊不知疳之为病，皆虚所致，即热者亦虚中之热，寒者亦虚中之寒，积者亦虚中之积。故治积不可骤攻，治寒不宜峻温，治热不可过凉。虽积为疳之母，而治疳必先去积，然遇极虚者而迅攻之，则积未去而疳危矣。故壮者先去积，而后扶胃气；衰者先扶胃气，而后消之。书曰：壮人无积，虚则有之。可见虚为积之本，积反为虚之标也。"关于疳证的治疗，陈复正亦倡万全之说，云："凡疳之初起者，集圣丸为主方，其有五脏兼证，从权加减，不必多求方法。"

吴谦在其《医宗金鉴·幼科杂病心法要诀》中载述了脾疳、疳泻、疳肿胀、疳痢、肝疳、心疳、疳渴、肺疳、肾疳、疳热、脑疳、眼疳、鼻疳、牙疳、脊疳、蛔疳、无辜疳、丁奚疳、哺露疳等十九种疳病证候的症状、病机、治法和方药，分类详尽而明确，可谓对前人论疳的一次总结。

七、温病学说与儿科的渊源及影响

（一）温病学与儿科学的理论渊源

叶天士是温病学方面最具建树的一位医家，又是一位著名的世袭相传的儿科医家。如汪绍达《叶天士家传秘诀》序云："叶天士先生，本一祖传之专门儿科医家也。"其祖紫帆公、父阳生公、蒙师朱君某、表兄汪五符、侄叶大椿俱精于儿科。叶天士《幼科要略》谓："襁褓小儿，体属纯阳，所患热病最多。"在《临证指南医案》中又云："小儿纯阳，热病居多。"小儿疾病的发病情况，一年四季中多属热病，因此，温病学的卫气营血与三焦辨证理论在儿科应用最广，叶天士创立的温病卫气营血辨证纲领，就是在总结小儿四时疾病诊疗的基础上形成的。叶天士著《幼科要略》，主要论述小儿四时的时令性疾病与其他小儿疾病的辨证论治，其内容涉及伏气、风温、夏热、秋燥、冬寒。后世医家章虚谷将《幼科要略》进行删节，改题为《三时伏气温热篇》于道光乙酉年（1825）收载《医门棒喝》中。咸丰壬子年（1852）王孟英又更名为《叶香岩三时伏气外感篇》，收入《温热经纬》，与叶香岩《外感温热篇》成为温病学的重要著作。叶天士还将前人有关三焦分证理论，创造性地与卫气营血辨证结合起来，广泛运用于温热病辨治实践中。如叶氏在《温热论》中，专门讨论了"气病有不传血分，而邪留三焦"的辨治原则与方法，在《幼科要略·痧疹》中，叶氏更明确指出了温热病治分三焦和热在三焦的不同用药方法。他说："上焦药用辛凉，中焦药用苦辛寒，下焦药用咸寒。"这些都是叶氏通过总结大量小儿温热病证的诊治经验而成。因此，王孟英在《温热经纬》中特别指出《幼科要略》书"余谓虽为小儿说法，大人岂有他殊，故于《温热论》后，附载春温、夏暑、秋燥诸条，举一反三，不仅为活幼之慈航矣"。由此可见，《幼科要略》论述的伏气外感温病的证治规律，是大量的儿科临床实践的经验的结晶，也是温病学的精髓。

吴鞠通是清代另一位温病大家，也擅长儿科，他通过对儿科外感疾病的研究，观察到小儿稚阴稚阳的特点，特别注重在小儿疾病治疗中"护阳存阴"。吴鞠通所著《温病条辨·解儿难》提出小儿体质属"稚阴稚阳"，故小儿对疾病的抵抗力较差，加上寒温不能自调，乳食不能自节，故容易发病，且发病急，传变快，病情重。尤其"脏腑薄，藩篱疏，易于传变""肌肤嫩，神气怯，易于感触"，更因卫表不固，肺脾不足，则外感、饮食及客忤、惊怯均易促发致病。其他血、痰常有积聚，心肝易化热生风，又是外感热病迅速传变的内在条件。故小儿疾病易虚易实、易寒易热，虚实之间、寒热之间的相互转化，瞬息之变，出现表里、上下、寒热、虚实均错综复杂的症状，此亦不离乎阴阳幼稚而气血、脏腑弱而未壮之故。吴氏对小儿生理、病理做了简明论述：其"脏腑薄""肌肤嫩""神气怯"等，从而注重"存阴退热"，反对滥用苦寒克伐；对儿科痉症分为九个类别，强调审因论治的重要性；对小儿疳疾，概括出治疳九法，但重在补中焦，对儿科临床具有指导意义。

由此可以看出，儿科学与温病学说是有理论渊源的，温病学说指导儿科临床，同时，儿科临床促进温病学的发展。

（二）小儿体质说与温病发生的关系

患儿体质的不同，决定着机体是否感邪而发病，感邪后机体的病理变化如何。《医宗金鉴》云："人感受邪气虽一，因其形脏不同，或从寒化，或从热，或从虚化，或从实化，故多端不齐也。"这种"病之阴阳，因人而变""邪气因人而化"的观点，充分说明了体质因素在疾病发生、发展、转归、预后中起重要的主导作用。"纯阳"和"稚阳稚阴"为对小儿体质认识的两大主要学说。

"纯阳"说认为小儿的生长发育旺盛，发病之后容易化热化火，治疗宜清，以此来阐述小儿的体质特点。

小儿体秉纯阳，故一旦为病邪所侵，则多从阳而化热，即使感受风寒，也易化热。感受风邪主升主散，为阳热之邪；湿邪郁结可以化热；燥为热余，未有不从火化；寒邪入里，亦可化热。故六淫之邪临床上虽有偏寒偏热，但总以偏热者居多，加之饮食不知自节，以致饮食停滞，亦能郁而化热。急性传染病多为戾气所致，其本身多为阳热之邪。小儿阳气旺盛，生气勃勃，发育迅速，六淫之邪侵袭，邪气枭张，正邪交争，而出现壮热，又由于神气怯弱，邪易深入而内陷心包则谵语、昏迷，引动肝风抽搐。肝风心火交相煽动，则火热炽盛，真阴内亏，柔不济刚，筋脉失养，而见壮热、惊搐、昏迷，甚则角弓反张，常出现厥证、脱证及厥脱证。幼稚之体，不耐摧残，邪气易盛，正气易溃，阴液易耗，阳气易衰，容易发生邪气盛，正气衰的厥脱危候。儿科常见的感冒、流感、麻疹、肺炎、流脑、乙脑、伤寒、流行性出血热等许多传染病、流行病多属温热病范畴，所以叶天士在《幼科要略》中说："六气之邪皆从火化；饮食停滞，郁蒸化热；惊恐内迫，五志动极皆阳……襁褓小儿体属纯阳，所患热病最多。"故小儿外感疾病温病最多。从临床治疗方面来看，小儿疾病在一年四季的发病过程中，临床上多数病例都具有热证火证的病象，就是在危重的病例中，也有不少患者出现热深厥深的实热证候，当以清热泻火之法。

"稚阴稚阳"谓其初具形体，各方面均"成而未全，全而未壮"，血（阴）气（阳）、脏（阴）腑（阳）、形（阴）神（阳）的柔嫩娇弱，而又蓬勃的生长状态，都可归纳为稚阴稚阳。这样的特点，决定了小儿在病机、诊治上与成人有质的区别，故为中医儿科临床上的指导思想。

"稚阴稚阳"之体决定小儿疾病易感性，《医学三字经》说："肌肤嫩，神气怯，易于感触。"由于小儿对疾病的抵抗力较差，加上寒温不能自调，乳食不能自节，故容易发病，且发病急，传变快，病情重。吴鞠通《温病条辨》说："小儿肢薄，神怯，经络脏腑嫩小，不奈三气发泄，邪之来势如奔马，其传变亦如掣电。"说明了小儿发病之速和传变之险。小儿脏腑娇嫩，形气未充，内脏精气不足，卫外功能不固，容易感受温热时邪。且变化迅速，卫分之证短暂，甚至见不到卫分证，直接出现危重的气营（血）证，临床上以高热不退、抽搐、斑疹为主要特点。

小儿发病易寒易热，易虚易实。因稚阴稚阳，在疾病的发展过程中寒热虚实常相互转化或出现兼证。《小儿药证直诀》明确指出："脏腑柔弱，易寒易热，易虚易实。"是指小儿患病，邪气易实，正气易虚，实证往往可迅速转化为虚证，或大虚之中有实邪可见。易寒易热是说明在疾病中，稚阴未长，易阴伤阳亢，表现为热证伤阴，又由于稚阳未充，出现阳虚衰脱。如外感风寒，可郁而化热，热极生风，出现高热，抽搐；又由于正不敌邪，转瞬面色苍白、汗出肢冷等阳气虚衰的危候。

清·石寿棠《医原·儿科论》则对稚阴稚阳做了进一步的分析，提出稚阳稚阴化燥之说，从燥湿立论述小儿生理特点。他说："小儿春令也，木德也，花之苞，果之萼，稚阳未充，稚阴未长也。稚阳未充则肌肤疏薄，易于感触；稚阴未长，则脏腑柔嫩，易于传变，易于伤阴。仲阳允为小儿之司命者哉！乃世俗推六气致病之理，未推六气最易化燥之理，并未推小儿稚阳未充，稚阴未长，尤易化燥之理。"故小儿疾病易于化燥伤阴，时时要顾护阴液。在吴有性认为温疫热邪解后宜养阴，忌投参术的思想影响下，清代对温病的治疗确立了清热养阴的治则。叶天士对"温病养阴"的诊治有很多创见，如把养阴分为甘寒养胃、咸寒滋肾之法，同时叶天士发挥了李东垣脾胃学说，立养胃阴一法，不但用于温病，而且广泛运用于治疗某些虚劳、肝病、胃病、久嗽、血证等，亦收良效。吴鞠通继承并发展了《伤寒论》清热保津、泻下存阴之法，提出了清络、清营、清宫三法，吸收了吴有性对温病内热烦渴给服梨汁、藕汁、西瓜汁等经验，吴鞠通从理法方药方面，全面阐述了清热养阴治则在温病治疗全过程中的重要意义及其临床运用，制定了一系列养阴名方，在儿科外感热性病中有重要指导意义，而且广泛运用于其他杂证。

由于小儿稚阴稚阳的特点，在用药时要治疗迅速，用药准确，剂量适宜。吴鞠通在《温病条辨·儿科总论》里提出，"其用药也，稍呆则滞，稍重则伤，稍不对证，则莫知其乡"。用药稍有不当，极易损伤脏腑，造成疾病的变化，轻病变重，重病转危，因此小儿用药，要中病即止。小儿脏器轻灵，随拨随应，对药反应较成人灵敏，容易恢复健康，但是药三分毒，不可过用药物，药量适可而止。

由于小儿脏腑娇嫩，气血不足，用药品种要慎重，不可选用猛烈之法，峻烈之药，反之则易损及脾胃，伤及脏腑，所以小儿治疗时用药宜平和。

小儿热病，用药不宜过寒。如外感辛凉解表中加荆芥、苏叶，以凉为主，凉温并用，透邪外达，荆芥、苏叶虽辛温解表，但其性缓和，用之不致过汗伤阴，且性味芳香透达，既防过寒，又能透发祛邪。

（三）温病治疗原则在儿科的应用

叶天士对温病卫、气、营、血各个阶段都有其独到的见解，提出了独特的治法。叶桂首先提出："温邪上受，首先犯肺，逆传心包。肺主气属卫，心主血属营……大凡看法，卫之后方言气，营之后方言血。"明确指出了温病的病因、病机、感邪途径、发病部位，同时把温病的整个病理过程，划分为卫、气、营、血四个不同阶段，以此作为辨证论治纲领，揭示了温病由卫到气，自营入血，由表入里，自浅入深发展变化的传变规律，以及它们之间独特的表里、内外、先后、深浅及顺逆传变的内在联系，反映了临床证候的动态变化，确立了在卫汗之可也，到气才可清气，入营犹可透热转气，入血就恐耗血动血直须凉血散血的一系列治则，确立了温病各病变阶段相应的治疗大法。温病初起，表证夹风、夹热，宜治分解之法，提出了"在表初用辛凉轻剂""夹风则加入薄荷、牛蒡之属，夹湿加芦根、滑石之流。或透风于热外，或渗湿于热下，不与热相搏，势必孤矣"。对邪气"始终在气分流连者"，用战汗透邪的方法。对气病有不传血分，而邪留三焦者，用分消上下的方法。"救阴不在血，而在津与汗，通阳不在温，而在利小便"，以及"务在先安未受邪之地"等独特见解，从而建立了温病辨证论治体系。吴鞠通制订的银翘散、桑菊饮辛凉解表方剂及加减，正是深受叶氏这一理论影响，在清气法上，特别强调清热生津治法的重要意义，认为梨皮、蔗浆等有很好的治疗作用，对温病热邪入营提出了透营转气、凉血散血的治法，这是前所未有的，属于温病学派的创造。邪入营血出现神昏谵语、抽风痉厥、舌质红绛等症，强调用清心开窍、凉肝息风法治疗，如犀角、鲜生地、连翘、石菖蒲、郁金、牛黄丸、至宝丹之类，这也是温病治法的新发展。由于这些治法的推广运用，提高了疗效，针对温病伤津的特点，把养阴法提到新的高度，贯穿到各个病程之中，故曰："救阴不在血，而在津与汗。"对于湿温病的治疗，"通阳不在温，而在利小便，然较之杂证，则有不同也"。提出了"分消上下""辛开苦泄""芳香逐秽""苦淡祛湿"等治法，补充了治疗湿温病的有效方法。叶天士清泄透达之法几乎贯穿卫气营血治疗的始终，其旨在层层透邪，领邪外达，使透邪法不仅局限于解表发汗，它还包括了辛平散表、辛凉解表、轻清气热、宣发表湿、透热转气、清泄营热、凉血透疹等。临床常用透邪法治疗高热重症，均获很好疗效。

吴鞠通确立三焦辨证，他广泛汲取《伤寒论》《温疫论》《临证指南医案》的成功经验，融会贯通。根据叶天士所说"河间温热，须究三焦"，提出"温病自口鼻而入，鼻气通于肺，口气通于胃，肺病逆传，则为心包。上焦病不治，则传中焦脾与胃也。中焦病不治，传下焦肝与肾也。始上焦，终下焦。"并提出三大治疗原则："治上焦如羽，非轻不举；治中焦如衡，非平不安；治下焦如权，非重不沉。"治疗温热病的这三大原则，是吴鞠通所创三焦辨证论治的高度概括，是他通过长期实践，从病情轻重、受邪深浅、所病部位、脏腑性质及药物性味功能等各方面因素，进行综合观察分析后提出的，这是吴鞠通遗留下的宝贵财富，具有很高的科学性。

"凡病温者，始于上焦，在手太阴"。吴鞠通以"上焦如羽"来比喻温病初起，病位在肺，邪位表浅，像羽毛一样轻浮，故只要用辛散轻清的方药，驱邪外出，可以达到祛邪而不伤正，这就是"治上焦如羽，非轻不举"的意义。

"治中焦如衡，非平不安"，衡是平衡的意思，病在中焦，说明邪已入里。治疗中焦的病证，首先要观察病位所在，即病在脾还是在胃，其次要分析伤阴还是伤阳，湿重还是热重，然后对症施治，对其调整，使其平衡。只有脾胃的升降、运纳、燥湿等功能保持相对平衡，方能身体健康；相反，如果违背了这个治疗原则，不去调整中焦脾胃功能，病情也就不容易减缓。

"治下焦如权，非重不沉"，其意是指下焦的病变，一般较重，多出现在温病的后期。此时往往阴精内劫，虚多实少，所以重用滋阴养血重镇的药物，在厥脱时重用温肾救逆的药物，这就是吴氏主张的"非重不沉"的意思。

经过温病学家的共同努力，关于温病治法，已系统总结归纳为解表、清气、和解、化湿、通下、清营、凉血（包括散血）、开窍息风、滋阴固脱等治法。这些治法是众多温病医家与温病作斗争不同阶段的经验总结。

这些疗法广泛应用于儿科临床。小儿温病传变迅速，具体应用时应灵活掌握，要特别注意卫气营血快速传变而出现的兼变证，比如卫气同病、气营两燔、表里相兼、虚实夹杂。正如吴鞠通所言："不奈三气发泄，邪之来势如奔马，其传变亦如掣电。""其用药也，稍呆则伤，稍不对症则莫知其乡。"

八、小儿脾胃学说的发展

（一）关于小儿脾常不足、"脾主困"的发挥

小儿脾常不足，源于元代朱丹溪的"肝常有余，脾常不足"说，明代儿科医家万全经过长期的实践研究，把丹溪此说应用于小儿科，并作为小儿脏腑的特点加以阐发。万氏认为小儿脾常不足，乃其"本脏之气"，《幼科发挥》云："云肝常有余，脾常不足者，此却是本脏之气也。盖肝乃少阳之气，儿之初生，如木方萌，乃少阳生长之气，以渐而壮，故有余也；肠胃脆薄，谷气未充，此脾所以不足也。"小儿处于发育阶段，急需水谷精微的濡养，但是小儿脏腑娇嫩，脾胃也尚未健全。《育婴家秘》指出："此所谓有余不足者，非经之虚实之谓也。"所谓"经之虚实"，即"邪气盛则实，精气夺则虚"，这明确小儿"脾常不足"是脾胃的生理状态，不是病理的虚弱。然而，小儿这

种"脾常不足"的状态又是造成脾胃失调，产生疾病的内在因素。小儿饮食不知自节，寒温不知自调，稍有不慎易伤脾胃，以致小儿脾胃疾病居多，因此万氏在《育婴家秘》中指出："饵之初生，脾薄而弱，乳食易伤，故曰脾常不足也。"此为其另一层意义。

"脾主困"是宋代名医钱乙提出来的，是对小儿脾胃病理特征的高度概括。但由于论之过简，加之词义笼统，未引起后世医家的足够重视，自张洁古易为"脾主湿"后，则被取而代之。万氏对小儿脾胃疾病的论述，也是在钱乙认识的基础上，又有所发挥，从虚实两方面阐发"脾主困"的含义，《育婴家秘》说："脾属土，其体静，故脾病喜困。"从脾的属性来说脾多困病（包含病证上的困顿和病机上的脾困不运）。《幼科发挥》又说："钱氏曰：脾主困，谓疲惫也，吐泻久则生风，饮食伤则成疳，易至疲惫也。此与肾主虚同。"明确指出脾虚至困。这里既有实证，又有虚证，而最终都是表现脾困的病理现象。因此"脾主困"对小儿来说，正是由于脾常不足的特点，一旦因邪实或正虚影响脾胃生生之气，则出现脾困不运的病理变化。"脾主困"一词虽经万全发挥，但在历史长河中仍未被引起足够重视，直至现代提出小儿运脾学说，它的理论意义才被重视。

（二）李中梓阐述"脾为后天之本"

明代李中梓在《医宗必读》中阐述了"脾为后天之本"的著名论点，"脾何以为后天之本？盖婴儿既生，一日不食则饥，七日不食则胃肠涸绝而死。经云：'安谷者昌，绝谷者亡'，胃气一绝，百药难施。一有此身，必资谷气，谷气入于胃，洒陈于六腑而气至，和调于五脏而血生，而人资之以为生者也，故曰后天之本在脾"。李氏主张，治后天之本宜分饮食、劳倦。治后天饮食伤者，用枳术丸消而补之；劳倦伤者，用补中益气汤升而补之。李氏学古而不泥于古，师众而各取所长，其宗赵献可、张介宾而重视先天，然补肾不专乎地黄；其宗张元素、李东垣重视后天，但治脾不胶于升柴。李氏对前人之经验，既能兼收并蓄，又能扬长避短，可谓淹贯众家之长，所以李中梓的学术思想在我国医学发展史上占有重要地位。李氏阐发的"脾为后天之本"的论述，对儿科来说意义更为现实而深远。

（三）脾胃治疗，贵为中和

以万全为代表的明代儿科医家，认为小儿脾胃的治疗贵在运，取其中和。如治疗小儿吐泻，万氏善用白术散：一是倍用葛根以鼓舞胃气；一是作大剂代茶饮，"常与无间"，使脾胃生生之气渐复。他在《幼科发挥》中说："小儿泄泻，依法治之不效者，脾胃已衰，不能转运药性以施变化……白术散主之。"小儿脾胃虽本质嫩弱，但生生之气旺盛，不可峻补。他针对当时的一些流弊，主张"调理但取其平，补泻无过其剂""当攻补兼用，不可偏补偏攻""今之调脾胃者，不知中和之道，偏之为害。喜补而恶攻，害于攻大，害于补者岂小小哉"。又说："病有可攻者，急攻之。"但强调"虽有可攻，犹不可犯其胃气"。如"轻粉之去痰、硫黄之回阳、有毒之药皆宜远之",还进一步指出：脾喜温而恶寒,胃喜清凉而恶热,用药偏于寒而伤脾,偏热则伤胃,制方之法宜五味相济、四气具备。

同时,万全还强调脾胃与五脏的关系,提出"五脏以胃气为本,赖其滋养……如五脏有病,或补或泄,慎勿犯胃气",运用了"安五脏调脾胃"和"调脾胃安五脏"的治疗原则,抓住脾胃与其他脏腑的关系,着眼于脾胃,扶助脾胃,促进疾病痊愈,以利于机体恢复。《幼科发挥》将脾胃疾病分脾经主病、脾经兼证、脾所生病三大类。脾经主病为：脾主困,实则日晡身热饮水,虚则吐泻生风。脾所生病则有：肿病、胀病、腹痛(有虫有积)、积痛、吐泻、呕吐、泄泻、痢疾、疟、疳、疸。对于"脾经兼证",万密斋认为诸困睡、不嗜食、吐泻,皆本脾脏本病。兼见肝证,初伤风吐泻、恶风发热、烦急顿闷,宜发散,惺惺散主之；若先吐泻后变慢惊风者,预后不好。兼见心证,发热昏睡、梦中惊悸,宜东垣安神丸；渴饮水,辰砂五苓散。总之,万氏根据病情的不同,或以治兼脏为主,如惺惺散之治肝,葶苈丸之治肺；或以治本脏为主,如调元散以扶脾以治疗项软不举、兼治疗肾之证一案(《幼科发挥》载)。万氏还认为,"如五脏有病,或泻或补,慎勿犯其胃气"；对于久病,主张"只以补脾为主,补其正气,则病自愈"。对小儿脾胃疾病的治疗,从小儿脾胃特点出发,形成了一套"补而不碍滞、消而不伤正"治疗方法。

万全特别重视饮食调节对脾胃的重要性,他提出"节戒饮食"也是小儿防病的重要手段之一。《幼科发挥·原病论》说："胃者主纳受,脾者主运化。脾胃壮实,四肢安宁；脾胃虚弱,百病蜂起。故调理脾胃者,医中之王道也；节戒饮食者,却病之良方也。"

清代儿科医家陈复正在调治脾胃方面,一方面主张节乳食,适寒温,一方面不重消磨而以扶补为本,崇尚冯楚瞻《锦囊秘诀》之说,认为脾强者不伤,"小儿伤食皆由胃气怯弱所致""大凡小儿元气完固,脾胃素强者,多食不伤",反对动辄消磨,慎用苦寒攻伐。"若积因脾虚,不能健运药力者,或消补并行,或补多消少,或先补后消。洁古所谓养正而积自消,故前人破滞削坚之药,必假参、术赞助成功……凡用攻下取积之药,必先补其胃气,如六君之类,预服数剂,扶其元神,然后下之,免伤胃气也。如小儿体质素怯者,虽有积必不宜下,当以补为消,六君子汤加莪术、木香,共为细末,姜汁打神曲糊丸,每一二钱,米汤下,久服自消",他在《幼幼集成·伤食证治》中力辟古人之滥用山楂、神曲、麦芽等消食之药,认为"大凡小儿伤食,皆由胃气怯弱所致……孰知平胃者,胃中有高阜,则使平之,一平即止,不可过剂,过则平地反成坎矣。又不若枳实丸为胜,方为洁古老人所剩,用枳实一两,白术二两,补多于消,先补而后消也。"陈复正推崇张洁古将仲景枳术汤易为丸剂,誉之"诚为伤食运化之良方",用于治疗不同的小儿脾胃病,并有加藿香、砂仁治不思饮食,加广皮、法半夏,治体肥有痰等变方。

　　清代医家叶天士精于儿科，他对脾胃有独到见解，强调脾升胃降、运化有常的重要性，如"脾宜升运，胃宜通降"；"脾宜升则健，胃宜降则和"。吴瑭也精于儿科，他则提出："古称难治者，莫如小儿……其用药也，稍呆则滞，稍重则伤。"反对小儿用药过于呆补壅滞，或过于克伐伤正，这也是针对小儿脾胃娇嫩易受损伤，脏气清灵，随拔随应的生理病理特点而提出的重要观点，丰富了小儿脾胃学说的理论与实践。

九、小儿外治的兴起

（一）运用外治法救治小儿急症

　　夏禹铸《幼科铁镜》提出拿、推、灯火、灸的四种外治法。如拿法："如惊痰筑甚，昏昏不省人事，于不抽掣时，把精威二穴对拿紧，不咬齿、不摇头、不直视、人亦无挣声的模样，将儿面向我，以我两手骑儿肩，大指握前，以第二两指并狠狠揉肺俞两穴。"然后"急灸肺俞穴各三壮"。

　　清代陈复正《幼幼集成》对夏氏的灯火与艾灸疗法有继承并有所创新。陈复正学术思想深受清·夏禹铸《幼科铁镜》之影响，在其外治法中可以窥见一斑。夏氏有灯火十三燋，陈复正发展为"全身灯火"六十四燋，谓"古今灯火，唯此有经有府，有理有法，无有出其右者""诚幼科第一捷法，实有起死回生之功""盖小儿受病，由经络凝滞，脏气不舒，以火散之，方得脏气流通，荣卫宣畅"。凡小儿中恶、客忤，以及痰闭、火闭、风闭，乍然卒死，即以此火醒之，能疏风散表、行气利痰、解郁开胸、醒昏定搐。为便于记忆和流传，陈复正绘图作歌（"集成神火图"及"集成神火歌"），并详述用火之适应证及宜忌，明确指出，全身灯火为实邪升散之用，倘涉久病体虚，忽然精神溃乱，人事昏沉，则须用"回生艾火"挽之。具体操作以隔姜灸尾闾、命门，每穴以三炷为度，而后再取脐下阴交穴依前法灸之，功能使散失之元阳收归气海，固其根蒂。神火之功效对后世影响较大，至今民间还广为流传灯火照、打、爆各种疗法，用来治疗外疡肿毒诸症。

　　陈复正在广搜博采的基础上，独创"神奇外治法"九条，即：疏表法、清里法、解烦法、开闭法、引痰法、暖痰法、通脉法、定痛法、纳气法。如"疏表法"（《理瀹骈文》更名为"葱汁麻油疏表法"），治邪热在表，能疏通腠理、宣行经络；"清里法"治邪已入里，能滋阴退热，拔毒凉肌；"解烦法"治毒盛热极，取胃口（任脉上脘、中脘穴）、手足心、四肢多种穴位病位，分杀病势；"开闭法"治风痰闭塞，以药布包从头项背胸四肢往下热熨，以太阳膀胱经循背主管一身卫阳，督脉行脊为阳经之海；又脏腑病皆可治背，前与后募俞亦相应，故治背为主以通阳豁痰、倏然醒之；"引痰法"治痰喘有升无降，用生白矾加面粉、好醋和作小饼，贴两足心，上病下治，为后世医家广为采用；此外，还有"暖痰法""纳气法""通脉法""定痛法"等，均"非古书所有……异授心传，经验既久，神应无方"，正所谓以得诸心者传诸世，能济人于无穷。

（二）外治疗法与外治方药丰富多彩

薛己父子在《保婴撮要》中对各类小儿外科病证做了比较全面的论述。薛氏治病除以内治，活用清、消、补、托诸法外，常灵活配合使用药物外治、针灸、切开缝合手术等疗法。以胎毒疮疖为例，《保婴撮要·胎毒疮疖》云："如发于两耳眉活耳前后发际之间，属手少阳经……当随各经所主五脏胜负，及乳母食啖厚味郁怒所传致而调治之，不可彻用化毒、犀角等丸。"并结合外治之法治疗。据统计，《保婴撮要》中论及的小儿外科、眼科、耳鼻咽喉科、口齿科、肛肠科、皮肤科、骨伤科病证达 70 种以上，使中医小儿外科学专科初步形成。

在外治法中，陈复正特别重视脐疗和灯火疗法，"脐为百风总窍，五脏寒门，道家谓之下丹田，为人身之命蒂……八脉九窍，经纬联络，为真息往来之路，坎离交会之乡"。具体脐疗方法与适应证都较多，例如，乱发烧灰及枯矾等分为细末敷脐治脐突；五倍子研末醋和作饼贴脐治汗；商陆五钱研末、入麝香少许，先以旧夏布盖脐上，将药放布上治小便不通；葱（连须）、姜、豆豉、盐同捣烂作饼，烘热掩脐，以帛扎定治中下二焦积热、大小便秘；五倍子研末津唾和作饼子纳脐治夜啼；艾叶烧灰填脐治脐风撮口；糯米一升炒热、以布包之，分作二包于脐腹上轮换熨之，助其脾气转运，治饮食停滞、饱闷不消等。

据《幼幼集成》记载，有关各疾病的外治法有：治脐疾的针挑、外敷；治霍乱的针刺、火焠、刮痧；治腹痛的隔花椒饼灸法、熨法、按摩、贴敷；治蛔虫症的苦楝根皮的药食同服法、按搓法；治积的生姜、紫苏煎汤浴摩、熨法；治疳证的搽药、涂药、吹药；治肿胀的油杉红煎汤熏洗；治黄疸的茵陈、生姜擦熨；治诸汗的五倍子醋调敷脐及旧蒲扇灰与糯米粉扑法；治夜啼的五倍子醋调敷脐；预防疟疾的烧檀熏香法；治疝气的灸张迷、章门穴法；治二便不通的肛门导法、皂角熏法；治小便不通的商陆麝香敷脐、苏叶煎汤熏洗、葱白或食盐热熨、皂角末吹鼻取嚏、食盐探吐等法；治解颅囟陷的敷囟法；治目疾熏洗、贴药、点眼药；治鼻衄的冷水浸发梢、蒜泥贴脚心、线扎手中指根、乱发或栀子烧灰吹鼻等法；治鼻疾的吹鼻、涂敷法；治耳病的滴耳药；治口疮口疳的吹药、搽药、吴茱萸醋调贴脚心等；治疗口唇肿黑及丹毒的磁锋砭法；治舌齿病的搽洗、涂药，治咽喉病的吹药；治异物梗喉的各种外治法；治火丹的涂敷；治诸疮瘰病的涂敷药；治杨梅疮的点药；治疗疮疖的各种杂治；以及治汤火烧伤的外治法等。这些外治方药均经陈氏亲历校验，疗效确切。

十、小儿针灸推拿学成为独立的学科

儿科治疗学的一个重要组成部分——小儿推拿按摩，其雏形形成于秦汉。西汉《五十二病方》载有"以匕周抿婴儿瘛所"治小儿惊搐，汉代《神农本草经》有"用雷丸作摩膏，治小儿百病"之记载。隋代太医院已设按摩科，唐承隋制，太医院仍设按

摩科，唐代名医孙思邈是我国第一位重视小儿按摩保健的医家，他在《千金要方·少小婴孺方》中载："小儿虽无病，早起常以膏摩囟上及手足心，甚辟风寒。"另外，当时的《外台秘要》中有对小儿夜啼采用摩儿头及脊背疗法的记载。宋《太平圣惠方》有关于膏摩法治疗小儿病症的记载，《苏沈良方》载有民间单纯用推拿手法治小儿脐风，经过宋金元的继承和实际应用的推广之后，小儿按摩术得到很大的发展，宋金元时期的张从正提出不药之药及服药畏慎的理论，创多种非药物疗法，认为汗、吐、下三法不拘于药物，特别是将按摩的作用列为中医汗法，将推拿操作与中医治则（如汗法）结合，对明代周于蕃所辑《小儿推拿秘诀》中创立汗、吐、下三种推拿操作法无疑有启示作用。明初，太医院设按摩科，按摩术又与导引结合，形成养生学体系。明隆庆五年（1571）太医院改组，由十三科转为十一科，按摩科又被取消，受术对象转向婴幼儿，出现"按摩"的变通学科名"推拿"，涌现大量儿科按摩文献，如杨继洲《针灸大成》中收录的四明陈氏的《小儿按摩经》、龚廷贤的《小儿推拿活婴全书》、龚居中《幼科百效全书》、周于蕃《小儿推拿秘诀》等。清代的小儿推拿文献也很多，如熊应雄的《小儿推拿广意》、骆如龙的《幼科推拿秘书》、夏云集的《保赤推拿法》、张振鋆的《厘正按摩要术》等，从而形成了小儿推拿术的独特体系，极大程度上提高了小儿推拿治疗学的水平，"小儿推拿学"已经作为一门独立的学科而得以飞速发展。

（一）小儿推拿之名的确立

小儿按摩，最初多以药摩为主，如明中叶的《韩氏医通》仍承此说，云："八岁以下小儿，予戒投药，有疾但以所宜药为细末，调香油，令人热蘸，按摩患处……或煎汤，用绢帛染拭，任意活法，但使药气由毛孔穴络，熏蒸透达。"至沈宁在《万氏医贯》（1567）中提出"推"的概念，他说："推法者，乃针灸按摩之意也。经曰：毋刺太虚。夫推陷之法，壮实者可用之；如怯弱者，其气不行，推则有汗，反伤元气也。"万全亦云："推法者，乃发表之意……推法者，乃针灸按摩之遗义也。"明代隆庆五年（1571），太医院从十三科减为十一科，按摩科和祝由科被撤销，在明代初期（1368～1571）这两百余年间，按摩医学的发展在唐代后又一次陷入低谷，这就是按摩科的"隆庆之变"。据史料考证，隆庆之父嘉靖帝（明世宗）素来访求方士，好道求仙，史上有名。因为嘉靖崇道，所以"四方奸人段朝用、龚可佩、蓝道行、王金、胡大顺、蓝田玉之属，咸以烧炼符咒荧惑天子"，其中不懂医术的王金仅以"献灵芝"和"献五色龟"就曾被嘉靖帝授为御医。不可思议的是，除王金之外，嘉靖帝还曾把道士申世文拔擢为太医院医士。正是因为曾有王金之类"好黄白术"的道士们滥竽充数于太医院之中并掌握行政大权，故隆庆以及内阁大臣高拱借整治吏政之时开始对太医院来了一次改制。当时的太医院设有十三科，被嘉靖封为御医、不学无术的王金等最容易站住脚跟的只能是祝由科，其次是按摩科，这就是按摩和祝由科被撤销的原因。改制以后的太医院内有关按摩的医疗业务，成人方面可能归于正骨科所掌，小儿方面则可能归属于小方脉科，即小儿科。后者以万历年间太医龚廷贤所撰《小儿推拿方脉活婴秘旨全书》的书名里有"方脉"一词为证。根据龚廷贤的履历和著述，他的专业术攻方向应该是在"大方脉"和"小方脉"，绝对不会兼业正骨。也就是说，在隆庆五年改制太医院之后，才正式出现一门新的学科，即小儿推拿。"隆庆之变"后的万历年间（1572～1620），小儿推拿驰名全国，并由太医院御医（如龚廷贤、姚国桢、龚居中）亲自操术并撰述，此起端与明代泰昌元年（1620）黄贞甫所著《推拿秘旨》壶天逸叟序记载的马郎之事迹有关：弘治年间（1488～1505），马郎用小儿按摩术治愈当时住在湖广安陆府（今湖北省钟祥市）的朱厚熜（后成为明世宗嘉靖帝）初生惊风（朱厚熜实际是正德年间的1507年降生），并于世宗皇帝在位的嘉靖年间（1522～1566），以小儿推拿术显赫当时，且在宫廷传授此术。这确立了小儿推拿有确切疗效的学科地位，从此小儿推拿得以迅速流传，许多医家陆续搜集、参订小儿推拿文献，至此，最初的小儿药摩法过渡到了单纯采用手法治疗小儿疾病的小儿推拿疗法。

（二）小儿推拿术的提高与广泛运用

进入明代后，小儿推拿术有了极大的提高，小儿推拿在儿科临床上开始广泛运用，出现了一批专门从事小儿推拿的医家，小儿推拿术的专著也日益增多。

小儿推拿治疗学的第一部专著《小儿按摩经》（四明陈氏撰著）收载于公元1601年版的《针灸大成》中，此书又名《保婴神术》，是对明代以前小儿推拿术的系统总结。书中对小儿推拿常用手法、复式操作及手法运用的先后次序均有论述，穴位方面，有点、线、面三种，并有穴位图示。在应用上，涉及以急、慢惊风为主的多种小儿急慢性疾病的治疗，范围广泛。

晚于《小儿按摩经》的《小儿推拿活婴全书》（又名《小儿推拿秘旨》，明龚廷贤著，1604年），则将小儿推拿术及其运用推进到了一个新的高度。书中记载了常用的12种复合手法名称、操作及主治病证；同时，还论述了掌上、掌面、掌背诸穴的推拿方法与主病，且均以图示之。如"'黄蜂入洞'治冷痰，阴症第一；'水底捞月'主化痰，潮热无双；'凤凰单展翅'同'乌双龙摆尾'之功；'老翁绞'合'猿猴摘果'之用；'打马过天河'止呕，兼止痢；'二龙戏珠'利结止搐之猛将；'猿猴摘果'祛痰截疟之先锋。"并运用一些介质，如"慢惊风……掐住眉心良久，太阳、心演推之……香油调粉推之……夜啼惊……用生姜、潮粉、桃皮、飞盐堆……兔丝惊……二十'水底捞月'，葱水推之蛤粉擦。"该书的问世，标志着"小儿推拿学"已经作为一门独立的学科而得到以飞速发展。

出版于1605年的《小儿推拿秘诀》，为周于蕃著，万历年间三次刊刻，是《明史》所列对明代医学作出贡献的五十八种医书中唯一的一本小儿推拿专著。据该书原序和周氏初刻的自序知，该书非其自著，原著成书更早，是辑录了嘉靖年间（1522～1566）马郎宫廷授术所著的《马郎按摩》而成，周氏"忽一旦偶得之，若有所授之焉者。然又不无错谬，细心历访诸方士，暨凡业此术者，陆续参订，有得即录之"。该书规范了小儿推拿手技：凡推各指，医人以左手大食二指拿所推之指，以右手大指自指巅推至指根而止。推三关、退六腑亦以左大食中三指对拿总筋处，而三关以右大指推，六腑以右中指退，但俱长不过二寸。图示左手为辅助手（简称持手、辅手），右手为操作手（简称操手），持手固定患儿肢体，暴露穴部，便于操手"随便""活法"施术。另外，该书讲究中医治则和推拿操作的辨证配伍之应用，如"此取汗诸法，不拘何症，但有病俱用之……若自汗者，亦用此以取其汗，但汗后须多补脾土以收之（汗收并用）""口中插舌乃心经有热，退六腑、水里捞明月、清天河为主；四肢冷弱，推三关、补脾土、四横纹为主"等。

儿科医家万全，不仅将掐、拿等手法用于儿科，对小儿常见病也主张用推拿之法。如治疗小儿伤风，云："恶寒病在表，败毒拿法好。"又如惊风之治："惊来掐人中、虎口、拿总筋。"值得一提的是，万全还记载有一例因推拿不当而失治的病案，从反面探讨小儿推拿的宜忌与注意事项。万全对小儿推拿术的广泛实践和探讨，无疑推动了小儿推拿学术体系的创立，提高了小儿推拿术的应用水平，并使这一疗法在儿科治疗学中所占的比重越来越大。

清·熊运英在《小儿推拿广意》中对推拿的功用、小儿病的诊断方法进行了详细的论述，并结合病证分别介绍了推拿部位、图示操作方法，以图解和文字相结合的形式，对小儿推拿常用的 21 种手法进行了阐述，同时对小儿常见病症的推拿治疗手法进行了详细的叙述。其特点还表现在重视小儿三关部位的推拿，指出："风、气、命为虎口三关……小儿有疾，必须推之，乃不易之法。"

骆如龙《幼科推拿秘术》（1785）。详述推拿穴位，并分头脑、面、手指、阴掌、阳掌、阴膊、阳膊、前身、脊背、腿足各部，并图示之。同时，对推拿的基本理论进行了阐述，认为推拿原理在于"以其手足，联络脏腑，内应外通"。并指出推拿应用范围，如"推拿小儿，由初生月内，以及周年、三、五岁时，手法少，去病速，良甚便也；及八、九、十岁，童年渐长，难施手法之万遍，必以药饵济之"。且论述了 42 种单、复手法，对常用的 12 大手法予以详细的注释，同时附有"幼科药方"，以助其推拿之不及。

清·张振鋆精于推拿，有感于周于蕃《小儿推拿秘诀》抄本之"次序错乱，辞语鄙陋"之故，而为之增补、校订，善加纂辑，析为 4 卷，并易名为《厘正按摩要术》（1888）。该书详细论述了推拿手法的外治法，把各种推拿手法总结为按、摩、掐、揉、推、运、搓、摇八法。对于每一手法的操作、运用及具体病证的治疗，均予以详细记载。并记载了具有汗、吐、下、疏表、清里、解烦、开闭、引痰、暖痰、纳气、定脉、定痛等功效的 12 种外治法，或者直接运用手法、药物外敷，或者两者结合使用，从而达到治疗功效。根据治疗采用的器具不同，该书又将推拿外治法分针法、灸法、砭法、浴法、熨法等 7 种，这 7 种外治法都采用了一定的器械或药物，并对于各种穴位、手法，皆以图示之。

总之，明清时期小儿推拿按摩在治疗小儿疾病的方面，已经积累了丰富的经验，小儿推拿术得到了较大的发展，专著甚多，从而形成了小儿推拿术的独特体系，在很大程度上提高小儿治疗学的水平。

十一、小儿护养学说的发展

明清时期，注重对儿童的护养，其中，最为突出的是明代医家万全，就不同年龄阶段的儿童，提出了养育的要点，即"育婴四法"的儿童保健学说。《育婴秘诀》说："一曰预养以培元，二曰胎养以保其真，三曰蓐养以防其变，四曰鞠养以慎其疾。预养者，即调元之意也；胎养者，即保胎之道也；蓐养者，即护产之法也；鞠养者，即育婴之教也。"首先注意小儿先天的培护，父母不可乱服壮阳、暖宫之药，男子慎养其精，女子静养其血，交合时"两情欣洽"等要领。胎养，即养胎护胎之道，提出调喜怒、节嗜欲、作劳不妄、节五味之食、不可妄投药饵等要领。蓐养，即围生期保健，介绍了回气、拭口、断脐、解胎毒、浴儿、哺儿等方法。鞠养要点，万氏强调节饮食和寒温，《育婴秘诀·鞠养以慎其疾四》说："养子须调护，看成莫纵驰，乳多终损胃，食壅即伤脾，裳厚非为益，衣单正所宜，无风频见日，寒暑顺天时。"万氏还在疾病治疗中重视小儿心理因素强调心身并治。万氏的这些对小儿养育的论述，较系统地阐明了中医儿童保健学的理论与实践，为小儿护养增添了新的内容。

明清的许多儿科著作，对小儿保健养护都有很好的记述，兹摘录几则如下。

秦昌遇《幼科折中》："衣服当随寒热加减，但令背暖，亦勿令出汗，恐表虚风邪易伤。哺乳亦不宜过饱，若宿滞不化，用消乳丸治之……须令乳母预慎七情六欲……则乳汁清宁，儿不致疾，否则阴阳偏胜，气血沸腾，乳汁败坏，必生诸疾。若屡用药饵，则脏腑阴损，多变败症，不可不慎矣。大抵保婴之法，未病则调治乳母，即病则审治孩儿，亦必兼治其母为善。"

《保婴易知录·眠儿法》："眠儿以甘菊花瓣实枕，以其能清头目也……卧儿幼旧布多层，衬儿受尿，轮流洗晒最妙。有用布袋，盛稻柴灰以收湿者。若甫离灶突，火毒未出，儿中之，必生丹毒、惊痫等恶症。必须将灰筛净，预贮数日，然后用之，庶乎无碍。"

《小儿病·保婴要诀》又："小儿睡眠，每日至少要十四小时。日间不可当风，亦不可遮紧。夜间俟吮乳饱后，须与母离开，若抱紧睡，诚恐过暖生热，又恐母气呼吸，吹乳囟门，变生诸症，此亦慎疾之道也……妇人暑天畏热，最喜挥扇，日间对儿醒挥尚易致疾，况夜间儿睡，毛孔大开，而亦在床对之手不停挥，致儿感受风寒。深入脏腑，或咳嗽，或发热，或腹病，或吐泻，变生诸症。所以小儿之病，入夏更多者，只是故也。而妇人冬天畏冷，又喜熏火，恐儿亦冷，将火放于桶下，将儿立于桶上，甚致火炽热炙，啼哭不已而亦不顾，以致热郁成疾，而不自觉也。"

《景岳全书·小儿则》："小儿之体柔嫩，易实易虚，用药一误，生死立判，所以药不可轻投也。故子和有'过爱小儿反害小儿'论，丹溪有'慈幼论'，不可不观。试观贫穷之家，食物淡薄，衣裳不周，有病无药，生子多育，可见小儿有病不必服药，以调和为要。"

《女学篇·襁褓教育》："父母之待儿童，言必有信。常见小儿，当啼哭之时，长者多方哄骗，或许给食物，或许市玩物，迨过时而亦忘之，或随时教以诳语，以博玩笑，皆非所宜。缘小儿自幼习惯如是，将终其身，不以失信为非矣，遂至言而无信。教子者，尚其留意也。"

另外，薛己《保婴撮要》非常重视乳母对婴儿身体的影响，凡因乳母的体质、情绪、饮食、疾病等因素所引起的小儿病，必须同时治疗乳母与婴儿。薛氏还提出"药从乳传"的论点，认为药物的有效成分可以通过乳汁对小儿起治疗作用，某些小儿病可以通过调治乳母的方法治愈，今已为现代医学所证明。

清代张振鋆编撰的《鬻婴提要说》（1889）是论小儿养育调护的专著。

十二、小儿预防医学的发展

（一）人痘接种术的发明

人痘接种术始于何时、何人，至今不详。董玉山在《牛痘新书》（1884）中说："考上世无种痘，诸经自唐开元间，江南赵氏，始传势苗种痘之法。"该书成书较晚，所引资料未见之他书，虽有时代，有姓氏，有具体种痘方法，但缺少细节，是一个存疑孤证。但在唐代孙思邈所著《备急千金要方》卷5下"痈疽瘰疬"中，有用脓汁接种以防治一些疖肿疣疵的方法。另，在敦煌药方中，有"兔皮疗豌豆疮方"，据此推测，唐代发明人痘接种是有可能的。

朱纯嘏《痘疹定论》（1713）卷二"种痘法"提出，人痘接种始于北宋。"宋仁宗时丞相王旦，生子俱苦于痘，后生子素，召集诸医，探问方药。时有四川人清风，陈说：'峨眉山有神医能种痘，百不失一……'不逾月，神医到京。见王素，摩其顶曰：'此子可种'，即于次日种痘，至七日发热，后十二日，正痘已结痂矣。由是王旦喜极而厚谢焉"。其中"仁宗"当为"真宗"之误。《御纂医宗金鉴》（1742）也持这一说法，谓："古有种痘一法，起自江右，达于京畿。究其所源，云自真宗时峨眉山有神人出，为丞相王旦之子种痘而愈，遂传于世。"有云此说不确，姑存待考。

俞茂鲲《痘科金镜赋集解》（1727）则谓种痘术起源于明代："闻种痘法起于明隆庆年间，宁国府太平县，姓氏失考，得之异人丹家之传，由此蔓延天下。至今种花者，宁国人居多。"张琰的《种痘新书》（1741）自序云："余祖承聂久吾先生之教，种痘箕裘，已经数代。"由所叙可知张氏之父是位种人痘专家，由其祖所传，其祖又得之聂久吾，聂久吾乃明代医家，种痘术已连续数代。以上记述均可证实，明代已有种痘术之发明。

至清康熙时，种痘法已经风行南北各地。张璐的《张氏医通》（1695）说："迩年有种痘之术，始自江右，达于燕齐，近则遍行南北。"俞茂鲲说："近来种花一道，无论乡村城市，各处盛行。"1681年，当朱纯嘏把种痘法介绍给清廷后，清政府极力支持，康熙帝亲自下令推广。1682年，康熙在《庭训格言》中说"国初人多畏出痘，至朕得种痘方，诸子女及尔等子女皆以种痘得无恶。今边外四十九旗，俱命种痘，凡所种者，皆得善愈"。由于种痘的普遍推广，有效地防止了天花的流行。

关于人痘接种的具体方法，张璐在《张氏医通》之"种痘说"中有云："原其种痘之苗，别无他药，唯是盗取痘儿标粒之浆，收入棉内，纳入鼻孔……如痘浆不得资，痘痂亦可发苗；痘痂无可窃，则以新出痘儿所服之衣，与他儿服之，亦能出痘。"

这里已提到痘浆法、痘痂法、痘衣法，清中期后变得更加成熟和完善。清·朱贻梁的《种痘心法》说："痘苗传播愈久，药力提拔愈清，工人的选炼愈熟，火毒汰尽，精气独存，所以很安全而无害处。如果时苗能连续种七次，精加选炼即为熟苗。"这种通过连续接种和多次选炼的痘苗，其毒性大大降低，使用更加安全，是完全合乎现代免疫学科学道理的。

（二）人痘接种术的推广与历史意义

1. 官方的重视与推广

人痘接种术自发明以后，一直在民间秘密流传，口传心授，笔之于书甚少。当时安徽宁国府太平县（今黄山市）为全国人痘接种中心，种痘师多半来此习得其术并购买痘苗。

清初满族人入关之前，尚无天花，清兵入关，有一大批兵士遭受天花传染，原因是北地寒冷，未受天花侵袭，他们多不具有免疫力，清朝皇帝福临（顺治），即是死于天花，这件事的直接后果是其子玄烨（康熙）因未出痘而被隔离于紫禁城外，不能尽孝，乃成终天之恨。即位之后，当他知道有种人痘可预防天花时，马上下诏征集种痘医师，并加考选。江西的朱纯嘏和陈滢祥二人，于是成了皇家种痘师，不但为皇子孙种痘，而且赴内蒙古科尔沁、鄂尔多斯等地治痘及为诸藩子女种痘，康熙皇帝为此特为朱纯嘏赐府宅、授官爵。康熙皇帝在《庭训格言》中对自己推广种痘成绩特别满意。

朱纯嘏著《痘疹定论》详细记述了种痘之法。至乾隆年间由朝廷组织撰写的《御纂医宗金鉴》，作为国家规范的医学典籍，"取专科世业，屡经试验方法"，撰成"幼科种痘心法要旨"收入书中，这也充分表明了官方提倡和推广的态度，亦使种痘法标准化了。

这种官方的推广，至少使官宦大臣富有之家的儿童，普遍实行了种痘，但庶民贫寒阶层未必尽能得益。经过数十年乃至百年的官方和民间医生推广，至此人痘之术，渐渐深入人心。民间种人痘之术，一直到20世纪上半叶还流行不殆。

2. 人痘接种的技术改进与推行

人痘接种在发明之时究竟所用何法，因乏资料，今不得而知。《张氏医通》记载的有痘浆法、痘痂法、痘衣法，其中痘痂法又分旱苗、水苗两种，故合计共四种方法。推测痘衣法为最原始粗糙一种，不过简便易行，只要将患天花小儿所穿内衣脱下，令未病小儿穿之即可造成一次传染接种，但成功率较低；痘浆法或亦早期所曾施行，将患儿痘疱挑破，直取其浆接种，传染既烈，且损患儿甚重，所以被斥为"不仁"。后来的事实，痘衣法尚间有之，痘浆法则基本绝迹。

水苗法可能是痘浆法改良而来。按照《医宗金鉴》的描述，是将新棉摊成薄片，将痘痂研细调以净水，裹于其中，然后塞入鼻孔，男左女右，系以红线，免被吸入或咽下，6个时辰（12小时）后取出。此种法较为安全可靠，特别是说"既种之后，小儿无受伤之处"。

水苗法又称"塞鼻法"，旱苗法则另称"吹鼻法"，较水苗法为晚起。《医宗金鉴》云："旱苗种法，用银管约长五、六寸，曲其颈，碾痘痂极细，纳于管端，按男左女右，对准鼻孔吹入之。"此法可靠性不如水苗法，轻吹则不入，重吹则迅烈难当，涕多则苗随涕去，因此当时还是认为应"独取水苗"。

苗种的选择、保蓄、精炼，也是人痘成功与否的关键。所谓"丹苗"，即是最好的苗种，按照现代科学的意义，是人天花经过传代培养保存的纯种疫苗。郑望颐《种痘方》中说："必要用种出之痘，发下之痂、谓之'种苗'……若其出天花之痂，谓之'时苗'。""种苗"又称"熟苗"。朱弈梁《种痘心法》中指出，此种"熟苗"是由"时苗"经传代培养精练而得出的。"若时苗能连种七次，精加选炼，即为熟苗。不可不知""其苗传种愈久，则药力之提拨愈精，人工之选炼愈熟，火毒汰尽，精气独存，所以万全而无患也"。活疫苗反复传代培养，可以保留免疫抗原性而减低其毒力。

收取苗种，要及时用纸包固，纳小竹筒中，并塞其口，不令泄气，或者贮于新瓷瓶内，以物密复，置洁净之所，清凉之处。依法藏蓄，春天可保存三四十日，夏天可保存二十余日，冬天可保存四五十日。李约瑟博士进一步指出这样的藏苗过程，还是一个减毒过程。（李约瑟：中国与免疫学的起源，参见《中国药学报》1983，5：10）。

随着人痘接种技术的不断改进和成熟、精细，其效果和安全性都大为提高，正因如此，在那天花猖獗流行的年代，人痘接种术受到中外人士的普遍欢迎。从历史文献记载中看，人痘接种的成功率极高，效果和安全性都堪称一流。

在没有免疫力的情况下，天花是人人要罹患的危险疾病。当时张琰劝人预防接种人痘，他的接种成功率很高，失败仅占2%～2.5%。徐大椿是一位颇为挑剔的医家兼医学评论家。他在《兰台轨范》中有一评述：估计天花的自然死亡率在80%～90%，种人痘的失败率为1%。原因是"苗之不善"，种痘方法是很好的。

人痘接种术在中国是成功的，并且随着技术改进而显得更加成功；它绝不等同于"一次人工的天花传染"。

3. 人痘接种术在国外的传播

人痘接种的技术发明，在世界医学史上无疑是一项重大突破。此项技术，17 世纪便先后流传到土耳其、英国、俄罗斯、朝鲜、日本各国及欧非地区。

俄国人则较早派人来学痘医。俞正燮《癸巳存稿》（1713）云："康熙时俄罗斯遣人到中国学痘医，由撒纳衙门移会理藩院衙内，在京城肄业。"

康熙二十八年（1689）中俄《尼布楚条约》签订，俄国政府选派留学生来华；时值俄国天花流行，部分留学生即以专门学习痘科。康熙二十年恰召朱纯嘏等种人痘并推广之，俄国人学痘医当然不会放过这个机会。人痘法于是很快传到了俄国，并在俄境广为推行。俄国人又将种痘术传至非洲，首先在突尼斯施行。为保证黑奴贸易，乃得普行于全非，又因黑奴贩运到美，种人痘法遂传美国。据英·李约瑟博士考查，早在公元 1700 年之前，已有在中国的传教士写信给英国皇家学会，谈到中国种痘之术，但未获重视。

Dyer Ball《中国风土人民事物记》中也提到："说也奇怪，像其他许多事物一样，种痘术似也是由中国传入西方的。这术约八百年前，中国宋朝已经应用，于 1721 年由驻君士坦丁堡的英国公使夫人蒙拉格氏（即蒙塔古）最早介绍来英国。"

土耳其的种痘术传自中国，再由土耳其传到英国，法国则在伏尔泰的再三呼吁后，也传入了人痘接种术。

近邻的朝鲜和日本接受种人痘法反晚于欧美。大约乾隆二十八年（1763）方传至朝鲜。1744 年，福州商贾李仁山到长崎，后奉长崎镇台之命种痘，医者柳隆元、堀江道元从其学。李仁山并著《种痘说》（日译本称《李仁山种痘和解》）。

至 1778 年，有人将《医宗金鉴》种痘卷拔萃，题为《种痘心法》刊行，至此种痘之法广为流传。

4. 人痘接种术发明的历史意义

人痘接种法无疑是中国人民最伟大的历史创造之一，它造福于全人类并促进了医学科学的发展，其意义不亚于四大发明在世界历史上的贡献。它本身曾有效地预防了无数次天花流行，拯救了难以计数的孩子的生命；也使许多人免于麻子、残废等天花后遗症的困扰。

公元 1742 年刊行的《御纂医宗金鉴》就明确指出："若夫种痘一法，则由曲逆就顺，化险为平，欲以人定胜天者也。自宋以后，始有是法，皆互相传授，未有成书。"明确指出人痘接种术有人定胜天、化险为平、曲逆就顺、造福人类的伟大意义。而《御纂医宗金鉴》作为朝廷规范的医学典籍，首次刊载《幼科种痘心法要旨》，并与推行。

人痘接种术在欧洲、非洲、亚洲等地广泛推广，在此过程中，又直接导致了牛痘接种术的发明。人痘术在英国广为推行，爱德华·琴纳（Edward Jenner 1749—1823）是在种人痘的过程中，才发现挤奶女工因患过牛痘而可免种人痘（参见文士麦:《世界医学五千年史》，马伯英等中译本，人民卫生出版社，1985 年）。1796 年，他试用牛痘苗代替人痘苗接种试验成功。显然，牛痘接种法不过是人痘接种法的一次革新。

如果说牛痘接种法曾被认为人工免疫法的先驱，那么，现在则完全有理由说：人痘接种法是更早的、真正的先驱，人痘接种法当之无愧地是现代免疫学之源，是对预防医学最伟大的贡献。

预防医学以战胜天花传染、消灭天花为荣，消灭天花人类预防医学史上最伟大的事件。1979 年 10 月 26 日，世界卫生组织在肯尼亚首都内罗毕宣布全球消灭天花。

如此伟大的奇迹般的成就，其最先的肇始是由于中国古代发明的人痘接种术，然后传至世界各地，然后由琴纳加以改进为牛痘接种术，再以后是牛痘术在全世界的推行和改进。中国古代创始人痘接种术功不可没，中国人痘接种术永远彪炳史册。

十三、小儿疾病的认识和治疗

（一）感冒

明代万全基于"小儿四时感冒病，幼科未备，今特表而出之"的理论基础，在《万氏家藏育婴秘诀·感冒四气》中指出："感冒天时四气中，小儿亦与大人同，必先岁气无轻犯，寒热温凉有逆从。天地之气行乎四时者，有四气焉。四气者，风寒暑热之气也。人在气中，体之虚也，感则病矣。故春伤风，夏伤暑，秋伤湿，冬伤寒。此四时之正气病也。小儿失其调理，尤易感之，嫩弱故也。治法与大人同，但剂小耳。又小儿病则发热，则发搐，此与大人异也。四时调理之法不同，春宜食凉不可犯温，夏宜食寒不可犯热，秋宜食温不可犯凉，冬宜食热不可犯寒。然发表者，必宜用辛甘温之剂，如有可汗之症，必犯其禁而用之，以云：发表不远热者是也。但于汗药中少加凉药以制之，勿使热甚而发搐也。"

由于乳婴儿不会说话，较大儿童虽已会说话，也不能正确叙述自己的病情，所以万全同样特别重视小儿的望诊，如《万氏家藏育婴秘诀》《幼科发挥》《万氏秘传片玉心书》等书中多次描述："小儿伤风寒者，口不能言，脉无可诊，但以虎口之指之色验之也""表热者，多因伤风寒之故。喜人怀抱，畏缩恶风寒，不欲露头面，而有惨色，不渴，清便自调者，此热在表也""伤风发热面色赤，烦闷不困不思食，喜人偎抱畏风寒，作渴便秘里必实""伤风发热，其症汗出，身热，呵欠，目赤涩，多睡，恶风喘急，此因解脱受风所致"等等。

万全对于小儿感冒的论述至今仍具有很好的临床指导价值。

（二）发热

张介宾论治小儿发热，以虚实、表里论治。如实证发热表现为：面赤气粗、口渴、而气有余，治当攻邪为主。虚证发热表现为：面白气怯、泄泻多尿、恶寒凉、手足指发冷、安静、屈体而卧、脉象微弱，为正气不足，治当补虚为主。《景岳全书·小儿则》中着重论述了外感发热的证治。外感风寒是引起发热的主要原因，表现为：发热、头痛、身痛、恶寒、无汗、鼻塞流涕、脉浮紧，提出"外感发热弗药可愈"。书中认为外感初起，用温覆法使小儿微汗津津，则表里通达，风寒被驱逐于体外，热自退也。若需用药治疗，柴胡用之最广，他创立的几个柴胡饮方剂至今仍是常用效方。同时十分注意和里与解表的关系。对于里热内盛者，《景岳全书·小儿则发热》云："内热以五内之火，热由内生，病在阴分……内热者，其来必缓。但察其绝无表证。"治疗上以五脏热分治：泻心汤、导赤散治疗心热；泻青丸治疗肝热；泻白散、凉膈散治疗肺热；泻黄散治疗脾热；滋肾丸治疗肾热等。同时注意脏腑、气血的虚热之证的治法不同。对于小儿疳积发热，《景岳全书·小儿则》云："此诚饮食内伤所致，然必成痞成疳，阴阳郁积既久，所以内外俱热。"

　　薛己对小儿发热有其独到经验，认为有心肝脾肺肾五脏之不同，虚实温壮之不一，及表里血气、阴阳浮陷与夫风湿痰食的区别。比如："心热者，额上先赤、心烦心痛、掌中热而哕、或壮热饮水、巳午时益甚。"治用泻心汤（黄连）、导赤散（生地黄、木通、甘草）、安神丸（人参、半夏、炒酸枣仁、茯神、当归、橘红、炒赤芍、五味子、甘草）。"肝热者，左颊先赤、便难转筋、寻衣捻物、多怒多惊、四肢困倦、寅卯时益甚"，治用泻青丸、柴胡饮子（黄芩、甘草、大黄、芍药、柴胡、人参、当归）。"脾热者，鼻上先赤、怠惰嗜卧、身热饮水、遇夜益甚者"，治用泻黄散。"肺热者，右颊先赤、手掐眉目、喘咳寒热饮水、日西热甚"，轻者用泻白散（地骨皮、炒桑白皮、炙甘草）、重者用凉膈散（大黄、朴硝、甘草、山栀子仁、薄荷、黄芩、连翘）及地骨皮散（知母、柴胡、甘草、人参、地骨皮、茯苓、半夏）。"肾热者，颏下先赤、两足热甚、骨苏苏如虫蚀、热甚不能起于床、夜间益甚"，治用滋肾丸（黄柏、知母、肉桂）。他还对发热的辨证提出：以手轻扪之则热重，按之不热，此皮毛血脉之热，热在表也；重按之筋骨之分则热，轻手则不热，热在表里之间也；壮热恶风寒，为元气不足，表之虚热也；壮热不恶风寒，为外邪所客，表之实热也；壮热饮汤，为津液短少，里之虚热也；壮热饮水，为内火销烁，里之实热也；若夫内外皆热，则喘而渴、齿干烦冤腹满、四肢热、逢风寒、如炙于火、能冬不能夏，是皆阳盛阴虚也。脉尺寸俱满为重实；尺寸俱弱为重虚。脉洪大，或缓而滑，或数而鼓，此热盛拒阴，虽形症似寒，实非寒也；热而脉数，按之不鼓，此寒盛格阳，虽形症似热，实非热也。发热恶热，大渴不止，烦躁肌热，不欲近衣，其脉洪大，按之无力，或兼目痛鼻干者，此血虚发躁也，当补其血。如能食而热，自汗者，气虚也，当补其气。身热而汗出者，风也。发热身疼而身重黄者，湿也。憎寒发热，恶风自汗，脉浮胸痞者，痰也。发热头痛、脉数者，食也。寸口脉微为阳不足，阴气上入阳中则恶寒；尺脉弱为阴不足，阳气下入阴中则发热，阴阳不归其分，则寒热交争也。昼则安静，夜则发热烦躁，是阳气下陷入阴中也；昼则发热烦躁，夜则安静，是重阳无阴也，当急泻其阳，峻补其阴。至若身热脉弦数，战栗而不恶寒者，瘅疟也。发热恶寒，脉浮数者，温病也。若四肢发热，口舌咽干，是火热乘土位，湿热相合，故烦躁闷乱也。若身体沉重，走注疼痛，乃湿热相搏，风热郁而不得伸也。

对于发热，夏鼎认为"发热之因不一，不可概作风寒"。将发热病因分为：肺经感冒发热、暑热伤肺、肺虚发热、肺热壅盛及麻痘发热五种，心经有火热盛、心虚发热两种，脾家有脾胃实热、脾虚发热、脾胃湿热三种，另有时毒发热、气虚发热、血虚发热等共十四种，并针对每种发热的证候及治疗分别加以论述。①肺经发热：感冒症见面色寒滞、鼻流清涕、恶风痰壅，方用芎苏饮；受暑症见面色惨淡、唇口舌淡白、四肢困倦、神气委靡、自汗烦渴，方用清暑益气汤（人参、石斛、麦冬、甘草、黄连、竹叶、荷梗、知母、粳米、西瓜翠衣）；麻痘发热因流行麻痘，不可误除，肺虚热症见微热、面色白、口气微或嗽、唇舌淡，用五味子、麦冬、款冬花、白术、白茯苓、陈皮；肺实热症见面色红燥、口渴、鼻干、便秘，用泻白散（甘草、地骨皮、桑皮、粳米）。②心经发热：实热症见面红狂燥、唇舌红紫、口气莽莽，用黄连、生地黄、木通、甘草、竹叶；虚热症见低热、舌白、口气微、小便清、惊悸，用茯神、远志、甘草。③脾经发热：实热症见舌唇牙床红燥或破裂、便秘或口渴气莽，用石膏、灶心土、黄芩、甘草；虚热症见低热、面色惨淡、唇淡、微渴、口气微微带湿冷，用六君子汤；湿热症见面色黯晦、唇有晦色、喉内痰势响滑，用六君子汤加藿香。④肝经发热：症见面色青、目直视、或惊、或转筋、或多怒、或寻衣捻物，予泻肝汤（柴胡、龙胆草、黄芩、栀子、泽泻、木通、车前子、当归、生地黄、甘草）或天保采薇汤。⑤时毒发热：症见肿颈或肿腮、或身有肿毒、或头疮搽药疮愈而毒气内归气喘，用天葆采薇汤。⑥血虚发热：症见面无血气、下午至夜烧热加重、唇口白淡、大便常滞而不出、出则溏泻，用四物汤。

（三）咳嗽

万全对小儿咳嗽的证治十分丰富，从五脏论治，依季节而异，病分新旧，辨别寒热虚实等方面。《万氏家藏育婴秘诀·咳嗽喘各色证治》记载："凡咳嗽发热后不止，或有未发散，看其兼症，以法治之。咳嗽气上逆、喘嗽有痰者，此肺咳也，宜清肺饮主之；喘甚者葶苈丸下之。咳嗽喉中介介有声、面赤发热心烦、或咽喉痛、声哑者，此肺病兼见心症也，以清宁散；咽喉痛，宜清心汤加桔梗；心闷惊悸者，以钱氏安神丸主之。咳嗽、面黄、痰涎壅塞，或吐痰，或吐乳食者，食少喜卧，此肺病兼脾症也。大抵咳嗽属肺脾者多，肺主气，脾主痰也。咳嗽痰涎壅塞，搐咳不转，瞪目直视，此肺病兼肝症也，不治则发搐，宜豁痰丸主之。转者，琥珀抱龙丸主之。咳嗽久不止，吐痰涎水，此肺病兼肾症也，宜大阿胶丸主之。"

咳嗽病证有新旧，病程有长短，其治疗则应分外感、内伤。《幼科发挥·肺所生病》中明确指出："肺主喘嗽，喘有顺逆，嗽有新旧，须辨明之……嗽新者，因风寒中于皮毛。皮毛者，肺之合也。肺受风寒之邪，则发为咳嗽。其证或鼻流清涕，或鼻塞者是也，宜发散，华盖散（麻黄、杏仁、苏子、橘红、桑白皮、茯苓、甘草）作丸服之，即三拗汤加减法也。或因乳得之，凡儿啼哭未定，不可以乳强入口，乳气相搏而逆，必呛出也，胃气既逆，肺气不和，发为痰嗽，咳则吐乳是也，宜顺气和胃，加减大安丸主之。初伤乳者，未得顺气化痰，以致脾胃俱虚，乃成虚嗽，宜健脾补肺消乳化痰，三奇汤（桔梗、陈皮、茯苓、青皮、人参、桑白皮、半夏、枳实、甘草、杏仁）主之。久嗽者，初得病时，因于风者，未得发散，以渐而入于里，肺气益虚，遂成虚嗽，宜润肺兼发散，人参润肺散主之。久嗽不已，服上诸药不效者，宜神应散（罂粟壳、杏仁、白胶香、人参、阿胶、麻黄、乌梅、桑白皮、款冬花、甘草）主之。气弱者，必用之剂也，如气实者不可服，宜家传葶苈丸主之。久嗽不已，嗽而有血者，此肺损也，宜茆花汤主之。久嗽不已，胸高起如龟壳，此名龟胸，难治，宜家传葶苈丸主之。咳止者吉，不止者发搐必死。久嗽不已，日渐羸弱，又发搐者，此慢惊风，不治。如不发搐，但羸瘦者，此名疳瘦，宜人参款花膏（款冬花、百合、桑白皮、五味子、人参）合阿胶丸主之。久嗽不已而浮肿者，五皮汤加紫苏叶主之。久嗽咯唾脓血者，此肺痈也，宜桔梗汤主之。复嗽不止发搐者死。"

《万氏家传幼科指南心法·咳嗽》还指出："大抵实者当下，虚则补药为宜，寒者温散药中推，热症清凉为贵。风则尤当发散，停痰消逐宜施，初间止涩莫投之，总要化痰顺气。"《万氏秘传片玉心书·咳嗽门》也云："小儿伤风咳嗽，其症身热憎寒，自汗躁烦不安然，日夜嗽声无遍。时常鼻流清涕，咽喉不利痰涎，脉浮头痛症多端，治则宜乎发汗。咳嗽或伤寒症，此因饮冷形寒，冬月坐卧湿地间，抑被冷风吹犯。其症脉紧无汗，烦躁不渴恶寒，治宜及散汗为先，药用参苏饮验。若是咳嗽伤热，其症面赤躁烦，饮水不止膈咽干，咳唾稠粘症现。甚则急喘而嗽，痰涎必生喉咽，潮热手足或冰寒，小儿多有此患。咳嗽若患火症，决然咯唾血脓，甚者七窍血流通，此是肺热火动。若吐青绿白水，胃冷停饮相攻，嗽吐痰涎乳食中，宿滞不消取用。"

张景岳认为，咳嗽的病位在肺，肺系病变多表现咳嗽，明言辨治咳嗽，不止于肺，亦不离于肺。临证之际，首当辨清咳嗽是属于外感，或属于内伤，还当辨清证候的阴阳、虚实属性。张氏认为外感咳嗽"必因偶受风寒，故或为寒热、或为气急、或为鼻塞声重、头痛、吐痰。邪轻者，脉亦和缓，邪甚者，脉或弦洪微数，但其素无积劳虚损等证，而陡病咳嗽者。"治疗外感寒邪咳嗽，"但治以辛温，其邪自散"，以六安煎（陈皮、半夏、茯苓、甘草、杏仁、白芥子）加生姜疏散风寒，宣肺化痰；寒气太盛或中寒肺气不温，邪不外解者，加细辛温肺散寒；寒盛气闭，邪不易散者，加麻黄、桂枝，或小青龙汤疏散风寒，温化寒饮；往来寒热，咳嗽不止者，柴陈煎（柴胡、陈皮、半夏、茯苓、甘草、生姜）解热燥湿祛痰；寒邪不甚，痰气不多，二陈汤燥湿化痰；若外感风邪兼肾虚水泛为痰，或心嘈呕恶，饥不欲食，脾肺虚寒，咳嗽不愈者，宜金水六君煎补肾益阴，健脾化痰；若气虚脉微，神困懒言多汗者，加人参益气敛汗；

脾虚咳嗽邪不解者，六君子汤益气健脾，培土生金；脾不制水，水泛为痰，咳嗽不已、头晕、面浮胫肿、畏寒、便溏、小便不利者，理中汤、理阴煎（熟地黄、当归、炙甘草、炮姜，或加肉桂）、桂附八味丸脾肾双补，温阳利水化痰；咳嗽内热喜冷、脉滑，属外感兼火者，以二陈汤、六安煎加黄芩，甚者加知母、栀子，以清肺热，若火热熏灼阳明，咳嗽、头痛、发热、口渴者，加石膏宣肺泄热。

内伤咳嗽，经久不愈，治疗颇为棘手。张介宾认为："凡内伤之嗽，必皆本于阴分。何为阴分，五脏之精气是也。然五脏皆有精气，而又唯肾为元精之本，肺为元气之主，故五脏之气分受伤，则病必自上而下，由肺由脾以及于肾，五脏之精分受伤，则病必自下而上，由肾由脾以及于肺，肺肾俱病，则他脏不免矣。"肺肾为母子之脏，金水有相生之义，"肺金之虚多由肾水之涸，正以子令母虚故也"。张氏认为治疗内伤咳嗽，首以壮水滋阴为主，用一阴煎（生地黄、熟地黄、芍药、麦冬、甘草、牛膝、丹参）、左归饮（熟地黄、山药、枸杞子、炙甘草、茯苓、山茱萸）、琼玉膏（地黄、党参、茯苓）、左归丸（熟地黄、山药、枸杞子、山茱萸、川牛膝、菟丝子、鹿角胶、龟板胶）、六味地黄丸；若喘促、痞满、呕恶痰涎、泄泻、畏寒、咳嗽不已、脉细弱者，其因元阳下亏，生气不布，脾肺被困所致，治宜补其阳，以右归饮（熟地黄、山药、山茱萸、枸杞、甘草、杜仲、肉桂、制附子）、右归丸（熟地黄、怀山药、当归、鹿角胶、菟丝子、山茱萸、肉桂）、桂附八味丸、大补元煎（人参、山药、熟地黄、杜仲、当归、山茱萸、枸杞、炙甘草）、六味回阳饮、理中汤之类随证施治。若咳嗽、口渴、烦热、喉痛口疮、潮热、便结、喜冷、脉滑数者，其因水亏火炎，火烁肺金而然，治当兼以清火以存其水，宜四阴煎（生地黄、麦冬、白芍药、百合、沙参、生甘草、茯苓）、加减一阴煎（生地黄、熟地黄、白芍、麦冬、黄精、知母、地骨皮、牛膝、炙甘草）、人参固本丸（人参、地黄、熟地黄、山茱萸、山药、泽泻、牡丹皮、茯苓、麦冬、天冬）。若咳嗽声哑，亦当辨其虚实。张氏云："盖金实则不鸣，金破亦不鸣。金实者，以肺中有邪，非寒邪即火邪也；金破者，以真阴受损，非气虚即精虚也。寒邪者，宜辛宜温；火邪者，宜甘宜清；气虚者，宜补阳；精虚者，宜补阴。"张氏认为内伤咳嗽，宜用乳酥、蜂蜜、百合、地黄、阿胶、麦冬、胡桃肉之类甘润养阴，忌燥药及辛香动气之剂，免得伤阴耗液之弊。张氏谆谆告诫为医者，"外邪证多有误认为劳伤而遂成真劳者"，此必因医者"不明表里，率用滋阴降火等剂"所致。张氏指出干咳无痰，多因肺津不足枯涸而然，治当润肺补肾，益气填精，用五福饮（人参、熟地黄、当归、白术、炙甘草）。若脏寒，则非辛不润，补阳生阴，用理阴煎、六君子汤。若兼内热，保真阴，壮水制火，宜一阴煎、加减一阴煎、贝母丸（贝母为末，砂糖或蜜糖和丸）噙化或嚼服。

夏鼎非常重视五脏间的相互作用和影响，善于运用五行生克制化关系指导治疗。他不仅把六淫侵肺致咳之形症列出，还从五脏生克制化关系出发，对脏腑致嗽之根细加阐发，并提出相应治法、方药。风寒湿三邪侵肺：症见面白而畏风、发热无汗、头疼、鼻流清涕、唇色晦暗、痰涎白而清稀、小便清长，方用疏风顺气汤（紫苏、葛根、桑皮、前胡、麻黄、杏仁、甘草）或清肺饮（茯苓、黄芩、桑皮、麦冬、车前子、栀子、木通）。火侵肺嗽：证治同水火不相交济之嗽（见后述）。燥侵肺嗽：症见头面汗出、寒热往来、皮肤干燥、皮疮瘙痒、大便秘结、痰涎胶粘，治宜润肺清金，药用麦冬、贝母、款冬花、黄芩、防风、麻仁、甘草、赤芍、陈皮。暑气侵肺：症见口渴唇淡，用香薷、厚朴、扁豆，加款冬花、麦冬。顺传之嗽在脾：病机为脾不能生金，金无土养，症见唇口惨白、气弱神疲、小便清短、大便溏泻，用六君子汤。逆克之嗽在心：病机为心火盛，则金被火伤嗽，为火克金沸，症见舌红唇燥、小便赤涩、口气蒸手，治宜泻火清肺，药用贝母、陈皮、甘草、黄连、木通、杏仁、麦冬、五味、灯心。反侮之嗽在肝：病机为肝有伏火，木强肺弱，则肺被侮而嗽，为肝火犯肺，症见目赤潮口苦，用白芍、柴胡、款冬花、五味子、枳壳、甘草。水火不相交济之嗽：病机为肾水不能上升，心火无制，乃上刑肺金而嗽，为水火不济，症见涕唾带血，甚至血溢，治宜交济水火，滋阴降火汤（生地黄、熟地黄、白芍、天门冬、陈皮、黄柏、麦门冬、生姜、知母、当归、大枣、炙甘草、白术）。隔经传染之嗽在胃：病机为胃肺相邻而共门户，胃热熏蒸，波及肺窍而嗽，主证唇红口红作渴，气出大热，用石膏、款冬花、麻仁、五味子、甘草。以上各种咳嗽若有喘可加天冬、麦冬，咳有声无痰加杏仁、防风，有声有痰加半夏、枳壳。

谈金章治疗咳嗽按脏腑进行分类：

心嗽者，颜赤汗流、口苦痰结，宜菖蒲煎（石菖蒲、款冬花、紫苑、人参、桂）、导赤散。

肝嗽者，眼中泪出、胁痛目肿，宜九宝饮（麻黄、薄荷、大腹皮、紫苏、杏仁、陈皮、桑白皮、桂、枳壳、甘草）、柴胡石膏汤（桑白皮、黄芩、升麻、石膏、前胡、赤芍、葛根、柴胡、荆芥）。

脾嗽者，面黄唇肿、减餐恶心，宜三圣丸（小青丸、青黛、牵牛末、腻粉）、小红丸（天南星、朱砂、巴豆霜）、小黄丸（半夏、巴豆霜、黄柏末）、二陈汤。

胃嗽者，呕苦吐酸、面浮短气，宜蚌粉煎（蛤粉、苍术、枳壳、橘红、半夏）、华盖散（麻黄、紫苏子、桑白皮、杏仁、赤茯苓、陈皮、甘草）。

胆嗽者，多啼多恐、令人不睡，宜贝母散（贝母、紫苑、麻黄、麦冬、甘草、杏仁）、紫苏子散（紫苏子、诃子、杏仁、莱菔子、木香、人参、青皮、甘草）。

肺嗽者，上气喘急、颐白眶肿、肌栗毛焦，宜清肺散（半夏、麻黄、马兜铃、贝母、升麻、杏仁、地骨皮、青皮、细辛、麦冬、桑白皮、百合、款冬花、柴胡、桔梗、茯苓）、天麻定喘饮（天麻、防风、羌活、甘草、人参、桔梗、白术、川芎、半夏曲）。

膈嗽者，痰成圆块、舌干口苦，宜泻肺汤（桑白皮、地骨皮、甘草）、郁金散（郁金、天竺黄、马牙硝、甘草、朱砂、龙脑）。

三焦嗽者，唇坚头痛、咳吐长虫，宜百部散（百部、贝母、紫苑、葛根、石膏），比金丸（腻粉、滑石、天南星、青黛、巴豆霜）。

膀胱嗽者，多遗尿，宜茯苓甘草汤（茯苓、桂枝、生姜）。

肾嗽者，即劳瘵骨蒸、烦热喘急、腰疼肌削，不寐，宜益气养营汤（人参、茯苓、陈皮、贝母、香附、当归、川芎、黄芪、熟地、芍药、甘草、桔梗、柴胡、白术）、三才丸（天门冬、地黄、人参）。

小肠嗽者，矢气遗尿，宜芍药甘草汤（芍药、甘草）。

大肠嗽者，多遗粪，宜赤石脂汤（赤石脂、禹余粮）。

肺实者，顿嗽抱首、面赤反食，宜陷胸汤（枳实、玄明粉、瓜蒌霜、桔梗、甘草、紫苏、茯苓、陈皮、杏仁）、解表散（麻黄、杏仁、赤茯苓、川芎、防风、枳壳、甘草）。

肺虚者，气逆虚鸣、颜白餐泻，宜和解汤（羌活、防风、人参、川芎、干葛、升麻、甘草、芍药、荆芥）。

肺热者，痰腥气秽、心烦意闷，宜三圣丸。

肺寒者，恶风多啼、毛栗肠鸣，天晚则甚，宜木香半夏丹（木香、半夏、肉豆蔻、藿香叶、丁香、白术）。

肺胀者，胸痞燥热，气上多痰，宜清肺饮（半夏、麻黄、马兜铃、贝母、升麻、杏仁、地骨皮、青皮、细辛、麦冬、桑白皮、百合、款冬花、柴胡、桔梗、茯苓）。

肺痿者，嗽多脓血、口秽消渴，热在上焦，宜紫菀散（紫菀、甘草、五味子、黄芩、麻黄、桂心、半夏、枳壳）、知母茯苓汤（甘草、茯苓、知母、五味子、人参、薄荷、半夏、柴胡、白术、款冬花、桔梗、麦冬、黄芩、川芎、阿胶）。

肺痈者，膏粱煿炙，毒聚三焦，已破入风者不治，未破者，宜甘桔汤（桔梗、甘草）。

咯血者多嗽，伤肺则咯血不止，宜黄芪鳖甲散（生芐、桑白皮、半夏、天冬、鳖甲、紫菀、秦艽、知母、赤芍药、人参、肉桂、桔梗、茯苓、地骨皮、柴胡、甘草）。

肺燥者，喉苦多腥、痰中血丝，宜顺肺汤（紫苏叶、半夏、五味子、款冬花、陈橘皮、桂心、木香）。

久嗽者，风邪壅滞，肺逆黏痰，宜补肺化痰。暴嗽者，涕唾稠粘，宜驱风清肺为主。气嗽者，肚疼胀满，开脾下气为主。

齁鶵者，顽痰黏聚，声如拽锯，早治冀幸，迟则危矣。嗽逆，烦热，惊搐，体如无病，不见疹纹者不治。乳盐而成嗽者，不易治。

推拿治疗小儿咳嗽也很有效，熊应雄认为其病位主要在肺，初起多为感受风寒，治疗可推三关、六腑、肺经、二扇门、二人上马五总（六转六掐），多揉肺俞穴、掐五指节、合谷，运八卦、多揉大指根，掐精宁穴、涌泉。若痰壅气喘者，掐精灵穴，再掐板门。痰结壅塞者，多运八卦。若久咳之后，肺经虚矣，治疗当补脾而益肺，藉土气以生金，则自愈矣。

（四）哮喘

万全所论喘证包括了小儿肺炎喘嗽、支气管哮喘、喘息性支气管炎等以咳嗽、痰喘、气促、鼻扇或者喉中有哮鸣音为主的一类病症。如《万氏家藏育婴秘诀·惊风诸证》云："小儿肺胀，喘溺，胸高气逆，两胁扇动，鼻张闷乱，嗽喝声嗄，痰涎潮塞，俗谓之马脾风者，宜牛黄夺命散主之。"又如《万氏家藏育婴秘诀·喘》云："有小儿胸膈积热大喘者，此肺胀也，名马脾风，用牛黄夺命散（白牵牛、黑牵牛、大黄、槟榔）主之。"胸高气逆、两胁扇动、鼻张闷乱、嗽喝声嗄、痰涎潮塞的症状是肺炎喘嗽、支气管哮喘病变过程中的危急症候。

对于发生喘的病因病机，万全也有十分深刻的认识。《万氏家藏育婴秘诀·喘》云："《黄帝内经》曰：诸气膹郁，皆属于肺。喘者，肺气之膹郁，逆而上行也。有因感寒而得之者，必恶寒发热，面赤唇红，鼻息不利，清便自调，邪在表也，宜发散之，用五虎汤主之。内有寒痰者，用芎蝎散。有因热而得之者，必口燥咽干，大小便不利，宜葶苈丸下之。有因宿痰而得之者，必痰涎壅上，喘息有声，以千缗汤主之。"《万氏秘传片玉心书·哮喘门》云："哮喘之症有二，不离痰火。有卒感风寒而得者，有曾伤盐水而得者，有伤醋汤而得者，至天阴则发，连绵不已。"并认为"哽气喘气，实火浮于脾肺"。

鲁伯嗣《婴童百问·喘急》对精神因素、饮食和外感六淫等因素诱使哮喘的发作做了全面的阐述，他说："小儿有因惊暴触心，肺气虚发喘者，有伤寒肺气壅盛发喘者，有感风咳嗽肺虚发喘者，有因食咸酸伤肺气发虚痰作喘者，有食热物毒物、冒触三焦，肺肝气逆作喘者。喘与气急、同出而异名，但别其轻重耳……又有哮喘者，以许叔微十六般哮喘之法治之，无不愈。"鲁伯嗣突出了精神因素亦是致喘的原因，在较大儿童的发病过程中，确具有实践意义。

万全对于喘的治疗同样是遵循"急则治其标，缓则治其本"原则，并从肺脾肾着手。《万氏秘传片玉心书·哮喘门》云："轻则用五虎汤（麻黄、杏仁、石膏、甘草、桑白皮、细茶）一帖，重则葶苈丸治之。此皆一时急解之法，若要断根，常服五圣丹，外用灸法。"《幼科发挥·肺脏兼症》云："诸气喘促，上气咳嗽、面肿，皆肺脏之本病也，加味泻白散主之；兼见肝症，由中风得之，鼻流清涕，恶风喘嗽，宜发散，加减参苏饮主之。如久咳嗽变风疾不治，如钱氏所谓三泻肝而肝病不退，三补肺而肺症尤虚是也……兼见心症，发热饮水，喘嗽闷乱，此心火胜也，宜凉膈散加知母、石膏主之。久嗽不止，黄连阿胶丸……兼见脾症，咳则吐，此伤乳食，而喘嗽不安，宜葶苈丸、小陷胸汤加大黄主之。"

（五）呕吐

对小儿呕吐一证，明代张景岳论述较详，以虚实论治。张景岳云："呕吐一证最当辨虚实。实者有邪……虚者无邪，则全出胃气之虚也。"张氏指出："所谓实者，或暴伤寒凉，或暴伤饮食，或因胃火上冲，或因肝气内逆，或以痰饮水气聚于胸中，或以表邪传里，聚于少阳、阳明之间，皆有吐证，此皆呕之实邪也。所谓虚者，或其本无内伤，又无外邪而常为呕吐者，此既无邪必胃虚也。"他认为，实者为邪气干胃，胃气上逆，虚者为胃虚不降，总由胃气失于和降。

谈金章则按季节分类，认为吐泻之证，婴儿易犯，夏秋最多，传惊最易，若五月夏至后吐泻交作，烦闷渴极者，热乘中焦，伤热证论；七月立秋后吐泻身凉，少食多睡、唇白、气噎，此冷多热少之证；夏月伏暑，乳母冒暑，儿饮热乳，此证尤宜详察，少懈必成慢惊矣。如伤风后吐泻身热、多睡能食、饮水不止、吐痰、大便黄水，此为胃虚热渴吐泻。熊应雄《小儿推拿广意》还提出，无论何种呕吐，若久吐不止，胃虚生风，则可能成为慢惊之候，应及早预防。

1. 虚寒呕吐

张景岳认为"凡无故呕吐，察其无火者，必生冷，寒气伤胃所致"。对于呕吐治疗，张介宾认为小儿呕吐虚寒证为多，治宜温中散寒，行滞降逆，当以温补脾肾为主。宜理阴煎（地黄、当归、炮姜、炙甘草）、人参附子理阴煎、五君子煎。谈金章认为凡饮食居处、风寒暑湿痰，与火之卒中然也，治宜分疏，切勿漫混。其先泻而后吐者，客气上逆，心下痞硬、面白神倦、不热不渴、厥脉沉濡，虚寒见矣，理中汤（人参、茯苓、木香、白术、甘草、干姜、藿香、香附、砂仁、丁香）、白术散与姜曲丸（神曲、茴香、生姜）主之。熊应雄认为：冷吐者，常为冬月感冒风寒，或乳母受寒，乘寒乳儿，冷气入腹，或者由于过食生冷，伤宿乳，胃虚不纳。出现乳片不化、喜热恶寒、四肢逆冷、脉息沉微，吐次多而吐出物少等特点。治法：推三关，补脾胃、肺经，掐右端正、八卦，分阴阳，黄蜂入洞，赤凤摇头，揉三关、六腑、斗肘。

2. 伤食呕吐

张景岳认为伤食呕吐是"误食不宜之物，或停积滞浊以致吐"，常伴胸膈胀满不舒、腹痛等；伤食所致之呕吐应行滞消食，消除胀满。特别提出饮食虽滞而因脾虚不能运化的，治疗重点在补气健脾顾护脾气，而不在于消食，"不可因饮食之故而直行消伐也"。方用养中煎，温胃饮（人参、白术、扁豆、陈皮、干姜、炙甘草、当归），理阴煎等培其本。谈金章认为若积滞于脾，复为饮食所伤而来者，亟宜消导以平胃（苍术、厚朴、陈皮、甘草），倘留而不去，其病益实，消导二陈汤（半夏、茯苓、陈皮、生甘草）、遇仙丹（蓬茂、木通、枳实、槟榔、青皮、甘草、小茴香）主之。熊应雄认为：伤食吐，表现为吐出为食物、酸臭味、恶食胃痛、身发潮热为主。治法：推三关、五指尖，掐右端正，推脾土、八卦，分阴阳，捞明月，打马过天河，揉六腑、斗肘。

3. 胃热呕吐

张景岳认为胃热呕吐，"其必多食炙煿甘甜之物，以致滞积胃口，或夏间冒暑，及脏气素热者乃有之"，症见烦热、口渴喜冷饮、脉必洪大滑数。胃火内热者，则降火止呕，用泻黄散（藿香叶、山栀子仁、石膏、甘草、防风），玉泉散（石膏、粉甘草）等。脾胃虚弱兼火者，切不可苦寒直折使脾胃更伤，方用人参安胃散（人参、黄芪、生甘草、炙甘草、白芍药、白茯苓、陈皮、黄连）或橘皮竹茹汤（橘皮、竹茹、人参、甘草、生姜、大枣）。谈金章认为若先吐而后泻者，中焦气不和，不能消纳，症见面赤唇红、烦渴溲短、厥脉洪数，为受热之证，宜黄连芍药汤（黄连、枳壳、橘皮、木通、厚朴、白芍、香附）、五苓散（白术、猪苓、茯苓、桂、泽泻）加竹茹主之。熊应雄认为：热吐，常为夏天小儿在日中游戏，伏热在胃，或因乳母感冒暑气，乘热乳儿，或过食辛热之物。主要表现为面唇红、五心烦热、吐出物多而急、乳片不消化色黄。治法：推三关、脾胃、肺经、十王穴，掐右端正、运水入土、八卦，分阴阳，赤凤摇头，揉总经、六腑，揉肘。

4. 阴阳俱伤，吐泻并见

张景岳认为，吐泻并作，是阴阳俱伤的基础上外受寒气、内伤生冷饮食失宜所导致的，当看其有滞无滞而进行治疗，以虚实为纲，补虚泻实。初起，多半有邪滞，治宜清上焦之气，或分利下焦之浊，方用和胃饮（陈皮、厚朴、干姜、炙甘草）、胃苓散（炒苍术、厚朴、陈皮、炒白术、茯苓、泽泻、猪苓、肉桂、甘草）等。若无邪滞，虚寒不胜者，用五味异功散（人参、白术、茯苓、甘草、陈皮、生姜、大枣）。若脾肾虚寒不能固摄，宜用胃关煎（熟地、山茱萸、白扁豆、炙甘草、干姜、吴茱萸、白术）用。谈金章认为若阳气不振而吐泻不止者，急宜温补，倘再清利，元气必伤，以八味汤（吴茱萸、干姜、陈皮、木香、肉桂、丁香、人参、当归）及六君子汤（白术、茯苓、陈皮、甘草、人参、砂仁）主之。若夏月内伤外感，阴阳不能升降，乖隔而陡发者，六和汤（枳实、赤茯苓、藿香、扁豆、黄连、砂仁、木瓜、山楂、黄芩、甘草）暨胃苓散（五苓散、平胃散）或保和丸（山楂、神曲、半夏、茯苓、陈皮、连翘、莱菔子）。万一津液枯竭，失其所养，则转筋入腹而死，所以乘虚暴发者，有参术散加姜枣之论。若欲吐不能，欲泻不出，遍体转筋，手足厥冷，腹中绞痛，名曰干霍乱。

张景岳还特别观察到胃虚呕吐用药气味的宜忌。张氏指出："凡治胃虚呕吐，最须详审气味。盖邪实胃强者能胜毒药，故无论气味优劣皆可容受。唯胃虚气弱者则有宜否之辨。"他认为，胃气虚弱者，不但腥臊耗散之气、至苦极劣之味不能受，且微香微郁并饮食之气、微咸微苦并五谷正味亦不能受。所以，胃虚之呕最重气味，略有不投，则入口便吐。张氏明确指出："凡治阳虚呕吐等证，则一切香散咸酸辛味不堪等物，悉当以已……切不可用。"熊应雄认为：虚吐为脾胃虚弱，不能停留饮食而作吐，治疗为推三关，补五经，多补脾胃，掐右端正，分阴阳，赤凤摇头，揉三关、六腑，补大肠、揉肘。

（六）泄泻

对于小儿泄泻的辨证，张景岳认为不能一见小儿粪黄酸臭，皆作胃热论治。"盖饮食入胃，化而为粪，则无有不黄，无有不臭者"。粪色深黄老苍可作胃热论治，半黄之色既纯黄而有嫩色，及淡黄色，则为水谷半化之色，气味的酸腥即为谷食半化之气，提示此为胃中火力不足，腐熟水谷之力自然亦不足，并非要等到粪清粪白、气味不臭，才认为有寒，那时已胃阳大败，病则难治。他提出"但以粪色之浅深，粪气之微甚，便可别胃气阳和之成色。"

治疗上，张景岳认为，泄泻初起多责之邪实，正气未伤，故当以祛邪为主，邪去则正安，脾胃之功能自复。他说："初感者，病气未深，脏气未败，但略去其所病之滞，则胃气自安，不难愈也。"而祛邪之法，又当"察其因而治之"。若因恣食生冷，寒湿阻胃者，则用抑扶煎（厚朴、陈皮、天台乌、猪苓、泽泻、干姜、吴茱萸、炙甘草）等温胃散寒，行气温中；若因湿困脾胃，气机阻滞者，则用胃苓汤祛湿和胃，行气利水；若气滞较甚，脾胃不和者，则用排气饮（陈皮、木香、藿香、香附、枳壳、泽泻、乌药、厚朴）等行气化湿导滞；若食积停滞，固结不散，形气俱实者，则用百顺丸（川大黄、牙皂角）等以攻下积滞。至于脾胃素虚而感邪致泻者，虽亦为初起，但不可专事祛邪，而应以健脾扶正为主，用四君子汤、参苓白术散等方治之。若虚而兼滞者，又当扶正与祛邪兼顾，以六味异功煎（人参、白术、茯苓、陈皮、干姜、炙甘草）健脾和胃行气散寒，标本同治。张氏认为肾脏的病变与泄泻也是息息相关的，指出："肾为胃关，开窍于二阴，所以二便之开闭，皆肾脏所主。今肾中阳气不足，则命门火衰，而阴寒独盛……阴气极盛之时，则令人洞泄不止也。"前人称之为"肾泄"。对于此类证候的治疗，则不可拘泥于调整脾胃一法。张氏指出：此证"本与中焦无涉，非分利所能及也"，法当温阳补肾，常用九气丹（熟地黄、香附子、肉豆蔻、吴茱萸、五味子、补骨脂、荜拨、炙甘草）等益火之源，以消阴翳，阳气旺则泄泻止，此亦治本之法也。《景岳全书·小儿则》云："在中、上二焦者，宜治脾胃，连及下焦者宜调脾肾。"综上可见，张介宾治疗小儿泄泻有一个明显的特点：即以脾（胃）、肾为核心严格把握病机，对证立法，遣药组方。

"分利"法治疗泄泻，张介宾认为，泄泻初起，邪正俱实，形气强壮者，当祛邪以治其标，可用"分利"法，使邪从小便去，邪去则正安，其泻自止。若久泻正伤，形虚气弱者，则当扶正以治其本。若误用分利，正气愈伤，反致气化不行，变证蜂起。

万全认为："泄泻先须辨五因，治分三法见于经，养其脾胃常为本，莫使五虚成慢惊。"万全将小儿泄泻分为五类：风、寒、暑、湿、食积，皆从湿论治。他认为："风湿、寒湿、暑湿、中湿，此皆湿之生于外者也；食积，则湿之生于内者也。"因此，万全治泻以治湿为要，湿邪之生又由脾不运化而致，故治湿又以养脾为大旨。风泻，以补脾胃、发散风邪为主，方用加减惺惺散（人参、白术、白茯苓、炙甘草、防风、川芎、藿香、细辛）。寒泻，又分冬夏时令，冬月得之，先用理中汤，不止，以五苓散，再不止，用七味肉豆蔻散；夏日得之，先用理中汤，不止，用五苓散，或玉露散；若寒泻久不止，用黄芪补胃汤（黄芪、当归、川芎、柴胡、益智仁、陈皮、炙甘草、升麻）。湿泻，用升麻除湿汤（升麻、柴胡、神曲、防风、泽泻、猪苓、苍术、陈皮、炙甘草、麦芽）。暑泻，用五苓散加玉露散。食积泻，宜先补胃气而后下之，补用钱氏异功散加神曲，下用丁香脾积丸（丁香、木香、高良姜、青皮、皂角、槟榔、三棱、莪术、巴豆）。万全治泻，特别擅用参、芪、术、草、茯苓、柴胡、升麻等药健脾、升阳、除湿，即使治食积需要攻下，也先行补脾扶正，然后施攻邪之法。

薛己将泄泻分冷泻、热泻、食泻和惊泻辨治。冷泻：小儿不能食乳、泻褐色、身冷，无阳也，当用以益黄散加减治之。大便清白、口不烦渴，冷积泻也，理中汤主之。若口鼻吸风寒之气，脾胃受生冷之食而作者，先用理中汤，后用异功散。命门火衰，不能温蒸中州之气，故脾胃虚寒者，用益黄散及八味丸。脾胃虚弱者，五味异功散。脾气下陷者，补中益气汤。脾气虚寒者，人参理中汤。寒水侮水者，益黄散。肝木乘脾者，四君柴胡散。手足并冷者加木香、干姜。热泻：小儿热泻，大便黄赤有沫，乃脏中有积，或蕴结所致。若小便赤少、口干烦躁，当用四苓散（白术、茯苓、猪苓、泽泻）。热甚者，四逆散（炙甘草、枳实、柴胡、芍药）。右腮色赤饮冷，胃经实热也，用泻黄丸。恶冷喜热，胃经虚热也，用白术散（人参、白术、白茯苓、藿香叶、木香、甘草、干葛）。右腮及额间俱赤，心脾翕热也，用泻黄散加炒黑黄连。若左颊右腮俱赤，肝火乘脾土也，用四君子汤加柴胡。若儿暴伤乳食，用保和丸（炒神曲、山楂、半夏、茯苓、陈皮、连翘、萝卜子），乳母尤当忌厚味，节饮食。若乳母停食所伤，致儿吐泻等病，当治其母。大抵始病而热者，邪气胜则实也；终变为寒者，真气夺则虚也；久病而热者，内真寒而外假热也。久泻元气虚寒，当参前症治之。食泻：若嗳臭吞酸、胸膈胀满、腹痛按之益痛者，虽作泻，而所停滞之物尚未消也，用保和丸。腹痛按之不痛者，乳食已消也，用异功散。脾气伤而未复，不思饮食者，用六君子汤；所伤生冷之物及喜热者，并加木香、干姜。乳食已消，腹痛已止，泻尚未止者，脾失清升之气也，用补中益气汤。惊泻：小儿惊泻者，肝主惊，肝者木也，盛则必传克于脾，脾土既衰，则乳食不化，水道不开，故泄泻色青，或兼发搐者，盖青乃肝之色，搐乃肝之症也。亦有因乳母脾虚受惊，及怒动肝火而致者。经曰：怒则气逆，甚则呕血及飧泄。法当平肝补脾，慎勿用峻补之药。脾气益虚，肝邪弥甚，甚至抽搐反张者，亦肝火炽盛，中州亏损之变症也。凡见惊症，即宜用四君、六君、异功散等方，加白附子定风，柴胡平肝引经以杜渐，则必不至泻搐而自安矣。若已见泻吐惊搐，尚不知补脾平肝，以保命、抱龙、镇惊等药治之，则必致危殆。

熊应雄认为泄泻病机为：胃为水谷之海，其精英流布以养五脏，糟粕传送以归大肠，若内由生冷乳食所伤，外因风寒暑湿所感，饥饱失时，则脾不能消，冷热相干，遂成泻痢。所以脾虚则吐，胃虚则泻，脾胃俱虚，则吐泻并作。若因肝冷传脾则泻绿青色，若大便呈焦黄色则为脾土热之形，若肺伤寒则大便为脓黏白色，若因心肾热则大便赤。而若久泻不止，元气不固，必传慢惊，治疗宜大补之。治法为：推三关、心经，清肾水，补脾胃，掐脾胃，掐左端，正、侧推大肠、外劳宫、阴阳、八卦，揉脐及龟尾，揥肚角两旁，补涌泉，揥承山。若热症，加用捞明月、打马过天河，揉三关、六腑、抖肘；寒证加黄蜂入洞，揉三关、六腑，抖肘。

（七）伤食积滞

万全治疗伤食积滞有独特的经验，《万氏家藏育婴秘诀·伤食证治》云："小儿之病，伤食最多。故乳食停留中焦不化而成病者，必发热恶食，或噫气作酸，或恶闻食臭，或欲吐不吐，或吐出酸气，或气短痞闷，或腹痛啼哭。此皆伤食之候也，不必悉俱，便宜损之。损之者，谓姑止之，勿与食之也，使其自消。所谓伤之轻者，损谷自愈也。损之不减，则用胃苓丸（甘草、茯苓、苍术、陈皮、白术、官桂、泽泻、厚朴、猪苓）以调之。调之者，调其用胃，使乳谷自消化也。调之不减，则用保和丸以导之。导之者，谓腐化乳食，导之使去，勿留胃中也。导之不去，则攻下之，轻则枳朴大黄丸，重则备急丸主之。"《万氏家藏育婴秘诀·伤食证治》又云："凡用消导攻取之药，必的见其所伤之物，则胃气不伤而食物去，却无遗毒矣。故伤热物者，如酒肉湿面辛辣之类，则以枳实、青皮、黄连、大黄、牵牛主之。伤冷物者，如瓜果冰水豆粉之类，则以丁香、木香、砂仁、草果、巴豆治之。又如山楂之消肉食，神曲、麦芽之消谷食，半夏、干姜之消菜果生冷，各有所宜也。苟不问寒热，而以寒治寒，以热治热，则所伤之物虽去，而偏寒偏热之药性留于胃者，或为热中，或为寒中，作儿终身之害者，皆一时之误也。"

概括万全对小儿伤食证的处理方法，主要有以下几个步骤：伤食的症状不必悉具，就应适当地给以消导，这是第一步。经过适当的消导，其病不退，当用胃苓丸调治，使乳谷积食自消，这是第二步。若病仍不退，再用保和丸消导，使腐化的乳食不能留滞肠胃，这是第三步。如经上述治疗，还不见效，然后用攻下治法。轻者可用枳朴大黄丸；重者可用备急丸。在治法上根据临床表现步步深入，最后才使用下法。这种利用药物的性能来帮助小儿消化器官消化食物或排出浊物的方法，按照生理学的原理来说，是非常合适的。

鲁伯嗣《婴童百问·积滞》始有"积滞"一名。其曰："小儿有积滞，面目黄肿，肚热胀痛，复睡多困，酷啼不食，或大肠闭涩，小便如油，或便利无禁，粪白酸臭，此皆积滞也。"对症状的描写非常详细，并把积滞分为"乳积""食积"和"气积"三个类型。本病的主证是不思乳食、食而不化、嗳吐酸腐乳食、大便不调、形体瘦弱、腹部胀满等，辨证时须分别乳滞、食滞，如鲁氏言："然有乳积、食积，须当明辨之。"

乳滞是小儿由于内伤乳食，停聚中脘，积而不消，气滞不行所形成的一种胃肠疾患。临床上以纳呆厌乳、食而不化、脘腹胀满、嗳腐呕吐乳食、大便酸臭为其特点。《婴童百问》曰："吐乳、泻乳，其气酸臭，此由啼叫未已，便用乳儿，停滞不化而得之，是为乳积。"治宜节制乳食，并服健脾消乳之剂，如消乳丸：陈皮、甘草、砂仁、神曲、香附、麦芽之类。

《婴童百问》治疗积滞，不论乳积、食积、气积，方药多可通用，书中言："合用木香丸（木香、蓬术、砂仁、青皮、朱砂、代赭石、大丁香、巴豆）主之，槟榔丸（郁李仁、皂角、半夏曲、枳壳、青皮、杏仁、木香、槟榔）亦可用，大小便闭者，神芎丸（大黄、黄芩、生牵牛末、滑石、黄连、薄荷叶、川芎）妙甚，更用推气丸（大黄、陈皮、槟榔、枳实、黄芩、黑牵牛）佳，冷症下积丸（丁香、砂仁、使君子、乌梅、巴豆），五珍丸（青皮、干姜、蓬术、五灵脂、巴豆肉）亦可用。"总以疏导三焦，宽胸利膈、通腑消积为治，灵活遣方用药，而不拘执于某方。

谈金章认为，积之候，面黄浮肿，合地而卧，小便如油，腹胀虚鸣，毛发焦黄，下痢赤白，目珠黄赤，满体水肿，昏困多睡者，宜急。若面白喘急，面黑眼直，口出热气，手足心生疮，干呕不食，泻住又泻，腹急如鼓，项软口噤，手足俱细者，难治。乳积者，吐泻兼作，形色未变，其气酸臭，因啼号未已，即与乳哺，停滞不化而得。食积者，腹坚热甚，渴泻或呕，因饮食过饱，饱时即睡，肠鸣腹痛，眼白脸浮。气积者，腹痛啼叫，痢如蟹渤，因触忤其气，营卫不和，日久得之。虚积者，浑身微热，或冷不思饮食，昏睡，或头面、手足、腹肚浮肿，乳食不化。实积者，壮热粪硬，身热而渴，嗜食善饥。积痛者，口中气秽，面黄目白无睛或白睛多，善睡畏食及大便酸臭，当腹热倍痛，悠思便，当以磨积丸治之。惊积者，惊时与食痰，由风生潮热，面青，喉中时响，便青多恐，见人生嗔。伤积者，即五积所伤之因也，然有久暂之分，初乘时壮热，恶心、腹胀、足冷，眉棱骨大痛，神倦目黄，呕逆酸气，腹作阵痛，宜亟导利，毋令迁延。日久之后，溲油癥癖，嗜啖瓜果，骨蒸柴立，频作泻痢，吞酸吐黄，宜先平胃，毋伐天和。正如丹溪所言：凡有积不可用下药，徒损真气，病亦不去，当须用消积药，使之融化，则根自除。

（八）痢疾

万全对痢疾的治疗提出从积着手，如在《幼科发挥·痢疾》中指出："痢不问赤白，皆从积治。湿热者，食积之所生也。痢初得之，其法宜下，积不去，痢不止也。如吐泄后痢者，其积已下，不可再下，复伤胃气，可下者，木香导滞丸（木香、白芍、当归、枳壳、槟榔、黄连、大黄）主之。不可下，宜去积，保和丸主之……初病泄泻，渐变痢者，此时宿垢已去，不可再下。如有腹痛里急后重之证，乃未尽之余邪也，宜去积止痢。去积保和去滞丸，止痢香连丸（黄连、木香、石莲肉）。痢久不止者，名休息痢，家传和中丸……保和去滞丸治痢疾。有积胃弱不可重下……三黄枳朴丸治湿热成痢，并有食积者"。

痢疾的治疗，万全认为即应"攻积为先务"，并应顾护脾胃。如在《幼科发挥·痢疾》云："或问，赤痢为热，白痢为寒何如，曰：《原病式》论之详矣，痢下赤白，皆湿热也。赤者自小肠来，小肠者心之腑，心属火故其色赤。白者自大肠来，大肠者肺之腑也，肺属金故其色白。赤者属热，白者属湿，湿亦热也。经云，湿盛而热也。若初痢下鲜血者，非赤也，此风热之毒，宜剪红丸（雄黄、木香、槟榔、三棱、莪术、陈皮、贯众、大黄、干漆）主之。如痢下瘀血，或如豆汁者，此湿气下血也，宜胃风汤（白芍、白术、肉桂、人参、当归、芎劳、茯苓）主之……或问，河间云，行气则后重除，养血则痢止，此千古不易之法也。今幼科治痢之方，不用其法何也？曰：痢者，素云肠澼，难云大瘕泄，古云滞下，肠澼者，因于饱食也。大瘕泄者，食症也，滞下者，积滞之物下出也，故云无积不成痢，治法以攻积为先务也。积不去则气不行，去积所以行其气，而不里急后重也，热则伤血，痢久则伤血，去热止泄，所以养其血也。法虽不同，意则合也"。

《幼科发挥·痢疾》中还列举了许多痢疾的变证，附有或为家传或为经方而行之有效的方药，如："痢疾渴者，七味白术散（藿香、木香、葛根、人参、白术、茯苓、甘草）去干葛，加炒干姜黄连阿胶乌梅主之。痢苦噤口者，宜参苓白术散加石菖蒲为末，陈仓米汤下。痢久不能食，或有食入即吐者名噤口痢，即经所谓五虚者死，古方虽多，无甚效者。大抵泻痢日久，津液已竭，脾胃虚弱，不能食也。宜以补脾为主，白术散去干葛加炒干姜主之。能食者生矣，不能食者死……痢久脱肛者，气血虚也。素云下陷者虚也，难云出者为虚，古方多用涩剂，如猬皮木贼之类，此治其标也，当用河间行气养血之法。痢止后重除，肛肠自不脱出矣，加味八珍丸（当归、熟地黄、白芍、人参、茯苓、甘草、木香、黄连、阿胶）主之。有痢下赤白青黑者，名野鸡痢，用阿胶梅连丸（阿胶、茯苓、乌梅、黄柏、黄连、干姜、当归）主之。"以及"有痢两膝肿大者，名曰鹤膝风，加味地黄丸主之"等。

（九）癫痫

引起癫痫发作的原因很多，归纳起来，不外乎顽痰内伏、暴受惊恐、惊风频发、外伤血瘀等。万全对此已有较全面的认识，如《万氏秘传片玉心书·惊风门》云："凡小儿因闻非常之声，见异类之物，或为争斗推跌，或大小禽兽之类致惊，其神气结于心而痰生焉。痰壅气逆，遂成搐搦。口眼歪斜，口吐涎沫，一时即醒，如常无事。或一日一发，或间日再发，或三五日一发，或半年一发，一年一发。若不急治，变成痫疾，而为终身之痼疾也。"癫痫的病因，概括起来，不外受惊、感受风邪和饮食积滞。但与一般感风、伤食不同，一旦诱发作痫，则表现为"其候神气拂郁，瞪眼直视，面目牵引，口噤涎流，腹肚膨紧，手足抽掣，似生似死，或声或默，或项背反张，或脊强直，但四肢柔软，发而时醒者为痫"，（《婴童百问·惊痫》）其中，对癫痫与痉痓的区别，又有着明确的认识："若一身强硬，终日不醒，则为痉痓矣。"

癫痫病的分类驳杂不一。如明代方贤在《奇效良方》一书中，把癫痫分为风痫、食痫、惊痫、痰痫、饮痫五类。钱乙在《小儿药证直诀》中，根据发作时患者发出的叫声，把癫痫病分为犬痫、羊痫、牛痫、鸡痫、猪痫五类。也有按阴阳分，把癫痫分成阴痫、阳痫两类，阴痫属于虚寒症，患者体质虚弱，每次发作时间较长，发作周期也长；阳痫属于实热症，一般情况下患者体质比较强壮，每次发作时间较短，发作比较频繁。但更多的是按五脏所属来分类。鲁伯嗣为其代表，他把癫痫分为心痫、肝痫、肾痫、肺痫、脾痫五种，并附带说明了发作症状，在《婴童百问》一书上解释了他的分法。面红、眼睛直、吐舌、咬牙、烦躁不安、气短的叫心痫；脸和嘴唇发青、眼睛向上看、手脚抽搐、腰背硬直的叫肝痫；脸发黑带有晦气、眼睛向上看、嘴里吐沫、身体僵直如尸的叫肾痫；脸白如土、眼睛发直、像受了惊吓似的跳动摇头、嘴里冒沫的叫肺痫；脸色发黄、眼睛发直、肚子胀、下泻、四肢僵硬的叫脾痫。这种把发作症状和病理结合起来为癫痫病分类的方法，基本上可以从中医典籍上找到理论根据，也符合中医的临床观察经验，确实有独到之处。所以，后世医家也有人沿袭这种分法的思路，加以提炼，提出新的分法。

在治法上，鲁伯嗣认为："调理之法，唯以惊、风、食三种，阴阳二证，别而治之。"《诸病源候论·小儿杂病诸候》指出："诸方说痫，名证不同，大体其发之源，皆因三种。三种者，风痫、惊痫、食痫是也。风痫者，因衣厚汗出，因风入为之；惊痫者，因惊怖大啼乃发；食痫者，因乳哺不节所成。然小儿气血微弱，易为伤动，因此三种，变作诸痫。"该书"风痫候"中还指出："又病先身热，瘛疭惊啼叫唤而后发痫，脉浮者，为阳痫，内在六腑，外在肌肤，犹易治；病先身冷，不惊瘛，不啼唤，乃成病，发时脉沉者，为阴痫，内在五脏，外在骨髓，极者难治。"显然，鲁氏所谓的调理之法，实即尊此而出。关于癫痫的治疗，鲁氏指出，"盖阳证不可用温，阴证不可用寒，风痫先为之散风，惊痫则先为之利惊，食痫则先为之消积，续以定痫等剂主之……继令小儿有热有痰，不欲乳哺，眠睡不安，时常惊悸，此皆发痫之渐，即以紫霜丸导之，时间量与紫霜丸，减其盛气，则无惊风痫瘛之患……治风痫宜服薄荷散（薄荷叶、羌活、全蝎、甘草、麻黄、僵蚕、天竺黄、白附子），有热宜服细辛大黄汤（天麻、防风、细辛、大黄、川芎、甘草），又有杨氏蛇黄丸（蛇黄、郁金、雄黄、朱砂、青礞石、铁粉）……食痫通用妙圣丹（代赭石、雄黄、蝎梢、朱砂、轻粉、麝香、巴豆、杏仁）、天麻丸（南星、白附子、牙硝、天麻、五灵脂、全蝎、轻粉、巴霜）、断痫丸（皂角、白矾、南星、朱砂、僵蚕、雄黄、白附子、乌蛇、麝香、赤蜈蚣）……"从中可以看出鲁氏治癫痫所用方药较为峻烈，这与本病顽固难治有关，方后多注有"粳米饭丸""化蒸饼为丸""煮枣肉为丸""粟米糊丸"等，用丸剂缓图，总以顾护胃气为要。熊应雄认为，癫痫多由胎内受惊和听到大声大惊而得，大多属于风痰郁结，上迷心包。故主张多用疏风化痰、顺气镇惊之剂。推拿为推三关、六腑、肺经，补脾土，天门入虎口，揉斗肘、掐板门、精宁、窝风，运天心，掐五指节，分阴阳，运八卦，赤凤摇头，按弦搓，摩威灵穴，揉中指，掐总筋，灸昆仑。

《万氏家藏育婴秘诀·鞠养以慎其疾》中对癫痫患儿的护理也提出建议："小儿神气衰弱，忽见非常之物，或见未识之人，或闻鸡鸣犬吠，或见牛马禽兽，嬉戏惊吓，或闻人之叫呼，雷霆铳炮之声，未有不惊动者也，皆成客忤惊痫之病。盖心藏神，惊则伤神，肾藏志，恐则志失，大人皆然，小儿为甚也。凡小儿嬉戏，不可妄指他物，作虫作蛇，小儿啼哭，不可令人装扮欺诈，以止其啼，使神志昏乱，心小胆怯成客忤也，不可不慎……小儿玩弄嬉戏，常在目前之物，不可去之，但勿使之弄刀剑，衔铜铁，近水火……耳目之神寄在心，异闻异见易生惊。疾生气逆因成痫，恨煞终身作废人。初生小儿未与物接，卒有见闻，必惊其神。为父母者，必慎之可也。若失防护，致成惊痫，为终身之痼疾，有子何益？"万全的这些论述也为癫痫的护理学说的发展奠定了坚实的基础。

鲁伯嗣非常注重预防痫证。如《婴童百问·惊痫》云："其证方萌，耳后高骨间，必有青纹纷纷如线，见之急为抓破，须令血出啼叫，尤得气通。"此即所谓耳后青络放血法，认为耳后高骨上紫滞脉络的放血可以泻邪。清·陈修园抓破青络法大抵源于此，其《医学从众录·痫证续论》言："凡有此证，欲发未发前二三日，先宜看耳后高骨间，有青筋纹，抓破出血，可免其患。"

（十）汗证

万全对于小儿汗证的论述非常详细。在《万氏秘传片玉心书·诸汗门》中指出："汗者心之所藏，在内为血，在外为汗。小儿气血嫩弱，肤腠未密，若厚衣太暖，熏蒸脏腑。脏腑生热，热撑于心，故液不能自藏而额汗出也。额属心，见于本位，宜收敛心气，团参汤（人参、当归、雄猪心）主之，此虚汗也。如大病后，气血尚弱，液溢自汗，或潮热，或寒热，发过之后，身凉自汗，日久令人黄瘦，失治则变为骨蒸疳痨，黄芪固真汤（黄芪、人参、白术、甘草、当归、麦冬）主之。如睡中汗出，不睡则无汗，乃睡浓也，醒觉则止，而复出汗，亦是心虚，此盗汗也，宜敛心气，团参汤主之。如睡中遍身汗出，醒觉时久不干，此积症盗汗，脾冷所致，益黄散（陈皮、青皮、诃子、甘草、丁香）主之。如病困，睡中身体汗洗，此因阳虚所致，黄芪固真汤主之。如脾虚泄泻，自汗后遍身冷，又汗出有时，遇泄则无，未泄泻则有，此为大虚证，急当补脾，宜理中汤加熟附子，待泄止，又以黄芪固真汤主之。凡自汗，上至胸，下至脐，此胃气虚也，当补胃，四君子汤加黄芪治之。如肺虚自汗，其症右脸色白，脉按之无力，盖因久咳嗽连声不已，以肺气上壅，故令汗出，以四君子汤加麦冬，此益母救子之义也。如慢惊自汗，遍身俱有，其冷如冰，此危症也，大补汤（当归、人参、黄芪、白芍、生地黄、甘草、白术、茯苓、川芎、浮小麦）加熟附子一片治之。如伤风作热自汗者，宜救表解肌，此柴葛解肌汤主之。如无时冷汗出，发根如头珠，面颜上溅溅然，此为惊风，宜抱龙丸、四君子汤加麻黄根治之。凡小儿自汗，上至头，下至项，谓之六阳虚汗，不须治之自愈。凡小儿伤寒汗出，至颈而止者，此欲发黄，茵陈汤主之。凡诸汗症，服前药不止者，俱加牡蛎、蛤粉或止汗散调之。如有实热在内，烦躁汗出不止，三黄丸下之。"并在《幼科发挥·诸汗》中云："汗者，心之液也。唯头汗不必治。小儿纯阳之体，头者，诸阳之会。心属火，头汗者，炎上之象也。故头汗者，乃清阳发越之象，不必治也。"

（十一）水肿

万全在《幼科发挥·原病论》中指出："水肿者，土虚火旺也。"并在治疗中一再强调"不可妄用汗下"，应调理脾胃。《幼科发挥·肿病》云："如肿久不消，气实能食者，宜利其水，商陆胃苓丸主之。肾者水之根，湿则伤肾，小儿久坐湿地者多此疾。商陆胃苓丸，病肿气壮能食者，宜此治之，谓去菀陈莝洁净府也。上共为末，水煮面丸，麻子大。每服 30 丸，至 50 丸止。大便后快，又服，衰其半而止。如气弱食少者，只以补脾为主，脾属土，土能胜水，脾强则水去，而肿消矣，宜参苓平胃散。加藿香叶、紫苏叶、木香、砂仁为丸服之。"又在《万氏家藏育婴秘诀·肿病证治》指出："治肿之方，诸家只知治湿多利小便之说。执此一端，遽用泄水之药，则一泄而水消，乃曰得泄之力，殊不知脾愈泄而愈虚，不逾旬日，肿复如初，此世人只知泄水为最，而不知十补勿一攻之论，入往往多死者矣。吾之家传，大儿用胃苓汤，小儿用胃苓丸，以五皮汤送下，甚验。"《万氏秘传片玉心书·浮肿门》中也强调："凡小儿浮肿，又加喘急者，此脾传肺也，当专治脾而兼治肺，日服加减胃苓汤，夜服葶苈丸。如先喘急而后面目浮肿者，此肺传脾也，当专治肺而兼治脾，日服葶苈丸，夜服胃苓汤加麻黄、杏仁。如先浮肿而后腹胀者，此表邪传里也，只以加减胃苓汤主之。凡浮肿，不可妄用汗下，更不宜大戟、甘遂、牵牛之类，以伤元气。"

万全还对水肿患儿的饮食禁忌做了说明，《万氏家藏育婴秘诀·肿病证治》中记载："饮食之忌，唯盐酱薤鲜湿面，皆味咸能助水者，并他生冷毒物，亦宜戒之，恐伤脾胃，重则半载，轻则三月。须待脾胃平复，血气充实，然后于饮食中旋以少炒盐徐徐投之，不至骤吃咸物，则肿自不再作。"

此外，《幼科发挥·肿病》中记录一病案："一女孩病肿甚异，寅后午前上半身肿，午后丑前，下半身肿，上下尽消，唯阴户肿，小便难。诸医不能治，请予治之，予曰，经云身半以上，天之阳也，宜发其汗，使清阳出上窍也。身半以下，地之阴也，宜利小便，使浊阴出下窍也，正上下分消，以去其湿之法。唯半夜阴户肿，不得小便，此又当从肝经求之。盖厥阴肝经之脉，丑时起于足上，环阴器，又肝病者，则大小便难，用胃苓五皮汤。发汗利小便也，内有茯苓，所以伐肾肝之邪，木得桂而枯。又以辛散其肝经之水，以温肾之真寒湿也。连服十一剂，而肿尽消去矣。"万全认为，身半以上肿，宜发其汗，使清阳出下窍；身半以下肿，宜利小便，使浊阴出下窍，唯半夜阴户肿，不得小便，此又当从肝经求之。盖厥阴肝经之脉，丑时起于足上，环阴器，又肝有病者，则大小便难。万全对这奇异的水肿病，抓住疾病的活动时间及其症状表现，按照子午流注理论，认清疾病的本质和所在部位，进而得出正确的诊断。

（十二）疰夏

薛己认为：脾为太阴，位属坤土，喜燥而恶湿，故凡脾胃之气不足者，遇长夏润溽之令，则不能升举清阳，健运中气，又复少阳相火之时，热伤元气，则肢体殆惰不收、两脚痿弱、嗜卧发热、精神不足、饮食少思、口中无味、呼吸短乏气促、目中视物渺渺、小便赤数、大便不调，名曰疰夏。该病多由于禀赋阴虚，元气不足导致。治法用补中益气汤去升麻、柴胡加炒黑黄柏主之。若因劳役发热，血虚脉大者，用当归补血汤（黄芪、当归）。气血两虚者，八珍汤（白茯苓、人参、当归、白术、川芎、白芍药、熟地黄、炒甘草）。肝肾阴亏者，地黄丸。大便作泻者，人参理中汤。若乳母肝火乘脾，寒热少食者，柴胡栀子散。胃火作渴者，竹叶石膏汤（石膏、半夏、甘草、人参、麦门冬、竹叶）。小儿多因乳母之气不调，而当戒怒气，调饮食，适寒温，则可以远病矣。又如夏月以香薷汤浸冷代茶饮之，但香薷利水，大损元阳，厚朴克伐，大泻真气，况脾性喜温而恶寒，夏月阴盛于内，冷啜伤脾，若胃强有火，湿热为病之人，固无大害，其脾胃虚弱，中气不足者，必为腹痛少食，泄泻寒中之病矣。

（十三）五软、五迟、五硬

明代鲁伯嗣对五软、五迟、五硬一类疾病认识较为全面而先进，对现代临床仍有指导意义。

五软，又名"软瘫"，指小儿头软、项软、手足软、肌肉软、口软。《婴童百问》言："五软者，头软、项软、手软、脚软、肌肉软是也……又有口软则虚舌出口……。"内容与今所指相同，书中对本病的各种预后做了分析。本病如能早期发现，及时调理，预后多良好。但若病情较重或治疗不当者，可致预后不良，终成痼疾。如鲁氏指出："项脉软而难收，治虽暂瘥，他年必再发。手软则手垂四肢五力，亦懒抬眉，若得声圆，还进饮食，乃慢脾风候也，尚堪医治。肌肉软，则肉少皮宽自离，吃食不长肌肉，可服钱氏桔连丸（广陈皮、黄连、麝、猪胆），莫教泻利频并，却难治疗……脚软者，五岁儿不能行，虚羸脚软细小，不妨荣卫，但服参芪等药，并服钱氏地黄丸（熟地黄、山茱萸、干山药、泽泻、牡丹皮、白茯苓），长大自然肌肉充满。又有口软，则虚舌出口。阳盛更须提防，必须治膈却无妨，唇青气喘则难调治也。"五软的发生，与肝肾亏损、脾胃虚弱有密切关系，治疗以培补脾肾、益气养血为主。

五迟中立迟、行迟是由肝肾亏损、筋骨痿弱而发。肝主筋、肾主骨，肝肾不足，则筋骨痿弱无力，以致未能依时站立和行走，成为立迟、行迟的病证。《婴童百问》："又有行迟之症，乃血气不充，则髓不满骨，故软弱而不能行；抑亦肝肾俱虚而得之。肝主筋，筋弱不能束也。"说明血气不充，肝肾俱虚，是发生立迟、行迟之证的根本，并以地黄丸加牛膝、五加皮及酒炙鹿茸补肾养肝为治。

"五硬"的病名，初见于《婴童百问》。"五硬则仰头取气，难以动摇；气壅疼痛连胸膈间，脚手心如冰冷而硬，此为风症难治。肚大青筋，急而不宽，用去积之剂，积气消即安。恐面青心腹硬者，此症性命难保"。指头项硬、胸膈硬、手硬、脚硬和心腹硬等为"五硬"。指出本病的临床表现，可见头项强硬、仰头呼吸、转动不灵、胸膈壅阻、呼吸不利、或感疼痛、手、足冰凉而僵硬、难于屈伸、或见肌肉消瘦、脘腹胀实、青筋显露。如寒邪入里，壅结心腹，则病情表现严重，可见面色青灰、心腹硬实、难于俯仰、气息微弱、呼吸乏力等候。若病邪传入肝经，则见头项手足强直痉挛，或角弓反张，如惊风之状。鲁伯嗣治疗本病用小续命汤（麻黄、人参、黄芩、川芎、芍药、甘草、杏仁、汉防己、官桂、防风、附子）加减祛风散寒，温阳通络。本病需及时治疗，并经常进行病变部位按摩，以疏通气血，舒筋活络，促使疾病康复。本病预后，可因小儿体质的强弱，病情的轻重而有所差异。鲁伯嗣认为，"此为风症难治"，如病情发展至"面青心腹硬者，此症性命难保"，同时指出"如风症，只依中风治之，必有回生之理"。

（十四）盘肠气痛

盘肠气痛，病名出明·鲁伯嗣《婴童百问》，又名盘肠气、盘肠钓痛、盘肠内吊。是由于肠平滑肌痉挛引起的一种肠绞痛，为儿童急性腹痛中常见的一种。《婴童百问》认为盘肠气的病因为"小肠为冷气所搏然耳"，指出本病由腹部中寒而起。多由小儿脾气不足，感受寒邪风冷，搏于肠间所致，症见腹痛曲腰、叫哭不已、不乳、面色青白、两眉蹙锁、大便泻青、额上汗出等，本"腹部乃六腑之居""六腑以通为用""通则不痛"的原则，治以温运脾阳，行气止痛。列乌沉汤、沉香降气汤（香附子、沉香、砂仁、甘草）等六首方剂，本病多以腹部受凉、饮食不调、情绪紧张为常见诱因，还与患儿乳食不消、肠道气滞、通调失常有关。

（十五）赤游丹毒

病名出自明·鲁伯嗣《婴童百问》，即赤游丹。以皮肤赤肿、色如涂丹、灼热疼痛、游走不定为特点的一种病证。因其色赤若丹，发无定处，故名赤游丹。又因风善行而数变，游走不定，又名赤游风。

本病发病原因，多由局部皮肤损伤、脐部疾患、臀部湿疹、种痘、虫咬等，护理不善，为外风邪毒所侵，以致感染成病。邪毒袭入于经脉，随气血流走全身，发于肌表，因而出现皮肤红肿、灼热、疼痛等风火热毒证候。如《婴童百问》引钱乙之论阐述其病因为："热毒之气，客于腠理，搏于血气，发于外皮，上赤如丹，热毒与血相击，而风气乘之，所以赤肿游走而遍体也。此由乳母食酒面煎炙过度，与夫烘衣与儿，不候冷而即穿者，多成此症。"亦有因孕妇热毒壅结于内，遗患胎儿，以致生后热毒蒸发于外而为病。《婴童百问》言本病："或发于头面胸背，令儿燥闷腹胀，如火之热，痛不可言。有入腹、入肾之证，便不可救。"风热邪毒较盛者，常可入脏入腑，出现发热、呕吐及腹泻等症，严重者邪毒可内陷营血，而见神昏、抽搐等危象。

（十六）囟填

《婴童百问》说："囟填者，囟门肿起也，脾主肌肉，乳哺不常，饥饱无度，或寒或热，乘于脾家，致使脏腑不调，其气上冲，为之填胀，囟突而高，如物堆起，毛发短黄自汗是也。"主要病因有因饮食不慎、脾胃不和、脏腑失调、致积滞内蕴，气机郁结，其气上冲。

本病临床辨证有寒热之别，证属火毒上攻者，宜疏风散火，清热解毒，可用大连翘饮子。寒束火郁之证，取"火郁发之"之义，予柴胡散（石膏、黄芩、甘草、赤芍药、葛根、麻黄、柴胡）加减治疗。证属"寒气凝聚"者，鲁氏以三辛散（即封囟散：细辛、桂心、干姜）温中祛寒，理气散结。其治疗大法与现在基本一致。

（十七）阴肿疝气

外肾肿硬，又名阴肿，指阴囊肿硬。多因小儿坐卧湿地，湿浊风邪与气血相搏而成。《婴童百问·阴肿疝气》云："小儿外肾肿大，茎物通明，牡蛎粉研极细，鸡子清调敷为佳。"提到用外治法治疗阴肿。

产生水疝的原因，有先天性和继发性两类。先天性水疝多属先天性鞘膜积液，如《婴童百问》说："又有疝气名偏坠，急宜下药，小儿生下亦有如此者，不疼不痛，此皆不须攻击，不治而自愈，若肿痛甚急，当服药……"前阴属肾，肾主水，下通阴，先天不足，肾的气化不利，水液下注而成，是属于腹膜与鞘膜囊沟通的交通性鞘膜积液。睾丸及阴囊属于肝肾之经，故本病多从肝肾两经治疗，利水消肿治其标，温肾化气或疏肝利湿治其本，如鲁伯嗣言："若肿痛甚急，当服药，宜五苓散、青木香丸（黑牵牛、木香、补骨脂、荜澄茄、槟榔）、汤氏化生丸（木香、三棱、莪术、槟榔、青皮、陈皮、川楝子、芫花）并疏气药。"

（十八）木舌

木舌，又名舌黄鹅口，死舌。《婴童百问》云："又木舌症，舌者心之候，脾之脉络于舌也。脏腑壅滞，心脾积热，热气上冲，故令舌肿渐渐胀大，塞满口中，是为木舌""若不急疗，必致害人。"由此可知，木舌为舌体肿大，板硬如木，轻者妨碍乳食，重者舌体肿大充满口腔，梗阻气道，妨碍呼吸的一种症候。病因多在于心脾积热与痰血瘀滞，鲁伯嗣主要运用外治法，"朴硝二分，紫霜一分，白盐半分，同研，每半钱，竹沥、井花水调敷。又方用黄葵花研细，黄丹伴之同研点七次。又舌胀满口，单用冰片点之，亦妙"，外治法包括吹喉、掺口的方药很多，如锡类散、川硝散、凉心散、或蒲黄、黄柏各等分研细粉敷舌上，以促进局部解毒散结，去腐生肌敛口。本病以清热散结、通瘀消肿为治疗大法，具体处方时，再按其他兼证病机而配合用药治疗，临证常内外两法同时运用以加强疗效。

（十九）胎黄

对胎黄的临床表现，万全观察的非常仔细，在《万氏家传幼科指南心法》中有比较详细的描述："胎疾，胎黄状如金色，身热大便难通，小便黄赤热朦胧，少乳时时舌弄。此症传来母毒，脾胃湿热相攻……凡小儿生下，面目皆黄，状如金色，身上壮热，大便不通，小便赤涩，乳食不思，此胎黄也"。

其中，万全对胎黄的病因早有认识，在《幼科发挥》中指出："疸有二证：有因天地湿热之气而发之者，有因水谷之湿热而发之者……因乳母受热，而传于胞胎。"

胎黄有阴阳之分，凡病程短，肤黄色泽鲜明，舌苔黄腻者，为阳黄；而黄疸日久不退，色泽晦暗，便溏色白，舌淡苔腻者，则为阴黄；如若肝脾明显肿大，腹壁青筋显露，为瘀积发黄，也属阴黄一类。万全在《万氏家藏育婴秘诀》中提出："湿热食伤总发黄，是名疸病属纯阳。热宜寒治湿宜利，食积还从消导良。"并指出："论小儿黄疸病，钱氏甚详。如因热者，其色黄而明；因湿者，其色黄而黯；因食积者，其色黄而淡。以此辨之。"

黄疸的治疗，以利湿退黄为基本法则。万全治疗胎黄亦是以利湿退黄为基本法则，但他还特别注重保护初生小儿的胃气，并提出给乳母服药的方法。如在《幼科发挥》中指出用"茵陈胃苓丸（茵陈、胃苓丸）治小儿黄疸……以地黄汤主之……唯初生小儿胎黄，用生地黄汤与母服之。儿食其乳，其黄自退"。这种给乳母服药的方法至今仍为后人所效仿。

（二十）热毒瘰疬

薛己认为，热毒瘰疬乃手、足少阳、足厥阴经风热之证，或肝疳食积所致。其证发于项腋，或耳前、后，或如贯珠，当分表里虚实。若焮赤肿者，肝经热毒也，用人参败毒散（柴胡、前胡、川芎、枳壳、羌活、独活、茯苓、桔梗、人参、甘草）。作痛寒热者，肝火内作也，用加味小柴胡汤（柴胡、炒黄芩、人参、半夏、炙甘草、山栀、牡丹皮）。不痛而小便黄，肝血虚也，用六味地黄丸。隐于肉里而色不变者，肝疳内作也，用九味芦荟丸。脓成而不溃，或溃而不敛者，脾气虚弱也，用益气养荣汤（人参、茯苓、陈皮、贝母、香附、当归、川芎、黄芪、生地黄、芍药、炙甘草、桔梗、白术、柴胡）。凡此肿焮疼痛，寒热作渴者，属病气有余，形气不足，治宜清肝火，生肝血。肿硬不溃，溃而不敛者，属病气形气俱虚，治宜补肾水，实脾土。若因乳母恚怒，肝火遗患者，又当随所因而治之。如治一小儿，脓水淋漓，其核未消，发热憎寒，诊为肝经气血虚而有热，用补阴八珍汤为主，间以清肝益荣汤（柴胡、炒山栀、龙胆草、当归、川芎、芍药、熟地黄、白术、木瓜、茯苓、薏苡仁、甘草）而愈。后复核结，小便赤涩，晡热作渴，用参术柴苓汤为主，佐以六味地黄丸料加柴胡、山栀及四味肥儿丸而敛。

（二十一）流注

薛已认为，小儿流注乃气流而注，血滞而凝，元气不足之症。或因闪跌堕伤、或因肝火气逆、或因六淫内侵、或因脾虚食积、或因禀赋所致，结于四肢节体，患于胸腹腰臀，或结块、或漫肿、或作痛，悉用葱熨之法，须固元气为主。闪跌者，和血定痛丸（百草霜、赤小豆、川乌、白蔹、白芨、南星、芍药、当归、牛膝、骨碎补）；肝火者，九味芦荟丸；食积者，四味肥儿丸（黄连、芜荑、神曲、麦芽）。药能对症，未成自消，已成自溃。若脓成不溃者，元气虚也，先补而针之，庶使毒气不致内攻，气血不致脱陷。若脓出而反痛者，气血虚也，用八珍汤；作呕少食者，胃气虚也，用四君子汤；欲呕不食，或腹作胀者，脾气虚也，用六君子汤；口噤搐搦者，气血虚极而变症也，用十全大补汤；内热晡热，阴血虚也，四物、参、芪、白术；表热恶寒，阳气虚也，十全大补汤。热来复去，或昼见夜伏，昼伏夜见者，虚热也，当大补元气。若色赤，肿起而脓稠者，尚可治。不赤，硬而脓清，或脉洪大，寒热发渴，及不受补者，皆不可治。如治一小儿，腿腕间患流注，已半载，肿硬色白，形气俱虚。先用五味异功散，加当归30余剂，却佐以八珍汤20余剂，更用葱熨法，肿势渐消，中间一块，仍肿。此欲作脓也，当补其血气，俱用托里散为主，异功散为佐，仍用葱熨法，月许针出稠脓。仍用前二药及豆豉饼，三月而愈。

（二十二）小儿坏症十五候

熊应雄根据临床证候、望面色情况，提出五脏绝的小儿15种"不治之症"：贯瞳人，囟门肿起又作坑，虚舌出口为心绝。指甲黑色为肝绝。啼不得，蛔虫既出为脾胃聚绝。鼻干燥，鸦声，不转睛，鱼口，气急为肺绝。忽作肚青筋，为脾绝。咬牙齿、咬人为肾绝。目多直视，为五脏俱绝。

第三节　医家医著

一、朱橚与《普济方·婴孩门》

朱橚（1361—1425），明太祖朱元璋第五子，传记见《明史·列传第四·诸王一》，洪武三年（1370），他被封为吴王，驻守凤阳。洪武十一年（1378）改封为周王，十四年（1381）到开封任职。洪武二十三年（1390），他被流放到云南。洪武二十四年（1391）年底，朱橚回到开封，建文初（1399）再被流放到云南一次。朱橚组织和参与编写的科技著作共4种，分别是《保生余录》《袖珍方》《普济方》和《救荒本草》。《保生余录》，全书2卷。《袖珍方》全书4卷，共3000多方，其中有些还是周府自制的。这部著作编著严谨，"因疾授方，对方以授药"。总结历代医家用方经验，"条方类别，详切明备，便于应用。《袖珍方》仅在明代就被翻刻了十余次，可见受医家重视的程度。它的发行，对我国西南边陲医药事业的发展做出了巨大的贡献。《普济方》是被认为"采摭繁富，编次详析，自古经方更无赅备于是者"（《四库全书提要》）的巨著。

《普济方》约成书于公元 1406 年，由朱橚与教授滕硕、长史刘醇等人编撰而成。原书 168 卷，自明初刊行以后，原刻本不幸散佚，幸得《四库全书》将其收录，改编为 426 卷。据《四库全书提要》载，《普济方》分为 1960 论，2175 类，778 法，共收方 61739 首，初本尚有插图 239 幅。书中资料引自历代各家方书及收录大量时方，堪称 15 世纪以前方书之大成，是中国古代最大的一部方书。

全书的内容包括方脉总论、药性总论、五运六气、脏腑总论、脏腑各论、伤寒杂病、外科骨伤科、妇产科、儿科、针灸等。原书收罗经方空前广泛，资料极其丰富，不仅在中医方剂史上有着重要的价值，同时在保存古代医学文献上也有很大贡献。这里值得我们重视的是儿科述证、选方的学术层面宽广。儿科部先是统论婴孩体质及易患病证，嗣后分述婴孩初生、婴孩五脏、婴孩头眼耳鼻、婴孩唇舌口齿咽喉、婴孩诸风、婴孩伤寒、婴孩惊风、婴孩一切痫等等，几乎涵盖了临床各科予以汇总集纂，这反映了明代重视婴儿疾病的医疗保健。

现存较为完整的是中国中医科学院图书馆收藏之清·文溯阁《四库全书》精抄本，这是将《普济方》残本，参阅范氏天一阁藏本予以补齐的刊本，全书改为 426 卷。1949 年后人民卫生出版社曾据《四库全书》本出版排印本，其后中医古籍出版社亦曾据《四库全书》（文渊阁本）予以刊行。

二、寇平与《全幼心鉴》

明·寇平生平不详。

《全幼心鉴》4 卷，是明初最完备的儿科全书，明·寇平撰。刊于 1468 年。卷 1，总论小儿先天禀赋、阴阳气血等生理特点、面部与手部望诊、小儿的保育与调理，以及儿科医生之守则等。卷 2，论小儿脉法、初生儿的护理及常用药；卷 3～4 分论小儿诸病（以内科病证为主，包括痘疹），并附录《小儿明堂灸经》。书中除选集经效古方予以阐论外，对面部及虎口三关、指纹望诊做了较细致的描述，并附图 40 余幅。现存多种明刻本、日刻本。

三、鲁伯嗣与《婴童百问》

鲁伯嗣，明代儿科医家，生平不详。鲁伯嗣著《婴童百问》10 卷，刊于公元 1506 年（明·正德元年）。

《婴童百问》共 10 卷，每卷 10 门，总计百门，将有关婴幼儿的初生养护及病候诊治等列为 100 个问题予以阐述，故书名谓《婴童百问》。《婴童百问》融会众说，自成一家而多创见，内容丰富，切合实用。取材比较审慎精要。从《诸病源候论》《千金方》到《小儿药证直诀》《仁斋小儿方论》等明代以前医著的儿科内容，无不择其精要。本书对于多种儿科病证的致病原因及治法方药等论述尤详。详究儿科病源与证治，收集宏博，全书列病证 94 种类，出方 886 首。在儿科临床，小儿惊痫属常见病，鲁氏将惊痫分心、肝、脾、肺、肾五痫，认为病因是小儿血脉不敛，骨气不聚，为风邪所伤，惊怪所伤，乳哺失节，停滞经络所致。又根据不同的证候特点，分阴证、阳证、惊痫、风痫、食痫。在治疗时主张阳证不可用温，阴证不可用寒；惊痫应先治惊，风痫要先散风，食痫当先消积，然后再以定痫剂治之。这些学术思想对后世的儿科学发展及临床实践，都产生了一定的影响。正如王肯堂评述此书时所说："于凡人之所病，无不洞究而默契之，故其为书，论辨详审，制合精当。观其立名为问，计目有百，每问下必濬之以源，表之以证，对之以疗，若将其俟问，预为答之者。参会众说，自成一家，病无遗载，方有余奇，开卷昭然，蒙是发矣。"

现存版本有：明·嘉靖二十一年礼部奉昌校正刻本，现存多种明刻本、清刻本等，1949 年后有排印本，存《续修四库全书》中（顾廷龙主编。上海古籍出版社 1995，732 页）。

四、王銮与《幼科类萃》

王銮，明代医家，字文融，号容湖。明代浙江乌程县小湖织里人，世医出身，得其家传，弘治至嘉靖年间浙江名医，擅长儿科。

《幼科类萃》约明·正德末年（1506—1521）成书，明·嘉靖十三年（1534）刊行。

《幼科类萃》书名"类萃"者，乃萃取诸家之精华，上集医学经典之论，下汇历代名医之说。更为可贵的是，已佚的汤氏《婴孩妙诀论》（或《博济婴孩宝书》），以及书目失载的《脉诀启蒙》等医籍，亦赖此书之收录而保留下部分内容。此书所录内容丰富，皆系撷取历代诸家说要，由受胎起直至小儿之视脉观色，都有涉及，其中亦有个人一得之见，有论有方，为明、清儿科医著之基础。

全书共 28 卷，分 26 个门类。卷 1 ～ 2，主要论述小儿的生理特点、喂养护理方法，以及小儿病的诊断要领。其中卷 1 载论小儿受胎禀赋厚薄不同，论妊妇不守禁忌生儿多疾之戒，护养论，乳哺论，下胎毒论，论小儿轻易服药戒，慎择乳母，芽儿戒灸。卷 2 载小儿脉证总说。论五脏虚实所主，论五脏相胜虚实之邪，论五脏子母虚实鬼贼微正，论五脏补泻之法，论五脏伏敌喜伤主病，察小儿形色诀，诊小儿脉论，论五脏气绝证，论虎口三关要诀，论小儿脉证歌，小儿死证十五候歌诀，论小儿死脉证。卷 3 ～ 28，为儿科诸疾证治。其中卷 3，为初生门。列小儿初生总论，初生诸证治法。分别介绍了胎热、胎寒等 11 证。载方 37 首。卷 4，惊风门，有脉法，急慢惊风总论，论治惊当分三因，东垣、丹溪治急、慢惊风治法及慢脾风治法。惊风不治证，惊风灸法，载方 36 首。卷 5，诸疳门，列脉法，论疳之由，论五疳，疳证当分冷热虚实，论疳证治法，分心疳、肝疳等 12 证。载方 20 首。卷 6，诸热门，有脉法，论热因诸脏所发，论表里热。辨证诸热，诸热治法，分心热、肝热等 18 证。载方 50 首。卷 7，疟疾门，有脉法，疟疾论。治疟大法，疟疾灸法，附方 12 首。卷 8，痢疾门，有脉法，赤白痢论，诸利大法，论痢疾用热药之误，痢疾不治证，下痢灸法，载方 9 首。卷 9，吐泻门，有脉法，论小儿吐泻有冷热，论小儿吐泻宜暂断乳，钱仲阳吐泻治法，分热吐、热泻等 7 证，载方 17 首。卷 10，咳嗽门；卷 11，斑疹门；卷 12，水肿门；卷 13，腹胀门；卷 14，风痫门；卷 15，伤寒门，卷 16，伤食门；卷 17，腹痛门；卷 18，伤积门；卷 19，痞癖门；卷 20，小便诸证；卷 21，丹毒门（附风毒、惊丹）；卷 22，黄疸门；卷 23，诸血门；卷 24，诸汗门；卷 25，咽喉齿舌门；卷 26，耳目口鼻门；卷 27，襟证门；卷 28，痘疮门。分别以脉法、论证、治法和附方进行阐述每门病证。

《幼科类萃》内容丰富，在简述小儿生理特点和辨证诊断方法之后，以病为纲，理法方药为目，阐述了各病证治。论理重在脉证合参，从病因之内外，病变之脏腑，到证候之寒热虚实，皆附列诸家之说，参以己见，反复详辨。治法重在方药与针灸并举，温凉补泻用之要适宜，切忌太过。王氏用药多崇洁古药式，强调五脏一体，尤重脾胃后天。正如后序所言；"《幼科类萃》者，活幼之方脉也，奚其类以方而附病也，奚其萃集诸家之良也，类其萃则方脉筌备矣。"故此，该书为有价值的临床儿科参考书之一。

现存版本：明·嘉靖十三年李濂序刊本，1984 年 1 月中国古籍出版社据天津市卫生职工医学院明刻本影印本。

五、翁仲仁与《痘疹金镜录》

翁仲仁，明代儿科医家，字嘉德，信州路（今江西上饶）人。擅医痘疹，曾撰《痘疹金镜录》（又作《痘疹全婴金镜录》，《幼科痘疹金镜录》）3 卷（1519）。刊于1519 年，原刊本已不复见，现存者均为本书的增补或改订本，故名称颇多。卷数有 3卷本、4 卷本不一。3 卷本如《痘疹金镜录真本》（又名《痘疹全婴金镜录真本》），卷上、中为痘病证治及歌赋，卷下为方药。4 卷本为《增补痘疹金镜录》（又名《增补痘疹玉髓金镜录》），其卷 1，为儿科病症歌赋 20 余首，卷 2～3，为痘疹的辨证论治（包括歌赋论述），卷 4 痘科治疗方剂。由于内容简要实用，选方尚平稳，故流传较广。现存明刻本及几十种清刻本。

六、魏直与《博爱心鉴》

痘疹专著。又名《痘疹博爱心鉴》《痘疹全书博爱心鉴》，明·魏直撰于 1525 年。此书专治痘疹。作者认为痘本于气血，治痘首先应扶正抑邪，其辨证治疗有顺、逆、险三法。治法以温补为主，并以保元汤为治痘的主方，虽别立一家之法，却不免失之偏执，而有悖治痘常规。现有明刻本、日刻本、清刻本及《痘疹大全八种》本。

七、江瓘父子与《名医类案·小儿症》

江瓘（生卒年均不详，约公元1573年前后在世），字民莹，歙县人。少补诸生，以疾弃子业，工医，专事吟咏，卒，汪道昆为作传。《四库总目》有《江山人集》7卷，及《名医类案》并行于世。

《名医类案》系医案著作，江氏父子编辑。广辑明以前医药著作以及《史记》《三国志》《抱朴子》《夷坚志》等史传子集文献，从中收集名医治验例案，历时20载，于嘉靖二十八年（1591）方得刊行。清乾隆间，魏琇以校阅，详尽考订江氏父子存在的疏漏和脱文，探本求源，补缺正误；鲍廷博重刊乾隆三十五年（1770）的知不足斋本，即目前通行本所据的底本。本书为我国第一部医案专著。既是明以前著名医家临床经验的总结，也是中医理论与临床实践密切结合的典范，具有较高的文献价值和临床价值。

全书共12卷，按病证分为205门，以内科病案为主，兼及外、妇、儿、五官、口腔等病症。所辑医案，上自秦越人，淳于意，下至元、明诸家，凡辨证精详、治法奇验者，皆予收录。每案详载姓名、年龄、体质、症状、诊断和治疗，故论述较完整，理法方药亦相契合。案或详于证，或详于因，或详于治，均有依据。在一些医案后，并加有案语，阐发己见。

现有四库全书本、清光绪二十年（1894）耕余堂铅印本等10多种。

八、徐春甫与《古今医统大全·幼幼汇集》

徐春甫（1520—1596），字汝元（又作汝源），号思鹤，又号东皋，明·新安（今安徽祁门）人。徐春甫世家业儒，他年幼时也习儒而攻举子业，后因体弱多病改而学医，从师于名医汪宦。徐春甫博览医著，勤于实践，精通内、妇、儿诸科。由于他医术精湛，又每以济人为急务，因而求医者很多。徐春甫曾被授以太医院医官。徐春甫生平嗜好收集文献资料，任太医时饱览了皇家收藏的大量珍贵书籍，使他掌握了大量的医史、医论、医方等资料于1556年编撰完成了《古今医统》100卷，成为集医家之大成的巨著，其中卷88～90为《幼幼汇集》3卷。另著有《医学捷径》（又称《医学入门捷要六书》，或称《医学指南捷径六书》)，《内经要旨》2卷，《妇科心镜》3卷，《痘疹泄秘》1卷，《螽斯广育》1卷，《医学未然金鉴》等书。隆庆二年（1568），在徐春甫的倡议下，在北京成立了我国医学史上第一个民间医学学术团体——体堂宅仁医会。徐春甫的学术思想主要反映在他的著作之中，尤其是反映在代表作《古今医统》中。《古今医统》洋洋100卷，内容源于280余部医学著作，分为历代医家传略、《黄帝内经》要旨、养生导引、各家医论、本草药性与方剂、脉法、运气、经穴与针灸、临床各科证治、医案、验方与秘方、制药等，其中绝大部分为临床各科证治，占80余卷之多。书中除列录古书外，在医理上也有很多阐发。徐春甫在学术上推崇李杲的学说，主张医家应兼通针灸、药物，认为用药不可拘泥于古方，应根据病证的轻重与不同，辨证加减药味，通变化裁。他的这些学术观点对后世医家产生了一定的影响。

《古今医统大全》又名《医统大全》，系医学全书，徐春甫辑。全书共100卷，卷1，有"历世圣贤名医姓氏"，介绍270多名医家传略："采摭诸书目录"，载所征引书约280种。卷2～5，为《内经要旨》《翼医通考》《内经脉候》《运气易览》等；卷6～7，为经穴针灸；卷8～87，为临床各科证治，包括内、外、妇、儿、骨伤、五官科以及老年病400余种；卷88～90，为儿科内容，每病载有病机、脉候、治法、方药、易简诸方、灸法、导引法等项；卷91～98，为经验秘方，本草性能、功用及制法，通用诸方等；卷99～100，为养生余录。书中除引古说外，徐氏在医理、方药上均有阐发。书中所载医家传略是研究医史的重要资料。现存版本有：书成于嘉靖三十五年（1556），次年刊行。以后的版本有隆庆四年（1570）本、嘉庆间刻本，日本有明历三年（1657）本、万治间刊本等。

九、万全与《育婴家秘》《广嗣纪要》《幼科发挥》《片玉心书》《痘疹心法》《片玉痘疹》《痘疹碎金赋》

万全（约1495—1580），又名万全仁，字事，号密斋，明·罗田（今湖北罗田县）人。万全出身医学世家，全家以"万氏小儿科"而远近闻名。万全自幼聪明过人，但几经坎坷失意于仕途之路，其后便矢志学医。以《素问》《难经》为本，深入研究《脉经》，刻苦攻读本草，参考诸家著作，具有很深的学术造诣，尤长于儿科证治，为当时名噪一时的儿科世医。万氏一生勤于著述，其著有《万密斋医学全书》（1549）共10种，包括《保命歌括》35卷、《伤寒摘锦》2卷、《养生四要》5卷、《万氏女科》3卷、《家传幼科发挥秘方》（简称《幼科发挥》）2卷、《片玉心书》5卷、《育婴秘诀》4卷、《痘疹心法》23卷、《片玉痘疹》13卷、《广嗣纪要》16卷。此外，还著有《素问浅解》《本草拾珠》《伤寒蠡测》《痘疹碎金赋》以及两部轶著抄本《万氏秘传外科心法》和《万氏家传点点金》。近年来，罗田县万密斋医院在整理万密斋医书时，又搜集到了《痘疹歌括》《幼科指南》，已由湖北科技出版社陆续出版。现存的万氏著述，又有部分名同实异，或交错叠现。观现存本《片玉痘疹》与《痘疹心法》的卷1、卷12～23，内容大致相同，可能即系《痘疹心法》的初刊本，经传抄更改书名者。又如《幼科指南》与《片玉心书》，文字内容也基本相同，仅行文的秩序有些差异而已。

万全对小儿的生理特点、病因病理、诊断治疗、处方用药都有自己独到的见解。万全提出了"小儿五脏有余不足说"，认为小儿在生理上肝常有余、脾常不足、心常有余、肺常不足、肾常不足，高度概括了小儿五脏的特点，对小儿的生长发育和疾病防治有重要的指导意义。他在小儿病因上根据小儿的生理特点，认为小儿的疾病主要由外因、内因、不内不外因三方面的原因引起。万全对小儿疾病的诊断与治疗上，强调诊断要重在观形、察色、辨因，不能机械套用成人的诊断方法，还特别重视小儿的脾胃调理，在具体用药上，万全认为"辛热走气以耗阴，苦寒败阳而损胃"。万全还汇集整理了万氏祖传和自己的临床经验，总结出了100多个家传验方，其中许多方剂，如安虫丸、玉枢丹、牛黄清心丸等，一直沿用至今。

1.《育婴秘诀》

《育婴秘诀》4卷。又名《万氏家传育婴秘诀发微赋》《育婴家秘》。约刊于16世纪中期。本书首载幼科发微赋一篇，阐论儿科诊治要点；卷1，叙述有关保胎、养胎、小儿诊法及五脏证治；卷2，论胎疾、脐风、变蒸及惊痫等症；卷3～4，论述儿科的四时外感及内伤杂症；末附医案问答，每证之前均编成歌诀。现有《万密斋医书十种》本。

2.《广嗣纪要》

《广嗣纪要》，又名《万氏家传广嗣纪要》，16卷（又有5卷本，前4卷与16卷本同，末1卷为《小儿全书》，明·万全撰。约刊于16世纪中期。本书主要论述有关广嗣、妊娠及婴儿疾病的病因、证候及治疗方药，并附幼科医案18例。书中还归纳了影响生育的男女生殖器畸形、损伤等内容。本书收入《万密斋医书十种》中。

3.《幼科发挥》

《幼科发挥》，此书又名《幼科发挥大全》《家传幼科发挥秘方》，明·万全撰。明·嘉靖二十八年（1549）成书，取名《幼科发挥》是发挥其个人对儿科病的证治见解之意。全书共为4卷，约8.6万字。卷1，专门论述小儿的生理、病理、诊断、五脏主病，以及肝经主病、兼证、所生病等内容。包括急慢惊风、急惊风有三因之论述。卷2，为急惊风变证、类证，慢惊风成因、余证，心经主病、兼证、所生病等内容。卷3，为脾经主病、兼证和所生病等内容。卷4，载疟之证治，疳之证治，黄疸证治，肺脏主病、兼证、所生咳嗽病，肾脏主病、兼证、所生病，以及五脏虚实补泻法，因五邪之气所生病等内容。卷末载述了儿科临床常用方剂，每方先述药物组成，然后简列适应证。

此书首先综括叙述儿科疾病的理论，诊断要领，然后对小儿疾病以肝、心、脾、肺、肾五脏顺序分析讨论。每脏先列主病，次及兼证，再次为所生病。在病理方面，多为个人独到见解。处方用药亦多半用其家传秘方，所创之方有不少独特之处。如卷二"急惊风变证"所述："急惊风变成痫者，此心病也。心主惊，惊久则痫。盖由惊风既平之后，父母玩忽，不以为虑，使急痰停聚，迷其心窍。或一月一发，或半年一发，或一年一发，发过如常，近年可治，久则不可治矣。宜服如神断痫丸治之。"由此可见，作者论证之精审，经验之丰富，处方之独持。在论证施治过程中，每病证最后均附一个或多个病案。总之，万氏在学术思想方面遵钱乙之学说，以五脏为纲，提倡脏腑辨证，统括诸病。在论病时，则采众家之长，上及《黄帝内经》之理，下联东垣、丹溪之论。故此，本书理论颇能结合实际，为一本很实用的小儿科临床参考书。

现存版本：清·康熙五十一年忠信堂刻本，清·康熙五十四年韩江张氏保婴堂刻本，清·乾隆四十三年重印本，同人堂刻本，1957年上海中国医药书局影印本，1957年2月人民卫生出版社铅印本，民国年间上海民和书局石印本等，《万密斋医学丛行十种》本，《古本医学丛刊》本。

4.《片玉心书》

《片玉心书》5卷，明·万全撰。约刊于16世纪中期。本书主要介绍治疗儿科病的临床经验。卷1～3总论儿科病证的诊断、治法，较有特色，并附歌赋和望诊图；卷4～5记述胎毒、变蒸、惊风等32类疾病的证治。内容简明切于实用。现有多种清刻本，《万密斋医书十种》本，1949年后出铅印本。

5.《痘疹心法》

痘疹专著，又名《痘疹世医心法》，12卷，明·万全撰。刊于1568年。卷1～8，阐述痘疹的特点，以及发热、出见、起发、成实、收质、落痂、痘后余毒等各阶段的辨证治疗；卷9，疹毒；卷10，妇女痘疹；卷11～12，为治疗方剂。全书全面系统论述痘疹，尤其对痘疹从发热到痘后的七个发展阶段的证候特点和辨证论治的概述，较之其他痘疹专著更为详备，除正文外，穿插七言歌诀，附载作者个人的一些临床验案。本书除多种清刻单行本外，又收入《万密斋医学全书》中，后者析为23卷。

6.《片玉痘疹》

《片玉痘疹》又名《万氏秘传片玉痘疹》，为痘疹专著，13卷，明·万全撰。约撰于16世纪中期。卷1～2，为痘疹碎金赋及痘疹西江月以词赋的形式论述痘疹的证治，精要而易记；卷3～4，为痘疹始终验方及歌；卷5～12，为痘疹总论，并分论发热、见形、起发、成实、收靥、落痂及余毒证治；卷13，为痘疹骨髓赋及麻疹西江月。现存多种清刻本，本书又收入《万密斋医学全书》中。

7.《痘疹碎金赋》

《痘疹碎金赋》为痘疹专著，本赋有2种，均题明·万全撰，但内容不同。①收入《痘疹全书》中，共2篇。上篇论痘，共29条；下篇论疹，共8条。②收入《片玉痘疹》中，1篇，共16条。

十、薛铠、薛己与《保婴撮要》

薛铠，字良武，江苏吴县人。精于医书，熟谙医理，曾以名医入征于太医院医士，后赠院使。所著有《保婴撮要》，并注名医医著《钱氏小儿直诀校注》、滑寿之《十四经发挥》等行于世。薛己（1487—1559），字新甫，号立斋，明·吴县（今江苏吴县）人，薛铠之子。薛己聪明过人，医术精湛，他初为疡医，后以内科驰名，他对内、外、妇、儿和骨伤诸科都有很深的造诣，成为明代的一大临床学家。于正德年间（1506～1521）被征为御医，后升为南京太医院院判，嘉靖年间（1522～1566）被提升为奉政大夫，后又晋升为院使，中年后辞职归乡，潜心钻研，著书立说。薛己医德高尚，对于求治者总是竭尽全力进行治疗，还常四处出诊。薛己一生不仅以临证疗效卓著称世，且勤于著述，为后人留下了有实用价值的医学文献，其著述涉及内、外、妇、儿、针灸、口齿、眼、正骨、本草等诸多方面。薛铠、薛己父子均精于儿科方脉。

薛己临证，根据《黄帝内经》"治病必求其本"的指导思想，强调以治本为原则。薛己认为临床辨证必须抓住疾病的本质，就是说不论是对外感还是内伤之证，都必须掌握疾病发生的本源，薛己尤其重视脾胃的作用，化源即生化之源，人体后天化生之源当属脾胃元气，脾胃是人五脏的根蒂，脾胃虚弱则诸症蜂起。薛己的脾胃之说渊于《黄帝内经》，深受李杲脾胃论的影响。在生理上，薛己认为人体之所以有生机和活力，都赖于脾胃的滋养与健运；人体诸脏之所以能发挥其生理功能，也是因为这些脏器接受了脾胃所化生的水谷精气。另外，薛己认为脾胃为气血之本，脾又是统血行气之经，脾胃与气血密不可分。薛己常以六味、八味调治肾命阴阳、水火，注重肾中阴阳生化，药以温补为主，他认为"补肾不如补脾"，主张脾肾同治，他对脾肾之间的关系论述条理明析，治疗虽以脾胃为本但仍不拘一格，灵活多变，对后世医家的脾肾论治很有影响。薛己论虚很强调三阴之虚，即肝脾肾之虚，因为脾为至阴之脏，所以阴虚即脾虚，据此，治法上重视脾胃，偏于温补。薛己认为治疗虚损之症必须重视对肝、脾、肾三脏的调治，认为虚证在某些情况下可变生他症与假象，对虚证表现为热症、寒证表现为热症的情况都进行了讨论，指出内伤虚证与外感实证的鉴别要点是肚腹喜暖还是口畏冷热，这些在临床治疗上都很有意义。对于虚证的治疗，他一般主张补本扶元，以滋化源，自成温补一派，这种温补疗法对金、元以来的寒凉克伐流弊起到了一定的纠偏作用，也对明代以后医家对杂病治虚多用温补之法奠定了基础。

1.《保婴撮要》

《保婴撮要》20 卷，明·薛铠撰，薛己增补，刊于 1555 年。前十卷论述婴儿初生护养、儿科疾病诊法、小儿变蒸、五脏主病，以及幼儿内科杂病的证治；这十卷除临床医案部分为薛己补入外，均系薛铠原作。后十卷论述有关幼外科、皮科及痘疹等病证治及其医案，均为薛己所撰。卷十一至二十卷中有六卷撰写小儿外科病证 70 余种，分析小儿外科疾病的病因病机时，重视乳母饮食及情绪变化对小儿的影响。书中论述儿科疾病诊法以及小儿内科、外科、痘疹等多种病证的辨治，治法丰富，并收载了大量儿科医案，为本书的特色之一。针对当时初生儿破伤风病死率很高，采用火烧断脐法预防初生儿破伤风，并开创了小儿外科之先河。

现存版本有《保婴撮要》有明刊本、清代书业堂、聚锦堂、渔古山房刻本、1932年上海大成书局《薛氏医案》石印本。现有多种明刻本及《薛氏医案》本。

2.《保婴金镜录》

原作者不详，明·薛己对此书校注，约明·嘉靖三十四年（1555）成书。

《保婴金镜录》全书 1 卷。本书首载儿科面部色诊诊法并治验 30 余则，次述小儿指纹诊法并治验 10 余则，末附儿科常用方剂 60 余首。是书内容主要论述小儿疾病的诊断方法，薛氏宗《全幼心鉴》先论望面色，又遵《水镜诀》论虎口指纹诊法。对望小儿指纹诊法，比较注意色泽的变化。明确指出"青是伤寒，主痰嗽；色红主泻，有黑相兼主下痢。红多者赤痢，黑多者白痢；有紫相兼，虎口脉乱，乃脾胃不和；纯黑者不可得而治矣。"为了进一步阐释清楚，作者将小儿指纹分成13种形态，并一一绘图加以说明。所列指纹形状有流珠形、长珠形、环珠形、来蛇形、去蛇形、弓反里形、弓反外形、枪形、鱼骨形、水字形、针形、透关射指形和递关射甲形。作者重点论述了望小儿指纹对儿科临床诊断的意义和作用。《保婴金镜录》在强调望指纹的同时，也非常重视望小儿面色。作者明确指出，在儿科临床望小儿面色应主要观察额间、脸颊、鼻、颊间、印堂、目、人中、唇、耳、发等部位的颜色变化，分别以五色所主，来获得疾病的诊断，从而可进一步辨别外感、内伤和阴阳、表里、寒热、虚实等疾病的性质，然后确定治疗原则，处方用药。若"额间赤色，主心经风热，烦躁惊悸；若发热作渴欲饮水，或发叫哭，属本经实热，用泻心汤，以清心火。微赤则困卧而悸，发热作渴饮汤属虚热，用秘旨安神丸，以生心血。青黑主惊风、腹痛和瘛疭、啼叫；青黑甚主心腹痛，此寒水胜心火为贼邪，用益黄散，以补脾胃。微黄皮燥主惊疳，此心经疳证，用秘旨安神丸，以养心血；骨蒸作渴、盗汗、头发干黄，此为肾疳，用地黄丸，以滋补肝肾"。突出了儿科望诊的地位，强调了望诊在儿科诊断时的重要性。此书所附治验和所载方药，突出薛氏重视脾胃和肾、命门的学术思想。处方用药力从温补，慎用苦寒。

该书有明万历年间副本，清·嘉庆十四年书北堂刻本，后收入《薛氏医案二十四种》中，现有明刻本及《薛氏医案》本。

十一、郭子章与《博集稀痘方论》

郭子章（1542—1618），字相奎，号青螺，自号蠖衣生，泰和县（今属江西）冠朝乡冠朝村人。郭子章八岁就学，日诵千余言，稍长，博览诸子百家，并对《左传》《尚书》《易》《毛诗》《礼记》等经典著作有特殊兴趣。他善于天文、历算，又会写文章，引起时人的重视。庆隆五年（1571）考中进士，历任福建建宁府推官、南京工部主事、广东潮州知府、四川提学金事、两浙参政、山西按察使、湖广右布政、福建左布政、兵部尚书兼都察院右副都御史。亦精医学，谓婴孩之痘，须于病未成而治之。万历五年（1577）撰成《博集稀痘方论》2卷。

《博集稀痘方论》明·郭子章撰，书成于万历丁丑（1577）孟秋。郭子章认为，婴孩的病以痘最厉害，既难预防，待它发后为治，又未必万全。因此广泛阅读医学方书，请教国医，得到一本《稀痘方论》，马上边读边记，积久成帙。间或让未痘儿服用，往往有效。乃将它修订为2卷，分为6门，附以《痘诊辨论》，清楚详尽，名为《博集稀痘方论》。郭子章治痘专重预防，在数百年前，而能有如此主张，实为空前稀有《博集稀痘方论》，可以称为我国第一部预防医学专书。由吴勉学收入《痘疹大全八种》中。

十二、四明陈氏与《小儿按摩经》

《小儿按摩经》，又名《保婴神术》，明·四明陈氏著，约成书于 1405 至 1439 年（一说 1574 至 1601 年）。该书专论用按摩法治疗小儿各种疾病，是我国现存的最早的小儿按摩专著。其内容包括观形察色法、初生调护、指纹诊法、婴童杂症、具体按摩手法，以及按摩手法歌、面部五位歌、面色图歌、入门歌、诊脉歌、识病歌等。特别是所载按摩手法有推、掐、按、搓、揉、摩、运、分等。至今仍为临床所广泛运用。书中还详细论述了小儿 36 惊的各种症状及治疗手法，对于认识、治疗小儿各种惊病亦有一定的参考价值。

总之，《按摩经》全书叙理甚明，通俗易懂，治疗方法，得而易行，是学习研究小儿按摩（推拿）的重要参考书籍。

《小儿按摩经》（1 卷）没有传本，明代著名针灸家杨济洲将它辑入其所著的《针灸大成》（1601）中。

十三、龚廷贤与《万病回春》《寿世保元》《小儿推拿秘旨》

明·龚廷贤（1522—1619）字子才，号云林山人，又号悟真子，江西金溪人。父龚信，字西园，一说字瑞芝，任职太医院，撰有《古今医鉴》8 卷。廷贤幼攻举业，后随父学医。他承家学，又访贤求师，医名日隆。曾任太医院吏目。1593 年，治愈鲁王张妃鼓胀，被赞为"天下医之魁首"，并赠以"医林状元"匾额。龚氏一生著作甚多，计有《万病回春》8 卷（1587）、《寿世保元》10 卷（1615）、《小儿推拿秘旨》（1604）、《药性歌括四百味》、《药性歌》1 卷、《种杏仙方》4 卷（1581）、《鲁府禁方》4 卷（1594）、《医学入门万病衡要》6 卷（1655）、《复明眼方外科神验全书》6 卷（1591）、《云林神彀》（1691）、《新刊医林状元济世全书》8 卷（1616）、《古今医鉴》16 卷。另外，已佚作品有《痘疹辨疑全幼录》3 卷、《秘授眼科百效全书》3 卷、《云林医圣普渡慈航》8 卷、《医学准绳》4 卷。龚廷贤一生的著作颇多，其中影响最大的是《万病回春》和《寿世保元》两书。

1.《万病回春》

《万病回春》8 卷，龚廷贤撰于万历十五年（1587），刊本甚多。卷一，前列"万金统一述"，总论天地人、阴阳五行、脏腑功能、主病脉证等。次载药性歌、诸病主药、脏腑、经脉等项目。卷二至卷八，分别论述内、外、妇、儿、五官等科病证 184 种，其中卷七论述儿科疾病，包括麻疹、痘疮、惊风、初生儿杂病、小儿杂病等，每病均阐述病因、病机、治法，方药等内容，后附医案。卷末附"云林暇笔"，载有"医家十要"等，有的版本还附有"龚氏家训"等篇。该书吸取前人的精华，参阅历代医学典籍，参以自见，重点论述了中风、伤寒、伤风、内伤等数十种内科病证和其他各科病证，对这些病证的病因、辨证施治、方剂论述精当，也很有特色。广泛涉及医学伦理学、医学社会学的问题，很有参考价值。

现存最早者是万历三十年（1602）金陵周氏重刊本，其他有万历四十三年（1615）经纶堂重刊本、明活字印本。阊门书林叶龙溪刻本，清代康熙、道光、同治年间各种刻本，近现代重刊本和日本元和活字本，共 30 多种。明活字本题作《新刊万病回春》、道光二十五年（1845）桐石山房刻本作《新刊增补万病回春》、明善成堂本作《新刊增补万病回春原本》，绿慎堂本等作《详校万病回春》，锦章书同铅印本作《增补万病回春》。1984 年人民卫生出版社以清代江东书局石印本为底本，参照其他版本校补、勘误后而印行。

2.《寿世保元》

《寿世保元》也是一部综合性医学著作，全书共 10 卷，明·龚廷贤撰。成书于明·万历四十三年（1615）。卷 1，总体介绍有关诊断治疗的基础理论；卷 2～10，分述各科病症的辨证论治，搜集了较多的方药和治法，取材广泛，选方切于实用，并附医案。《寿世保元》对儿科病症的诊断治疗论述颇为详尽，在"儿科总论"中论述了"小儿形色""观面部""手指脉纹""小儿脉理""小儿五脏主病脉诀""小儿死症真诀""小儿死候形症""看儿脉证"等有关儿科疾病的诊断方法。在小儿常见病证方面，该书论述了痘、麻、惊、疳四证，及热证感冒、咳嗽、伤食、泄泻、痢疾、初生儿预防保健及其杂症，从病因病机辨证治疗进行详尽分析。在治疗方面，除继承历代先贤许多行之有效的方药外，还重视外治在儿科的应用。《寿世保元》，是宗内、难之论，博采诸家之长，结合自己临证实践而写成的，对于学习研究中医儿科，是很有价值的参考文献。

本书自问世以来流行甚广，刊本达数十种之多。1949 年后有排印本。

3.《小儿推拿秘旨》

龚廷贤的《小儿推拿秘旨》是儿科推拿专著，又名《小儿推拿方脉活婴秘旨全书》《小儿推拿活婴全书》。原书 2 卷（后人又将下卷再析为 2 卷），姚国祯补辑，刊于 1604 年。龚氏在广泛搜集并总结前人有关小儿推拿按摩疗法成就的基础上，结合自家临床实践中的心得体会，编成此书。上卷首先详细论述小儿变蒸、惊风、诸疳、吐泻四病的病因病机及证治，其次叙述儿科的诊法、推拿手法、穴位及图并其他外治方法。下卷将儿科多种疾病编成歌诀、并载述各种疾病的方药治法，此书为现存推拿专著中，年代较早而又较为完善之作，对后世影响颇大。现存明万历刻本、多种清刻本，1958 年江苏人民出版社出版校订排印本。

十四、管橓与《保赤全书》

《保赤全书》作者不详，由明代管橓辑录，李时中增补。明·万历十三年（1585）刊行。

管橓，明代江苏南京人，明·万历年间中举人。少年习儒，嗜好医术，暇日辑录

《保赤全书》，载痘疹方论，颇为详备。正如书曰："若保赤子，此言何谓也？盖赤子之心。真心也，而未必能施之民，苟以保子之心保民，然后可以为民父母。虽然九垓一冢，万物一体，而若之云者，犹两之也。岂以理一而分殊耶。若乃方书所贻，则保子保民一而已矣。余阅《素问》知医之道渊深微奥，未易窥测。世所传丹溪、东垣诸书，其术颇备，独痘证书多所缺略。"故撰辑此书，刊行于世，可以保子，可以保民。全书共上、下两卷。上卷，为痘病诊治，凡92论，主要论述有关痘证的形状，易出的部位，以及痘证的脉象、诊断方法和治痘原则，最后阐释了痘证的调养和禁忌。下卷，主要论述妇女和孕妇出痘的特点，同时，比较详细地讨论了痘证与麻疹的区别，最后是治痘的用药和方剂。全书有论有方，简明扼要。

《保赤全书》是论痘证的专书，尤其对痘证的诊断和鉴别诊断，以及处方用药，对后世儿科学的发展有一定影响。总观全书内容，作者首先指出痘证的发病原因，是由于火毒遗于精血，加之岁火流行，相感而动，故毒乘时而发。在痘证发病的早期症状是一派外感表证，好似伤寒，然而，辨痘证与伤寒似同实异，伤寒从表入里，只见一经形证；而痘证则从里出表，五脏之证皆见。对痘疹与麻疹也进行了鉴别，指出"麻疹，疹出如麻成朵；痘出，如豆成粒。疹出于腑，腑属阳，阳主气，故疹有形而无汗，其证多实热而无寒；痘出于脏，脏属阴，阴主血，故痘有形而有汗，其证寒热俱有。证既异而治法亦殊，疹忌内实只宜解散，痘宜内实可用补剂。"这些精辟的论述，对痘证与麻疹之区别，从临床鉴别到理论阐释，从治疗原则到处方用药，朱墨迥异，玉石分明。若痘疹已发，痘疮形成，应注意其色泽、形态的变化。痘疮颜色贵光明润泽、根窠红活，如果出现惨默昏黑之色，多是重证、危证，预后欠佳。

现存版本有明·万历十三年阳春堂沈尧忠刻本，明·万历二十五年刻本，日本乔山堂刻本，清抄本，清·嘉庆十六年致和堂刻本。

十五、孟继孔与《幼幼集》

孟继孔，明代儿科医家，字春沂，祖籍山东，系孟子后裔。因先世自宋南渡后，以医知名，世居吴门（今江苏苏州）。幼颖悟，先习儒，游于焦澹园之门，父病垂危之际，命习医业，研习有年，医术日进，尤精儿科，以善治小儿痘疹闻名，尝任南京太医院吏目。据其钻研先贤儿科医书心得，参合临证体会，编成《幼幼集》4卷（1593）。

《幼幼集》卷1，"孟氏治痘详说"，为作者治疗痘证的经验，有颇多可借鉴之处；卷2，"孟氏杂症良方"，为作者对儿科诸病证治的论述，亦不乏个人创见；卷3，"钱氏经验良方"；卷4《上用方》系作者集录钱乙等儿科医家的经验方。重视小儿虎口指纹诊法，注意配合四时用药，对疳证治疗颇有心得。现存初刻本等明清刻本。

十六、朱惠民与《痘疹传心录》

朱惠民，字济川，父钮（一作朱祖），在浙江长兴当官，就迁往那里安家。世代以儒术显达。朱惠民少时也习科举学业，后来转为学医。他遍搜古代医书，深入研究，尤长于儿科，对于痘疹更有心得，医名甲于湖州郡。他著有《博爱心鉴发明全书》3卷、《痘疹传心录》16卷、《慈幼心传》2卷（见《中国医籍考》）。

《痘疹传心录》16卷（又有14卷本），刊于1594年。虽然本书师承魏直《博爱心鉴》一书，而在痘疹的分期、辨证、证治等方面又做了进一步的补充发挥，寒凉温补，随证施方并不偏执。最后2卷为《慈幼心传》，重点记述小儿杂病证治。附录1卷，则为清朝朱玉堂《痘疹定论》中的种痘法，程永培编附，以补此书所未及。《痘疹传心录》一书，察形观色，审证立方，都极为周详。凡顺逆夷险、变幻叵测者，都绘图注释，了如指掌，在痘疹著作中是一部较有特色而又影响较大的一种。

本书曾收入《六醴斋医书》中。现存明刻本、多种清刻本。

十七、高我冈与《痘疹真传奇书》

《痘疹真传奇书》又名《仙传痘疹奇书》，2卷，明·高我冈撰。刊于1598年。上卷治痘；下卷治疹。作者根据治痘以气血为主、治疹以清火滋水为主的理论，对痘和疹的证治做了简要的辨析和记述，并附痘疹图说及针法治疗图等。现存多种清刻本。

十八、朱巽与《痘科键》

《痘科键》2卷，明·朱巽撰，撰年不详。本书对痘疹的理论、辨证、治法、预后、合并症、所用药物及方剂等，都做了较详细的论述。作者旨在揭痘科之秘，犹钥匙之启金锁，故以键名。现存日刻本、清刻本。

十九、翟良与《痘科类编释意》

《痘科类编释意》3卷，明·翟良撰，约刊于17世纪。本书专论小儿痘疹的发病、证候及治疗。书中将痘科各症分类辨析，颇得要领，并参照古说，予以阐述，尤能继往开来，加深认识。现存多种近代刊本，其中或改为4卷本，或改为《保赤全书》《痘科汇编》等名称，但内容未变。

二十、周于蕃《小儿推拿秘诀》、张振鋆与《厘正按摩要术》

周岳甫，字于蕃，一作子蕃，明代湖北蒲圻县人，其生平不详。周于蕃著《小儿推拿秘诀》1卷，形成了小儿推拿独特的理论体系，影响较大。此书初刊于明代万历三十三年（1605），流传甚广，民间有很多抄本。小儿推拿疗法和成人不同，且有很多特定的穴位，因而自成体系。根据小儿手腕部寸口为百脉总汇之处的理论和小儿生理特点，建立了在手部操作特定穴位，"特定穴位"的操作主要靠推法，因小儿不能与医者合作，必须以拿法固定其小儿被操作的肢体和部位，以便顺利地进行治疗操作。对小儿的这种治疗手段，称"小儿推拿"。清乾隆四十一年（1776）嘉善钱汝明增订为

《秘传推拿秘诀》1 卷，补遗 1 卷。光绪十四年（1888）宝应张振鋆受丹徒张心樵嘱托，为之参订周氏之书易名为《厘正按摩要术》，1922 年，上海千顷堂书局与孚华书局易名《小儿按摩术》刊刻。

张振鋆，原名醴泉，字筱衫，又字广文，别号惕厉子，清末江苏宝应县人。自幼喜医，博览方书，"乐善不倦，仁闻素昭"，尤服膺于《灵枢》《素问》诸经典，后医道日精，临证周详审慎，以济世救人为本，常常以庸医为戒。张振鋆将《小儿推拿秘诀》增补、校订，善加纂辑，析为 4 卷，并易名为《厘正按摩要术》。卷 1，为"辨证"，收集了历代医论关于观察神气，审形色，辨指纹、手足、舌苔以及候脉等诊断内容的阐述；卷 2，为"立法"，以周氏原书议论为本，再收录前人经验作补充，叙述按摩诸法，汗法、吐法、下法等；卷 3，为"取穴"，说按摩穴位及 24 种手法，并附图注；卷 4，为"列证"，说惊风等 24 种小儿常见病的治法。

《厘正按摩要术》由于是在周于蕃 1 卷本的基础上，推阐增广而成这 4 卷本的《厘正按摩要术》，因此，书中吸收了历代许多著名医学家的成果，并加以分析和融会贯通。诚如原书"凡例五"所说，"是书本之于周于蕃，其阐发宣明处，博采群书，广搜古训，所辑各说，倍于周氏。其或参以己见者，则注惕厉予以示区别"。张氏很看重于"辨证"，所谓"用药不难，辨证为难，在小儿尤难"正是他长期临床实践的深刻总结。全书附了一定数量的图注，使读者可得"按图施治"，了然于心。

《厘正按摩要术》其白话本，更名为《白话按摩秘诀》。

本书有清代光绪十五年张氏述古斋幼科新书本，光绪二十年兰州臬署刊本和 1955 年 12 月人民卫生出版社影印本，陕西人民出版社 1998 年 5 月复又出版。

二十一、王肯堂与《幼科证治准绳》

王肯堂（1549—1613），字宇泰，明代江苏金坛人。著有《证治准绳》等书，集明代以前医学之大成。嘉靖四十五年（1566），在肯堂 17 岁那年，由于母亲患了重病，他深深体会到学医的重要性。王肯堂在 40 多岁时（1589）考中进士，但他却鄙薄功名，仅做了 4 年官，便告假返乡，重新取出"岐黄家言而肆力焉"，并历 11 年之艰辛将自己的经验写成书，著成《证治准绳》一书。其治医特点是"采摭繁富，于寒温攻补，无所偏主"，他的《证治准绳》，虽有 44 卷之多，但条理分明，有人推崇其"博而不杂"，并与李时珍的《本草纲目》相媲美，称其我国医学的两大渊薮。他还著有《医镜》4 卷；《医论》4 卷，见《明史》艺文志。

《证治准绳》，又名《六科证治准绳》或《六科准绳》，成书于公元 1608 年，全书共 44 卷。分为"杂病""伤寒""疡医""幼科""女科""类方"等六部，简称《六科全书》，内容丰富，参验脉证，辨析透彻，对相结合，对中医理论的发展用药寒热温补没有偏见。全书广博精粹，世竟传之，是一部博大浩瀚的医学书籍，集明以前医学之大成，所以用《证治准绳》为总名。

　　《幼科证治准绳》又名《证治准绳·幼科》，宗钱乙按五脏分证编次。全书共为9卷。卷一，主要论述儿科证治的基本理论、诊断和治疗原则，分列证治通论、察色、听声、脉法、初生、生下胎疾等篇。卷二至卷九，以五脏为纲分别论述了儿科临床常见的各种疾病的辨证论治，列肝脏部、心脏部、脾脏部、肺脏部、肾脏部等。

　　此书中以脏为纲，分别阐释各类病证。比如"肝脏部"为纲、下列诸病为目，载述了惊搐、惊悸、痫、中风、角弓反张等21种病证，属肝之病多从肝论治。《幼科证治准绳》的另一特点，是对诸病的阐释，突出麻、痘、惊、疳，儿科四大病证。特别对小儿痘疹论述极为详尽，全书以三分之一的篇幅专辑小儿痘疹，从痘疹的渊源、预防、诊断、治疗大法到痘疹起发、灌浆、收靥，以及落痂及兼证、并发证、善后调养等内容，无不面面俱到，全面汇集了儿科痘疹的宝贵资料。将麻疹分为初热期、见形期、收后期，成为后世分期的基础。总观全书内容，作者突出阐释了小儿的生理特点，病理变化和治疗方法。归纳起来，其生理特点为脏腑娇嫩，形气未充，生机勃勃，发育迅速；病理特点为发病容易，传变较快，脏气清灵，易趋康复；治疗方法为投之以药，易为见功，掌握这些待点，对小儿的健康保育和疾病的诊断、防治，都具有重要的意义，"何谓难乎"。与此同时，王氏也指出不了解小儿特点，不精究医术，乱以投药，对儿科临证危害最大。总之，此书可谓集明以前儿科之大成，在研究和整理中医学儿科文献方面，做出了重大贡献。

　　现存版本有明·万历三十五年王氏初刻《六科证治准绳》丛书本，明·万历三十五年刻本，1912年鸿宝斋石印本，1957年上海卫生出版社影印本。

二十二、聂尚恒与《活幼心法》《痘疹心不》

　　聂尚恒，字久吾，又字唯贞，明代江西新淦县人，聂氏少习举业。历任抚宁、宁化县令，福州教授，但素重医术，每以"达则为良相，不达则为良医"自勉。博览医书数十年，贯通医理，治病不胶于古方，不拘于成说，所治多奇效。临床长于幼科，尤精小儿痘疹。晚年归乡，颇有暇日，著述以自娱，撰著多部医学著作，《活幼心法》是其中一种。

1.《活幼心法》

　　《活幼心法》于明·万历四十四年（1616）成书。全书共为9卷。卷1，主要叙述了痘证发病之根源，折诸家之衷，辟时医之谬，辨寒热虚实之异，析气血盈亏消长之理，炮制用药之法等内容，是为全书之总论。卷2，对痘疹的病因病机及其不同阶段的发病特点，临床症状，治疗方法，分别做了详细的辨析。内容包括痘证初期调治法，初期变证治法方论，痘疹出齐后灌脓数日内之调治法，此时变证治法方论；痘证浆足回至结痂还原数日内调治法和此时变证治法方论。卷5，为痘证紧要诸证之论治，卷6，为痘证有关问题的讨论，并提出了诊治痘证的学术见解。卷7，是作者治疗痘证的医案。卷8，为痧疹治法总论。卷9，主要论述了儿科常见的惊风、吐泻等6种证的论治。《活幼心法》是一部论痘疹的专著，内容颇为丰富，是聂氏之一生的经验结晶。作者"博览方书，精察病情，而于活幼治痘，尤精心焉"，本书根据痘疹的不同阶段特点，从病因病机，临床症状，以及调治方药，都一一进行了分析讨论。并存辑录历代前贤有关论治痘疹的理论的经验的同时，对诸家优弊进行了比较，然后提出自己的见解，其论点是"治疗之家多矣。刘河间悉用寒凉，偏害不小；钱仲阳立方以解毒为主，而多用寒凉少用温补；张洁古、王海藏咸宗之其意，俱本于《黄帝内经》诸疡属心火之言，故以寒凉泻火也；陈文中立方力矫其偏，专主温补，在痘疮已出未出之时，诸证悉用十一味木香散。已出诸证悉用十二味异功散，其意归重于太阴一经，手太阴肺主皮毛、足太阴脾主肌肉，肺金恶寒，脾土恶湿，故用丁香、官桂以治肺之恶，用术附半夏以治脾之湿。二方用之宜于虚寒，不宜于实热"。明确了痘疮虽同心火，但与诸疮不同。聂氏学有渊源，学术观点受宋代陈文中影响颇深，但师古不泥于古。如小引所言："盖因其术独难也，是以用心独苦也，阅历之多，精思之久，天启其衷，豁然深悟其妙理。每用之家族，用之姻友，随试则辄效。有可自信者，不唯庸医腐儒之浅陋，得以洞察其弊而救正之。凡前哲之方论，皆得参酌裁决，无有能出吾范围者，于是写吾心之所独悟，而发前人之所未发。取其长，弃其短，矫其偏，救其失。其辨证也，简而明；其立方也，精而切。"聂氏强调指出，小儿脏腑娇嫩，处方用药要十分注意，应结合小儿体质状况，灵活选用药物。在用药时一定注意胃气，因胃气好，饮食如常，其血气旺盛，自能送毒气外出，其痘疹自始至终多顺证；当胃气弱，气血虚，不能送毒气外出，应速用温补，扶胃气而助气血。对寒凉之害提得非常突出，书中再三告诫"泻心火之药实杀之"，特别是痘已出之后，结痂之前，禁忌一切凉心之药，这对后世儿科学的发展有一定指导意义。正如朱纯嘏称其"聂氏集痘疹之大成，开幼科之法眼。议论精辨证确，用药当不偏于寒凉，亦不偏于温补，深得中和之理，合宜之用，无过不及之差。"

现存版本有清·乾隆四十六年芸生堂刻本，清·乾隆五十九年重刻本，清·道光十八年刻本恒有堂藏版，清·道光二十年台湾府刻本，清·道光二十二年重刻庆古斋本，清·道光二十四年汉阳宏氏刻本，清·同治四年刻本文古斋刻字铺藏版，清·同治八年重刻本常郡韩文焕藏版，婺源俞氏校刻本，清刻本扫叶山房藏版，清大文堂刻本，清刻本（不分卷），民国年间上海千顷堂书局石印本。

2.《痘疹心不》

聂尚恒又著有《痘疹心不》一书，依次论述得病原因，分析诸家观点，驳斥时医谬论，分辨寒热虚实，阐明气血盈虚消长，述用药之法，分别为初发热泪盈眶至痘出齐数日内调治法、各变症的主论治法、痘出齐后起胀灌浆数日内调治法、浆足回水至结痂还元数日内调治法，还述紧要诸证方论，设痘证问答六条，再是痧痘治法总论和杂证论，并附痘疹验方、吐泻重症治法，极为完备。

二十三、朱一麟与《摘星楼治痘全书》

朱一麟，明代医家，字应我，泾川（安徽泾县）人。

《摘星楼治痘全书》，又名《治痘大成》《痘科大成》，18卷。明·朱一麟撰。刊于1619年。本书集古今痘疹著作之大成，加以综合归纳。首列痘症总论，然后对痘疹各阶段及其症状、治疗等做了详尽的论述。并收载了作者治痘验案、古方、药性释义以及痘症杂论、种人痘法等。书中并附"灯火攻痘法"一文及穴位图，是为本书的特色。现存几种清刻本。

二十四、王大纶与《婴童类萃》

王大纶，字怡囗，里居未详，明代医家。家世业医。对内、外、儿均有研究，以儿科见长，临床经验丰富，如在序中所言："余家世业岐黄迄今九叶矣，祖孙父子相授受，不啻三折肱。其间大小方脉，多所研究，而允于幼科为专门，纶潜心觅古凝萃。"

《婴童类萃》明·天启二年（1622）成书。《婴童类萃》每种病证之前多引经典，广采诸家名论。然后附编歌诀，阐明发病原因，病理机转和处方用药。全书分上、中、下3卷，约12万字。上卷主要论述小儿的生理特点，诊脉象、望指纹、观面色、查穴位等诊法，同时还阐述了一些儿科常见病的证治。列方58首，治疗4法。中卷、下卷主叙述儿科杂证的诊断与治疗。载方168首，灸法治疗4法，最后录治杂证常用补遗方25首。《婴童类萃》内容丰富，论述详明，所论病证理、法、方、药具备。纵观全书内容，主要有三个特点。一是以歌诀形式撰写，有四言、五韵、七律多种类别，阐明小儿生理、护理、诊脉、手相等内容。如"杂病证候歌"所述："望闻审察婴儿病，诸证原由当细评，先双面部推五色，某色某脏各呈形，心赤肝青肺主白，脾黄肾黑自分明。"从而使学者易诵易记，确是实用。二是作者认为小儿治惊最难，明确提出"幼科诸证，治惊最难。大率琥珀抱龙丸、紫金锭、睡惊丸、利惊丸、利惊丹，俱皆良剂。痰甚，玉芝丸、白玉饼、牛黄八宝散、牛黄丸、蝎稍饼，皆治惊之要药。审证而投，无有不效"。故此，用了大量篇幅论述小儿惊风，立方多达31首。三是绘制插图50余幅，图文并茂，内容精详，利用韵语歌诀，阐述精当，使学者阅之一目了然。王氏在处方用药方面，特别注意药性药量，从不乱投，中病即可。指出："凡用药当从王道之剂，即有偶尔不效，不至伤人。若附子、蜈蚣、全蝎诸有毒之药，不可浪用。药不投证，害儿不浅。如慢惊，诸药不效，不得已而用之，亦当斟酌，中病则已。"这些学术观点对现代儿科临床仍有一定的指导意义。

现存版本有日本藏本，1983年7月人民卫生出版社铅印本。

二十五、张景岳与《景岳全书·小儿则》

张介宾（1563—1640），字会卿，号景岳，又号通一子，山阴（今浙江绍兴）人，原籍四川绵竹，其先于明初军功世授绍兴卫指挥，迁浙江会稽。父张寿峰为定西侯客，14 岁随父进京，学医于京畿名医金英（梦石）。青年时期未以医为业，从军，因无成就，返京师，专心于医术，名噪京师，"时人比之仲景、东垣"。

张氏早年崇丹溪阳有余阴不足之说，中年后，以《黄帝内经》"阴平阳秘，精神乃治"为据，并受张元素影响，转而抨击丹溪，"医法东垣、立斋"。受王冰影响，并发挥说命门之火为元气，肾中之水为元精。无阴精之形，不足以载元气，提出阳非有余，真阴亦常不足之说，成为温补派主要人物之一。张介宾作为温补派主要人物，其功不可没；但过于强调温补，造成流弊。在诊断治疗思想上，张氏强调辨证论治、辨证求本。张氏提出二纲、六变之说，二纲指阴阳，六变指表里、虚实、寒热，抓住六变，才能掌握病本。张氏认为"诸病皆当治本"，治本是最重要的治疗。张氏提出的一些论点，如"药贵专精，尤宜勇敢""知邪正，权轻重"；"辨虚实"；议补泻；论逆从；活法探病；"不治之治"等，都是讲辨证施治的。张氏著有：《类经》32 卷，《类经图翼》11卷，《附翼》4 卷，《景岳全书》64 卷，另有《质疑录》1 卷，有人疑为伪托。

《景岳全书》是张景岳集毕生之经验，劳 50 年之精力编著而成，成书约 1637 年，系在博采诸家之说基础上，结合个人学术见解及临床经验撰成的。书中涉及中医学基础理论、诊断治法、临床各科及本草方剂的运用等，几乎融进了整个中国医学的各方面，自明、清两代刊刻以来，一直为芸芸众家称颂。原书共 64 卷，本书精选了其中的"传忠录""杂证谟""妇人规""小儿则"和"新方八阵"。将张景岳一生的基本学术精神和用药遣方规则、法度，较全面地进行了概括。其中 40 卷至 41 卷为《小儿则》，主论小儿生理病理特点及小儿杂病（不包括麻、痘）的证治，在总论中提小儿"脏气清灵，随拨随应"的生理特点，很有见地。此外又有《小儿则古方》1 卷，为《景岳全书》第 62 卷。《麻疹诠》1 卷，为第 42 卷。《痘疹诠》1 卷，为第 43 卷至 45 卷。

现存版本 30 多种，有明刊本、康熙三十九年（1700）刊本，瀛海贾棠刻本，越郡黎照楼刊本，岳峙楼刊本，四库全书本，金阊书业堂刊本，敦化刊本，扫叶山房刊本等，1959 年上海科技出版社影印本。

二十六、秦昌遇与《幼科折衷》

明·秦昌遇，字景明，号广野山道人，生活在 17 世纪，天资聪明，少时多病，因此学医，诊治儿科疾病可谓出神入化。虽然他没有老师口传心授，自学成医，但医技医德甚高，临证治疗多奇效，名动四方。著述甚多，主要有《症因脉治》5 卷（1641）、《脉法颔珠》4 卷（1641）、《幼科折衷》2 卷等。

《幼科折衷》2 卷，明·秦昌遇（景明）约撰于十七世纪中期。秦氏遍通方脉，尤精于幼科，治婴儿症称神。是书总论皆采《黄帝内经》要旨，继以历代名医可法之语，间附己意，义理明晰，颇切实用，可谓明代具有代表性的儿科医籍之一，所主学术观点，也自成一家。作者认为以往幼科诸方中的论治，或偏寒，或偏热，或喜补，或喜泻，遂取各家之长而弃其弊，正如其自述，因虑"幼科诸书，非偏寒偏热之误，便喜补喜泻之殊，故僭而折衷之"，遂以"折衷"名书。书中对小儿杂病的证治立论凡50余篇，颇有独到见解，每病首载七言歌及脉法，其次节引《黄帝内经》以下诸家之论，后为治法，率多平正，有一定参考价值。

是书明末以来，有多种抄本流传，近年来有写刻本影印，流传不广，又互有出入。现存清抄本，上海古籍书店影印本，现经整理点校后出版，较之原本面目一新，尤易阅读。

二十七、徐谦与《仁端录》

徐谦，字仲光，号澄观，明儿科医家，檇李（今浙江嘉兴）人。

《仁端录》明·徐谦撰，此书约成书于明崇祯十七年（1644），专论痘病诸法。作者徐谦认为治痘应分明五脏所主及经络传变，观形察色，因证施治。关于痘疮之证，自古以来论说不详，唯董汲偶有涉及，然其书不传。其观点有以固元气为主者，认为元气既盛，自能驱除毒气；以攻毒气为主者，认为毒气既解，始可保元气无恙。于是治痘形成两家，攻、补异途，寒、温殊用，各执门户之见。此书认为不可偏执于攻或补之法，应灵活变通，审证施疗。于是推原本始，备载治验，持两家之平，而撰此书，后又经弟子陈葵删定。书中包括痘病总括、辨痘形色、分期调治、痘疹兼证、方药、药性、痘疹歌赋及杂说等，备明实用。《仁端录》收入四库全书医家类子部。

二十八、周震与《幼科医学指南》

周震，字慎斋，沙城人。

《幼科指南》又名《幼科医学指南》，清·周震撰于1661年。是书分为4卷，首卷先立面图，注明部位，并以歌赋辩论发病之原，以为初学之指南审证之要务；次卷为杂证分条；3卷为心肝肺三经主病；末卷为脾肾二经主病。是书从内容来看，大多摘自万全《幼科发挥》《片玉心书》，参以作者心得，而略作增删整编而成。尤其是三四卷两卷，其中"五经主病、兼证、所生病"，基本保持《幼科发挥》原貌，所附医案亦系万氏书中原案。本书编撰的特点之一是各证每分数条，若遇疑难，再设或问之证，以说明疾病之由来复杂多端，而治疗之方法，也不能执一而足；其另一特点是各证之后所列方剂，只立方名，不载药品，而于各卷后专设类方一节，以载明药味分两，及其炮灸方法，或制法、服法。其所选方剂多宗古方，如平胃散、地黄丸、四物汤、六君子汤、五苓散、甘桔汤、参苏饮之类。丸药方后，每注明丸之大小式样，如桐子大、麻子大、黍米大、芡实大、豆大，或溶化，或磨汁，便于针对婴儿之大小强弱，随时增换。此外，是书论述多平面通俗，文字简要，贯阴阳于一理，合色脉而互参，无好奇作异、玄弄辞藻之弊，故令读者易于执简驭繁而尽悉病要治法。

1789年始有初刊本，现有近代刊本数种。

二十九、郭志邃与《痧胀玉衡》

郭志邃，清代医学家，字右陶，檇李（今浙江嘉兴）人。

《痧胀玉衡》3卷。清·郭志邃撰于1675年。作者鉴于痧胀病症发病多、传变快、治不对症，命在须臾，遂搜求前人有关痧胀的医学文献和学术经验，总其大纲，撮其要领，编成此书，系统全面地论述痧胀。上卷列痧胀发蒙论、痧胀要语及痧胀脉法，相当于总论。中卷、下卷结合实际治例、叙述多种痧证，末附备用要方，是为各论。书成后三年，郭氏从临床实践中意识到"痧之变幻，更有隐伏于别病中者"（见本书续序），又作后卷1卷，补充了不少有关痧症的诊治内容。但作者根据痧症的临床表现，分症过细，显得名目繁多；在解释病因、证候等方面，或有附会的观点。

本书有初刻本等多种刊本，1949年后有排印本。

三十、熊应雄与《小儿推拿广意》

清·熊应雄，字运英，东川人，生平欠详。

《小儿推拿广意》又名《幼科推拿广意》《推拿广意》，熊应雄辑。约刊于1676年。本书3卷，上卷总论推拿之理，及儿科疾病诊断方法，并附推拿手法图说20余幅；中卷分述各种儿科常见病推拿疗法；下卷附方，选录小儿病的内服、外治药方180余首。全书将推拿按摩之理论与小儿生理特点相结合、图文并茂，论述较详，按摩手法轻灵而具体，十分切于实用，流传颇广。

现存多种清刻本，1956年由人民卫生出版社出版。

三十一、陈梦雷编《古今图书集成·医部全录》

陈梦雷，字则震，一字省斋，闽县人，康熙进士，授编修等职，后被诬下狱，十余年释还，雍正初复缘事故被遣，有《周易浅述》《松鹤山房集》《天一道人集》等作。

《古今图书集成》是中国最大的一部类书，于康熙中期，诚亲王胤祉命进士陈梦雷编《古今图书汇编》历十余年而成，康熙帝命改名《古今图书集成》，其部六千有余，其卷一万，集经史诸子百家之大成。《医部全录》原隶此书"博物汇编、艺术典"下之"医部汇考"。《医部全录》，清·陈梦雷等编，刊行于雍正四年（1726）。共520卷，约有950万字，为我国历代以来最大的一部医学类书。分类辑录自《黄帝内经》至清初120余种医学文献，有古典医籍的注释，各种疾病的辨证论治，医学艺术，记事及医家传略等，记述系统，分门别类明确，各科证治有论有方，引证材料均一一详注出处，标明书目、篇目和作者，便于查对原书，是一部比较全面的医学文献参考书。

《医部全录》自401卷起，至500卷止，为儿科部门，其主要分为两个部分：一为小儿一般疾病；一为痘疹专论。在小儿一般疾病部分，分为二十五门，包括胎养、初生护养、诊断及各种疾病的治疗；在治疗的方法上，除了一般方药外，还有针灸、单方等；在"痘疹"专论部分，详尽叙述了天花、麻疹的治疗。所收医学文献，自《黄帝内经》以下，至清初为止，共有 120 余种，且都标明出处，便于对原书查考。在编排上，列有关该疾病的历代医学文献，先为医论，后为方药，眉目清楚，便于阅读，所以对于研究某一儿科疾病，更为便利，可以省却为收集某些有关资料而翻阅多种医书。尤因本书选列的文献资料，有一部分，录自现在已少见的古代儿科名著，因此，是书对学习和研究中医儿科学，均有参考价值。

例如在"小儿脏腑形证门"下，载有钱乙《小儿药证直诀》的五脏辨证、万全《育婴家秘》的"五脏证治总论"、《幼科发挥》的"五脏主病"、鲁伯嗣《婴童百问》的"五脏病治"、薛铠《保婴撮要》对小儿五脏的论述、龚信《古今医鉴》的"五脏生成"及"观面部五脏形色歌"、楼英《医学纲目》的"五脏论"、徐春甫《古今医统》"五脏相通应证""五脏克绝"、王肯堂《证治准绳》"五脏"论、李梴《医学入门》的"五脏形证"以及乔岳的"五脏绝歌"，这对于研究小儿的脏腑生理病理特点，以及脏腑辨证方法，所至证候、治则概要等理论，提供了较为完整的文献资料，实为儿科工作者不可缺少的工具书之一。

此书清末有影印本、铅印本，1934 年中华书局出版缩印本。1959 年人民卫生出版社根据雍正铜活字版本加点排印。1962 年，人民卫生出版社将《医部全录》排印分成十二册出版，订为医经注释，脉诊，外诊法，脏腑身形，诸疾，外科，妇科，儿科，总论及列传。艺文、纪事、杂论、外编等（共八个部分），但将其中"太素脉诀""产图"等予以删去，对研究者为一缺憾。

三十二、骆如龙与《幼科推拿秘书》

《幼科推拿秘书》，清·骆如龙撰于 1691 年。1935 年商务印书馆铅印此书时删去骆氏自序及末卷，成 4 卷本，改名《幼科推拿全书》。卷 1，列保婴赋等歌赋、杂论儿科病诊法；卷 2，述推拿穴位；卷 3，论各种推拿手法；卷 4，为多种病症的推拿治法。全书论述推拿疗法比较系统、全面，在同类著作中影响较大。1949 年后有排印本。

三十三、冯兆张与《冯氏锦囊秘录痘疹全集》

冯兆张，字楚瞻，浙江海盐人，清初著名医家。十三岁开始习医，精于医术，后游医于天下，尤擅儿科。平素崇尚温补之法，于治小儿亦主张初期应用峻烈之品以祛邪，再以攻补兼施之法，终以养正补药。推崇赵献可命门之说。集三十年之经验，著成《冯氏锦囊秘录》。

《冯氏锦囊秘录痘疹全集》15 卷，对痘疹从发热、见点、起胀、灌脓、收靥、落痂、余毒以及兼夹证等诸方面进行论述，并汇集前贤治痘诸方 120 余首，内容详尽，多有创新。《冯氏锦囊秘录杂证痘疹药性主治合参》12 卷，选取治疗痘疹常用药 400 余种，特设"主治痘疹合参"一项，阐述其在痘疹中的应用，论述独特。均收入《冯兆张医学全书》(《冯兆张医学全书》共收清初著名中医学家冯兆张纂辑的《冯氏锦囊秘录杂证大小合参》《冯氏锦囊秘录痘疹全集》《冯氏锦囊秘录杂证痘疹药性主治合参》三种医著。)

三十四、宋麟祥与《痘疹正宗》

《痘疹正宗》，2卷，又有4卷本，书名《痘疹指南》，内容全同，清·宋麟祥撰。刊于1695年。上卷，痘疹门；下卷，疹症门。作者师承费启泰《救偏琐言》，认为痘为先天之毒，治宜攻下，反对用托补之法。因此，本书在痘疹的治疗方面较有特色。治疗方剂以归宗汤数方为主，并附若干医案。现存初刻本等20余种清刻本。

三十五、夏禹铸与《幼科铁镜》

夏鼎，字禹铸，自号卓溪叟。清初安徽贵池县人，康熙年间儿科名医。夏氏出身业医世家，少年习武，清·康熙八年中武举。并精通医术，尤善小儿医，临证多奏奇效，有"起死回生"之誉。他学有见地，临床经验丰富，著有《幼科铁镜》一书，于小儿推拿术多有发挥，为后世医家所推崇。

《幼科铁镜》于清·康熙三十四年（1695）成书。全书共为6卷。卷1，主要论述小儿科医生应注意的事项和推拿疗法的具体应用；卷2，论面部望诊及初生儿疾病；卷3，为惊痫诸症；卷4，麻疹、伤寒、疟、痢诸病；卷5，为儿科其他杂症；卷6，为儿科药性赋及主要药方。最后附录诸汤方，有天保采薇汤、犀角解毒汤、导赤散、大连翘饮、理中汤等75首常用方剂。

作者为儿科世医，临证所得甚富，《幼科铁镜》就是其数十年的经验总结。本书除论述儿科疾病证治外，对儿科临床医生注意的一些问题，提出了个人见解，在儿科临床诊断方面重视望诊，提出"凡治婴儿病，不望颜色，不审苗窍，故病不应药，是书惟以望颜色、审苗窍六字，为大主脑"。对临床常见儿科病证的论述，从病因病机，辨证分型，立法处方，综合治疗，无不详尽。内容丰富，但言简意赅，十分实用，尤其对小儿常见的惊、痫、痉三证进行了重点讨论。指出小儿惊风的病因有"热盛生风，风盛生疾，痰盛生惊，此贼邪逆客必至之势"，治疗原则应"疗惊必先豁痰，豁痰必先祛风，祛风必先解热。而解热又以何者为先乎？肺主皮毛，皮毛为贼邪入内之门户，彼风寒暑湿燥火六邪之来，皮毛受之，即入犯于肺"，故提出"若解热必先祛邪"，这些精辟的论述对儿科临床仍有指导意义。该书突出儿科治疗，提出多种治法的临床应用：药物、针灸、推拿等治法，面面俱到。特别是小儿推拿疗法在儿科治疗中的作用，作者尤为重视，绘制小儿推拿全身穴位图、掌面推三关退六腑运八卦图、掌面水底捞月引水上天河图、手背面推上三关揉五指节图，实属少见，为后世医家尊崇，至今仍然实用。因此，本书久负盛誉，实用价值高，临床用之收效颇著，是一本很好的临床参考书籍。

现存版本有：清·康熙三十四生昧经堂刻本，清·康熙年间三多斋刻本，清·道光十年扫叶山房刻本，清·同治九年金陵授经堂刊本，清·光绪二十一年新宁刘氏刻本，清·光绪二十一年贵池刘信天堂重刻本，清·光绪二十九年经元书室重刻本，清·光绪二十九年刻本养浩书屋藏版，清·宣统三年刘氏唐石簃汇刻本，清抄本，1923 年铅印本，三让堂刻袖珍本，1958 年上海卫生出版社铅印本，1980 年江苏广陵古籍刻印社重印刘氏唐石簃刻本。

三十六、程云鹏与《慈幼新书》

程凤雏，字云鹏，湖北江夏人，能文善医。张希良序云："昔宁都魏丈冰叔，谓凤雏之医，神动变化，大似武侯用兵。"可知程医术之精。

《慈幼新书》又名《慈幼筏》，13 卷，明·程云鹏撰，刊于 1704 年。卷首，列保产，先明未产保养，临产将护等一系列胎前注意事项及其疾病的治疗，以维护胎儿的正常发育和分娩；卷 1，列禀赋、脏能、脉候、胎病变蒸，论小儿体质、诊法、辨证，以及出生儿疾病的治疗；卷 2，列咽喉、齿、舌、口、耳、目、鼻、囟、颐、脐、语迟、夜啼、龟胸、鹤节、行迟、五软、五硬等杂证的辨治；卷 3～5，列痘疮证治；卷 6，列痘疮备用方；卷 7，列麻疹、丹毒、风毒、惊丹、惊、痫、发热；卷 8，列伤寒；卷 9，列感冒、咳嗽、痰、疟疾痢疾、吐泻；卷 10，列食积、疳积、腹痛、小便、血、汗、疽；卷 11，列疮疽杂证；卷 12，列痘家应用药性。

该书内容大至胎产痘疹惊痫寒热，细至耳目喉齿，以及疮疖疥癣，广博精微，无不具备，论治亦颇简切实用，是一本学习和研究中医儿科较好的参考书。全书对小儿的生理禀赋、脏腑特点以及各种病证论治甚为详备。其中各证还附有医案。

现有清刻本、《中国医学大成》本。

三十七、朱纯嘏与《痘疹定论》

朱纯嘏（1634—1718），清代医学家，字玉堂，江西新建县人，少习举子业，后攻医术，对痘疹之证研读尤深，为皇家种痘师，不但为皇子孙种痘，而且赴内蒙古科尔沁、鄂尔多斯等地治痘及为诸藩子女种痘，康熙皇帝为此特赐府宅和授官爵予朱纯嘏。

《痘疹定论》，4 卷，清·朱纯嘏撰，刊于 1713 年。卷 1～3，论痘疮，作者师法聂尚恒《活幼心法》的治疗原则，结合临床实践对痘疹的病理、诊断、症状及治法都做了较详细的叙述，并介绍了用人痘接种预防的历史和方法，在辨证论治方面颇有一得之见。卷 4，论麻疹证治，书中提供了较丰富的临床经验。现有多种近代刊本。1883 年徐安澜将本书内容加以增删调整，改名《痘麻定论》刊行。现存初刊本等多种清刻本。

三十八、叶大椿与《痘学真传》

叶大椿，字子容，清无锡县南延乡人。

《痘学真传》8卷，清·叶大椿撰，刊于1732年。卷1，痘症病机及诊法；卷2，痘病分顺、逆、险三类，附十八朝的证治图解，共54图，俾读者临证时有借鉴和遵循；卷3，兼证辨治；卷4，作者医案；卷5选录古人医案，共23家；卷6，选录古人痘疹论述，共108家；卷7，方释；卷8，药释。全书图文并茂，论述痘疹证治全面而系统。选录古人论说及医案尤能开扩视野，加深对痘疹一病的认识。现存初刻本等清刻本。

三十九、杨开泰与《麻科合璧》

杨开泰，清代医家。字万新，浙江诸暨人。精于医，尤对儿科擅长。有感于痘有专科，而疹少成书，贻误病儿，甚至不起者，亦复不少。于是专门拜萧山谢、沈两治疹名家为师，并获谢氏之《瘄子要领》、沈氏所传《郁氏遗书》，两书详略不同，互相补充，遂将其合而为《郁谢麻科合璧》，为治疹症之专著，甚多刻本及翻印本行世。《麻科合璧》又名《郁谢麻科合璧》，1卷，清·杨开泰编于1740年。本书系杨氏将其师沈氏所传的《郁氏遗书》及另一师谢心阳所撰的《瘄子要领》合编为一书者。书中简要地介绍了麻证总论，对麻疹的发病规律、症状特点等予以概括。然后系统而简要地论述了麻疹各期证候的护理、将息、调治、避忌、辨证、用药以及杂病等内容。现存清刻本和石印本等。

四十、张琰与《种痘新书》

张琰，清代医家。字逊玉，山东宁阳县人。世代业医，尝祖承聂久吾之种痘术，普及种痘术，为人种痘达万人。晚年撰《种痘新书》，为我国早期种痘方面的专书，内容丰富，影响很广。

《种痘新书》12卷，清·张琰撰，刊于1741年。卷1～2，载药性、痘疹诊法及治疗大要；卷3，介绍种鼻痘之法；卷4～8，为痘疹各期的证法；卷9，痘后杂症及调治；卷10，女子痘症；卷11，麻疹论治；卷12，麻痘诸方。本书再一次论述了痘疹的发病规律和诊治大法，并论述种鼻痘之法，使人痘接种法得以推广。其治痘之法遵循聂尚恒《活幼心书》而有所发挥。现有初刻本等20余种清刻本。

四十一、吴谦与《医宗金鉴·幼科心法要诀》《痘疹心法要诀》

吴谦，字六吉，清代安徽歙县人。约生于清康熙二十八年，即1689年，卒于乾隆二十四年，即1759年，享年70岁。曾任太医院判，供奉内廷，由于为人谦恭，因而得到内廷的赏识。在乾隆年间，受清政府的命令并组织一批医学家编纂医书，到乾隆七年（1742）成书，共 90 卷，取名为《御纂医宗金鉴》，其中函子目一十五，有：《订正伤寒论注》《订正金匮要略注》（此二书为吴谦亲自订正）《删补名医方论》《四诊心法要诀》《运气要诀》《伤寒心法要诀》《杂病心法要诀》《幼科杂病心法要诀》《痘疹心法要诀》《种痘心法要旨》《外科心法要诀》《刺灸心法要旨》《眼科心法要诀》《正骨心法要旨》等。

《幼科心法要诀》，儿科著作，6 卷，即《医宗金鉴》卷 50～55。本书以七言歌诀加注的形式介绍诊察儿科病证的要领及小儿初生后各种杂病的证治。论述比较简要，选方切于实用，并附面部望诊图、虎口三关脉纹图等。

《痘疹心法要诀》，4 卷，即《医宗金鉴》卷 56～59。本书以七言歌诀加注的形式论述痘疹的证治，内容比较简要，但比较规范、精辟。并有附图多幅。

本书刊行后，流传颇广，成为学习中医的重要读物。1949 年后有影印、排印及点校本。

四十二、谢玉琼与《麻科活人全书》

谢玉琼，字昆秀，号濮斋，清代江西安福县北乡赤谷人，生卒不详，清代著名麻科医家。

《麻科活人全书》，清·乾隆十三年（1748）成书，是重要的麻疹专著，对后世颇有影响。此书汇辑了有关麻疹的辨证论治、处方用药和一些经验方药：卷 1 概括地说明了麻疹辨证方法，尤其着重在用药方面，对于应用药性，逐味详述，并指出忌宜；卷 2 为麻疹的症状、吉凶、逆顺、转归及其治疗；卷 3 主要论述在麻疹发病过程中的一些常见并发症的临床表现和治疗方法；卷 4 为麻疹伴发五官痛证的临床表现和治疗方法，并附录进贤舒驰远先生麻疹论 1 篇，附案 5 条，胥山王琦先生《氏林指月》内眉论 1 篇，证 1 则，麻疹补论。

此书是专门论述麻疹的专著，全书计 108 篇。《麻科活人全书》从麻疹的病因病理、临床表现、处方用药，以及麻疹与痘疮的鉴别等方面，均有颇为详细的论述。在论述麻痘鉴别时指出："痘出十五脏，脏属阴，阴主血，故痘有形而有汁，其证寒热备有；而麻发十六腑，腑属阳，阳主气，故麻有形而不浆，其证多实热而无寒。痘以稀疏为贵；麻以透密为佳。痘以气尊血附为美，麻以凉血解肌为妙。痘忌汗，泻以泄气；麻喜呕，衄而分消，二者相去径庭。"这些阐述将麻疹与痘疮之别，概括无遗，足见谢氏对麻疹的研究精深，书中所论治法，简明贴切。医者在确立治法，处方用药时，应首先明其麻疹证治大法，指出"初起已出及已收，证立条目治立方，不敢峻补与用霸，随时解毒万无妙"。一般应采用"初起潮热者，用宣毒发表汤；已出潮热者，用葛根疏邪汤，已收潮热者，用生地骨皮汤"等。这些内容全面而系统，立法准确，选方得当，为麻疹病的治疗提供了较为完整的治疗方案。

现存版本有，清·乾隆十三年汉口无元善堂刻本，清·乾隆五十七年刻本，清·道光二十一年阜山刘齐珍刻本，清·咸丰十一年邵阳姚氏重刻本，清·同治八年文光诚记刻本，清·光绪十七年刻本华南苏善堂藏版，1918 年刻本，1921 年上海广益书局石印本，1957 年上海千顷堂书局石印本，1959 年 3 月上海科学技术出版社铅印本。

四十三、叶天士与《临证指南医案·幼科要略》

叶桂（1667—1746），字天士，号香岩，清代著名医家，江苏吴县人，世医出身。他自幼继承家学，汇通诸家，临证经验丰富。他长于治疗时疫和痧痘，在温病学方面建树甚多，他提倡的温病卫气营血辨证论治纲领，为中医温病学的发展作出了巨大贡献。叶氏不仅是一位温病大师，同时也是一位儿科名家。《幼科要略》一书，是叶氏儿科的传世之作。据传，叶氏著作多系后人、门人所辑，独此《幼科要略》为其手定，是他积四十年临床经验的总结。

《幼科要略》，2 卷，清·叶桂撰于 18 世纪中期。本书重点论述小儿时行疾病与杂病，对伏气、风温、夏热、厥逆、疳、胀、痧疹、惊等疾病的辨证和方药做了简要的叙述。方中不乏精辟之论和独到见解。本书以小儿四时时令疾病（即春温、暑温、秋燥、冬寒）为纲，而见于四时之惊厥、喘胀、泄泻、疳证、疟疾等病症，穿插其间，加以阐述，最后专论痧痘，并附有医案。全书虽然篇幅不长，所论病症也不多，但儿科临床常见的主要病症，已概其要略。有理论发明，有方药介绍，有临证治验，特别对于小儿多见的四时外感性疾病，尤能提纲挈领，见解独到。他认为，这类疾病在发病方面，除了小儿体质因素，肌肉柔脆、脏腑气弱之外，气交变化，与人息息相通，间有秽浊吸入，即易发病。在治疗方面，针对当时世俗流弊，指出杂用表散消导、苦寒下夺，每使小儿胃气受损，变证错综。在小儿温病治疗中注意保胃气、救胃液。所选用方药，亦工细熨贴。徐灵胎在评点本书时指出："此卷论幼科及看痘之法，和平精切，字字金玉，可法可传，得古人之真诠而融化之，不愧名家。闻此老太翁为幼科专门，名闻远近。此老既得家学渊源，又于大方诸书探取经络药性之义而附益之，所以其理益精，其方益正。"本书虽论幼科，但它的贡献和价值，远远超出于儿科范围之外，其中关于四时温病发病及其传病规律，临证时辨证论治和用药特点，对成人内科来说，同样具有指导意义。所以，王孟英将其删节，易名《叶香岩三时伏气外感篇》，辑入《温热经纬》。他说：此书"虽为小儿说法，大人岂有他殊，故于《温热论》后，附载春温、夏暑、秋燥诸条（编者注：即此《三时伏气外感篇》），举一反三，不仅为活幼之慈航矣。"本书不仅在中医儿科学方面占有重要的地位，而且在中医温病学方面，也占有重要地位。

1764 年华岫云将其辑入《临证指南医案·卷十》传世，并又徐灵胎评点。1852 年王孟英又将其辑入《温热经纬》，稍作删节，更名《叶香岩三时伏气外感篇》。此后，又经周学海补注增订，辑入《周氏医学丛书·二集》，仍名《幼科要略》。现存清刻本、中西医学群书本和《周氏医学丛书二集》中。

四十四、陈复正与《幼幼集成》

陈复正（1690—1751），号飞霞，广东罗浮山人（今广东惠州），清代乾隆年间著名儿科名医。作者为罗浮山道士，兼行医，擅长幼科，业医数十载，因按古法治小儿惊风多有乖误，乃取前人之精华，结合自己治儿临证所得，修订儿病谬误，辨其是非，撰著成轶。正如陈氏自序所说："乃取前代之说，存其精要，辨其是非，订为一书，名之曰《幼幼集成》。"该书内容全面而简要，且与临床实用，影响很大，至今仍有很好的指导意义。

《幼幼集成》，于清·乾隆十五年（1750）成书。全书共为6卷。书中整理辑录了古代儿科学的一些主要内容。总结了前人对小儿生理病理特点的论述，对儿科常见病的证治进行了系统的归纳。卷1论小儿赋禀、诊法、初生儿疾病的防治等；卷2～4分述儿科多种病证（包括内科杂证及外科疮疡），每病除辨证立法外，并附有正方、验方及外治法等；卷5～6为作者删订《万氏痘麻》的各种歌赋170余首，附方130余则。

《幼幼集成》还针对前人对小儿疾病证治论述的一些错误，阐述自己观点。强调"呱呱襁褓，啼哭无端，疾病疴痒，不能自白；其脏腑未充，则药物不能自受；其筋骨尚脆，则针砭尤非易施，用刀圭便伤生理"。作者根据小儿脏腑娇嫩，形气未充，生机蓬勃，发育迅速，发病容易，传变迅速等生理、病理特点，指出对小儿之治，决不可掉以轻心，尤其不能一见痉厥抽搐，即概以惊风论治。他指出："小儿初生，阴气未足，性禀纯阳，身内易致生热，热盛则生风、生痰，亦所恒有……以伤寒病证称为惊风，论谬相沿，无论外感内伤，过发热者，率以惊风为名而妄用其法，致相伤者多。"这充分说明儿科临证施治必须应明确诊断，如辨别惊风、痉病、抽搐等论述精要，"新立误搐类搐非搐分门别证"。陈氏在儿科用药上反对滥用寒凉，明确指出前人之治幼科，"悉以阳有余阴不足立论，乖误相乘，流祸千古，后人误以婴儿为一团阳火，肆用寒冷，则每败伤脾胃"。这些论述，均切中积弊．对后世儿科临床确有一定启迪。书中除对小儿惊风用大篇刊幅论述外，对儿科其他病证，如疹痘疮疡以及一些杂证也无不详述，作者还对指纹的临床意义，阐述了个人见解。总之，其观点明确，内容全面，不失为一部儿科较好的临床参考著作。

现存版本有，清·乾隆十五年广东初刻本广州登云阁藏版，清·乾隆年间刻本翰墨园藏版，日本·文化十一年年林权兵卫刊本，清·同治二年羊城华经堂刻本，清·光绪二十八年经元书局刻本，1915年耕道堂木活字本，1917年上海锦章书局影印本，木刻本学库山房藏版，庐陵刘宗孟校正刻本积秀堂藏版，崇顺堂刻本，金裕堂刻本，1954年上海锦章书局石印本，见《中医证治典范》本，1962年上海科学技术出版社铅印本。

四十五、魏之琇与《续名医类案》

魏之琇（1722—1772），清代医家。字玉横，别号柳州，浙江钱塘（杭州）人，世代业医，少孤贫，于街市间操作自给，既而执业肆中，凡二十年。昼劳所职，夜篝灯读书，久之豁然贯通。因校刊江瓘《名医类案》，觉其尚有未备，遂著是书，以补其不足。尚著有《柳州医话》等书，也颇有影响。

《续名医类案》，清·魏之琇编撰，成书于1770年。由于是书是补明代江瓘所编的《名医类案》而作，故体例与《名医类案》相一致。全书共36卷，分345门，主要内容是补辑清初以前历代名医治病的验案，增录当代各家验案，包括传染病、外、妇、儿、五官科等疾病。其中自26卷至30卷，专载小儿科验案，分40余门加以记述。所辑大多为历代儿科名家验案，分类清楚，一病数案，十分详实，使读者能够明了各病的变化，从而知道各别相应的治疗方法，从而反映了儿科各家流派的学术经验。故是书中有关小儿科数卷，对研究古代医家治疗儿科病的经验，颇多参考价值，所附案语，亦多阐发，较之仅说医理，似更觉妥切。

1957年，人民卫生出版社据信述堂藏版影印，是目前通行的版本。

四十六、沈金鳌与《幼科释谜》

沈金鳌，清代医家（1717—1776）。字芊绿，号汲门，又号再平，晚号尊生老人，清代江苏无锡人，乾隆年间江南名医。沈氏酷搜方书，壮岁专志儒学，博古明今，得中举人。40岁后专攻医学，辨证精确，着手成春。晚年一心著述立说，著《沈氏尊生书》72卷，包括《杂病源流犀烛》（1773）30卷，《脉象统类》《诸脉主病诗》《伤寒论纲目》《妇科玉尺》《幼科释迷》《要药分剂》等，内容赅博，论述亦精辟，颇有精辟，颇有影响。

《幼科释谜》于清·乾隆三十九年（1774）成书，专论小儿诸疾的诊治。全书共为6卷，分列24门：卷1，主要介绍小儿诊法，新生儿常见病和惊风的证治。卷2，论述了痫痉、疳积、发热烦躁、伤寒、麻疹、疟疾等6个门类疾病的证治。卷3主要论述黄疸、水肿、腹痛腹胀、痞结积癖、食积、吐泻、痢疾等7个门类病证。卷4，主要论述感冒、痰涎、咳嗽哮喘、啼哭汗、耳目鼻口舌齿咽喉、大小二便、脱肛肛痒、丹毒等9个门类病证。卷5～6，主要内容是诸病应用方，两卷共收载应用方剂394首，以备检索选用。此书撰写别具一格，每论之前各著四言韵语1首，探源析流，阐明义理，简括扼要，极便记诵。每证并各附前人议论，选择精当，以相发明，论理有据，施治有本，皆可取法。沈氏师古、崇古而不泥古，常能阐发己见。如论食积时说："儿病多由食积，固是要语，医家不可不知。然亦有禀受薄弱，或病后虚怯，其所生病有全无食积者，不得以此语横亘心中，仍为消导。即或有之，亦当扶正而使积自消。小儿脏腑娇嫩，形气未充，稚阴稚阳，肌体脆弱。"基于这些特点沈氏明确提出："芽儿脏气未全，不胜药力。周岁内非重症，勿轻易投药，须酌法治之；即两三岁内，形气毕竟嫩弱，用药亦不可太猛，峻攻骤补，反受药累。"又说："古人治幼儿，或专攻，或专补，或专凉，或专热，皆有偏处。是书宗旨以中和当病为归，不敢偏于攻补凉热。"这些观点确能发人所思，不失为儿科较好的一部专著。然而书中论述的多种小儿常见病，唯缺"痘证"其不载"痘证"，是由于沈氏认为自己没有跟随治痘专家学习过的原因，如自叙中所载："幼科中独痘疮一症，其旨微，其候险，其变化百出，尤必临证指示，而后能悉其精微，知其蕴奥。孙先生与前辈叶天士同出于一门，因精于痘，而余于受业时，非专属行医，弗获相随痘家，亲聆教海。故独于痘，弗敢言也。"由此看出，沈氏在著此书时颇具求实精神。

现存版本有，清·乾隆三十八至三十九年原刻本，清·同治元年醉六堂刻本，见《沈氏尊生书》本，1957年6月上海卫生出版社铅印本，1959年上海科学技术出版社铅印本。

四十七、周士祢与《婴儿论》

周士祢，清代福建福州人，乾隆年间儿科名医。

《婴儿论》于清·乾隆四十三年（1778）成书。周士祢撰。作者专事儿科，对小儿惊风、疳积、痞癖等多种疾患辨证准确，立法得当，处方用药合理，临床多有特殊疗效。此书传入日本后，受到日本医家的重视，认为"周氏之精哑科，犹叶生鉴病于镜，脏腑癥结，了然可知"。

全书共分8篇。第1篇，辨初生儿脉证并治，详细论述了新生儿的生理特点，从望色、闻声、诊脉等方法来辨证初生儿病证，治法及处方用药论述极为详细；第2篇，辨寒热脉证并治，是专论小儿热病，包括黄疸、疟疾、痘疹、伤寒、水肿、暑热、吐痢以及各种厥逆病证，从病因病机、诊断治疗都做了比较详细的论述；第3篇，辨发惊脉证并治，重点分析了阳痫、阴痫、惊痫、急惊风、慢惊风等多种带有精神症状疾病的脉病证治，其中包括如脐风、破伤风、暴卒、客忤、中风等急症、危症、重症的抢救措施；第4篇，辨疮疹脉证并治，主要叙述了各种疮疡、疔毒、风疹、斑毒、瘿瘤等外科疾病和头瘟、虾蟆瘟、走马候、缠喉风等一些急性传染病的证治。第5篇，辨疳病脉证并治，对小儿常见的疳积做了较为详细的辨证分型，如五脏疳、鼻疳、疳目、阴疳、阳疳、脑疳等类型，并指出了各种疳病的发病原因、病理机转和治疗方法。第6篇，上焦病脉证并治，主要讨论膈以上的上部儿科常见病证，也包括头面五官诸疾。第7篇，辨下焦病脉证并治，主要分析小儿腹部、胁下各种疼痛性疾患的证治。第8篇，下焦病脉证并治，主要对小儿的大小便异常出现的病证进行辨证论治，最后附录婴儿护养一篇，对小儿的喂养调护也有不少鉴借之处。《婴儿论》的编写体例与《伤寒杂病论》相同。每篇病脉证治示人以病与证相结合的意义，从论述病因病机开始，继而根据儿科病证的特点、病情的复杂变化并出主证，后据证提出治法，这样有利于学者系统掌握该篇所述疾病的证治规律。对每种病证的定义、病机、治法与处方，不其求详地加以分析、比较、鉴别、说明。该书内容丰富，不但是儿科临床重要的参考专著，而且成人也可参此施治处方。正如日本人瑶池齐藏之曰："此书虽专主婴儿，然至杂病篇，则大人当亦兼疗焉。譬犹《伤寒论》以兼疗杂病然矣。盖多奇方妙论，余屡试屡验，今不敢自秘，遂命刻劂，以与世共之。"

现存版本有日本·宽政九年平安书铺刻本，1990年6月上海科学技术出版社影印本。

四十八、许豫和与《许氏幼科七种》

《许氏幼科七种》为儿科丛书，清·许豫和撰。刊于1785年。其中除《重订幼科痘疹金镜录》为明代翁仲仁原作，由作者注释外，其他有《橡村痘诀》《痘诀余义》《怡堂散记》《散记续篇》《小儿诸热辨》及《橡村治验》6种均为作者本人在儿科方面的临床经验心得、医话或医案。现存清刻本及石印本。

四十九、庄一夔与《福幼编》

庄一夔，字在田，武进县人，善医，尤精幼科，著有《福幼编》《遂生编》等。

《福幼编》，清·庄一夔撰，成书于乾隆四十二年（1777）。本书专论小儿慢惊风的证候和治法，并介绍经验方二首。庄氏学术专以温补见长，而《福幼编》又专论慢惊当以温补为主。庄氏认为：慢惊属虚寒，温补即可以治慢惊；急惊属实热，清热即可以治急惊；二症有寒热之殊，用药有云泥之异。慢惊搐搦，实因脾肾虚寒，孤阳外越，元气无根，阴寒至极，故风动而至搐搦，与感冒风寒、发热致搐不同，不易发散。治宜培元救本，加姜桂以引火归原，必先用辛热冲开寒痰，再进温补，方为得法。擅长用参术以救胃气，桂杞熟以救肾气。所拟逐寒荡惊汤及加味理中地黄汤为两个经验方。前方重在温中散寒，后则重在助气补血，祛病回阳。编中列有医案七则，以明临床应用之验。可谓儿科温补学派的代表作之一。

清道光十六年丙申（1836），临潼田氏六安写刻本，将《福幼编》《遂生编》合为一册，各1卷，为现在较为易见的版本。现存清刻本等几十种刊本。

五十、吴鞠通与《温病条辨·解儿难》

吴瑭，字鞠通，江苏淮阴人（1758—1836），清代著名医家。他曾在北京检核《四库全书》，得见其中收载了吴又可的《温疫论》，深感其论述极有创见，又合于实情，受到了很大的启发。他对叶天士更是推崇，于是他在继承了叶天士理论的基础上参古博今，结合临证经验，撰写了《温病条辨》6卷，对温热病学说做了进一步的发挥，创立了"三焦辨证"学说，这是继叶天士创立卫气营血辨证方法之后，在中医理论和辨证方法上的又一创举。"三焦辨证"法：就是将人体"横向"地分为上、中、下三焦。

上焦以心肺为主，中焦以脾胃为主，下焦包括肝、肾、大小肠及膀胱，适用于温热病体系的辨证和治疗，诊断明确，便于施治，而且确立了三焦的正常传变方式是由上而下的"顺传"途径，"温病由口鼻而入，鼻气通于肺，口气通于胃，肺病逆传则为心包，上焦病不治，则传中焦，胃与脾也；中焦病不治，则传下焦。始上焦，终下焦"。因而，传变方式也就决定了治疗原则："治上焦如羽，非轻不举；治中焦如衡，非平不安；治下焦如沤，非重不沉。"同时，吴氏对《伤寒论》的六经辨证，同样采取了积极采纳的态度，认为"伤寒六经由表入里，由浅入深，须横看；本节论三焦，由上及下，亦由浅入深，须竖看"。吴鞠通在《温病条辨》当中，为后人留下了许多优秀的实用方剂，如银翘散、桑菊饮、藿香正气散、清营汤、清宫汤、犀角地黄汤等，都是后世医家极为常用的方剂。

《温病条辨》6卷。清·吴鞠通撰于1798年。作者仿张仲景《伤寒论》体例，汲取明、清温病学家的学术经验，以简要的文字，分篇分条论析温病三焦辨证及治法，并自加小注。《温病条辨·解儿难》为卷六，专论小儿急慢惊风及痘疹、疳疾等。阐明了小儿生理病理特点及儿科外感内伤疾病病因证治等方面的学术思想。吴氏在儿科方面的主要贡献有：提出了小儿稚阴稚阳的生理特点及易感易传的病理特点；列四纲九类详论痉病；提出"疳生于湿"的学说观点；总结了疏补中焦、升降胃气、升提中气、甘淡养胃、调和营卫、食后击鼓、调整饮食、杀疳虫、丸药缓图等治疳九妙法；儿科临床用药宜祛邪不伤正，扶正不腻滞，时时顾护胃气，维护生机；提出应重视小儿养育知识的普及。

现存版本有：本书问世后，有朱武曹氏的增批本，更有王士雄、叶霖、郑雪堂三家的评注本，书名《增补评注温病条辨》，1958年上海卫生出版社即据此本重印。此外还有几十种清刊本。

五十一、吴宁澜与《保婴易知录》

吴宁澜，字溶堂，阳湖（属江苏武进）人，清代医家。

《保婴易知录》，清·吴宁澜撰。全书2卷，补编1卷，刊于公元1812年。他在本书自序中，谈到该书的写作宗旨，是论述小儿鞠养之道和出生婴儿的常见疾病的简易防治方法。目的在于，让广大群众自己掌握这些知识，"以鞠养之宜诏于闺阃"，使"村居僻远"者，病有成法可循，不至因求医迟至，病情急转而危。

该书在论述形式上，以摘录各家之说为主，上自隋唐，下迄明清，"博观约取，简而明，精而核，若纲在纲，有条不紊"（卷首汪和鼎序语）。本书所论，医理畅达，深入浅出，鞠养之道和防治诸法，皆简切易行。

该书上卷论述鞠养诸项，从初生拭口浴儿至乳哺褓褓，以及杂护慎疾，计十五论，内容甚为详尽。比如论乳儿法，从首乳至断乳，详述其乳哺时间、节次、姿势、方法、乳母的节慎、乳哺不当产生的病症及其防治方法，等等。下卷和补编论诸病症，其中下卷为胎疾，计六十七论，论述初生的病证近七十种；补编为杂证和疮汤，论述外感痰食、疮疡疖肿及汤火跌坠等病证近五十种。其内容和所涉及的范围甚广，特别是对一些少见的病证和先天性疾病，均有收载。在病症的防治方法方面，注重简切实用易行，比如风寒证，则有摩法、熨法、渍法、解表等等。

总之，本书是一本较好的中医育儿专著，它既收集了中医历代儿科保育和初生儿疾病方面的重要资料，反映了历代中医儿科保育方面的成就，同时更是一部切于实用的儿科防治医学著作。

有清嘉庆十七年壬申（1812）原刻本，清道光十六年丙申（1836）苏州老桐石山房重刊本，还有保赤汇编本，丛桂堂医书本，中国医学大本等版本。

五十二、余含棻与《保赤存真》

余含棻，清代医家。广读经书，兼通医术，尝著有《医林枕秘》《麻痘合参》《保赤存真》。《保赤存真》，又名《医林枕秘保赤存真》《幼科心法保赤存真》，10卷，清·余含棻撰于1834年。本书就儿科疾病的证治理论与方药做了较全面的介绍。特别对于儿科学中的一些理论问题，如小儿体质的属性及治法，惊风病的名称以及麻痘病的治法等，均做了系统而深入的论述，并提出了个人的见解，有一定的参考价值。现存清刻本。

五十三、周松龄与《小儿推拿辑要》

《小儿推拿辑要》3卷，周松龄撰，刊于1843年。作者自幼随父习推拿之术，得览栖霞（今山东省烟台市所辖县级市）李芹所授《福婴指掌》1卷，又研习《推拿秘授》《推拿真诀》诸书，尽得其要而医技益精。治婴儿险证，多立见功效。于是总结辑选上述诸书，遂有此作。上卷，为儿科诸病诊法及歌诀；中卷，述儿科各病的推拿手法；下卷，列推拿穴位及手法图说。内容精要，颇切临床实用。

五十四、许佐廷与《活幼珠玑》

许佐廷，清代医家，字乐泉，安徽歙县人。

《活幼珠玑》，2卷，补编1卷，清·许佐廷撰。刊于1873年。前编1卷。为儿科诸病的证治歌赋；后编1卷，将儿科病证分为胎毒、变蒸、惊风等32门，详论儿科病的诊断及其辨证用药治法。补编1卷，集录前2卷中所用的方剂。全书有证有方，有论有辨，内容比较简要。现存初刻本等。

五十五、芝屿樵客与《儿科醒》

清·芝屿樵客著，华阳山人阅定，全书1卷，撰年不详。据卷首华阳山人序云，芝屿乃其弟子，受其意而作。

本书作者在总结临床实践经验的基础上，对儿科疾病的诊治，提出以四诊为纲，以表、里、寒、热、虚、实为要。故全书以表里寒热虚实立论，每论之下分述诸证，病附方药。论述平正通达，既本经论，又采前贤，更参以己得，提纲挈领，言简意赅，颇切临床实用。书名曰"儿科醒"，其意即在于习幼科者要领在握，常醒而不惑。

《儿科醒》1 卷。清·芝屿樵客撰。撰年不详，全书列 12 论，为总论、诊治法论、表论、里论、寒论、热论、虚论、实论、辨惊风之误论、不可饿论、治痘论、治疹论。本书将儿科疾病分别按表、里、寒、热、虚、实予以论证，说理清晰透彻，方药法度严谨。并有辨惊风之误一文，认为古无惊风之名，所谓惊风乃"大惊猝恐"等十病。

现有《珍本医书集成》本，上海千顷堂书局印行本，珍本医学集成本等版本。

五十六、张振鋆与《鬻婴提要说》

张振鋆，原名醴泉，字筱衫，又字广文，别号惕厉子，清末江苏宝应县人。自幼喜医，博览方书，"乐善不倦，仁闻素昭"，尤服膺于《灵枢》《素问》诸经典。后医道日精，临证周详审慎，以济世救人为本，常常以庸医为戒。

张振鋆编撰的《鬻婴提要说》（1889）是论小儿调护的专著。其目的正如《鬻婴提要说》序云："是书防患于未然，所期家置一编，仿而行之，以为保婴之宝筏也可。"故采古人育婴之说，采先哲之格言，集群书之奥秘，汇为是编。对初生儿到小儿，从饮食乳养、生活起居各方面，加以调护。

五十七、程康圃与《儿科秘要》

程康圃（约 1821—1908），名德恒，广东省高明县人，祖辈六代业医，清代岭南著名儿科学家。晚年将祖传经验及自己临证所得编成《儿科秘要》一书，又称《小儿科家传秘录》，成书于清光绪癸巳年（1893）以前。

《儿科秘要》，将儿科证候概括为八大证：风热、燥火、急惊风、慢惊风、慢脾风、脾虚、疳积、咳嗽，治法为六字诀：平肝、补脾、泻心。对八证从外候、脉息、手纹、病因、治法、方药各方面详加分析，并列举"死症四十候"以识症避凶，最后附以疟疾、暑症、痢症。

程氏对儿科八证，首析病因病机，详究脉因证治，重视五脏分证，强调各证合参。程氏结合小儿特点，把中医传统四诊归纳为儿科"二法""二要"。二法即手纹法和诊脉法；二要为看外症秘要和问诊秘诀。并根据小儿生理病理特点而总结出"平肝补脾泻心"为儿科六字治法。小儿肝常有余，故平肝；脾常不足，故补脾；心火常炎，故泻心。结合临床，灵活变通，为后世所效法。

现存版本有：最早版本是清光绪十九年癸巳（1893）广州麟书阁永成堂据樵西福幼氏手抄本刊印（简称"麟书阁"），民国 8 年（1919）广州九耀坊守经堂刊印该书（"守经堂本"），民国 25 年（1936）广西黄奕勋、肖九成等人重刊该书（简称"民国广东省中山图书馆特藏参考室"），还藏有民国 16 年（1927）手抄本，手抄本虽不录抄写人姓名，贻误序言、后跋，但对原书错别字进行了径改，1987 年邓铁涛等将其编入《岭南儿科双璧》，由广东高等教育出版社出版。

（张静　朱锦善　袁洪仁　张广丽）

参考文献

1. 甄志亚.中国医学史［M］.上海：上海科技出版社

2. 吴鞠通.温病条辨［M］.北京：人民卫生出版社，1978

3. 夏鼐.幼科铁镜［M］.上海：上海科技出版社，1958

4. 万全.万氏家藏育婴秘诀［M］.湖北：湖北科学技术出版社，1986

5. 喻嘉言.明清名医医学全书大全：寓意草［M］.北京：中国中医药出版社，1996

6. 虞抟.医学正传［M］.北京：人民卫生出版社，1965

7. 叶天士.幼科要略［M］.上海：上海世界书局，1923

8. 徐灵胎.医学源流［M］.上海：上海科学技术出版社，1972

9. 陈修园.明清名医医学全书大全：医学三字经［M］.北京：中国中医药出版社，1996

10. 陈飞霞.幼幼集成［M］.上海：上海科学技术出版社，1962

11. 张景岳.景岳全书［M］.上海：上海科技出版社，1959

12. 程康圃，杨鹤龄.岭南儿科双璧［M］.广东：广东高等教育出版社，1987

13. 周振.幼科指南［M］.浙江：宜兴道生堂藏刊

14. 沈金鳌.幼科释谜［M］.上海：上海卫生出版社，1957

15. 万全.幼科发挥［M］.上海：人民卫生出版社，1957

16. 鲁伯嗣.童婴百问［M］.上海：上海书店出版社，1985

17. 谢玉琼.麻科活人全书［M］.上海：上海卫生出版社

18. 龚信等.古今医鉴［M］.北京：北京商务印刷局

19. 孔弘擢.痘科［M］.明万历32年（1604）刊本

20. 侯功振.囊肿集成摘要：麻疹大成［M］.光绪丙子忠恕堂藏本

21. 王肯堂.证治准绳［M］.上海：上海科技出版社，1959

22. 杨开泰.郁谢麻科合璧［M］.铅印本

23. 孙四安.阙待新编［M］.清季刻本

24. 王銮.幼科类萃［M］.上海：上海科技出版社，1958

25. 吴谦.明清名医医学全书大全：医宗金鉴［M］.北京：中国中医药出版社，1996

26. 朱载杨.麻证集成［M］.清宣统元年月山居士铅印本

27. 庄一夔.［M］遂生，编.清咸丰2年（1852）宁邑集贤堂刊本

28. 叶大椿.痘学真传［M］.嘉庆25年书业堂刊

29. 喻嘉言.明清名医医学全书大全：医门法律［M］.北京：中国中医药出版社，1996

30. 孙一奎.明清名医医学全书大全：赤水玄珠［M］.北京：中国中医药出版社，1996

31. 石寿棠.医原［M］.北京：人民卫生出版社，1983

32. 王清任.医林改错［M］.北京：人民卫生出版社，1985

33. 方隅.医林绳墨［M］.北京：商务印书馆，1957

34. 薛铠，薛己.明清名医医学全书大全：保婴撮要［M］.北京：中国中医药出版社，1996

35. 张振鋆.厘正按摩要术［M］.上海：上海鸿文书局

36. 沈宁.明清名医医学全书大全：万氏医贯［M］.北京：中国中医药出版社，1996

37. 龚云林.小儿推拿活婴全书［M］.上海：上海科学技术出版社，1962

38. 骆如龙.幼科推拿秘书［M］.上海：上海科技出版社，1959

39. 张奇文.儿科医籍辑要丛书［M］.山东：山东科学技术出版社，1992 –1996

40. 董宿.奇效良方［M］.方贤，续补.北京：中国中医药出版社，1995

41. 叶天士.临证指南医案［M］.华岫云，编订.北京：华夏出版社，1984

42. 陈存仁.皇汉医学丛书册［M］.上海：上海中医学院出版社，1993

43. 张锡纯.医学衷中参西录［M］.河北：河北科学技术出版社，1994

44. 王冰撰注.灵枢经［M］.辽宁：辽宁科学技术出版社，1997

45. 冯兆张.冯氏锦囊秘诀［M］.北京：人民卫生出版社，1998

46. 余梦塘.中医古籍临证必读丛书：保赤存真［M］.湖南：湖南科学技术出版社，1995

47. 程国彭.医学心悟［M］.北京：中国中医药出版社，1996

48. 刘盛斯，喻德福.浅谈张景岳首倡八纲辨证［J］.陕西中医学院学报，2002，25（3）：11–12

49. 冯明.叶天士卫气营血辨证阐微［J］.山西中医学院学报，2003.4（3）：8–9

50. 朱橚.普济方［M］.北京：人民卫生出版社，1959

51. 吴少祯.中国儿科医学史［M］.北京：中国医药科技出版社，1990

52. 李经纬，林昭庚.中国医学通史·古代卷［M］.北京：人民卫生出版社，2000

53. 王大纶.婴童类萃［M］.北京：人民卫生出版社，1983

54. 吴仪洛.成方切用［M］.北京：科学技术文献出版社，2006

55. 熊应雄.小儿推拿广意［M］.北京：人民卫生出版社，1989

56. 邵子盛.《保婴神术·按摩经》考略［J］.按摩与导引，1987，（2）：15

57. 赵毅.《小儿按摩经》考略［J］.上海中医药杂志.2001，8：43

58. 袁洪仁.《马郎按摩》考略［J］.中华中医药学会第11次推拿学术交流会论文汇编.2010.12

第九章　民国与新中国的中医儿科学

第一节　概况

　　1911 年辛亥革命的成功、清朝的退位、中华民国成立,宣告了最后一个封建朝代的结束。自清代后期起,由于不断受到帝国主义的侵略,中华民族经历了丧权辱国、民族危亡、经济停滞、战争不断的激烈的社会震荡。1949 年新中国的建立,使大乱走向大治。在这近百年的历史进程中,我国的政治、思想、经济、文化、科学技术发生了巨大的变化。中医药也在这激烈动荡的历史时期,经历了重大的变化。

一、"废止中医"与振兴中医

　　19 世纪后半叶,随着帝国主义列强的扩张,西方医药开始进入我国,从沿海到内地,建立了教会诊所与教会医院。在北京、武昌、福州、上海、苏州、南京和广东共建有 10 所妇孺医院或儿童医院,如英国基督教会于 1885 年创办的上海西门妇孺医院,从而为西洋儿科学在中国的发展奠定了基础。20 世纪前半叶,中国社会文化背景十分复杂,门户开放、西学东渐,各种新思想不断涌入。此时,中医学的发展处于一个特殊的历史阶段,中医得不到政府的支持,反而受到歧视,1929 年 2 月,民国政府召开第一次中央卫生委员会议,通过余岩等人提出的"废止旧医"案,认为中医不能预防疫疠,中医病原学说遏制科学化,中医理论(阴阳、五行、六气、脏腑、经脉)皆为凭空捏造,要废除中医,提倡西医,使中医事业受到摧残。然而,由于中医界的抗争,社会各界人士及人民大众的支持,中医不但没有被扼杀反而有所发展,体现了中医固有的生命力和广泛的群众基础。在这期间,不少医家开始运用现代医学知识解释或揭示中医学的内涵,或从事沟通中西医之间的工作,出现了中西医汇通的局面,中医界也开始创办民间中医学校、中医医院、中医学术团体和中医出版机构,加强中医学术交流,培养了大批中医药人才,为 20 世纪后半叶中医学的发展奠定了坚实的基础。

　　公元 1949 年,新中国成立,政府采取了一系列正确的方针、政策,扶植中医,振兴中医。国家的中医政策是以毛泽东主席关于中医药的一系列指示和论述为指导,核心内容是继承与发扬,经过几十年的实践,不断丰富发展。

　　为了进一步加强中医工作,提高中医在我国医疗卫生事业中的地位,充分发挥中医中药防病治病的作用,1986 年 7 月 20 日国务院决定成立国家中医药管理局。国家中医药管理局是国务院管理中医事业和中医人才培养等工作的机构,为继承发扬中医药学，提高我国人民的健康水平服务。国家中医药管理局编制 80 人，下设必要的副司局级机构。形成了由中央、省、部队、市属系统，区县属系统，工业及其他系统互相协调、层次分明、覆盖面广的城乡医疗卫生网络，出现了国家、集体、个人多种形式办医的新局面。目前中医政策包括以下基本要点：①团结中西医，把中医和西医摆在同等重要的地位，坚持"中西医并重"；②努力继承、发掘、整理、提高祖国医药学；③团结和依靠中医，发展和提高中医，更好地发挥中医的作用；④坚持中西医结合，组织西医学习和研究中医；⑤保持特色，发挥优势，积极利用先进科学技术，促进中医药发展，逐步实现中医中药现代化；⑥有计划、按比例地发展中医和中西医结合事业，并为其发展提高创造良好的物质条件；⑦保护和利用中药资源，发展中药事业；⑧坚持中医中药结合，医药并重，促进中医中药同步发展与振兴。

二、传染病的预防与检疫

中医不但发明了人痘术，而且在牛痘的宣传普及、传播推广方面也做了大量的工作。天花在 20 世纪上半叶仍然十分流行，民国政府对此较为重视。1915 年，内务部颁布了传染病预防条例。1919 年成立中央防疫处，推广牛痘苗、白喉毒素、白喉抗毒素、脑膜炎血清、百日咳疫苗、猩红热血清、脑膜炎疫苗、白喉类毒素、猩红热毒素、猩红热链球菌液等小儿传染性疾病防疫注射。并且规定每年 3 月 1 日为全国种痘的日期。痘、疹之证，已大大地减少。朱凤榭在《时痘论》中即已明确指出："近来天痘罕见，研究者少，在痘科专家，率守古法，而以保元四物汤等法，出入加减。"

1949 年后，政府在全国各地均设有各级卫生防疫、妇幼保健及食品药品检验监督机构，制定了一系列法律法规，为儿童健康成长创造了良好的条件。1950 年，为早日彻底消灭天花，规定中国境内的居民，不分国籍，一律免费种痘。至 1952 年上半年，已经接种 5.12 亿人次，占当时全国人口的 80% 以上。1960 年，我国彻底消灭天花。1965 年，我国研究制造麻疹减毒活疫苗成功。自 70 年代开始，全国逐渐推行儿童基础免疫。1995 年消灭小儿麻痹症；消除新生儿破伤风；麻疹死亡率降低 95%，发病率降低 90%。

检疫是主权国家通过卫生检疫手段，对海上、空中、陆路交通工具、货物、旅客以及各种物品，进行检疫查验、疫源检索、染病监测、卫生监督等行政管理和技术措施，以达到防止传染病由国外传入国内的目的。中国的海港检疫始于 1873 年的上海港，1930 年，在上海成立了隶属于民国政府卫生部的全国海港检疫处。1957 年以后，我国颁布《中华人民共和国国境卫生检疫条例》，1999 年，改制成立了国家出入境检验检疫局，实行"一次检验、一次取采样、一次检验检疫、一次卫生除害处理、一次收费、一次发证放行"体制。目前，已借助于现代通讯手段和计算机网络技术，采用电讯检疫和随机检疫的方式。这些措施对于保障人民健康，尤其是儿童的生命安全，减少疾病的发生起到了十分重要的作用。

三、新法接生与优生优育

新法接生是儿科领域的一场革命。虽然我国在宋代就已明了接生时的脐部感染是造成脐风（新生儿破伤风）的主要原因，也发明了不少预防办法，但真正彻底的预防是新法接生。1911年，上海设立女子中西医学室，并另设立女病院。至1936年，已举办多所全国的助产学校，使新法接生得到广泛推广，这对于降低婴儿的出生死亡率，提高儿童的身体素质，是有着十分重大意义的。新法接生不断改进创新，2000年农村新法接生率达到95%，进一步降低新生儿窒息发生率及死亡率。

优生优育一直为中医儿科所重视，历代医家论述甚多。胎毒论在儿科优生优育学中占有重要地位，到了近代，大多数医家仍主此说，并结合西医胎生学知识予以创新和阐释。

钱今阳认为"胚胎始结，毒即伏焉"，受胎后儿居母腹复又感受其毒，由此"古代创胎教之说，近世重优生之学"。体质关系于遗传，性情关系于胎教，"释以今说，实因胎之成也，始于精虫与卵珠之互相混合凝结，而基于双方之染色素"。顾鸣盛认为胎儿在受孕时，除继承父母双方的生理信息外，也已继承其病理信息，并非因出生时咽下羊水污血而为胎毒。他在所撰《中西合纂幼科大全》中指出："盖父母于子，一体而分，精血之毒已蓄于阳施阴化之始，固不待诞生之顷，咽其血而后有胎毒也。"

秦伯未《幼科学讲义》结合西医知识撰著"遗传说"，谓父母有病怀孕时可波及于子女，使之生同样的疾病，是为遗传病。因而主张妇女怀孕时应遵胎教，不但可预防产难，并可使生子鲜胎毒殇夭之患云。

1949年后，政府把优生优育作为国家的重要国策，"提高全民族素质，从儿童抓起"。大力开展优生、优育、优教方面的宣传教育和科学研究，大力推行优生优育与计划生育，取得了显著的成就。

中医儿科学对小儿的生长发育和喂养保健，均有丰富的认识和经验积累。中医的禀赋胎孕、养胎护胎、胎教等方面的优生认识，也逐渐得到了科学的肯定：母乳喂养、母婴同室，是当今世界上广泛提倡并大力推行的，这在中医儿科学的历史上，早在唐代的《千金方》就已有十分明确详细的论述。免疫保健，也是中医学的认识，早于世界各国，在小儿预防保健方面，近20年来对小儿反复呼吸道感染等方面的防治研究，也取得了大量的研究成果。中医中药在优生优育方面将发挥更大的作用。

四、中医儿科教育与科研

中医教育的发展，具体可分为两个阶段。一个阶段是1911～1949年，由于政府的限制，中医学的发展只是表现为民间教育、学术团体的出现，学徒式教育占主要地位；另一阶段是1949年后，兴办中医学院，各省先后兴办起了中医院校、附属医院，培养了大批中医药人才。

1911～1949年，一些有志人士，包括著名中医学家、知名人士或中医药团体自发组织、筹备和创办了将近100多所中医院校，其中最著名的是上海中医专门学校、上海中国医学院、上海神州医药专门学校、上海汉医学院、上海女子专门学校、新中医学院、中国针灸学研究社附属讲习所等。它们在传统中医教育的基础上，吸收近代教育方式和方法培养中医人才，其中就有儿科方面的教学。并创办了一批中医医院。与此同时中医民间学术团体也相继成立，如1905年由周雪樵主持创立"中国医学会"；1910年"中国医学会"副会长丁福保创办中西医学研究会，以介绍近代西方医学为主要目的，研究中西医药学，交换知识，振兴医学。这些医学会在整理、研究、发展中医学，为中西医汇通做了积极的贡献。

在中医儿科学研究方面，也经历了20世纪前半叶的艰难曲折，到20世纪后半叶逐渐发展壮大。主要包括儿科医籍著作的研究整理，中西医汇通的尝试与中西医结合的临床应用，儿科理论与临床的研究开展。1918年顾鸣盛《中西合纂幼科大全》，引用中医书籍36种，西医书籍10种，采用中西疾病对应，对中西医儿科的汇通进行了初步尝试。恽铁樵所撰《保赤新书》初刊于1929年，对惊风原理上至钱乙、喻昌各家，下及沈金鳌《沈氏尊生》，结合西医脑神经生理病理学说进行了详细深入的探讨，认为治惊方当用于已成惊风之后，不得用于将成惊风之时；虫药有弛缓神经的作用，其中蜈蚣最猛，全蝎最平，但均能令血液化燥，故治风兼宜养血；风定后当以益气和中、养心安神、息风涤痰、举陷清热等法善后；在风证诊疗上，对中西医学理论的结合进行了探索。

1949年，中华人民共和国成立后，由国家主办全国多所中医进修学校，后来发展成立中医高等院校，都设有"中医儿科学"课程。1955年创立中医研究院（现改名为中国中医科学院），20世纪80年代开始，已逐步开设中医儿科学硕士、博士教育。编写了多部《中医儿科学》教材。中医儿科专业队伍日益壮大，据统计，至1983年为止，全国儿科中医师达到了2485人，县及县以上中医医院儿科床位数达1680张，其队伍之壮大由此可知。1983年建立了全国性的中医儿科学术团体——中华中医药学会儿科专业委员会，王伯岳被推选为第一届主任委员，全国许多省市也设有中医儿科分会，并多次召开全国性、地区性儿科学术会议，这对于促进全国中医儿科界的团结和推动中医儿科学术的发展，都起到了积极作用。80年代以来，在全国的学术期刊上发表的中医儿科学术论文逐年增加，现在已经增加至每年1000篇左右。整理出版了历代儿科文献，编写了大批中医儿科专著。1984年人民卫生出版社出版了王伯岳、江育仁主编的《中医儿科学》（130余万字），这是我国第一部大规模研究整理编写的系统全面反映中医儿科学基础理论与临床的中医儿科学全书。继而1995年由江育仁、张奇文主编的《实用中医儿科学》（150余万字）出版，2005年再版，进行了充实，达160多万字。还有张奇文主编的《儿科医籍辑要》，江育仁、朱锦善主编的《现代中医儿科学》，张奇文、朱锦善主编《实用中医儿科学》等，均是对中医儿科学有影响的巨著，并对中医儿科学医疗教学、科研产生了积极影响。中医药标准化建设也开始进行摸索，首先是《中华人民共和国药典》的制定与修订，有效地规范了中药质量及用药标准。后《中医临床诊疗术语》《中医病证分类与代码》《全国主要产品分类与代码（中药部分）》等中医药基础标准的相继发布，1995 年起在全国实施的中医药行业标准《中医病证诊断疗效标准》，对中医内、外、妇、儿、眼、耳鼻喉、肛肠、皮肤、骨伤等各个学科397 种常见病的 1289 个病证的名称、证候分类、诊断依据与疗效评定做了初步的规范，为建立中医药临床疗效评价体系打下了基础。

五、儿科领域"中西医汇通"与"中西医结合"

中西汇通思想始于清朝洋务派，他们认识到西方科学技术的先进，希望"师夷长技以制夷"。李鸿章主张"合中西之说而会其通"，张之洞主张"中学为体，西学为用"。在医学领域，从唐宗海、朱沛文，到张锡纯、恽铁樵，这些中西汇通派代表性人物，他们都认识到这两种医学的巨大差异，指出中医"精于穷理，而拙于格物"，西医"专于格物，而短于穷理""西医之生理以解剖，《黄帝内经》之生理以气化"，并力图通过汇通来沟通融会。

民国时期，儿科中西汇通的代表人物当首推顾鸣盛，著有《中西合纂幼科大全》（1918）和沈伯超，著有《儿科更新》（1947）。顾氏所著《中西合纂幼科大全》一书，对中西医儿科的汇通进行了初步尝试。譬如疾病认识方面，作者将中医的疳积、疳泻分别与西医的慢性消化不良、慢性肠炎相对应；中医的肾疳、走马疳均列入西医的坏血病；中医的五软即西医的佝偻病。同时，对于麻疹、霍乱、天花等病，则吸收西洋之观点，主张隔离施治，以防传染。沈伯超主张以西医病名替代中医的笼统名称，这一点在其著作的目录中即得到体现，如《儿科更新》上册第三编名为消化及神经系病类。消化系疾病包括口疮、诸疳、吐泻、痢疾、肠寄生虫、消渴等病，神经系疾病则列惊厥、癫痫、睡眠异常以及脑膜病症、硬脑膜窦的血栓形成、脑神经所致的精神病类等。

1949 年以后，政府建立了各类西医的正规医院，中医医院也仿照西医医院的模式进行建设，建立了中医儿科的门诊和病房，医学模式也逐渐走向"中西医结合"，即中西医双重诊断，双重治疗。20 世纪 60 年代以后，中医儿科的临床模式，特别是住院病房的医疗模式则基本上全部是"中西结合"模式。疾病病名诊断基本上以西医病名为主，或中西医病名对照，治疗则中西药混用，中药的应用主要是辨证治疗。在中西医结合的临床研究中出现"辨证分型""分型治疗"等提法，中医儿科也不例外。试图通过这种方法，摸索总结西医疾病的中医诊疗规律。通过近 50 年的探索，也总结了诸多经验，比如在治疗小儿肺炎、小儿腹泻、小儿厌食症、小儿肾炎、肾病、新生儿疾病及小儿急性传染病等诸多领域，进行了大量的临床与实验研究，取得了丰硕的研究成果，同时形成了许多儿科疾病的诊疗常规。在近 30 ～ 40 年来，中医儿科在保持并发扬中医特色的基础上，大量开展运用现代科学手段和方法研究中医中药，取得了很大的成绩。为克服小儿服药难，中药剂型改革的研究也取得很好的进展，适合小儿应用的冲剂、口服液、滴鼻剂、栓剂、膜剂、袋泡剂、贴剂、注射剂以及微型剂等越来越多的研制成果应用于临床。现代药物制剂学的微囊、微球、脂质体、微乳、微粉等技术不断应用于中药研发，新剂型也不断出现，如：贴膜、贴片、含片、气雾剂、喷雾剂、粉雾剂、凝胶剂、脂质体、微球、滴鼻剂、软膏剂、泡沫剂、海绵剂、栓剂、微型灌肠剂等数十种，还有皮肤给药的巴布剂等。一批静脉注射用药如生脉、丹参、清开灵、醒脑静、痰热清、热毒宁等，成为儿科急症的常用药品。外治疗法，自80年代以来发展很快，中药肛门直肠滴注、磁疗、穴位注射、经皮及黏膜给药、激光疗法等，在儿科治疗中也发挥了巨大的作用。然而从长远来看，从中医学术发展的角度来看，这种简单的西医辨病，中医辨证的模式，特别是"辨证分型"的模式不能充分发挥中医的特色，不能充分发挥中医的诊疗水平，简单而机械的分型思维有可能阻碍中医学术的发展，阻碍中医发挥真正的疗效水平，是摆在中医学术发展面前的大问题，值得进一步研究和突破。

第二节 儿科学术成就与争鸣

一、儿科主要学术流派及争鸣

（一）寒凉学派与温阳学派

在儿科领域中，历来就有寒凉与温阳二大学派的学术争鸣：引发小儿"体禀纯阳"和"稚阳稚阴"之争。持"纯阳"立论者，认为小儿"体禀纯阳"，罹病容易化热，宜用寒凉。"稚阴稚阳"立论者，则认为小儿赖阳以生，依阴而长，然而阴既不足，阳尚未盛，主张稚阳以温补主论。在儿科领域，寒凉学派的代表人物是近代名医奚晓岚，而温阳学派的代表人物是近代名医徐小圃。

1. 寒凉学派

奚晓岚（1870—1947），上海人，原籍江苏武进，出身中医世家，他认为小儿属纯阳之体，适宜辛凉者多，辛温者少。对于《伤寒论》，他认为仲景于六气之中，重视寒之一气，其余五气，论述较简。《伤寒论》中间有述及风或温者，但此所谓风乃寒中之风，其所谓温乃寒中之温也。后世刘河间重视热病，认为"六气皆从火化"，创辛凉解表、降火益水诸法。至清叶天士著《温热论》阐发病机，以卫气营血辨证，清热保津为要。而吴鞠通又本叶氏之学，首创三焦论治，与叶氏卫气营血辨证，实有相辅相成之妙，持论平正，立法精细，对外邪侵袭途径，阐述尤为明确。大凡伤寒之邪，由毛窍而入，自表入里，始于足太阳膀胱经。膀胱属水，寒邪乃水中之气也，故始病于此。温病之邪，由口鼻而入，自上而下，鼻窍通于肺，故始于手太阴肺经。是以寒温之邪必须分辨，不可混淆。且人体之阴阳偏胜，必须分辨，偏于火者病温病热，偏于水者凉病病寒。其为寒水之病，则温之热之；火热之病，则凉之寒之。各救其偏，以抵于平，但对儿科来说，温病学说所用理法方药更符合儿科之机体。

奚氏学宗"体禀纯阳"，并受仲阳、河间、丹溪、天士、鞠通诸家学说的影响，受仲阳变仲景八味肾气为六味地黄的启发，以及丹溪"阳常有余、阴常不足"深合小儿纯阳之体生理特点的提示，悟出治疗小儿疾患，只要留得一分津液，便有一分生机，故其立法重在清热养阴，用药多偏寒凉滋润。如治时行疾患、发热、咳嗽、胸闷、痰憋等症多用连翘、栀子、石斛、杏仁、生薏苡仁、天花粉、川贝母、鲜芦根、枳壳、郁金、生石膏、川黄连等药。当年江南地区，麻疹甚为流行，对治宜透表的原则各家确是一致，但对辛凉透表和辛温透表各有不同用法。奚氏一生总是遵循《幼科证治准绳》所云"虽寒勿用桂枝，虽虚勿用参、术，虽呕吐勿用半夏、南星"等辛燥温补之品，而用连翘、淡竹叶、蝉蜕、牛蒡子、桔梗、川贝母、石斛、赤芍、牡丹皮、白茅根等辛凉透表之药。曾听说在江苏、常州、无锡一带，民间对麻疹常不就医，一般以白茅根去心煎服，由于白茅根性味甘寒无毒，能清肺胃之热，且味甜可口，易于下咽，成为奚氏在麻疹发疹期间必用的引药。对于急惊风证、奚氏认为是心火与肝胆为病。因惊则伤胆，恐则伤肾，凡可畏之事，猝然而至者谓之惊，以渐而至者谓之恐。所以，惊急而恐缓也，惊之所伤由心及于胆，由胆涉及于肝，遂致心君之火，兼肝胆中相火，风木相并致病。盖小儿形志未坚、胆气未充，每遇稍异之声即陡然而惊。故以"惊"为名，因内风煽动，遂加一"风"字，因病来迅速又加一"急"字，遂有急惊风之称。在治疗方面不外镇惊定怯、安神养心，佐以息风化痰之品如青礞石、天竺黄、胆南星、钩藤、陈皮、半夏、僵蚕、紫丹参、牡蛎等。热盛者加苦寒清热，稍佐芳香开窍之品，如黄连、黄芩、生石膏、栀子、石菖蒲、郁金等；如肠有宿垢、腹膨便秘、胸痞太息者，可加导滞通腑之药，如枳实、制大黄、瓜蒌、风化硝等。反对以表散之剂治惊风，因表散往往耗伤阴分。并常用自制辰金丸（牛黄6g、雄精20g、巴豆霜3g（去净油）、制胆南星60g、天竺黄30g、麝香3g、全蝎尾30个、川贝母30g），功能：开窍宁心、化痰退热（本方为三物白散去桔梗加至宝丹参合制成），主治风痰壅盛，发热烦躁等症。或用宝金丸（即辰金丸加羚角粉30g、犀角粉30g、玳瑁30g）主治高热风动，神痉肢掣，角弓反张，双目直视，痰声辘辘等症，以助汤药之功。

至于慢惊风证，奚氏认为伤阴亦能导致，不能专责中土已虚、风木内动所致。因吐泻频作多伤津液，日久胃阴消灼，脾阴受损，津液消亡，不能濡养肝木，筋脉必燥急。故常用西洋参、石斛、麦冬、白芍、山药、白扁豆、炙甘草、茯神等清热保津药治之，果多应手。20世纪30至40年代，奚氏儿科家喻户晓，被尊称为寒凉派的大师。

2. 温阳学派

徐小圃（1887—1961），名放，上海人。小圃先生从小儿机体"肉脆，血少，气弱"的特点出发，也认为小儿"阳为稚阳，阴为稚阴"，属于"稚阳、稚阴"之体。他对《素问·生气通天论》所云"阳气者若天与日，失其所，则折寿而不彰"以及张景岳《类经》所云"阳化气，阴成形""热为阳，寒为阴……热能生物，寒无生意……水为阴，火为阳也……水之所以生，水之所以行……孰非阳气所主……得阳则生，失阳则死"的论述有很深体会，所以，特别强调阳气对小儿的重要性。一旦护理失宜，寒暖失调，则外易为六淫所侵，内易为饮食所伤。外感病证在儿科最属常见，尤其一些时行疾病，多在幼时罹患。外感病的过程，也是正邪抗争的过程，治病原则在于帮助恢复正气，祛除邪气。小儿脏腑娇嫩，如肆用寒凉妄加消导，每易伤及正气，往往出现阳气不足，阳虚湿胜或阳气式微等阳气受损之证，正如万密斋所谓"邪气未除正气伤，可怜嫩草不耐霜"，而且邪凑之实，必乘正气之虚，若不顾正气之虚，唯逐邪气之实，其有不败者几希？竭力主张治疗小儿疾患，唯以维护正气为第一要务。正气者即阳气也，可使营卫和平而常行，则客邪不攻而自散，使正气自行祛除贼邪，则邪气退而正气安然，犹如浮云一过，天日昭明。徐小圃通过长期临床实践，强调阳气在人体中的重要性，认为体为阴、阳为用，阳气在生理状态下是全身动力，在病理状态下又是抗病主力，而在儿科尤为重要。

他在继承《伤寒论》的理论体系和治疗法则的基础上，熟谙北宋以来儿科学家钱乙、陈文中、陈复正、夏禹铸、吴鞠通等典籍，尤对吴鞠通小儿"稚阳未充稚阴未长"的论述更为重视，他还虚心吸收近代各家之长，如学习祝味菊先生擅用温阳药的经验，形成自己的一套治疗方法，并有鲜明的独创性。

徐小圃根据小儿"形气未充"和"易寒易热，易虚易实"的特点，认为小儿阳为稚阳，阴为稚阴。阳气者，人身之大宝也，无阳则阴无以生，故擅长使用温阳药而名著于世。当年江育仁随师侍诊时，冬春季节所见麻疹合并肺炎者最多，皆为后期危重患儿，除持续发热外，并兼有咳嗽、痰鸣、抬肩，此为麻疹阳毒，热从火化，炼液成痰，阻于气道，导致肺闭，关键在于"火之作祟"，故虽肺闭，必佐大黄，通达腑气，导火下行，常用宣肺定喘等法，已非所宜。如果脉来细软，扪得舌苔尚有潮润，四肢末端欠温者，则认为证情虽属实热，而正气已虚，最易出现厥脱。夫阴之所生，必赖阳气之旋运，故以祛邪扶正、少佐温阳之法为治，取其阳生阴长之意，主次分明，配伍灵活，对麻疹肺炎毒重、正气将溃的重症病例，颇能见功。数十年来他对温病后期的各种坏证治疗皆得益于此。

解表擅用辛温：大凡风寒郁于肌表，痰湿内阻肺络，出现身虽壮热，但无汗泄，鼻翼扇动，咳不畅利，苔白脉紧而浮者，病在初起，正气尚盛，多用麻黄、桂枝以开肺气，使邪从外撤，祛其邪实，亦即保其正气。麻黄辛苦温，入肺、膀胱经，功能发汗、平喘利水。临床应用以肺经见证为主，并认为麻黄发汗解表，实赖桂枝行血和营之力，故凡咳嗽属实者麻黄在所必用，虽无表证亦不例外。无汗者用生，微汗则用水炙，咳喘则均用蜜炙。桂枝辛甘温，入膀胱、心、肺经，功能发汗解肌，温通经脉，通阳化气。临床应用解肌透表每伍生姜，表虚有汗则伍芍药，表实无汗而咳喘者则伍麻黄，项强伍葛根，太少合病合柴胡，表实里热心火上炎、苔白舌红者佐黄连，胃火燔热者佐石膏，清肠热可合黄芩，里实腹痛可合大黄，阳虚则与附子同用以温阳，气虚者可与参芪同用以助气，伍甘草、红枣以扶心阳，配饴糖以建中气，与苍术同伍以泻水，与五味子同用以纳气，与龙骨、牡蛎同用以镇惊，与当归、桃仁同伍，则行血有卓效。此外他还独创以桂枝配银柴胡、青蒿以治湿温后期正虚邪恋、汗出舌润、身热缠绵者。

重视扶正祛邪：麻疹初透、透而即隐、壮热有汗、咳嗽不畅、涕泪俱无、面呈青灰、精神萎靡、泛恶作呕、肢凉不温、小便不黄、苔白不黄、脉数而濡，这是正气不支、邪陷肺闭之象，与毒热内陷者显属不同，常以温阳扶正与宣透并用，也常在透疹剂中加用附子以温阳，发中有补，确能达到扶正祛邪的目的。

及时温培脾肾：久泻婴儿，屡经治疗仍泄泻不止，粪色淡黄、夹有黏液乳瓣、小便清长、吮乳作恶、神情疲软、目凹眶陷、面色萎黄、四肢欠温、睡则露睛，舌净少苔、脉濡细、呼吸浅促，此为久泻伤脾，脾伤及肾，气阳不足之征毕露，当温培脾肾、助火生土，否则，必将导致土败木乘、虚风暗动、危及生命。必用肉桂、附子。肉桂：辛甘大热，入肝、肾、脾经，功能暖丹田、壮元阳、引火归原、散寒止痛，临床运用于下焦虚寒，脾肾阳虚泄泻。因能助膀胱气化，温通血脉，对膀胱气化不利的水肿、湿温以及血瘀络脉之肠痈等亦每取用之。附子：辛甘大热，功能去表里沉寒、逐水气、遏制浮阳虚热。临床与参、芪同伍，可追亡失之元阳；与当归、熟地黄同伍，可滋补不足之真阴；与发散药同伍，能逐在表之风寒；与温里药同伍，能祛在里之寒湿。凡见神疲面色苍白、肢凉脉软、舌润、小便清长、大便溏泄不化，有 1 ～ 2 症者便可放手应用，宁可曲突徙薪，勿要焦头烂额，因阳虚证端倪即露，变幻最速，若疑惧附子辛热，而举棋不定，待少阴证悉具而用，往往悔之莫及。

潜阳兼顾育阴：幼儿在夏秋之交，发热缠绵不愈，热来起伏、身有微汗、口渴喜饮、尿多色清，伴以烦躁不宁、彻夜不寐、咬啮手指、时有惊惕、面色有时潮红、两足清冷、舌光无苔、脉来细数，属于温病后期，气阴两虚坏证，多以扶正益气，佐以潜阳育阴治之。附子与龙骨、牡蛎、磁石同伍。龙骨（龙齿）、牡蛎、磁石均有平肝潜阳、重镇安神之功，一般以龙齿与磁石配伍较多，治疗虚阳上越或肝风内动诸证。有气阳下陷者，则合附子同用。但数药用法同中有异，龙骨收敛固涩较强，适用久泻多汗等症；牡蛎能够补阴敛汗，适用自汗盗汗；磁石有纳气作用，久嗽气喘多参用之。阴和阳虽为两个不同属性，但互有联系，互为制约，阴平则阳秘，偏胜则病，所谓"亢则害，承乃制，制则生化""君火之下，阴精承之"。阳不独立，必得阴而后成；阴不自专，必得阳而后行。此水火阴阳制约的生化规律。故潜其阳，必充其阴。在儿科领域中很多疾病由于邪热消烁真阴，产生水火、阴阳制化失常，导致肾水亏损，心火亢盛鸱张，出现阴虚阳越，必须育阴潜阳并举，以免孤阳不生，独阴不长。小圃先生遵景岳"有形之火不可纵，无形之火不可残"之旨，选用附子遏制浮阳，龙骨、牡蛎、磁石潜镇。化裁出入，泻其有余，补其不足，随机应变，深得要旨。他的学术思想的形成和发展，堪称近代儿科界中温阳学派的一代大家。

（二）运脾学派与调肺学派

1. 运脾学派

历代儿科医家均特别关注脾胃，自宋代钱乙，元代李东垣，明清万全、陈复正等，均对小儿脾胃的研究作出过重大贡献，小儿脾胃具有特殊的重大的作用，小儿脾胃又有独特的生理病理特点，至 20 世纪 80 年代在儿科领域里形成了运脾学说，推动了小儿脾胃的临床实践，运脾学派的代表人物是王伯岳和江育仁等。

《中国中医药发展五十年·中医儿科基础理论研究进展及前景》指出：长期以来，在儿科临床上多据"小儿脾常不足"而以补为常，给治疗带来不良影响。当代不少著名儿科专家对此沿习持批评态度。王伯岳认为小儿脾胃应以调理为主，健脾贵在助运。江育仁更明确提出"健脾贵在运而不在补"的运脾疗法。这种观点之所以能很快得到广泛的重视和认同，是因为它符合临床实际，符合小儿脾胃的病理特点。朱锦善认为，"脾主困"揭示了这一特点，是对小儿脾胃的病理特点的高度概括。"脾主困"正与脾主运化的生理特点相对应，而脾主湿仅仅是脾主困的一个内容。由于脾困既有虚证，又有实证，而小儿以实证为多见。同时小儿易虚易实，故又常虚实夹杂。所以，不可将脾常不足只看作脾虚，且小儿处于生长发育阶段，生机蓬勃，只要将影响脾胃失调（脾困）的因素消除了，脾胃功能便很快得以恢复。故应强调小儿脾胃以调理为主，运脾为贵。在如何调理脾胃，如何运脾上，王伯岳认为调治之法不是直补，而是消除病因，护扶脾胃、助其运化；江育仁认为运脾法中补中寓消、消中有补、补不碍滞、消不伤正，还特别强调苍术作为运脾的主药。詹起荪等对临床鼓舞、顾护脾胃之气也有自己的见解。所谓"鼓舞"者，因"脾具坤静之德而有乾健之运"，脾的功能是主"动"的，其运化功能应注意其"动"的一方，鼓舞脾胃之气，使之生化有济。如治疗小儿厌食，可用健脾醒胃助运之法，加流通气机，轻旋脾机。所谓"顾护"者，因小儿脾常不足，运化力弱，而生长发育所需的水谷精微相对较多，在这一矛盾中，主要方面在脾胃之机。若脾胃之气正常，就能胜任，否则无论外感内伤，均易致脾胃运化失职，故还应注意其"不足"的一方，时时不忘顾护脾胃。

王伯岳（1912—1987），四川中江人，出身中医儿科世家，他认为治小儿脾胃应以调理为主，不可壅补，调理之法贵在健运。由于小儿脾常不足的特点，其病理上既有实证，又有虚证，而且多虚实夹杂，小儿脾胃调理要特别注意祛邪（实）和扶正（虚）的关系，做到攻不伤正，补不碍泻，以理脾助运为目的。具体调治方法有祛邪护脾、利水和脾、消导运脾、健运补脾四大法则。

关于祛邪护脾：小儿脾常不足，易为外邪所侵，外邪侵袭又常影响脾胃功能，此时的治疗以祛邪为主，调脾为辅，而且在祛邪的同时要特别注意护脾，即祛邪安正。

比如藿香正气散就是在疏散外邪的同时兼以芳香化湿、行气助运，维护脾胃的正常功能，促进疾病康复。白虎汤中的粳米、甘草，葛根芩连汤中的甘草、葛根，均是护卫滋养胃气胃阴。再如钱乙常用的二圣丸（黄连、黄柏）、三黄丸（黄芩、黄连、大黄），均以米汤饮下，即护养胃气。王氏常用生稻芽、生麦芽来护养胃气。关于利水和脾：水气痰饮均为脾胃所生，又困阻脾胃，治之法化痰湿、利小便、运脾胃。二陈汤、五苓散这些方剂中除祛除痰湿水饮之邪的药物外，还往往佐以行气健脾助运的药物，所谓气行则水行，脾运痰除。关于消导运脾：饮食所伤，积滞内停，阻碍脾胃运化，脾胃运化失常又使积滞加重。先强调消导与运脾相结合，在使用消导时护扶脾胃。中病即止，然后调养脾胃健运收功，避免壅补碍脾，用枳术丸或曲麦枳术丸，健脾与消导并用。关于健运补脾：用于脾虚之证，而补脾之要在于健运而不在壅补，七味白术散、五味异功散除用参、术补脾益气外，更有行气之陈皮、木香、藿香之类，悦运脾胃。

　　江育仁（1916—2003），江苏常熟人。倡导小儿运脾疗法。他在1983年提出了"脾健不在补贵在运"的学术论点，其主要的涵义是指对脾胃疾病的调治首先应重视"运脾"。他从小儿稚阳未充、稚阴未长中深刻领悟出阴之所生，必赖阳气之旋运的含义。所谓运，就是行、转、旋、动之义，这和脾的本能在于升、动、运、散以消化食物、敷布精微一样，行其气滞、转其枢机、旋其动作、动其稽迟，以恢复和加强脾的固有功能。江氏谓运脾法属和法范畴，运脾的作用在于解除脾困，舒展脾气，恢复脾运，达到脾升胃降，脾健胃纳，生化正常之目的。江氏认为运脾药，首推苍术，苍术药味微苦，芳香悦胃，功能醒脾助运，开郁宽中，运化水湿，正合脾之习性。黄元御云："白术守而不走，苍术走而不守，故白术善补，苍术善行。其消食纳谷，止呕止泄亦同白术，而泄水开郁，苍术独长。"张隐庵亦指出："凡欲补脾，则用白术；凡欲运脾则用苍术；欲补运相兼，则相兼而用……"江氏以苍术为运脾主药，苍术辛味刚燥，久用有劫阴之弊。但江氏推崇叶天士之说："脾为柔脏，唯刚药可宣阳泄浊。"因此他擅长用苍术与其他药物配伍，用于多种小儿脾胃疾病。只要未发现阴伤见证者，即可放胆用之。

　　朱锦善拜师王伯岳、江育仁二位大师，深得其传，对小儿脾胃颇有所得。他于1982年起在《中医杂志》等多家杂志发表的《万密斋小儿脾胃学术思想评介》《小儿脾胃特点及其治法探讨》《小儿脾胃特点及其临床应用》《钱乙的脾胃观及其在脾胃学说上的贡献》《试论七味白术散的制方及其意义》《小儿脾胃临床研究若干重要进展》《小儿脾胃与临床》等一系列专题论文，对小儿脾胃进行了较为全面的研究和探讨，重点阐述"小儿脾常不足"与"脾主困"的生理病理特点及其临床意义。朱氏认为钱乙提出的"脾主困"不应被后世的"脾主湿"所淹没，它形象地反映了小儿脾胃的病理特点。"小儿脾常不足"和"脾主困"是小儿运脾疗法的生理病理基础。朱氏认为小儿脾胃的治疗应以解除"脾困"，促进脾胃生生之气为要务，应因势利导，主张小儿脾胃调理以扶脾助运为主，包括两方面：①宜扶（护）脾，不宜伐脾：在攻邪时，不可损伤脾胃，而应当护卫和扶助脾胃之气，不然就会使脾胃既伤于病，再伤于药，加重病情。饮食积滞肠胃，治疗下积或消磨皆易伤伐胃气，宜暂用不宜久用，宜缓下不宜峻下，积滞去后，宜甘淡养胃。湿浊内停，有温燥、芳化、渗利之法，升降气机亦是治疗脾湿的重要方法，气行则湿亦行。但是，上述芳香之品每多辛窜，温燥之品易损阴液，淡利之品又伤阳气，注意不可过剂。若脾湿之邪已去十之七八，就当扶脾健运为主。若脾湿久困导致脾虚，或小儿素体脾虚兼见湿滞，证多虚实夹杂，更宜扶脾健运。胃热的治法，用清胃、通腑、平降在运用清下两法时，既要积极驱邪，又要不伤胃气。邪热衰退，则以扶胃为主，平降胃热法，以扶胃为本，降逆为标，标本结合。②贵运脾，不贵补脾：小儿脾胃生生之气旺盛，宜助运而不宜壅补。"脾宜升则健，胃宜降则和"，健脾贵在运化，不能把健脾单纯地理解去"补"。而且补脾之品，甘厚壅中，反易使小儿嫩弱的脾胃负担加重。钱乙创益黄散，不用一味补药，而名曰"补脾散"，其意亦在温运脾气。他的七味白术散和五味异功散，用之甚广，疗效卓著，也是疏通鼓舞，疏通脾胃气机，调整其升降功能，是小儿补脾疗法中不可忽视的重要一环。

2. 调肺学派

刘弼臣（1925—2008），江苏扬州人。宗"体禀少阳"说。"精于五脏证治，突出从肺论治"的学术思想，是刘氏在前贤"五脏证治"体系深入探析基础上的继承和发挥。

五脏分证最早见于《黄帝内经》的风论、痹证、痿证、咳论等篇，在《难经》《金匮要略》《备急千金要方》中逐渐有所发展。到了宋代，儿科名医钱仲阳观察到小儿脏腑柔弱，易虚易实，易寒易热，发病后所出现的证情极其复杂，因而依据《黄帝内经》五脏五行的理论，创立以"五脏为纲"的儿科辨证体系。他以五脏为基础，证候为依据，辨别虚实寒热，作为证治准则，并以五行来阐述五脏之间的相互关系，立五脏补泻方药作为治疗的基本手段，执简驭繁，提纲挈领，使理论与实践相结合。如肺属金、主气，肺气郁滞则喘满闷乱；肺有热则口渴欲饮；肺热不甚，或有停饮则不欲饮水；肺气不足则气机不利，甚或出气多于入气。所选列主证超过前辈，既适用于外感六淫，又可用于内伤杂证，这正是钱氏结合小儿生理病理特点发展了前人的学术理论之处，所以《医学纲目》比是："乃钱乙扩充《内经·脏气法时论》之要旨，实发前人之所未发也。"刘氏则认为钱乙学术理论应进一步阐述与发展，提出"从肺论治"。因肺居胸中，与大肠相表里，外合皮毛，上连咽喉，司呼吸，主宣发肃降，输布津液，通调水道，凡外发疮疹，内结肠燥，上则喘咳，下则癃溺，均与肺有密切关系。正由于肺开窍于鼻，与喉相连通，故外邪袭肺，每从口鼻咽喉而入，出现呼吸道病变，多见鼻喉部的症状，如鼻塞流涕、喷嚏、喉痒、音哑和失音等，进而影响到肺，导致肺气不利，变生他证。因此，刘氏临证非常重视小儿苗窍的变化，作为"从肺论治"的依据，临床运用疏、通、宣、肃、温、清、补、敛八法治疗小儿感冒、咳嗽、哮喘、肺炎等肺系疾患，常获良效，补充和发展了钱乙五脏证治的内容和理论。

刘氏认为"从肺论治"并不是割裂脏腑间的联系，而是以肺为首，统辖其他脏腑。因为肺脾、肺肾之间有着母子相生的关系，肺肝、肺心之间有着相克相侮的关系，不但可以看到五脏是相互联系、相互制约的整体，同时也反映了四时五气对人体的影响。尤其肺主气、属卫，具有宣发卫气、输精于皮毛的功能，同时卫气又具有温煦肌腠，充养肌肤，启闭汗孔，抵御外邪的作用。肺气旺，则肌肤固密，御外功能正常；反之则卫表不固，御外功能低下，常可因脏受邪而发病。如不及时治疗或治疗不当，又极易传变，出现传心、损脾、侵肝，伤肾等肺外病变。尤其一些慢性疾患的发生发展，病情反复加重和预后转归，均与肺系反复感染密切相关，往往易伤难调，形成卫虚——感染——再卫虚——再感染的恶性循环局面。刘氏常从调肺入手，协调五脏五行生克乘侮的关系，使肺气充旺，达到邪去正安的目的。

小儿病毒性心肌炎、小儿肾炎、肾病综合征、小儿抽动-秽语综合征、小儿风湿热等这类肺外疾患，发病之始皆有不同程度的呼吸道症状，如咽痒、喷嚏、流涕等。根据《黄帝内经》"清阳出上窍，浊阴走下窍"的理论，清窍靠肺气宣发之精气灌注而通利聪灵，浊阴赖肺清肃下降之性而传导排秽。若肺气闭郁、宣肃失职，非但清窍失聪，浊窍亦因之不利。尤其清窍不利，形成慢性病灶，又常成为其他疾病发生发展的诱因。病灶不除，隐患时时有之，疾病也就迟迟不得恢复，时轻时重，迄无已时。刘氏认为如能及时"从肺调治"，采用清肺利窍、益气护卫诸法调肺利窍，祛邪外出，可以切断病邪内传途径，避免滋生变证，同时还能起到强肺固卫、增强抵抗外邪的作用，不仅可治肺脏本身疾患，而且还能治疗肺外其他脏腑病证。基于此刘氏研制"调肺养心冲剂"治疗小儿病毒性心肌炎，自拟"鱼腥草汤"治疗小儿肾炎、肾病综合征，"定风制动冲剂"治疗小儿抽动-秽语综合征，疗效显著。

二、儿科基础理论研究与探讨

（一）小儿生理病理特点的探讨

小儿体质和生理病理特点，一直是儿科领域讨论研究的重大课题。由于前人的纯阳说、稚阴稚阳说、阳有余阴不足说、少阳说的争论不休，目前这一问题的认识已基本趋于一致，即小儿脏腑娇嫩、形气未充，同时又生机蓬勃、发育迅速，这样把对立的概念融合起来，形成互为补充的理论基础。

近代，以上海儿科名医徐小圃和江苏武进儿科名医奚晓岚二氏为代表的寒温两大学派，各自从其诊疗实践出发开展了学术上的争鸣，这种争鸣推动了"纯阳"与"稚阴稚阳"的不同认识。

宋国绪从内丹修炼理论对小儿纯阳之体进行探讨，认为纯阳之体是为了表述小儿时期先天元精、元气完整不泄露，并且主宰一切生命活动这一状态所形成的概念。就先天元神与元气相对而言，元神为阳，元精、元气为阴，所以小儿从先天来说有阳也有阴；就先天后天精气而言，先天精气为阳，称阳精，后天精气为阴，称阴精。小儿出生后一刻也不能离开后天水谷精气的滋养，也就一刻也不能没有阴的存在。可见纯阳并非无阴。儿童虽精气完全，但全而未壮。

由于纯阳一词的含义不一，与中医学中阴阳学说相悖，因而主张用"稚阳"代替"纯阳"，或用"春阳"代替"纯阳"。刘弼臣、安效先认为以"少阳之体"来说明小儿生理特点是根据小儿生长速度快，机体的生理功能和物质基础都处于稚弱状态，好似春天阳气方生，弱而未壮，但生气蓬勃的特点，类比为"少阳之体"。

中医儿科学术界对小儿为"纯阳"之体还是"稚阴稚阳"之体讨论甚多，但基本达成共识，认为"稚阴稚阳"指小儿机体柔弱、阴阳二气均较幼稚不足，"纯阳"是指小儿在生长发育与体质，机体功能和营养间的关系以及病理方面的转化关系。将小儿生理特点用"脏腑娇嫩、形气未充；生机蓬勃、发育迅速"概括，使小儿的生理特点之含义更为确切，也体现了小儿阶段的主要矛盾，这一互相对立又互相联系的矛盾，可引起小儿机体不断运动和发展，在运动和发展中生长发育起来。但若调护不当，外因可以通过内因致病。"发病容易、传变迅速；脏气清灵、易趋康复"这两者也是相互对立和统一的，既要看到传变迅速的一面，又要看到容易康复的一面，及时掌握有利时机，采取有效措施，尽量使病变向好的有利方面转化，使疾病早日康复。

有学者还对新生儿的生理病理状态进行分析研究，认为稚阴稚阳十分突出，50例足月正常新生儿的免疫学检测：包括总补体、补体第三成分、血清溶菌酶、外周血中性粒细胞吞噬指数、血清免疫球蛋白（IgG、IgA、IgM、血清蛋白电泳、免疫电泳、活性玫瑰花值、总玫瑰花值等，结果除血清溶菌酶和IgG外，其余各项指标均低于成人。有人检测各年龄段正常儿童的免疫球蛋白，发现IgG在新生儿出生一周后逐渐降低，2～8个月内为最低，以后随着年龄增长而增高；但IgA、IgM则在出生时即处于低位，以后逐渐增高。这均说明小儿稚阴稚阳的逐渐充长。

阴阳学说的研究，在中医基础理论的研究中是较为活跃的领域，目前已有较深入的研究。比如对在细胞内起着极为重要作用的环核苷酸的研究，上海第二医科大学的研究表明：阴虚时cAMP明显升高，阳虚时cGMP明显升高、cAMP/cGMP明显降低。神经——内分泌系统的调节，也是阴阳学说研究的重要对象，激素的分泌已证实与阴阳相关。对小儿体质的阴阳稚壮的研究，除在免疫方面进一步深入外，还应引入中医基础理论的成果，多方面地深入下去。

（二）小儿体质研究

小儿体质与生理病理特点密切相关。小儿体质除与阴阳相关之外，还与脏腑气血的偏胜偏弱相关。近30年来，现代中医学开始重视体质的研究。随着体质学说的深入研究和发展，国内学者根据中医理论的形、征、色、脉及心理等方面的特征，进行了综合分析，划分了不同的体质类型，为探讨小儿个体体质的差异性奠定了基础。朱锦善根据多年的观察，大致可分为五类，即正常质、痰湿质、气虚质、内热质、气阴两虚质，并分述了各类小儿体质表现、形成因素、治疗宜忌及平时保健。上述 5 种类型可单一出现或兼见，也可互相转化。朱永芳认为，我国历代医家对小儿体质因素的阐发失于零散、笼统，终未形成完整的理论体系。小儿体质学说包括小儿体质与病因、体质与发病、体质的分型及辨质论治和保育相关内容，并以四诊合参作为体质分型手段，按中医的寒热、虚实、气血、神色、形态等基本理论，小儿体质类型可分为正常体质，燥热羸瘦质、虚冷瘦弱质、腻滞肥胖质、晦涩浮胖质，倦怠萎软质 6 种体质类型。温振英等根据中医小儿脾常不足的生理特点，按中医四诊将 2030 例健康小儿体质分类：阴阳平和型 708 例（34.88%）、滞热型 276 例（13.59%）、脾胃气虚型 518 例（25.52%）、脾胃阴虚型 284 例（13.99%）、脾胃气阴两虚型 244 例（12.02%）。可见除阴阳平和型外，以虚证型为主，共 1046 例（51.53%）。体质类型的形成与先天遗传和地域差别有一定的关系。皇甫氏对 732 例小儿进行 2 年的观察研究，提出小儿 5 种体质类型，即正常质、脾胃虚弱质、肝肾不足质、肾气不足质、血虚质。儿童体质类型与疾病关系调查表明：体质类型与疾病的病因、病机呈正相关。孙艳淑认为小儿体质分类应根据小儿生长发育的不同阶段所表现出的不同的形态结构、功能特征、心理状态、发病及病证规律等内容，划分若干阶段。如新生儿时期、婴幼儿及幼童期、学龄期等。在每个阶段再总结出其个体体质的差异规律，划分不同的体质类型，并指导临床诊断、治疗及预防保健。由于小儿生机旺盛、发育迅速、易寒易热、易虚易实，其体质更易受以上多种因素的影响而改变，所以小儿的饮食调养应因质而食，辨质论食应提到当今育儿的首要地位。

（三）"变蒸"学说的再认识

古人用"变蒸"一词来表达小儿初生之后一段时期的生长发育现象，用词甚佳，含义深刻，耐人寻味。形象生动地表达了小儿生长发育的节段性和连续性，具有深刻的科学内涵，又能给科学研究以启迪。

奚瓒苗《小儿病自疗法》（1933）对变蒸提出了新的看法："变蒸之期不可信，而气质变化之微必有因。比如四时代谢，四时必有寒热温凉、风雨晦冥之变纪，而小儿之气质变化，精神上岂无一种现象？其乍寒乍热，精神不畅或不乳、呕吐等证，皆是气质变化，表露于精神上之现象也。"

"变蒸"说在现代也不断进行讨论，归纳起来有以下几点：一是认为变蒸反映了小儿生长发育的现象和一定规律，有可取的一面。二是变蒸的日期不是那样固定呆板的，三十二日为一期缺乏科学性。三是变蒸现象的发热、汗多、烦躁、耳尻冷、不欲食等症状出现是不符合临床实际的，混淆了生理、病理的界限。也有认为，小儿变蒸实际上并不存在，变蒸说缺乏根据。

谭德福从现代医学和时间生物学的角度，认为小儿变蒸学具有一定时间和科学性。

首先，婴儿的动作、语言、环境的适应及行为表现，都有一定的时间规律，且呈明显的"月节律"变化，并存在着阶段性突变。这与古代变蒸学说认为小儿生长发育存在着以 32 日为周期的突变认识相吻合。汪受传借鉴盖泽尔（Gesell）的连续观察分析方法，以我国古代的变蒸学说与西方现代的枢纽龄学说相对照，变蒸与枢纽龄学说的提出，均来自于对婴幼儿行为变化的连续观察，两者提出的变化周期近似而不安全相等。变蒸学说与枢纽龄学说还有一种共同的认识，即婴儿生长发育速度最快，随着年龄增长（在 3 岁以后）则速度渐慢。这 2 种学说逐渐延长的周期规律是一致的，也是符合客观实际的。

小儿"变蒸"说是古代医家通过临床实践对小儿出生之后，生长发育现象的一种学术探讨，不可简单地予以否定而摒弃。而应该组织科学研究，探讨其科学奥秘。从生长发育的角度来研究变蒸论，可以说它初步揭示了小儿生长发育的意义和进程，与现代医学的认识有许多相似相近之处。比如说，现代医学研究认为，小儿出生之后在生长发育（体格器官的增长、功能的完善与精神智慧的健全等）方面有许多阶段性，有些内容与"变蒸"说中的变生脏腑、长气血骨脉十分相近。至于如何界定其变蒸周期，是今后深入研究的课题之一。

关于变蒸中出现的异常临床表现为发热、汗出、烦躁、不欲食等，也是今后研究的课题之一，不可轻率地予以否定。既然生长发育有阶段性（或称节段性），那就不可避免地会出现某种（或某些）临床反应。比如现在大家都公认的"生长痛"，就是生长发育在某一阶段的临床反应，由于症状突出，又查不出原因，而逐渐被公认。而发热、烦躁、汗出、不欲食等，也多作调查研究，深入检查，也同样可以得结论。或许，还会出现新的临床反应或症状表现，或某些微观指标。至于变蒸的治疗用药，古代医家掌握得很有分寸，轻者不需治疗，重者对症用药（辨证施治）。现代的"生长痛"也是这样处理的。在当前尚未能科学地鉴别变蒸之前，对于出现的诸种临床症状，应予严密观察、细致检查，以确定是否病理因素而及时治疗，以免贻误病情。

（四）中医儿科辨证论治研究的深入

诊断方面：秦伯未主张不可拘泥成法，而是以意为之。何廉臣编纂的小儿诊断专著——《新纂儿科诊断学》，提出了小儿六诊法：望、闻、问、切、检、按。其云："形色苗窍，望而知之；声音呼吸，闻而知之；病源证候，问而知之；囟额胸腹，按而知之；口腔温度，检而知之；脉搏状态，切而知之。"还创立儿科十问歌："一问寒热，二问汗，三问头身，四问胸腹，五问饮食，六问睡眠，七问饥渴，八问溲便，九问旧病，十问遗传。"从本质上说，虽然也是前人的总结，但是却从客观上又给儿科诊断学注入了新的内容。何廉臣对小儿遗传病的问诊较为重视，他在"问诊十法要诀"中列有"问遗传要诀"，略谓："凡胎中病，皆属遗传，孕时不谨，胎气熏染；推原其因，学说繁杂，提要查问，寒热虚实。"强调当追问既往症于其父母或看护者，且须详询父母健康状况，有无结核等传染病，小儿血族病史，妊娠中母体情况，是否母乳喂养，生后情况等与遗传有关的资料。

近来对小儿病的诊断，有了新的发展。在对小儿指纹诊法通过剥离法、组织学观察及活体调查，证实此为汇入头静脉的食指掌侧静脉，并用解剖的方法发现，示指掌侧静脉汇入头静脉时有 6 种不同类型，见到有的示指掌侧静脉有侧支，有的有并行静脉，还有的有二个分叉的属支。这种情况表明，此静脉的分布有先天性的个体差异，而指纹的形状亦应与此有不可分割的关系。指纹三关与病情有密切关系，其延长的机制与静脉压升高、末梢血管扩张、营养不良有关。健康小儿的纹形一般是短小单纯、少分支、少延伸、不见明显弯曲。疾病时，纹形则多有改变，但没有一个纹形十分集中于哪一种疾病。往往与循环、呼吸、神经系统的功能障碍有关，多造成小静脉内有血液淤滞、静脉压增高、血流迟缓，以致络中之血郁而不伸，使之络脉横冲斜穿，弯环曲折而现诸般形状。研究结果表明，指纹的充盈度变化，可作为心力衰竭、机体缺氧、脱水、贫血的辅助诊断。指纹的位置变化受到体形、年龄、室温、病种等影响。并发现指纹的浮沉、红紫、粗细及显隐等，在患者和健康儿身上均存在，在统计学上无明显差异，并非病态的唯一指征。因此如何评价起临床价值还有待深入研究。饶宏孝认为：山根部的脉纹与脾胃、肺表的病症关系密切。他对 1000 例小儿山根脉纹的调查发现，脉纹呈水平（"一"字形）者，多示脾胃有病，呈垂直状者（"1"字形）则示肺经有病，而呈斜纹者，似无病态之意义。山根脉纹的颜色，青色主惊风、虫症、感冒之急症，黄色多见于泄泻、积滞、呕吐、疳证等疾患，红色多见于肺经病之哮喘、喘咳等。

小儿舌诊是望诊的重要内容，温振英对小儿虚、实证的舌象做了临床和实验研究。其方法是根据舌象把同一病种、年龄相似的患儿分为虚实两组，测定其口腔舌面 pH 值、血清胃泌素、木糖吸收功能、血液补体 C3 和免疫球蛋白以及末梢血 T 淋巴细胞。结果血清胃泌素含量和木糖吸收率呈虚者低、实者高的规律，可供临床辨证用药参考，并认为舌诊可作小儿虚实辨证的重要参考。迟永利等报道证实蕈状乳头数目增多最明显，形态呈点刺状、为红、白色的突起。其次是湿热证，患儿舌蕈状乳头表面有颗粒状改变，显微镜下有的可见分叶状。阳虚型蕈状乳头数目较少，但形态瘦瘦、苍白。刘韵远对小儿舌面红点做了细致观察，认为根据红点的进退融合，辨其发展规律。一般外感病 12 小时内舌尖部即出现少许散在红点，约 24 小时红点由浅变深、由稀变密，并向舌体发展，约占全舌的 1/6；约 48 小时可发展至全舌的 1/3；约 72 小时可发展至全舌的 1/2。先出现的红点逐渐融合，若 72 小时后红点进而全部融合，是病情仍在发展。二可辨表里寒热。风寒感冒初期，舌尖散在红点色淡而浅，中期红点加深但未融合，示邪仍在表，若红点融合，示邪已入里，并由寒化热；风热感冒初期邪在卫分。三可测病情预后。红点转稀转淡，扩大凹深，表明病势趋向恢复；若红而暗、红点融合，又为血淤热盛之象。观察出生 48 小时的新生儿舌象，发现非正常新生儿舌苔的出现与生长速度较正常儿迟缓。因此，建议把舌苔生长速度及范围列为观察新生儿早期生长发育的指标之一。

干祖望在诊治上感咽喉病证时，通过直视局部病灶，咽部黏膜红鲜型充血主热证；黏膜淡白或苍白主寒证、气虚及阳虚；黏膜上附有白色透明样分泌物及咽后壁淋巴滤泡团状增生者为脾虚；喉核肿大，充血鲜红主风热；红肿腐烂主肺胃热盛，肥大淡白如泡主痰湿；肥大色暗主血瘀。肛门望诊的经验，以颜色分：红色主热，宽而广者热邪重，小而局限者热邪轻；色淡者，新泻为感邪浅，久泻责之脾虚，淡白水清属脾肾阳虚。形态：肛周之环形放射状皱襞粗大如瓣，且色红者为湿热下注；细而长红，水渍不干者为脾虚兼夹湿热；苍白水滑多为命门火衰。察肛门润燥：肛门潮红糜为湿热下注；深红干黏为阴伤液涸；红而腻湿为湿热并重；湿而不红寒湿泄泻。肛门发红者为热，不红为寒；若暴泻肛门红赤属热，不红属寒湿，久泻肛门红者属虚热，不红属虚寒。肛门红而不肿为伤食泻，既红且肿为湿热泻，不红不肿为脾虚泻，肛门暗乌为脾肾两虚泻。

辨病与辨证相结合，是当代中医儿科学发展的一种趋势。西医辨病与中医辨证相结合，有利于临床观察，有利于科学研究。在辨证与辨病相结合的研究过程中，由于疾病客观指标的建立，又使中医辨证由宏观表现上的辨证向微观检查指标上的辨证发展。中医儿科素有辨证难之说，辨证的客观依据和微观指标将是对中医儿科学的传统辨证方法和内容的补充，无疑有助于疗效的提高。

微观辨证的客观检查指标，比如细菌感染与病毒感染，血、尿、粪便的化验指标，均为临床辨证的重要内容。在脾虚证、肾虚证、血瘀证等方面进展显著，建立了一些有意义的生化学、免疫学、微循环学等方面的客观指标。在舌诊、指纹诊、脉诊等方面的解剖学及相关生理病理客观指标的研究，也为传统的诊法注入了新的内容。辨病与辨证的结合，微观辨证的深入研究，要注意运用中医理论的指导，充分发挥中医的诊疗水平。

儿科治则的研究也较为活跃，近20年来，对运脾法、补肾培本法、活血化瘀法、攻下通腑法、清热解毒法等方面的研究较为深入，且在临床应用中产生了较大的影响。运脾法的研究较为深入，应用广泛，为广大医务工作者认同和接受，详见上述。补肾培本法的研究表明在治疗先天发育不良、智力低下、哮喘、肾病，在增强体质、增强免疫功能方面均具有良好的作用。实验研究表明，补肾药物能增强内分泌系统功能，调节丘脑—垂体—肾上腺轴功能紊乱，平衡机体能量代谢，调节机体免疫，促进骨髓生血等。但在应用补肾药物时应注意预防和避免性早熟的发生。久病入络，久病致瘀，运用活血化瘀药物能改善微循环，增加血流量，抑制血小板聚集，同时还具有抗菌消炎及改善免疫功能的作用，活血化瘀法在治疗一些难治性疾病中发挥良好作用。清热解毒、通腑攻下的治则，是驱除病因，改善体内环境的有效方法，对急性热病、急腹症均有很好的治疗作用。由于通腑达邪，根据中医理论，临床对肺、脾、肾的病症的应用，尤具特长。但在应用时要注意中病即止，不可通泄太过反伤正气。

　　辨病与辨证相结合，治则与方药的现代研究，为临床应用提供了科学的客观依据，同时也为异病同治、同病异治提供了科学依据。这方面的研究是中医儿科临床研究的基础，以中医理论为指导，深入研究，为推动中医学术的发展，将起到积极的作用。

三、儿科重大疾病的中医治疗成就

（一）新生儿病证

　　新生儿硬肿症，20世纪70年代，有人试用中药复方丹参静脉注射及活血化瘀中药外敷，死亡率明显下降。此后，对本病的中医药治疗报告明显增多，有主张结合抗生素及中药治疗者，还有用中药外敷、洗浴治疗者，也取得较好效果。

　　新生儿肝炎综合征是指新生儿黄疸兼见肝脾肿大、肝功能异常如转氨酶升高等，这种病证被认为是感染肝炎病毒、巨细胞包涵体病毒、风疹及疱疹病毒所致，中医中药治疗疗效较好，退黄时间、治愈率、肝功能的恢复均优于西药治疗。具体用药以清热利胆活血化瘀为主，时毓民自拟利胆全剂（茵陈、金钱草、郁金、赤芍、当归、生山楂、虎杖、生大黄）治疗新生儿肝炎综合征取得良效。另外，精致大黄片的疗效也很好。

　　对新生儿ABO型溶血病的中医治疗研究，20世纪70年代取得了显著的成就，采用清热解毒、利胆退黄的以茵陈、黄芩、大黄等药物为主的方剂，具有良好的治疗和预防作用，还对原因不明及因感染所致的高胆红素血症有良好作用，对由于红细胞葡萄糖—6—磷酸脱氢酶缺陷所致的高胆红素血症也有疗效。北京首都医院，从活血化瘀药可改善免疫性白细胞减少症受到启发，对曾有新生儿溶血症病史的产妇怀孕4个月后，持续服用活血化瘀的药物（益母草、当归尾、川芎、广木香）直至分娩，结果在16名产妇服药前后分娩情况对比，服药前新生儿发病率76.9%，新生儿存活率45%，服药后新生儿发病率仅26.3%，新生儿存活率则为100%，且无一后遗症，可能这类药物可抑制免疫性抗体。中国福利会国际和平妇幼保健院等研制清热利湿的黄疸茵陈冲剂，给ABO或Rh因子不合的妊娠期孕妇服用，有明显预防或减轻新生儿溶血病的效果。

（二）流行性乙型脑炎

　　1954年石家庄流行性乙型脑炎大流行，郭可明按中医"暑温"辨证，提出清热、解毒、养阴三治则，采用白虎汤（用大剂量生石膏）、清温败毒饮治疗，治愈率达90%以上。著有《流行性乙型脑炎治疗纪实》。当时，被作为"石家庄经验"在全国推广，不仅获得了卫生部的甲等奖，而且中国中医治疗乙脑患者92.7%的治愈率，让当时平均死亡率为50%的众多乙脑发病国家为之震惊。1956年（丙申）北京地区乙脑流行，采用白虎汤效果不佳，蒲辅周等针对当时北京地区雨季暑湿为患（正合丙申太阴湿土在泉），与当年石家庄地区暑季气候干燥不同，改以宣透疏利清解之法治疗，针对热、湿、痰、风辨证用药，提高了治愈率，疗效又达90%，减少了死亡率和后遗症的发生，受到了卫生部的嘉奖，并再次广泛推广中医的这一治疗经验。蒲辅周总结乙脑治疗经验时指出：中医治疗不能一方、一法、一药，根据临床归纳了八种方法：①辛凉透邪法：适用于温病初期，邪未深入之际，使其热邪外达而解。②逐秽通里法：若热结里实时，消灼胃阴，必使里热下行，以救胃液，并疏通六腑，不使热伤下焦之阴，里通而热自解。③清热解毒法：应视热邪之深浅，毒邪之轻重，体质之虚实，辨其在血、在营或气血两燔等随证施治。④开窍豁痰法：临床所见昏迷不醒或谵妄不安，有因浊痰闭塞者，有因痰厥气闭者，皆宜开窍豁痰。⑤镇肝息风法：抽风是乙脑的主症，有因壮热不解抽风者，有因邪闭心包而动风者，也有因消灼真阴致肝肾阴亏者，临证时皆宜细辨用药。⑥通阳利湿法：一般乙脑秋后发病热多湿少，秋前发病则湿多热少。暑必夹湿，治宜清暑利湿。治湿之法，宜用淡渗通其阳，通阳不在利湿而在利小便，即通阳利湿法也。⑦生津益胃法：一切热性病未有不伤阴津者，特别是热病的末期，津液亏损，故宜生津益胃。⑧清燥养阴法：一般热病初期和中期，宜散热以救阴，急下以存阴，若津液耗伤而致内燥，宜用清凉甘寒之品以清燥救阴。1958年（戊戌）广州地区又流行乙型脑炎，为暑热伏湿化燥伤阴之证（按运气，戊戌年为化火运，广州多雨而该年燥热），又在白虎汤基础上加生脉饮，即以人参白虎汤加味治疗，中医这种灵活的辨证论治又使疗效亦达90%，且并大大降低后遗症。

以"小儿暑温"的中医学理论指导流行性乙型脑炎辨证论治，并在不同地区、不同情况下取得了成功，提供了一个良好的范例，即用西医学明确诊断疾病，应用中医儿科学理论分析其病因病理，采用灵活的辨证论治方法进行治疗，经过各地区的应用和推广，证明不仅提高了治愈率，而且减少了后遗症。在各地的治疗经验中安宫牛黄丸、紫雪丹、至宝丹、苏合香丸的应用，对高热、昏迷、抽搐的治疗发挥很好作用。另外，有研制醒透散（牛黄、冰片2份）醒神开窍，生地龙汁止搐定惊，大黄通下存阴，以及大剂量板蓝根、大青叶（各250克）浓煎服，均为"乙脑"的抢救提供了宝贵的实践经验。这不仅证明中医儿科能够治疗小儿急难重症，而且说明要提高中医临床诊疗水平，就必须切实提高辨证论治能力，充分运用中医的天人合一、整体观、动态观等基本理论指导。

（三）麻疹及合并肺炎

麻疹是小儿常见的急性出疹性传染病，危害性很大，历史上曾经与天花并列为儿科四大证之一。自20世纪60年代后期大力推行麻疹疫苗接种后，麻疹发病率大大降低。80年代后，由于进行现代的免疫预防措施，麻疹发病率逐步降低，并基本得到控制。现在，麻疹虽已得到控制，但回顾历史，在本历史时期，中医对麻疹以及并发肺炎的认识和治疗，是值得总结的。

　　钱今阳对麻疹的病因做了分析。他对历代医家关于麻疹病因的论述进行归纳，不外三种：即胎毒蕴于肺脾，外感引发；肺胃蕴热外发；天行时毒。吴克潜认为麻疹与痘疹的区别在于"痧疹之伏毒较浅，痘疹之伏毒深藏骨髓而发动于肾""痧喜清凉、痘喜温暖"。叶霖《痧症辑要》推崇孙东宿命门伏毒说，认为痘疹同是命门伏毒，感于阴则发痘，感于阳则发疹。虽然是伏毒，必待六气之火相激而动，应因时、因地、因人而采取不同的治疗方法。恽铁樵《保赤新书》（1936）认为麻疹其逆证有三：一为气急鼻扇，是气管、支气管等呼吸系统的炎症，治疗当驱逐风寒。二为高热无汗，鼻旁口唇发青，手足冷，为表闭，正气不能胜邪，病毒内攻。三为热毒内陷，大便泄泻。当区分寒热予以不同治疗。

　　麻疹治疗，安徽太平沈望桥撰著的《经验麻科》从升降论治，云："麻疹未出，升发为先……三日宜升，四日宜降，倘误降者，则不治也。"杨鹤龄认为麻疹初起应与外感伤风鉴别，麻疹常伴有"眼皮略肿，眼睑红赤润湿似有泪，可决其将出麻疹无疑"。治疗"以疏托为先""不可骤用苦寒"。恽铁樵认为麻疹用药："麻黄、葛根、柴胡、炮姜，以上四味是最重要紧的，主药不过麻黄，用时较少，麻黄必须无汗，然后可用，炮姜只有泄泻属寒的用的着。"

　　秦伯未认为麻疹"以闭而不出为最凶"，其因凡六：毒闭，肌闭，肠闭，寒闭，食闭，病闭。治疗分别为：解毒化毒、松肌透表、滋阴润肠、麻黄表散、宽中化食及兼治本病。疹后宜清润解毒，方如滋阴解毒汤（生地黄、牡丹皮、当归、白芍、黄芩、连翘、金银花、通草、地骨皮、花粉、杏仁、贝母、栀子）。

　　章巨膺在《痧子新论》中提出"痧子外治喷雾法"，其方法是将透发性中药（如香菜）蒸馏为水，配合芳香的西药制剂，用西法喷雾器，将药水喷向疾病之床帐内。孙谨臣认为麻疹顺证不必服药，单用一味洗剂即可。洗法一取温洗腠理，一取药物透邪，利疹外达。冬末春初，气温尚低，只需洗熨手足，头颈部位就将浴巾拧去药水温熨。常用西河柳、鲜芫荽、紫背浮萍、蝉蜕、葱、淡豆豉等煎汤 800mL，去 100mL 分 3 次喂服，余则洗熨手足心及头颈。

　　1964 年 11 月，在北京首次召开了全国麻疹肺炎经验交流座谈会，由王伯岳、江育仁起草，并经大会讨论拟订了"中医治疗麻疹合并肺炎临床分型诊治草案"，指导麻疹肺炎的中医诊疗，对麻疹肺炎的几个突出症状，如高热、昏迷、抽风等，提出了不同的抢救措施。该草案将麻疹合并肺炎分为三期（疹前期、疹间期、疹后期）和五大类十五证肺闭类（风热证、风寒证、痰喘证）、毒热证（肺胃蕴热证、气血两燔证、血热妄行证）、内陷类（昏迷证、抽风证）、虚脱类（真阴欲绝证、阳气欲脱证、阴阳欲脱证）、虚弱类（阴虚发热证、营卫不和证、脾虚泄泻证、气血两虚证），从主证、治则、选方各个方面加以规范。对麻疹肺炎合并症如喉炎、腹胀、中耳炎、口腔糜烂、牙疳，亦提出了诊治方案。

　　麻疹并发肺炎，江育仁通过长期防治麻疹的医疗实践，灵活运用透达、解毒、固脱三大法则，大大提高了麻疹肺炎的治愈率。常用麻杏石甘汤，以及五虎汤、三黄石膏汤、清瘟败毒饮等，随证施治。如肺炎发生麻疹尚未透发之前，用麻杏石甘汤加蝉蜕宣透；在麻疹透发期中，用麻杏石甘汤加紫草、红花、地丁活血化瘀。

董廷瑶治疗麻疹重在透达清解，他用于透法就有 8 种：风寒阻表用三拗汤（麻黄、杏仁、甘草），风温阻表用银翘散，湿热积滞用宣毒发表汤（升麻、葛根、枳壳、防风、荆芥、薄荷、木通、连翘、牛蒡子、竹叶、甘草、前胡、桔梗、杏仁），气血不和用解毒活血汤（连翘、葛根、柴胡、当归、生地黄、赤芍、桃仁、红花、甘草、枳实），血虚阳衰养血汤（生地黄、当归、红花、甘草、葛根），泄泻瘀陷用升麻葛根汤（干葛、升麻、芍药、甘草），暑天出疹用六一散（滑石、甘草）和香薷饮（香薷、藿香、白扁豆、川朴），秋令出疹用清肺汤（玄参、知母、麦冬、桑叶、枇杷叶、桔梗、甘草、牛蒡子、白茅根、芦根、荷蒂、连翘）。董氏还常在透疹中加用活血之品，认为"麻自内达外，必自血分始"。如壮热不退、血热血瘀，或先天不足、血运不畅等，活血则使气行而疹发毒解，常用之药有桃仁、红花、赤芍、川芎、紫草等，行滞而不碍气。

20 世纪 50 年代后，中医提出了许多预防麻疹的方法，其中有紫草根煎汤、胎盘粉、贯众粉，经科学方法验证，这些方法确有一定的预防作用。

（四）肺炎喘嗽

肺炎喘嗽为现代小儿常见病、多发病，1959 年中央卫生部及中华医学会在联合召开的全国急性传染病的会议上，决议把小儿肺炎列为重点防治疾病，提出了中西医结合两条腿走路的方针。

1995 年，国家中医药管理局《中医病证诊断疗效标准》提出了小儿肺炎喘嗽的诊断依据：①起病较急，有发热、咳嗽、气促、鼻扇、痰鸣等症状，或有轻度发绀。②病情严重者，喘促不安，烦躁不宁，面色灰白，发绀加重，或高热持续不退。③禀赋不足患儿，常病程迁延，新生儿患本病时，可出现不乳、口吐白沫、精神委靡等不典型症状。④肺部听诊：肺部有中、细湿罗音，常伴有干性罗音，或管状呼吸音。⑤血象：大多数白细胞总数增高，分类中性粒细胞增多。若因病毒感染引起者，白细胞计数可减少，稍增或正常。⑥X 线透视或摄片检查：肺部显示纹理增多、紊乱，透亮度降低，或见小片状、斑点状模糊阴影，也可呈现不均匀大片阴影。

50 年代到 70 年代，中医对小儿肺炎的治疗做了大量的工作，其中大多数是辨证论治，根据不同证进行治疗，中国中医研究院西苑医院以宣肺解表、清肺化痰、解毒护阴为治疗原则，以肺炎 1 号、清肺液、生脉饮三种方剂治疗，有效率达 100%，治愈者占 96.5%。上述肺炎 1 号即以麻杏甘石汤加减，其药物组成为：炙麻黄、甘草、知母、荆芥穗各 6g，杏仁、黄芩、金银花、连翘、鱼腥草、板蓝根各 10g，生石膏 15g，水煎服。在全国各地治疗小儿肺炎的研究中，以麻杏甘石汤加味（麻黄、杏仁、生石膏、甘草、黄芩、鱼腥草、蒲公英、大杏叶等）为基础方加减被普遍采用，对细菌性肺炎、病毒性肺炎均有确切疗效。有报道应用新加味太极丸（蝉蜕、白僵蚕、羌活、麻黄、黄芩、胆南星、天竺黄、大黄、冰片、天花粉）水煎服，对喘憋性肺炎疗效优于麻杏石甘汤。有较多报道治疗小儿重症肺炎（喘憋、发绀、烦躁、高热等）采用麻杏甘石汤加强清热解毒（鱼腥草、蒲公英、黄芩、草河车、虎杖、金银花、连翘等）、活血化瘀（桃仁、丹参、川芎、赤芍、红花等）、泻痰通腑（葶苈子、桑白皮、苏子、大黄、芒硝、牵牛子等）均取得很好疗效。也有在应用上述方药的基础上，加用活血化瘀的复方丹参注射液、醒脑静或清开灵注射液等，对重症肺炎合并高热、心衰等疗效甚佳。

肺炎的中医治疗，对祛除痰热、解除肺闭的病机十分有利，数以万计的病例报道均说明中医治疗的确切疗效。在消除肺炎症状、促进肺部炎症的吸收、缩短病程等方面均显示较强优势。活血化瘀、益气通腑的应用，对减轻肺部瘀血、纠正心衰有较好的防治作用。

（五）反复呼吸道感染

小儿反复呼吸道感染，亦称复感儿，在以往中西医籍中均缺乏记载，1987年10月全国小儿呼吸系统疾病讨论会上才制订了诊断标准。一般认为反复呼吸道感染是内因脾肺不足，卫外不固，易感外邪。古方玉屏风散受到广泛应用，以益气固表。江育仁提出反复呼吸道感染的发病机理是"不在邪多而在正虚"，认为营虚卫弱、营卫失和是复感儿的主要病理机制，治疗的关键在于提高患儿机体防御功能，以黄芪桂枝五物汤为主进行防治。现代药理学研究表明，黄芪能够调节免疫功能，其含有活性较强的多糖类、黄酮类、皂苷以及氨基酸和微量元素等成分，其中多糖类和皂苷类能提高机体的细胞免疫、体液免疫，激活巨噬细胞，促进多种细胞因子的分泌和释放。因此，应用包括黄芪在内的多种补益中药研制成的制剂，如黄芪颗粒、黄芪口服液、黄芪注射液、玉屏风散、黄芪桂枝五物汤、自拟方肺宝（黄芪、冬虫夏草、鸡内金、白花蛇舌草）、强力防感液（海龙、黄芪、白芍、生地龙、生牡蛎、大枣等）、益肺健身合剂（黄芪、黄然子、太子参、茅根、当归、赤芍、防风、甘草）等，对儿童反复呼吸道感染有较好的疗效，可提高体液免疫和细胞免疫功能，减轻细胞因子对机体的损害。

随着研究的深入，发现复感儿不但有虚证，也有实证，而这类患儿机体免疫机能也是低下的，因此，又有不少研究重视调理脾胃、消积清解、益气活血、养阴生津等治法。比如有人针对小儿脾虚积滞、表虚易感的特点，重点用山楂、鸡内金、陈皮等消积助运之品；时毓民以健脾益气活血化瘀方（黄芪、白术、北沙参、麦冬、淮山药、丹参、当归、防风、太子参、甘草等）加减治疗脾虚血滞者；还有报道用复康宁糖浆（人参、黄芪、灵芝、黄精、北沙参、五味子）治疗气阴不足者；朱锦善认为积滞内热也是复感儿的常见病因之一，治宜导滞泄热，可选用夏枯草、龙胆草、枳实、厚朴、茯苓、黄芩、神曲、山楂、大黄之类；山东中医学院附属医院儿科通过临床与实验研究证实此类实证患儿免疫功能均低下。患儿在反复感染的同时，往往伴有面色无华、形体消瘦、多汗、苔少或花剥，采用益气养阴，如用玉屏风散和青蒿鳖甲汤加味治疗也取得很好的效果。

许多地区采用穴位敷贴法治疗小儿反复呼吸道感染，根据《黄帝内经·素问》中"春夏养阳"原则，在每年夏季三伏天采用药物穴位敷贴，鼓舞阳气，增强人体的抗病能力，从而达到防治小儿反复呼吸道感染的目的。如应用健肺膏（由黄芪、桃仁、延胡索、白芥子、甘遂等组成），三伏贴取肺俞（双）、膏肓（双）、定喘（双）、天突穴治疗小儿反复上呼吸道感染，治疗机制可能与清除氧自由基和改善微循环障碍等作用有关。

采用推拿按摩防治小儿反复呼吸道感染也取得很好疗效，一般多采用消食导滞、祛除积热、清肺利咽的手法辨证治疗。在易感儿发病之前进行推拿保健手法的治疗，如食积内热与脾肺气虚者，重用补脾经、运八卦、清胃经、掐揉四横纹、揉足三里、捏脊、摩腹等健脾和胃、消食导滞的方法，来调理脏腑气血功能，达到扶正祛邪的目的。

此外，有采用佩戴防感散（雄黄、黄芩、冰片、桂皮等，制成 6g/ 只的香袋）香袋的方法，防治反复上呼吸道感染患儿，研究结果显示，防感散有较强的抑菌、抑毒作用。

（六）小儿厌食症

厌食症是 20 世纪 80 年代以来发病率较高的病症，已引起儿科界的重视，中医治疗具有明显优势。近 10 多年来的研究报道很多，健脾助运的运脾疗法治疗本症较为突出。实验表明，健脾助运方药能促进消化酶的分泌，促进微量元素的吸收，而达到调整脾胃功能，开胃纳食的效果。对此证之病机，进行了多方面的探讨，认为先天禀赋不足，脾胃虚弱，情志偏亢及饮食失节、喂养不当，均为发病之原因，尤以后两者最为常见。治疗方面，各家提出根据患儿不同症状表现施以不同治法，包括醒脾开胃、养阴开胃、健脾开胃、运脾开胃、清热生津、清解消导、平肝调气、和脾助运、养胃益阴、健脾益气等多种治法。所用方剂，有以古方化裁加减，如养胃增液汤、异功散、参苓白术散、启脾散、香砂六君子汤、补中益气汤、理中汤、曲麦枳术丸、平胃散等，自拟方如江育仁提出以苍术为主配合山楂、鸡内金、陈皮等消导理气的运脾疗法，邹治文研制强壮灵（黄芪、茯苓、橘红、黄精、青黛、鸡内金等），胡莉莉采用攻补兼施法（太子参、白术、茯苓、淮山药、胡黄连、槟榔、神曲、麦芽、山楂、连翘、藿香），毕可恩用养胃滋脾法（麦冬、玉竹、槟榔等）等均取得很好疗效。另外，外治法，局部理疗，如敷脐、推拿、耳压等，也取得很好的疗效。

（七）小儿泄泻

　　郁文骏对泄泻的病因病机作出统计，指出：①乳食不节为发病的主要病因，认为乳食不节，过食生冷、肥甘厚腻、暴饮暴食或不洁食物都损伤脾胃，胃失受纳，脾失运化，升降失权，水谷不化，并走大肠而成泻。调查了 446 名泄泻的患儿中，由于混合喂养或人工喂养伤于乳食的占发患者数的 80.48%，无明显伤食史的只占 19.52%，可见合理喂养成为预防本病的主要手段。②外感暑湿与本病发病有密切关系。据作者通过发病季节的统计观察，208 名患儿中发于 1～3 月份的只有 1%，4～6 月份的占 11.58%，7～9 月份的占 79.42%，10～12 月份的占 8%，认为泄泻可发生于任何季节，但以夏秋季节为多发季节，其病因多与湿邪相关。③脾胃脆弱与发病的关系：调查了 1132 名患儿中，一岁以下的占 52.03%，2 岁以下的占 25%，3 岁以上的只占 4.77%。认为年龄越小，脾胃越弱，越容易出现脾胃受伤现象，从而导致泻泄的发生。④营养发育与发病的关系：调查了 446 名患儿，营养发育不良的占 53.21%，而发育良好的只占发患者数的 1.94%。

　　王伯岳将泄泻分为寒湿泻、湿热泻、伤食泻、脾虚泻论治。用药遵循"补不碍滞，消不伤正"的原则，既不过于辛燥峻补，也不宜苦寒攻伐。寒湿泻，以理中汤合五苓散加减；湿热泻，用香朴散加减；热偏盛，热象明显者，用葛根芩连汤加减，暑偏重者，用二香散加减；伤食泻用保和丸加减；若久泻不愈、面黄肌瘦、神倦肢凉、面色淡白，多食则泻、或下利清谷、舌苔薄、脉沉弱，用钱乙白术散加减。注意辛开苦降，辛苦甘结合，酸甘相合。

　　江育仁对小儿泄泻治疗提出的四个注意要点：①泄泻初起不可轻用补涩，以防留邪。泻泄初起一般属实证，当以祛邪为主。固涩之品必须在邪去积消之后使用；②久泻不可过用分利，以防津伤气陷；③久泻伤阴忌投腻补，也不可过于温燥香窜。④虚证泻泄不可过用消导之品，以防伤正。

　　钟明远治疗小儿腹泻经验是：①葛根配伍防风治夹风泄泻，葛根配伍防风以疏风解表；②单味火炭母治疗夹湿泻泄，火炭母淡微酸，收渗兼施，清热不伤正，利湿不伤阴；③葛根配茶叶治疗夹热腹泻，茶叶配伍葛根相须为用，能"外疏内畅"；④人参一味治疗腹泻伤阳，腹泻伤阴，救护津液，排解内毒为首要，而泻久伤及脾胃之阳，独投人参，扶阳补气不伤阴。

　　肖正安治疗小儿腹泻常从肺论治。认为小儿形气未充，肺尤为娇嫩，易感邪气，外邪侵袭，肺气失宣，扰乱水谷精微敷布之常道，使脾之清气不能按常道"上归于肺"而下降肠道，发为泄泻。因此，以辛凉解表，祛风宣肺为法，使肺恢复宣发肃降之功，达到止泻目的。

　　近年来治疗方法多种多样：①有主张中药辨证论治的，如伤食泻治以消食导滞、脾虚用健脾益气；有湿热则清热利湿，均获得较好的疗效，有效率达 90% 以上。②有报道用民间验方治疗的，也获得良效。如用止泻灵治疗，可获 95.33% 的总有效率；用止泻退热微丸治疗小儿病毒性腹泻，曾获 1988 年中医科技进步奖。③近来有大量报道运用针灸、磁疗等方法治疗本病也有良好疗效，如：点刺四缝、长强、中脘和天枢；针刺足三里，强刺激 30 秒，再以三棱针快数浅刺四缝穴，以刺出少许淋巴液为度；在天枢穴埋针，每次埋一侧可埋三天，一般埋针两次；氦—氖激光照射神阙和足三里；小剂量黄连素、维生素 B12 穴位注射。④有用敷贴法的。外敷法以"覆脐止泻散"、白胡椒、代针丸外贴；用敷脐散（丁香 100g，吴茱萸 200g，炒白术 50g，共研细末），取 1～2g 用生姜或葱白汁将药调成糊状稍加热，纳入患儿脐部，然后用伤湿止痛膏贴敷，24 小时换药 1 次；用云南白药 1g 加入 60%～70% 酒精调成糊状敷于患儿脐窝治疗；有用藿朴止泻贴（藿香 50g，艾叶 50g，苍术 40g，厚朴 40g，丁香 30g 等）敷脐，每日 1～2 次，连续 3 天为 1 个疗程。⑤也有用推拿治疗小儿泄泻的，可改善神经调节功能和胃肠功能，促进肠管蠕动和吸收。推拿不仅能对脾胃起调整作用，从而促进人体消化、吸收和排泄的功能，而且对全身各个组织、器官起到调整和促进作用。选用小儿特定穴为主如推脾经，推大肠，揉脐及龟尾，推上七节骨，推三关，揉外劳，退六腑等，依据不同分型相互配伍，虚则补之，实则泻之。有些著者在临床上只选用两三个特定穴进行治疗，具有取穴少、易掌握、疗效好等特点，打破了取穴多变、手法复杂的传统推拿模式。推拿治疗小儿腹泻除了采用以小儿特定穴为主的治疗方法外，还有人采用经穴按摩为主的方法，依据经络俞穴理论辨证施治。虚寒型按摩腹部上中下三脘为主，顺时针为序，点抖神阙、气海、关元，点揉足三里、三阴交，而后从右至左横抹腹部，再从上至下反复几次；属实热型推拿背部自大椎至尾椎三次，并落脾俞、胃俞、膈俞等穴，然后自尾椎至大椎反复捻皮三次，据病情对俞穴采用提拿法。以上疗法均取得了良好效果。

（八）惊风

由于明清时期对惊风认识的泛化，造成认证和治疗上的一些混乱，至近代才逐渐统一认识。惊风主要是指小儿全身或局部抽搐疼挛，常伴有神志不清的病证，它可发生在多种疾病的过程中。在 20 世纪上半叶，惊风仍是儿科的大证之一，当时的许多儿科著作均作为重点病证论述，如李虞山、陈景歧的《七十二种急慢惊风救治法》及恽铁樵的《惊风经验谈》等。20 世纪下半叶，由于西医的大规模进入，西医疗法对高热的及时控制，小儿惊风发病率明显减少。

对惊风病因病机的认识，除承袭急惊属实热慢惊属虚寒之外，并认识到惊风有化燥伤阴及夹痰夹滞的病理。石苇南从小儿诸病不外燥湿而又终归于燥的理论出发，认为惊风多由燥热化风，筋失滋养，热灼阴亏。秦伯未认为慢惊或因急惊传变而成，其中常有夹痰夹热等证，故属半阴半阳。20 世纪 60 年代起《中医儿科学》教材及以后出版的《实用中医儿科学》均认为急惊风病因与外感邪气、痰热积滞、暴受惊恐最为密切。外感时邪以风、暑及疫疬之邪为主，其病机为热极生风、邪陷心包。痰热积滞是惊风的另一病因，由于胃肠湿热郁蒸，痰浊蒙蔽心包，导致神昏抽搐。暴受惊恐是小儿惊风的特殊病因，小儿神气怯弱，暴受惊恐，则致神志不宁，惊惕不安。慢惊风的病因则与胎内受惊、久吐久泻、肝肾阴虚等最为密切，明确将肝肾阴虚列为慢惊风的重要证候。

对惊风的治疗，李虞山、陈景岐《七十二种急慢惊风救治法》（1930）提出："治此之法，有要存焉，盖一曰风，二曰火，三曰痰，四曰阴虚，五曰阳虚；但能察此缓急，则尽之矣。"恽铁樵创安脑丸治疗惊风，他说："安脑丸，为鄙人创获之方，治普通流行性脑脊髓炎及寻常惊风，可以十愈其九，唯恶性者仅得半之数。"并认为此药治疗流脑无白痴、耳聋等后遗症，尤为特殊优点。安脑丸的组方：金钱白花蛇 6 条，全蝎 9g，白附子 4.5g，生川乌 6g，天麻 9g，明雄黄 60g，薄荷 9g，梅花冰片 9g，独活 15g，麻黄 60g，犀黄 4.5g，麝香 3g，上药陈酒熬膏制丸如绿豆大。一般发热有惊风先兆者，退热为主，合葛根、黄芩、黄连、龙胆草；惊风已见，合蝎尾、天麻、防风、知母、独活、当归身、薄荷、生地黄、龙胆草；角弓反张，合犀角、蝎尾、龙胆草、生地黄、薄荷、防风、川连、独活等，煎汤化服，每有良好效果。

现代医家对惊风的治疗，在辨证论治基础上十分重视通腑泻热、清心开窍和息风止痉的应用。对于感染性疾病导致高热神昏，用大黄、枳实、生石膏、连翘、紫花地丁、牡丹皮等药煎取汁，溶入安宫牛黄丸 1～2 粒，保留灌肠，以通腑泻热、开窍醒神。清心开窍常用：犀角（水牛角代）、连翘、远志、鲜石菖蒲、麦冬、川贝母、牛黄丸、至宝丸之类。息风止痉常用全蝎、地龙、蜈蚣、僵蚕、蝉蜕、钩藤之类。现代药理表明，地龙、蝉蜕有解热作用，全蝎有镇静、抗惊厥作用，僵蚕所含蛋白质有刺激肾上腺皮质激素分泌、抗惊厥作用。

（九）疳证

疳证即现代小儿佝偻病、营养不良、消化不良等疾病，指小儿脾胃受损，运化失健，造成脏腑不调，气液干涸，形体虚弱羸瘦的慢性病证。

疳证也经历了明清时期认识上的泛化和概念上的混乱状态，近代和当代医家已明确本病证的认识以钱乙的"疳者脾胃病，亡津液之所作"为基础。石荢南发挥前人"疳者干也"的机理："夫干生于湿，病之所由起也；而湿已成干，病之所至极也。"他认为在湿未成疳时，用资生丸、枳术丸等疏通中焦，健运脾阳。若湿已经成疳，则不独苦寒杀虫、重伤脾胃不宜误用，即资生丸等也嫌刚燥耗液，而以辛润、甘润、凉润、温润，各随其宜而施。

现代医家江育仁倡立疳证"疳气""疳积""干疳"的证治分类，编入全国高等医药院校教材《中医儿科学》（5 版教材）、《中医儿科病证诊断疗效标准》。他根据疳证不同阶段的病症特点，表现为脾气亏虚、气血不足，其中以中晚期症情较为复杂，变化较多，出现兼症。初期病情较轻，主要表现为脾失健运的功能失调为病理特征，命名为"疳气"，治疗以健运脾胃为主，用资生健脾丸。中期病情较重以虚实夹杂为病理特征，命名为"疳积"，治宜消补兼施，以疳积散消积理脾。晚期病情严重气阴虚衰为病理特征，命名为"干疳"，治疗以扶补调养为主，用钱乙调中丸加减。

疳证的治疗，当代医家十分重视消积理脾和开胃醒脾的治法。董廷瑶认为三棱、莪术二药，行气消积，破血止痛，对疳积症见口秽苔腻、腹满胀痛、大便臭秽者，以此二药配伍胡黄连、五谷虫、广木香、青皮、陈皮、谷芽、麦芽等，每获良效。钱育寿认为治疗疳证，健脾必先开胃，胃气健旺，才能纳食，临证常配以砂仁、蔻仁、扁豆、谷麦芽等芳香悦胃，开胃助纳。蒲辅周认为小儿疳积不外脾胃受伤，积热内伤，是一个虚实互见的疾病。积为疳之母，治疳必先去积，但遇极虚而速攻之，积未去而正气难支。若脾胃损伤不甚而积滞重者，当以祛邪消积为法，善用《医宗金鉴》之消疳理脾汤；偏虚则以肥儿丸加减。

（十）夏季热

上海儿科名医徐小圃在20世纪30年代，即发现并首先报道了小儿夏季热这一特殊病症，名暑热症，因其见于盛夏暑季，故又称"夏季热"。小儿夏季热因小儿稚阴稚阳，脏腑娇嫩，调节机能未臻完善，或病后体虚，入夏以后，不耐炎热酷暑的熏蒸，感受暑热之邪，耗伤津液而患本病。其特点有长期发热、热势朝甚暮衰，汗闭或少汗，神倦或烦躁不宁，两足不温，口渴多饮，小便清长，形体瘦弱等。病程缠绵日久，往往迁延至秋凉后方能痊愈。徐小圃认为，该病病机乃元阳虚于下，邪热淫于上，形成上盛下虚之症，并创立温下清上汤：附子9g（先煎），黄连2g，香薷9g，葛根9g，天花粉9g，活磁石30g（先煎），生龙齿30g（先煎），菟丝子9g，覆盆子9g，补骨脂9g，蛤粉12g（包），白莲须9g，桑螵蛸9g，缩泉丸9g（包煎）。无汗或少汗加香薷，夹湿加藿香、佩兰或羌活，热甚加石膏，热久不退加银柴胡、青蒿、白薇，烦躁加莲子心、玄参心、带心连翘，泄泻加葛根、诃子、肉果、乌梅炭，真阴不足、舌光不寐加阿胶、鸡子黄、石斛、西洋参等。此外，可用蚕茧、红枣煎汤代茶饮。

夏季热自20世纪30年代报道后，对本病的研究很多，运用中医理论指导临床治疗疗效较好。目前，对本病的辨证大多医家倾向为暑伤肺胃、气阴两虚、脾胃气虚和上盛下虚，分别采用清暑益气汤、生脉散、七味白术散、温下清上汤加减。

（十一）小儿紫癜性肾炎

紫癜性肾炎是继发于过敏性紫癜的肾损害，在小儿肾脏疾病中占很大比重，学龄儿童多见，紫癜、血尿、蛋白尿常反复出现，病程缠绵。中医认为本病的发病和病变过程，与热邪迫血妄行密切相关。病因为风、湿、热、毒、瘀。由毒热蕴结，迫血妄行，血热内瘀，耗伤气血，损及脾肾，虚实夹杂。治疗以疏风清热、解毒化瘀、益气养阴为要。

　　有报道将把本病分六证论治：一是里热内伏、外邪袭表证，用银翘散合连翘汤加减；二是热毒鸱张、损伤血络证，用犀角地黄汤合小蓟饮子加减；三是热灼津血、瘀阻水停证，用四物大黄汤合犀角地黄汤加减；四是气阴耗伤、余邪留恋证，用知柏地黄丸合茜根丸加减；五是肾虚脾弱、统摄无权证，用补肾活血汤合参苓白术散加减；六是升降失调、邪滞经络证，用越鞠保和丸加减。聂莉芳将本病分为急性发作期与慢性迁延期论治，急性期多实热证，治以祛邪为先，常用方如化斑汤、犀角地黄汤等；中期以阴虚燥热证为主，宜滋阴降火、凉血化瘀，方用紫癜肾2号方（女贞子、旱莲草、牡丹皮、生地黄、金银花、小蓟、炒栀子、五味子）；迁延期以气阴两虚为主，治以扶助正气为本，用紫癜肾1号方（太子参、生黄芪、白芍、旱莲草、当归、丹参、小蓟等）。

　　另外，还有运用当归饮子（赤芍、白芍、生地黄、黄芪、旱莲草、荆芥炭）加减，化瘀止血汤（桃仁、红花、生地黄、川芎、益母草、茜草炭），抗敏止血汤（黄芪、蝉蜕、防风、紫草、墨旱莲、甘草等），升降散（炒僵蚕、蝉蜕、姜黄、大黄、生地黄、紫草、茜草、大小蓟，腹痛加白芍、延胡索，关节痛加木瓜、牛膝，便血加槐花、地榆）合参麦注射液，滋阴化瘀汤（熟地黄、山茱萸、怀山药、泽泻、茯苓、丹参、墨旱莲）为方治疗过敏性紫癜肾炎，均有较好疗效。

（十二）肾病综合征

　　小儿肾病综合征是一难治性疾病，中西医结合治疗可提高疗效，减少西药的毒副作用。在应用激素药的早期，水肿明显、尿少、大量持续蛋白尿等症状采用健脾温阳利水法，方选黄芪防己汤、五苓散、五皮饮、真武汤等加减；激素药应用的中期，水肿消退，出现手足心热、烦躁等症状，采用健脾益气、滋阴清热法，方选六味地黄汤、异功散加减；激素药应用的后期（包括激素的减量及维持量阶段），尿蛋白转阴，激素药开始减量，此时渐渐出现肾阳虚症状，采用健脾益气、补肾助阳法，在中期用药的基础上加入淫羊藿、仙茅、熟地黄、金樱子等；恢复期（巩固疗效期）此时激素药用量减至很小剂量或已停服，治疗重点为巩固疗效，防止复发，调补脾肾阴阳，可选用补肾地黄汤、四君子汤、玉屏风散等。大量的治疗研究表明，上述中西医结合治疗能减少蛋白尿、消浮肿，增强免疫机能、减少感染、抗高凝、激发肾上腺皮质功能，并可助顺利撤减激素，减少激素副作用，为肾病综合征的治愈起到很好的作用。

　　由于肾病综合征存在高凝状态、高黏滞血症、纤维蛋白在肾小球内沉积、毛细血管内血小板聚集、肾静脉血栓形成等病理改变，肾病时的高凝状态符合中医"瘀血"证表现。中医认为水血同源，水血交互为患而致血瘀络阻，因此活血化瘀法在治疗小儿肾病中，特别是肾炎型肾病，越来越受到重视，已成为常用的疗法，确有良效。

　　在单味中药的研究中，雷公藤治疗肾病的研究取得突破，研究表明：雷公藤及其活性成分，能明显改善微小病变型肾小球组织结构的损伤，促进肾小球组织病理改变的修复，对肾小球滤过膜的保护作用。在临床上治疗微小病变型肾病取得良好疗效，但对局灶硬化性肾病疗效欠佳，副作用有少数白细胞下降，皮疹、食欲减少，及对精原细胞有丝分裂有抑制作用可影响生育等。雷公藤多甙副作用较雷公藤少。

（十三）儿童多动综合征

儿童多动综合征，即儿童脑功能轻微失调，也称注意力涣散症，是儿童期一种在行为、情感、意识等方面发生异常的综合征。也是 20 世纪下半叶才被认识的儿童多发性疾病。其发病率约占全体小学生的 1 % ～ 10 %，男性多于女性。其主要表现为智力正常或基本正常，情绪不稳或冲动任性冒失，甚至逃学、说谎、偷窃，使家长和老师感到困扰和教育困难，学习成绩普遍不好。儿童多动综合征病儿多数自婴儿时期即显症状，如兴奋睡眠差，不易养成定时大小便习惯等，而学龄期最为显著，多数病儿年龄增长后症状逐渐减轻乃至自然消失。至今儿童多动综合征的确切病因还不完全清楚，国内研究多认为生物学因素是导致此综合征的主要因素和基础，而环境因素具有促发或加重此综合征的作用。也有认为此症是许多神经发育和行为功能异常的一种共同表现，可能与遗传因素或轻微脑损伤有关，病理机制在于脑内神经元儿茶酚胺神经递质不足，使大脑信息不能顺利下传，对自身行为不能进行有效控制，从而产生注意力不集中，小动作过多，情绪不稳等多动症的各种临床表现。社会、心理因素是促发或加重本病的重要因素。亦尚无客观可靠的辅助诊断，主要依靠临床诊断。既往在中医学的医籍中也无此病的论述，根据此病表现中医学认为本病主要和心、肾、肝、脾四脏关系密切，其主要病机是脏腑阴阳失调所致，尤其是心、肾两经与人的精神意识及行动支配最为密切，一旦心神失养或心肾阴虚、痰火内盛，均可导致神明受扰而出现多动症的症状。近 30 年来，中医中药治疗本病做了大量的研究，也取得了较好的成绩。

根据患儿的临床表现，儿童多动综合征大致包括心肾不交、心火亢盛、肾阴不足、水不涵木，心肾两虚、脾失健运、心脾不足、气血两亏，肝火上炎、心神被扰、痰热蕴结等多种证候，并可互相兼夹出现。综合性治疗中除了精神科辅导、心理辅导及特殊训练之外，中医中药、针灸治疗，收到了较好的治疗效果。多家医疗单位用静灵口服液（熟地黄、淮山药、茯苓、泽泻、牡丹皮、女贞子、五味子、龙骨、远志等）治疗儿童多动综合征的临床试验观察，总有效率91.18 %。有用王玉润的经验方制成益智糖浆（煅龙骨、煅牡蛎、钩藤、珍珠、黄芪、炙甘草、大枣、浮小麦、夜交藤、当归、白芍、五味子、黄柏等）治疗总有效率84.18 %。刘弼臣将此病分四证论治：肝亢风动，治以泻肝清火、熄风镇静，药以龙胆草、山栀、制大黄、防风、羌活、当归、川芎、钩藤、菊花、白芍、全蝎、蜈蚣；痰火扰神，治以清火涤痰、平肝安神，凡用礞石滚痰丸加减，药用青礞石、黄芩、制大黄、沉香末、菖蒲、郁金、陈皮、半夏、钩藤、天竺黄、全蝎、鲜竹沥水；脾虚肝亢，治以缓肝理脾、强土制木，药用太子参、茯苓、白术、白芍、制甘草、钩藤、陈皮、半夏、焦三仙、鸡内金、稻芽、全蝎、生姜、大枣；阴虚风动，治以潜阳息风、养血柔肝，方用三甲复脉汤加减，药用炙鳖甲、龟板、生牡蛎、白芍、炙甘草、桂枝、鸡子黄、全蝎、茯神、钩藤、阿胶、石菖蒲、丹参。朱锦善等于20世纪80年代中叶即对儿童多动症进行了研究，通过临床观察认为属心肝有余、脾肾不足者占大多数，研制"益脑宁"丸（龙胆草、茯苓、远志、石菖蒲、珍珠母、神曲、甘草等）治疗，疗效良好。总括各地的治疗研究，最常选用的药物是：远志、石菖蒲、熟地黄、龙骨、牡蛎、白芍、山萸肉、龟板、茯苓、益智仁、五味子、甘草等。

采用针灸疗法治疗多动症也有较好疗效。如选取四神聪穴为主穴，根据不同症状选不同配穴，用1.5～2寸针灸针，采用提捏进针法，将针快速刺入前沿帽状腱膜下，向左透左聪、左聪透后聪、后聪透右聪、右聪透前聪，接上G680521针灸治疗仪，用连续波留针30分钟，15次为1个疗程，隔日1次。或用耳、体穴导电加耳穴压丸，此法是由耳穴与体穴相配合通过刺激来进行治疗，体穴选百会、风府、内关、神门、合谷、阳陵泉、足三里、三阴交、涌泉、太冲等，耳穴选肾、心、肝、胆、皮质下、额、脑点、枕、神门等，耳体穴导电仪治疗每日1次，再用磁丸贴压耳穴，每次6～10穴，每日按压3次，每次100下，3～4天换一耳贴压，连续治疗3～6月；用益智仁耳压穴位治疗多动症，主穴：肾、脑点、心、神门、脑干，配穴：肝、脾、皮质下、交感，每次辨证选取1～3穴。

饮食方面宜多吃健脾补肾的平性食物，减少糖食及不吃过甜、过咸、过酸及辛辣食物，禁食含酒精的饮料及油煎油炸食物。食物应富于蛋白质、维生素和微量元素，脂肪适量。可按辨证配合食疗如酸枣莲子粥、核桃芝麻糊、桑椹菊花茶、钩藤燕麦粥等。

（十四）传染性非典型肺炎（简称"非典"、SARS）

传染性非典型肺炎（SARS）是近几年才发生的烈性传染病。中医认为非典属于中医"瘟病"范畴，中医治疗既注重祛邪，更注重调护患者的正气，并使邪有出路。中医在抗击非典战斗中，取得显著疗效。如广州中医药大学第一附属医院治愈97例患者，患者平均退烧时间为2.97天，平均住院时间为8.6天，医务人员无1人感染，患者无1例因病情恶化出现呼吸窘迫综合征而死亡；还有37例外转重症患者经会诊治疗，也无1例死亡。在整个非典治疗期间，该院创造了零感染、零转院、零死亡的奇迹。世界卫生组织专家马奎尔博士2003年4月7日在广东省实地考察时由衷地发出赞叹："中医治疗非典型肺炎的效果非常神奇！"世界卫生组织专家詹姆斯博士在广东省中医院考察时，同样对中医治疗非典的疗效给予了高度评价，他说："这种经验能上升至常规治疗，对世界其他地方防治非典将会起到很好的帮助作用。"在北京中医药大学东直门医院、中日友好医院和中国中医研究院西苑医院的非典隔离病房，遵循中医的传统理论进行治疗，也取得良好疗效。中国中医研究院广安门医院胸科医院医疗队，在西医常规治疗基础上采用中医药治疗42例，同样取得很好疗效，其中有37例很快康复出院，5例因病房改造移交其他病区继续治疗，由于中药治疗患者退热快，症状消失快，而受到胸科医院督导指挥小组的重视，专门成立了以广安门医院医疗队为牵头单位的中医药SARS防治协作组，负责赴胸科医院各医疗队的中医指导及会诊工作。

北京地区、国家中医药管理局、科技部等19个中医药治疗SARS临床研究课题取得成效，在缩短发热时间、改善中毒症状、促进肺部炎症吸收、降低重症患者死亡率、减少激素用量等方面，中医药都具有一定效果。参加研究课题的中日友好医院中医科主任仝小林说，在西医治疗后的患者，改用纯中药治疗的占56%，经观察在降温、减少激素副作用、缩短病程等方面，已显示出较好作用。

现代医家刘弼臣认为，"欲伏其所主，必先其所因"是古今中外有效解决突发事件及难以预料的灾情、疫情变化，必先探本溯源的共识。遏制这次非典突如其来的袭击，也不能例外。中医从"天人合一"的观点出发寻求致病之因，所谓"外感不外六淫，民病当分四气"。一般认为，冬季感受寒邪而立即发病的叫作"伤寒"。如果冬季感受寒邪，藏于肌肤之内，伏于营卫之间，等到来年春季又感风邪而发病，叫作"新感引动伏邪"。由于蓄之久而发之暴，症状每多层出不穷，朝夕有燎原的变幻。如果冬季感邪潜藏，迨至夏季又感暑热之邪而发病，叫作"热病"。这是根据四时气候的时令不同，受邪和发病也就相应地自然有所不同。特别是古代医家在长期与疾病斗争中更认识到自然界中存在着一种非风、非寒、非热、非湿的非常之气，一旦从人口鼻侵入，相互传染就像疾风助火那样迅速，甚至沿门逐户相传，大则流毒天下，次则一地一乡，再次则偏著一家。这种天地间的独特之气，叫作"厉气""疫气"或称"疫厉之气""疫毒之气"，得病后就叫"天行时疫病""疫病""时行疫厉"等。根据这次"非典"疫情暴发的流行特点，与中医"时行疫病"何其相似！再从四时气候看，由于2002年先寒后暖，2003年春天气候又几番急升骤降，时寒时热，时燥时湿，以致天地间产生一种"戾气"（疫气），也就是所谓"非常之气"，人在气交之中生活，邪气潜伏，最易正气损伤，降低防御抗病能力，为疫情广泛流行提供了条件。

至于"疫病"的治疗，综合各家的见解和经验，刘弼臣认为必先根据社会背景、时序变化，结合临床表现，判别是否属于"寒疫"或"热疫"。"寒疫"是由时令不正，气候应寒而反热，应热而反寒，在自然界中产生一种非时之气——戾气或疫气。感之则先憎寒而后发热无汗、日晡益甚、苔白脉浮，治当解表疏利为先，继则根据病情演变随证施治。

"热疫"由于时序变化，可以引发"湿热之疫"和"淫热之疫"两种疫情，证治有别。"湿热之疫"是属于湿热兼夹秽浊之疫，感染途径是受自口鼻，邪伏半表半里。发病时初起憎寒壮热，嗣后则但热而不憎寒、头痛体怠、脉象不浮不沉而数，轻者舌苔薄白、重者苔如积粉、满布无隙，治当燥湿清热，芳香辟秽，用药则侧重于苦化；"淫热之疫"是外来淫热，火毒为患，发病时先恶寒而后恶热、头痛如劈、腰如被杖、腹痛如搅肠、呕泻兼作，迨至两日，则恶候蜂起。治当清热解毒，以水胜火。必须重用石膏，以寒胜热，非此则不足以清解淫热亢极之疫。

临床时除应掌握"寒疫"和"热疫"的性质外，还要根据人体的虚实、邪正消长的变化，按照四诊八纲，分别轻重缓急，进行辨证论治，不能执一方以应无穷之变。疫邪中人，来势较急，里证比较多见，古人认为急则治标，多主攻下。但还宜详审病情，随机应变，不可疏忽大意，以免变生不测。

四、小儿外治法的研究与应用

"良医不废外治"，临床实践证明，采用各种外治法治疗小儿常见病、多发病，易为小儿所接受，应用得当，作用迅速，疗效较好，可以单用或与内治法配合应用。外治诸法，其理与内治诸法相通，《理瀹骈文》说："外治之理，即内治之理；外治之药，亦即内治之药，所异者法耳。"

儿科临床上常用的外治法，主要有药物的敷、贴、熏、洗、吹、点、灌、嗅等，这些方法，药简效捷，发展前景很好。另外，推拿疗法、针灸疗法、灯火燋法、拔罐疗法、割治疗法等外治法，也得到了广泛应用。20世纪80年代后，小儿外治的研究逐渐深入，应用十分广泛。

（一）药物敷贴、熏洗

朱锦善对小儿敷贴疗法研究指出：囟贴、脐贴、涌泉贴及某些特定穴位的敷贴，是小儿敷贴治疗法的重点内容。头颅为诸阳之会，小儿囟门未闭，囟贴治疗作用迅速，古代医家多用于解颅、囟填、囟陷等证，实际上，脑部病患如先天性脑病、脑积水、颅内压增高，后天性感染所致的脑炎、脑膜炎及其后遗症，均可采用囟贴疗法，能直接起到疏通脑络、调整功能的作用，为危重病、疑难症的治疗开辟一条新路。脐部对胎儿来说是生命维系之蒂，脐蒂内联脏腑，通过脐部的药物敷贴，亦易药达病所，疗效十分显著，尤其对于腹脐所致的脾胃病证更为直接。涌泉穴的敷贴，儿科用之甚广，一方面足底皮薄易于药物的吸收和穴位刺激效应，另一方面它不像脐阙易于感染，而且上病下取，五脏六腑之病均可通过涌泉穴位进行敷贴治疗，而且安全可靠。除上述头囟、脐阙、涌泉上、中、下三部位的敷贴之外，肺俞治疗哮喘、关元治疗遗尿、阿是穴等部位的敷贴治疗针对性强，疗效明确。

小儿敷贴治疗的用药用法原则，朱锦善认为首先要从小儿生理病理特点出发，辨其用药用法；其次要掌握和发掘特效药物的使用；第三要配合足量有效的窜透性药物，以利于体表的吸收和疏通经络脏腑，如丁香、肉桂、细辛、川乌、草乌、白芷、厚朴、苍术、藁本、薄荷、樟脑、茴香、艾叶、山奈、冰片、麝香等辛香味浓的药物，以及活血化瘀的药物如红花、川芎、当归、乳香、没药、血竭、三棱、莪术等；第四用药宜精宜专，针对主要矛盾解决主要问题；第五要吸取现代科学技术，改进敷贴治疗方法，比如在药物敷贴的基础上，外加穴位热疗器加热，或用场效应治疗仪敷贴，磁场中药离子导入等等均是敷贴疗法的改进措施。

有关敷贴研究的报道很多，有较好疗效，比如：对哮喘的预防，如用甘遂、白芥子等研末，三九及三伏天敷贴肺俞等穴位；用鲜马齿苋、青黛、紫金锭等，任选一种，调敷于腮部，治疗流行性腮腺炎；用吴茱萸粉涂敷于足底涌泉穴，治疗滞颐等。另外，如夏日高热无汗，可用香薷煎汤熏洗，发汗退热；麻疹初期，透疹，用生麻黄、浮萍、芫荽子、西河柳煎汤，加黄酒擦洗头部和四肢，并将药液放在室内煮沸，使空气湿润，体表亦能接触药气；运用中药山柰、苍术、藿香、藁本、冰片、菖蒲、肉桂、甘松等配方，研末装入香囊佩带，对复感儿的预防，经药理实验及临床治疗观察，均表明对提高机体免疫功能，具有良好作用。

（二）中药直肠给药

早在东汉末年，张仲景所著《伤寒杂病论》中就有记载用猪胆汁灌谷道治疗肠燥便秘，开创了中药直肠给药的先河。在儿科临床治疗中，常因小儿惧怕服药，易吐或因病情危重不能服药，采用中药直肠给药，作用迅速、温和、持久，使中医药在儿科危重症的治疗中发挥了更好的作用。中药直肠给药是将中药汤剂注入直肠或乙状结肠内，药物经肠壁周围丰富的血管、淋巴管进入体循环，从而发挥局部或全身治疗的作用。直肠给药法应用范围广泛，见效快，疗效可靠，无明显不良反应和副作用，值得提倡推广。具体方法有中药煎剂保留灌肠、直肠滴注、直肠透析及中药栓剂或原药塞肛等。

中药直肠滴注法的研究始于 20 世纪 80 年代，其优点是用药量较大、吸收快，是可替代口服，并可避免经胃肠吸收的不利影响。80 年代初，朱锦善用双解退热散（麻黄、青蒿、生石膏、葛根）煎汤直肠点滴治疗小儿外感发热，一般给药后 0.5 ～ 1 小时即能发汗，并于 1 小时左右排便，表里宣泄而热退，疗效优于口服对照。有报道用大黄（后下）5g，鱼腥草 25g，板蓝根、石膏各 20g，黄芩、金银花、葛根、牵牛子、柴胡、荆芥各 15g，知母、栀子各 10g，水煎保留灌肠加支持疗法治疗小儿外感高热 54 例。并设对照组，均采用西药治疗，一般结合病情，选用抗生素、病毒灵、退热药及支持疗法。结果体温首次降至正常时间和体温完全降至正常时间，治疗组短于对照组，二者相比有显著性差异（$P < 0.01$）。又有报道用大承气汤（生大黄 9g，枳实 10g，厚朴 10g，芒硝 6g，水煎取 50mL），采用直肠滴注，治疗小儿顽固性高热，疗效颇好。刘广才等用大黄合剂（大黄、槐实、牡蛎、黄柏、细辛）保留灌肠 30 ～ 60 分钟，每日 2 次，治疗小儿急性肾衰 48 例，并同时用西药必需氨基酸、地塞米松等，而对照组只用上述西药，结果治疗组的有效率为 85.4%，而对照组为 73.5%，疗效优于对照组（$P < 0.01$）。杨氏等将 45 例小儿急性肾衰患者分为 2 组，其中治疗组 25 例采用西医综合

疗法加用大黄合剂灌肠及口服卡托普利，对照组 20 例只采用西医综合疗法，7 天后治疗组血尿素氮、血肌酐、血压和尿量等各项指标的变化均明显优于对照组。说明大黄合剂灌肠加口服卡托普利能改善急性肾衰患儿的肾功能及临床症状。刘宝和用单味大黄灌肠液保留灌肠治疗小儿急性肾炎，结果证明大黄灌肠液对消肿、利尿、降压及改善肾功能等方面均有明显疗效。黎磊石等也证实大黄具有泻实、泻热、泻瘀、泻毒及"结肠透析"作用。郑氏等治疗儿童蛔虫团肠梗阻 38 例，用大黄 12g，苦楝根皮 15g，黄柏、花椒、木香、枳壳各 9g，芒硝 24g，水煎保留灌肠。结果：显效（灌肠 15～20 分钟后腹胀痛消失，大便排出蛔虫团）20 例，有效 17 例，无效 1 例。张贵荣用大黄 15g，茵陈蒿 9g，栀子、丹参、郁金各 3g，车前子 6g，水煎保留灌肠治疗新生儿迁延性黄疸 86 例。结果痊愈 79 例，好转 5 例，无效 2 例，总有效率 97.67%。

中药直肠给药法是中医药治疗疾病的一朵奇葩，它包括栓剂塞入法、气雾剂 / 喷剂、保留灌肠法及直肠滴注法等。前三者由于给药量小或时间短等，其治疗疾病大多局限于肛肠疾患，或盆腔及下腹部疾患。而直肠滴注法所治疗的疾病，则涵盖了内妇儿外等多系统、多学科的病症。许多研究表明，用中草药煎剂直肠滴注法，治疗小儿高热、咳喘、菌痢、腹痛、中毒性肠麻痹、急性肾衰、出血性小肠炎、乙脑、蛔虫性肠梗阻等，疗效满意，具有及时、均匀、准确给药的优点。卞氏等治疗小儿菌痢，用生大黄 8g，葛根 10g，黄柏 6g，川黄连、木香各 5g，虎杖 20g，水煎取液 100mL，每次 5～8mL/kg，直肠滴入，1 日 2 次。直肠滴入组疗效优于西药组。胡氏等治疗小儿中毒性肠麻痹 17 例，用生大黄、柴胡、槟榔、青蒿各 5～10g，赤芍 5g，枳实、半夏、厚朴各 3～6g，生石膏 10g，黄芩 10～20g，若为肺炎重症引起，加鱼腥草、川贝母；若是中毒性菌痢引起，加白头翁、秦皮；若是脓毒败血症引起，加蚤休、红花；若是中毒性消化不良引起，加观音草、广木香。用法：水煎取液 100mL。用 20～30mL 缓慢注入肛门，每日 2～3 次，连用 3 日。结果：治愈 14 例，显效 2 例，无效 1 例。

（三）中药超声雾化

中药超声雾化治疗呼吸系统疾病也取得了很好的疗效。王荣忠等治婴幼儿哮喘 68 例，采用西药常规加中药超声雾化治疗 35 例，并与单纯西药常规治疗 33 例比较，效果优于单纯西药常规治疗。唐吉荣等用薄荷加入雾化液中吸入治疗婴幼儿支气管肺炎的患儿 474 例，分为 2 组，均采用雾化吸入给药，其中 276 例加入薄荷雾化给药为治疗组；198 例为常规药液雾化吸入为对照组，结果治疗组显效率明显高于对照组（$P<0.05$），两组好转率无显著性差异（$P>0.05$）；对照组的无效率明显高于治疗组（$P<0.01$）。

（四）中药经皮给药

经皮给药是运用中药药液浸敷穴位，加以电磁导入透皮治疗疾病的方法，可用于呼吸、消化系统等多种儿科疾病。杜德锋等观察苏合香丸经皮给药佐治婴幼儿继发性麻痹性肠梗阻，治疗组予苏合香丸经皮给药治疗，对照组予插胃管及肛管排气进行胃肠减压治疗，治疗组总有效率94%，其中显效率69%，对照组总有效率67%，显效率8%，疗效明显优于对照组。董朝探讨缩短小儿支气管肺炎疗程的新方法，将187例急性支气管肺炎的患儿随机分为两组，对照组（85例）选择常规静脉用药加口服清肺止咳药，治疗组（102例）选择常规静脉用药加口服清肺止咳的基础上加用穴位中药透皮导入，结果加用穴位中药透皮导入可快速缓解支气管肺炎的症状及体征，缩短疗程。

（五）综合外治

王频等通过动物实验观察小儿腹泻磁药脐疗袋的抗腹泻作用，磁药袋与单纯药袋两组均有止泻、抑制小肠推进率及镇痛作用，磁场和单纯药袋的效应具有协同性和互补性。以药、磁结合脐部治疗比单纯药物散剂外敷治疗小儿腹泻更加有效。朱锦善取艾条隔盐灸神阙穴，并采用足三里穴位注射维生素B12注射剂，具有针刺穴位及药物外治双重作用，疗程短、疗效好、见效快。刘振寰对小儿精神发育迟滞患儿进行中西医结合康复治疗，静点东莨菪碱、神经生长因子，配合中医头针疗法，治疗3个月总有效率55.5%，治疗6个月总有效率72%，头颅CT片好转率38.1%，对脑发育高峰期的患儿疗效尤为明显。刘振寰对6个月～7岁的150例脑瘫患儿选用Bobath、上田正法的物理治疗（PT）与作业治疗（OT）、语言治疗（ST），配伍针灸、按摩、中药浴、中医辨证施治等措施，对改善脑病损伤区的神经细胞功能，抑制异常运动模式与异常姿势反射，作用较好，提高了患儿的生存质量与生活自理能力。

第三节　医家医著

一、何廉臣与《新纂儿科诊断学》

何廉臣（1861—1929），名炳元，号印岩，浙江绍兴人。家世业医，其祖父何秀山为绍派伤寒名家。从小受家庭熏陶，初从同邑沈兰垞、严继春、沈云臣等医家习医。后又随名医樊开周临证3年。悬壶之后深感学识不足，乃决计出游访道，深究明清各家学说，于叶天士、王孟英诸家致力尤深。当时西洋医学在我国传播日广，何氏悉心研习，饱沃新知。寓居苏州1年，然后迁至上海3年，后回绍兴行医50年。与上海名医周雪樵、蔡小香、丁福保等交往甚密。20世纪初，何廉臣积极参与创建我国早期中医学术团体等医界社会活动。先后曾任中国医学会副会长，绍兴医学会会长，神州医药总会外埠评议员等。1908年，与绍兴医界同仁一起创办《绍兴医药学报》，该刊是我国近代最早的中医药期刊，何氏任副总编。1915年之后担任神州医药会绍兴分会评议长。其时，中医遭"废止"之辱，全国中医界奋起抗争，并组织"医药救亡请愿"，何氏与绍兴医界同仁一起全力支持。1929 年秋病逝。行医数十年，以善治时病著称，精于内、儿、妇诸科。何氏一生著述甚多，先后编辑出版《医药丛书》《国医百家》，还校订刊刻古医书 110 种，名曰《绍兴医药丛书》。著有《重订广温热论》《感症宝筏》《湿温时疫治疗法》《增订通俗伤寒论》《新医宗必读》《新方歌诀》《实验药物学》《新纂儿科诊断学》《肺痨汇编》《勘病要诀》《廉臣医案》《全国名医验案类编》等。何廉臣是清末民初一代名医，学识渊博。他倡导整理医籍以保存国粹，主张通过整理文献来保存中医学精华，在继承的基础上发扬中医。通过对中西两种医学的比较，主张以崇实黜华为原则，吸收新知。他治学严谨，对《黄帝内经》《伤寒论》以及明清各家学说均有较深造诣。在外感热病的辨治方面，指出："张长沙治伤寒法，虽分六经，亦不外三焦。言六经者，明邪所从入之门，经行之径，病之所由起所由传也。不外三焦者，以有形之痰涎、水饮、瘀血、渣滓为邪所搏结，病之所由成所由变也……病在躯壳，当分六经形层；病入内脏，当辨三焦部分。"

何廉臣《新纂儿科诊断学》是小儿疾病诊断学的专著。此书内容广博，立论精要，对小儿疾病无论是临床诊断，还是理论研究，都具较好指导意义。现有上海大东书局 1936 年第 6 版。

二、杨鹤龄与《儿科经验述要》

杨鹤龄（1875—1954），广东省大埔县人。其父杨继香业医，任职广东省城各善堂及育婴堂官医生。鹤龄自幼研读医书，17 岁考取医官，并于 1907 年其父殁后接任广州东山育婴堂内儿科医生职。民国后自设诊所，日诊幼儿二三百人。晚年整理临床心得，写成《儿科经验述要》（1949）一书。杨氏在育婴堂任职 6 年，其间留医病婴多属危笃重证，对于婴儿疾病，尤其是危重症的救治有深切体认。

《儿科经验述要》继承程康圃儿科八证说，并有所补充和发挥，共列 18 证。辨证精确，注重实效。如咳嗽一证，指出风热咳嗽与燥火咳嗽最为常见，治则强调理热痰在肺，理寒痰食痰在胃。专辟小儿湿温一证，主张初起以渗湿清热为主，又顾及小儿肝常有余，热邪容易引动肝风，而主加入平肝退热之品。

治法方面，擅用封脐法、灯火疗法等外治法，善用素馨花、南豆花、白莲花、腊梅花诸花药，芳香轻透，达邪外出，又无苦寒攻伐之弊。还善用广东当地药材如禾秧芽、苦瓜干、野芋头、蔗鸡（甘蔗节生出的嫩芽）、咸竹蜂、象牙丝等，简便廉验。该书最早版本为广州旧仓巷杨吉祥堂出版，广州九耀坊文华印务局印刷。1987 年当今医家邓铁涛将其编入《岭南儿科双璧》，由广东高等教育出版社出版。

三、顾鸣盛与《中西合纂幼科大全》

顾鸣盛，字滨秋，江苏无锡人。曾师从丁福保，通中西医学，在发起组织医学团体及主编医学期刊方面做了不少工作，顾鸣盛编《中西医学报》，主张中西汇通，但在丁福保支持下，发表了一些攻击中医的文章，虽未明显提出废止中医的思想，但颇以日本的反中医政策为先进。

顾鸣盛著有《中西合纂外科、妇科、幼科大全》及《中西医学丛书四种》。《中西合纂幼科大全》每节详论病源，分列"中医学说""西医学说"，二者比勘并观，颇能互相启发。

其版本有：上海大东书局从 1918 到 1936 年总共 18 版次石印，上海广益书局从1914 年至 1935 年 6 次独家石印。

四、恽铁樵与《保赤新书》

恽铁樵（1878—1935），名树钰，别号冷风、焦木、黄山民，江苏武进人。幼年父母双亡，而由叔父收养。恽铁樵天资聪颖，16 岁中秀才。由于乡风的熏陶，已涉猎《温病条辨》等医学著作，略通医道。在叔祖北山先生温热夹食，庸医妄投"小青龙"时，已能明辨是非，提出质疑。1903 年考入上海南洋公学，攻读英语，曾于湖南长沙任教英语，后来回到上海担任浦东中学教师。闲暇时，翻译了不少西洋小说，文笔流畅，而渐知名于文坛。受到商务编译所张菊生的赏识，延聘为《小说月报》的主编，成为近代中医界精通旧学，又系统接受新学制教育的第一人。他最初在长沙时，因医误治，造成一耳失聪，后又连续丧子丧女，1921 年恽铁樵辞去了商务编译所编辑一职，专职挂牌行医。1925 年创办"铁樵中医函授学校"。1935 年卧床不起，7 月溽暑高热而逝，年仅 58 岁。临终前一天犹改定《霍乱新论》，为中医学术的发展鞠躬尽瘁。他对西医学也有较深研究，认为中医有实效，西医有长处，医学基础各异，从而形成了两个不同的体系。他认为发展中医，"万不可舍本逐末，以科学化为时髦，而专求形似，忘其本来"。

他的主要论著:《药盦医学丛书》（论医集 2 卷，医学平议 1 卷，见智录 3 卷，伤寒论研究 4 卷，温病明理 4 卷，热病学 1 卷，生理新语 5 卷，脉学发微 5 卷，病理概论 1卷，病理各论 1 卷，临证笔记 1 卷，临证演讲录 1 卷，金匮翼方选按 5 卷，风劳臌病论 3 卷，保赤新书 4 卷，妇科大略 1 卷，论药集 1 卷，十二经穴病候撮要 1 卷，神经系病理治疗 1 卷，鳞爪集 4 卷，包括霍乱新论、梅疮见恒录、金匮方论等，伤寒论辑义按 6 卷，药盦医案 7 卷）《恽铁樵遗著选》（见智录续篇、读金匮翼）。

《保赤新书》（1929），4 卷。卷 1，小儿难育之故、胎教、饮食七情方面当戒的、种痘、天花病状、鼻苗、牛痘；卷 2，痧疹、沙子病状与初起三大病状、最初三逆证、痧子最要药与次要药、痧子不可用之药及其理由、痧痘之原理；卷 3，惊风、发明惊风原理上及钱氏喻氏各家学说、发明惊风原理下及沈氏学说；卷 4，惊风成方甲并说、惊风成方乙并说。所撰《保赤新书》对惊风原理上至钱乙，下及喻昌沈金鳌各家，结合西医脑神经生理病理学说进行了详细深入的探讨。

该书有上海中医学院图书馆馆藏版本，1990年12月据此版本予以校正影刊，编入《历代中医珍本集成》。

五、徐小圃与《儿科名家徐小圃学术经验集》《近代中医流派经验集——徐小圃经验集》

徐小圃（1887—1961），名放，上海人。幼承庭训，家学渊源，弱冠时悬壶问世，广用伤寒方以治少小疾患，具有丰富的临床实践经验和独具创见的学术思想，尤其擅长用温热药如三拗汤、小青龙汤等加减，常以麻黄宣肺为主治疗肺系疾患，疗效卓著。因而有"徐麻黄"之称而名噪上海。徐氏为人谦虚谨慎，虚怀若谷，凡同道有所长，辄竭诚请教，对祝味菊先生善用温阳药治疗内科疑难病证尤为服膺。并积极从事社会学术活动，曾任国医分会监察委员、中国医学院董事长、神州医学总会会长等职，并任教于上海复兴中医学校。

徐氏一生虽未著书立说，但儿科治疗经验影响很大。其门人、学生成名成家者不乏其人，将其经验汇总为《儿科名家徐小圃学术经验集》《近代中医流派经验集——徐小圃经验集》，他强调顾护小儿阳气，力倡"小儿以阳气为本"的思想，以及临证善用桂、附等温阳之药，最早报道小儿夏季热病，并创温下清上汤治疗。

《儿科名家徐小圃学术经验集》由陆鸿元，邓嘉成主编，上海中医学院出版社1993年出版。

六、赵心波与《赵心波儿科临床经验选编》

赵心波（1902—1979），字宗德，北京人。出身于中医世家，受家学熏陶，曾在北京安定门余庆堂药店学徒，后师从清末名医王旭初为师，学徒4年，1925年起挂牌行医。初诊治内、妇、儿科，后专攻儿科，因疗效卓著，誉满京城。1949年后入北京中医进修学校学习，并留校门诊部工作。1958年任中医研究院西苑医院儿科主任，并曾被派往蒙古人民共和国工作1年。1959年获卫生部嘉奖。他临证强调望诊，精于观察疾病发展趋向，善用针灸、捏脊、刮痧、外治等综合治疗，研制清解丹、健脾散、千金散等，善于以温病学理论指导治疗小儿发热性疾病，在治疗神经系统疾病及调治小儿脾胃疾患等方面，有独到之处。

《赵心波儿科临床经验选编》由中国中医研究院西苑医院儿科整理，全书分两部分。前一部分介绍了赵氏对34种儿科常见病的辨证论治、处方用药经验，后一部分载述赵氏经治病案90余则，分别按病况、立法、方药、治疗过程、按语予以记录。书中还收录了赵氏常用的13首验方。由人民卫生出版社2005年9月出版。

七、王伯岳与《中医儿科学》《王伯岳医学全集》等

王伯岳（1912—1987），四川省中江县人。王伯岳出生于三世医家，自幼接受私塾，早年在中药栈学徒，师满后悬壶成都。1955年随父调入北京，成为中国中医研究院研究员，北京西苑医院儿科研究室主任，全国著名老中医，历任中华中医药学会儿科专业委员会主任委员，中华人民共和国药典委员会委员，中国中医研究院学术委员会副主任委员，第七届全国政协委员、全国政协医药卫生工作委员会副主任委员等。王伯岳学识渊博，学术造诣精深，临床经验十分丰富，尤以儿科著称，北京群众誉为"小儿王"。王伯岳精于辨证，辨证时尤重表里，注重脾胃调理助运，有祛邪护脾、利水和脾、消导运脾、健运补脾诸法，反对一味壅补。论治立法严谨，用药审慎，变化精辟。治疗疾病注意攻不伤正，补不碍滞。王伯岳还主张小儿患病之后也应重视调理，"三分医药，七分调理"。王伯岳的主要学术著作有《中医儿科学》《中医儿科临床浅解》《中医临床家王伯岳》等。

《中医儿科学》由王伯岳、江育仁主编，是我国第一部全面系统阐述中医儿科基础理论与疾病治疗的大型专著，全书130多万字。该书分为总论和各论两部分，总论系统论述了儿童保育、护理、儿科诊断、辨证及治疗要点；各论介绍了初生儿疾病、传染病、时令病及内、外、五官各科病证共160多种，具体分析了每种病证的历史源流、病因病机、辨证要点、治疗总则、分证施治、单方验方以及预防护理，并摘编了大量文献参考资料。该书于1984年由人民卫生出版社出版。

《中医儿科临床浅解》，王伯岳编撰。该书是王伯岳为当时风行全国的《赤脚医生杂志》撰写的中医儿科临床系列讲座资料的汇集本。该系列讲座深入浅出讲解中医儿科常见病、疑难病的辨证论治，见解精辟，实用性强，杂志刊载后反应热烈，汇集出版以飨读者。人民卫生出版社1976年出版。发行43万册，创中医专业书籍发行量之最。

《中医临床家王伯岳》由张士卿、王学清等编撰。该书是中国百年百名中医临床家丛书之一，全书包括医家小传、专病专论、诊余漫话、年谱等，详细介绍了王伯岳的生平、师承传授、学术主张，对儿科常见病、疑难病症的诊治经验，以及为学生及医务人员作的专题学术报告。附录收载朱锦善《王伯岳学术思想简介》一文以及王伯岳父亲著名中医儿科专家王朴诚先生传略。该书较全面反映王伯岳在中医儿科领域的理论建树、临证经验、学术见解、治学精神与医德风范。中国中医药出版社2001年出版。

《王伯岳医学全集》，朱锦善、王学清、路瑜主编，该书全面收集整理王伯岳从医50多年的医疗经验与个人著述，真实反映其从医生涯、学术成就、人文风采与历史贡献，是全面研究与传承王伯岳人文思想与医疗学术最完整的著作。被后世医家誉为"我国当代中医学术的宝贵财富，是《大医文库》中的一朵奇葩，对中医医疗、教学、

科研、管理，均有极强的实用价值和深远的指导意义。"全书分为五编：第一编，家世传略，概述王伯岳幼承庭学、先文后医、先药后医、家传相承的学医历程和"开门问疾苦、闭户阅沧桑"的从医生涯。第二编，学术论著，包括"临证论治"与"学术著述"两个部分。"临证论治"收集王伯岳亲撰的儿科19个病症的证治方药经验，按概述、治法述要、例方选介、简易方选介、成药选介进行叙述；学术著作收集37篇王伯岳对中医理论研究、文献研究以及临床医学研究的论述文稿，原文原句呈现王伯岳先生的学术见解、临证思维与学术成就。第三编，医疗经验，从多方面、多角度重点论述王伯岳的医疗经验和医案精华，医案均以"按语"形式加以提示。第四编，中医建言，突出展示王伯岳作为全国政协委员、全国政协医药卫生工作组副组长，为振兴中医的建言献策、倡导创建"中医少年班"、牵头创建全国中医儿科学会、主持编写我国第一部《中医儿科学》巨著等历史性贡献。第五编，诗文信札，该编选辑王伯岳部分诗词、随笔、书信。附编收录王伯岳年表、成都王翁焜山墓志铭、王小儿歌和传承谱系，以及张奇文、朱锦善等的纪念文章。全书约77.8万字，2012年9月由中国中医药出版社出版。

八、江育仁与《中医儿科学》《现代中医儿科学》《实用中医儿科学》等

江育仁（1916—2002），江苏常熟人，17岁时曾拜江苏名医李馨山为师，出师后又赴上海中国医学院再行深造，得到上海名医徐小圃的指教。从医60余年，历任南京中医药大学教授、江苏省中医医院主任医师、中华中医药学会儿科分会名誉会长、中华中医药学会江苏分会名誉会长、江苏省人大常委会常委等职，学术造诣精深，对儿科学术理论有独到见解，倡导运脾疗法，认为健脾在运不在补，疳证分为疳气、疳积、干疳，复感儿不在邪多在正虚等，对儿科临床有很好的指导意义。主编了多种中医儿科学术著作，如《中医儿科诊疗学》《中医儿科纲要》《中医儿科临床手册》《中医儿科学》《现代中医儿科学》《实用中医儿科学》等著作，1955年江苏省中医进修学校成立之初，在一无教师、二无教材的情况下，江氏编写了第一本《中医儿科纲要》，这本自编教材后来成为编写全国中医药高等院校第一部中医儿科学教材的主要蓝本。

《高等医药院校教材·中医儿科学》（5版教材），由上海科学技术出版社出版（1985年4月第1版）。为供中医学专业使用的全国医药院校教材。全书共分四章：儿科学基础，常见病证，时行疾病，初生儿疾病。附录有小儿常用针灸疗法、推拿疗法、方剂汇编和儿科常用中成药。本书是根据全国高等医药院校中医专业（专科）的课程基本要求和教学大纲的精神，由国家中医药管理局组织编写的，以先进性、科学性、实用性为原则，适用于中医本科层次教育，为中医儿科学教学、临床、科研提供了一本精品教材。

《实用中医儿科学》江育仁、张奇文主编，上海科学技术出版社，1995年9月第1版，2005年12月第2版。这是20世纪末及21世纪初出版并修订的大型中医儿科学专

著，系统论述了中医儿科学基础理论和临床疾病的辨证论治。本书从中医儿科临床实用出发，重点突出中医辨证论治、理法方药的系统性，辨证与辨病相结合。是一部大型、实用的中医儿科学工具书。本书获 2001 年中华中医药学会康莱特杯优秀学术著作奖一等奖。2005 年再版进行了较大规模的补充和修订，所论疾病和病证增至 220 多种，字数增至 164 万字，由朱锦善（执行副主编）等协助完成修订工作。

《现代中医儿科学》（上海市"十五"重点图书）江育仁、朱锦善主编，上海中医药大学出版社 2005 年 5 月第 1 版。该书从现代中医儿科临床实际需要出发，从中医的辨证论治思维和疾病的变化规律入手，牢牢把握中医儿科特点，融合现代中医及中医儿科的最新成果和治疗经验，是一部倡导中医辨证论治思维，指导现代临床的中医儿科学实用型工具书。全书分四篇：基础篇，介绍中医儿科临床基础知识；证候篇，介绍儿科急症及常见证候证治；疾病篇，介绍儿科多系统疾病的症治；附篇，介绍儿科常用中药、针灸、推拿等。中华中医药学会儿科分会会长张奇文教授对本书的评价："江育仁教授以其对中医坚定的信念和深邃的洞察力与朱锦善教授共同主编《现代中医儿科学》以倡导辨证论治思维，指导现代儿科临床为编写宗旨，邀集全国中医儿科专家共同完成这一新世纪的新专著，令人敬佩。这部中医儿科巨著立足临床，放眼未来，继承发扬，继往开来，是我国中医儿科园地的一朵绚丽的奇葩。这是新世纪初编辑出版的一部具有重要意义的中医儿科巨著，它将对中医儿科医疗教学科研产生重大影响。"

《江育仁儿科经验集》郁晓维、孙轶秋编，上海科学技术出版社 2004 年 12 月第 1 版。

全书共分 7 部分，第 1 ～ 2 部分介绍江育仁教授的主要学术思想，第 3 ～ 4 部分介绍江育仁教授富有特色的临证经验，以及对儿科常见病的治疗法则和心得体会，第 5 ～ 6 部分中选录了部分病案和经验方。第 7 部分选载了江育仁教授的部分论文。是一部对于现代著名中医儿科学家江育仁教授的学术思想、专业建树、临床经验全面总结的学术著作。

九、董廷瑶与《幼科刍言》及《幼科撷要》

董廷瑶（1903—2002），字德斌，号幼幼庐主，出生于浙江鄞县中医世家。幼承庭训，得祖父亲授，勤诵经史子集，唐宋范文，进而能文作赋。15 岁起严父亲自督教医经典籍及汉唐方书，精读《素问》《灵枢》、仲景学说，继而各家学说。又遍访名师，博采众长。弱冠之年，家父病逝，即继祖业，独立应诊，以其家学渊源，医术精湛，名闻江浙。抗战避难迁沪，悬壶上海，专擅幼科，名噪遐迩，享誉海内外，1995 年评为上海市名中医。历任静安区中心医院中医科主任、上海市中医文献馆馆长、名誉馆长、上海市中医门诊部顾问、主任医师、上海市中医研究班主任、上海市政协委员、上海中医药大学客座教授、中华中医药儿科分会顾问。从事中医工作 70 余年，学识渊博，医术精湛，医德高尚，救治危重病儿无数。著有《幼科刍言》及《幼科撷要》，发表论文近百篇。

《幼科刍言》董廷瑶撰，由上海科学技术出版社 1983 年 8 月出版，全书分概论、治疗经验、医案、医论、医话五个部分。概论部分论述董廷瑶临证九诀，即明理、识病、辨证、求因、立法、选方、配伍、适量、知变。治疗经验部分，论述麻疹、乙脑、痢疾、肺炎、泄泻、癫痫等 12 个病种的辨证论治。医案分为急性热病、呼吸道病、消化道病、其他病症 5 方面，充分展示董氏辨证灵活的临床功底。医论部分论述了小儿用药要点，及对中医的现状和发展前景的精辟观点。医话部分论述育儿、调养和临床辨舌察色以及对医德、医教的鲜明观点。

《幼科撷要》由门人宋知行、王霞芳整理，百家出版社 1990 年 12 月出版。全书分论著、学术渊源探讨、方药运用、临床总结、医案、面诊 6 个部分。该书重点对中医理论文献的整理研究、仲景方、钱乙方的临床运用、脾胃学说、温病学说的研究和运用，以及《幼幼集成》学术经验的发挥等，进行论述。在临证经验方面，介绍了《黄帝内经》分部面诊及董廷瑶分部面诊和山根色诊的体会。分别对暑证、急重症、小儿发热证治等急性热病，疳证、慢性泄泻、脚气型泄泻，"火丁压法"治疗婴幼儿吐乳症等进行研究总结，以及方药运用方面对桂枝汤、苓桂术甘汤、涤痰汤、二陈汤类方、生脉散、止嗽散、保赤散、金箔镇心丸、川椒治瘘，干姜、细辛、五味子治哮喘，三棱、莪术治疳证等，加以介绍。临床总结部分共有 9 篇文章，医案部分则是重点介绍小儿神经、神志病、瘘证、五软、眼球震颤、血尿、急性肾炎及内科杂病等难治性病症的治疗案例。

十、黎炳南与《黎炳南儿科经验集》

黎炳南（1914—2012），广东省惠州惠城区人。毕业于广东中医药专科学校。历任惠阳医馆副馆长、惠州卫生工作协会主任委员、广州中医药大学教授，是中华全国中医学会广东儿科学会副主任，中华医学会广东儿科学会名誉顾问。出身医学世家，擅长中医儿科、内科。1978 年省政府授予"广东省名老中医"称号。

《黎炳南儿科经验集——全国著名中医经验集丛书》，由黎世明主编，人民卫生出版社 2004 年出版。本书重在介绍黎炳南儿科学术与医疗经验，内容包括其生平传略和治学经验、学术见解、哮喘论治、临床经验、医话选录、病案评析 6 部分。在黎氏丰富的临床经验中，以论治哮喘为其特长，故以独立篇章作专门介绍。

十一、刘弼臣与《刘弼臣临床经验辑要》《中医临床家刘弼臣》《幼科金鉴刘氏临证发挥》《中医儿科经典选释》等

刘弼臣（1925—2008），江苏扬州人，第八届全国政协委员，第八、九、十、十一届北京市人大代表，中华中医药学会儿科分会名誉会长，中国中医药高等教育学会儿

科分会终身名誉理事长，全国中医儿科科研成果评审委员会主任，北京中医药大学学术顾问，东方医院、东直门医院儿科研究室主任，在国内外发表学术论文 100 余篇，医学专著 10 余部，主持国家七五重点攻关课题——小儿眼肌型重症肌无力的临床研究，获得国家科技进步三等奖。

《刘弼臣临床经验辑要》，刘弼臣著，刘昌明等整理。中国医药科技出版社 2002 年出版。本书系刘弼臣从医 60 余年的经验精粹，分为"医论医话""疾病证治""儿科验案""巡回治验"4 部分，充分体现了刘氏对儿科常见病和疑难杂症独到而丰富的诊疗经验，其中所选儿科验案辨治颇具代表性，遣方用药独具匠心，疗效显著，能直接指导医生临床诊断。巡回治验为基层常见内、外、妇、儿各科疾病的病案精选，多为针药并用，简便灵验，此部分内容最适于基层医生阅读参考，是不可多得的宝贵资料。

《中医临床家刘弼臣》，于作洋编，中国中医药出版社 2001 年出版。书系《中国百年百名中医临床家丛书》之一种，该书介绍了中医儿科医家刘弼臣的生平传略，学术思想及临证经验。刘氏中医药理论深厚，继承并融会诸家之长，将理论与临证实践紧密结合，积 50 年的医疗经验及教学体会，形成自己精于五脏证治的学术思想，对脑积水、抽动—秽语综合征等多种疑难病及 30 多种常见病，提出有创见性的治法方药，为中医工作者提供了一本珍贵而有新意的儿科临证研究专著。

《幼科金鉴刘氏临证发挥》刘弼臣编著，中国医药科技出版社 2004 年出版。《医宗金鉴·幼科心法要诀》是清代广为流传的中医儿科学专著。刘弼臣对此书进行了临证发挥。全书每篇均分"原文释义"和"古今应用"两大部分。前一部分对原著的难解词语做了解释；后一部分以阐述古代医家对辨证论治、遣方用药以及见微识变、预后判别的方法和法则，并附以现代病例加以佐证。

《中医儿科经典选释》刘弼臣著，中国医药科技出版社 2003 年出版。本书系刘弼臣选集散佚在儿科古典著作中的赋文、词类、诗歌，分为上、中、下三篇，命名为《中医儿科经典》。本书对经典原文用浅显词语逐一注译，以利阅读，这是一部非常难得的宝贵资料。上篇为赋类。包括：①小儿专科赋，②小儿发病根源赋，③小儿面部形色赋，④幼科发微赋，⑤幼科指南赋（1），⑥幼科指南赋（2），⑦幼科指南赋（3），⑧慈幼傲心赋，⑨推拿代药赋，⑩变蒸赋，⑪原疹赋，⑫麻疹骨髓赋增补，⑬辨痘赋，⑭金镜赋，⑮节制赋，⑯权宜赋，⑰药性赋。中篇为词类。包括：①观形察色西江月词（7 首），②小儿脉法西江月词（2 首），③小儿治法西江月词（7 首），④胎疾西江月词（10 首），⑤静远主人麻疹西江月词（34 首），⑥水痘西江月词（2 首），⑦惊风西江月词（8 首），⑧疳证西江月词（3 首），⑨发热西江月词（4 首），⑩咳嗽西江月词（14 首），⑪哮喘西江月词（2 首），⑫呕吐西江月词（11 首），⑬泄泻清江引词（3 首），⑭泄泻西江月词（25 首），⑮吐泻西江月词（5 首），⑯痢疾西江月词（13 首），⑰疟疾西江月词（4 首），⑱黄疸西江月词（2 首），⑲浮肿西江月词（4 首），⑳胀满西江月词（5 首），㉑心腹痛西江月词（4 首），㉒疝气西江月词（2 首），㉓夜啼西江月词（2首），㉔痫证西江月词（2首），㉕诸汗西江月词（2首），㉖诸疮西江月词（2首），㉗丹毒西江月词（6首），㉘二便西江月词（11首），㉙头项病西江月词（2首），㉚目病西江月词（6首），㉛耳病西江月词（1首），㉜鼻病西江月词（2首），㉝口病西江月词（1首），㉞舌病西江月词（1首），㉟牙病西江月词（1首），㊱喉病西江月词（3首），㊲形声病西江月词（3首）。下篇为诗歌类。

十二、王静安与《王静安临证精要》

王静安（1922—2007），成都人。9岁拜四川名医廖里癸为师，学医后又跟随李辉儒、周秉良、曾文轩等12位名医，学习内、外、妇、儿、针灸等。从事中医60余年，精于儿科，并对中年早衰、老年性痴呆、慢性疲劳综合征及妇科疾病等有独到见解。在群众中有"王小儿"之美称。历任成都市名中医，成都市中医医院主任医师、中华中医药学会儿科分会顾问等，2005年中华中医药学会授予"国医大师"的称号。主要著作有：《王静安临证精要》《静安慈幼心书》。

《王静安临证精要》，王静安著，四川科技出版社2004年出版。本书主要介绍了王静安在治疗小儿疾病、妇科疾病方面独到的方药和经验。本书集作者近半个世纪医道之精粹，熔多年医学研究的成果，针对儿童的特殊生理和心理，对其常见病，多发病，深入浅出地阐述了用方、用药的精深医道。

十三、衷诚伟与高等中医院校函授教材《中医儿科学》

衷诚伟（1930—2007），江西南昌人。早年就读于江西医学院儿科专业和江西中医学院西学中班。历任江西中医学院儿科教授、主任医师。中华中医药学会儿科分会常务理事，中国中西医结合研究会江西分会常务理事，江西省中医儿科学会名誉主任委员，江西省中医药专家科技委员会委员，《江西中医药》杂志常务编委，卫生部高等医药院校中医教材编审委员会委员。从事中西医儿科医疗教学科研工作50余年，擅长治疗小儿咳喘、吐泻、紫癜、肾炎、心肌炎、婴儿胎黄等病症。发表论文20余篇，出版著作10余部，主编高等中医院校教材《中医儿科学》。

高等中医院校函授教材《中医儿科学》，衷诚伟主编。湖南科学技术出版社1987年出版。该书体现中医特色，理论联系实际，便于学员自学。包括儿科学基础，新生儿病证，小儿传染病，其他病症及附录等，每病之后附有自学指导。是我国第一本高等中医院校中医儿科学函授教材。

十四、王烈与《婴童哮论》等

王烈（1930— ），辽宁省盖县人。王氏早年就读于哈尔滨医科大学儿科专业和长春中医学院西学中班。历任长春中医学院附属医院儿科终身教授、主任中医师，中华中医药学会儿科分会副会长、中国中医药高等教育学会儿科分会名誉理事长、中国中西医结合学会儿科分会委员和吉林省中医儿科学会名誉主任委员。王氏临证擅长小儿肺疾之治，尤致力小儿哮喘的中医防治研究。著有《婴童哮论》《婴童医鉴》《婴童巽集》《婴童病案》《婴童厄话》等，发表治哮灵研究等学术论文 120 余篇。

《婴童哮论》，王烈著，吉林科学技术出版社 2001 年出版。全书分 4 篇介绍当今医家对哮证的论述与治验，以及王烈本人对哮喘的研究成果和诊疗经验。

十五、张奇文与《儿科医籍辑要丛书》《实用中医儿科学》

张奇文（1935— ），山东省寿光市人。主任医师、教授。历任山东省潍坊市中医院院长、山东中医学院中医系主任、山东省中医药研究所所长、山东中医学院党委书记、山东省卫生厅副厅长（正厅级）、山东省医学会会长、山东省中西医结合研究会会长、中华中医药学会儿科分会会长、澳洲全国中医药针灸联合会学术顾问、名誉会长，澳洲中医学院客座教授、学术顾问。山东省政协第四、五、六届委员。1998 年退休后，回到故乡潍坊市先办本草阁，后办百寿堂为民治病，服务乡里。学术造诣深厚，临证经验丰富，认为"小儿应重视望诊，四诊合参，提倡内外合治剂型改革，提出"肺胃肠相关论与肺胃肠相关病在儿科临床中的地位""妇科治疗首重调补冲任"，均受到国内外中医界的重视。发表学术论文 70 余篇，出版专著 18 部，主编《实用中医保健学》（人民卫生出版社 1989）、《儿科医籍辑要丛书》（山东科技出版社 1991）、《实用中医儿科学》（上海科技出版社 1995）、《妇科医籍辑要丛书》（人民卫生出版社 1995）、《名老中医之路》（山东科技出版社 1984）、《幼科条辨》（山东科技出版社 1982）、《中国灸法大全》（天津科技出版社 1993）等。

《儿科医籍辑要丛书》，张奇文主编，山东科技出版社 1991 年出版。全书 6 册，即儿科基础理论，初生儿病症，儿科常见病证上、下册，小儿时行病证，小儿病证外治法。全面系统辑录整理历代中医著作中有关儿科的重要内容，归类点注。是当代对中医儿科学医籍精华进行全面整理的一部著作，实用性强。

《实用中医儿科学》，张奇文、朱锦善主编，中国中医药出版社，2016 年 07 月第 1 版。本书紧扣"实用""中医""儿科学"三大关键词。全书分儿科学术源流、儿科基础、儿科治法、儿科名医验方、证候、疾病及附录 7 篇。内容宏富，论证深入，理论全面，治疗实用，概括古今，面向未来。是大型实用型中医临床医学参考工具书，可供中医界、特别是中医儿科界高、中级医疗、教学、科研人员参考。本书内容有三大特点：一是体现厚重的中医儿科基础理论，从中医儿科学术源流、古今历代儿科重要医著到中医儿科学基础理论，从儿科发病特点、诊疗特色到小儿养育保健与护理特点，均系统论述；二是融汇古今儿科学术精华与医疗经验，对儿科病证分中医传统候证与现代临床疾病加以论述，力求全面系统，更着力于精确实用，注重实践，将适用于小儿的传统疗法如外治、推拿、针灸，以及民间便方、名医验方运用于现代儿科临床；三是专注于辨证论治的中医临证思维，破除"辨证分型""分型（证）施治"的西医思维模式与框框，从临床实际出发，对每一病证的治疗以［证治条辨］的形式编写，充分体现中医辨证论治的原则性、灵活性与包容性，并对每一病证专设［临证思路］一栏，从"病机辨识""症状识辨""治法与处方原则"以及"用药式"四个方面加以阐述，是从疾病"纵"的方面进行分析。囊括儿科古今经验，立足临床实用有效，回归中医本源，凸显中医思维，提高中医辨证论治水平与临证能力，以达到"授人以渔"的目的。

十六、朱锦善与《儿科临证 50 讲》《儿科心鉴》等

朱锦善（1947— ），江西省安福县人，主任医师，教授。1969 年毕业于江西中医学院，师从全国名老中医、中医儿科学泰斗、中国中医研究院王伯岳教授。主任医师，教授，历任江西中医学院儿科教研室暨附属医院儿科主任，江西省中医药学会儿科专业委员会主任委员，江西省高等学校首批中青年学科带头人，深圳市儿童医院首任中医科主任，中华中医药学会儿科分会副会长兼秘书长、顾问，中国中医高等教育学会儿科分会常务副理事长。从事中医儿科医疗、教学、科研工作 50 年，通晓中医儿科学术发展史和儿科各家学说，对温病学说、小儿脾胃学说有深入研究，擅长治疗小儿肺、脾、肾相关疾病及疑难病症，擅长小儿体质调理，深港地区群众誉为"深圳小儿王"。发表学术论文 100 余篇，出版学术专著及大学教材 30 余部。代表作主要有《儿科心鉴》《中医育儿》《儿科临证 50 讲》《现代中医儿科学》《实用中医儿科学》等。

《儿科临证 50 讲》，朱锦善编著，中国中医药出版社 1999 年出版，2012 年评选为中医畅销书再版，并易名为《朱锦善儿科临证 50 讲》。全书共有 50 讲，分上、下两篇。上篇临证论治，论述小儿常见病、疑难病症的辨证论治和方药运用，提出辨证要领，详述方药变化应用，博采古今医家经验，融合作者临证心得。下篇研究心得，对儿科领域的重大课题，如小儿体质与临床、小儿脾胃与临床、小儿外治法应用以及儿科学术源流、古今儿科名医钱乙、陈文中、陈复正、王伯岳的学术思想和医疗经验的研究心得。

《儿科心鉴》，朱锦善主编，即本书，由中国中医药出版社 2007 年第 1 版，2017 年增补修订于 2019 年第 2 版，全书 202 万字。全书 3 卷：第 1 卷，中医儿科学术源流。以中医儿科学学术发展为脉络，以历代中医儿科学学术史料为基础，系统全面深入反映中医儿科学术理论与临床医疗的演进与发展。内容包括中医儿科学的起源、奠基，中医儿科学术与临床体系的形成，中医儿科学的发展。第 2 卷，中医儿科学术理论。全面、系统、完整地整理支撑中医儿科学术体系的中医儿科学重要的理论学说，包括禀赋学说、胎教学说、变蒸学说、体质学说、小儿养护学说、小儿生理学说、病因病机学说、诊法学说、治法治则学说、小儿外治推拿、小儿脾胃学说、惊风学说、疳证学说、推拿学说、寒温流派等，系统地反映中医儿科学重要理论学说与寒温流派的源流与学术争鸣。第 3 卷，中医儿科各家学说与医疗经验，从我国历史上记载的第一个

小儿医扁鹊至当代的著名儿科医家中，共选取 34 位历代有代表性的儿科名医大家，内容包括：每位名医的生平、师承传授、主要著作、儿科学术思想、临证经验、方药创见、古今评鉴、轶闻趣事、年谱等。全面、真实地反映历代儿科名医的历史功绩、学术影响和医疗经验。

这是第一次全面、系统、完整地研究和整理中医儿科学学术发展史、中医儿科学的重要学术理论、中医儿科各家学说及医疗经验。

第四节　中医儿科学术发展现状的反思与前瞻

自扁鹊为"小儿医"以来的 2400 余年，中医儿科学经历了起源、奠基、形成、发展的不同阶段，在中医基本理论指导下，自成体系。同时，中医儿科学领域的多项成就，从钱乙的脏腑辨证论治纲领与创立的五脏虚实补泻方剂，以及钱乙的脾胃学术思想，到叶天士唯一手定《幼科要略》中关于小儿四时病症的诊治而发展成温病学说等等，又为推动整个中医学术的发展作出了贡献。就儿科学体系而论，中医儿科学还创立了多项世界记录，比如：隋唐时期已经有多部儿科学专著问世，隋唐时代已在太医署正规培养 5 年制少小科专科医生；宋代建立了理论与临床内容完备、水平较高的儿科学体系，刘昉的《幼幼新书》是当时世界上最为完备的儿科学巨著；明清时代儿科学术水平快速发展提高；我国人痘接种术的发明及世界范围内的推广应用等等。人类跨入 21 世纪之际中医儿科学也进入了新的发展时期，同时又面临机遇与挑战。如何面对机遇、面对挑战，如何与时俱进，使中医儿科学术健康发展，是摆在我们每一位中医儿科学工作者面前光荣而又艰巨的问题。回顾中医儿科学术发展的历史，面对中医儿科学术发展的现状，进行检讨与反思，很有必要，它将有助于向前探索与发展。

一、关于中西医结合

东西方文化具有巨大的差异，它们对人体生命科学的不同认识，构成了东西方几乎完全不同的中西医理论体系。也就是说，中西医的理论体系是东西方文化从不同角度、不同层次对人体生命科学的不同认识，但都能达到防治疾病，保障人体健康的目的，可谓殊途同归。

自 20 世纪开始，西医文化的大量进入，给中华土地上的中医文化带来巨大撞击。虽谓"殊途同归"，但毕竟"道不同"，认识不同。古语云"道不同不相为谋"，在医学领域却不能"不相为谋"，如何沟通，互相促进，达到真正的结合，对于人类文明来说应当是大有裨益的。因此，自 20 世纪开始便提出了"中西医汇通""中西医结合"的理念。大抵在 20 世纪前半叶，以理论认识上的对照"汇通"为主，后半叶则在医疗、教学、科研领域里，"中西医结合"成为一种主要的形式。这种"主要的形式"的实际内容，主要表现在：中西医病名的对照，运用西医的认识来解释中医，运用西医西药的理论来研究中药，西医辨病与中医辨证，临床上中西医双重诊断、双重治疗等。因此，在近50年来，虽然"中西医结合"取得了一些成绩，但仍然处于摸索阶段，中西医在理论上、在临床上还没有找到真正的结合点，离中西医结合的理念还相距甚远。必须指出的是：目前的这种中西医结合的现状与思路，还带有很大的盲目性和随机性，应当引起人们的思考。怎样才能找到真正的结合点，怎样才能最大限度地发挥中西医各自的长处，取长补短，达到真正的有机结合，是我们应当认真思考的问题。

（一）关于中西医病名对照

中西医病名对照，是中西医汇通的第一步。从历史发展的轨迹来看，自20世纪初即开始了中西医病名的对照汇通。1918年出版的顾鸣盛撰著的《中西合纂幼科大全》，即将中西医儿科病名做了初步的对应，1947年沈伯超著《儿科更新》则几乎主张以西医病名替代中医病名。20世纪下半叶，特别是80年代以后，则几乎达到中西医病名双重诊断。

应当指出，西医在微观认识疾病上，由于科学的进步，是比较细致的、直观的、可取的。虽然它有许多未知认识，但就已知的得到科学证实的疾病认识，已得到公认。这些认识，基本上揭示了这些疾病的发生变化规律，应当说西医病名的认识更为客观、直观。实际上，中医病名的认识，经过一二千年临床检验而确立的病名，也揭示了中医的认识规律。因此，许多病名可以相通，或可相近，比如天花、麻疹、水痘等，就可相通；其他大量的病名，如厌食、腹泻、水肿、肺炎喘嗽等等就可相近。中医病名以证的认识为主，而证包括的范围较广，比较笼统；西医的病名对某一疾病的认识单一性好，也更为直观。中西医病名对照，应当是一种进步，是中西医沟通的第一步，为进一步的沟通和结合打下基础。但是医学领域有太多的未知数，许多疾病的病名目前还无法对应，无法对照，勉强对照，是不恰当的，不利于医学的发展。比如乙脑和暑温，乙脑属于暑温，但不是说乙脑就是暑温，或暑温就是乙脑。应当采取同则同之，不能同的，又不能共的，采取约定俗成的称谓。因此在病名问题上，中西医有许多疾病名称不同，应当求同存异，目前不宜急于求成，强调一律，过早的搞中西医病名对照，事实上还不可能，不能要求大家接受目前还没有认识到的事物，也不能要求大家丢弃已经认识的事物。

（二）关于西医辨病与中医辨证

目前在儿科领域，甚至整个中医领域，采取西医辨病与中医辨证相结合的形式。应当说，这一形式值得称道，也是中西医结合研究很重要的实践。这一形式，既能展示西医辨病的长处，又能领略中医辨证的优势，应当说这是两长相加，也是中医学术发展在新时期的切入点。

几千年来，中医学是在东方文化的理念指导下，从长期医疗实践中不断总结发展起来的。长期以来，中医是通过中医的病名来确立和认识疾病，20 世纪以来由于西医的东进，加上科学技术的发达，西医病名的更加直观、更加客观、更具有单一性的揭示疾病规律的认识，为中医所接受，也是历史的必然。从历史发展来看，西医的进入为中医的发展带来巨大的撞击，也带来巨大的机遇。

如何使西医辨病与中医辨证结合起来，使之更好地发挥长处，为临床医疗服务？这是摆在我们每一位中医工作者面前的具有挑战性的问题。也是在当前历史时期，中医学从固有的中医疾病认识，转移至对西医病名疾病的中医辨证论治认识的途径。这是中医学发展的一个跳跃。在这个跳跃中，我们应当认真地、深入地进行探索，充分地发挥中医辨证论治的精华，把中医辨证论治发挥极致，而不要简单化、肤浅化、程式化、固定化。

必须指出，当前的西医辨病与中医辨证的"结合"，在中医辨证方面过于简单化、程式化、固定化。一个病名之下，列两三个，或三四个，或五六个中医"证型"，就作为大学的教科书，作为临床的规范，作为国家行业的标准，未免过于简单、过于肤浅、过于程式、过于固定。须知，中医辨证是动态的，灵活的，因人因时因地而异的。虽然每一疾病有一定规律，但绝不是那么简单和固定。中医是辨证论治，而从来也没有过"辨证分型"和"分型论治"。"辨证分型"和"分型论治"不能真正发挥中医辨证论治的精华。

20 世纪 50 年代，我国中医治疗流行性乙型脑炎的成功经验，即是辨病与辨证的一个范例。1955 年石家庄发生乙型脑炎流行，运用"清热解毒养阴"治则，采用白虎汤、清温败毒饮为主取得满意疗效。1956 年北京地区又复流行乙型脑炎，用白虎汤效果不佳，后用清暑化湿诸法（即白虎汤加苍术等）而显效，蒲辅周为此总结出乙脑治疗八法，这是因为当年北京暑盛夹湿，时值丙申太阴湿土在泉，气候湿热。1958 年广州地区又发生乙型脑炎流行，使用上述地区经验疗效均不佳，是因当年燥热伤阴，按运气为戊戌"化火运"，气候燥热，故又在白虎汤基础上加生脉饮（即人参白虎汤加味之意），取得效果。疗效均达 90% 以上，并使当时的医疗界震惊。《中国中医药发展五十年》指出："50 年代中医药治疗乙型脑炎有两大意义，一是以其卓效在世尚无抗病毒药物的条件下，说明辨证论治的价值；二是由于五运六气理论在治疗本病时取得一定效果，引起人们重新对五运六气的重视和估价。"这也充分说明中医辨证论治的灵活性、丰富性，以及天人合一的整体观、动态论的辨证思维，并不是简单的几个"分型"就能代替的。用西医学明确疾病诊断，充分发挥中医辨证论治的特色和特长，摒弃简单化、程式化的"分型"，真正做到西医辨病中医辨证，真正发挥中医的疗效。

（三）中西医双重诊断、双重治疗

中西医双重诊断、双重治疗，这是近 30 年来中医医疗上的一大特点，在儿科领域更是明显。临床上双重诊断，有西医病名诊断，又有中医病名及辨证诊断，这应该是件好事，正如上述所论有助于中西医的沟通，有助于中医对西医病名疾病的认识。但是，也同样存在上述内容中谈到的难免出现中西医的勉强对照，中医辨证简单化。目前的现状就是这样，因此，双重诊断存在简单化、肤浅化、程式化、固定化。如何改进，如何提高，正是我们面临应当认真探索加以解决的问题。

双重治疗，在大多情况下弊大于利。顾名思义所谓"双重治疗"，即是既用西药又用中药，这是西药、中药相加，是凑合，是"拼盘"，不是真正的中西医结合。在目前的现状下，所谓中西医结合治疗做得比较好的是：中西医在治疗某一疾病相互取长补短，针对某一病理状态、某一疾病阶段，发挥中西药的特效作用而取长补短，相互配合、相得益彰，以发挥最佳疗效，减少副作用，缩短病程。做得比较好的一个例子是肾病综合征的中西医结合治疗，目前激素治疗肾病综合征被认为是特效药物，然而激素的副作用大，肾病综合征的"反跳"与复发率高。然而在激素应用的不同阶段，根据辨证配合中药治疗能减轻激素的副作用，减少"反跳"，预防"复发"，同时还能增强体质，巩固疗效。这种中西医结合治疗，中西药合用，取长补短，有较好的临床治疗优点。

然而中西医双重治疗，中西药合用，很明显妨碍中医的发展，阻碍中医医疗技术的提高。因为西医治疗、西药的应用，靶向性较强，针对性较强，而且化学药物的定性定量准确，疗效确切。上述肾病综合征中西医结合治疗就是激素的疗效确切，但副作用大，易复发，应用中医中药以巩固激素的疗效，并减轻激素的副作用，预防复发。在这个成功的"中西医结合"双重诊断双重治疗的例子中，中医中药也只是辅助的，当然也是很重要的。但更多的临床治疗现实却往往是中西药的合用是凑合，中药只是陪衬，或是点缀。中医治疗也往往不会认真思考、深入探索。尤其是儿科临床，西药针剂的注射往往比口服中药简单快捷，患儿家长都容易接受。既然西药起效了，何必再用中药？何必再去辨证论治？有了西医西药的拐杖，中医中药就必然"骨质疏松"，必然"缺钙"，中医的内涵就荒芜了，中医的特色就发挥不了，中医必然走向衰退。

中医有几千年的历史，有极丰富的科学内涵和医疗经验。即使是走中西医结合的道路，临床上在西医辨病中医辨证的情况下，也不应把中医辨证简单化、肤浅化、程式化、固定化，而是应当充分发挥中医辨证论治思维，发挥中医的独特疗效，或与西医西药取长补短，相得益彰，向中西医的有机结合迈进。

二、关于中医辨证论治

中医的生命力在临床、在疗效。而中医的临证思维、辨证论治，则是发挥中医疗效的关键，辨证论治是中医学的精华所在。

（一）破除"辨证分型""分型论治"

要提高中医技术水平，提高临证能力，就必须真正提高辨证论治水平。中医学家孟庆云提出中医辨证论治三个阶段（即三个境界）的理论：第一阶段叫作"对号入座"，即初入门的中医，在临证时往往根据教科书的证候分类、寒热虚实、阴虚阳虚来分证治疗，叫对号入座。第二阶段由辨证的对号入座进入"机圆法活"，这是因为疾病不是一成不变的，疾病在变化，治法也要随之而变化，这是辨证论治的高一层次，也就是我们中医的辨证论治水平提高了一个境界，对疾病规律的掌握，对疾病治疗的把握，能够"机圆法活"善于变化，疗效自然也会提高。第三阶段是"非法为法"，（不以成法为法，不以现法为法）更加运用自如，掌握疾病治疗的主动权，这是辨证论治的最高境界。应该说这才是中医的精华所在，这种境界才能把中医发挥极致。"上工治未病"，何谓"上工治未病"？一是预防疾病的发生，以预防为主；二是治法先机，在疾病发展的每一过程中都能把握先机，治未病，治病之先。这就是不法为法。中医要立足就必须提高自身的临证水平，必须在辨证论治上下功夫，力求达到第三境界。

在此必须指出：上述第一阶段，实际上就是目前风行的"辨证分型"。中医本来就没有"辨证分型"的说法，这个"辨证分型"产生于20世纪70年代，是中西医结合的产物，它的思路是把中医的辨证按照西医疾病的分型来处理，结果就成了西医的辨病和中医的证型（即辨证分型）。前面已经讲过，这种分型简单化、肤浅化、程式化、固定化，它没有反映中医辨证论治的动态观、整体观，它呈现的是西医认识疾病的定式思维，而不是中医辨证论治的辨证思维。中医从来没有"辨证分型"。因此，这个"型"是桎梏中医的枷锁，"辨证分型"与辨证论治不可同日而语。但自觉不自觉的还在讲"辨证分型"，这种分"型"成习惯了，中医就停止发展了，中医的水平也就到此为止了。有一句臭名昭著的话叫做"谎言重复一千遍就成了真理""辨证分型"何止讲过一千次、一万次？现在真的似乎"辨证分型"成了中医的术语？多么可怕！若是把"辨证分型"当成国家标准，成为中医规范，那就真正置中医于死地了！因此，现在到了该彻底破除"辨证分型"，还辨证论治本来面目的时候了！

（二）深化中医辨证论治

中医辨证论治的研究应当深化，除了传统的望闻问切之外，还应当运用现代科学技术，将宏观辨证和微观辨证结合起来。所谓宏观辨证是应用传统的望闻问切四诊来辨别病位、病性及其变化，所谓微观辨证主要是指把西医的物理化学检查纳入中医辨证。

近30年来，由于现代科学技术的发展，西医学运用现代科学技术更是日新月异，现代生物化学、免疫学、影像学以及生物电等方面的发展，不仅为疾病的诊断与预后提供了新的资料，也为中医学的辨证提供了新的资料。目前这些研究虽然是初步的，但不少已为临床的辨证论治提供了借鉴，比如脾虚证、肾虚证、血瘀证、热毒证等已初步建立了一些微观辨证的指标。应当指出，这些微观辨证指标还需要不断完善、不断创新，使之更具有特异性。毫无疑问，微观辨证的深入，将是中医辨证论治体系的深化和发展。

三、关于科研与教育

科研与教育，是促进事业发展和学术进步的重要途径。近半个世纪以来，中医的科研与教育在规模上应当是史无前例的，但中医科研与教育仍是处在探索的过程中。

（一）"研究中医"与"中医研究"

目前中医儿科学领域的科研活动，概括起来大概有两大方面：一方面，主要是选用西医学的一些较为先进的指标，来验证或探索中医儿科临床辨证论治。另一方面，是对某些方药制剂治疗疾病的临床与实验研究。

上述两方面的科学研究做了大量的工作，每年都有从中央到省市多层次的大量的立题或成果。这些研究统而言之可概括为"研究中医"，即是主要用现代医学来解释中医、研究中医，而不是从中医学术理论的角度进行中医研究。即便是"研究中医"，但这里面仍然有值得深思的深层次的问题，比如：目前虽然希望发现某些客观指标为辨证依据，但是这些指标是否特异性强？是否真正先进？是否真正揭示中医辨证机理的实质？而且就中医辨证论治来讲，又是以"分型"为标准，这种"分型"能否真正反映中医辨证论治的实质？显然，这种"分型"过于简单化、肤浅化、程式化、固定化。如果说，研究的"起点"就存在许多不确定因素，或其本身就不可靠、不可信，那得出的结论又能说明什么？再者，这种科研的思路仅仅在于应用西医学的指标（或者西医学的概念）来认识中医，或者用比较时髦的话是"中医的现代化"。如果说，这就是中医的现代化，那未免过于简单化了，最多也是用现阶段的西医知识认识中医而已，而且认识的中医还不是真正的中医，"分型"不能代表中医。中医的精髓是辨证论治，是运用中医理论认识疾病、防治疾病、维护人类健康。而我们真正需要的科研，需要对中医学、对中医儿科学术发展起推动作用的科学研究，不只是"研究中医"，更要做"中医研究"，是揭示中医学的本质，揭示中医对人体健康疾病的认识，必须从中医自身的规律上去做科学研究。

至于另一方面对中药制剂的研制研究，大多是一病一方一药的研究，而且主要是西医药理药效方面的试验项目。这些也只是应用西医的药效学研究开发中药制剂的项目研究，也不是真正意义上的中医药学研究。

中医药学的科学研究是一个大题目，深奥无比。因为中医学本身就是深奥的科学，人体科学、生命科学是十分深奥的科学，中医学是运用中医的基本理论指导来认识人体，认识生命，维护人类生命健康的学问。因此，中医学的科学研究，必须在中医基本理论指导下，借助最先进的科学技术来进行。真正进行"中医研究"，而不是"研究中医"。因为"研究中医"最多只是说明中医，解释中医，而要发展中医必须是"中医研究"。

将先进的科学技术移植入中医儿科学，使之转化为中医儿科学的有机组成部分。按照中医自身的规律研究中医儿科学术理论，提高中医儿科辨证论治水平，是中医儿科学术发展的基本点，离开这个基本点将是舍本逐末。

（二）"种树"与"养花"

十年树木，百年树人，教育是基础。中医教育对中医事业的发展、中医学术的进步，起着十分重要的作用。

当代医家朱良春指出："中医之生命在于学术，学术之根源在于临床，临床水平之检测在于疗效，而疗效之关键在于人才。"中医最大的危机是后继乏术、后继乏人。表面看中医队伍比历史上任何时期都要强大，从业人员众多，但真正的中医、中医水平较高的中医仍然太少。这首先与当前的中医教育存在的问题有关。中医教育从广义讲应当包括入门（入行）教育和继续教育。中医的入门（或称入行）教育，主要是在中医院校进行的学历教育，中医教育应当按照中医自身的规律来进行、来管理，但目前中医院校的教育基本上是按照西医学的教育模式，从教学内容到教学管理都存在不少问题。中医教育是培养后继之人，现在培养出来的人越多，却反而越造成后继乏人，这是什么原因呢？这是因为培养出来的中医不相信中医，不懂得中医的内涵，培养的不是真正的中医。因此后继乏人的根本原因是后继乏术。

我们认为目前中医教育至少应加强三个方面：一是强化中医经典的学习，不能把中医经典作为可有可无的选修课，或者断章取义进行选编，或者任意套用时髦的名词进行解释。如果一位中医学士、硕士，甚至博士没有很好读过《伤寒论》，以后是很难成为一名真正的中医的。二是加强中医辨证思维的培养，忽略中医理论思维的培养，反而用西医的思维模式、教育模式来进行中医教育，是根本培养不出真正的中医来的。三是要注重中医临床技能的传授，加强理论与实践的密切联系。加强临床带教，特别要加强师带徒的教育传授模式，因为能够在临床中解决实际问题的中医药实践经验很难在课堂中学到。如果只强调课堂教学，培养出来的学生往往不会用中医中药解决临床实际问题。

早在 20 世纪 80 年代，时任卫生部中医局局长的吕炳奎在一封向中央领导递交的信中，指出了中医教育面临的尴尬处境："在中医药学的教育上，西医化已成为事实，并且中医药学理论被否定，大学里培养出来的学生，已不会用中医的望闻问切方法来诊断疾病了，大多学生毕业后，根本不相信中医，中医药大学的教授对他们的评价是：中医药学的掘墓人。"以师带徒、师徒传承的师承教育是我国中医人才培养的传统模式，中国历史上，传承数代甚至数十代的中医世家也有不少。几千年来，这种模式造就了一大批医术精湛的名医，但现今的中医学历教育、继续教育以及执业资格与职称晋升制度等，在某种程度上导致真正的中医越来越少。应当引起我们的反思。

"种树"与"养花"不同，这本来是十分简单的道理。用种树的方法去养花，或用养花的方法去种树，其结果是显而易见的。中医教育亟待改革。中医儿科在整个中医界又是弱势群体，问题更为复杂，因此，中医儿科学人才的培养更应引起我们的重视。

四、继承、发扬、创新

毛泽东主席在 1958 年就批示："中国医药学是一个伟大的宝库，应当努力发掘，加以提高。"继承和发扬是中医学过去、现在和将来发展的永恒的主题。"没有好的继承，发展就是空中楼阁，创新更不能凭空而来"。我们要的是"推陈出新，而绝不是弃陈出新，更不是灭陈出新"。我们既不能数典忘祖，又不要墨守成规，更不能急于求成。中医学的强大生命力在于临床，在于实践，在于疗效。现代临床由于环境的变化，更需要发挥中医的特色和优势，以提高疗效。

前国务院副总理吴仪曾强调指出：要切实推进中医药的继承与创新。一是必须正确认识和处理好继承与创新的关系。继承与创新是辩证的统一，必须充分遵循中医药自身的特点和发展规律，既不排斥现代科学技术和方法，也不能舍弃中医药的科学内涵和学术本质。要统筹兼顾文献整理、科研立项、人才培养、专科建设和中药研发，要抓紧建立和完善符合中医药特点和规律的规范和管理办法。二是必须坚持以临床实践为核心。要通过临床实践筛选出有利于重大疾病的防治、独特诊疗技术水平的提高、优秀临床人才的成长、具有良好疗效中药的研制等方面的课题，坚持医、产、学、研紧密结合，联合攻关，实现突破。三是必须充分发挥中医药的特色优势。要牢牢把握整体观、辨证论治等科学思维，认真挖掘整理、大力推广应用行之有效的独特诊疗技术方法，进一步做强做大防治常见病、多发病、慢性病和疑难病以及预防保健等方面的优势领域，注重从确有疗效的院内制剂中开发中药新药、注重对名优中成药的二次开发、注重挖掘和传承中药传统炮制技术。

中医儿科学的发展，仍然是继承和发扬的问题。继承，就是要发掘和整理中医儿科学固有的学术理论和临床经验，是使中医儿科学术按照中医自身的规律向前发展的基础，也就是说继承是发扬的基础，在继承中发扬和创新，在现代科学技术的发展中创新。更好地为亿万儿童的健康服务。

中医学的发展要强调继承，继承是发扬的基础，没有继承就会成为无本之木、无源之水。然而科学是不断发展的，中医学如何在当前科学技术迅猛发展的历史条件下健康发展，如何将中医药学与现代科学嫁接，如何利用现代科学技术发展中医，这是当前历史条件下中医学发展的必然。也是摆在我们每一位中医药学工作者面前，义不容辞的任务。

现代生命科学前沿基因组学研究迅猛发展，对生命本质的揭示，已全面影响整个医学界，中医药学也不例外。为促进中医药与基因组学的沟通，寻求新的研究和发展领域与途径，国家中医药管理局科技教育司于 1999 年 3 月 14 日～15 日在北京召开了中医药与基因组学研讨会，中国科学院遗传研究所人类基因组中心主任杨焕明教授提出以基因组学作为中医药学现代发展切入点的观点。这次会议在以下三大方面取得共识。1. 中医药学与基因组学研究相互渗透的可能性；2. 中医药学可与基因组学结合研究的领域：①中医证候学与相关（易感）基因研究，②中医药治疗作用与抗病基因研究，③中医药治疗作用与基因调控、修饰论，④中医药与蛋白质组学研究，⑤道地中药材的基因组研究，⑥基因芯片技术与中医药学，⑦数学和信息分析技术与中医药学；3. 基因组学与中医药学交叉渗透的切入点：①证候发生与演变的基因组学研究，②中药复方作用机理的基因组学研究，③证候基因诊断与证候基因模型。

　　中医学与基因组学在思维方法上是一致的，相互渗透是可能的。基因组学从整体上研究各个基因之间的结构与功能的关系，与中医整体观相似；基因按功能分为结构基因与调控基因，基因组有"内含子"及"外显子""内含子"中又有"增强子"与"抑制子""抑癌基因"与"原癌基因"等都相当于一对阴阳，基因之间也要保持动态平衡，与中医的阴阳学说一致。中医阴阳五行学说认为，事物在发展过程中有"亢则害，承乃制，制则生化"之规律，基因组之间也存在着这样的规律，搞清同组基因不同功能与不同基因功能之间的生克制化关系，有助于中医科学深层次的内涵研究，对探索中医学理论具有重大意义。

　　证候是内外因相互作用导致的病机变化过程，依据多基因致病的关联特性，用基因组学的理论与方法，特别是从基因表达谱或表达产物的差比性分析，研究证候发生的基因表达调控规律、证候表现的基因特性、基因表达调控的变化及其规律，探讨疾病证候、亚健康状态（也有证候表现）与正常生命活动三种状态基因表达的差异性。证候发生的基因组学特征研究，为证候基因诊断、疗效评价指标体系、证候的动物模型复制研究提供新的途径。从基因表达谱或表达产物的差比性分析，研究中药复方作用的基因调控、修饰过程，以期找出复方药物生物化学环境，对受体等靶点的基因表达及基因表达产物影响的生物环境与规律的作用。

　　"藏象"及"证"的生物基础研究、中药药理及复方作用研究，都需要样品中大量基因序列及表达信息，而基因芯片为中医微观整体研究提供了一个前所未有的工具，中医基于自身特点应抢先利用这一方法，以揭示中医辨证论治的实质和中药的有效成分，通过中医临床试验，并探析中医理论的复杂问题。

　　如果说过去引入现代科学指标的中西结合，为战术目标，是发展中医之"标"；那么把基因组学融入中医药学，对基础理论的突破性研究，可能才是战略目标，才是发展中医学术之"本"。基因组学有可能是中医学现代化的最佳切入点，中医药学以基因组学为突破口的时机已经成熟，机不可失，中医在引入基因组学后，将带来一次质的飞跃，中医药学将迎来一个以分子层次（主要是基因组学）为主导，全层次（包括整体和群体）发展的新时期。

（朱锦善　张静　张广丽　刘昌艺）

参考文献

1. 朱凤樨. 时痘论［M］. 上海：上海国医书局，1930

2. 黄渭卿. 天痘与牛痘［M］. 上海：上海中国医药书局

3. 杨鹤龄. 儿科经验述要［M］. 广东：广东高等教育出版社，1987

4. 何廉臣. 新纂儿科诊断学［M］. 上海：上海大东书局，1936第6版

5. 甄志亚. 中国医学史［M］. 科技出版社. 1992

6. 叶霖. 痧疹辑要［M］. 上海：上海大东书局，1936

7. 顾鸣盛. 中西合纂幼科大全［M］. 上海：上海大东书局，1923

8. 沈伯超. 儿科更新［M］. 平民医药报社，1947

9. 秦伯未. 儿科学讲义［M］. 秦氏同学会铅印本

10. 章巨膺. 痧子新论［M］. 北京：商务印书馆，1925

11. 王锡鑫. 幼科切要［M］. 道光27年本

12. 王晓鹤. 中国医学史［M］. 北京：科学出版社，2000

13. 恽铁樵. 痧子调护法惊风经验谈合刻［M］. 1932

14. 恽铁樵. 历代中医珍本集成（二六）：保赤新书［M］. 上海中医学院图书馆馆藏版本，1990

15. 李虞山，陈景岐. 七十二种急慢惊风救治法［M］. 1930

16. 甄志亚. 中国预防医学思想史［M］. 上海：华东医务生活社出版，1953

17. 王伯岳，江育仁. 中医儿科学［M］. 北京：人民卫生出版社，1984

18. 邓铁涛. 岭南儿科双璧［M］. 广东：广东高等教育出版社，1987

19. 江育仁，张奇文. 实用中医儿科学［M］. 上海：上海科学技术出版社，1995

20. 黎世明. 黎炳南儿科经验集［M］. 北京：人民卫生出版社，2004

21. 朱锦善. 儿科临证50讲［M］. 北京：中国中医药出版社，1999

22. 郁晓维，孙轶秋. 江育仁儿科经验集［M］. 上海：上海科学技术出版社，2004

23. 王静安. 王静安临证精要［M］. 四川：四川科技出版社，2004

24. 陆鸿元，邓嘉成. 儿科名家徐小圃学术经验集［M］. 上海：上海中医学院出版社，1993

25. 江育仁，朱锦善. 现代中医儿科学［M］. 上海：上海中医药大学出版社，2005

26. 江育仁. 高等医药院校教材：中医儿科学（5版教材）［M］. 上海：上海科学技术出版社，1985

27. 董廷瑶. 幼科刍言［M］. 上海：上海科学技术出版社，1983

28. 宋知行. 幼科撷要［M］. 王霞芳，整理. 上海：百家出版社出版，1990

29. 刘弼臣. 刘弼臣临床经验辑要［M］. 北京：中国医药科技出版，2002

30. 于作洋. 临床中医家刘弼臣［M］. 北京：中国中医药出版社，2001

31. 刘弼臣. 幼科金鉴刘氏临证发挥［M］. 北京：中国医药科技出版社，2004

32. 刘弼臣. 中医儿科经典选释［M］. 北京：中国医药科技出版社，2003

33. 邓铁涛. 中医近代史［M］. 广东：广东高等教育出版社，1999

34. 刘晖桢. 近代中医儿科生理病理学说的进步［J］. 中华医史杂志，2000，30（4）：215-218

35. 朱锦善. 小儿体质类型及其临床意义［J］. 新中医，1989，（5）：8-9

36. 温振英，郑军. 小儿体质类型与辨证论治［J］. 中医杂志，1998，（6）：362

37. 朱锦善. 万密斋小儿脾胃学术思想评介［J］. 中医杂志，1982，（6）：7-9

38. 朱锦善. 试论七味白术散的制方及意义［J］. 河南中医，1982，（4）：35

39. 朱锦善. 小儿脾胃特点及其治法探讨［J］. 山东医药，1982，（5）：42-45

40. 朱锦善. 小儿脾胃特点及其临床应用［J］. 江西中医药，1986，（6）：1-3

41. 朱锦善. 钱乙的脾胃观及其在脾胃学说上的贡献［J］. 江西中医学院学报，1988，（1）：3-5

42. 朱锦善. 小儿脾胃临床研究若干重要进展［J］. 江西中医学院学报，1993，（1）：1-3

43. 朱锦善. 小儿敷贴疗法的临床应用［J］. 中医外治杂志，2002，（5）：3-4

44. 朱锦善. 小儿外治法临床应用研究的几个问题［J］. 中国中西医结合杂志，1993，（4）：237-238

45. 张奇文，朱锦善. 全国第四次中医儿科学术会议内病外治疗法研究述评［J］. 中医杂志，1991（1）：48-50

46. 刘振寰. 传统医学康复在脑瘫康复中的应用与评估［J］. 中医儿科杂志，2006，1（2）：25-26

47. 潘佩光，刘振寰. 中西医结合治疗小儿精神发育迟滞的临床研究［J］. 现代医院，2004，（3）：40-42

48. 王莒生，陈嘉兴，张秦，等. 中药直肠滴注法临床应用概况［J］. 北京中医，2000，（4）：56-57

49. 朱锦善. 王伯岳儿科经验简介［J］. 中医杂志，1987，（6）：10-12

50. 王伯岳，江育仁. 中医治疗麻疹合并肺炎临床分型诊治草案［J］. 中医杂志，1965，（1）：10-14

51. 郁晓维. 不在邪多而在正虚—江育仁教授防治呼吸道复感儿的经验［J］. 现代中医药（陕西），2004，（4）：2

52. 孙远岭，顾菊美，周纬，等. 运脾方治疗儿童反复呼吸道感染的临床研究［J］. 山东中医药大学学报，2002，26.（6）：442

53. 姜海丽. 小儿紫癜性肾炎中西医诊疗概况［J］. 辽宁中医药大学学报，2007，（2）：44-46

54. 于大君，金俊佑. 聂莉芳教授治疗过敏性紫癜肾炎的经验［J］. 中国中西医结合肾病杂志，2003，4（4）：190-191

55. 吴文先，刘霞. 中医药治疗小儿原发性肾病综合征的研究进展［J］. 河南中医，2005，（1）：78-81

56. 查良伦，沈自尹. 补肾中药拮抗皮质激素所致副反应的实验观察［J］. 上海中医药杂志，1990，（2）：3-5

57. 陈彦，黄建萍，丁洁. 对雷公藤治疗原发性肾病综合征不同方案的评价［J］. 中国医刊，2006，（2）：41-44

58. 杨学智，秦建黎. 儿童多动症的病因诊断及中医治疗（综述）［J］. 北京中医药大学学报，1999，22（2）：52-54

59. 胡铭，李常松，初金芝，等. 静灵口服液治疗儿童多动症463例临床疗效观察［J］. 中成药，1991，13（6）：24-25

60. 孙远岭，王玉润，瞿秀华，等. 儿童多动症的中医治疗及临床研究［J］. 中医杂志，1992，33（9）：36-37

61. 朱锦善. 中药"益脑宁"治疗儿童轻微脑功能障碍综合征的初步小结（51例疗效分析）［J］. 江西中医药，1984，（5）：40-41

62. 张湘屏. 益肺健身合剂防治小儿反复呼吸道感染的临床与实验研究［J］. 中西医结合杂志，1993，（1）：23

63. 高智铭. 肺宝防治小儿反复呼吸道感染临床与实验研究［J］，中西医结合杂志，1991，（4）：226

64. 张亮. 强力防感口服液预防小儿反复呼吸道感染的疗效观察［J］. 湖南中医学院学报，1991，（3）：14

65. 王伟. 婴幼儿腹泻的中医治疗研究进展［J］. 吉林中医药，2004，24（7）：55-57

66. 阮微，陈志伟，严隽陶. 小儿腹泻推拿治疗研究进展［J］. 按摩与导引，2006，22（9）：3-39

67. 刘宝和. 单味大黄液灌肠疗法治疗小儿急性肾炎的临床效果［J］. 湖南医学，1995，12（3）：158-159

68. 陈安琳. 中医发展之思考［M］. 北京：人民卫生出版社，2004

69. 陈可冀. 发展中医药的一些思考［J］. 中国中西医结合杂志，2004，4（3）：5-7

70. 李振吉. 中医药现代化发展前景展望［J］. 中国科技产业，2003，（1）：16-19

71. 张效霞，王振国. 西医教育模式对中医基础学科体系形成的影响及反思［J］. 中医教育，2004，（6）51-54

72. 张维波. 中医的科学性与发展途径［J］. 中国中医药报，2006年11月20日

73. 孙泽庭，聂正怀. 中西医结合的现状与思考［J］. 医学与哲学，2006，（3）：36-37

74. 王振华，李凤英. 走出中西医结合模式的误区［J］. 医学与哲学，2006，（3）：38-39

75. 丰哲，黄有荣. 中西医结合临床思路浅谈——论辨证与辨病的关系［J］. 医学与哲学，2006，（2）：81

76. 孟庆云. 中国中医药发展五十年［M］. 河南：河南医科大学出版社，1999

77. 吴仪. 强调推进继承创新，坚定不移发展中医药事业［R］. 新华网. 2007年01月11日

78. 祁芳. 名老中医的忧思［J］. 健康报，2001年11月29日

79. 张正林. 用科学发展观指导中医院建设［N］. 中国中医学报，2007年02月09日

80. 国家中医药管理局科教司供稿. 中医药与基因组学研讨会纪要［J］. 世界科学技术，1999，（1）：67-68

81. 李际强，李振洁，符林春. 应用基因组学研究中医药的思考［J］. 湖南中医药导报，2001，（1）：2-4

82. 宋为民，王明艳，徐力. 基因组学是中医现代化的最佳切入点［J］. 南京中医药大学学报（自然科学版），1999，（4）：193-195

83. 王米渠，许锦文，林乔. 中医研究与基因组学及基因芯片技术［J］. 江西中医学院学报，2002，（03）：1-2

84. 杜标炎. 自杀基因联合中医药疗法治疗肿瘤的设想［J］. 广州中医药大学学报，2002，19（1）：1-2

85. 张奇文，朱锦善. 实用中医儿科学［M］. 北京：中国中医药出版社，2016

86. 张效霞. 中国医学史研究应有新视点［N］. 中国中医药报，2006年8月31日

第二卷

中医儿科理论学说

第一章 禀赋学说的源流与学术争鸣

禀赋即天赋，指小儿先天从双亲得到的。禀，禀受，指小儿从父母处得到；赋，赋予，指父母给予小儿。中医儿科非常重视小儿的禀赋，因为它影响着小儿后天的生长发育和疾病转归。关于禀赋中医古籍中有相当丰富的内容。

第一节 经典的论述

春秋时期《黄帝内经》全面论述了禀赋学说。

一、禀赋强弱的影响因素

《素问·六元正纪大论》："黄帝问曰，妇人重身，毒之何如？岐伯曰：有故无殒，亦无殒也"，指出孕期用药，只要是针对其病所，即不会对胎儿产儿损害。

二、禀赋强弱的表现

《黄帝内经》指出，小儿禀赋强弱表现在皮之厚薄、肉之坚柔、骨之大小、脉之坚大与弱小、形与气相任与否、气血胜形与否。故皮厚、肉坚、骨大、脉坚大、形与气相任、气血胜形者禀赋强，反之则弱。

《灵枢·本脏》进一步指出五脏禀赋强弱表现："赤色小理者心小；粗理者，心大。无髃骬者，心高；髃骬小、短、举者心下。髃骬长者，心下坚；髃骬弱小以薄者，心脆。髃骬直下不举者，心端正；髃骬倚一方者，心偏倾也。白色小理者，肺小；粗理者，肺大。巨肩反膺陷喉者，肺高；合腋张胁者，肺下。好肩背厚者，肺坚；肩背薄者，肺脆。背膺厚者，肺端正，胁偏疏者，肺偏倾也。青色小理者，肝小；粗理者，肝大。广胸反骹者，肝高；合胁兔骹者，肝下。胸胁好者，肝坚；胁骨弱者，肝脆。膺腹好相得者，肝端正；胁骨偏举者，肝偏倾也。黄色小理者，脾小；粗理者，脾大。揭唇者，脾高；唇下纵者，脾下。唇坚者，脾坚；唇大而不坚者，脾脆。唇上下好者，脾端正；唇偏举者，脾偏倾也。黑色小理者，肾小；粗理者，肾大。高耳者，肾高；耳后陷者，肾下。耳坚者，肾坚；耳薄不坚者，肾脆。耳好前居牙车者，肾端正；耳偏高者，肾偏倾也。凡此诸变者，持则安，减则病也。"

《灵枢·本脏》又说："肺应皮。皮厚者，大肠厚；皮薄者，大肠薄；皮缓，腹里大者，大肠大而长；皮急者，大肠急而短；皮滑者，大肠直，皮肉不相离者，大肠结。

心应脉。皮厚者脉厚，脉厚者小肠厚；皮薄者脉薄，脉薄者小肠薄；皮缓者脉缓，脉缓者小肠大而长；皮薄而脉冲小者，小肠小而短。诸阳经脉皆多纡屈者，小肠结。脾应肉。肉䐃坚大者，胃厚；肉䐃幺者，胃薄；肉䐃小而私者，胃不坚，肉䐃不称身者，胃下，胃下者，下管约不利。肉䐃不坚者，胃缓；肉䐃无小里累者，胃急。肉䐃多少里累者，胃结，胃结者，上管约不利也。肝应爪。爪厚色黄者，胆厚；爪薄色红者，胆薄。爪坚色青者，胆急；爪濡色赤者，胆缓；爪直色白无纹者，胆直；爪恶色黑多纹者，胆结也。肾应骨。密理厚皮者，三焦、膀胱厚；粗理薄皮者，三焦、膀胱薄。疏腠理者，三焦、膀胱缓，皮急而无毫毛者，三焦、膀胱急。毫毛美而粗者，三焦、膀胱直；稀毫毛者，三焦、膀胱结也。"

三、三种体质禀赋

《灵枢·卫气失常》根据人之形体归纳三种体质：

脂者，肉坚，身收小；其血清，其气滑少，故不能大。细理者热，粗者寒。膏者，䐃肉不坚，皮纵缓，多气，多气者热，耐寒；细理者热，粗者寒。肉者，皮肉不相离；多血而充形，身体容大。

四、五种二十五类形体禀赋

《灵枢·阴阳二十五人》根据五行学说分类形体禀赋，分木、火、土、金、水五类，五类中，又以五音角、徵、宫、商、羽之五形分 25 类：

"木形之人，比于上角，似于苍帝。其为人苍色，小头，长面，大肩背，直身，小手足，好有才，劳心，少力，多忧劳于事。能春夏不能秋冬，感而病生，足厥阴佗佗然。大角之人，比于左足少阳，少阳之上遗遗然。左角之人，比于右足少阳，少阳之下随随然。钛角之人，比于右足少阳，少阳之上推推然。判角之人，比于左足少阳，少阳之下栝栝然；火形之人，比于上徵，似于赤帝。其为人赤色，广引，锐面，小头，好肩背髀腹，小手足，行安地，疾心，行摇，肩背肉满，有气轻财，少信，多虑，见事明，好颜，急心，不寿暴死。能春夏不能秋冬，秋冬感而病生，手少阴核核然。质徵之人，比于左手太阳，太阳之上肌肌然。少徵之人，比于右手太阳，太阳之下滔滔然。右徵之人，比于右手太阳，太阳之上鲛鲛然。质判之人，比于左手太阳，太阳之下支支颐颐然；土形之人，比于上宫，似于上古黄帝。其为人黄色，圆面，大头，美肩背，大腹，美股胫，小手足，多肉，上下相称，行安地，举足浮，安心，好利人；不喜权势，善附人也。能秋冬不能春夏，春夏感而病生，足太阴敦敦然。大宫之人，比于左足阳明，阳明之上婉婉然。加宫之人，比于左足阳明，阳明之下坎坎然。少宫之人，比于右足阳明，阳明之上枢枢然。左宫之人，比于右足阳明，阳明之下兀兀然；金形之人，比于上商，似于白帝。其为人方面，白色，小头，小肩背，小腹，小手足，如骨发踵外，骨轻，身清廉，急心，静悍，善为吏。能秋冬不能春夏，春夏感而病生，手太阴敦敦然，钛商之人，比于左手阳明，阳明之上廉廉然。右商之人，比于左手阳明，阳明之下脱脱然。左商之人比于右手阳明，阳明之上监监然。少商之人，比于右手阳明，阳明之下严严然；水形之人，比于上羽，似于黑帝。其为人黑色，面不平，大头，廉颐，小肩，大腹，动手足，发行摇身，下尻长，背延延然，不敬畏，善欺绐人，戮死，能秋冬不能春夏，春夏感而病生，足少阴汗汗然。大羽之人，比于右足太阳，太阳之上颊颊然。少羽之人，比于左足太阳，太阳之下纡纡然。众之为人，比于右足太阳，太阳之下洁洁然。桎之为人，比于左足太阳，太阳之上安安然。"

五、五种性情禀赋

《灵枢·通天》又把人的性格分为太阴、少阴、太阳、少阳、阴阳平和五种，详述这五类人的性情特征：

"太阴之人，贪而不仁，下齐湛湛，好内而恶出，心和而不发，不务于时，动而后之。

少阴之人，小贪而贼心，见人有亡，常若有得，好伤好害，见人有荣，乃反愠怒，心疾而无恩。

太阳之人，居处于于，好言大事，无能而虚说，志发于四野，举措不顾是非，为事如常自用，事虽败，而常无悔。

少阳之人，諟谛好自贵，有小小官，则高自宜，好为外交，而不内附。

阴阳和平之人，居处安静，无为惧惧，无为欣欣，婉然从物，或与不争，与时变化，尊则谦谦，谭而不治，是谓至治。"

六、禀赋强弱与夭寿

《灵枢·寿夭刚柔》指出，禀赋是"天之生命"，所以立形定气而视寿夭者，"形与气相任则寿，不相任则夭。皮与肉相果则寿，不相果则夭，气血经络，胜形则寿，不胜形则夭"，故禀赋强弱影响寿命长短。

"形充而皮肤缓者则寿，形充而皮肤急者则夭。形充而脉坚大者，顺也。形充而脉小以弱者，气衰，衰则危矣。若形充而颧不起者，骨小，骨小而夭矣。形充而大肉䐃坚而有分者，肉坚，肉坚则寿矣。形充而大肉无分理不坚者，肉脆，肉脆则夭矣。"

《灵枢·天年》又说："五脏坚固，血脉调和，肌肉解利，皮肤致密，营卫之行，不失其常，呼吸微余，气以度行，六腑化谷，津液布扬，各如其常，故能长久。"

七、禀赋强弱与疾病

《灵枢·五变》指出禀赋弱者易受病：夫一木之中，坚脆不同，坚者则刚，脆者易伤。《灵枢·论勇》又说明了皮肉厚薄色泽与受邪的关系。

《灵枢·本脏》进一步指出五脏禀赋强弱与疾病的关系：

"心小则安，邪弗能伤，易伤以忧；心大则忧不能伤，易伤于邪，心高则满于肺中，悗而善忘，难开以言；心下则藏外，易伤于寒，易恐以言。心坚则脏安守固，心脆则善病消瘅热中。心端正则和利难伤，心偏倾则操持不一，无守司也。

肺小则少饮，不病喘喝；肺大则多饮，善病胸痹、喉痹、逆气。肺高，则上气，肩息咳；肺下则居贲迫肺，善胁下痛。肺坚则不病咳上气。肺脆则苦病消瘅易伤。肺端正则和利难伤，肺偏倾则胸偏痛也。

肝小则脏安，无胁下之病；肝大则逼胃迫咽，迫咽则苦膈中，且胁下痛。肝高则上支贲，切胁挽，为息贲；肝下则逼胃，胁下空。胁下空则易受邪。肝坚则脏安难伤，肝脆则善病消瘅，易伤。肝端正则和利难伤，肝偏倾则胁下痛也。

脾小则脏安，难伤于邪也；脾大则苦凑眇而痛，不能疾行。脾高则眇引季胁而痛；脾下则下加于大肠，下加于大肠则脏苦受邪。脾坚则脏安难伤，脾脆则善病消瘅易伤。脾端正则和利难伤，脾偏倾则善满善胀也。

肾小则脏安难伤，肾大则善病腰痛，不可以俯仰，易伤以邪。肾高则苦背膂痛，不可以俯仰；肾下则腰尻痛，不可以俯仰，为狐疝。肾坚则不病腰背痛，肾脆善病消瘅易伤。肾端正则和利难伤，肾偏倾则苦腰尻痛也。"

八、禀赋强弱与治疗

《灵枢·论痛》"少俞曰：胃厚、色黑、大骨及肥骨者，皆胜毒"。《灵枢·行针》"重阳之人，其神易动，其气易往也"。《灵枢·论痛》指出禀赋强者病易恢复："同时而伤，其身多热者，易已；多寒者，难已。"

《灵枢·通天》说明了太阴、少阴、太阳、少阳、阴阳平和五种人针刺的方法不同："黄帝曰：治人之五态奈何？少师曰：太阴之人，多阴而无阳，其阴血浊，其卫气涩，阴阳不和，缓筋而厚皮，不之疾泻，不能移之。少阴之人，多阴少阳，小胃而大肠，六腑不调，其阳明脉小，而太阳脉大，必审调之，其血易脱，其气易败也。太阳之人，多阳而少阴，必谨调之，无脱其阴，而泻其阳。阳重脱者易狂，阴阳皆脱者，暴死，不知人也。少阳之人，多阳少阴，经小而络大，血在中而气外，实阴而虚阳。独泻其络脉则强，气脱而疾，中气不足，病不起也。阴阳和平之人，其阴阳之气和，血脉调，谨诊其阴阳，视其邪正，安容仪，审有余不足，盛则泻之，虚则补之，不盛不虚，以经取之，此所以调阴阳，别五态之人者也。"

第二节 父母与小儿禀赋

一、父母是小儿禀赋的决定因素

中古至五代，托巫师著《颅囟经》，强调父母是小儿禀赋的决定因素。

《颅囟经》原序云"小儿之瘦疳，盖他人之过也"，即指出父母是小儿禀赋的决定因素。"小儿处母腹中，一月为胚，精血凝也。二月为胎，形兆分也。三月阳神为三魂，动以生也。四月阴灵为七魄，静镇形也。五月五行分，脏安神也。六月六律定，腑滋灵也。七月精窍开，通光明也。八月元神具，降真灵也。九月宫室罗布，以生人也。十月气足，万象成也。"在胎孕中强调"慎终静远，即以守恬和，可以保长生耳"。精凝血室，若"真阴错杂，使精血聚而成殃。阳发异端，感荣卫合而有疾，逐使婴儿才养，惊候多生"。若"阳盛发阴，当妊男也。六经诸脉，皆举阳证，所谓妊衰不胜脏气，则触忤而使伤。妊胜而气劣，则母疾三五月而发"。若"阴发阳，则父精薄，妊当生女，六脉诸经皆发阴证，若血胜气衰，则肥而劣气，若气盛血衰，则瘦而壮气"。

二、父母本命五行与小儿禀赋

唐·孙思邈著《备急千金要方》强调子息禀赋强弱与父母本命五行相关。

《备急千金要方·卷二妇人方上》云："夫欲求子者，当先知夫妻本命，五行相生，及与德合，并本命不在子休废死墓中者，则求子必得。若其本命五行相克，及与刑杀冲破，并在子休废死墓中者，则求子了不可得，慎无措意。纵或得者，于后终亦累人。若其相生并遇福德者，仍须依法如方，避诸禁忌，则所诞儿子尽善尽美。"

孙氏所云要使小儿禀赋强壮须满足三个条件：①父母本命五行相生；②不在休废死墓；③避诸禁忌。古人婚配必看五行八字。子星位于四柱之时柱，夫妻时柱须相生，相克则子息艰难，或纵有子女，生后禀赋也多有缺陷。又要看时柱衰旺与否，若在十二宫之休废死墓绝中，则少有子息，或至小儿禀赋缺陷。

三、聚精之道

武之望在《济阴纲目·卷六求子门》指出，男女交媾而成胎者，不离乎精血。若精气不足、或血气亏虚，则胎之禀赋强弱可知。其耗损精血之途，以房劳最甚。其他如体劳："目劳于视，则血以视耗；耳劳于听，则血以听耗；心劳于思，则血以思耗……怒则伤肝而相火动，动则疏泄用事，而闭藏不得其职，虽不交合，而暗流而潜耗矣。"酒能动血，酒入扰其血奔驰而不入其舍。万物皆有真味，煮之得法，自有一段冲和恬淡之气，益人肠胃。故聚精之道，一为寡欲、二为节劳、三为息怒、四为戒酒、五为慎味。

第三节　受孕时机与小儿禀赋

一、非时之育的危害

《活幼口议》认识到男女须在一个合适年龄阶段才能孕育出健康的小儿，过早或过晚生育都将危害小儿健康，影响小儿禀赋。"男即二八，卫气方正，女即二七，荣血方行，天癸至时，其气与血始能交参……今之世法，男年十五，女年十三，乃通嫁婆，其道虽不应古，其理在乎通情，情动乎中，男破阳太早则伤其精气，女破阴太早则伤其经脉，虽成胎孕，含育必亏，儿生伛偻，变蒸不备，体作侏儒。又或男子过于八八，女人过于七七，产诞婴孩，何足为善？"指出所谓"传尸"之病非有鬼所致，"乃是父精不足，母气虚赢而得之，何更外有尸之可传……虽则男女长大，勿于劳瘵相承，但禀赋受气，如花伤培，似木压植，荣壮枯谢，各由根本所致"。

二、优生受孕的时机

宋代以前，《素女经》，论述了受孕时机。

（一）年龄

黄帝曰：人之始生，本在于胎合阴阳也。关于年龄，素女经强调要在年轻精力旺盛之时，忌年老体衰。"年五五以上，卅以还""常乘生气，无不老寿；若夫妇俱老，虽化生有子，皆不寿也"。明代武之望在《济阴纲目·求子门》指出"男虽十六而精通，必三十而娶，女虽十四而天癸至，必二十而嫁，皆欲阳完实，然后交而有孕，孕而育，育而子坚壮强寿"。故欲求小儿禀赋强实，必在男女胜年之期，过于衰老及过于稚嫩都不利优生。

（二）时机

氤氲指的是人的发情期，优生宜握这一时机。《济阴纲目·求子门》引袁了凡先生云："天地生物，必有氤氲之时，万物化生，必有乐育之时。猫犬至微，将受娠也，其雌必狂呼而奔跳，以氤氲乐育之气触之而不能自止耳，此天然之节候，生化之真机也。世人种子，有云：三十时辰两日半，二十八九君须算。《丹经》云：一月止有一日，一日止有一时。凡妇人一月经行一度，必有一日氤氲之候，于一时辰间，气蒸而热，昏而闷，有欲交接不可忍之状。此的候也……顺而施之则成胎矣。"

（三）环境

素女曰："求子之法，自有常体，清心远虑安定……夜半之后，鸡鸣之前，嬉戏，令女盛动……"

（四）吉日

《备急千金要方》还列每月吉日，嘱在生气时夜半后乃施泻，则有子皆男，必寿而贤明高爵也，有二法：

推旺相日法：

春甲乙，夏丙丁，秋庚辛，冬壬癸。

推贵宿日法：

正月一日、六日、九日、十日、十一日、十二日、十四日、二十一日、二十四日、二十九日。

二月：四日、七日、八日、九日、十日、十二日、十四日、十九日、二十二日、二十七日。

三月：一日、六日、七日、八日、十日、十七日、二十日、二十五日。

四月：三日、四日、五日、六日、八日、十日、十五日、十八日、二十二日、二十八日。

五月：一日、二日、三日、四日、五日、六日、十二日、十三日、十五日、十六日、二十日、二十五日、二十八日、二十九日、三十日。

六月：一日、三日、十日、十三日、十八日、二十三日、二十六日、二十七日、二十八日、二十九日。

七月：一日、十一日、十六日、二十一日、二十四日、二十五日、二十六日、二十七日、二十九日。

八月：五日、八日、十三日、十八日、二十一日、二十二日、二十三日、二十四日、二十五日、二十六日。

九月：三日、六日、十一日、十六日、十九日、二十日、二十一日、二十二日、二十四日。

十月：一日、四日、九日、十四日、十七日、十八日、十九日、二十日、二十二日、二十九日。

十一月：一日、六日、十一日、十四日、十五日、十六日、十七日、十九日、二十六日、二十九日

十二月：四日、九日、十二日、十三日、十四日、十五日、十七日、二十四日、二十七日。

若春合甲寅乙卯，夏合丙午丁巳，秋合庚申辛酉，冬合壬子癸亥，与上件月宿日合者佳。

此日期被清代宫廷密传。

三、优生受孕的禁忌

《素女经》特别强调禁忌："夫合阴阳之时，必避九殃。九殃者，日中之子，生则呕逆，一也；夜半之子，天地闭塞，不喑则聋盲，二也；日蚀之子，体惕毁伤，三也；雷电之子，天怒兴威，必易服狂，四也；月蚀之子，与母俱凶，五也；虹霓之子，若作不祥，六也；冬夏日至之子，生害父母，七也；弦望之子，必为乱兵风盲，八也；醉饱之子，必为病癫，疽烂有疮，九也。"

又"房中禁忌：日月晦朔，上下弦望，六丁六丙日，破日，月廿八，日月蚀，大风甚雨，地动，霄电霹雳，大寒大暑，春秋冬夏节变之日，送迎五日之中不行阴阳""本命行年禁之重者：夏至后丙子、丁丑，冬至后庚申、辛酉，及新沐头、新远行、疲倦、大喜怒，皆不可合阴阳"。《素女经》对后世诸多女科著作如《妇人良方大全》《济阴纲目》《傅青主女科》的相关内容有很大影响。

《备急千金要方》亦十分强调受孕避诸禁忌，其内容与《素女经》有相似处，主要指受孕时宜避不吉时日、不良气候、不洁环境。不吉时日指丙丁日及弦望晦朔日。不良气候，指大风、大雨、大雾、大寒、大暑、雷电、天地晦暝、日月蚀、虹霓地动。不洁环境指火光之下、庙寺之中、井灶圊厕之傍、冢墓尸柩之侧。否则生子必癫、痴、顽、愚、喑哑、聋聩、挛跛、盲眇、多病、短寿、不孝、不仁。(《备急千金方》卷二十七)

第四节　受孕方法与小儿禀赋

清·陈复正著《幼幼集成》，论述正确的调性、受孕对小儿禀赋的重要性。

一、育物宜厚天地之气

陈氏分析了天地之气厚薄对万物的影响，指出天地之气厚则万物茂，天地之气薄则万物促："然天地之气化有古今，斯赋禀由之分厚薄。上古元气浑庞，太和洋溢，八风正而寒暑调，六气匀而雨炀若，人情敦茂，物类昌明，当是之时，有情无情，悉归于厚，非物之厚，由气厚也；及开辟既久，人物繁殖，发泄过伤，攘窃天元，雕残太朴，世风渐下，人性浇漓，故水旱有不时之扰，流灾有比户之侵，生物不蕃，民用日促，值此之际，有知无知，咸归于薄，非物之薄，由气薄也。"

二、指出膏粱厚味、安逸颐养、妄念钻营对胎儿的危害

陈复正指出，天人相应，人禀阴阳而生，故父母之精气决定小儿的禀赋。陈氏曰，父母有膏藜异养，贵贱殊形："夫膏粱者，形乐气散，心荡神浮，口厌甘肥，身安华屋，颐养过厚，体质娇柔，而且珠翠盈前，娆妍列侍，纵熊罴之叶梦，难桂柏以参天。复有痴由贪起，利令智昏者，有雪案萤窗，刿心喷血者；有粟陈贯朽，握算持筹，不觉形衰气瘵者；有志高命蹇，妄念钻营，以致心倦神疲者。凡此耗本伤元，胚胎之植，安保其深根固蒂也！"

物质条件虽然贫乏，但那些清心寡欲、元气未伤者，子嗣反而健康："乃若藜藿之家，形劳志一，愿足心安，守盖廪瓶仓，对荆钗裙布，乃其神志无伤，反得胎婴自固，以此较彼，得失判然矣。若夫怒伤元气，劳役形骸，迅雷烈风，严寒酷暑，日月薄蚀，病体初安，醉饱伤神，落红未净，胎孕之由斯愈薄，实又成于人所不觉者，故今之禀

受，十有九虚，究其所因，多半率由于是。业斯道者，当知气化厚薄，人事浇醇，因以察其胎元之受于父母者之盛衰坚脆，庶几近焉。若但以上古成方，而治今时薄弱，胶柱鼓瑟，究归无当，泥而不通，未可以言达于理也。"

三、强调寡欲、远酒、宁性对子息之重要性

陈复正指出："世人无不急于生子，要知生子之道，精气交媾，溶液成胎，故少欲之人恒多子且易育，气固而精凝也，多欲之人常艰子，且易夭，气泄而精薄也。譬之酿酒然，斗米下斗水，则浓酽且耐久，其质全也；斗米倍下水则淡，三倍四倍，则酒非酒，水非水矣，其真元少也。今人夜夜淫纵，精气妄泄，邪火上升，真阳愈惫，安能成胎？即侥幸生子，又安能必其有成！所以年少生子者，或多羸弱，欲勤而精薄也；老年生子者，反见强盛，欲少而精全也。且凡嗜于饮者，酒乱其性，精半非真，无非湿热，勤于欲者，孕后不节，盗泄母阴，耗其胎气，所谓恣纵败坏者，殆以是欤……胎成之后，阳精之凝，尤仗阴气护养，故胎婴在腹，与母同呼吸，共安危，而母之饥饱劳逸，喜怒忧惊，食饮寒温，起居慎肆，莫不相为休戚。古人胎教，今实难言。但愿妊娠之母，能节饮食，适寒暑，戒嗔恚，寡嗜欲则善矣。此尤切于胞胎之急务，幸毋视为泛常而忽之。"

《活幼口议》强调夫妇在物质、精神方面要作充分准备，要选择合适的时机，在身体健康、精神愉快、两情相悦的情况下受孕。"大凡初生孩子，少具精神者，良由夫妇之情未诣适，心未绸缪，且喜且惊，神不和悦，将来得其所宜，乐则情榷，动则情兴，欢则情思，交则情极，深契其意，重美其心，生男必温，生女必淑，斯可知淳和之至如此。"

第五节　养胎的方法

陈复正认为，按五行学说，在相属的月份中养胎，可以促相应经络脏腑的发育："第妊母脏气护胎，仍若四时之有序：足厥阴肝、足少阳胆，属木旺春，养胎在一月二月；手心主包络、手少阳三焦，属火旺夏，养胎在三月四月；足太阴脾，足阳明胃，属土旺长夏，养胎在五月六月；手太阴肺、手阳明大肠，属金旺秋，养胎在七月八月；足少阴肾，属水旺冬，养胎在九月至十月。至十月，儿气已足，待时而生。惟手少阴心，君主之官，神明之脏，虽不主月，而无月不在，其胎元长养，脏气护持，可谓至矣。"

第六节　禀赋强弱的表现

一、正常儿胎龄

《活幼口议》首先指出小儿正常胎孕时间为十月，未足月妊娠将对小儿禀赋产生影响。"夫人皆知胞胎成形，产育具相，约以十个月满足而生，究竟至理，即有二百七十日为定论，亘古至今，岂相间说，然而就中虚计一月应数，大抵九九为上，八八次之，七七又次之，人生，禀赋天地二仪之气，会合三才之道，各得其九，三九二十七即二百七十日为正，血气充实，精神固平，为人俱足，相貌智性俱通。"史氏认识到胎龄九月至十月都属足月，人由三才会合而成，即天、地、人三者也。天地之气，加之人气即父母之精气，合而为人，得其中九者，即三九二十七为充实，则禀赋足矣！若不满九，则禀赋不足。

二、早产儿的表现

史寅山指出："八八者，三才各得其八，三八二十四，即二百四十日，生血气荫之不及，精神有亏，为人拙谬鄙钝智意忘遗；七七者，三才各得其七，三七二十一，即二百一十日，所受胎气不足，为人狂愚，无志乖劣，狠戾故也，其间或有大过不及之者，皆失其正数，大过即气血荫之有余，不足则气血养之无逮。"文中指出，早产儿机体、智力、性情的种种缺陷，胎龄不足对小儿发育的影响是肯定的。"夫人得中之道，以为纯粹，阴阳得所，刚柔兼济，气血相和，百脉相顺，所以生人心智益通，精神俱备，脏腑充实，形体固壮，医者一观婴孩颅囟，斯可知之。未周之儿，颅囟固合，睛圆（一作黑）神清，口方背厚，骨粗臀满，脐深肚软，茎小卵大，齿细发润，声洪睡稳，此乃受气充足，禀赋得中而益之。一周三岁之间其囟尚大，其颅虚旷，额前作坑，口阔神露，胸高骨细，臀削脐突，发黄齿疏，卵小茎大，气促声跋，皆由受气不足，怯弱得之、惊悸易得，智性难通。"

三、辨小儿的寿夭

寿夭直接关系禀赋。这个内容在《灵枢·寿夭刚柔》亦有论述，但比较简单。《幼幼集成》（陈复正）从头面五官、胸腹、四肢之外在表现来分析五脏禀赋的强弱："头者诸阳之会，脑者髓之海也，凡儿头角丰隆，髓海足也。背者，五脏六腑俞穴皆附于背，脊背平满，脏腑实也。腹者，水谷之海，腹皮宽厚，水谷盈也。目为肝窍，耳为肾窍，鼻为肺窍，口为脾窍，七窍无阙，形象全矣，故知肉实者脾足，筋强者肝足，骨坚者肾足，不妄言笑者心足，不多啼哭者肺足，哭声连续者肺实，不久眠睡者脾实，兼之脚健而壮，项长而肥，囊小而黑，根本固也。肌肉温润，荣卫和也，而更腮妍如桃，发黑似漆，表气实也；小便清长，大便滋润，里气实也。以上皆为寿相，其儿无病易养。"

"诸阳皆起于头，颅破项软者，阳衰于上；诸阴皆起于足，腨小脚蜷者，阴衰于下。鼻孔干燥肺枯，唇缩流津脾冷。发稀者血衰，项软者柱折。青紫之筋散见于面者，多病风热，兼之形枯色夭者，表虚，泻利无时者，里虚。疮疥啼哭及多笑语者，皆阳火妄动之候。以上皆为夭相，其儿多病难养"。

第七节　小儿五脏禀赋虚弱的症、治、方、药

宋·佚名著《小儿卫生总微论方》，论述了小儿五脏禀赋虚弱的症、治、方、药。

一、胎孕盛衰决定小儿五脏禀赋强弱

小儿禀父母之精气而生，皆由五行分五脏。因"五行孕秀有异宜，五态委保有殊气，冲和均赋，体性潜异者，盖母气胎育，有盛衰之虚实，故其子生也，有刚柔之勇怯"。关于五脏禀赋弱的表现，经云：心气虚而晚语，肝气微而行迟，脾气弱而肉瘠，肾气怯而解颅。故小儿五脏禀赋的强弱是由父母先天之盛衰决定的。

二、小儿五脏禀赋虚弱的症状

"心气盛者，则伶俐，早言笑，形神清而多发；心气怯者，则性痴而迟语，发久不生，生则不黑。心主血，发为血之余，怯则久不生也。心系舌本，怯则语迟也。"

"肝气盛者，则矫健而早行立；肝气怯者，则长不能行而脚细，名曰鹤膝。肝主筋，怯则筋弱，故长不能行也。又或眉久不生，眉属肝，肝气不荣，故眉久不生也。"

"脾气盛者，肌肉厚而色紫，耐壮而乳多；脾气怯，则肌虚而喜汗，汗多则肉瘠。脾主肌肉，怯则肌虚，虚则营卫衰，故汗多而肉瘠也。"

"肺气盛者，肌肤莹白滑腻，发细黑浅；肺气怯则肌肤粗败。若无皮而血凝，肺主皮肤，肺气不充则血沮败，不成肌肤，故若无皮毛而血凝（硬肿症）。面目绕鼻口悉黄，闭目撮面，口中干燥，四肢不能伸缩，哭无声，不吮乳，此皮毛不敛也。"

"肾气盛者，囟小而合早，牙齿早生；肾气怯者，解颅而囟不合，牙久不生，生则不固，面惨，目睛多白，肾主骨髓，脑为髓海，怯则脑髓不成，故囟解而不能结也。解颅不瘥，而百病交攻，极难将护，此最为大病矣。又肾主骨，牙乃骨之余，怯则牙久不生也。"

三、小儿五脏禀赋虚弱的治法方药

"治小儿生下无发，以鲫鱼烧灰末，和酱敷之即生"。

"治小儿发久不生，莒胜丹：当归（去芦）一两，生干地黄（去苗土）一两，芍药一两，以上并为末；莒胜一合，别研；胡粉半两，别研，上同研匀细，炼蜜和丸黍米大，每服十粒，煎黑豆汤下。兼化涂头上，量大小用"。

"治小儿心气不足，从小至数岁不能言，菖蒲丸：石菖蒲二钱，（人参去芦，焙）半两，丹参（去芦）一钱，天门冬（去芦，焙）一两，麦门冬（去心，焙）一两，赤石脂三钱，上同为细末，炼蜜丸绿豆大，温水下五七丸，至十余丸，量大小增损。日三服，久服取效为度"。

"治小儿肝虚从小至数岁不能行，用麝茸丹：麝香（研）、茄茸（酥涂，炙黄）、生干地黄（去苗土）、虎胫骨（酥涂，炙黄）、当归（去芦，洗焙）、黄芪各半两，上为细末，用羊髓二两，煮烂和丸黍米大，每服十丸，磨沉香汤送下，乳前，日三服"。

"治小儿脾虚多汗，用丁香散：陈皮一两，青皮（去穰）、诃子肉（去核）、甘草各半两，丁香二钱，上为细末，每服二钱，水一盏，煎六分。食前温服，儿小分之"。

"或香瓜丸：大黄瓜（黄色，出种子者）、川大黄（湿纸裹，煨至纸焦）、胡黄连、柴胡（去芦）、青皮（去瓢）、鳖甲（醋炙黄）、黄柏（去粗皮）、芦荟（去芦），各等分用"。

"治初生儿肺虚血凝，皮肉不敛，哭无声，不吮乳。以胡粉研细，酒和涂之，干即再。又方，以白僵蚕为末，煎汤，适寒温浴之"，此法治新生儿硬肿症，现代仍有参考价值。

"治小儿肾虚解颅，方用玉乳丹：钟乳粉（依法炼者）半两，熟干地黄（依法蒸者）半两，柏子仁半两，当归（去芦）半两，防风（去芦，分锉）、补骨脂一分，拣净，慢炒，或加黄芪，茯苓亦得"。

第八节　小儿气虚质、内热质二种体质的禀赋根源

明·万全著《幼科发挥》，论述了小儿胎弱、胎毒之证治，揭示了小儿气虚质、内热质二种体质的禀赋根源。《幼科发挥·胎疾》指出"有因父母禀受所生者，胎弱胎毒是也"，认为这二种病证是父母禀受所致。

胎弱，万全定义为"禀受于气之不足也"。万氏将解颅、脑瘫、痴呆、智力障碍、五脏功能不足等病证归为胎弱。人禀父母之精气而生，若父母之精气衰弱，或胎孕不足，则小儿生为胎弱。"子之羸弱，皆父母精血之弱也""夫男女之生，受气于父，成形于母。故父母强者，生子亦强；父母弱者，生子亦弱，所以肥瘦、长短、大小、妍媸，皆肖父母也""所谓父强母弱，生女必羸，父弱母强，生男必弱者是也。故儿有头破颅解，神慢气少，项软头倾，手足痿弱，齿生不齐，发生不黑，行走坐立，要人扶掖，皆胎禀不足也"。

胎弱的五脏功能表现为："如受肺之气为皮毛，肺气不足，则皮脆薄怯寒，毛发不生；受心之气为血脉，心气不足，则血不华色，面无光彩；受脾之气为肉，脾气不足，则肌肉不生，手足如削；受肝之气为筋，肝气不足，则筋不束骨，机关不利；受肾之气为骨，肾气不足，则骨软。此胎禀之病，当随其脏气求之。"禀赋不足致胎弱，严重者致解颅、脑瘫、痴呆、智力障碍等病证，其轻者则致小儿气血营卫、脏腑功能虚弱，使后天易感多病，揭示了小儿气虚型体质的根源。

关于胎弱之治，万氏指出："肝肾心气不足，宜六味地黄丸主之。脾肺不足者，宜参苓白术丸主之""儿受父母之精血以生，凡五脏不足者，古人用生地黄丸主之。或曰：五脏不足而先专补肾，何也？曰：太极初分，天一生水，精血妙合，先生两肾。肾者，五脏之根本也。经云：植木者必培其根，此之谓也。"

胎毒者，万全定义为"精血中之火毒，即命门相火之毒"。万氏将虫疥流丹、浸淫湿疮、痈疖结核、重舌木舌、鹅口口疮、脐风、百啐咳等归为胎毒。万氏指出："人生而静，天之性也；感物而动，胎之欲也，欲者火也。故思虑之妄，火生于心；恚怒之发，火生于肝；悲哀之过，火起于肺；酒肉之餐，火起于脾；淫佚之纵，火起于肾。五欲之火，隐于母血之中，即是毒也。男女交媾，精气凝结，毒亦附焉，此胎毒之原也。"万全说得很明白，胎毒就是五欲之火附于精血之胚而生的。某些易感儿表现为每发病则易化热化火，动风生痰，表现为内热质体质，其根源即在于此。

关于胎毒之治，万氏指出："观东垣红瘤之论，丹溪胎毒之论，治法可见矣。古方有解毒之方，如黄连甘草法，又有育婴解毒延龄丹，皆良方也。予新立一方，用丹溪三补丸方，芩、连、柏，半生用，半酒炒，甘草半生半炙，各等分，为末，雪水丸，麻子大，朱砂、雄黄为衣，名曰生熟解毒丸，小儿日与服之佳。"

（罗光亮　朱锦善　陈梁）

参考文献

1. 黄帝内经. 中华医书集成［M］. 北京：中医古籍出版社，1999

2. 佚名. 中医儿科名著集成：颅囟经［M］. 北京：华夏出版社，1997

3. 钱乙. 小儿药证直诀［M］. 南京：江苏科学技术出版社，1983

4. 孙思邈. 备急千金方. 中华医书集成［M］. 北京：中医古籍出版社，1999

5. 武之望. 中华医书集成：济阴纲目［M］. 北京：中医古籍出版社，1999

6. 曾世荣. 中医儿科名著集成：活幼口议［M］. 北京：华夏出版社，1997

7. 叶德辉辑佚. 中华医书集成：素女经［M］. 北京：中医古籍出版社，1999

8. 陈复正. 中华医书集成：幼幼集成［M］. 北京：中医古籍出版社，1999

9. 佚名. 中医儿科名著集成：小儿卫生总微方论［M］. 北京：华夏出版社，1997

10. 万全. 幼科发挥［M］. 武汉：湖北科学技术出版社，1986

第二章　胎教学说的源流与学术争鸣

据《史记》记载："太任之性，端一诚庄，惟德能行。及其妊娠，目不视恶色，耳不听淫声，口不出傲言，生文王而明圣，太任教之，以一识百。卒为周宗，君子谓，太任为能胎教。"可见胎教我国古代就有了。广义的胎教，即是在精神、饮食、寒温、劳倦等方面，对母亲和胎儿的智力和体格实行保健措施，促进胎儿的智力和体格发育，以便使母子的身心都得到健康的发展。狭义的胎教，主要是使孕妇加强精神品德的修养和教育，保持良好的精神状态，促进胎儿的发育。

第一节　胎教学说的提出

胎教学说作为中国古代文化遗产的一部分，最早的文字见于《大戴礼记·保傅》，它在记载周文王之母怀孕文王时，"目不视恶色，耳不闻淫声，口不出傲言"，生下文王聪明伶俐，正直果敢，终成为一代明君。西汉末年《列女传·胎教论》说"古者妇人妊子，寝不侧，坐不边，立不跸，不食邪味，割不正不食，席不正不坐，目不视邪色，耳不听淫声，夜则令瞽诵诗书，道正色。如此则生子形容端正，才德必过人矣。"《诸病源候论·妇人妊娠诸候·妊娠候》说："妊娠三月，名始胎，当此之时，血不流行，形象始化，未有定仪，见物而变……好人端正庄严，不欲令见伛偻侏儒丑恶形人及猿猴之类。"该书又说："欲令子贤良盛德，则端心正坐，清虚如一，坐无邪席，立无偏倚，行无邪径，目无邪视，耳无邪听，口无邪言，心无邪念，无妄喜怒，无得思虑。"唐代医学大家孙思邈在《备急千金要方·养胎》一书中说到："弹琴瑟，调心神，和情性，节嗜欲。庶事清净，生子皆良，长寿忠孝，仁义聪慧，无疾。斯盖文王胎教也。"宋代名医陈自明在《妇人大全良方·总论》专立"论胎教"一门，记有"立胎教，能令人生良善、长寿、忠效、仁义、聪明、无疾、盖须十月之内常见好景象""欲子美好，玩白璧，观孔雀"。《胎产心法·教养宜忌论》曰："口谈正言，身行正事，生子端正庄严；欲生男者，听古文史鉴，执弓矢；欲生女者，观鸾凤牡丹，施环佩；欲子美好，佩白玉；欲子贤能，看诗书……古者妇人有孕，即居侧室，令老媪伴宿，不与夫接，勿乱服药，勿过饮酒，勿信师巫，勿食邪味，勿听淫词野传，勿去登高涉险，勿妄针灸，勿举重物，立不跸，坐不边，口不出恶言，手不行鞭扑，勿看日月薄蚀，勿见鬼神怪戏，毋哭泣，毋嗔怒，毋惊恐，毋沐浴。"

综上所述，我国很早以来便已经注意到优生优育的重要性。古代诸多医家早就认识到胎儿在母腹中生活时，能接受母亲言行教化，并且母亲的情感活动能够影响胎儿，母胎之间是一脉相通的，并主张孕妇应保持其良好的精神状态，以避免影响胎儿的生长发育。

第二节　关于"胎教"学说历代不同的学术观点

新妇怀孕，俗称"病子"或"有身"，在民间就已经有各种说法，一般提倡要注意营养，多用鸡鸭鱼肉、猪肝猪肾等补养身体，促使胎儿健壮。对于孕妇，古人是食养与胎教并重，还有"催生"之俗。在食养方面，强调"酸儿辣女""一人吃两人饭"，重视荤汤、油饭、青菜与水果。民俗孕妇忌吃兔肉，认为这样会产下唇腭裂的孩子。这一说法流传极广，范围流传年代也颇为久远。西晋张华在《博物志》中就有记载："妊娠者不可啖兔肉，又不可见兔，令儿唇缺。"此外各地其他孕妇忌嘴的习俗极多，主要有：不能吃狗肉，吃了狗肉的话，将来孩子爱咬人，吃奶时也爱咬奶头；不能吃生姜，否则生下的孩子会六指；不能吃麻雀（否则子女长大后会淫乱）以及一切凶猛丑恶之物（子女将来会残暴）；忌吃螃蟹，这样生下的孩子才不咂泡沫、流口水，又说吃螃蟹令胎横难产。而中国台湾民俗则以为吃了蟹，生出来的孩子像蟹那样抓扭别人的手脚；忌食鸭子，认为吃了鸭子，孩子要生摇头病；忌食"化气"的食物，民间认为"化气"食物会"化胎气"，易流产；有的地方还不许孕妇吃葡萄，怕胎儿长成葡萄胎；不能吃猪肝、鸡肝，否则会导致产后无奶或少奶等等。

胎教学说的提出，是建立在"形象始化，未自定仪，因感而变，外象而内感"的基础上的。古人认为：母子同体，母安则子安，母病则子病，母热则子热，母寒则子寒，母壮则子壮，母弱则子弱。《幼幼集成·护胎》曰："胎婴在腹，与母同呼吸，共安危，而母之饥饱劳适、喜怒忧惊、食饮寒温、起居慎肆，莫不相为休戚。"古人说的胎教，是指在妊娠期为有利于胎儿在母体内的生长发育，从而对母亲的精神、饮食、寒温、起居等方面采取有利措施，以使母子身心都得到健康发展，历代医家对胎教学说大致有以下几种观点：

一、调摄精神

中医认为，气调则胎安，气逆则胎病。恼怒、焦虑、惊恐均可导致气逆、气郁、气乱，就会产生胎病。因此妇女妊娠后，应保持精神愉快，情绪稳定，切忌惊恐、郁怒等七情过极影响胎儿，避免精神上遭受过度刺激，保持脏腑平和。《素问·奇病论》说："人生而有病癫疾者，病名何曰……病名为胎病，此得之在母腹中时，其母有所大惊，气上而不下，精气并居，故令子发为癫疾也。"记载了癫疾这种胎病（先天性的疾病），是由于其母在妊娠时受了惊吓而造成的，《诸病源候论·小儿杂病诸候·四五岁不能语候》也有类似的记载，说："小儿四五岁不能言者，由在胎之时，其母卒有惊怖，内动于儿脏，邪气乘其心，令心气不和，至四五岁不能言语也。"《竹林女科证治·安胎上·妊娠宜戒恼怒》中说道："凡受胎后，切不可打人骂人。盖气调则胎安，气逆则胎病。恼怒则痞塞不顺，肝气上冲则呕吐、衄血、脾肺受伤，肝气下注则血崩带下，滑胎小产。欲生好子者，必须先养其气，气得其养，则生子性情和顺，有孝友之心，无乖戾之习。所谓和气致祥，合家吉庆，无不由胎教得之。"《产孕集·孕忌第四》中说："孕藉母气以生，呼吸相通，喜怒相应，一有偏倚，即至子疾。宜和其心志，毋暴喜，毋过思，毋怒，毋恐，毋悲，毋忧虑，毋郁结。颜无怍色，口无恶声，心无杂念，使血气和平，德性凝定，不特孕安，且生子英贤，无疾而寿矣。"《傅青主女科》中亦有"大怒小产"的记载，"妊妇有大怒之后，忽然腹痛吐血，因而堕胎；及堕胎之后，腹痛仍未止者，人以为肝之怒火未退也，谁知是血不归经而然乎！夫肝所以藏血者也。"由此可见，孕妇的情绪波动，可以直接影响到胎儿的生长发育。因此妇人怀孕之后，应避免情绪波动，保持良好的精神状态。

二、培养情操

孕妇的道德品行，对胎儿起着重要的影响，为母品德高尚，处事光明磊落，则生子高尚。《万氏家藏育婴秘诀·胎养以保其真二》中讲到："自妊娠之后，则须行坐端严，性情和悦，常处静室，多听美言，令人讲读诗书，陈说礼乐，耳不闻非言，目不观恶事，如此则生男女福寿敦厚，忠孝贤明。不然则生男女多鄙贱不寿而愚顽，此所谓因外象而内感也。"妇人怀孕后，应加强道德修养，怡情养性，多接触美好的事物，保持良好的心态，开阔胸怀，做好胎教。

三、饮食调理

胎儿的生长发育，全依赖孕妇的气血充养，与孕母的饮食营养和脾胃功能有着密切的关系。《胎产心法·饮食七情禁忌论》中说道："子在腹中，资母之气血而生，孕妇饮食，皆生子之气血者也。故凡厌忌之物，所当屏戒，苟恣性偏嗜，不但能触动胎气，且临蓐艰难，能令子残母损，慎之，戒之。"

《备急千金要方·养胎》中指出"儿在胎，日月未满，阴阳未备，脏腑骨节皆未成足，古自初讫于将产，饮食居处，皆有禁忌。妊娠食羊肝，令子多厄。妊娠食山羊肉，令子多病。妊娠食驴马肉，令子延月。妊娠食骡肉，难产。妊娠食兔肉、犬肉，令子无音声并缺唇。妊娠食鸡子及干鲤鱼，令子多疮。妊娠食鸡肉，糯米，令子多寸白虫，妊娠食椹并鸭子，令子倒出，心寒。妊娠食雀肉并豆酱，令子满面多皯黯黑子。妊娠食雀肉、饮酒，令子心淫情乱，不畏羞耻。妊娠食鳖，令子项短。妊娠食冰浆，绝胎。"指出了妇人在怀孕期间的饮食禁忌。北齐徐之才在《逐月养胎法》中对孕妇每个月的饮食要求都有详细论述："妊娠一月，名始胚。饮食精熟，酸美受御，宜食大麦，无食腥辛，是谓才正。妊娠二月，名始膏。无食辛臊，居必静处，男子勿劳，百节皆痛，是为胎始节。妊娠三月，名始胎。当此之时，未有定仪。妊娠四月，始受水精，以成血脉。食宜稻粳，羹宜鱼雁，是谓盛血气，以通耳目而行经络。妊娠五月，始受火精，以成其气。卧必晏起，沐浴浣衣，深其居处，厚其衣裳。朝吸天光，以避寒殃。其食稻麦，其羹牛羊，和以茱萸，调以五味，是谓养气，以定五脏。妊娠六月，始受金精，以成其筋。身欲微劳，无得静处，出游于野，数观走犬，及视走马。妊娠七月，始受木精，以成其骨。劳身摇肢，无使定止，动作屈伸，以运血气。居处必燥，饮食避寒，常食稻粳，以密腠理，是谓养骨而坚齿。妊娠八月，始受土精，以成肤革。和心静息，无使气极，是谓密腠理而光泽颜色。妊娠九月，始受石精，以成皮毛，六腑百节，莫不毕备。饮醴食甘，缓带自持而待之，是谓养毛发、致才力。妊娠十月，五脏俱备，六腑齐通，纳天地气于丹田，故使关节、人神齐备，但俟时而生。"《万氏妇人科·胎前》曰："妇人受胎之后，最宜忌饱食，淡滋味，避寒暑，常得清纯平和之气以养其胎，则胎之完固，生子无疾。"这就是说，妇女怀孕之后，饮食以清淡为宜，鱼肉等荤菜可以适量食用，但应当有所节制，最忌讳饥饱不定，尤其是暴饮暴食。《景岳全书·胎不长》中指出："妊娠胎气，本乎血气，胎不长者，亦惟血气不足耳……妇人多脾胃病有之，仓廪薄则化源亏而冲任穷也。"由此可见，调理脾胃，对于脾虚的孕妇来说，也是养胎的重要措施之一。

徐春甫在《古今医统大全》中云："世之妇人妊子……要饮食清淡，饥饱适中，自然妊娠气清，身不受病，临产易生，子疾亦少。"

《竹林女科证治·妊娠宜戒生冷》认为妇女怀孕时应戒食生冷，"胎前喜食生冷，只因怀孕以后多恼多气，不慎房劳，以至火旺口渴。殊不知，生冷等物岂能退血分之热？徒使脾胃受伤。疟疾、痢疾、呕吐、泄泻诸病皆由此起。病则消耗精液，口渴愈甚。惟戒恼平怒，慎房劳，服健脾补血之药，调理本原，可保平复。否则临产之虚脱，产后之绝证，断不可免也。"该书还认为怀孕妇女应节制饮食，"胎之肥厚，气通于母，恣食厚味，多致胎肥难产，故孕妇调摄饮食，宜淡薄不宜浓厚，宜清虚不宜重浊，宜和平不宜寒热。但富贵之家，肥甘悦口，抑令从俭简素势必不能"。

四、调节寒温

妇女怀孕以后，由于生理上某些特殊变化，很容易受外邪的侵袭，尤其是风寒入侵，引起各种时令疾病。《诸病源候论》中列举妊娠杂病14种，其中外感疾病就占一半。宋代《小儿卫生总微论方·胎病论》中列举39种先天性畸形病与孕母失于调养、疾病因素相关，《格致余论·慈幼论》曰："儿之在胎，与母同体，得热则俱热，得寒则俱寒，病则俱病，安则俱安。"《胎产心法·教养宜忌论》言："时当炎夏，虽难免于澡洗，然需避其热汤。若遇严冬，纵然寝被清寒，切勿迫以炉炭。"《竹林女科证治·妊娠宜慎寒温》说："胎前感冒外邪或染伤寒时证，郁热不解，多致小产堕胎，攸关性命。要知起居饮食最宜调和。夏不登楼宜著地气，夜不露坐以暖背腹。古云，不受寒自不发热，不伤风自不咳嗽，此胎前紧要关头，敢不慎欤？"

五、节制房事

胎儿的生长发育，有赖孕母肾气的维系。纵欲过度，房事不节，一方面必然损伤肾气，耗伤真阴，使胎儿不能固养，导致流产。另一方面还会造成胎毒，遗传给胎儿导致胎病。《景岳全书·妊娠寡欲》说："妊娠之妇，大宜寡欲，其在妇人多所不知，其在男子，而亦多有不知者，近乎愚矣，凡胎元之强弱，产育之难易以及产后崩淋经脉之病，无不悉由乎此。"从多方面说明孕期妇人纵欲无度的危害。《胎产心法·教养宜忌论》曰："其最甚者，不遵禁忌，纵情交接，以扰子宫，有触动胎元，一月而堕者，有三五月而小产、半产者，有胎肥硕而难产者，有败精凝里而碍产者，有生子多疾、痘疮稠密者，皆由纵欲之故。"《产孕集·孕忌第四》中说："怀孕之后首忌交合，盖阴气动而外泄，则分其养孕之力，而扰其固孕之权。且火动于内，营血不安，神魂不密，形体劳乏，筋脉震惊，动而漏下，半产难产，生子多疾而夭，淫浊而钝。甚至孕由未固，辄动而堕之，一再堕后，胞室寒滑，随孕随堕，终生无子而不自知，亦可概矣。"详细讲述了孕期纵欲无度的危害。《竹林女科证治·妊娠宜禁房劳》则认为妊娠期应减少房事："保胎以绝欲为第一要策，其次寡欲。然绝欲甚难。苟能寡欲则身心清静，不犯房劳，胎安而产易，即婴儿亦可少病而多寿。若不知谨戒而触犯房事，三月以前多犯暗产，三月以后常致胎动小产，即幸免夫小产，一则胞衣太厚而难产，二则子身有白浊而不寿，三则多患疮毒，出痘细，密难起，以致夭亡，皆由父母淫欲之过也。"《傅青主女科》中也有关于"行房小产"的记载，"妊妇因行房癫狂，遂致小产，崩漏不止，人以为火动之极也，谁知是气脱之故乎！大凡妇人之怀妊也，赖肾水以萌胎，水源不足，则火易沸腾，加以久战不已，则火必大动；再致兴酣癫狂，精必大泄；精大泄则肾水益涸，而龙雷相火益炽，水火两病，胎不能固而堕矣。"

六、劳逸结合

人禀气血以生，胎赖气血以养，因此妊娠者必然动静相兼劳逸结合。过劳则气血受伤，过逸则气血瘀滞，均不利于胎。《诸病源候论·养小儿候》曰："小儿所以少病痫者，其母怀娠，时时劳役，运动骨血，则气强，胎养盛故也。若待御多，血气微，胎养弱，则儿软脆易伤，故多病痫。"认为适度劳逸是防止小儿发生痫病的重要措施之一。陈文中在《小儿病源方论·小儿胎禀》中指出："豪贵之家，居于奥室，怀孕妇人……饱则恣意坐卧，不劳力，不运动，所以腹中之胎软弱。"指出孕妇不可过逸。《万氏妇人科·胎前》曰："妇人受胎之后，常宜行动往来，使气血流通，百脉和畅，自无难产。若好逸恶劳，好静恶动，贪卧养骄，则气血凝滞，临产多难。"该书又说："妇人怀胎，脏气壅闭，不可多睡，不可忧惧劳役，不可啖食黏滞、辛辣、坚硬之物。又不可妄施针灸，所贵时行数步，调畅自适，使气得其平。"《胎产心法·教养宜忌论》

提倡应当适当劳动："坐不实其前阴，卧不久偏一侧。若耽坐嗜卧，气血则为凝滞。常见富贵之家，厚养安逸，血滞气凝，交骨坚闭，必难生育。虽曰无劳，时需小役，四体气血流行，胎息易于运动，即如贫贱之妇，因时常行走动作，疏通筋骨，开豁骨眼，所以易产。"而《产孕集·孕忌第四》却认为孕妇运动时应谨慎："居处动作，最易损伤，起于细微，人所不觉体候虚羸者，由宜慎之，毋登高，毋作力，毋疾行，毋侧坐，毋曲腰，毋跂倚，毋高处取物，毋向非常之处大小便，毋久立，毋久坐，毋久卧。"

《竹林女科证治·安胎上·妊娠宜小勤劳》曰："妇人有孕全赖血以养之，气以护之，宜时常行动，令气血流通，筋骨坚固。胎在腹中习以为常，虽微闪挫不致堕胎。然非孕后方劳，正谓平日不宜过逸耳。若久坐久卧气血凝滞，后必难产。常见田家劳苦之妇，孕而不堕，正产甚易可证也。"又以为妇女怀孕时应静养，"胎前静养乃第一妙法，不校是非，则气不伤矣。不争得失，则神不劳矣。心无嫉妒，则气自充矣。情无淫荡，则精自足矣。安闲宁静，即是胎教。绍宗祧之重承舅姑之欢，叶琴瑟之和，衍螽斯之庆。所以古人必先静养。无子者遵之即能怀孕，怀孕者遵之即能易产，静养所关，岂不大哉？"

七、慎用药物

中医认为，任何药物都有偏性，即使人参，如果用法用量不适宜，一样会对人体造成伤害。对此历代医家均主张无病不可妄投药饵，有病也应谨慎服药，中病即止。《素问·六元正纪大论》说道："妇人重身，毒之何如？……有故无殒，亦无殒也……大积大聚，其可犯也，衰其大半而止，过者死。"《万氏妇人科·胎前》曰："蚖斑水蛭地胆虫，乌头附子配天雄。蹄躅野葛蝼蛄类，鸟喙侧子及虻虫。牛黄水银并巴豆，大戟蛇蜕及蜈蚣。牛膝藜芦并薏苡，金石锡粉及雌雄。牙硝芒硝牡丹桂，蜥蜴飞生及蝱虫。代赭蚱蝉胡粉麝，芫花薇衔草三棱。槐子牵牛并皂角，桃仁蛴螬和茅根。檀根硇砂与干漆，亭长波流茵草中。瞿麦蔺茹蟹爪甲，猬皮赤箭赤头红。马刀石蚕衣鱼等，半夏南星通草同。干姜蒜鸡及鸡子，驴肉兔肉不须供。切忌妇人产前忌，此歌宜记在心胸。"

而《本草纲目》则记载妊娠禁忌药86种。

但如果确实患有疾病，还应及时治疗。《竹林女科证治·安胎上·妊娠宜服药饵》："胎前产后药能起死回生，世人鉴误治之失，遂言胎产不必服药，迷乱人意。愚者株守强忍，以致失于调养，气血亏损，诸证蜂起，卒致难治。安可因噎而废食乎？若知保养，随时调治，气充血盈，胎安产易，其所以安全母子者，药饵之功正不浅也。"

（钟继聪　徐玮华　林国彬　徐瑞华）

参考文献

1. 巢元方. 中华医书集成：诸病源候论［M］. 北京：中医古籍出版社，1999

2. 孙思邈. 中华医书集成：备急千金要方［M］. 北京：中医古籍出版社，1999

3. 陈自明. 妇人大全良方［M］. 北京：中医古籍出版社，1999

4. 阎纯玺. 中国医学大成：胎产心法［M］. 上海：大东书局，1937

5. 中华医书集成：素问［M］. 北京：中医古籍出版社，1997

6. 中华医书集成：素女经［M］. 北京：中医古籍出版社，1999

7. 陈复正. 中华医书集成：幼幼集成［M］. 北京：中医古籍出版社，1999，5

8. 傅山. 中华医书集成：傅青主女科［M］. 北京：中医古籍出版社，1997，5

9. 万全. 万氏家藏育婴秘诀［M］. 武汉：湖北科学技术出版社，1986

10. 张介宾. 景岳全书［M］. 上海：上海科学技术出版社，1959

11. 张曜孙. 中国医学大成：产孕集［M］. 上海：大东书局，1937

12. 李时珍. 中华医书集成：本草纲目［M］. 北京：中医古籍出版社，1999

13. 王小婷. 论中国古代民间胎教思想习俗及其科学性［J］. 山东社会科学，2012，（11）：88-93

第三章　变蒸学说的源流与学术争鸣

小儿"变蒸"是指小儿在出生之后一段时期内生长发育中，或有身热、脉乱、汗出等症，而身无大病者。所谓变者变其情智，蒸者蒸其血脉，是"长血气""生脏腑智意"。即是说，小儿初生，五脏六腑成而未全，全而未壮，通过时日的增长，而逐渐得以完善健全。在这个过程中，会出现一些诸如发热、汗出以及情智变异等临床表现。历代医家围绕这一"变蒸"现象，在变蒸时日的确定、生长脏腑的顺序、变蒸过程中上述临床表现的认同、变蒸是生理还是病理，甚至对变蒸是否存在等一系列问题上，展开了各家的学术争鸣。变蒸学说已成为认识小儿生长发育的重要学说。

第一节　"变蒸"说的提出

最早提出"变蒸"这一概念的，是晋代医家王叔和，他在《脉经·平小儿杂病证第九》中说："小儿是其日数，应变蒸之时，身热而脉乱，汗不出，不欲食，食辄吐者，脉乱无苦也。"从王氏所言来看，对"变蒸"的具体含义论述不详，仅仅说明变蒸有一定时日及某些症状表现，虽"脉乱"但"无苦也"，这说明是小儿生长发育中的一种生理现象，也未说明需要治疗。

在王叔和提出"变蒸"之后，至隋代巢元方《诸病源候论》，对"变蒸"的具体含义、时日、临床表现及其相应的治疗用药，才初步完善，论述较为详细。从此开始，对"变蒸"的上述诸方面认识逐步深入，并出现了诸家学术争鸣的局面。

第二节　关于"变蒸"的含义

隋·巢元方《诸病源候论·变蒸候》认为："小儿变蒸者，以长血气也。变者上气，蒸者体热。"

唐·孙思邈《备急千金要方·变蒸论》说："小儿所以变蒸者，是荣其血脉，改其五脏，故一变，竟辄觉情态有异。"

宋·钱乙《小儿药证直诀·变蒸》则对变蒸做了更为详细的解释："小儿在母腹中乃生骨气，五脏六腑成而未全。自生之后，即长骨脉、五脏六腑之神智也。变者，易也，又生变蒸者，自内而外，自下而上，又身热，故以生之日后，三十二日一变。变每毕，即有情性有异于前，何者？长生脏腑智意故也。"

元·朱丹溪《幼科全书·变蒸》认为："此小儿正病者，盖变者易也，每变毕即情性有异性于前，何者？生长脏腑之智意也。蒸者，蒸蒸然热也。万物生于春，长于夏者，以阳主生长也。于人亦然。所以变蒸足，始乃成人，血气充实、骨肉坚牢也。小儿此证比如蚕之有眠，龙之脱骨，虎之转爪，而变化同也。"

明·万全《幼科发挥·变蒸》云："变蒸非病也，乃儿生长之次第也。儿生之后，凡三十二日一变，变则发热、昏睡不乳，似病非病也。恐人不知，误疑为热而汗下之，诛罚太过，名曰大惑。或误以变蒸得于胎病者。或曰，儿之生也，初无变蒸，既生之后，当以三十二日一变，至于三百八十四日之后，又无变者，何也？曰，初无变蒸者，藏诸用，阴之合也；中有变者，显诸仁，阳之辟也；终无变者，阴阳合辟之机成也，故不复蒸。故儿之初生，语其皮肉则未实也，语其筋骨则未坚也，语其肠胃则谷气未充也，语其神智则未开发也，只是一块血肉耳。至于三百八十四日，然后脏腑气足，经络脉满，谷肉果菜，以渐而食，方成人也。"

明·徐春甫《古今医统大全·变蒸》云："初生小儿变蒸者，阴阳水火变蒸于气血，而使形体成就，是五脏之变而七情所由生也。变者性情变易也，蒸者身体蒸热也。"

明·李梴《医学入门·变蒸》云："小儿初生，形体虽具，脏腑气血尚未成就，而精神志意魂魄俱未生全。故变蒸既毕，学语倚立，扶步能食，血脉筋骨皆牢。禀气盛者，暗合而无外证，禀气弱者，乃有蒸病。"

宋·《小儿卫生总微论方》对"变蒸"的含义，概括前人经验，做了较为全面的综合。《小儿卫生总微论方·变蒸论》云："小儿在母腹中，胎化十月而生，则皮肤筋骨脏腑气血，虽已全具而未充备，故有变蒸者，是长神智、坚骨脉也。变者易也，蒸者热也，每经一次之后，则儿骨脉气血稍强，精神情性特异。是以《圣济经》言，婴孺始生，有变蒸者，以体具未充，精神未壮，尚资阴阳之气，水火之济，甄陶以成，非道之自然，以变为常者哉？故儿自生，每三十二日一次者，以人两手十指，每指三节，共骨三十段，又两掌骨，共三十二段以应之也。足亦如之。太仓公曰，气入内支，长筋骨于十变者，乃是也。《圣济经》又曰，变者上气，蒸者体热。上气者，则以五脏改易而皆上输藏真，高于肺也。体热者，则以血脉敷荣，阳方外固为阴使也。故变蒸毕而形气成就者也，亦犹万物之生，非阴阳气蕴热蒸无以荣变也。"历代医家对变蒸含义的认识基本上是一致的，但不断深入，不断补充。清·夏禹铸在《幼科铁镜·辨变蒸》中说："变者，变生五脏，蒸者，蒸养六腑，长血气而生精神、益智慧也。"也就是"变者，变其情智，发其聪明；蒸者，蒸其血脉，长其百骸。"这是小儿体格发育和智慧增长的生理现象。

第三节　关于变蒸的时日与"变生"脏腑

对于小儿变蒸的时间日期，比较一致的意见是生后每三十二日一变，六十四日一蒸，共十变五蒸，后又三大蒸（即六十四日第一大蒸、再六十四日第二大蒸、再一百二十八日第三大蒸）毕，则变蒸全部完成。唐·孙思邈《备急千金要方》又载另一法，为九变四蒸，计二百八十八日。《颅囟经》则认为每三十日一变，六十日一蒸。明·万全《幼科发挥》把十蒸改为十二蒸，共三百八十四日变蒸毕。明·方贤《奇效良方》则说："若及三十齿者，变蒸足也。"把变蒸的时间范围延到智齿萌生时，即20～30岁了。另外，不少医家认为多不依法而变，也有认为有暗变者。

至于"变生"脏腑，实际上是指某脏腑在变蒸期间的生长发育与功能完善。从广义上讲，小儿出生之后，各脏腑器官的生长发育和功能完善是有阶段性的，在这个意义上讲，变生脏腑是符合实际的。但自古以来，对"变生"脏腑的先后顺序说法不一，也有不少医家如明代张介宾、清代陈复正等对此持否定态度。

隋·巢元方《诸病源候论·变蒸候》云："其变日数，从初生至三十二日，一变；六十四日再变，变且蒸；九十六日三变……至一百二十八日四变，变且蒸；一百六十日五变；一百九十二日六变，变且蒸；二百二十四日七变；二百五十六日八变，变且蒸；二百八十八日九变；三百二十日十变，变且蒸。积三百二十日小变蒸毕，后六十四日大蒸，后百二十八日复蒸，积五百七十六日，大小蒸毕也。"

唐·孙思邈《备急千金要方·少小婴孺方》记载的变蒸时日与《诸病源候论》相同。但该篇中又记载一法，仅至九变四蒸，即二百八十八日。其云："又一法，凡儿生三十二日始变，变者身热也；至六十四日再变，变且蒸，其状卧端正也；至九十六日三变，变者候丹孔出而泄；至一百二十八日四变，变且蒸，以能咳笑也；至一百六十日五变，以成机关也；至一百九十二日六变，变且蒸，五机成也；至二百二十四日七变，以能匍匐也；至二百五十六日八变，变且蒸，以知欲学语也；至二百八十八日九变，以亭亭然也。凡小儿生至二百八十八日，九变四蒸也。"

宋·钱乙《小儿药证直诀·变蒸》对"变生"脏腑、长骨添精神做了详细论述："何谓三十二日长骨添精神？人有三百六十五骨，除手足中四十五碎骨外，有三百二十数。自生下，骨一日十段而上之，十日百段，三十二日计三百二十段，为一遍，亦曰一蒸。骨之余气，自脑分入龈中，作三十二齿。而齿牙有不及三十二数者，由变不足，其常也。或二十八即至，长二十八齿，已下仿此，但不过三十二之数也。凡一周遍，及发虚热诸病，如是十周则小蒸毕也，计三百二十日生骨气，乃全而未壮也。故初三十二日一变，生肾志；六十四日再变，生膀胱，其发耳与尻冷。肾与膀胱俱主水，水数一，故先变。生之九十六日三变，生心喜；一百二十八日四变，生小肠，其发汗出而微惊。心为火，火数二。一百六十日五变，生肝哭；一百九十二日六变，生胆，其发目不开而赤。肝主木，木数三。二百二十四日七变，生肺声；二百五十六日八变，生大肠，其发肤热而汗或不汗。肺属金，金数四。二百八十八日九变，生脾智；三百二十日十变，生胃，其发不食、腹痛而吐乳。此后乃齿生，能言知喜怒，故云始全也。太仓云，气入四肢，长碎骨于十变，后六十四日长其经脉，手足受血，故手能持物，足能行立也。经云，变且蒸，谓蒸毕而足一岁之日也……是以小儿须变蒸，脱齿者如花之易苗。所谓不及三十二齿，由变之不及。齿当与变日相合也，年壮而视齿方明。"

宋·刘昉《幼幼新书·卷七》对变蒸变生脏腑顺序提出不同观点："一蒸肝生魂，肝为尚书，蒸后魂定令目瞳子光明；二蒸肺生魄，肺为丞相，上通于鼻，蒸后能令嚏嗽；三蒸心生神，心为帝王，通于舌，蒸后令儿能语笑；四蒸脾生智，脾为大夫，藏智，蒸后令儿举动任意；五蒸肾生精志，肾为列女，外应耳，蒸后儿骨髓气通流；六蒸筋脉伸，蒸后筋脉通行，九窍津液转流，儿能立；七蒸骨神定，气力渐加，蒸后儿能举脚行；八蒸呼吸无停息，以正一万三千五百息也，呼出心与肺，吸入肾与肝，故令儿呼吸有数，血脉流通五十周也。"以上八蒸，即十变中的五小蒸，复十变后的三大蒸。

明·万全在《幼科发挥·变蒸》中则提出十二变合三百八十四日的变蒸时日，变生脏腑也与钱乙所论稍有不同，是按六脏六腑十二经脉来相配的。他说："变蒸之日必以三十二日者，何也？《易传》云，生生之谓易，易者变易也。不变不易，不足以见天地生物之心。人有五脏六腑，以配手足十二经络。腑属阳，以配阳卦三十二；脏属阴，以配阴卦三十二。取其一脏一腑，各以三十二日一小变，六十四日一大变。阳卦之爻一百九十二，阴卦之爻一百九十二，合岁并闰月凡三百八十四爻。所以变蒸一期之日，三百八十四，以应六十四卦爻之数也。或曰，三十二日一小变，六十四日一大变，所生者何物也？所生之物亦有说欤？曰，形既生矣，复何生也。所生者，五脏之知觉运动也。故初生三十二日一变，生足少阴肾癸水，肾之精也；六十四日二变，生足太阳膀胱壬水，而肾与膀胱一脏一腑之气成矣。此天一生水也，水之精为瞳子，此后始能认人矣。九十六日三变，生手少阴心丁火；一百二十八日四变，生手太阳小肠丙火，而心与小肠一脏一腑之气足矣。此地二生火也，火之精为神，此后能嬉笑也。一百六十日五变，生足厥阴肝乙木；一百九十二日六变，生足少阳胆甲木，而肝与胆一脏一腑受气足而神合矣。此天三生木也，木之精为筋，此后能坐矣。二百二十四日七变。生手太阴肺辛金；二百五十六日八变，生手阳明大肠庚金，而肺与大肠一脏一腑之气足矣。此地四生金也，金之精为声，此后始能习人语矣。二百八十八日九变，生足太阴脾己土；三百二十日十变，生足阳明胃戊土，乃脾胃一脏一腑之气足矣。此天五生土也，土之精为肉，脾胃主四肢，此后能匍匐矣。三百五十二日十一变，生手厥阴心包络；三百八十四日十二变，生手少阳三焦，三焦配肾，肾主骨髓，自此能坐能立能行矣。变蒸已足，形神俱全矣……凡一变之时，则筋骨手足以渐而坚，知觉运动以渐而发，日异而月不同。"

明·徐春甫《古今医统大全·变蒸》则对钱乙论与刘昉所引，认为"二说俱通"，但"亦有不依序而变，如伤寒不循经之次第也"。

对变蒸依期而变生脏腑持否定态度的代表人物有明·张介宾，清·陈复正、任赞，以及民国时期的奚瓒黄。

明·张介宾《景岳全书·小儿则》云："小儿变蒸之说，古所无也。至西晋王叔和始一言之，继隋唐巢氏以来，则日相传演，其说益繁。然以余观之，则似有未必然者。何也？盖儿胎月足离怀，气质虽未成实，而脏腑亦已完备，及既生之后，凡长养之机，则如月如苗，一息不容有间，百骸齐到，自当时异而日不同。岂复有此先彼后，如一变生肾，二变生膀胱，及每变必三十二日之理乎？又如小儿之病与不病，余所见所治者，盖亦不少，凡属违和，则不因外感，必以内伤，初未闻有无因而病者，岂真变蒸之谓耶！又见保护得宜，而自生至长，毫无疾痛者不少，抑又何也？虽有暗变之说，终亦不能信然！"清·陈复正《幼幼集成·变蒸辨》也说："小儿脏腑骨度，生来已定，毫不可以移易者，则变蒸应有定理。今则各逞己见，各为臆说，然则脏腑竟可以倒置，骨度亦可以更张？是非真伪，从何究诘？谓天一生水者为是，则木火相生、木金相克者非矣。谓木火相生、木金相克者为是，则天一生水者非矣。徒滋葛藤，迄无定论，将使来学何所适从？所幸变蒸非病，可任其颠倒错乱。假使变蒸为病，率宜依经用药者，岂不以脾病而治肾，膀胱病而治胃乎？总之，此等固执之言，不可为训。盖天地阴阳之理数，可限而不可限，如五运六气为一定不易之规，而有应至不至，不应至而至，往来胜复，主客加临，有应不应之殊。天地尚且如斯，而况婴儿之生，风土不侔，赋禀各异，时令有差，膏藜非一，而以此等定局，以限其某时应变，某时应蒸，予临证四十余载，从未见一儿依期作热而变者。有自生至长，未尝一热者，有生下十朝半月而常多作热者，岂变蒸之谓乎？凡小儿作热，总无一定，不必拘泥，后贤毋执以为实，而以正病作变蒸，迁延时日，误事不小。但依证治疗，自可生全。"

清·任赞《保赤新编·卷上》则提出四点不解之处："人既成形以生，气血渐长，日异而月不同，本亨通利遂，自然之理，岂必烧热而后变乎？不可解者一也。三十二日一变之期，不过约略会计，非三十二日以前尚未变，三十二日以后复止不变也？变既有热，自应无时不热，何以偏临此数日间而始见耶？不可解者二也。儿之初生，脏腑形骸已具，所少者神智耳。据五行生成精理，是变生脏腑之神智，非直生脏腑也。又何以按心包络三焦两经为无形状而曰不变不蒸？且谓长碎骨于十变后，更有三大变乎？不可解者三也。有则为明变，无则为暗变，其说已属渐移，况虚弱不耐风寒之儿，身热常见者有之，岂他时俱属邪病，而此数日独为正病乎？抑所辨者全在唇内白泡及耳尻冷乎？不可解者四也。"

成书于1933年的奚瓒黄所著《小儿病自疗法》，对变蒸日期予以否定，但对生长发育表现出的气质变化现象，却是赞同的。他说："变蒸之期不可信，而气质变化之微必有因。比如四时代谢，四时必有寒热温凉、风雨晦暝之变纪，而小儿之气质变化，神情上岂无一种现象？其乍寒乍热、精神不畅，或不乳吐呗等证，皆是气质变化表露于精神上之现象也。"

第四节　关于变蒸的临床表现与治疗

对变蒸的临床表现，一般认为轻重不同，也有认为无临床表现者为暗变。变蒸的临床表现一般出现在变蒸期交换的前后数日。因变蒸是小儿生长发育的正常生理现象，属正病而非邪病，一般不需治疗，但症状较重或有兼证者则需用药治疗。兹引录具有代表性的几位医家论述予以说明。

隋·巢元方《诸病源候论·变蒸候》云："变者上气，蒸者体热。变蒸有轻重。其轻者，体热而微惊，耳冷尻亦冷，上唇头白泡起，如死鱼目珠子，微汗出，而近者五日而歇，远者八九日乃歇；其重者，体壮热而脉乱，或汗或不汗，不欲食，食辄吐，无所苦也。变蒸之时，目白睛微赤，黑睛微白，亦无所苦，蒸毕自明了矣。先变五日，后蒸五日，为十日之中热乃除。变蒸之时不欲惊动，勿令旁边多人。变蒸或早或晚，依时如法者少也。初变之时，或热甚者，违日数不歇，审计日数，必是变蒸，服黑散发汗。热不止者，服紫霜丸。小瘥便止，勿复服之。其变蒸之时，遇寒加之则寒热交争，腹痛矢矫，啼不止者，熨之则愈。变蒸与温壮、伤寒相似，若非变蒸，身热耳热尻亦热，此乃为他病，可为余治。审是变蒸，不得为余治。"

唐·孙思邈《备急千金要方·少小婴孺方》对变蒸的临床表现及治疗照录《诸病源候论》，但有所补充，对于要紧处再加说明。比如对目睛症状，"又云目白者重，赤黑者微""单变小微，兼蒸小剧""儿生三十二日一变，二十九日先期而热，便治之如法，至三十六七日蒸乃毕耳。恐不解之，故重说之"。对于治疗则更为谨慎，初变之时"有热微惊，慎不可治及灸刺，但和视之，若良久热不可已，少与紫丸微下，热歇便止。若于变蒸之中，加以时行温病，或非变蒸时而得时行者，其诊皆相似，惟耳及尻通热，口上无白泡耳。当先服黑散以发其汗，汗出温粉扑之，热当歇，便就瘥；若犹不除，乃与紫丸下之。"这样变蒸与时行的鉴别和治疗就更为明确了。

明·万全对变蒸的治疗认为轻者不需治疗，重者根据症情施治，若夹杂他病则治他病，并认为古方黑散姑可置之。他在《万氏家藏育婴秘诀·变蒸门》中说："轻者不需服药，重者以平和饮子微表之。热甚便结，以紫霜丸微利之。若吐泻不乳多啼者，调气散治之。"又在《幼科发挥·变蒸》中说："古方黑子散，姑置之可也。其间或有未及期而发热者，或有变过热留不除者，抑有他故，须详察之。如昏睡不乳，则不需治，待其自退。变蒸兼证，变蒸之时，有外感风寒者，宜发散，惺惺散主之，按摩法亦可用也；有内伤乳食者，宜须消导，胃苓丸主之；轻则节之可也；有被惊吓及客忤者，安神丸、至圣保命丹。如变蒸而后发病，以治病为主，慎勿犯其胃气……如受病后而变蒸，以养正补脾为主，钱氏异功散，加对病之药。"

明·鲁百嗣《婴童百问·变蒸》云："变者易也，蒸于肝则目眩微赤，蒸于肺则嚏嗽毛耸，凡五脏六腑、筋脉骨节，皆循环各有证应。其治法，平和者微表之，实热者微利之，或不治亦自愈，可服紫霜丸一丸或二丸，并黑散子、柴胡汤。变蒸者，有寒无热，并吐泻不乳多啼者，当归散、调气散主之。"

明·徐春甫《古今医统大全·变蒸论》云："但看何脏见候而调之为妙，如蒸于肝则目昏而微赤，蒸于肺则嚏咳而毛竖，蒸于脾则吐乳或泻，蒸于心则微惊而壮热，蒸于肾则尻冷而耳热，五脏六腑各见其候，以意消息调和，不必深固胶执而返求全之毁也。抑此自然有是变蒸之理，轻者不须用药，至期自愈，甚者过期不愈，按候调之，着中而已。"

明·龚廷贤对变蒸的治疗也是很慎重的，他在《万病回春·小儿初生杂病》中说："凡变蒸不宜服药，或因伤食，因伤风，因惊吓等项夹杂，相值而发，令人疑惑，亦须守候一二日，俟病势真的，是食则消食，是风则行痰，是惊则安神。若变蒸而妄投药饵，则为药引入各经，证遂难识，而且缠绵不脱，反药有所误也。"

对变蒸的临床表现，明·方贤在《奇效良方·变蒸》中对头额上脉纹的变化做了细致观察，他认为："观诸变蒸热作惊，须视日角左边眉间脉红是也。大凡初蒸见一条，长一二分，在眉上者轻，自日角垂至眉上者重。变蒸发热，见二条红者，两次蒸，热在内不解，脉红带叉；因惊而蒸，脉青。变蒸多次，青在左太阳，因伤风而蒸。自囟门青至眉之上，因惊而蒸。三处皆青，三证皆见。"

第五节　关于"变蒸"说的现代认识

"变蒸"说在现代也不断进行讨论，归纳起来有以下几点：一是认为变蒸反映了小儿生长发育的现象和一定规律，有可取的一面。二是变蒸的日期不是那样固定呆板的，三十二日为一期缺乏科学性。三是变蒸现象的发热、汗多、烦躁、耳尻冷、不欲食等症状出现是不符合临床实际的，混淆了生理、病理的界限。也有人认为，小儿变蒸实际上并不存在，变蒸说缺乏根据。

笔者认为，小儿"变蒸"说是古代医家通过临床实践对小儿出生之后生长发育现象的一种学术探讨，不可简单地予以否定而摒弃，而应该组织科学研究，探讨其科学奥秘。从生长发育的角度来研究变蒸论，可以说它初步揭示了小儿生长发育的意义和进程，与现代医学的认识有许多相似相近之处。比如说，现代医学研究认为，小儿出生之后在生长发育（体格器官的增长、功能的完善与精神智慧的健全等）方面有许多阶段，有些观点与"变蒸"说中的变生脏腑、长气血骨脉十分相近。至于如何界定其变蒸周期，是今后深入研究的课题之一。

关于变蒸中出现的异常临床表现如发热、汗出、烦躁、不欲食等，笔者认为也是今后研究的课题之一，不可轻率地予以否定。既然生长发育有阶段性（或称节段性），那就不可避免地会出现某种（或某些）临床反应。比如现在大家都公认的"生长痛"，就是生长发育在某一阶段的临床反应，由于症状突出，又查不出原因，而逐渐被公认。

而发热、烦躁、汗出、不欲食等，多作调查研究，深入检查，也同样可以得结论。或许还会发现新的临床反应或症状表现，或某些微观指标。至于变蒸的治疗用药，笔者认为古代医家掌握得很有分寸，轻者不需治疗，重者对症用药（辨证施治）。现代的"生长痛"也是这样处理的。在当前尚未能科学地鉴别变蒸之前，对于出现的诸种临床症状，应予严密观察、细致检查，以确定是否为病理现象，若是应及时治疗，以免贻误病情。

最后，笔者认为古人用"变蒸"一词来表达小儿初生之后一段时期的生长发育现象，用词甚佳，含义深刻，耐人寻味。变蒸形象生动地表达了小儿生长发育的节段性和连续性，具有深刻的科学内涵，又能给科学研究以启迪。

（朱锦善　喻闽凤　曾庆祥）

参考文献

1. 沈炎南. 脉经校注 [M]. 北京：人民卫生出版社，1991

2. 巢元方. 诸病源候论 [M]. 北京：人民卫生出版社，1982

3. 孙思邈. 备急千金要方 [M]. 北京：人民卫生出版社，1982

4. 钱乙. 小儿药证直诀 [M]. 南京：江苏科学技术出版社，1983

5. 朱丹溪. 古今图书集成. 医部全录：幼科全书 [M]. 北京：人民卫生出版社，1983

6. 万全. 幼科发挥 [M]. 武汉：湖北科学技术出版社，1986

7. 徐春甫. 古今医统大全 [M]. 北京：人民卫生出版社，1991

8. 李梴. 医学入门 [M]. 北京：中国中医药出版社，1995

9. 小儿卫生总微论方 [M]. 北京：人民卫生出版社，1986

10. 夏禹铸. 幼科铁镜 [M]. 上海：上海科学技术出版社，1958

11. 董宿. 奇效良方 [M]. 方贤，续补. 北京：中国中医药出版社，1995

12. 刘昉. 幼幼新书 [M]. 陈履端，编订. 北京：中医古籍出版社，1981

13. 张介宾. 景岳全书 [M]. 北京：人民卫生出版社，1991

14. 陈复正. 幼幼集成 [M]. 北京：人民卫生出版社，1988

15. 任赞. 保赤新编 [M]. 光绪甲申孟春新会伍氏刊，1946

16. 奚瓒黄. 小儿病自疗法 [M]. 上海：上海中央书店，1937

17. 万全. 万氏家藏育婴秘诀 [M]. 武汉：湖北科学技术出版社，1986

18. 鲁百嗣. 婴童百问 [M]. 上海：上海书店（影印本），1985

19. 龚廷贤. 万病回春 [M]. 北京：人民卫生出版社，1984

第四章　小儿体质学说的源流与学术争鸣

第一节　经典的论述

春秋时期,《黄帝内经》最早在理论上阐明了小儿体质学说,奠定了小儿体质学说的理论基础。《黄帝内经·灵枢》在不同的篇目中,从阴阳、五行、肥瘦、刚柔等多方面对小儿体质进行了分类阐述。

一、阴阳性格说

《灵枢·通天》把人的性格体质分为太阴、少阴、太阳、少阳、阴阳平和五种,详述这五类人的性情特征:

太阴之人,贪而不仁,下齐湛湛,好内而恶出,心和而不发,不务于时,动而后之。

少阴之人,小贪而贼心,见人有亡,常若有得,好伤好害,见人有荣,乃反愠怒,心疾而无恩。

太阳之人,居处于于,好言大事,无能而虚说,志发于四野,举措不顾是非,为事如常自用,事虽败,而常无悔。

少阳之人,谛谛好自贵,有小小官,则高自宜,好为外交,而不内附。

阴阳和平之人,居处安静,无为惧惧,无为欣欣,婉然从物,或与不争,与时变化,尊则谦谦,谭而不治,是谓至治。

其后,篇中又论述了五类人外貌特征及其治疗方法:

太阴之人面色阴沉,假谦虚,常作态,其多阴而无阳,因血浓浊而卫气涩滞,形成筋缓而皮厚,治宜急泻其阴。少阴之人清高而神秘,躬身而躁动,是为多阴少阳,胃小而肠大,足阳明胃经脉气小、手太阳小肠经脉气大,易伤血败气,故宜详察其阴阳盛衰而治。太阳之人挺胸不折,多阳无阴,宜慎泻其阴。少阳之人反手摇身而行,多阳少阴,经脉小而络脉大,血深在里,气浅在表,故治宜充其阴经泻其阳络。阴阳和平之人大方稳重,随和明理,其阴阳气血调和,宜其虚实而治。

二、五行形体说

《灵枢·阴阳二十五人》根据五行理论,结合人体肤色、形体、禀性、适应力等,将人分为木、火、土、金、水五类体质,五类中,又以角、徵、宫、商、羽之五音太少、经脉阴阳气血分二十五种：

"木形之人，比于上角，似于苍帝。其为人苍色，小头，长面，大肩背，直身，小手足，好有才，劳心，少力，多忧劳于事。能春夏不能秋冬，感而病生，足厥阴佗佗然。大角之人，比于左足少阳，少阳之上遗遗然。左角之人，比于右足少阳，少阳之下随随然。钛角之人，比于右足少阳，少阳之上推推然。判角之人，比于左足少阳，少阳之下栝栝然；火形之人，比于上徵，似于赤帝。其为人赤色，广䯏，锐面，小头，好肩背髀腹，小手足，行安地，疾心，行摇，肩背肉满，有气轻财，少信，多虑，见事明，好颜，急心，不寿暴死。能春夏不能秋冬，秋冬感而病生，手少阴核核然。质徵之人，比于左手太阳，太阳之上肌肌然。少徵之人，比于右手太阳，太阳之下慆慆然。右徵之人，比于右手太阳，太阳之上鲛鲛然。质判之人，比于左手太阳，太阳之下支支颐颐然；土形之人，比于上宫，似于上古黄帝。其为人黄色，圆面，大头，美肩背，大腹，美股胫，小手足，多肉，上下相称，行安地，举足浮，安心，好利人；不喜权势，善附人也。能秋冬不能春夏，春夏感而病生，足太阴敦敦然。大宫之人，比于左足阳明，阳明之上婉婉然。加宫之人，比于左足阳明，阳明之下坎坎然。少宫之人，比于右足阳明，阳明之上枢枢然。左宫之人，比于右足阳明，阳明之下兀兀然；金形之人，比于上商，似于白帝。其为人方面，白色，小头，小肩背，小腹，小手足，如骨发踵外，骨轻，身清廉，急心，静悍，善为吏。能秋冬不能春夏，春夏感而病生，手太阴敦敦然，钛商之人，比于左手阳明，阳明之上廉廉然。右商之人，比于左手阳明，阳明之下脱脱然。左商之人比于右手阳明，阳明之上监监然。少商之人，比于右手阳明，阳明之下严严然；水形之人，比于上羽，似于黑帝。其为人黑色，面不平，大头，廉颐，小肩，大腹，动手足，发行摇身，下尻长，背延延然，不敬畏，善欺给人，戮死，能秋冬不能春夏，春夏感而病生，足少阴汗汗然。大羽之人，比于右足太阳，太阳之上颊颊然。少羽之人，比于左足太阳，太阳之下纡纡然。众之为人，比于右足太阳，太阳之下洁洁然。桎之为人，比于左足太阳，太阳之上安安然。"

上述指出木形人的特征是为人偏青色、头小面长、肩宽背直、力弱多劳等。木形人分为上角、大角、左角、钛角、判角五种，故五类共有二十五种。每种又与六经气血联系，如"大角之人，比于左足少阳，少阳之上遗遗然。足少阳之上，血气盛则通髯美长，血多气少则通髯美短，血少气多则少髯，血气皆少则无须。感于寒湿则善痹，骨痛，爪枯也"。五行说的特点就是取类比象，这里就是以树木的形态、色泽以及枯荣变化来比拟分类人体质特征的。

五行体质分类有利于辨识人体气血盛衰，当时是为针刺取穴而建立的一套理论标准。

三、肥瘦、膏脂、勇怯体质说

《灵枢·逆顺肥瘦》分肥人、瘦人，指出肥人"广肩，腋项肉薄，皮厚而色黑，唇临临然，其血黑以浊，其气涩以迟"，瘦人"皮薄，色少，肉廉廉然，薄唇轻言，其血清气滑，易脱于气，易损于血"。

《灵枢·卫气失常》分肥人为三种：

脂者，䐃肉坚，皮满者，其身收小；其血清，气滑少，故不能大。细理者热，粗理者寒。

膏者，䐃肉不坚，皮纵缓者。多气，多气者热，耐寒；其肉淖而粗理者身寒，细理者身热。

肉者，皮肉不相离者。多血而充形，身体容大。

《灵枢·论勇》对勇怯两种体质就外貌与脏腑功能进行了论述：

勇者目深以固，长冲直扬，三焦理横。其心端直，其肝大以坚，其胆满以傍，怒则气盛而胸张，肝举而胆横，眦裂而目扬，毛起而面苍。

怯者目大而不减，阴阳相失，其焦里纵，髑骺短而小。肝系缓，其胆不满而纵，肠胃挺，胁下空，虽方大怒，气不能满其胸，肝肺虽举，气衰复下，故不能久怒。

这些分类仅在形体上做了简单的分别，以利于在望诊上判断人体的阴阳盛衰。

第二节　小儿体质的形成与疾病

小儿体质的形成与禀赋有关。《灵枢·天年》"人之始生……以母为基，以父为楯"，《颅囟经》论初受气云"小儿之瘦疴，盖他人之过也"，即指出小儿体质强弱与父母禀赋有关。"小儿处母腹中，一月为胚，精血凝也。二月为胎，形兆分也。三月阳神为三魂，动以生也。四月阴灵为七魄，静镇形也。五月五行分，脏安神也。六月六律定，腑滋灵也。七月精窍开，通光明也。八月元神具，降真灵也。九月宫室罗布，以生人也。十月气足，万象成也。"在胎孕中强调"慎终静远，即以守恬和，可以保长生耳"。《活幼口议》认识到男女须在一个合适年龄阶段才能孕育出健康的小儿，过早或过晚生育都将危害小儿健康，影响小儿体质。"男即二八，卫气方正，女即二七，荣血方行，天癸至时，其气与血始能交参……今之世法，男年十五，女年十三，乃通嫁娶，其道虽不应古，其理在乎通情，情动乎中，男破阳太早则伤其精气，女破阴太早则伤其经脉，虽成胎孕，含育必亏，儿生伛偻，变蒸不备，体作侏儒。又或男子过于八八，女人过于七七，产诞婴孩，何足为善？"指出所谓"传尸"之病非有鬼所致，"乃是父精不足，母气虚羸而得之，何更外有尸之可传……虽则男女长大，勿于劳瘵相承，但禀赋受气，如花伤培，似木败植，荣壮枯谢，各由根本所致"。

不同的生活环境对体质的影响是明显的。《素问·异法方宜论》说："东方之域……

其民皆黑色疏理""西方者……其民华食而脂肥""北方者……其民乐野处而乳食，脏寒生满病""南方者……其民皆致理而赤色。"《医学源流论·五方异治论》："人禀天地之气以生，故其气体随地不同。西北之人气深而厚……东南之人气浮而薄。"金元时期战乱频繁，人们生活十分困难，对体质产生了严重影响，致广大人群特别是小儿"脾胃虚弱"，李东垣因而提出"内伤脾胃，百病由生"的主张，形成了著名的补土派。广东程康圃，根据岭南的地域气候特点，总结出儿科八证六治，其中过半属火，正是由于岭南地区小儿体质湿热。五岭横亘于湘赣与粤桂之间，形成了一个不同于中原的地理环境，其地处卑下、植物繁茂、多风多湿炎热，导致小儿体质多湿热，疾病亦多生风化火。故程氏在总结前人有关论述的基础上，指出了小儿"肝常有余，脾常不足，心火常炎"的特点，提出"平肝、泻心、补脾"六字大法。

邪气入侵人体是否发病取决于体质因素。《灵枢·百病始生》说："风雨寒热不得虚，邪不能独伤人。猝然逢疾风暴雨而不病者，盖无虚，故邪不能独伤人。此必因虚邪之风，与其身形，两虚相得，乃客其形。"《幼幼集成·小便不利证治》："小便自出而不禁者，谓之遗尿；睡中自出者，谓之尿床，此皆肾与膀胱虚寒也"，此肾虚体质致遗尿。而小儿体质亏虚，往往导致痼疾，如《小儿药证直诀》："有肺虚者，咳而哽气，时时长出气，喉中有声，此久病也，以阿胶散补之。"体质又影响着病邪的转化，《医宗金鉴》："人感受邪气虽一，因其形脏不同，或从寒化，或从热化，或从虚化，或从实化，故多端不齐也。"疾病的传变也可因体质的不同发生多种多样的变化。

第三节　小儿常见体质类型及调治

朱锦善教授在《儿科临证50讲》中详述了现代小儿体质类型及调治。

一、正常质

体质表现：小儿形体胖瘦适中，或略胖，或略瘦，面色红润，头发乌黑，精神活泼，表情自如，声音响亮，肌肉结实，饮食二便均可，睡眠安宁，平时较少生病，指纹不红不淡、隐隐而见，舌苔正常，脉有力。

形成因素：先天禀赋充足，后天调理适宜。

发病及病理特点：小儿处于生长发育阶段，古有"稚阴稚阳"和"纯阳"之说，正常质的小儿虽是发育营养正常，抗病能力尚好，但毕竟稚幼，脏腑气血未充，易受六淫疠气及饮食所伤，以肺脾系统病证为常见，发病之后容易传变，由表入里、易虚易实、易寒易热。

治疗宜忌：此类患儿在治疗上重在针对病因病机，一是祛除外邪，二是适当调整机体功能，不宜大补大攻。因为正常质患儿的再生康复力强，只要祛除了病因，调整了脏腑功能，就易于康复，即所谓"脏气清灵，易于康复"。

平时保健：宜从寒温、饮食方面予以调摄，一般不必多服药物，以免造成体质上的变化。比如，多服温补易生内热，过用寒凉易伤阳气。

二、痰湿质

体质表现：小儿形体偏胖，肌肉松软，面色白或苍白少华，表情较淡漠迟钝，畏寒易汗，四肢末梢欠温，喉中常有痰鸣，睡时痰鸣加剧，多涎滞颐，食欲较差，易作腹胀，大便多溏，尿清，易患感冒咳嗽，痰多，或素有哮喘，唇舌淡白，苔多滑腻，脉细濡，指纹淡滞。

形成因素：禀赋不足，素体阳气虚弱，脾阳不运；也可因病后失调，脾气未复，而致痰湿内停，也有因恣食肥甘，内困脾胃而致。

发病及病理特点：易受寒湿所侵和饮食所伤，造成痰饮咳嗽、哮喘、吐泻、肿胀等疾病。发病之后，易伤阳气，造成脾肾阳气虚弱，痰湿内停，致肺脾气机失利等多种病理变化。

治疗宜忌：治宜温阳化气，健脾化湿，疏利气机为主，结合病证特点辅以宣肺、化痰、降逆、利水等。忌滋腻黏滞、阴柔之品。

平时保健：可常服健脾化湿之剂，如异功散、六君子丸之类。少食滋腻难化之食物及水份过多之食物。忌食易生痰饮之物。

三、气虚质

体质表现：小儿形质较弱，面白气弱，精神萎靡，目光少神，肌肉不丰，四肢乏力，形寒畏冷，四末欠温，纳少腹胀，大便溏稀，小便清利，或有遗尿，易自汗出，易感冒，唇色淡白，舌淡苔少，脉细弱，指纹淡隐不现。

形成因素：禀赋不足，后天失调，或久病大病之后，致脾肾气虚。

发病及病理特点：此类小儿体弱气虚，不耐外邪及饮食所伤，容易发病，经常罹患感冒及肺脾病证。发病之后，虚实夹杂，损气伤阳，病理变化以寒化为主。

治疗宜忌：始终宜扶正补虚、益气助阳，在兼有邪实的阶段，注意祛邪不伤正，补虚不恋邪。忌苦寒攻伐，亦忌辛温窜散。

平时保健：可常服玉屏风散、四君子丸、异功散之类以健脾益气，强壮御邪，提高免疫力。适当锻炼和户外活动，增进食欲，注意饮食调节，宜富于营养，又易消化吸收，不使脾胃负担过重。

四、内热质

体质表现：小儿形体多瘦，少数偏胖而壮实，唇面多赤，脾气急躁好动，精神亢奋，口干口渴，食少便结，或食多易汗，睡眠不宁，辗转反侧，断齿咬牙，夜惊梦多，或潮热盗汗，或遗尿，手足心热，皮肤较干燥，小便黄而臊臭，口中气臭，易患感冒发热，热势往往较高，或见高热惊厥，舌质偏红、苔黄燥，脉数，指纹红紫。

形成因素：多先天胎热；或后天饮食失节，积滞内蕴，造成内热蕴伏；也因病后热郁，调理失宜所致。

发病及病理特点：易发温热病证。发病之后，多化热化火，动风生痰，或耗血动血，也易耗伤津液，造成阴虚内热。

治疗宜忌：治宜清化内热、消积导滞，使肠胃调畅通和。但不宜过于苦寒，而致化燥或败胃。在清泄内热的同时，注意调理脾胃，脾胃运化正常，滞热则无以内生。

平时保健：在饮食方面宜清淡，忌滋味肥甘，宜多吃蔬菜，保持大便通畅，不致食滞内蕴，胃肠功能正常则蕴热之源不复存在。

五、气阴两虚质

体质表现：小儿形质瘦弱气怯，面色苍白，目睛少神，表情淡漠或急躁，精神不振，纳少，口干，皮肤干燥，盗汗潮热，手足心热，睡眠不宁，唇色淡红或干红，舌淡红或红而少津，脉细数，指纹细而红紫。

形成因素：先天禀赋不足，或病后气阴两伤，调理失宜所致。

发病及病理特点：此类小儿易受外感，感邪之后，最易入里，或直中内陷，形成表里相兼、虚实夹杂之证，以致阴阳两虚，病情往往严重。

平时保健：根据虚者补之的原则，可常服生脉散制剂，以益气育阴。同时适当加强营养，饮食宜易于消化，注意避免受寒感冒和过于疲劳。

上述五种体质类型是比较常见的，这些体质类型一般以单一出现为主，也有相兼而见的，即有的小儿可同时兼见两种类型的体质特点。这些体质类型也不是一成不变的，可以互相转化。比如正常质的小儿，由于疾病或用药过量，或饮食等调节失宜，也可转化为他型；痰湿质往往容易转成气虚，气虚也可兼见痰湿；内热质则容易变成气阴两虚，气阴两虚也可转而兼见内热。同样，不正常质在某些特定的条件下也可转化为正常质。

（罗光亮　朱锦善　林伟斌）

参考文献

1. 佚名.中华儿科名著集成：黄帝内经［M］.北京：华夏出版社，1997

2. 佚名.中华儿科名著集成：颅囟经［M］.北京：华夏出版社，1997

3. 钱乙.小儿药证直诀［M］.南京：江苏科学技术出版社，1983

4. 吴谦.中华医书集成：医宗金鉴［M］.北京：中医古籍出版社，1997

5. 演山省翁. 中华儿科名著集成：活幼口议［M］. 北京：华夏出版社，1997

6. 陈复正. 中华医书集成：幼幼集成［M］. 北京：中医古籍出版社，1997

7. 朱锦善. 儿科临证50讲［M］. 北京：中国中医药出版社，1999

第五章　小儿养护学说的源流与学术争鸣

因小儿特殊的生理及病理特点，对外界致病因素的抵抗能力较差，相对成人来说更容易受到疾病的侵害，因此历代医家对小儿的养护都较为重视，并在长期的生活实践及与自然界和疾病的斗争中积累了丰富的小儿养护经验。

春秋战国时期，对小儿的养护主要从胎产开始，马王堆帛书《胎产方》中提出胎儿逐月孕育的过程，《淮南子》进一步说明了胚胎发育的逐月变化："一月膏，二月肌肤……十月而生，形体已成，五脏乃形。"《内经》中有护胎、养胎的相关叙述，如《素问·六元正纪大论》："妇人重身，毒之何如……有故无殒亦无殒也。"北齐时期，名医徐之才总结出了"逐月养胎法"。隋唐时期，儿科体系初步形成，小儿养护学说开始有详细的记载并初步形成，隋代巢元方在《诸病源候论·养小儿候》中对小儿的养护进行了较深入的论述，明确提出了他的小儿养护观：小儿不可暖衣，宜时见风日。唐代孙思邈毕生致力于中医药学术的搜索、研究、整理工作，在多年临床实践基础上，总结了隋唐前有关小儿养护、预防保健、生长发育等方面内容，所著《备急千金要方·少小婴孺方》儿科专篇中论及小儿养护。介绍初生儿的调护方法，如初生儿出腹后拭口、断脐、洗浴的适宜和禁忌，注意到消毒和不卫生的做法，具有一定的科学性。对小儿的调摄，主张"故絮着衣""时见风日""薄衣之法"等。认为小儿"肌肤未成，不可暖衣。暖衣则令筋骨缓弱，宜时见风日。若都不见风，则令肌肤脆软"，主张"凡天和暖无风之时，令母将儿于日中嬉戏。数见风日，则血凝气刚，肌肉牢密，堪耐风寒，不致疾病"。孙氏还很重视哺育小儿，主张选择乳母，并列出乳母应注意喂养时的必备条件，这就是乳母必须有良好的精神状态，"宜慎于喜怒"，没有疾病（胡臭、瘿瘘、气嗽、痴癃、白秃、疠疡、沈唇、耳聋、癫痫等）和不良的卫生习惯。孙氏对乳母的选择，喂养节度，喂奶次数，喂奶姿势等哺乳识的介绍，是非常可贵的，为儿科学积累了丰富的经验，为后人所推崇。后世历代儿科医家都十分重视这一点，成为行之有效的传统方法。唐代王焘所著《外台秘要》对小儿养护方法进行了更全面详实地收载。如对新生儿的衣着，提出要采用柔软吸水的棉织品，并不宜穿太厚，如："一晬之内，儿衣皆须用故绵帛为之善。儿衣绵帛特忌厚热。慎之！慎之！"对小儿饮食要饥饱有节以免伤及脾胃，如"乳儿不用太饱，饱则令吐……如是十反、五反，视儿饥饱以节度之"；对乳母的选择，书中还专门进行了论述："乳母者，其血气为乳汁也。五情善恶，悉血气所生，其乳儿者，皆须性情和善，形色不恶，相貌稍通者。"宋代在小儿养护方面的代表医家陈文中，在其之前的历代医家对于小儿养护方法，从不同方面提出了多种认识，但均不够全面，其在《小儿病源方论》一书中提出"养子十法"是在总结前人的经验结合自己的临床实践，充分考虑小儿的生理、病理特点，从小儿的穿衣、乳食、看护、用药等多方面，提出的养护方法，"养子十法"为流传甚广影响较深的小儿养护经验之一，千百年来皆相沿习，在今天仍值得我们学习和借鉴，对小儿养护学说有着重要影响。明代万全著有《万氏家藏育婴秘诀》，提出"育婴四法"，即"一曰预养以培元，二曰胎养以保其真，三曰褥养以防其变，四曰鞠养以慎其疾"。阐述了种子、胎养胎教及小儿养护方法，其小儿养护观："调乳母、节饮食、调寒温、慎医药。"

早在《素问·四气调神大论》中就指出："圣人不治已病治未病，不治已乱治未乱。"与其病后求医，不如病前先防。在不同的年龄阶段，中医对小儿养护的侧重点不同，现分述于下。

第一节　胎儿养护

自受孕直至分娩，约280天，俗话说，十月怀胎，其实实际上只有9个多月，这里的十月是按每月28天为周期计算的。

母亲自受孕之始就应谨慎调护，所居宜优美舒适、所见宜心旷神怡、所食应甘美清爽，使气血调顺，阴平阳秘，胎儿则会生赋佳良，健康聪慧。所以，养胎护胎是小儿养护的重要前提。

"养胎"一词，在汉代张仲景所著的《金匮要略》中就提到。到了北齐时期，名医徐之才总结出了"逐月养胎法"，为后世养胎护胎奠定了基础。养胎护胎即是调养其母，孕母调养得当则可达到养胎护胎的目的，调养孕母时特别强调气血的调和。明代《广嗣纪要》："养胎者血也，护胎者气也。"认为孕母的气血调和是养胎护胎的关键。

1. 精神调摄

妇女怀孕之后，要保持精神愉快，情绪稳定，切忌惊恐、郁怒、忧思、悲喜等七情所伤，避免精神上受到不良刺激，保持脏腑气血的调达。同时，孕母还必须加强自身的道德修养就如《诸病源候论·妇人妊娠病诸候》："欲令子贤良盛德，则端心正坐，清虚如一，坐无邪席，立无邪言，心无邪念，无妄喜怒，无得思虑。"孕母精神情绪不稳定，会给胎儿带来危险。《黄帝内经·素问》中就记载了因孕母受惊恐而导致癫疾这种胎病。如《素问·奇病论》载："人生而有癫疾者，病名曰何？安所得之……病名为胎病，此得之在母腹中时，其母有所大惊，气上而不下，精气并居，故令子发癫疾也。"《诸病源候论》也记载孕母卒受惊怖，"内动于儿脏邪气乘其心，令心气不和"而致小儿生后四、五岁尚不能言语。

2. 饮食调理

《格致余论·慈幼论》曰："儿在胎，与母同体，得热则俱热，得寒则俱寒，病则俱病，安则俱安。母之饮食起居尤当慎密。"徐之才在"逐月养胎法"中，就谈到"饮食精熟""食甘美""调五味"等。忌食肥甘厚味及辛辣食物，肥甘厚味易损伤脾胃，后天之源受损，则气血生成不足，胎儿失养；辛辣食物属于热性，能助长人体内的湿热，湿热内盛，容易造成胎热、胎毒。朱丹溪（朱震亨）在《格致余论》中提到一位东阳张进士得次子，患有"满头有疮"的"胎毒病"，是因为其母孕胎的时候最喜爱吃辛辣热物所致，朱丹溪用清热解毒、扶正祛邪的药物（人参、连翘、木通、甘草）治疗痊愈。

3. 生活起居（慎避风寒、适度劳逸）

慎避风寒就是要孕母顺应四时气候变化，适其寒温，预防疾病。《诸病源候论》中就提出了多种外感性疾病能"伤胎""损胎"。《小儿卫生总微论方》一书中，更列举了39种先天性畸形病证与孕母失于调养、疾病因素有关。适度劳逸就是要孕母生活规律，要劳逸适度。就如《诸病源候论·养小儿候》："小儿所以少病痫者，其母怀娠，时时劳役，运动骨血，则气强，胎养盛故也。若待御多，血气微，胎养弱，则儿软脆易伤，故多病痫。"

第二节　新生儿养护

婴儿初生，犹如草木之嫩芽，脏腑娇嫩，气血未充，对周围环境、气候寒温的适应能力较差，全赖父母栽培调护，若有疏忽，极易患病。因此对新生小儿，尤须精心调护。总括起来，包括以下几个方面：

一、母乳喂养

小儿初生喂养，"乳为血化美如饧"，以母乳为佳。《万氏家藏育婴秘诀·鞠养以慎其疾》提出："儿在母腹之时，赖血以养。即生之后，饮食之乳，亦血之所化也。虽有谷肉，不可与之，以乱其肠胃中和之气。"这就是说，母乳是最适合婴儿的食品。倘若生母不能哺乳时，有条件者最好雇用乳母。《保婴秘言·婴儿之哺育》中说："体壮性柔，无遗传病，而年在20～35岁者，其年龄及分娩期能与生母相等尤佳。其乳汁宜丰满充足，其衣服宜适于卫生，又须使其变其积习，与吾家俗相化。"而人工喂养，古人认为可用猪乳替代，而现在一般都采用牛奶。该书又说："牛奶择其壮而无疾，常食豆蔬与小量之食盐者，且牛乳朝榨者淡，夕榨者浓。婴儿初生，淡者为宜。"但无论牛乳还是猪乳，对初生儿来说最合适还是人乳，而母乳喂养时，还必须注意以下几个方面。

1. 喂乳前准备

《备急千金要方·少小婴孺方》曰："凡乳母乳儿，当先极挼，散其热气，勿令汁奔出。""夏不去热乳，令儿呕逆；冬不去寒乳，令儿咳痫。"

2. 喂养时间和量

古人认为，婴儿出生后即可喂奶。乳贵有时，就是说哺乳应定时定量，而不是当小儿哭闹时则喂乳的方法。哺乳应根据小儿个体的差异来决定每日哺乳的次数和时间，而不是刻板的每日每次多少毫升。《备急千金要方·少小婴孺方》曰："如是十返五返，视儿饥饱节度，知一日中几乳而足，以为常。"《万氏家藏育婴秘诀·鞠养以慎其疾》曰："小儿啼哭正甚，其母强以乳哺之，啼哭未息，逆气未定，被乳所阻，乳又被气滞于胸中，便成疾也。吐泻、疟疾、腹痛、痞满、疳痨之病，从此起矣。"与《养子十法》"儿啼未定勿使饮乳"的观点相一致。古人强调这一点，是因为世人最易忽视这一点，小儿言语未通，以啼哭为号，作为母亲的，见儿一啼哭，就以为饿了，即与喂乳，这是常见的事。儿啼未定，脏腑气机尚不安定，即与乳吃，最易扰乱脏腑气机，冷气蕴搐于腹内，久而不散，损伤脾胃。

3. 哺乳方法

《颅囟经》指出："乳后抱儿，使其身直，恐软弱倾倒，致乳溢出。"《小儿卫生总微论方·乳母论》曰："凡每乳儿，乳母当以臂枕儿头，令儿口与乳齐，乃乳之。不可用髆，即太高，令儿饮乳不快，多致儿噎。又乳母欲寐，则夺去其乳，恐睡着不觉，被乳填沃口鼻，别生其他事，又且不知儿饥饱也。"这是说哺乳的时候，乳母应当用上臂托住小儿头颈部，使小儿嘴唇与乳房在同一水平线上。该书还提出应间断哺乳："若乳汁涌，恐儿咽乳不及，虑防呛噎，则辄夺之，令儿少息，又复乳之。如是数反则可也。"

4. 乳母的宜忌

由于母体患病可自乳汁传于胎儿，故乳母的宜忌必须谨守。乳母在哺乳期必须保持精神舒畅，注意避寒暑，调摄饮食，防止疾病。乳母应保持精神舒畅，《小品方·治少小百病诸汤方》认为乳母应调节好心情："乳母者，其血气为乳汁也。五情善恶，血气所生也；乳儿者，皆宜慎喜怒。"《普济方·论初生诸疾并治法》曰："其或母用性不顺，则气血乱，气血乱则乳汁不和，乳汁不和令儿呕逆。"又云："择乳母，须精神爽健，情性和悦，肌肉充肥，无诸疾病，知寒温之宜，能调节饮食，奶汁浓白，则可饲儿。"由此可见，乳母的情绪，对婴儿有着极其重要的影响。《幼科发挥·调理脾胃》云："饮食入胃，气通于乳，母食热则乳宜热，母食冷则乳宜冷，故儿伤热乳则泻黄色……伤冷乳则泻青色。"指出乳母如果消化不良，可影响胎儿的健康。《婴童类萃·择乳母论》中说："凡择乳母，需要婉静寡欲，无痼疾并疥疮者。且儿禀父母之精血，化育而生。初离胞胎，血气脆弱，凭乳母之乳而生养焉。乳母肥实，则乳浓厚，儿吮之则气体充实；乳母瘦瘠，则乳清薄，儿吮之则清瘦体弱。壮实肥瘦，系儿终生之体格非小故也。强悍暴戾，和婉清静，亦习随乳母之性情，稍非其人，儿亦随而化矣。犹泾渭之分焉，源清则派清，源浊则派浊。又有体气者，儿吮此乳，则腋下狐臭不免。又有生过杨梅疮者，儿吮此乳，即生此疮。如出痘症，十难全一。父母有此疮者，胎中受毒，出痘亦然。余目击非药所能救者，择乳母可不慎欤。"《备急千金要方·少小婴孺方》指出："母新房以乳儿，令儿羸弱，交胫不能行。母有热以乳儿，令变黄、不能食。母怒以乳儿，令喜惊、发气疝，又令上气疝癫狂。母新吐下乳儿，令虚羸。母醉以乳儿，令身热腹满。"《幼科类萃·乳哺论》："初生芽儿，籍乳为命。乳哺之法，不可不慎。夫乳者，荣血之所化也，至于乳子之母，犹宜谨节饮食……情欲动中，乳汁便应，病气到乳汁必凝滞，儿得此乳，疾病立至，不吐则泻，不疮则热。或为口糜，或为惊搐，或为夜啼，或为腹痛。病之初来，其尿必甚少，便需询问，随证调治。母安则子安，可消患于未形也。故哺乳夏不欲热，热则致吐逆；冬不欲寒，寒则致咳痢；母不欲怒，怒则上气癫狂；母不欲醉，醉则令身热腹痛。母方吐下而乳，则致虚羸；母有积热而乳，则变黄不能食；新房而乳则瘦瘠交胫不能行……"

二、断脐护脐

脐带是孕母供给胎儿营养并进行物资交换的重要通道，婴儿出生后，应立即结扎脐带，消毒剪断包扎，防止邪毒入侵，以免引起脐风及脐部疾病。

《备急千金要方·少小婴孺方》曰："断儿脐者，当令长六寸，长则伤肌，短则伤脏。不以时断，若挼汁不当，则令暖气渐微，自生寒，令儿脐风。"《太平圣惠方·卷八十二》："夫小儿脐风者，由断脐后，为水湿所伤，或尿在襁褓之内，乳母不觉，湿气伤于脐中，亦曰其解脱，风冷所乘，遂令儿四肢不利，脐肿多啼，不能乳哺，若不急疗，遂致危殆者也。"

《小儿卫生总微论方·脐风撮口论》指出了几种断脐不当的后果，"儿自初生，至七日内外，忽然面青，啼声不出，口撮唇紧，不能哺乳，口青色，吐白沫，四肢逆冷，乃脐风撮口之症也。此由儿出生剪脐，不定伤动，或风湿所乘，其轻则在皮肤，而为脐疮不差；其重则病入脏腑，而为脐风撮口。亦如大人因破伤而感风。"

明代李梴在《医学入门·炼脐法》中说："夫人之脐也，受生之初，父精母血相受，凝结……在母腹中，母呼儿呼，母吸儿吸，是一身脐带，如花果在枝而通脐。"

《幼幼集成·脐风论证》云："故小儿初生，惟脐之干系最重，断脐之时，不可不慎。或剪脐带太短，或结束不紧，致外风侵入脐中，或浴儿时牵动脐带，水入生疮，客风乘虚而入，内伤于肾，肾传肝，肝传心，心传脾，脾传肺，蕴蓄其毒，发为脐风。"

为了避免脐风及脐部疾患的发生，初生断脐尤当谨慎。对于断脐的方法，历代医家列举了许多，主要有3种。《备急千金要方·少小婴孺方》曰："不得以刀割之，须令隔单衣物咬断，兼以暖气呵七遍，然后缠结所留脐带，令至儿足跌上，短则中寒，令儿腹中不调，常下痢。"《医学入门·脐风》中说："凡初生下时，用棉裹脐带，离肚三寸处，以线扎住，却于线外将脐带剪断。"《幼幼集成》说："凡断脐带，世俗皆以刀剪断之，最为不妥，但以火纸蘸香油燃火于脐带上，烧之令断，盖所以补接阳气，不但为回生起死良法，且日后无伤寒，泄泻之患。"

护脐，即断脐后的护理，也是预防脐风及脐部疾病的重要措施，《诸病源候论·脐疮候》曰："脐疮，由初生断脐、洗浴不即拭燥，湿气在脐中，因解脱遇风，风湿相搏，故脐疾久不瘥也。"《医学入门·初生裹脐》曰："断脐包扎后……勿使犯水。"《幼科发挥·脐风》云："三朝浴儿，当护其脐，勿使水渍入也。脐落之后，当换包裙，勿使尿湿浸及脐中也，如此调护，则无脐风之病。"

三、拭口去毒

孙思邈所著《备急千金要方·少小婴孺方》曰："小儿初生，先以绵裹指，拭儿口中及舌上青泥恶血，此为玉衡。若不急拭，啼声一发，即入腹成百病矣。"这是胎毒由来之一。

拭口的方法很多，《幼幼集成·调燮》认为应根据小儿的体质选择不同的药物："小儿初生……若身面俱红，唇舌紫，亦知其必有胎毒，每日用盐茶，但不可太咸，以帛蘸洗其口，去粘涎，日须五六次……每日洗拭，则毒随涎去……倘儿面唇淡红，此为胎寒，不可用茶，惟以淡姜汤洗拭，每日一二次足矣。"

胎毒，一般认为胎毒是父母体内的热毒遗传给胎儿而导致疾病的总称。产生父母体内热毒，大抵有五：一、父母淫欲之火，隐于父精母血，遗传给胎儿；二、孕母忧思郁怒，五志化火，传给胎儿；三、孕母恣食辛热甘肥，蕴而化热，移于胎儿，四、父母患有某些疾病，热毒传与胎儿；五、婴儿出生之时，口中秽液血污未及时清除，咽下腹中而成胎毒之患。

《诸病源候论》："非其节而有其气……妊娠遇之，重者伤胎也。"《小儿药证直诀》云："胎毒者，精血中之火毒，即命门相火之毒……五欲之火，隐子母血之中，即是毒也。男女交媾，精气凝结，毒亦附焉，此胎毒之原也。""小儿在胎十月，食五脏血秽，生下则其毒当出，故疮疹之状，皆五脏之液。"《幼幼集成》："凡胎毒之发，如虫疥流丹，湿疮痈疖结核，重舌木舌，鹅口口疮，与夫胎热，胎寒，胎搐，胎黄之类是也……"。吴鞠通（吴塘）在其《温病条辨·痘证总论》中曰：胎毒"是先天之毒，藏于肾脏，肾者坎也，有二阴以恋一阳，又以太阳寒水为腑，故不发也。"胎毒即是先天之毒，故由父母所遗给，或在胎孕，由母体所感受，胎毒有可治有不可治者，其主要藏于肾，体质下降或遇外邪侵入而发。吴氏是在谈到痘证时提出胎毒这个概念。胎毒由"肾传肝、传脾胃、传心肺，而显于表，胎毒可以内伏，多伏于肾脏。"又曰："毒隐于终，犹可以法救之，毒陷于脏，而脏真伤，考古竟无法可救。"《幼科发挥》曰："儿之初生，有病多属胎毒。"

朱丹溪在《格致余论》中对胎毒治病阐发得很详尽，并且列举病例说明。在书中谈到他自己的次女平素形体较瘦，性情又急躁，怀孕三个月的时候，又适逢夏月炎暑，经常低烧，朱丹溪考虑到次女形瘦急躁，本为火体，怀孕后，又逢夏暑低烧，内外相感，体内必有热毒。为了预防遗给胎儿，就让次女服用四物汤加黄芩、陈皮、木通、甘草等清热养胎的药物。由于女儿懒于煎煮，只服用几帖就不吃了，结果生下孩子疮痍满身，到两岁的时候，忽然疮痍痊愈却发生疟疾。朱丹溪认为，这是胎毒所致，如果疮疹再发，疟疾就痊愈，后来果然如此。

所谓去胎毒，就是服用祛风清热解毒的药物，清除初生小儿从母胎中带来的热毒，避免发生某些疾病的预防性措施。去胎毒的方药用法很多，主要有：甘草法，黄连法，牛黄法，朱蜜法，豆豉法，生姜法，脐带法，汞粉法等。

前人有主张小儿始生落草之时，便服轻粉、朱砂等，欲下胎毒。宋代医家陈文中认为轻粉、朱砂之剂伤脾败阳，小儿妄服则会变生他疾。对于一般小儿病证的治疗主张用药要重视保护脾胃。他的这一思想，反对在此之前流行甚广的对新生儿"下胎毒"的观点。

四、襁褓衣着

《证治准绳·幼科》说："初生儿出腹，必须入襁褓，襁褓之道，必须得宜。"指出小儿刚从母腹出生，体质柔弱，衣着应注意以下几点：

1. 顺应四时

小儿的衣着应根据气候的变化进行调整。《诸病源候论·小儿杂病诸候》认为："又当消息，无令汗出，汗出则致虚损，便受风寒。"

明代王銮在《幼科类萃·护养论》，进一步强调顺应四时的重要，"小儿生长，必欲人襁褓之。襁褓之道，必须得宜。如春夏之月，乃万物生长之时，宜教令地卧，使之不逆生长之气；如秋冬之月，万物收藏之时，宜就温暖之处，使之不逆收藏之气。然后血凝气和，则百病无自而入矣。"

2. 慎调寒温

由于小儿寒温不知自调，需要父母悉心调护，否则极易因衣被增减无度而被邪侵袭。《太平圣惠方·小儿初生将护法》中也说："凡绵衣不得太厚及用新绵，令儿壮热，或即发痫，特宜慎之也。"《小儿卫生总微论方·慎护论》中说："凡儿于春时，不可覆头裹足，致阳气不得出泄，则发热矣。凡儿常当看觑消息，无令身体有汗。若汗出则致腠理虚，而以受风寒。昼夜寤寐，皆当慎之。须审天气冷乱暖，衣服厚薄，及以治之。凡小儿于暑月，时常令在凉处，勿禁水浆，但少少与之，唯是不宜多与。凡儿不可抱于檐下洗浴，又不可当风解脱，恐为寒干。"《幼幼新书·乳母杂忌慎法第五》云："论襁褓，旧帛故絮，资父母余气以致养，重衣帏帐皆致病也……不得以火灸襁褓。"《幼幼集成·初生护持》说："凡寒则加衣，热则减衣，过寒则气滞而血凝滞，过热则汗泄而腠理疏，以致风寒易入，疾病乃生更忌解脱当风，易于感冒。"

3. 清洁卫生

小儿应注意保持清洁、干净，符合卫生要求。《普济方·藏衣法》指出："小儿初生……所用襁褓衣絮，宜时见风日，洗曝干净。"《圣济总录·乳母忌慎法》中说："凡乳母不得以亵衣盖儿头面，及不得以口鼻吹着儿囟，衣服忌着新绵。百日内不得以油腻手抱，及不得令火灸襁褓，令儿染热病。若冬中大寒，以火灸干衣被，宜置地上少时，熟挼令冷暖得所，然后用之。"

五、初生沐浴

初生儿皮肤娇嫩，因此洗浴时应避免过寒过热。《小儿卫生总微论方·洗浴论》曰："冬不可太热，夏不可太冷，须调停得宜，乃可用之。儿自生之后，须依时洗浴，则以去污垢，又不可数数。"主张小儿应经常进行沐浴，不仅可以清洁皮肤，去除污垢，开泄腠理，而且能"令儿体滑舒畅，血脉流通"，减少疾病的发生，另外小儿神气柔弱，洗浴时应勿使其惊恐，"凡洗浴时，于背上则微微少用水，余处任意。既不可极淋背，亦不可久坐水中，否则引惊作病，切须慎之。如常能依法用之，令儿体滑舒畅，血脉通流，及长少病，无不验也。"

《小儿病源方论》记载的"养子十法"：宜少洗浴。陈文中认为小儿1岁之内，皮毛、肌肉、筋骨、髓脑、五脏六腑、荣卫气血皆未坚固，尤如草木的茸芽，娇嫩幼弱，不耐风寒暑湿，切不可频频洗浴，否则小儿洗浴肌肉宽缓，腠理开泄，包裹失宜，恐湿热之气郁蒸不散，易为风邪所乘，出现各种疾病。这种认识，与古代的生活条件的限制是相关联的。

《婴童类萃·小儿禁洗浴》则认为："儿初生，将猪胆汁洗浴，令肤细腻，且无疮疥。如无，用软绢轻轻洗之，其白垢自退。每见稳婆将肥皂洗儿头面，抹入眼中，致目日久不开，因害成瞽有之；且令皮肤粗涩，亦不可频洗，泄儿元气或伤脐带，脐疮终生痼疾矣。"

第三节　小儿养护

根据小儿的生理、病理特点，从小儿的穿衣、乳食、看护、用药、教养等多方面，分四部分论述如下：

一、固护阳气、穿衣适宜

小儿脏腑娇嫩，肌肤疏薄，卫外机能未固，肺常虚，加之生活不能自理，以适应外界气温变化，故易受六淫侵袭，出现伤风感冒、咳喘、肺炎等小儿肺系病证。

隋代巢元方在《诸病源候论·养小儿候》中对小儿的养护观：小儿不可暖衣，宜时见风日。书中曰："小儿始生，肌肤未成，不可暖衣，暖衣则令筋骨缓弱。""又当薄衣，薄衣之法，当从秋习之，不可以春夏卒减其衣，则令中风寒。从秋习之，以渐稍寒，如此则必耐寒。冬月但当着两薄襦，一复裳耳，非不忍见其寒，适当佳耳。"小儿为稚阳之体，衣着过暖则生内热，并能使小儿筋骨软弱。朱丹溪则认为，人生十六岁以前，血气俱盛如日方升，惟阴常不足。儿体得寒凉则阴易长，得温暖则阴暗消，故不可暖衣。此外，小儿脏腑娇嫩，又生机蓬勃，发育迅速，易于出汗，而"汗出则致虚损，便受风寒"。所以，若穿戴过多，既能生内热、妨阴气、致小儿筋骨软弱，又可致多汗、虚卫表、使小儿易感外邪，故小儿不可暖衣。此言极是，虽说不宜重衣厚被，但也要不可中风寒，故穿衣要适宜。《诸病源候论》说："小儿常须护风池。谚云'戎养小儿，慎护风池'。"风池穴是风邪入脑之冲要，又是治风之要穴，故慎护风池能减少外感疾病。除适当穿衣外，体格锻炼亦很重要，包括户外嬉戏，即所谓"正气内存，邪不可干"。如《诸病源候论》又曰："凡天气和暖，无风之时，令母将儿于日中嬉戏，数见风日，则血凝气刚，肌肉硬密，堪耐风寒，不致疾病。若常在帷帐之内，重衣温暖，譬如阴地之草木，不见风日，软脆不任风寒。"数见风日，小儿皮肤接受自然界风的刺激和日光的照射，可以养阳气，锻炼嬉戏以便气血卫阳达于肌表，堪御风寒。后世医家亦赞同此观点，多有相似论述。

"若要小儿安，常受三分寒"，是针对小儿"纯阳""稚阴稚阳"的体质特点，以及针对世俗育儿常过分强调暖衣之流弊提出来的，所谓"寒，适其寒温也。勿令太暖，非不衣之谬说也"。此处的三分寒，并不是要冷着三分，而是要寒温适宜，小儿如初生的幼芽，是"稚阴稚阳"之体，阴阳之气都是幼小的，但同时又生长发育迅速，朝气蓬勃，生机旺盛，为"纯阳"之体，阳气偏旺，过暖更会助使阳气偏亢，消耗阴液，使人身阴阳协调失去平衡，内热蕴蒸，汗易出，加之小儿脏腑娇嫩（肺脏尤甚），肌肤疏薄，卫外机能未固，此时腠理开放，故六淫之邪易乘机而入而生外感之病。

《颅囟经·脉法》提出："凡孩子三岁以下，呼为纯阳，元气未散。"自此，小儿属"纯阳"之说盛行。陈文中不随世俗，结合自己的临证经验及小儿的生理、病理特点，提出小儿以阳气为本的思想，总结提出的"养子十法"是科学的，简明扼要，切于实用。其中提到：一要背暖，二要肚暖，三要脚暖，四要头凉，五要心胸凉。因为背部为五脏六腑之俞穴（足太阳膀胱经）所在，外寒易袭，如因护理不周，易致小儿生寒热而咳喘等疾。俗话说，"肚无热肚"，肚腹为脾胃之所，胃为水谷之海，胃热，才能消谷，必能饮食。肚若冷，则物不腐化，腹痛、呕哕、泄泻等疾易生。俗话说"寒从足下生，下肢暖，全身益"。头为诸阳之会，小儿头部容易出汗，因阳气蒸腾所致，一般来说是正常的，只要小儿没有其它痛证，就可以不必治疗，如头部过暖过热，比如包裹穿戴过严过厚，就会使清阳升腾之气受到郁遏，阳热不得外泄就会产生热毒，热毒上攻就会出现头疮、目疾，小儿表现烦躁哭闹，因此小儿头宜清凉。心胸为心之所在，心主火主热，心胸之处包裹太热则火热易炽而生烦躁、口舌生疮、夜啼等症，因而心胸部位宜凉。

清代医家陈复正认为，"胎婴柔嫩之姿，乍离母腹，如水上沤、风前烛，防护稍疏，立见殇夭""婴儿初诞，如蛰虫出户，草木萌芽，卒遇暴雪严霜，未有不为其僵折者"。因此，初生婴儿的养护，应时时注意顾护元气。其以《内经》"婴儿肉脆，血少气弱"之论为基础，秉承了张介宾的"小儿元气未充，真阴未足"的观点，他认为小儿并非"纯阳之体"，而是稚阴稚阳之体，小儿气血未充，腠理不密，脏腑娇嫩，易虚易实。故告诫人们，对初生儿之正气，要时时维护，处处培养，不使有丝毫损伤，反复论证正邪虚实关系，强调"斯能补救当代赤子元气于后天，便亦培植后代赤子元气于先天，于寿世无疆也"。

二、顾护脾胃、饥饱适宜

"养子十法"曰，脾胃要温。脾胃是互为表里的一脏一腑，共同完成消化吸收机能，脾是起主导作用的。脾的特性是喜燥而恶湿冷，脾胃温暖则运化健行，水谷得以腐熟、精微得以运化，才能营养全身，促进生长发育。假如因饮食生冷、感受风寒，或治疗中服用过量的寒凉药物，都可损伤脾胃，脾胃受冷则运化失健，出现腹泻、呕吐、腹痛、肠鸣、不思饮食等症。因此说，脾胃宜温，使运化正常。

随着小儿的生长发育，单纯喂乳已不能满足其机体需要。因此，到了一定的时候，必须添加辅助食品。《内经》云："五谷为养，五果为助，五畜为益，五菜为充。"饮食要多样化，要调配得当。《小儿药证直诀·阎氏小儿方论》说道："半岁以后，宜煎陈米稀粥，取粥而时时与之。十月之后，渐与稠粥烂饭，以助中气，自然易养少病。""因爱惜太过，两三岁犹未饮食，致脾胃虚弱，一生多病。"《小儿卫生总微论方·慎护论》云："凡儿生三日之外，当与少哺。姚和众云，以粟米煮粥，饮研如乳汁，每日与半蚬壳许，以助谷神，导达肠胃。孙真人云，以粳米饮，七日外与三大豆许，慎不可杂与药吃。"《万有医库·小儿科》则云："概小儿门齿既出，咀嚼之机已备，消化之力日强，正可给以食物而诱其食欲。"

偏食多由不良饮食习惯引起，若不纠正，可损伤脾胃，致气血生化不足，引起疳证等脾胃疾病。《景岳全书·小儿则·护养法》曰："小儿饮食有任意偏好者，无不致病。"明代《话幼精要》指出："食甜成疳，食饱伤气，食冷成积，食酸损志，食苦耗神，食咸闭气，食肥生痰，食辣伤肺。"

《小儿卫生总微论方》强调日常饮食要令小儿饱足，对"若要小儿安，常带三分饥"的小儿饥饿喂养方式予以批评。作者虽承认饱食确实会导致小儿某些消化系统的疾病，但如因噎废食常常让小儿处于饥饿状态，特别是婴幼儿时期，则会直接导致小儿营养不良，进而影响其智力和生长发育。

《大生要旨》中谈到："小儿无知，见物即爱，岂能知节？节之者，父母也。父母不知禁忌，畏其啼哭，无所不与，积成痼疾，追悔莫及。虽曰爱之，其实害之。语云，惜儿须惜食。又云，若要小儿安，常带三分饥和寒。皆至言也。""若要小儿安，常带三分饥"，此处论述的三分饥并不是饿着三分，只是要求不要进食过量，不伤及脾胃。小儿属"稚阴稚阳"之体，五脏六腑成而未全，全而未壮，脾胃功能均未臻完善成熟

（脾常不足），正如《内经》曰"脾胃者，仓廪之官"，谓为水谷之所聚也。儿之初生，脾薄而弱，乳食易伤，故曰脾常不足也。小儿生长发育迅速，所需水谷精气较成人更为迫切，又小儿脾常不足，如乳食失调（过饱或不足）或不洁，轻则积滞，重成疳证，急为吐泻。《万氏家藏育婴秘诀》："幼科方中脾病多，只因乳食致沉疴，失饥失饱皆成积，寒热交侵气不和。"预防当循祛其因，喂养小儿，必须要有一定节制，否则易损伤脾胃，所谓"乳贵有时，食贵有节"，这是预防脾胃病证的总纲至要。当今之时爱小儿多恐其受饥，常有喂养太过之弊；每食必以甜腻之物，父母恣意放纵，任其贪食生冷、香燥厚味之品，或强食之，如此欲其肥，反致儿厌食、瘦羸，终成疳疾。此乃脾胃运化失常，"过犹不及"所致，应本着脾胃不在补、贵在运的原则，调理升降，运化气机，燮理中焦。小儿饮食调理应本着富有营养、清淡、易消化，"常带三分饥为宜"，这样有利于消化吸收，不应任小儿偏食、嗜食、太饱。如张介宾《景岳全书·小儿则》曰："小儿饮食有任意偏爱者，无不致病，所谓爽口味多终成疾。"过食肥甘、辛辣厚味，易生内热、中满，诚如《素问·奇病论》所谓："肥食令人内热，甘者令人中满。"偏食常常是父母溺爱所造成的，《锦囊秘录》说得好："食宜少，亦勿令虚，不饥强食，不渴强饮，则脾劳发胀，朝勿令饥，夜勿令饱，宁少勿食多，宁饥勿食饱，宁迟勿食速，宁热勿食冷，宁顿勿食零，宁软勿食硬，此六者，调理脾虚之要法也。"

综上所述，处于生长发育旺盛时期的小儿，必须特别注意调理饮食（饥饱适宜，饮食多样），温暖脾胃，保持脾胃的正常纳运功能，使气血生化有源，人体脏腑经脉、四肢百骸得气血之濡养，体格强健，则百病无由生也；反之则百病丛生。《金匮要略》中"四时脾旺不受邪"精简的阐述了这个道理。

三、调养精神、培养德习

小儿初生，脏腑之气未坚，神气怯弱，智识未蒙，不耐惊吓。若受惊吓，则脏腑气机紊乱，造成疾病（客忤）。"养子十法"曰：勿令忽见非常之物，就是防止小儿遭受惊吓。故养育小儿当使其心平气和，神气坦然，同时亦应言传身教，开发智力。

《诸病源候论·中客忤候》曰："小儿客忤者，是小儿神气软弱，忽有非常之物，或未经识见之人触之。"该书又说："惊痫者，起于惊怖大啼，精神伤动，气脉不定，因惊而发作成痫也。初觉儿欲惊，急持抱之，惊自止。故养小儿常慎惊，勿令怖。"指出小儿应避免受到惊吓。

《万氏家藏育婴秘诀·鞠养以慎其疾》则指出客忤的原因，"忽见非常之物，或见未识之人，或闻鸟鸣犬吠、雷霆统爆之声，未有不惊动者，皆成客忤惊痫之病。盖心藏神，惊则伤神，肾藏志，恐则志失，大人皆然，小儿为甚也。凡小儿嬉戏，不可妄指他物，作虫作蛇，小儿啼哭，不可令人装扮欺诈，以止其啼，使神志昏乱，心小胆怯成客忤也。不可不慎。"

《景岳全书·小儿则》进一步详述小儿易受惊恐而致病，"小儿血气尤其大人之比，若受大惊，则神气失散，溃乱不堪……盖小儿肝气未充，胆气最怯，凡耳闻骤声，目视骤色，虽非大惊卒恐，亦能怖其神魂。"

《千金翼方·小儿》中指出："十岁以下依礼小学，而不得苦精功程，必令儿失心惊惧。及不得苦行杖罚，亦令儿得癫痫。"教子不可采用体罚，小儿受惊会生癫痫。

对于如何避免惊恐古代医书中有很多记载。《备急千金要方·少小婴孺方·惊痫第三》曰："故养小儿常镇惊，勿令闻大声；抱持之间，当安徐，勿令其怖也；又天雷时，当塞儿耳，并作余细声以乱之也。"又云："凡养小儿，皆微惊以长血脉，但不欲大惊。"又指出使小儿应逐步接触易引起惊恐的事物，使小儿消除恐心理，才能真正减少惊恐的发生。

《儒门事亲·过爱小儿反害小儿说》曰："富家之子，得纵其欲，稍不如意则怒多，怒多则肝病多矣。夫肝者，木也，甚则乘脾矣。"认为不能过度娇纵小儿。

小儿体格生长发育在不断前进，求知欲不断增强，具有好奇、好问、模仿性强的特点，所以要重视早期教育，为小儿的智力开发、良好的思想品德的形成，打下良好的基础。孟母是一位教子有方的贤惠妇女。她懂得社会、家庭的影响对一个人成长的重要作用。被广为传颂的是她为了教子，曾三次择邻而居即"孟母三迁"。

《万氏家藏育婴秘诀·鞠养以慎其疾》指出："小儿能言，必教之以正言，如鄙俚之言勿语也。能食则教以恭敬，如亵慢之习勿作也。能坐能行则扶持，勿使其倾跌也。家族乡党之人，则教以亲疏尊卑长幼之分，勿使谍嫚。言语问答，教以诚实，勿使欺妄也。宾客教以拜揖迎送，勿使退避也。衣服器用、五谷六畜之类，遇物则教之，使知之也。或教以数日，或教以方隅，或教以岁月时日之类。如此则不但无疾，而知识亦早也。"这充分体现了万全强调应从小培养小儿的言行举止（良好道德品质和行为规范），同时，还注重智力开发和学习知识。

《女学篇·褓褥教育》："父母之待儿童，言必有信。常见小儿，当啼哭之时，长者多方哄骗，或许给食物，或许市玩物，迨过时而亦忘之，或随时教以诳语，以博玩笑，皆非所宜。缘小儿自幼习惯如是，将终其身，不以失信为非矣，逐至言而无信。教子者，尚其留意也。"可见，培养小儿道德品质，要从家长做起，言传身教。

四、预防疾病、审慎用药

由于小儿脏腑娇嫩，形气未充，稚阴稚阳，对疾病的抵抗力较差，又因小儿寒暖不能自调，乳食不知自节，一旦调护失宜，则外易为六淫所侵，内易为饮食所伤，因此外感时邪和肺脾二脏的病证更为多见。但小儿脏气清灵，病因单纯，易趋康复，所以平素只要护理适宜，使之乳食有节，寒暖适时，情志调畅，即可避免诸多疾患。《幼科发挥·治未病》曰"小儿病有三：因衣太厚则热，太薄则冷，冷热之伤，此外因也。乳多则饱，乳少则饥，饥饱之伤，此内因也。客忤中恶，坠仆折伤，此不内外因也。顺乎天时，适其寒热，则不伤冷热矣。慎择乳母，节其饮食，则不伤饥伤饱矣。调护之法，爱惜之深，必无纵驰之失矣。慎勿使庸医妄用汤丸误儿性命……"因此，小儿如不慎染疾，亦应沉着就医，切不可盲目用药。医生用药之时，亦应时时注意顾护脾胃，不可妄用虎狼之剂而伤正气，扼杀生机，致使轻微小疾缠绵不愈，甚至成为顽疾沉疴。养子十法所谓勿轻服轻粉、朱砂，即是小儿用药当谨慎果断，中病即止之意。

《景岳全书·小儿则》："小儿之体柔嫩，易实易虚，用药一误生死立判，所以药不可轻投也。故子和有'过爱小儿反害小儿'论，丹溪有'慈幼论'，不可不观。试观贫穷之家，食物淡薄，衣裳不周，有病无药，生子多育，可见小儿有病不必服药，以调和为要。"

《万氏家藏育婴秘诀·辨小儿脉证治》曰："芽儿嫩小不耐伤，针灸汤药莫妄尝。"《景岳全书·小儿则·药饵之误》指出小儿不可乱用方药的原因："小儿气血未充，而一生之盛衰之基，全在幼时，此饮食之宜调，而药饵尤当慎也……夫有是病而用是药，则病受矣；无是病而用是药，则元气受矣，小儿元气几何？"《医学真传·婴儿》云："甫离胞胎，脏腑之形未充，阴阳之气已立。此形此气，赖乳为先，间有小疾，多属本气不和，不宜妄投以药，即药亦当调其本气，若概以发散、清痰、清热之药投之，非惟无益，反害之矣。"

锻炼是增强体质、保护健康的有力措施。锻炼时要循序渐进，讲究实效。清代吴仪洛在《成方切用·杂将护法》中云："婴儿百日，任脉生，能反复，乳母当存节喜怒，适其寒温。婴儿半岁，尻骨已成，乳母当教儿学坐。婴儿二百日外，掌骨成，乳母教儿地上匍匐。婴儿三百日，膑骨成，乳母教儿独立。婴儿周岁，膝骨已成，乳母教儿步行。上件并是定法。世人不能如法，往往抱儿太过时，损伤筋骨，切宜戒之"。

《保婴要言·琐语》中指出，"小儿不可过逸，过逸则饮食暖衣，妄用坐卧，气血凝滞而生病矣，不宜过劳。过劳则气涌而血溢，而内伤失血之证成矣。古人教人，藏修游息，各有其时，卫生之道，即在为学之中。自新学盛行，非不讲求卫生，然科学过多，精神不济，因此致病者有之。而且体操也，赛跑也，毯战也，旅行也，跳高也、穿扛也。壮实者或能胜任，柔弱者难免受伤。彼数岁之童孩，既无跳高、穿扛等事，而赛跑旅行，亦有力不克胜，勉为其难，受伤而成痨瘵者，不可不知也。"

（曾炜权　徐玮华　钟继聪　徐瑞华　侯树平）

参考文献

1. 黄帝内经［M］.北京：中医古籍出版社，2003

2. 张双棣.淮南子（全文校释本）［M］.北京：北京大学出版社，1997

3. 陈延之.小品方辑校［M］.高文柱，辑校.天津：天津科学技术出版社，1983

4. 巢元方.诸病源候论［M］.北京：人民军医出版社，2006

5. 孙思邈.千金方［M］.北京：中国中医药出版社，1998

6. 王焘.外台秘要［M］.北京：人民卫生出版社，1996

7. 佚名.颅囟经［M］.上海：第二军医大学出版社，2005

8. 佚名.太平圣惠方［M］.北京：人民卫生出版社，1959

9. 钱乙.小儿药证直诀［M］.上海：第二军医大学出版社，2005

10. 赵佶.圣济总录［M］.北京：人民卫生出版社，2002

11. 刘昉.幼幼新书［M］.北京：人民卫生出版社，1986

12. 佚名.小儿卫生总微论方［M］.上海：上海卫生出版社，1956

13. 陈自明.妇人大全良方［M］.天津：天津科学技术出版社，2003

14. 陈文中.小儿病源方论［M］.上海：第二军医大学出版社，2005

15. 演山省翁.活幼口议［M］.上海：第二军医大学出版社，2005

16. 田思胜.朱丹溪医学全书［M］.北京：中国中医药出版社，2006

17. 李翼.普济方注录［M］.黑龙江科学技术出版社，2004

18. 鲁伯嗣.婴统百问［M］.上海：第二军医大学出版社，2005

19. 万全.万密斋医学全书［M］.北京：中国中医药出版社，1996

20. 李梴.医学入门［M］.北京：人民卫生出版社，1995

21. 王肯堂.证治准绳［M］.上海科学技术出版社，1959

22. 龚廷贤.寿世保元［M］.北京：人民卫生出版社，2001

23. 王銮.幼科类萃［M］.北京：人民卫生出版社，1999

24. 张介宾.景岳全书［M］.北京：人民卫生出版社，2001

25. 王大纶.婴童类萃［M］.北京：人民卫生出版社，1983

26. 王嘉嗣.医学真传［M］.天津：天津科学技术出版社，2000

27. 陈修园.保婴要言［M］.上海：上海锦章书局，1955

28. 傅山.傅青主男女科［M］.上海：第二军医大学出版社，2005

29. 陈复正.幼幼集成［M］.上海：第二军医大学出版社，2005

30. 吴谦等. 医宗金鉴［M］. 北京：人民卫生出版社，2005

31. 朱振声. 万有医库［M］. 上海：上海幸福书局，1935

32. 牛敏国.《千金要方》对小儿养护保健的贡献［J］. 中医临床与保健，1992，4（2）

33. 余小平.《诸病源候论》小儿养护观初探［J］. 陕西中医，1989，10（8）

34. 付爱华，高飞上. 浅谈孙思邈对中医儿科学的贡献［J］. 内蒙古中医药，2015，6

35. 王文蔚，王用书，贾成祥. 万全的小儿养护思想［J］. 中国中医药现代远程教育，2015（23）

36. 朱锦善. 中医育儿［M］. 北京：科学普及出版社，1988

37. 周荣易. 探析《幼科类萃》所体现的儿童保健思想［J］. 辽宁中医杂志，2016，43（11）

第六章　　小儿生理学说的源流与学术争鸣

关于小儿生理特点，历代儿科医家论述颇多，大体有纯阳学说、稚阴稚阳学说、少阳学说、阳有余阴不足说、三有余四不足说等。

第一节　　纯阳学说

纯阳学说正式运用于医学则始见于《颅囟经》。《颅囟经》相传是最早的儿科专著，有人认为是与《黄帝内经》同时代的儿科专著。现存版本是从明代《永乐大典》中辑出的，此版本不著撰人姓名，一般认为是唐末宋初人所著。《颅囟经·脉法》云："凡孩子三岁以下，呼为纯阳，元气未散。"该书首先提出了小儿纯阳之说。小儿为"纯阳之体"说由此而生，且被历代医家所尊崇，但对"纯阳"一词，古代医家各执己见，理解不同，争鸣也很激烈。大体可分为以下几种：

一、把"纯阳"当盛阳或阳盛解

宋·钱乙《小儿药证直诀》："小儿纯阳，无烦益火。""烦"应作"须"解，小儿生长发育旺盛，其阳气充盛，生机蓬勃，与体内属阴的物质相比，处于相对优势；在发病过程中，易患热病，阴津易伤，在治疗上不宜使用温阳药物。即把小儿看成了盛阳之体。

宋·《圣济总录·小儿风热》："小儿体性纯阳，热气自盛，或因触犯风邪，与热气相搏，外客皮毛，内壅心肺。其状恶风壮热，胸膈烦闷，目涩烦渴是也。"小儿为盛阳之体，阳盛则热，若复感外邪，则以外感热病为多。

金·刘完素《河间六书》所云："大概小儿病在纯阳，热多冷少也。"由于小儿阳气偏盛，因此，小儿一旦患病，易于从阳化热。所以，临床上以热病居多。此种观点对后世影响较大，如清·吴谦等《医宗金鉴·婴儿部》云："婴儿纯阳，火证居多。"清·叶桂《幼科要略》亦云："襁褓小儿，体属纯阳，所患热病最多。"相应而言，清热之法和清热之药，在儿科临床的使用率也相应较高。清·徐灵胎《医学源流论·治法》："小儿纯阳之体，最易清凉。"也正是此意。

明·虞抟《医学正传·小儿科》："夫小儿八岁以前纯阳，盖其真水未旺，心火已炎。"指出小儿在八岁前体属纯阳，因肾中真阴不足、真水未充，不能上济心阴，则心阴不足，心火易炎。

以上医家把"纯阳"当盛阳或阳盛来解释，是从小儿病理角度来对"纯阳"进行阐述的，解释小儿易患热病和患病后易从热化的原因，有一定的道理，但不能以偏概全。因为在临床上也有小儿患病寒化的一面，如新生儿硬肿症、新生儿窒息以及小儿危重症中常有阳气虚寒表现。清·郑重光《素圃医案》："世俗皆谓小儿纯阳，不宜温热，岂小儿竟无三阴病耶？"又如清·芝屿樵客《儿科醒·寒论第五》说："大都小儿病证，虚寒者多。"清·余梦塘在《保赤存真·幼科总论》中说："真阴有虚，真阳又岂无虚……此又不可徒执小儿纯阳之论也。"清·吴鞠通《温病条辨·解儿难》云："古称小儿纯阳，此丹灶家言，谓其未曾破身耳，非盛阳之谓。"明确指出"纯阳"并不等于"盛阳"，不是有阳无阴。

二、把"纯阳"当独阳无阴解

明·万全《万氏家藏育婴秘诀·鞠养以慎其疾》："小儿纯阳之气，嫌于无阴。"这种观点认为小儿"独阳无阴"显然是违背了阴阳学说"阴生于阳，阳生于阴，阴阳互根，互相依存"的观点。因为任何"孤阴"和"独阳"皆是不存在的，明·张介宾《类经·阴阳类》说："阳不独立，必得阴而后成……阴不自专，必因阳而后行。"说明阴阳是互相依存的。《素问·生气通天论》云："阴平阳秘，精神乃治。阴阳离绝，精气乃绝。"成人如此，小儿亦然。《素问·宝命全形论》云："人生有形，不离阴阳。"清·高世拭《医学真传·婴儿》："人禀天地阴阳之气以生，父母精血之形以成，甫离胞胎，腑脏之形未充，阴阳之气已立。"小儿出生后虽形气未充，却阴阳皆俱，存在着自身的阴阳平衡。所以，将纯阳理解为"独阳无阴"是错误的。

三、把"纯阳"当稚阳解

《说文》释"纯"：丝也，从系，屯声，一根蚕丝也。也就是说"纯阳者，一阳也，少阳也"，阳气尚未成熟之意。小儿之阳相对于成人乃不足之阳，"纯阳"者，阳气尚未成熟之意。即小儿机体的生理功能活动虽已运转，生机勃勃，但不充盈、完善和成熟，具体表现在肾气未充，胃气未振，脾运力弱，肺脏受气不足、主气功能未健等方面。然小儿生长代谢旺盛，在阴阳不断滋长中，机体对水谷精微的需求特别迫切，故阴精相对显得不足：肌肤、脏腑、筋骨、精髓、血脉、津液均很柔弱不足，其赖以生存的物质结构虽已形成，但未充实和坚固。清·罗整齐《鱼孚溪医论选》曰："小儿年幼，阴气未充，故曰纯阳，原非阳气之有余也，特稚阳耳！稚阳之阳，其阳几何？"指出小儿"阳"不是有余，而是由于"阴气未充"。清·冯兆张《锦囊秘录》说："天癸者，阴气也，阴气未至，故曰纯阳，原非谓阳气有余之论也。"认为"纯阳"是指小儿肾气不足，天癸未至。以上从阳气未充实、完善的角度来分析，小儿阳气是稚弱、未充的。此种观点与"稚阳"观点有相通之处。

四、"纯阳"是阴平阳秘前提下阳气相对偏旺的生理状态

元·朱丹溪《格致余论·慈幼论》云："小儿十六岁以前，血气俱盛，如日方升，如月将圆，惟阴长不足。"指出小儿在阳气作用下，小儿生长发育迅速，对水谷精气的需求格外迫切，相对地显得阴液不足。阳气自然有余，所生之火乃生理之火，不同于外邪之火及体内相火。在阴充阳长的过程中，阳为主导，阳占优势，故曰"阳常有余，阴常不足"，此处"有余、不足"，是指小儿在健康水平内相对的有余或不足，而不是绝对的，并非"阳亢阴亏""阳盛阴衰"的病态。

也有与这一观点持相反意见者，如清代儿科医家陈复正指出："幼科论证，悉以阳有余阴不足立论，乖误相承，流祸千古，后人误以婴儿为一团阳火，肆用寒凉，伤脾败胃。"从而否定了用"阳常有余，阴常不足"，来对"纯阳"的解释。

五、"纯阳"是小儿生机旺盛的生理特点

阳主升散，以化为气，作为生长发育的动力。小儿初生，享受母体胎元之气，所谓"纯"，就是指小儿先天所禀之元阴元阳尚未耗散。正如清·吴鞠通《温病条辨·解儿难》云："古称小儿纯阳，此丹灶家言，谓其未曾破身耳……"所谓"纯"，即指小儿未经情欲克伐，肾中元气尚未耗散；所谓"阳"即以阳为用，肾中元气只供生长发育，故生机蓬勃，发育迅速。"纯阳之体"正是形象描述了小儿时期先天元精元气完整不泄漏，其在纯阳的作用下，后天饮食之精气化为先天元精元气，先天精气不断滋生，充养机体。在阴充阳长的过程中，小儿无论体格、智力，还是脏腑功能，均不断趋向完善和成熟，这充分体现了其生长发育旺盛，如旭日之初升、草木之方萌，生机蓬勃、发育迅速的生理特点。这与《颅囟经》中"纯阳"的涵义——元气未散，是一致的。《晋书·郭璞传》云"时在岁首，纯阳之月"。此处"纯阳之月"指一年之首的春季万物生机旺盛，欣欣向荣，小儿初生即不断向着成熟完善的方向发展，且年龄越小，生长发育越快，恰似一年之春，如岁之首，如日东升，生机益然。所以说"纯阳"揭示了小儿时期生机蓬勃、发育迅速的生理特点，从整体上说明了小儿机体不断完善的过程。

近代徐小圃认为"阳气在生理状态下是全身的动力，在病理状态下又是抗病的主力"。小儿时期能适应生理上逐渐向完善和成熟阶段的发展，就是有赖于阳气的生发作用。所以在生长发育过程中，阳气具有重要的意义，在临床上处处以维护阳气为首要任务。

第二节　稚阴稚阳学说

"稚阴稚阳"是小儿的生理特点。原文出于清·吴鞠通《温病条辨·解儿难》，该

书指出："古称小儿纯阳，此丹灶家言，谓其未曾破身耳。非盛阳之谓，小儿稚阳未充，稚阴未长也。"此处"丹灶家"即道家。"未曾破身"指童身之体，即指小儿未经情欲克伐，肾中元阴元阳尚未耗散。并指出："男子生于七，成于八，故八月生乳牙，少有知识，八岁换食牙（恒牙），渐开智慧，十六而精通，可以有子，三八二十四岁真牙生，而精足，筋骨坚强，可以任事，盖阴长而阳亦充矣。女子生于八，成于七，故七月生乳牙，知提携，七岁换食牙，知识开，不令与男子同席，二七十四而天癸至，三七二十一岁而真牙生，阴始足，阴足而阳充也，命之嫁。小儿岂盛阳者哉？"明确指出小儿出生后阴阳皆俱，只是这种"阴"和"阳"均是幼稚的，是不完善、不成熟的。

对小儿"稚阴稚阳"这一体质特点，可追溯到《黄帝内经》，《灵枢·逆顺肥瘦》说："婴儿者，其肉脆、血少、气弱。"言其脏腑肌肉、精血津液、生理功能等方面都是不成熟、不完善的。此后历代医家在此基础上多有阐发。《颅囟经·病证》篇中指出："孩子气脉未调，脏腑脆薄，腠理开疏。"《诸病源候论·养小儿候》说："小儿脏腑之气软弱。"宋·钱乙《小儿药证直诀·变蒸》说："五脏六腑成而未全……全而未壮。"在该书"原序"中也说："骨气未成，形气未正，悲啼喜笑，变态不常。"宋·陈文中在《小儿病源方论·养子十法》说："小儿一周之内，皮毛、肌肉、筋骨、髓脑、五脏、六腑、荣卫、气血，皆未坚固。"并将此状况比喻为"草木茸芽之状，未经寒暑，娇嫩软弱，今婴孩称为芽儿故也。"宋·《太平圣惠方·卷第八十六》："夫小儿托质胞胎，成形气血，诞生之后，骨肉轻软，肠胃细微。"宋·《小儿卫生总微论方·卷三》："小儿在母腹中，胎化十月而生，皮肤、筋骨、脏腑、气血虽已全具，而未充备。"皇甫中《明医指掌·小儿科》中也说："夫小儿初生，形体虽具，其气血、精神、志意、魂魄俱未能全。"指出了小儿时期脏腑形气和精神意识都处于未臻完善的状态。以上概括了小儿"脏腑娇嫩，形气未充"的生理特点，即小儿时期机体各系统和器官的形态发育和生理功能都处在不成熟和不完善的阶段。

明·张介宾《景岳全书·小儿则》对小儿的体质认为"小儿元气未充""小儿之真阴未足"，这也是基于他"人体虚多实少""阳非有余""阴常不足"的学术思想，不赞成小儿"纯阳之体"的观点。他的这一学术思想对后世影响甚大。同时代的虞抟《医学正传·小儿科》云："夫小儿之初生，血气未足，阴阳未和，脏腑未实，骨胳未全。"万全《万氏家藏育婴秘诀·发微赋》云："血气未充……肠胃脆薄……神气怯弱。"

清·石寿棠《医原·儿科论》则对稚阴稚阳做了进一步的分析，提出稚阳稚阴化燥之说，从燥湿立论，阐述小儿生理特点。他说："小儿春令也，木德也，花之苞，果之萼，稚阳未充，稚阴未长也。稚阳未充，则肌肤疏薄，易于感触；稚阴未长，则脏腑柔嫩，易于传变，易于伤阴。仲阳允为小儿之司命者哉！乃世俗推六气致病之理，未推六气最易化燥之理，并未推小儿稚阳未充，稚阴未长，尤易化燥之理。"此处除了指出"稚阳未充，则肌肤疏薄，易于感触"外，还指出稚阴未长，则五脏之藏精少，脏腑柔弱，而易于传变。小儿阴阳两稚，生化之机未壮，故易津少而燥，燥则风痉诸病丛生。因此，临床治疗小儿之病不但应守护柔弱之阴津，也当固密稚嫩之阳气，以令阴阳燮和。

以上是说小儿时期无论脏腑气血、筋脉骨肉均处于幼小的状态，成而未全，全而未壮。也就是说"阴"和"阳"均幼稚的，称为"稚阴稚阳"，是小儿体质生理的基本方面。"稚阴稚阳"的提出，则是长期以来对"纯阳"不同认识进行争鸣的产物。"稚阴稚阳"说的确立，使中医学从功能和物质的角度对小儿生理体质的认识趋向全面。

近代中医儿科学术界对小儿为"纯阳之体"还是"稚阴稚阳"之体谈论颇多。较多学者认为"纯阳"和"稚阴稚阳"两种理论，概括了小儿生理特点的两个方面。"稚阴稚阳"指小儿机体柔弱，阴阳二气均较幼稚和不足；"纯阳"指小儿在生长发育过程中，生机蓬勃，发育迅速的生理现象。两者相互补充，相得益彰，如只认识其中的一个方面，则是片面和不完善的。

第三节　少阳学说

安效先在总结"纯阳"论者临证力主寒凉，"稚阴稚阳"论者强调温补之后，指出："不难看出，不论是力主寒凉者，强调温补者，亦或提倡护阴者，虽都有一定的道理，但因各立门户，固执己见，都不免于失之于偏。在指导临床方面均有一定的局限性。"于是有了"少阳学说"。

"少阳学说"来源于《黄帝内经》的"阴阳学说"。《素问·阴阳离和论》云："厥阴之表曰少阳，少阳起于窍阴，名曰阴中之少阳。是故三阳之离和也，太阳为开，阳明为合，少阳为枢"。明代万全首先提出"少儿体禀少阳"之说。《万氏家藏育婴秘诀·五脏证治》云："春乃少阳之气，万物之所以发生者也。小儿初生曰芽儿者，谓如草木之芽，受气初生，其气方盛，亦少阳之气方长未已。"这说明小儿自初生到成年，时刻都在生长发育。且不断变化，如体重、身长、动作、语言等。脏腑功能也不断向完善成熟的方面发展。年龄越小生长发育的速度越快，往往呈现一种飞跃式的发展。

一、少阳学说反映了小儿生理特点

《灵枢·本输》云："少阳属肾"。肾者，为真阴真阳之所在，主骨生髓，故有"少阳主骨"之说。而小儿的生长之机皆源于肾。《素问·上古天真论》说："女子七岁肾气盛，齿更发长。二七天癸至，任脉通，太冲脉盛，月事以时下，故有子。三七肾气平均，故真牙生而长极……丈夫八岁肾气实，发长齿更，二八肾气盛，天癸至，精气溢泻，阴阳和，故能有子。三八肾气平均，筋骨劲强，故真牙生而长极。"因此说，少阳主小儿的生长发育。小儿在生长发育过程中，无论在机体的形态结构方面，还是各种生理功能活动方面，都在迅速地、不断地向着成熟方面发展。其他如动作、行为、智力和语言等神经精神方面的发育也是日新月异的。这充分体现了小儿体禀"少阳"、阳气偏盛、蒸蒸日上、生机勃勃的生理特点。年龄越小其生长发育速度也就愈快。小儿身体的生长发育必须依赖阳气的不断生长，阴液的不断补充来实现。因此，在小儿时期阳气显得尤其重要。小儿体禀少阳，阳气偏盛，有利于小儿生长发育的需要。在小儿的阴阳平衡中，相对阴气而言，阳气居于主导地位。

"少阳学说"所强调的小儿阳气偏盛突出表现在"阳常有余""肝常有余""心常有余"上。《幼科发挥·五脏虚实补泻之法》曰："肝常有余……盖肝乃少阳之气，儿之初生，如木方萌，乃少阳生长气，以渐而壮，故有余也。"肝者，象征着东方，象征着春天，主少阳之气，为发之始，为有余之时，称为"肝常有余"。这与肝主升发的生理特点是一致的。心者，象征着南方，象征着夏天，主君火，为阳中之阳。君火实为少火，少火生气，故亦称为"心常有余"。心为君主之官，主神志和智慧，故小儿智慧的发育与心之功能密切相关。

《素问·阴阳类论》云："一阳也，少阳也。"王冰注曰："阳气未大，故曰少阳。"张锡纯在《医学衷中参西录》中云："盖小儿虽为少阳之体，而少阳实为稚阳也。"这些都充分说明小儿虽然"体禀少阳"但阳气仍然处于稚嫩脆弱状态。所以，小儿的生理特点除有"生机蓬勃、发育迅速"外，尚有"脏腑娇嫩、形气未充"的一面。

二、少阳学说反映了小儿基本的病理特点

小儿由于体禀"少阳"，阳气偏盛，且"肝常有余""心常有余"，因此在证候表现中阳证、表证、热证、实证所占的比例明显高于成人。日本摄扬下津著《幼科证治大全》书中说："小儿属少阳，故病则肝火证多。"民国时期张锡纯《医学衷中参西录》则认为"小儿少阳之体，不堪暑热"。由上可知，小儿"少阳"说，既包含生机萌发，其气方长的生理特点，又包含易患热病、易致肝火的病理特点。如小儿阳气偏盛，肝常有余，发热后易于引动肝风而发生抽搐；小儿心常有余而又神气怯弱，易受惊吓，而发生精神神志障碍类疾病。同时，"少阳学说"强调小儿阳气偏盛而稚嫩，抵抗疾病的能力不足，因此，小儿易于患病。外易为外邪所侵，内易为乳食所伤。而且一旦患病，控制疾病的能力较弱，病情易于传变。这体现了小儿易发病、传变迅速的病理特点。

近代医家张锡纯在《医学衷中参西录》中也明确提出了小儿为"少阳之体"并对其含义与小儿生理病理关系、对儿科临床的指导意义等进行了较全面的论述。认为较之纯阳说与稚阴稚阳更能说明问题，更符合实际。这也是一家之言。

就其"少阳学说"本质而言，乃与"纯阳学说"相近，强调了小儿生长发育迅速这一生理特点，这是明代万全提出"少儿体禀少阳"的本义。

第四节　阳有余阴不足学说

"阳常有余、阴常不足"说，首先由朱丹溪提出。他说："人受天地之气以生，人之阳气为气，地之阴气为血。"并指出："天，大也，为阳，而运于地之外；地居天之中，为阴，而天之大气举之。"所谓"大气举之"，即天大而包地，阳多而阴少之义。又曰："日，实也，属阳，而运于月之外；月，缺也，属阴，而禀日之光以为明者也。"日实月缺，又有阳多而阴少之义。追求本源，丹溪所述也受到《素问·太阴阳明论》中"阳道实，阴道虚"的启发，但丹溪以日常满、月常缺的自然现象，联系到人体气血阴阳的变化从而提出了"阳有余阴不足论"。对于小儿，朱丹溪在《格致余论·慈幼论》中说："小儿十六以前，禀纯阳气，为热多也。"并指出："人生十六岁以前，血气俱盛，如日方升，如月将圆，惟阴长不足，肠胃尚脆而窄，养之之道不可不谨。童子不衣裘帛，前哲格言具在人耳。裳，下体之服，帛温软甚于布也；裘，皮衣温软甚于棉也。盖下体主阴，得寒凉则阴易长，得温暖则阴暗消，是以下体不与帛绢夹厚温暖之服，恐妨阴气，实为确论。"对于"阳有余阴不足论"的生理特点，提出治疗以滋阴为主，成为了滋阴派的代表人。

明代张介宾对此看法不一，他说"丹溪但知精血皆属阴，故曰阴常不足，而不知所以生精血者，先由此阳气，倘精血之不足，安能阳气之有余……"他的观点与丹溪不同的是，阴虚证虽常见，但阴虚之先必有阳虚。明代虞抟《医学正传·小儿科》提出："夫小儿八岁以前曰纯阳，盖其真水未旺，心火已炎。故肺金受制而无以平木，故肝木常有余，而脾土常不足也。"含义也是阳有余、阴不足。

清代喻嘉言《寓意草·辨袁仲卿小男死证再生奇验并详诲门人》云："盖小儿初生，以及童幼，肌肉、筋骨、脏腑、血脉俱未充长，阳则有余，阴则不足。"叶天士在《幼科要略》中也说："再论幼稚，阳气有余，阴未充长。"

"阳有余阴不足"说，往往作为对"纯阳"说的一种注解，也就是说阳气偏胜，而阴未充足。

第五节　五脏有余不足学说

所谓"五脏有余不足"，是指心常有余、肝常有余、肺常不足、脾常不足、肾常虚。这一学说萌于朱震亨，成于万全。

明·万全通过长期临床探索，在《万氏家藏育婴秘诀》中总结出"五脏之中肝有余，脾常不足肾常虚，心热为火同肝论，娇肺遭伤不易愈……盖肝之有余者，肝属木，旺于春，春乃少阳之气，万物之所发生者也。儿之初生曰芽儿者，谓如草木之芽，受气初生，其气方盛，亦少阳之气，方长而未已，故曰肝有余，有余者乃阳自然有余也。

脾常不足者，脾司土气，儿之初生，所饮食者乳耳，水谷未入，脾未用事，其气尚弱，故曰不足，不足者，乃谷气之自然不足也。心亦有余者，心属火，旺于夏，所谓壮火之气也。肾主亦不足者？肺为娇脏，难调而易伤也。脾肺皆属太阴矣，天地之寒热伤人也，感则肺先受之。水谷之寒热伤人也，感则脾先受之。故曰脾肺皆不足也。"的特点，同时指出"水为阴，火为阳，一水不胜二火，此阳常有余，阴常不足，肾之本虚也"。完善了"五脏有余不足"学说。以上说明了小儿生理功能是不成熟和不完善，五脏六腑的形和气都相对不足。其中尤以肺、脾、肾三脏更为突出。

　　对以上三有余四不足，是生理还是病理特点，还是二者均指，有不少争议。阳常有余，阴常不足，指与小儿迅速生长发育（阳）的迫切需要相对而言，物质（阴）常处于不足的状态。万氏强调的五脏有余不足，是属于小儿体质范围内的生理属性，是一种自然的倾向，而不是病理状态。即所谓"本脏之气""盖肝之有余者……乃阳自然有余，脾常不足者……乃谷气之自然不足也，所谓有余不足者，非经云虚实之谓也"。认识了解小儿脏腑这种有余不足的体质特征，对于掌握小儿发病特点、变化特点及疾病的防治是大有裨益的。

　　关于小儿以上"五说（纯阳说、稚阴稚阳说、少阳说、阳有余阴不足、五脏有余不足学说）"见仁见智，对小儿体质的认识不断得到深化。张宝林教授说："总之，纯阳之体学说，不能完整的解释小儿体质的生理特点，其作为一个学说，没有统一的含义……稚阴稚阳学说，概念统一、明确，反映了祖国医学的整体观点。"江育仁教授对"稚阴稚阳"做了较全面的解释："这里的阴，一般是指体内精、血、津、液等物质；阳，是指体内脏腑的各种生理功能活动，故稚阴稚阳的观点更充分说明了小儿无论在物质基础与生理功能上，都是幼稚不完善的。"根据"稚阴稚阳"总结出的小儿"脏腑娇嫩，形气未充；生机蓬勃，发育迅速"的生理特点和"发病容易，变化迅速；脏气清灵，易趋康复"的病理特点，有效地指导着儿科临床实践。"少阳之体"说又从小儿生长发育阶段的生理特点的认识上，对"稚阴稚阳"说做了某些补充和说明。"三有余四不足"说对儿科临床的指导更具针对性，如小儿心肝有余，故"小儿有病则热，热则发搐"；脾常不足，故易为饮食所伤而为积为疳。实际上，有余不仅含指小儿生机蓬勃，生长发育迅速，还包含了小儿之阳常有余，故所患热病为多。不足指小儿"五脏六腑，成而未全""全而未壮""脏腑脆嫩、皮骨软弱，气血未盛，经络如丝"（《世医得效方》），进一步阐明了小儿时期各脏器的不同生理特征。

　　"五说"都是阐述小儿这一人体生长发育阶段生理体质特点的共性，而不能用以说明不同小儿体质的差异性，即个体体质。无法解决小儿个体体质差异的问题，故需对小儿体质进一步研讨。体质特点应该是指某种个体在某些情况下，容易表现出某种倾向性，并不意味着该机体一直处于某种状态之中。就"五说"来说，主要是指绝大多数3或6岁以下小儿共性的体质特点。例如：《颅囟经》是指三岁以下的小儿。稚阴稚阳学说，认为小儿时期阴和阳都相对的不足，这只能是在某些因素影响下，有些小儿容易出现阴液不足的特征，或阳气不充的特征。同样肺常不足，脾常不足，肾常虚也是指在疾病过程中小儿容易出现脾胃病证、肺系疾病以及与肾有关的病证，并不是指小儿经常处于三脏不足的失衡状态。否则，则与中医的基本理论相悖。中医认为"阴平阳秘，精神乃治"，正常人应处于阴阳平衡，脏腑协调的状态中。如若认为小儿经常处于稚阴稚阳，或三有余、四不足的状态中，那么，整个儿科群体每时每刻都处于病理状态中，这显然是不正确的。所以小儿体质特点应该是特定环境中的某种趋势或倾向性。深刻认识小儿体质的特点，有利于我们把握小儿生理病理特点的实质，有利于更好地做好小儿的预防保健工作。

（朱锦善　韩新民　杨江霞　罗光亮）

参考文献

1. 佚名. 中华儿科名著集成：颅囟经［M］. 北京：华夏出版社，1997

2. 钱乙. 小儿药证直诀［M］. 南京：江苏科学技术出版社，1983

3. 赵佶. 中华医书集成：圣济总录［M］. 北京：中医古籍出版社，1999

4. 吴谦. 中华医书集成：医宗金鉴［M］. 北京：中医古籍出版社，1997

5. 虞抟. 中华医书集成：医学正传［M］. 北京：中医古籍出版社，1999

6. 张介宾. 中华医书集成：类经［M］. 北京：中医古籍出版社，1999

7. 巢元方. 诸病源候论［M］. 北京：人民卫生出版社，1982

8. 喻嘉言. 中华医书集成：寓意草［M］. 北京：中医古籍出版社，1997

9. 危亦林. 中华医书集成：世医得效方［M］. 北京：中医古籍出版社，1997

10. 芝屿樵客. 中华医书集成：儿科醒见［M］. 北京：中医古籍出版社，1997

第七章　小儿病因病机学说的源流与学术争鸣

第一节　经典的论述

一、小儿病因病机学说的理论基础

春秋时期，《黄帝内经》最早在理论上阐明了小儿病因病机，奠定了小儿病因病机学说的理论基础。

关于病因病机的基本理论，《黄帝内经》指出，九邪生于九气，所生之病也。百病生于气也，怒则气上，喜则气缓，悲则气消，恐则气下，寒则气收聚，炅则腠理开气泄，惊则气乱，劳则气耗，思则气结。人之生病，莫不内因怒喜思忧恐等五志，外因阴阳寒暑，以发于气而生百病。若纵志放情，怒以气上则伤魂，魂伤则肝伤也。若喜气缓则伤神，神伤则心伤也。若忧悲气消亦伤于魂，魂伤则肝伤也。恐以气下则伤志，志伤则肾伤也。若多寒则气收聚，内伤于肺也。若多热腠理开泄，内伤于心也。忧则气乱伤魄，魄伤则肺伤也。若多劳气耗，则伤于肾。思以气结则伤意，意伤则脾伤也。五脏既伤，各至不胜时则致死也，皆由九邪生于九气，所生之病也。

关于九气所生之病的病机：怒则气逆，甚则呕血及飧泄而气逆上也。喜则气和志达，营卫布行通利，故气缓焉。悲则心系急，肺布叶举，上焦不通，营卫不散，热气在中，故气消。恐则精却，却则上焦闭，闭则气还，还则下焦胀，故气不行。热则腠理开，营卫通，故汗大泄。寒则腠理闭，气不行，故气收聚。惊则心无所倚，神无所归，虑无所定，故气乱。劳则喘息汗出，内外皆越，故气耗。思则身心有所存，神有所止，气留而不行，故气结矣。

关于五时八风，天有八风：经有五风，八风发邪气，经风触五脏。八风，八正邪风也，正月朔日有此八风，发为邪气伤人者也。经风，八虚风也，谓五时八风，从虚乡来，触于五脏，舍之为病也。邪气发病，所谓得四时之胜者，春胜长夏，长夏胜冬，冬胜夏，夏胜秋，秋胜春，所谓得四时之胜也。东风生于春，病在肝，输在颈项；南风生于夏，病在心，输在胸胁；西风生于秋，病在肺，输在肩背；北风生于冬，病在肾，输在腰股；中央为土，病在脾，输在脊，故精者身之本也。故春气者病在头，夏气者病在脏，秋气者病在肩背，冬气者病在四肢。故春善病鼽衄，仲夏善病胸胁，长夏善病洞泄寒中，秋善病风疟，冬善病痹厥。

关于五脏痹：凡痹之客五脏者，肺痹者，烦满喘而呕。心痹者，脉不通，烦则心下鼓，暴上气而喘，嗌干善噫，厥气上则恐。肝痹者，夜卧则惊，多饮，数小便，上为引如怀。肾痹者，善胀，尻以代踵，脊以代头。脾痹者，四肢懈惰，发咳呕汁，上为大塞。肠痹者，数饮而出不得，中气喘争，时发飧泄。胞痹者，少腹膀胱按之内痛，若沃以汤，涩于小便，上为清涕。阴气者，静则神藏，躁则消亡（五脏之气，为阴气也，六腑之气，为阳气也。人能不劳五脏之气，则五神各守其脏，故曰神藏也。贼郎反。若怵惕思虑，悲哀动中，喜乐无极，忧愁不解，盛怒不止，恐惧不息，躁动不已，则五神消灭，伤脏者也）。饮食自倍，肠胃乃伤。淫气喘息，痹聚在肺；淫气忧思，痹聚在心；淫气遗溺，痹聚在肾；淫气乏竭，痹聚在肝；淫气饥绝，痹聚在胃；淫气雍塞，痹聚在脾。

二、小儿病因病机学说的临床基础

东汉张仲景著《伤寒论》《金匮要略》，在临床上发展了《内经》的病因病机学说，奠定了小儿病因病机学说的临床基础。

《伤寒论》对病因病机学说的贡献在于将《黄帝内经》的病因病机理论运用于临床；把病因病机置于六经来研究；详细地归纳了六经证的病因病机；在证候、舌候、脉候上阐明六经病治则治法。

张仲景认为风寒温暑皆因天气，而湿病多得之地气，燥病多得之内因，此病因之殊同也。《黄帝内经》病机十九条，其分属六气者，火居其八，风寒湿各居其一，燥证独无。《伤寒论》有痉、湿之分，又曰："太阳病发汗太多，因致痉。"则痉之属燥无疑也。夫痉以状命名，因血虚而筋急耳。六气为患，皆足以致痉，然不热则不燥，不燥则不成痉矣。六经皆有痉病，须审部位以别之。身以后者属太阳，则凡头项强急，项背强几几，脊强反张，腰似折，髀不可以曲，腘如结，皆其症也。身之前者属阳明，头面动摇，口噤齿齘，缺盆纽痛，脚挛急，皆其症也。身之侧者属少阳，口眼喎斜，手足牵引，两胁拘急，半身不遂，皆其症也。若腹内拘急，因吐利而四肢拘急，是太阴痉。恶寒蜷卧，尻以代踵，脊以代头，俯而不能仰者，是少阴痉。睾丸上升，宗筋下注，少腹里急，阴中拘挛，膝胫拘急者，厥阴痉也。若痉之夹风寒者，其症发热无汗而恶寒，气上冲胸而小便少，其脉必坚紧，其状必强直而口噤，此得之天气，《黄帝内经》所云"诸暴强直，皆属于风"者是也。其势勇猛，故曰刚痉。病因外来，当逐邪而解外。痉有夹本邪而为患者，其邪从内出，故发热汗出而不恶寒，其脉沉迟，其状则项背强几几，此得之地气，《黄帝内经》云"诸痉项强，皆属于湿"者是也。其势弱奭，故名柔痉。

关于六经伤寒病证：太阳证，《素问·阴阳离合论》"太阳为开"。故仲景以之主表，而以脉浮、恶寒、头项强痛为提纲，六经受寒俱各恶寒，唯头项强痛，是太阳所独也。阳明证，阳明提纲，以里证为主，胃家实，太阴阳明同处中州，而太阴为开，阳明为阖也。故阳明必以阖病为主，不大便固阖也，不小便亦阖也，不能食、食难用饱、初欲食反不能食，皆阖也。自汗盗汗，表开而里阖也。反无汗，内外皆阖也。种种阖病，或然或否，故提纲独以胃实为主。盖阳明太阴，同为仓廪之官，而所司各别。胃司纳，故以阳明主实；脾司输，故太阴主利。按阳明为传化之腑，当更实更虚，食入胃实而肠虚，食下肠实而胃虚，若但实不虚，斯阳明之病根矣。胃实不是阳明病，而阳明之为病，悉从胃实上得来，故以胃家实为阳明一经总纲也。然致实之由，最宜详审，有实于未病之先者，有实于得病之后者，有风寒外束、热不得越而实者，有妄吐汗下、重亡津液而实者，有从本经热盛而实者，有从他经热盛转属而实者。此只举其病根在实，而勿得以胃实即为可下之症。

少阳证，少阳处半表半里，司三焦相火之游行。口苦、咽干、目眩为提纲，是取病机立法矣。夫口、咽、目三者，脏腑精气之总窍，与天地之气相通者也。不可谓之表，又不可谓之里，是表之入里、里之出表处，正所谓半表半里也。三者能开能阖，苦、干、眩者，皆相火上走空窍而为病，风寒杂病咸有之，所以为少阳一经总纲也。脉弦细、头痛、发热，或呕而发热者，少阳伤寒也；耳聋、目赤、胁满而烦，少阳中风也。夫风为阳邪，少阳为风府，一中于风，便往来寒热。

太阴证，提纲主腹满时痛而吐利，皆是里虚不固，湿胜外溢之症也。热病腹满，是热郁太阴之经，有嗌干可证，病在标也；寒湿腹满，是寒生至阴之脏，有自利可证，病在本也。脾经有热，则阴精不上输于肺，故嗌干；脾脏有寒，则脾不为胃行其津液，故下利。

少阴证，少阴一经，兼水火二气，寒热杂居。以脉微细，但欲寐之病情为提纲，少阴提纲，是指正气夺则虚者，以少阴为人身之本也。少阳为阳枢，少阴为阴枢。弦为木象，弦而细者，是阳之少也；微为水象，微而细者，阴之少也。卫气行阳则寤，行阴则寐。其行阴二十五度，常从足少阴之分，间行脏腑。少阴病，则枢机不利，故欲寐也。与少阳喜呕者同。呕者主出，阳主外也；寐者主入，阴主内也。喜呕是不得呕，欲寐是不得寐，皆在患者意中，得枢机之象如此。

厥阴证，太阴厥阴，皆以里证为提纲。太阴为阴中之阴而主寒，故不渴；厥阴为阴中之阳而主热，故消渴也。太阴主湿土，土病则气陷下，湿邪入胃，故腹痛自利；厥阴主相火，火病则气上逆，火邪入心，故心中疼热也。太阴腹满而吐，食不下；厥阴饥不欲食，食即吐蛔。少阳厥阴，同一相火。相火入于内，是厥阴病；相火出于表，为少阳病。少阳咽干，即厥阴消渴之机；胸胁痞满，即气上撞心之兆；心烦，即邪热之初；不欲食，是饥不欲食之根；喜呕，即吐蛔之渐。故少阳不解，转属厥阴而病危；厥阴病衰，转属少阳。太阴提纲是内伤寒，不是外感。厥阴提纲是温病，而非伤寒。诸经伤寒无渴症，太阳不恶寒而渴，即是温病也。唯厥阴伤寒，肝木郁而不得出，热甚于内，盗窃母气以克火，故渴欲饮水。若不恶寒，当作温病治之。温乃风木之邪，是厥阴本病，消渴是温病之本，厥利是温病之变。《黄帝内经》所谓热病皆伤寒之类，此正其类也。

《伤寒论》《金匮要略》虽然不是儿科专著，但是包含了小儿这个年龄阶段，其中的病因病机理论对后世儿科产生了巨大的影响。

东汉另一医学大家华佗，著《华氏中藏经》，其中阳厥论、阴厥论、阴阳否格论、寒热论、虚实大要论、上下不宁论等阐述了人体的病因病机，对后世医家相关的学术思想产生了很大影响。

第二节 唐以前的小儿病因病机观

一、《颅囟经》相关病证的病因病机

中古至五代，托巫方氏著《颅囟经》，详论小儿相关证治。

《颅囟经》成书可能早于《内经》，是最早的儿科专著。"以巫方氏《颅囟经》治小儿，甚著于时"（《四库全书总目提要》）。

《颅囟经》已观察到初生儿一月内相关病证的病因病机："初生小儿，鹅口撮噤，并是出胎，客风着颅脐致有此，可以小艾灸三壮及烙之愈。初生小儿，至夜啼者，是有瘀血腹痛，夜乘阴而痛则啼。初生小儿，一月内乳利如胶，是母寒气伤胃所致也。初生小儿，一月内乳利如血，是母胸有滞热所作也。初生小儿，一月内两眼赤者，是在胎之时，母吃炙煿热面，壅滞气入胎中，熏儿脑所致也。小儿温热，皆因从气热而搏胃气使然，下之气平即愈。气虚则生惊而变痫。小儿惊痫，一从虚邪客气相搏而生其候，当用补养安和即愈。加以性冷及太过即死。小儿哕逆吐，皆胃气虚，逆气客于脏气而作，当和胃养气。如至下冷极，即小儿霍乱吐逆，皆胃气与阴阳气上下交争而作，当用安和补药，调养即愈。小儿客忤、无辜，皆因客入所触，及暴露星月，小儿嫩弱，所以此候多恶。"

二、巢元方《诸病源候论》病因病机论述

《诸病源候论》是我国现存最早的专门论述病因、病机学和证候学的一部巨著。隋·巢元方等奉敕撰，成书于公元 610 年，全书共 50 卷，列内、外、妇、儿科等 67 类病，共 1739 候。其中列小儿杂病诸候共 6 卷，255 候。该书详尽阐发了小儿病因、病机、病变与证候、小儿体质特点及养护法，为后世儿科学术思想的形成起了一定的奠基作用。

该书所立小儿科诸候所论，首创有"养小儿候""惊候""痫候""胎疸候""哺露候""大腹疔奚候""解颅候""囟填候""中风痉候""雀目候""寸白虫候""漆疮候""脐疮候""浸淫疮候""鹅口疮候"等，且对上述诸儿科特殊病证、病因、病机都做了系统的阐述。

《诸病源候论·养小儿候》指出，"小儿始生，生气尚盛""小儿初生，肌肤未

成""小儿脏腑之气软弱，易虚易实""小儿胃肠嫩弱""不胜药势"。说明了小儿生机旺盛，朝气蓬勃。但是，小儿各脏腑器官发育不完善，脾胃易为邪伤，出现功能紊乱。

《诸病源候论·小儿杂病诸候一》主要为外感病证。论述外邪致病，以风邪、寒邪为多，热病、温病则责之冬伤于寒，且小儿脏腑嫩弱，最易被风冷之邪乘之。如"伤寒候"谓"寒气入腠理，搏于血气"；"温病候"谓"不避风邪冷热之气，所以感病也"；"利后虚羸候"谓"受风冷则下利"；"嗽候"乃"由风寒伤于肺也"。书中论及小儿致病的外感因素中涉及风、冷、寒邪者达 68 候之多。

"痫候"中提到"痫者，小儿病也"，风痫、惊痫、食痫是也。风痫者，因衣厚汗出，而风入为之；惊痫者，因惊怖大啼乃发；食痫者，因乳哺不节所成。然小儿气血微弱，易为伤动，因此三种，变作诸痫。发病瘥后六七岁不能语，其痫发虽止，风冷之气犹滞心之络脉，使心气不和，其声不发，故不能言也。伤寒者，冬时严寒，而人触冒之，寒气入腠理，搏于血气，则发寒热，头痛体疼，谓之伤寒。又春时应暖而反寒，此非其时有其气，伤人即发病，谓之时行伤寒者。小儿不能触冒寒气，而病伤寒者，多由大人解脱之时久，故令寒气伤之，是以小儿亦病之。其兼惊者，是热乘心，心主血脉，小儿血气软弱，心神易动，为热所乘，故发惊。惊不止，则变惊痫也。另外，还提到"伤寒解肌发汗候"等 16 候的病因病机。

《诸病源候论·小儿杂病诸候二》主要为时行病证。巢氏提出的"乖戾之气"是致"无问长幼，病形证略同"的"天行时气病"病因，且认为小儿最易感此病，还指出"病气转相染易""须预服药以防之"。

"小儿时行病候"提到，时气病者，是四时之间，忽有非节之气，如春时应暖而反寒，夏时应热而反冷，秋时应凉而反热，冬时应寒而反温。其气伤人，为病亦头痛、壮热，大体与伤寒相似，无问长幼，其病形证略同。描述了天行病发黄候、时气腹满候等8 个时行病证的病因病机。还描述了小儿温病候，温病者，是冬时严寒，人有触冒之，寒气入肌肉，当时不即发，至春得暖气而发，包括温病下利、鼻衄、结胸三候。斑毒之病，是热气入胃；黄病者，是热入脾胃，热气蕴积，与谷气相搏，蒸发于外；胎疸候，其母脏气有热，熏蒸于胎，到生下小儿体皆黄；疟病者，由夏伤于暑，客于皮肤，至秋因劳动血气，腠理虚而邪乘之；小儿中客忤者，是小儿神气软弱，忽有非常之物，或未经识见之人触之，与鬼神气相忤而发病，谓之客忤也，亦名中客，又名中人。

《诸病源候论·小儿杂病诸候三》主要为脏腑病证。巢氏针对小儿脾胃嫩弱的特点提出哺乳不调、饥饱失节是致小儿内伤杂病的重要原因。如"百病候"谓："乳哺失时，乍伤饥饱，致令血气不理，肠胃不调。""癖候"谓："小儿饮乳，因冷热不调，结聚成癖。""伤饱候"谓："小儿食不可过饱，饱则伤脾。""大腹疗奚候"谓："哺食过度，而脾胃尚弱，不能消故。"

"小儿腹胀候"提到其是冷气客于脏故也。小儿腑脏嫩弱，有风冷邪气客之，搏于脏气，则令腹胀；若脾虚，冷移入于胃，食则不消；若肠虚，冷气乘之，则变下痢。

阴肿候：足少阴为肾之经，其气下通于阴。小儿有少阴之经虚而受风邪者，邪气冲于阴，与血气相搏结，则阴肿也。

霍乱候：霍乱者，阴阳清浊二气相干，谓之气乱，气乱于肠胃之间，为霍乱也。

吐痢候：吐痢者，由肠虚而胃气逆故也。小儿有解脱，而风冷入肠胃，肠胃虚则泄痢，胃气逆则呕吐。

呕吐逆候：儿啼未定，气息未调，乳母匆遽以乳饮之，其气尚逆，乳不得下，停滞胸膈，则胸满气急，令儿呕逆变吐。

吐血候：小儿吐血者，是有热气盛而血虚，热乘于血，血性得热则流散妄行，气逆即血随气上，故令吐血也。

百病候：小儿百病者，由将养乖节，或犯寒温，乳哺失时，乍伤饥饱，致令血气不理，肠胃不调，或欲发惊痫，或欲成伏热。小儿气血脆弱，病易动变，证候百端，故谓之百病也。

大腹疗奚候：小儿疗奚病者，由哺食过度，而脾胃尚弱，不能磨消故也。哺食不消，则水谷之精减损，无以荣其气血，致肌肉消瘠。其病腹大颈小，黄瘦是也。若久不瘥，则变成谷症。

《诸病源候论·小儿杂病诸候四》主要为头颅及五官病。

解颅候：解颅者，其状小儿年大，囟应合而不合，头缝开解是也。由肾气不成故也。肾主骨髓，而脑为髓海；肾气不成，则髓脑不足，不能结成，故头颅开解也。

囟填候：小儿囟填，由乳哺不时，饥饱不节，或热或寒，乘于脾胃，致腑脏不调，其气上冲所为也。

重舌候：小儿重舌者，心脾热故也。

滞颐候：滞颐之病，是小儿多涎唾，流出渍于颐下，此由脾冷液多故也。

卒失音不能语候：喉咙者，气之道路，喉厌者，音声之门户。有暴寒气客于喉厌，喉厌得寒，即不能发声，故卒然失音也。

嗽候：嗽者，由风寒伤于肺也。

肿满候：小儿肿满，由将养不调，肾脾二脏俱虚也。

毒肿候：毒肿，是风热湿气搏于皮肤，使血气涩不行，蕴积成毒，其肿赤而热是也。

耳聋候：小儿患耳聋，是风入头脑所为也。

聤耳候：小儿肾脏盛，而有热者，热气上冲于耳，津液壅结，即生脓汁。亦有因沐浴，水入耳内，而不倾沥令尽，水湿停积，搏于血气，蕴结成热，亦令脓汁出。皆为之聤耳。

目赤痛候：肝气通于目，脏内客热，与胸膈痰饮相搏，熏渍于肝，肝热气冲发于目，故令目赤痛也。甚则生翳；青盲。

目青盲候：此由小儿脏内有停饮而无热，但有饮水积渍于肝也。

鼻衄候：小儿经脉血气有热，喜令鼻衄。

齆鼻候：气虚受风冷，风冷客于头脑，即其气不和，冷气停滞，搏于津液，脓涕结聚，即鼻不闻香臭，谓之齆鼻。

喉痹候：喉痹，是风毒之气，客于咽喉之间，与血气相搏，而结肿塞，饮粥不下，乃成脓血。

齿不生候：齿是骨之所终，而为髓之所养也。小儿有禀气不足者，髓即不能充于齿骨，故齿久不生。

数岁不能行候：小儿生，自变蒸至于能语，随日数血脉骨节备成。其腔骨成，即能行。骨是髓之所养，若禀生血气不足者，即髓不充强，故其骨不即成，而数岁不能行也。

惛塞候：人有禀性阴阳不和，而心神惛塞者，亦有因病而精采暗钝，皆由阴阳之气不足，致神识不分明。

《诸病源候论·小儿杂病诸候五》主要为各种丹候、瘾疹及二便病。

丹毒多为风热毒气客于腠理，热毒搏于血气，蒸发于外，其皮上热而赤，如丹之涂，故谓之丹也，复有冷气乘之，冷热互交，更相积瘀，令色赤黑，及发病的部位不同，有不同的丹候。

风瘙隐胗候：小儿因汗，解脱衣裳，风入腠理，与血气相搏，结聚起，相连成隐胗。

大便不通候：小儿大便不通者，腑脏有热，乘于大肠故也。

大小便不利候：小儿大小便不利者，腑脏冷热不调，大小肠有游气，气壅在大小肠，不得宣散，故大小便涩，不流利也。

大小便血候：心主血脉，心脏有热，热乘于血；血性得热，流散妄行，不依常度。其流渗于大、小肠者，故大、小便血也。

《诸病源候论·小儿杂病诸候六》主要为各种虫证及痈、疖、疮等病。多为寒、热之邪气及风湿搏于气血和虫所致。对小儿皮肤病因的认识，巢氏根据"小儿肌肤未成""肌肤脆弱"的特点，所提出的"浸淫疮候"为"风湿所折，湿热相搏"；"漆疮候"乃"禀性不耐漆者，见漆及新漆器，便着漆毒"，已认识到小儿的特异体质，与现今过敏体质类似，实为卓见。

第三节　唐宋时期小儿的病因病机学说

一、钱乙对小儿病因病机的论述

宋代钱乙著《小儿药证直诀》，是中医学史上最重要的儿科专著，对小儿五脏虚实寒热病证及惊、痫的病机做了详细系统的总结，对后世五脏辨证、惊风与癫痫的鉴别有较大的意义和影响。

1. 五脏虚实寒热

心主惊，实则叫哭发热，饮水而搐，虚则困卧而悸。心热则合面睡，或上窜咬牙者。心气实而喜仰卧。肝主风，实则面青，目直叫哭，壮热，项急，顿闷；虚则咬牙呵欠。肝热则手寻衣领，及乱捻物。壮热饮水，喘闷。肝有风则目连札，得心热则发搐，或筋脉牵掣而直视。肝热则目赤，或兼青发搐。风甚则身反张强直。脾主困，实则身热引饮；虚则吐泻生风，口中气冷，不思饮食，或吐清水。脾虚下利。呵欠多睡者，脾气虚而欲发惊也。肺主喘，实则闷乱，气急喘促，饮水；虚则哽气出气。肺热则手掐眉目鼻面。肺盛复感冒风寒，则胸满气急，喘嗽上气。肺脏怯则唇白。闷乱气粗，喘促哽气者难治，肺虚甚也。肾主虚者，胎禀虚怯，神气不足，目无睛光，面白颅解，此皆难育，虽育不寿。或更加色，欲变症百出，愈难救疗。或目畏明。下窜者，盖骨重而身缩也。咬牙者，肾水虚而不能制心火也。

2. 小儿急慢惊风、癫痫

小儿急惊，因闻大声，或惊而发搐，搐止如故。此热生于心，身热面赤，引饮，口中气热，二便黄赤，甚则发搐。盖热盛生风，阳盛而阴虚也。小儿慢惊，因病后或吐泻，或药饵，伤损脾胃，而肢体逆冷，口鼻气微，手足瘛疭，昏睡露睛。此脾虚生风，无阳之症也。五痫，每脏各有一兽之形，若反折上窜，其声如犬，症属肝也。若目瞪吐舌，其声如羊，症属心也。若目直腹痛，其声如牛，症属脾也。若惊跳反折手纵，其声如鸡，症属肺也。若肢体如尸，口吐涎沫，其声如猪，症属肾也。

3. 胎怯

《小儿药证直诀·胎怯》说："生下面色无精光，即肉薄，大便白水，身无血色，时时哽气多哕，目无精彩……"婴儿禀赋的壮实健康与否，在于父精与母血的盛衰。若父母精血不足、劳倦过度、情志失常、嗜食烟酒、近亲结婚，或母孕患病、用药不当等均可先天不足而发生胎怯。西医学所称的未成熟儿、低出生体重儿等属于胎怯范畴。

4. 病机特点

《小儿药证直诀·原序》："脏腑柔弱，易虚易实，易寒易热，又所用多犀、珠、龙、麝，医苟难辨，何以已疾？"明确指出了小儿发病"易虚易实，易寒易热"的病机特点。虚实主要是指人体正气的强弱与邪气的盛衰而言。

二、《小儿卫生总微论方》论述有关胎毒、胎惊致病

宋代《小儿卫生总微论方·胎中病论》指出："母食毒物，胎有所感，至生下后，毒气发而为病。"并在"鹅口""垂痈""重颚""褥疮"等胎病中直书"胎毒上攻""胎毒攻发"，正式提出胎毒致病。又说："儿在母腹未生之前，因有所惊，胎内感之。至生下百日以来，儿心神不宁，睡卧不醒，壮热烦躁，啼哭无时，上视发搐，面青腰直，撮口缩腮，粪青黄水者，此名胎惊。"《普济方·婴儿出生门》说："胎惊者，儿在母腹

中十相俱足，或妊妇惊怪癫扑失惊，而心主神脉，应之于胎，故生下未满月而发惊者是也。"胎惊致病，胎惊致胎痫。

三、杨士瀛《仁斋小儿方论·中风》有关外感风邪致病

宋代《仁斋小儿方论·中风》中说："凡人为风邪所中，皆从背上五脏俞而入之，风入于颔颊之筋，则口㖞而牙噤，风塞于咽喉声音之门，则语不出而失音，风与气搏，气以痰膈，则喉间如鼾齁之响。"风邪为患，常与其他外感病邪兼受发病，如兼寒、兼热、兼湿、兼燥而成风寒、风热、风湿、风燥之证，或风寒湿三气杂至而成痹证。小儿脾常不足，外感风邪，往往影响运化功能，出现风邪夹滞证。小儿神气怯弱，外感风邪郁而化热，热扰肝经，可见一时性惊厥，谓"伤风发搐"。

四、《太平圣惠方》首见惊风之病名，并有急、慢性之分及病机描述

该书指出："夫小儿急惊风者，由气血不和，夙有实热，为风邪所乘，干于心络所致也。心者，神之所舍，主于血脉，若热盛则血乱，血乱则气并于血，气血相并，又被风邪所搏，故惊而不安也，其候偏身壮热痰涎壅滞，四肢拘急，筋脉抽瘛，项背强直，牙关紧急是也。"书中对急惊风的证候有详尽的描述，对其病因病机也有较深刻的认识。

第四节 金元时期小儿病因病机学术争鸣

一、金元四大家的病因病机理论创新

纵观儿科学发展的整个历程，金元时期仍在继续深入，主要表现为金元医家基于对小儿病病机的不同见解而确立了种种治疗原则，从而给儿科学的辨证论治体系注入了新的内容，丰富了儿科学的病因病机理论，开拓了儿科治疗学的新思路。

李东垣（李杲）基于当时历史兵马为害，农田荒芜，人民不能自养，小儿则饥饿致病者甚众这一认识，提出了"内伤脾胃，百病由生"的小儿内因发病说。提倡小儿脾胃固护。张从正则从邪气致病，凡病皆邪气为之的角度出发，提出了邪气侵袭的小儿外因说。

病机方面，刘完素主张"六气皆可化火"，火热成为小儿疾病病机转化的核心；张从正亦从此说。元代著名的儿科大家曾世荣在《活幼心书》中提出了"气机升降失常"的小儿病机理论，主张"盖其气也，四时平和则身安，一身壅滞则疾作"因而其在治疗方面，强调气机的调顺。金元医家从内因、外因两方面对小儿病因学进行了广泛的探讨，这与两宋之际，注重小儿内因的认识相比，显然是有所创新的，对于小儿病机学说，这时期则从火热致病及气机升降失常等方面予以完善。

金·张从正在《儒门事亲》有云："小儿除胎生病外有四种：曰惊、曰疳、曰吐、曰泻。其病源有二：曰饱、曰暖。惊者，火乘肝之风木；疳者，热乘脾之湿土也；吐者，火乘胃膈，甚则上行也；泻者，火乘肝与大肠而泻者也。"伤肝木则为惊，伤脾土则为疳，伤胃膈则为吐，伤肝、大肠则为泻。他认为小儿疾病有二源，即"饱"和"暖"。过饱则消耗人体阴气，再则衣着、室温过暖则天气稍变，易感邪而病，即如《曲礼》记载"童子不衣裘裳""裘大温，消阴气"。其次乳贵有节，乳儿不知自调，一旦调护失宜，则内伤而发病。即"不察肠胃所容几何，但闻一声哭，将谓饥号，急以潼乳纳之儿口，岂复知量，不吐不已。及稍能食，应口辄与……"因此，饱暖致火热之邪损伤脏腑而成"四病"。因此，张从正指出：过暖、过饱，乃百病之源也。

《儒门事亲·过爱小儿反害小儿说》："贫家之子，不得纵其欲，虽不如意而不敢怒，怒少则肝病少。富家之子，得纵其欲，稍不如意则怒多，怒多则肝病多矣！"可见小儿精神因素也会致病。关于小儿情志失调引起的疾病，医籍中还有不少的论述。如隋·巢元方著《诸病源候论·小儿杂病诸候》指出惊恐致痫的机理及避惊防痫之策："惊痫者，起于惊怖大啼，精神伤动，气脉不定，因惊而发作成痫也。初觉儿欲惊，急持抱之，惊自止，故养小儿常慎惊。勿闻大声，每持抱之间，常当安徐，勿令怖。"

由上可知，情志致病在儿科病因中不容忽视。目前，在儿科临床上因情志不和致病的患儿逐渐增多，如儿童强迫症、孤独症、抑郁症、多动症等。

二、危亦林的先天胎禀致病

元代《医学正传·小儿科》："夫小儿之在胎也，母饥亦饥，母饱亦饱，辛辣适口，胎气随热，情欲动中，胎息辄躁，或多食煎煿，或恣味辛酸，或嗜欲无节，或喜怒不常，皆能令子受患……其余饮食男女养胎幼幼之法，必深得造化生生不息之意。"可见孕母的健康、饮食、起居等足以影响胎儿，出生后易发生相应的疾病。

三、曾世荣的饮食不洁及意外因素致病

元代《活幼心书·口疮》："有口唇下成小片赤烂，此因饮食腻汁，淋漓不洁，盖以婴儿皮肉脆嫩，浸渍成疮。"《活幼心书·不内外因》愚尝论："十岁以上小儿，饮酒哈热，因热动血，醉饱搅撅，胃脘吐血，甚至鼻口俱出，此非内因外因之使然，乃自取过耳……有长成小儿，偶因他物自伤，或戏走失足，触损两目，血胀肿痛，昼轻夜重……有因饮食中误吞骨鲠，吐不出，咽不下，气郁生痰，痰裹其骨，内则作痛，外则浮肿，啼声似哑，亦为可虑，投备急散取效。有孩儿贪劣，因弄刀锥，或乘高堕地致伤，皮破血出……有十五岁者，恃其血气方刚，惟务驰骋，多致落马堕车，或斗狠，跌折肢体，一切损证及毒虫恶兽所伤。"

四、小儿易虚易实、易寒易热的病机特点

金·刘完素《河间六书·小儿论》："《素问》云：身热恶寒，战栗惊惑，皆属热主，为少阴君火；诸暴强直，支痛缎戾，里急筋缩，皆属风证，为厥阴风木；夫小儿六岁之上为小儿，十八岁以上为少年，其六岁以下者诸经不载，是以乳下婴儿，有病难治，无可定也。然小儿与大人，不可一例，各异治之。虽小儿诞生褓褓之后，骨肉脆软，肠胃细微，可以乳食，调和脏腑，乃得平安。肌肤滋润，筋骨轻微，以绵衣之，故生壅滞。内有积热，热乘于心，心受邪热，乃发为惊。惊不止返为潮搐。大概小儿病者纯阳，热多冷少也。"小儿脏腑经络嫩小，内脏精气不足，感邪之后，邪气易于枭张，从阳化热，由温化火。火者热之极，邪热内壅，则壮热、烦躁；同时小儿神气怯弱，邪易深入，内陷心包则惊悸、昏迷，引动肝风则抽搐；肝风心火，交相煽动，则火热炽盛，真阴内亏，柔不济刚，筋脉失养，故壮热、惊搐、昏迷，甚则角弓反张。这种情况在小儿各种热性疾病中极为常见，年龄越小，发病率越高。

元·危亦林《世医得效方·论小儿》："为医之道，大方脉为难治，幼科尤难，以其脏腑脆嫩，皮骨软弱，血气未盛，经络如丝，脉息如毫，易冷易热，兼之口不能言，手不能指，疾痛之莫知，非观形察色，听声切脉，究其病源，详其阴阳表里虚实而能疗之者，盖亦寡矣。"

第五节　明清时期小儿病因病机

明清时期小儿病因病机学说更为完善、丰富。

一、万密斋（万全）病因病机学术成就

万密斋秉承经典，引用《内经》《难经》《伤寒论》等理论，分析小儿病因病机，万密斋指出："《内经》曰：心者，君主之官，神明出焉。儿之初生，知觉未开，见闻易动，故神怯而易生惊也。《内经》曰：诸痛痒疮疡，皆属于心火。儿病瘤丹、斑疹、龙缠虎带，虫疥癣疮，皆心火之病也。"（《万氏家藏育婴秘诀·心脏证治》）《内经》曰：热伤肺。儿之衣太厚则伤热。寒热伤肺则气逆，为喘，为咳。（《万氏家藏育婴秘诀·肺脏证治》）《内经》曰：秋伤于湿，冬生咳嗽。乃太阴湿土之病也。凡咳嗽有痰有气。痰出于脾，气出于肝，皆饮食之所化，脾总司也。饮食入胃，脾为传化，水谷之精气为荣，悍气为卫，周流一身，昼夜不息。虚则不能运化精悍之气以成营卫，其糟粕之清者为饮，浊者为痰。留于胸中，滞于咽嗌，其气相搏，浮涩作痒，介介作声而发为咳嗽也。说明咳嗽是太阴脾土虚弱，运化无力，湿聚生痰所致。《幼科发挥·小儿正诀指南赋》："肠胃脆薄兮，饮食易伤……流啜放饭，总败脾而损胃。"饮食可引起诸多病症。"小儿脾胃，本自娇嫩，易于伤积。乳食伤胃，则为呕吐。乳食伤脾，则为

泄泻。吐泻既久，则变缓惊，或为肝病。食乳停积，则生湿痰，痰则生火，痰火变作，则为急惊，或成喉痹。痰火结滞，或成痛吊，或为喘嗽。"《万氏家藏育婴秘诀·脾脏证治》中说："幼科方中脾病多，只因乳食致沉疴。失饥失饱皆成疾，寒热交侵气不和……盖胃受谷，脾消谷也。调其脾胃者，当适其寒温，节其饮食也。故饱则伤胃，饥则伤脾；热则伤胃，寒则伤脾。"说明饮食不慎，脾胃损伤是小儿致病的重要因素之一。

万密斋熟谙《难经》，在中医阴阳、五行、藏象基础上，结合其临床经验对《难经》"五邪""五泄""五损"进行了进一步阐发。《难经》关于"病之五邪"的观点是依据五行生克制化理论进行论述的。他说："按《难经》有五邪之论，论本脏自病者为正邪，自前来者为实邪，自后来者为虚邪，自所胜来者为微邪，自所不胜来者为贼邪，此以五行生克之理论之也。"（《万氏家藏育婴秘诀·肾脏证治》）同时，万密斋根据《难经》"病之五邪"和"五邪所伤"之论提出临证时应审因辨证："按四十九难五邪为病之论，如风伤肝，暑伤心，寒伤肺，湿伤肾，此四气之邪伤于外者然也。饮食劳倦则伤脾，此饥饱劳逸之邪生于外者然也。是五邪者，有本脏自病者，谓之正邪；有从前来者为实邪，从后来者为虚邪；从所胜来者为微邪，从所不胜来者为贼邪。一脏五病，五五二十五病……故诸邪之生于外者为外感，生于内者为内伤。有因外感以成内伤之病者，有因内伤之虚以致外感之邪者。临病之工，宜明辨之。"（《保命歌括·内伤病》）《难经》所言"五脏自病"，指的是五脏初病，而非久病。他说："'四十九难'云'忧愁思虑则伤心，形寒饮冷则伤肺，恚怒气上逆而不下则伤肝，饮食劳倦则伤脾，久坐湿地，强力入水则伤肾，是正经自病也'。此言五脏受病之初，其几甚微，病久成虚，虚久成劳，针药莫疗，遂成传尸之症矣。是五伤者，人皆知之，苟能知祸而不犯其伤，则心静气和矣，何疾之忧哉？"（《保命歌括·虚损》）他说："《发挥》云'《难经》五泄之论甚详，予论大肠泄、小肠泄、大瘕泄则易明'。予论脾泻、肾泻，则难分晓也。且腑者府也，谓水谷所藏之府也，有所受则有所出；脏者藏也，乃魂魄神志意所藏之舍，无有所受，岂有所出哉？其脾泻者，即胃泻也，谓脾不能约束其胃，胃不能藏而泻也，故泻有属脾者，有属肾者。但自胃来者，水谷注下而多，自脾来者，则成黄糜，泻无度而少也……肾亦脏也，谓之肾泻者，肾开窍于二阴，为闭藏之主，肾虚则不能主闭藏而水谷自下。且下焦如渎者，有所受则有所出也，但泻不同。《难经》云其泻下重者，即肾泻也……肾泻亦与大瘕泻同。泻者痢也，乃积滞之物，故痢曰滞下。"（《幼科发挥·泄泻》）

万密斋按寒热积辨治五泄。如《保命歌括·泄泻》载："按五十七难云：'泄凡有五，其名不同……其五泄者之病，胃、小肠、大瘕之证属热；脾、大肠之证属寒。其名有五，其因每起于脾胃之湿。'故胃、小肠、大瘕三泄者，为湿热，并宜大承气汤下之。惟大瘕泄，再加甘草，以有茎中痛也。脾、大肠二泄者，为寒湿，并宜理中汤温之。惟脾泄再加陈、青皮，以腹胀满也。此五泄者，统论泄病之证。"以"阴阳虚实"

释"五损"。如《保命歌括·虚损》载:"十四难云:至脉从下上,损脉从上下也。一损损于皮毛,皮聚而毛落;二损损于血脉,血脉虚少,不能荣于五脏六腑也;三损损于肌肉,肌肉消瘦,饮食不为肌肤;四损损于筋,筋缓不能自收持也;五损损于骨,骨痿不能起于床。反此者,至脉之病也。从上下者,骨痿不能起于床者死;从下上者,皮聚而毛落者死……按此以损、至之脉论,阴虚阳虚之症,乃本脏之自病也。至者,数脉也。自六至而上,以至十二至,皆阳盛阴虚之脉。阴气先绝,故肾先病,至皮聚毛落死者,孤阳不能存也。损者,迟脉也,自三至而下,以至两息一至,皆阴盛阳虚之脉。阳气先绝,故肺先病,至骨痿不能起于床者,死。孤阴不能独立也。"

万密斋认为惊吓可致情志病。《万氏家藏育婴秘诀·鞠养以慎其疾》:"凡小儿嬉戏,不可妄指他物,作虫作蛇,小儿啼哭,不可令人装扮欺诈,以止其啼,使神志昏乱,心小胆怯成客忤也,不可不慎。"

《幼科发挥》曾记载一个万全情志医案:"一儿半岁。忽日惨然不乐,昏睡不乳。予曰:形色无病。将谓外感风寒,则无外感之证。将谓内伤乳食,则无内伤乳食之证。此儿莫非有所思,思则伤脾,乃昏睡不乳也。其父母悟云:有一小厮相伴者,吾使他往,今三日矣。乳母亦云:自小厮去后,便不欣喜,不吃乳。父急命呼之归。儿见其童嬉笑。父曰:非翁之妙术,不能知也。"

二、王肯堂病因病机学术成就

王肯堂认为胎惊的发生与妊母未遵胎教,调摄失宜有关。《证治准绳·胎惊》明确指出:"胎惊者,以妊妇调摄乖常,饮酒嗜欲怒惊扑,母有所触,胎必感之。或外夹风邪,有伤于胎,故子乘母气,生下即病也。"

胎寒的产生与孕母将养失宜感寒伤胎密切相关。现代某些新生儿硬肿症属于胎寒的范畴。《证治准绳·胎寒》明确指出:"婴儿出生,百日内,觉口冷腹痛,身起寒栗,时发战栗,曲足握拳,昼夜啼哭不已,或口噤不开,名曰胎寒,其证在胎时,母因腹痛而致产。经云:胎寒多腹痛,亦有产妇喜啖甘肥生冷时果,或胎前外感风寒暑湿,治以凉药,内伤胎气,则生后昏昏多睡,间或吐乳泻白。"

某些新生儿黄疸、鹅口疮、赤游丹与胎热有关。《证治准绳·胎热》说:"儿在胎中,母多惊悸或因食热毒之物,降生之后旬日之间,儿多虚痰气急喘满,眼闭目赤,目胞浮肿,神困呵欠,呢呢作声,遍体壮热,小便赤色,大便不通,时复惊烦,此因胎中受热或误服温剂,致令热蓄于内,熏蒸胎气,故有此证。"

疫疠致病:《幼科证治准绳》:"几见疹子收完之后,出入动止如常,忽然心腹绞痛而死者,还是元气虚弱,曾受疫疠之气,外虽无病,里实亏损,所以一发而死也,谓之中恶。"

三、秦景明病因病机学说

秦景明禀赋致病说。《幼科折衷》:"芽儿初生,骨肉未坚,五脏未充,正如水上之泡,草头之露耳。初生七日之内,天地八风之邪岂能速害! 良由在胎之时,母失爱护,或劳动气血,饥饱失时,冷热相制,忧愁惊怖,以致损伤胎气,故降生之后,便有胎热、胎寒、胎惊诸病生焉。"

秦景明外感风寒致病说。《幼科折衷·伤寒》中说:"小儿感冒寒邪者,多因乳母解脱衣服,饮食起居不避风寒,或夏秋之间天气盛热,乳母当风取凉,致风寒之气伤之,是以亦病伤寒也。"

秦景明情志致病说。《幼科折衷·五脏相胜之邪论》:"按刘宗厚云,此皆五脏相胜,病机不离五行生克制化之理。盖小儿初生襁褓,未有七情六欲,只是形体脆弱,血气未定,脏腑精神未完,所以有脏气虚实胜乘之病。"

四、陈飞霞的内外因学说

陈飞霞外感六淫致病说。《幼幼集成·护胎》指出:"胎婴在腹,与母同呼吸,共安危,而母之饥饱劳逸,喜怒忧惊,食饮寒温,起居慎肆,莫不相违休戚。"

1. 寒邪

《幼幼集成·乳子伤寒证治》:"幼科谓小儿八岁以前无伤寒,不知此语出于何经?夫寒风暑湿燥火,为六气政令,乃阴阳代谢之机,岂伤人之物? 只因人之脏气不足者,各从其类而翕受之,因其偏受而致病,所以谓六淫之邪,其来自天,决无择人而入之理……今癸水真阳未足,则壬水清寒,故寒邪之来,各从其类,竟趋太阳寒水之经,以寒召寒,诚莫能御,所以小儿伤寒为最多。"寒为阴邪,易伤阳气。小儿稚阳之体,感受寒邪,若伤于肌表,郁遏卫阳,出现恶寒发热;若寒邪直中脾胃,脾阳受损,便可见脘腹冷痛、呕吐、腹泻等症。寒性凝滞而收引,气血易涩而不畅。新生儿,特别是早产儿阴阳二气不足,若感受寒邪,则阳气被郁不能温煦肌肤,寒客血脉,则气血凝滞可发生新生儿硬肿症,甚者可危及生命。

2. 湿邪

《幼幼集成·伤湿证治》:"经曰'诸湿肿满,皆属于脾',又曰'风雨则伤上,清湿则伤下'。是湿之为病,有出于天气者,雨露是也;有出地气者,泥水是也;有出饮食者,酒浆生冷是也;有出人事者,汗衣卧湿,如小儿澡浴,粪秽,衣褓不干,皆是也。然所因虽异,悉由乎脾气之虚,而辨治之法,其要惟二:一曰湿热,一曰寒湿尽之矣。病而发热者,谓之湿热;病而多寒者,谓之寒湿。"并指出:"湿热证,其证发热身痛,多烦渴,小便赤涩,大便秘结,脉见洪滑,方是热证。寒湿证,唯胀满泄泻呕吐,皆寒湿之病也……凡脾虚多病湿,内因酒面停滞,嗜瓜果,喜生冷、烧炙甘肥,以致湿热壅溢而为病者,此内因也;复有坐卧湿地,雾露阴雨所客,澡浴为风所闭,涉水为湿所郁，郁于肌腠则发黄，此湿由外生。可见内外所感，皆由脾气虚弱，而湿邪乘而袭之。"湿为阴邪。外湿多由气候潮湿，或涉水淋雨，居住潮湿等外在湿邪侵袭人体所致。内湿则是由于脾失健运，水湿停聚所形成的病机状态。由于小儿脾常不足，其形成首当责之于脾。若湿困于脾，则运化无权，可出现厌食、泄泻、胸闷、呕恶、嗜睡、精神疲乏等症。湿邪亦多兼夹，若湿热相兼，流注经络，伤及血脉、筋骨，影响肺、胃、肝、肾诸经，形成痿痹。若湿邪郁于肌肤则出现黄疸。湿夹热毒，可出现皮肤湿疹等。湿热下注膀胱，可出现热淋、便浊诸证。此外，湿热之邪可致神昏，若上蒙清窍或湿热酿痰，痰浊蒙蔽心包，或湿热秽浊内阻，下焦不通，浊气上蒙，均可见神志不清。

3. 暑邪

《幼幼集成·伤暑证治》："经曰因于暑汗，烦则喘满，静则多言，体若燔炭，汗出而散，又曰：气盛身寒，得之伤寒，气虚身热，得之伤暑。婴儿之患，夏秋为甚。盖火土旺于长夏，正当金水受伤，稚阳阴微，已失天和，加之暑热，阳气浮于外，生冷戕于中，夏失长养，则不能生金而病于暑。"暑为阳邪，其性炎热，小儿为纯阳之体，肤薄神怯，经络脏腑嫩小不耐三气发泄，因而当暑邪外侵时则发病最急，传变迅速。若感受暑温之邪，则传变更速，化热化火，风火相煽，以致神昏抽搐，形成暑风、暑痉、暑厥之证。

4. 火邪

《幼幼集成·诸疮证治》："小儿生痈毒肿疖，皆气血凝而火热乘之。"小儿阴常不足，火热之邪更易迫津外泄，消灼阴液，在小儿诸多热病中，尤为常见，故火邪致病，除有热象外，往往伴有口渴喜饮，涕泪俱无，咽喉干燥，小便短赤，大便秘结，舌红绛而干等。

五、明清时期其他医家的论述

明·聂尚恒《活幼心书》亦说："胎痫者，因未产前腹中被惊，或母食酸咸过多，或为七情所汩，致伤胎气，儿生百日内有者是也。发时心不宁，面微黄，气逆痰作，目上视，身反张，啼声不出。"说明胎中受惊是导致胎痫的主要原因。现代医学认为，先天遗传因素是发生本病的主要原因。

《活幼心书·不内外因》说："十岁以上小儿，饮酒啖热，因热动血，醉饱搊撅，胃脘吐血，甚至鼻口俱出，此非内因外因之使然，乃自取过耳……有长成小儿，偶因他物自伤，或戏走失足，触损两目，血胀肿痛，昼轻夜重……有因饮食中误吞骨鲠，吐不出，咽不下，气郁生痰，痰裹其骨，内则作痛，外则浮肿，啼声似哑，亦为可虑，投备急散取效。有孩儿贪劣，因弄刀锥，或乘高堕地致伤，皮破血出……有十五岁者，恃其血气方刚，惟务驰骋，多致落马堕车，或斗狠，跌折肢体，一切损证及毒虫兽所伤。"说明意外因素致病。

明·张介宾《景岳全书·小儿则》："凡小儿之病，本不易察，但其为病之源，多有所因。故凡临证者，必须察父母先天之气，而母气为尤切……母之脾肾不足者，子亦如之。凡骨软、行迟、齿迟、语迟、囟门开大……多有由于母气者。虽父母之气俱有所禀，但母气之应在近，父气之应在远，或以一强一弱，而偏得一人之气者，是皆不可不察也。"说明胎禀致病。

《景岳全书·小儿则》认为："小儿饮食有任意偏好者，无不致病，所谓爽口味多终作疾也，极宜慎之。"所以，饮食五味应当适宜，避免过食、偏食。否则导致脾胃损伤，气血生化乏源，或积热内蕴，产生某些营养缺乏性疾病。说明过食、偏食致病。

明·王銮《幼科类萃·护养论》："小儿生长，必欲人襁褓之，襁褓之道，必须得宜……大抵衣不可太暖，暖则汗出表虚，风邪易入。"风邪从口鼻或皮毛而入，侵袭肺卫，即所谓"伤于风者，上先受之""天地之寒热伤人也，感则肺先受之"。故风邪为患时，小儿肺系疾病特别多见。

明·陈实功《外科正宗·瘰疬论》："瘰疬者，累累如贯珠，连接三五枚，此不足寒热，其患得于误食虫、蚁、鼠残不洁之物，又成汗液、宿茶、陈水混入而餐，其患先小后大，初不觉疼，久方知痛。"说明饮食不洁致病。

清·张五云《幼科诗赋·保婴赋》："纯阳赤子，多热少寒，惊为致热之本，食乃积病之原。孕时不知保护，寒热蕴于先天，辛热过则孕热，生冷多则胎寒。与其调养于产后，何若谨慎于胎前。不乳者恶秽之满腹，胎黄者湿热之流传。食乳芽儿，恐难消乎五谷；周年稚子，莫令食乎肥甘。惊裹食而发热，热蕴内而难安。小儿百病，由是生焉。"此对小儿致病的先天因素做了详尽的描述。先天因素是小儿发生疾病的主要病因之一，也是不同于内科病因的主要区别点。随着遗传学、基因工程、检验技术的不断发展，已经发现了人类许多疾病与先天因素有关。

清·吴达《医学求是·卷上》："因疫疠之气较伤寒温热诸病，多一污浊之邪，易于感触，且胶粘固涩，卒不易解。"疫疠是一类具有强烈传染性的病邪，其致病具有发病急骤、病情较重、症状相似、传染性强、易于流行等特点。小儿时期由于机体尚未完全成熟，各脏器的功能也未健全，抗病能力低，当在气候反常时，如久旱、酷热、湿雾瘴气或空气、水源、食物受到污染，或没有及时做好预防隔离工作等，均可导致疫疠的发生与流行。

清·吴谦等《医宗金鉴·幼科杂病心法要诀》中说："小儿饮食过度，则胃中停滞，以致腹胀，大便不利，身体潮热，心烦口渴，形气壮实，此实胀也。"说明饮食所伤致病。

明·张介宾在《景岳全书·小儿则》中说："盖小儿之病，非外感风寒，则内伤饮食，以至惊风、吐泻及寒热、疳痫之类，不过数种；且其脏气清灵，随拨随应。但能确得其本而撮取之，则一药可愈。非若男妇损伤、积痼痴顽者之比。余故谓其易也。"这里的"本"就是指辨识病证准确、用药得当、治疗及时。这是对小儿生理病机及治疗上特点的高度概括。

清·王锡鑫《幼科切要·自序》："医书以幼科为哑科，谓其有疾不能自言也，岂不难乎？先生曰，夫幼子者，精神未受七情六欲之攻，脏腑未经八珍五味之渍，投之以药，易为见功，犹膏粱之变难穷，而藜藿之腹易效也，有何难哉！"明确说明小儿病因单纯，如治疗得当，则易趋康复。

陈修园《医学三字经》认为小儿"稚阳体，邪易干"指出小儿因稚阳未充，则肌肤疏松，卫外之力薄弱，而易于感邪的特点。小儿年龄愈小，稚阴稚阳越明显，越易感触外邪，故发病率愈高。清·石寿棠《医原·儿科论》也认同这一观点："稚阳未充，则肌肤疏薄，易于感触；稚阴未长，则脏腑柔嫩，易于传变，易于伤阴。"因其脏腑形气和精神意识都处于未臻完善和不稳定的状态，故疾病的传变也越快。

叶天士《临证指南医案·幼科要略》说："小儿热病最多者，以体属纯阳，六气着人，气血皆化为热也。"因同气相求，又易感温病。如流感、肺炎、幼儿急疹、风疹、麻疹、水痘、百日咳等温热病多见。还有如痄腮、白喉、乙脑、流脑、猩红热等急性传染病曾占儿科发病数的首位，近年来由于医疗保健事业的发展，此类疾病发病率下降。又由于小儿"稚阳未充"，机体脆弱，气血未充，邪气易实，正气易伤，故容易阳虚衰脱出现阴寒证。特别是素有阳虚之体更易寒从内生，出现阴寒内盛证。

吴鞠通在《温病条辨·解儿难》中所言："小儿肤薄神怯，经络脏腑嫩小，不奈三气发泄，邪气之来也，势如奔马，其传变也，急如掣电。"这充分说明了小儿患病最易多变，轻病容易变重，重病容易转危，甚或急剧死亡的特点。同时又在该书中指出："古称难治者，莫如小儿，名之曰哑科。以其疾痛烦苦，不能自达，且其脏腑薄，藩篱疏，易于传变；肌肤嫩，神气怯，易于感触。其用药也，稍呆则滞，稍重则伤，稍不对证，则莫知其乡，捉风捕影，转救转剧，转去转远。"

以上均说明小儿患病之后，证候的转化较成人更为常见，随着正邪双方力量对比的演变，虚证与实证、寒证与热证的转变都很迅速，具体表现在疾病的寒热虚实容易互相转换或同时并见。这一病机特点就要求儿科医师必须对病变过程中的邪、正对比时刻严密注意，对各种病证可能的发展变化娴熟于胸，治疗时以邪气去而正无伤为主旨，"不可痛击"，既不宜呆补，亦不可峻攻。这对临床治疗小儿疾病和判断预后等方面有重要的指导作用。

小儿脏腑清灵，病因单纯，只要熟谙疾病发病特点、转化规律，掌握其表里寒热虚实和整体观念的辨证法则，就能随拨随应。反之，若诊断不明，辨证不精，用药错谬，非但不能随拨随应，反而失之毫厘，误之千里，正气易衰，邪气易盛，危殆立至，或者留下终身残疾。

（喻闽凤　韩新民　杨江霞　侯树平）

参考文献

1. 中华医书集成：黄帝内经［M］. 北京：中医古籍出版社，1999

2. 佚名. 中医儿科名著集成：颅囟经［M］. 北京：华夏出版社，1997

3. 张仲景. 中华医书集成：伤寒论［M］. 北京：中医古籍出版社，1999，5

4. 张仲景. 中华医书集成：金匮要略［M］. 北京：中医古籍出版社，1999，5

5. 巢元方. 诸病源候论［M］. 北京：人民卫生出版社，1982

6. 华佗. 中华医书集成：华氏中藏经［M］. 北京：中医古籍出版社，1999，5

7. 朱锦善. 儿科临证50讲［M］. 北京：中国中医药出版社，1999

8. 钱乙. 小儿药证直诀［M］. 南京：江苏科学技术出版社，1983

9. 朱丹溪. 中华医书集成：脾胃论［M］. 北京：中医古籍出版社，1999，5

10. 张洁古. 中华医书集成：医学启源［M］. 北京：中医古籍出版社，1999，5

11. 万全. 幼科发挥［M］. 武汉：湖北科学技术出版社，1986

12. 万全. 万氏家藏育婴秘诀［M］. 武汉：湖北科学技术出版社，1986

13. 陈复正. 幼幼集成［M］. 北京：人民卫生出版社，1988

14. 沈金鳌. 中华医书集成：幼科释谜［M］. 北京：中医古籍出版社，1999，5

15. 庄在田. 中华医书集成：遂生编［M］. 北京：中医古籍出版社，1999，5

16. 庄在田. 中华医书集成：福幼编［M］. 北京：中医古籍出版社，1999，5

17. 陈文中. 中华医书集成：小儿病源方论［M］. 北京：中医古籍出版社，1999，5

18. 安邦煜. 明代万密斋儿科全书［M］. 北京：中医古籍出版社，1991

19. 张士卿. 略论钱乙在方剂方面的建树［J］. 钱仲阳学术思想讨论会论文选编. 中华中医药学会儿科分会，1986

20. 黄建业.《小儿药证直诀》治疗脾胃疾病方剂初探［J］. 钱仲阳学术思想讨论会论文选编. 中华中医药学会儿科分会，1986

21. 孟仲法.《小儿药证直诀》对脾胃病的学术贡献［J］. 钱仲阳学术思想讨论会论文选编. 中华中医药学会儿科分会，1986

22. 郁晓维，孙轶秋. 江育仁儿科经验集［M］. 上海：上海科学技术出版社，2004

23. 朱丹溪. 古今图书集成·医部全录：幼科全书［M］. 北京：人民卫生出版社，1983

24. 朱锦善. 小儿脾胃的特点及其治法探讨［J］. 山东医药，1982

25. 董振华. 李东垣对脾胃学说的贡献［J］. 中国中医药现代远程教育，2005，11

第八章　小儿诊法学说的源流与学术争鸣

中医儿科诊法源远流长，其发展较儿科学独立形成经历了更漫长的时期，可以上溯至商代。4000 年前出土的商代殷墟甲骨文中已经注意到小儿囟门的特殊意义，并把它作为小儿的标志，如甲骨文中的"儿"字作ð形，金文作ð形，均以未闭合之小儿头囟象小儿；"子"字作ð形、ð形，也取象于小儿囟门及头发，前者有肢体，后者则为前者之省变。我国现存最早的一部医学专著《五十二病方》中涉及小儿方面的"婴儿病痫""婴儿间""婴儿瘛"等即是通过望诊做出诊断的，如该书"婴儿病间"篇曰"间者，身热而数惊，颈脊强而复大"等。我国现存最早之儿科专著《颅囟经》，亦以"颅囟"称儿科学。巢元方《诸病源候论》说："中古有巫方，立小儿颅囟经，以占寿夭，判疾病死生，世所相传，有小儿方焉。"成书于战国前后的《黄帝内经》不仅较系统地论述了阴阳、藏象、经络、诊法、治法等，建立起中医独特的理论体系，而且为后世儿科诊法的建立奠定了基础。

由于小儿在生理、病机以及疾病的演变过程中存在特殊性，小儿诊法颇具特色，如颅囟、面诊、斑疹、指纹、脉诊等，以下分述之：

第一节　颅囟诊法

颅囟诊法是中医儿科特殊诊法之一，历史悠久、内容丰富，有一定价值。古人对人体的观察，很早就注意到小儿囟门的特殊意义，并把它作为小儿的标志。我国最早的儿科专著亦以"颅囟经"为书名，以"颅囟"称儿科学。巢氏有："中古有巫方，立小儿颅囟经，以占寿夭，判疾病死生，世所相传，有小儿方焉。"曾世荣指出："颅囟者，乃精神之门户也，关窍之枢也，上下相贯，百会相通，七孔应透，五脏所藉，泥丸之宫，魂魄之穴，气实则合，气虚即开，良由长大，不可不合。医者一见，当知其可否用药。凡儿有颅囟未合，受病沉重者，慎勿将作寻常，矧思究竟，犹恐得失，何况冥然妄投丸散。此等婴儿，深虑愚者，有曰医杀之说，曷不谨欤！"说明了其重要意义。

关于颅囟症状，有解颅、囟填、囟陷之辨。《重刊巢氏诸病源候总论·儿杂病诸候》指出"解颅者，其状，小儿年大，囟应合而不合，头缝开解是也，由肾气不成故也""小儿囟填，由乳哺不时，饥饱不节，或热或寒，乘于脾胃，致脏腑不调，其气上冲所为也。其状，囟张如物填其上""此谓囟陷下不平也"。

其伴随症状，有额颅大、头皮光急、青筋、颅骨软硬、搏动、毛发稀密、目多白睛等。钱乙观察到"更有目白睛多"，万全则描述为"头皮光急、头缝四破""额颅大、眼楞小"。刘昉《幼幼新书·囟填第三》载有《石壁经》三十六种积热囟虚肿候歌，即"脾中积聚热不通，致令面赤口唇红，胸高夜嗽多囟胀，休使流传肺有风，喉里作声涎上壅，囟门肿起热来冲，但教凉膈安灵府，能使三朝定有功。"

颅囟之具体诊法，孙一奎之《看颅囟法要略》、徐春甫之《古今医统大全·颅囟论》、王大纶之《颅囟要略》论述较详，具体是"颅囟青筋，脉虚不荣；颅囟常陷，滑泄无停；颅囟虚软，癫痫不免；颅囟扁阔，暴泄易脱；颅囟肿起，风痰不已；颅囟久冷，吐泄青青；颅囟歪长，风作即亡；颅囟连额，惊风易得；颅囟未充，怕热怕风；颅囟缓收，胎气不周；颅囟动数，神气昏弱；颅囟宽大，受疾恐害；颅囟未合，筋骨软弱"。

颅囟之症多关乎肾，亦及五脏，虚实寒热，各见其病。

关于解颅，巢元方、钱乙认为是胎怯，肾气不足，以后多从之。《诸病源候论·小儿杂病诸候》中专立"解颅"一候曰："其状，小儿年大，囟应合而不合，头缝开解是也……肾主骨髓，而脑为髓海，肾气不成，则髓脑不足，不能结成，故头颅开解也。"《外台秘要》云："少小，脑长头大，囟开不合，臂胫小不能胜头。"《太平圣惠方》载："小儿解颅，囟大，身有痼热，头汗出，腹胀，咳嗽上气，肩息胫蹇，足交，三岁不能行。"《小儿药证直诀》曰："年大而囟不合，肾气不成也。长必少笑，更有目白睛多，䀮白色瘦者，多恐少喜也。"

囟不合《太平圣惠方》卷82专设有"治小儿囟不合诸方"一门，内云："小儿囟不合者，此乃气血少弱，骨本不荣故也。皆由肾气未成，肝肺有热，壅热之气，上冲于脑，遂令头发干枯，骨髓不足，故令囟不合也。"这里讲的可能是佝偻病所致的囟不合，强调"气血少弱，骨本不荣"以及全身营养不良。

关于囟填，《诸病源候论·囟填候》载："小儿囟填，由哺乳不时，饥饱不节，或热或寒，乘于脾胃，致脏腑不调，其气上冲所为也。其状囟张，如物填其上，汗出毛发黄而短者是也。若寒气上冲，即牢，热气上冲即柔软。又小儿胁下有积，又气满而体热，热气乘于脏，脏气上冲于脑囟，亦致囟填。又咳且啼，而气乘脏上冲，亦病之。啼甚久，其气未定，因而乳之，亦令囟填，所以然者，方啼之时，阴阳气逆上冲故也。"宋·刘昉等著《幼幼新书·囟填第三》中载有《石壁经》36种积热囟虚肿候歌："积聚脾中热不通，致令面赤口唇红，胸高夜嗽多囟胀，休使流传肺有风，喉里作声涎上壅，囟门肿起热来冲，但叫凉膈安灵府，能使三朝速有功。"

陈复正指出有寒热之分："囟肿者，囟门肿起也……其气上冲，为之填胀，囟突而高，如物堆垛、毛发短黄，骨蒸自汗：然亦有寒气冲上而肿者，则牢韧坚硬，热气冲上而肿者，则柔软色红，然寒肿者十之一，热肿者十之九。"《幼幼新书》认为"肺热生风，痰鸣囟肿。"

关于囟陷者，《诸病源候论·囟陷候》曰："此谓囟陷下不平也，由肠内有热，热气熏脏，脏热即渴引饮，而小便泄利者，即脏腑血气虚弱，不能上充髓脑故囟陷也。"
《太平圣惠方》简要概括为"脏腑气血虚弱，不能上充脑髓"。《幼幼新书》则强调脏热
渴引泻利，这与今囟陷主要因于严重脱水的认识是一致的。清·夏禹铸《幼科铁镜》
指出："囟陷如坑者，由病久气血虚弱，不能上充。"强调慢性痼疾也可见囟陷。陈复正
认为"有因泄泻久，而气血虚弱，不能上充髓脑，故下陷如坑"。巢氏认为"胸内热气
熏脏，脏热即渴引饮，而小便利者，即脏腑血气虚弱，不能上充髓脑，故囟陷"。《小
儿卫生总微论方》指出"或因泻泄，或小便频数，或曾服清药以利小便，或本怯弱，
或别病缠绵，皆使脏虚而不能上荣于囟，故令囟陷也"，《证治准绳》引曾氏说："囟陷
者，虚之极也，胃气虚寒则囟陷"，万全在《幼科发挥》中进一步明确"大病之后，津
液不足，真气下陷，成坑窟者"。

第二节　面诊

宋代《小儿药证直诀》在《黄帝内经》理论基础上，首创"面上证""面上证"即
将面上各部位分别配五脏，而总结出"五脏分位"望诊法，具体为"左腮为肝，右腮
为肺，额上为心，鼻为脾，颏为肾。赤者热也，随证治之"，这种以五脏为核心的望诊
方法，为后世形色望诊内容的进一步发展奠定了基础，并在儿科临床诊断中发挥了重
要的作用。

南宋·刘昉《幼幼新书》，将察形色作为一种重要诊法而专门论述，书中以"惠眼
观证""保生论"中有关察形色的内容为主，兼附"辨五脏受惊积冷热形证图"以及
《秘要指迷》"形证图"。

南宋《小儿卫生总微论方》系统总结了南宋以前的儿科成就，在"诸般色泽纹证
论"篇详细论述小儿色诊，包括面色五脏分部、四时五脏色、五脏生死色、五脏部位相
乘色、五脏四时相乘色、目内色、鼻上色、面目死生色等八个方面，堪为小儿色诊大全。

南宋郑惠卿《编集诸家婴儿病证幼幼方论》专列脉诊和望诊加以详论，其中尤重
望诊，望诊又重察形证神色，如："凡看小儿病，先观形证神色，而切脉次之。"在论望
诊时，作者引录了汉东王氏所撰"五脏受病图"，以图文并茂的形式生动介绍了望面色
的方法，不仅文字读来朗朗上口，且图画清晰，使读者一目了然。

金元时期，朱丹溪《幼科全书》主张以直观的方法描述患儿神色形态的病机改变，
以推断脏腑病机。如"色紫者热盛，色红者热主外感，色青者多惊，色白者主虫，色
黑者腹痛，色白者主疳，色黄者脾虚，色黄白而唇青者疟疾，色黄者食积，面紫黑者
中恶，面青白者主肝恶，面黄色黑者主湿热""要识小儿证候，但将外貌推求，黄浮肌
削痞瘕留，唇撮面青痛楚，吐舌唇焦内热，目昏好睡脾枯，手掀足掣是惊由，疳疾青
筋大肚留""五指梢头冷，惊来不可挡；若逢中指热，必定是伤寒；中指独自冷，麻痘
证相传"其经验堪称独到。

元代曾世荣《活幼口议》分别从"五脏五色本立""分定五位所属""五脏伏敌喜伤""面中气色忽现""五脏分部定位"等方面进行论述。其中"五脏五色本立"叙述五脏所主五色及五行生克、五位生本相临、五脏胜伏相交等内容。"分定五位所属"叙述了五脏在面部的所主部位，如心脏部位是"颧面脸颊，心火所属，气池之下法令之旁，食仓之上。高骨取之一寸二分，皆属心之部位"。肺脏部位是"准头至山根，两孔并中梁，皆头直下，年上寿上，里外通息，皆属肺之部位"等。"五脏伏敌喜伤"运用五行生克关系叙述五脏伏敌喜伤及所主疾病。如心脏伏敌喜伤为"心所伏者肾，所敌者肺，所喜者苦，所伤者咸卤，三变八蒸之脏，和则情性悦乐，疾主惊痫、恐悸、虚躁、啼叫、谵语、狂烦、涎流口角。"肺脏伏敌喜伤为"肺所伏者心，所敌者肝，所喜者辣，所伤者焦苦，二变七蒸之脏，和则喜惧气爽，神清魄强，疾主喘满咳嗽，伤风作热，虚热壅盛"等。此外，曾氏还尤其重视对小儿"形""气"的观察，如寒病，"面莹白而夹青，伏卧而啼"；热吐，"面赤唇红热，精神不慢而多烦躁"，冷吐，"面白眼慢、气缓神昏"；痫证，除了两目上视，口吐白沫，牙关紧闭等共同症状之外，根据面色、精神状态的不同，可区分为"阴痫"，"不甚惊搐作啼，面色或白或青"。"阳痫"，"手足掣捏，面色红紫"。"胎痫"，"发时心不宁，面微黄……啼声不出"。又如同为黄证，曾氏也区别对待，"感湿热而得，身黄如烟熏之色""得于疳癖，其形如黄土相类""生下便见遍体俱黄，惟两目眩厚如金色……名为胎黄"。

明代徐春甫《古今医统大全·诸病形色》对小儿的面色的望诊极为细致。徐氏取百家经验，结合自己的临床实践，对五色、五官及形态的改变做了详细的论述，指出面青色主"惊积不散，欲发风候"；红赤色主"热为痰积成惊悸，烦躁渐进"；黄色主"热为食积癥瘕痞癖疳疾""呕哕""泻利"；白色主寒；黑色主痛。又论"面色淡白，主恶心不食惊泻。面青白主吐泻；面青黑色，吐沫者虫痛，不吐沫者食积，亦主惊。面青脸赤，主壮热惊搐；面青白黑，往来不定，主腹痛发渴无时；面红赤色，主伤寒发热，心躁不安，欲惊发狂；面黄脸赤，主伤寒潮热，惊搐，睡卧不安，如肉内微微赤者，主疳食潮热；面黄白色，主疳积大便不调，夜起食不消，呕逆；面目皆黄，是脾热黄疸"。此外徐氏还对钱乙所创面上证的内容有所发展，提出："额上心证，赤色者，心经有风热，主心烦惊悸，卧坐不安。青黑色，中有邪，主惊风腹痛；鼻上脾证，赤色身热，不思饮食。深黄色，小便不通，鼻孔干燥，气粗，主衄血。下颏肾症，赤色主膀胱热，膀胱与肾为表里，有热则水道不利，小便不通。左脸肝症，赤色身热拘急，肝风热也。青黑主惊或腹痛。浅赤潮热心躁。有一等小儿……脉必紧数。左脸肺症，赤色身热，浅色潮热，或不便而气粗壅嗽。青白色主咳嗽恶心。青色主风入肺，时时咳嗽，青黑主惊风欲发，或腹痛，婴儿盘肠内吊。"

明代万全《万氏秘传片玉心书》尤重小儿面诊，指出："凡看小儿疾病，先观形色，而切脉次之，盖面部气总见，而五位青色者，惊积不散，欲发风候；五位红色者，痰积壅盛，惊悸不宁；五位黄色者，食积癥伤，疳候痞癖；五位白色者，肺气不实，滑泻吐痢；五位黑色者，脏腑欲绝，为疾危恶。面青、眼青肝之病，面赤心之病，面白肺之病，面黄脾之病，面黑肾之病。"又云"小儿有病观形色，青主惊风红主热，黄为伤食白主疳……肝病须观眼目中，脾唇心舌自相通，肺有病时常在鼻，肾居耳内认其宗"。"临病之时，观形色，便知五脏之症治，所以补之泻之，意之所生，有通神之妙也。"（《万氏家藏育婴秘诀》）

清代陈士铎《石室秘录》注重山根部位的望诊，并以此来辨析五脏寒热虚实的病机。如："儿科得其要，无难治者。今传一法门，使万世小儿，尽登仁寿。法在先看气色，后看脉。小儿有疾，其颜色必鲜艳，以鼻之上，眼之中间中正精明穴上辨之。色红者，心热也，红筋横直现于山根，皆心热也，色紫者，心热之甚而肺亦热也；色青者，肝有风也；青筋横现者，亦肝热也；直者风上行，横者风下行也；色黑者，风甚而肾中有寒；色白者，肺中有痰；色黄者，脾胃虚而作泻；黄筋现于山根，不论横直，总皆脾胃之证；止有此数色，无他颜色，故一览而知小儿之病。"夏禹铸《幼科铁镜》认为："小儿科，则惟以望诊为主，问继之，闻则次，而切则无矣。"并强调"五脏之体隐而理微，望从何处？曰：体固隐矣，然发现于苗窍颜色之间者，用无不周。""病纵难知，瞒不过颜色苗窍。""面上之颜色苗窍，乃脏腑血发出来的。颜色之红黄青白，乃寒热虚实献出来的""故小儿病于内，必形于外，外者内之著也，望形审窍，自知其病。"吴谦《医宗金鉴·幼科杂病心法要诀》则将五行生克规律引申到面部望诊之中，以判断疾病的轻重顺逆，指出"部色相生为病顺，部色相克病多难""明显晦浊轻重参"，其见解十分独到。

《医宗金鉴·幼科杂病心法要诀》曰："儿科自古最为难，毫厘之差千里衍，气血未充难据脉，神识未发不知言，惟凭面色识因病，再向三关诊寒热……"小儿发育尚未成熟，气血未充，加之就诊时常啼哭叫扰，影响气息和脉象，难以闻诊和脉诊；又因精神意识发育未完善，不能表达病情，望诊尤显重要。

风池，小儿面部望诊的部位。见《奇效良方》，即眼平视，瞳孔直上，当眉毛上缘处，即鱼腰穴的稍上方。风池色红，主上焦风热，抽搐，痰涎。

气池，推拿穴位名，又名坎下，见陈氏《小儿按摩经》。《幼科推拿秘书·穴象手法》："气池，在目下胞，一名坎下。"与目上胞（风池）同作望诊之处。《小儿推拿广意·上卷》："风气二池黄吐逆，若黄青色定为风，惊啼烦躁红为验。"《医宗金鉴·幼科杂病心法要诀》有"风气青惊紫吐逆"之论。刘弼臣教授注释说：这里的风，是指风池，在眉毛下面；这里的气，是指气池，在眼睛下面（《医宗金鉴·幼科杂病心法要诀白话解》）。也就是说，风池在上眼胞，气池在下眼胞（如图所示）。

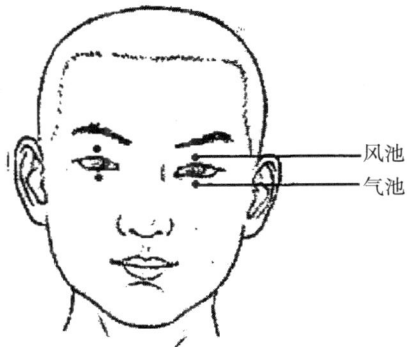

风池
气池

山根，《幼幼集成》：山根，足阳明胃脉所起，大凡小儿脾胃无伤，则山根之脉不现。《厘正按摩要术》即云：山根为足阳明胃之脉络，小儿乳食过度，胃气抑郁，则青黑之纹横截于山根，主生灾。故山根所示之病，多与脾胃相关。陈士铎《石室秘录》如下表所示。

表 1

颜色	位置 / 走势	主病
青筋	直行	肝热而风上行（急惊风之高热惊厥）
	横行	肝热而风下行（慢惊风之四肢搐搦）
红筋	位高斜行	肺炎喘嗽、痰热闭肺之心肺热症
	位低横行	湿热蕴结下焦肠道之下痢脓血
白筋	位高斜行	寒湿痰饮阻肺
	位中横行	寒湿阻遏中焦
黄筋	位中	脾胃虚损、运化失常之厌食、疳证
	位低	脾虚湿盛、乳食积滞之吐泻、腹痛
黑筋	位高斜行	邪在胸肺，心阳虚损重症
	位低直行	肾阳虚衰，虚寒内盛、剧痛

第三节　苗窍

小儿舌诊历来为古代医家所重视，早在《备急千金要方·癖结胀满第七》中就有关于小儿舌象的描述："小儿胎寒嗳啼，腹中痛，舌上黑，青涎下。"《颅囟经》也有"嚼舌""舌上生疮"的记载。

北宋·钱乙《小儿药证直诀》继承发展了《颅囟经》的辨舌经验，对痫证、疳证及五脏杂证的舌象变化均提出了独到的见解，所列"舒舌""弄舌"之病名以及对其病机、治疗和预后的认识，丰富了儿科察舌辨证的内容。如《小儿药证直诀·弄舌》云："脾脏微热，令舌络微紧，时时舒舌……大病未已，弄舌者凶。"另外，钱乙还首创"目内证"，即通过望目之颜色及神态来判断疾病的部位、属性等，如"赤者，心热……淡红者，心虚热……青者，肝热……浅淡者补之。黄者，脾热……无精光者，肾虚……"。"目无精光，畏明"或"白睛多，黑睛少"是肾精亏耗；"昏睡露睛"为脾虚神败；两目"直视""上视""斜视"，乃心肝热盛，风火相煽神伤之兆等。

目诊是钱乙《小儿药证直诀》中的重要内容，全书涉及目诊共约 50 余处，内容非常详尽，其中代表性的"目内诊"方法简便易行，继承了《黄帝内经》的五行五脏配属诊法思想，认为五脏藏于内，司外以揣内，记载了察目诊病的要点：赤者，心热，导赤丸主之；淡红者，心虚热，生犀散主之；青者，肝热，泻青丸主之；浅淡者补之。黄者，脾热，泻黄散主之。无精光者，肾虚，地黄丸主之。

钱乙目诊学术思想主要包括目色、目态、目神、白睛等多方面内容，目色方面一般认为，钱氏的"目内诊"所说的赤、淡红、青、浅淡、黄是指白睛之色，这种诊法源自《黄帝内经》，并经张仲景《伤寒杂病论》、巢元方《诸病源候论》等之发扬。但钱乙将其与脏腑之病变结合起来，就赋予了这种诊法更深的临床意义和更广泛的临床使用范围。此外，《小儿药证直诀》中还有多处提到目色，如述"日午发搐……因潮热……目上视，白睛赤色""目赤兼青者，欲发搐"；更有论述预测疾病预后，如"目赤脉贯瞳仁"者预后不良；再有观点认为，视婴儿目色以辨其体质禀赋，如论及"胎肥"，提到小儿"生下肌肉厚，遍身血色红。满月以后，渐渐肌瘦"者，"目白睛粉红色，五心热，大便难，时时生涎，浴体法主之"；论及"胎热"，提到小儿特征为"生下有血气，时叫哭，身壮热如淡茶色，目赤"等。钱乙书中提到小儿多种目态异常，如"目直视""目瞪""睡露睛""目睛紧斜视""目直视不搐""目连扎""目上视""目微斜视""昏睡露睛""昏睡不露睛"等。

南宋·刘昉《幼幼新书》载录南宋以前诸家有关儿科目诊方面的内容。如"茅先生儿受病源歌"：眼赤肝家壅热甚，怕明肝与心受惊，肝脾积聚成雀目，嗌气脾家积虚膨……又"王叔和外证歌"：眼上赤脉，下贯瞳人；囟门肿起，兼及作坑；鼻干黑燥，肚大青筋；目多直视，都不转睛；指甲黑色，忽作鸦声；虚舌出口，啮齿咬人；鱼口气急，啼不作声；蛔虫既出，必是死形。

南宋《小儿卫生总微论方》进一步认识到通过目色可辨别五脏虚实之热，如"目内色：赤者心热，淡红者虚热，青者肝虚，黄者脾热，无精色肾虚。"杨仁斋《仁斋小儿方论》更加强调"五脏六腑之精气皆上注于目，望而知之，当先以目中神气为验"。由此可见，目诊在儿科临床上的应用至宋代已十分广泛。

元代朱丹溪《幼科全书》以歌括形式概括审苗窍技巧，如"眼角眵多肝热，口边涎出脾寒，头毛稀竖血将干，泡肿脾家湿显，鼻孔黑焦肺热，耳轮枯燥肾传"，使初学者便于掌握。

明代徐春甫《古今医统大全》对舌质病变及其主病有详细论述。如"舌上症，舌干、舌黑、舌白、舌燥、舌胎、舌黄、舌赤肿，主大便不通，虽通少；焦黄、舌裂、舌上芒刺、舌上出血，皆热极阳毒也。舌上生疮，心脾热。舌上卷，主惊。有久泻痢，舌黑必润，不可以为热。该久痢上焦虚热，舌黑必润，死不治"。

清代夏禹铸《幼科铁镜》尤其重视审苗窍的诊法，强调"望形色苗窍从外知内"，说"五脏不可望，惟望五脏之苗窍""舌乃心之苗窍，红紫，心热也；肿黑，心火极也；淡白，虚也……肝气将绝"。

清代徐灵胎《幼科要览》提出"弄舌""重舌""木舌"，以及"舌干、舌燥、舌黄苔、舌焦黄、舌裂、舌上芒刺、舌出血、舌生疮、舌黑"等病名，认为"皆心脾热极"所致，丰富了小儿舌诊的内容。杨云峰《临证验舌法》则进一步强调舌诊的重要性，指出："幼稚之病，往往闻之无息，问之无声而唯有舌可验。"何廉臣《中医儿科诊断学·辨舌》将舌面配属脏腑，如："舌尖属心，故主上焦，舌中脾胃，故主中焦，舌根属肾，故主下焦。"并提出"验舌之要，先观其舌，次察其苔，乃能确实。凡验舌苔，婴孩小童，各宜区别，观察不同。婴儿之舌，本有乳苔，白滑而薄，是为常苔。一有感伤，形色随变，胎毒遗传，必先明辨"，堪为经验之谈。

　　明清时期的医家尤其注意小儿眼神的观察，如寇平《全幼心鉴》所说："婴儿唯察其面部，以头为首，首中有面，面中有睛，睛中有神。神者，目中光彩是也。"又云："五脏六腑之精气皆上注于目，望而知之，当先以目中神气为验。"董宿《奇效良方》则根据目诊所获信息以判断幼儿之夭寿，如："若小儿眼内黑珠少，白睛大，面色㿠白者，非寿之相也，纵长不及天年；若眼中黑珠大，而白睛少，面色黑形不淡者，亦要观其眼中黑白分明，表里相称，曰寿曰康；若黑珠动摇，光明闪烁，纵长亦忧目疾，寿亦不及四旬矣。"徐春甫《古今医统大全》更进一步强调"两眼黑睛黄伤寒，白睛黄湿积，赤心热，淡红心虚热，青肝热"。"目无精彩，瞳仁不活，眼珠上膜赤，脉贯瞳仁，俱死症""五脏六腑之精，皆上注于目，望而知之，当先以目中神气之全为验，若目中神气有者，必不死，目无神者必死"。清代周震《幼科指南》对目诊的认识更加深刻，并以歌括的形式加以概括，如"眼胞浮肿主久嗽，不尔目疳疟疾虚。黑睛多者是胎实，白睛多者是胎瘦……目多直视乃惊风，赤脉贯睛肝病凶……"夏禹铸《幼科铁镜》将眼的各部分分属各脏腑，指出"以目分言之，又属五脏之窍，黑珠属肝……白珠属肺……瞳仁属肾……大角属大肠……小角属小肠……上皮属脾……下皮属胃……胃有寒也"。使小儿目诊的内容进一步完善。

　　借助望唇诊断小儿疾病，明清时期也有发展。如明代徐春甫将小儿唇色主病归纳为"唇白主吐涎呕逆，亦主吐血便血。唇红赤干燥而皱者，主渴"。万全《万氏秘传片玉心书》则将望唇色用于小儿黄疸、失血、蛔虫等病的诊断，指出："正口常红号曰平，燥干脾热积黄生。白主失血黑绕口，唇反黑候蛔必倾。"清代沈金鳌《幼科释谜》进一步认识到："唇上症，白主吐涎、呕逆、吐血、便血；红主渴饮烦躁；若久咳泻唇红色，是虚证也，勿用凉药；黄主脾积……吐涎，主虫痛，不吐涎是积痛；青主血虚脾寒，为冷所乘，盖唇主脾土，木来克土，知脾弱不能食也。"

　　耳为肾窍，上通于脑，属少阳，为宗脉之所属。故望耳有助于疾病的诊断。明代薛己《保婴金镜录》认识到："耳前微赤，此少阳经风热也……微黄主睡中惊悸……耳轮干燥，主骨疳蒸热，为肾经虚热也……"王肯堂《证治准绳》则进一步认识到："肾部所主，耳穴之前，名曰耳花。耳孩名轮，轮里名廓。轮廓焦黑，肾家虚热。其黑如炭，肾绝死旦。耳门生疮，卫积非常。耳中脓出，肾热疳极。臭名聤耳，脓汁不止。疮疡如裂，其候虚热。忽听不聪，心肾气壅。常作哄哄，热气上攻。或如虫刮，荣虚卫热。耳轮如冰（更看耳后有红丝），麻痘相侵。耳轮红热，伤寒是则。热极内痛，肿气相攻。清心凉膈，关窍通塞。儿孩两肾，常虚无病。"清代张振鋆《厘正按摩要术》在前人察耳诊病的基础上，总结出通过测耳廓温度、辨耳背静脉来诊断疾病，判断预后的方法，如："耳上属心，凡出痘时，宜色红而热。若色黑与白而冷，其筋纹如梅花品字样，或串字样，从耳皮上出者，皆逆也。耳下属肾，凡出痘时，其色宜红紫带冷，不宜淡黄壮热，如筋纹梅花品字样为顺，若如蚤咬芝麻之形者，为险逆难治之候。耳后耳里属肺。凡出痘时，其色宜淡白带温，不宜红紫壮热。如见茱萸形，成灯火烧烙之样为逆。耳后耳外属肝。凡出痘时，其色宜青带温，不宜淡白冰冷。稀疏者吉，稠密者凶。耳后中间属脾。凡出痘时，宜苍黄温和，不宜青色壮热。稀疏如黄蜡色者吉，稠密如蚁色带青者凶……凡发热，耳筋出现紫黑赤白皆凶。耳上凉者吉，耳下凉者凶。耳后青筋起，主瘛纵。耳色枯焦，主肾锢证危。两耳后黑筋，横过发际，主脐下疼，肾气痛。"并认为："耳虽为肾窍，而五脏所结，系于耳者居多。外感则或冷或热，内伤则或暗或滞……若徒取以辨痘证则拘矣。"其观点已被现代研究和实践所证明是十分正确的。有人通过临床观察发现，耳背血管网的清楚与否及色泽鲜红、深红和青紫的不同，对诊断是否有肝炎和肝炎的轻重有一定的价值。

第四节　斑疹

北宋·钱乙《小儿药证直诀》从疮疹的形状、颜色、分布与出疹速度、全身情况以及发病季节等，对疮疹的病位及轻重顺逆进行鉴别诊断。认为疮疹是五脏血秽所生，故疮疹形状，均为五脏主液所决定。因肝之液为泪，肝病则外发水疱，仿佛泪出如水，故水疱色青而小，伴呵欠，顿闷等肝证；肺之液为涕，肺病则外发为脓疱，疱内液象稠涕一样稠浊，色白而形大，伴面耳腮颊赤，咳嗽，喷嚏等肺证；心主血，心病外发则成斑，因血营于内，所出不多，故斑色赤而小，次于水疱，伴时发惊悸等心证；脾主裹血，脾病发为疹，赤色黄浅，形小于斑疮，伴乍凉乍热，积冷等脾证。但凡上述疮疹极期逆变，疮色变黑，均归属于肾，为内虚邪陷之危候死证。此外，钱氏还强调疮疹"出稀者轻""疮夹疹者，半轻半重也；若一发便出尽者，必重也。""里外微红者轻；外黑里赤者微重也；外白里黑者大重也；疮端里黑点如针孔者势剧也。"疮疹"若起能食，脉平无证"为轻、为顺；若"青干紫陷，昏睡，汗出不止，烦躁热渴，腹胀，啼喘，大小便不通者困也"为重、为逆；因"疮疹属阳，出则为顺，故春夏病为顺，秋冬病为逆。冬月肾旺又盛寒，病多归肾变黑。又当辨春脓疱。夏黑陷，秋斑子，冬疹子，亦不顺也。"其见解至今对临床仍具指导意义。

第五节　指纹

　　孙思邈的《备急千金要方·少小婴孺方》中记载："手白肉鱼际脉黑者，是痫候；鱼际脉赤者热；脉大者寒；细者为平也。"即把鱼际脉黑作为惊痫发作的一种预兆来认识。王超在《仙人水镜图诀》中首提望小儿食指络脉诊病法。

　　指纹诊法起于唐代王超《仙人水镜图诀》，是3岁以下小儿常用的诊断方法，也是儿科的特色诊法之一。《素问·经络论》中说："阴络之色应其经，阳络之色变无常，随四时而行也。寒多则凝泣，凝泣则青黑，热多则淖泽，淖泽则黄赤。"这可能是后来儿科指纹的理论来源。

一、意义

　　多数人认为该诊法对3岁以下小儿切合实际，并作为主要诊法之一加以应用，于是对指纹的形态不断演绎，南宋·许叔微《普济本事方》强调"凡婴儿未可辨脉者，俗医多看虎口中纹颜色，与四肢冷热验之，亦有可取。"南宋·陈文中《陈氏小儿病源方论》进一步强调了指纹诊法对三岁以下小儿疾病诊断的重要性，指出"夫小儿三岁以前，血气未定，呼吸至数太过，难以准候。若有疾，必须看其虎口纹脉，辨验形色可察其病之的要。"刘昉《幼幼新书》提出"审三关之脉"指纹诊法后，历代医家均有阐发，并争论不休。

　　到了明清时期，不少医家开始对小儿指纹诊法的临床应用价值提出异议，甚至主张废弃此法。如明代张介宾认为，指纹诊法除"脉从寅关起，不至卯关者，易治；若连卯关者，难治；若寅侵卯，卯侵过辰者，十不救一"，尚可用于危急之时以辨吉凶之外，其余概不可取。如"岂此一线之色，果能辨悉如此，最属无稽，无足凭也"。清代夏禹铸更认为"指面筋纹，生来已定，岂因咳嗽而变为反弓，惊积而化为鱼刺"，且"二指一面，仅大小肠所属。非五脏诸经并见之地""长不过寸许，阔不过分余"，不足以反映脏腑病变。夏氏还根据"常见筋透三关，竟无病者。亦有病时透三关，而必不亡者"的临床体验，提出"摹看指纹，了无验证"的看法，并将"摹看手指纹"斥为"医家异教"，而予以彻底否定。针对"幼科指纹，总无正论。且游移不定，莫可稽考。有谓不必用者，有用而至于怪诞不经、诬民惑世者。"（《幼幼集成》）的现状，清代陈复正认为"是皆未明纹中之理，所以有用不用之殊议"，于是，他在继承前人指纹诊法的基础上，首先从指纹义理的阐释入手，指出："盖此指纹与寸关尺同一脉也，按内经十二经络始于手太阴，其支者从腕后出次指之端，而交于手阳明，即此指纹也……盖此指纹，即太渊脉之旁也。则纹之变易，亦即太渊之变易。"继而强调指纹诊法对小儿尤其是两岁以内小儿疾病诊断的重要性，如"小儿每怯生人，初见不无啼哭。呼吸先乱，神志仓忙。而迟数大小，已失本来之象矣，诊之何益。不若以指纹之可见者，与面色证候相印证。

此亦医中望切两兼之意也。"并对以往的指纹诊法删繁就简，进行重新归纳总结，提出"但当以浮沉分表里，红紫辨寒热，淡滞定虚实"，而对于三关部位诊法，陈氏认为应予保留，如："指纹之法，起于宋人钱仲阳。以食指分为三关，寅曰风关，卯曰气关，辰曰命关。其诀为风轻、气重、命危，虽未必其言悉验，而其义可取。"陈氏的上述认识，对确保该诊法沿着正确方向发展，并沿用至今起到了十分积极的作用。诚如周虚中所言："指纹晰义之精，自仲阳以来，七百余年，无人道及。今读至此，如梦初觉，如醉初醒，足以快人神志，真千古特识也。"明清两代广泛将络脉诊法应用于儿科。凡儿科著作未有不论"指纹"者。明代万全在《万氏秘传片玉心书·辨虎口指脉纹诀》中记述小儿指纹的内容较多，有歌诀多首。清代曹无极所撰《万育仙书》将小儿指纹形态发展为17种，且附有脉形图，同时亦附有看虎口三关纹色要诀。诊断专著《四诊抉微》也详细记载了审虎口三关法、三关脉纹主病歌和手指脉纹八段锦的图示。清代吴谦等所编《医宗金鉴·幼科杂病心法要诀》在总结前人指纹形态的基础上，将小儿指纹的形态发展为20种，还用歌诀概括了小儿指纹的诊断方法，促进了小儿指纹诊法的发展。清代陈复正是小儿指纹诊法集大成者，其在《幼幼集成》提出指纹诊法可弥补小儿四诊的不足，并将以往的指纹诊法删繁就简，总结小儿指纹望诊的纲领，首次将小儿指纹诊法归纳为："浮沉分表里，红紫辨寒热，淡滞定虚实"。

二、定位

南宋《小儿卫生总微论方》首先对三关的名称加以解释："第一指上仅三节，名曰三关……最下一节，名为气关，有纹过者，病才觉重，诸病既生，则气不调顺，故名气关也。第二节名为风关，有纹过者，须发惊风，渐加困重，故名风关也。第三节，名为命关，有纹过者，则病极而命危殆，故名命关也。"

在小儿指纹诊法草创之初，三关定位有2种不同的命名方法：一为"气、风、命说"。由《杜光庭指迷赋》率先提出："气在下纹，风居中里，过风关名曰命关。"后世如《小儿卫生总微论方》《小儿病源方论》《活幼口议》和《医方类聚》等均持此说。其中《小儿卫生总微论方》还具体阐述了三关名称，认为食指"最下节，名为气关。有纹过者，病才觉重。诸病即生，则气不调顺，故名气关也；第二节，名为风关。有纹过者，须发惊风。渐加困重，故名风关也；第三节，名为命关。有纹过者，则病极而命殆，故名命关也。"《活幼口议》更是附"三关指纹图"加以说明。二为"风、气、命说"。此说最早见于《幼幼新书》，"儿手第二指，指有三节，脉之形出其上。近虎口之位，号曰风关，其次气关，指端曰命关。凡有疾当视三关之脉，察病断之。"自此以后，追随者众多。如元代滑寿在《诊家枢要》中指出："小儿三岁以下，看虎口三关纹色，紫热，红伤寒，青惊风，白疳病。惟黄色隐隐，或淡红隐隐，为常候也。至见黑色，则危矣。其他纹色，在风关为轻，气关渐重，命关尤重也。"明清时期以及当今的医家大多持后一种观点。

三、形态

南宋·刘昉《幼幼新书》所集唐·王超之《仙人水镜图诀》，将小儿指纹描绘成鱼刺形、悬针形、水字形、乙字形、曲虫形、环形、乱纹形、流珠形等八种形状（王超称之为八脉），并分别指出所主疾病，虽内容纷杂，准确性也差，确为后世指纹诊法的发展奠定了基础。《小儿卫生总微论方》对 10 种不同形状的指纹主病进行概括："若纹直者是惊，曲者是伤，沉隐为风，曲外有冷，曲内为食。"其观点至今仍为部分医家所接受。"有十三位形脉，如长珠形，主夹积伤滞……来蛇形，脾虚冷积泄泻……弓反形，主感寒热邪气……水字形，主惊，积热烦躁……针形，主心肺受热……透关射指，主惊、风、痰、热四证，皆聚在胸膈不散……难治。"清代吴谦《医宗金鉴·幼科杂病心法要诀》记载 23 种指纹纹形主病。

民国杨鹤龄将小儿指纹常见病机类型归为 12 种，即：来蛇形、去蛇形、弓反外形、弓反内形、还珠形、流珠形，开长丫人字形、开短丫鱼骨形、针形、水字形、杂文形、透关射甲形。如图：

两手部位及三关图

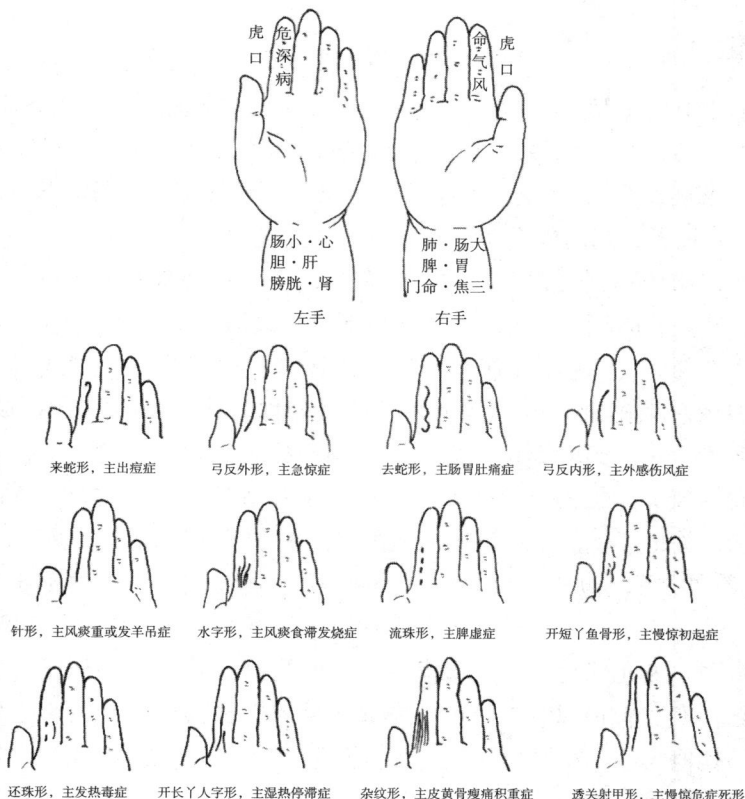

左手　右手

来蛇形，主出痘症　弓反外形，主急惊症　去蛇形，主肠胃肚痛症　弓反内形，主外感伤风症

针形，主风痰重或发羊吊症　水字形，主风痰食滞发烧症　流珠形，主脾虚症　开短丫鱼骨形，主慢惊初起症

还珠形，主发热毒症　开长丫人字形，主湿热停滞症　杂纹形，主皮黄骨瘦痛积重症　透关射甲形，主慢惊危症死形

四、颜色

南宋·许叔微《普济本事方》强调"凡婴儿未可辨脉者，俗医多看虎口中纹颜色，与四肢冷热验之，亦有可取"。并概括"虎口色歌"为"紫色红伤寒，青惊白色疳。黑时因中恶，黄即困脾端"。其对几种常见指纹颜色主病的概括对临床诊断颇有参考价值，故而为元代滑寿《诊家枢要》所引用。

南宋·陈文中《陈氏小儿病源方论》特别注重通过三关指纹的部位来推测疾病预后，如："气关易治，风关病深，命关黑死。由此通度三关脉候，是极惊之候，必死。余并可医。"

元代滑寿《诊家枢要》对小儿指纹望诊的论述最为精辟："男左女右虎口三节，曰三关，纹色紫热，红伤寒，青惊风，白疳症，黄淡红色乃小恙……黑色则为危险，再脉纹见下截风关为轻，中节气关为重，上截命关为犹重，直透三关为大危。"

明代王大纶《婴童类萃》对小儿指纹诊法进一步阐发，提出："当辨左手三纹，病应心肝；右手三纹，病应肺脾。"陈复正《幼幼集成》从临床实际出发，将指纹的诊法概括为"浮沉分表里，红紫辨寒热，淡滞定虚实，三关测轻重"，为后世运用指纹进行小儿疾病的诊断，奠定了坚实的理论基础。

部分经纹歌：

"指脉深青卧不宁，微青腹痛粪多青，若兼黑色盘肠吊，眼搐牵抽不暂停……小儿指纹深红色，发热惊时目强直，微红下痢腹中疼，吐泻脾虚多不食……指上纹生紫色深，惊时啼叫又呻吟，微微紫色肠中痛，若是纹弯主恶心。"（《察病指南·看小儿虎口诀》）

"红黄隐隐是为常，青色为惊风所伤，红色伤寒咳嗽呛，脾虚色黄乳不化，紫色泻痢热多张，白色为疳黑中恶，红黑相兼痢不良，纹如线直青红色，乳食伤脾惊热偿。"（《幼科发挥》）

"莫若以色浮而显者，为邪在表。色隐而暗者，为病在里。青紫为惊热，为实邪。浅红为虚热。青黑而沉为寒，为痛。黄白为虚而无热。"（《幼科发挥》）

第六节　脉诊

关于小儿切诊"一指定三部"的方法，最早载于《颅囟经·脉法》，该书还明确提出小儿"一息七至为无患"，这与正常小儿的实际脉搏数是基本吻合的。

关于小儿脉法早在《内经》已有记载，然由于小儿的生理、病机与成人有异，所以历代医家对于小儿脉法的认识也不尽一致，这集中体现在小儿脉象种类、小儿诊脉年龄、小儿诊脉时的指法布局等方面。

在小儿脉象种类方面，自《内经》提出大、小、缓、急四种小儿异常脉象后，历代医家多有阐发。宋代钱乙《小儿药证直诀》将小儿常见脉象概括为6种，即脉乱、弦急、沉缓、促急、浮、沉细等。元代曾世荣《活幼新书》则分为弦紧、浮洪、急数、沉迟、实滑、沉缓6种；明代鲁伯嗣《婴童百问》仅按浮沉迟数分类，指出："凡看脉先定浮沉迟数，阴阳冷热，皆依大方也。沉迟为阴，浮数为阳。"而张介宾《景岳全书·小儿则》则以"强弱缓急"为其肯綮，指出："故凡诊小儿，既其言语不通，尤当以脉为主……然小儿之脉，非比大人之多端；但察其强弱缓急四者之脉，是即小儿之肯綮。盖强弱可以见虚实，缓急可以见邪正。四者既明，则无论诸证，但随其病以合其脉而参此四者之因，左右逢源，所遇皆道矣。""强弱"含有力与无力，"缓急"示脉之迟与数，则寒热虚实大致可定矣。清代陈复正《幼幼集成》总结前人之说，并参以己见，大胆提出将小儿脉分为浮、沉、迟、数、有力、无力六纲，更符合儿科临床实际。如"小儿脉法"中载："《内经》诊视小儿，以大小缓急四脉为准，予不避僭越，体其意，竟易为浮沉迟数，而以有力无力定其虚实似比大小缓急更为明悉。""浮脉主表，沉脉主里，迟脉主脏，数脉主腑。五至四至为迟，为寒，为不足；七至八至为数，为热，为太过……窃详经所谓大小缓急者，亦发而不露之意。盖大即浮洪类也，小即沉细类也，急即数也，缓即迟也。何若竟易以浮沉迟数之为得乎，再以节庵之有力无力辨其表里虚实，诚诊视小儿天然不易之妙诀。"

北宋·钱乙《小儿药证直诀》将小儿异常脉象概括为6种，指出："脉乱不治，气不和弦急，伤食沉缓，虚惊促急，风浮，冷沉细。"切合临床实际。南宋·刘昉《幼幼新书》对小儿脉诊列专篇加以论述，内容细致而详备。许叔微《普济本事方》，以歌括形式精述小儿脉象，如"小儿脉紧风痫候，沉缓食伤多吐呕，弦急因知气不和，急促虚惊神不守。冷则沉细风则浮，牢则大便应秘久。腹痛之候紧而弦，脉乱不治安可救。变蒸之时脉必乱，不治自然无过缪，单细疳劳洪有虫，大小不匀为恶候。脉浮而迟有潮热，此必胃寒来内寇。泻利浮大不可医，仔细斟量宜审究"，对小儿脉诊要领的掌握有指导意义。

元代曾世荣《活幼新书》十分重视脉诊的临床应用，并将小儿脉象归纳为弦紧、浮洪、急数、沉迟、实滑、沉缓6类，认为"弦紧主气不和，浮洪主风热，急数主受惊，沉迟主虚冷，实滑主伤积，沉缓主宿冷滞脾"，这种扼要的分类方法一改即往繁杂的脉法认识，使小儿脉法更切合于临床。同时，曾氏认为不同年龄阶段的小儿诊脉方法有所不同，周岁以前气血未定，脉难依据；周岁以后，气血和平，始可诊脉；仅二三岁者，但以一指揣按关部；至四五岁余，却密下三指按三部，明标本，察病证；若年至十二三岁以上，又当参诸大方脉，以明病之由。明代王大纶认为："小儿脉大多风热，沉细原因乳食结。弦长多是膈肝风，紧数惊风四肢掣。浮洪胃口是火烧，沉紧腹中痛不歇。虚濡少气更兼惊，脉芤便痢并失血。前大后小童脉顺，前小后大必食结。四至洪来主烦满，沉细腹中痛切切。滑主雾露冷所伤，弦长客忤分明说。五至夜甚浮大昼，六至夜细浮昼别。悉数平和六至五，此是圣人传妙诀。"张介宾《小儿则》则将小儿异常脉象概括为六纲，即"浮沉分表里，迟数辨寒热，有力无力定虚实"。为后世医家所遵循。

　　小儿由于寸口部位短小，难容成人三指的诊脉方法。但唐代以前的医家，皆沿用晋代王叔和《脉经》所提出的"诊小儿脉多雀斗，要以三部脉为主。"诊脉方法，至《颅囟经·脉法》提出"若有脉候，即须于一寸取之，不得同大人分寸"后，"一指定三部"的切脉方法方为多数医家所接受。元代曾世荣《活幼新书》认为诊脉方法当视小儿年龄而定，若单纯以"一指定三部"切脉似有偏颇。如《活幼新书·诊脉明证》云："凡把幼稚之脉，仅二三岁者，但以一指揣按关部，侧指于关前取寸口，侧指于关后取尺部，至四五岁余，却密下三指，按三部，明标本，察病证，然后可以克进退，决安危。盖周岁以前，气血未完，脉难根据，周岁以后，气血和平，始可诊脉。二岁以前，只根据一指按关部取法为率……若年至十二三以上，又当参诸大方脉，以明得病之由，因其所制之方以为治，斯不误矣。"其认识切合临床实际。

　　关于小儿脉诊的适用年龄，历代医家也有争议。如元代朱丹溪《幼科全书》认为小儿一岁以上，即可诊脉，如："小儿一岁以上，可以看脉。"明代方贤《奇效良方》、鲁伯嗣《婴童百问》等皆持此观点；而南宋刘昉《幼幼新书》则认为小儿三岁以上，方可诊脉，如："小儿三岁以后或五百七十六日外，皆可诊两手脉，一指定三关。"《幼科增补折衷》以及清代陈复正《幼幼集成》等均持此说。目前认为脉诊用于三岁以上的小儿似更妥当。

第七节　闻诊

　　明代万全《幼科发挥》提出通过闻声音以诊断小儿脏腑的疾病，如"闻者，听声知其证也。假如肝病则声悲，肺病则声促，心病则声雄，脾病则声缓，肾病则声沉，此属于脏。又大肠病则声长，小肠病则声短，胃病则声速，胆病则声清，膀胱病则声微，此属于腑，是乃闻而知之也。"王肯堂《幼科证治准绳·听声》对闻声音诊病的论述更详，如"重实声：重实雄声体热为，三焦气壅在心脾，伤风咳嗽喉咽痛，结涩肠中粪出迟；悲焦声：声悲焦有燥，恐怖欲生风，重浊声沉静，疳攻必耳聋；啼哭声：但哭无啼只是惊，多啼不哭痛分明，声轻颤嘎风痫病，速缓声频吐泻成；嗫煎声：嗫煎烦躁病难安，躁促声音为感寒，语短气微尿主涩，长迟声细痢多般。迟缓声：语短声迟缓，肠鸣泄泻频，嘎声多不响，风热肺家因。"张介宾《景岳全书·小儿则》则根据小儿声音的变化来判断小儿脏腑气血阴阳虚实寒热病机，指出"声由气发，气实则声壮，气虚则声怯，故欲察气之虚实，莫先乎声音。如内经诸篇，有曰：言而微，终日乃复其言，此夺气也。有曰：气海有余者，气满胸中，悗息面赤；气海不足，则气少不足以言"。有曰：心气虚则悲，实则笑不休。有曰：手少阴虚则不能言。有曰：内夺而厥则瘖痱，此肾虚也。华元化曰：阳候多语，阴证无声，多语者易治，无声者难荣。

凡此皆声音虚实之辨。故彼圣人者，闻声之情，无所不达，此声音之学所以不可忽也。使小儿闻诊的内容更加丰富。

夜啼见于小儿惊风，也可见于因调养不当致脏寒腹痛夜啼。如《小儿药证直诀》卷下："小儿夜啼者，脏寒而腹痛也。"小儿哭叫声高低亦能反映疾病的邪正盛衰。如卷上"心主惊，实则叫哭发热，饮水而搐；虚则卧而悸动不安。肝主风，实则目直，大叫，呵欠，项急，顿闷；虚则咬牙，多欠气。"心肝邪气实则小儿哭、叫，声音大；心肝虚则睡卧、惊悸、欠气，声音低微。钱乙首先提出了五痫的概念，《小儿药证直诀·五痫》："凡治五痫，皆随脏治之，每脏各有一兽并，五色丸治其病也。犬痫：反折，上窜，犬叫，肝也。羊痫：目证，吐舌，羊叫，心也。牛痫：目直视，腹满，牛叫，脾也。鸡痫：惊跳，反折，手纵，鸡叫，肺也。猪痫：如尸，吐沫，猪叫，肾也。"钱乙以小儿生病时发出的类似犬、羊、牛、鸡、猪等各种怪叫声，结合相应的临床表现，以五声类五畜，五畜对五脏，以此来判断脏腑病变的不同。

第八节　问诊

《幼儿杂症说要》："望、闻、问、切中，以问命之曰工，工者详细之谓。乃于望色、闻声、切脉之后，问其动静、居处、饮食，以定望、闻、切之准。"唐·孙思邈在《备急千金要方·论诊候》中认为："上医听声，中医察色，下医诊脉。"

明代张介宾将问诊的要点归纳为十问歌，后人修改为："一问寒热二问汗，三问头身四问便，五问饮食六问胸，七聋八渴俱当辨，九问旧病十问因，再兼服药参机变，妇女尤必问经期，迟速闭崩皆可见，再添片语告儿科，天花麻疹全占验。"

如于父母则"寒热可问也，静躁可问也，口之渴与不渴，渴之饮与不饮，小便之多寡清赤，皆可问，以证望、闻、切所认之表里、寒热、虚实合与不合"。小儿问诊中以饮食问诊尤为重要，《古今医鉴·幼科》："问者，问病究其原也。假如好食酸则肝病，好食辛则肺病，好食苦则心病，好食甘则脾病，好食咸则肾病，好食热则内寒，好食冷则内热，是乃问而知之也。"

（李燕宁　邱彩霞　罗光亮　张俊绮）

参考文献

1. 丁光迪.重刊巢氏诸病源候总论［M］.北京：人民卫生出版社，1991

2. 钱乙.小儿药证直诀（影印版）［M］.北京：人民卫生出版社，1957

3. 陈梦雷.古今图书集成医部全集［M］.北京：人民卫生出版社，1983

4. 万全. 幼科发挥［M］. 北京：人民卫生出版社，1959

5. 刘昉. 幼幼新书（影印版）［M］. 北京：中国古籍出版社，1981

6. 陈复正. 幼幼集成［M］. 上海：上海科学技术出版社，1962

7. 王肯堂. 证治准绳·幼科（影印本）［M］. 上海：上海科学技术出版社，1959

8. 孙一奎. 赤水玄珠全集［M］. 北京：人民卫生出版社，1987

9. 王大纶. 婴童类萃［M］. 北京：人民卫生出版社，1983

10. 曾世荣. 活幼口议［M］. 北京：人民卫生出版社，1985

11. 李经纬，林昭庚. 中国医学通史［M］. 北京：人民卫生出版社，2000

12. 陈达理. 古代中医儿科发展进程的三个阶段［J］. 湖南中医学院学报，1998（4）：59–60

13. 万芳. 宋代中医儿科专著之学术成就及学术意义［J］. 北京中医杂志，2003. 22（3）：20–23

14. 陈代斌.《黄帝内经》儿科学思想探要［J］. 北京中医杂志，2003. 22（3）：20–23

15. 任现志. 元代儿科医家曾世荣的学术贡献［J］. 中医文献杂志，2001（6）：8–9

16. 黄英志，李继明.《幼科铁镜》的治学思想与学术特色［J］. 北京中医杂志，1996（4）：3–4

17. 吴少祯. 论明代儿科学的几大特征［J］. 北京中医药大学学报，1997（2）：11–12

18. 阴斌. 钱乙对《黄帝内经》小儿特点、五脏辨证及其诊治的研究［J］. 天津中医学院学报，1993（3）：39–43

19. 肖采翔. 钱乙论目述要［J］. 山东中医杂志，1990（5）：10–12

20. 蒋力生，刘春援. 诊法源流简论［J］. 江西中医学院学报，1999（1）：21–24

21. 蒋力生，刘春援. 诊法源流简论（续1）［J］. 江西中医学院学报，1999（2）：68–69

22. 蒋力生，刘春援. 诊法源流简论（续2）［J］. 江西中医学院学报，1999（3）：126–129

23. 蒋力生，刘春援. 诊法源流简论（续完）［J］. 江西中医学院学报，1999（4）：164–165

24. 靳士英. 颅囟诊法考［J］. 江西中医学院学报，1990（1）：36–39

25. 公方利. 探析"小儿指纹望诊法"［J］. 中华医药学杂志，2003. 2（2）：95

26. 王力宁. 陈复正《幼幼集成》学术思想及其对儿科的贡献［J］. 广西中医药，1996（6）：33–34

27. 王治华. 宋代儿科文献学术成就研究［J］. 硕士论文. 中国中医研究院，2005

28. 李国菁. 曾世荣著作考及其学术思想［J］. 硕士论文. 湖南中医学院，2003

29. 江育仁，朱锦善. 现代中医儿科学［M］. 上海：上海中医药大学出版社，2005

30. 张奇文. 幼科条辨［M］. 山东：山东科学技术出版社，1981

31. 张奇文. 儿科基础理论：儿科医籍辑要丛书［M］. 山东：山东科学技术出版社，1988

32. 江育仁，张奇文. 实用中医儿科学［M］. 上海：上海科学技术出版社，2005

33. 黄攸立. 中国医学望诊发展研究［J］. 博士论文. 中国科学技术大学，2000

第九章　小儿疾病治法治则学说的源流与学术争鸣

第一节　经典的论述

一、小儿疾病治法治则的理论基础

春秋时期，《黄帝内经》最早在理论上阐明了治法治则学说，奠定了小儿治法治则学说的理论基础。

1. 正治从治：《素问·阴阳应象大论》曰：阴胜则阳病，阳胜则阴病（寒极则火衰，热盛则水涸）。阳胜则热，阴胜则寒（言所以病者，以其偏胜也。阳胜偏于热，治尚苦寒，阴胜偏于寒，药宜辛热，是之谓正治）。重寒则热，重热则寒（物极则反，亦犹壮火之气衰，少火之气壮也。重寒之热非真热，可用桂附以引火归源，重热之寒非真寒，发散其火则寒自去，是之谓从治）。

2. 表里虚实上下气血的治则治法：《素问·阴阳应象大论》曰：观权衡规矩，而知病所主；按尺寸，观浮沉滑涩，而知病所生。故因其轻而扬之（邪在浮浅谓之轻，发扬于外，毋令深入），因其重而减之（重者病邪深入也，势难顿去，先其急者，令其渐减，毋伤于激），因其衰而彰之（衰者邪将尽而正未复也，急为培补，使正气旺而逼邪于外）。形不足者，温之以气；精不足者，补之以味（形不足，谓肌肉瘦削也。味归形，形食味。形瘦正宜养之以味，而此又言温之以气，何也？夫味能养人，过则伤人。形之不足，未必不因于多食之所致。若更益之以味，则脾愈困而肌愈削。治此之法，忌用阴寒，急当温养其气，气和则血自运而肉自充，阳生阴长之义也。精不足，谓精髓枯竭也。气归精，精食气。精亏自宜培补气分，而此乃言补之以味，是饮食之粗，竟能益人真精耶？盖气之归精，气本于精，精之食气，精养于气。今精既枯竭，则已不能化气而气消亡，气消亡其能养精乎，于是无形之精气，不得不借有形之饮食以补之。五脏别论篇曰："五味入口，藏于胃以养五脏气。"又《素问·脏气法时》曰："五谷为养，五果为助，五畜为益，五菜为充，气味合而服之，以补精益气。"又《素问·经脉别论》曰："饮食入胃，游溢精气，上归于脾，脾气散精，上输于肺，通调水道，下输膀胱，水精四布，五经并行。"（由是言之，味之补精，居可见矣）。其高者，因而越之（越，上出也。高者病在于上，吐之为便，涌泄之法，不独伤寒为宜也）；其下者，引而竭之（病既在下，因势利导，使之尽出而不留）；中满者，泻之于内（气壅胸腹，满闷不行，是谓中满。然有虚实之别：实者多兼痰火，清而利之是矣；虚则呼吸喘胀，多涎少痰，似热无火，调其气而满自除，潜消默运，是谓泻之于内也）；其有邪者，渍形以为汗；其在皮者，汗而发之（汗法独有二条，何也？邪在皮毛，固宜发汗。然凡不正之气，流入经络，内有邪也，尤宜辛甘之剂，使通体浸淫，邪得汗而解，是邪入稍深，尚宜汗解，不独邪在皮毛者之宜汗也。陶尚文云："伤寒七八日以上，表证未尽除者，犹当发汗。"真善达轩岐之奥旨者也）；其慓悍者，按而收之（慓悍者，发越太过，如虚阳外浮，真阴不足之类。按者，抑而下也，抑而下降，使之收敛以归于原也）；其实者，散而泻之（阳实则发散，阴实则宣泻）。审其阴阳，以别柔刚，阳病治阴，阴病治阳（阴阳者，天地之理；刚柔者，阴阳之性也。阴病证必柔，阳病证必刚，此言病之常，所当正治者也。若夫阴内竭而致阳外浮，阳不能卫外而致阴亦竭者，则不可以其似阳而即治其阳，似阴而即治其阴，病之变者，又当从治者也。先圣治法精义已尽于此，注乃漫引浮辞，殊失真旨）。血实宜决之（决谓决破其血。决宜兼内外言，血虚应补固矣，至若外而痈疽之实热者，须针割以破其毒，内而阳盛血热，或蓄瘀作痛，急宜攻下以去其实，皆决之之谓也），气虚宜导引之（导，注解误矣。甲乙经"导"作"掣"良是。掣者，以手牵物也。盖气实则宿于丹田，虚则浮而逆于上。俗用利气，气愈虚矣。掣引二字妙甚，如敛而降之以保肺，或温养中宫以培母，或滋补肾阴以归源，委宛调摄，使浮动之气顺而不逆，其掣引之义乎。若作导引解，是按摩者流，恐非轩岐之旨也）。

二、小儿疾病治法治则学说的临床基础

东汉张仲景著《伤寒论》《金匮要略》在临床上发展了《黄帝内经》的治法治则学说，奠定了小儿治法治则学说的临床基础。

《伤寒论》对治法治则学说的贡献在于：将《黄帝内经》的治法治则理论运用于临床；把治法治则置于六经来研究；在证候、舌候、脉候上阐明六经病治则治法。

（一）柯琴《伤寒论翼》分述如下

1. 太阳经治法治则

太阳主表，为心君之藩篱，风寒初感，先入太阳之界，惟以得汗为急务，得汗而解。必发汗而解，是君主之令行也。若发汗而汗不出，与发汗而仍不解，是君主之令不行也。夫汗为心之液，本水之气，在伤寒为天时寒水之气，在人身为皮肤寒湿之气，在发汗为君主阳和之气。君火之阳内发，寒水之邪外散矣，故治太阳伤寒以发汗为第一义。若君火不足，则肾液之输于心下者，不能入心为汗，又不能下输膀胱，所以心下有水气也，故利水是治伤寒之第二义。若君火太盛，有烦躁消渴等症，恐不溃而自焚，故清火是太阳伤寒之反治法。若君火衰微不足以自守，风寒内侵于脏腑，必扶阳以御之，故温补是太阳伤寒之从治法。

发汗、利水是治太阳两大法门。发汗分形层之次第，利水定三焦之高下，皆所以

化太阳之气也。发汗有五法，麻黄汤汗在皮肤，是发散外感之寒气；桂枝汤汗在经络，是疏通血脉之精气；葛根汤汗在肌肉，是升提津液之清气；大青龙汗在胸中，是解散内扰之阳气；小青龙汗在心下，是驱逐内蓄之水气。其治水有三法，干呕而咳，水入即吐，是水气在上焦，在上者汗而发之，小青龙、五苓散是也；心下痞硬，硬满而痛，是水气在中焦，中满者泻之于内，十枣汤、大陷胸是也；热入膀胱，小便不利，是水气在下焦，在下者引而竭之，桂枝去桂加苓术是也。

2. 阳明经治法治则

治阳明之表热有三法，热在上焦用栀豉汤吐之，上焦得通，津液得下，胃家不实矣；热在中焦，用白虎汤清之，胃火得清，胃家不实矣；热陷下焦，用猪苓汤利之，火从下泄，胃家不实矣。要知阳明之治表热，即是预治其里，三方皆润剂，所以存津液而不令胃家实也。

上越、中清、下夺，是治阳明三大法；阳明之病在热实，宜无温补法矣，而食谷欲呕者，是胃口虚寒，故不主内热也。然胃口虽虚，胃中犹实，仍不失为阳明病，与吴茱萸汤散胃口之寒，上焦得通，津液得下，胃气因和，则温补又是阳明之从治法。若胃口虚热者，用白虎加参，是阳明又有凉补法也。此二义又是治阳明权巧法门。

3. 少阳经治法治则

少阳宜和解，气分为病，非有实热可据，故皆从半表半里之治法。少阳主人身之半，胁主一身之半，故胁为少阳之枢，而小柴胡为枢机之剂也，转少阳之枢也，则上焦气化始通，津液得下，胃家不实，而大便自输矣。身濈然而自汗解者，是上焦津液所化，故能开发腠理，熏肤、充身、泽毛，若雾露之溉。与胃中邪热熏蒸而自汗不解者不同。东垣谓"少阳有不可汗、吐、下、利小便四禁"，仲景于少阳经中已备汗、下、利小便法也。柴胡证中口不渴，身有微热者，仍加桂枝以取汗。下后胸胁满微结，小便不利，渴而不呕，头汗出，寒热往来者，用柴胡桂枝干姜汤汗之。下后胸满烦惊，小便不利，谵语身重者，柴胡龙骨牡蛎汤中用大黄、茯苓以利二便。柴胡证具而反下之，心下满而硬痛者，大陷胸汤下之。医以丸药下之而不得利，已而微利，胸胁满而呕，日晡潮热者，小柴胡加芒硝下之。少阳之喜呕而发热，便是中气之虚，但热而不实，故用人参以调中气，上焦得通，津液得下，胃气因和。

4. 太阴经治法治则

太阴脉浮为在表，当见四肢烦疼等症；沉为在里，当见腹满吐利等症。表有风热可发汗，宜桂枝汤；里有寒邪当温之，宜四逆辈。

太阳以阴为根，而太阴以阳为本。太阳不敢妄汗，恐亡少阴之津也；太阴不敢轻下，恐伤阳明之气也。太阴本无下症，因太阳妄下而阳邪下陷于太阴，因而有桂枝汤加芍药等法。

5. 少阴经治法治则

少阴脉微，不可发汗，亡阳故也。脉细沉数，病为在里，不可发汗，然可汗之机亦见于此。夫微为无阳，数则有伏阳矣。须审其病为在里而禁汗，不得拘沉为在里而禁汗也。发热脉沉者，是病为在表，以无里证，故可发汗。若脉浮而迟，表热里寒，下利清谷，是迟为无阳，病为在里，又不得拘浮为在表而发汗矣。要知阴中有阳，沉亦可汗；阳中有阴，浮亦当温。若八九日一身手足尽热，是自里达表、阳盛阴虚，法当滋阴，又与二三日无里证者不侔。

太阳则脉浮紧而身发热，用麻黄汤发汗，是振营卫之阳以和阴也；少阴则脉沉而手足寒，用附子汤温补，是扶坎宫之阳以配阴也。太阳之水属上焦，小青龙汗而发之，阳水当从外散也；少阴之水属下焦，真武温而利之，阴水当从下泄也。

少阳为阳枢，阳稍虚，便入于阴，故不得妄下，以虚其元阳。少阴为阴枢，阳有余，便伤其阴，故当急下以存其真阴。

6. 厥阴经治法治则

诊厥阴脉，以阳为主，而治厥阴病，以阴为主。当归四逆不去芍药，白头翁重用芩、连，乌梅丸用黄连至一斤，又佐黄柏六两，复脉汤用地黄至一斤，又佐麦冬八两。要知脉微欲绝，手足厥冷，虽是阴盛，亦未阳虚，故可表散外邪，不可固里。脉结代心动悸者，似乎阳虚，实为阴弱，只可大剂滋阴，不可温补。所以然者，肝之相火，本少阳之生气，而少阳实出于坎宫之真阴。《经》曰："阳予之正，阴为之主。"又曰："阴虚则无气。"又曰："少火生气，壮火食气。"审此，则知治厥阴之理矣。

厥阴伤寒，有乘脾乘肺二证。一曰伤寒腹满谵语，寸口脉浮而紧，此肝乘脾也，名曰纵，刺期门。夫腹满谵语，似胃家实，然脉浮紧而不潮热，非阳明脉也。《脉法》曰："浮而紧者，名曰弦。"此弦为肝脉矣。《内经》曰："诸胀腹大，皆属于热。"又曰："肝气盛则多言。"是腹满由于肝火，而谵语乃肝气所发也。木旺则侮其所胜，直犯脾土，故名纵。一曰伤寒发热，啬啬恶寒，大渴欲饮水，其腹必满，此肝乘肺也，名曰横，刺期门。夫发热恶寒，似太阳之表；未经大汗而大渴，非转属阳明；未经妄下而腹满，非转属太阴。且头不痛，胃不实，不下利，断非三经证矣。然知发热恶寒是肺病，肺虚而肝火乘之。脾畏木邪，水精不上归于肺，故大渴；肺不能通调水道，故腹满。是侮所不胜寡于畏也，故名横，一纵而乘脾，一横而乘肺，总是肝有亢火，当泻无补，必刺期门，随其实而泻之。募原清则气皆顺，表里尽解矣。此非汗吐下清火诸法所可治，故宜针。

伤寒阳脉涩，阴脉弦，腹中急痛者，此亦肝乘脾也。故先与小建中安脾，继与小柴胡疏木。要知小建中是桂枝汤倍加芍药以平木加饴糖以缓急，为厥阴驱邪发表、和中止痛之神剂也。不瘥者，中气虚而不振，邪尚留连，继以小柴胡补中发表，令木邪直走少阳，使有出路，所谓阴出之阳则愈也。

伤寒厥而心下悸者，此亦肝乘肺也。虽不发热恶寒，亦木实金虚，水气不利所致。彼腹满者，是水在中焦，故刺期门以泻其实。此水在上焦，故用茯苓甘草汤以发其汗。此方是化水为汗，发散内邪之剂，即厥阴治厥之剂也。

　　（二）陈修园《金匮要略浅注·脏腑经络先后病脉证第一》述五脏病生克制化及药味调制的治则

1. 以肝病传脾述五脏生克制化

　　问曰，上工治未病，何也？

　　师曰：（病不外邪正虚实，邪气盛则实，正气夺则虚，是邪正统于虚实中也。）夫（上工）治未病者，见肝（邪）之（为实）病，知（已病之）肝（必）传（未病之）脾，当先实脾。（若春之三月，夏之六月，秋之九月，冬之十二月。）四季脾旺，不受邪，即勿补之。（所以然者，脏病惟虚者受之，而实则不受，脏邪惟实则能传，而虚则不传也。）中工不晓（邪实则）相传，见肝之病，不解（先）实（未病之）脾，惟治（其）肝（不防其传）也。夫肝（虚）之病，补（其本脏之体，则）用酸。（经云：木生酸，酸生肝。遂其曲直之性也，补之犹恐不及，则用助。）助（其阳必）用焦（热之药，使心旺而气感于肝也，助其阴必以）苦，（用苦寒之药，养心液之不足，泄君火之有余，则木得其养矣，助之犹恐不足，则用益。）益用甘味之药调之，（益稼穑作甘，则用培土升木之法，其法悉备于乌梅丸之中也，若中工不解，误以）酸入肝，焦苦入心，甘入脾，（三句为克制之治。然则肝虚正治之法，当从于何处求之，以下十二句，是述中工之误，以为补）脾能伤肾，肾气微弱，则水不行，水不行则心火气盛，则伤肺，肺被伤，则金气不行，金气不行，则肝气盛，故实脾；则肝自愈，（以）此（为）治肝补脾之要妙也。（然则上工治）肝虚（之病）则用此（酸甘焦苦之药，按调补助益之妙）法，（若治肝）实（之病）则不在（治肝虚之例可）用之，经曰：（无）虚虚（无）实，补不足，损有余，是其义也，余脏准此。（余脏，他脏也，实者防其传，先治其未病之脏，虚者补其虚，求本脏之体用，遵经旨而治之，则得矣。）

　　此论五行之理。以次而传。别中上二工之治。学者当审其虚实。而分其治法焉。

2. 乌梅丸的具体体现

　　夫肝（虚）之病，补（其本脏之体，则）用酸，（经云：木生酸，酸生肝，遂其曲直之性也，补之犹恐不及，则用助。）助（其阳必）用焦（热之药，使心旺而气感于肝也，助其阴必以）苦，（用苦寒之药，养心液之不足，泄君火之有余，则木得其养矣，助之犹恐不足，则用益。）益用甘味之药调之。按厥阴篇，消渴、气上撞心、心中疼热、饥而不欲食、食则吐蛔、下之利不止，以及便血、吐脓、烦呕、厥热等症，立乌梅丸一方，降逆止利，顺接阴阳法，破阴行阳，为传转法，借以调肝实脾，以明体用之妙也，夫以体用言之，方用乌梅酸平，入肝纳气补其体；当归苦温，入肝养血而通经，使气血调而木得遂矣；人参甘寒，益脾中之阴；干姜苦温，补脾中之阳，令阴阳和则脾健，而邪不能侵矣；黄连、黄柏，苦寒入心降火，降炎上之火，以温下寒，此为用其用也；蜀椒、桂枝，焦辛入心，补阳气，散寒水，令心君旺而下交于肾，此为助其用也；妙在细辛之辛香交通上下，领诸药环转周身，调气血，通络脉，以运其枢；

附子入肾，镇浮阳，暖水脏，以固其根，味备酸甘焦苦，性兼调补助益，统厥阴体用而并治之，则土木无忤矣，中工不晓此理，以补土制水，纵火刑金，则是治一脏而殃及四脏，恶在肝虚之治法哉。

第二节　祛邪法

程钟龄《医学心悟·医门八法》中言及："论病之源，以内伤、外感四字括之；论病之情，则以寒、热、虚、实、表、里、阴、阳八字统之；而论治病之方，则又以汗、和、下、消、吐、清、温、补八法尽之。"后世医家在《黄帝内经》的理论原则"因其轻而扬之，因其重而减之，因其衰而彰之。形不足者，温之以气；精不足者，补之以味。其高者，因而越之；其下者，引而竭之；中满者，泻之于内；其有邪者，渍形以为汗；其在皮者，汗而发之；其慓悍者，按而收之；其实者，散而泻之；血实宜决之；气虚宜掣引之。"指导下，临床应用具体创立"八法"。其中汗、下、消、吐、清为祛邪为主。

一、汗法

是通过开泄腠理、调和营卫、发汗祛邪，以解除表邪的一种治法。汗法有退热、透疹、消水肿、祛风湿等作用。主要适用于外感表证及具有表证的痈肿、麻疹、风水等病证。汗法常用的药物有麻黄、桂枝、紫苏、荆芥、防风、羌活、豆豉、薄荷、银花、连翘等。

《素问·阴阳应象大论》中说："其在皮者，汗而发之。"这为汗法提供了立法原则和应用根据。沈金鳌的《幼科释谜》中亦提到："汗为心液，心阳固留，在内为血，发外汗流。伤于客感，溅溅汗浮，发汗而汗，邪随汗休，必以汗愈，去病之由。"指出了汗法有使邪随汗出而解的作用。张仲景在《伤寒论·辨太阳病脉证并治》中言："太阳病，头痛发热，身疼腰痛，骨节疼痛，恶风无汗而喘者，麻黄汤主之。""太阳病，脉浮紧，无汗，发热，身疼痛，八九日不解，表证仍在，此当发其汗……麻黄汤主之。"可见，麻黄汤是发汗解表的代表方剂，凡有表证者，均可以用汗法治之。又言："太阳中风，阳浮而阴弱，阳浮者热自发，阴弱者汗自出，啬啬恶寒，淅淅恶风，翕翕发热，鼻鸣干呕者，桂枝汤主之。"在桂枝汤的服用方法中，张仲景指出："……服已须臾，啜热稀粥一升余，以助药力。温覆令一时许，遍身漐漐微似有汗者益佳，不可令如水流漓，病必不除。"桂枝汤是调和营卫的主方。张仲景在此指出了使用汗法的注意点，使用汗法当以微汗为度，不可过汗，以防伤津。万全《万氏秘传片玉心书·咳嗽门》中言："小儿伤风咳嗽，其症身热憎寒，自汗躁烦不安然，日夜嗽声无遍。时常鼻流清涕，咽喉不利痰涎，脉浮头痛症多端，治则宜乎发汗。"秦景明《幼科折衷》提及"上气燥而喘者为肺胀，欲作风水，发汗则愈"。对水肿阳水的治疗《素问·汤液醪醴论》即提出了"开鬼门，洁净府"之法。由此可见，汗法包括了疏风宣肺法、宣肺止咳化痰法和宣肺平喘法、宣肺利水法。《伤寒论·辨太阳病脉证并治》说："咽喉干燥者，不可发汗。淋家，不可发汗，汗出必便血。疮家，虽身疼痛，不可发汗，汗出则痉。衄家，不可发汗，汗出必额上陷脉急紧，直视不能眴，不得眠。亡血家，不可发汗，发汗则寒栗而振。"指出了汗法的禁忌证。

汗法的代表方剂主要有麻黄汤、桂枝汤、葛根汤、九味羌活汤、银翘散、桑菊饮等。应用汗法时应当注意：发汗解表以汗出邪去为目的，如发汗太过则损伤津液，甚则大汗不止，导致虚脱。小儿脏腑娇嫩，形气未充，汗法用之应谨慎，以免耗伤阴液。凡心力衰竭、吐泻失水、出血、津液亏损者均禁用。若体虚而确实需要发汗解表时，宜配合益气、滋阴等药同用。

二、下法

是运用有泻下、攻逐、润下的药物以通导大便、消除积滞、荡涤实热、攻逐水饮的治法。凡是胃肠实热积滞，燥屎内结，以及体内蓄水、冷积等邪实之证，而正气未虚者，均可使用，有寒下、温下、润下等之分。下法的常用药物有大黄、芒硝、火麻仁、甘遂、大戟、芫花、商陆等。

宋代钱乙的《小儿药证直诀》中即有对下法的论述，提出"吐泻乳不化，伤食也，下之。吐涎痰热者，下之"，并提出虚证亦可下，但下之必先实其母，其云："凡病先虚，或下之。合下者，先实其母，然后下之。假令肺虚而痰实，此可下，先当益脾，后方泻肺也。"金元四大家之一张从正创立了下法的理论体系，明确提出了下法可推陈致新，调理气血运行。认为邪气的阻碍是血气郁滞的根本原因，故祛邪为首要，而下法在祛邪法中最为直接，能达到"陈莝去而肠胃清，癥瘕尽而营卫昌，不补之中有真补在焉"的功效。并认为下法不局限于泻下通便，凡具有下行作用的磨积、逐水、泄气等方法都属下法，因此，张氏开创性地扩大了下法的应用。陈复正在《幼幼集成》中提出了如何根据指纹判断能否使用下法"指纹见沉，知邪入里，但有浅深之别，若往来寒热，指纹半沉，尚在阳明胃经，治宜解肌；若外证壮热不已，指纹极沉，已入阳明胃腑，速宜攻下"，又言："小儿之病，伤食最多，故乳食停滞，中焦不化而成病者，必发热恶食，或噫气作酸，或恶闻食气，或欲吐不吐，或吐出酸水，或气短痞闷，或腹痛啼叫。此皆伤食之候也，便宜损之。损之者，谓姑止之，勿与食也，使其自运。经谓伤之轻者，损谷则愈矣。损之不减，则用胃苓丸以调之；调之不减，则用保和丸以导之；导之不去，则攻下之。轻则木香槟榔丸，重则消积丸。"可见伤食一证，损之、调之、导之皆不愈，可用攻下。秦景明《幼科折衷》中言："夫热有轻重不同，有所谓翕翕发热者，若合羽取覆，其热在外属表，乃风寒客于皮肤，阳气怫郁所致，宜发汗而散之。有所谓蒸蒸发热者，若熏蒸之气，其热在内，属里，乃阳气下陷而入阴中也，法当攻下以涤之。"强调了里实热证是下法的适应症。芝屿樵客《儿科醒》中也论证了这一点："里邪实者，必舌苔黄厚，口燥唇疮，作渴喜饮，大小便秘，腹痛拒按，声音洪壮，伸体而卧，睡觉露睛，手足指热，脉象沉数有力，宜从攻下，如调胃承气汤，或四顺清凉饮之类主之。"吴谦《医宗金鉴》亦云："小儿恣意肥甘生冷，不能运化，则肠胃积滞矣。其症头温、腹热、大便酸臭、嗳气、恶食、烦不安眠、口干作渴。滞轻者，宜木香大安丸消导之；滞重便秘者，宜小承气汤攻下之。"另有"痰盛生惊者，牛黄丸攻下之"的记载，可见，下法亦可治疗痰热所致的惊风。下法治疗痢疾也有特效，周学海《读医随笔》中提到："凡治痢疾，用白芍、槟榔、木香、黄连者，此数药皆味极苦涩，性苦沉降者也。因痢疾是湿热邪毒，旁渍肠胃细络夹膜之中，苦涩之味能吸而出之，随渣滓而俱下矣。故里急后重用此等药，攻下秽涎而病愈者，肠胃络膜之浊气泄尽也。"下法需慎用，下之不当反致重病。茹十眉《小儿病》："药不可轻用攻下之味，致令下焦虚而上焦热，转成重病，殊途同归足可怯。"曾世荣《活幼心书》也提到："婴孺豆疮一证属里，首尾无下法。若下之则里虚，毒气何由而发泄，必至传变。大要爱护，庶获全安。"此外，明代周震的《幼科指南》中也有禁下的案例，如对婴儿实热证，证见面赤睛红、脉大弦洪、颊腮喉痛、屎硬腹胀、胁肋胀满、四肢浮肿、遍体生疮等当用攻下法；而对虚证症见无汗身热、神困囟陷、四肢厥冷，气虚神怯、面白毛焦，疳气潮热、食积不化者当禁下。

下法的代表方剂有大承气汤、小承气汤、温脾汤、麻子仁丸、黄龙汤、十枣汤等。使用下法时应当注意：下法用药除润下药较和缓外，其余诸药多较峻烈，年幼体弱儿当慎用，无实结者当慎用。

三、消法

包括消散和消导两种意义，指用消散导滞破积药以消除食滞及因气血瘀滞而产生痞积的方法。有消食化滞、消痞化积等法。消法的常用药物有山楂、神曲、莱菔子、鸡内金、川芎、丹参、红花、三棱、莪术等。

陈复正认为："饮食之积，必用消导。消者，散其积也。导者，行其气也。脾虚不运则气不流行，气不流行则停滞而为积。或作泻痢，或成癥痞，以致饮食减少，五脏无所资禀，血气日愈虚衰，因致危困者多矣。故必消而导之，轻则和解常剂，重必峻下汤丸。"此外，他还提倡用攻下去积药之前，应该先服六君子汤之剂以补益胃气，以免因消积而损伤胃气。消食导滞为治疳积之大法，沈璠说："童年而小便浑浊，乃疳积也。热久则腹胀，肌肉消瘦，即幼科所谓疳火，且脉息数大，内火消铄，所以善食，理宜清火消积之药治之。"薛铠、薛己《保婴撮要》中也提到："凡饮食停滞，痰涎壅满而见惊症者，实因脾土虚弱，不能生金，金虚不能平木，故木邪妄动也，宜健脾消食，其症自愈。"消法亦可用于吐泻痢疾之证，如万全《万氏家藏育婴秘诀》中提到："寒吐者，乳片不消，多吐而少出，面白眼慢，气缓神昏，额上有汗出，脉息沉微，宜温中消食。轻者胃苓丸，煨姜汤，研碎服之；不止，用理中丸加藿香；如诸药不止。以参香散治之。"《婴童百问》中也有伤食泻时"不宜便补，先用消食药，或用紫霜丸，取其积尽，然后可补"的记载。张介宾认为，"痢必由乎积滞，故曰：'无积不成痢。'治痢初起，必用消积导滞，以推荡为法。"张五云在《痘疹诗赋》中提及，小儿因伤食而发热以致患痘疹者，"口气必酸臭，粪色必白，当于清热剂中兼消食调胃"。王肯堂的《幼科证治准绳》也有关于消食法治疗痘疹的记载："小儿饮食过度，伤损脾胃，或饱闷，或吞酸，或吐泻，未愈而痘随出焉，医家谓之风燕失巢。痘全资脾胃，急宜消食理脾，消导饮、磨积散相兼而用可也。"

从广义上讲，活血化瘀法也属于消法。清代医家王清任在继承前人思想的基础上，发展了气血理论，认为"治病之要诀，在明白气血，无论外感内伤……所伤者无非气血"，所著《医林改错》，集活血化瘀之大成，其中制方三十三首，除去可保立苏汤、黄芪防风汤及单方等 11 首外，余方皆以活血化瘀为主，应用范围甚广，用以治疗 50 种血瘀证，兼治 20 种气虚证，极大地发展了活血化瘀的治法，丰富了祖国医学活血化瘀理论的内容。

消法的代表方剂包括保和丸、枳实导滞丸、木香槟榔丸、血府逐瘀汤、通窍活血汤、桃核承气汤等。使用消法时当注意，消痞化积药中有些药较峻烈，小儿当慎用，以防伤正。

四、吐法

是指使用催吐药或其他能引起呕吐的物理刺激，使停痰宿食或毒物随呕吐排出的方法。本法适用于某些急症，如痰涎阻塞咽喉，妨碍呼吸；或食物停滞胃脘，胀满疼痛；或误食毒物时间不久，尚在胃部等。催吐的常用药物，实证用瓜蒂、藜芦、胆矾等药，虚证用参芦饮。

《景岳全书》中就有应用吐法治疗癫病、狂病的记载："癫病多由痰气。凡气有所逆，痰有所滞，皆能壅闭经络，格塞心窍，故发则旋晕僵仆，口眼相引，目睛上视，手足搐搦，腰脊强直，食顷乃苏……痰逆气滞之甚者，必用吐法。吐后随证调理之……凡狂病多因于火，此或以谋为失志，或以思虑郁结，屈无所伸，怒无所泄，以致肝胆气逆，木火合邪，是诚东方实证也，此其邪乘于心，则为神魂不守，邪乘于胃，则为暴横刚强，故治此者，当以治火为先，而或痰或气，察其甚而兼治之……若痰饮壅闭、气道不通者，必须先用吐法，并当清其饮食，此治狂之要也。"秦景明的《幼科折衷》中讲："痫症皆因神气未固，惊则神不守舍。或饮食失节，脾胃受伤，积为痰饮，以致痰迷心窍而作。治法当寻火寻痰而治，宜服镇惊清心之剂。如痰涎胶固者，此药未能驱逐。在上者用吐法，吐后方用前药，痰实在里者亦须下之。"万全认为论吐当分三焦，他言道："如食入即吐者，有积在上焦胃脘也。上胃脘在咽喉之下、太仓之上口，名曰贲门。食方下咽，被积堵塞不得入胃，故吐出也，宜瓜蒂散吐之，此在上者因而越之。吐，是用吐法，使积去，乳食得入也。"催吐诸方，除常见的瓜蒂散外，盐汤探吐亦不失为一简便效捷的治法。陈复正《幼幼集成》中就有这样的记载："盐汤吐法：其法以温水调食盐略咸，一大碗，令儿服之。良久，以指探其喉间则吐，一吐即松。"除了普通的催吐法外，搐鼻取嚏发散法亦可称为吐法的一个变法。吴尚先说："大凡上焦有病，以药研细末，搐鼻取嚏发散为第一捷法。不独通矣，急救用闻药也。连嚏数十次，则腠理自松，即解肌也；涕泪痰涎并出，胸中闷恶也宽，即吐法也。盖一嚏实兼汗、吐二法，不必服葱豉汤也。"可见，搐鼻取嚏发散法兼汗、吐二法之效，为急救佳法。中风痰壅盛者，也可用吐法治疗，《丹溪心法》中说："中风大率主血虚有痰，治痰为先，次养血行血……痰壅盛者，口眼㖞斜者，不能言者，皆当用吐法。一吐不展，再吐。轻者用瓜蒂一钱，或稀涎散，或虾汁，以虾半斤，入酱、葱、姜等料物，水煮。先吃虾，次饮汁，后以鹅翎探引。吐痰用虾者，盖引其风出耳。重者用藜芦半钱，或三分，加麝香少许，齑汁调吐。若口噤昏迷者，灌入鼻内吐之。虚者不可吐。"

吐法的代表方剂包括瓜蒂散、参芦饮等，使用本法时应注意，体虚小儿应慎用。

五、清法

又称清热法，是用寒凉药物以清解火热证的治法。《素问·至真要大论》云"治热以寒""温者清之"。此法适用于热性病及其他热证。对热性病，有清卫分，清气分，清营分，清血分之分；对其他热病，则多根据脏腑辨证，针对某脏某腑的热证而立法处方。热证又有实热、虚热之分，实热证治以苦寒清热，虚热证治以甘凉清热。清法的常用药物有大青叶、银花、连翘、石膏、知母、竹叶、板蓝根、鱼腥草、栀子、黄连、黄芩、黄柏、生地黄、牡丹皮、玄参、水牛角、青蒿、地骨皮、银柴胡等。

钱乙在《小儿药证直诀》中以五脏虚实为辨证大纲，以五脏补泻为施治规范，根据五脏辨证创立五脏补泻的治法和方剂，颇受后世推崇。其用导赤散清泻心热，治疗小儿心热，口中气温或面赤口渴，口舌生疮；泻青丸清肝泻火，治肝热搐搦，脉洪实，目直视，身反折强直；泻白散泻肺清热，止咳平喘，治小儿肺盛气急喘咳；泻黄散泻脾胃伏火，治脾热弄舌及口疮口臭，烦渴易饥，口燥唇干。由于钱乙治病善用寒凉药，故成为中医儿科学上寒凉派的代表。

金元四大家之一的刘完素根据热病病机，突破前人框架，结合自己临床实践，创立了火热学派，从而开创药用寒凉之先河。刘氏在《保命集·热论第十五》中云："小热之气，凉以和之，大热之气，寒以取之。"但在使用清法时又有清散、清降、清泻、清利的区别，清散中又有开散和发散的不同。凉膈散一方，可见刘氏运用清法之意。方中薄荷、连翘辛凉透表以清散，黄芩、栀子苦寒降火以清降，大黄、芒硝清热泻火以清泻。

温病学的主要奠基人叶天士对温病的治疗提出了许多原则，其中最主要的就是对卫气营血四个阶段的主要治则，即："在卫汗之可也，到气才可清气，入营犹可透热转气，入血就恐耗血动血，直须凉血散血。"清卫分热可用银翘散、桑菊饮等辛凉解表剂；清气分热（如阳明气分证，见身大热，口大渴，汗大出，脉洪大），治当用白虎汤为主；清营分热可用清营汤；清血分热可用犀角地黄汤。

1. 清肝

肝经热证可用柴胡疏肝散、柴胡栀子散等治之，如芝屿樵客的《儿科醒》中说："左脸青赤。项强顿闷。目札瘈疭。此属肝经风热。宜柴胡清肝散主之。"薛己的《保婴撮要》中也提到，"若寅卯辰时，热而力盛饮水者，肝经实热也，用柴胡清肝散""凡肝木之症，若肝木实热生风而自病或肺金实热而克木者，宜用清肝降火之剂，以泻其邪气；若肝经风热而目直等症，用柴胡栀子散，以清肝火，加味四物汤以养肝血"。急惊风主要是由热灼筋脉，引动肝风所致，当清肝息风，《保婴撮要》中说，"惊风者，虚惕怔忡，气怯神散，痰涎来去，泄泻色青。若惊入心则面赤夜啼，用栀子清肝散加黄连。入肝则面青眼窜，用柴胡清肝散。"《医宗金鉴》中有关于用清肝热法治疗肝疳的记载："肝属木，色青主筋。故肝疳则见面目爪皆青，眼生眵泪，隐涩难睁，摇头揉目，合面睡卧，耳疮流脓，腹大青筋，身体羸瘦，燥渴烦急，粪青如苔之证也。治宜先清其热，用柴胡清肝散、芦荟肥儿丸主之。"外科病证，如肿疡、瘰疬之类，也可用清肝火之法治之。如汪机的《外科理例》中说："焮肿或发热者，清肝解毒"；"肿硬发热。清肝降火"；下疳之证，"肿痛或发热者，肝经湿热也，清肝除湿"。《外科枢要》有关于瘰疬的治疗，"夫瘰疬之病，属三焦肝、胆二经怒火风热血燥，或肝肾二经精血亏损，虚火内动，或恚怒气逆，忧思过甚，风热邪气，内搏于肝。盖怒伤肝，肝主筋，肝受病，则筋累累然如贯珠也。其候多生于耳前后项腋间，结聚成核，初觉憎寒恶热，咽项强痛。若寒热焮痛者，此肝火风热而气病也，用小柴胡汤，以清肝火；并服加味四物汤，以养肝血。若寒热既止，而核不消散者，此肝经火燥而血病也，用加味逍遥散，以清肝火；六味地黄丸，以生肾水。"

2. 清心

吴谦的《医宗金鉴》中提到慢惊风夹热夹痰者，症见身热心烦口溢涎，宜以清心涤痰治之，可选白丸柴芍六君煎。心经热证，有虚实之分，芝屿樵客《儿科醒》中说"假如心热，则额间色赤、烦躁惊悸，若饮水或叫哭者，属心经实热，宜泻心散以清心火"。而陈复正《幼幼集成》中提到："小儿小便出时，色白混浊，随尿而来，谓之白浊。此心经虚热，宜清心莲子饮"。癫证、狂证、惊风等因心经蓄热引起的病证，也可清心治之。李用梓《证治汇补·癫因心火》中提出癫证中，"有心经蓄热，发作不常，或时烦躁，鼻眼觉有热气，不能自由，有类心风，稍定复作，宜清心汤，加菖蒲或芩、连、花粉、茯神、麦冬、丹参、远志、牛黄之类。"秦景明《幼科折衷》曰："有狂痫者，亦属阳症……至长成，小儿才发时，妄言不食而歌，甚则逾墙上屋，弃衣而走，或一日或二日方醒，始因冒热感风，风热内蓄，久则风痰壅结，上迷心也。盖心乃神之舍，偶为邪热攻逼，则神失守而昏乱，名曰狂痫。当疏风化热，清心平肝，镇心下痰可也。"曾世荣《活幼心书》中提到了暑风证，因伏热中暑而发，症见烦躁作渴，神气不清及有惊搐，宜用消暑清心饮。王肯堂《幼科证治准绳》中提到，"小儿睡中惊动，由心肾不足所致，盖心主血与神，肝藏血与魂，肺主气与魄，肾主精与恐，小儿脏腑脆弱，易为惊恐，恐则气下，惊则心无所依，神无所归，且夫人之神气，寤则行于目，寐则栖于肾，今心肾既虚，则不能宁摄精神，故睡中惊动也，治宜清心安神，用茯苓补心汤加酸枣仁、茯神、五味子"。

3. 清肺

万全《万氏家藏育婴秘诀》中说，"咳嗽气上逆，喘嗽有痰者，此肺咳也，宜清肺饮主之，喘甚者葶苈丸下之"。曾世荣《活幼心书》也有类似论述："咳嗽者，固有数类，但分冷热虚实，随证疏解……若初得时面赤唇红，气粗发热，嗽来痰鸣，此是伤风痰壅作嗽，用清肺饮、五拗汤及小柴胡汤、羌活散，皆可解表，次青木香汤。有小儿汗出未干，遽尔戏水，亦致伤风咳嗽，外证眼胞微浮，额汗痰鸣，亦宜清肺饮、泻肺汤，与之疏风化痰，解利邪热，小柴胡汤亦可……伤风嗽吐，有热生风，有风生痰，痰结胸中，肺气不顺，连嗽不止，和痰吐出此为嗽吐。痰壅而作，乃为实证，宜去风化痰，先投清肺饮，次小柴胡汤为治。"吴谦的《医宗金鉴》中提到了肺疳一病，证见面白，气逆咳嗽，毛发枯焦，皮上生粟，肌肤干燥，憎寒发热，常流清涕，鼻颊生疮。治疗上，先用生地清肺饮以疏解之，继用甘露饮清之。夏禹铸中的《幼科铁镜》中提到，"小便不通，由肺燥不能生水，当清肺中之热，而滋肾水之源，治宜用黄芩、黄连、天花粉、知母、麦冬、茯苓、木通、甘草，等份服之"。张介宾《景岳全书》中有关于疹后食复之病的记载，"凡出疹之先，平昔过用面食者，或正出时吃面食者，成胃气渐开即思面食而用早者，因动胃火，以致清涕不来，身体作热，两眼看手，咬指抠鼻，撕口唇皮，及撕眼札毛者，此皆疹后食复之病也，当清肺解毒加消导之剂治之"。外科病证方面，亦有用清肺法治疗的，如申斗垣的《外科启玄》中提到的鼻瘜、鼻痔等病，皆因肺气不清所致，治宜清肺降火除湿。祁坤《外科大成》中也提到，"瘾疹者，生小粒屑于皮肤之中，憎寒发热，遍身瘙痒。热微色赤，热甚色黑。由痰热在肺，治宜清肺，降痰解表"。

4. 清脾胃

曹克安的《幼科要览》中提到了心脾热极的舌象，如"舌干、舌燥、舌黄胎、舌焦黄、舌裂、舌上芒刺、舌出血、舌生疮、舌黑"，宜泻黄散、清胃败毒散加犀角治之以清心脾之热。吴谦《医宗金鉴》中提到，"伤食吐者，因小儿饮食无节，过食油腻、面食等物，以致壅塞中脘而成也。其证肚腹胀热、恶食口臭、频吐酸粘、眼胞虚浮、身体潮热，治宜清胃和中为主。先用三棱丸止其吐，再用和胃汤化其滞，而病渐愈矣"。消中之证，因脾胃蕴热所致，当清脾胃之火。如陈复正在《幼幼集成》中提到："消饥，脾火动而消中，中消于脾，移热于胃，喜多食，食无足时，小便色黄，名曰中消。宜人参白虎，清胃保中。"叶天士也说，"善食而饥，乃瘅成消中，膏粱蕴热过也。禁芳草药石，药石发癫，芳草发狂耳。自应清胃，淡薄蔬食，庶可获愈"。《保婴撮要》有胎热的论述，认为胎热是在胎中受热，及膏粱内蕴所致，宜用清胃散之类。小儿初生，肾气不足，则齿生迟缓。若肾经有热，上蒸于齿，则能令齿肿。因为肾为胃关。故肾热易移于胃，故口舌生疮，齿龈溃烂，甚则焮痛连于头面之证，多因脾胃实火所致，宜清胃火。如张介宾的《景岳全书》中提到，"疹后余毒入胃，久而不散，以致牙龈黑烂，肉腐血出，臭气冲人者，名为走马疳，用马鸣散主之；甚者急用人中白、芦荟、使君子、龙胆草、黄连、五灵脂，浸蒸饼为丸，滚水服之，以清胃火"。王肯堂的《证治准绳》中也有附牙痛的记载，属足阳明胃经热毒所致，宜服清胃散、黄连消毒饮，或刺出恶血则愈。

清法的常用方剂有白虎汤、清营汤、黄连解毒汤、普济消毒饮、导赤散、泻白散、清胃散、六一散、青蒿鳖甲汤等。使用清法应当注意：清法不宜久用，病去即止，先天体虚儿及病后体弱儿慎用。

第三节　扶正法

八法中的温、补为扶正为主。

一、温法

是指用温热药治疗寒证的方法，《素问·至真要大论》："寒者热之""劳者温之"。温法包括温中祛寒、温经祛寒、回阳救逆、甘温除热等。温法的常用药物包括附子、干姜、肉桂、吴茱萸、小茴香、丁香、炮姜、艾叶等。

表寒当从汗解，里寒则需温里，如叶天士在《幼科要略》中言道："盖伤寒外受之寒，必先从汗解，辛温散邪是已。口鼻吸入之寒，即为中寒阴病，治当温里，分三阴见证施治。"又如汪机《外科理例》中所说："寒邪所袭，筋挛骨痛，或遍身痛，宜温经络，养血气。"因暑而受寒者，称为阴暑。多因夏日畏暑贪凉，不避寒气，不谨衣被。以致寒邪侵袭肌表而发病。表现为发热头痛，无汗恶寒，身形拘急，肢体酸痛等症状。张介宾认为此病宜温散为主，当以伤寒法治之。又有不慎口腹，过食生冷，以致寒凉伤脏，而为呕吐、泻痢、腹痛等证，此亦因暑受寒，寒邪在内，治仍宜温中为主，亦属阴暑之类。王肯堂提出"痘疹之出，自有常期，如过期应出不出，有数证不同不可不辨……或脏腑自利，宜用温里之剂，黄芪建中汤（腹痛）、益黄散（脾），并与夺命丹合进，利未止者，豆蔻丸（泄利）合进，盖里温则气不消削，气不消削则不陷伏矣。"泄泻、痢疾之病中，见虚寒证者，当以温里为先。如《小儿卫生总微论方》上说："泻于暑热时多患者，谓时热及饮食皆冷故也，不伤于热，必伤于冷。若伤热伏暑而泻者，则心脏烦热，必小便不利，清浊不分，泻色赤黄，宜利小便，解暑热。若小便快而泻者，冷泻也，色必清白，谷不化，宜温脾胃止泻。"《医学真传》上也提到，"痢后则肠垢已竭，下血水乃从阳入阴，胞中并伤，世有下屋漏水之说，则血水其渐也。若色如鱼脑，此热毒入肠，当清热和血也。色如酱褐，乃下焦虚寒，亦非善证，当温经散寒。如白沫冻汁，则为寒积。世医有赤属火、白属寒之说，于理亦似，但赤色而中土虚胃气弱者，当用温药以从治，不宜凉药以对治也。"关于慢惊之候，亦有温中扶正治疗的记载。如沈金鳌的《幼科释谜》中说："慢惊之候，盖由急惊过用寒凉，或转太骤，传变成之。又有吐利不止而成者，有气虚暴吐泻而成者。有夏月脾胃伏热，大吐泻，当解暑热，不可专曰固阳。有脏虚洞泻成者，有得之久嗽作痫者，有得之发痫不已者，有得之虫积冲心者，惟吐泻积痢成虚致之，则症变甚速。凡才经吐泻，便是慢惊，须用温中扶里。"王大纶的《婴童类粹》中也提到："慢脾风者，或泄泻、或呕吐、或痢久饮食不进，元气虚极乃变此症，须温脾和胃，扶元气为主，驱风豁痰次之。"南宋的陈文中对痘疹疾病主张用温补，这与他当时行医所看到的绝大多数是痘疹中的坏病或变证有关，他习用香砂六君及丁香、肉桂、附子、豆蔻等温补燥热之剂，治疗因气虚疹毒内陷或阳虚欲脱之证，往往有"起死回生之功"，被后世誉为儿科温补学派的创始人。

金元四大家之一的李杲治疗脾胃内伤，主张益气泻火，升清降浊，注重温补。提倡因证设方，灵活权变，自制新方以应时病，创立补脾胃泻阴火升阳汤、补中益气汤、调中益气汤、润肠丸等。临证注重升发脾胃阳气，善用升麻、柴胡等升提之品。组方药味多但用量小，粗末煎汤频服，以适合病情。故鲁斋许评价说，"东垣之医，医之王道也"。

温法的代表方剂包括理中丸、小建中汤、四逆汤、黄芪桂枝五物汤、金匮肾气丸等。使用温法，需注意辨证论治，有其证方用其药，以免过度温热伤及阴液。小儿稚阴稚阳之体，最易耗气伤阴，故使用温法需谨慎，有阴伤者慎用。

二、补法

是指补养人体气血阴阳不足，治疗各种虚证的方法。补法分为补气、补血、补阴、补阳等，并宜结合五脏之虚补益五脏。《素问·至真要大论》："虚者补之""损者益之"。《素问·阴阳应象大论》："形不足者，温之以气；精不足者，补之以味"。补法的常用药物有人参、黄芪、白术、山药，鹿茸、补骨脂，当归、熟地黄、阿胶，南北沙参、麦冬、枸杞子等。

程文囿说："小儿如初生萌芽，不惯风日，攻伐宜少，补益宜多。"何廉臣认为："皮寒、气少，饮食不入，泄利前后，脉细欲绝，此为五虚，皆宜补益。"

1. 补脾胃

由于小儿脾胃功能不足，钱乙在临证中，往往采用先调治其脾胃，使中气恢复后再治其本病；或先攻下后调治其脾胃，使中气恢复后再治其本病；或补脾以育肺、制肝、御肾等。如其云："小儿虚不能食，当补脾，使饮食如故，即泻肺经，病必愈。"又云："实食在内，乃可下之，毕，补脾必愈"。钱氏主张顺应脾胃的生理特性来补益脾胃。益黄散即是一例，虽未用一味补正之药，但由于熟知且遵循脾的特性，以喜为补，因脾喜温运香燥，故用青陈皮、丁香理气燥湿，芳香化浊，从而使脾胃功能健运。白术散中的葛根升清止泻，木香、藿香芳香悦脾都是此意，可见此方之奥，用义之深。钱乙强调脾胃之调理，应用白术散升提中气，这一经验，为后世李东垣的脾胃学说提供了理论依据。金元四大家之一的朱丹溪提倡在滋阴降火之时，尤要保护胃气，使清滋不得碍运，苦寒不伤胃气，为其用药独到之处。如三补丸（黄柏、黄连、黄芩、龟板）方后特别指出：冬加生姜，夏加砂仁。或者"白术香附煎汤下"。更妙者在补肾丸（黄柏、龟板、牛膝、干姜、陈皮）、虎潜丸（黄柏、龟板、知母、熟地黄、白芍、锁阳、干姜、陈皮）两方中均配伍护脾胃的干姜、陈皮。其余方剂亦遵从保胃气的宗旨，或佐干姜、陈皮，或加砂仁、香附，甚至加人参、白术等。朱丹溪治疗幼儿病证，强调小儿"血气俱盛，食物易消，故食无时，然肠胃尚脆而窄。不能纵口，不能姑息，要注意饮食，要保护胃气，才能正常发育，这就是慈幼之道"。万全也提到，"小儿久病，只以补脾胃为主，补其正气，则病自愈，宜养脾丸，加所病之药一二味在内服之"。明代王纶的《明医杂著》中认为慢惊风的病机是脾胃虚而肝来侮，宜补养脾胃。万全也言道："久泻不止，津液消耗，脾胃倒败，下之谷亡，必成慢惊，所谓'脾虚则吐泻生风者'是也。故应补脾胃于将衰之先，宜用白术散补之。补之不效，宜用调元汤加建中汤急救。"又言"儿有少食而易饱者，此胃之不受，脾之不能消也。宜益胃之阳，养脾之阴，宜钱氏异功散合小建中汤主之"。《小儿卫生总微论方》中也有补益脾胃治疗慢惊风的记载："吐泻不拘何时，则令脾胃虚弱，多致生风，而为脾风慢惊也。以脾土衰而肝木来刑故尔。当先补脾胃，不令困弱，则风不生，而病易愈也。"清代芝屿樵客《儿科醒》中言："小儿虚证，无论病之新久，邪之有无，但见面色青白，恍惚神疲，口鼻虚冷，嘘气怫郁，肢体倦怠软弱，喜热恶凉，泄泻多尿，或乍冷乍温，呕恶惊惕，上盛下泄，夜则虚汗，睡而露睛，屈体而卧，手足指冷，声音短怯，脉象缓弱虚细，是皆属之证，急宜温补脾胃。"沈金鳌《幼科释谜》中载有健脾饮、健脾散，主健脾胃、理呕吐、治泻利，及诸病后虚弱。清代吴谦《医宗金鉴》中关于泄泻中提到，脾虚泻治以参苓白术散补脾，其泻自止；餐泻，属脾虚气陷的，用补中益气汤；属脾肾虚寒的，用四神丸。肌肉为脾胃所主，王肯堂在《证治准绳》中提到，疮疡"溃后收敛迟速，乃血气衰盛使然，但当纯补脾胃，不宜泛敷生肌之剂"。《保婴撮要》中也提到："大凡疮疡久而不愈者，皆元气不足，或因邪气凝滞于患处。苟能调补脾胃，则元气自足，元气既足，则邪气自消，死肉自溃，新肉自生而疮自敛矣。"《保婴撮要》中还有关于补益脾胃治疗鹤膝风、多骨疽的记载，如"鹤膝风者，其腿渐细，其膝愈粗，状如鹤膝，是以名之……初起者，用大防风汤为主，佐以益气养荣汤。脓成者，用补中益气汤为主，佐以大防风汤，切勿用十宣、流气等药。若不溃不敛，或发热等症者，须调补脾胃为善，否则必变败症矣……多骨疽由疮疡久溃，脾胃亏损，气血不能营于患处，邪气陷袭，久而筋烂骨腐，故骨脱出，非禀胎所有也。当补脾胃壮元气，内用大补汤、地黄丸，外以附子饼、葱熨法，祛散寒邪，补接元气，则骨自脱疮自敛"。

2. 补心

陈文中在《小儿病源方论》中提到："小儿忽见非常之物，或见未识之人，或闻鸡鸣犬吠，或见牛马等兽，或嬉戏惊触，或忽闻大声，因而作搐者，缘心气乘虚而精神离散故也。常用补心益气药治。"钱乙的《小儿药证直诀》中有关于心疳的记载，"心疳，面黄颊赤、身壮热，当补心，安神丸主之。"陈士铎说："夫心肾交而智慧生，心肾离而智慧失，人之聪明，非生于心肾，而生于心肾之交也。肾水资于心，则智慧生生不息；心火资于肾，则智慧亦生生无穷。"所以他认为呆病的治法必须大补心肾，方用神交汤。林佩琴提出幼儿睡中遗尿的治疗，应以调补心肾为主，可用寇氏桑螵蛸散。

3. 补肝

钱氏谓肝无补法，故其治疗肝病无补肝药，而后世医家多有补肝法的论述，如王海藏以四物汤内加防风、羌活等分，为细末，炼蜜丸，名补肝丸。又以泻青丸去栀子大黄，名镇肝丸，治肝虚。《先醒斋医学广笔记》中提到吐血三要法中就有"宜补肝不宜伐肝"的治法，因为肝为将军之官，主藏血。吐血者，肝失其职也，养肝则肝气平而血有所归，伐之则肝虚不能藏血，血愈不止矣。陈复正《幼幼集成》中提到，治疗五软证，当选地黄丸以补肝肾。

4. 补肾

钱乙在《小儿药证直诀》中提到："儿本虚怯，由胎气不成，则神不足，目中白睛多，其颅即解……又肾气不足，则下窜，盖骨重惟欲坠于下而缩身也。肾水，阴也，肾虚则畏明，皆宜补肾，地黄丸主之。"万全认为，五脏不足者，皆应补肾，方用地黄丸，因为"太极初分，天一生水，精血妙合，先生两肾，肾者，五脏之根本。经曰：植木者必培其根。此之谓也。"《幼科发挥》中还提出咳嗽多痰者，可补肾以治之，因为"肾者水脏也，受五脏六腑之津液而藏之，入心为汗，入肺为涕，入脾为涎，入肾为唾，入肝为泪。凡咳嗽之多吐痰，乃肾之精液不归元也。宜补肾，地黄丸主之"。曾世荣在《活幼心书》中，提出用补肾法治疗惊风，他说，"治惊不若补肾，谓心属火，火性燥，得肝风则烟焰起，致生惊悸，补肾则水升火降，邪热无侵，虽有肝风，不生惊骇。其法当于申时，进补肾地黄丸一服，或琥珀抱龙丸。用申时者，盖水生于申，佐之以药，则肾水得平，心火不炎，自无惊矣"。汪机的《外科理例》中认为补肾可治疗附骨疽，其言道，"肾主骨。肾虚则骨冷而为患也。所谓骨疽皆起于肾。亦以其根于此也。故用大附子以补肾气。肾实则骨有生气。而疽不附骨矣。"鲁伯嗣在《婴童百问》中也提到了补肾治疗鹤膝证："小儿禀受不足，血气不充，故肌肉瘦薄，骨节呈露如鹤之膝，抑亦肾虚而得之，钱氏地黄丸加鹿茸以补肾气。"后世常用张仲景的金匮肾气丸温补肾阳，以治肾阳虚证，用钱乙的六味地黄丸滋补肾阴，以治肾阴虚证，以后衍生出知柏地黄丸、杞菊地黄丸、麦味地黄丸、补肾地黄丸等。

5. 补肺

钱乙提出喘证因肺脏怯弱而致者，其唇白色，当补肺，方选阿胶散。吴谦在《医宗金鉴》中也提到："寒嗽者，因平素肺虚喜啖生冷，以致寒邪伤肺，发为咳嗽。其证同色白、痰多清稀、鼻流清涕。初宜圣惠橘皮散主之，若日久不愈者，须以补肺阿胶散主之，则气顺痰清而嗽自止矣。"万全认为咳嗽"调理之后，其咳不止者，止肺虚也，只以补肺为主。钱氏阿胶散"。吴谦还认为，咳嗽不止，而发作抽搐者，乃肺衰而肝木侮之故也。当先补肺，用阿胶散。而后泻肝，用泻青丸。搐止者可治，不止者不治。

此外，补法的代表方剂还有补气的四君子汤、补中益气汤、参苓白术散；补血的四物汤、归脾汤、八珍汤；补阴的六味地黄丸、沙参麦冬汤；补阳的附子理中汤、金匮肾气丸等。应在辨证的基础上正确运用补法，特别是补血、补阴的方药大多数滋腻有碍脾的运化，临床运用时应注意脾胃运化功能，以防虚不受补。

第四节　兼施法

兼施法并非独立的一种治法，而是属于汗、和、下、消、吐、清、温、补八法中的和法，具有补中寓消，消中有补，补不碍滞，消不伤正的功用。攻补兼用，调理为主。如温法中的温通祛寒，消法中的益气消导等均为攻补兼施，和调为主，温法及消法分别在扶正法及祛邪法中阐述，兼施法中以和法为主。

和法，一名和解法，是用疏通调解的药，解除少阳病邪，或调和脏腑气血的方法。包括疏肝解郁、和解少阳、调和肝脾、调和肝胃。和法的常用药物有柴胡、青皮、香附、佛手、芍药、枳实、半夏、陈皮等。代表方剂包括小柴胡汤、蒿芩清胆汤、四逆散、逍遥散、半夏泻心汤、大柴胡汤等。

《医学心悟》中说："有清而和者，有温而和者，有消而和者，有补而和者，有燥而和者，有润而和者，有兼表而和者，有兼攻而和者，和之义则一，而和之法变化无穷焉。"钱乙在临证中，往往采用先调治其脾胃，使中气恢复后再治其本病；或先攻下后调治其脾胃，使中气恢复后再治其本病；或先攻下后调治其脾胃；或补脾以育肺、制肝、御肾等。如其云："小儿虚不能食，当补脾，使饮食如故，即泻肺经，病必愈。"又云："实食在内，乃可下之，毕，补脾必愈"。钱乙强调脾胃之调理，应用白术散升提中气，这一经验，为后世李东垣的脾胃学说提供了理论依据。万全的《幼科发挥》里，也提到了调理脾胃的重要性，"胃者主纳受，脾者主运化，脾胃壮实，四肢安宁；脾胃虚弱，百病蜂起。故调理脾胃者，医中之王道也。"王肯堂《证治准绳》中提及，治疗肿疡之症，"邪在经络也，宜调和荣卫，如托里荣卫汤"。《医宗金鉴》中有关于调和脾胃治疗乳滞的记载，"乳滞之儿，其候睡卧不宁，不时啼叫，口中气热，频吐乳片，肚胀腹热，大便酸臭也。但脏腑娇嫩，不可过攻。惟宜调和脾胃为上，以消乳丸消导之。"鲁伯嗣《婴童百问》中言，"肿、胀二症，此由虚中有积，久患失治，日渐传变，证候多端。随轻重，察盛衰，审表里以主治，先固其本，后正其标，斯无恙矣。有湿肿，有毒气肿，伤寒虚肿，泻痢虚肿，气血虚肿；有疳胀气胀，症积胀，锁肚胀，脘膈胀，食膨胀，蛔气胀，虚冷积胀……以上诸症，宜调和胃气，消磨通利，肿胀必然平复矣，如有热者，必以葶苈、牵牛等辈以治之，推气丸剂亦可服。"可见，调和脾胃之气，可以消肿去胀。和法亦可治疗痘疹之症，张五云《痘疹诗赋》中提及，"小儿发热，或因惊跌，或因外感，或因内伤，症虽不同，皆足致痘。因惊跌而发热者，必目直惊搐、口眼歪斜，当平肝利惊，调和气血。"

现代江育仁教授提出运脾法属于和法。他说："欲健脾者，旨在运；欲使脾健，则不在补而贵在运也"。"运"有转、旋、动之义，有动而不息之义。运脾法，并非独立的一种治法，而是属于汗、和、下、消、吐、清、温、补八法中的和法，具有补中寓消，消中有补，补不碍滞，消不伤正的功用。强调运脾疗法在儿科的重要性。他认为厌食、疳证、缺铁性贫血、病毒性肠炎等小儿常见脾胃病证具有共同的病机——脾主运化功能失健。故以苍术为运脾主药，配伍其他运脾及补脾、清肠、养血等药物组成一系列调理脾胃的方剂，如：调脾合剂、儿宝颗粒、壮儿饮口服液、苍葛止泻颗粒、血康糖浆等，以治疗上述病证，并取得了满意的疗效。从而证实了这一学术观点的实用性、科学性、正确性。

（喻闽凤　朱锦善　罗光亮　韩新民　王鹏）

参考文献

1. 中华医书集成：黄帝内经［M］.北京：中医古籍出版社，1999

2. 佚名.中医儿科名著集成：颅囟经［M］.北京：华夏出版社，1997

3. 钱乙.小儿药证直诀［M］.南京：江苏科学技术出版社，1983

4. 孙思邈.中华医书集成：备急千金方［M］.北京：中医古籍出版社，1999

5. 陈文中.中华医学名著宝库卷六：陈氏小儿病源方论［M］.北京：九州图书出版社，1999

6. 张介宾.景岳全书［M］.北京：人民卫生出版社，1991

7. 喻嘉言.喻嘉言医学三书：医门法律［M］.南昌：江西人民出版社，1984

8. 陈复正.幼幼集成［M］.北京：人民卫生出版社，1988

9. 吴瑭.温病条辨［M］.北京：人民卫生出版社，1988

10. 危亦林.世医得效方［M］.北京：人民卫生出版社，1990

11. 王纶.明医杂著［M］.北京：人民卫生出版社，1995

12. 鲁百嗣.婴童百问［M］.北京：人民卫生出版社，1961

13. 谈金章. 诚书［M］. 北京：中医古籍出社，1986

14. 曾世荣. 活幼心书［M］. 北京：中国书店，1985

15. 万全. 幼科发挥［M］. 武汉：湖北科学技术出版社，1986

16. 孙一奎. 赤水玄珠［M］. 北京：中国中医药出版社，1996

17. 徐春甫. 古今医统大全［M］. 北京：人民卫生出版社，1991

18. 王大纶. 婴童类萃［M］. 北京：人民卫生出版社，1983

19. 夏禹铸. 幼科铁镜［M］. 上海：上海科学技术出版社，1982

第十章　小儿疾病外治法的源流与学术争鸣

第一节　小儿疾病外治溯源

人类最早的治病方法，就是外治法。我国最早的医籍《五十二病方》中，现存283方，外用药就占约4/5，还载有砭法、角法、灸法、按摩法、烟熏、热熨等外治疗法，书中治疗"婴儿索痉""婴儿病痫"和"婴儿瘛"运用的都是外治法。

婴儿病痫方：取雷尾三颗，治，以猪煎膏和之。小婴儿以水半斗，大者以一斗，三分和，取一分置水中，挠，以浴之。浴之道头上始，下尽身，四肢毋濡。三日一浴，三日已。已浴，辄弃其四九水中痫者，身热而数惊，颈脊强而腹大。痫多众。以此药皆已愈（《五十二病方·婴儿病痫》）。

婴儿索痉：索痉者，如产时居湿地久，其（　）直而口扣（拘），筋（挛）难以信（伸）。取封殖（埋）土治之，□□二，盐一，合挠而炁（蒸），以扁（遍）熨直（　）挛筋所。道头始，稍□手足而已。熨寒□□复炁（蒸），熨干更为。令（《五十二病方·婴儿索痉》）。

《黄帝内经》有大量的外治论述：其民乐野处而乳食，藏寒生满病，其治宜灸炳（《素问·异法方宜论》）。其有邪者，渍形以为汗；其在皮者，汗而发之（《素问·阴阳应象大论》）。

发于胁，名曰败疵。败疵者，女子之病也，灸之，其病大痈脓，其中乃有生肉，大如赤小豆，治之，锉蓤翘草根各一升，以水一斗六升煮之，竭为取三升，则强饮厚衣，坐于釜上，令汗出至足已（《灵枢·痈疽》）。

扁鹊是最早的小儿医，他在抢救病危的虢太子时，就是用砭针、汤熨及服药等综合疗法治好患者的。

东汉张仲景的《伤寒论》《金匮要略》中记载了丰富的外治疗法，除继承前人所用的针、烙、灸、药浴、熏洗等法外，还创用了塞鼻、灌耳、舌下含药、润导、粉身等外治疗法，吴师机将其誉为"外治之祖"。剂型中使用了药膏、油膏、水剂、散剂、药锭等。①散剂外敷法，将药物进行加工制成粉末状直接外用，如：用王不留行散治疗各种创伤；黄连粉治疗浸淫疮。②药摩顶法，以头风摩散涂擦头部，治疗风寒头痛，方用"大附子一枚（炮）、盐等分。右二味为散，沐了（即洗头后的意思）以方寸匕，已摩疢上（即另外以此摩顶），令药力行"。其药为散是将药物碾成细末，然后直接或选用一定的油、蜜、水等液态物调制而敷。③鼻内用药法，"湿家病，身疼发热，面黄而喘，头痛鼻塞而烦，其脉大，自能饮食，腹中和，无病，病在头中汗湿，故鼻塞，内药鼻中则愈"是把药纳入鼻中。"救卒死方，以薤捣汁灌鼻中"。又方以"雄鸡割冠取血，管吹内鼻中……"是把药灌入鼻中、吹入鼻中。④舌下含药法，"尸蹶，脉动而无气，气团不通，故静而死也。治疗：菖蒲屑内两鼻孔中，吹之，令人以桂屑着舌下"。⑤灌耳法，救卒死而目闭者方："牵牛临面，捣薤汁灌耳中，吹皂荚末鼻中，立效。"⑥润导法，"阳明病，自汗出，若发汗，小便自利者，此为津液内竭，虽硬不可攻之；当须自欲大便，宜蜜煎导而通之，若土瓜根及大猪胆汁皆可为导。蜜煎方：白蜜七合，内铜器内微火煎，当须凝如饴状，搅之勿令焦著，欲可丸，并手捻作挺，令头锐，大如指，长二寸许，当热时急作，冷则硬，以内谷道中，以手急抱，欲大便时，乃去之。"这相当于用开塞露。又："大猪胆一枚，泻汁，和少许法醋，以灌谷道内，如一食顷，当大便出宿食恶物，甚效。"这是灌肠法。⑦洗浴法，"少阴脉滑而数者，阴中即生疮，阴中蚀疮烂者，狼牙汤洗之。狼牙汤方：狼牙三两。上一味，以水四升，煮取半升，以绵缠筋如茧，浸汤沥阴中，日四遍"。这是用狼牙汤外洗治疗妇女阴中蚀疮糜烂。以水为溶媒将药物浸泡或煎煮，使药物溶解于水中，制成水剂。还有用百合，洗方外洗全身治疗百合病。⑧熏洗法，用矾石汤治脚气冲心："矾石二两。右一味，以浆水一斗五升，煮三五沸，浸脚良。""矾石半斤，以水一斗半，煮消以渍脚，令没踝"救卒死而壮热者。⑨烙法，"小儿疳虫蚀齿方：雄黄、葶苈。上二味，末之，取腊月猪脂溶，以槐枝绵里头四五枚，点药烙之"。用雄黄、葶苈研末，以猪油加热溶化外治小儿蛀牙，是一种油膏。⑩温熨法，"凡中暍死，不可使得冷，得冷便死。疗之方：屈草带，绕暍人脐，使三两人溺其中，令温。亦可用热泥和屈草，亦可扣瓦椀底，按及车缸，以着暍人，取令溺，须得流去，此为道路穷，卒无汤，当令溺其中，欲使多人溺，取令温。若汤便可与之，不可泥及车缸，恐此物冷，暍既在夏月，得热泥土、暖车缸，亦可用也"。

魏晋时开始熬制黑膏药应用于临床，称之为"薄贴"。

唐代孙思邈的《千金要方》和《千金翼方》将"少小婴孺方"立为首卷，并记载了大量外治疗法，如用葱茎导尿，药浴退热，敷足心治口疮等。

宋代的《太平圣惠方》中记载了很多外治方药，如浴新生儿方中，就有用猪胆煎汤浴儿，以达"终身不患疮"之效。北宋名医钱乙的《小儿药证直诀》中，非常重视小儿外治法，例如：用涂囟法治疗百日内小儿发搐，用沐体法治疗胎肥、胎热、胎怯等证，用涂足心法治疗口疮。对脓耳、脐湿、脱肛等病提倡用外治法。金元时期的张从正，在其著作《儒门事亲》中，把各种外治法都归于汗、吐、下三法中，如吐涎、喷嚏、流泪皆属吐法，灸、蒸、熏、洗、熨、烙、针刺、按摩等皆属汗法，磨积逐水、破经泄气等皆属下法等。此种分类方法虽不尽妥，但首先提出了探讨外治疗法机理的课题。

明代李时珍的《本草纲目》中，收载了不少外治方药，他对有些小儿疾病的治疗，把"外治"单列为一个标题，进行选方用药，可见他对外治法的重视。当时的儿科名家万密斋非常重视推拿疗法，常用运用推拿治疗儿科疾病，对后世影响深远。

清代郭志邃的《痧胀玉衡》，推广了刮痧外治疗法。陈复正的《幼幼集成》特别重视外治疗法的应用，如其推崇的"灯火疗法"，因简便易学、行之有效而被其誉为"幼科济急妙法"。吴师机的《理瀹骈文》对清代以前的外治疗法进行了全面的总结，详述了外治法的理论根据和具体措施。他除了特别善于用膏药治病外，还总结了敷、熨、熏、浸、点、洗、刮等几十种外治法。在外治理论上，他也做了深入研究，强调外治法要贯彻中医的整体观念和辨证论治的原则。

第二节　小儿疾病外治机理

外治法医理和用药与内治相同，只是给药方法、吸收途径不同而已。

《理瀹骈文》曰："外治之理即内治之理，外治之药即内治之药，所异者法耳。"

形乐志苦，病生于脉，治之以灸刺。形乐志乐，病生于肉，治之以针石。形苦志乐，病生于筋，治之以熨引。形苦志苦，病生于咽嗌，治之以百药。形数惊恐，经络不通，病生于不仁，治之以按摩醪药（《素问·血气形志》）。

小儿发热，不拘风寒食饮，时疫痘疹，并宜用之。此法最能疏通腠理，宣行经络，使邪气外出，不致久羁荣卫，而又不伤正气，诚良法也（《幼幼集成》）。

《千金翼方》进一步指出："凡孔穴者，是经络所行往来处，引气远入抽病也。"

《理瀹骈文·续增略言》说："外治非谓能见脏腑，皮肤隔而毛窍通，不见脏腑恰直达脏腑也。"这一治则提示外治法虽未能直达脏腑，却能达到治疗脏腑的疾病。

疑夫内治者何以能外取也？不知亦取诸气而已矣。今夫当风而浴，则寒气得而入之。触暑而行，则热气得而入之。入之者在内，其所以入之者，外也，非内也。人身八万四千毫孔，皆气之所由出入，非仅口鼻之谓。其可见者，热而汗气之出也，汗而反气之入也。草木之菁英，煮为汤液，取其味乎，实取其气而已。气与病相中，内治无余事矣。变汤液而为薄贴，由毫孔以入之内，亦取其气之相中而已（《理瀹骈文·序》）。

清代著名外治法医家吴师机曰："肺脉络大肠，又与大肠相表里，肺咳不已，往往大肠受之，煎抹中焦，而更用导法，从魄门入大肠，升气于肺，表里可兼治。"并认为"外治法可收汤液之利而无其害"。现代医学研究表明，直肠给药一是通过直肠静脉经门静脉进入肝脏，二是通过中、下直肠静脉进入下腔静脉，均进入大循环，迅速发挥药物效应，不但避免了胃肠消化酶对药物的破坏，而且避免了"肝脏首过消除效应"。

第三节 小儿疾病外治部位

凡外治须知经络相通，即此可推（《理瀹骈文·续增略言原注》）。

五脏之系咸在于背，脏腑十二俞皆在背，并可入邪，故脏腑病皆可治背。前与后募俞亦相，故心腹之病皆可兼治背（《理瀹骈文·续增略言》）。

经曰：风寒与百病之始生也，必先于皮毛。邪中之则腠理开，开则入于络脉。络脉满则注于经脉，经脉满则入客于脏腑。善治者，治皮毛，次肌肤，次筋脉，次六腑，次五脏，治五脏者半死半生也。肺主皮毛者也，皮毛者肺之合也。伤寒初起，邪客于皮毛，头痛、发热、无汗而喘者，古用麻黄汤，治皮毛也。所以发散肺经火郁，使之达于皮毛也。又按肺脉起中焦络大肠。肺系属背，凡皮毛病皆入肺，而自背得之尤速。然然则用麻黄汤内服，何妨用麻黄汤抹背，或抹中焦兼抹背为经捷而得力？李士材香附擦背，其意即如此（《理瀹骈文·续增略言》）。

风首六淫，而兼四时，初客于皮毛，首受于膀胱……背为心、肺、膀胱经所属，邪中于背故脊强……太阳与少阴同行身后背，又属少阴……景少阴病口中和，背恶寒者，当灸之附子汤主之，则治里症之阳虚阴盛者也，如以附子汤擦背，亦能使阴气流行而为阳……他如留饮令背冷，伏饮令背痛，乃饮之由胸膈而深藏于背者。背为胸之腑也，未至于背则治胸，既至于背，倘必令还反胸膈，始得趋胃趋肠而顺下，岂不费手？治背极妙（《理瀹骈文·续增略言》）。

膏药贴法……若脏腑，则视病所在，上贴心口，中贴脐眼，下贴丹田，或兼贴心俞与心口对，命门与脐眼对，足心与丹田应。贴穴不过前后身上中下三部，大约心口脐眼为多。中焦之病，以药切粗末，炒香布包，敷脐上为第一捷法（《理瀹骈文·续增略言》）。

膏药贴法，不专主一穴。

膏药治太阳经外感，初起以膏贴两太阳穴、风池、风门、膻中穴，更用药敷天庭，熏头面腿弯，擦前胸、后背、两手心、两足心，分杀其势，即从刺法推出。诸经可仿此推（《理瀹骈文·续增略言》）。

凡小儿实热之证，及麻疹毒盛热极，其候面赤口渴，五心烦热，啼哭焦扰，身热如火，上气喘息，扬手掷足，一时药不能及，用水粉一两，以鸡蛋清调匀，略稀，涂儿胃口及两手掌心，复以酿酒小曲十数枚，热酒和作二饼，贴两足心，布扎之，少顷其热散于四肢，心内清凉，不复啼扰（《幼幼集成·发热证治》）。

本条文从治小儿实热之证中，揭示外治法当按病情采取多种治法与穴位、部位。

第四节　小儿疾病外治基质

铅丹，体重而性沉，味兼盐、矾，走血分，能坠痰去怯，故治惊痫癫狂，吐逆反胃。能消积杀虫，故治疳积、下病疟疾有实积。能解热拔毒，长肉去，故治恶疮肿毒，及入膏药，为外科必用之物也（《本草纲目》）。

治痘毒，脓水淋漓：黄丹、轻粉各五分，黄连末两钱，上研习。搽患处。（《小儿痘疹方论》）

治小儿水泻白痢：香油、生姜各一斤，黄丹半斤熬膏，贴脐。（《串雅内编·黄丹膏》）

酒能行诸经不止，与附子相同。味之辛者能散，味苦者能下，味甘者居中而缓也。为导引，可以通行一身之表，至极高分，若味淡者则利小便而速下（《汤液本草》）。

主行药势，杀百邪恶毒气（《名医别录》）。

烧酒，性烈火热，遇火即燃。消冷积，御风寒，辟阴湿之邪风寒入脑，久患头疼，及饮停寒积，脘腹久疼，或寒湿久痹，四肢酸痛，诸药不效者，以滴花烧酒频摩患处自愈。若三伏时将酒晒热，揾患处，效更捷。素患冻家瘃者，亦于三伏时晒酒涂患处，至冬不作矣（《随息居饮食谱》）。

蜂蜜，其入药之功有五：清热也；补中也，解毒也，润燥也，止痛也。生则性凉，故能清热，熟则性温，故能补中；甘而和平，故能解毒；柔而润泽，故能润燥；缓可以去急，故能止心腹肌肉疮疡之痛；和可以致中，故能调和百药而与甘草同功。张仲景治阳明结燥，大便不通，蜜煎导法，诚千古神方也（《本草纲目》）。

治男子阴疮：蜜煎甘草末，涂之（《肘后方》）。

治䘌：白蜜和茯苓，涂上（《补缺肘后方》）。蜜蜡，味甘，微温。主下痢脓血，补中，续绝伤、金疮，益气（《神农本草经》）。

疗久泄后重见白脓，补绝伤，利小儿（《名医别录》）。

贴疮生肌止痛（《本草通言》）。

小儿惊悸，南星、川乌各半，共为末，同黄蜡融化，雄手足心（《理瀹骈文》）。

治目暴赤热毒，蕺仁（捣成膏）、黄连各1分，鸡子白1枚。上三味，以棉裹二味内鸡子白中，渍一宿，涂眼四五度，厚则洗之（《必效方》）。

和赤小豆末涂一切热毒、丹肿、腮痛（《本草纲目》）。

治小儿热证，鸡蛋清调绿豆粉敷胸（《理瀹骈文》）。

猪胆汁，微寒。疗伤寒热渴（《名医别录》）。

治口中干燥无津液而渴：雄猪胆五枚，定粉一两。上二味，以酒煮胆，候皮烂，即入粉研细，同煎成煎，丸如鸡头2大，每服二丸，含化咽津（《圣济总录》）。

治小儿解颅，用鹿茸、防风、白芨、柏子仁四味各五钱，共为束，乳汁调作饼，贴囟门上，一日一换，以合为度（《幼幼集成·头项囟证治》）。

大盐，味甘咸，无毒。主下部匶疮，伤寒寒热，吐胸中痰癖，止心腹卒痛，坚肌骨（《名医别录》）。

素问曰，咸走血。故东方食鱼盐之人多黑色，走血之验，故可知矣，齿缝中多血出，常以盐汤漱，即已，益齿走血之验也（《本草行义》）。

除风邪，吐下恶物，杀虫，明目，去皮肤风毒，调和脏腑，消宿物，令人壮健。人卒小便不通，炒盐纳脐中（《本草拾遗》）。

治谷道疼痛不可忍，熬盐熨之，又炙枳实熨之（《肘后方》）。

唾（液）可抹毒（《理瀹骈文·与同人析外治之疑义》）。

治小儿身赤肿，熬米粉令黑，以唾和敷之（《备急千金要方·卷五下少小婴孺方·痈疽瘰病》）。

小儿夜啼，不论有余不足皆有效，用五倍子研末，口中津唾和作饼子，纳肚脐以带扎之效（《幼幼集成·夜啼证治》）。

治脱阳，或因大吐大泻之后，四肢逆冷……葱白数茎炒令热，熨脐下（《华佗危病方》）。

除风湿，身痛麻痹，虫积心痛，止大人阳脱，阴毒腹痛，小儿盘肠内钓（《本草纲目》）。

生姜，味辛、微温、无毒。通汗，去膈上臭气（《备急千金要方·食治》）。

生用发散，熟用和中，解食野禽中毒成喉痹，浸汁点赤眼，捣汁和黄明胶熬，贴风湿痛（《本草纲目》）。

凡小儿胸有寒痰，不时昏绝，醒则吐出如绿豆粉，浓厚而带青色，此寒极之痰……以生附子1枚，生姜1两，同捣烂炒热，布包，熨背心及胸前，熨完，将姜附捻成一饼，贴于胃口，良久其痰自开（《幼幼集成·神奇外治法》）。

第五节　具体治法

一、药浴疗法

以药物煎汤，让患儿浸泡、洗浴，进行治疗的方法叫药浴疗法。此法能促进皮肤血液循环，达到调和气血，温经活络，祛除病邪的作用。

唐代孙思邈的《千金方》中认为："浴儿汤极须冷热调和，不然令儿惊，亦致五脏疾。冬浴久则伤寒，夏浴久则伤热，数浴背冷则发痫，不浴令儿毛落。新生浴儿者，以猪胆投汤中，终身不患疮疥，勿以杂水。儿生三日，用桃、李、梅各三两，㕮咀之，水三斗，煮三十沸，去滓，浴儿，去不祥，终身无疮疥。"

北宋《太平圣惠方》中，载有浴新生儿方。也论及用猪胆煎汤浴儿，以达"终身不患疮"之效；"治新生儿卒寒热，不能服药，宜用莽草汤浴方"；以及用李子叶煎汤药浴治疗小儿壮热等。

宋代刘昉的《幼幼新书》中载有用益母草煎汤浴儿，以预防疮疖，并有退风汤（猪胆、苦参、防己、黄连、甘草、白及、藁本、杉柏、枫叶），庄氏五根汤（桃、柳、楝、桑、槐，用根剉枝而得，加豉为汤）等。

宋代《小儿卫生总微论方·洗浴论》中提出用蒴藋、葱白、胡麻叶、白芷、藁本、蛇床子煎汤以退热的药浴法，以及用大麻仁、零陵香、丁香、桑椹、藁本煎汤药浴以治疗诸疮。

明代万全的《万氏家藏育婴秘诀》中有"儿生三日，浴用五枝汤。桃、柳、棘、梅、槐，各取嫩枝，加苦参、白芷煎汤，去渣澄清，入猪胆汁浴之，不生疮疖"的记录。

明代王大纶的《婴童类萃》中提出了浴儿不当的危害，如用肥皂洗儿头面，抹入眼中，致目日久不开，因害成瞽。并提出初生儿不可频洗，以防"泄儿之气，或伤脐带，脐疮终身痼疾矣"。

明代李时珍的《本草纲目》中记载了马绊绳煎浴治疗小儿痫，生姜煎浴治疗小儿寒嗽。

清代王锡鑫《幼科切要》中记载了用苦楝子煎水药浴，不生疮疖。"若能每月洗一二次，可免痘麻，纵出必稀"。但他也提及初生儿不宜久浴，若感受风寒，可患脐风、发热等证。

现在，药浴法主要用来治疗风寒感冒、风热感冒、麻疹未透、胎黄、疳积等病证。本法应用时应注意：①局部有开放性损伤当不用或慎用；②皮肤有溃烂者当慎用；③外洗后出现皮肤过敏现象（如皮疹、瘙痒等）当立即停止使用；④药浴时注意既要注意室内温度，又要注意药液温度，防止烫伤或受凉，注意保暖，谨防复感外邪。

二、敷贴疗法

敷贴疗法是将潮湿的药品做成所需的形状，置于体表局部，并加以固定的一种外治法。常用的敷贴剂型有药饼、药泥、药糊、药液、膏药及软膏等。

宋代钱乙的《小儿药证直诀》中记载了膏药敷贴小儿囟门治疗外感内伤疾患的疗法。

元代危亦林的《世医得效方》中载有葱涎膏贴囟门以治疗初生儿肺壅鼻塞、乳食不下。

清代陈复正《幼幼集成》中提到的敷贴疗法有引痰法、纳气法等，如治小儿痰嗽、气喘之证，"用生白矾一两研末，少入面粉、米粉亦可。好醋和作二小饼，贴双足心，布包之一宿，其痰自下"；治小儿虚脱大证，"用吴茱萸五分，胡椒七粒，五倍子一钱，研极细末，酒和作饼，封肚脐以带扎之，其气自顺"。

清代吴尚先《理瀹骈文》中提出膏药敷贴,当"视病所在,上贴心口,中贴脐眼,下贴丹田,或兼贴心俞与心口对,命门与脐眼对,足心与丹田应。""中焦之病,以药切粗末,炒香布包,敷脐上为第一捷法。"

清代《医方辨难大成》中提到,小儿剃发后"先用生姜煎水洗之,取性温散,以避寒浸。剃后用杏仁、薄荷叶、白芷、黄芪、白附子、姜汁制成片者佳。共少许,细捣入猪脂再捣茸,布裹烘取油,以手乘热遍擦涂头面。取其疏邪固窍,润肌祛毒,后少疮癣。"

民国时期陈守真的《儿科萃精》提出婴儿满月剃头后用杏仁、薄荷研末,合以麻油、腻粉拌匀擦头,能避风邪,免生疮疖热毒等症。

目前,敷贴疗法主要用来治疗哮喘、感冒、咳嗽、痄腮、痈疮疖肿等病证。使用敷贴疗法时应当注意:①敷贴药物时间不宜过长,若贴后感觉皮肤灼痛,可提前取下。②贴药后当减少活动,以免药物脱落。③贴膏药后,如局部发生水泡、溃烂,可用酒精消毒后,以红汞药水外涂,伤愈后再贴膏药。④贴膏药前要加温熔化,当注意温度适当,温度过低不宜敷贴,温度过高会烫伤皮肤。⑤多数外用膏药含有铅化合物或有毒物质,绝对不能内服。

三、热熨疗法

热熨疗法是采用药物、器械或适用的材料经加热处理后,对患处进行局部熨敷的一种疗法。它具有祛风散寒、温经通络、镇痛消肿等作用。

清代陈复正《幼幼集成》记载的热熨疗法有开闭法、暖痰法、定痛法等,"凡小儿痰闭塞,昏沉不醒,药不能入,甚至用艾火灸之亦不知痛者,盖因痰塞其脾之大络,截其阴阳升降之隧,逆也。原非死证,用生菖蒲、生艾叶、生姜、生葱各一握,共入石臼内捣如泥,以麻油、好醋同煎四味,炒热,布包之,从头顶、胸、四肢,乘热往下熨之,其痰一豁,倏然而醒,此方不特小儿,凡闭证皆效。""凡小儿胸有寒痰,不时昏绝,醒则吐出如绿豆粉,浓厚而带青色,此寒极之痰,前法皆不能化,惟以生附子一枚,生姜一两,同捣烂,炒热,布包,熨背心及胸前,熨完,将姜、附捻成一饼,贴于胃口,良久,其痰自开。""凡小儿胸口饱闷,脐腹疼痛,一时不能得药。用食盐一碗,锅内炒极热,布包之,向胸腹从上熨下,盖盐走血分,故能软坚,所以止痛,冷则又炒又熨、痛定乃止。"

清代吴尚先《理瀹骈文》中记载用生菖蒲、生艾叶、生姜、葱白捣汁,与麻油、醋同煎,炒热布包热熨头、项、胸、背以豁痰开闭。

热熨疗法现代主要用来治疗胃寒呕吐、受寒腹痛、风寒湿痹、跌打损伤后的红肿热痛等病证。运用此法应当注意:①热熨温度一般以 $45 \sim 55$℃为宜,过低则影响疗效,过高则易灼伤肌肤。②热熨材料最好备两份交替使用,治疗应在避风室内进行。③每次热熨时间以半小时到一小时为宜,每日 $2 \sim 3$ 次。④热熨法对新生儿和身体极度衰弱者要慎用，对出血和中度以上发热者应禁用。

四、药液外治法

药液外治法是将药物进行浸泡、煎煮，取其药液外用以达治病目的的一种疗法。常用方法有：涂溻法、洗拭法、点滴法、浸泡法和揉擦法。

明代王咏《济世珍宝》中记录了用陈京墨磨薄荷汤，蘸墨擦口腭治疗马牙。

清代陈复正《幼幼集成》记载有用药液揉擦治小儿忽尔手足厥冷。用生姜煨熟，捣汁半小杯，略入麻油调匀，蘸姜油摩儿手足，以通其经络。

清代吴尚先《理瀹骈文》中提及初生儿用鸡蛋清擦法，急惊用蜂蜜擦法，痘症用麻油擦法的治疗方法。

民国时期陈守真的《儿科萃精》中提及用八宝京墨磨浓汁，频搽患处治疗螳螂子，亦可用青橄榄核，以好醋磨汁频搽治疗。

药液外治法目前主要用来治疗口疮、鹅口疮、白喉、痄腮、湿疹、带状疱疹、烧烫伤等病证。应用此法要注意：①涂药后暂不要用清水冲洗，以免降低疗效。②如用此法治疗外证，注意勿擦伤创面，保持局部清洁。③如用药后出现过敏现象，及时停药，并予对症处理。

五、药袋疗法

药袋疗法是将药物研末装袋，给小儿佩戴、枕头、兜肚的外治法。此法对先天禀赋不足，后天护养失调的体弱儿，有很好的预防保健作用。

清代吴宁澜的《保婴易知录》中提到用菊花做药枕，以达清醒头目之功。

清代吴尚先《理瀹骈文》中提及用大附子、大茴香、小茴香、公丁香、母丁香、木香、升麻、五味子、甘遂、沉香、麝香，揉艾缝兜肚，缚丹田穴，以治疗痞积。并记载了将药袋坐于身下治疗下焦之病的方法，如水肿捣葱一斤坐身下，通过通小便以利水；艾一斤坐身下，微火烘脚，以止泻；用灶心土或净砂，炒过加川椒、小茴末炒匀，隔裤坐之，并用布袋盛药夹阴囊下以治疗疝气等。

现在，药袋疗法主要用来治疗腹痛、泄泻、厌食，并可用来预防感冒，预防流感、流脑、水痘、猩红热等传染病，以及强身健体，提高人体免疫功能。该法简便易行，易于接受，一次备药可长期使用，对先天禀赋不足，后天调护失宜的体弱儿，有很好的预防保健功能。

六、药末外治法

药末外治法是将药物研成细末，直接用于局部或全身的一种疗法。常用的有吹撒法、粉身法、塞法、搽法和填脐法等。

清代金德鉴的《焦氏喉科枕秘》中记载有对牙关紧闭患儿，先用通关散吹鼻使其开口，再用追风散吹鼻以去痰，待其口开，再细细审证用药的疗法。

清代吴尚先《理瀹骈文》中亦有记载吹鼻取嚏法治疗上焦病，如伤寒、中风、伤风、时疫、瘟疟、喉风之类。并提出用药末填脐法治疗中焦病，如用葱、姜、豉、盐炒热，布包缚脐上治疗风寒；炒盐填脐治霍乱，用脾胃散炒热缚脐上治痢疾等。

清代徐灵胎的《兰台轨范》中载有治螳螂子方："青黛、硼砂各一钱，元明粉三钱，薄荷五分，冰片一分，同研细末，细擦口内两颊，吐出涎。一日用四五次"。

药末外治法现在主要用来治疗急性咽炎，急、慢性扁桃体炎，白喉，口疮，鹅口疮，急、慢惊风，流脑头痛，急、慢性中耳炎，外伤出血，烧烫伤，自汗，盗汗，泄泻等病证。本法直接作用与患处或黏膜，药物吸收较快，取效迅速，但应用时应注意：因用药部位组织娇嫩，比较敏感，所以对药物的加工、用量及用药时间都必须严格掌握，用药后必须注意观察局部及全身感觉，以防引起不良反应，若对口腔和咽喉部用药，药后 0.5 ～ 1 小时不要进食，以免引起呕吐或影响疗效。

七、灌肠疗法

灌肠疗法是将药液从肛门注入肠道，进行治病的一种方法，对肠道疾病疗效更为显著。

早在张仲景的《伤寒杂病论》中就有蜜煎导法治疗阳明肠燥，大便不通的记载。

明代李时珍的《本草纲目》中记载了楝白皮醋浸塞谷道中以杀长虫；食盐灌肠以"润燥，通大小便"。

灌肠疗法目前主要用来治疗高热惊厥、脐风、泄泻、痢疾、便秘等病证，本法在治疗肠道疾患作用尤为显著，操作简便，尤其适用于喂药困难的小儿。

八、针刺（刺四缝）法

针刺疗法是用适当的针具和手法针刺穴位以达到治疗目的的外治法。此法具有调整阴阳、疏通经络、补虚泻实、消炎止痛的作用。包括毫针疗法、指针疗法、挑治疗法、刺血疗法、水针疗法等。

早在《灵枢》中，就有用毫针刺婴儿的记载。

《景岳全书》有针刺放血治疗重舌等病的记载："重舌、木舌，以舌下肿出如舌，故曰重舌，又谓之子舌；忽肿木而硬者，谓之木舌，皆上焦热壅故也。惟宜砭针刺去其血为上策，及内服清胃降火之剂自愈。"并记载了用三棱针刺少商穴放血治疗喉痹。

明代龚廷贤的《寿世保元》中提到治疗小儿痧病的针刺疗法："其治之法，宜用热水蘸搭臂膀，将苎麻频刮之，候红色出为度。甚者宜以针刺十指背，近爪处一分许，仍先将儿两手自臂捋下，血聚指头方刺。抑或视其身背有红点，以灯草蘸香油点灯燎之。以上诸法，使腠理开通，寒邪易散，血气通畅而已矣。"

清代金德鉴的《焦氏喉科枕秘》记载了针刺疗法治疗珍珠毒，其云："此症小儿饮甘甜热物，或母喜饮，或胎中受热而生。舌上如珠，先赤紫，后白黄，疼痛难当。大者吹本，针刺出血；次吹秘，少加冰片。小者吹秘，服三黄凉膈散，或化毒丹。"

刺四缝疗法是儿科针法中常用的一种。四缝是经外奇穴，它的位置在食指、中指、无名指及小指四指中节横纹中点，是手三阴经所经过之处。针刺四缝可以清热、除烦、通畅百脉、调和脏腑等，常用于治疗疳证和厌食。具体操作方法：皮肤局部消毒后，用三棱针刺约 1 分深，刺后用手挤出黄白色黏液少许。

针刺疗法目前应用于多种疾病，尤其是其中的刺四缝疗法，被广泛应用于百日咳、哮喘、疳积、蛔虫病等病证。使用针刺疗法时应注意：①小儿在针刺治疗时多不合作，故要取得家长的配合，进针时应注意针刺的部位、方向和深度，刺激不宜过强，宜浅刺，不宜深刺。②治疗中要小心看护，防止因小儿肢体活动而发生弯针、折针事故，故现在一般采用蜂刺不留针方法。③施行挑治疗法和刺血疗法前后，局部必须严格消毒，以防发生感染。

九、药灸疗法

药灸疗法，是用艾绒在体表腧穴或患部燃熏，以达温经散寒、调和气血、回阳救逆等作用，临床以艾柱灸和艾条灸为常用。

宋代《太平圣惠方》中载有初生儿脐上有赤脉直上者，于脉尽头灸三壮，则赤散无患。

宋代刘昉《幼幼新书》中记载初生儿断脐时，于所留脐带上当灸处，灸大艾炷三十余壮，以使小儿身体强盛。

明代万全认为，初生儿内外脆薄，不能耐受药石针灸，易破肉损筋、坏肠败胃。

明代孙一奎《赤水玄珠》中也提到，初生儿艾灸当有南北之别，北地严寒，灸囟门以御寒；南方湿热，若仿效北方，则屡见灸后发热，大小便秘，甚则惊搐，当慎之。

《黄帝明堂灸经》则首次出现小儿益智的记载："小儿五六岁不语者，心气不足，舌本无力，发转难。灸心俞穴三壮。炷如小麦大。"到明代，心俞已能疗"心气乱""健忘""小儿心气不足，数岁不语"，其益智功效较为全面。《黄帝明堂灸经》还首次提到鸠尾的益智作用，"主心惊悸，神气耗散，癫痫病狂，歌不择言也"。

药灸疗法在现代主要用来治疗感冒、咳嗽、泄泻、痢疾、遗尿、癃闭、脐风等病证。治疗时应该注意：①小儿皮肤娇嫩，不宜过度温热，防止烫伤。②施行艾柱灸时，应根据疾病性质、轻重、体质强弱、年龄大小来决定施灸的壮数、大小。一般来讲，久病、体质弱、年龄小者，宜少、宜小；反之，则多些、大些。

十、刮痧疗法

刮痧疗法是以刮具蘸以润滑剂，在一定部位的皮肤上反复划刮，使局部皮肤出现紫红色的痧点而治病的一种方法。

夏禹铸的《幼科铁镜》中就有这样的记载：麻证"疹欲出不出，面红而天庭不起，皮厚而毒邪壅滞者，可用刮法出之。法用棉纱煎汤，乘热先熏后洗，次则括之，如刮痧之法。额角天庭、颈项背腰皆可刮，刮红再洗。"

齐有堂的《齐氏医案》中也有如下记载："庄以桃次子，发热面赤，痰涎如锯，两目上视，昏迷之极，诸医不应。余在兴邑回寓，诊之脉数急甚，乃与国红散，稍冷饮之。然后刮痧，痧起用和脾宣化饮，研细辛大黄丸，微冷饮之而愈。"

目前，刮痧疗法主要用来治疗中暑、急性胃肠炎、食物中毒、小儿高热、感冒夹湿、湿温初起等病证。使用本法时应注意：①背部应由上而下顺刮，忌从下向上逆刮。②如刮至十余下，仍未见皮肤有痧点并呼痛者，说明非本法所宜，应停止刮治。③有出血性疾患者禁用。

十一、灯火疗法

本法古称"神火"，灯火疗法是用灯芯草蘸植物油灼灸穴位进行治病的一种方法，又称"灯火燋法"，是火灸的一种。操作时用灯芯蘸麻油，燃火，烧灼所选的穴位或部位，手法必须迅速，一触及皮肤随即离去，具有疏风散表、行气利痰、醒昏定搐之效。分为全身灯火法和局部灯火法。

清代陈复正的《幼幼集成》中，十分推崇的"灯火疗法"，因简便易学、行之有效而被其誉为"幼科济急妙法"。其书记载了灯火疗法治疗小儿中恶、客忤，以及痰闭、火闭、风闭，乍然卒死等证，除此之外，尚可利用灯火温散走窜的性能，治疗小儿腹胀及红丝疔疮。

清代夏禹铸的《幼科铁镜》中取囟门、眉心、人中、承浆、两手拇指少商、脐心、脐轮，共十三燋，治疗脐风。

现代用灯火燋角孙穴治疗流行性腮腺炎有效。

灯火疗法目前主要用来治疗脐风、痫证、厥证、痄腮、泄泻、呕吐、睑腺炎（麦粒肿）等病证。使用本法当注意：①施行本法时，小儿要脱去衣帽，必须注意保暖，防止着凉。②要向家长讲清操作过程，取得他们的配合，不要轻易操作。此外，应用此法，还要注意三条禁忌证：①一般伤风感冒不用，不要轻病重治。②久病体弱，虚羸疲惫不用，以防用之虚脱。③一切热病、消渴、疳积、阴血亏虚者不用，以防用之耗伤阴液。

（罗光亮　韩新民　罗金　王鹏）

参考文献

1. 中华医书集成：黄帝内经［M］.北京：中医古籍出版社，1999

2. 佚名.中医儿科名著集成：颅囟经［M］.北京：华夏出版社，1997

3. 钱乙.小儿药证直诀［M］.南京：江苏科学技术出版社，1983

4. 孙思邈.中华医书集成：备急千金方［M］.北京：中医古籍出版社，1999

5. 陈文中.中华医学名著宝库卷六：陈氏小儿病源方论［M］.北京：九州图书出版社，1999

6. 曾世荣.中医儿科名著集成：活幼口议［M］.北京：华夏出版社，1997

7. 张介宾.景岳全书［M］.北京：人民卫生出版社.1991

8. 喻嘉言.喻嘉言医学三书：医门法律［M］.南昌：江西人民出版社，1984

9. 陈复正.幼幼集成［M］.北京：人民卫生出版社，1988

10. 吴塘.温病条辨［M］.人民卫生出版社，1988

11. 小儿卫生总微论方［M］.北京：人民卫生出版社，1991

12. 曾世荣.活幼心书［M］.北京：中国书店，1985

13. 万全.幼科发挥［M］.武汉：湖北科学技术出版社，1986

14. 王纶.明医杂著［M］.北京：人民卫生出版社，1995

15. 鲁百嗣.婴童百问［M］.北京：人民卫生出版社，1961

16. 谈金章.诚书［M］.北京：中医古籍出社，1986

第十一章　小儿推拿的源流与学术争鸣

第一节　小儿推拿的源流

小儿推拿古称小儿按摩，是以中医理论为指导，应用各种手法作用于小儿机体，以调整脏腑气血功能，达到防治疾病为目的的一门学科。它是古代劳动人民在长期与疾病做斗争的实践中不断发展、充实起来的。追溯小儿推拿的发展过程，大致可以分为以下几个阶段：

一、起源萌芽阶段（远古～秦汉）

按摩的历史源远流长，早在远古时期人类发明和利用火之前，人们就有了摩擦生热，热能暖身镇痛的感性认识，并逐渐积累着按摩治疗疾病的经验。小儿推拿又名小儿按摩，其雏形形成于秦汉。甲骨文中已有"拊子"之记载。《史记》载扁鹊在秦国作小儿医，并与弟子协作以按摩等法治虢太子尸厥，意味着按摩有可能在当时也用于治小儿病。有确切文字记载的是：西汉《五十二病方》载有"以匕周抿婴儿瘈所"治小儿惊搐。此外，该书还最早记载了安（按）、靡（摩）、摹、盫挈、中指蚤（搔）、括（刮）、操、抚、循（揗）、抿等10余种按摩手法，而以摩法运用最多。另外，汉代《神农本草经》有"用雷丸作摩膏，治小儿百病"之记载。汉代名医淳于意教学生"案法顺逆"—按摩补泻手法；《汉书艺文志》载当时已有按摩专著《黄帝岐伯按摩经》和《泰始黄帝扁鹊俞拊方》；特别是成书于秦汉的《黄帝内经》有较多有关儿科和按摩方面的论述，该书较系统地论述了阴阳、藏象、经络、诊法以及病因等学说，建立起中医独特的理论体系，而且有不少关于按摩方面的内容，"按摩"作为学科名称及疗法也开始出现。如《素问·举痛论》中有："寒气客于肠胃之间，膜原之下，血不得散，小络急引故痛，按之则血气散，故按之痛止。"《素问·血气形志》："形数惊恐，经络不通，病生于不仁，治之以按摩醪药。"尤其是出现了与小儿推拿特定穴板门和胃穴有关的鱼际诊法、与面部特定穴有关的面诊及与前臂三关、六腑、天河水穴有关的尺肤诊。由上可知，小儿推拿之雏形于秦汉已形成：讲究手法补泻，长于治儿惊搐，用摩膏（后世称推拿介质）按摩。

二、发展阶段（隋唐～宋金元）

魏晋隋唐时期，按摩疗法已相当盛行。隋代太医院已设按摩科，唐承隋制，太医院仍设按摩科，当时设有按摩博士的职务，由按摩博士教授按摩。这一时期，小儿按摩虽尚未从按摩专业中分出，但一些主要医学著作中已不乏小儿按摩方面的内容。如《诸病源候论》在各病证之后均不列方药，却附以详细的"补养宣导"之法，其中就有与后世小儿推拿复式操作按弦搓摩相似的按摩法："偃卧直两手，捺左右胁，除大便难"；唐代名医孙思邈是我国第一位重视小儿推拿保健的医家，他的著作《千金方》中载有"治少小新生肌肤幼弱，喜为风邪所中，身体壮热，或中大风，手足惊掣。五物甘草生摩膏方……小儿虽无病，早起常以膏摩囟上及手足心，甚辟寒风"，另著《千金翼方》中载有"小儿气盛有病，但下之无损……若已下而余热不尽，当按方作龙胆汤稍稍服之，并摩赤膏"。除膏摩法外，该书还介绍了一种用葱白抽打的推拿疗法，如"儿生不作声者，此由难产，少气故也。可取儿脐带向身却捋之，令气入腹，仍呵之至百度，啼声自发。亦可以葱白徐徐鞭之，即啼。"此法不同于晋代葛洪治同一症的"爪掐"，选用葱白而不用藤棒之类，是因小儿肌肤娇嫩，用抽打而不是拍打，是要加重刺激，以使小儿啼哭，恢复呼吸功能。《千金方·客忤咒》还将小儿推拿与祝由法结合在一起应用："摩家公，摩家母，摩家子儿苦，客忤从我始，扁鹊虽良，不如善唾良。"是咒先用粉为丸，鸡子大，摩儿囟门上及手足心各五遍，又摩心腹脐上下数十次，摩讫，唾而咒，唾讫，弃粉丸于路旁。唐代王焘的《外台秘要》载有"小儿夜啼至明不安寐……亦以摩儿头及脊验"等等。

宋金元时期，是中医儿科学发展史上的重要时期，当时的太医局从中央到地方都设有一定数目的人员教习儿科，儿科专业医生遍及全国，儿科专著大量涌现，中医儿科学作为一门独立的学科从理论体系到临床疾病的防治已趋成熟。特别是北宋儿科名医钱乙，学术造诣精湛，其传世之《小儿药证直诀》将小儿的生理病机特点概括为"脏腑柔弱，易虚易实，易寒易热"；诊断方面创立"面上证""目内证"；等等，堪称中医儿科学之精髓。钱乙的学术思想不仅为后世儿科医家所推崇，而且对整个中医学的发展产生了重大影响。这一时期，按摩疗法虽没有隋唐时期兴盛，太医院也没有按摩科的设置，但作为一门医术仍被广泛使用，如宋代《艺文志》有"按摩要法""按摩法"等记载；宋金元时期的张从正在《儒门事亲》中载有用按摩治小儿腹内痞块和似有祝由色彩的"揉脾"一法治小儿疳积，提出了不药之药及服药畏慎的理论，创多种非药物疗法，认为汗、吐、下三法不拘于药物，特别是将按摩的作用列为中医汗法，对明代周于蕃所辑《小儿推拿秘诀》中创立汗、吐、下三种推拿操作法无疑有启示作用。另外，宋代政府编的大型方书《太平圣惠方》也收载了以膏摩法治疗小儿病证；《苏沈良方》载有河北赵郡的民间老人单纯用推拿手法治小儿脐风；《圣济总录》有推拿手法机理分析："大抵按摩法，每以开达抑遏为义，开达则壅蔽者以之发散，抑遏则慓悍者有所归宿。"可见，小儿推拿在唐宋得到了发展：防治疾病范围扩大，由膏摩转向重视单纯用推拿手法治病，可贵的是开始出现推拿操作与中医治则（如汗法）结合。

三、形成学术体系阶段（明清）

明启唐制，按摩疗法再次受到朝廷的重视，太医院重设按摩科，为医学十三科之一，按摩专业又有了较快的发展。但在兴旺了二百年后，至明隆庆五年（1571），医学机构又改为十一科，按摩科从此被政府取消而流传于民间，这就是按摩科的"隆庆之变"。但由于小儿有病，服药困难，针刺怕痛，用推拿疗法能够疏通经脉，调畅气血，适合小儿需要。然而这期间在小儿推拿方面却有了迅速发展。当时儿科推拿名家辈出，小儿推拿治疗小儿疾病方面也积累了丰富的经验，小儿推拿专著大量涌现（表1），小儿推拿这一独特体系开始形成，以《小儿按摩经》《小儿推拿秘诀》《小儿推拿方脉活婴秘旨全书》三本小儿推拿专著的问世是其标志。

表 1　明代现存的主要小儿推拿文献

首次刻印时间	作者	籍贯	书名
1580 年前	四明陈氏	浙江鄞县人	《小儿按摩经》
1604 年	龚廷贤	江西金溪人	《小儿推拿方脉活婴秘旨全书》
1605 年	周于蕃	湖北蒲圻人	《小儿推拿秘诀》
1573—1583 年间	龚居中	江西金溪人	《幼科百效全书·幼科急救推拿奇法》
1620 年	黄贞甫	游学湖北襄阳	《推拿秘旨》
1626 年	李盛春	湖北江陵人	《医学研悦·卷十·附刻小儿推拿》
1597—1644 年间	曹无极	江苏南通金沙镇人	《万育仙书·按摩目》

考察明代的小儿推拿文献发现：①相术中面诊和手诊学术在明代得到总结和应用，形成独特的小儿推拿穴位理论体系；②作为小儿推拿的雏形——在民间已有千载历史的看惊术，至明代已出现了"秘传看惊掐筋口授手法论"（载于1405年版徐用宣所著《袖珍小儿方》第十卷）这样的系统性文献。③明代弘治（1488～1505）后的正德二年（1507），马郎揭榜进楚王府治愈后来成为明世宗皇帝的朱厚熜初生惊风，并在世宗皇帝在位的嘉靖（1522～1566）年间于宫廷传授小儿推拿术，著有专著《马郎按摩》，奠定了小儿推拿有确切疗效的学术地位。故在官方政府的"隆庆之变"（1571年取消按摩科）之后，随后的万历（1572～1620）年间，许多医家重视小儿按摩著作的搜集、整理，陆续参订，出现"按摩"的变通学科名"推拿"，刊行于世，形成小儿推拿的"万历兴盛"现象。万历年间，有确切文字记载的小儿推拿文献出现了七部：首先是万历元年刊行的、万全所著《广嗣纪要》五卷本的第五卷，篇目有"附秘传经验小儿拿法、小儿十八面图、小儿握拳图"等，内容同万历年间建邑书林余良史刻本《万氏家传小儿推拿全书》（又名《新刻万氏家传小儿全书》，嘉庆年间有忠实堂郭联成重刊本及其抄本）；其次是1574年由太医院吏目庄应琪编著的《补要袖珍小儿方论》卷十所载的"秘传看惊掐筋口授手法论"；三是现存最早、附于1601年刊行的杨继洲所

著《针灸大成》卷十的小儿推拿专著《小儿按摩经》；四是1604年刊行的由太医龚云林所著的《小儿推拿方脉活婴秘旨全书》；五是1605年首刊的周于蕃所著的《小儿推拿秘诀》；六是成书于1576年、刊行于1582年之后由张四维所著的《医门秘旨》卷十一"小儿科"，有"推拿掌法图""六筋治病法""治病脚法""看病之法"等小儿推拿内容；七是明万历刘龙田乔山堂印行、龚居中所著的《幼科百效全书》卷上，卷名题"幼科急救推拿奇法"，专论小儿推拿法。其中《小儿推拿秘诀》在万历年间三次刊刻，成为小儿推拿"万历兴盛"现象的亮点。万历年间，不仅刊刻的小儿推拿文献数量之多是明代任何时期所没有的，而且文献作者的素质之高也是绝无仅有的。七部小儿推拿文献的作者，曾任职宫廷医官的有庄应琪、杨继洲、龚云林、龚居中四人；另外三人中，万全、张四维是世传的地方名医，周于蕃是万历年间三次刊刻的《小儿推拿秘诀》之作者。因此，小儿推拿"万历兴盛"现象概括为：小儿推拿文献数量多，作者素质高。

"推拿"一词，较早载于明代张四维所著的《医门秘旨》和万全所著《幼科发挥》中。但直接以推拿冠名者则首见于小儿推拿著作，如《小儿推拿方脉活婴秘旨全书》、《小儿推拿秘诀》等，《厘正按摩要术》载有："按摩一法，北人常用之……南人专以治小儿，名曰推拿""推拿者即按摩之异名也。"因小儿推拿，以推法为多，且患儿多不能主动合作，施术者需拿持而推之，故改称推拿。由按摩改称推拿，可以说是推拿发展史上一个极为重要的里程碑。

据考证，明代徐用宣《袖珍小儿方论》第10卷中的"秘传看惊掐筋口授手法论"，是我国最早的小儿推拿专篇文献。该篇首论三关、六腑等小儿推拿特定部位的定位、操作和主治，其中手法以推擦为主而称为掐筋，主治为小儿惊风，并附有手足穴位图谱等。虽内容简单，却反映了小儿推拿的雏形。

明代杨继洲《针灸大成》（首刻于1580年，现存最早本刻于1601年）所辑《小儿按摩经》是我国现存最早的小儿推拿专著，由四明陈氏所著。该书在理论上强调小儿疾病首重肝脾，指出："小儿之疾，并无七情所干，不在肝经，则在脾经，多在肝脾两脏。"治疗上推崇推拿疗法，提出"五脏六腑受病源，须凭手法推即愈"，而且要有一定的操作时间，"俱有下数不可乱"，手法多达28种；治疗范围也由小儿惊风扩大到腹泻、痢疾、疟疾、心胸痞痛、伤风咳嗽、哮喘、小便秘涩、肺热便结、火眼、腹疼、腹胀、气促、气吼、头疼、小肠诸病等。《小儿按摩经》的问世，标志着小儿推拿这门专科从理论体系到临床疾病的防治已趋成熟，开始走上独立发展的道路。

继《小儿按摩经》之后，又有两本重要的小儿推拿专著刊行。一是明龚云林所著的《小儿推拿方脉活婴秘旨全书》两卷，对流传于民间的各种推拿疗法广泛收录与整理，内容详尽，具有较高的学术价值及文献价值，被后世誉为"推拿最善之本"。二是稍晚问世的周于蕃纂辑的《小儿推拿秘诀》，对小儿各种推拿手法、诸惊证候以及杂症并推治法均有详细记载，并附有手法捷要歌及多种推拿图谱等。据《中国医学大成》

总目提要介绍曾于 1605、1606、1612、1685 年四次刻印，可见其影响之大、学术水平之高。此外，由明末曹无极所著的《万育仙书》，首次记载了"黄蜂入洞"等 16 幅手法操作图，也促进了小儿推拿的推广与传播。

到了清代，小儿推拿疗法又有了新的发展。小儿推拿专业人员已遍及全国，推拿适用的范围进一步扩大，手法日渐增多，小儿推拿专著也大量涌现。其中有代表性的有《小儿推拿广意》《幼科推拿秘书》《幼科铁镜》《厘正按摩要术》等。《小儿推拿广意》由清熊应雄编辑，全书共分 3 卷，上卷详论手法，对小儿手足 45 个特定推拿穴的主治一一介绍；中卷论证治，共载胎毒、惊风、诸热等 17 种病证的推拿；下卷附方剂 187 首。该书图文并茂，对小儿推拿专业知识的普及，启迪后学，起到了很好的促进作用。骆潜庵的《幼科推拿秘书》五卷，对儿科疾病诊断方法、推拿手法及推拿介质的选用、推拿取穴及推拿病证分类均有详述，并提出"分阴阳"为"诸证之要领，众法之先声"。一切推法，必以分阴阳为"起式"，以掐按肩井、拿食指与无名指伸摇为"总收法"，堪为儿科推拿之精要。夏禹铸的《幼科铁镜》六卷，诊病重视望面色、审苗窍以辨脏腑的寒热虚实，治病重视推拿疗法的临床应用，认为"用推拿就是用药味"，如以"推上三关，代却麻黄、肉桂；退下六腑，替来滑石、羚羊"。书中所录小儿推拿法，均为其家传或临床亲验所得，图穴亦经两代考察，而对临床不效者，如"老汉扳缯""猿猴摘果"等，则予删除，切于临床实用。张振鋆的《厘正按摩要术》四卷，在总结既往按、摩、掐、揉、推、运、搓、摇小儿推拿八种基本手法的基础上，将成人按胸腹法引入小儿推拿，并对十四经穴、小儿推拿特定穴、各种复式操作法以及 24 种小儿常见病症的证治推拿一一介绍，各经络、穴位和操作均附有图解，使读者一目了然。夏英白的《保赤推拿法》，阐释拿、推、掐、搓、摇、捻、扯、揉、运、刮、分、合等 12 种小儿推拿常用手法，言简意赅，并详述开天门、分推太阴太阳、掐天庭至承浆以及揉耳摇头四法，主张小儿推拿皆应以此四法开关窍为起始，继而辨证择法以推之，推毕又以掐肩井而收功，可谓见解独到。此外，书中所述以中指尖推到横门、横门刮到中指尖、掐中指甲、掐大指甲、捻五指背皮、刮手背、揉手背等法也属特色。徐谦光的《推拿三字经》在序言中强调推拿功用可抵汤药，如"分阴阳，为水火两治汤。推三关，为参附汤。退六腑，为清凉散。天河水，为安心丹。运八卦，为调中益气汤。内劳宫，为高丽清心丸……"该书取穴少、推拿次数多，将小儿推拿手法进一步扩充至成人病以及外科疮疡病等的治疗。全书以三字歌诀形式编成，便于初学者诵习，使小儿推拿专业知识进一步得到普及与发展。唐元瑞的《推拿指南》7 卷，集清以前小儿推拿学术成就之大成，参以己见编辑而成。其中记载了 61 种眼科疾病的推拿疗法，是推拿治疗眼科疾病的可贵资料。

四、流派形成和繁荣阶段（中华民国至新中国成立后）

清朝末期，西医传入我国，中医学受到巨大的冲击和摧残，但同时保持和发展中医学的斗争也在不断地进行。在小儿推拿方面，民国时期出现了不少专著，如《推拿易知》《推拿抉微》《增图考释推拿法》《推拿捷径》《幼科推拿术》《幼科推拿法》《保赤推拿秘术》《小儿百病推拿法》《小儿自疗法》《小儿推拿补正》等。多数小儿推拿著作陈陈相因，其中钱祖荫的《小儿推拿补正》除对引误的"十四经穴"加以纠正外，对13种小儿推拿常用手法的操作方法及作用机理进行逐一阐释，博而不杂，简明扼要，这在其他推拿专书中是不多见的。

特别要提的是，民国时期是小儿推拿承上启下、形成流派的关键阶段，因为当时传统中医受到西医的冲击，能生存下来的必然是确有专长、疗效显著的小儿推拿人才，形成了求医者多，且有一帮人相随学艺的流派。以上海为例，1932年的《国医名录》特别推崇的小儿推拿名医是戚子耀（1889—1968）先生："戚子耀先生多才多艺，家传推拿，独得其秘，洵非普通推拿可比。凡小儿急慢惊风，以及伤寒、泄泻、痰喘、痧子重症，经先生推拿，无不着手病除"。戚氏擅长推拿治疗小儿急性肾衰、麻疹并发急性肺炎等儿科急病重症，先后执教于"上海培德儿科推拿专门学校"（1941）和"佛教儿科推拿传习所"（1949），自己编写《推拿学讲义》油印教材，并于1957年任上海市中医学会推拿科学术研究组7人核心组成员，1958年参与发起并筹建黄浦区推拿门诊部，其女弟子朱慧贞（1914—？）曾以推拿术治愈当今小儿推拿泰斗张素芳教授儿时麻疹并发肺炎，1950年的《上海名医志》对朱氏称颂道："行医迄今，十有四载，屡以推拿起死回生，病家惊其神技，或登报表扬，或投函致敬，多如雪片之缤纷，济人众矣"。"行医之旨，端在幼人之幼。遇有贫苦病家，免费施诊，必至病儿痊愈而后放心。其治病也，运用推拿无微不至，非万不得已，不用方剂。盖以幼儿发育未固，投以药石，每易戕贼身心，是诚高明之论"。戚子耀推拿流派的特点归纳为：重视望诊，尤重面色和舌诊；讲究辨证分型或分阶段论治，取穴注意先后施术和主次之分，临床擅用推拿治疗麻疹和急性肾功能衰竭，重视调理督脉；手法讲究补泻之分，推有拇指尖或罗纹面或拇指侧推的区别。如补脾土以手法轻、匀、平为原则，脾土在拇指桡侧赤白肉际间，屈指罗纹面推为补，性温和能补中益气、健脾和胃，味似人参、白术；直指罗纹面推为泻法，性如石膏、灶土。又如三关在前臂桡骨上侧阳池至曲池成一直线，罗纹面推能发汗解表，味辛温，如代麻黄、桂枝；如拇指侧推或拇指尖推，代以升麻、连翘，其义在于辛平辛凉之剂；擅用脾土、三关为戚子耀推拿法的重要特点：脾土、三关常联合使用，盖小儿脏腑娇嫩，内脏精气未足，卫外机能未固，阴阳两气均属不足，故以推三关发汗解表，以除病邪；推脾土以健脾和胃，固后天之本，起到扶正祛邪的作用。

参与筹建黄浦区推拿门诊部的还有小儿推拿名医单养和（1890—1971），1915年悬壶沪上，国医大师颜德馨就读上海中国医学院的实习期间，随单养和抄方。单养和长女单吉平（1916—2004）继承家传，随父开业，后任上海第二医科大学附属瑞金医院推拿科副主任医师。单吉平再传弟子有郑兰凤、张文隆等。单氏小儿推拿法的流派特点归纳为：精于望诊，尤其重视面、舌的望诊；治疗上讲究辨证分型加减论治，重视调理脾胃，长于推拿治疗小儿腹泻、肌性斜颈、夜啼等；强调平时练习手法，以达快而准确，轻巧合度，得心应手，推脾经必须匀速。手法宜轻宜活，以不擦红皮肤为佳。必须经常锻炼指力，熟练手法，使大拇指动转灵活，达到"推豆腐不碎"的轻灵程度。推拿速度宜快，一般在 15～20 分钟内即应完成每个穴位 200～300 次，这样既利于小儿接受治疗，也由于速度之快，可加强对经络的刺激，促使经脉流畅、气血调和，从而达到提高疗效的目的。单养和总结出小儿推拿十法，包括推、拿、按、摩、揉、摇、运、掐、分、搓。单吉平结合一指禅推法，又增加了捏、旋、转、拨法，介质选用麻油拌姜粉，麻油可润滑、保护肌肤，有利手法施行；姜粉可加强渗透，发散外邪。

　　另外要提的是，1926 年刊印的《唐公新著绘图推拿指南卫生正宗》，又名《推拿卫生正宗》，作者是唐系祥（1848—1934），河南南阳镇平人。唐氏"选集《推拿广意》《推拿精义》《推拿秘旨》《推拿活婴》《推拿活法》《小儿精意》《幼科铁镜》《存存汇集》《幼幼集成》《针灸便览》十卷中之精微与自得之治法，又辨明手法之定则，详注图穴之部位，编为论歌"，于光绪己亥（1899）年编订成《推拿指南》，1910 年加入附编一卷，"将施成人之法，注附于指南之后"。1926 年，唐系祥在其所著《推拿指南》的基础上修订改版成《推拿卫生正宗》，全书共分八册，书中加入了卫生十则，"又命孙绘手法图象及问答并效案"。《推拿卫生正宗》的学术特色有二：一是提出"推拿不在手次多少，只在手法轻重之间"，并独创一些病证的推拿治疗，如书中李荣宾作序曰："疳、痨、气膨、膈噎、水肿、痞块、疟疾、疮疡、眼疾各症，手法只用三两个甚至五六个，推法亦只三五百数，未有推之上千者，对症推掐，随手而应"；二是详尽记载小儿推拿术扩充用于成人，且附有效案。正如书中唐系祥自序曰："无论男妇、老少，诸症俱以手法施治，手到病除，效验立见"。唐系祥积累三世的医疗经验，编著此活婴保赤之书，复以此术再传子孙三代和二十多个弟子，前后七代婴幼得病，俱用推拿祛病。唐系祥小儿推拿法在当时可谓也具流派特征——有学术特色、著作和传承三代以上的人才链：唐系祥祖→唐系祥父→唐系祥→唐系祥子唐邦彦、唐系祥孙唐文源和众弟子（南阳樊子桂、李荣宾、张关西等及邓县张光辉、张玉贵、李修平等）。

　　新中国成立后，在党的中医政策支持下，中医事业包括小儿推拿，得到了迅速的发展。自 50 年代起，全国各地相继建立了中医院校，发展了推拿教育。与此同时，编写出版了各种推拿学教材；整理和出版了大批小儿推拿著作；在全国许多中医院开设了小儿推拿科；推拿治疗范围不断扩大；对小儿推拿机理、手法、取穴的研究不断深入；对外交流也日趋活跃，等等。所有这些，均极大地促进了小儿推拿事业的蓬勃发展，并出现了有鲜明流派特色的小儿推拿著作（见表 2）。目前国内发展比较充分，影响较大的小儿推拿流派有山东地区的三字经推拿流派、孙重三推拿流派及张汉臣推拿流派，近年又出现了青岛张寄岗小儿推拿流派（俗称盲校派）。另有北京地区的冯氏小儿捏脊流派和湘西的刘开运小儿推拿流派。上海尚存民国时期兴盛的单氏小儿推拿流派和戚子耀推拿流派，现代又出现海派小儿推拿法。可喜的是，高等中医院校现已有专门的教材《小儿推拿学》，且医疗机构和民间的小儿推拿习业者众多，并有许多的学术交流活动。

表2　有流派特色的重要小儿推拿著作

首次刊印时间	作者	流派	书名
1981年	王蕴华	三字经派	《李德修小儿推拿技法》
1992年	赵鉴秋	三字经派	《幼科推拿三字经派求真》
1962年	张汉臣	张汉臣派	《小儿推拿学概要》
1974年	张汉臣	张汉臣派	《实用小儿推拿》
2015年	田常英	张汉臣派	《小儿推拿实用技法》
1959年	孙重三和陆永昌	孙重三派	《儿科推拿疗法简编》
2014年	张素芳	孙重三派	《孙重三小儿推拿》
1975年	刘开运	湘西派	《小儿推拿疗法》
1985年	佘继林	冯氏捏脊派	《冯氏捏积疗法》

第二节　小儿推拿的学术争鸣

小儿推拿体系的形成，起始于明代。随着小儿推拿学术的发展，对其认识及体会也就产生了分歧，这种分歧不仅导致了学术争鸣，而且推动了小儿推拿整个学术体系的深入发展。有关小儿推拿的学术争鸣主要表现在以下几个方面：

一、关于小儿推拿手法的认识

自明·徐用宣提出"掐筋"单一手法及"龙入虎口""苍龙摆尾"等复式手法后，历代医家多有演绎，手法也渐趋增多。如《小儿按摩经》载单一手法8种、复式手法28种；《幼科推拿秘书》载单一手法42种、复式手法13种；《保赤推拿法》载单一手法12种、复式手法86种。对此，不少医家如夏禹铸、龚廷贤、周于蕃、钱祖荫等提出异议，认为手法过繁，不便掌握，对临床不效者应予删除。张振鋆还从临床实际出发，对以往手法进行梳理，删其重复，正其错误，补其阙漏，将小儿推拿单一手法归纳为按、摩、掐、揉、推、运、搓、摇8种，复式手法归纳为凤凰展翅、二龙戏珠、打马过天河、黄蜂入洞、飞经走气、苍龙摆尾、赤凤摇头、水中捞月、按弦搓摩、猿猴摘果、天门入虎口、运水入土、运土入水13种，切合临床实用。

复式手法是将多穴位、多种手法联合运用的手法，因其疗效较单一手法和穴位更为显著，所以备受儿科推拿医家的重视。但自明代创立至今，由于历代医家对其理解、师承不同，所以，对该法的操作大相径庭，存在"同名异法"的现象：有的差别不大，如运土入水，一法运至小指根，另一法运至小指尖；有的却大相径庭，如猿猴摘果，一法在手背操作，另一法则牵拉双耳；有的还有 2～3 种方法；有的却高达 6～7 种之多，如黄蜂入洞："屈儿小指，揉儿劳宫"（《小儿按摩经》）"一掐心经，二掐劳宫。先开三关；后做此法。将左右二大指先分阴阳，二大指并向前，众小指随后，一撮，一上，发汗可用。"（《小儿推拿方脉活婴秘旨全书》）即《小儿按摩经》的黄蜂出洞法："风门穴拿之即黄蜂入洞是也。"（《小儿推拿秘诀》）"黄蜂穴在中指根两边，将大指根掐而揉之。"（《万育仙书》）"以儿左手掌向上，医用两手中名小三指托住，将二大指在三关六腑之中，左食指靠腑，右食指靠关，中掐旁揉，自总经起循环转动至曲池边，横空三指，自下而复上、三四转为妙。"（《小儿推拿广意》）"婴儿脏腑有寒风，试问医人何处攻，揉动外劳宫将指屈，此曰黄蜂入洞中。"（《幼科铁镜》）"洞在小儿两鼻孔，我食指二指头，一对黄蜂也。其法屈我大指、伸我食将二指，入小儿两鼻孔揉之，如黄蜂入洞中。"（《幼科推拿秘书》）此外，对补泻手法认识自古也有争议：有以手法操作方向规定补泻的，即顺时针旋推、向心推为补，反之为泻，如《小儿按摩经》、《幼科铁镜》、《幼科推拿秘书》等；有以手法操作时的轻重缓急来定补泻的，即轻缓为补，反之为泻，如《厘正按摩要术》等；当代以上海、湖南等地为代表的医家，则采用"旋推为补，向指根方向直推为清"的补泻方法；而以山东为代表的医家，却主张"向心推为补，离心推为泻，来回推为清（平补平泻）"的补泻方法。

五经穴居小儿五指末节螺纹面，自拇指至小指依次为脾、肝、心、肺、肾经。关于五经穴的补泻推法，古今医家也持两种截然相反的观点：一是向指根推为补，向指尖推为泻（清），如《幼科铁镜》、《推拿三字经》、《小儿推拿学概要》等；二是向指尖推为补，向指根推为泻，如《小儿推拿广意》、《推拿功法与治病》、《推拿问答》等。鉴于此，以李德修为代表的"三字经派"根据小儿生理病机特点和五行生克理论，提出了折中的推拿方案，如心为君主之官，心经有火不宜直接清心经，以清天河水代之；肾涵先天真水亦不宜清，如欲清肾火，以清小肠代清肾经；肝为将军之官，宜平不宜补，补肝经用补肾经代之，如肝火太旺，应健脾和胃。但当代小儿推拿名家金义成则持实在而慎重的态度："究竟手法的方向……怎样才为补，怎样才为泻，尚有待科学地分析和研究……并不能因此就不讲究手法的方向……对于手法补泻实质问题的研究也当积极进行。"

此外，对于手法的运用，也并非是一成不变的，而是随着人们认识的不断深入而逐渐完善的。如"二龙戏珠"一法，《小儿按摩经》最早记载："二龙戏珠，以两手摄儿两耳轮戏之。"而《万育仙书》则认为："二龙戏珠，温和法，医用两手摄儿两耳轮戏之，又用两手指在儿两鼻孔揉之。"可以看出，《万育仙书》是在《小儿按摩经》基础上添加了"用两手指在儿两鼻孔揉之。"因鼻为肺窍，揉鼻部可以温肺散寒，故可加强该法之温和功效。再如"按弦搓摩"一法，《小儿按摩经》载："先运八卦，后用指搓患者手，关上一搓，关中一搓，关下一搓，拿患者手，轻轻慢慢而摇，化痰可用。"而《幼科推拿秘诀》却认为"以我两手对小儿两胁上搓摩至肚角，积痰积气自然运化。"前者以手上操作为主，针对痰气产生的相关脏腑肺肝脾进行治疗，是为远治之法；而后者为了化痰、顺气，提高其对咳嗽、痰积、哮喘等症的临床疗效，直接在与肝相关的胁肋、脾胃所居的脘腹及肚角以及肺之所居胸廓操作，则系近治之法。用现代眼光审视，这种由远治到近治，由手上操作到胸腹、胁肋操作，不能不说是手法的进步与发展。再如"黄蜂入洞"一法，《小儿按摩经》载："屈儿小指，揉儿劳宫，去风寒也。"《幼科推拿秘书》称："洞在小儿两鼻孔，我食将二指头，一对黄蜂也……入小儿两鼻孔揉之，如黄蜂入洞之状。"而《小儿推拿辑要》则谓："先用葱姜汤，擦鼻两旁十数次……再入小儿两鼻孔揉之，如黄蜂人入洞之状。"可以看出，《小儿按摩经》是在儿手上操作，而劳宫为八卦之所居，五脏之所过，揉之可以平衡阴阳以疗风寒邪气所侵；《幼科推拿秘书》将"洞"定格于鼻窍，直接在鼻孔处"揉之"，较前已进了一步；而《小儿推拿辑要》则先用葱姜汤擦鼻两旁十数次，然后再于两鼻孔揉之，其效果是不言而喻的。

二、关于小儿推拿特定穴位的认识

小儿推拿穴位包括传统"经络学说"中的十四经穴、经外奇穴和小儿推拿特定穴位等。小儿推拿特定穴是历代医家在长期医疗实践中总结出的适合小儿特点的一组穴位，它们不像十四经穴那样有线路相连成经络系统，而且大多数分布在头面和四肢（特别是双手），具有点、线（如前臂的"三关""六腑"）和面（如手指指面部的"脾""肝""心""肺""肾"等）的特点。自徐用宣《袖珍小儿方论》提出"大敦""中廉""涌泉""仆参穴""承山穴"等小儿推拿特定穴后，历代医家多有阐发。如《小儿按摩经》将小儿推拿特定穴概括为"穴法不详注，针卷考之甚详"，并补充至50余个；《小儿推拿方脉活婴秘旨全书》载57个；《小儿推拿仙术》载63个；《小儿推拿广意》载72个。由于穴位趋繁，导致"一穴多位"以及定位模糊等现象的发生。"一穴多位"如大肠穴，《万育仙书》载："大肠穴，在食指根节"；《幼科推拿秘书》："大肠穴在食指外边"；《厘正按摩要术》："掐大肠侧，大肠侧在食指二节侧"；《小儿推拿广意》："食指端肝，三节大肠"；《推拿三字经》："大肠真穴在食指外侧上节"；《推拿指南》："大肠穴，在食指正面第二节"等。定位模糊如"阴阳二穴"的定位，《小儿按摩经》认为"于手背上四指节从中往两下分之"；《小儿推拿方脉活婴秘旨全书》则认为："横纹两傍，乃阴阳二穴"等。再如"猿猴摘果"一法对"果"的理解：《小儿按摩经》认为"果"为"螺蛳骨上皮"；《秘传推拿妙诀》认为"果"即两手腕横纹处；《小儿推拿广意》则将"果"定格于"小儿双手及前臂"等。对此，不少医家结合自己的心得对以往特定穴进行了梳理，如夏禹铸在《幼科铁镜》"掌面水底捞月中引水上天河图"注文中指出："大指面属脾，画家画手掌，不把大指画正面，乃画家之正法。前人只得以脾土字，写在侧边，后人误认，以讹传讹，遂以大指之侧边为脾。"并认为"推三关、退六腑、运八卦，男女均在左手"；张振鋆《厘正按摩要术》除对小儿手上的特定穴位加以归纳整理，将以脏腑命名的穴位均列于手五指掌面的一、二、三节外，更认为"欲求穴道，非图不明"，故特列《铜人》十四图于前，其后附有正身图、覆身图、阳掌阴掌图、足部图以注明，为后世取穴提供了范例。

第三节　近代小儿推拿流派

所谓"推拿流派"是指世袭相传，有其自身特色和风格的关于推拿操作与运用的群体。近代国内发展比较完善、影响较大的小儿推拿流派，有山东地区的推拿三字经流派、孙重三推拿流派及张汉臣推拿流派；北京地区的小儿捏脊流派；上海地区的海派和湖南地区的刘开运小儿推拿流派等。

一、推拿三字经流派

该派以山东青岛市中医院已故名老中医李德修（1893—1972）为代表。李氏曾随师学医八年，后在当地行医，誉满胶东。李氏在继承徐氏推拿学术思想的基础上，又有所发展，其弟子王蕴华著有《李德修小儿推拿技法》一书。三字经派学宗五行生克理论、脏腑辨证理论、治病求本理论，尤重"体禀纯阳"理论，以清法见长。术以推、揉、拿、捣、分合、运 6 种基本手法为主，复式操作仅天门入虎口、虎口入天门、运水入土、运土入水、黄蜂入洞五种，创特色操作两穴联推法，如平肝清肺；取穴少而精，善用独穴，常用穴 42 个（头面部 8 个，上肢 34 个），特殊穴位有洗皂、列缺、胃穴；临床以几个主穴的推拿操作配伍作为治病的基础方，如治外感病、肺系病用清肺平肝，清天河；治脾胃病用运八卦，清胃，清天河。取穴 3-5 个，以善用"小方"为特色，善治麻疹和惊风。该派创始人徐谦光重视印堂望诊，宗师李德修又结合望形态诊病。治疗上据虚实定清补、辨阴阳定清补、据五行生克定清补，主张辨证以祛邪为先，因小儿为纯阳之体，故治儿实证用清，虚中夹实也用清，小儿纯虚证少见。据五行生克指导选穴配伍，据小儿脾常不足、肺脏娇嫩、肝常有余等特点和木能克土、木火刑金之理，临床取穴常首选平肝。

二、孙重三推拿流派

该派以已故名老中医孙重三（1902—1978）为代表。孙氏自幼聪慧，20 岁时拜老中医林椒圃为师，专修小儿推拿，深得其真传。后在山东中医药大学附属医院推拿科工作多年，著有《儿科推拿疗法简编》《通俗推拿手册》等书。该派学术上重视"天人合一"的整体观念，诊病强调闻诊和望诊，治病手穴、体穴并用，如治疗小儿呼吸道疾病常用"四大手法"（开天门、推坎宫、运太阳、运耳后高骨）及二扇门、肩井、风池、肺俞、运内八卦、膻中、按弦走搓摩等；治疗消化道疾病多取推脾土、分腹阴阳、运内八卦、侧推大肠（即清大肠）、推上三关、天门入虎口、推天柱骨、足三里、摩腹、拿肚角、揉脐及龟尾、推七节骨等。且手法轻巧、柔和、渗透，常以按、摩、掐、揉、推、运等为主，搓、摇多做辅助，用穴达70余个。并长于应用"林氏十三大手法"——摇斗肘、打马过天河、黄蜂入洞、水底捞月、飞经走气、按弦搓摩、二龙戏珠、苍龙摆尾、猿猴摘果、擦脐及龟尾并擦七节骨、赤凤点头、凤凰展翅、按肩井，临床特色操作有分推胸八道、推箕门、揉运膀胱、推上肋骨弓和拿肚角。临证施术时讲究聚精会神，并数其术数，并创了一些行之有效的临床操作法，如用"四大手法"经过巧妙配伍，以治头面诸疾和外感症，推天柱骨治呕吐，摩脐治胃肠病，推胸八道治呼吸系统疾病，推箕门以利尿。每病处方以分手阴阳、运八卦开首，以调理脏腑阴阳为治则，善用"大方"治病，以治消化道疾病为长。

三、张汉臣推拿流派

该派以山东青岛医学院附属医院已故名老中医张汉臣（1910—1978）为代表。张氏15岁拜民间艾老太为师，学习小儿推拿而步入医坛，并挂牌行医。著有《实用小儿推拿》一书。张汉臣学派宗五行生克理论、脏腑辨证理论、治病求本理论，尤重"稚阴稚阳"理论，祛邪不忘补虚扶正，尤重视滋阴益阳和调理脾胃，临床善治虚寒病证。术以推、揉、拿、按、分、合、运、掐、点、捏挤10法为基本手法，复式操作仅运水入土、运土入水、黄蜂入洞三种，捏挤法和揉乙窝风为特色操作。临床长于融方向补泻、徐疾补泻和轻重补泻于一体，取穴以上肢为主，善用逆运内八卦，常用穴57个（头面部7个，上肢部38个，躯干与下肢部12个），独创肾纹、肾顶、新建、新设四穴。该派推拿最突出的特点是重视面部望诊，创滞色论和独特的望鼻法。滞色论认为，有滞色就诊断感冒，滞色分新陈两种，新滞色浅，即病邪入体内1～2天，为邪在表，症轻，易解；陈滞色黯晦，为邪入3天以上，邪在半表半里，较新滞色深。新、陈滞的治疗选穴方法不同，新滞色即直接解表（揉小天心、揉乙窝风）；陈滞色先滋阴清热再解表（补肾、清板门、揉小天心、揉乙窝风、分阴阳、清天河水）。在治疗中以面色及五位变化决定治疗方案，如面青者先补肾（青主肝，滋肾养肝法），面黄的先取脾，面带滞色的先解表等；其望鼻法主要用于诊断脾胃疾病。临证倡小儿推拿治疗八法——汗、吐、下、和、温、清、消、补，处方重视病情的标本缓急，作出先治标、先治本或标本兼治，喜用术对（两个推拿操作的配伍）或术组（两个以上推拿操作的配伍）作为处方的基本单元，方虽大而不杂，治理分明，治病谱广，尤其善治发热。此外，张氏还重视推拿机理的研究，较早开展了补脾土和逆运内八卦手法的实验研究，并证明补脾土手法能使胃酸度明显增加，对胃蠕动以及对蛋白质的消化也有明显的促进作用；逆运内八卦能双向调节胃的运动。

四、小儿捏脊流派

该派以北京地区已故名老中医冯泉福（1902—1989）为代表。捏脊，又名"捏积"，因长于治疗儿科积聚一类疾病而得名。冯泉福为冯氏捏积术的第四代传人，冯氏医家有"捏脊冯"之美称。冯奎福弟子李志明总结了冯奎福的学术思想，于 1963 年著《小儿捏脊》（人民卫生出版社出版）；冯泉福的助理佘继林在冯泉福和宋祚民（中华中医学会北京分会儿科委员会副主任）的支持下，于 1985 年著《冯氏捏积疗法》（知识出版社出版）。《小儿捏脊》和《冯氏捏积疗法》是北京冯氏捏脊派的代表作和临床指导性文献。北京冯氏捏脊法的流派特点归纳为：

1. 倡捏脊补泻与禁忌说

捏脊手法通过捏拿患儿背部皮肉而达到治疗目的，具体手法分补、泻、平补平泻三种。捏的皮肤薄，指力轻，速度慢，次数少，遍数由少增多为补，反之为泻。顺督脉经气而行，由下向上提捏为补，反之为泻。由下向上，再由上向下，反复数次为平补平泻。患儿体质虚弱，用力宜轻柔，推捏次数可多几次，操作后不得立即用手掌摩揉背部。患儿有心脏病、皮肤浮肿、某些急性热性病及出血性疾病，不宜捏脊，治疗过程中禁食芸豆、醋，三年内忌食螃蟹，平日少食不易消化的食物。

2. 倡四积五疳说

捏脊，因其长于治疗儿科积聚一类疾病，又称为"捏积"，故北京冯氏捏脊法流派对小儿积证有其独到见解，将积证分为乳积、食积、痞积和疳积 4 型，疳积进一步划分成脾疳、疳肿胀、疳嗽、眼疳和牙疳五种。并指出捏脊疗法旨在通过捏拿患者督脉（因十二经脉隶属督脉），达到经络的良性感传，加之刺激膀胱经上有关的俞穴，恢复受损之脏腑，疏通阻滞之气血，从而使停滞之食物得以运行消化。

3. 重视督脉肾俞思想

北京冯氏捏脊法是推的过程中进行捏拿，然后按肾俞：令儿伏卧平正，术者两手半握拳，二食指抵于脊背之上，拳眼与手垂直，自尾间骨端的长强穴，沿督脉向上提捏至大椎，连续六次，然后以拇指按摩两侧肾俞穴三四下即可，六天一个疗程，每天一次，间隔一个月做第二疗程。推捏拿手法必须协调，注意力度与次数。捏脊时两手指头切不可离开督脉，也不可中断脱离皮肤，因手法除刺激督脉外，还涉及足太阳膀胱经诸脏腑俞穴。督脉总督一身之阳，肾纳元阴元阳，督脉畅，阴阳调，则脏腑安。正如《素问·生气通天论》曰："阳气者若天与日，失其所则折寿而不彰"。说明人体以阳气为主，故捏脊时重视督脉肾俞思想。

五、海派儿科推拿

该派以上海地区小儿推拿名家金义成为代表。金氏学验俱丰，以儿科推拿见长。著有《小儿推拿》《海派儿科推拿图谱》《海派儿科推拿》等书。该派学术特色为对古今推拿医家经验兼收并蓄，着重创新。在理论上，基于小儿特定穴位有点、线、面之特点，且穴位和部位同用，提出"穴部"的观点，并认为"穴部"主要适用于 6 岁以下的小儿，而且年龄越小，使用效果越明显，而对于 6 周岁以上的儿童，其取穴和手法则类似成人；在治法上，根据"通则不痛、不通则痛"原理，提出用"通"法治疗疼痛性疾病，认为推拿能使"寒热咸和"，具有"开达抑遏"、"疏通气血"、"开关利气"之功用。故临证首重病症异常反应点的寻找，以痛为输，通过在痛点的治疗，达到祛除病痛的目的。其常用手法除沿袭按、摩、掐、揉、推、运、搓、摇等传统八法外，还融入了上海地区的一指禅推拿、滚法推拿、内功推拿等特色手法，并称之为"推拿十六法"。该流派最大的特点是重视一指禅推拿手法训练，因一指禅推法的摆动技法特征，令手法柔和轻快，不易导致小儿哭闹；施术者掌握一指禅推拿的腕端平技术，使手法轻便灵活，不易疲劳。

六、刘开运推拿流派

该派以湖南地区的推拿名家刘开运（1918—2003）为代表。刘氏出身中医世家，苗汉后裔，御医后代，家族业医已三四百年，祖传中医、草医、推拿三套绝技，融汉、苗医药于一炉，独树一帜，尤擅长儿科推拿。主编《中华医学百科全书·小儿推拿学》一书。该流派擅用五行学说的生克制化之理指导临床，提出补母、泻子、抑强、扶弱等治法，习用推五经治疗疾病，主张"取穴之本，勿忘五经"，五经定位于五指螺纹面，顺时针方向旋推为补，由螺纹面直推到指根为清。在手法上以推揉为主，拿按为次，兼以摩、运、搓、摇、掐、捏，称为"刘氏小儿推拿十法"。临证常将揉法与掐、按相结合，形成复合手法，或揉中加按，或揉按并施，或掐后加按，认为肺俞、膻中、乳根、乳房、中脘、足三里、涌泉等穴部用揉按或揉中加按法，可取止咳、平喘、止呕、止泻、止痢之效；而百会、人中、承浆、四横纹、一窝风等穴部用掐后加揉法，则偏重于止痉、止痛、醒神；龟尾、神阙等穴部单施揉法，即可用于消化系统疾病的治疗。另外，重视开关窍和精巧配穴：主张"推治始终，勿忘开关"，将开关窍列为推拿常规，推治之始取开天门、推坎宫、直推太阳、揉按总筋和分阴阳依次操作，称开窍；推治之终取拿按肩井作关窍，喻开窍为欲进房间先开门，喻关窍为出门后上锁。如经络不畅、关窍不通，内外不相联系，施至体表穴位之手法，则难起到调整内脏功能之作用。另主张"配穴之要，勿忘精巧"。即配穴宜少而精，经深思熟虑后据病情取穴，这也是辨证论治的需要。如揉摩肚脐配捏脊、推七节骨、揉龟尾治下消化道疾病；揉膻中、肺俞治疗咳喘；天河水配涌泉退虚热等，充分体现了精而巧的思想。

总之，由于历代小儿推拿医家对《小儿按摩经》的认识理解不同，对小儿推拿包括穴位、手法等所持观点也迥然有别，乃至形成了小儿推拿的不同流派。延续至今，不仅进一步丰富了小儿推拿学的学术内容，而且极大地促进和推动了小儿推拿学科发展。

（袁洪仁　李燕宁）

参考文献

1. 夏治平. 中国推拿全书［M］. 上海：上海中医药大学出版社，2000

2. 王云凯. 中华推拿大成［M］. 石家庄：河北科学技术出版社，1995

3. 廖品东. 小儿推拿［M］. 北京：科学技术文献出版社，2001

4. 金义成. 小儿推拿［M］. 上海：上海科学技术文献出版社，1981

5. 金义成. 小儿推拿学［M］. 上海：上海中医学院出版社，1994

6. 周信文. 推拿手法学［M］. 上海：上海中医药大学出版社，1996

7. 四明陈氏. 小儿按摩经. 针灸大成［M］. 北京：人民卫生出版社，1980

8. 曹无极辑. 万育仙书［M］. 北京：中医古籍出版社，1986

9. 龚廷贤. 小儿推拿全书［M］江静波，校. 南京：江苏人民出版社，1959

10. 周于蕃. 小儿推拿秘诀［M］. 上海：上海科学技术出版社，1985

11. 熊应雄. 小儿推拿广意［M］. 北京：人民卫生出版社，1956

12. 骆潜庵. 幼科推拿秘书［M］. 北京：人民卫生出版社，1956

13. 夏禹铸. 幼科铁镜［M］. 上海：上海科学技术出版社，1965

14. 夏云集. 保赤推拿［M］. 北京：人民卫生出版社，1990

15. 张振鋆. 厘正按摩要术［M］. 北京：学苑出版社，2001

16. 金义成. 海派儿科推拿图谱［M］. 上海：上海中医药大学出版社，2003

17. 林晓洁. 小儿推拿的起源及发展［J］. 按摩与导引，1994（3）：34

18. 康轶鑫. 对小儿推拿穴位的认识［J］. 中国中医药，2005（5）：36

19. 查炜. 论推拿补泻［J］. 按摩与导引，1999（1）：1

20. 查炜，顾一煌. 论推拿补泻的影响因素［J］. 南京中医药大学学报，1999（3）：166

21. 袁洪仁. 论直推小儿五经穴的方向补泻法［J］. 中医药学刊，1995（6）：34

22. 傅维康. 现存最早命名"推拿"专书——《小儿推拿秘旨》刊行四百周年［J］. 上海中医药杂志，2004（6）：43

23. 廖军. 小儿推拿复式操作"同名异法"源流考［J］. 中华推拿疗法杂志，2003（3）：18-20

24. 张贵娟，葛湄菲. 重视纯阳，以清见长——推拿三字经流派的取穴特点［J］. 按摩与导引，2004（5）：46

25. 殷明，孟宪军. 齐鲁小儿推拿流派特色浅析［J］. 中医药学刊，2004（7）：1192

26. 吴栋. 忆捏积专家冯泉福［J］. 北京中医杂志，1992（2）：9

27. 冯泉福. 话说捏积［J］. 北京中医杂志，1985（6）：54

28. 赵卫，彭进. 刘开运教授推拿学术经验简介［J］. 按摩与导引，2004（7）：4

29. 邵湘宁. 刘氏小儿推拿十法简介［J］. 按摩与导引，1989（2）：33

30. 袁洪仁. 小儿推拿临证指南［M］. 青岛：青岛出版社，2014

第十二章 小儿脾胃学说的源流与学术争鸣

第一节 经典的论述

一、小儿脾胃学说的理论基础

春秋时期,《黄帝内经》最早在理论上阐明了脾胃学说,奠定了小儿脾胃学说的理论基础。

关于脾胃的基本生理,《黄帝内经》指出,脾胃主受纳、运化、升清、生化、统摄。"脾胃者,仓廪之官。"(《素问·灵兰秘典论》)指其受纳,"脾、胃、大肠、小肠、三焦、膀胱者,仓廪之本,营之居也,名曰器,能化糟粕,转味而出入者也"。(《素问·六节藏象论》)指其传输,"饮食入于胃,游溢精气,上输于脾,脾气散精,上归于肺,通调水道,下输膀胱。"(《素问·经脉别论》)"脾为胃行其津液者也"(《素问·厥论》),指其运化、升清。

关于脾胃与五脏肢体的关系,《黄帝内经》指出,脾胃为后天之本,脾关乎心在其生血统血,关乎肺在其宗气和津液,关乎肝在其运化疏泄,关乎肾在先天与后天的关系。"脾主身之肌肉"(《素问·痿论》),"脾气通于口"(《灵枢·脉度》)、"脾之合肉也,其荣在唇"(《素问·五脏生成》)、"脾为涎"(《素问·宣明五气》)、"大肠小肠皆属于胃"(《灵枢·本输》)。肾者胃之关也,关门不利,故聚水而从其类也(《素问·宣明五气》)。关于脾胃与经络的关系:"六经为川,肠胃为海,九窍为水注之气"(《素问·水热穴论》)。

关于脾胃与发病,《黄帝内经》指出,"百病皆由脾胃衰而生也"。

关于脾胃的致病因素,《黄帝内经》归纳了六淫、七情、饮食劳倦及内伤四方面。"饮食劳倦即伤脾"(《素问·本病论》),"脾苦湿"(《素问·脏气法时论》),"人迎者胃脉也,逆而盛,则热聚于胃口不行,故胃脘为痈也"(《素问·病能论》)。"脾愁忧不解则伤意"(《灵枢·本神》)。

关于脾胃的病机,《黄帝内经》指出,脾喜燥恶湿、忌木与火,胃喜湿恶燥。"脾病者,身重、善饥、肉痿、足不收、行善瘛、脚下痛、虚则腹满、肠鸣、飧泄、食不化"(《素问·脏气法时论》),"诸湿肿满,皆属于脾"(《素问·至真要大论》),"足阳明之脉病,恶木与火"(《素问·阳明脉解篇》)。

关于脾胃的治则治法,《黄帝内经》指出,"治痿独取阳明"(《素问·痿论》),"脾苦湿，急食苦以燥之"（《素问·脏气法时论》），"脾欲缓，急食甘以缓之，苦泻之、甘补之"（《素问·脏气法时论》）。

二、小儿脾胃学说的临床基础

东汉张仲景著《伤寒论》《金匮要略》在临床上发展了《黄帝内经》的脾胃学说，奠定了小儿脾胃学说的临床基础。

《伤寒论》对脾胃学说的贡献在于：将《黄帝内经》的脾胃理论运用于临床；把脾胃置于六经来研究；详细地归纳了各种脾胃病证的临床证候；在证候、舌候、脉候上阐明脾胃的病因病机；制订了脾胃病的治则治法；创制了许多著名的脾胃病方剂。

脾胃病在《伤寒论》中归类于太阴、阳明二经证，亦见于其他经变证。

阳明病以"胃家实"为提纲，关于胃之虚实，《素问·五脏别论》有写而不藏、实而不能满也之说。若邪实壅积，则"胃家实"，由此而生出热、渴、烦、呕、呃、痞、秘、结症，治以下为主：

胃主受纳，实邪积滞脾胃，出现腹满燥实症，用下法，创承气汤类方。

脾胃主气机升降，邪阻中焦，出现痞闷之症，用消法、和法，创泻心汤类方。

胃喜湿恶燥，热蒸阳明胃，出现大烦大渴之症，用清法，创白虎汤。

少阳邪热迫胃致呕，用和法，创小柴胡汤。（《金匮要略》）

胃肠实热，下利脓血者，凉血止痢，创白头翁汤。（《金匮要略》）

太阴病以脾虚寒为本，因脾虚运化失司而致消化、水液代谢障碍，可产生水肿、呕吐、腹痛、腹胀、下利等症，用温法为主：

脾喜燥恶湿，脾阳虚水湿不化，出现水气上冲症，用温法，创苓桂术甘汤。

脾阳虚，土虚木旺，脾虚气血不足，出现腹中急症、心悸而烦症，用温法，补法，创小建中汤。

脾胃虚寒、水湿内停而至腹满切痛而呕吐，用温法，创附子粳米汤。

寒实内结而便秘发热，用温下，创大黄附子汤。（《金匮要略》）

胃阳虚致置反呕吐，用温法，创吴茱萸汤。（《金匮要略》）

《伤寒论》《金匮要略》虽然不是儿科专著，但是包含了小儿这个年龄阶段，其中的脾胃理论对后世儿科产生了巨大的影响。

东汉另一医学大家华佗，著《华氏中藏经》，创脏腑、八纲辨证雏形，使脾胃理论得以在五脏、八纲辨证的框架上发展，对后世如宋代儿科大家钱乙的学术思想产生了很大影响。

第二节　唐以前的小儿脾胃观

一、疳痢证治

中古至五代，托巫方氏著《颅囟经》，详论小儿疳痢证治。

《颅囟经》成书可能早于《黄帝内经》，是最早的儿科专著。《颅囟经》对钱乙影响很大，"乙在宣和年间，以巫方氏《颅囟经》治小儿，甚著于时"（《四库全书总目提要》）。

《颅囟经》对小儿疳痢证的病因、症状、诊断、治法、方药、甚至服药方法都有较详细的论述。指出"胃气虚""逆气"是其直接病因。观《颅囟经》通篇，疳与痢（利）一同论述，可能是二证在病因上相互同源，症状上相互错杂，故痢又可以认为是导致疳证形成的重要因素，疳应是痢的最后阶段。

《颅囟经》已观察到初生儿一月内即可患痢疾，称乳痢，其症"如胶如血"，指出如胶者是寒气伤胃，如血者是滞热也。指出小儿痢的几种严重症状，如泔靛者，如鹅鸭血者，脾已烂，难治。

《颅囟经》详述疳证15种症状，分为肚疳（眼睛揉痒）、骨疳（齿焦）、筋疳（皮干肉裂）、腑疳（肉色鼻中干）、血疳（发焦黄）、心疳（舌上生疮）、脾疳（爱吃泥土），实际是根据脏腑辨证而分的，可见当时已有脏腑辨证之雏形，这又对钱乙的五脏辨证产生了直接影响。

《颅囟经》载治疳痢之方共18首，其中方名见于《小儿药证直诀》者有：紫霜丸、朱砂丸、胡黄连丸、调中丸。其方都是丸散，少汤方。钱乙是临床大家，他直接引用或化裁《颅囟经》方，说明其方疗效是确切的。综观上方，其法涉及下、清、和、消、涩、温、补，温补占比例很少，只见于温脾散、调中丸、保童丸等方中。分析诸方，疳证常用攻逐、消导、健运、补气法，痢证常用攻逐、清利、调和、收涩法。有的是诸法合用，表现为攻补兼施、寒温共济，毒和并用。如治诸疳的保童丸，有健脾益气的人参、白术、茯苓，有攻逐辟秽的巴豆、麝香、龙脑、朱砂、牛黄，有消导和血的枳壳、檀香、当归、川芎。值得注意的是，方中经常出现大量毒性、峻猛药，如巴豆、朱砂、雄黄、干漆、白矾、麝香、蟾蜍、阿魏等，盖热毒秽浊积结胃肠，非攻逐不能清散。

《颅囟经》还论述了小儿哕、逆、吐证，指出是胃气虚，逆气客于脏而作，治当和胃养气。小儿霍乱吐逆，是胃气与阴阳气上下交争而作，当用分和补药调养。

《颅囟经》还非常重视服药及饮食禁忌之法。大体疳痢之证，服药时须空心米饮下、空心熟水下、乳母忌生冷油腻、炙赙鱼毒、大蒜米醋，患儿须忌羊血、鱼腥、生冷、甜物等。

二、脾胃证候及病因病机论述

隋·巢元方著《诸病源候论》详论儿科 255 候，指出了小儿脾胃生理病理特点，对大量的小儿脾胃病症进行了证候病因病机论述。

《诸病源候论·养小儿候》指出，"小儿始生，生气尚盛""小儿初生，肌肤未成""小儿脏腑之气软弱，易虚易实""小儿胃肠嫩弱""不胜药势"。说明了小儿生机旺盛，朝气蓬勃。但是，小儿各脏腑器官发育不完善，脾胃易为邪伤，出现功能紊乱。

《诸病源候论·养小儿候》提到的小儿脾胃病相关症有：黄疸、下利、赤利、热利、利后虚羸、呕吐、霍乱、秽、吐血、伤饱、哺露、大腹丁溪、大小便不通、大小便数、腹痛、腹胀、食不消、不生肌肉、斑毒、虫症、脱肛等，有的证名沿用至今。

上述从病因上可归纳为：

因外邪入侵，致脾胃功能紊乱者，如呕吐、霍乱、秽、下利、赤利；

因喂养不当，致脾胃功能紊乱者，如腹胀、食不消、不生肌肉；因内伤虚损，致脾胃功能紊乱者，如久利、大小便数、脱肛；

各证之病因病机从略。

三、孙思邈论小儿脾胃

（一）乳儿喂养法

新生儿开胃法："新生三日后，应开肠胃，助谷神，可研米作厚饮，如乳酪厚薄，以豆大与儿咽之，频咽三豆许止，日三与之"很显然这是一种辅哺法，目的是刺激小儿食欲，增强其消化功能，所谓"开肠胃，助谷神"。此之后方予哺乳，"虽哺勿多，若不嗜食，勿强与之，强与之不消，复生疾病。"提示哺乳要视小儿吮乳的反应而定，不得过量。

母乳喂养法："凡乳母乳儿，当先极挼散其热气，勿令奔出，令儿噎。"哺乳之前，应充分揉摩乳房，令乳汁暂时散开，不致奔涌而出，使婴儿噎梗。如果乳汁充足，小儿吮乳难免急促噎梗，孙思邈乃示之："辄夺其乳，令得息，息已，复乳之。如是十返五返，视儿饥饱节度，知一日中几乳而足，以为常。"指导乳母掌握婴儿食量，以有规律适度哺乳。哺乳时还须注意先挤去宿乳；若卧位哺乳，乳母则应以臂枕儿，使乳与儿头持平，防止小儿呛噎；乳母入睡，则不应将乳头放在婴儿口中，一来不致堵住小儿口鼻，二来也防止哺乳过饱。此外孙思邈充分注意到气候因素与乳母身体状况、情志及疾病对母乳质量的影响，认为"夏不去热乳，令儿呕逆；冬不去寒乳，令儿咳痢；母新房以乳儿，令儿羸瘦，交胫不能行；母有热以乳儿，令变黄不能食；母怒以乳儿，令儿喜惊发气疝，又令上气癫狂；母新吐下以乳儿，令虚羸；母醉以乳儿，令身热腹满。"

过饱处理法："凡乳儿不欲太饱，饱则呕吐，每候儿吐者，乳太饱也。以空乳乳之即消，日四。"大多婴儿不知饥饱，若乳母缺乏经验，没有定量，往往哺乳太饱，致其呕吐。此间最耐人寻味的是：孙思邈示之"以空乳乳之即消，日四"过饱致儿呕吐，是骤然乳阻胃脘，气机不得通降，并非恒久之疾。此时"以空乳乳之"，即吮乳可引起小儿消化中枢条件反射，增强胃肠动力，但又无乳汁吮入，可使脾胃纳运复常，胃中乳汁得下而不上逆，则呕吐自愈，空乳乳之大概一天4次。真可谓运用之妙，存乎一心！

（二）温清二法治小儿痢（利）证

温中汤治小儿虚寒下利：证见"小儿夏月积冷，洗浴过度，及乳母亦将冷洗浴，以冷乳饮儿，儿壮热，忽值暴雨，凉加之，儿下如水，胃虚弱，则面青肉冷，眼陷干呕者"，用温中汤（干姜、厚朴、当归、桂心、甘草、人参、茯苓、白术、桔梗），"宜先与此，调其胃气，下即止"。其证虽有郁阳化热之候，然由于寒复加之，且暴注如水，阳气随津而脱，故云"胃虚弱，则面青肉冷，眼陷干呕者"，急当"调其胃气"，此胃气实脏中阳与津气，故取《伤寒论·辨霍乱病脉并治》之理中汤合桂枝、厚朴温振脾阳，以复津气而止利；桂心配当归、甘草有当归四逆之义，茯苓、甘草相伍亦为"伤寒"治厥止利之方，入桔梗所谓"利五脏肠胃"实则宣通肺气以利肠腑开合，可见其立方本旨确属取法伤寒。

结阳丸治赤白痢：证见"冷滞下赤白青色如鱼脑，脱肛出，积日腹痛，经时不断者"，用结阳丸（赤石脂、吴茱萸、干姜、附子、当归、厚朴、白术、木兰皮、白头翁、黄连、黄柏、石榴皮），为治寒热错杂，痢下日久之方，取仲景桃花汤之赤石脂、干姜；白头翁汤之白头翁、黄连、黄柏；再加温中健脾，理气止痢之品，以适应寒热错杂久痢的病机。

黄柏汤治热痢：其证是小儿夏日卒然伤于寒，寒邪郁阳化热入胃肠，而至"下赤白滞如鱼脑"且伴"壮热头痛，身热手足烦"；或热邪内迫肠胃所致的下痢，误用泻下药致"便数去赤汁如烂肉者"，下之不瘥复用温涩药，又"倍增壮热者"；或温病热盛，复因卒然感寒，迫邪热入于肠腑而致"下血如鱼脑者"，属热邪内迫肠腑，灼伤肠络所致，方用黄柏汤（黄柏、黄连、白头翁、升麻、当归、牡蛎、石榴皮、黄芩、桑寄生、甘草、犀角、艾叶），取白头翁汤之黄柏、白头翁、黄连三味，益之黄芩、犀角清热解毒，凉血止痢；加升麻、当归发越郁热，以和肠络；牡蛎、石榴皮、寄生、艾叶皆为止下痢脓血之品，可见此黄柏汤实取仲景白头翁汤治痢之义，再加止血痢专药以益其功。

孙思邈制方效法仲景的一大要点就是辛开苦降，寒温并用，乃从泻心汤诸方悟出。如其名方温脾汤，大黄与附子、干姜同用；驻车丸黄连与干姜同用，皆是明证。

（三）癖结胀满的证治方药

《伤寒论》中有承气汤证、泻心汤证。《诸病源候论》中有癖结候。孙思邈论癖结胀满证的证候见：①厌食、拒食；②肚腹胀大，扪之坚实；③脘腹痞满而间有腹痛，大便溏薄或滞下；④形体羸瘦，面色萎黄，神倦乏力；⑤常伴寒热，肢体厥冷，呼吸迫促。这些形症与小儿厌食、积滞、疳证的症状基本吻合。究其成因，或感受外邪，致脾胃呆滞，运化失职；或由乳食失养，精微不足，而致脾胃虚弱，纳运乏力。如孙氏所云："小儿胎中宿热，乳母饮食粗恶辛苦，乳汁不起儿，乳哺不为肌肤。"由此可见，癖结形成，多由小儿乳食不节，脾胃运化失司，复感外邪，无形之寒热与有形之痰食相搏而结于脘腹之间。癖结既成，脾胃运化失司进一步加重，乳食不为精微而反益其滞，乃致小儿形体羸瘦，不能进食，肚腹胀满如箕，扪之坚实，甚则形销骨立，面色萎黄，发结如穗，神萎目陷，四肢痿软无力，气怯声低。其精微匮乏，气血虚弱，卫外不固，外邪更易乘虚而入，郁阳微则低热，郁阳甚则壮热，又因阳气不达四末而肢体厥冷，这就是所谓往来寒热。

孙思邈治癖结胀满以攻下为着眼点，以攻积化滞、软坚散结为主，或兼有补益之，为攻不伤正而设。其治癖结胀满方十六首，如孙思邈备为推崇的名方"紫双丸"，以巴豆、甘遂攻逐癖积，牡蛎助之散结；麦冬、甘草仅为缓和药性而设，且甘草配甘遂取其相反相激，不能不认为其方药力峻快。而思邈谓之："哺食减少，气息不快，夜啼不眠，是腹内不调，悉宜用此丸，不用他药，数用神验，千金不传方。"不过其制法及用量颇为考究，且十分注意药后调摄，所以其虽云攻伐峻利，然用量铢厘必较，调摄体察入微，乃知大医治病，设药为中病去邪而已，而调治则全局在握，毫不掉以轻心。又如芒硝紫丸，方用芒硝、大黄、半夏、代赭石、甘遂、巴豆、杏仁，一派泻下攻逐痰积之品，主治往来寒热、厌食形瘦之证。由此可知，邪实为病，可专力攻邪，邪去则正复，但务在识证真确，决不可孟浪从事。芫花丸中芫花、雄黄皆为有毒之品，大黄、黄芩苦寒泄热专治癖结腹大胀满，壮热拒食，但其用量极微，"三岁至一岁以下，服如粟米一丸。"鳖甲丸：以鳖甲、蟅虫、蛴螬软坚散结，破血化癥，大黄荡涤热结为主；鳖头丸：鳖头、虻虫、蟅虫、桃仁破血化癥以消癖结为主。即使如地黄丸之缓和也配以大黄、杏仁之通下；马通粟丸之治癖结胁痛，喘促寒热，形瘦厌食，只取"马通中粟"运脾之意和五味子之温敛益气，他如杏仁、紫菀、细辛、半夏、石膏、秦艽等寒温并用以治痰结化热亦是去邪为主。

由此可见，癖积胀满虽有形体羸瘦、面色萎黄、饮食减少、气怯气低、神倦无力等脾胃虚馁、气血不足之证，然邪实为其症结，治之之法，务在攻邪，邪去则正复。所用方药，虽峻猛利快，但全在精确掌握用量，以中病去邪而已。前贤尝云"壮人无积，虚则有之"，此癖结之望羸状乃大实所致，治病求本，当去其实，此乃孙思邈治癖积胀满攻下为主之精髓所在。

第三节　宋代钱乙的贡献

宋·钱乙著《小儿药证直诀》，是祖国医学发展史上最重要的儿科专著，对小儿脾胃与发病、脾胃的病理、脾胃的病证及治疗方药做了详细系统地总结，在脾胃学术思想方面独具卓识，对后世脾胃学说的形成产生了巨大的影响。

一、脾胃虚衰，诸邪遂生

钱乙倡"脾胃虚衰，诸邪遂生"之说，强调脾胃在发病、治疗上的重大意义，继承发展了《黄帝内经》的脾胃学说。

钱乙在《小儿药证直诀》中说："脾胃虚衰，四肢不举，诸邪遂生。"重视脾胃在发病学上的意义，强调脾胃在疾病转归中的作用，治疗上时时以脾胃为重，照顾脾胃的生生之气，是钱乙脾胃学术思想的重要内容。在《小儿药证直诀》所论及的病症中，大多数都涉及脾胃。他不但把伤食、积癖、疳证、吐泻、腹胀、虚赢、慢惊风、虫证等病都从脾胃论治，而且对于伤风、咳嗽、疮疹、黄疸、肿病、夜啼等病，也认为与脾胃相关，从脾胃论治，例如，认为积癖（腹中有癖）是"由乳食不消，伏在腹中""脾胃不能传化水谷"所致；认为诸疳"皆脾胃病，亡津液之所作也"；腹胀由"脾胃虚，气攻作也"，虚赢是"脾胃不和，不能食乳致肌瘦，亦因大病或吐泻后脾胃尚弱，不能传化谷气"所致；夜啼是因"脾脏冷而痛"；伤风兼手足冷、自利、腹胀，是由于"脾胃虚怯"所致；咳嗽关乎肺也关乎脾，从肺脾而治，若"痰盛者，先实脾"；黄疸有因"胃热"，也有因"胃怯"；肿病是由于"脾胃虚而不能制肾"；疮疹自利也是"脾虚不能制肾"等等。可见钱乙对于脾胃发病的深刻认识。后世被誉为脾胃学说创始人的李东垣著《脾胃论》，立论的基础就是"诸病从脾胃而生"。

"诸病从脾胃而生"，治疗上重视脾胃。钱乙对于许多病症，在治法上往往采用先调理脾胃，使中气恢复后再治其本病，比如治伤风吐泻、肺热咳嗽、腹胀等病，都是如此。即使有可下之证，也是先实脾而后下，如肺病，钱乙云，"假令肺虚而痰实，此可下。先当益脾，后方泻肺也"。当然，钱乙也有用先攻下后再补脾之法的，比如治吐泻，若"实食在内，乃可下之，下毕，补脾必愈"。值得提出的是，这里虽然因于食滞内阻，但下积之后仍予补脾调理，而且强调要补脾，以使痰病痊愈。不补行不行？钱乙没有明示，但从字义上看显然是不妥的。为什么？这就是在于脾胃在发病及病机传变转归上的重要作用。这些类似的提示，在《小儿药证直诀》中见之甚多，比如治疗伤食吐泻壮热，"当下之，后和胃"；治腹胀"宜先补脾，后下之，下后又补脾即愈也。"等等，在他所治的验案中也谈到这类情况。这就说明，钱乙不仅在理论上充分认识到脾胃在发病、传变、转归上的重要意义，而且在实践中已经体会到调补脾胃的重要作用。

二、脾主困

"脾主困"之论，高度概括了脾胃的病理特点，为后世脾胃学说的形成奠定了理论基础。

脾胃主要的生理特点，《黄帝内经》中已予以高度概括，那就是"主运化"。而运化机能的正常发挥，与脾胃燥湿、升降、纳化等方面的协调一致相联系。倘若某一方面（或某一环节）出现失调，即可能导致脾失健运，产生疾病。然而，脾胃的病理特点是什么呢？《黄帝内经》里没有像论述生理特点那样予以概括，钱乙提出"脾主困"。他说："脾主困，实则困睡、身热饮水，虚则吐泻生风。"

什么叫脾主困？脾主困的含义是什么？历代医家对此未予充分认识，对于"脾主困"的含义，大多都从直观的意义上去理解，谓困睡倦怠之意，是指病证而言。其实，从钱乙的原文来看，更多是指病理。他指出脾主困之后，接着从虚实两方面加以论述，《素问·脏气法时论》云："脾病者，身重、善饥、肉痿、足不收、行善瘛、脚下痛，虚则腹满、肠鸣、飧泄、食不化。"由此看来，钱乙关于"脾主困"的虚实病理含义是依据于此。

我们认为，以"脾主困"作为病理特点，与"脾主运化"的生理特质是对应的。在临床上，脾胃失健有虚实两个方面，实证包括食滞内阻、脾为湿困、升降失常等等，虚证包括脾胃虚弱、运化失司。丹溪说"脾具坤静之德，而有乾健之运"。无论是因于邪实，还是因于内虚，都可造成脾胃运化失职的病理，亦即导致脾困。明代医家万密斋（万全）在《幼科发挥》中说："脾主困，谓疲惫也，非嗜卧也。"又说："吐泻久则生风，饮食伤则成疳，易致疲惫也。"意思就是说脾主困，不是指症状而是指病理，是因为虚实的因素导致脾运失健，脾气疲惫。因此，"脾主困"作为脾胃主要病理特点的概括，应予肯定。它包括脾胃燥湿、升降、纳化等方面的失调引起的虚实变化。但是，在后世张洁古倡导"脾主湿"后，而逐渐被取代，被埋没。只是少数医家如万密斋、王肯堂等加以引用。现在看来，有必要提出来加以讨论和研究，以恢复它的价值和意义。

实际上，钱乙"脾主困"的学术思想为脾胃学说的形成，产生了巨大的影响，奠定了理论基础。钱乙从"脾主困"的观点出发，治脾（尤其是补脾）强调助运，强调气机的升运，具有重大意义。李东垣论脾胃，就是重视脾胃的升降，重视脾胃的阳气；叶天士在脾胃学说上也具有重大贡献，他主张"脾宜升则健、胃宜降则和"，都是从调整气机的角度来健运脾胃，解除脾困的目的的。如果说，东垣的《脾胃论》治脾除湿思想直接受到他的老师张洁古"脾主湿"的影响的话，那么，他的关于脾胃升降的理论不能说没有受到钱乙"脾主困"的启发。

三、规范小儿脾胃病证的诊断、辨证、预后标准

在《小儿药证直诀》中，钱乙对小儿脾胃病辨证施治提出了辨证标准和判断预后的依据，对脾胃病的常见症状和证型做了较为明确的描述。

在《小儿药证直诀·五藏所主》篇中说："脾主困，实则困睡身热饮水，虚则吐泻生风。"

在《小儿药证直诀·五脏病》篇中说："脾病，困睡，泄泻不思饮食。"我们现在将纳呆、便溏、乏力、消瘦、腹胀五项症状作为脾虚的常见指征，是受到钱氏的启发的。脾胃病的虚实寒热，钱氏在辨证中都提出了明确的指征。

（一）虚证，寒证

1. 慢惊

"因病后或吐泻，脾胃虚损遍身冷，口鼻气出亦冷，手足时瘛疭，昏睡，睡露睛。""脾虚生风而成慢惊。"

初生三日以上至十日吐泻身温凉："不思乳食，大便青白色，乳食不消，此上实下虚也，更有兼见证……脾困倦饶睡。"

2. 虚羸

"脾胃不和，不能食乳，致肌瘦，亦因大病，或吐泻后，脾胃尚弱，不能传化谷气也，有冷者，时时泻利，唇口青白，有热者，温壮身热，肌肉微黄，此冷热虚羸也。"

伤风泻后余热："以药泻之大过，胃中虚热，饮水无力也，当生胃中津液。"

诸疳："脾疳，体黄腹大，食泥土，当补脾…………疳皆脾胃病，亡津液之所作也。因大病后或吐泻后，以药吐泻，致脾胃虚弱亡津液。"

胃气不和："面㿠白无精光，口中气冷，不用食，吐水。"

食不消："脾胃冷，故不能消化。"

伤风吐泻身凉："吐沫，泻青白色，闷乱不渴，哽气长出气，睡露睛，此伤风荏苒轻怯，因成吐泻。"

虚实腹胀："腹胀由脾胃虚，气攻作也……""不喘者虚也。"

胃怯汗："上至项，下至脐，此胃虚，当补胃。"

胃啼："小儿筋骨血脉未成多哭者，至小所有也。"

杂病证："吐泻昏睡露睛者，胃虚热。""吐沫及痰或白，绿水，皆胃虚冷。""呵欠面黄者，脾虚惊。"

（二）实证、热证

目内证："黄者脾热，泻黄散主之。"

伤食后发搐："伤食后得之，身体温，多唾多睡，或吐，不思食而发搐。"

生下吐："初生下，拭掠儿口中秽恶不尽，咽入喉中故吐。"

伤风吐泻身温："乍凉乍热，睡多气粗，大便黄白色，呕吐，乳食不消时咳嗽，更有五脏兼见证。"

黄相似："身皮目皆黄者，黄病也……别有一证，不因病后，身微黄者，胃热也……又有面黄腹大，食土渴者，脾疳也。"

吐乳："吐乳泻黄，伤热乳也，吐乳泻青，伤冷乳也。"

积痛："口中气温，面黄白，目无精光，或白睛多，及多睡畏食，或大便酸臭者。"

虫痛："面㿠白，心腹痛，口中沫及清水出，发痛有时。"

虚实腹胀："腹胀由脾胃虚，气攻作也，实者闷乱满喘。"

弄舌："脾脏微热，令舌络紧，时时舒舌。"

杂病证："吐泻昏睡不露睛，胃实热。""吐泻，乳不化，伤食也，下之。"

有关脾胃病的预后判断方面如小儿脉法六条中，有伤食沉缓一条。十三条不治证中，吐虫不定；泻不定精神好；大渴不止，止之又渴；病重口干不睡等四条，在当时的历史条件下，这四项症状可能涉及脾胃疾病，而且是属严重的病情，包括胆道蛔虫、重度脱水、虚性兴奋等情况。在面上证条中"鼻为脾"，在目内证条中"黄为脾热"这是钱氏观察面部与皮肤色泽以定内脏属脾的依据。

四、立种种脾胃治法，堪称规范

（一）助运与升阳

钱乙基于脾主困的观点，在治疗脾胃时特别强调助其运化，即使脾胃虚弱，也是如此。这不仅因为小儿的生理特点是生机旺盛，恢复能力强，只要去除了引起脾胃受损的因素，适当地调理脾胃，脾胃的功能就会很快恢复。而且，这种贵在助运的观点对于壮老年人，也同样适用。李东垣治劳倦内伤的著名补脾方剂补中益气汤，就是补中有运，强调升运脾阳的治则的。在《小儿药证直诀》中，钱乙创制的补脾方剂有益黄散、异功散、白术散为代表。三方虽各有侧重，但却有一共同的立意，即重视运脾，不一味壅补。比如益黄散，又名补脾散，"治脾胃虚弱，及治脾疳腹大身瘦"，虽曰"补脾"，但方中（陈皮、丁香、诃子、青皮、甘草）无一味补脾之品，而是采用芳香燥湿、行气助运之味。《张氏医通》指出："益黄不用补益中州，反用陈、青二橘，辟除陈气，其旨最微。"再如异功散，即由《和剂局方》四君子变化而成，四君子汤为补脾益气之代表方剂，而钱乙却加一味陈皮，立法就为之一变。张山雷《小儿药证直诀笺正》评曰："此补脾而能流动不滞，陈皮一味，果有异功，以视《局方》四君子，未免呆笨不灵者，询是放一异彩。"白术散是钱乙用之甚广的补脾方剂，方中以四君补脾，葛根、藿香、木香行气助运，而葛根、藿香之用，更增一层意思，脾的运化，重在脾阳的升运，葛、藿有鼓舞升阳之功，所以能治疗"脾胃久虚"吐泻、烦渴发热等症。清代医家沈金鳌在评论此方时说："此方助脾和胃，调中益气，良圣药也。"周学海也说："此理脾之大法也，故脾胃久虚，呕吐诸症统能冶之。"温阳升运以补脾益气的治疗法则，在脾胃学说中占有突出的地位，李东垣补中益气汤治脾胃虚弱，"阴火上冲"，用辛甘温之品；钱氏白术散治脾胃久虚，吐泻烦渴，"胃中虚热"，所用也是辛甘温之品。钱乙认为这种发热，是由于"脾胃虚而热发"（《小儿药证直诀·腹中有癖》），在小儿是伤于乳食所致；而东垣所论成人是因于劳倦所伤，但都至脾胃虚弱，因此，钱乙用白术散，李氏用补中益气汤，目的都在健补脾胃的基础上，佐以升阳助运，使脾运得健则津液自生，津液充足则水可济火，其热可除，虽然两方在主治用药上有所差异，但立法内旨是一致的。

在这里还有必要提出升阳散火的治则。钱乙认为"风药散郁火"，其所立泻黄散、泻青丸用防风、羌活、藿香叶即是此义；李东垣善用升阳散火之法，在组方中也常用羌活、防风、葛根、升麻、柴胡之类，其所创的升阳散火汤、升阳除湿汤、补中益气汤、清胃散等，是受钱乙的"风药散郁火"的影响的。另外，李东垣在《脾胃论》中还直接引用钱乙的甘露散、泻黄散、白术散等，所以，有人指出，金元名医李东垣擅用升阳散火法，钱氏恐是其师。

（二）生津与养阴

甘寒养阴，这是正治之法，世人多用之。自张仲景提出麦门冬汤之后，后世医家多在此基础上化裁发展。钱乙在《小儿药证直诀》中用甘寒之法以治脾胃阴虚有热的藿香散（麦冬、半夏曲、甘草、藿香，一云有石膏），就是在麦门冬汤（麦冬、半夏、人参、粳米、甘草、大枣）的基础上化裁的。叶天士是一位善于救养胃阴的医家，他说："主以甘寒，重则如玉女煎，轻则如梨皮，蔗浆之类。"

甘温（平）生津以滋养脾胃之阴，是钱乙在脾胃治法上的另一个贡献。他提出用白术散"生胃中津液"，李东垣在《脾胃论》中引述钱乙白术散时，也特别指出："如不能食而渴，洁古老师倍加葛根；如能食而渴，白虎汤加人参服。"所谓能食而渴，仅是胃受伤，甘寒滋养即可，用白虎汤加人参，所谓不能食而渴，是脾胃虚弱，不能化生津液而致阴津亏虚，需甘温之法健脾以化生。李氏崇尚洁古之法，而洁古之法又源于钱乙，用白术散倍葛根。连善用甘寒养阴的叶天士也指出："胃津伤而气无化液的，当用炙甘草汤，不可用寒凉药。"也即是主以甘温。钱乙在白术散用法中还提出，渴甚倍用葛根，"热甚发渴去木香"，这就进一步说明脾胃阴液受伤较甚时，要注意避免辛燥伤津，而使全方趋于甘平。毫厘之间，实发人深省。联系到后世明清脾胃学家多择淮山药、白扁豆、粳米、人参、莲子肉之类以补养脾阴，亦是甘平之味，而不用甘寒滋腻，其义也在于化生。

甘寒养阴与甘温（平）生津，是治疗脾胃阴虚的两大法则，不可偏废。

（三）治脾胃宜乎中和适乎寒温

钱乙说："脾虚不受寒温，服寒则生冷，服温则生热，当识此勿误。"这是钱乙脾胃观的另一重要内容，不仅对小儿是如此，对成人老年人也是如此。在临证用药时，力避燥烈，力避寒凉，意在保护脾胃之气。《小儿药证直诀》中许多方药的服用方法与众不同，采用"米饮下"，这是钱乙用药上的一个特色。之所以用"米饮下"是为了保护脾胃。分析钱氏用米饮下的诸方，大抵有两类：一类是疾病的发展渐伤脾胃，一类是药物的寒热偏性可能损伤脾胃。用米饮下药有"先安未受邪之地"之义，米饮乃中和之性，最助脾胃，又不碍邪，可见钱氏用意之深。在治疗中，钱氏十分注意勿使汗、吐、下太过，调治脾胃宜乎中和，适乎寒温，告诫"当识此，勿误"，可见他的重视程度。李东垣也十分强调保护脾胃之气，他在《脾胃论》中说："胃虚元气不足，诸病所生"，尤其要注意不伤于"饮食劳役"，不伤于"汗下"。他说："予所以谆谆如此者，盖亦欲人知慎也。"一个是"当识此，勿误"，一个是"谆谆如此"，其观点多么一致。

（四）脾胃与他脏兼病治有标本先后

注意脏腑间的相互关系，辨别本病与兼病，在治法上注重标本先后，是钱乙学术思想的特点之一。

一为先治脾胃，后治他脏。比如肺病，脾与肺是母子之脏。母虚则于不能胜邪，钱乙多先实脾后治肺，前引肺虚痰实之证，"先当益脾，后方泻肺"即是其例。再如"肝病秋见，肝强胜肺，肺怯而不能胜肝"，也采用"益脾"之法，脾旺则"母令子实"，肺气得旺再泻肝为治，也是其例。李东垣在《脾胃论》中同样十分重视肺与脾的关系，专辟"肺与脾胃虚论"，其中也谈到秋令之病用人参、白术、山药之类补脾以补肺，同时还指出："脾胃虚，则肺最受病。"

二是先治他脏，后治脾胃。并以此作为善后调理收功的重要环节。其例如前引的治吐泻"食实在内，乃可下之，下毕，补脾必愈"等等。应当指出的是，钱乙论治侧重于五行生克关系和主客标本的先后。涉及脾胃时，总是以护脾实脾为法。这一思想在李东垣《脾胃论》中得到进一步的发展，明清的脾胃学家在这个基础上进一步发展为"调脾胃即是安五脏，安五脏即是调脾胃"的治疗原则，也是一脉相承的。

钱乙《小儿药证直诀》治疗大法及方剂，东垣《脾胃论》采用甚多，如补脾之白术散、异功散，清胃之甘露饮、三黄丸等等。李东垣之所以崇尚钱乙，是有其渊源的，东垣的老师张洁古就崇尚钱乙，他的课徒之作《医学启源》以及《脏腑标本用药式》就是根据钱乙的理虚实辨证和五脏补泻立论的，其用方也基本上套用钱乙的，可以说，张洁古、李东垣基本上是继承钱乙而又有发展。

五、化裁古方，创制新方

《小儿药证直诀》中载以治疗脾胃疾病为主之方约 48 首，占全部方剂的 37.7%。其中以补益为主者 11 首，以攻逐实邪为主者 37 首，钱氏善于化裁古方，创制新方。

（一）化裁古方

钱氏泻心汤，以一味黄连治小儿心气实，喜仰卧，得仲景五泻心汤之秘。仲景五泻心汤中皆用黄连，以其苦寒降火，能消除中焦无形邪热壅滞之痞结。钱乙悟及此理，并结合小儿心火易亢之特点，仅择取仲景五泻心汤中的通用药物黄连一味，直折其心火，使心火降则气亦降。故用以治疗小儿心气实，火热阻中，气机不畅，喜仰卧而不喜俯卧者，既不背经旨，又贴切儿科病情。

大黄丸和三黄丸二方也是从仲景大黄黄连泻心汤蜕化而来。大黄丸系仲景原方去黄连，仅用大黄、黄芩二味，且大黄用量减半，意在既能泻阳明之实热，更可清金而制木。至于剂型以炼蜜为丸，服法用蜜水送下者，乃取其"丸者缓也"，蜜以润之之意，使该方泻下之力既微且缓，而清热之功又可充分发挥。故以此方治疗小儿脾胃有热，肝风欲动，里实而有可下证者，甚为合拍。三黄丸药味虽与仲景原方无别，但在药量与剂型上略有变更。方中重用黄芩，用量为其它各药之五倍，目的在于着重清泻三焦实热，而非专事攻下。剂型用面糊为丸，服法以米饮送下，亦全在顾护胃气，制约苦寒，从微从缓，清泻而不伤正为目的。此方李东垣曾用于治疗小儿、男、妇三焦积热，目赤肿痛，口舌生疮，烦躁便秘，以及五脏俱热之痛，疖、疮、痔疾，肛裂诸病，颇有心得，而被收入《脾胃论》一书。

钱氏调中丸，由仲景理中丸而来。意取温补脾胃，调运中州，蒸化阳气，消磨水谷之谓。又方，温中丸，即将干姜易作生姜汁，面和为丸，其温中之力则较调中丸稍微和缓，有此二方，可于临证时视小儿中焦虚寒程度之轻重，酌情选用。

钱氏藿香散（藿香叶、麦冬、半夏曲、甘草），是根据《金匮要略》麦门冬汤（麦冬、半夏、人参、甘草、粳米、大枣）化裁出，方中重用藿香芳香化浊以振奋中州之气机，甘草、麦冬以和中养胃而益阴。半夏曲降逆和胃以止呕。一方有石膏，更可清泻胃中之热，用治"胃虚有热，面赤，呕吐，涎嗽"等证甚佳。

钱乙不仅善于化裁仲景诸方，他对于仲景以下，迄至与他所处时代相近的诸医名方亦广采博引，变通为用。如其消积聚兼治惊痰的紫霜丸，即与宋代初年国家出版之医方大成——《太平圣惠方》中"治小儿变蒸，身体壮热，经时不解，心腹烦满"的紫双丸基本相同，只是在药物剂量上稍有出入。钱氏紫霜丸与《太平圣惠方》中"治小儿食痞，腹胀体瘦，宿食不消，多啼壮热"的代赭丸相较，亦仅少朱砂一味。

《小儿药证直诀》中治疗肥热疳的胡黄连丸，较《太平圣惠方》"治小儿五疳、羸瘦，毛发于黄，吃食不恒"的雄黄丸仅少雄黄一味，治冷热疳泻之如圣丸又较《太平圣惠方》中"治小儿五疳，齿焦，四肢黄瘦"的五蟾丸多使君子、麝香两味，其治一切惊疳、虫动，腹胀不食，好吃泥土的大胡黄连丸，亦系雄黄丸，五蟾丸二方化裁而来，其治小儿疳瘦腹大之木香丸，较《太平圣惠方》中"治小儿气疳、腹胀烦热，大便难"的槟榔丸仅多一味豆蔻。豆蔻辛以行气，温能醒脾，能"治积冷气，止吐逆反胃，消谷下气"（《开宝本草》），又可"散肺中滞气，宽膈进食"（《用药法象》），用于小儿疳瘦腹大，胃呆厌食证的治疗甚妙。

《小儿药证直诀》中治疳渴的龙粉丸，与《大平圣惠方》中"治小儿疳渴，饮水不止"的龙胆丸药味均同，其治潮热，减食、蒸瘦的秦艽散，与《太平圣惠方》中的秦艽散相较，方名同，而药物多一味干薄荷。考薄荷一味，清轻凉散，入肺、肝二经，善解风热之邪。《新修本草》谓能治"心腹胀满"，《本草求真》谓能治"惊热骨蒸"。可见，于秦艽，甘草二药中伍以薄荷，则其解热除蒸之功更着。

豆蔻香连丸，以古制香连丸分别加入豆蔻、白附子、诃子、草豆蔻和没石子，组成豆蔻香连丸、白附香连丸、没石子丸等，将局方四君子汤加陈皮一味定名异功散，加木香、葛根、藿香三味组成七味白术散，具有实脾制肝的功效。

（二）创制新方

1. 异功散

系六君子汤去半夏而成，以补为主，以消为辅，补而不滞、温而不燥之功。钱乙用以温中和气，治吐泻，不思乳食。现多用于泄泻后期，脾虚气弱者。

2. 白术散

四君子汤加藿香、木香、葛根而成，主治脾虚夹湿胸闷烦呕、饮食不振、大便溏泄等证，这是钱氏治疗小儿脾胃病最具代表之方，功能补气升提、甘温除热，以保胃阴升提脾阳解除肌热、利湿止泻。治脾胃久虚泄泻，液竭渴燥。

3. 益黄散

用青皮、陈皮、木香理气燥湿，芳香化浊，另有诃子涩肠、甘草守中，虽不用一味正补之药，而方名却曰补脾，可见立方之奥。钱氏用治脾胃虚弱及治脾疳、腹大、身瘦。董廷瑶对小儿因脾胃虚寒夹湿所致的呕吐泄泻及"蒂丁见乳"，化裁治疗，用之辄效。

4. 泻黄散

本方又名泻脾散，本方为脾胃伏火所设。方中以石膏，栀子之清热泻火为主，辅以藿香，防风之升散化湿（张山雷等认为原方藿、防之分量过重，恐古人传抄之误，故在方中不应作为主药），钱氏用以"治脾热弄舌、目黄"等证。

5. 玉露散

方中主以清热之石膏，寒水石，钱氏主要用以治夏秋暑热侵袭脾胃，"伤热吐泻黄瘦"等证。

钱氏深知小儿服药不易，因此采用丸方散剂者几乎占80％以上，以便小儿服用。当时医家泛用香燥之品，钱氏为了纠正此弊，组方力求精筛，用药力戒偏颇。其儿科常用方如泻白散、阿胶散、泻青丸、地黄丸、导赤散、安神丸、泻黄散、益黄散、泻心汤等，寒温补泻各适其宜。还有使君子丸、诃皮丸、大黄香连丸、大芦荟丸等主治小儿疳痢、乳食不节、虫积伤食等证，对后世有一定影响。

六、用药特点

补气健脾药：常用人参、白术、甘草（包括炙甘草）等，这类药在上述补益类方剂中出现的次数最多（18味次），在白术散、当归汤、当归散、调中丸，异功散、藿香散、温中丸等方，几味药一起出现或单独出现。

理气化湿药：常用陈皮、藿香，木香等，这类药在上述11方中出现7味次，如在益黄散、白术散、当归汤，当归散、异功散、藿香散中单味或两味药一起出现。

温阳祛寒药：常用丁香、官桂、干姜、豆蔻、胡椒、硫黄等，这类药在益黄散、当归散、调中丸、塌气丸、豆蔻散中出现7味次。

滋阴养血药：常用白芍、当归，瓜蒌根、麦冬等，这类药在上述方剂中仅出现4味次，见于当归汤、当归散、栝蒌汤，藿香散中。

其他如升清之葛根（见于白术散）除湿健脾之茯苓（白术散、异功散中），从上述的药物分析结果可以看出：

钱乙补益脾胃，主要应用健脾益气主人参、白术、甘草，喜配温阳、理气、化湿之药。这与钱乙对脾病机转的认识分不开的。《小儿药证直诀》指出："脾主困。"（《小儿药证直诀·五藏所主》）"脾病，困睡泄泻，不思饮食。"（《小儿药证直诀·五藏病》），指出脾病（包括脾胃虚弱及实邪壅于脾胃）可致脾胃不能受纳运化，湿邪壅遏，清阳之气不能达于头面四肢，以致小儿乏困无力，故钱氏常用温补之人参、白术、甘草补脾胃之虚以顾其本，气旺脾运，则清阳温湿各行其道，困乏、泄泻、食少、腹胀等症可除。且气属阳，性温，湿为阴邪得阳方化，故常配以丁香、干姜等温阳之品使阳气旺盛、湿浊得化。脾胃虚弱，食、湿易于壅滞，气机不通，故陈皮、木香等理气化湿之品常配用之。

钱氏对养脾胃之阴注重不够。在上述补养脾胃之方如当归汤、当归散、栝蒌汤、藿香散中均有滋阴养血之品，但当归汤中所用之白芍主要目的在于解拘挛、止腹痛，当归散中之当归功不专养脾胃之阴血，而是与人参配伍旨在调养气血；藿香散虽有麦冬，但又配以温燥之藿香叶、半夏曲，且麦冬之量仅及全方总药量之五分之一，故其养阴之力亦弱；栝蒌汤中瓜蒌根确有生津养液之功，但每服仅半字，且配辛温香燥之麝香，其生津之功不强；白术散虽主治"脾胃久虚……精液苦竭，烦渴躁，但欲饮水"（《小儿药证直诀·诸方》）之证，但其方中主以补气健脾之参、术、苓、草，辅以醒脾化湿之藿香、木香而无养阴生津之品，方中之葛根《神农本草经》言其"主消渴"但其功主要在鼓舞清阳上行，使津液布而达止渴之功，非能养阴生津，如叶天士所言"葛根辛甘，升腾胃气，气上则津液生也"（《本草经解·草部》），故白术散虽能治口渴，但非养阴生津之剂，而有益气升阳醒脾之功，气行湿运，则津液布化正常，口渴自止。

攻逐实邪之品均较峻猛。如常用巴豆、轻粉、干漆、续随子、牵牛子、白矾、芦荟、胆矾、绿矾、硇砂、水银等品均为目前较少应用之剧毒药物。脾胃实邪多用攻下，如治食积之白饼子（含轻粉，巴豆）、消积丸（含巴豆）、驱虫丸、安虫丸、安虫散（均含巴豆，干漆）、芜荑散（含干漆）、胆矾丸（含巴豆）；治"风在脾胃"之宣风散含牵牛子；消积化癖之木香丸（含续随子）、紫霜丸（含巴豆）、真珠丸（含轻粉，巴豆）、消坚丸（含巴豆、轻粉）等均采用泻下之巴豆或轻粉或干漆或续随子或牵牛子等。

攻邪时常注意顾护胃气及注意小儿体质的强弱。钱氏虽喜用峻烈泻下之品，但在调剂时常用蜂蜜、面糊、米糊、蜜水、米饮，乳汁调服以顾护胃气，使邪去而胃气不伤。在药物的用量上不仅指出要依年龄之大小而界，而且常告诫要注意小儿体质的强弱、病情的轻重，他说："小儿之脏腑柔弱，不可痛击……凡有可下，量大小虚实而下之。"（《小儿药证直诀·诸疳》）要"且小儿虚实用药"、"宜量其虚实加减"，药后应以"微利为度"（《小儿药证直诀·诸方》）以免伤正。钱氏这种既注意驱邪又注意顾护正气，注意体质年龄等思想，直到今天仍具有指导意义。

七、治疗小儿脾胃病的个案的真实记录

在《小儿药证直诀》一书中涉及脾胃病的个案记载共有九例。在刘跂所写的《钱仲阳传》中有二例。

"初长公主女病泄利将殆，乙方醉，曰，当发疹而愈……明日疹果出……"这例记述了钱氏丰富的临床经验与能正确预知疾病的发展。某些病毒性疾病常在前驱期有腹泻现象，待疹出现后，腹泻即愈。在麻疹中亦有见之，某些肠道病毒感染亦常见此象。钱氏在九百多年前能有此学识，使人敬佩。

"宗室王子病呕泄，医以药温之，加喘，乙曰：病本中热，脾且伤，奈可以刚剂燥之？将不得前后溲。与石膏汤，王与医皆不信，谢罢。乙曰：毋庸，复召我。后二日，果来召，适有故，不时往，王疑且怒，使人十数辈趣之。至曰，固石膏汤证也，竟如言而效。"这是一个泄泻病例，当时用温燥热剂成风，此例也不例外被用了温热剂。而钱氏则判断为中热脾伤的热症，应用石膏等寒凉之剂而获愈。充分说明了钱氏辨证的慧眼独具，不从俗随流，当其判断为热证后就不畏众议大胆应用寒凉药卒获痊愈。

在卷中的"记尚所治病二十三证"中有七例病属脾胃，这七例为：

例1：东都王氏子，吐泻证，属慢惊，用益黄散，愈。

因吐泻引起失液，更因不食引起血糖及电解质都偏低，为一低渗失液，伴有休克

的病例，因此在临床上出现皮肤寒冷，四肢厥逆，手脚抽搐、失音等症状。若再用泻下利尿的治法，必致血容量与电解质更为低下而引起危象，甚至死亡。钱氏不用通便利尿，而用健脾温阳益气固涩的治法，是符合客观实际证情的。

例2：广亲宫五太尉，吐泻不止，完谷不化，属热伤脾胃，用白虎汤，白饼子，愈。

则说明钱氏不拘泥古人泻泄完谷不化，必用温药化之的老框框，创用寒凉清热之法，而以祛邪泄热，滋阴生津的治法获效。

例3：冯承务子，吐泻壮热不思食，属伤食，本虚标实，先消积后补脾，愈。

例4：广亲宫七太尉，吐泻全不食而昏睡闷乱，属脾虚泻，用四君子丸温胃益肝，愈。

例5：黄承务子，泻便青白乳物，昏睡，属上实下虚脾气弱，用益脾散等实脾肺，愈。

例6：辛氏女，虫痛、睡卧不安、面无正色，属脾虚、胃冷、虫积，用芜荑散等，亡。

例7：曹宣德子，面黄时发寒热，属腹中癖，用白饼子、消积丸，愈。

这些都是辨证施治的典范。

综上所述，钱氏对小儿脾胃病的贡献是巨大的，他为我们留下了可贵的理论学说和经验。正如刘跂在《钱仲阳传》中所称遭的"乙为方博达，不名一师，所治种种皆通，非但小儿医也，于书无不窥。他人靳靳守古，独度越纵舍，卒与法合，尤邃本草，多识物理，辨证缺误，人或得异药，或持疑事，问之，必为言出生本末，物色名貌，退而考之，皆中。"

第四节　金代李东垣的阐发

李东垣是小儿脾胃学说的又一里程碑。其著作《脾胃论》《兰室秘藏》《内外伤辨惑论》虽是内科著作，但应该包含儿科的内容，其基本思想是涵盖儿科的。首先，古代医家大多兼通内儿，其《兰室秘藏》专辟小儿门。其次，李氏生活在金代，深受宋代儿科大家钱乙的影响，学术上有承启关系。如前所述，李氏的内伤脾胃百病由生论及升阳散火论即是钱乙"脾胃虚衰，诸邪遂生"说及助运升阳说的延伸和发展，其书中更直接引用钱乙益黄散、白术散、甘露散、泻黄散。

李东垣进一步阐明了脾胃的生理功能，揭示了脾胃与五脏的病理关系，提出了内伤脾胃百病由生的论点，创制了多首著名方剂。

一、元气靠胃气滋养，强调胃气

李东垣"内伤脾胃，百病由生"的论点，是从元气与胃气的关系中推论的。他认为胃气是元气之本，元气是健康之本，脾胃伤则元气衰，元气衰则百病由生。

《内外伤辨惑论·辨阴证阳证》指出"夫元气、谷气、荣气、卫气、生发诸阳上升之气，此六者，皆饮食入胃，谷气上行，胃气之异名，其实一也"，《脾胃论·脾胃虚则九窍不通》又指出"真气又名元气，乃先身生之精气也，非胃气不能滋之"，《脾胃论·脾胃虚实传变论》中提出，"元气之充足，皆由脾胃之气无所伤，而后能滋养元气。若胃气之本弱，饮食自倍，则脾胃之气既伤，而元气亦不能充，而诸病之所由生也"。在《脾胃论》中，李东垣大量引用《内经》的有关原文反复阐发脾胃对元气的重要作用，如《素问·平人气象论》云："人以水谷为本，故人绝水谷则死，脉无胃气亦死。"

李东垣特别强调胃气的作用，甚至认为胃气即元气。故脾胃是元气之本，元气是健康之本，脾胃伤则元气衰，元气衰则疾病生，这是其李氏脾胃学说的基本观点。

二、脾胃是气机升降枢纽，强调升阳

升降浮沉是阴阳运动的基本形式，其理论来源于《黄帝内经》。《素问·阴阳应象大论》曰："清阳出上窍，浊阴出下窍；清阳发腠理，浊阴走五脏；清阳实四肢，浊阴归六腑。"又曰："清气在下则生飧泄，浊气在上则生䐜胀，此阴阳反作，病之逆从也。"从生理和疾病两方面论述了阴阳升降的重要性，但未涉及具体脏腑。李东垣十分重视阴阳升降的理论，并将之应用于临床。认为人体的生命活动从根本上讲是元气的升降出入运动，脾胃居中州，是精气升降运动的枢纽。他在《脾胃论·天地阴阳生杀之理在升降浮沉之间论》中云："万物之中，人一也，呼吸升降，效象天地，准绳阴阳。盖胃为水谷之海，饮食入胃，而精气先输脾归肺，上行春夏之令，以滋养周身，乃清气为天者也；升已而下输膀胱，行秋冬之令，为传化糟粕，转味而出。乃浊阴为地也……或下泄而久不能升，是有秋冬而无春夏，乃生长之用陷于殒杀之气，而百病皆起。或久升而不降，亦病焉。"他把《黄帝内经》升降理论具体运用到了脏腑。脾属太阴主升运，将水谷精微之气上输心肺，流布全身；胃属阳明主降纳，使糟粕秽浊从下而出。一升一降，使人体气机生生不息。李东坦重视脾胃的升清降浊作用，提出"清浊之气皆从脾胃出"，若脾胃升降功能失常，则百病由生，此即"损伤脾胃，真气下溜，或下泄而不能久升……而百病皆起"之意。由此可见，李东垣脾胃学说不仅从脾胃生化之源来主立论，而且从脾胃阴阳升降与人体整体关系角度展开，强调脾升胃降是全身气机的枢纽。

李东垣强调升阳，认为脾气升发处主导地位，居主要矛盾。只有脾气升发，水谷之气才能上行，阴火才不致上乘，元气才会充沛，人体才能健康无病。在治疗上他更侧重于升的一面。他制定的方剂，如补中益气汤、升阳益胃汤、黄芪人参汤、调中益气汤、补脾胃泻阴火升阳汤、消暑益气汤等均以补脾升阳为主。李东垣的脾胃升降理论在王鸣冈刊于的《吴医汇讲》的"辨脾胃升降"一文中得到充分的阐释。王氏从生理、病理和治疗3个方面论述了脾胃升降的理论；脾之清气不升，就会出现泄泻、久痢、脱肛、下血等病症；胃之浊气不降，则发生呕恶、呃逆、嗳气、呕血等病症，二者是对立统一的关系。然脾胃之升清降浊，升清是占主导地位的，并由此推论到张仲景的大青龙汤、小青龙汤和越婢汤的组方意义，认为凡是发越阳气、清气的，均可谓之升清。

升阳对于扶助元气、发散外邪具很大的临床意义。

三、饮食劳倦伤脾胃，首论饮食

损害胃气的因素有三，即饮食、劳倦、情志，在小儿尤以饮食不节为甚。李东垣在著作中多次论过述饮食劳倦，在《脾胃论》更将饮食伤脾辟为单节。经云饮食自倍，则肠胃乃伤。他在《脾胃虚实传变论》中说："元气之充足，皆由脾胃之气无所伤，而后能滋养元气；若胃气之本弱，饮食自倍，则脾胃之气既伤，而元气亦不能充，而诸病之所由生也。"《脾胃论·饮食伤脾论》："夫脾者行胃津液，磨胃中之谷，主五味也。胃既伤，则饮食不化，口不知味，四肢困倦，心腹痞满，兀兀欲吐而恶食，或为飧泄，或为肠澼，此胃伤脾亦伤明矣。"饮食不节伤胃有过饥过饱或不按时进食所伤，也有生冷不洁、肥甘厚味以及喜嗜酒热辛辣所伤。这些都影响胃的腐熟功能，进而导致胃失和降，久而久之转化为脾病，脾失升清，出现胸膈痞满，精神困倦等胃肠紊乱的症状。

根据《素问·举痛论》中"劳则气耗…劳则喘息汗出，外内皆越，故气耗"的说法，李东垣在《脾胃论·脾胃胜衰论》中提出："形体劳役则脾病，病脾则怠惰嗜卧，四肢不收，大便泄泻"。正常的劳动有助于气血流通，促进健康，但过度劳累和过度安逸均可伤及脾脏。过劳包括劳力过度、劳神过度。脾主四肢，劳力过度，形气俱伤，气衰则火旺，火旺则乘其脾土；劳神过度可暗耗心血，损伤脾气；房劳过度则损伤精气，伤肾及脾。脾主四肢，又为气血生化之源，过度安逸、四肢少动则脾运不健，以致气血生化不足。小儿劳倦多为学习紧张，作息失调。

李东垣认为"凡怒忿、悲、思、恐惧，皆损元气"，五志七情过极都影响气机，妨碍脾胃的阴阳升降，导致气机失常，内伤脏腑。由于五志过极易化火，火乱于心则心神不安，从而使全身的生理活动失常。小儿临床所见多为学习紧张，思虑伤脾，尚有七情致病而先影响脾胃功能，致使脾失健运升清，胃失腐熟和降，出现食欲不振、脘腹胀满，大便失调等症状。李东垣认为，造成脾胃虚弱的原因主要是饮食不节。饮食不节则胃病，形体劳役则脾病，喜怒忧恐则损耗元气，三者在内伤脾胃病中互为因果，相互交错。饮食先伤胃，胃伤之后伤及脾；劳倦先伤脾，脾伤之后伤及胃；五志七情太过则影响脾胃阴阳升降，进而引起气机紊乱，气血不和而内伤脏腑经络，这是脾胃病的一般发病规律。

四、升阳散火、升阳除湿、升阳补气

基于对脾胃升降的认识，李东垣在治疗上十分重升阳，如升阳散火、升阳除湿、升阳补气等，创制了多首著名方剂，常用升麻、柴胡等升散剂。

（一）升阳可以散火、除湿、补气

经曰："火郁则发之。"对于脾胃郁火证，李东垣常配伍风药。他在《脾胃论》中云："如脉弦而数者。此阴气也，风药升阳以发火郁，则脉数退矣。""阴冷邪气遏阻脾胃导致肝火内郁，则用羌活、独活、防风等辛温之品疏肝解郁、升散郁火。"因为这种火热并非表寒引起，用风药疏肝，肝气条达则胃之气升降通顺而郁火自散。

脾主运化，主升清，喜燥恶湿。如果脾气虚，运化失职，则水谷不化精微反生湿浊，湿邪内停，而成脾为湿困之患。风能胜湿，风药辛香温燥，升举下陷清阳，以利脾气升发，祛除湿邪。用风药胜湿，取风药湿与升阳双重功效，但以"升阳"为主，阳气得升，则浊阴自降而湿邪可除。如升阳益胃汤中用防风、羌活、独活、柴胡，以及羌活胜湿汤等。

脾胃是元气之本，元气赖胃滋养。只有脾气升发，水谷之气才能上行，元气才会充沛，生机才能洋溢活跃，《内经》有"劳者温之""损者益之""陷者举之"之旨，故补气亦宜升阳。常用黄芪、人参、甘草3药补脾胃之元气，创制了著名的方剂如补中益气汤。

（二）补脾胃泻阴火升阳汤是李东垣治脾胃病代表方

在《脾胃虚实传变论》和《脾胃胜衰论》中，李东垣反复强调饮食不节、劳倦过度、寒温不适以及情志失常可导致脾胃气虚，脏腑功能紊乱，气机升降失调，引起清阳下陷，阴火上乘，形成脾胃内伤的发病机理，并针对脾胃气虚、清阳下陷、阴火上冲3个脾胃内伤的关键环节，确定了益气，升阳、泻火的基本治法，而补脾胃泻阴火升阳汤则是《脾胃论》所藏的第一个方剂。补脾胃泻阴火升阳汤以柴胡为君药，分量独重，以升下陷之阳气，唯恐其升阳之力不足故加升麻，羌活为助。辅以黄芪、人参、苍术、炙甘草甘温补益脾胃，脾旺则脾阳不下陷，阴火不上升。倘若阴火上升则佐以黄芩、黄连，石膏以泻阴火。本方对于"饮食伤胃，劳倦伤脾，脾胃虚，则邪乘之而生大热"诸证尤为适宜。推而论之，李东垣治疗脾胃病的众多方剂都是根据补脾胃泻阴火升阳汤化裁而成的，只是在益气、升阳、泻火的药物选择和药量比重上有所区别。

（三）创"甘温除大热"法

甘温除大热是指以味甘性温的药物为主组成方剂，治疗因中气不足或气虚血亏导致的内伤发热病的一种治法。其代表方剂为补中益气汤和当归补血汤。现代多用于治疗喜热饮、纳差便溏、脉虚大无力、舌淡红胖大为特点之证。如方药对证常可取得较为满意的疗效。"温能除大热"首见于《脾胃论·饮食劳倦所伤始为热中论》。李东垣根据《素问·调经论》"有所劳倦，形气衰少，谷气不盛，上焦不行，下脘不通，而胃气热，热气熏胸中，故内热"的论述。提出"若饮食失节，寒温不适，则脾胃乃伤；喜怒忧恐，损耗元气。既脾胃气衰，元气不足而心火独盛……相火、下焦包络之火，元气之贼也。火与元气不两立，一胜则一负"是脾胃内伤的病因。元气不足会引起"阴火独旺"，而这种阴火是与元气相对立的。元气充沛时，阴火收敛下降，元气不足时，阴火就亢盛枭张。阴火越炽盛，元气就越受耗伤。关于气虚发热的临床表现，他在《脾胃论·饮食劳倦所伤始为热中论》中描述说："脾证始得，则气高而喘，身热面烦，其脉洪大面头痛，或渴不止，其皮肤不任风寒而生寒热。"这些都是脾虚导致阴火上冲的结果。从以上所举的内伤气血症状来看，证似外感，实非外感，外感是实火，证属有余，内伤是虚火，证属不足，故其治法各异。李东垣根据《黄帝内经》"损者益之，劳者温之""热因热用"之旨，结合自己的医疗实践和经验，认为治疗此种内伤虚热证当以"辛甘温之剂，补其中而升其阳，甘寒以泻其火则愈"。此即后世所说的"甘温除热法"，忌苦寒重伐脾胃，亦不可汗下劫夺津气，补中益气汤是为代表方剂。诸方以甘温补气为主，旨在使受损元气得到恢复，中焦枢机得力，阴火自敛。其甘温除热的机理，柯韵伯曾云："凡脾胃一虚，肺气先绝，故用黄芪护皮毛而开腠理，不令自汗；元气不足，懒言气喘，人参补之；炙甘草之甘以泻心火而除烦，补脾胃而生气，此三味除烦热之圣药也。佐白术以健脾，当归以和血；气乱于胸，清浊相干，用陈皮以理气，且可散诸甘药之滞，胃中消气下沉，用升麻、柴胡，气之轻而味之薄者，引胃气以上腾，复其本位，便能升浮以行生长之令矣。"

自甘温除热法治疗气虚发热的方法问世以来，历代医家对于"脾胃气虚生大热"病机的认识见仁见智，各有不同。但不论何种观点，究其主要病机仍然是脾胃虚损、元气不足所衍发的各种发热现象。因而不能单用滋阴、养血、透邪、泻火，清热燥湿等法，只能根据"劳者温之""损者益之"的治则，采用"甘温除热"法来用药。甘温除热是通过纠正引起气虚发热的病理变化来退热，因此，属于治本而非治标之法。

第五节　明代万全的发挥

明·万全著《万氏家藏育婴秘诀》《幼科发挥》，对小儿脾胃生理病理有重大发现。万氏在儿科学上的贡献很大，他提出了小儿五脏有余不足说，即肝常有余、脾常不足、心常有余、肺常不足、肾常不足，高度地概括了小儿五脏的特点，对于小儿的保育和疾病的防治，均有重要的指导意义。他十分重视脾胃，认为小儿脾常不足尤当调理，对于小儿脾胃的生理病理、脾胃疾病的调治以及保健等方面，颇有创见。

一、小儿脾常不足的意义

小儿脾常不足，源于丹溪的"肝常有余、脾常不足"说，但是丹溪并不是专论小儿。万氏经过长期的实践研究，把丹溪此说应用于小儿，并作为小儿脏腑的特点加以阐发。事实证明，万氏的这一认识是正确的，有意义的。

首先，万氏认为小儿脾常不足，乃其"本脏之气"。《幼科发挥》云："云肝常有余，脾常不足者，此却是本脏之气也。盖肝乃少阳之气，儿之初生，如木方萌，乃少阳生长之气，以渐而壮，故有余也；肠胃脆薄，谷气未充，此脾所以不足也。"脾胃为后天之本，小儿的生长发育全赖脾胃的生化滋养。李士材说："一有此身，必资谷气。"小儿处于生长发育阶段，对水谷精微的需要迫切，但是小儿脏腑娇嫩，脾胃亦尚未健全，小儿"脾常不足"即是指脾胃的这种生理状态，万全称之为"本脏之气"。显然，它不是病理性的。《万氏家藏育婴秘诀》指出："此所谓有余不足者，非经之虚实之谓也。"所谓"经之虚实"，即是"邪气盛则实，精气夺则虚"。这就进一步说明了，小儿脾常不足不是病理的虚弱。这种对于小儿脾常不足是生理性的认识，十分重要。它不但为临床上小儿脾胃的治疗提供了理论依据，而且说明了小儿脾常不足的状态不是静止的，停留在一个水平上，而是在不断地发育健全，以适应小儿生长发育对水谷精微的消化和吸收。所以在正常情况下，虽然小儿脾胃存在这种"需"（指机体生长发育对水谷精微的大量迫切需求）和"供"（指小儿脾胃嫩弱，机能尚未健全）的矛盾状态，但只要调控适宜，并不发生疾病。然而，小儿这种"脾常不足"的状态又是造成脾胃失调、产生疾病的内在因素。加之小儿饮食不知自节，寒温不知自调，稍一不慎就容易损伤脾胃，以致在临床上小儿脾胃疾病较多。因此，万氏在《万氏家藏育婴秘诀》中指出："儿之初生，脾薄而弱，乳食易伤，故曰脾常不足也。"这是小儿脾常不足所包涵的另一层意义。

二、"脾主困"的发挥

"脾主困"，是宋代名医钱乙提出来的，是对小儿脾胃病理特点的高度概括。但由于论之过简，加之词义笼统，未引起后世医家的足够重视。自张洁古易为"脾主湿"后，而取而代之。

"脾主困"的含义是什么？脾胃的病理究竟是应该用"脾主困"来概括，还是用"脾主湿"来表达？这是一个值得提出来讨论的问题。众所周知，脾主运化是脾胃最基本的生理机能，与此相对，它的病理就应该是脾不健运，也即脾困。又，脾胃运化机能的正常与否，取决于脾胃的燥湿、升降、纳化等方面是否协调，倘若有一个环节产生失调，即可导致疾病，而出现脾不（失）健运的病理现象。这种病理变化用"脾主困"来概括，显然是合适的。它包括了脾胃燥湿的失调、升降的失司、纳化的失常等诸方面，应该说，"脾主困"较为全面地表达了脾胃的病理变化。

"困"，在《辞源》里的解释，有困堵、窘迫、贫乏、困倦等含义。就词义的虚实而论，围堵、窘迫属实，贫乏、困倦属虚。"脾主困"，也同样包括了脾胃病理的虚实两个方面，钱乙说："脾主困，实则困睡、身热饮水，虚则吐泻生风。"就简要地说明了"脾主困"的虚实内容。综观万密斋之书，我们发现万氏不但继承了钱乙之说，而且有所发挥。《万氏家藏育婴秘诀》说："脾属土，其体静，故脾病喜困。"《幼科发挥》又说："钱氏曰：脾主困，谓疲惫也。吐泻久则生风，饮食伤则成疳，易至疲惫也。此与肾主虚同。"从这两段文字可以看出，前者从脾的属性来说明脾多困病（包含病证上的困顿和病机上的脾困不运）；后者则明确指出脾虚致困。有实证，又有虚证，而最终都表现脾困的病理现象。丹溪说，脾具坤静之德，而有乾健之运。无论是邪实或是正虚，影响到脾，则乾运之能失健，而呈脾困之象。可见，"脾主湿"不能代替"脾主困"，万密斋从虚实两方面阐发"脾主困"的含义，是有价值的。对于小儿来说，由于脾常不足的特点，一旦因邪实或正虚影响脾胃生生之气，则出现脾困不运的病理变化，是符合临床的实际情况的。

三、对脾胃疾病的认识和治疗

万氏对小儿脾胃疾病的论述，也是在钱乙认识的基础上，又有所发挥。

《幼科发挥》将脾胃疾病分脾经主病、脾经兼证、脾所生病三大类。"脾经主病"为：脾主困，实则日晡身热饮水，虚则吐泻生风。"脾所生病"列有：肿病、胀病、腹痛（有虫有积）、积痛、吐泻、呕吐、泄泻、痢疾、疟、疳、疸。对于脾胃本病的治疗，《万氏家藏育婴秘诀》说："脾热者泻黄散，胃热者人参白虎汤，脾胃寒者理中汤丸，脾胃虚者异功散、调元散、人参白术散、养脾丸，伤食者消积丸、保和丸，宿食成积者枳朴大黄丸，湿胜者胃苓丸，欲成疳者肥儿丸，已成疳者集圣丸。"并说："此吾家秘之法也，不可轻泄。"说明万氏经过几代的实践探索，形成了一套行之有效的小儿脾胃疾病的治疗方法。从上述方药来看，补不碍滞、消不伤正是其特点，十分切合小儿脾胃的特点。

对于"脾经兼证"，万密斋认为：诸困睡、不嗜食、吐泻，皆脾脏本病。兼见肝证，初伤风吐泻、恶风发热、烦急顿闷，宜发散，惺惺散主之；若先吐泻后变慢惊风者，预后不好。兼见心证，发热昏睡、梦中惊悸，宜东垣安神丸；渴饮水，辰砂五苓散。兼见肺证，发热昏睡、气促而喘，宜葶苈丸。兼见肾证，羸瘦痿弱、嗜卧不起，宜脾肾兼补，补肾宜地黄丸，补脾宜养脾丸，如泻久便脓血，为由脾及肾，预后不良。总之，万氏根据病情的不同，或以治兼脏为主，如惺惺散之治肝，葶苈丸之治肺；或以治本脏为主，如调元散扶脾以治项软不举、兼肾之证一案（《幼科发挥》）。灵活地运用了"安五脏调脾胃"和"调脾胃安五脏"的治疗原则。万氏还认为，"如五脏有病，或泻或补，慎勿犯其胃气"；对于久病，主张"只以补脾为主，补其正气，则病自愈"。这些都说明万密斋能抓住脾胃与其他脏腑的关系，着眼于脾胃，扶（护）助脾胃，促进疾病痊愈,以利机体恢复。白术散是钱乙治疗小儿脾胃虚弱,吐泻烦渴的效方,万氏对于白术散的应用尤有心得:一是倍用葛根以鼓舞胃气;二是作大剂代饮,"常与无间",使脾胃生生之气渐复。可谓深刻领会了钱乙制方的微旨奥义。补脾重在健运,他在《幼科发挥》中说:"小儿泄泻,依法治之不效者,脾胃已衰,不能转运药性以施变化……白术散主之。"从白术散组方来看,用药平和中正,助脾健运,以起脾胃之疲衰。

治脾胃重在助运,贵乎中和,是万密斋关于小儿脾胃治疗的学术思想的宝贵之处。小儿脾胃虽本质嫩弱,但生生之气旺盛,不可峻补,也不可峻攻。影响脾胃的因素消除了,脾胃的功能就会很快得到恢复。他针对当时的一些流弊,指出:"今之调脾胃者,不知中和之道,偏之为害。喜补而恶攻,害于攻者大,害于补者岂小哉?"又说:"病有可攻者,急攻之。"但要注意"虽有可攻,尤不可犯其胃气",如"轻粉之去痰、硇砂之消积、硫黄之回阳,有毒之药皆宜远之"。这些宝贵的经验,在今日仍有其现实意义。他还对钱乙益黄散补虚之说,进行了辩正。他赞同李东垣的观点,认为益黄散偏于辛燥助火,用于脾胃虚弱而寒湿内盛之证十分适宜。倘若一般的脾胃虚弱,则以五味异功散代之。还进一步指出:脾喜温而恶寒,胃喜清凉而恶热。用药偏寒则伤脾,偏热则伤胃,制方之法宜五味相济、四气俱备。这些都是十分可取的。

四、调理脾胃重视养护调摄

《难经》云:损其脾者,调其饮食,适其寒温。万密斋认为:"小儿脾常不足,尤当调理。调理之法,不专在医。唯调乳母,节饮食,慎医药,使脾胃无伤,则根本固矣。"外邪的感染和饮食所伤,是小儿脾胃疾病发病的主要原因,做好将护调护对于预防小儿脾胃疾病十分重要。万密斋还针对世人囿于小儿脾常不足,而喜服补药健脾的情况,指出:小儿无病,不可服药。无病服药,如壁中安柱。事实上,这种喜服补药健脾,是没有益处的。究其因,还是对小儿脾常不足之说缺乏正确的全面的认识。

总之,万密斋的小儿脾胃的学术思想不仅有重大发现,且内容十分丰富,从小儿脾常不足立论,应用于临床治疗和保健预防,很有实用价值,值得我们加以深入研究。

第六节　脾胃为后天之本

一、李中梓首论"脾为后天之本"

明代李中梓在《医宗必读》中阐述了"脾为后天之本"的著名论点,他说:"脾何以为后天之本?盖婴儿既生,一日不食则饥,七日不食则胃肠涸绝而死。经云'安谷者昌,绝谷者亡',胃气一绝,百药难施。一有此身,必资谷气,谷气入于胃,洒陈于六腑而气至,和调于五脏而血生,而人资之以为生者也,故曰后天之本在脾。"李氏主张，治后天之本宜分饮食劳倦。治后天饮食伤者，用枳术丸消而补之；劳倦伤者，用补中益气汤升而补之。李氏学古而不泥于古，师众而各取所长，其宗赵献可、张介宾而重视先天，然补肾不专乎地黄；宗张元素、李东垣重视后天，但治脾不胶于升柴。李氏对前人之经验，既能兼收并蓄，又能扬长避短，可谓淹贯众家之长，所以李中梓的学术思想能在我国医学发展史上占有重要地位。李氏阐发的"脾为后天之本"的论述，对儿科来说意义更为现实而深远。

二、温补以固本

事实上，历代儿科医家都十分重视脾胃，如钱乙、李东垣、万全等，如前所述，李东垣甚至指出了元气靠胃气滋生。早在南宋，陈文中十分重视护脾胃，强调脾胃要温，反对下胎毒。

护养上要暖脾胃。要肚暖、要足暖都是温脾胃的具体做法。俗曰：肚无热肚。肚者，是胃也，为水谷之海。若冷则物不腐化，肠鸣、腹痛、呕哕、泄泻等生焉。经云：胃热，能消谷，必能饮食，故肚宜暖。足是阳明胃经之所主也，俗曰寒从下起，此之谓也。陈氏反对盲目下胎毒。认为小儿根本未壮，其朱砂、轻粉、白蜜、黄连，乃能伤脾败阳之药，若与服之，后必生患，或吐奶，或粪青，或吐泻，或痰涎咳嗽，或喘急，或腹胀，或腹中气响，或惊悸。认为凡下胎毒，只宜用淡豆豉煎浓汁，与儿饮三五口，其毒自下，又能助养脾元，消化乳食。

治疗上要温脾胃。《小儿病源方论》载，经云脾为黄婆，胃为金翁，主养五脏六腑。若脾胃全固，则津液通行，气血流转，使表里冲和，一身康健。盖脾胃属土而恶湿冷。饮乳小儿多因变蒸，上唇肿而头热，或上气身热，父母不晓，妄作伤风、伤食治之，或以解药出汗，或以食药宣利，或以凉药镇心，或以帛蘸汤水揾缴唇，致令冷气入儿腹内，伤儿脾胃，传于大肠，故粪便青色。久而不已者，即吐。吐而不已者，作搐。见儿作搐，又言热即生风，转用凉药治之，因此败伤真气而不救者多矣。经云：脾土虚弱，肝木盛冷，故筋挛而作搐，宜用补脾温胃下气药治之。药性既温则固养元阳，冷则败伤真气，是以脾土宜温，不可不知也。陈氏反复援引经文，强调脾胃易虚。"小儿因胎禀怯弱，外肥里虚"，多患冷证，病重宜虚寒化，故宜注意温补。

三、益气以扶本

清代儿科大家陈复正十分重视小儿脾胃，无论是小儿的生长发育、疾病治疗，均以脾胃为本。在调治脾胃方面，一方面主张节乳食，适寒温，一方面不重消磨而以扶补为本，崇尚冯楚瞻《锦囊秘诀》之说，认为脾强者不伤，"小儿伤食皆由胃气怯弱所致""大凡小儿原气完固，脾胃素强者，多食不伤"。反对动辄消磨，慎用苦寒攻伐，常用四君子汤、五味异功散、七味白术散、参苓白术散、枳术丸等调补为治。

《幼幼集成·伤食证治》："冯楚瞻曰：大凡小儿伤食，皆由胃气怯弱所致，今时之医，以平胃散为脾胃准绳。孰知平胃者，胃中有高阜，则使干之，一平即止，不可过剂，过则平地反成坎矣。又不若枳实丸为胜，方为洁古老人所制，用枳实一两，白术二两，补多于消，先补而后消也，但此丸原为伤食者设，今若专以为补脾药，又误矣。夫枳实有推墙倒壁之功，用之不当，能无克削？即如山楂、神曲、麦芽，举世所常用者，然山楂能化肉积，凡多年母猪肉煮之不烂，但入山楂一撮，登时皮肉即糜。又产妇儿枕痛，以山楂煎服，儿枕立化。可见其破滞之功，岂可轻用？曲、麦者，以米饭在瓷缸中，必借曲以酿酒，必藉以成糖，脾胃在人身中非瓷缸比，原有化食之功，今食不化，因其所司者病也。只补其运用之能，面食自化，何必用此消克药哉？"

《幼幼集成·伤食证治》："盖脾胃原有运化之功用，今既不能化食，则运用之职已失其权，而尚可专意用克削之剂。以益其困乎？故凡欲治病，必先藉胃气以为行药之主，若胃气残者，攻之则去，而疾常易愈，此以胃气强而药力易行也。胃气虚者，攻亦不去，此非药不去病，以胃气本弱，攻之则益弱，而药力愈不行，胃愈伤，病亦愈甚矣。"

《幼幼集成·食积证治》："若积因脾虚，不能健运药力者，或消补并行，或补多消少，或先补后清，洁古所谓养正积自除，故前人破滞削坚之药，必假参术赞助成功……凡用攻下取积之药，必先补其胃气，如六君之类，预服数剂，扶其元神，然后下之，免伤胃气也。如小儿体质素怯者，虽有积必不宜下。当以补为消，六君子汤加莪术、木香，共为细末，姜汁打神曲糊丸，每一二钱，米汤下，久服自消。今儿禀受怯弱者众，有积皆当识此，攻积之药，慎勿轻用。"

第七节　温病学家的创新

一、创卫气营血、三焦辨证，脾胃是其中重要阶段

卫气营血、三焦辨证均创于叶桂，而三焦辨证又发端于河间。卫气营血、三焦辨证是继八纲、六经辨证后的重要辨证方法，脾胃是其中重要阶段，体现在气分，中焦阶段。

气分证是指温邪入里，影响到气的生理功能所产生的病变。气分证的病位在脾、胃、肠等，多表现为阳明热盛证，其病理特点是：邪盛正亦强，正邪斗争剧烈，热盛而致津耗，可致阳明腑气通降受碍。气分证可见：壮热，不恶寒，但恶热，汗多渴凉饮，小便赤，舌质红，苔黄燥，脉数有力。气分证多由卫分而来，亦可邪直入气分。气分不解，可内陷营血。

邪入中焦为病的中期或极期阶段，病位也在脾、胃、肠（足太阴、足阳明、手阳明），多表现为胃经热盛证、胃腑热结证、湿热困脾证。胃经热盛证表现为壮热，汗多，渴饮，不恶寒，反恶热，苔黄燥，脉洪大。胃腑热结证，如吴鞠通描述："面目俱

赤，语声重浊，呼吸俱粗，大便闭，小便涩，舌苔老黄，甚则黑有芒刺，但恶热，不恶寒，日晡益甚者，传至中焦，阳明温病也。"湿热困脾证，见身热不扬，有汗不解胸脘痞闷，泛恶欲呕，身重肢倦，苔腻脉濡。一般中焦之证多为温热病极期，若不解可至下焦。

二、验舌齿以窥脾胃

叶天士在《温热论》中详细介绍和讨论了温病辨舌验齿之法，发前人未发，通过舌齿以判断脾胃之寒热虚实、邪正盛衰。

辨白苔，"再舌苔白厚而干燥者，此胃燥气伤也，该滋润药中加甘草，令甘守津还之意""舌苔不燥，自觉闷极，属脾湿盛也""再舌上白苔粘腻，吐出白厚涎沫，口必甜味也，为脾瘅病"（《温热论》）。辨黄苔，认为常见于气分证，若苔黄浊，脘胀痛，当用苦泄；若黄而光滑为无形湿热中有虚象，则大忌苦泄；苔黄甚，或如沉香色，或如灰黄色，或老黄色，或中有断纹，大腹或满或胀或痛，皆当下之；若黄苔不甚厚而滑者，热未伤津，犹可清热透表；若虽薄而干者，邪虽去而津伤，苦重之药当禁。

察舌质，若舌绛，初传绛色中兼黄白色，此气分之邪未尽，泄卫透营，两和可也；若纯绛鲜泽，包络受病也，宜犀角、鲜生地、连翘、郁金、石菖蒲等；舌绛而中心干者，乃心胃火燔，劫烁津液，即黄连、石膏亦可加入；若烦而渴热，舌心干，四边色红，中心或黄或白者，此非血分也，乃上焦气热烁津，急用凉膈散，散其无形之热；至舌绛，望之若干，手扪之原有津液，此津亏，湿热熏蒸，将成浊痰蒙蔽心包也；再有舌色绛而上有粘腻似非苔者，中夹秽浊之气，急加芳香逐之；舌绛，欲伸出口而抵齿难骤伸者，痰阻舌根，有内风也；若绛而光亮，胃阴亡也，急用甘凉濡润之品；若绛而干燥者，火邪劫营，凉血清火为要；舌绛而有碎点黄白者，当生疳也，大红点者，热毒乘心也，用黄连、金汁；虽绛而不鲜，干枯而痿者，此肾阴涸，急以阿胶、鸡子黄、地黄、天冬等救之；独中心绛干者，此胃热，心营受烁也，当于清胃方中加入轻心之品；舌尖绛独干，此心火上炎，用导赤散（生地黄、木通、甘草梢、淡竹叶）泻其腑。

叶氏对温病诊治中运用验齿法也有深入的论述，如指出：齿若光燥如石者，胃热甚也。若无汗恶寒，卫偏胜也，辛凉泄卫，透汗为要。若如枯骨色者，肾液枯也，为难治。若上半截润，水不上承，心火炎上也，急清心救水，俟枯处转润为妥。若咬牙断齿者，湿热化风痉病；但咬牙者，胃热气走其络也；若咬牙而脉症皆衰者，胃虚，无谷以内荣，亦咬牙也。若齿垢如灰糕样者，胃气无权，津亡，湿浊用事，多死。而初病，齿缝流清血，痛者，胃火冲激也；不痛者，龙火内燔也。齿焦无垢者死。齿焦有垢者，肾热胃劫也，当微下之，或玉女煎（生石膏、熟地黄、麦冬、知母、牛膝）清胃救肾可也。

三、气分与中焦之治则

关于气分的治则，叶天士认为要清，或清下。"在卫汗之可也，到气才可清气""太阴温病，脉浮洪，舌黄，渴甚，大汗，面赤恶热者，辛凉重剂白虎汤主之。""阳明温病，无上焦证，数日不大便，当下之。若其人阴素虚，不可行承气者，增液汤主之。服增液汤已，周十二时观之，若大便不下者，合调胃承气汤微和之"。也可使用汗法，使邪从汗出，通过"战汗"而解。《温热论》中指出："若其邪始终在气分流连者，可冀其战汗透邪，法宜益胃，令邪与汗并，热达腠开，邪从汗出。解后胃气空虚，常肤冷一昼夜，待气还自温暖如常矣。盖战汗而解，邪退正虚，阳从汗泄，故渐肤冷，未必即成脱证。此时宜令病者，安舒静卧，以养阳气来复，旁人切勿惊慌，频频呼唤，扰其元神，使其烦躁。但诊其脉，若虚软和缓，虽倦卧不语，汗出肤冷，却非脱证；若脉急疾，躁扰不卧，肤冷汗出，便为气脱之证矣。更有邪盛正虚，不能一战而解，停一二日再战汗而愈者，不可不知。"

关于中焦的治则，叶天士强调温热证初用苦寒，后用甘寒。《幼科要略》中，三焦分立用药，在"夏热论"中谓"温热时邪，当分三焦投药，以苦辛寒为主"，在"痧疹论"中则明确提出治温病大法不外"上焦药用辛凉，中焦药用苦辛寒，下焦药用咸寒"。温邪初犯上焦，本着"肺主气，皮毛属肺之合，外邪宜辛胜"，故"上焦药，气味宜以轻""宣通上焦如杏仁、连翘、薄荷、竹叶"。中焦胃属阳明燥土，温热阳邪，又易化火伤津，见症多为阳明症状，故"中焦药，痧火在中，为阳明燥化，多气多血，用药气味苦寒为宜。若日多，胃津消铄，苦则助燥劫津，甘寒宜用"。阳明肺胃热盛，可选用"石膏、竹叶辛寒清散"；"若日数渐多，邪不得解，芩、连、凉膈（连翘、大黄、芒硝、甘草、山栀、黄芩、薄荷）亦可选用"。"下焦药，咸苦为主，若热毒下注成痢，不必咸以实热，但取苦味坚阴燥湿。"阴液亏耗，虚风时时欲动，"大忌风药"，宜用复脉汤（即炙甘草汤）减辛热泄散药，加入介类重镇之品以育阴潜阳息风。温病后期，胃阴必伤，虚多邪少，宜用"甘寒生津胃药"，所谓"温减后余热，只甘寒清养胃阴足矣。"若"肝肾阴虚，则又当育阴除热为主，辛散苦降非宜。"吴鞠通系统总结、继承了叶氏这些经验，提出"治上焦如羽""治中焦如衡""治下焦如权"等三焦论治原则，使温病三焦辨证臻于完善。

关于中焦湿热治则，薛生白认为宜清利。湿重热轻者，《湿热病篇》指出："湿热证，初起发热，汗出胸痞，口渴舌白，湿伏中焦，宜藿梗、蔻仁、杏仁、枳壳、桔梗、郁金、苍术、厚朴、草果、半夏、干菖蒲、佩兰叶、六一散等味。"湿热参半者，宜辛泄佐清热："湿热证，舌根白，舌尖红，湿渐化热，余湿犹滞，宜辛泄佐清热，如蔻仁、半夏、干菖蒲、大豆黄卷、连翘、绿豆衣、六一散等味。"热重者，重在泄热："湿热证，壮热口渴，自汗身重，胸痞，脉洪大而长者，此太阴之湿与阳明之热相合，宜白虎加苍术汤。"

四、倡甘润养胃之法

叶桂在治温病过程中，重视扶助正气，提出了脾胃分治的主张，创立了胃阴辨治之说，倡导甘润养胃之法。叶氏一方面继承了东垣补脾升阳之说，常用东垣方加减，如补中益气汤（人参、黄芪、白术、甘草、陈皮、当归、升麻、柴胡、生姜、大枣）、清暑益气汤（人参、黄芪、白术、青皮、陈皮、神曲、甘草、麦冬、五味子、当归、黄柏、泽泻、升麻、葛根）等，均属叶氏治疗脾胃病证的常用方剂；另一方面，叶氏创立胃阴辨治之说，倡导甘润养胃之法，补充和发展了东垣脾胃学说。

叶氏在上、中、下三损方面，尤重中、下之损，主张培中填下。他认为甘药能"培生初阳，是劳损主治法则""凡气之有伤，当予甘药"，主张甘药培中有甘温、甘寒之分，分别适用于阳伤、阴伤之证。脾阳损伤，当以甘温，叶氏遵仲景建中之法，其医案中常用四君子汤（人参、茯苓、白术、甘草）、五味异功散（即四君子汤加陈皮）、参苓白术散（人参、茯苓、白术、甘草、山药、扁豆、薏苡仁、莲子、砂仁、桔梗、陈皮）、补中益气汤等。胃液亏损，当以甘寒，轻者多用麦冬、玉竹、沙参、石斛、扁豆、甘草、糯稻根须、蔗浆等养阴益胃；重者则用《金匮》麦门冬汤之甘缓；若元气伤残，脏液大亏，脉虚细、夜热畏寒、倦怠、口渴、汗出者则以复脉汤为主方。

第八节　现代发展

一、调理和脾

现代医家王伯岳，推崇钱乙关于小儿"五脏六腑，生而未全，全而未壮"的观点，认为治脾胃不可壅补，应以调理为主，调理之法贵在健运。脾胃寒湿者宜温燥健运，燥火者宜滋润健运，壅滞者宜消导健运，虚弱者宜补中健运。

王伯岳调理脾胃经验丰富，尤具特长，见解精辟独到。调理脾胃从脾胃的生理病理特点入手，一方面脾胃是一对具有升降、燥湿、纳化既矛盾又协调的脏腑，对脾来说，化（利）湿即和脾，升阳则健运；对胃来说，清热即清胃，养阴即养胃，另一方面小儿脾常不足，这种脾常不足不完全是虚证，在生理上是脾胃功能尚未健全，而机体对水谷精微的需求尤为迫切的状态，在病理上既有实证，又有虚证，而且虚实夹杂。因此小儿脾胃调理要特别注意祛邪（实）和扶正（虚）的关系，做到攻不伤正，补不碍滞，而以理脾助运为目的。

关于祛邪护脾：小儿脾常不足，易为外邪所侵，外邪侵袭又常影响脾胃功能，此时的治疗以祛邪为主，调脾为辅，而且在祛邪的同时要特别注意护脾，即祛邪安正。比如外感风寒暑湿，影响及脾胃，则表里兼病，邪重者以祛邪为主，但一定要护卫脾胃。藿香正气散就是常用方剂之一，在疏散外邪的同时兼以芳香化湿、行气助运，维护脾胃的正常功能，促进疾病康复。若外邪化热入里，导致胃热亢盛，则应在清泻阳明气分热盛的同时，注意护卫胃之气阴。常用的白虎汤中的粳米、甘草，葛根芩连汤中的甘草、葛根，均是护卫滋养胃气胃阴的药物，不可忽视。再如钱乙常用的二圣丸（黄连、黄柏）、三黄丸（黄芩、黄连、大黄）的用法。均以米汤饮下，也即是护养胃气。先生对上述用法甚为赞赏，并在临证应用中有所发挥，常用生稻芽、生麦芽来护养胃气；另一方面清热祛邪之品不过用，中病即止，或衰其大半，而及时护胃护脾。稻芽、麦芽，炒用则消食，生用则养胃气。

关于利水和脾：水气痰饮均为脾胃所生，又困阻脾胃，治之之法化痰湿、利小便、运脾胃。二陈汤是化痰湿的代表方，五苓散是利小便的常用方，这些方剂中除了祛除痰湿水饮之邪的药物外，还往往佐以行气健脾助运的药物，所谓气行则水行，脾运痰除。先生在临证时十分强调行气健脾助运的用药，这是他调理脾胃的特点之一。

关于消导运脾：饮食所伤，积滞内停，阻碍脾胃运化，脾胃运化失常又使积滞加重。先生在治疗这类病症时，强调消导与运脾相结合，而且注意在使用消导时护扶脾胃。积滞重者用木香槟榔丸或枳实导滞丸，消食、导滞、通下相结合，但须注意中病即止，然后调养脾胃健运收功，避免壅补碍脾，积滞轻者用保和丸，消食导滞，亦不可久用消导之品，以免损伤脾胃，虚实相兼者，即积滞伤脾，或脾虚夹积，用枳术丸或曲麦枳术丸，健脾与消导并用。积滞多兼化热，有形之积热者可清下并施，大黄生用，炒用，视病情而定。

关于健运补脾：补脾之法用于脾虚之证，而补脾之要在于健运而不在壅补，常用方剂如七味白术散、五味异功散。这类方剂除用参、术补脾益气外，更有行气之陈皮、木香、藿香之类，能悦运脾胃，这也是小儿脾胃特点所决定的。若脾气下陷，可用补中益气汤；若脾胃虚弱，气血不足者，可用归脾汤。但对于壅补厚腻之品的运用，宜配合行气悦脾助运。对于胃阴虚弱，宜用甘润养阴，如沙参麦冬汤、生脉散，亦应注意避免过于滋腻碍脾。

二、香燥运脾

江育仁倡导"脾健不在补，贵在运"。江氏1983年提出了"脾健不在补贵在运"的学术论点，其主要的涵义是指对脾胃疾病的调治首先应重视运脾。"运"者，有转、旋、动之义，有动而不息之意。"脾得运则健"，运是脾脏的基本生理功能，有运则有化，运者运其精微，化者化其水谷，脾能正常运化，水谷精微则得以敷布全身。江育仁提出"欲健脾者，旨在运；欲使脾健，则不在补而贵在运也"，这就是运脾法的基本概念。运脾的作用在于解除脾困，舒展脾气，恢复脾运，达到脾升胃降，脾健胃纳，生化正常之目的。运脾法与补脾法是两种性质不同的概念。补脾不当，反为药误，而小儿脾常不足之体，更易受害。"脾健不在补贵在运"的用意在于调治脾胃时着重维护脾气。

江氏认为由于时代变迁，人们生活水平提高，现代小儿脾胃病的发生原因与旧社会常因饮食不足而发病的情况显然不同。许多病儿的病因是饮食不当或由于婴儿期未能按时添加辅食；断乳后脾胃不能适应普通饮食；或由于母乳缺乏，又未能掌握正确的人工喂养方法；或由于家长缺乏卫生知识，不适当地给小儿增添所谓高营养食物、补品，增加了小儿脾胃负担；或由于家长溺爱独生子女，恣意纵儿所好，使之贪吃零食、偏食，饥饱不匀伤脾等等。这种种情况影响和导致脾胃损伤、脾失健运。南京中医药大学附属医院儿科在江氏指导下对在门诊诊治的 115 例小儿疳证病例进行了分类统计，其中属脾胃不和、运化失健的疳气证有 113 例，属脾虚夹积、运化不健的疳积证仅有 2 例，未见脾胃虚弱、气血亏虚的干疳证病例，说明了以脾胃亏虚为主要病机的干疳证在临床已很少见，同时他们又对门诊诊治的 300 例厌食症患儿进行了病机证候分析，属脾运失健证者占 60.3%，脾胃气虚证占 34.7%，胃阴不足证占 5.0%。这些临床调查统计充分反映了运化失健在现代小儿脾胃病发病机理中的重要地位，也说明了"脾健不在补贵在运"治则的实践性。

江氏在运脾药的应用中，首推苍术，苍术药味微苦，芳香悦胃，功能醒脾助运、开郁宽中、疏化水湿，正合脾之习性。黄元御云："白术守而不走，苍术走而不守，故白术善补，苍术善行。其消食纳谷，止呕止泄亦同白术，而泄水开郁，苍术独长。"张隐庵亦指出："凡欲补脾，则用白术；凡欲运脾则用苍术；欲补运相兼，则相兼而用……"江氏以苍术为运脾主药，与其他药物配伍，组成多种方剂，或作煎剂或制成散剂、合剂、冲剂，用于多种小儿脾胃疾病，取得了较为满意的疗效。有人对苍术心存顾虑，认为辛味刚燥，久用有劫阴之弊。而江氏赞同叶天士之说："脾为柔脏，惟刚药可宣阳泄浊。"通过临床观察数千病例，最长疗程 1 个月以上，并未发现因使用苍术而伤阴耗液者。因此，江氏认为只要掌握了脾失健运，而无阴伤见证者，即可放胆用之。

三、扶脾健运

朱锦善拜师王伯岳、江育仁二位大师，深得其传，对小儿脾胃颇有所得。他于 1982 年分别在《山东医药》《中医杂志》发表的《小儿脾胃的特点及其治法探讨》《万密斋小儿脾胃学术思想评介》两文中，阐述钱乙关于"脾主困"的学术观点以及万密斋对"脾主困"的发挥，而"脾主困"被张洁古易为"脾主湿"后而被埋没。朱锦善认为"脾主困"包括虚实两方面涵义，概括了脾胃燥湿、纳化、升降失调的病理状态，尤其符合小儿脾胃的病理特点。因此也是小儿运脾疗法的病理基础。

关于小儿脾常不足，是小儿脾胃的基本特点。这个不足不能只理解为亏虚，它的含义应为：小儿脾胃嫩弱但生长又赋予它更重的负担，小儿脾胃易受损伤但又很容易恢复。故小儿脾胃常易发生功能障碍，即"困"，出现受纳、运化、升降、燥湿等功能改变，常形成胃肠积滞、脾湿不运、胃热伤阴、脾胃虚弱之证。因此在临床上，为促进脾胃功能的尽快恢复，应因势利导，主张小儿脾胃调理以扶脾健运为主，包括以下两方面：

1. 宜扶（护）脾，不宜伐脾

《诸病源候论》指出小儿："肠胃脆嫩，不胜药势。"钱乙《小儿药证直诀》更进一步指出："小儿易虚易实，下之既过，胃中津液耗损，渐令疳瘦。"在运用攻邪治疗时，不可损伤脾胃，而应当护卫和扶助脾胃之气，不然就会使脾胃既伤于病，再伤于药，加重病情。

（1）积滞的治法：饮食积滞肠胃，而致腹胀纳呆，呕吐泄泻，或大便秘结，或泄利不爽，低热口臭，舌苔垢腻，脉象沉实有力。病情较轻者，用保和丸；病情较重者用枳实导滞丸；甚者可用小承气汤。然而下积或消磨之品皆易伤伐胃气，临床应用时宜暂用不宜久用，宜缓下不宜峻下，积滞去后，宜甘淡养胃。另外，调节饮食亦十分重要，古人对于小儿伤食证认为："伤之轻者，损谷即愈"。所谓"损谷"即是减食，俟脾胃之气渐运，积滞之证则可自消，又可避药性之慊。但探吐一法，小儿胃气尚薄弱，在临床上较少应用。

如果积滞日久化热，损伤脾胃，可见虚实夹杂之证，如肌肉不丰，纳少腹胀，或能食而不消化，大便或溏或秘，潮热汗多，夜眠不宁，喜俯卧，常齘齿，手足心热，肚腹热等。对于这类积滞证候，消导则伤脾，补脾则碍滞，治当理脾和胃，佐以消导，常用胃苓汤加减，适增藿香和焦三仙之类，加强悦脾消导作用。若滞热较著，加连翘、黄连（或胡黄连）；热伤胃阴，加知母、地骨皮、石斛，去辛燥之品；热扰肝旺，加夏枯草、菊花、桑叶、钩藤之类，亦去辛燥之品；若以脾气虚弱为主，则宜七味白术散。

（2）脾湿的治法：湿浊内停，证多复杂，偏于上者，有呕恶胸痞、痰喘咳嗽之证，偏于中者，有腹胀纳呆、困倦多卧之证；偏于下者，有泄利肿胀、小便不利之证等等。治湿大法，有温燥、芳化、渗利之类。苦温燥湿，多用于证偏上焦，方如平胃散、二陈汤；芳香化湿，多用于证偏中焦，方如吴鞠通加减正气散；淡渗利湿，多用于证偏下焦，方如五苓散。另外，尚有升降气机一法，亦是治疗脾湿的重要方法，气行则湿亦行。但是，上述芳香之品每多辛窜，温燥之品易损阴液，淡利之品又伤阳气，小儿脾胃嫩弱，具体应用时注意不可过剂。若脾湿之邪已去十之七八，就当扶脾健运为主。若脾湿久困以致脾虚，或小儿素体脾虚兼见湿滞，证多虚实夹杂，治宜扶脾健运为主，如七味白术散、参苓白术散。此两方为儿科常用的健脾化湿的方剂，疗效甚好，也常用于病后的调理。然前者偏于芳化升运。后者偏于淡渗分利，临床应用时又当有所区别。

（3）胃热的治法：用清胃、通腑、平降三法。小儿各种热病中出现阳明气分热盛者，当直清其胃，如白虎汤；若热结胃腑，宜急下通腑，如承气汤。寒凉虽易伤败脾胃，然不可不用，而且当用不用，就会贻误病机，更伤脾胃。结合小儿脾胃嫩弱的特点，在运用清下两法时更应注意，既要积极驱邪，又要不伤胃气。白虎清胃，寒凉中更有粳米、甘草护胃，承气急下，可以存阴救胃，但不宜过用。清、下又要注意护胃，邪热衰退，则以扶胃为主，如石斛、花粉、淮山药、扁豆、茯苓之类自可加入。

平降胃热法，主要用于胃热上泛之吐逆证，用温胆汤、橘皮竹茹汤之类。呕逆最易伤胃，故临床应用时以扶胃为本，降逆为标，标本结合。若热盛胃阴受伤，治以清热养胃法，方如竹叶石膏汤之类，多用于热病后期。甚者，可用生脉散益气养阴。

2. 贵运脾，不贵补脾

对于脾胃虚证，在临床上一般有甘温建中、甘淡健胃、甘润养阴以及益气升提、益气摄血等法。甘温建中，适用于脾胃虚寒之证，方如黄芪建中汤、理中汤，甘淡健胃适用于一般性脾胃虚弱证，方如四君子汤、五味异功散：甘润养阴适用于脾胃阴伤之证，养胃阴如沙参麦冬汤，养脾阴如四君子加淮山药、扁豆、莲子肉之类。若脾气虚弱，清阳下陷，用益气升提法，如补中益气汤，也可用于气虚发热，若脾气虚弱，血不归经，用益气摄血法，如归脾汤。应用上述治法时，尚应从小儿脾胃特点出发灵活运用。原则是补不碍滞。因为小儿脾胃生生之气旺盛，宜助运而不宜壅补。"脾宜升则健，胃宜降则和"，健脾贵在运化，不能把健脾单纯地理解去"补"。而且补脾之品，甘厚壅中，反易使小儿嫩弱的脾胃负担加重。

钱乙创益黄散，用青陈皮、丁香、诃子、甘草，温中化湿、理气悦脾，不用一味补药，而名曰"补脾散"，治脾胃虚寒。其意亦在温运脾气。他的七味白术散和五味异功散，其制方也遵从补不碍滞，而且牢牢把握小儿脾胃特点的，所以用之甚广，疗效卓著。尤其值得提出的是他用七味白术散治脾胃虚弱，吐泻热渴之证，以此"生胃中津液"，不用甘凉直接养阴生津，反用甘平微温之品疏通鼓舞，待脾胃健运，津液自生。其中重用葛根，鼓舞胃气，可见钱乙是多么注重脾胃运化"动"的一面，助运其气。

调气即可助运，疏通脾胃气机，调整其升降功能，是小儿补脾疗法中不可忽视的重要一环。凡芳香理气、升清降浊之品皆有运脾之功，如藿香、苏梗、厚朴、枳壳、陈皮、桂枝、葛根、木香之类，可随证选用。

（罗光亮　朱锦善　喻闽凤）

参考文献

1. 中华医书集成：黄帝内经［M］.北京：中医古籍出版社，1999

2. 佚名.中医儿科名著集成：颅囟经［M］.北京：华夏出版社，1997

3. 张仲景.中华医书集成：伤寒论［M］.北京：中医古籍出版社，1999，5

4. 张仲景.中华医书集成：金匮要略［M］.北京：中医古籍出版社，1999，5

5. 巢元方. 诸病源候论［M］. 北京：人民卫生出版社，1982

6. 华佗. 华氏中藏经中华医书集成［M］. 北京：中医古籍出版社，1999，5

7. 朱锦善. 儿科临证50讲［M］. 北京：中国中医药出版社，1999

8. 钱乙. 小儿药证直诀［M］. 南京：江苏科学技术出版社，1983

9. 朱丹溪. 中华医书集成：脾胃论［M］. 北京：中医古籍出版社，1999，5

10. 张洁古. 中华医书集成：医学启源［M］. 北京：中医古籍出版社，1999，5

11. 万全. 幼科发挥［M］. 武汉：湖北科学技术出版社，1986

12. 万全. 万氏家藏育婴秘诀［M］. 武汉：湖北科学技术出版社，1986

13. 陈复正. 幼幼集成［M］. 北京：人民卫生出版社，1988

14. 沈金鳌. 中华医书集成：幼科释谜［M］. 北京：中医古籍出版社，1999，5

15. 庄在田. 中华医书集成：遂生编［M］. 北京：中医古籍出版社，1999，5

16. 庄在田. 中华医书集成：福幼编［M］. 北京：中医古籍出版社，1999，5

17. 陈文中. 中华医书集成：小儿病源方论［M］. 北京：中医古籍出版社，1999，5

18. 安邦煜. 明代万密斋儿科全书［M］. 北京：中医古籍出版社，1991

19. 张士卿. 略论钱乙在方剂方面的建树［J］. 钱仲阳学术思想讨论会论文选编. 中华中医药学会儿科分会，1986

20. 黄建业. 《小儿药证直诀》治疗脾胃疾病方剂初探［J］. 钱仲阳学术思想讨论会论文选编. 中华中医药学会儿科分会，1986

21. 孟仲法. 《小儿药证直诀》对脾胃病的学术贡献［J］. 钱仲阳学术思想讨论会论文选编. 中华中医药学会儿科分会，1986

22. 郁晓维，孙轶秋. 江育仁儿科经验集［M］. 上海：上海科学技术出版社，2004

23. 朱丹溪. 幼科全书. 古今图书集成医部全录［M］. 人民卫生出版社，1983

24. 朱锦善. 小儿脾胃的特点及其治法探讨［J］. 山东医药，1982

25. 董振华. 李东垣对脾胃学说的贡献［J］. 中国中医药现代远程教育，2005，11

第十三章　疳证学说的源流与学术争鸣

第一节　疳证学说的起源

疳证学说初步形成于隋唐，然其病候早就为人们所重视。《素问·奇病论》所云："此五气之溢也，名曰脾瘅。夫五味入口，藏于胃，脾为之行其精气，津液在脾，故令人口甘也，此肥美之所发也。此人必数食甘美而多肥也。肥者令人内热，甘者令人中满，故其气上溢，转为消渴。"即包含有疳证的病因病机。疳之为病，亦有因过食肥甘，损伤脾胃而内热津亏所致，虽与消渴有异，但《黄帝内经》所揭示的病因病机对疳证学说的创立有所启迪，成为后世医家疳证立论的重要依据，常引作"数食肥，令人内热；数食甘，令人中满"。

东汉王符《潜夫论·贵忠篇》云："婴儿常病，伤于饱也……哺乳多，则生痫病。"疳证的重要病因病机即是"伤于饱"，其为儿科四大证之一，以 1～6 岁婴幼儿发病率为高。虽然王符所言"婴儿常病"似是指"则生痫病"，但这应该是属于当时的认识局限。事实上，"伤于饱"导致的"婴儿常病"多发为疳积之证。当时人们已认识到"婴儿常病"是因"哺乳多""伤于饱"，虽因认识的局限而尚未产生疳证学说，但已为后世疳证学说的创立奠定了病因学基础。

关于"疳"字，《说文》未载，南朝梁顾野王《玉篇》云："疳，小儿疾也。"乃"疳"字的最早记载，此亦为疳证学说形成于隋唐之际提供了佐证。而纵观现存医学文献，首先提出疳证学说的著作则是隋代巢元方的《诸病源候论》。

第二节　隋唐时期的疳证学说

隋太医令巢元方编著的《诸病源候论》始载"疳候"，《诸病源候论·卷十八》称述："人有嗜甘味多，而动肠胃间诸虫，致令侵食腑脏，此犹是也。凡食五味之物，皆入于胃，其气随其府藏之味而归之。脾与胃为表里，俱象土，其味甘，而甘味柔润于脾胃，脾胃润则气缓，气缓则虫动，虫动则侵食成疳也。但虫因甘而动，故名之为疳也。其初患之状，手足烦疼，腰脊无力，夜卧烦躁，昏昏喜忘，嘿嘿眼涩，夜梦颠倒，饮食无味，面失颜色，喜睡，起即头眩体重，股胫痠疼。其上食五藏，则心内懊恼，出食咽喉及齿龈，皆生疮，出黑血，齿色紫黑，下食肠胃，下利黑血，出食肛门，生疮烂开。胃气逆，则变呕哕，急则数日便死，亦有缓者，心沉嘿，支节疼重，食饮减少，而无颜色，在内侵食，乃至数年，方上食口齿生疮，下至肛门，伤烂乃死。"同篇又首论"五疳"说，其云："五疳，一是白疳，令人皮肤枯燥，面失颜色。二是赤疳，内食人五脏，令人头发焦枯。三是蛲疳，食人脊膂，游行五脏，体重浮肿。四是疳䘌，食人下部，疼痒腰脊挛急。五是黑疳，食人五脏，多下黑血，数日即死。"关于"五疳"的病因病机，则认为"人有嗜甘味多，而动肠胃间诸虫，致令侵食腑脏。""五疳"是由于过食甘味，而滋生肠胃间诸虫，虫积为患侵害脏腑所致。巢氏又云："五疳缓者，则变成五蒸。五蒸者，一曰骨蒸，二曰脉蒸，三曰皮蒸，四曰肉蒸，五曰血蒸。"按《诸病源候论·卷四》所云："一曰骨蒸……蒸盛过，伤内则变为疳，食人五脏……二曰脉蒸……若蒸盛之时，或变为疳……凡诸蒸患，多因热病患愈后，食牛羊肉及肥腻，或酒或房，触犯而成此疾。久蒸不除，多变为疳。"综上所述，"巢氏病源（《诸病源候论》）"所论及的"疳"虽包含了小儿疳证，同时亦囊括了虚劳等内伤消耗性病证的病因病机。

"巢氏病源"中最贴近小儿疳证病候的如《诸病源候论·卷四十七》之"癥瘕癖结候""痞结候""宿食不消候""伤饱候""食不知饱候""哺露候""大腹丁奚候"，《诸病源候论·卷四十八》之"羸瘦候""虚羸候"，以及《诸病源候论·卷五十》之"疳湿疮候"。以上诸病候除"疳湿疮候"外都未言及"疳"。"癥瘕癖结候"云："五脏不和，三焦不调，有寒冷之气客之，则令乳哺不消化，结聚成癥癖也。其状按之不动，有形者癥也，推之浮移者瘕也。其弦急牢强，或在左或在右，癖也。皆由冷气痰水食饮结聚所成，故云癥瘕癖结也。""痞结候"云："痞者，塞也。小儿胸膈热实，腹内有留饮，致令荣卫痞塞，脏腑之气不宣通。其痛，腹内气结胀满，或时壮热是也。""宿食不消候"云："小儿宿食不消者，脾胃冷故也。小儿乳哺饮食，取冷过度，冷气积于脾胃，脾胃则冷。胃为水谷之海，脾气磨而消之，胃气和调，则乳哺消化。若伤于冷，则宿食不消。诊其三部，脉沉者，乳不消也。""伤饱候"云："小儿食不可过饱，饱则伤脾。脾伤不能磨消于食，令小儿四肢沉重，身体苦热，面黄腹大是也。""食不知饱候"云："小儿有嗜食，食已仍不知饱足，又不生肌肉，其但腹大，其大便数而多泄，亦呼为豁泄，此肠胃不守故也。""哺露候"云："小儿乳哺不调，伤于脾胃。脾胃衰弱，不能饮食，血气减损，不荣肌肉，而柴辟羸露。其脏腑之不宣，则吸吸苦热，谓之哺露也。""大腹丁奚候"云："小儿疔奚病者，由哺食过度，而脾胃尚弱，不能磨消故也。哺食不消，则水谷之精减损，无以荣其气血，致肌肉消瘠。其病腹大颈小，黄瘦是也。若久不瘥，则变成谷癥伤饱，一名哺露，一名丁奚，三种大体相似，轻重立名也。""羸瘦候"云："夫羸瘦不生肌肤，皆为脾胃不和，不能饮食，故血气衰弱，不能荣于肌肤。凡小儿在胎，而遇寒冷，或生而夹伏热，皆令儿不能饮食，故羸瘦也。夹热者，即温壮身热，肌肉微黄。其夹冷者，即时时下利，唇口青皅。""虚羸候"云："此谓小儿经诸大病，或惊痫，或伤寒，或温壮，而服药或吐利发汗。病瘥之后，血气尚虚，脾胃犹弱，不能传化谷气以荣身体，故气力虚而羸也。""疳湿疮候"云："疳湿之病，多因久痢，脾胃虚弱，肠胃之间虫动，侵蚀五脏……或因久利，或因脏热，嗜眠，或好食甘美之食，并令虫动，致生此病也。"可见，巢元方论疳乃遵《内经》"数食肥，令人内热。数食甘，令人中满"之说，重在以病因病机为辨，认为疳证是因恣食肥甘，引动诸虫，虫积为患侵蚀脏腑，或因蒸热日久耗伤脏腑气血所致，属小儿成人皆能罹患之病候，亦是后世"疳者甘也"一说之由来。而卷四十七、四十八所记述的"癥瘕癖结候"及至"大腹丁奚候""羸瘦候""虚羸候"等虽与后世之小儿疳证非常接近，只是不符合"疳"的病因病机，所以巢元方不称其为疳证。

　　唐代医家对疳证的认识多沿袭巢氏之说。孙思邈在《备急千金要方·卷五》所描述的"小儿胎中宿热，乳母饮食粗恶辛苦，乳汁不起儿，乳哺不为肌肤，心腹痞满，萎黄瘦瘠，四肢痿躄缭戾""小儿宿食癖气痰饮，往来寒热，不欲食，消瘦""八岁以上儿热结痰实，不能食，自下""小儿结实，乳食不消，心腹痛""少小癖实壮热，食不消化，中恶忤气""小儿心下痞，痰癖结聚，腹大胀满，身体壮热，不欲哺乳""小儿痰实结聚，宿癖羸露，不能饮食""小儿痞气，胁下腹中有积聚坚痛""小儿羸瘦惙惙""少小胃气不调，不嗜食生肌肉""少小胁下有气内痛，喘逆气息难，往来寒热，羸瘦不食"。等等。其证候与疳证极为吻合，但孙氏并不称之为"疳"，却归于"癖积胀满"之中。其《备急千金要方·卷十五》始论及"疳"如"大凡痢有四种，谓冷、热、疳、蛊……疳则赤白相杂，无复节度，多睡眼涩。""凡久下一月不瘥，成疳候。""巢氏病源"虽认为久痢亦是疳证的病因，但却要通过引动肠胃内诸虫侵蚀脏腑而成疳。而孙思邈则认为久痢可直接致疳，未必引动诸虫。《备急千金要方·卷十五》又云："凡疳湿之病，皆由暑月多食肥浓油腻，取冷眠睡之所得也。《礼》云，君子盛暑之月，薄滋味，无食肥浓煮饼。此时以不利人也，养生者宜深戒之，不尔，多患疳湿耳。"并引崔氏说："晋代之地多五疳，蚀人五脏，通见脊骨，下脓血，手足烦疼，四肢无力，夜卧烦躁不安，面失血色，肩胛疼，面及手足有浮气，或下血乃死……"《千金翼方·甘湿第六》云："夫甘湿之为病也，或热或寒，如病疟状，或时下痢，或痢则断，或常痢不止，无有时节，或时睡眠，有时思食，而气力渐弱，日日羸瘦，腹背挛急，头项无力，嗜卧食少。"又云："凡患湿虫，多是热病后，或久下不止，或有客热结在腹中，或遇暑湿凉气者，多生此病。病亦有燥，不甚泄痢。而下部疮痒，不问燥湿，久则杀人。为病诊，齿无色，舌上尽白，甚者满口有疮，四肢沉重，喜眠，如此者，此为虫蚀其肛，肛烂尽，见五脏，即死矣。"以上这些载述，除了说明久痢可以致疳外，同时亦说明疳证是一种可并见下痢、出血、溃疡、虚劳等的小儿成人皆可罹患的慢性消耗性疾病。

　　王焘的《外台秘要》亦以痢为疳，其卷三十六载有小儿疳痢方、小儿无辜疳痢方和小儿疳湿疮方，并引《广济方》云"疗老小一切痢，久成疳方""大人小儿久痢成疳方"。可见，《备急千金方》与《外台秘要》皆宗"疳者甘也"之说，并认为久痢多成疳，小儿成人都会罹患。但从《外台秘要》所载的三类专用于小儿的疳痢方，可见当时的医家已开始注意到"疳"与小儿的密切联系。

隋唐时期是小儿疳证创立的肇始阶段，自巢元方《诸病源候论》引申《黄帝内经》之义阐述疳证的病因病机，至《备急千金要方》《外台秘要》沿其说，彰其义，辑其方，为后世小儿疳证学说的快速发展奠定了坚实的基础。其时的创见是：①首载"疳"名，详述疳候。其所谓"疳"囊括了小儿疳证，以及小儿成人皆可罹患的下痢、虫证、虚劳等慢性消耗性疾病；②秉《内经》之旨，以"疳者甘也"为疳证的主要病因病机；③详尽地载述了小儿疳证的形症、转归及方治。

第三节　两宋金元时期的疳证学说

《颅囟经》，原是隋唐以前的一部儿科专著，"巢氏病源"曾言："中古有巫方，立小儿《颅囟经》，以占夭寿，判急病死生。"孙思邈在《备急千金要方》中论及《颅囟经》作者时乃作"巫妨"。巫作之说实采自神话，并不足信。《颅囟经》之见于史籍，乃自《宋史·艺文志》始，故今人认为传世本为宋人伪托之作。考其书之《原叙》云："穆王贤士师巫于崆峒洞得而释叙天地大德。"篇末又云："吁哉，吁哉，遂究古言，寻察端由，叙成疾目，曰《颅囟经》焉。"可知作者假托西周师巫受黄帝遗术，而自己正是采究古之所传撰成此书。其作者是谁已难考证，但因书中多道家术语，且其大部分内容见载于南宋初刘昉《幼幼新书》中，故此书盖出自北宋初期羽流者之手。书中《病证》篇提出"七疳"说，云："眼青揉痒是肝疳""齿焦是骨疳""肉白鼻中干是肺疳""皮干肉裂是筋疳""发焦黄是血疳""舌上生疮是心疳""爱吃泥土是脾疳"。从"七疳"说中可以看到藏象理论的渗透。肝在窍为目，心在窍为舌，齿为骨之余，发为血之余等理论在"七疳"辨证中有所体现。《颅囟经》阐述的疳证病因病机，已不是简单地归结为恣食肥甘和诸虫侵蚀五脏或久痢成疳。其提及的疳证病候很多，除"病证"篇提出的"七疳""卷下·疳痢证治"还见载"疳痢""诸色痢""疳气""五疳""脑疳""热疳""疳蚀口齿""疳蚀唇鼻""冷毒疳痢，白脓疳齼"等疳证的名称。书中的"疳痢"并非一般意义的下利脓血的痢疾，而应属于疳与痢的合并证。其所谓的"五疳"，抑或是指"五色疳"，亦即"诸色疳"。"疳气"即疳病之初起证候。此外《颅囟经》还提出"疳劳"之说，云其状："肺气热，咳嗽，四肢渐瘦，心肺干。"此病候与痨瘵相似，可见本书作者认为疳之重者可疳痨并见。《颅囟经·疳痢证治》"保童丸方"一节列举"疳痢，诸色疳"的"一十五种病状"："一、腹大；二、皮肤黑黄；三、骨节粗；四、眼赤；五、口赤；六、鼻中生疮；七、头发黄；八、咬指甲；九、爱吃土；十、爱吃甜食；十一、身热；十二、头大；十三、脐凸；十四、项细；十五、面无光。"上述十五种病状，即是疳证尤其是疳积的临床辨证要点，是《颅囟经》为小儿疳证辨证体系确立所作的突出贡献。

北宋·钱乙在《小儿药证直诀·诸疳》篇中，根据藏象学说所叙述的"七疳"为

"肝疳，白膜遮睛"；"心疳，面黄颊赤，身壮热"；"脾疳，体黄腹大，食泥土"；"肾疳，极瘦，身有疮疥"；"筋疳，泻血而瘦"；"肺疳，气喘，口鼻生疮"；"骨疳，喜卧冷地"。对于疳证的病因病机，钱乙认为"皆脾胃亡津液之所作也""因大病或吐泻后，以药吐下，致脾胃虚弱亡津液"。这即是"疳者干也"一说的由来。钱乙还提出：疳证的辨证当明其"冷热肥瘦"，初病为"肥热疳"，久病则为"瘦冷疳"。关于疳证的治疗，钱乙重在培补脾胃，其强调："诸疳，皆以本脏补其母，及与治疳药。"他认为："小儿之脏腑柔弱，不可痛击，大下必亡津液，而成疳。"小儿病疳"皆愚医之所坏病"，常常由于医者妄用攻下泻利药物所致。因此，钱乙主张治疗小儿疾病时，"凡有可下，量大小虚实而下之，则不致为疳也""初病津液少者，当生胃中津液"，可见其时时顾忌小儿脏腑娇嫩，形气未充的生理特点，注重脾胃运化的良苦用心。基于上述，疳证辨证论治体系的确立应该是始于钱乙《小儿药证直诀》。

北宋末由宋徽宗赵佶主编的《圣济总录·卷一七三》中将疳证的病因归纳为"皆以肥甘而得之"，亦以"疳者甘也"为说。其载述的"五藏所受"而成的"五疳"，包括：①风疳，又称肝疳，其状为"摇头揉目，白膜遮睛，色青黄，毛焦发立，筋青脑热，复面而卧，腹有积聚，时下痢，身体自汗。久不愈，转加羸瘦"；②惊疳，又称心疳，其状为"浑身壮热，吐痢无常，颊赤面黄，胸膈烦满，鼻干心躁，口舌生疮，时有盗汗，或发虚惊。久不愈，则下痢脓血"；③食疳，又称脾疳，其状为"腹多筋脉，啼促气粗，乳食不多，心腹胀满，多啼咳逆，面色萎黄，骨立毛焦，形枯力劣，胸膈壅闷，乳食难消，肠胃不和，下痢酸臭，鼻干口燥，爱暗憎明，情意不佳，好吃泥土"；④气疳，又称肺疳，其状为"咳嗽气逆，皮毛干焦，饶涕多啼，咽喉不利，揉鼻咬甲，壮热憎寒，口鼻生疮，唇边赤痒，腹中气胀，食减下痢，皮上粟起"；⑤急疳，肾疳，其状为"肌骨消瘦，齿龈生疮。逢寒遇热，则鼻干口燥，脑热如火，脚冷如冰。食少吐逆，时或下痢，下部生疮，肛门脱出"。亦以藏象学说之脏腑病机来诠释疳证。《圣济总录》将疳证分为十七类，诸疳除了五疳，还包括"随十二经脉血气所受，变状不一"的疳证。进一步以藏象学说的脏腑病机充实了疳证理论。

南宋绍兴年间刘昉所著的《幼幼新书》是集宋以前儿科大成的专著，其书载录了此前许多儿科古籍，这些古籍中有的原书早已亡佚，而内容却赖《幼幼新书》得以保存。书中分"五疳辨治""无辜疳""诸疳异证""诸疳余证"四卷全面系统地阐述小儿疳证。其《幼幼新书·卷二十三》谈及小儿疳证之病因时引《太平圣惠方》论："若乳母寒温失理，动止乖违，饮食无常，甘肥过度，喜怒气乱，醉饱伤劳，便即乳儿，致成疳也。又小儿百日以后，五岁以前，乳食渐多，不择生冷，好餐肥腻，恣食甘酸，脏腑不和，并生疳气。"引汉东王先生《家宝》"治五疳论"："小儿五疳，因过食甘甜，或因惊气入腹，或缘患后不长肌肉，致成疳疾。不思乳食，朝好暮恶，或发潮热，四肢羸瘦，腹急气喘，头发稀疏，喜食泥土，变成疳劳。"《幼幼新书》对"五疳"的认识与《太平圣惠方》《圣济总录》同，将肝疳、心疳、脾疳、肺疳、肾疳与风疳、惊疳、食疳、气疳、急疳一一对应。本卷"五疳候第二"则引茅先生论，以风疳、惊疳、气疳、食疳、急疳立言，分别主肝候、心候、肺候、脾候、肾候，并言五疳之治法"能通，能实，能冷，能温"。若五疳失治，则"形候传变，唇口生疮，鼻口黑燥，泻出黑血，项软，遍身冷，舌卷，骨露恶瘦"，此为疳证的危重证候，所谓"死候不治"。

《幼幼新书·卷二十四》详细收录了自隋以来的医学文献中关于"无辜疳"的论述。"无辜疳"是一种危重疳证，本书引《诸病源候论》"小儿无辜病候"云："小儿面黄发直，时壮热，饮食不生肌肤，积经日月逐致死者，谓之无辜。"《太平圣惠方》"小儿无辜"云："脑后有核如弹圆，捏之皮下转是也。凡小儿有此物，如禽兽舌下有噤虫，若不速去，当损其命。此核初生，软而不痛，中有虫如米粉。得热渐长大，大则筋结定，定则虫随血气流散，有所停留。子母相生，侵蚀脏腑，肌肉作疮。或大便泄脓血，致使小儿渐渐黄瘦，头大发立，手足细弱，从兹夭折也。"《太平圣惠方》又载"无辜疳痢"："夫小儿无辜疳痢者，大腹，泄痢脓血，毛发皮肤枯槁。肌体日渐瘦羸，肠胃既虚，痢无时节，故名无辜疳痢也。"《婴童宝鉴》云："小儿无辜之疾者，腹中有块，身上生痛，肌体羸瘦，毛发焦落，有腹气喘，冷痢脱肛，吃食爱吐，即是无辜。"《万全方》"小儿无辜论"云："夫小儿无辜疳者，其候面黄发直，时时壮热，身无滋润，头露骨出，脑热腹胀，好食肉酱，饮水无度，因而成痢。痢如泔色，背冷腹热，又生积块，脑后有核是也。"关于无辜疳的病因，《诸病源候论》、汉东王先生《家宝》和《婴童宝鉴》皆云无辜疳是一种名为"无辜"（《婴童宝鉴》引《元中记》作"姑护"）的鸟污染小儿衣物所致。《幼幼新书》又引《玉函关》"无辜论"，其对无辜疳的论述较为详尽，云无辜疳之病因："有鸟焉自西域而来，转于海内……昼隐石室中，夜出撮蚤毛翅，有毒虫如毫末遗于衣上，入肌肤毛孔中，致寒热不常，作疾状类疳。若褓褓婴儿不慎于衣服或洗或浴，夜张于檐楹，则致虫毒而作是疾。病由无辜而得，故号曰无辜疾。"从这些描述来看，无辜疳当是一种由禽类传播的预后凶险的传染病，因此，注意小儿衣着卫生而预防此类疾病便显得非常重要，如《玉函关》所倡："凡浴衣服，濯以兰汤，烘以软火，永无害焉。"《玉函关》还谈到一种由诸疳病情加重而成的疳证，云其状："又有寒温不常，乳食不节，传作疳疾，状类无辜，面黄发疏，身体枯羸，齿腥血出，头鼻生疮，寒热往来，夜卧多汗，便餐泥土，脏腑不调，似结似痢，粪中虫出，尿如米泔。"其又论及："作诸疳者，未有不因冷积留滞，蕴热不除。寒、温、饥、饱、喜、怒、虚、实八证之中，肝、心、脾、肺、肾五脏之内，言其五八者，原自此始。若久不差，手足如筒，龟胸锯脊，肚大青筋，肉干骨露，项细喉出，喘促不常，湿潮渐作，寒竞无时，口含清涎，乳食向减，渐成疳劳恶瘦之候。"《幼幼新书》详尽地辑录和论述了小儿疳证病因病机、证候及其转归预后，丰富和发展了小儿疳证学说。

金元四大家之寒凉派医家刘完素在《河间六书》中谈到"小儿脾疳泻痢"，云："小儿脾疳泻痢者，皆热甚，急惊，泻痢色多青，为热证明矣。"刘完素认为泻痢是"脾疳"的一个证候，属于热证。金元四大家之攻下派医家张从正对小儿疳证病候的归纳不袭前人"五疳"说，而独以小儿伤于饱立论。其《儒门事亲·过爱小儿反害小儿说》曰："小儿除胎生病外有四种：曰惊、曰疳、曰吐、曰泻。其病源止有二，曰饱、曰暖……疳者，热乘脾之湿土也……夫乳者，血从金化而大寒。小儿食之，肌肉充实。然其体为水，故伤乳过多，反从湿化。湿热相兼，吐痢之病作矣。"张从正认为疳证的病机是"热乘脾之湿土"而"湿热相兼"，这一论点无疑与前人所认为的食积发热而津液内耗的观点有所不同。《儒门事亲·身瘦肌热》云："夫小儿身瘦肌热，面黄腹大，或吐泻，腹有青筋，两胁结硬，如碗之状，名乳痈癖，俗呼曰奶脾是也。乳癖得之绵帛太厚，乳食伤多。太热则病生于肌表，太饱则必伤于肠胃……伤于肠胃者，吐泻惊疳，哽气腹胀，肌瘦面黄，肚大筋青，喜食泥土，揉擦鼻窍，头发作穗，乳瓣不化，此皆太饱之致然也。久而不愈，则成乳癖，两手脉沉而紧也，此其辨也。已上诸证，皆乳母怀抱奉养过度之罪。"张从正的这段论述简要明晰地概括了疳证的主要证候，对小儿疳证的临床辨证具有实际指导意义。

南宋嘉定年间由太医局刊刻的《小儿卫生总微论方·五疳论》认为"五疳"最为可取，篇首云："小儿疳病，诸论最杂，唯五疳之说为当。其证候外则传变不同，内则悉属五藏。"由此归类为"肝疳""心疳""脾疳""肺疳"和"肾疳"而进行系统辨证。此"五疳"之内容与《圣济总录》相近。本书认为小儿疳证与成人痨瘵相似而有"疳劳"之称，但同时又指出两者区别，"大人劳者，因肾藏虚损，精髓衰枯。小儿疳者，因脾藏虚损，津液消亡，病久相传，至五藏皆损也"，即表明小儿疳证病本于脾，而后损及他藏，故有"五损"之说："一损于皮毛，皮聚毛落，肺也；二损于肌肉，肌肉消瘦，饮食不为肌肉，脾也；三损于血脉，血脉虚少，不能荣于藏府，心也；四损于筋，筋缓不能自收持，肝也；五损于骨，骨痿不能起于床，肾也。病疾则大肉陷下，高骨败坏，以至死矣。""五损"即是疳证由轻到重的证候表现。宗《小儿药证直诀》之说，《小儿卫生总微论方》亦认为"凡小儿疳疾，多是下药所坏"，同时又提及："小儿食肥甘物多，因伤为积，则蕴利发热，津液内耗，亦能作疳，故甘即疳也。"由此指出："本因脾虚津耗，久则传变而成。传缓者则为慢疳，传紧者则为急疳。"本书秉承钱乙的学术思想，在辨证方面主张"当辨冷热肥瘦"，云："其肥热者，乃因食肥甘，积聚生热而作，故多病于初也……其瘦冷疳者，乃因转下泻痢生冷而作，故多病于久也。"在治则方面主张"必量虚实冷热，不可妄行转下""若病初之脾虚津少，发渴欲饮者，当生胃中津液"。其治疗疳证多采用钱乙诸方。

元代医家曾世荣在《活幼心书》中承两宋之"五疳"说，云："小儿疳证其名有五，心肝脾肺肾是也"，而其对"五疳"证候的认识较之前人则有不同，《活幼心书·疳证》云："咬牙舒舌，舌上生疮，爱饮冷水，唇红面赤，喜伏眠于地，名曰心疳；目生眵粪，发际左脸多青，或白睛微黄，泻痢夹水，或如苔色，名曰肝疳；爱吃泥土，冷物饮无度，身面俱黄，发稀作穗，头大项小，腹胀脚弱，间或酿泻，肌瘦目慢，昼凉夜热，不思乳食，名曰脾疳；鼻下赤烂，手足枯细，口有腥气，或作喘嗽，右腮㿠白，名曰肺疳；两耳内外生疮，脚如鹤膝，头缝不合，或未能行，牙齿生迟，其缝臭烂，传作走马疳之类，名曰肾疳。"《活幼心书》对疳证的病因病机做了精辟论述："大抵疳之为病，皆因过餐饮食于脾家，一藏有积不治，传之余藏而成五疳之疾。若脾家病去，则余藏皆安。苟失其治，日久必有传变。"其强调疳证病因病机的症结是食积伤脾，颇有见地。

两宋金元时期，自北宋钱乙至南宋《小儿卫生总微论方》是小儿疳证学说发展最快的阶段。主要表现在：①认识到"脾虚津少"是疳证的重要病因病机，从而形成了"疳者干也""疳皆脾胃病"之说；②着重论述了小儿疳证的主要病因乃"伤于饱""皆因过餐饮食于脾家"；③运用藏象学说的脏腑病机阐释病机、病候及其转归，明确具体地归纳了五脏疳的证候；④以"五疳"为中心的小儿疳证辨证论治体系创立并日臻成熟。

第四节　明清时期的疳证学说

明代虞抟《医学正传·诸疳证》对钱乙所云"因大病或吐泻后，以药吐下，致脾胃虚弱亡津液"持不同见解，他认为："斯言也，特一端耳，未可悉以为然，其所谓大病吐泻，岂非饮食之所致欤？夫仲阳为儿医之祖，岂不误邪？"但他同时又推崇钱乙的疳病辨证治则，而云："其所论诸疳形证治法，班班可考，学者不可不审。"

王銮《幼科类萃·诸疳门》载丹溪之言曰："小儿脏腑娇嫩，饱则易伤，乳哺饮食一或失常，不为疳者鲜矣。皆因饮食不调、甘肥无节而作也。或婴幼阙乳，粥饭太早，耗伤形气，则疳之根生，延及岁月，五疳病成。"又引钱乙言曰："疳皆脾胃耗伤亡津液之所作也。"而本卷之"论五疳"则引元代曾世荣《活幼心书》之论"五疳"语，以"五疳"立言，而弃其他疳证学说。

万全为明代著名的儿科大家，《明代万密斋儿科全书·诸疳》载其言曰："气衰血弱则脾胃伤，则水谷少矣，疳之生于脾胃也，明矣。盖小儿脏腑娇嫩，饱则易伤乳食，一有失常不成疳者鲜矣。疳皆因饮食不调，肥甘无节而然，或婴儿缺乳，粥饭太早，或二三岁后，谷肉菜果恣其欲，则脾已伤，因而太饱，停滞中焦，食久成积，积久成疳，或因取积，转下太过，耗散胃气，或转下之后，又伤食，一伤一取，重亡津液，疳之病起于积者也。或因大病之后，吐泻疟痢，乳食减少，脾胃失养，气血益虚，此疳之生于大病之后者也。""疳之病起于积者也"，是"疳者甘也"的进一步发挥；而"疳之生于大病之后"，则是钱乙的观点。关于疳证的治疗，万全认为："凡有疳热者，不可妄用推摩掐法，吾见杀儿多矣。"指出：脾胃伤损是五疳病证之根本，因此治疗上"只以脾胃为主""其有五脏兼证，或因他病变成疳者，各视其证，从权加减，不必多求方法也"。万全在《万氏秘传片玉心书》中也谈到："凡治疳证，不必细分五疳，但虚则补之，热者清之，冷则温之，吐则治吐，痢则治痢，积则治积，虫则治虫。"其治疳倡用集圣丸。按清·沈金鳌《幼科释谜》所载，万全这段论述出自"王汉东"，即南宋刘昉《幼幼新书》所谓之"汉东王先生"。其治疳证，对各种证候几乎都以集圣丸（配伍：真芦荟，五灵脂，夜明砂，真广皮，杭青皮，蓬莪术，使君肉，南木香，白当归，正川芎，官拣参，正川连，干蟾蜍，西砂仁）"加减用之"，而且"屡试有验"。这段关于治疗疳证的独到见解确为经验之谈。

王肯堂的《证治准绳·幼科》认为疳证"盖其病因肥甘所致，故命名为疳"。其对疳证的致病之因论之甚详，云："若夫襁褓中之乳子，与四五岁之孩提，乳哺未息，胃气未全，而谷气尚未充也，父母不能调将，唯务姑息，舐犊之爱，遂令恣食肥甘，与夫瓜果生冷，及一切烹饪调和之味，朝飧暮啖，渐成积滞胶固，以致身热体瘦，面色痿黄，或肚大青筋，虫痛泻利，而诸疳之证作矣。"析其所述可知亦宗"疳者甘也"之说。《证治准绳》还引用杨氏之论："儿童二十岁以下，其病为疳，二十岁以上，其病为痨。疳与痨，皆气血虚惫，肠胃受伤致之，同出而异名也。"按《礼记·曲礼上》曰："二十曰弱冠。"男子二十岁行冠礼表示成年。杨氏认为疳与痨是同一类疾病，因罹患年龄不同而名称有异，实质皆是肠胃受伤。明·万全、清·陈复正皆持此说。而明·王大纶虽然也认为疳痨同类，然又辨其异："大人痨证，起于房劳，肾经受病者多。"与杨氏所谓"肠胃受伤致之"不同。清代沈金鳌亦认为疳与痨皆"元气亏伤，气血虚惫，其原则一"。关于称疳或痨的年龄划分，沈金鳌持"弱冠"说，与杨氏合。万全则认为"儿童十六岁以下其病为疳，十六岁以上其病为痨"，而在其《万氏秘传片玉心书》则作"十五岁"。陈复正在其《幼幼集成》一书中亦以"十六岁"为辨。按《礼记·内则》云："（女子）十有五年而笄。"乃指女子十五岁行笄礼表示成年，而男子于十五岁则束发，逐渐成年。由此观之，以十五六岁或二十岁划分疳痨的区别，只是缘于对成年岁龄的看法不同。

《证治准绳》除载肝心脾肺肾五疳外，还引杨氏言曰五疳"析而论之"，而有"五疳出虫""蛔疳""脊疳""脑疳""干疳""疳渴""疳泻""疳痢""疳肿胀""疳劳""无辜疳""疔奚""哺露"等证候。本书又引《庄氏家传》"小儿二十四候"，除一般的"五疳"外，还谈到"冷热疳""胃疳（奶疳）""心脾疳""肝肺疳""热疳""脾冷疳""心胃疳""脾胃疳""肝渴疳""骨热疳""心疳积热"。这些证候都是"五疳"的变证和合并证。书中还认为"疳为脾经本病"，因此诸疳常兼见脾疳证候。总之，《证治准绳》是以五藏病机分类统领小儿疳证之证候，进而辨证论治。

王大纶《婴童类萃·五疳论》云："疳证有五，其原有别，皆由饮食不调，肥甘过节之所致也。""所谓五疳者，外则传变不同，内则关于五脏。"他虽然认为"大人为痨，小儿为疳，同证而异名也"，但又详细指出两者病因病机上的区别，曰："大人痨证，起于房劳，肾经受病者多；小儿疳证，皆由饮食所伤，脾胃受病者多。脾胃虚损，津液消亡，病久相传，五脏皆损也。大人痨疾，骨削而气耗；小儿疳疾，腹鼓而神羸。"其详细归纳了疳证的病因，云："其始也，由哺食腥荤太早，或恣食肥甘油腻过度，或食生冷太多，凝滞中脘，或寒暄失宜，不善调理，或房劳以乳吮儿，或母有痨气因而传子，种种不同。"并认为，五疳"彼此相传"后可成"五损"，五疳重者化生"五虫"，云："肝虫尾散如马尾；心虫乃血鳖；肺虫寸白，虫食肺间；脾虫即蛔虫；肾虫如细发，下食肛。久而失治，各附本脏，食其精血，消耗元气，精血尽则死矣。"书中还谈到丁奚哺乳疳、粉瘤疳、无辜疳等特殊证候。王大纶认为丁奚哺乳候即魃病，"形证似疳，实非疳也"。而对粉瘤疳描述为："脑项后有核如弹……其间有虫，如米粉白星，若不速破，则虫随热气流散，淫食脏腑，以致遍体疮痈疥癞，则无救矣。"王大纶对前人关于无辜鸟致无辜疳的传闻提出质疑，曰："此言近诬，闽广之地，或有此鸟，留此备考。"

一代宗师张介宾不仅对内经等经典著作的研究造诣极深，而且在儿科领域也有其独到的见解。《景岳全书·小儿则》云："按杨氏云，疳者，干也，在小儿为五疳，在大人为五劳。然既云为干，又云为劳，岂非精血败竭之证乎？察前诸法，俱从热治，多用清凉，虽此证真热固多，而元气既败，则假热者尤多也。即前所用，亦有地黄丸、异功散、益黄散、益气汤之类，恐此数方有不足以尽之。其或血气俱损，有非大补不可者；阴虚假热，脾败肾亏，又有非温补不可者。贵在临证酌宜，仍当以虚损治劳之法参用，庶得尽善。"以此观之，景岳亦主"疳者干也"之说，认为脾肾两虚，元气衰败是其病机症结。明末医家秦昌遇在《幼科折衷·疳积》中以"面黄肌肉瘦，齿焦发竖"简要地概括疳证的特征，提供了简便易行的诊断方法。《幼科折衷》对疳证辨证论治的阐述亦以五疳为主，兼言蛔虫、脊疳、脑疳、疳肿胀、疳痨、无辜疳、丁奚、哺露和魃证。

清代医家沈金鳌《幼科释谜》认为五疳中"惊疳最大"，因为"惊得心肝，疳得脾胃"，这一观点恰当地解释了五疳的病机，疳证是脾胃之证，而疳证伤及五脏则成"五疳"。关于疳与痨的异同，沈金鳌认为，"童稚之时，病则为疳，弱冠而后，病成痨瘵，同出异名，唯年齿计，元气亏伤，气血虚怠，其原则一，非有他疴"。沈金鳌系统总结前人对疳证病因病机的见解，云："曰唯小儿，脏腑娇脆，饱固易伤，饥亦为害，热则熏蒸，冷则凝滞。故疳之来，必有伊始。或幼阙乳，耗伤形气，此疳之根，积渐生蒂。或两三岁，乳食无制，此疳由脾，过饱反瘁。或喜生冷，甘肥粘腻，此疳由积，肠胃气闭。或母自养，一切无忌，喜怒淫劳，即与乳吮，此疳由母，传气为戾。或因病余，妄行转泄，胃枯液亡，虚热渐炽，此疳由医，冒昧错治。大抵疳病，缘此等弊。"关于前人对疳证的分类，沈金鳌评价道："然而古人，五脏分隶，各有症形，各有方剂。肝心肾肺，脾总多累。二十四候，更宜体会。庄氏家传，最为详备。"按《证治准绳》载《庄氏家传》"小儿二十四候"，二十四候总揽疳病诸证候，而以五疳统领之，余证皆五疳之变证或合并证。《幼科释谜》又引危亦林言曰："疳者干也，瘦瘁少血也。皆由气血虚怠，脏腑受伤，故有五脏疳。外有蛔疳、脊疳、脑疳、干疳、疳渴、疳泻、疳痢、疳肿、疳疮、疳劳、无辜疳、丁奚、哺露，治之各有方。其病多因乳哺失常，肥甘不节，肠胃积滞而得之。唯肾疳害人最速。盖肾虚受邪，疳奔上焦，故以走马为喻……宜急治之，才得全活。"其书还引张元素之言："疳者，小儿受癖，或久吐泻，医者妄投转过之药，小儿易为虚实，致令胃虚而亡津液，内发虚热，外消肌肉，一脏虚则诸脏皆弱。其病目胞肿，腹胀利色无常，渐加瘦瘠，久不痊可。是肠胃有风，宜宣风散导之。后则各依本脏补其母。"张元素认为罹患疳证的小儿"目胞肿，腹胀利色无常"是因为"肠胃有风"，而以宣风之剂导去之。诸家多以之为虚，乃取去积补虚之法。而张元素则于补虚之前用宣风之剂，这一治法与诸家颇有不同，为沈金鳌所倚重。

《幼科释谜》还引初虞世之言："有热疳，有冷疳，有冷热疳，此其要也。热疳者，病多在外，鼻下赤烂，头疮湿痒，五心烦热，掀衣气粗，渴引冷水，烦躁卧地，肚热脚冷，潮热往来，皆热疳也。冷疳者，病多在内，利色无常，其沫青白，肢体软弱，目肿面鼙。又一症躁渴卧地，似有热状，唯饮食不进，滑泄无已，亦冷疳也。其有泻多脓血，日加瘦弱，此则谓之冷热疳。大抵疳之受病，皆虚使然。热者虚中之热，冷者虚中之冷。治热不可妄表过凉，治冷不可峻温骤补。故曰小儿易为虚实，脾虚不受寒温，服寒则生冷，服温则生热，当识此勿误。"初虞世为北宋杰出医家，著有《古今录验养生必用方》等方书，其对疳证的看法可谓独特，不用诸家公认的"五疳"学说，而独以冷热疳证立言。其后之钱乙在其《小儿药证直诀·诸疳》篇云："疳在内，目肿腹胀，利色无常，或沫青白，渐瘦弱，此冷证也。疳在外，鼻下赤烂，自揉鼻，头上有疮不着痂，渐绕耳生疮。"即本于初虞世之说。尽管在对具体疳证的分类有不同见解，初虞世依然和其他医家一样，认为疳证"皆虚使然"，本于脾虚。关于无辜疳，《幼科释谜》引王汉东言曰："小儿无辜疳者，盖是饥饱劳役，风惊暑积，入邪所伤，久渐黄瘦，吃食不长肌肉，夜间多哭，身上或发微热，多渴，不知饥饱，或生疥癣是也。"前人多以为无辜疳为无辜鸟污染小儿衣物而致，而王汉东（即《幼幼新书》所谓"汉东王先生"）则以合理的病因病机解释之，有助于后人对此种疳证的了解和辨证。而关于丁奚、哺露，《幼科释谜》则引李梴之言："丁奚，腹大颈细黄瘦是也。丁者，手足与项极小伶仃也；奚者，腹大也，甚者尻高肉削，脐突胸满，或生谷癥，爱吃生米土炭等物……哺露者，虚热往来，头骨分解，反食吐虫，烦渴呕哕，骨瘦峻嶒露形。盖丁奚哺露，皆因脾胃久虚，形体瘦削，亦由胎禀所成，尽皆无辜种类，并难治，大体相似。"从这段文字看来，沈金鳌是认同疳证之丁奚候、哺露候皆属于无辜疳的。

《幼科释谜》中还引有史演山论疳之名言："积是疳之母，所以有积不治乃成疳候。又有治积不下，其积存而脏虚，成疳尤重。大抵小儿泄泻无时，作渴虚热，烦躁下利，肿满喘急，皆疳候虚证。古云，疳虚用补，是知疳之为疾，不可更利动脏腑。发作之初，名曰疳气；肚大胀急，名曰疳虚；泻利频并，名曰疳积；五心烦热，名曰疳热；毛焦发穗，肚大青筋，好吃异物，名曰疳极；热发往来，形体枯槁，面无神采，名曰疳痨；手足细小，项长骨露，尻臀无肉，腹胀脐突，名曰丁奚；食加呕哕，头骨分开，作渴引饮，虫从口出，名曰哺露。总皆疳候。"史演山为北宋医家，他这段话简要概括了疳证的病机演变及各种证候表现，对后世医家辨治疳证具有重大的指导意义。

陈复正在《幼幼集成·诸疳证治》中谈及疳证病因时，综各家学说而析之："有因幼小乳食，肠胃未坚，食物太早，耗伤真气而成者；有因甘肥肆进，饮食过餐，积滞日久，面黄肌削而成者；有因乳母寒热不调，喜怒房劳之后，乳哺而成者；有二三岁后，谷肉果菜恣其饮啖，因而停滞中焦，食久成积，积久成疳；复有因取积太过，耗损胃气，或因大病之后，吐泻疟痢，乳食减少，以致脾胃失养，二者虽所因不同，然皆总归于虚也。"关于疳证的治则，陈复正认为："然治寒以温，治热以凉，此用药之常法。殊不知疳之为病，皆虚所致，即热者亦虚中之热，寒者亦虚中之寒，积者亦虚中之积。故治积不可骤攻，治寒不宜峻温，治热不可过凉。虽积为疳之母，而治疳必先去积，然遇极虚者而迅攻之，则积未去而疳危矣。故壮者先去积，而后扶胃气；衰者先扶胃气，而后消之。书曰，壮人无积，虚则有之。可见虚为积之本，积反为虚之标也。"关于疳证的治疗，陈复正亦倡万全之说，云："凡疳之初起者，集圣丸为主方，其有五脏兼证，从权加减，不必多求方法。"

吴谦在其《医宗金鉴·幼科杂病心法要诀》中载述了脾疳、疳泻、疳肿胀、疳痢、肝疳、心疳、疳渴、肺疳、肾疳、疳热、脑疳、眼疳、鼻疳、牙疳、脊疳、蛔疳、无辜疳、丁奚疳、哺露疳等十九种疳病证候的症状、病机、治法和方药，分类详尽而明确，可谓对前人论疳的一次总结。其亦认同"大人者，十五岁以上也，病则为劳；若十五岁以下者，皆名为疳"，并归结病因病机为"缘所禀之气血虚弱，脏腑娇嫩，易于受伤。或因乳食过饱，或因肥甘无节，停滞中脘，传化迟滞，肠胃渐伤，则生积热。热盛成疳，则消耗气血，煎灼津液。凡疳病初起，尿如米泔，午后潮热。日久失治，致令青筋暴露，肚大坚硬，面色青黄，肌肉消瘦，皮毛憔悴，眼睛发青，而疳证成矣。"《医宗金鉴》是清代初叶官方颁行的教科书，相关内容乃为其时各科的轨范，故这种疳证分类法对后世产生了深远的影响。

清代温病大家吴鞠通在其《温病条辨·解儿难》虽宗"疳者，干也"之说，但又认为"干生于湿"，其云："疳者，干也，人所共知。不知干生于湿，湿生于土虚，土虚生于饮食不节，饮食不节，生于儿之父母爱其子，唯恐其儿之饥渴也……日复一日，脾因郁而水谷之气不化。水谷之气不化而脾愈郁，不为胃行津液，湿斯停矣。土恶湿，湿停而脾胃俱病矣。中焦受气，取汁变化而赤，是谓血，中焦不受水谷之气，无以生血而血干矣……中焦受伤，无以散精气，则五脏之汁亦干；无以行悍气，而卫气亦馁，卫气馁故多汗，汗多而营血愈虚，血虚故肢体日瘦，中焦湿聚不化而腹满，腹日满而肢愈瘦，故曰干生于湿也。"吴氏以脾胃的生理病理精辟地论述了疳证形成和加重的过程。此外，吴鞠通还系统总结了前人治疗疳证的经验，提出："治法允推东垣、钱氏、陈氏、薛氏、叶氏，诚得仲景之心法者也。疏补中焦，第一妙法；升降胃气，第二妙法；升陷下之脾阳，第三妙法；甘淡养胃，第四妙法；调和营卫，第五妙法；食后击鼓，以鼓动脾阳，第六妙法（即古者以乐侑食之义，鼓荡阳气，使之运用也）;《难经》谓伤其脾胃者，调其饮食，第七妙法；如果生有疳虫，再少用苦寒酸辛，如芦荟、胡黄连、乌梅、使君、川椒之类，此第八妙法；若见疳即与苦寒杀虫便误矣，考洁古、东垣，每用丸药缓运脾阳，缓宣胃气，盖有取乎渣质有形，与汤药异岐，亦第九妙法也。"这些治法大多至今仍为临床所沿用。

至明清时期小儿疳证学说已进入全盛阶段，其时学术争鸣活跃，对疳证的概念、病因病机、辨证以及治法方药的阐述，完全达到提纲挈领、条理清晰，认识透彻的境界。标志性的进展在以下几方面：1. 通过对前人论疳之说的引用、评析和争鸣，使疳证的病因病机愈辩愈明；2. 对小儿疳证和成人罹患的虚劳等慢性消耗性疾患进行了界定，使小儿疳证学说成为一个完整的体系；3. 集历代及其时小儿疳证方治之大成，并由博返约，使小儿疳证的辨证论治得以不断完善。

第五节　近现代的疳证学说

近代医家王锡鑫《幼科切要》将诸疳病因病机归结为"小儿脾胃虚弱，凡食生冷油腻，停滞不化，初起为积，积久成疳，遂致五脏受病，形状难看"，疳证分类依旧例，然于疳泻、疳痢、疳疟之病机论述独到而精炼，"久泻不止，胃虚成疳，此疳泻也""久痢不止，胃虚成疳，此疳痢也""疟久不止，胃虚成疳，此必有癖，谓之疳疟"。王锡鑫认为治疗五疳宜以集圣五疳丸（即集圣宁心丸、集圣平肝丸、集圣清肺丸、集圣补肾丸、集圣醒脾丸）为主，"复载五脏病状，察其虚实阴阳，各自加减"，而"体虚者总以参苓白术散，或肥儿丸调之，以补为消可也"。

20世纪30年代，秦伯未先生的《幼科学讲义》在上海铅印出版，此书仍采用传统的疳分类法，共载脾疳、肝疳、心疳、肺疳、肾疳、脑疳、眼疳、鼻疳、牙疳、丁奚疳和哺露疳等十一种疳证，其中脾疳又称食疳、肥疳，心疳又称惊疳，而疳泻、疳胀、疳痢归入脾疳，疳渴则归入心疳。秦伯未亦从古说"十五岁以上，病则为劳；十五岁以下者，皆名为疳"，而于"疳"病名之由来，他赞同"盖其病因肥甘所致"，对疳因亡津液而致之说，则认为"实由愚医之所害，特其一端耳"。

1942年上海苍盦讲舍铅印出版钱今阳《中国儿科学》，该书认为，"小儿之疳症，犹成人之痨瘵也"，但同时又指出两者的区别，"成人之痨，不必因食积，亦不必因虫而起""小儿之疳，则多由于嗜食香甜，日久成积生虫所致""且痨多肾虚，疳多脾虚，是以小儿之疳，当以脾疳为主，虽兼他脏之症，要皆由脾经所传变"。其对五疳病机的阐释尤为别致，"盖言疳疾多由过食肥甘生冷，或乳后即睡，饮食不化，致脾胃受伤，不能运化，停滞于内，日积月累，消化机能益弱，津液日益枯竭，有以致之。亦有因食物不洁，误服虫卵，寄生于肠，日久发育繁殖，致小儿体内之血液循环，脏腑机能，为之破坏而成者，前人则谓此为脾疳成因""至肝疳则成自肝脏受热，或怒气未平，遂以哺乳""心疳则成自心有郁热，或受惊恐""肺疳成自壅热伤肺，气阴两伤""肾疳则成自脏腑伏热，销铄真阴，肾气不足者"。钱今阳指出，"前人所谓疳分五脏者，皆以其见症之不同而言也""实则肝疳、心疳，为疳疾之偏于热者，上述成因不过仅属诱因之一耳""肺肾二疳，则属于疳痨一类，上述成因似宜认为病之结果矣""至于上编所论之普通食积虫积症，皆为疳之初步，盖积乃疳之母，疳由积而成，积易治而疳难医，二者可合而实应分也"。钱今阳结合当时的西医理论对疳痨进行解释，"（疳痨）大都由于体质虚弱，营养不足，疳疾失治，传变而来""除此之外，更有由于结核杆菌之寄生于体内而致者，若肺结核、肠结核、淋巴结结核等，皆属于结核性之疳痨。若肾疳则纯属体质虚弱之疳痨，为疳疾之末期"。钱今阳对小儿疳证的这些论述亦是中医理论转型期的一种表现。

沪上儿科名家徐小圃认为治疗疳证应以调理脾胃为主，并根据兼证而采取相应治疗。他认为患儿嗜食而飧泄，病机为胃强脾弱，运化无权，当以培脾健运、和中消疳为法，临床善用胡黄连、炙干蟾、五谷虫，配伍成方，功效卓著。其子徐伯远师承父学，针对当时有人将西医所称营养不良等同于中医疳证，指出："营养不良可归入疳证范畴，但疳证不等于营养不良，营养不良各个年龄都有，而疳证多见于三岁以下的婴幼儿。长期营养不良、虫积等，虽然可见形体瘦弱，但腹部不大（仰卧腹部不大）者不是疳证；疳证患儿则形瘦而腹部膨大（仰卧腹大不减）。"针对治积用攻的一般治法，徐伯远认为，由于疳证起病缓慢，且多缠绵时月，患儿已属脾虚或脾肾俱虚，故不宜多用克伐之品，治疗当以扶持脾胃为主，可以七味白术散作为基础方随证加减。徐氏父子对疳证辨证论治之造诣可谓更上层楼。

蒲辅周先生认为小儿疳积之病机以脾胃受伤、积热内生为主，病情发展虚实互见。因积为疳之母，故治疳必先去积，但若遇极虚而速攻之，积未去而正气难支。若脾胃损伤还不甚而积滞重者，当以祛邪消积为主，宜用《医宗金鉴》之消疳理脾汤。其论疳虽简，然而益见其临证功力之深厚。徐梓柏在《哑幼十讲》一书中将疳证分为三类：①积滞型。主证为病儿身体逐渐消瘦，脘腹胀满而拒按，甚或食后恶心呕吐，常午后作热，且手足心尤甚，夜间睡眠不宁，小便色黄，面色青黄而晦滞，舌苔浊腻，舌质红。治宜消积导滞，理气和胃，方用消疳理脾汤加减。②虫积型。主证为睡中磨牙，口流清涎，嗜咬指甲，嗜食泥土等物，肚腹胀大可有青筋暴露，时有腹痛不适，痛则肢厥面青，面色青黄晦暗而有白色小团状虫斑，舌苔白黄稍厚，脉象多见弦细。治宜驱虫消积，行气开胃，方用使君子散加芦荟、槟榔、胡黄连、白雷丸、陈皮。③虚损型。主证为病儿极度瘦削衰弱，皮肤干枯而燥，并有皱纹，重者皮包骨头，睡中露睛，大便溏泄，日行次数不等，小便色清而短少，四肢不温，腹部皮肤干枯凹陷如舟状，唇口干渴，面色黄白无华，甚或黑晦，脉象沉细无力。治宜补脾益气，消食和胃，方用人参启脾丸加减。这种分类法简要亦符合小儿疳证的实际。

董廷瑶先生《幼科刍言》论及："治疳之法，总不离乎脾胃；且疳之为病，脾胃虚弱为本，即热者亦虚中之热，寒者亦虚中之寒，积者亦虚中之积……在治疗中，视患者体质之强弱、病情之浅深，使用补消二法。其初起或虽久而体尚实者，予先消后补法；对病久体质极虚者，用先补后消法；此外还有三补七消，半补半消，或九补一消等法，均据患儿具体情况而定。待其脾胃化机逐渐恢复，则相应渐次侧重于滋养强壮。"以上所论，确属恒久临证精心揣摩反复推敲而总结出来的经验之谈！此外，董廷瑶还重视针刺四缝穴的辅助疗法。针刺四缝治疳早在《针灸大成》中已提及，四缝为经外奇穴，与三焦、命门、肝和小肠有内在联系，针之可振奋中气，激动化机，不但能加强疗效，且在诊断上亦有鉴别和预后的意义。

在各中医院校编写的教材中也反映了疳证学说的学术争鸣。广州中医学院主编的1964 年版《中医儿科学讲义》将疳证按病因分为三类：

①饮食不节，脾胃损伤。证候特征为面色黄暗无华，肌肤羸瘦，脘腹胀实拒按，或食则呕吐，或午后潮热。治宜消积理脾。

②喂养不当，营养失调。证候特征为面色萎黄，肌肤羸瘦如柴，腹部凹陷如舟，四肢不温，睡眠露睛，甚或气促抽搐，神昏肢厥。治宜扶脾养胃。

③感染诸虫，转化成疳。证候特征为面色苍黄，身体四肢肌肉消瘦，烦躁不安，嗜食泥土杂物，嗜咬爪甲，肚腹胀大，青筋暴露，时时腹痛，甚则肢厥面青。治宜驱虫安蛔，消积理脾。其分类近徐梓柏之说。

由成都中医学院萧正安教授主编的《中医儿科学》对疳证的分类则以病机为依据：

①脾胃虚弱，多见于先天不足或后天失养的患儿。证候特征为形体羸瘦，腹如舟状，按之无物，大便稀溏，舌淡苔白。治宜温运脾胃。

②脾虚积滞，由饮食不节、停聚中焦、伤残脾胃所致。证候特征为形体羸瘦，脘腹胀满拒按，五心烦热，口臭磨牙，便质酸臭，小便黄浊，或如米泔，舌苔厚腻。治宜消积理脾，攻补兼施。

③气血虚衰，由长期吐泻不止、营养不良失治所致。证候特征为头大颈细，臀部大腿肌肉陷下，皮肤干枯，弹性消失，面呈小老头状，皮色苍白或灰暗，精神萎靡呆滞或不安，啼声无力，四肢不温，舌质淡，苔少而干。治宜健脾益胃，补养气血。其说持疳以虚为本的观点。

20 世纪 70 年代，南京中医学院儿科名家江育仁教授集各家学术之长，通过对533 例疳证的系统观察，以疳证的病情和主证为依据，将疳证分为三大类证以执简驭繁：

①疳气，见于疳病初期，其病机特点为脾虚失运，肝木亢旺，症状表现以消瘦、长期厌食为主，多伴有食后腹胀呕恶，性急易怒。治疗时因其虚象不显无须大补，积滞不显不可过消，且壅补则阻碍气机，峻消则恐损伤正气，唯有采用平和之剂合健脾助运之品调和脾胃，方可达到补而不滞、消不伤正的目的，且因脾病及肝，可采用补脾、运脾、平肝三法合而为治。

②疳积，多由疳气发展而来，属病之中期，脾失健运，积滞内停，壅滞气机，具有虚实夹杂的特点。症见形体明显消瘦，面色萎黄无华，肚腹膨胀，甚则青筋暴露，

毛发稀疏如穗，伴咬指磨牙，动作异常，食欲不振或多食多便。临床辨证须注意辨虚实和郁热的轻重程度，疳之有积无积，在于腹之满与不满，腹满者多有积滞。治疗虽以消积理脾为原则，但应视全身情况而有所区别，一般采用"壮者先去其积而后扶胃气，衰者先扶胃气而后消之"的方法施治，同时也应根据积的不同，给予不同的消积之法，食积者重在消食导滞化积，气积者重在理气行滞消积，虫积者重在驱蛔杀虫消积，血积者重在活血化瘀消积。

③干疳，为疳之重候，出现于疳证后期，由脾胃衰败，津液消亡，气血俱虚所致。症见极度消瘦，精神萎靡，皮肤干瘪，毛发干枯，腹凹如舟，不思纳食，便溏或便秘。治疗以补益气血为主，但此时脾胃衰败，食欲不开，应防虚不受补，用药切忌过于温燥和滋腻，可佐用少许醒脾开胃助运之品，诱其食欲，食欲开而能进补。

江育仁通过对脾胃系统病证的深入研究，提出治疗小儿脾胃病的关键为"脾健不在补贵在运"，对疳证的研究和治疗具有临床指导意义。他创立的"疳气""疳积""干疳"的疳证三大类证新分类，已为全国高等医药本科院校教材《中医儿科学》，普通高等教育"九五"国家级重点教材——中医儿科学硕士研究生教材《中医儿科学》，以及国家中医药管理局颁布的《中医儿科病证诊断疗效标准》所采纳，对当代疳证辨证论治的临床实践产生了重大而深远的影响。

1995年朱锦善教授的《儿科临证50讲》对小儿疳证的概念、病因病机、辨证论治乃至其历史沿革做了精炼的总结。其以江育仁三大类证为主，辅之五脏兼证，言简意赅，纲举目张，对小儿疳证认识更为深入。

（姜奕轲　袁晓）

参考文献

1. 顾从德刻本. 黄帝内经素问［M］. 北京：人民卫生出版社，1956

2. 范晔. 后汉书［M］. 上海：上海古籍出版社，1986

3. 大辞典编纂委员会. 大辞典［M］. 台湾：三民书局，1985

4. 巢元方. 诸病源候论［M］. 北京：人民卫生出版社，1955

5. 孙思邈. 备急千金要方［M］. 李景荣等，校释. 北京：人民卫生出版社，1998

6. 王焘. 外台秘要精华本［M］. 北京：科学出版社，1998

7. 钱乙. 小儿药证直诀［M］. 北京：人民卫生出版社，1991

8. 赵佶. 圣济总录［M］. 北京：人民卫生出版社，1962

9. 刘昉. 幼幼新书［M］. 北京：人民卫生出版社，1987

10. 陈梦雷. 古今图书集成［M］. 北京：人民卫生出版社，1963

11. 萧国钢. 儒门事亲研究［M］. 北京：中医古籍出版社，1998

12. 不著撰者. 小儿卫生总微论方［M］. 北京：人民卫生出版社，1990

13. 曾世荣. 活幼心书［M］. 北京：中国书店，1985

14. 虞抟. 医学正传［M］. 北京：中医古籍出版社，2002

15. 王銮. 幼科类萃［M］. 北京：中医古籍出版社，1984

16. 万全. 明代万密斋儿科全书［M］. 北京：中医古籍出版社，1991

17. 万全. 万氏秘传片玉心书［M］. 武汉：湖北人民出版社，1981

18. 王肯堂. 证治准绳［M］. 北京：人民卫生出版社，1991

19. 王大纶. 婴童类萃［M］. 北京：人民卫生出版社，1983

20. 张介宾. 景岳全书［M］. 北京：中国中医药出版社，1994

21. 秦昌遇. 幼科折衷［M］. 北京：中医古籍出版社，2000

22. 陈复正. 幼幼集成［M］. 北京：人民卫生出版社，1988

23. 吴谦. 医宗金鉴［M］. 北京：中国中医药出版社，1994

24. 吴瑭. 温病条辨［M］. 北京：人民卫生出版社，2005

25. 陆拯. 近代中医珍本集·儿科分册［M］. 杭州：浙江科学技术出版社，1993

26. 陆鸿元，邓嘉成. 儿科名家徐小圃学术经验集［M］. 上海：上海中医学院出版社，1993

27. 徐梓柏. 哑幼十讲［M］. 成都：四川科学技术出版社，1985

28. 董廷瑶. 幼科刍言［M］. 上海：上海科学技术出版社，1979

29. 郁晓维，孙轶秋主编. 江育仁儿科经验集［M］. 上海：上海科学技术出版社，2004

30. 朱锦善. 儿科临证50讲［M］. 北京：中国中医药出版社，1999

第十四章　惊风学说的源流与学术争鸣

惊风是古代儿科四大证之一，历代医家对此均十分重视，认识十分丰富，由于学术观点的多样化，形成了学术争鸣的局面。据不完全统计，明清时期有关惊风的专著就达 20 余种。

第一节　惊风病名的争鸣

惊风一症，自古有之。但从医学文献的记载来看，唐以前尚无"惊风"的病名，而统称在"痉病""痫""阴阳痫""惊痫"等病症之中。成书于唐代的《黄帝明堂灸经》，首次记载了"急惊风"和"缓惊风"，《黄帝明堂灸经》卷下云："小儿急惊风，灸前顶一穴，三壮。在百会前一寸。若不愈，须灸两眉头及鼻下人中一穴。炷如小麦大。"又云："小儿缓惊风，灸尺泽各一壮，在肘中横纹，约上动脉中，炷如小麦大。"可惜，该书未记述急、缓惊风的症状和治法方药，仅载灸法而已。这便是最早的惊风记载。

宋代对惊风的记载和认识较为明确，有急惊风、慢惊风、慢脾风三种，确立了惊风的病名和分类。但在论述惊风一症时，同时列有胎风、天钓、痫证、发搐等病症。

宋·王怀隐《太平圣惠方》列有"治小儿急惊风诸方"和"治小儿慢惊风诸方"两节，记述了急慢惊风的证候特点和治法方药，但对二者的鉴别不甚清楚，从治法用药来看也多混用，与稍晚钱乙认识急惊属热属实、慢惊属寒属虚不同。该书还列有"小儿天钓""胎风""小儿痫证"等与惊风相关的病证。在钱乙《小儿药证直诀》中则还列有"发搐"的病证，而且分"早晨发搐""日午发搐""日晚发搐""夜间发搐"论证施治。闫孝忠在收集整理《小儿药证直诀》后并附以《闫氏小儿方论》，补充了钱乙有关惊风的论述，他说："小儿急慢惊，古书无之，唯曰阴阳痫。所谓急慢惊，后世名之耳。"又说："阳动而速，故阳病曰急惊；阴静而缓，故阴病曰慢惊。"宋·刘昉《幼幼新书》首次较为详细地论述了"慢脾风"，收集了北宋多位儿科医家对慢脾风的论述。这样，在宋代就对急惊风、慢惊风、慢脾风不但已专立病名，而且有了较为详细的认识了。

南宋·陈文中著《小儿病源方论》，将惊风列为二证，他说："小儿惊风二症，方书未尝分析详细。盖惊自惊，风自风，当分别而治疗之。"这种认识实际上将惊证和风证分开，这也说明在当时存在着因惊而致的惊证与因风而致的风证相混淆的状况。这种混淆的出现，使惊风的概念发生了变化。即将因惊所致的病证概归入惊风，也将因风而引起的病证（包括伤风、伤寒等外感性疾病）归入惊风，这就造成了惊风的泛化。也由此而引发了对惊风立名及论治的学术争鸣。

元代医家李东垣在《东垣十书·治小儿惊论》中就将"外物所惊""气动所惊"和"因惊而泄青色"等列入惊风证治，显然，"因惊而泄青色"是惊泻，而非惊风。

明代张介宾《景岳全书·小儿则》认为："急惊慢惊，一以为热，一以脾肾之虚，皆不必由惊而得，而此以惊恐致困者，本心胆受伤神气陡离之病。"二者，"所因不同，所治亦异""胡可以同日而语也？"

明末王大纶《婴童类粹》列"惊风二十四候图说证治"，二十四惊分别为喘脑惊、胎惊、厥逆惊、眼厥惊、走厥惊、兔儿惊、吐泻惊、痘疹惊、痢疾惊、爱眠惊、蛇甩惊、老鸦惊、夜宿老鸦惊、哑惊、猛行惊、闭脉惊、乳风惊、肥瘠惊、班脊惊、摆惊、足摆惊、急风惊、风寒惊、肿泻惊。名目繁杂。反映了当时医界对惊风认识的状况。

针对当时惊风的混乱认识，不少医家对惊风提出正名之说。明孙一奎在《赤水玄珠》中云："惊者病之名，风者病之象，言抽搐有似于风之动而为名也。"这是对惊风病名从概念上加以论述，以正其名。然而不少医家则大非"惊风"立名不当，大声疾呼以辟其妄，或曰改惊风为"痉病"，或曰改惊风为"搐"。具有代表性的医家是明末清初的喻嘉言和清代的陈复正、吴鞠通。

喻嘉言在《医门法律·痉病论》中说："小儿之体脆神怯，不耐外感壮热，多成痉病，后世妄以惊风立名，有四证生八候之凿说。实则指痉病之头摇手动者，为惊风之抽掣；指痉病之卒口噤、脚挛急者，为惊风之搐搦；指痉病之背反张者，为惊风之角弓反张。幼科翕然宗之，病家坦然任之，不治外淫之邪，反投金石脑麝之药，千中千死而不悟也。"

陈复正《幼幼集成·凡例》云："幼科之书几于汗牛，其惊风之传诚多谬误。喻嘉言、陈远公、程凤雏业已辟之，指出病痉，惜未申明病痉之由，与治痉之法，仍无着落，不足服人。予兹彻底揭破，以伤寒病轻，杂病致搐，并竭绝脱证，分为三则，以搐字概之，曰误搐，曰类搐，曰非搐。条分缕晰，证治判然，名既正，庶治疗不惑。"

另外，对于惊风病名的文献记载中，还有慢肝风、慢肺风的病名，《幼幼新书》有慢肝风的病名，《永乐大典·医药集》引黎民寿《简易方》中有慢肝风、慢肺风的病名，可惜均无详细论述。自宋至明清，惊风与发搐的病名总是兼而出现，《景岳全书·小儿则》对这二者的解释是："搐，抽搐也，是急惊风之属。但暴而甚者，谓之惊风；微而缓者，谓之发搐。发搐不治，则渐成惊风矣！"由此看来，发搐证轻浅，如伤风发搐，伤寒发搐等；惊风证重且深，是热极生风、痰热惊风。

近代医家陈守真在《儿科萃精》（1929）一书中认为前人所立的众多惊名"间多乖谬""画蛇添足""种种牵强不通名目，一若有病皆惊，无病非惊，惊之命名虽多，究不越急慢惊之范围，附会穿插，类似雷同，以眩耀庸耳俗目，误药误儿"。其认为诸家之说所谓"曰风、曰痰、曰惊、曰吓、曰火、曰热、曰血虚、曰木急、曰相火、曰阴火、曰外感、曰内伤、曰喜怒、曰乳哺、曰阳盛、曰阴虚、曰属腑、曰属脏""种种不经之言，究与惊风二字，毫无着落"。陈氏认为："夫所谓惊风者，必须认定此两字，针锋相对，加以急字或慢字，更须字字贴切，方可命名。"由上可知，中医文献中对惊风的论述甚多，病名名称各异，要在分清病因、分清轻重、分清深浅、分清虚实。

第二节　惊风的病因与证治分类

自唐代确立惊风的名称之后，自宋代起即有急惊风、慢惊风、慢脾风的分类，随着对惊风认识的逐步深入，除病名的论争之外，对病因及其证治分类的学术争鸣尤为突出，形成了"百家争鸣、百花齐放"的局面。兹择其要者分述于下：

宋·钱乙认为："凡急慢惊，阴阳异证，切宜辨而治之。"在《小儿药证直诀·脉证治法》中还将"发搐"分为"早晨发搐""日午发搐""日晚发搐""夜间发搐"，分属肝、心、肺、肾四脏证治。宋·刘昉《幼幼新书》收集了宋及宋以前的方书，对慢脾风的论述甚详。认为慢脾风的病因有因吐泻脾胃虚损，有因泻痢日久复用寒凉伤败脾胃，有因慢惊不退转成慢脾。南宋·陈文中《小儿病源方论》提出：不唯热极生风，"寒暑燥湿之极亦能生风"，特别提出"痰涎壅闭而作搐"，将寒痰作为病因之一类，"治当去痰涎，次固元气"。不著撰人姓名的《小儿卫生总微论方》将急惊风和慢惊风列为阳搐和阴搐："以阳动而速，故阳搐曰急惊；阴静而缓，故阴搐曰慢惊。"

元·曾世荣《活幼心书·明本论》认为："惊生于心，风生于肝，搐始于气，是为三证。"并将暑风、惊悸收入急惊，慢脾列入慢惊。

明·万全对惊风的病因和证治分类有独到见解，具有较大贡献。他在《幼科发挥》中将惊风分为"急惊风证""急惊风类证""急惊风变证""惊风后余证""慢惊风证"及"慢脾风"等。在病因方面提出"三因"说，《幼科发挥·急惊风有三因》指出："有外因者，如感冒风寒温湿之气而发热者，宜即发散之……有内因者，如伤饮食发热者，即宜消导之、下之……有不内外因者，如有惊恐、或客忤中恶得之，宜先去其痰，后安其神。"

孙一奎《赤水玄珠》则将惊风归为内外二因："惊有因外因内，外至者或闻异声、目击异物、蓦然仆地者是也，内生者由痰生热，热生风也。"

明·张介宾对惊风的病因及其证治分类又有新的见解，他在《景岳全书·小儿则》中说："惊风之要领有二，一曰实证，一曰虚证，而尽之矣。盖急惊者阳证也，实证也……慢惊者阴证也，虚证也。"又说："治之之法，有要存焉。盖一曰风，二曰火，三曰痰，四曰阳虚，五曰阴虚。"并根据五脏见证为五脏惊风："小儿惊风，肝病也，亦脾肾心肺病也。益小儿之真阴未足，柔不济刚，故肝邪易动。肝邪动则不能生火，火能生风，风热相搏则血虚，血虚则筋急，筋急则为掉眩反张、搐搦强直之类，皆肝木之本病也。至其移木邪侮土，则脾病而为痰、为吐泻。木盛金衰，则肺病而为喘促、为短气。木火上炎，则心病而为惊叫、为烦热。木火伤阴，则肾病而为水涸、为血燥、为干渴、为汗不出、为搐、为瘈。此五脏惊风之大概也。"

对于惊风证候所属脏腑，明徐春甫《古今医统大全》和王大纶《婴童类粹》也各有论述，认识有所不同。徐春甫认为："小儿非时钓上眼睛，是肝风惊；白日无时喜笑，惊风在心；梦中五指捻动，惊风在筋；畏人恐怖，惊在脾；梦中非时手足抽动，惊风在肝心二脏；面色赤非时作黑，惊在肾；无时咬人，惊风在骨；非时手足拿人，惊风在三焦；梦中吐舌，惊在心；睡时喉中响拽，惊在肺并胃脘；面色青白，无时发热战，惊在脾；平时面上黑色恶叫，惊在肾。"王大纶认为："非时吊眼，惊入肝；睡后咬牙，惊入肾；夜啼到晓，惊入小肠；气喘饮水，惊入肺；面红脸赤，惊入心；五心烦热，惊入脾；面青乍白，惊入胆；喉中痰锯，惊入大肠；干呕无时，惊入胃；睡中啼哭，惊入三焦。"以上的这些认识，有不少是属于惊恐引起的病症表现。这也说明了在当时惊风概念的扩大化。

清代夏禹铸《幼科铁镜》批驳了当时的惊风之谬，指出惊风"有痰盛、风盛、热盛"之别。

清·谈金章《诚书》对惊风的分类为："若有感陡发，名曰急惊，属在阳；体虚病后，名曰慢惊，属在阴；如日久脾虚，真元剥耗，名曰慢脾风；又有潮热喘逆、搐搦呕吐，名曰类惊风，将发痘疹之泡；如暑月受累，冒风过饱而来者，名曰暑风。"

清·陈复正《幼幼集成》在辟除惊风之名后，"新立误搐、类搐、非搐分门别证""误搐，即伤寒病痉也"，列柔痉、刚痉论治。"类搐，即幼科所云惊风余证者是也，原非小儿固有，由迁延而致"。分暑证、疟疾、痢疾、咳嗽、丹毒、疮痈、痘疮、霍乱、客忤、中恶论治，上述病症由于"迁延时日，或抑遏邪气，无所发泄，间有变为搐者，搐非固有，所以谓之类搐"。"非搐，即幼科之慢惊风、慢脾风者是也"，分吐泻、大惊卒恐论治。陈氏云："以上误搐、类搐、非搐证，共一十四条，即幼科之急惊、慢惊、慢脾者，尽止于此……临治者，当知各证之病原有别，而治疗之攻补有殊，不得复以急惊、慢惊、慢脾混同立论，而以截风定搐之死法统治之。"

清·吴鞠通在《温病条辨·解儿难》中对惊风的分类又有异于前人。除指明惊风即是痉病、瘈病外，分列为寒痉、风温痉、温热痉、暑痉、湿痉、燥痉、内伤饮食痉、客忤痉、本脏自病痉九大纲，而且特别指出本脏自病痉即瘈病，为阴虚风动之证。石寿棠《医原·儿科论》对吴鞠通关于惊风的上述观点，进行了深入分析，而终以燥湿立论，归于燥。他说："愚细玩诸条，不外燥湿二字，又终归于燥之一字。然则六气最易化燥，小儿尤易化燥之说，此岂余之私见哉？"

惊风病因及其证治分类的争鸣一直延续至近代。成书于1930年的《七十二种急慢惊风及救治法》（陈景歧著）将惊风分列72种，名目繁多，并认为风火痰虚皆属内证，"而实非外感之证"，把惊风归入内伤的属性。

清末医家文晟《慈幼便览》力主陈复正《幼幼集成》"误搐""类搐""非搐"之说，认为此三条"可使习惊风之说者废然自返，而又使从书中所载病因证治，循途守辙，庶几动无不宜，投无不当"。是书节录《幼幼集成》内容数十条，"以略备不业医者随时采择"。

吴克潜《儿科要略》（1940）认为惊风之证既非尽因惊得，亦非悉由风来，以其形之似惊而状之如动风者，而概加以惊风二字。其对惊风的繁琐分类持反对态度，言道："于是世俗之医，遂妄立七十二种之名，以炫世而欺人，狂药乱治，误人不浅。"吴氏认为，所谓手足抽掣、角弓反张之惊风，其实仅有虚实二种，实证即急惊风，虚证即慢惊风。此外，其状似惊而实非惊风者则属类惊，其实质是因小儿"神经之怯弱不易镇静，虽小恙亦辄现惊象"，分为因热成惊，因痰成惊，因食成惊，因暑成惊，因恐成惊，因吐泻成惊等六类。

第三节　惊风的治法与方药

自惊风立名之后，宋《太平圣惠方》所列急慢惊风的治法方药多有混淆，以金石重坠及祛风之剂为主。钱乙《小儿药证直诀》首倡："急慢惊阴阳异证，切宜辨而治之，急惊合凉泻，慢惊合温补。"同时指出"世间俗方，多不分别，误小儿甚多"。然而从《小儿药证直诀》所列30余首治惊风方剂来看，仍未脱世俗之见，其中金石脑麝、朱砂水银、牵牛全蝎之类重坠、峻烈、峻下之品甚多，因此后世医家提出怀疑是否钱乙用药之本意。

钱乙用药以柔润称著，在对急惊阳盛之证的治疗，主张用利惊丸，"以除其痰热，不可与巴豆及温药大下"。阎孝忠在《阎氏小儿方论》中对钱乙的惊风之论有所补充，他说："治小儿惊风，痰热坚癖，能不用水银、轻粉则便，如不得已用之，仅去痰即止，盖肠胃易伤，亦损口齿。"治急惊风，"当其搐势渐减时，与镇心治热药一、二服，候惊势已定，须臾以药下其痰势，心神安宁即愈"。治慢惊风，"凡小儿吐泻，当温补之。每用理中丸以温其中，以五苓散导其逆，连与数服，兼用异功散等温药调理之……若已虚损，宜与附子理中丸，研金液丹末，煎生姜米饮调灌之，唯多服乃效"。金液丹即硫黄一味，温肾回阳。

宋·刘昉《幼幼新书》首次较为详细论述了慢脾风的证治方药，认为慢脾风的治疗以醒脾、健脾、取涎息风为原则，常用方剂如玉诀醒脾散，手彬银白散、郑愈醒脾散等。陈文中《小儿病源方论》对惊风认为不唯热极生风，"寒暑燥湿之极亦能生风""痰涎壅闭而作搐"，治疗提出"当去痰涎，次固元气"，先服苄竭散，并用手法去寒痰冷涎，次服没珠膏，后服益真汤，助服前朴散。元·张从正《儒门事亲》也主张先用吐涎之药，后服清凉坠涎之品。

元·曾世荣对小儿惊风有独到的见解和经验，《活幼口议·小儿惊风痰热四证》认为："小儿有热，热盛生痰，痰盛生惊，惊盛作风，风盛发搐……有退热而愈者，有治惊而愈者，有截风而愈者，有化痰通关而愈者，皆是依证用药。"对急惊用下，提出"可量其轻重，如病五六分，只下三四分许，随通且利，热去痰消，则病与证次第徐徐而减瘥。若不揣度，一概并荡下之，大过伤害脏腑，疾病阴证，乃作慢惊风候。"并公开其家传秘方金珠散，即琥珀抱龙丸入珍珠合和，治惊风尤效。另外，他对五苓散、宽气饮治疗惊风独有心得。《活幼心书·明本论》云：急惊用五苓散加辰砂、薄荷疏涤肝经，安魂退热镇惊，"内有泽泻导小便，心与小肠表里，小肠流利，心气得通，其惊自减；内有桂，木得桂则枯，是以有抑肝之气，其风自停；况佐以辰砂，能安神魂，两得其宜"。宽气饮以枳实、枳壳等调气之品为主药，能治惊止搐，是因为"搐始于气""治搐之法，贵以宽气为妙，气顺则搐停"。

元·危亦林《世医得效方》云："急惊之候，通关截风，定搐去痰，其热尚作则当下之，一泄之后又急须和胃镇心，不可过用寒凉等剂。""慢惊之候，宜于生胃气药，和以截风定搐，不可太燥。"至于慢脾风，指出"若逐风则无风可逐，若疗惊则无惊可疗，但脾间痰涎、虚热往来……"

明代对惊风治疗的认识更为丰富，明·王纶《明医杂著·急惊》认为："治急惊有余之证，先须降火下痰，一二服后加养血安神之药。若饮食少、大便溏、或吐泻，则当兼补脾胃；若脾胃原虚，当于直泻药中加补脾药；若屡作屡服利惊驱逐之药，便宜认作脾虚血散，治惊药内加养血补脾药，不可用温热丁香等药，恐助胃火，宜参、术、芍药等以补脾中气血，麦门冬、黄连以清金制木。"

明·万全《幼科发挥》提出"急惊风有三因""有外因者，如感冒风寒温湿之气而发热者，宜即发热之"；"有内因者，如伤饮食发热者，即宜消导之，下之"；"有不内外因者，如有惊恐，或客忤中恶得之……宜先去其痰，辰砂膏主之，后安其神，琥珀抱龙丸主之"。并对急惊变痫，用如神断痫丸；急惊成瘫，宜地黄丸加当归、牛膝、川独活、肉桂。还对急慢惊风提出预防方药："方其热甚之时，腮赤面黑，两目如直视不转者，此急惊风之候。宜服河间当归龙荟丸，以泻肝胆之火，则不成急惊风也。当吐泻不止之时，见其手足冷、睡露睛、口鼻气出冷者，此慢惊欲成之候也。急用参苓白术散以补脾，琥珀抱龙丸去枳壳、枳实，加黄芪以平肝，此慢惊风不能成矣。此吾家传秘法。"

明·张介宾《景岳全书·小儿则》提出急惊属阳证实证，"当先治其标，后治其本"；慢惊属虚为无阳之证，"当专顾脾肾以救元气"。在具体治法用药上进一步提出："治之之法，有要存焉。一曰风，二曰火，三曰痰，四曰阳虚，五曰阴虚。但能察此缓急则尽之矣。"风非外来之风，血燥之风不可散："凡如防风、荆芥、羌活、独活、细辛、干姜、柴胡、紫苏、薄荷之类，使果有外邪发热无汗等症，乃可暂用。如无外邪，则最所当忌。"痰与火，若痰因火动则治火为先，火以痰留则去痰为主。"火之甚者宜龙胆草、山栀子、黄连、黄柏、石膏、大黄之属；火之微者宜黄芩、知母、玄参、石斛、地骨皮、木通、天麻之属。痰之甚者宜牛黄、胆星、天竺黄、南星、半夏、白芥子之属；痰之微者宜陈皮、前胡、海石、贝母、天花粉之属。"另外朱砂能坠痰降火透络，雄黄破结开滞，冰片、麝香开窍要药，琥珀、青黛清利助佐，僵蚕、全蝎、蝉蜕祛风镇惊，皆可选用。并说："凡惊风之实邪，唯痰火为最而风次之，治实之法，止于是矣。"而"惊风之重，重在虚证……治虚之法，当辨阴阳。阳虚者宜燥宜刚，阴虚者宜温宜润。然善用阳者，气中自有水；善用阴者，水中自有气。造化相须之妙，既有不可混，又有不可离者如此。"对于"惊恐致困者"，为大惊气散，治当以《秘旨》安神丸等收复神气为主。

明·鲁百嗣《婴童百问》对慢惊风的治疗提出："须当审源流，不可一概用药。""如吐泻得之，则理中汤加木香以温其中，五苓散以导其水；如脏寒洞泄得之，则先与术附汤；下积取转得之，则先与调气散调和脾胃；如外感风寒，则可与桂枝汤、葛根汤辈。其他可以类推矣。然慢惊属阴，亦须准校阴阳亏盛，浅深如何，不可纯用温药及燥烈大热之剂，唯于生胃气中加以截风定搐，如全蝎、花蛇、僵蚕、白附、天麻、南星辈为良方。"对慢脾风："治法大要，生胃回阳。"如黑附汤、川乌散、金液丹、白丸子，以及异功散、蝎附散之类，若"手足不冷""阳气未甚脱""则不必回阳""亦不可用硫黄、附子"。

清代对惊风的治法更趋于多样化，有内治、外治、针灸推拿等。内治法则也争鸣甚多，主张各异，其中以夏禹铸、陈复正、吴鞠通、庄一夔、王清任等为代表，推崇外治法者有夏禹铸、陈复正为代表。

夏禹铸《幼科铁镜》认为："疗惊必先豁痰，豁痰必先祛风，祛风必先解热……解热必先祛邪。前书上只云解热，并未说到祛邪，今以祛邪之法详之。一用拿，一用推，一用灯火，一用灸，一用药。"夏氏治疗惊风多以天保采薇汤加减，痰盛加重半夏、前胡、苍术，夏月加香薷；风盛加重柴胡、羌活、半夏，夏月加香薷；热盛加重干葛、桔梗。

陈复正《幼幼集成》分误搐、类搐、非搐三门论治。误搐分柔痉、风痉治疗；类搐分暑证、疟疾、痢疾、咳嗽、丹毒、疮痈、痘疮、霍乱、客忤、中恶治疗；非搐分吐泻、大惊卒恐治疗。十分注重辨证施治，忌见痉止痉，忌金石重坠峻烈，并结合外治。创立集成沆瀣丹、集成金粟丹为治惊风的常用方剂，集成沆瀣丹为清热解毒、通利三焦、导滞通腑之剂，适用于痰热惊风之证，"诸般风搐，并皆神效""此方用之最久，功效莫能殚述"。集成金粟丹为疏风化痰、定惊止搐之剂，他认为"凡诸家截风定搐之方，皆不及此方之圣"。

吴鞠通《温病条辨·解儿难》按九大纲论治：①寒痉：柔痉用桂枝汤加法，刚痉用葛根汤，风寒咳嗽致痉用杏苏散；②风温痉：用辛凉之剂如银翘散、白虎汤、清宫汤、牛黄丸、紫雪丹之类；③温热痉：同风温痉论治；④暑痉：按暑病治法，"痉因于暑，只治致痉之因，而痉自止，不必沾沾于痉中求之"；⑤湿痉：按湿病治法；⑥燥痉：按燥病治法；⑦内伤饮食痉：按吐泻伤脾，及脾病及肾的不同，予以温补脾肾，如异功散、理中汤、补中益气汤之类；⑧客忤痉：宜养血安神宁心，用复脉汤加减；⑨本脏自病痉：为阴虚风动，宜育阴柔肝为主，如三甲复脉汤、大小定风珠之类。

谈金章在《诚书》中提出惊风治法的宜与不宜种种："宜治痰不宜治火""宜安神不宜镇惊""宜导不宜下""宜解不宜汗"等。

庄一夔撰《福幼编》专论惊风，主张急惊以清热养血，慢惊风温补脾肾。对慢惊尤有心得，必用姜、桂、附子。创慢惊二方：一为逐寒荡惊汤（胡椒、炮姜、肉桂、丁香），一为加味理中地黄汤（熟地黄、当归、枸杞、党参、酸枣仁、故纸、黄芪、白术、炮姜、肉桂、甘草、胡桃、生姜、大枣、附子、灶心土）。

王清任善用活血化瘀之法，在《医林改错》中也明确指出"抽风非风"，乃"气虚血瘀之症"，方用可保立苏汤加减。

清代江笔花在《笔花医镜》中认为急惊风乃痰火闭证，治疗："初起以通关散开其嚏，嚏则醒。轻者利火降痰汤，重者清膈煎加石菖蒲、竹茹，或抱龙丸，醒后清热养血汤。"《吴医汇讲》载姚德培所言："若于病来猖獗之前，先以辛凉开肺，继以甘寒化热，佐以润剂降痰，两候（指惊风候）自能痉可。"

外治法治惊风在清代较为盛行。夏禹铸在《幼科铁镜》中首先批评了"村妇庸夫多以铁针于儿手挑筋破肉"的可笑做法，然后提出拿、推、灯火、灸的四种外治方法。先用拿法："如惊痰筑甚，昏昏不省人事，于不抽掣时，把精威二穴对拿紧，不咬齿、不摇头、不直视、人亦无挣声的模样，将儿面向我，以我两手骑儿肩，大指握前，以第二两指并狠狠揉肺俞两穴。"然后"急灸肺俞穴各三壮""若发惊拿醒，便知人事，即用推法。"推法：开天门24下，分阴阳9下，感受风寒太阳，体弱感受揉太阳、太阴，然后掐天庭、眉心、山根、准头、人中、承浆各1下，左手推三关30下，退六腑6下，运八卦推艮入坎30下，重揉外劳30下，揉五指节2次，抖左委中穴30下。灯火法：定惊元宵灯火，囟门、眉心、脐心、脐轮、合骨、鞋带各穴共15燋。另外，清·熊运英《小儿推拿广意》则对惊风分门别证予以推拿手法和穴位。

陈复正《幼幼集成》对惊风的外治提出全身灯火法，能"疏风散表、行气利痰、解郁开胸、醒昏定搐，一切凶危之候，火到病除"。该法共用灯火64燋，自角孙瘈脉起，次及听宫、曲鬓、本神、天容、囟会、承浆、肩井、曲池、合谷、神门、乳根、阴交、命关、长强、肺俞、阳陵、承山、昆仑、解溪、丘墟、涌泉。另外，还常用药物外治的方法。如因中恶致惊，用霹雳散搐鼻取嚏；因客忤致惊，用涂囟法（灶心土一钱，雄黄五分，麝香半分，共研细末，枣肉和匀成饼，贴囟上，并取艾绒作豆大一粒，灸三炷），也可用搐鼻法（川芎、藿香、藜芦各三钱，玄胡索、丹皮、辰砂各两钱，共研极细末，少许吹鼻取嚏）；如因霍乱致惊，急用盐汤探吐，以疏通气机；如因丹毒致惊，"速宜砭去恶血"，用磁锋砭法，不可妄用搽敷，逼毒入内。

清代另一位儿科医家许佐廷在《活幼珠玑》中，主张："急惊发时，牙关紧闭不醒者，急用灸法即醒。"方法为：将患儿两大指及两中指相合，灸大指相合的指甲侧缝及中指相合的指甲缝中心处，各一二壮。

清代道光年间医家王锡鑫《幼科切要》以祛风败毒散（羌活、防风、独活、前胡、虫蜕、天麻、苏荷、荆芥、桔梗、黄芩、甘草、胆南星、白芥、灯心引）治急惊风大作而喉中有热痰者；治疗急惊发搐，抱龙丸（胆南星、竺黄、辰砂、雄黄、麝香以甘草汤为丸），苏荷汤下，服后吐痰即愈；治急惊口眼歪斜或内热火泻若酱色者，宜泻青丸，酒水为丸，茶清下，煎汤亦可。慢惊风多因小儿吐泻失治，或久病之后，或急惊用药攻降太甚，其病实质为脾胃虚损。因寒凉吐泻而症见手冷、唇白、便清者，或发痧腹痛者，宜逐寒荡惊汤（白胡椒、干姜、肉桂、丁香，4 味共为细末，以灶心土煎水澄清，煎药大半茶杯，频灌之），并配服理中方；对于慢惊脾虚泄泻不止及腹中时有微痛者，宜景岳胃关煎（熟地黄、山药、扁豆、焦术、黑姜、吴茱萸、炙甘草）；治慢惊四肢厥冷，方用景岳六味回阳饮（党参、附子、干姜、熟地黄、当归）。对于小儿精神已亏、血气大坏、瘦弱至极的危重之证慢脾风，治宜加味理中地黄汤（熟地黄、当归、枸杞、酸枣仁、箭芪、焦术、党参、枣皮、肉桂、故纸、干姜、炙草，生姜、大枣、胡桃为引，外用灶心土二两煮水煎药，也可加雄片五分），实有助气补血、却病回阳、参天回元之功。

20 世纪 30 年代，叶隐衡在《幼科指南》一书中言简意赅归纳惊风之治法。惊风急性发作，搐搦昏愦者因其为痰壅气塞胸中所致，当急用通关散吹入鼻内，无嚏则死，有嚏则生也。急惊风之触导致惊者，清热镇惊汤、安神镇惊丸主之；火郁生风者，至宝丹主之；痰盛生惊者，牛黄丸攻下之；热极生风者，凉膈散清解之。对于急惊风之病不甚者，则用平治之法，风热者羌活散主之，肝热者泻青丸主之，痰兼热者清热化痰汤主之，心经热者导赤散共凉惊丸主之。急惊多用寒凉，实为急则治标之法，但痰火稍退，即当调理脾胃，因此惊邪一退而尚有痰热未清时当用琥珀抱龙丸，若神气虚弱、痰兼热者，则用清心涤痰汤。慢惊风之本质为脾胃虚弱，治宜培补元气，气虚夹痰者用醒脾汤，脾虚肝旺者宜缓肝理脾汤。慢惊因脾虚而虚热内生，热生痰，故有夹热或夹痰，痰热相兼者宜清心涤痰汤，脾虚肝旺痰盛者用青州白丸子、柴芍六君子汤煎服。慢脾风为纯阴无阳之证，唯宜大补脾土，生胃回阳，因此，吐泻亡阳者宜温中补脾汤，大病后成者宜固真汤，四肢厥冷者宜理中汤。

同一时期，秦伯未在《幼科学讲义》一书中，认为急惊虽多用寒凉之药，然而倘得痰火稍退，即当调补气血。若过用寒凉，必致转成慢惊等证。故惊邪一退，余热尚在，当用琥珀抱龙丸；脾虚多痰，宜清心涤痰汤。慢惊风则以培补元气为主，夹痰者用醒脾汤，脾虚肝旺者宜缓肝理脾汤。慢惊本无热可言，但脾虚虚热内生，每多痰涎上泛，咽喉气粗，身热心烦，所谓虚夹痰热，宜清心涤痰汤。慢脾风则为纯阴无阳之证，逐风而无风可逐，治惊而无惊可治，唯宜大补脾土，生胃回阳，方用温中补脾汤。阳回调理，宜醒脾散。

　　钱鸿年在《中国儿科学》(1942)一书中对惊风辨证引入西医理论,将急惊风分为急性脑膜炎和流行性脑脊髓膜炎两种。对于急性脑膜炎当标本兼治,因于外感者,无汗宜葛根汤,有汗宜瓜蒌桂枝汤、阳旦汤,银翘散、桑菊饮、葛根芩连汤、白虎汤亦可酌用;因于痰热者,当用宣肺祛痰之品,如麻杏石甘汤、抱龙丸、太乙玉枢丹;因于积滞者,当用调胃承气汤、凉膈散等;因于痧毒内陷者,则须向外透发,亦有直接从内清者。治标可分清脑(即清心火)和镇静神经(即平肝风)两法,清脑如犀角地黄汤、钱氏凉惊丸、至宝丹、紫雪丹等,镇静神经如天麻、钩藤、羚羊角、僵蚕、蝉蜕、全蝎等。对于流行性脑脊髓膜炎,初起恶寒发热,可以麻黄汤加葛根、秦艽、龙胆草汗之,表证瘥解壮热口渴者,宜葛根芩连汤加芦茅根、桑叶、杏仁、防风、龙胆草清之。见项向后仰,角弓反张等重症,当以弛缓神经为主,苦寒降热佐之,宜犀角地黄汤加菊花、天麻、胆星、僵蚕、川连、胆草,并用开水化服紫雪丹。对慢惊风治宜温补为主,夹痰者,宜醒脾汤;脾虚肝旺者,宜用缓肝理脾汤、钩藤六君汤。慢惊虽无热可言,但脾虚之热内生,每多痰涎上泛,症见咽喉气粗,身热心烦,即虚夹痰热,治宜清心涤痰丸。慢脾风属纯无阳之候,无风可逐,无惊可疗,唯宜大补脾土,生胃回阳,先用温中补脾汤、固真汤,阳回调理则用醒脾散,至寒极者,当以逐寒荡惊汤、附子理中汤急切图之。钱鸿年认为慢脾风不可以推拿治之,谓:"乞灵于推拿之手者,则其死更速,良以慢脾之症,至痰鸣气促之时,其一点真池,已届半离半续之际,一经动摇,其有不随手而脱者乎?"

　　上海儿科医家徐小圃认为,急惊风多属阳证、热证、实证,每因风邪、痰热而起,治疗以疏风清热、豁痰开窍、息风镇痉为主;慢惊风多属阴证、寒证、虚证,每由久病形成,以温中健脾为治;慢惊风重至脾肾阳衰,元气式微,为慢脾风,治当温补脾肾,回阳救逆。徐小圃认为古代所指的慢脾风范围较广,现代医学的结核性脑膜炎是典型的慢脾风。对慢脾风须依据辨证而施治。如痉厥兼气阳不足者,予息风镇痉中参用温肾潜阳之法;肺气闭塞与慢惊风同病者,合宣肺开闭,温肾回阳,潜阳息风于一方;慢脾风气阳下虚者,寓平肝息风于温肾扶阳之中,标本兼顾。治疗慢脾风的用药上,常选附子、肉桂温脾散寒,回阳救逆;磁石、龙齿、天麻、钩藤、制僵蚕、蝎尾、玳瑁等平肝潜阳,息风解痉;远志、胆南星、姜汁辛开化痰;半夏、橘皮降逆和胃;桂枝、白芍调和营卫;石菖蒲开窍;淫羊藿、巴戟天温肾。

　　江苏无锡医家时逸人认为,急惊可先用卧龙丹取嚏,有嚏者轻,无嚏者重,若不能得嚏者难治。对急惊风的治疗宜清热解表,镇痉息风,化痰开窍。常用牛黄镇惊丹、牛黄抱龙丸、琥珀抱龙丸、定风散、紫雪丹等。牙关紧闭者可用乌梅擦牙。病势进行急骤,可用千金龙胆汤加减治之。若大便色淡,不甚臭,防转虚证,清热药品当慎用。慢惊风因脾胃虚弱、气阴不足者,可用庄氏加味理中地黄汤治之;如拘挛搐搦,可加用定风散;如痰壅气粗,可加用抱龙丸。慢脾风因脾虚气弱,吐泻日久所致,故宜温补,可用温中补脾汤加减。江苏仪征医家孙谨臣认为,热极生风之候,惊厥频作,应视息风止痉为当务之急；身热炽盛，疏表泄热，不失为治病之本。急则治标，痉暂解必将再作；审因治本，则热邪去而痉自平，必标本并治，始能挽其狂澜。方用蝉蜕、全蝎为散，以息风止痉。蝉蜕善疏风热，又能平肝定惊，适用于外感高热抽风；全蝎独入厥阴，为"风家要药"。另用《沈氏尊生》"蝉蝎散"加减，去南星、甘草，用治阳证急惊风甚验，加用银花、连翘、钩藤、碧玉散，金器煎汤为饮，意在表里两清，潜熄并用。

湖北宜昌医家梅大钊以《幼科全书》"急惊风为实为热，当用凉泻；慢惊风为虚为寒，当用温补"为惊风的治疗原则。梅大钊认为，急惊风发作时，须先采取应急措施以缓病情，根据不同证型施用针刺和推拿，可针刺人中、合谷、内关、十宣、百会、大椎、涌泉等穴，手拿肩井、委中、风池、内关、外关、承山等穴，必要时灌服紫雪丹、至宝丹、安宫牛黄丸、通关散、止痉散等成药。待病情稳定，遵循疗惊必先豁痰，豁痰必先祛风，祛风必先泻热的治疗方法，热解则诸症随之而安。自拟截风定搐汤，方用葛根、连翘、蝉蜕、僵蚕、花粉各10g，黄芩、地龙各6g，大青叶、钩藤各15g，甘草3g。寒凉勿太过，待热退惊定，随行益气养胃。对于慢惊风和慢脾风，以扶正祛邪为主，寒重者可选《福幼篇》的逐寒荡金汤；气血大亏者用理中地黄汤加味；肝肾阴虚者用大定风珠以滋水涵木。

惊风学说是历代儿科争论最多的学术问题之一，从历代医家的争鸣来看，主要是对惊风概念认识上的泛化，造成了不同的看法。惊风的概念应该明确为惊厥抽搐的病证，摒弃与此不相关的内容。在此范围内发掘研究整理历代医家的学术观点和医疗经验，才有利于学术的提高与发展，有利于临床的应用。

（朱锦善　张蔚　姜奕轲）

参考文献

1. 钱乙.小儿药证直诀［M］.南京：江苏科学技术出版社，1983

2. 陈文中.中华医学名著宝库卷六：陈氏小儿病源方论［M］.北京：九州图书出版社，1999

3. 张介宾.景岳全书［M］.北京：人民卫生出版社，1991

4. 喻嘉言.喻嘉言医学三书：医门法律［M］.南昌：江西人民出版社，1984

5. 陈复正.幼幼集成［M］.北京：人民卫生出版社，1988

6. 吴瑭.温病条辨［M］.北京：人民卫生出版社，1988

7. 小儿卫生总微论方［M］.北京：人民卫生出版社，1991

8. 曾世荣.活幼心书［M］.北京市中国书店，1985

9. 万全.幼科发挥［M］.武汉：湖北科学技术出版社，1986

10.孙一奎.赤水玄珠［M］.北京：中国中医药出版社，1996

11.张介宾.景岳全书［M］.北京：人民卫生出版社，1991

12.徐春甫.古今医统大全［M］.北京：人民卫生出版社，1991

13.王大纶.婴童类萃［M］.北京：人民卫生出版社，1983

14.夏禹铸.幼科铁镜［M］.上海：上海科学技术出版社，1982

15.谈金章.诚书［M］.北京：中医古籍出版社，1986

16.石寿棠.医原［M］.江苏科学技术出版社，1983

17.曾世荣.活幼口议［M］.北京：中医古籍出版社，1985

18.危亦林.世医得效方［M］.北京：人民卫生出版社，1990

19.王纶.明医杂著［M］.北京：人民卫生出版社，1995

20.鲁百嗣.婴童百问［M］.北京：人民卫生出版社，1961

21.江笔花.笔花医镜［M］.上海：上海科学技术出版社，1982

22.唐大烈.吴医汇讲［M］.上海：上海科学技术出版社，1983

23.许佐廷.活幼珠玑［M］.同治癸酉岁开雕古歙芳远堂藏版，1930

24.陆拯主编.近代中医珍本集·儿科分册［M］.杭州：浙江科学技术出版社，1993

25.陆鸿元，邓嘉成.儿科名家徐小圃学术经验集［M］.上海：上海中医学院出版社，1993

26.时振声.时逸人老中医治疗小儿疾病的经验［J］.辽宁中医杂志，1982，（5）：6-7

27.孙浩.孙谨臣运用药对经验撷拾［J］.江苏中医，1994，（3）：3

28.梅和平.梅大钊老中医治疗小儿惊风的经验简介［J］.新中医，1992，（4）：1-3

第十五章　寒温流派的源流与学术争鸣

历史上，在儿科学术领域，形成了温补与寒凉两大学术主张和流派。追溯其源，始于宋代的钱乙和陈文中对麻痘疾病的治疗主张。然而，随着历史的推进和学术争鸣的深入，发展成对小儿体质和生理病理特点的认识和儿科治法主张的寒温两大学派。

第一节　麻痘疾病治疗中的寒温学术争鸣

麻痘是古代危害小儿健康十分严重、发病广泛的出疹性疾病。宋代，对这类小儿出疹性疾病虽有较为详细的认识，但在鉴别方面尚未完全明确，麻疹的病名亦未确立，一般统称为斑疹、疮疹。钱乙《小儿药证直诀》专列"疮疹"一节，所论疮疹之病就包括麻痘及其他出疹性疾病，但详于麻而略于痘。并提出"疮疹属阳，出则为顺"，治疗以清凉解毒、宣透达邪为法。深受钱乙嘉许的董汲所著《小儿斑疹备急方论》也说："小儿斑疹，本以胎中积热，及将养温厚，遇胃中热，故乘时而作。"治法清凉，方药以白虎汤、青黛、大黄之类为主。该书钱乙亲自为之作序，并曰："是予平昔之所究心者，而予乃不言传而得之。"后人集《小儿药证直诀》时，附《小儿斑疹备急方论》于后，作为对钱乙的补充。

晚于钱乙、董汲100多年的陈文中，对痘疹深有研究，撰《小儿痘疹方论》，在历史上也具有重要影响。陈氏所论痘疹，即今之天花，他认为痘疹的治疗应重在明辨表里虚实寒热，还针对当时习用宣利解散的治法流弊，提出温补条畅的治则。这就是后世所说的温补学派的开端。他认为小儿元气充足，疮痘之毒才能顺利外发，否则就容易内陷而使病情转重。即使对于表里俱实的实热证，使用清凉疏达的同时注意扶助脾胃之气，在每证使用清凉方剂后，皆注明："如不应，人参白术散主之。"对于表里俱虚的虚寒证，创制三个代表方剂，即十一味木香散、十二味异功散、十味肉豆蔻丸，其中丁香、肉桂、肉豆蔻、木香、人参为常用之药，以温补托毒外出。

陈文中言："治疮疹之法，与痈疽无异。若邪气在里而实热者，用前胡枳壳；怯而虚热者，用参芪四圣散；虚弱者，用紫草木香汤；虚寒者，用参芪内托散；虚寒内脱者，用木香散；若邪气在表而实热者，用麻黄甘葛汤。此要法也。"（《小儿痘疹方论·论痘疹治法》）综观全书，陈氏治痘疹以温补为重。还特别指出："凡痘疹出不快，多属于虚。若谓热毒壅盛，妄用宣利之剂，致脏腑受冷，荣卫涩滞，不能运达肌肤，则疮不能起发，充满后不结实，或痂痒塌，烦躁喘渴而死。"（同上）对于痘疹黑陷，陈文中认为因虚而致，而钱乙则认为热毒内盛，黑陷入肾。后世认为，这是陈、钱寒温学派争鸣的源头所在。实际上，陈氏所见之证为痘疹黑陷痒塌，烦渴喘促，泄泻足冷的里虚寒证；而钱氏所见之证为疮疹黑陷，身热烦渴，腹满而喘，闷乱呕吐，大小便涩，身黄肿紫的实热之证。钱乙认为，热毒内陷入肾则疮疹变黑，当用清凉利下以泄热毒而救肾，用百祥丸（红牙大戟）。红芽大戟苦寒有毒，入脾、肺、肾经，功效泻水逐饮，消肿散结，能攻疮毒，通结滞。钱乙在解释时说："所用百祥丸者，以泻膀胱之腑，腑若不实，脏自不盛也。何以不泻肾？曰：肾主虚，不受泻。"（《小儿药证直诀》卷中记尝所治病二十三证）不过钱乙也已看到，在这种情况下（疮疹黑陷），若脾虚寒则难治，在治"睦亲宅一大王病疮疹"案中也说到服百祥丸："若二服不效，即加寒而死。"已认识到虚寒之证。

全面而论，钱乙与陈文中都认识到疮疹、痘疹的表里虚实寒热的证治，钱乙在《小儿药证直诀·伤寒疮疹异同》中说："伤寒，当发散之。疮疹，行温平之功，有大热者解毒。"然而，纵观钱乙《小儿药证直诀》和陈文中《小儿痘疹方论》，钱氏所论详于疹（麻）而略于痘，陈氏所论详于痘而略于疹（麻），钱乙侧重于清凉泄毒，而陈氏侧重于温补托毒。这是儿科痘麻出疹性疾病领域里的清凉与温补各有侧重的学术主张。这两种学术主张对后世影响甚大，在元代以后，痘与麻已各自立名，认识更为清晰。

在历史上，有关痘疹治法的学术争鸣，还要提出元代朱丹溪的学术主张。《丹溪心法·卷五》云："痘疹所发，由里出表。"治疗"解毒、和中、安表"。解毒，用凉药清解痘疮之毒，使毒从表出；和中，则正气足，能鼓邪外出；安表，则邪出通畅。在用药方面，宜"温凉之剂兼而济之""温如当归、黄芪、木香辈，凉如前胡、干葛、升麻辈，佐以川芎、芍药、桔梗、枳壳、羌活、木通、紫草、甘草之属，则可以调适矣。"其中，三法以解毒为要。解毒又不可大寒遏热，"凡热不可骤遏，但轻解之；若无热，则疮又不能发也。"后世将朱丹溪的解毒、和中、安表治法，与钱乙寒凉、陈文中温补，称为三法鼎立。

元代以后，痘与麻已能明确鉴别，对痘、麻的认识和治疗，在医籍文献中已开始分别论述。从文献论述来看，寒温流派的学术争鸣不断推向深入。

一、痘疹的治法争鸣

元·黄石峰《秘传痘疹玉髓》是一部较早明确鉴别痘疹（天花）的专著，成书于1367年，对于痘疹的治疗，强调"保元济卫"，在卷三"保元益阳药要"中云："人参、甘草补益元气之内，黄芪、官桂出入营卫之间，气血不和，外剥内攻，非保元济卫，则不能施其功妙。人参以固元气，黄芪以托里，非桂制其血而引得之，则参芪不能独树其功，然桂非甘草和平气血，则不能续其条理，此保元济卫之说，治痘之要也。"

明代魏直《痘疹博爱心鉴》（1525）是当时影响甚大的痘疹专著，治疗大法力主保元益气，认为"治痘当先治气，此不易之常法也"（《痘疹博爱心鉴·卷上》）。在遣方用药上，力倡参芪等品，将人参、黄芪、甘草三味列为治痘正品，把李东垣黄芪汤更名为保元汤，作为治痘之力方。《痘疹博爱心鉴·卷上》云："保元汤即东垣所制黄芪汤……惟其用药有起死回生之功，有转危就安之力，予故僭改为保元汤也。"明代治痘大家，如汪机（著《痘治理辨》）、朱惠明（著《痘疹传心录》）、聂久吾（著《活动心法》）、王肯堂（著《幼科准绳》）、薛己（著《保婴撮要》）、翁仲仁（著《痘疹金镜录》）、孙一奎（著《痘疹心印》《赤水玄珠》）、万全（著《痘疹心法》《片玉痘疹》）等、张介宾（著《景岳全书》）等，均崇尚魏氏保元之说，又各有发挥。

汪机《痘治理解》（1530）认为："痘出之理，血先至而后气也，血载毒出，至表会气，气交于血，血会于气，气尊于中，血附于外，痘始形焉。""治痘之要，必须加治于气血……用人参以固元，内实则续其卫气之不足，黄芪以补表，外实则能益其元气于有余。"他还指出："治痘用药之要，始出之前，宜开和解之门；既出之后，当塞走泄之路；痂落已后，清凉渐进；毒去已尽，补益宜疏。"于补益治则之中又有变化。

朱惠明《痘疹传心录》（1549）云："盖痘有千态万状，惟气虚、血热、毒壅之症；治有千方万法，惟发表、和中、解毒三法。"这与朱丹溪的主张一脉相承。同时又极力推崇魏直治法，重视脾胃元气的固护，云："治痘以脾胃为先"常用人参、黄芪等药。

翁仲仁《痘疹金镜录》（1579）认为："发热三日当托里解毒，四、五、六日以清凉解毒为主，七、八、九日以贯脓为主，十与十一、十二日以收敛为主，大和气血，补脾利水，则自然结靥。"主张"虚证补气不补血"，治虚弱痘症有二法："小儿痘症系气虚则补气，气虚易寒，又宜温之，温补一法之中，酌量轻重处治，方为妙用。"

聂久吾《活幼心法》（1616），他对治痘寒温之争表明了自己的见解："治痘之家多矣。刘河间悉用寒凉，偏害不小；钱仲阳立方以解毒为主，而多用寒凉少用温补；张洁古、王海藏咸宗其意，俱本于《内经》诸疡属心火之言，故以寒凉泻火也。陈文中立方力矫其偏，专主温补，在痘疮已出未出之时，诸证悉用十一味木香散，已出诸证悉用十二味异功散，其意归重于太阴一经。"综观聂氏治痘以补益气血为主的观点与陈氏一脉相承，并主张"未出之毒不可解，但当逐之出外也。"方法是"实热者，宣发其壅滞以逐毒出外；虚寒者，补助其气血以逐毒出外。"

朱巽《痘科键》（1644）则提出治痘四节大法："四节者，升阳散郁也，清热解毒也，托里行浆也，补脾渗湿也。"另有释如惺撰辑的《普慈秘要》（成书年代不详）则提出温润轻清的治痘法则："大凡须用温润轻清，切忌燥浊之味，润能润乎肌肤，清能走乎经络，燥则燥肌，浊则腻滞，润者易浆，燥者易焦。"这种治痘法则显然与魏直的保元治法形成鲜明对比。

张介宾虽注重温补脾肾，但并非执此而偏。《景岳全书·痘疹诠》（1638）云："痘本胎毒，非藉元气不能达，非藉元气不能收，故凡解毒清火，亦须凭藉元气……元气无力，则清亦不能清，解亦不能解。"又说："凡治痘者，最为重在阴分，宜滋润不宜刚燥，故曰补脾不若补肾，养阴所以济阳，此秘法也。"认为："治痘疹者，无过热过寒，必温凉适宜，使阴阳和平，是为得之。"

清代，对痘疹的治法争鸣激烈。除温补气血外，还有清热解毒、生津养胃、活血解毒、芳香透络等治疗主张。

温补气血治法，以庄在田为代表。他在《痘疹遂生编》（1777）自序中说："痘科证治，大都皆系清热解毒，此编独言温补气血。"又云："治痘之法，宜温补兼散；治疹之法，宜养血兼散。二症俱忌寒凉消导。所谓秘诀者，如此而已。"认为"痘之始终，全凭气血，但得气血充足则易出易结，血气不足则变证百出。"并提出四宜四忌的治法要则："一宜补气，真阳充足，方能送毒外出以成痘……宜服党参、白术、黄芪、甘草之类以补之。二宜补血，真阴充盛，方能随气到苗成浆……宜于补气药中加熟地、当归、丹参、川芎之类以补之。三宜补脾肾，脾土壮健，气血自充……即于气血药中加枸杞、故纸、附子、肉桂等药。四宜察虚实……必察其气分血分，何处亏虚，照症调补，不可妄用凉药。一忌清热败毒，胎中阴毒必赖阳气托送，方能发出，阳气被清，阴毒内归，痘之塌陷，实由于此。二忌克伐气血。三忌妄投医药。四忌吞服医家小丸。"持此观点者，还有曹珣（著《医痘金丹》）、程凤雏（著《慈幼新书》）、吴仪络（著《成方切用》）、张銮等。程凤雏《慈幼新书·卷三》云："调养真元，补益气血，诚治痘完策。"吴仪络在《成方切用》中更明确指出："信手大补，不一、二剂必然窠下浆平，生气勃然矣。即有捫掐破者，亦自循皮烂臭而回生。"用药主张气阴双补为主。不撰著者姓名的《痘证秘书》卷下也指出："初起之时，不论身强身弱，先以补气补血之剂，加之发散之剂，则重者轻，而轻者必少。"说明温补气血、调养元气之法已被广泛应用。

清热解毒法，自宋代钱乙始，直至清代，沿习不衰。费建中是其代表，他力辟陈文中温热之偏，力主痘属火热，当寒凉为治，用药以生地、滑石、木通、黄连、大黄之类。费建中在《救偏琐言》（1659）中还对盛行数百年的"变黑归肾"之说，大胆予以否定。费氏主张："总以血瘀则黑血为毒瘀，其毒自不可解，岂有变黑归肾之理乎？"对费建中的学术主张，宋麟祥颇为推崇，他在《痘疹正宗·卷上》中说：费氏"独能发前人之未发，有高人之识，有异人之胆，痘论自此可定，长夜由此而开，大有功于天下后世者也。"在病源方面，认为"是痘为病，皆是毒火，痘之难出难长者，皆因毒火凝滞气血，以致不快也。"治疗当"逐其毒，清其火，即所谓调和也。""火在气者，重清其气而凉其血；火在血者，重凉其血兼清其气。所以攻毒不嫌于早，治火要在适时。"提出"破瘀行滞、凉血解毒"的治疗大法，并立归宗汤为治痘主方（大黄、生地、赤芍、青皮、牛蒡子、木通、荆芥穗、山楂），指出："不论痘始终，以此为主。"吴鞠通在《温病条辨·解儿难》中指出："痘证由君火温气而发。"不可辛温发表，"其形势未曾显张，大约辛凉解肌、芳香透络、化浊解毒者，十之七、八；本身气血虚寒，用温煦保元者，十之二、三"。但他对费建中肆用寒凉攻下的治法提出不同意见，他说："费建中《救偏琐言》，盖救世人不明痘之全体大用，偏用陈文中之辛热者也。书名救偏，其意可知。若专主其法，悉以大黄、石膏从事，则救偏而反偏矣。"

痘疹治法的争论，在明清时期是十分激烈的，如何正确看待？吴鞠通在《温病条辨·解儿难》中有一段话讲得十分精彩。他说："治痘之明家甚多，皆不可偏废者也。若专主于寒热温凉一家之论，希图省事，祸斯亟矣。痘科首推钱仲阳、陈文中二家，钱主寒凉，陈主温热，在二家不无偏胜，在后学实不可偏废……二家之学，似乎相背，其实相需，实为万世治痘立宗旨。宗之若何？大约七日以前，外感用事，痘发由温气之行，用钱之凉者十之八九，用陈之温者一二。七日以后，本身气血用事，纯赖脏真之为，炼毒成浆，此火不外鼓，必致内陷，用陈之温者多，而用钱之凉者少也。若始终实热者，则始终用钱；始终寒者，则始终用陈。痘科无一定之证，故无一定之方。丹溪立解毒、和中、安表之说，亦最为扼要。痘本有毒可解，但须解之于七日之前，有毒郁而不放肥、不上浆者，焉得不解毒哉？如天之亢阳不雨，万物不生矣。痘证必须和中，盖脾胃最为吃紧，前所谓以中焦作战场也。安表之论，更为妙谛，表不安，虽至将成犹败也。前所谓以皮肤结痂，为成功之地，而可不安之也哉？安之不暇，而可混发以伤之也哉？"

二、麻疹的治法争鸣

麻疹病名自元代正式定名之后，论述很多，专著层出不穷。但在认证论治方面，比较一致，大多认为麻为阳毒、火毒，宜清凉透解。然而，在明清时期，由于痘、麻的广泛流行，危害甚大，在医疗方面已单独成为痘科、麻科的专科，认识也逐步深入，在治法方面也有学术争鸣。

元·滑伯仁《麻证全书》(1364)是我国现存最早的一部麻疹专著。他认为："麻为火毒，出于肺胃。"治疗原则主张"以清凉为主"。根据病程，"初潮宜宣发，已潮宜解毒，将收宜养阴，收后宜安胃"。"用药之法，总不外透表宣毒，和血养阴安胃之剂"。即使是"脾胃受伤败还……当审其轻重而用补中之法"。在应用补中健脾养胃药物的同时，亦"当佐以清凉之药，加川连、枯黄芩，俱微炒而用之"。又，此书据《中医大辞典·医史文献分册》云："旧题元·滑寿撰，实系清人托名之作。此书内容大部分辑自《麻科活人全书》。"然而，在元代对麻疹的认识，如元·曾世荣《活幼心书·疮疹》云："世言麻子者，亦疹毒也……此热使然也。"治疗主张疏表透疹、清热解毒。

明代对麻疹的治法，仍以清凉解毒、疏表透疹为主。万全《万氏秘传片玉痘疹·麻疹》(成书于16世纪中期)云："俗名麻子者，火疹也，治法与痘不同……若麻疹，惟有清凉解毒耳。"又说："疹子只怕不能得出，若出尽则毒便解。故治疹子者，发热之时，当察时令寒宣，以药发之。"孔弘擢《疹科》(1604)主张："疹子之出，贵乎发散于先，其毒自解，则无余邪以为后累。"王肯堂《证治准绳·幼科》认为："麻发于腑，腑属阳，其病本浅，故易出易收，而药于清凉为宜。"

明·龚信等撰集的《古今医鉴》在"麻疹证治"中，提出"首尾当滋阴补血为主，不可一毫动气，当从缓治，所以人参、白术、半夏燥悍之剂，升阳升动，阳气上冲，皆不可用也。又必内多实热，故四物汤加黄连、防风、连翘，以凉其中而退其阳也。"这是因为"麻疹出自六腑，先动阳分而归于阴经，故标属阴而本属阳，其发热必大，与血分煎熬，故血多虚耗"。张介宾也有相似的观点，他在《景岳全书·麻疹诠》中说："若疹色淡白者，心血不足也，养血化斑汤主之，或四物汤加防风。色大红艳、或微紫者，血热也，或出太甚者，并宜大青汤主之，或四物汤去川芎加柴胡、黄芩、干葛、红花、牛蒡子、连翘，凉血滋阴而热自除。"

清代对麻疹的治法研究甚多，有辛凉清解、解毒透邪、滋阴养血、扶正托邪等。

夏禹铸《幼科铁镜·麻证》（1695）认为："麻出于腑，麻乃大肠主之，毒气蒸肺。"治以天保采薇汤发之。"若泄泻内虚，不能送毒""惟用八珍汤以托之，外用葱半斤许，白酒煎，遍身擦之。如再不透发……惟用六君子汤循循调治自愈。"即是以托毒透发为宗旨，内虚则益气养血。

杨开泰《郁谢麻科合璧》（1740）主张："麻证本耗阴血，总宜补血养阴，退火润燥，切忌香燥补气风药。"又云："麻之一切病症，不出乎解表、清热、养血、润燥，四者而已。"朱载扬《麻证集成》（1879）也赞同此说，认为："麻热甚则阴分受其熬煎而血多虚耗""麻始终以血为主，血足则大便自顺，出麻未有血不虚者，故滋阴降火为治麻不易之诀。"

马之骐《疹科纂要·证治大略》云："麻疹为实热之主证……治疗之法宜清肺火降痰，主乎解散，惟以发表出透为妙，汗之即愈。亦有可下者。但忌认作伤寒，妄汗妄下……然麻疹属阳，热甚则阴分受损，血多虚耗，必宜滋养阴血。此首尾所以当泻心火、清肺金、散风热、滋阴血为主，不可少动其气……如人参、白术、半夏，一切燥悍之药，皆不可用。即升麻升动阳气上冲，亦不可多用。"

谢玉琼《麻科活人全书》（1748）是一部影响深远的麻疹专著，他认为："大抵麻属心火，必须解毒清凉。"又说："当先以清肺为主，总宜泻火清金。而泻火当用黄连、黄柏、栀仁、大青、元参、连翘之类；清金当用黄芩、知母、贝母、麦冬、石膏、天花粉、牛蒡子、地骨皮、桑白皮、杏仁之类……"治疗上心肺并重。他解释说："麻原发于心，心火内亢，则肺金受铄，以致肺叶焦举，故有咳嗽。"由上可知，谢玉琼的心肺并重的清凉解毒治法，与单纯性辛凉解表清肺的治法有所区别，谢氏侧重于泻火（清心）解毒，而治其本。但"肺气疏通，毛窍开豁，而麻则易于出透"，故宜清宣肺气。

孙能迁也是一位麻疹大家，著有《阙待新编》（1760），他主张治麻"总宜透毒解瘀，酌加发表之剂，毒透瘀解则气通，疹出则易"。

温病学大家叶天士和吴鞠通，在治疗麻疹的主张方面，以初用辛凉，后用甘寒为基本大法。叶氏《幼科要略》提出以"苦辛清热"为主："上焦药用辛凉，中焦药用苦辛寒，下焦药用咸寒。上焦药气味宜以轻，肺主气，皮毛属肺之合，外邪宜辛胜，里甚宜苦胜，若不烦渴，病日多，邪郁不清，可淡渗以泄气分。中焦药瘀火在中，多阳明燥化，多气多血，用药气味苦寒为宜，若日多胃津液消铄，苦则助燥劫津，甘寒宜用。下焦药咸苦为主，若热毒下注成痢，不必咸以软坚，但取苦味，坚阴燥湿。"吴鞠通《温病条辨·解儿难》认为："先用辛凉清解，后用甘凉收功。"禁用辛温升散。孟河《幼科直言》也十分赞同这一主张，认为："起初时，当以轻清微表，随宜清凉，此治痧之大法也。"

从上述可见，麻疹的治法主张，虽有争鸣，但与痘疹比较来看，寒温的争论不是那么激烈。麻为阳毒，这一基本认识是共同的。但在具体治法方面，则仁者见仁，智者见智，各有侧重，实质上也是寒温流派争鸣的延续和深入。

第二节　寒温流派的争鸣扩展到儿科治疗的其他领域

一、宋代的温补

寒温流派的争鸣，最初是对痘麻一类出疹性疾病治疗的不同看法和主张，然而，也就在宋代出现寒温流派的争鸣开始，就超出痘麻的范围，而涉及其他领域。钱乙在《小儿药证直诀》中就说："小儿纯阳，无烦益火。"而且将《金匮要略》中崔氏八味丸（即附桂八味丸）减去附子、肉桂，而创立六味地黄丸，柔润滋阴，以为小儿补剂。陈文中则善施温补，而且重在脾胃，常用之药如木香、丁香、人参、白术、厚朴等。陈氏在《小儿病源方论》中说："盖真气者，元阳也。其药性温则固养元阳，冷则败伤真气。"又说："脾为黄婆，胃为金翁，主养五脏六腑。若脾胃全固则津液通行，气血流转，使表里冲和，一身康健。盖脾胃属土，而恶湿冷……是以脾土宜温，不可不知也。"

二、金元明清的寒温争鸣

金元时期，中医各学派争鸣更为热烈，反映在儿科领域则是寒温的流派争鸣。刘河间《黄帝素问宣明论方》云："大概小儿病者，纯阳，热多冷少。"认为"六气皆可化火"，治疗主张寒凉攻下，所制方剂如凉膈散、防风通圣散、神芎丸等均是后世儿科常用方剂。张子和私淑河间，论小儿致病之源也多从火热立论，用药力主寒凉。朱丹溪为滋阴学派创始人，与刘河间一脉相承，在《格致余论·慈幼论》中说："小儿十六岁以前，禀纯阳气，为热多也。"李东垣则以甘温补中见长，对小儿脾胃重在升发阳气。

明清时期，儿科领域里寒温争鸣更为突出。具有代表性的有：主张寒凉的如明代无忌、清代叶天士、许豫和等。主张温补的如明代薛己、张介宾、清代陈复正等。明·无忌著《保幼新编》指出："小儿之病皆出于热，何也？盖男多肾火，女多肝火，肾有火则精热，肝有火则血热，小儿禀父母之精血而成胎，故小儿之病皆由于胎热也……是以胎热变生六证（风、热、痰、火、燥、湿），六证养成百病，百病根蒂，不过曰胎热而已。"主张用药寒凉。清·叶天士著《幼科要略》认为小儿："体属纯阳，所患热病最多。世俗医者，固知谓六气之邪皆从火化，饮食停留，郁蒸变热，惊恐内迫，五志过极，皆阳。"叶氏治小儿温病，善用辛凉轻清之剂，以宣发上焦肺热，同时始终注意护养胃阴，他说："温邪从阴，里热为病，清热必以存阴为务耳。"许豫和也是主张小儿热病多而用寒凉的医家，他在《许氏幼科七种·小儿诸热辨》中说："小儿之病，唯热最多……清凉之剂，活幼者多。"吴鞠通虽也是温病大家，善用清凉，但他认为："世人以小儿为纯阳也，故重用苦寒。夫苦寒药，儿科之大禁也。"而立存阴退热之法，主张上焦主以辛凉，中焦主以甘寒，下焦主以咸寒，这些法则在《温病条辨·解儿难》中论述十分透彻，他还说："调小儿之味，宜甘多酸少，如钱仲阳之六味地黄丸是也……故存阴退热为第一妙法。存阴退热，莫过于六味之酸甘化阴也。"清·徐灵胎在《医学源流论·治法》中更明确指出："小儿纯阳之体，最宜清凉。"

主张温补治则的，明·龚廷贤（著《万病回春》《寿世保元》）受李东垣脾胃论的影响很大，认为"病气有余，当认为元气不足"，临床上重视脾胃温补。明·张介宾《小儿则》认为："阳非有余，真阴不足。"治疗上处处以元气为念，温补脾肾，擅用人参，甚至告诫人们"凡养儿者，亦可以此为常法"（指常服人参汤）。明·薛己也是温补脾肾学术观点的积极倡行者，他著有《保婴撮要》，提出："凡小儿诸病，当先调补脾胃，使根本坚固，则诸病自退。"善用补中益气汤等温补脾胃的方药。同时他又提出脾胃病多由"命门火衰，不能温蒸中州之气"所致，因而对固护肾气，温补肾元十分重视。清代医家陈士铎治小儿病也是主张温补，在《石室秘录》中提出："小儿之病，虚者十之九，实者十之一，故药宜补为先。"即补脾胃。清·陈复正对世俗肆用寒凉予以批评，在《幼幼集成》中说："幼科论证，悉以阳有余阴不足立说，乖误相承，流祸千古。后人误以婴儿为一团阳火，肆用寒凉，伤败脾胃。""予生平最慎攻伐"，在治疗用药方面，也是时时以元气为念，用药忌寒凉滋阴。比如对钱乙的六味地黄丸，也慎加炮制，他说："予按钱、薛二翁，能用此方治小儿先天不足，诚卓然有识者，予所敬佩。奈今之小儿，体质元气，更不及前，古以地黄丸为补剂，今则实为凉剂矣。此药用于阴虚枯燥者，诚为得宜，倘儿肌肥面白，脾弱多痰者，服此必致腻膈，变生他证，其害不小，非方之不良，由今禀受愈薄也。予故为之斟酌其炮制，必使地黄阴凝之质，稍近阳和，不致沉寒冱泫，始能免腻膈损脾之患矣。"

儿科领域的寒温流派的学术争鸣，虽起始于痘麻出疹性疾病的不同治疗观点，但长期以来，渐次扩展至整个儿科的治疗领域。更有甚者，由此推动了儿科基础领域对小儿体质（生理病理）的深入研究。千百年来，对小儿体质的不同学术观点的学术争鸣此起彼伏，推动了中医儿科学术的不断发展。

（朱锦善）

参考文献

1. 钱乙. 小儿药证直诀［M］. 南京：江苏科技出版社，1983

2. 陈文中. 陈氏小儿痘疹病源方论［M］. 北京：商务印书馆，1958

3. 钱乙. 小儿药证直诀［M］. 南京：江苏科技出版社，1983

4. 朱丹溪. 丹溪心法［M］. 北京：中国书店，1986

5. 汪机. 痘治理辨［M］. 民国石印本，89

6. 万全. 万氏家传痘疹心法［M］. 武汉：湖北科技出版社，1985

7. 翁仲仁. 痘疹金镜录［M］. 清康熙二十九年庚午文瑞楼藏版，2

8. 聂尚恒. 活幼心法［M］. 清上洋扫叶山房发兑大文堂刻本，78

9. 朱巽. 痘科键［M］. 清道光十一年辛卯徐霖荫重刻本，63

10. 吴少祯. 中国儿科医学史［M］. 北京：中国医药科技出版社，1990

11. 张介宾. 景岳全书［M］. 上海：上海科技出版社，1959

12. 庄在田. 遂生编［M］. 清咸丰六年朱聚文斋刻本

13. 费启泰. 救偏琐言［M］. 清顺治十二年惠迪堂刻本

14. 宋麟祥. 痘疹正宗［M］. 清光绪三十二年善成堂珍藏版

15. 吴瑭. 温病条辨［M］. 北京：人民卫生出版社，1963

16. 龚信. 古今医鉴［M］. 上海：上海多古书店石印本，1930

17. 夏禹铸. 幼科铁镜［M］. 上海：上海科技出版社，1958

18. 杨开泰. 郁谢麻科合璧［M］. 清宣统三年文伦书局铅印书

19. 张奇文. 小儿时行病证［M］. 济南：山东科技出版社，1990

20. 谢玉琼. 麻科活人全书［M］. 上海：上海卫生出版社，1956

21. 孙能迁. 阙待新编［M］. 清光绪六年庚辰，上海申报馆铅印本，56

22. 吴少祯. 中国儿科医学史［M］. 北京：中国医药科技出版社，1990

23. 叶天士. 临证指南医案［M］. 清光绪三十三年陆艺书局铅印本，1

24. 吴瑭. 温病条辨［M］. 北京：人民卫生出版社，1963

25. 陈复正. 幼幼集成［M］. 上海：上海科技出版社，1962

第十六章　小儿施药学说的发展源流与学术争鸣

或曰六岁以下黄帝不载其说，但《汤液经法》方、《黄帝内经》十三方，当时的小儿难道没有服过吗？答案是肯定的，故小儿施药之说自然要上溯到那里。小儿不是成人的缩小，小儿施药与成人有共性，但也有其独特之处，本章简述之。

第一节　施药剂型

《内经》载方13首，分别是汤液醪醴、生铁落饮、左角发酒、泽泻饮、鸡矢醴、乌贼骨蘆茹丸、兰草汤、豕膏、菱翘饮、半夏秫米汤、马膏、寒痹熨法、小金丹。13首方中载药240余种，包括植物药、动物药和矿物药。从中可以看出，那时已有汤剂、酒剂、膏剂、丹剂、丸剂。《五十二病方》载方超过283首，包括儿科索痉方一首。其中载药240余种，包括植物药、动物药和矿物药。剂型有汤、酒、醋、曲、丸、末、散、炭末、膏、油膏剂、饼、胶、药浆、洗剂等十余种，剂型很多。东汉张仲景的《伤寒杂病论》中剂型也很多，除继承前人所用的汤、散、丸、丹、膏、药浴、熏洗等法外，外治剂型丰富，有药膏、油膏、水剂、散剂、药锭等，吴师机将其誉为"外治之祖"。

首部儿科专著《颅囟经》中的剂型有汤剂、丸剂、散剂、油膏剂、末剂、洗剂等，可见那时小儿剂型较少。至宋代《小儿药证直诀》的剂型已近全面，有汤剂、散剂、丹剂、丸剂、膏剂、末剂、饼子、洗剂等。其中以丸剂及散剂为多，应是便于储存、携带、使用的缘故。宋时制丸剂，多用炼蜜和丸，尚有水和丸、酒和丸、姜汁和丸、饭和丸（胡黄连丸）、面糊丸（利惊丸）、蒸饼子丸（紫霜丸）、姜汁面糊丸（小黄丸）、朱砂为衣（辰砂丸）、甘草水和丸（抱龙丸）、陈米粥和丸（褊银丸）、寒食面糊丸（温白丸）、猪胆汁和丸（大胡黄连丸）、枣肉和丸（葶苈丸）、纳药于黄瓜内煨（香瓜丸）等。元代《婴童百问》，在方剂上多有继承《小儿药证直诀》，剂型有汤、散剂、丹剂、丸剂、膏剂、末剂、饼子、洗剂等。由此可见，宋代儿科药的剂型已经很完备，至元明清，小儿剂型莫出其右，没有多大的创新。

近现代，小儿药物剂型有两个新发明，即中药颗粒剂和中药巴布剂。中药颗粒剂是以传统中药饮片为原料，经过提取、分离、浓缩、干燥、制粒、包装等生产工艺，加工制成的一种统一规格、统一剂量、统一质量标准的新型配方用药。中药汤剂在古代有"㕮咀块"，即将药材以口咬碎成为大小适宜的形状，以利药力煎出；后来用重器捣碎或刀具切挫为适宜形状物，炮制成饮片；又将药物制成粗末煎煮去渣留汤服用或将药物制成细粉，加水煎煮后连汤和粉服用。20世纪50年代，有人把一味味中药饮片制成水剂，加入防腐剂，调配时依据医生处方，把几种单味水剂混合在一起，配制成合剂，供患者随时服用，即中药浓缩颗粒剂之前身；70年代，将中药加蔗糖制成干糖浆，后由于出现了块状形式但与颗粒剂一样可冲服，故又称为冲剂；80年代，中药颗粒饮片的现代化研究进入高潮，做成了一类"中药颗粒型饮片"，即将中药粉碎成一定粒度的颗粒，经干燥灭菌，然后用滤纸按不同规格包装，供临床调配入药，有"单味颗粒型饮片""复方饮片颗粒剂"，一类是中药煎煮提取赋型后制成颗粒。颗粒剂采用了现代制剂工艺，使中药的使用更加高效、安全、稳定、方便。

巴布剂出现于20世纪60—70年代，日本对外用中药贴膏剂进行了改良，并工业化生产，产生了一种属于透皮给药系统或经皮吸收制剂的新剂型。巴布剂由背衬层、药物贮库、保护膜组成。给药系统的组成材料是：背衬层常为新型医用无纺布；药物贮库是中（西）药物粉末或中药提取浸膏分散在巴布贴剂胶基质中；保护膜常用聚乙烯复合膜、涂硅纸膜等。巴布剂改善了中药外治剂的贮存和透皮吸收速度，提高了疗效。

第二节　施药途径

《黄帝内经》方中给药部位只有胃肠、皮肤外治给药，比较单纯。《五十二病方》给药途径除口服外，还有吹鼻、敷贴、热熨、药浴、熏蒸等外治给药。《伤寒杂病论》继承前人所用的方法，还使用了灌耳、舌下含药、润导、粉身等外治疗法。至儿科专著《颅囟经》《小儿药证直诀》及后世儿科医家，在继承的基础上，将前人的方法运用于儿科：

吹鼻：《颅囟经》载青黛散治孩子鼻流清涕，或鼻下赤痒。

填耳：《颅囟经》载白矾龙骨铅丹麝香治小儿聤耳。

洗眼：《颅囟经》载茴香散治小儿疳障多泪，取药一分，水一盏煎，一二沸后温洗之。

敷脐：《颅囟经》载朱砂丸治孩子疳痢，以上为末，以和少许口脂调，先杨柳枝煎汤浴儿后，以绿豆大填儿脐中，用纸片贴之。

洗浴：《五十二病方》"婴儿病间（痫）方，取雷尾（矢）三果（颗），冶，以猪煎膏和之。小婴儿以水半斗，大者以一斗，三分和，取一分置水中，挠，以浴之。浴之道头上始，下尽身，四支（肢）毋濡。三日一浴，三日已"。《小儿药证直诀》"浴体法：治胎肥、胎热、胎怯。天麻末二钱，全蝎（去毒为末）、朱砂各五钱，乌蛇肉（酒浸焙干）、白矾各二钱，麝香一钱，青黛三钱，上同研匀，每用三钱，水三盏，桃枝一握，叶五七枚同煎，至十沸，温热浴之，勿浴背"。

涂囟：这是小儿特殊施药之法。《小儿药证直诀》"麝香一字，薄荷叶半字，蝎尾（去毒为末）半钱（一作半字），蜈蚣末、牛黄末、青黛末各一字，上同研，用熟枣肉剂为膏，新绵上涂匀，贴囟上，四方可出一指许，火上炙手频熨，百日内外小儿可用此。治囟开不合鼻塞不通方：天南星大者，微炮去皮为细末，淡醋调，涂绢帛上，贴囟上，火炙手频熨之"。

涂乳法：即是把药物涂抹在乳上，令婴儿吸吮，这适用于母乳喂养的小婴儿。《小儿药证直诀》"花火膏治夜啼。灯花一颗，上涂乳上，令儿吮之"。《保婴撮要》中"辰砂膏治眼闭口噤，啼声不出，吮乳不得，口吐白沫，月内用乳汁调涂乳头令吮之"。

酿乳法：《婴童百问·卷之七》治小儿胃虚吐泻，暂断其乳，令胃干饥甚。以方：人参、木香、藿香、沉香、陈皮、神曲、麦芽，加紫苏姜枣，煎汤令母服后，去旧乳汁，卧少时与儿乳。

乳汁涂药：这是用乳汁作为药物辅料的一种外治方法。如《小儿药证直诀》"鼻下赤烂，口齿疮虫并口疮等，用乳汁研二丸，涂在患处"。

人乳为药：《保婴撮要》"葱号散治初生小儿，七日不小便。葱白（三寸），人乳，共同捣如泥敷儿口内，即与吮乳"。

胡荽酒含喷法：《小儿卫生总微论方·卷第八》《婴童百问·卷之十》治小儿疮疹初发。胡荽一两，细切，以酒二大盏，煎数沸，绕房喷之，含酒喷小儿背胸腹。

腊胭脂：《小儿卫生总微论方·卷第八》治小儿疮疹初发，涂眼睑周围。

画眉膏：涂眉间用于小儿断乳。

粉法：《小儿卫生总微论方·卷第二》以黄连、牡蛎、贝母为末，以米粉一升，同研匀粉身。

生摩膏：《小儿卫生总微论方·卷第五》摩小儿手及囟门治未病。

神奇外治法九条：《幼幼集成》施药于小儿囟、头面、胸腹、四肢、五心，无所不用矣。

第三节 施药剂量

一、古今剂量差异

据出土文物"汉光和大司农权"为 12 斤（汉制）权，为 2996 克，可知

汉制： 1 斤 =16 两 =250 克

1 两 =15.6 克

1 两 =4 分 =24 铢

1 方寸匕 =10 刀圭 =3～5 克

1 钱匕 =5～6 分 =1.5～1.8 克

1 尺 =30 克

1 鸡子大 =45 克

1 升 =200mL

宋元明清民国（1 斤 =16 两 =160 钱 =1600 分）

宋制：1 斤 =633 克；1 两 =39.6 克

清制：1 斤 =590 克；1 两 =36.9 克

民国：1 斤 =600 克；1 两 =37.5 克

古今度量方法之差异，如《小儿药证直诀》中"木香丸"木香、青黛、槟榔、豆蔻各一分，但麝香一钱五分，张山雷指出"麝香芳烈，多用反以伤气，全方分量，不过二两余，宜减麝香五分之四"，又说"唐以前权衡不以钱计，二十四铢为两，六铢为一分，四分即一两，二分为半两，此方前四味各一分，即各六铢，为四分之一两，而非今人十分为一钱之分"。关于分的剂量，明代古称四分为两之分，宋代十分为钱之分。

清代以前，小儿用药量一般比较小，常将方中药物按比例配好研成细粉，混合后称取二至五钱煎服。如团参汤（《婴童百问》方）仅人参、当归 2 味，每日煎服二钱，每味用量一钱；又如沉香天麻汤（《证治准绳》方）由 12 味药组成，每日煎服五钱，每味药用量平均为四分。到了清代，儿科中药用量稍有增大，如《幼幼集成》一书中，除经方用量稍大，其他方剂用量均为成人用量的 1/3 到 1/2 左右。如防风升麻汤，主治小儿丹毒，共 11 味，除甘草用五分，其余皆一钱。此外，古代一些以内科为主的医书中，常附有妇人或小儿疾病的有关的章节，如《奇效良方》，在此书中同一张方子，小儿与成人的用量明显不同，如小柴胡汤的药物平均用量，小儿为成人的 1/2 左右，竹叶石膏汤仅为成人的 1/5 左右。

二、以物丈量

小儿服药剂量大多以分、钱、两计算，还有一字之分，用斤的较少，外用药稍多。比较特殊的是某些药物以个、枚计算，如大枣几枚，青果几个等。《小儿药证直诀》中"凉惊丸"牛黄、麝香、龙脑各一字，这个"一字"指古人用铜钱抄末来断分量的方法，即将铜钱插入药末中，以药末完全盖住一个字为基准，如"开元通宝"四字中盖住任何一个字就算可以了，一字即一钱的四分之一，相当于现在药量 1.5g ～ 2g。

古代小儿服药还有些以其他实物来确实用量，如《婴儿论》中"柳肝加胶饴汤方"中胶饴为鸡子大，还有如绿豆大小等，《小儿药证直诀》中大青膏每服半皂子大至一皂子大，月中儿粳米大。泻青丸中提到"鸡头大"，此处鸡头即芡实，是说丸如芡实之大小也。这种丈量方法更形象且直接。

三、量儿大小与之

《儒门事亲》中说："大人小儿虽年壮不同，其五脏六腑，岂复殊耶？大人服多小儿服少，其实一也。"认为成人与小儿中药用量应有区别。《温病条辨·解儿难》中也提出小儿用药"稍呆则滞、稍重则伤、稍不对证，则莫知其乡，捉风捕影，转救转剧，转去转远"，强调用量要适合病情，如用量过重，可造成对小儿机体的损伤。

小儿年龄跨度大，服药剂量相差甚远。黄帝云："吾不能察其幼小者，为别是一家调理尔。"初生曰婴儿，三岁曰小儿，十岁曰童子，大小各异，且不可一概而用药者。故小儿的丸剂施药过程中总原则是量儿大小与之，可以大概根据年龄与之。如《小儿药证直诀》中消坚丸、真珠丸，"一岁一丸"。"三圣丸（小青丸、小红丸、小黄丸）并研匀，姜汁面糊丸，黍米大。以上百日者各一丸，一岁者各二丸，随乳下"。后世医家很多未再具体指出具体如何施药，均是笼统的指出"量儿大小与之"，这需要丰富的临床经验。《小儿药证直诀》中"白饼子"服法为"量小儿虚实用药，三岁以下，每服三丸至五丸，空心紫苏汤下。忌热物，若三、五岁儿壮实者不以此为，加至二十丸，以利为度"，同样年龄，用药可以相差 4 倍。

四、新生儿慎用

古代医家对新生儿或周岁内乳儿，用量更为谨慎，不仅剂量用的小，而且药物选择也很注意。每当新生儿或乳儿得了"微疾"（小病），有人就不主张用药，认为只要乳母饮食洁净，乳汁清和，可以不药自愈；也有人主张乳母服药，让药物吸收入乳汁中，以达到治疗目的，如《万氏家藏育婴秘诀》中说："小儿周岁有病者，勿妄用药，调其母乳可也。"即便疾病稍重一些，必须服药，也主张"有是病而用是药"，对于新生儿具体的用药量《保婴全镜录》更明确指出："调补之剂，每服亦不过 2～3 匙，若表散攻伐之药，则每服只可匙许而已，过多则反伤元气。"

第四节　施药方法

一、煎法

《医学源流》"煎药之法，最宜深讲，药之效不效，全在乎此"。煎药前一般要用水浸一下，《伤寒论》有的方强调用麻沸汤浸如泻心汤类。自古大多用水煮药，但此水是十分讲究的。《内经》半夏秫米汤"以流水千里以外者八升，扬之万遍，取其清五升，煮之，炊以苇薪"强调用长流水为溶剂、芦苇为燃料煮药。《五十二病方》《伤寒论》大多用普通水煮，也有特殊要求的，如桂枝茯苓甘草大枣汤用甘澜水，扬水之数遍，去其寒性也。此外尚有潦水。《本草纲目》所记载的煎药用水达 43 种之多，如雨水、露水、泉水、河水、井水、地浆水、米泔水、甘澜水，以及腊雪、冬霜、夏冰等。此外还有用其他溶剂的，《五十二病方》中除 40 方水煎外，还有 13 方用酒煎、9 方用油煎、6 方用尿煎，《伤寒论》中有用苦酒即醋作为溶剂的。

关于火力，《伤寒论》桂枝汤强调微火煮取。《本草纲目》"先武后文，如法服之，未有不效者"。关于方药煎煮的顺序，《伤寒论》麻黄汤、葛根汤，强调先煮麻黄，减二升，内诸药。十枣汤先煮大枣。大承气汤是先煮厚朴枳实，后放大黄芒硝。猪苓汤是后烊阿胶。附子泻心汤，附子别煮取汁。

二、服法

《内经》泽泻饮："岐伯曰，以泽泻、术各十分，麋衔五分，合以三指撮为后饭。"是在饭前服。《灵枢·痈疽》"痈发于嗌中……泻则合豕膏，冷食，三日而已。"《灵枢·痈疽》"发于胁名曰败疵……（菱翘饮）则强饮，厚衣，坐于釜上，冷汗出至足，已"，强调服药后厚衣坐于釜上。《小儿药证直诀》一般食后服，日二三次。

《伤寒论》服法很讲究，如桂枝汤，首先是"适寒温"服；"服已须臾，啜热稀粥"，借水谷之精气，充养中焦，不但易为酿汗，更可使外邪速去而不致复感。同时"温覆令一时许"，即是避风助汗之意。待其遍身微汗出，是肺胃之气已合，津液得通，营卫和谐，腠理复固，所以说"益佳"；至服后汗出病瘥，停后服；不效，再服，"乃服至二、三剂"；病重者，一日一夜必须早午晚连续服用，时间不可拉长；每服一次，必须检查病情有无变化，最要紧的是必须注意口渴与不渴，或喜冷性饮食与否。如果有口渴，或喜冷现象，可以马上把药停止，或配合石膏一类的寒性药品，以免误犯阳盛之戒。此可谓解表剂服法通则。

据病情决定服药时间及频次。《小儿药证直诀》二圣丸治久泻"量小儿大小加减，频服，无时"，白附子香莲丸，日夜各四五服。蝉蜕散治斑疮入眼，日三、四，夜一、二。《幼幼集成》中治疗小儿肝肾已亏、脾肺不足、心血耗散之痫证，河车八味丸炼蜜为丸，龙眼核大，每早一丸，用淡盐汤化服，以饮食压之，午及临卧，各用定痫丸一服。《全幼心鉴》"小儿煎药以银盏，约水半盏，药多又加多焉。或其不能灌药，则以匙送下，服药未尽，旋旋与之。药性温热，乳食前服；药性寒凉，乳食后服；顷服和平之剂，随意无拘。"

针对小儿的特点，《小儿药证直诀》特别强调小儿辅助服药的方法，强调用温水下、砂糖水下、温酒下、米汤下、乳汁下、薄荷水、竹沥水等各种药汤下。如《小儿药证直诀》："紫霜丸，消积聚。代赭石（煅醋淬七次）、赤石脂各一钱，杏仁五十粒（去皮尖），巴豆三十粒（去皮膜心出油），上先将杏仁，巴霜入乳钵内，细研如膏，却入代赭、石脂末，研匀，以汤浸蒸饼为丸，如粟米大。一岁服五丸，米饮汤下，一、二百日内儿三丸，乳汁下，更宜量其虚实加减，微利为度。此药兼治惊痰诸证，虽下不致虚人。"《保婴撮要》茯苓丸亦是如此，"赤茯苓、黄连（胎冷用芍药）、枳壳（炒）

各等分，上为末炼蜜丸，如桐子大。每服一丸，乳汁化下"。《小儿药证直诀》使用下药的汤药有：薄荷汤、竹沥汤、生姜汤、人参汤、蝉壳汤、竹叶汤、金银花汤、紫苏汤、甘草汤、金银磨刀水、桃符水等。这些对后世的影响很大。

就煎服法而言，自古至今，有由繁变简的趋势。

第五节　施药事项

一、用药禁忌

《伤寒论》桂枝汤禁食生冷粘腻，酒肉臭恶等，尤其是发汗"不可令如水流漓，病必不除"，是服解表剂后应该注意的通则。《小儿药证直诀》很早提出："疳眼雀目，白羊肝一枚，以竹刀子批开，入药二丸在内，以麻缕缠定，用淘米泔煮熟，空腹食之。仍令乳母常忌鱼腥，大蒜、鸡、鸭、猪肉等。"指在母乳喂养的婴幼儿如需服药或患疾，此时乳母需根据患儿的具体情况有所忌食。

二、中病即止

小儿机体柔弱，如草木之方萌，对药物的反应均十分灵敏，应用时必须根据患儿个体特点与疾病轻重，区别对待，不能千篇一律，特别是大苦、大寒、大辛、大热和有毒、攻伐之品，应用时更须审慎。苦寒的中药会削伐生发之气，如果用时过长可使人之正气受损，脾胃受伤，常可出现头晕乏力，气短自汗，纳食呆滞，甚者呕吐泄泻，时时腹部冷痛等；辛热的中药足以耗损真阴，损伤津血，轻者出现"上火"症状，如咽燥干痛，口渴欲饮，鼻部出血，大便干结，眼鼻发干等，重者可出现头晕失眠，口渴欲饮，入夜盗汗，午后潮热，小便短赤等；攻伐之剂用之不当会引起患儿气阴亏损，或导致呕吐、泄泻不止，出现气虚液脱，造成失水及电解质紊乱。如治疗小儿病毒性感冒，出现高热不退，汗不出，用辛凉解表、苦寒解毒药治疗。一般用2～3天，高热一退，方中发散与苦寒药品，就应减少，一般再用药1～2天就可停药。如《伤寒论》承气汤证中，"阳明病，其人多汗，以津液外出，胃中燥，大便必硬，硬则谵语，小承气汤主之。若一服谵语止，更莫复服"。《小品方》中治疗小儿夜啼的芎散方指出"儿大能服散者，服之多少以意节度"，也就是中病即止的意思。

三、金石、重镇慎用

元宋以前金石、重镇多用。《小儿药证直诀》中"银砂丸治涎盛膈热实，痰嗽，惊风，积，潮热"，方中有水银、辰砂、硼砂、粉霜、轻粉等。孙华士译注中指出"此方以金石重坠，荡涤痰浊积热，故治痰实惊热之证。但方中有水银、粉霜、轻粉，均为金石有毒之品，近世一般都用于外治之方，而内服丸散，今已很少运用了"。后来认识到其毒性，较少内服，多以外用。《全幼心鉴》指出："论脑麝银粉巴硝不可轻用。小儿急惊风，古人以其内外热炽，风气暴烈而无所泄，故用脑、麝、麻黄以通其窍，银、粉、巴、硝以下其痰热，盖不得已而用之，其实为风热盛实者设也。世俗无见，不权轻重，没见发热抽搐，辄用脑麝、蟾蜍、铅霜、水银、轻粉、巴豆、芒硝等剂，视之为常。惟其不当用而轻用，或当用而过用之，是以急惊转为慢惊，吐泻胃虚，荏苒时月。惊风之所为难疗，辄正在此也。万一发热抽搐，本为伤风、伤寒、伤食、疮痘而作，误药至此，其为害其浅哉？以理观之，能用细辛、羌活、青皮、干姜、荆芥之类以为发散，胜如脑、麝；能用独活、柴胡、山栀、枳壳、大黄之类以为通利，胜如银、粉、巴、硝。设或当用而不可无之，亦须酌量，勿过可剂。此《幼幼书》谓泻青丸、导赤散乃医用之上药者，良以是欤。"

（罗光亮　何薇　刘喆雯）

参考文献

1. 中华医书集成：黄帝内经［M］. 北京：中医古籍出版社，1999

2. 佚名. 中医儿科名著集成：颅囟经［M］. 北京：华夏出版社，1997

3. 张仲景. 中华医书集成：伤寒论［M］. 北京：中医古籍出版社，1999，5

4. 张仲景. 中华医书集成：金匮要略［M］. 北京：中医古籍出版社，1999，5

5. 巢元方. 诸病源候论［M］. 北京：人民卫生出版社，1982

6. 钱乙. 小儿药证直诀［M］. 南京：江苏科学技术出版社，1983

7. 万全. 幼科发挥［M］. 武汉：湖北科学技术出版社，1986

8. 陈复正. 幼幼集成［M］. 北京：人民卫生出版社，1988

9. 沈金鳌. 中华医书集成：幼科释谜［M］. 北京：中医古籍出版社，1999，5

10. 陈文中. 中华医书集成：小儿病源方论［M］. 北京：中医古籍出版社，1999，5

11. 安邦煜. 明代万密斋儿科全书［M］. 北京：中医古籍出版社，1991

12. 朱丹溪. 古今图书集成医部全录：幼科全书［M］. 北京：人民卫生出版社，1983

第三卷
中医儿科各家学说与医疗经验

第一章　秦越人

第一节　概述

秦越人（约前 407—前 310），世称"扁鹊"，今河北省任丘市鄚州镇人，是战国时期著名的医药学家，中国传统医药学的奠基人之一。

秦越人约自公元前 386 年前后即"为人舍长"，接受长桑君所授《禁方书》，具有"以此视病，尽见五脏癥结"的高超医疗技能。

秦氏率弟子子阳、子豹 10 余人行医于民间，周游列国，深入民间，并收集全国各地医疗经验和医药学理论，撰著《黄帝脉书》《扁鹊脉书》等 24 种医籍，为黄帝内经等古代医学丛书和类书的形成奠定了基础。

秦越人主张四诊合参，"特以脉诊"为其专长，而有"至今天下言脉者，由扁鹊也"之美誉。在望诊上，他充分掌握望诊方法，能言病之所在：闻病之阳，论得其阴；闻病之阴，论得其阳。

秦越人创建经络藏象学说，提出病邪沿经络循行与脏腑的深浅，由表入里传变。

秦越人综合应用多种疗法治疗虢太子的"尸厥"证，成为中国医学史上进行辨证论治和施行全身综合治疗的奠基人。

由于其"闻秦人爱小儿，即为小儿医"，被誉为我国历史上史书记载最早的儿科医生。

第二节　生平、治学和古今评鉴

一、生平考略

秦越人的生平事迹，记载于《韩非子》《韩诗外传》《新序》《说苑》《史记》等秦汉古籍，以《史记·扁鹊仓公列传》最为翔实。

秦越人约生于周威烈王十九年（前 407），约卒于公元前 310 年，享年约 97 岁。

秦越人约自公元前 386 年前后即"为人舍长"，随长桑君"出入十余年"，学习医疗技术，接受长桑君所授《禁方书》，具有"以此视病，尽见五脏癥结"的高超医疗技能。在诊断上，他以"切脉，望色，听声，写形"，辨证施治，针药并用，综合施用，成功治愈虢太子的"尸厥"证。所以，虢太子感言："有先生则活，无先生则捐弃沟壑，长终而不得反"，遂"闻名天下"。公元前310年，以砭石弹刺术治疗秦武王面部痈肿，获得成功。秦国太医令李醯"自知技不如扁鹊"而嫉妒，"使人刺杀之"，秦越人遂以97岁高龄，死于秦国咸阳或附近。

秦越人率弟子子阳、子豹10余人行医于民间，"过邯郸，闻赵人贵妇人，即为带下医；过洛阳，闻周人爱老人，即为耳目痹医；来人入咸阳，闻秦人爱小儿，即为小儿医。随俗为变。"周游列国，深入民间，并收集全国各地医疗经验和医药学理论，在长桑君所授《禁方书》的基础上，撰著《黄帝脉书》《扁鹊脉书》等24种医籍，为《黄帝内经》等古代医学丛书和类书的形成奠定了基础。

根据考证：秦越人的名、字、号大致有以下几种说法：

第一种说法，秦越人是扁鹊的名，扁鹊是秦越人的号。司马迁在《史记·扁鹊传》云："扁鹊者……姓秦氏，名越人……为医或在齐，或在赵，在赵者名扁鹊。"司马迁经过考证认为，秦越人，姓秦，名越人，他在赵行医时，被命名为扁鹊。

第二种认为，"越人是扁鹊的名，少齐可能是扁鹊的字"，也出自司马迁的《史记·扁鹊传》。古人在自称时，往往谦称其名而不云字。扁鹊诊虢太子病时曾三次自称"越人"，可见"越人"是扁鹊的"名"，而"少齐"可能是他的"字"。

第三种说法，认为黄帝时代就有一位神医扁鹊，因为秦越人的医术名冠当代，与轩辕时扁鹊的医术不相上下，所以也称他为扁鹊。这种说法始于隋唐时期的杨玄操，他在注《难经》时作序云："斯乃渤海秦越人所作也。越人受长桑君之秘术，遂洞明医道，至能彻视脏腑，刳肠剔心，以其与轩辕时扁鹊相类，仍号之曰扁鹊。"元代李治在《礼经》中云："轩辕时已有此号（扁鹊），今为越人之艺独冠当代，故亦以此号之。"

还有一种说法是，"扁鹊为周秦间良医的公名"。玉奎等在《扁鹊佚事》中曰："扁鹊这一词远在轩辕黄帝时，是诸多名医的总代词。那时的'天师岐伯''太乙雷公'，轩辕黄帝与他们谈论医理，都称他们为扁鹊。"龙川资言《史记会注考证》、陈邦贤《中国医学史》《吕氏勉读史札记》《医药史话》等均采此说。他们认为，治虢太子病的是一个扁鹊，诊赵简子疾的是另一个扁鹊。扁鹊不是指某一个人，而是对周秦之间所有好医生的称谓。这种说法大部分人不同意。因为早在班固《汉书·古今人物表》中，总结了秦以前1949位各类人物，其中只有一个扁鹊的记载。其他还有很多种说法，有认为扁鹊的医术来自印度，扁鹊就是指砭石，是乌有先生，是一个虚构的人物，持这些观点的人不辨史料真伪，得出错误的结论；还有把扁鹊神化，认为扁鹊是一个胸以上是人，胸以下是鸟的神物。

关于秦越人的活动年代问题，历代学者聚讼不已。大体而言，古代学者多倾向于与赵简子生活在同一时代，即秦越人为春秋末年的名医。而当代学者中却多因其为赵简子诊病一事的记载中有怪诞内容而宁愿相信秦越人是战国时的名医。据《史记·赵世家》所云，秦越人为赵简子医病并受简子赏赐田四万亩当是董安于记载下来的。而从《国语》中董安于自述其经历的史料，可证董安于年少时确为赵家史臣。

关于秦越人的故里，众说纷纭。有认为原籍在渤海郡郑州，《史记·扁鹊传》云：
"扁鹊者，渤海郡郑人也，姓秦氏，名越人。"《史记·集解》引晋人："许广曰：郑当为
鄚。鄚，县名，今属河间。"唐司马贞《索隐》："渤海无郑县，当作鄚县。"春秋战国
时的"鄚"，在现今河北省任丘市鄚州镇《辞海·历史地理》。由此认为，秦越人当为
河北任丘县鄚州镇人，这一说法得到了大多数学者的赞成，但与司马迁《扁鹊传》所
载不符。也有认为扁鹊是齐国卢人。杨雄《法言重黎》："扁鹊齐国卢人也，而医多卢。"
许慎《淮南子齐俗训注》、高诱《战国策秦策二注》、韦昭《汉书·高帝纪下注》等皆
谓扁鹊为卢人，即山东长清人。其三，司马迁《扁鹊传》首谓："扁鹊者，渤海郑人。"
传中在"宫门下"与中庶子对话，自称为"臣齐渤海秦越人也，家在于郑"。韩婴《韩
诗外传》和刘向《说苑》亦作"郑医秦越人"。此说，认为秦越人为郑人。

二、师承治学

秦越人师承于长桑君，习医 10 余年，接受了长桑君的医疗经验及其《禁方书》的
学术理论。除了研读长桑君的医术外，他还广泛地总结和汲取前辈各派医家的经验，
嘉惠医林，造福华夏。秦越人勤奋苦学，遂精于医，改革了古代繁难复杂的"遍体诊
脉法"，创立了"寸口四诊脉法"。扁鹊行医足迹遍及燕、赵、齐、鲁、晋、虢、秦各
地，随俗为变，精通内、外、妇、儿各科，擅长针灸、汤剂、熨贴、按摩等多种疗法
而名满天下。

长桑君经过对秦越人 10 多年的考察，"亦知扁鹊非常人也，乃呼扁鹊私坐"，最后
才将自己的绝技和禁方传授给秦越人，并嘱咐他不要轻易传人，而扁鹊敢于破陈规旧
俗，不是把医术限定在一个小而神秘的范围，而是周游列国，广招学徒，公开带徒，
广播医术，广施医德。避免了医术的失传，反映了早期的医术私学传授的概况。这种
师徒传授方式，以及后来形成的世家相传方式，成为我国中医药学术教育的传统方式，
一直延续至今。秦越人对医术的传授方式也敢于破旧创新，他既不是"乃悉取其禁方
书尽与扁鹊"的长桑君，亦不是"更以禁方予之"的淳于意，而是在祛疾疗病的过程
中给弟子们边诊边治边讲解。如《史记》所载：扁鹊乃使弟子子阳砺针砥石，以取外
三阳五会。有间，太子苏。乃使子豹为五分之熨，以八减之齐和煮之，以更熨两胁下。
太子起坐。更适阴阳，但服汤二旬而复故。故天下尽以扁鹊为能生死人。弟子们事后
也当有所记载，给后人留下如此具体生动的病案。秦越人指导弟子在实践中学习、提
高、总结、著书立说，继承先师，以惠后人，培养出了子阳、子豹、子仪、子容、子
术、子越、子明、子同、子游、佚妹等名医高徒，成为不拘泥于一方一技、一科一病，
而成为"随俗为变"的全科医生。

秦越人在行医的过程中，坚持朴素的唯物观点，反对巫术，实行科学的医术，是
我国医学史上反巫兴医最早的倡导者。他毕生注重实践，负笈行医，周游列国，随俗
为变，广泛吸取和总结古代和民间的医学经验，为我国最早开创和总结民间医学的医

学家。他在实践中发明铁针，并最早使用艾灸法，被称为我国针灸疗法的奠基人。他精湛的外科术和"毒酒"麻醉剂的应用，较华佗更早。司马迁曰："至今天下言脉者，由扁鹊也。"他精研中医诊法，尤精于脉诊和望诊，是我国有历史记载的最早的望、闻、问、切四诊的先驱者。秦越人具有高尚的医德，无论王宫贵族，庶民百姓，都一视同仁，利用自己精湛的医术为患者解除痛苦，深得民众的爱戴和欢迎。

由此可知，秦越人对医学的贡献是多方面的，主要体现在：

1. 反对巫术，倡导医学：我国古代巫术十分盛行，到了春秋战国，在当时的医学领域里，奴隶主贵族处于统治的需要，宣扬"生死由命，富贵在天"，提倡"天命论"和"鬼神论"，以祈祷、占卜、符咒、祭祀的迷信方式来治疗疾病，愚弄和毒害人民。秦越人对这种腐朽的现象深恶痛绝，他反对巫术，倡兴医学。司马迁在《史记·扁鹊传》中概述了秦越人的观点："病有六不治，骄恣不论于理，一不治也；轻身重财，二不治也；衣食不能适，三不治也；阴阳并，脏气不定，四不治也；形羸不能服药，五不治也；信巫不信医，六不治也。"体现了秦越人实事求是的唯物主义思想观。

秦越人在行医的过程中，更是利用针灸、按摩、熨贴、汤液、手术等为民治病，治愈患者不计其数。他的行为在当时的人们中间产生了很大的影响，在破除迷信和推进医学发展上，起了很大的推动作用。以后医术逐步摆脱了巫的束缚，走上了独立、健康、科学发展的道路。

2. 开创和总结民间医术：我国古代，医疗技术掌握在一部分人手里，并且世守其业，和其他部门一样被垄断，以为统治阶级服务。《汉书·艺文志》载："方技者，皆生生之具，王官之一守也。"面对如此现状，他不惧当时统治阶级的恐怖禁令，进行师徒传授，根据《史记·扁鹊传》扁鹊有弟子子阳、子豹、子游、子仪等多人。

秦越人深究民间医学，十分注重实践，一生大部分时间在民间行医，足迹遍及齐、周、赵、秦、晋、宋、卫、虢等国，一边行医，一边总结医学经验。他行医到洛阳，看到当地非常尊重老人，就做"耳目痹医"，着重治疗耳聋、眼花、肢体无力的痹证一类疾病；到邯郸，当地关心妇女，就做"带下医"，到秦国都城咸阳，看到秦国人非常宠爱小儿，就做"小儿医"。在行医过程中，广泛吸取民间医学精华，求得了发展和创新。

3. 中医四诊的奠基人：从《史记·扁鹊传》中记载的望齐桓侯病，是运用中医望诊而知之。同时也说明了有病早治，使"圣人预知微"体现了早期的防微杜渐科学预防思想。秦越人诊虢太子疾，则反映了秦越人熟练运用中医望、闻、问、切四诊。史料虽然没有明确阐明秦氏发明四诊的过程，但从其记载的实例中可以证明由秦氏发明四诊，善于运用四诊。所谓"越人之为方也，不待切脉、望色、听声、写形，言病之所在。至今天下言脉者，由扁鹊也。"司马迁的记载至今无人能给予否定。张仲景在《伤寒杂病论·序》首句中说："吾每览越人入虢之诊，望齐桓侯之色，未尝不慨然叹其才秀也"，足见后世医家对秦越人发明四诊的推崇。

4. 革新医疗器具： 针灸的针是从原始的砭石发展而来的，以后随着铁的发现，冶炼术的提高，出现了生产工具，手工工具的变革，这场变革开始于春秋、战国之际，用于医疗上的针同时也发生了变革，铁针代替了砭石。秦越人在医疗上开始用铁针，见于治虢太子病例中，许多记载或说他"砥针砺石"，或说他使弟子子阳"砥针砺石"，针和石对言，表明针是铁针。还有《韩非子·安危篇》说："闻古扁鹊之治其病也，以刀刺骨"，在春秋战国时期，医疗上的刀，应是铁制的，也反映了秦氏执行重大外科手术时，已摒弃石器而用铁器、铁针，使得医疗器具有了很大的发展。

5. 高尚的医德医风： 秦越人一生舍荣华，弃富贵，广游民间，为无数民众解除疾苦，不仅仅表现了他医术上的高超和与旧势力做斗争的精神，更反映了他仁爱至诚，普济苍生的医德医风。他勤奋好学，注重实践，医精大成，无一不是高尚医德的结晶。秦氏名扬天下，人们都称赞他为神医，能"起死复生"，他却谦逊地说："越人非能生死人也，此自当生者，越人能使之起耳。"这种谦逊朴实、实事求是的思想作风和高尚品德更令人景仰。

秦越人是中医史上一个关键人物。对于其在中医史上的历史地位，司马迁很明确地说："扁鹊言医，为方者宗。"由于司马迁的这个评价是他在自述和概括他为何为秦越人立传时说出的，更由司马迁的这个评价反映了历史的本来面貌和代表了战国、秦汉时期的社会舆论，我们完全有理由把这个评价当成对秦越人历史地位的"盖棺定论"。可是，隋唐以来，秦氏的医宗地位被"抹杀"了，真实的历史被篡改了，他在中医史上的地位从"医宗"变成了"岐黄术"的传人。

春秋末年是一个"学在官府"制度瓦解的时代，生活在这个时代的孔丘在民间收徒授业，成为儒家的开创者，秦越人顺应历史潮流，成为我国历史上第一个有名可考的民间医生。秦越人在民间行医授徒，对中国医学史的最大贡献就是开创了我国医学史上的第一医学学派——扁鹊学派。战国、秦汉时期的大量传世文献和有关的出土文物有力地表明：①战国和秦汉时期在社会上流传最广的著作是扁鹊学派的著作；②两汉时期的社会舆论普遍地尊秦氏为方者之宗；③两汉时期扁鹊学派的医生人数最多，在医学界的力量最强；④战国、秦汉时期有许多关于扁鹊的神话故事在民间流传。西汉时期，最著名的医生是淳于意；东汉时期则有程高、郭玉；东汉末年的华佗更是彪炳千秋（张仲景对后世影响更大，但在东汉末年的名声不及华佗，故《后汉书》未为张仲景立传）；在南北朝时期有一徐氏医学世家，徐熙、徐秋夫、徐道度、徐文伯、徐嗣伯等皆名重一时，八世中涌现了十二位名医。通过对以上这些名医学术思想源流的考证，我们发现他们都是扁鹊学派的医家。

《难经》一书是中医学的重要经典之一，历代相传此书是秦越人的著作。当代医史学者多断《难经》为东汉时期的著作，这当然也就排除了秦越人著《难经》的可能性。隋唐以来，医界均以此书为《黄帝内经》的羽翼之作。可是，通过对《难经》与《黄帝内经》的学术思想进行较全面的对比研究，特别是通过对《难经》与可考知的扁鹊学派的学术思想相比较之后，多数学者认为《难经》是东汉时期扁鹊学派的著作而不是阐释《黄帝内经》之作。这样，《难经》一书与《黄帝内经》在学术观点上相左之处也就涣然冰释了。徐大椿说："《难经》悉本《黄帝内经》之语而敷畅其义"。徐氏的原义是说《难经》乃是阐释《黄帝内经》之作，徐大椿"忘记"了《汉书·艺文志》中分明还载有《扁鹊内经》一书。而在东汉时期，《扁鹊内经》是比《黄帝内经》影响更大的一种医经。从学术思想的继承和发展线索来看，《难经》当是一本继承和发展《扁鹊内经》的学术思想，并"敷畅其义"的著作。

《中藏经》一书托名华佗，于是有些史学家便断其为"伪书"，这种情况使得在对《中藏经》进行学术史评价时产生了负面的影响。《中藏经》本是六朝时期扁鹊学派的著作，医史学者习惯于把《中藏经》同《黄帝内经》联系起来。《中藏经》书中引扁鹊言共三次，而引黄帝言仅一次。更值得注意的是《中藏经》中这仅有的一处"黄帝曰"，若同金代张元素《医学启源》中的有关于文句相比，《医学启源》无关键性的"黄帝曰"三字，中国科学院研究生院李伯聪凭此断定孙星衍本《中藏经》中的"黄帝曰"三字系衍文，认为《医学启源》中引《中藏经》文句中三处"扁鹊曰"却无一遗漏，这是向我们提示《中藏经》为扁鹊学派著作的第一个有力证据。《中藏经》引古医经言凡4次:《金匮》1次，《金匮至真要论》1次，《金匮大要论》1次，《调神气论》1次。这些医经之篇名皆不见于《黄帝内经》。可以推测《中藏经》所言之医经乃是《扁鹊内经》或《扁鹊外经》，这是提示《中藏经》为扁鹊学派著作的第二个有力证据。所以，传统观点把《中藏经》说成是《黄帝内经》学术思想的发挥之作，这是不正确的。此外，《褚氏遗书》和《扁鹊心书》也都是扁鹊学派的著作。

扁鹊学派的绝大多数著作都失传了，我们还是有可能从现有古籍中发现其中的某些著作或篇章实乃扁鹊学派的著作。例如《脉经》卷5之《扁鹊阴阳脉法》《扁鹊脉法》《扁鹊华佗察声色要诀》《扁鹊诊诸反逆死脉要诀》，卷2之《平三关阴阳二十四气脉》《平三关病候并治宜》，敦煌遗书中之《平脉略例》《亡名氏脉经第二种》《玄感脉经》等皆为扁鹊学派的著作。

扁鹊学派本是中医史上产生最早，在战国、秦汉时期影响最大的学派，但在隋唐之后却被不公正地"抹杀"了。黄帝学派本是一个后起的医学学派，黄帝学派作为一个后起学派，其后来居上而在学术理论成就上超出扁鹊学派，这是学术发展的历史规律使然，我们自然应该给《黄帝内经》以公正、客观的历史评价。可是，正像在中国文化史上的屡次"上演"过的"黄帝""侵夺他人发明权"的故事一样，在中医史上又重演了往日的"故事"。在隋唐之后，"岐黄"取代秦越人成了医宗，秦越人成了"岐黄术"的传人，《扁鹊内经》的历史存在不再有人提起，《难经》《中藏经》《褚氏遗书》等扁鹊学派的著作都被移花接木，强迫"改换门庭"使之成了"阐释"和发挥《黄帝内经》奥义之作。

三、古今评鉴

1. 司马迁《史记·太史公自序》: 扁鹊言医, 守数精明, 为方者宗, 后世循序, 弗能易也。

2. 刘安《淮南子·泰族训》: 所以贵扁鹊者, 非贵其随病而调药, 贵其脉血, 知病知所由生。

3. 桓宽《盐铁论·轻重》: 扁鹊抚息脉而知疾所由生, 阳气盛而损乏而调阴, 阴气盛损乏而调阳。是以气息调和, 而邪气无所留矣。

4. 王符《潜夫论·实边》: 扁鹊之治疾病也, 审闭结而通郁, 虚者补之, 实者泻之。

5. 陆贾《新语·术事》: 故制事者因其则, 服药者因其良。书不必起仲尼之门, 药不必出扁鹊之方。

6. 王充《论衡》: 医能治一病谓之巧, 能治百病谓之良。是故良医服百病之方, 治百人之疾; 大才怀百家之言, 故能治百族之乱。扁鹊之众方, 熟若巧医之一技。

7. 魏伯阳《周易参同契》: 若以野葛、巴豆一两, 入喉辄僵, 不得俯仰, 当此之时, 虽周文撰著, 孔丘占象, 扁鹊操针, 巫彭扣鼓, 安能令苏, 复起驰走?

8. 张仲景《伤寒杂病论》: 余每览越人入虢之诊, 望齐侯之色, 未尝不慨然叹其才秀也。

9. 杨继洲: 誉扁鹊为祖师。

10. 今鉴: 秦越人是战国时期著名的医药学家, 中国传统医药学的奠基人之一, 也是我国史书记载最早的儿科医生。

第三节　主要著述

由于《黄帝脉书》《扁鹊脉书》等书籍大都已遗佚, 我们仅能从后世医家的著作中窥见书籍的一鳞半爪。

春秋战国时期, 诸侯割据。秦越人率领弟子从公元前 357 年到公元前 310 年周游列国, 到各国行医, 积累了丰富的经验。由于各诸侯国的政治经济、科学文化, 以及生活习俗的不尽相同, 因而对医疗和药物有不同的需要。到各国行医, 必须以顺"百姓人民"之志, 而"随俗为变", 在师承长桑君所授的《禁方书》等前人经验的基础上, 汲取全国各地极其丰富的临证经验, 全面整理和总结医药学理论和临证医疗经验, 与其弟子撰辑了 24 种医籍, 计有《黄帝脉书》《扁鹊脉书》《上经》《下经》《五色诊》《奇咳术》《揆度》《阴阳》《外变》《药论》《石神》《接阴阳禁书》《方法阴阳》《传语法》《经脉上》《经脉下》《奇络结》《论俞所居》《气当上下出入邪正顺逆》《案法》《论药法》《定五味》《和齐汤法》《四时阴阳重》, 分别由公乘阳庆、公孙光和"数师"

等所获和收藏。被称为"古先道遗传"的战国时期的古代医籍，传授于淳于意。淳于意又分别传授于宋邑、高期、王禹，书抄而贡献于景帝，遂被藏于西汉皇室藏书库府"金匮石室"，为西汉太史令司马谈、司马迁父子所掌握和亲见，载入司马迁所撰《史记·扁鹊仓公列传》。后来为侍医李柱国集和编撰成为《黄帝内经》《黄帝外经》《扁鹊内经》《扁鹊外经》《白氏内经》《白氏外经》《房篇》等 4 家 7 种 175 卷医经，即基础医学理论丛书与类书，提供了基本文献和素材。

以此可以看出，《黄帝内经》《扁鹊内经》等医经，无不渊源《黄帝脉书》《扁鹊脉书》等古代医籍。赵浚谷《赵浚谷文集》曰："传记言《内经》乃黄帝书，《难经》乃越人书。吾观《内经》非黄帝书，直越人书。《难经》非越人书，直仓令书耳。以为仓令之书，必寄之于黄帝。假令《内经》非黄帝，《难经》非越人，岂不足以牖世而煽俗。彼谓《内经》不寄诸黄帝，则其为越人者无以安。《难经》不寄诸越人，其为仓令者无以安。"

历代史志目录著作，自《汉书·艺文志》始，著录秦越人著作较多。

1.《汉书·艺文志》医经类有《扁鹊内经》9 卷、《外经》12 卷，经方类有《泰始黄帝扁鹊俞跗方》23 卷，此方无疑系他人编撰，合三人之方为一书，当时定有扁鹊方书之专册存世。

2.《隋书·经籍志》有《黄帝八十一难》12 卷，附记"梁有《黄帝众难经》1 卷，吕博望注，亡。"此二书均不著撰人。

3.《旧唐书·经籍志》及《新唐书·艺文志》均著录有《黄帝八十一难经》，并首次著名为秦越人。

4.《宋史·艺文志》有秦越人《难经疏》13 卷，不著撰人；《扁鹊针传》1 卷，扁鹊著《黄帝八十一难经》2 卷，秦越人撰；《扁鹊脉经》1 卷，《扁鹊疗黄经》3 卷，《枕中秘诀》3 卷。

5.《郡斋读书志》有《子午经》云扁鹊撰。

6.《通志艺文略》有《黄帝八十一难经》2 卷，注：《唐志》注秦越人，《难经疏》13 卷，侯自然撰；《扁鹊针传》1 卷，《扁鹊偃侧针灸图》3 卷，《扁鹊肘后方》3 卷，《扁鹊秘诀》1 卷，《扁鹊疗黄经》1 卷。

其他目录中未见新作，仅《汉志》《宋志》中著录扁鹊著作已多达十余种之多。但《汉志》中著录诸书，在后世著作中却未见，而后世目录中收载的秦越人著作，在前代著作中又不多见。这就需要我们弄清哪些著作确与秦越人有关，哪些是托名或伪作。

第四节　学术思想

秦越人的学术思想主要体现在：主张四诊合参，"特以脉诊"为其专长；创建经络藏象学说，提出病邪沿经络循行与脏腑的深浅，由表入里传变；综合应用多种疗法治疗虢太子的"尸厥"证,成为中国医学史上进行辨证论治和施行全身综合治疗的奠基人。

由于其"闻秦人爱小儿,即为小儿医",被誉为我国历史上史书记载最早的儿科医生。

一、创建经络藏象基础理论

在马王堆医书和张家山汉简《脉书》尚未出土之前,就有学者认为,革新医具、发明针刺疗法、开创医术革命的先声,是秦越人在中国古代医药学上的贡献之一。马王堆医书和《脉书》的出土,完全证明了这一点。马王堆医书中有《足臂十一脉灸经》《阴阳十一脉灸经》和张家山汉简《脉书》等,都是论述经络学说比较原始的早期著述。但这些古医籍中,都只有灸法和砭法,而无针刺法,出土后,整理小组才以"灸经"命名的。从这种古医籍来看,完全可以说,中国传统医药学中的经络学,就是在这种比较原始的经络学说的基础上发展和完善起来的。

我们以比照的方法,将《阴阳十一脉灸经》与《灵枢·经脉》中的"是动则病"摘列在一起,来分析其发展的脉络。前者的钜阳脉为"潼(肿),头痛,脊痛,腰似折,髀不可以运,腘如结,腨如裂",后者的膀胱足太阳之脉为"冲头痛、目似脱,项如拔,脊痛,腰似折,髀不可曲,腘如结,踹如裂";少阳脉"心与胁痛不可以反侧,甚则无膏,足外反",胆足少阳之脉"口苦,善太息,心胁痛,不可以转侧,甚则面微有尘,体无膏泽,足外反热";阳明脉"洒洒病寒,喜伸数欠,颜黑病肿,病至则恶人与火,闻木音则惕然惊,心惕,欲独闭户牖而处,病甚则欲登高而歌,弃衣而走",胃足阳明之脉"洒洒振寒,喜伸数欠,颜黑病至病肿,则恶人与火,闻木音则惕然而惊,心欲动,独闭户塞牖而处。其则欲上高而歌,弃衣而走,贲响腹胀";肩脉"嗌痛,颌肿,不可以顾,肩似脱,臑似折",小肠手太阳脉"嗌痛,颌肿,不可以顾,肩似拔,臑似折";耳脉"耳聋,辉辉焞焞,嗌肿",三焦手少阳脉"伝聋,辉辉焞焞,嗌肿喉痹";齿脉"齿痛,颐肿",大肠手阳明脉"齿痛,颈肿";太阴脉"上当走心,使腹胀,饮食呕,得后与气则快然衰",脾足太阴脉"舌本强,食则呕,胃脘痛,腹胀善噫,得后与气则快然如衰,身体皆重";厥阴脉"丈夫㿉疝,妇人少腹肿,腰痛不可以仰,甚则嗌干,面疵",肝足厥阴之脉"腰痛不可以俯仰,丈夫㿉疝,妇人少腹肿,甚则嗌干面尘脱色";少阴脉"喝喝如喘,坐而起则目䀮如毋见,心如悬,病饥,气不足,善怒,心惕,恐人将捕之,不欲食,面者炲色,咳则有血",肾足少阴脉"饥不欲食,面如漆柴,咳唾则有血,喝喝而喘,坐欲起,目如无所见,心如悬若饥状,气不足则善恐,心惕惕如人将捕之";臂钜阴脉"心滂滂如痛,缺盆痛甚则两手交而战",肺手太阴之脉"肺胀满膨膨而喘咳,缺盆中痛,甚则交两手而瞀";臂少阴脉"心痛,嗌干,渴欲饮",心手少阴脉"嗌干,心痛,渴而欲饮。"

所列十一条经脉,除少阴脉与肾足少阴之脉,两者在文字上略有出入外,其余所列主要病候，基本一致。不难看出《灵枢·经脉》的经络学，就是在《阴阳十一脉灸经》等马王堆医书和《脉书》等的基础上，渐臻于完备。然而，在历史上，完成这一发展过程的具体记载，我们只能在秦越人的诊籍中见到："若太子病所谓'尸厥'者也，夫以阳入阴中，动胃缠缘，中经维络，别下于三焦膀胱，是以阳脉下遂，阴脉上争，会气闭而不通；下内鼓而不起，上外绝而不为使，上有绝阳之络，下破阴之纽，破阴绝阳，色废脉乱，故形静如死状。太子未死也。夫以阳入阴，支兰藏者生；以阴入阳，支兰藏者死。凡此数事，皆五藏厥中之时暴作也。"

从现有医学文献，我们可以发现秦越人最早、最完整提出，病邪沿经络循行，依脏腑的浅深由表入里侵袭和传变。这是其运用阴阳学说分析疾病的矛盾现象，并把阴阳学说引入到人体经络、脏腑、气血等各个方面。秦越人所说："动胃缠缘"，即足阳明胃经"下膈、属胃、络脾"的循行与脏腑的关系；"别下于三焦膀胱"，即手少阳三焦经"下膈，属三焦"的循行与脏腑的关系，或足太阳膀胱经"络肾，属膀胱"的循行与脏腑关系"乃使弟子子阳，砺针砥石，以取外三阳五会"，即沿足阳明胃经、手少阳三焦经、足太阳膀胱经的循行，循经取穴，进行针刺治疗，抢救重危患者。

由此可见秦越人经络藏象基础理论的成就。作为中医学的一个分支，中医儿科学中"脏腑辨证"就是应用藏象学说的理论，对患儿的病证表现加以分析归纳，以辨明病变所在脏腑及所患何证的辨证方法。秦越人之后，《素问》已建立了五脏辨证的基础，《金匮要略》创立了根据脏腑病机进行辨证的方法，《小儿药证直诀》则就儿科病五脏证治提出了系统的学说，万全、陈文中等历代医家均有发挥。至今的儿科临床，脏腑辨证作为杂病辨证的基本方法被广泛运用。

二、强调四诊合参，尤重脉学

秦越人强调四诊合参，"特以诊脉"为其专长，而有"至今天下言脉者，由扁鹊也"之美誉。

齐桓侯田午一例，则是全凭望色观察分析病情的发展过程，正确判断齐桓侯的发病机理，即从腠理侵入血脉，继入肠胃，再入骨髓。说明秦越人在望诊上的造诣。由于秦越人充分掌握诊断方法，在诊断学上能言病之所在，闻病之阳，论得其阴；闻病之阴，论得其阳。病应见于大表，不出千里，决者至众，不可曲止也！正确运用阴阳学说诊断疾病，科学而准确的断定"尸厥"证的病势，即使已有"色废脉乱，形静如死状"等一系列危象环生，尚具有"自当生"的功能。

儿科又称"哑科"，因患儿往往不能准确地叙述病情和症状，临证时尤重望诊。秦越人主要通过望诊来诊断患者的思想，可以从《灵枢》"视其外应，以知其内脏，则知其所病矣"中窥见一斑。

至于脉学，在秦越人之前，马王堆医书中已有脉学的滥觞，而完整地建立以脉象为核心的脉学的古代医药代表著作，当首推《黄帝内经》。通过对秦越人的诊籍与《黄帝内经》相关内容进行研究，就能发现秦越人的"切脉、望色、听声、写形"的四大诊术与《黄帝内经》诊法一脉相承。如《素问·阴阳应象大论》："善诊者，察色，按脉，先别阴阳，审清浊而知部分，视喘息，听声音，而知所苦；观权衡规矩，而知病所主；按尺、寸，观浮、沉、滑、涩，而知病所以治；无过以诊，则不失矣。"《素问·脉要精微论》："切脉动静，而视精明，察五色，观五脏。有余不足，六腑强弱，形之盛衰，以此参伍，决死生之分。"验之秦越人诊赵太子一案，完全契合。另一方面，秦越人勤奋苦学，遂精于医，改革了古代繁难复杂的"遍体诊脉法"创立了"寸口四诊脉法"。因此可见，秦越人对现今脉学的影响。

三、创立辨证施治与综合治疗

赵太子"尸厥"证一例，秦越人"乃使弟子子阳，砺针砥石，以取外三阳五会。"把患者从昏迷中抢救过来。随后"乃使弟子子豹为五分之熨，更以八减之齐和煮之，以更熨两胁下"，为患者进行保温治疗，促使患者能够恢复到自己"起坐"。再"服汤二旬"，以"更适阴阳"，使患者恢复健康。

齐桓侯一例，秦越人针对疾病的各个不同阶段，提出一个十分完整的治疗方针，即"疾之居腠理，汤熨之所及；在血脉，针石之所及也；其在肠胃，酒醪之所及也；其在骨髓，虽司命无奈之何！"在疾病的各个阶段，针对病情的不同，分别相应地采取各不相同地治疗措施。

这些事实说明，秦越人和子阳、子豹等，从整体观念出发，根据疾病的不同证候和阶段，果断地采取不同的对策、治疗方案，综合应用多种疗法，进行辨证施治，成为中国医学史上进行辨证施治和综合治疗的奠基人。

司马迁对秦越人在中国医学上取得的卓越成就作过高度评价，他说："扁鹊言医，守数精明，为方者宗，后世循序，弗能易也。"表明秦越人对中国医学的形成作出了杰出的贡献。

第五节　轶闻趣事

魏文王问名医扁鹊说："你们家兄弟三人，都精于医术，到底哪一位医术最好呢？"扁鹊回答说："大哥最好，二哥次之，我最差。"文王再问："那么为什么你最出名呢？"扁鹊答说："我大哥治病，是治病于病情发作之前。由于一般人不知道他事先能铲除病因，所以他的名气无法传出去，只有我们家里的人才知道。我二哥治病，是治病于病情刚刚发作之时。一般人以为他只能治轻微的小病，所以他只在我们的村子里才小有名气。而我扁鹊治病，是治病于病情严重之时。一般人看见的都是我在经脉上穿针管来放血、在皮肤上敷药等大手术，所以他们以为我的医术最高明，因此名气响遍全国。"文王连连点头称道："你说得好极了。"

这个故事，未必完全可信，因扁鹊与魏文侯对话，在年代上与秦越人生平事迹不相值。但这个故事，强调治未病，提倡早期发现、早期治疗，把疾病消灭于萌芽状态。这种防患于未然的预防医学观点，与《扁鹊传》的观点，基本上是一致的。

第六节　序年纪事

公元前 407 年，周威烈王十九年，齐悼子四年，1 岁。约于本年出生于齐国临淄。

公元前 386 年，周安王十六年，齐和子十九年，21 岁。约自本年前即已"为人舍长"，随长桑君"出入十余年"，学习医疗技术。本年，赵敬侯从中牟迁都至邯郸。

公元前 374 年，周烈王二年，齐桓侯元年，33 岁。约自本年起，开始独立行医。本年齐桓侯田午杀其君及孺子喜而自立。望诊齐桓侯田午，应在本年以后。

公元前 357 年，周显王十二年，齐桓侯十八年，50 岁。于本年望诊齐桓侯田午，断定必死。齐桓侯田午卒于本年。

公元前 355 年，周显王十四年，赵成侯二十一年，52 岁。望诊齐桓侯田午后逃离临淄，不能迟于本年，即率领弟子子阳、子豹等十余人，抵至邯郸，以"扁鹊"为标志，"闻赵人贵妇人，即为带下医。"救治赵太子"尸厥"证成功，遂以"能生死人"而闻名天下。

公元前 350 年，周显王十九年，秦孝公十二年，57 岁。秦孝公十二年，从栎阳迁都至咸阳，筑冀阙宫廷，第二次公布施行变法，革除戎狄残留旧俗，禁止父子兄弟间同室居住，提倡以小家庭为生产单位，使秦国养成爱小儿的社会风尚。"来入咸阳，闻秦人爱小儿，即为小儿医"，应在本年以后。

公元前 335 年，周显王三十四年，魏惠王三十五年，72 岁。约于本年前后，一方面在魏国深入民间行医；另一方面，则与孟轲、邹衍等学者广泛接触，接受各家的学说和理论的影响。

公元前 310 年，周赧王五年，秦武王元年，97 岁。约于本年，以砭石弹刺术为秦武王嬴荡治除面部痈肿获得成功，为"秦太医令李醯自知技不如扁鹊也，使人刺杀之"，时已 97 岁。

（陈丽云　高修安）

参考文献

1. 张灿玾，张赠敏. 扁鹊著作文献研究刍议［J］. 中国中医药学报，2002，（1）：16-19

2. 赵玉清，孔淑真. 中国医圣扁鹊——秦越人［J］. 中华医史杂志，1954，（3）：153-155

3. 郑怀林. 扁鹊墓考［J］. 陕西中医，1989，（6）：283-284

4. 郑怀林. 扁鹊在秦国事迹考略［J］. 陕西卫生志丛刊，1985，（2）：55-57

5. 孔健民. 扁鹊年代考［J］. 成都中医学院学报，1959，（9）：3

6. 卢南乔. 山东古代科技人物论集［M］. 济南：齐鲁书社，1979

7. 郎需才. 扁鹊活动年代及事迹考［J］. 中医杂志，1980，（4）：70-72

8. 何爱华. 秦越人（扁鹊）事迹考证［J］. 中医药学报，1986，（1）：51

9. 李伯聪. 扁鹊和扁鹊学派研究［M］. 西安：陕西科学技术出版社，1990

10. 曹东义. 神医扁鹊之谜［M］. 北京：中国中医药出版社，1996

11. 刘仁远. 扁鹊汇考［M］. 北京：军事医学科学出版社（第一版），2002

第二章　巢元方

第一节　概述

巢元方（约550—630），隋京兆华阴（今属陕西省）人，隋代著名医学家。

巢元方在隋大业年间（605～618）医事活动频繁，任太医博士，后来擢升太医令，业绩卓著，有丰富的实践经验，高深的医学理论造诣，奉诏于大业六年（610）撰成病源探讨和证候描述的医学巨著《诸病源候论》。该书是我国医学史上第一部系统总结疾病病因、病理、证候的专著，并对隋以后医学的发展产生了巨大影响，为历代医家所推重，对中医学的发展有突出贡献。

巢元方医术高明，各科兼备，造诣颇深，且不守旧说，勇于创新，对病因病理尤为精通，重视对病源的探讨和疾病证候的研究，对某些传染性疾病的预防颇具独到见解，因此治验显著，于时有名。

《隋书》无巢元方传记，仅宋代传奇小说《开河记》有一段关于他治愈当时开河督护所患风逆病的记载，虽然其生平事迹缺乏史料记载而混没于历史的尘封中，但巢元方对于中华民族五千年文明的伟大贡献，却以他主持编纂整理的中医病因学巨著《诸病源候论》为载而永垂史册。

第二节　生平、治学与古今评鉴

一、生平考略

巢元方，史志鲜载。约生于梁大宝元年（550），卒于唐贞观四年（630），享年80岁。

巢元方在隋炀帝时期（605～618），曾在京都长安任职太医院博士，后荣升太医令，其余不详。

二、师承治学

到了隋朝，中医学已经历了1000多年风雨，在各方面取得了突出成就，每一门学说也各自有了专门的杰出著作。例如：医理与治法方面的巨著《黄帝内经》、方书之祖《伤寒论》、药学专著《神农本草经》等。至此，中医学在理、法、方、药等方面具备了一定的规模，其学术体系基本达到了全面和详尽的程度。中医理论方面的著作，大多是在汉代以前完成的，唯有病源学和证候学方面的专著出现得较晚。直到隋代建立了中国历史上最早的医学教育机构"太医署"，这是世界文明史上最早见于记载的、规模宏大的官办医学教育机构。隋王朝组织海内学者广泛收集中医药资料，主要是历代及民间方剂、验方单方，卷帙浩繁的大型方剂学著作《四海类聚方》2600卷编撰成书。由朝廷下诏，命太医博士巢元方主持编纂的中国第一部病因证候学专著《诸病源候论》，就是在这种社会时代背景下成书问世的，对于中医极具特色的"病源学"和"证候学"进行了精细、准确的分类与描述，其内容十分周到、全面，以至在其后的几千年中，该书仍是最完备、最详细的病因学和证候学专著。《诸病源候论》是继《黄帝内经》《伤寒杂病论》等经典著作之后的又一部重要医籍，它的问世不仅标志着隋代医学在理论与实践方面的提高，也标志着中医病因学、证候学理论得以系统建立，病因病理学成为专门的学问。

隋之前，《黄帝内经》和《伤寒杂病论》二书对某些疾病的病因病机等有较为详细的论述，后世医家亦多追随之。而巢元方在继承经学的同时，勇于求新，更加重视实际观察经验的总结，既不拘泥于《黄帝内经》理论的旧窠，又不局限于《金匮要略》"千般疢难，不越三条"的笼统框架。在病因学上有新的发现，确切地认识到某些疾病的病源，将当时的病因学提高到一个新的水平上；对传染病共性的认识和不同传染病特点的描述，以及对诸多疾病的分类和证候特点的叙述，以及医疗技术的总结、创造、发明等，都十分明显地超越了前人。

例如疟病诸候，《诸病源候论》卷十一分为13类，论列至详，显然为前人所不及。又如《灵枢·厥病》明确指出肠内有虫瘕及蛟蛕致病，《伤寒论》中有蛔虫的记载，但所论比较单一，巢元方在《诸病源候论》卷十八"九虫病诸候"中，颇为详细地辨别寄生虫之形态，全面系统地加以记载。自古以来论九虫，以此书最为精详。再如隋以前的医家普遍认为皮肤病的病因为风邪或邪热伤于皮肉所致，巢元方则发现并描述了一些皮肤病的真正病原体，比如对"疥"认识，指出各种疥疮都有虫，"疥疮"是由疥虫引发，提出虫源性致病因素。

从《诸病源候论》的许多记载可以看出，巢元方绝非咬文嚼字，卖弄文笔之徒，其业医重在实践，在治学与治病过程中积累了宝贵经验，对各种疾病的观察细致入微，例如对赤白痢大便的描述："赤白相杂。重者，状如脓涕而血杂之；轻者，白脓上有赤脉薄血，状如鱼脂脑"，即病情重者如脓涕而杂有血液，病情轻者便出白脓上有血丝或少量血液，形状似鱼脂脑。读到这样的描述，巢元方不避污秽，认真观察患者粪便的生动形象跃然纸上，这种朴素的务实精神值得当今业医者学习。

三、古今评鉴

1. 张景岳《景岳全书》引宋·陈自明评：尝试推巢元方所论云妊娠脉养之理……

此论诚有至理，世更有明之者，亦未有过于巢元方之论。

2. 明·郎瑛《七修类稿》评：《巢元方病源》一书，论证论理，可谓意到而辞畅者矣。予尝惜当时氏不附方药，使再具之，体用俱全，是书真不可及也。

3. 陈邦贤《中国医学史》评：巢元方，隋炀帝大业年间，为太医博士，奉诏撰《诸病源候论》50 卷；其书分 67 门，1720 论，于医术洞明原委，乃有隋一代千古不朽之著作。

4. 王伯岳、江育仁《中医儿科学·总论》评：巢元方在撰书时，一本经义，务在详尽。其所载小儿诸病中，对病源的认识和证候的描述都很详细，这对后世儿科学起到了启迪作用。

5.《中医大辞典·医史文献分册》评：巢元方等思想少保守，多革新，敢于重视劳动人民的经验，敢于接受和提出新的病因学说。

6. 高文铸《医经病源诊法名著集成》评：隋代巢元方在《黄帝内经》病因病机的基础上撷取采摭，著成《诸病源候论》，集中医病源学之大成。

第三节　主要著述

《诸病源候论》

（一）内容提要

巢元方《诸病源候总论》，简称《诸病源候论》《巢元方病源》《病源候论》等。

《诸病源候论》是我国医学发展史册上第一部系统化、科学化地详细论述疾病发生原因、证候表现及分类的巨著，该书的问世，标志着中医病因学、证候学理论得以系统建立。书中全面总结了隋以前内、外、妇、儿各科疾病的病因病机及证候。如在病因方面提出"乖戾之气""蛊毒""沙虱"等具有传染性的病因，并对其传染途径、方式、致病机理、病变经过以及证候特点等，进行了系统描述。在病机方面，以脏腑经络为核心，结合阴阳五行、营卫气血等加以综合分析，具有很高的实用价值。全书涉及范围广、论述精辟、是中医学最早、最具规模而又系统全面的病源专著，在医学史上占有显赫地位。该书反映了巢元方的学术思想和理论特色，故又称《巢元方病源》。

《诸病源候论》成书于隋大业六年（610）。全书计 50 卷，分病源 67 门，载列证候 1739 条（辞海载列证候 1720 论，宋·陈言《三因极一病证方论》曰：具列 1800 件，可见今本有散失），书中每条主要叙述疾病的病因、病机、病变和证候，专论包括疾病发生原因、病变表现，专论后附有养生、导引、按摩等治法，不同于历代方书那样列法载方，以示本部著作专为探讨诸病之"源""候"而设，收载病证数量超过以往的医籍，分类较前人细致。对疾病的观察细致全面，具有高度的真实性，每种病证都分细目且叙述详尽，从它论述的范围来看，可以知道中医学早在公元7世纪以前，就已经有了内科、外科、五官科、妇科、儿科等疾病的医疗知识。在《诸病源候论》中，关于麻风、中风、伤寒、斑疮等症状的记载，都是世界上最早的记录，而在其中一篇《诸病源候论·金疮病诸候》中，已记载有临床上施行缝肠术和结扎血管的手术，这证明中医学在外科手术的发明是相当早的。

本书以《黄帝内经》的理论为基础，将诸病之源与九候之要描述详确，其中不乏相当精彩的论述及精辟的见解。如提出某些传染性热病因外界"乖戾之气"所致，可"多相传易"，但可服药预防；疥疮中可用针挑去疥虫；寸白虫（绦虫）因食不熟牛肉所致；漆疮与个人"禀性"有关。在病因方面多次提到服石。在"解散病诸候"中，叙述解救服寒食散（一名五石散）所致病的各种证候，对病理阐发、诊断、服药、护理、各种反应及解救方法都有论及。对消渴、脚气、麻风等的描述，均甚典型而正确。此外，又提到人工流产、肠吻合术和拔牙等手术。所举的疾病范围极为广泛，分别论述了内、外、妇、儿、五官等各科疾病的病因病理和证候，其中论及内科病最为详尽，共39门，占全书内容一半以上。该书几乎把隋代以前和当时的各种病名证候加以整理，分门别类，又按病因、病理、脏腑等分类，列出许多证候细目分别叙述。又如虚劳病诸候，共列举有75论。对疾病的治疗，一般并不论述，但也有部分疾病讨论了诊断、预后、外科手术为主的一些治疗方法，以及介绍了《养生方》中的"导引法"和推拿按摩，偶有论及治则和汤剂者。这与当时隋炀帝下令编纂的方书《四海类聚方》形成鲜明的对比，两书相辅相成，形成较为全面的医学配套著作，可惜《四海类聚方》早已佚失。

《诸病源候论》的突出特点是以病为纲，每类疾病之下，分述各种病证，再论述每种病证的概念、病因、病理和证候。

卷1至26为内科杂病、外感病、时病、传染病、温病、中毒病等。载有风病、虚劳病、腰背病、消渴病、解散病、伤寒病、时气病、热病、疫疠病、疟病、冷热病、气病、脚气病、咳嗽病、淋病、大小便病、脏腑病、心病、腹病、心腹病、痢疾病、九虫病、积聚癥瘕病、疝病、痰饮病、癖病、痞噎病、脾胃病、呕哕病、宿食不消病、水肿病、霍乱病、中恶病、尸病、注病（结核）、蛊毒病等病证的病因和病理。卷27为内科杂病及皮肤病，载有血病、毛发病、面体病等病证的病因和病理。卷28至30主要为五官科病，亦有少数皮肤病及内科杂病，载有目病、鼻病、耳病、牙齿病、唇口病、咽喉心胸病、四肢病等病证的病因和病理。卷31至36为外科病、皮肤病、肛肠病及中毒性病等。载有瘿瘤病、丹毒病、肿病、疔疮病、痈疽病、瘘病、痔病、疮病、伤疮病、兽毒病、蛇毒病、杂毒病、金疮病、腕伤病等病证的病因和病理。卷37至44为妇科病，载有妇人杂病、妇人妊娠病、妇人将产病、妇人产后病等病证的病因和病理。

卷45至50，为儿科病，载有儿科杂病的病因和病理。主要内容有：①婴幼儿的保育法及常见诸证，如养小儿候、变蒸候、温壮、壮热、惊痫等，提出小儿体质"易虚易实"的观点。②小儿时令疾病，如伤寒病、时气病、温病及其兼证，变证，并论及黄病、疟病、寒热往来候等。另一部分是属于小儿急性病，如中客忤候、卒死候、中恶候等。③内科常见病，如消化系统病变的霍乱、吐利、吐呃、呃逆、下利、大便不通等；呼吸系统的咳逆、嗽、病气等；泌尿系统病变的肿满、小便不通利、尿血、淋病、阴肿等。此外有中风诸候。④小儿发育障碍疾病，如解颅、囟填、羸瘦、数岁不能行、四五岁不能语、鹤节、齿不生、惛塞候等。⑤疳积痞证，其中如伤饱、食不知饱、哺露、大腹丁奚、无辜候等都是疳积病，为儿科四大病证之一。⑥寄生虫病，重点论述三虫，即蛔虫、蛲虫、寸白虫，并明确指出其传染途径。⑦五官科病证，如耳聋、耳鸣、聤耳、雀目、目赤痛、目青盲、鼻衄、鼻塞、齿痛风龋、喉痹、鹅口、燕口生疮等。⑧外科病证、皮肤病，如丹毒、漆疮、疥、癣、浸淫疮及痈疽疮疖等。

《诸病源候论》对小儿诸疾在病种上进行了广泛的收集，基本上包括儿科的常见病候。对一些疾病有了新的认识，促进了中医儿科学的发展。

《诸病源候论》的特点：一是内容极为丰富，涉及的范围非常广泛，并且提出许多新的论点，发展了证候分类学体系。本书几乎把隋及隋以前的各种病名证候加以整理，分门别类，使之条理化、系统化。二是在病因病机学说方面较以前有很大进步。三是对证候与发病特征的描述细致、逼真而准确。

（二）版本流传

《诸病源候论》有元代刊本、明代汪济川、江瓘同校本、明万历年间吴勉学校刊本、四库全书总目提要本、清嘉庆间胡益谦经义斋刊活字本、清光绪湖北官书处及崇文书局刊本、清光绪间周学海刊本、清光绪博文书局石印本、人民卫生出版社（1983）南京中医学院校释本，另外还有日本正保二年书林万物作古卫门刊行本等版本。

《诸病源候论》的刊版印行，据现有文字记载，是始于宋代，宋以前是否有刊本，已经无从考查。

宋代天圣五年刊本，称为北宋本，现已失传。南宋刊本，日本尚有保存者，但亦残缺不全，据《经籍访古志》载，《诸病源候论》50卷，目录1卷。隋大业六年太医博士臣巢元方奉敕撰。"盖南宋人从天圣校刊本而重刻者"，现国内藏书目录，已无此本。

元代刊本《重刊巢元方诸病源候总论》。据《经籍访古志》所载，是"据宋本重刊，而间校改文字"者，"唯标目增重刊巢元方及总字"。北京、上海等图书馆都有收藏，但《四库目略》记载此书，有"附刻《辨难》一卷"，现已不见，以后藏书、校书家均未提及。

明·汪济川、江瓘刊本《重刊巢元方诸病源候论》，署"隋太医博士巢元方撰"。《经籍访古志》考证，其体式一同元刊本。明·汪济川、方矿校刊本。《四库全书》所录即为此本。书名无"重刊"及"总"字。

清嘉庆年间有胡益谦经义斋刊活字本，讹误脱漏较多。光绪年间有湖北官书处及崇文书局刊本。封面和扉页均题《巢元方病源》，但每卷首尾又题《重刊巢元方诸病源候总论》，不言从何本重刊。光绪年间周学海刊本《诸病源候论》（序称《新刻病源候论》），每卷首又题《巢元方诸病源候总论》，署"隋太医博士巢元方撰"。

日本正保二年刊本，名《巢元方诸病源候总论》。《经籍访古志》认为是重刊元本，"虽互有异同，然文字体式，不失元版之旧，颇为可喜。"

如上所述，《诸病源候论》的北宋刊本，已不可见。现存世之最早刊本为南宋年间坊刻本，南宋刊本，经元、明、清几度翻印，尚有踪迹可寻，而国内已无存，国内现存最早版本是元代据宋刻本重刊者。另外，明清有多种刊本，盖多据元刻，或属元刻本之系统。现有版本十余种，人民卫生出版社影印清刊《周氏医学丛书》本（1955）流传最广。

（三）古今评鉴

1. 宋绶《诸病源候论·序》评：《诸病源候论》者，隋大业中太医巢元方等奉诏所作也。汇粹群说，沉研精理，形脉治证，罔不该集。明居处、爱欲、风湿之所感，示针灸、导引、汤熨之所宜。诚术艺之楷模，而诊察之津涉。监署课试，固常用此。乃命与《难经》《素问》图镂方版，传布海内。

2.《四库全书总目提要》评：其书但论病源，不载方药，盖犹《素问》《难经》之例……盖其时去古不远，汉以来经方脉论存者尚多，又裒集众长，共相讨论，故其言深密精邃，非后人之所能及。《黄帝内经》以下，自张机、王叔和、葛洪数家书之外，此为最古。究其旨要，亦可云证治之津梁矣。

3. 周学海评：汉晋之间，明医辈出，类能推见大义，施治有效，故其论颇多可采，历年久远，散失不可复见矣。独隋·巢元方所辑《病源候论》见传于世，今日而欲考隋唐以前医之论，独有此书而已耳。其书多载世医方论……且博采兼搜，于人间病名略尽，可不谓勤矣哉！

4. 王伯岳、江育仁《中医儿科学·总论》：隋·巢元方所撰成的《巢元方诸病源候论》50卷……其中专论小儿诸病的6卷，共255候，是中医对儿科疾病在病源学、证候学方面进行探讨的最早记载。

5. 英国科学史家李约瑟《世界科学的演进》：见《李约瑟文集》。中医理论保留着中古形式，但具有极其丰富的内容，决不可等闲视之。正如在其他科学领域中一样，我们在这里也发现中国人在许多方面领先。例如610年巢元方编纂了《诸病源候论》，不涉及治疗，专对疾病性状进行分类描述。这是一部伟大的著作，比费利克斯·普拉特（Felix Platter）和托马斯·西德汉姆（Thomas Sydenham）早了整整1000年。

6. 麻仲学《中国医学诊法大全》评：隋代著名医家巢元方等人集体编著的《诸病源候论》是我国第一部论述病源与证候诊断的专著，所论的多种病证都涉及诊法的具体运用。

7. 陈梦赉《中国历代名医传》评：巢元方《诸病源候论》为我国第一部朝廷敕编的集体创作，总结隋代以前病源证候学之大成，对祖国医学大有贡献。

8. 丁光迪《诸病源候论养生方导引法研究》评：《诸病源候论》一书，富有时代气息，在中华民族文化的学术思想史上，从南北朝至隋唐时期，正是儒、释、道三教合流之时（亦称"三教论衡"），它对医学的影响，具体反映于《诸病源候论》和《备急千金要方》《千金翼方》诸书，把儒、释、道诸家在医学上的成就，汇总于一编，集合为中华民族医学之大成；尤其《诸病源候论》不载方药，而载养生方、导引法，更具特色。

9. 朱锦善《儿科临证 50 讲》评：《诸病源候论》是隋代巢元方所著的中医第一部病理学专著。首论小儿保育法和常见病，然后依次论述小儿伤寒、时气、脏腑、生长发育障碍、五官、皮肤和外科诸多病状的病因证候，结合小儿特点阐述其病源、病机。十分可贵的是，对病证病机的认识分析准确透彻，切合临床，以致后世医家医著沿袭引录，至今仍指导临床应用。另外，该书在小儿生理病理特点方面，已认识到"小儿血气未定，肌肤脆弱""脏腑之气软弱，易虚易实"；对小儿的养护方面，提出了"慎护风池""不可暖衣""宜时见风日"等观点。

10. 今鉴：《诸病源候论》具有巨大的历史价值，对中国医学的发展产生了深远的影响，为后世许多医著直接或间接引用，同时引起朝鲜、日本等国的重视，得到历代医家推崇和肯定，在中医学的发展史中起着承先启后的重要作用，极大地促进了后世医学的发展。从《汉书·艺文志》到《隋书·经籍志》，所记载的古代中医书籍，有近 300 种，5300 多卷，能流传至今者，已经很少，其中一些资料，即赖此书而得以保存。要研究隋代以前的中医学术成就，本书是一部重要文献，对唐代以后的医学影响亦很大，如孙思邈所著的《备急千金要方》和王焘的《外台秘要》，其中关于疾病病因及证候的论述及分析，大都以《诸病源候论》为宗。宋代王怀隐等编撰的《太平圣惠方》基本采用本书的分类法，且各节中均冠本书内容于其首。每门都冠以《诸病源候论》之文，宋代更明令规定其为当时学医者必修的医书之一，连考取医士也是以它作为出题依据，足以说明唐宋两代对《诸病源候论》的重视。明代《普济方》、清代《医宗金鉴》等亦系受到本书影响，被称为"医门七经"之一。本书饮誉海外，作为经典医书，传入日本及朝鲜等国并且列为必修医学教科书之一，日本国丹波康赖的《医心方》也以此为编纂依据。而阿拉伯人也是在唐代到中国学会切脉法和鉴别传染病的方式，至于唐以后各名家论证病理时，取材于此而加以发挥者更是难以数计。由此可知，巢元方的《诸病源候论》不仅为中国临床医学理论开拓了深广的基础，更对后世中外医学的发展，具有相当大的影响力。

由于巢元方所处封建社会历史环境所限，书中亦存在一些缺点。综观全书，其缺点主要有四：第一，疾病分类过于繁杂；第二，尽管认识到同一症状可以是几种不同病因病机的同一现象，但并没有明确指出鉴别它们的诊断依据；第三，书中尚有一些唯心主义的色彩。对某些疾病的病因探讨不免夹杂一些迷信荒诞之说；第四，原书成书年代较早，加之后世辗转翻刻，存有不少错漏和衍误。本书篇幅浩繁，收罗广博，难免有内容庞杂且重复较多的缺点。但瑕不掩瑜，《诸病源候论》仍不失为祖国医学史上一部重要的文献。

巢元方遗著，尚有《巢元方伤寒论》一书（1卷），见郑樵《通志·艺文略》和焦竑《国史经籍志》，今亡佚；《巢元方水气论》1卷，见《国史经籍志》，今亦散失无存。

第四节　学术思想

巢元方总结了魏晋南北朝以来的医疗经验和成就，突破了前人的病因学说，广泛而较为系统地描述了许多疾病，对疾病的分类及治疗多有创见。其学术思想与临床经验主要体现在疾病病源理论的发展、诊断学思想、疾病诊治护养方面。本文重点论述巢氏儿科学术思想。

一、论病源，继往开来

现代中医学理论认为，导致疾病发生的原因，称为病因；在病因作用下机体发生疾病，称为发病；疾病发生、发展、变化的机理，称为病机。然而，就整个疾病过程而言，病因、发病与病机三者之间是相互关联、密不可分的，因此中医古代学者多不予严格区分，而常将三者概称为"病源"。中医病源理论早在《黄帝内经》时代即已基本形成，巢元方撰成《诸病源候论》标志着病源理论已发展成为中医学中的独立学科。

病源理论是中医认识疾病的方法论和揭示疾病规律的主要手段，对于临床诊疗疾病和预防疾病具有十分重要的意义。因为中医临床的显著特点是辨证论治，辨证的关键在于对"证"的正确认识，而"证"是对病源的概括。中医辨证常以病机名证候，治疗强调审因论治，充分反映了证候与病源之间的内在关系。即病源理论是辨证的基础，论治的依据。中医药之所以能够取得众所周知的临床效果，与病源理论的指导分不开，病源研究能够推动中医学术的发展，每一历史时期对病源的创新，在一定程度上反映了当时的学术水平，无论是理论的发展，还是临床治疗的进步，每以病源理论的突破为先导。

《诸病源候论》所载的关于病源、证候认识方面的内容丰富而生动，描述简洁清晰，分析透彻易懂，较之前代多有建树。巢元方在论述病证时，往往首先明确其概念，即或明确其现证特点，或明确其产生原因，或从阐发本病证的主要发病机理入手，以明确其本质属性，例如本书论"流饮候"："流饮者，由饮水多，水流走于肠胃之间，漉漉有声，谓之流饮。"寥寥数语，对流饮做了一个明确的交代，使后学者一读即晓。

《诸病源候论》是一部记载了当时医学发展水平的重要著作，病源与证候是中医辨证处方的重要依据，要从总体上弘扬中医学术，必须加强对病源理论的研究，甚至要放在首位。医学史上，多数医家更加重视对于理、法、方、药等方面的研究和著述，病源与证候方面的专著非常少，而《诸病源候论》内容的全面详尽恰恰弥补了这一空缺，至今亦不失其可资借鉴取法的科学价值。

《诸病源候论》关于病因分类理论的创新：在中医学经典著作《黄帝内经》和《伤寒杂病论》中，病因学说以"三因病因说"立论。张仲景在《伤寒杂病论》中言："千般疢难，不越三条"，即外因，风寒暑湿燥火；内因，七情所伤；不内外因、虫兽刀箭房室所伤。"三因病因说"在隋唐以前的中医病因学理论中占绝对主导地位。而"三因病因说"对病因的认识尽管是客观的，却又是较为笼统的。巢元方对疾病病因的认识，除继承张仲景的观点外，有不少创造性见解，对于一些疾病，突破了笼统的三因传统说法，他凭借自己博学宏识的医学素养和严谨求实的治学风格，以全新的疾病病因分类法，将诸病源候分为 67 门，1739 条，以努力达到详、尽、精，切合于临床，将病因学提高到一个新的水平，确切地认识到某些疾病的病源，并加以科学地说明，丰富了祖国医学的病因学说。

（一）传染病，乖戾之气

巢元方在对传染病病因的认识上，对前人的六淫致病说有所突破，创造性地提出外界另有一种"乖戾之气"的物质，可以导致伤寒、时气病、温病等传染病，书中讲到："人感乖戾之气而生病者，多相染易"，能引起疾病大流行，可导致全家及所接触之人感染此病。如麻风病（癞），为麻风杆菌引起的接触性慢性传染病，巢元方经过不断的观察发现本病为接触传染而致，故于"诸癞候"中记曰："凡癞病，皆是恶风及犯触忌害得之。初觉皮肤不仁，或淫淫苦痒如虫行，或眼前见物如垂丝，或隐疹辄赤黑，此皆为疾始起……初入皮肤里，不能自觉……久而不治，令人顽痹。或汗不流泄，手足酸疼，针灸不痛；或在面目，习习奕奕；或在胸颈，状如虫行；或身体遍痒，搔之生疮；或身面肿，痛彻骨髓……其间变状多端。毒虫若食人肝者，眉睫堕落。食人肺，鼻柱崩倒"，对麻风病的成因及病证特点记述详细，对不同阶段的症状均有描述。此外，他还强调传染病是可以预防的，多次指出"预服药及为方法以防之"。巢元方对传染病病因学的认识于明末清初的温病学说形成亦有一定影响。

巢元方在《诸病源候论》中对传染病分类、传染病的传播途径等均有重要的研究阐述。在"伤寒"等卷中，巢元方提出严格区分，因感受寒毒而发，不相传染的"寒毒"；因感于乖戾之气而多相染易的各种传染病、温病。"伤寒"卷中共包括数十种急性发热性传染病，如天花、麻疹、上呼吸道感染、急性胃肠炎、传染性肝炎、痢疾、疟疾、麻风、结核病等。强调对传染病要采取必要的预防措施，要预先服药或用其他方法预防。巢元方对烈性传染病灭门绝户、延及乡里的严重后果深为忧虑，并对传染病的几种传播途径区别论述，如性传播及非性传播；通过对人体内"尸虫"的论述和对"注"的解释，提出了传染病带菌者、传染病潜伏期的概念。如各"注"（尸注、死注、风尘、殃注、生注），注病具有传染性，而且为接触传染，通过遗传（殃注）、空气传播（风尘）、食物传播（食注）、接触性传播（死注、尸注）等不同方式，各类传染病的感染途径大致得以揭示。巢元方通过观察后提出，炭疽病是人畜之间的传染病，是由于人与牲畜接触部位有伤口创面而发生的。巢元方以"急黄"命名暴发型肝炎，关于急黄症状的描述以及对发病特点的认识，都是比较准的。书中对天花、脚气病等传染病都有较详细的记载。

（二）地方病，地域邪气

巢元方认为某些地方病的发生与流行，同地区的气候变化及地理环境有密切的关系，如江南的"射工"、三吴以东的"水毒病"，类今之血吸虫病，其流行是经水源传播，为地方性的流行性传染病。《诸病源候论》蛊毒病诸候的"射工候"中载有："江南有射工毒虫，一名短狐，一名蜮，常在山涧水内……夏月在水内，人行水上，及以水洗浴，或因大雨潦时，仍逐水便流入人家，或遇道上牛马等迹内即停住，其含沙射人影便病"。又如对水毒病的记载："自三吴以东及南诸山郡山县，有山谷溪源处有水毒病，春秋辄得。一名中水，一名中溪，一名中洒，一名水中病，亦名溪温。"又如岭南的"瘴气"，因"南地暖，故太阴之时，草木不黄落，伏蛰不闭藏，杂毒因暖而生""此病于岭南一带山瘴之气，其状发寒热，休作有时，皆由山溪源岭瘴湿毒气故也"。再有山区多见的瘿病，除"由忧恚气结所生"，还因饮沙水而成："亦曰饮沙水，沙随气入于脉，搏颈下而成之。"

（三）破伤风，感染所致

在根据传统医学理论对病源病证进行解释的同时，巢元方还根据临床实践，进行了新的理论探索。如破伤风，认为此病在外科（见《诸病源候论·金疮病诸候》）与金疮感染有关，"夫金疮痓者，此由血脉虚竭，饮食未复，未满月日，荣卫伤穿，风气得入，五脏受寒则痓。其状，口急背直，摇头马鸣，腰为反折，须臾十发，气息如绝，汗出如雨，不及时救者皆死。"本候所论金疮中风痓的病因、病证及预后，与今人所说的破伤风一病完全符合。在妇人（见《诸病源候论·妇人产后病诸候上》）与产褥感染有关，"产后中风痓者，因产伤动血脉，脏腑虚竭。饮食未复，未满日月，荣卫虚伤，风气得入五脏，伤太阳之经，复感寒湿，寒搏于筋则发痓。其状，口急噤，背强直，摇头马鸣，腰为反折，须臾十发。气急如绝，汗出如雨，手拭不及者，皆死"。本证症状，与产后破伤风病近似。在小儿（见《诸病源候论·小儿杂病诸候四》）与脐疮感染有关，"小儿风痓之病，状如痫，而背脊项颈强直，是风伤太阳之经。小儿解脱，或脐疮未合，为风所伤，皆令发痓"。可见《诸病源候论》对于破伤风的论述全面而有序，并且还说明了此病与中风、贼风、风癫相鉴别的要点。

（四）漆疮病，体质因素

巢元方对某些疾病的特殊性亦有论述。对漆疮、晕动病等疾病，已认识到其发病与体质有关。《诸病源候论·疮病诸候》指出："漆有毒，人有禀性畏漆，但见漆便中其毒……亦有性自耐者，终日烧煮，竟不为害也"，认为漆类所引起的接触性皮炎，与患者个体体质有关。当接触到漆以后，只有在对漆敏感体质之人身上会出现，而其他人没有，这也是最早的免疫学研究，可以说这时的病因学说，对于过敏的认识已经很全面了。《诸病源候论·妇人杂病诸候四》记载了晕动病的症状，并特别指出该病与体质因素相关："无问男子女人，乘车船则心闷乱，头痛吐逆，谓之注车、注船，特由质性自然，非关宿挟病也"。

（五）寄生虫病，饮食相关

巢元方认为寄生虫病的发生和饮食卫生有关，《诸病源候论》对多种肠道寄生虫病有较为详尽的观察描述，如《诸病源候论·九虫病诸候》明确指出："寸白者，九虫内之一虫也。长一寸，而色白，形小褊。因脏腑虚弱而能发动。或云：饮白酒，以桑枝贯牛肉炙食，并生栗所成""又云：食生鱼后，即饮乳酪，亦令生之。"确认寸白虫（绦虫病）是由于食用未熟的牛肉或生鱼所致。《诸病源候论·九虫病诸候》亦论曰："白虫相生，子孙转大，长至四五尺，亦能杀人。"即绦虫的节片不断生长，如同子孙的繁殖增多，逐渐长大达四五尺长，对绦虫的观察非常细致，记载也是最早的，且与现代医学十分符合。

（六）皮肤病，虫毒为患

隋以前医家所公认之皮肤病病因为风邪或邪热伤于皮肉所致，至巢元方《诸病源候论》则提出虫毒为害，经过细致的临证观察，指出："疥者，有数种……并皆有虫。人往往以针头挑得，状如水内蜗虫"。其观察十分细腻，也是病因学说在形态学上的一大进步。"疥疮，多生手足指间，染渐生至于身体，痒有脓汁……其疮里有细虫，甚难见。小儿多因乳养之人病疥，而染着小儿也。"确认疥疮的病源为疥虫，而且小儿患疥疮多因乳养之人病疥传染，并对其好发部位及临床特点均有较正确的认识，还指出其感染途径为身体接触；愈后善恶在于疥虫侵入体内的数量及深浅程度；治疗时可采用艾灸疮面的简便易行方法以杀灭疥虫。对癣亦阐明有虫寄生："癣病之状，皮肉隐疹如钱文，渐渐增长，或圆或斜，痒痛，有匡郭，里生虫，搔之有汁。"

在叙述沙虱（羔虫病）时说："山内水间有沙虱，其虫甚细，不可见。人入水浴及汲水澡浴，此虫着身，及阴雨日行草间亦着人，便钻入皮里。其诊法，初得时，皮上正赤，如小豆黍粟，以手摩赤上，痛如刺""熟看见处，以竹簪挑拂去之。已深者，用针挑取虫子，正如疥虫，着爪上，映光易见行动也。挑不得，灸上三、七壮，则虫死病除。"可见对沙虱病病原体、临床表现特点及诊断要点、治愈标准等，都有了比较正确的认识。此外，《诸病源候论》中还描述了十余种由于"甚细微难见"的虫所致疾病。

总之，巢元方对病因的认识在很多方面突破了前人的旧说，这对病因学的发展具有重要意义。

二、析病证，穷研枢要

（一）重视脏腑立论

巢元方对临床许多疾病做了全面系统的剖析。在论述上，以脏腑为中心，无论内、外、妇、儿各科，均以五脏立论，指出脏腑气血不足是病邪乘虚侵袭人体引发疾病的主要依据，符合《黄帝内经》"邪之所凑，其气必虚"之理。若人体正气旺盛，抗病力强，则邪不易袭人，即《黄帝内经》所言"正气存内，邪不可干"，这种病理分析方法，既继承了《黄帝内经》的思想，又对后世创立脏腑辨证体系起到了一定的推动作用。

（二）分类整理病证

《诸病源候论》对疾病的记述广泛、详细而准确，其所列主要病类有中风、虚劳、伤寒、天花、霍乱、疟疾、痢疾、水肿、黄疸、消渴、脚气、痔漏、痈疽等。在所论述的1739种病候中，内科病占绝大多数，包括急慢性传染病、如伤寒、时气、热病、温病、疫疠、霍乱、痢疾、注病（结核）等；各系统脏腑病，如风病、虚劳病、消渴病、脚气病、咳嗽病、淋病、积聚病、癥瘕病、疝病、痰饮病、水肿病、心腹病、脾胃病等，共39门，占全书一半以上。

对其他疾病记载也很详细，如外科仅金疮一类就记载了23种病候，妇科杂病记了140多种，眼科病38种，皮肤病40多种。对每种病的证候记载也较前丰富了许多，如风病共记载59种，虚劳病共记载75种等。在对疾病描述的详确方面，也较以前有很大进步。内科方面，除风病、虚劳、伤寒、温病、热病等这些所谓"大病"记载特详以外，其它如消渴、脚气、淋证、黄疸、水病、虫证等都设了专章进行论述。此外如外科的丹毒、破伤风、结核性疾病、痈疽、痔瘘、火伤等，眼科的翼状赘片、青光眼、夜盲症等，妇科的月经不调、阴挺、白带、阴中息肉、乳痈、恶阻、难产、恶露等，以及鼻息肉、兔唇、湿疹、癣疥等的描写也都十分准确，一看即可大致确定是现在的何种病证。

《诸病源候论》把隋以前和当时社会上存在的各种病证加以整理，分门别类，每科又以病因、病理、脏腑、症状分类，发展了中医证候分类学。大体按内科、五官、外科及皮肤病、妇产科、小儿科的次序排列。在内科病中，又把风病、虚劳病、热性病

（包括伤寒、温病、热病、时气病等）这些属于全身性的所谓"大病"列在最前，其次再根据证候特征，或脏腑系统，把各种疾病分门别类地叙述。特别是妇科病，分为杂病、妊娠病、将产病、难产病、产后病5类，是较进步的分类方法，与现代分类十分接近。对有些重要证候尚分细目叙述，如《诸病源候论》设"虚劳诸候"门，分五劳七伤六极之辨，补仲景虚劳病证为75候。其分类有涉及古代病种的，如虚劳痰饮候、虚劳积聚候、虚劳候等，但多以症状为分类，如羸瘦、不能食、四肢逆冷、手足烦疼、筋挛、骨蒸、浮肿、吐血、小便难、尿血等，详细描述了各种虚劳证候。虽无具体方药主治应用，但后世方书，如《太平圣惠方》《圣济总录》等多依其证类选方立治，影响较深远。另外，对论治分类亦很细，条理井然，均在继承医经的基础理论上而颇多阐发。

巢元方对1739种证候大都根据《黄帝内经》的基本理论，从病因、病机、病变等方面做了具体阐述，使每种疾病、每种证候的发生与演变过程，都有了比较朴素的和基本理论相一致的解释，这对由生理、病理到预防、治疗的中医完整理论体系的形成起了很大的促进作用。

（三）详述各科病证

巢元方对临床各科疾病的病状及并发症的记载详细而有据。以消渴病为例，《诸病源候论·消渴病诸候》载："渴利者，随饮随小便故也……肾气虚耗，下焦生热，热则肾燥，燥则渴，肾虚又不得传制水液，故随饮随小便。以其病变，多发痈疽。以其内热，小便利故也，小便利，则津液竭，津液竭，则经络涩，经络涩，则荣卫不行，荣卫不行，则由热气留滞，故成痈疽"，基本反映现代糖尿病的大致病情。《诸病源候论·消渴病诸候》载："五脏六腑，皆有津液。若脏腑因虚实而生热者，热气在内，则津液竭少，故渴也。夫渴数饮，其人必眩……其久病变成发痈疽，或成水疾"，讲述消渴病延久不愈多发痈疽或成水肿等。《诸病源候论·消渴病诸候》也载有："湿热相搏，所以生疮"，均指出热气留滞在内多发痈疽、疮疖等皮肤感染性疾患，是糖尿病并发皮肤感染的最早记载。

内科杂病方面，如在《诸病源候论·心病诸候》中对"真心痛"病因的介绍："心为诸脏主而藏神，其正经不可伤，伤之而痛为真心痛，朝发夕死，夕发朝死"。更进一步区别发病之预后不同的原因，在于伤正经者速死，伤支别络脉者也会发作心痛，但这种心痛，时轻时重，反复发作，经久不愈，不一定有生命危险。黄病诸候中分别论述劳黄、急黄、阴黄、内黄、风黄、行黄、犯黄、癖黄等，补充了《金匮要略》黄疸病篇的内容。又如水肿病，既写明了风水、皮水、大腹水肿和水注，还论及水瘕、水癥、水蛊、水癖等，对水肿的认识更加全面。

外科方面，《金疮病诸候·金疮肠断候》记载了治疗因腹部金疮致肠段脱出体外的断肠缝合手术："肠两头见者，可速续之。先以针缕如法，连续断肠，便取鸡血涂其际，勿令气泄，即推内之。"还记载有血管结扎止血术："当以生丝缕系绝其血脉，当令一宿，乃可截之，勿闭其口，膏稍导之。"尽管现在看来手术显得粗糙，但在当时的历史条件下已经非常难得。

世界上最早记录"斑秃"的文献，见于"鬼舐头候"，记曰："人有风邪在头，有偏虚处，则发秃落，肌肉枯死。或如钱大，或如指大，发不生，亦不痒，故谓之鬼舐头。"

对痈疮肿毒的记载十分详细。如《诸病源候论·痈疽病诸候上》论述的辨脓方法至今仍在临床沿用："凡痈经久，不复可消者，若按之都牢硬者，本有脓也；按之半硬半软者，有脓也。又以手掩肿上，不热者，为无脓；若热甚者，为有脓"，并进一步提出"凡觉有脓，宜急破之，不尔，侵食筋骨也"。辨痈肿之轻重，如"痈候"所论："凡发痈肿高者，疹源浅；肿下者，疹源深。大热者，易治，小热者，难治"。对预后的记载，如"丁疮候"："初作时突起如丁盖，故谓之丁疮。令人恶寒，四肢强痛，兼切切然牵疼，一二日疮便变焦黑色，肿大光起，根硬强全不得近，酸痛，皆其候也。在手足头面骨节间者最急，其余处则可也。毒入腹则烦闷，恍惚不佳，或如醉，如此者三二日便死"。描述了疔毒的全身症状，并说明了毒邪入腹，即疔疮"走黄"的危险性，对后世临床辨治疔疮具有指导意义。

妇科方面，对月经病、带下病、妊娠病、产后病、以及妇人无子等，都讨论得非常仔细。又如脚气病，在《诸病源候论·妇人杂病诸候四》中阐明了从两脚缓弱、麻木不仁到心腹胀急，上气肿满的整个病理过程，为古代论著中记述这方面内容较早者。

儿科方面，列小儿杂病诸候6卷，共255候。涉及小儿体质、养护方法、病因、病机、证候、治疗等丰富内容，从养小儿、惊痫、疳证及内、外科病之见于小儿者，均重点突出地加以论述，为中医对儿科疾病在病源学、证候学方面的最早记载。汇总了隋代以前的儿科学成就，同时为后世儿科学发展奠定了基础。

三、顾正气，重未病先防

巢元方重视对疾病的预防和保护人体的正气。《诸病源候论》对急性传染病已经有了相当的认识，提出"须服药以防之"的预防医学思想。关于戾气，认为"人感乖戾之气而生病，则病传相染易，及至灭门，延及外人，故须预服药及为法术以防之"，在"九虫病诸候"中对蛔虫、绦虫、蛲虫等肠道寄生虫的病状和预防提出"此诸虫依肠胃之间，若腑脏气实则不为害，若虚则能侵蚀，随其虫之动，而能变成诸患也"。这对人体正气与肠道寄生虫的相互关系认识是比较正确的。临床实践证明，当人体气血旺盛，正气未衰时，虽有肠道寄生虫也可以不产生症状，或症状轻微；而在人体气血不足，正气衰弱的情况下，肠道寄生虫就会乘机骚扰，产生各种症状。后世医家在驱虫之时，往往注意调理脾胃，顾护正气，是有此理论渊源的。认为在妇女怀孕时，应适当活动，可使"胎养盛"，对保护妇女身体健康有积极作用。指出小儿无需娇生惯养："田舍小儿，任自然，皆得无横夭"。认识到瘿瘤病有地区性，避之可免受其害："诸山水黑土中出泉流者，不可久居，常食令人作瘿病"，这些预防疾病的思想反映了巢元方具有高度的社会责任感。

此外，巢元方还提出不少科学的卫生预防方法，如"朝未起，早漱口中唾，满口乃吞之，辄琢齿二七过。使人丁壮，有颜色，去虫而牢齿"，认为早晨未起床时，漱口中唾液，满口时即咽下，再叩齿十四次，可令人体健，面色好，防龋而牙齿牢固。汗出肌疏，易致外邪，故"汗出不可露卧及浴，使人身振寒热，风轸"。倡导饱食后应当散步和适当活动，否则容易患"积聚"与消化不良疾病，食某些动物肉时更当注意，以预防中毒，"六畜者，谓牛马猪羊鸡狗也，凡此等肉本无毒不害人，其自死及着疫死者皆有毒，中此毒者，亦令人心烦闷而吐利无度"，各种肉类如被旧茅屋漏水滴湿，亦不可进食。关于河豚，巢元方指出"鱼肝及腹内子有大毒不可食，食之往往致死"。现代医学证实，河豚毒素主要聚集于肝脏及卵巢、睾丸中，尤其是卵巢、鱼子含毒最剧，可见巢元方的见解非常科学。

四、开睡眠医学和痰病学说先河

《诸病源候论》中涉及睡眠疾病的专论分别散在于第 2 卷"鬼魅候"；第 3 卷"虚劳不得眠候""大病后不得眠候"；第 4 卷"虚劳喜梦候"；第 8 卷"伤寒病后不得眠候"；第 22 卷"霍乱后烦躁卧不安候"；第 23 卷"卒魇死候""魇不寤候"；第 24 卷"鬼注候"；第 30 卷"失枕候"；第 31 卷"嗜眠候""鼾眠候"；第 40 卷"梦与鬼交通候"；第 45 卷"鬼所持候"；第 47 卷"啼候""惊啼候""偃啼候"。其中《诸病源候论·夜啼候》专论小儿在睡眠中出现啼哭的病证，指出与小儿发育及感寒受冷、出现疼痛有关。而惊啼候是睡眠中突然受惊所致，与风热邪气有关。《诸病源候论》中关于睡眠疾病的记述，对于后世医家认识和研究这类疾病具有重要的参考意义。有些睡眠疾病（如鼾眠候）在此后的书籍中极少记载，也无方药。通过该书的论述，可以从医学史的角度，去了解中医对睡眠疾病认识的历史；从病因学的角度，探讨治疗睡眠疾病的措施；从药物学的角度，去发现新的治疗睡眠障碍的药物，更好地指导中医临床。

有学者考析《诸病源候论》中"痰饮病诸候"及其他各病候中有关内容，认为此书实为中医痰病学术发展的奠基之作，其贡献主要体现在以下方面：以仲景痰饮之说为基础，进而将痰与饮分别加以论述，首创痰病学说；"痰饮病诸候"提纲挈领，分别论述了热痰、冷痰、痰结实、鬲痰风厥等证候类型的病因病机及临床特征，是中医学关于痰病最早的证候分类和病因病机专论；揭示了"痰生诸病，其候非一"的病变特点，列举了各种因痰而致的病变之临床表现；指出了因病生痰、因痰致病是痰病错综复杂的主要病因病机特点。对中医痰病学术的发展，做出了创造性的贡献。

五、儿科学成就

《诸病源候论》45～50卷小儿杂病诸候不仅较系统地提出了小儿养护，生理病理特点，而且对儿科许多疾病的病因、变证、分型、鉴别等有新的看法，并提出预防治疗措施，论著详尽，次序分明，得到历代儿科医家的重视与肯定。

（一）深究养胎护胎

《诸病源候论》总结了隋以前劳动人民护养小儿的实践经验，记载有妊娠十月按经络养胎的忌宜。在妊娠候诸月养胎中，根据胎儿发育的过程，提出妊娠初期宜"居必静处""端心正坐、清虚和一"；至妊娠中期则宜"身欲微劳，无得静处，出游于野""母怀娠，时时劳役，运动骨血，则气强，胎养盛故也"，指出孕妇应适当劳逸，这是较早的围产期保健措施。较20世纪70年代刚发展起来的围产期医学要早1400年；到妊娠后期则宜"和心静息，无使气极""宽带自持"等方法，这些养胎保胎的经验，千百年来一直在民间流行。其中有关精神、饮食等方面养胎护胎的内容，很有参考价值。

中医对胎萎不长（胎儿生长受限）的认识，早在《诸病源候论》中就有记载："胎之在胞，血气滋养，若血气虚损，胞脏冷者，胎则黤燥委伏不长"，说明脏腑衰损，气血虚羸，令胎不长是本病根本原因，胎儿正常生长发育既靠先天精血滋养，同时与孕妇孕期摄生优劣有关。

巢元方重视对孕妇的饮食调理，指出："调以五味，是谓养气，以定五脏者也""以扶养胎"，若营养不足，就会发生"脏腑衰损气力虚羸，令胎不长"。此外，提出起居有常，护固胎气防伤堕；寒温适宜，远避外邪防疾病；劳逸有度，调和气血护胎元；用药宜谨慎，以免损伤胎儿，并列举了妊娠期的多种疾病都能动胎。

主张孕妇必须调悦情志，加强精神摄养。妇女怀孕以后，要始终保持精神愉快，情绪稳定，切忌郁怒忧思惊恐等七情所伤，这是养胎护胎的重要内容，有关情致因素影响胎儿致病的记载见于《诸病源候论·小儿杂病诸候六》："人之五脏有五声，心之声为言。小儿四五岁不能言者，由在胎之时，其母卒有惊怖，内动于儿脏，邪气乘其心，令心气不和，至四五岁不能言语也"，可见孕妇精神情志的逆乱，直接影响胎儿在母腹中的发育，出生后可发生先天性的"胎病"，故历代医家都十分重视妊娠期间孕妇的精神调摄，以确保胎儿的正常发育。

妊娠期间须谨避寒温，有关这方面的内容在《诸病源候论》中有比较细致的论述，妇女在怀孕之后，气血聚于冲任以养胎，身体的抗病能力低下，若不注意调摄，虚邪贼风易乘虚而入，引起孕妇发生疾病，直接影响胎儿发育，甚至还会导致各种胎病。"妇人妊娠病诸候"上卷列举妊娠杂病14种，属于因外感引起者，就有7种之多，而在下卷妊娠伤寒、妊娠时气、妊娠温病、妊娠寒热、妊娠寒疟等诸候中，皆言能"伤胎""损胎"。还指出有些小儿易发惊痫，与胚胎发育有关，尤其与母亲妊娠时的生活起居有关。故孕妇应顺应四时气候的变化，随其时序而适其寒温，对虚邪贼风，应避之有时。

《诸病源候论》阐述了孕妇养胎保健方面的重要内容，较早、较系统、较详细地记载了胎养的独特观点和具体方法，蕴含有较完备的胎教思想。胎教学说的提出，主要是建立在"形象始化，未有定仪，因感而变，外象而内感"的基础之上。孕妇的言行举止能够感化体内胎儿，故妊娠期间，孕妇应谨守礼仪，品性端正，通过孕妇的"外象而内感"，不断潜移默化，有助于胎儿的身心健康。胎教的精神实质，就是让孕妇保持良好的精神状态，以期外感而内应。《诸病源候论·妇人妊娠病诸候》言："妊娠三月，名始胎。当此之时，血不流，形象始化，未有定仪。见物而变，欲令见贵盛公王，好人端正庄严，不欲令见伛偻侏儒……是谓外象而变者也。"此为胎教学说的较早记载。后世医家，多遵以上论述，使胎教学说日趋详备。

《诸病源候论》中有关养胎保健的内容十分丰富，对加强胎教和围产期保健有一定指导意义，应当加以发掘，整理提高。

（二）重视小儿保育

《诸病源候论》对小儿养育的有关问题做了较具体的论述。书中反复强调护养小儿要适寒温、调饮食、讲卫生、防惊恐，一旦患病，须及时诊治，蕴含了许多辩证法思想，使后世医家从中得到启发，吸取教益。

在"养小儿候"中首先明确儿科的年龄界限，如卷45中记有"年六岁已上为小儿，十八已上为少年……其六岁已还者，经所不载，是以乳下婴儿病难治者，皆无所承按故也。"即18岁以前为儿科范围，与现代医学基本一致，其中又分初生婴幼儿、6岁以下及以上几个阶段，同时，对儿科学的发展史作了简要介绍："中古有巫方，立小儿《颅囟经》以占夭寿，判疾病死生，世所相传，始有小儿方焉。逮乎晋宋，推诸苏家，传袭有验，流于人间"，充分说明隋代以前已有中医儿科专书《颅囟经》的传说，到晋宋时期，儿科治病经验经人承袭传授，在民间广为流传。

初生养护方面，论述婴儿护理方法，主张"时见风日""故絮着衣""薄衣之法"等，从积极的方面去护理锻炼幼儿，反对娇生惯养，可见在当时已有丰富的养育小儿经验。《诸病源候论·小儿杂病诸候一》指出："小儿始生，肌肤未成，不可暖衣，暖衣则令筋骨缓弱。宜时见风日，若都不见风日，则令肌肤脆软，便易损伤"，强调"皆当以故絮着衣，莫用新棉也"，认为初生儿的衣着，应以柔软而吸水性好的旧棉布拆洗干净做成为好，且宜宽松而使四肢活动不受限制，提出"薄衣之法，当从秋习之，不可以春夏卒减其衣，则令中风寒。从秋习之，以渐稍寒，如此则必耐寒"，强调"薄衣"的习惯，应从秋天开始，慢慢适应，到冬季再略加衣物即可，这样既可锻炼小儿的耐寒力，又不致使其卒受风寒。还提到"儿皆须着帽，项衣取燥，菊花为枕枕之"，民间亦有用蚕砂为枕，使儿枕之，或给初生儿戴露顶袯折帽等，皆取其有清利头目之义。又谓："爱而暖之，适所以害也。又当消息，无令汗出，汗出则致虚损，便受风寒。昼夜啼寐，皆当慎之"，小儿睡眠，衾被避免过暖过厚，这些细致慎护，切实可行的传统育儿方法为民间所习用，值得继承和效法。

乳哺饮食方面，指出幼儿从饮乳到哺食，这个交替阶段，最易发生痰癖，即奶积、食积。但有"小儿始生，生气尚盛，无有虚劳"的特点。因此，应该"微恶则须下之"，否则"若不时下，则成大疾，疾成则难治矣。"具有一定临床实践意义。阐明对小儿的饮食要据年龄的大小而调节，以防损伤脾胃，如"当令多少有常剂，儿稍大，食哺亦当稍增""小儿食不可过饱，饱则伤脾，脾伤则不能消于食，令小儿四肢沉重，身体苦热，面黄腹大是也"，与后世"要得小儿安，常须三分饥与寒"是一致的。巢元方还提出在小儿啼哭未定时，不可立即以乳喂儿，因随啼哭而致气逆，气逆不顺，乳后易造成呕吐之患。如《诸病源候论·小儿杂病诸候三》载："儿啼未定，气息未调，乳母忽遽以乳饮之，其气尚逆，乳不得下，停滞胸膈，则胸满气急，令儿呕逆变吐。"

小儿疾病预防护理方面，对时疫早有传染、流行和预防的认识，《诸病源候论·时气病诸候》指出："夫时气病者，此皆因岁时不和，温凉失节，人感乖戾之气而生病者，多相染易，故预服药及为方法以防之"，认为时疫可用服药及其它方法以预防传染。《诸病源候论·小儿杂病诸候一》载"天和暖无风之时，令母将抱日中嬉戏，数见风日，则血凝气刚，肌肉硬密，堪耐风寒，不致疾病"，为后世防治感冒、佝偻病及其它疾病奠定了理论基础。护理小儿，应时刻注意有无感邪，提出抚摸"风池"的方法。另外，做到早期诊断，早期治疗，不致酿成大病。在治疗上亦有一定要求，不能滥用针灸，不可动辄吐下，以免伤经络，动脏腑，导致病情转重。

巢元方指出"小儿腑脏之气软弱，易虚易实"，即小儿的体质有"易虚易实"的特点，虽然有病，应当早用下法，但在某些情况和某些季节，亦不可轻易使用下法。病轻者少服药，使其在平稳状态下消除，病重者，服药可适当增多，令大便微微通利，因泻下药易伤正，即使药证相符，也只能令微利，不能频繁使用，在投药方法上须加注意，过则有害于小儿的健康发育。而无论病情轻重，"皆当节乳哺数日，令胃气和调""若不节乳哺，则病易复，复则伤其胃气，令腹满"。

《诸病源候论》首立小儿护养学说，也是小儿预防医学的始祖。由此可见我国劳动人民早在1400年前已经掌握了相当完备的护养小儿知识。

（三）精论小儿变蒸

历代医学家对变蒸论述较多，在《黄帝内经》已有记载，《千金方》有更为具体的叙述。《诸病源候论》列变蒸专候，对小儿变蒸专门做了详细讨论。《诸病源候论·变蒸候》云："小儿变蒸者，以长血气也。变者上气，蒸者体热。"阐明小儿变蒸与疾病不同，是增长气血的反应，变时有呼吸急促，蒸时则体温增高。

巢元方指出变蒸有轻重之分，并记载其具体表现和持续时间："变蒸有轻重，其轻者，体热而微凉，耳冷尻亦冷，上唇头白泡起，如死鱼目珠子，微汗出，而近者五日而歇，远者八九日乃歇；其重者，体壮热而脉乱，或汗或不汗，不欲食，食则吐呗，无所苦也。变蒸之时，目白睛微赤，黑睛微白，亦无所苦，蒸毕自明了矣"。说明变蒸是小儿时期生长发育的生理现象。

对于变蒸中出现的轻证，认为不必用药，只需静养即可，曰："变蒸之时，不欲惊动，勿令傍边多人"。如果是比较严重的情况，则采取相应治疗，中病即止，曰："初变之时，或热甚者，违日数不歇。审计日数，必是变蒸，服黑散发汗；热不止者，服紫双丸。小瘥便止，勿复服之。"除了服药治疗，还记载了"其变蒸之时，遇寒加之，则寒热交争，腹痛夭矫，啼不止者，熨之则愈。"即变蒸又感受寒邪，外寒与内热交争致剧烈腹痛，熨法也相当有效。

认识到变蒸与温壮、伤寒颇为相似，必须加以严格区别。如果不是变蒸，可用其他方法治疗。如果确认是变蒸，则不得妄用其他方法。

提出了变蒸日数及变蒸周期，小蒸以32天为一周期，大蒸以64天为一周期。云："其变日数，从初生至三十二日一变，六十四日再变，变且蒸……积三百三十日小蒸毕（《备急千金要方·少儿婴孺方》作"三百二十日"）后六十四日大蒸，后百二十八日复蒸。积五百七十六日，大小蒸毕也。"变蒸学说初步形成。

（四）详解病因病理

隋唐时代，太医署内专设少小科，《诸病源候论》较详细地阐述了小儿生理特点及200多个小儿病证的病因病理和证候。

《灵枢·逆顺肥瘦》曰："婴儿者，肉脆血少气弱"，此为概括小儿病理生理特点的最早经文，《诸病源候论》在此基础上博览群经，广集诸家之说，同时在实践中丰富了这一内容，较系统地论述了小儿生理病理特点。在45～50卷中，有"小儿始生，肌肤未成""小儿血气衰弱者，精神亦羸""小儿阴阳之气嫩弱，腠理易开""小儿神气软弱""小儿气血未定，肌肤脆弱""小儿脏腑之气软弱""小儿胃肠脆嫩"等描述，皆指小儿时期的机体与生理功能均未达到成熟完善，是后世儿科医家称为"脏腑娇嫩，形气未充"之先声。

对其病理特点亦有详细而中肯的记载，如"小儿血微弱，易为伤动""小儿腑脏之气软弱，易虚易实，下则下焦必益虚。"可见当时已认识到小儿发病容易，而且变化迅速的特点。寒、热、虚、实是疾病最基本的四类病理变化，其中虚与实尤为紧要，指出小儿在疾病过程中，由于脏腑娇嫩，形气未充，在病理上易发生由实转虚，由虚转实，或出现虚实互见的错综复杂变化。

又因小儿脏腑娇嫩，卫外机能未固，抗病力弱，加之寒温不能自调，感邪后每易鸱张，邪正交争较剧，易化火生热性病，《诸病源候论》首次将小儿热性病分为伤寒、温病、热病、中风、疟热、时气等病候详加讨论。如胃中有热候、热烦候、热渴候三候皆是论述脏腑实，气血盛者，这类体质的患儿，容易产生内热，在临床表现为热证、实证，如皮肤壮热、烦躁不安、口渴引饮等，尤其在小儿外感热病中，较为多见，但须注意，即便是热证、实证，也要考虑到"易虚"的一面，这是儿科的特点。

小儿处于发育阶段，脏腑组织功能活动均不健全，抵抗能力较差，故易受邪袭而病之，巢元方的论述更反映了儿童的特点。如《诸病源候论·小儿杂病诸候一》论曰："小儿惊者，由血气不和，热实在内，心神不定，所以发惊，甚者掣缩变成痫"。说明小儿气血未充，筋脉未盛，神气怯弱，故患病时易发惊风，特别是在外感热病中较多见。关于新生儿破伤风（脐疮）和小儿先天性癫痫，《诸病源候论》中都予以具有进步性的阐述，如危害初生儿最大的疾患为脐风（新生儿破伤风），巢元方发现其病因是由于"初生断脐，洗浴水不即试燥，湿气在脐中，因解脱遇风……风气入伤经脉，则变为痫也"（《诸病源候论·小儿杂病诸候六》），风邪包括多种致病因素，而风入伤经脉，则显然是外来因素。

再有小儿乳食不能自节，易损伤脾胃功能，故列举了哕、呕吐、泄泻、痢疾、霍乱、滞颐、疳积等病候，既有详细的症状描写，又有比较合理和实际的理论分析，反复论证了"肠胃脆嫩"的特点。明代《育婴家秘》所言"脾常不足"，实际上源于《诸病源候论》。

（五）细研诊断方法

《诸病源候论》对于临床各科疾病记录详细，内容丰富，对疾病症状及病态做了详尽而真切的描述，且突出每种病证的特殊临床表现，尤为可贵的是对某些疾病全过程的临床表现，做了较全面而准确的叙述，如前提及书中卷2对"诸癞候"的描述，由"恶风及犯触忌害得之"，从初期的"皮肤不仁"，到中期的"令人顽痹""虽刺不痛"，直至后期的"眉睫堕落""鼻柱崩倒""肢节堕落""彻外从头面即起为疱肉，如桃核小枣"等症状，备录无遗。从疾病的来源和证候两个方面诊断疾病，诊断指标明确，对中医学发展影响极大。作为诊断学著作，具有很高的学术价值。

1. 证候鉴别

在小儿杂病诸候的论述中，巢元方善用比较分析诊断疾病，如：

（1）"伤寒嗽候"和"伤寒后嗽候"。两者均是论述伤寒咳嗽，但前者处于病起始阶段，邪气在表，为表证；后者则是外感发热衰减，又见咳嗽，属于肺家余邪未尽，为病后见证。病情阶段不同，正气虚实亦异，比较分析，颇具辨证意义。

（2）"伤寒余热往来候"和"伤寒已得下后热不除候"。前者是表证余邪未尽，余热往来是正邪交争的表现，邪气未尽，时时干扰正气，使气机壅塞，郁而生热，所以余热往来不已；后者为里证余邪未尽，为伤寒邪热传里，使用下法后发热不退，常见肌肉温温然发热。

（3）"夜啼候"与"惊啼候"。夜啼是夜间啼哭不止，小儿不肯入睡；惊啼则是于睡眠中啼哭惊醒，前者属于脏冷，当伴见面色青白、手冷、曲腰而啼等症；后者属于心热，当伴见面色赤、手热、仰身而啼等，临床以此分别。

（4）"惊候"中并举热甚发惊与变蒸发惊二证，借以比较鉴别，前者由邪热内盛，扰乱神明所致；后者是脏腑气血生长发育的正常现象，故发惊症状轻微。

（5）"黄病候"论述小儿黄病分两种，一种是属于感受外邪，发热不能及时解散，热迫于胃所致，可见于伤寒、时行、温病等；另一种是百日、半岁的小儿，并非因伤寒、温病而致周身肌肤微黄者，属于胃热熏蒸，这种发黄是抚养护理失宜所致，应减少衣着，以除热粉散扑身，其黄自消，不得妄投汤药及使用灸法，恐灸之其热更盛。这样的鉴别诊断和处理方法，在临床上很有指导意义。

（6）对于"温壮候"，是因于内有伏热，还是兼挟宿寒，提出可从大便的颜色和气味进行辨别，如粪色黄，气呈热臭，为腹中有伏热，宜服龙胆汤，以龙胆、大黄为主药，有寒下作用；如粪色白，气呈酸臭，属于宿寒乳积不消，当服紫霜丸，以巴豆、甘遂为主药，具温下作用。

此外，《诸病源候论》论及很多小儿复杂证候，既有详细明确的症状描写，又有合理的理论分析，甚至对小儿危重疾病、不治之症的凶象也做了具体描述，值得重视。如《诸病源候论·小儿杂病诸候三》所论："凡诸病，至于困者，汗出如珠，著身不流者死也。病如胸陷者，其口唇干，目上反，口中气出冷，足与头相抵卧，不举手足，四肢垂，其卧正直如缚状，其掌中冷，至十日必死，不可治也"。为研究疾病的诊断鉴别及预后的判断提供了珍贵资料。

2. 唇诊

巢元方对唇诊的论述，虽无专篇，但散见于30余论、60多候中。如《诸病源候论·小儿杂病诸候四》论述小儿中风的临床症状及预后，唇诊显得尤为重要："若心中风……汗出唇赤，若汗流者可治……若唇或青，或白，或黄，或黑，此是心坏为水……皆不复可治，五六日而死。若肝中风……唇色青而面黄，可治"。

《诸病源候论》唇诊有四个特点：①唇象是证候的组成部分，把唇象的变化作为内在病理过程外在的反映加以重视，并往往将它作为某种证候的主要症状加以描述。如《小儿杂病诸候四·唇青候》描述了小儿脏气不和，血虚为风冷所侵袭，导致唇色青白，或因脏气热，口唇生疮，又为风冷之气所侵，之后疮痤愈而血色未恢复，亦致口唇发青。②从唇象反映病机病性，以唇象代替舌象判断特性，是其唇诊的一大特点。③从唇象判断疾病的轻重、预后的吉凶生死是唇诊的最大特点之一。④唇诊不局限于脾胃病。唇与各脏腑皆相关，可反映脏腑精气状况，观唇能预知疾病。这与现代医学认为唇有丰富的毛细血管，能灵敏地反映内脏疾患的认识一致。

3. 腹诊

腹诊在《诸病源候论》中占有突出地位，阐述颇多。内容包括：辨腹痛，从疼痛的部位、性质、程度、放射的方向等方面论述腹痛的特征，对疾病的诊断和鉴别诊断有重要作用。辨腹胀，通过对腹胀及其特点和兼夹症状的辨别，较为明确地把握证候的本质，如对小儿腹痛的诊断：辨腹水，指出腹水形成是由于"水气不散，流溢肠外，三焦闭塞，小便不通，水气结聚于内，乃腹大而肿。"提出腹水为占据整个腹部或局限性积水，有无伴随癥瘕积聚、腹诊时有无水声和疼痛等概念。辨腹块，通过对"积""聚""癥""瘕"等证候进行描述，表明在诊察腹部包块时已注意到肿物的大小、软硬、形状、有无压痛和活动。认识到腹块的动与不动，牢与不牢是鉴别癥瘕的重要标志。

记载的腹诊手法有揣摸法、按压法、推移法、转动法。同时也涉及到望、闻、问等诊法。说明查腹时可灵活运用各种诊法，四诊合参，全面了解病情。即使对现在的中医临床实践仍有重要指导意义。

4. 脉诊

脉象在《诸病源候论》中是推断病因，判断病位，诊断疾病，估计预后的重要依据。如"气病诸候"汇集了《金匮要略》和《脉经》中有关上气的脉证；"小便病诸候"多以脉象判断预后或脉症互参以识别病情轻重；又如"寒食散发候"讲到："夫散脉或洪实；或断绝不足，欲似死脉；或细数；或弦快。坐所犯非一故也。脉无常投，医不能识。热多则弦快；有癖则洪实；急痛则断绝。"首先提出散脉，体现了对脉诊的重视，指出"欲服散，宜诊脉候，审正其候，尔乃毕愈。脉沉数则难发，难发当数下之；脉浮大者易发也"，说明服用寒食散，应先了解服药者的脉象，审查其证候反应，以便给以相应的解救方法，并用脉象说明服寒食散后有"易发"与"难发"之别。

对于小儿疾病亦重脉诊，如《诸病源候论·小儿杂病诸候三》载："诊其三部脉沉者，乳不消也"；《诸病源候论·小儿杂病诸候六》载："诊其脉，腹中痛，其脉法当沉弱而弦，今反脉洪而大，则是蛔虫也"；《诸病源候论·小儿杂病诸候二》载："凡中恶腹大而满，脉紧大而浮者死；紧细而微者生"；《诸病源候论·小儿杂病诸候一》载："小儿，三部脉紧急，痫可治。小儿脉多似雀斗，要以三部脉为主，若紧者，必风痫。"指出小儿脉象与大人不同，其脉如雀斗一样，短速急促，必须以寸、关、尺三部同时切得的脉象为主。

可见《诸病源候论》同样将脉诊作为诊断疾病的重要手段。归纳其脉诊的用途，大致有如下几方面：①预测疾病预后，如"风口噤候"："诊其脉迟者生"。"风不仁候"："诊其寸口脉缓，则皮肤不仁。不仁，脉虚数者生，牢急疾者死"。②指导治则治法，如"血痹候"："诊其脉自微涩在寸口，而关上小紧，血痹也。宜针引阳气，令脉和紧去则愈"。③用以鉴别诊断，如"风惊悸候"："诊其脉，动而弱者，惊悸也。动则为惊，弱则为悸"。④反映阴血津液存亡，如"血痢候"："诊其关上脉芤，大便去血，暴下血数升也"，脉大而中空为芤脉，多见于短时间内失血过多的证候。⑤提倡手足并诊，如"小便数候"："诊其趺阳脉数，胃中热即消谷引食，大便必硬，小便即数。"又如"呕逆吐痢候"："诊其关上脉数，其人吐。趺阳脉微而涩，微则下痢，涩即吐逆也。"因关上脉与趺阳脉俱候脾胃，关上脉数为胃中有热，故其人吐。趺阳脉微涩，微为脾胃虚寒，故见下痢，涩为气机不畅，故上逆而吐。⑥凭脉论病，推断证候。如"中风候"："诊其脉：虚弱者，亦风也；缓大者，亦风也；浮虚者，亦风也；滑散者，亦风也"。"风痉候"："诊其脉，筑筑如弦，直上下者，风痉脉也"。"风偏枯候"："诊其胃脉沉大，心脉小牢急，皆为偏枯。"

5. 舌诊

《诸病源候论》把舌诊作为观察诸病之源的方法之一，丰富、发展了舌诊的内容。对于舌体的观察，提出舌肿、舌强、舌烂、舌不收、舌缩、弄舌、舌胀、舌出血、舌上生疮、重舌等；对于舌色的描述，有舌焦黑、舌赤、舌青、舌青黑等多种；对舌苔的描述，则有干燥、润滑、光剥无苔等。巢元方论舌，除部分继承《黄帝内经》及《脉经》的内容外，多为其临床实践的经验总结，对后人有一定启发作用。

（六）针药并用论治

《诸病源候论》重点阐述病因病机和证候，间涉治法，其中经络病机及针灸治疗在条文篇幅上占有相当比例，且不乏真知灼见。灸法出现于全书共25条病候条文中，小儿杂病中有5条病候条文谈及灸法，分别为养小儿候、惊候、惊痫候、黄病候、中风候，在小儿用灸方面，不拘于定式，知常达变，指出应结合小儿年龄大小、病情轻重、地域差异决定是否施灸及调整灸量，慎重用灸。并根据经络、脏腑进行辨证施灸，见解独到。如"养小儿候"云："河洛间土地多寒，儿喜病痉。其俗生儿三日，喜逆灸以防之，又灸颊以防噤……江东地温无此疾。古方既传有逆针灸之法，今人不详南北之殊，便按方用之，多害于小儿""三时摸儿项风池，若壮热者，即须熨使微汗。微汗不瘥，便灸两风池及背第三椎……两边各两壮，与风池凡为十壮。一岁儿七壮，儿大者，以意节度，增壮数可至三十壮，惟风池特令多，七岁以上可百壮。"这些记载对后世小儿用灸具有指导作用。后世诸多文献也以《诸病源候论》为宗，在引借本书小儿用灸之方法与观点的基础上丰富发展。

（七）创婴病治母法则

《诸病源候论》认识到疾病可以通过乳汁传染，首次提出婴儿有病调治其母。如"霍乱候"云："或乳母触冒风冷，食饮生冷物，皆冷气流入乳，令乳变败，儿若饮之，亦成霍乱吐利……皆需暂断乳，亦以药与乳母服，令血气调，适乳汁温和故也"。至唐·孙思邈在此基础上提出择母乳法，强调选择健康的人乳喂养小儿，注意乳母生活起居，饮食精神的调节，到元《格致余论》及明《证治准绳》《育婴家秘》等文献中，较详细地指出了婴病调治其母。有学者在临床中以此法调治新生儿和乳儿之上感、泄泻等病，获得较好效果，且易为家属及小儿接受。1400年前《诸病源候论》已经认识到通过乳汁传染疾病及药物能通过乳汁进入儿体，实属难能可贵。

（八）倡养生导引

《诸病源候论》以阐述病因病理学为主，重在探讨医理，很少论及方药，但书中大量收录引用《养生方》《养生方要集》《养生方导引法》中的养生疗疾方法，言"其汤熨针石，别有正方，补养宣导，今附于后"，在各候之末多附以导引之法，作为防治疾病的方法和手段，成为该书的一大显著特色，具有很好的研究发扬价值。

全书关于养生导引方面的内容分别见于38卷、157候。记载养生方120条，相同者15条；导引法278条，相同者76条。所载功法数量之多、方法之全、实用性之强，在气功发展史上颇为少见，不但为保存古代导引方法提供了重要资料，且不少内容都具有很高的临床参考价值，绝大多数是根据不同证候选用相应的导引功法，具有极强的针对性。

例如对五脏疾病的患者，书中相应介绍了"呵""呼""吹""嘻""嘘""呬"的"六字气诀"。《诸病源候论·五脏六腑病诸候》载"养生方导引法云：肝脏病者……呵气出而愈""心脏病者，体有冷热。若冷，呼气出；若热，吹气出""脾脏病者，用嘻气出""肺脏病者，用嘘气出""肾脏病者，用呬气出"。"六字气诀"是该书完整收集的代表功法之一，是一种读字出气的导引方法，为临床上提供了一种五脏病候独特的治疗思路，这种六字养生法治疗五脏病候的根本原因在于其可以宣畅五脏气机，疏通脏腑经络。在实践中证明颇有效验，后世流传甚广，至今仍为不少养生者所重视。

调身、调神、调息一直被称为气功锻炼的三大要素。《诸病源候论》中的"三调"内容非常丰富，对后世医学气功的发展影响巨大。唐代《备急千金方》和《外台秘要》中的导引方法也基本引自《诸病源候论》。可见导引气功在当时是一种医学疗疾上的重要手段。《诸病源候论》也当之无愧成为医学气功方面承先启后的经典著作。

第五节　临证经验

巢元方荟萃群说，详于述证，略于载方，系统地论述了各种疾病的病源与证候，对于疾病的认识与辨证，具有独特的见解，对每种疾病、证候的发生、发展和演变都做了详尽的、合理的阐释，对后世医学的发展产生了很大的影响。

由于《诸病源候论》涉及的病种繁多，故本篇只讨论儿科方面的临证经验。巢元方在《诸病源候论·小儿杂病诸候》中叙述小儿发病原因，多由于保育不当，将养失宜，又因小儿气血脆弱，如有疾病，易虚易实，变化多端，证候亦百端，应及时进行治疗，否则易成诸病，不易治愈。认为诊治小儿要因时因地因年龄大小之异，给以不同的针灸及方药，且用药准确，不妄攻补，中病即止。并告诫误下之危害，强调饮食宜忌。

一、初生儿病证

（一）胎黄

《诸病源候论·小儿杂病诸候二》首先提出新生小儿发黄名为胎疸，是由于孕母脏气有热，熏蒸胎儿，致出生后遍体发黄，谓："小儿在胎，其母脏气有热，熏蒸于胎，至生下小儿，体皆黄，谓之胎疸也。"明确指出了新生儿黄疸产生的主要原因及体征。

（二）脐疮

脐疮的病因病机，历代医家认识大体一致，为婴儿初生断脐之后，洗浴时未擦干，水湿留于脐中所致，若感受风邪，则风湿相搏而久不愈。如《诸病源候论·小儿杂病诸候六》认为："初生断脐，洗浴不即拭燥，湿气在脐中，因解脱遇风，风湿相搏，故脐疮久不瘥也。脐疮不瘥，风气入伤经脉，则变为痫也"，《证治准绳·生下胎疾》继其论点加以发挥说："巢元方曰：因浴儿水入脐中，或湿绷袍，致脐中受湿，肿烂成疮。或解脱为风邪所袭，入于经络则成风痫。若脐肿不干，久则发搐"，进一步提出了脐疮的转归。

（三）鹅口疮

鹅口疮多见于初生小儿，表现为口内有白屑堆起，以至舌上生疮，如鹅口内壁一样。因在胞胎时，所受谷气太盛，致心脾经蕴有热气，上熏于口舌所致。如《诸病源候论·小儿杂病诸候六》记载："小儿初生，口里白屑起，乃至舌上生疮，如鹅口里，世谓之鹅口。此由在胎时，受谷气盛，心脾热气熏发于口故也。"

（四）初生大便不通

病机为胎热蕴结大肠灼阴耗液，使大肠阴液不足，肠道失于濡润，则大便秘结不下而阻于肠道，肠道因阻而闭。如《诸病源候论·小儿杂病诸候五》记载："小儿大便不通者，脏腑有热，乘于大肠故也。脾胃为水谷之海，水谷之精华，化为血气，其糟粕行于大肠。若三焦五脏不调和，热气归于大肠，热实，故大便燥涩不通也。"

二、内科病证

（一）发热

发热是小儿常见病。在《诸病源候论·小儿杂病诸候》的条文中，论及发热的有：壮热候、温壮候、伤寒候、伤寒挟实壮热候、伤寒余热往来候、寒热往来候等，对小儿发热、按病因、发热特点及不同兼证等进行了分类。

其中寒热往来候论述小儿寒热往来的病源，责之内外合邪，既有外来风邪因素，又有痰饮渍于腑脏，以致气血不和，邪正相干，阴阳交争，时发时止，故寒热往来。这种论述，反映了小儿寒热病的特点。寒热往来五脏烦满候、寒热往来腹痛候、寒热结实候、寒热往来食不消候，寒热往来能食不生肌肉候，这五候论述寒热往来又兼见诸证，为儿科临床的特有病情，似疟疾又不都是疟疾，邪积内伤，往往缠绵反复，有发展成为疳劳者。从诸候的兼见症状来看，如五脏烦满，腹痛、结实、食不消和能食不生肌肉候等，都属于脾胃病变，而且与患儿体质有直接关系，即脏气本虚易挟寒，脏气本实易化热，脾胃虚冷食不化，胃热则能食不生肌肉等，这反映出当时的观察相当细致，可知中医儿科学的发展历史是很早的。

（二）伤寒与时气病

《诸病源候论·小儿杂病诸候一》云："伤寒者，冬时严寒而人触冒之，寒气入腠理，搏于气血，则发寒热，头痛体疼，谓之伤寒……小儿不能触冒寒气，而病伤寒者，多由大人解脱之时久，故令寒气伤之，是以小儿亦病之。"阐明了伤寒的病因病机、主要症状。

"伤寒鼻衄候"论述伤寒证当汗不汗，热盛迫血为衄，有热随衄解的，后世称为"红汗"，也有得衄不解，或出血不止者，须防血热妄行，血随气脱之变。巢元方认为："凡衄，小儿止一升，或数合，则热因之为减，若一升二升者死。"说明大凡热病，应见衄血者，不论何种情况，见有少量鼻衄，则热从衄泄，热势即能减轻；若鼻衄过多，则预后不良。这些见解是非常正确的。

《诸病源候论·小儿杂病诸候二》云："时气病者，是四时之间，忽有非节之气……其气伤人为病……言此时通行此气，故名时气，亦呼为天行。"具体提出了"时气病"的名称，而且指出了其流行性和传染性。

小儿时气病共9候，承接卷九"时气病诸候"而专为小儿论述。时气病候是论述小儿时气病的总纲，其余各候分别论述时气病的各种见证，包括各种兼证和病后诸证，例如发黄、兼疟、腹满、结热等，都是时气病的兼挟证，在儿科比较多见。如时气败病候，为时气病的变证。时气病得吐下后犹热候、时气病后不嗜食面色青候、以及时气病发复候等为时气病后几个常见证候，符合儿科临床实际。

（三）中暑证

《诸病源候论·中恶病诸候》对中暑证有具体描述："夏月炎热，人冒涉途路，热毒入内，与五脏相并，客邪炽盛，或郁瘀不宣，至阴气卒绝，阳气暴壅，经络不通，故奄然闷绝，谓之暍。"将中暑的病因病机交代得非常清楚。又曰："然此乃外邪所击，真脏未坏，若便遇治救，气宣则苏"。指出本病为外感暑热所伤，如能得到及时治疗，使暑热散发，气机宣通就可苏醒。

（四）汗证

巢元方对汗证提出阳气偏虚、津液发泄、汗多则伤于心的病机理论，《诸病源候论·虚劳病诸候上》谓："诸阳在表，在于肤腠之间。若阳气偏虚，则津液发泄，故为汗。汗多则损于心，心液为汗故也"。一般而言，盗汗多责之阴虚，巢元方在"虚劳盗汗候"中指出："盗汗者，因眠睡而身体流汗也。此由阳虚所致。久不已，令人羸瘠枯瘦，心气不足，亡津液故也"，认为阳虚也致盗汗。

（五）淋证

《诸病源候论》首倡五淋之说。《诸病源候论·淋病诸候》载："诸淋者，由肾虚而膀胱热故也……肾虚则小便数，膀胱热则水下涩，数而且涩，则淋沥不宣，故谓之为淋。其状，小便出少起数，小腹弦急，痛引于脐。又有石淋、劳淋、血淋、气淋、膏淋"，这是对淋证分类的最早记载。

（六）黄疸

《诸病源候论·小儿杂病诸候二》云："黄疸之病，由脾胃气实，而外有温气乘之，变生热……热搏水谷气，蕴积成黄，蒸发于外"，说明小儿黄疸的发生与脾胃有热，谷气郁蒸，遏而发黄有关。

（七）胃痛

小儿腠理疏松，脾胃薄弱，因肚腹受凉，或过食生冷，寒邪犯胃，积于中脘，阳气被伤，气机不利，可使胃寒而痛。《诸病源候论·心腹痛病诸候》指出胃脘痛由于"足太阴之经与络俱虚，为寒冷邪气所乘故也……此二脉俱虚，为邪所乘，正气与邪气交争，在于经，则胃脘急痛"揭示了在脾胃经虚弱的基础上，加上寒邪侵袭而发生胃脘急痛。

（八）吐血

吐血一证，并非胃腑本身疾患所独见，往往因其他脏腑病变，而导致胃络损伤或肺经出血过多，逆流入胃中而复吐出者，亦属吐血范畴，如《诸病源候论·血病诸候》指出："上焦有邪，则伤诸脏，脏伤血下入于胃，胃得血则闷满气逆，气逆故吐血也。"

（九）厥证

《诸病源候论》对伤寒厥逆有了进一步认识，并有所发挥。《诸病源候论·霍乱病诸候》云："霍乱而大吐下后，其肠胃俱虚，乃至汗出，其脉欲绝，手足皆冷，名为四逆。四厥者，谓阴阳卒厥绝也"，指出大吐下、大汗出后的厥逆，系由阴阳二气猝然衰绝所致。这实际上就是后世所说的"脱阴""脱阳"证，这种情况在婴幼儿腹泻的危重症中常可见到。

（十）哮喘

由于哮喘总伴见咳嗽，故汉代以后分别将本病归属于呷嗽，哮嗽诸门中，如《诸病源候论·咳嗽病诸候》载："呷嗽者，犹是咳嗽也。其胸膈痰饮多者，嗽则气动于痰，上搏喉咽之间，痰气相击，随嗽动息，呀呷有声，谓之呷嗽"，突出了痰是主要的致病因素。

（十一）小儿肺炎

小儿肺炎是临床常见病，《诸病源候论》除在"咳嗽""上气"等节中有所记叙外，在"伤寒""温病"等外感病中亦有多处描述，如在《诸病源候论·小儿杂病诸候一》中记有："其嗽者，邪在肺。肺候身之皮毛，而主气。伤寒邪气先客皮肤，随气入肺，故令嗽"，此时邪气在表，咳嗽属于表证。《诸病源候论·小儿杂病诸候一》又载："瘥后而犹嗽者，是邪气犹停在肺未尽也……热退之后，肺尚未和，邪犹未尽，邪随气入肺，与肺气相搏，故伤寒后犹病嗽也"，为伤寒愈后又见咳嗽，属于肺家余邪未尽，对比分析，颇具辨证意义。此外在"温病鼻衄候""伤寒喘息候"等节中都有类似记载。

（十二）肺痈

《诸病源候论》列"肺痈候"，着重阐明痈脓形成的病机，《诸病源候论·痈疽病诸候下》谓"肺痈者，由风寒伤于肺，其气结聚所成也……寒搏于血，蕴结成痈。热又加之，积热不散，血败为脓。"并告戒宜早治，所谓"始萌可救，脓成即死。"指出肺痈若早期治疗可以治愈，已经成脓则预后不良。

（十三）肺胀

《诸病源候论·小儿杂病诸候四》论述肺胀："肺主气。肺气有余，即喘咳上气。若又为风冷所加，即气聚于肺，令肺胀，即胸满气急也"。明确指出肺胀继发于喘咳等疾病之后，因感受外邪致气聚于肺，引起肺中气壅，以胸部胀满、咳喘气急为主要表现。

《诸病源候论·气病诸候》进一步论述肺胀的病因病机，谓："肺主于气，邪乘于肺则肺胀，胀则肺管不利，不利则气道涩，故气上喘逆，鸣息不通。"颇似现代医学所谓"肺气肿"。《诸病源候论·气病诸候》对肺胀咳逆，出现身肿的病机做了概括阐述："肺主于气，候身之皮毛。而气之行，循环脏腑，流通经络。若外为邪所乘，则肤腠闭密，使气内壅，与津液相并，不得泄越，故上气而身肿也。"

（十四）呕吐

《诸病源候论·呕哕病诸候》云："呕吐者，皆由脾胃虚弱，受于风邪所为也。若风邪在胃，则呕，膈间有停饮，胃内有久寒，则呕而吐。"对于本证之病因，在《黄帝内经》的基础上又进一步认识到脾胃虚弱，胃寒，停饮以及外感邪气均为致病之由。

（十五）泄泻

巢元方对小儿泄泻做了详细的论述。《诸病源候论·小儿杂病诸候三》在"热利候""冷利候""冷热利候"中阐述了导致小儿泄泻的病因病机，并以大便颜色作为鉴别的指征之一，如"水谷利而色黄者，为热利也""冷气入于肠胃则而利，其色白，是为冷利也。冷甚，则利青也""乍黄乍白，或水或谷，是为冷热利也。"在"洞泄下利候"中记述了洞泄不止的两种转归："洞泄不止，为注下也。凡注下不止者，多变惊痫……亦变眼痛生障"，符合临床实际。"利后虚羸候"云："利断之后，脾胃尚虚，谷气犹少，不能荣血气，故虚羸也"，指出长期泄泻，导致脾胃虚弱，生化乏源，是造成虚羸的根本原因。

（十六）积滞

《诸病源候论·小儿杂病诸候三》有"宿食不消候"及"伤饱候"的记载，其病因、病理及证候与积滞相似，为儿科中的常见病、多发病。宿食不消的原因，多由饮食不避寒冷，乳食不节，过食肥甘等。症状为腹痛作胀，嗳气酸臭，大便干结或粪便溏臭等。书中"宿食不消候"讲到："小儿宿食不消者，脾胃冷故也。小儿乳哺饮食，取冷过度，冷气积于脾胃，脾胃则冷。胃为水谷之海，脾气磨而消之，胃气和调，则乳哺消化。若伤于冷，则宿食不消。"在"伤饱候"中强调："小儿食不可过饱，饱则伤脾。脾伤不能磨消于食，令小儿四肢沉重，身体苦热，面黄腹大是也。"指出嗜食生冷和饮食过饱，皆可导致脾胃损伤，受纳运化失常，形成宿食不消等证候，对病因病理做了详细的阐述。

（十七）癃闭

《诸病源候论·小儿杂病诸候五》载"小便不通利者，肾与膀胱热故也……热气在其脏腑，水气则涩，故小便不通利也"。巢元方论小便不通之因有外感伤寒，时气，温病，热病，内伤杂病等，诸多因素，均不离肾与膀胱有热，气化涩滞所致。

（十八）遗尿

《诸病源候论·小便病诸候》有"遗尿候"及"尿床候"的记载。遗尿与尿床现今不分，多见于儿童。"遗尿候"谓："膀胱为津液之腑，腑既虚冷，阳气衰弱，不能约于水，故令遗尿也"。"尿床候"进一步补充："人有于眠睡不觉尿出者，是其禀质阴气偏盛，阳气偏虚者，则膀胱肾气俱冷，不能温制于水，则小便多，或不禁而遗尿"，其所论尿床，系指睡眠不觉尿出而言。《诸病源候论·小儿杂病诸候五》亦云："遗尿者，此由膀胱有冷，不能约于水故也"，提出遗尿是由阳气衰弱，膀胱虚冷所致，尿床则膀胱肾气俱冷。揭示了遗尿一病，证属虚寒，病位在肾与膀胱。后世医家在此立论基础上，多倡导温补固肾之治法。

（十九）水肿

小儿急性肾炎，是以浮肿、少尿、血尿，甚则小便不通、头痛、眩晕等症为主要临床表现的一种疾患。中医古典文献中，无肾炎病名，但根据本病的临床表现多属"水肿"的"阳水"或"风水"等范畴。

《诸病源候论》对水肿有专篇论述，并对水肿的病因病理及临床表现有不少发挥。如《诸病源候论·水肿病诸候》言："水病者，由肾脾俱虚故也。肾虚不能宣通水气，脾虚又不能制水，故水气盈溢，渗入皮肤，流遍四肢，所以通身肿也。令人上气体重，小便黄涩，肿处按之随手而起是也"，类似肾病综合征的表现。《诸病源候论·肿病诸候》还指出："肿之生也，皆由风邪寒热毒气，客于经络，使血涩不通，壅结皆成肿也。"首次从病因病机上提出风邪寒热毒气可以致肿，并使血涩不通，壅结成肿，为后人拟定清热解毒、活血祛瘀治疗水肿提供了重要理论依据。

（二十）紫癜

小儿紫癜，亦称紫斑，是小儿常见的出血性疾病。巢元方明确指出斑毒的病因病机主要在于热毒之邪蕴积于胃，熏发肌肉所致，如《诸病源候论·小儿杂病诸候二》载"斑毒之病，是热气入胃。而胃主肌肉，其热挟毒，蕴积于胃，毒气熏发于肌肉。状如蚊虱所啮，赤斑起，周匝遍体。"巢元方还认为，不仅热毒熏发可以发斑，而且荣卫大虚，血脉空竭，亦能导致血不归经而造成九窍、四肢等部位出血，形成衄血、紫斑。如《诸病源候论·血病诸候》所言："凡荣卫大虚，腑脏伤损，血脉空竭……致令腠理开张，血脉流散也。"此处虽未明确指出发斑的症状，但从"九窍四肢出血"的证候可以推测，必然会有四肢皮肤出血，形成瘀斑的可能。

（二十一）小儿癫痫

《诸病源候论·小儿杂病诸候一》指出："痫者，小儿病也。十岁以上为癫，十岁以下为痫。其发之状，或口眼相引，而目睛上摇，或手足掣纵，或背脊强直，或颈项反折。诸方说痫，名证不同，大体其发之源，皆因三种，三种者，风痫、惊痫、食痫是也。"从年龄上将癫痫分为癫与痫，实则证候相同，但在病源上指出有风、惊、食三因，并列三候，较《黄帝内经》有所发展。将痫病分为风痫、惊痫、食痫三个类型，此种分类方法，很长一段时间为临床上所沿用。惊痫是因惊而发痫；食痫与乳食不节有关；风痫有风邪外感因素。"痫候"中还提到痫病发作时，对正在抽搐和手足拘挛的病儿，不能强行牵拉，以免伤损筋脉造成残废，曰："凡诸痫正发，手足掣缩，慎勿捉持之，捉则令曲突不随也"。

巢元方从欲发痫候、痫候、患痫瘥后更发候以及后遗症等各个阶段阐述，观察亦很仔细，如指出痫病的后遗症较多，有身体头面肿，六七岁不能语等，《诸病源候论·小儿杂病诸候一》载："其痫虽瘥，气血尚虚，而热未尽，在皮肤与气相搏，致令气不宣泄，故停并成肿也"；《诸病源候论·小儿杂病诸候一》："心之声为言，开窍于口，其痫发虽止，风冷之气，尤滞心之络脉，使心气不和，其声不发，故不能言也。"这种分类和论证是符合实际的，对临床具有指导价值。

尽管《诸病源候论》很少涉及治疗，对于小儿癫痫却提出了"惊痫当按图灸之，摩膏，不可大下"的记载，认为惊痫发作，当照针灸图所示用灸法治疗，同时用摩膏按摩，不可用剧烈泻下法。在"风痫候"也记载了风痫初得之时，先有手指微动，后发四肢抽搐，用猪心汤治疗，具有实践意义。

（二十二）小儿痴呆

《诸病源候论》虽无"小儿痴呆"病名，但有与之相类似的记载，《诸病源候论·小儿杂病诸候四》云："人有禀性阴阳不和，而心神惛塞者，亦有因病而精采闇钝，皆由阴阳之气不足，致神识不分明。"病因责之先天禀赋不足，后天患病所致。病理为阴阳不和或不足，致心神惛塞，神识不明，愚昧迟钝，智力低下，此是从整体阴阳立论。

（二十三）解颅

隋唐时代的医家对解颅已经有了初步认识，《诸病源候论·小儿杂病诸候四》言："解颅者，其状，小儿年大，囟应合而不合，头缝开解是也，由肾气不成故也。"对解颅的发病提出"肾气不成"，即肾气不充盛的观点。指出本病病因主要由于胎元禀赋不足，肾气亏损所致，肾主骨，生髓，脑为髓海，肾气未能充实，不能生髓养骨，以致颅囟逾期不合，颅骨缝裂开，头颅增大。

（二十四）小儿疳积

从历史源流来看，隋唐以前的医家还未正式用疳积这个名称，后世所称的哺露疳、丁奚疳、无辜疳，实来源于《诸病源候论》所载的哺露候、大腹丁奚候、无辜病候、伤饱候等。《诸病源候论·小儿杂病诸候三》云："伤饱，一名哺露，一名丁奚，三种大体相似，轻重立名也。"指出伤饱，哺露，丁奚，三候大体相似，以病情之轻重分别命名。从后世的论述以及临床分析来看，哺露与丁奚大体相似，二者实际上仍属于脾疳范畴。无辜疳应归属痨瘵（小儿结核病）范畴。

《诸病源候论·小儿杂病诸候三》所列举的从"癥瘕癖结候"到"被魅候"诸候均属小儿疳证，为儿科四大证之一，成因多为乳食不节，营养不良，脾胃损伤，气血生化之源不足，外而肌肉筋骨毛发失养，内而五脏阴阳失于调和，所以出现种种见证，如伤饱、哺露、大腹丁奚、无辜、魃病，以及癥瘕癖结、痞病等。这些论述，尤其对病因病机的阐发，是中医儿科学的早期资料，并为后世所沿用。疳证从现代医学记载来看，包括营养不良、佝偻病、结核病等，涉及范围较广。

（二十五）虫证

虫证指寄生在人体的各种虫类引起的证候，虫证为儿科常见病和多发病。《诸病源候论·九虫病诸候》对多种寄生虫的形态、发病诱因及临床症状等做了较详细的论述，又列蛔虫候、寸白虫候、蛲虫候之专论，是中医寄生虫病学的早期文献。如"九虫候"指出虫有九种，描述了九种虫的不同形态，并提出"此诸虫依肠胃之间，若腑脏气实则不为害，若虚则能侵蚀"的观点，认为寄生虫病的发生与人体正气相关，后世医家在驱虫时注意调理脾胃，顾护正气，即渊源于此。"三虫候"所论长虫（蛔虫）、赤虫、蛲虫，皆包括在九虫之内，因为这三种虫发病率较高，故专立一候加以阐述。《诸病源候论·小儿杂病诸候六》中的"三虫候""蛔虫候""蛲虫候"及"寸白虫候"对"九虫病诸候"的内容又进行了复述，旨在突出小儿最易患虫证的特点。

三、传染病

（一）顿咳

顿咳是小儿时期感受时行邪毒而引起的肺系时行疾病。《诸病源候论》中有对于顿咳症状的类似记载，如《诸病源候论·咳嗽病诸候》载有"七日肺咳，咳引颈项而唾涎沫是也……十日厥阴咳，咳而引舌本是也。"描述了顿咳具有阵发性痉挛咳嗽的临床特征，剧烈咳嗽常引发干呕、声门痉挛、小儿舌系带溃疡等。

（二）疟疾

《诸病源候论》有"山瘴疟"的记载，较之《黄帝内经》《金匮要略》有很大的发展。《诸病源候论·疟病诸候》云："此病生于岭南，带山瘴之气。其状，发寒热，休作有时，皆由山溪源岭瘴湿毒气故也。其病重于伤暑之疟。"指出疟证是因感受山瘴之气所致，以周期性寒热发作为主要临床特征。

（三）痢疾

小儿脾常不足，卫外力弱，易为外邪所乘，这是小儿患痢的原因。正如《诸病源候论·痢病诸候》对于痢疾病因病机的总结："凡痢皆由荣卫不足，肠胃虚弱，冷热之气，乘虚入客于肠间，肠虚则泄，故为痢也。"在证候分类上，《诸病源候论·痢病诸候》提出了"水谷痢""冷痢""热痢""赤白痢""休息痢""杂痢""蛊注痢"等几十种痢病。论述了痢疾的兼证和变证，包括呕逆、心烦、口渴、口疮、水肿等。并涉及痢后诸症，有虚烦、不能食、腹痛、心下逆满等。

（四）小儿肺痨

晋代葛洪的《肘后备急方》有"尸注"一病的记载，所述症状虽与肺痨不尽相同，但应包括肺痨在内。《诸病源候论·小儿杂病诸候三》对尸注做进一步的阐发："尸注者，是五尸之中一尸注也。人无问大小，腹内皆有尸虫……小儿血气衰弱者，精神亦羸，故尸注因而为病……死又注易傍人"，说明该病是由尸虫引起的传染病。本书"虚劳病诸候"中许多内容与肺痨有关，如"虚劳客热候"有："虚劳之人，血气微弱，阴阳俱虚，小劳则生热"，小劳而生热，与后世所谓劳伤发热相似。"虚劳咳嗽候"有："虚劳而咳嗽者，脏腑气衰，邪伤于肺故也。久不已，令人胸背微痛，或惊悸烦满，或喘息上气，或咳逆唾血"。"虚劳盗汗候"有："盗汗者……久不已，令人羸瘠枯瘦"。

"虚劳骨蒸候"将蒸病分为五蒸及二十三蒸，其中对五蒸中"骨蒸"的描述最近似肺痨："旦起体凉，入晚即热，烦躁，寝不能安，食无味，小便赤黄，忽忽烦乱，细喘无力，腰疼，两足逆冷，手心常热"。此外，《诸病源候论·小儿杂病诸候三》的"注候""尸注候"，均包括小儿肺痨在内。《诸病源候论》还将"蒸"与"疳"联系起来，认为"蒸盛伤内，则变为疳……久蒸不除，多变成疳"，这可看作是后世以年龄分疳痨的理论依据之一。

（五）小儿麻痹症

该病是儿童时期较为常见的一种传染病，前期症状为外感时邪所致，属温病范畴，后期出现肢体痿软，肌肉萎缩则属"痿证""痿躄"范畴，将本病列为儿科疾患的首见于《诸病源候论·小儿杂病诸候四》，其言："夫风邪中于肢节，经于筋脉。若风挟寒气者，即拘急挛痛；若挟于热，即缓纵不随。"指出小儿中风挟热是本病的病因。

四、外科病证

（一）瘿病

《诸病源候论·瘿瘤等病诸候》引养生方云："诸山水黑土中出泉流者，不可久居，常食令人作瘿病。"此处的瘿病多指因缺碘引起的地方性甲状腺肿。

（二）热疮

类似现代医学所称的"单纯性疱疹"，《诸病源候论·疮病诸候》认识本病"初作瘭浆黄汁出，风多则痒，热多则痛，血气乘之，则多脓血，故名热疮也。"而其病因病机，"诸阳气在表，阳气盛则表热，因运动劳役，腠理则虚而开，为风邪所客，风热相搏，留于皮肤，则生疮。"

（三）瘾疹

现代医学称为"荨麻疹"。《诸病源候论·小儿杂病诸候五》云："小儿因汗，解脱衣裳，风入腠理，与血气相搏，结聚起相连，成隐疹。"认为本病为感受风邪所致，风邪是发病诱因。

五、五官科病证

（一）聤耳

聤耳一名首见于《诸病源候论》，又称脓耳，耳漏。指小儿急性与慢性化脓性中耳炎。《诸病源候论·小儿杂病诸候四》详细阐述了化脓的原因："耳，宗脉之所聚，肾气之所通。小儿肾脏盛，而有热者，热气上冲于耳，津液壅结，即生脓汁。亦有因沐浴水入耳内，而不倾沥令尽，水湿停积，搏于血气，蕴结成热，亦令脓汁出"。并指出聤耳久延不愈，可致耳聋："久不瘥，即变成聋也"。

（二）鼻息肉

《诸病源候论》首次提到鼻息肉的致病原因，为风冷之邪伤肺。《诸病源候论·鼻病诸候》载："肺脏为风冷所乘……冷搏于血气，停结鼻内，故变生息肉。"《诸病源候论·鼻病诸候》又进一步论述鼻窒塞气息不通，是由鼻息肉发展而成："肺气通于鼻，其脏为风冷所伤……冷气结聚，搏于血气，则生息肉。冷气盛者，则息肉生长，气息窒塞不通也"。

（三）喉痹

《诸病源候论·小儿杂病诸候四》说明喉痹是由于风毒邪气侵袭咽喉之间，与气血相搏，以致咽喉肿痛，结聚肿塞，连稀粥也难于下咽，甚至化生脓血的病证。并阐述了风毒邪气入心的重证："若毒入心，心即烦闷懊憹，不可堪忍，如此者死"，指出病情严重者令人无法忍受，往往导致死亡。

另有《诸病源候论·小儿杂病诸候四》讲到马痹的症状，与喉痹相类似，也是由于风热毒气，侵袭于咽喉颔颊之间，与血气相搏，以致结聚肿痛，其症状，从颔下肿起，连及颊部，喉内肿痛梗塞，水浆不能下咽，严重时可化脓溃烂。同样提到"毒若攻心，则心烦懊闷致死"。这两候所论，相当于现代医学之化脓性扁桃体炎、白喉等疾病。尤其是白喉，最易并发心肌炎，甚至导致突然死亡，与《诸病源候论》所述一致。

（四）喉痈

喉痈是发生于扁桃体周围及其附近部位的脓肿，包括现代医学的扁桃体周围脓肿、咽后壁脓肿等疾病，在古代医籍中《诸病源候论》首次将本病正式命名为"喉痈"，并论述其发病机制，《诸病源候论·咽喉心胸病诸候》载："六腑不和，血气不调，风邪客于喉间，为寒所折，气壅而不散，故结而成痈。"自此以后，历代医家大多以此立名，并沿用至今。

（五）滞颐

滞颐俗称"流口水"，指小儿流涎过多，从口浸渍于颐下。《诸病源候论·小儿杂病诸候四》言："滞颐之病，是小儿多涎唾流出，渍于颐下"，这是滞颐病名最早的文献记载。并指出其病机为脾气虚冷，不能收制津液："此由脾冷液多故也。脾之液为涎，脾气冷，不能收制其津液，故令涎流出，滞渍于颐也"。

（六）眼痛生障

在本篇儿科常见病"泄泻"中已提及，《诸病源候论·小儿杂病诸候三》记述了"洞泄不止，为注下也。凡注下不止者，多变惊痫……亦变眼痛生障"，此处所讲的惊痫与眼痛生障，是因该病本就挟有风邪，由于注下不止，脏气虚弱，致虚风内动而发生惊痫；久泄下焦虚冷，邪热上浮，熏蒸于肝，影响于目故两目涩痛，睛生翳障。从现代医学的角度看，由于小儿洞泄注下较久，出现失水和电解质紊乱，以致肌肉抽动甚至全身抽搐，因经常洞泄不止，导致维生素 A 吸收不良，出现夜盲症，结膜与角膜变浑浊，失去光泽，甚则由浑浊而软化，产生溃疡，即所谓"眼痛生障"之证。

总之，《诸病源候论》从书中所论述的范围来看，具有相当的广度和深度，代表了当时中医理论和临床各科的发展水平，标志着祖国医学取得的辉煌成就。

第六节　轶闻趣事

一、合药食，尽显功效

据《隋炀帝开河记》载：公元 609 年，奉旨主持开凿运河工程的隋朝大总管兼开河督护麻叔谋在宁陵（今河南境内）患风逆病，全身关节疼痛，不能行动，起坐即头晕作呕，饮食不下，每日只得卧床。诸医诊治无效，病情反重，隋炀帝令巢元方前往诊治。巢元方诊后认为是风入腠理，未及时驱出，内入脏腑所致，病在胸臆，嘱其

"须用嫩羊肥者，蒸熟掺药合食下则愈"。麻叔谋依方配药，蒸而食之，药未尽而病已愈。巢元方还叮嘱他以杏酪、五味子与羊肉同蒸，一天吃数枚，可使疾病不复发。以后麻叔谋每杀羔羊，必与杏同蒸，日食数枚，竟无再发。巢元方对于这种诸医诊治无效的疑难重证，可以做到药食相合，随手而愈，以小方治大病，足见其医术之高，功底之深。

二、针时弊，救病为重

魏晋时期，贵族阶级的上层人物间出现了一种服石怪癖，至隋仍很盛行。服石之风多在统治阶级的皇宫贵族和士大夫中，以迎合达官显贵们没落颓废、生活腐化的心理需求。服石者，即长期服用由石钟乳、硫磺、白石英、紫石英及赤石脂等五种石性药组成之方，因服后身体烦热，必须寒衣、寒饮、寒食、寒卧，极寒益善，故称寒食散，据说可令人"心加开朗，体力转强"，故服石之人众多，流弊相当严重。名医皇甫谧亦因染此恶习而大病一场，痛楚不堪，竟欲剖腹自杀，据皇氏记述服石后有"舌缩入喉、痛疮陷背、脊肉烂溃"等毒副作用，因此引发大量疾病。巢元方专门用一卷书的篇幅讨论了 25 种此类疾病，形成中国医学史上一种特殊现象。由于救治寒食者常要"逆常规，反常性"，容易冒犯患者，巢元方自然于这些皇亲国戚们有所顾忌，故曰："昔如文挚治齐王病，先使王怒，而后病已。文挚以是虽愈王病，而终为王所杀。今救寒食者，要当逆常理，反正性，或犯怒之。得瘥之后，心念犯怒之怨，必不得治之恩，犹齐王杀文挚也，后与太子不能救，况于凡人哉"。尽管如此，他仍以救人疾苦为重，"然死生人事也，始知可生，而不救之，非仁者也。唯仁者心不已，必冒犯怒而治之"。可见传统的医学人道主义精神对巢元方的影响，体现了其社会责任感和仁爱救人的医德风尚。

第七节　序年纪事

巢元方约生活于梁大宝元年至唐贞观四年（550—630）。

605～618 年，隋大业元年（乙丑）至隋大业十四年（戊寅），隋炀帝时，曾在京都长安任职太医院博士，后荣升太医令。

610 年，隋大业六年（庚午），奉帝旨主持编纂完成《诸病源候论》。

（徐姗姗　高修安）

参考文献

1. 南京中医学院校释. 诸病源候论校释（上、下）［M］. 北京：人民卫生出版社，1980

2. 高文铸主编. 医经病源诊法名著集成［M］. 北京：华夏出版社，1997

3. 王伯岳，江育仁主编. 中医儿科学［M］. 北京：人民卫生出版社，1984

4. 张凤瑞. 论名医巢元方的学术经验［J］. 陕西中医，2005，26（12）：1375-1377

5. 刘更生. 从金元四家看中医病源理论研究的意义［J］. 中国中医基础医学杂志，1988，（7）：10

6. 程磐基，张再良，刘俊.《诸病源候论》外感热病析［J］. 中医文献杂志，2002，（4）：29

7. 徐翠，孟巧绒. 胎儿生长受限的病因病机探讨［J］. 陕西中医学院学报，2005，28（3）：5-6

8. 陶春祥.《诸病源候论》养胎保健思想探讨［J］. 黑龙江中医药，1996，（5）：8-10

9. 苗晋. 浅探《诸病源候论》对儿科学的贡献［J］. 江西中医药，1983，（6）：1-3

10. 黄健.《诸病源候论》对中国古代精神病学发展的贡献［J］. 中华医史杂志，1994，24（4）：207-210

11. 刘艳骄.《诸病源候论》对睡眠医学的贡献［J］. 中国中医基础医学杂志，2002，8（1）：52-57

12. 潘桂娟，金香兰. 论《诸病源候论》对中医痰病学术发展的贡献［J］. 中国医药学报，1996，11（1）：9-10

13. 朱锦善. 儿科临证50讲［M］. 北京：中国中医药出版社，1999

14. 代金刚，曹洪欣，张明亮.《诸病源候论》呼吸吐纳法浅探［J］. 中医杂志，2016，57（3）：267-270

15. 李青青，赵京生.《诸病源候论》之小儿灸法［J］. 中国针灸，2016，36（7）：723-725

16. 何兰娟，田永衍.《诸病源候论》"六字气诀"治疗五脏病候探析［J］. 辽宁中医杂志，2015，42（5）：966-967

第三章　孙思邈

第一节　概述

孙思邈（公元541—682），世号孙真人，又称药王。隋唐时期京兆华原（今陕西省铜川市耀州区孙家原）人，唐代医药学家，亦以养生家、道家名于世。

孙思邈因幼患风冷痼疾，深受病痛折磨，乃矢志从医。其孜孜不倦，持之以恒，及至垂暮之年亦如斯，终成汉末以又一可比肩医圣的苍生大医。其《备急千金要方·自序》中："幼遭风冷，屡造医门，汤药之资，罄尽家产。所以青衿之岁，高尚兹典；白首之年，未尝释卷"的表述，确实是其因挫立志，毕生锲而不舍之敬业精神的真实写照。

孙思邈一生勤求古训，博采众方，系统总结了初唐及之前各个时期疾病防治的宝贵经验，广泛搜集当时的民间验方，结合自己长期的临床实践和丰富阅历，撰成《备急千金要方》和《千金翼方》两部巨著。其中重要的理论、治则和方法对中医学的发展，尤其是对后世医学流派，如易水学派、伤寒学派、温病学派的形成和发展产生了深远的影响，对促进中医学和方剂学的发展亦有重要贡献。孙思邈在《备急千金要方》和《千金翼方》中创制的千金苇茎汤、独活寄生汤、温胆汤、温脾汤、犀角地黄汤、紫雪丹、孔圣枕中丹以及大小续命汤等方剂，一直为临床广泛应用且疗效卓著。

《备急千金要方》和《千金翼方》是中医临床各科发展的一个重要里程碑。妇科、儿科、内科、肛肠科、外科、骨伤科、预防保健、针灸在其中已见雏形。孙思邈的另一突出贡献是他十分重视妇幼保健医疗，《备急千金要方》将妇人、少小婴孺方治列居首要，特别是儿科开卷的精辟论述："生民之道，莫不以养小为大，若无于小，卒不成大。故《易》称积小以成大，《诗》有厥初生民，《传》云声子生隐公，此之一义。即是从微至著，自少及长，人情共见，不待经史。故今斯方，先妇人小儿而后丈夫耆老者，是崇本之义也。"

孙思邈以重视养生防病享誉医林，在养性、食养上建树尤多。其学术上继承《黄帝内经》《伤寒论》理论体系，多有创新。力倡脏腑辨证，且辨证与辨病互参，治疗手段则方药、针灸、按摩、导引、膏贴、心理暗示靡不撷取，讲究实效，不落窠臼，胆大心细，智圆行方，具有很高的学术价值。

第二节　生平、治学与古今评鉴

一、生平考略

　　孙思邈，世号孙真人，生于西魏大统七年（541），卒于唐永淳元年（681），享年142岁，是我国历史上少有的长寿者。

　　孙思邈为隋唐时期京兆华原（今陕西省铜川市耀州区孙家原）人。关于其生年，学术界见解多歧，如刘毓松、黄竹斋等认为是公元515年；王鸣盛等认为是公元601年左右；纪晓岚《四库全书总目提要》则为公元581年；而马伯英、刘广州考证为公元541年。笔者认为公元541年为其生年可能性最大，主要依据是：两唐书均有记载，洛州总管独孤信见之称为圣童，此一；及长，隐居太白山，至隋文帝辅政时（公元580）征为国子博士，不拜，此二；唐太宗时昭至京师，其年虽老，但显得非常年轻，此三；魏征等修齐、梁、陈、周、隋史，屡访孙思邈，其述之有如目睹，此四。而《旧唐书》对上述事件记载尤详。据新、旧唐书记载，孙思邈生于西魏大统七年间，似无多少疑义。而纪晓岚《四库全书总目提要》谓："生于后周，隐居不仕之说，为史误审矣"近代考据学家余嘉锡采信此说，其在《四库提要辨证》中提出："考《周书》及《北史》独孤信本传，惟云大统元年为大都督，率众与冯诩王元季海入洛阳，不云为洛州总管，是两唐书纪事已不免有误。则其谓思邈及见独孤信，及隋文帝辅政以国子博士召不拜者，恐皆不足信也。提要驳之是矣。"现世医家李经纬先生沿用之，并以卢照邻《病梨树赋·序》中思邈自云"开皇辛酉岁生，至今年已九十三矣"为据，认为开皇辛酉为辛丑之误。若确如思邈自云，唐高宗咸亨四年为93岁，则其生年应为开皇元年无疑，辛丑误为辛酉也在情理之中。然而凭此一句，即两唐书诸多记载均为"史误审矣"，不仅仅是见独孤信与隐居太白山、隋文帝辅政时拒拜国子博士为传云之事，即使太宗初，年已老，而听视聪了；魏征等修史访询亦不足信。作为24史之中的两唐书对孙思邈主要生平事迹的记载均为道听途说恐难置信，更何况只凭卢照邻所引思邈自云一句就将两唐书前后呼应之记载归之于误审与传云，似有断章之嫌。细察《旧唐书》等，我们不难发现，从见独孤信至魏征等访询齐、梁、陈、周、隋五代史在年表顺序上是吻合的。按西魏大统七年（辛酉）（541）出生，至大统十三年（丁卯）（547）为7岁，此间独孤信见之称为圣童，周宣帝大成元年（己亥）因王室多故隐居太白山（579）。次年（580），隋文帝辅政征为国子博士不拜，时年已40岁。至太宗即位，贞观元年（丁亥）（627）召诣京师，见其容色甚少，喟曰："故知有道者诚可尊重，羡门、广成，岂虚言哉！"此时孙思邈已87岁，但显得十分年轻，因而引发太宗感慨。至魏征等受命修史，应是太宗即位后几年间的事，思邈已九旬高龄。若按思邈自云开皇元年（581）至太宗即位亦不过47岁，即使是贞观3年间见唐太宗，也不过是刚至五句，怎能解释"年已老，而听视聪了"？更不至于太宗嗟其容色甚少，比之羡门、广成。若确属开皇辛丑年间出生，那么魏征等贞观三年"修齐、陈、梁、周、隋等五家史"时，孙思邈只不过稍年长而已，"屡咨所遗"南北朝事，似可不必！李经纬先生文中："太宗初，孙思邈已50余岁，言已老，尚能讲通"已显得有些勉强。更何况卢照邻《病梨树赋·序》之"思邈自云开皇辛酉岁生，至今年九十三矣。"句后即接着说："询之乡里，咸云数百岁人，然犹视听不衰，神采甚茂，可谓古之聪明博达不死者也。"卢照邻其实也不相信思邈自云，认为他"不啻百岁人"可见唐书采证并非仅据传云。那么孙思邈为何讲自己仅93岁呢？笔者觉得可与上元元年辞疾请归联系起来理解，思邈一生不为官，只是在咸亨四年高宗患病时"授承务郎直尚药局"，任过半年的承务郎职，此时处于皇室的医疗和养生保健的指导地位，这不仅由于他的医术，也由于他的高龄和被视为"真人"有关。孙思邈自云93岁，是为脱去羁绊，与他甘居淡泊、退隐山林的夙愿有关。余嘉锡先生也认为："盖方外之士，或自隐其年齿，或虚增其寿，世俗无以测之故也。"言思邈故意自隐其年齿，虽然是我的推测，但纵观其淡泊名利的行事为人，确实不无道理。

至于余嘉锡先生以《周书·独孤信本传》未载独孤信任洛州总管为据，而言"是两唐书纪事已不免有误"未必成立。因为独孤信是否任洛州总管与其是否见过童年孙思邈并无必然联系，《周书》亦明确记载独孤信在西魏大统年间坐镇陇右10余年，且征战于河洛、荆楚之间，这段时间足足可以见到并了解这个"圣童"应无疑义。孙思邈的高龄还可以从另外一个角度证实，即他是一个养生家，一个道家，世号"孙真人"，而且不仅仅在民间，就是唐之后也一直为皇室尊奉，直到宋徽宗还敕为"妙应真人"，其享年142岁当属事实。

孙思邈幼时聪慧敦敏，"七岁就学，日诵千余言"所以独孤信见之感叹其异于常人，称"圣童也，顾器大难为用尔"其时，孙氏因患风冷瘤疾，长期就医，几乎耗尽了家资。由于病痛的折磨，以及在就医过程中深刻体会到庸医误人的切肤之痛，同时又目睹读书之人皆向往仕途，鄙视方技，"多教子弟诵短文，构小策，以求出身之道，医治之术，阙而弗论。"以至业医者多泛泛之辈而技艺不精的时弊，乃发奋钻研医术。基于其自身潜质和为百姓解除疾苦的崇高志向，再加上他博览群书，通晓诸子百家，特别是庄、老思想对他的影响，使他形成了一种甘居淡泊的操守。"所以青衿之岁，高尚兹典，白首之年，未尝释卷。"

对孙思邈开始学医的年龄，学者的见解也不一致，有学者认为是18岁，云其《备急千金方·序》有"吾十有八而志学医"之自述。然考新版《备急千金要方校释》，其以日本嘉永二年（1849）江户医学馆影刻本为底本，以日本天保三年（1832）松本幸彦影刻之《真本千金方》、日本东京静嘉堂文库所藏《新雕孙真人千金方》为主校本，以北京图书馆所藏元刻《重刊孙真人备急千金要方》、上海涵芬楼影印《正统道藏》之《备急千金要方》、明正统十六年（1537）慎独斋刘洪氏影元刊本、中医古籍出版社公元 1986 年据台湾商务印书馆文渊阁本为旁校本，以北京图书馆藏日本尚文馆翻元刻本、明嘉靖二十三年（1544）乔世定刊本为参校本，未见校出"吾十有八而志学医"之句。而"青衿之岁，高尚兹典"却是人人知晓的名句。"青衿之岁"为少年就学之时，总不至于是 18 岁吧？再则，考其自序"幼遭风冷……"及《旧唐书·列传第一百四十一》"七岁就学，日诵千余言"以其幼时受"风冷"病痛折磨的深刻感受和 7 岁能日诵千余言的幼学功底，应该是在 15 岁左右开始从医最为有说服力，15 岁与'青衿之岁'也是比较吻合的。其三，《备急千金要方·自序》："弱冠颇觉有悟，是以亲邻中外有疾者多所济益"。"弱冠"当为 20 岁（见《礼记·曲礼上》），20 岁时于医有一定的造诣并小有名气，这种境界不是 18 岁开始学医，仅仅两年时间就能达到的。其四，《千金翼方·自序》："志学之年，驰百金而徇经方"，志学之年当为 15 岁（见《论语·为政》）。综前所述，当以其 15 岁左右开始学医为是。

孙思邈凭着聪慧的资质、广博的知识和丰富的阅历，进而形成深邃的洞察力，他看透了仕途功名，鄙弃为官，37 岁左右先后隐居于太白山和终南山，其间隋文帝召为国子博士不就。他一边在民间为百姓解除病痛，一边潜心求学。他不但钻研医学，且旁通诸子百家，于推步、阴阳、天文、地理无所不窥，尤其是庄、老之学和佛学他更是付诸努力去钻研。他治学不仅勤求古训，尤重博采众方，"切脉诊候，采药合和，服饵节度，将息避慎，一事长于己者，不远千里，伏膺取决"，可见其为医之用心良苦，堪称古今一人。

隋大业中及唐贞观年间，思邈先后两次入川，他一路寻访名医，并一度在蜀中修炼丹药，在这二、三十年里，他求学从未中辍，不仅研读了大量唐之前历代医家的著作，同时对预测祸福、卜筮吉凶、符箓消灾等杂学也进行了深入的探讨。他还利用久居山林的自然条件，对药物的识别、采集、炮制、贮存进行了认真的研究，积累了丰富的经验。在长期的医疗实践中将理论知识与临证实际融会贯通，医技几乎达到炉火纯青的境界。唐武德年间（618～626），他成功地治愈了重症吐泻，这在当时条件下是十分不容易的。贞观初（627）治愈了濒死的虚劳病；贞观九年（635）又治愈了汉阳王的顽固水肿；贞观十年（636）治梓州刺史李文博消渴立验；永徽元年（650）他以内治法治愈了顽固箭伤。除此之外，他还治疗麻风患者 600 余人，治愈率达到 10%，这在 1400 多年前确实是一个奇迹。这些人当中，有平民百姓，也有士大夫和异种名人，可见《备急千金要方·卷第一》提到的"贵贱贫富，长幼妍蚩，怨亲善友，华夷愚智，普同一等"是他的实践心得。唐贞观间，年近九旬的孙思邈已名闻遐迩，誉满朝野。唐太宗、唐高宗几次征召，欲授爵位，他皆托病不受。只是在咸亨四年（673）为高宗治病时，授"承务郎直尚药局"担任了约半年的承务郎职，至上元元年又"辞疾请归"。他与卢照邻交往甚笃，并与之论医，照邻慕其聪明博达与高龄犹健乃作赋记述，思邈之学识胸襟于赋中尽可领略。"当时知名之士宋令文、孟诜、卢照邻等，执师资之礼以事焉。"孙思邈一生勤于著述，据明嘉靖年间，乔进宁所撰的《耀州志·卷十》记载，孙氏著作有 30 多种，今广传于世的《备急千金要方》约于唐永徽三年（652）成书。至与卢照邻交往时，也就是咸亨年间（673 年左右）开始撰写《千金翼方》，高龄垂暮的孙思邈仍笔耕不已，至永隆元年（公元 680 年），也就是临终前两年定稿。永淳元年（682）逝世，享年 142 岁。

又据《耀州志》所载，孙思邈晚年的活动多隐于山林之间，"太白、终南、峨眉、五台山皆真人隐居处，在太白最久，故史称隐于太白山。"而五台山，即今之耀州药王山，多认为是孙氏一生最后的隐居地。其山北有一"北洞"，又称"显化台"，与"北洞"相对的是"南庵"，又称"升仙台"，山上还有在石中开凿的水池，传说乃孙氏洗药所用，至今南庵院中尚存数株千年古柏，据说系孙思邈亲手所植，庵内有文昌阁（又称魁星阁），阁下有传说是唐太宗为嘉勉孙思邈治好他爱妃之病而亲自登山的御道，阁下山门留有清顺治年间郡人左佩弦手书的"唐敕静明宫"匾额。

孙思邈临终嘱令丧葬从简，祭祀不用牲畜，据其故里老人及清康熙十年（1671）"唐敕封孙真人故宅"碑所载，孙思邈可能葬于其家族祖茔，即孙家原西南方，但尚无确切考证。千百年来，孙思邈故里的人们深深缅怀这位伟大的医药学家，在孙思邈的忌日，每年的 2 月初 2 日，都要举行盛大的庙会来纪念他。

二、师承治学

孙思邈生于北朝西魏大统年间，尽管此时群雄割据，战乱频繁，但其家乡京兆华原一带属于西魏的后方，生活环境相对安稳。因此，童年孙思邈得以攻读诗书，"七岁就学，日诵千余言"，为当时坐镇陇右十一州的西魏大都督独孤信所赏识。思邈幼时虽聪敏过人，却为体弱多病所困扰，以致求医之资几尽家产，然而痼疾尚未获痊。这段时间，在他童稚的心灵里，尤其深刻地体验到拥有健康而没有病痛对于人生的重要。与大多因挫而立志从医的医学大家一样，孙思邈亦属自学，溯其"师承"就是熟读精研当时已有的医学典籍；究其"治学"就是博览群书，涉猎百家，注重实践、创新提高而终生不辍。纵观孙思邈的人生轨迹，他一生不为官，不求荣华富贵，避身于权势名利其外，用心在苍生病痛之中。作为一个"苍生大医"，他自"青衿"至"白首"孜孜不倦，殚精竭虑，拯治伤病无数，并给后世留下了《备急千金要方》和《千金翼方》等不朽之作，从而比肩医圣；作为一个养生家、道家，他又达到了"恬淡虚无，真气从之，正气存内，病安从来？"的境界，从而能享永年，活了 142 岁高龄。

孙思邈一生勤于治学，善于治学，在《备急千金要方》《千金翼方》中诸多翔实的记述，以及两唐书所引其与卢照邻之论医足可概其全貌，今择要分述如下：

（一）精研典籍，学无止境

孙思邈行医生涯中，曾屡访名医，其学有师长是实，然孙思邈的启蒙老师谁属，在目前的史料中尚无从考证。孙思邈天资聪敏，颖悟超人，有深厚的幼学功底，且因病立志学医。青衿之岁，启蒙之初，孙思邈从《黄帝内经》《难经》《伤寒杂病论》《脉经》等医经类典籍和《神农本草经》为主的本草类典籍，以及初唐之前的名家著作入门，他把这些典籍都作为必读之书，《备急千金要方·卷第一》中提出"须熟读此方，寻思妙理，留意钻研，始可与言医道者矣。"在"大医精诚"中他又再三强调："故学者必须博极医源，精勤不倦，不得道听途说而言医道已了，深自误哉！"他对病症的论述，皆以《黄帝内经》之论为本，互参于诸家，诠释以己见，条列辨证方治。对张仲景、华佗、王叔和、皇甫谧、巢元方，以及"大医习业"中提及的阮、范、张、靳的著作均属必读之书。乃至其医论名篇，卷第七之"论风毒状第一"提到的支法存、仰道人、深师、师道人等的医论皆熟稔如斯。

　　值得探究的是孙思邈对仲景的尊仰，仲景著作在《备急千金要方》中列为必读典籍之一，但在整部《备急千金要方》中却只是伤寒一卷较系统地录用仲景方治，且多集中在"发汗汤第五"及"宜下第八""发汗吐下第九"涉及桂枝、麻黄、大小青龙、承气汤、麻杏甘石汤、甘草泻心汤、生姜泻心汤、白虎汤及抵当汤、丸，大陷胸汤、丸等，余方则散见于各篇中。又在"伤寒上"篇末有"江南诸师秘仲景要方不传"之句。因此，有学者认为，其时《伤寒论》流传不广，思邈早年未睹《伤寒论》全部，对《伤寒论》亦无深究。以仲景之论在《备急千金要方》中的篇幅来看，似有一些道理。但只要我们悉习披阅，就不难发现其篇幅最多的是方药，而引用经典则除《灵》《素》之外，就以仲景之论为最。孙思邈十分仰慕张仲景，在《备急千金要方》自序的后半部分以及卷第一"治病略例第三"之首段全部引用仲景《伤寒论》自序所云。孙氏深感仲景之方的疗效确切，故示以"江南诸师秘仲景要方不传"，即仲景之方功效卓著已被江南诸师秘为己有，意在告诫后学要特别注重仲景所制之方。他在《千金翼方·卷第九》开篇云："论曰：伤寒热病，自古有之。名贤睿哲，多所防御，至于仲景，特有神功，寻思旨趣，莫测其致，所以医人未能钻仰。尝见太医疗伤寒，惟大青、知母等诸冷物投之，极与仲景本意相反，汤药虽行，百无一效。伤其如此，遂披伤寒大论，鸠集要妙，以为其方，行之以来，未有不验。旧法方证，意义幽隐，乃令近智所迷，览之者造次难悟，中庸之士，绝而不思，故使闾里之中，岁致夭枉之痛，远想令人慨然无已。今以方证同条，比类相附，须有检讨，仓卒易知。"详析之，未有可证其早年未见全本《伤寒论》之言，却可证早在《备急千金要方》中提出"江南诸师秘仲景要方不传"以示要重视仲景之方，但仍未被业医者所解，伤寒之论莫能普及。以致"极与仲景本意相反，汤药虽行，百无一效。伤其如此，遂披阅伤寒大论……"垂暮之年乃有《千金翼方·卷第九》精辟的方证归类，研究伤寒独树一帜。

（二）广搜博览，撷取要妙

　　孙思邈认为"不读'五经'，不知有仁义之道；不读'三史'不知有古今之事；不读'诸子'观事则不能默然识之；不读《黄帝内经》，则不知有慈悲喜舍之德；不读

'庄''老'，不能任真体运，则吉凶拘忌，触涂而生。至于五行休旺，七耀天文，并须探赜，若能具而学之，则于医道无所滞碍，尽善尽美矣。"他精研医学典籍，更博览群书，通晓百家，其学问功夫的深厚，虽为医而又不止乎医；他治病讲究实效，不拘汤药、针灸、按蹻、禁咒靡不采用；上求经方，下逮俚技，无问雅俗尊卑，唯效是从。"至于切脉诊候，采药合和，服药节度，将息避慎，一事长于己者，不远千里，伏膺取决""志学之岁，驰百金而徇经方"。他数次入蜀寻访名医，采药炼丹，一生中大部分时间居于山林，悉心识别采集药物。他与其时的知名之士交往甚笃，如书法家宋令文，医药学家《补养方》作者孟诜，初唐四杰之卢照邻都执弟子之礼以侍奉他，并相互切磋医理。与《古今录验方》的作者甄立言及其兄针灸大家甄权有很深的学术交往。《千金翼方·卷第十七》的防风汤就是"甄权治安平公主方"；卷第 13 "治久心痛腹痛积年不定"之"犀角丸"就是依甄立言处此方。孙氏还与宣律法师交厚，《备急千金要方》中来源于佛学的医药精华，盖得益于兹。

　　《备急千金要方》合方论共 5300 余首；《千金翼方》的方论也超过 2900 首。其中的方药，一部分是来自历代医学典籍，但更多的则是搜集流传于民间的验方。如《备急千金要方·卷第四》的"鳖甲丸"是河内太守魏夫人所传；卷第 22 治疗肿一方，则载明为"齐州荣姥方"；再如《千金翼方·卷第十六》之"常山太守方马灌酒"，则附有案例："陇西韩府君，筋急两膝不得屈伸……兰田府君，背痛不能立，服之二十日，身轻目明……"思邈还留意于域外医学，尤其是天竺之国的医技和方药，《备急千金要方·卷第十二》中的"耆婆万病丸"、《千金翼方·卷第十二》的"耆婆汤"、卷第 22 的"耆婆大士治人五脏六腑内万病及补益长年不老方"和《千金翼方·卷第十二》中的"服菖蒲方"等都是从天竺传入，另尚有来源于瑜伽术的保健气功"天竺国按摩法十八"等。

　　孙思邈博采众方，注重实效，精心筛选，撷取要妙。即使是名家的方剂，也不是一概收录，如北齐徐之才医名素著，声震当时，但孙氏析其儿科方书则认为"齐有徐王者，亦有'小儿方'三卷，故今之学者颇得传授。然徐氏位望隆重，何暇留心于少小，详其方意，不甚深细，少有可采，未为至秘。"对于治痢诸方，则谓："古今痢方千万首，不可俱载，此中但撮其效者七八而已。"

　　学然后知不足，行之后知艰辛。孙思邈治学严谨，一丝不苟。他在《备急千金要方·卷第一》中说："今以至精至微之事，求之于至粗至浅之思，其不殆哉！若盈而益之，虚而损之，通而彻之，塞而壅之，寒而冷之，热而温之是重加其疾，而望其生，吾见其死矣。故医方卜筮，艺能之难精者也，既非神授，何以得其幽微？世有愚者，读方三年，便谓天下无病可治，及治病三年，乃知天下无方可用。"就是对那些孟浪为医者的无情针砭。对那些读了几部方书，了解一点医理，浅尝辄止，就轻言医道已了的所谓医生，孙氏斥之为"无目夜游"；对那些死啃书本，不知探求真谛"学而不思则罔"的人，孙氏讥之为"动则颠殒"。孙氏本人治学也是知之为知之，不知为不知，如对狂犬病的治疗，其"初学医未以为业，有人遭此，将以问吾，吾了不知报答，以是经吾手而死者不一。自此锐意学之，一解以来，治者皆愈，方知世无良医，枉死者半，此言非虚。故将来学者，非止此法，余一一方皆须沉思，留心作意，殷勤学之，乃得通晓。莫以粗解一两种法，即谓知讫，极自误也。"

（三）胆大心小，智圆行方

卢照邻《病梨树赋·序》记载了孙思邈一句名言，这就是"胆欲大而心欲小，智欲圆而行欲方"，胆大心小、智圆行方是孙思邈处事为人治学为医所笃行的准则。南宋大理学家朱熹在《近思录》中亦赞叹其"可以为法也。"孙思邈引用《诗经》"如临深渊，如履薄冰"以诠释"心小"；"赳赳武夫，公侯干城"来说明"胆大"；又以《左传》"不为利回，不为义疚"谓"行方"；《易经》"见机而作，不俟终日"谓"智圆"。虽寥寥数语，其饱学与胸襟尽蕴其中。早在《淮南子》中也有"心欲小而胆欲大，智欲圆而行欲方"句，而孙氏格物致知，再赋于此八字特定内涵，以推陈出新。

"大胆"就是为医的果敢，重症危难于前，挽治之机稍纵即逝，若无胆识，左右彷徨，瞻前顾后，则危殆立见。"胆大"而少失误，不失误，最重要的保证就是"心小"。孙思邈认为："省病诊疾，至意深心，详察形候，纤毫勿失，处刺针药无得参差。虽曰病宜速救，要须临事不惑，唯当审谛覃思。"

"见机而作，不俟终日"即为"智圆"，就是要把握时机，灵活应对。孙思邈在《千金翼方·序》所云："若夫医道之为言，实惟意也，固以神存心手之际，意析毫芒之里，当其情之所得，口不能言；数之所在，言不能谕。"其认为病有内同而外异，内异而外同之别，五脏有盈虚，血脉营卫有通塞，禀赋有厚薄，病情有轻重，其千差万别皆须审慎而灵活应对。所以为医之"智圆"在于审证求因，因人、因时、因地制宜，随证施治，活法圆机。

"不为利回，不为义疚"谓之"行方"，多是指为医的行为规范和职业道德。《备急千金要方·卷第一》之"凡大医治病，必当安神定志，无欲无求，先发大慈恻隐之心，誓愿普救含灵之苦，有疾厄来求救者，不得问其贵贱贫富、长幼妍媸、怨亲善友、华夷愚智，普同一等……""夫大医之体，欲得澄神内视，望之俨然，宽裕汪汪，不皎不昧""不得多语调笑，谈谑喧哗，道说是非，议论人物，炫耀声名，訾毁诸医，自矜己德……""不得持己之长，专心经略财物"。再如《千金翼方·卷第二十九》提到的"不淫声色"等等，既是医德修为，亦属治学风范，若不得淡泊宁静，无欲无求，怎能专心致志，博极医源。无大慈恻隐之心，又怎能置名利不顾，临危不乱胆大心细呢？

三、古今评鉴

1. 独孤信：此圣童也。但恨其器大，难为用也。

2. 卢照邻《病梨树赋·序》：时有处士孙思邈，道洽古今，学殚数术。高谈正一，则古之蒙庄子；深入不二，则今之维摩诘。至于推步甲乙，度量乾坤，则洛下闳、安期先生之俦也……视听不衰，神采甚茂，可谓古之聪明博达不死者也。

3. 林亿等《新校备急千金要方·序》：有唐真人孙思邈者，乃其人也，以上智之材，抱康时之志，当太宗治平之际，思所以佐乃后庇民之事，以谓上医之道，真圣人之政，而王宫之一守也。

4. 林亿等《校正千金翼方表》：迨及唐世，孙思邈出，诚一代之良医也。其行事见诸史传，撰《备急千金要方》30卷。辨论精博，囊括众家，高出于前辈。犹虑或有所遗，又撰《千金翼方》以辅之，一家之书，可谓大备矣。

5. 晁公武《郡斋读书志》：思邈博通经传，洞明医书，著用药之人，诊脉之诀、针灸之穴、禁架之法，以至导引养生之要，无不周悉。后世或能窥其一二，未有不为名医者。

6. 吕复《诸医论》：孙思邈医如康成注书，详于训诂，其自得之妙，未易以示人，味其膏腴，可以无饥矣。

7. 张岱《夜航船·九流部》：唐·孙真人，方药绝伦，扶危拯弱，应效如神。

8. 黄竹斋《孙思邈传》：隋唐之际，孙思邈氏崛起关中，衍农黄之坠绪，承南阳之宗风。勤加搜讨，网罗古今，撰成《千金要方》及《翼方》各30卷。自医经、经方，以及采药之候、针灸之术，旁至养性之道，辟谷之方，靡不详记。伤寒、杂病而外，妇婴、疮疡有专科。博大精微，道全德备，蔚然为一代宗师，盖仲景后一人也……道通天地术通神，儒中隐逸医中真。

9. 今鉴：孙思邈在学术上秉承了《黄帝内经》《伤寒论》，并有创新。他研究总结了初唐及之前的医学理论和临证经验，撷取百家要妙，参以自身学验，历经数十年艰辛，撰成《备急千金要方》和《千金翼方》两部巨著。首倡重视妇幼，并将妇科和儿科疾病的辨证论治分别列居显要；主张脏腑辨证，按脏腑分类，以寒热虚实为纲，强调辨病与辨证相结合，治病往往方药、针灸、按摩、导引并重。处方用药，灵活变通，善用大方，且药味多而不杂乱，以平正取胜，然奇峻逆从，不拘常制，胆大心小，智圆行方，具有极高的学术价值。他甘居淡泊，乐于清贫，一次又一次拒绝高官厚禄，多次隐于太白、终南、峨眉等山，采药制药，修养心身，行医于穷乡僻壤，济世活人，深受百姓的爱戴。孙思邈是唐代的医学泰斗，也是继仲景之后一位可比肩医圣的苍生大医，在我国医学史上有着重要的地位，在国外医学界亦享有崇高的声誉。

第三节　主要著述

一、《备急千金要方》

（一）内容提要

《备急千金要方》简称《千金要方》，约成书于唐高宗永徽三年（652）。该书计30卷，232门，共载方、论5300余条。分医学总论、妇人、少小婴孺、七窍、诸风、脚气、伤寒、脏腑诸证、痈疽痔漏、解毒、备急诸方、食治、养性、平脉、针灸等。

卷1为序例，亦即总论，主要论述治学、医德及诊法、治病、处方、用药等。首先以"大医习业""大医精诚"为论，强调了治学和医德的重要性，系统地提出了医学职业道德的规范和要求，对后世医家的医德修养及优良医风的树立，起了十分重要的作用。

该书非常重视妇科和儿科疾病的辨证论治，首次单列妇科和儿科。卷2至卷4即为妇人方，主要论述产科和妇科疾病的诊断和治疗。鉴于妇女有胎、产、经、带、前阴、乳疾等特殊病证，不但把"妇人方"列在诸方之首，而且对妊娠、月经不调、赤白带下、崩漏、养胎禁忌、临产注意和产后护理等问题都做了深入的研究和论述。书中所载的妇科方剂疗效神奇，《名医类案》等著作有其验证记载。

儿科方面，其卷5、卷15下小儿痫第10、卷30小儿共载有儿科用方500余首。对小儿胚胎发育、胎养胎教、生理特点、新生儿疾病、婴幼儿保健以及惊痫、伤寒、咳嗽等多种儿科常见病证皆有详细论述。

卷6为七窍病，论述眼、鼻、口、舌、唇、齿、咽喉以及面部的疾患，其中用动物肝脏治疗夜盲症，尚属首次见载。

卷7至卷21为内科，分别论述了风毒脚气、诸风、伤寒、脏腑病证及消渴诸病，其中所载张仲景《伤寒杂病论》的有关内容，被认为是《伤寒杂病论》的早期传本之一。

卷22至23为外科、皮肤科，其中专列"恶疾大风"一节，系统论述了在麻风病防治方面的经验和理论。

卷24为解毒并杂治，介绍了各种中毒的解救方法，其中包括采用海藻、昆布以及鹿靥、羊靥等富含碘质的药物和动物甲状腺制剂治疗瘿瘤的经验。

卷25为备急，记载了各种急救方法。

卷26为食治，论述了日常生活里所食用的果、菜、谷、肉的性味、药理作用、服食禁忌以及治疗效果。

卷27至28为养性及脉法。

卷 29 至 30 为针灸孔穴，其中载有涉及治疗 100 余种病证的 400 余首针灸处方，孙思邈所常用的"阿是穴"也在这一部分叙述。在卷 29 中，还记述了孙思邈在《黄帝明堂经》及甄权考订之基础上所绘制的《明堂三人图》的文字说明。《明堂三人图》是我国最早的经络腧穴图，其图虽佚，其文犹存，这就为后人复绘其图提供了依据。

本书对五脏六腑诸病论述尤详，主张脏腑辨证，以虚实寒热为纲，是继《中藏经》《脉经》之后的又一关于脏腑辨证的巨著。对消渴、中风、水肿、虚损、癃闭、血证、瘀证、内科急症、老年病等均有创见和发挥，还论述了针灸、五官、骨外等科的疾病，其中有不少精辟之处。

本书所收载处方及千余条针灸治验，全部以证带方，中肯允当，为后世所推崇。书中所详述的急救、食疗、养生、气功、按摩等内容，尤为他书所不及。

（二）版本流传

《备急千金要方》自唐代至现代，中外复刻版本有 40 余种，大致可分为两类。第一类为原文本，其中又可分为三种：

1. 未经北宋校正医书局林亿等校刊的版本。唐代传入日本的《千金方》现仅存卷 1，称为《真本千金方》；日本静嘉堂文库收藏的宋刊本《新雕孙真人千金方》，现存 20 卷，近年在日本影印出版。

2. 经校刊者，30 卷本。北宋治平三年（1066）初刊《新校备急千金要方》，原本早佚。南宋绍兴十七年（1147）刊本《备急千金要方》；日本嘉永二年（1849）江户医学馆《影宋本备急千金要方》；清光绪四年（1878）据影宋版刊本《备急千金要方》；1955 年和 1982 年人民卫生出版社据日本江户影宋本加句读影印本。1974 年日本出版《多纪氏本〈千金要方〉据北宋本重校》。

3. 93 卷本，系明代中期据早期《道藏》本及北宋校刊本等析编而成。明正统十四年（1449）《道藏》本《孙真人备急千金要方》；明嘉靖二十二年（1543）小丘山房乔世宁本《孙真人备急千金要方》；明万历三十二年（1604）方中声本《孙真人备急千金要方》；日本万治二年（1659）敦贺屋久兵卫据方中声本校刻本。

第二类为详注本和节选本。北宋宣和六年（1124）郭思选辑《千金方》中单方，并附有关验方，编成《千金宝要》，曾刻石于华州公署，后有 8 卷节选本，明隆庆六年（1572）朱政容重刻为 6 卷本；清康熙三十七年（1698）张璐详注《千金方衍义》30 卷；清光绪三十四年（1908）黄恩荣对《千金方》93 卷本进行了分类，改编为 24 卷本，并加按语。

（三）古今评鉴

1. 林亿等《校定备急千金要方·后序》：粹乎哉，孙真人之为书也……其术精而博，其道深而通。以今知古，由后视今，信其百世可行之法也。

2. 郭思《千金宝要》：世皆知此书为医经之宝。

3. 张璐《千金方衍义》：夫长沙为医门之圣，其立法诚为百世之师，继长沙而起者，惟孙真人《千金方》，可与仲圣诸书颉颃上下也。伏读三十卷，法良意美，圣谟洋洋，其辨治之条分缕晰，制方之反激逆从，非神而明之，其孰能与于斯乎？

4. 徐大椿《医学源流论》：其所论病，未尝不依《黄帝内经》，而不无杂以后世臆度之说；其所用方，以采择古方，不无兼取后世偏杂之法；其所用药，未必全本于神农，兼取杂方、单方及通治之品，故有一病而立数方，亦有一方而治数病；其药品有多至数十味者，其中对证者固多，不对证者亦不少，故治病亦有效有不效。大抵所重专在于药，而古圣制方之法不传矣。此医道之一大变也。然其用意之奇，用药之功，亦自成一家，有不可磨灭之处。

5. 纪晓岚《四库全书总目提要》：思邈常谓人命至重，贵于千金，一方济之，德逾于此。故所著方书以千金命名；凡诊治之诀，针灸之法，以至导引养生之术，无不周悉。

6. 多纪元坚等《影宋本备急千金要方·序》：晋唐以降，医籍浩繁，其存而传于今者，亦复何限。求其可以扶翼长沙、绳尺百世者，盖莫若孙思邈《千金方》者焉。

7. 朱锦善《儿科临证 50 讲》：唐孙思邈《备急千金要方》呼吁社会重视儿科，指出"夫生民之道，莫不以养小为大，若无于小，卒不成大。"该方的儿科学方面的贡献在于：①对小儿护养保育论述甚为完备，包括初生养护、母乳喂养、户外活动、生活调节、以及儿童教育等，许多良好的措施和方法至今仍有应用价值，不失其先进性、科学性。②博采众方，收方 500 余首，分初生、惊痫、客忤、伤寒、咳嗽、癖结胀满、痈疽瘰疬、杂病以及小儿痢疾等九大类论述小儿疾病，在治法方药方面不拘一格，丸散膏丹，内服外治，灸法药摩，对儿科治法的研究、药物剂型的改革奠定了基础。

二、《千金翼方》

（一）内容提要

《千金翼方》约成书于唐永隆元年（680）。本书是孙思邈为补《备急千金要方》之不足而续作的。诚如孙思邈所谓："更撰方翼三十卷，共成一家之学，比轹辙之相济，运转无涯，等羽翼之交飞，转摇不测""贻厥子孙，永为家训"（《千金翼方·自序》）。全书三十卷，189 门，计方、论、法 2900 余首。

本书开卷即为"药录纂要"，次之"本草"。在卷 1 至卷 4 及卷 14、卷 22 等之中，用了较大的篇幅来讨论药物学的问题，主张医生要明药性、懂修制，提倡亲自采药。卷 1 至卷 4 为本草部分，收载唐代所用药品 873 种的产地、炮制、性味、功用和主治。卷 14 中记载了枸杞、百合等 15 种药物的种植，以及牛膝、黄精、地黄、菱、藕等 10 余种药物的制法。从择地、选土、翻土、开垄、作畦、施肥、下种灌溉、插枝移栽、松土、锄草及采集、炮制、贮藏保管等一系列操作与工艺，都有简明的叙述。

在卷 5 至卷 8 的妇人病 4 卷中，系统论述了妇女经、带、胎、产和其他妇科杂病的辨证论治，同时还论及护肤美容。卷 9 至卷 10 对《伤寒论》做了进一步探讨和发挥，采用"方证同条，比类相附"的研究方法，将《伤寒论》重新整理归纳，研究伤寒独树一帜，为后世所效法。

卷 11 论述小儿病，特别是其中按照月龄，从形态变化等方面具体地记载了胚胎发育的过程，与现代胚胎学的论述颇为相似，实为现代胚胎学之先声。

卷 12 至 14 论述养性、辟谷、退居等养生学的问题，其中提出了许多重要的养生原则。卷 15 论述补益，卷 16 至 17 论述中风，卷 18 至 25 论述杂病、飞炼、疮痈、诊法，卷 26 至 28 论述针灸，卷 29 至 30 论述禁经。

（二）版本流传

《千金翼方》的早期传本今已无存，不过其早期传本有部分内容为唐代王焘所撰的《外台秘要》引用。北宋治平三年（1066）林亿等人校正刊行，但原本已佚。据宋本复刻的刊本，主要有如下几种：

1. 元大德十一年（1307）梅溪书院刊本。此本首载林亿等《校正千金翼方表》，次孙思邈自序，末有校正后序，日本文政十二年（1829）摹刻；清光绪四年（1878）上海灵芬阁据日本摹刻本重印，1955 年及 1982 年人民卫生出版社据此本加句读影印，即今国内《千金翼方》的通行本。

2. 明万历三十三年（1605）王肯堂刊本。此本所据是宋本的复刻刊本而非宋刊本，每卷卷首均有"明翰林院检讨国史纂修官王肯堂重校，孙云仍、王廷鉴同校"字样。此刊本在今中国中医研究院图书馆、陕西省中医药研究院图书馆、北京图书馆均有藏。王肯堂本之复刻本有：明华氏刊本，今已罕见；清乾隆十一年（1746）华希闳保元堂本；同治七年（1868）扫叶山房本即据此版本而易其扉页；日本明和七年（1770）东都书肆植村藤刻本，有望月三英《刻千金翼方序》，北京大学图书馆有藏。清以后国内所传刊本、石印本，多为清初保元堂的复刊本。

（三）古今评鉴

1. 刘毓崧《通义堂文集》：凡《要方》之英华，总括于《翼方》之内，而引申推广以竟其盛业者，则后定之帙，实过于先出之篇。故《要方》之治伤寒，谨守前人绪论，而《翼方》所阐发者，则己之心得为多，诚以寿逾耄期而好道之心不倦，年弥高斯学益邃耳。读徵君之书者，必明乎两书所以同，然后知法之有定，又必明乎两书所以异，然后知道之无穷。是《要方》与《翼方》固相辅以行，相资为用，而不可偏废者也。

2. 纪晓岚《四库全书总目提要》：犹虑有厥遗，更撰《翼方》辅之……（《千金要方》）妙尽古今方书之要，独伤寒未之尽，似未尽通仲景之言，故不敢深论。后三十年作《千金翼方》，论伤寒者居半，盖始得之，其用志精审不苟如此云云。则二书本相因而作，亦相济为用。

3. 今鉴：本书是孙思邈撰成《备急千金要方》30年后的又一力作。经过长达30年的实践和探索，孙思邈对许多问题的认识又有提高，在养生、伤寒和某些内、妇、儿科杂证方面颇具创见，有很高的学术价值，深受后世推崇。如对《伤寒论》的研究，孙思邈在撰写《备急千金要方》之时，只是对《伤寒论》的部分治法方药有临证心得，且慕其确效，在尔后的临证实践中更加注重《伤寒论》的理、法、方、药，因此对《伤寒论》全貌有更深刻的理解，乃至垂暮之年百尺竿头更进一步，而有《千金翼方·伤寒》精辟的"方证同条，比类相附"的研究方法，从而独树一帜，另辟蹊径，成为继王叔和之后《伤寒论》研究的又一大家。

《千金翼方》收载了我国初唐及之前大量珍贵的医学资料，其内容涉及现代医学的药物学、传染病学、食疗养生学、老年医学、性医学、心身医学以及社会医学等诸多领域，充分体现了我国初唐及之前医药学的发展水平和辉煌成就。对后世中医药学术的发展，产生了深远的影响，无论从医史文献、基础理论还是临床实用等不同角度来看，《千金翼方》都具有重要价值。

第四节　学术思想

孙思邈一生勤求博采，锲而不舍，撷百家之要妙，又证之于临床，在长期的医疗实践中，不断地探索、提高和创新，为丰富中医药宝库做出了巨大的贡献。其《备急千金要方》和《千金翼方》中的重要理论、法则、方药对中医药学的发展，尤其是对中药学、方剂学以及后世医学流派的形成和发展产生了深远的影响。其在内、外、妇、儿、骨伤、针灸、按摩各科以及心理暗示、养生保健方面卓有成就，不愧为中医药发展史上的一座丰碑。

一、重视小儿，阐微躬行

孙思邈首倡重视妇、儿，推动了妇科和儿科的发展，为北宋钱乙建立儿科奠定了坚实的基础。晋唐其时，虽有《颅囟经》及一些儿科医家，如南北朝时江左苏家及北齐徐之才的儿科治疗经验世相传授，但儿科方治始终没有重大进展。究其原因有三：一是小儿方治未被世人重视，医生很难凭治疗小儿成名；二是小儿包裹在襁褓之中，乳汁与其二便气味相混，令一般医生难以细细审察诊视；三是没有经典方论指导，医生临证无章可循。这种状况是制约儿科发展的根本所在，作为一个有深邃洞察力的苍生大医，思邈倍感紧迫，认为必须彻底改变这种现状，小儿方治才可望有长足进展。因此，其《备急千金要方·卷第五》开篇就直指其要："夫生民之道，莫不以养小为大，若无于小，卒不成大，故《易》称积小以成大；《诗》有厥初生民；《传》云声子生隐公。此之一义，即是从微至著，自少及长，人情共见，不待经史。故今斯方先妇人小儿，而后丈夫耆老者，则是崇本之义也。"引《易经》积小成大之喻和《诗经》《左传》的两则典故来说明重视小儿自古如是。反过来又讲"从微至著，自少及长，人情共见"这样简单的道理，不必引用经史就很明白。阐述重视小儿为崇本之道的微言大义，深入浅出，雅俗共赏。《备急千金要方》及《千金翼方》所有与小儿相关的方论，字里行间并非格物穷理，而是如记事述物，率真而作。

其一，重视胎养，认同胎教。《备急千金要方·卷第二》云："论曰：旧说凡受胎三月，逐物变化，禀质未定，故妊娠三月，欲得观犀象猛兽珠玉宝物，欲得见贤人君子盛德大师，观礼乐钟鼓俎豆，军旅陈设，焚烧名香，口诵诗书古今箴诫，居处简静，割不正不食，席不正不坐，弹琴瑟，调心神，和情性，节嗜欲，庶事清净，生子皆良，长寿忠孝，仁义聪慧、无疾，斯盖文王胎教者也！"对于胎教之论，古往今来争议不断，而思邈是赞同胎教的，这与他十分重视养胎是分不开的。他还认同："儿在胎，日月未满，阴阳未备，脏腑骨节皆未成足，故自初讫于将产，饮食居处，皆有禁忌。"更为详备的是，他撷取了徐之才逐月养胎方，从妊娠第一个月开始到临产，逐月的饮食、治疗禁忌，服药养胎之方药应有尽有，特别是主张妊娠期应避免针灸，应使用血肉有情之品和调补气血之品养胎，这些认识对妊娠期和围产期保健都是有积极意义的。即使胎教之论，总体上讲是强调妊娠期要多接受良性环境的熏陶而尽量避免不良刺激，这对优生优育应该是有利的。

其二，重视新生儿养护，倡导防治并举。《备急千金要方·卷第五》指出："小儿初生，先以绵裹指，拭儿口中及舌上青泥恶血，此为玉衡，若不急拭，啼声一发即入腹成百病矣。"分娩过程中的出血及羊水等分泌物，难免污染新生儿口腔，以致吸入呼吸道或溢入食道而生变证，故清洁口腔，直到今天仍是有重要意义的新生儿护理方法。又如："儿生落地不作声者，取暖水一器灌之，须臾当啼。儿生不作声音，此由难产少气故也，可取儿脐带向身却捋之，令气入腹，仍呵之至百度，啼声自发。亦可以葱白徐徐鞭之即啼。"这些都是其时治疗新生儿窒息，不能啼哭的方法，今日看来仍是合理的。此外，孙氏还详细论述了断脐方法，指出："断儿脐者，当令长六寸，长则伤肌，短则伤脏。不以时断，若捋汁不尽，则令暖气渐微，自生寒，令儿脐风。"而对于新生儿包裹、裹脐等养护方法更是反复强调，不厌其详。"生儿宜用其父故衣裹之，生女宜用其母故衣，皆勿用新帛为善。不可令衣过厚，令儿伤皮肤，害血脉，发杂疮而黄。儿衣绵帛，特忌厚热，慎之慎之。凡小儿始生，肌肤未成，不可暖衣，暖衣则令筋骨缓弱，宜时见风日，若都不见风日，则令肌肤脆软，便易中伤，皆当以故絮衣之，勿用新绵也。凡天和暖无风之时，令母将儿于日中嬉戏，数见风日，则血凝气刚，肌肉牢密，堪耐风寒，不致疾病。若常藏在帏帐之中，重衣温暖，譬如阴地之草木，不见风日，软脆不堪风寒也。"以上这番议论，虽非孙思邈所创，但其从医学典籍，从民间流传的宝贵经验中搜集整理成篇，并参以己见阐释其义，以补充小儿方治。强调小儿不宜厚衣过暖，要于日中嬉戏，多见风日，是十分合理的育儿方法。现代医学亦认为适当晒太阳，可促进维生素 D 吸收和钙的合成，而经常进行户外活动，对于改善小儿免疫系统，提高抗病能力是大有裨益的。篇中引用"阴地之草木"来类比人体不见风日、缺乏户外活动的柔弱，也是中医理论之演绎推理的佐证实例。这些至今仍对育儿有指导意义的观点，在 1400 多年前就被所发掘、所弘扬、所强调，并使它成为不朽传世之作的一部分，更彰显其真知灼见。

对于裹脐法，因属新生儿养护最为重要的一环，思邈更详析其要："凡裹脐法，捶治白练令柔软，方四寸，新绵厚半寸，与帛等合之，调其缓急，急则令儿吐！"强调裹脐的绵帛必须柔软，虽是已练制的熟绢，还要"捶治"，这就是为医之细心，裹缚应松紧适度，如果太紧就会导致小儿呕吐。裹脐后一般要过 20 天才解，如果还没到 20 天，出现小儿大声啼哭不已，"似衣中有刺者，此或脐燥还刺其腹，当解之，易衣更裹。"其记述之率真而形象，令人过目难忘。前强调小儿不可"重衣温暖"须"数见风日"，但裹脐时却迥然不同，"裹脐时闭户下帐，燃火令帐中温暖，换衣亦然，仍以温粉粉之，此谓冬时寒也。"要求新生儿裹脐换衣时绝对不能犯触风寒，因其脐未愈，脏腑洞开，又因其肌肤极其娇嫩，腠理疏松若无屏障，稍感风寒则易致病。故宜重帐温暖，且应温粉粉之，以固肌肤，驱拒风寒之邪。注意区别裹脐换衣时与平素的温度要求，是孙思邈所取的新生儿将养调护法科学合理性的体现。鉴于其时的条件，裹脐往往会出现一些并发症，对于这些并发症的处理，几乎面面俱到。为预防新生儿疾病，设吮甘草汤（甘草），"吐去心胸中恶汁"；吮朱蜜"以镇心神，安魂魄"；吮牛黄以"益肝胆除热，定精神止惊，避恶气，除小儿百病也。"

其三，乳儿浴儿，用心入微。小儿哺乳合理与否，是关乎其健康成长发育至为重要的因素，而思邈于此可谓用心入微。其云："新生三日后，应开肠胃，助谷神，可研米作厚饮，如乳酪厚薄，以豆大与儿咽之，频咽三豆许止，日三与之"很显然这是一种辅哺法，目的是刺激小儿食欲，增强其消化功能，所谓"开肠胃，助谷神"。此之后方予哺乳，"虽哺勿多，若不嗜食，勿强与之，强与之不消，复生疾病。"提示哺乳要视小儿吮乳的反应而定，不得过量。"凡乳儿不欲太饱，饱则呕吐，每候儿吐者，乳太饱也。以空乳乳之即消，日四。"大多婴儿不知饥饱，若乳母缺乏经验，没有定量，往往哺乳太饱，致其呕吐。此间最耐人寻味的是：孙思邈示之"以空乳乳之即消，日四"过饱致儿呕吐，是骤然乳阻胃脘，气机不得通降，并非恒久之疾。此时"以空乳乳之"，即吮乳可引起小儿消化中枢条件反射，增强胃肠动力，但又无乳汁吮入，可使脾胃纳运复常，胃中乳汁得下而不上逆，则呕吐自愈，空乳乳之大概一天 4 次。真可谓运用之妙，存乎一心！乳儿法除了必须适量外，还有各种注意事项，首当其要的是："凡乳母乳儿，当先极挼散其热气，勿令奔出，令儿噎。"哺乳之前，应充分揉摩乳房，令乳汁暂时散开，不致奔涌而出，使婴儿噎梗。如果乳汁充足，小儿吮乳难免急促噎梗，孙思邈乃示之："辄夺其乳，令得息，息已，复乳之。如是十返五返，视儿饥饱节度，知一日中儿乳而足，以为常。"指导乳母掌握婴儿食量，以有规律适度哺乳。哺乳时还须注意先挤去宿乳；若卧位哺乳，乳母则应以臂枕儿，使乳与儿头持平，防止小儿呛噎；乳母入睡，则不应将乳头放在婴儿口中，一来不致堵住小儿口鼻，二来也防止哺乳过饱。此外思邈充分注意到气候因素与乳母身体状况、情志及疾病对母乳质量的影响，认为"夏不去热乳，令儿呕逆；冬不去寒乳，令儿咳痢；母新房以乳儿，令儿羸瘦，交胫不能行；母有热以乳儿，令变黄不能食；母怒以乳儿，令儿喜惊发气疝，又令上气癫狂；母新吐下以乳儿，令虚羸；母醉以乳儿，令身热腹满。"

其浴儿法，不只是为浴洗清洁而设，实际上更是一种婴幼儿的保健和治疗方法。如浴儿法中提到："新生浴儿者，以猪胆一枚，取汁投汤中以浴儿，终身不患疮疥"；"儿生三日，宜用桃根汤浴：桃根、李根、梅根各二两，枝亦得，咀之，以水三斗煮二十沸，去滓浴儿良。去不祥，令儿终身无疮疥"；"治小儿惊，辟恶气，以金虎汤浴：金一斤，虎头骨一枚，以水三斗煮为汤浴。但须浴，即煮用之。"更有其治小儿立夏后惊痫以除热汤浴之，小儿伤寒亦有莽草汤浴方 2 首（莽草、牡蛎、雷丸、蛇床子、大黄；莽草、丹参、桂心、菖蒲、蛇床子、雷丸），雷丸汤浴方 1 首（雷丸、大黄、苦参、黄芩、丹参、石膏），可见思邈浴儿法有三方面的作用，一是清洁儿体，二是预防保健，三是治疗疾病。其既赅全身汤浴，亦包括局部药洗法，如治鹅口疮的井花水撩拭法，煮栗荴汁拭法。浴儿法用于防治小儿疾病，是十分便捷，依从性良好的用药途径。孙氏记述和创制了丰富的儿科外治法，至今仍对儿科治疗方法以及用药途径、药物剂型有很大的启迪。

值得注意的是，浴儿法首先提醒。"凡浴小儿汤，极须冷热调和。"一个"极"字，不可轻觑！是可证思邈重视小儿，审慎入微。新生儿乃至婴幼儿肌肤初成，娇嫩无比，我们可经常看到小儿洗浴时啼哭不已，全身皮肤通红，此多为水温过烫。所以断不可以成人温觉随便度量之，其稍温则嫌烫，稍凉则觉冷，极应费神掌握"冷热调和"，恰到好处，且宜速浴，不可久浴。孙氏叮咛："凡儿冬不可久浴，浴久则伤寒，夏不可久浴，浴久则伤热……"不可久浴最关键的一点也是为了防止水温变化对小儿健康的不良影响。从孙氏对新生儿甫产出的处理，诸如浴儿、断脐、裹脐、衣儿；对新生儿以及婴幼儿的将养调护，如换裹脐、换衣、乳儿、浴儿等可以看出若非恒久亲历实践，怎能如此无微不至，形象率真。

其四，顺应儿童心理，主张分期教育。孙氏对儿童的心智发育有较深的认识，所谓："……再变……其状卧端正也……三变，定者候丹孔出而泄……四变……以能咳笑也……五变，以成机关也……六变……五机成也……八变……以欲知学语也。"阐述的都是小儿心智方面的发育变化。在小儿惊痫篇中又提及"凡养小儿，皆微惊以长血脉"的见解，注意到外在环境刺激对小儿生长发育的影响。

其在《千金翼方·卷第十一》论及："文王父母有胎教之法，此圣人之道，未及中庸。是以中庸养子，十岁以下，依礼小学，而不得苦精功程，必令儿失心惊惧。及不得苦行杖罚，亦令儿得癫痫，此事大可伤怛。"可见孙思邈充分认识到：就一般而论，10岁以内的儿童，心理承受力是十分有限的，因此不可过于苛严，不能以过重的课程造成儿童心理压力；亦不可任意打骂孩子，避免对孩子造成身体和心理的创伤乃至导致后遗疾患。这与现代寓教于乐，启发孩子的兴趣，尊重孩子人格的教育理念是相吻合的。同时，"但不得大散大漫，令其志荡，亦不得称赞聪明，尤不得诽毁小儿。"指出管束教育要有一定的度。过于散漫，毫无约束，对儿童的心理发育，对日后的性格形成亦会产生不良影响。称赞夸奖只能用于鼓励信心不足的孩子而不能滥用，尤其是不能诋毁奚落伤害孩子的自尊，扭曲其人格。可见孙氏对儿童教育的探讨是十分理性的。而"十一岁以上得渐加严教"，根据儿童心理发育的成熟程度，渐进式严加管束和教育是合理的。孙思邈谆谆告诫："此养子之大经也。不依此法，令儿损伤，父母之杀儿也，不得怨天尤人。"所谓"大经"就是按照孩子的年龄及其心理发育的成熟程度，制订分期教育的原则，才有利于儿童的健康成长。如果不遵照这一规律，随意苛求或放任，都将产生不良后果。在1400多年前，思邈的这种主张是难能可贵的。

二、探赜生理，认同变蒸

孙思邈对小儿生理进行了深入的探讨，综合《备急千金要方》和《千金翼方》有关小儿生理特点的内容，其有胚胎发育和出生后生长发育过程的专篇论述，而且还详尽地阐释了小儿变蒸的生理过程，并涉及小儿的生理病理特点，为唐之后儿科的迅速发展，特别是北宋钱乙开始对小儿生理的纵深认识奠定了基础。

《千金翼方·卷第十一》记载："凡儿在胎，一月胚、二月胎、三月有血脉，四月形体成，五月能动，六月诸骨具，七月毛发生，八月脏腑具，九月谷入胃，十月百神备，则生矣。"这段论述，生动具体地描述了受孕后胚胎形态逐月的发育变化，与现代医学的胚胎发育有相类似之处。这些论述，不仅仅说明中医对胚胎发育是有认识的，更在一定的层面上印证了中医对人体形态和胚胎组织的研究虽有演绎推理的过程，但必定是以解剖为基础的，哪怕这种解剖是原始的、粗放的。以孙思邈阅历之广、享年之永，又是在垂暮之际撰写的《千金翼方》记载，即使不是亲身参与或亲眼目睹，然求证于其时的解剖观察未尝不是事实。对小儿生理的探赜，当从受孕后胚胎初成开始至6岁以内（前人认为"其六岁以下，经所不载"），对其生长发育逐月逐年的变化进行认真深入的研究，才能较准确地揭示其生理特点，而思邈恰恰在这一点上身体力行。因此，其对小儿生理的认识大多是符合或者接近于实际的。《备急千金要方·卷第五》与《千金翼方·卷第十一》均有相同记载："生后六十日瞳子成，能咳笑应和人；百五十日任脉成，能自反覆；百八十日髋骨成，能独坐；二百一十日掌骨成，能扶伏；三百日胫骨成，能立，三百六十日膝膑成，能行也。若不能依期者，必有不平之处。"对小儿出生至1周岁时生长发育的重要特点论述颇详，其将婴儿2个月时能逗笑应和，归为视觉发育到了一定阶段；5个月时能自行翻身归于任脉成形；6个月能独坐，7个月能扶物起伏，10个月能站立，满周岁能行走都归结于相应的骨骼发育到了一定阶段。今日看来仍是符合小儿生长发育规律的，而且对小儿骨骼形态及其功能发育的描述也均是有道理的。

　　小儿的生长发育从胚胎初成到2岁之内是一生中最为迅速的阶段，这一阶段几乎是日新月异。因此，前人认为这么快的成长，必然有迥异于嗣后的发育成长阶段之处，这可能就是"变蒸"学说出现的背景。小儿"变蒸"一说自西晋王叔和在《脉经》中简略提出后，得到晋唐以来医家的认同，日相传演，其说益繁。《诸病源候论·卷四十五》论述已较全面，从变蒸的见证、时间基本规律，到与他病的鉴别、治疗措施、将养调护宜忌一一概括和阐释，至此小儿变蒸学说基本形成。这一学说尽管在其后引起较多的争鸣，但只要我们充分注意到特定的时代背景、文化氛围所影响，所左右而形成的认识角度差异，那么，就不难理解对小儿"变蒸"学说的不同看法。时至今日，如果我们能认真观察两周岁以内小儿的生长发育与发热的关联，就不难发现与"变蒸"学说所提出的基本特点有很多类似之处。因此，"变蒸"学说所阐述的观点基本上符合两周岁内小儿生长发育的生理特点。孙思邈不但认同"变蒸"，而且对其说十分重视，《备急千金要方·卷第五上》以及《千金翼方·卷第十一》均详细论述了变蒸，对"变蒸"的认识及其见证、时间规律、治疗将养调护与《诸病源候论》基本一致。第一，认为"变蒸"是小儿成长发育变化的生理过程而非病证，"小儿所以变蒸者，是荣其血脉，改其五脏，故一变竟，辄觉情志有异。"第二，所阐述的"变蒸"见证基本相同，"变蒸之候，变者上气，蒸者体热。"认为"变蒸"的突出见证是发热。"变蒸有轻重，其轻者，体热而微惊，耳冷尻冷，上唇头白泡起如鱼目珠子，微汗出；其重者，体壮热而脉乱，或汗或不汗，不欲食，食辄吐，目白睛微赤，黑睛微白……，变蒸毕，自睛明矣，此其证也。"记述如出一辙，不过思邈更指出："又云目白者重，赤黑者微"和"单变小微，兼蒸小剧"，可见虽是沿袭相演，还是在前人的基础上有所充实和提高。第三，对于变蒸的时间规律看法亦完全一致，"凡儿生三十二日一变，六十四日变且蒸"，即小儿出生后约每隔32日有一变，每隔64日则变和蒸同时出现。也就是说小儿出生后约每隔32日其生长发育就有一次较为明显的变化，大概每隔64日在变化的同时还会出现发热的症状，但这样的发热并不会很严重。一直到出生后320日，所谓"十变""五小蒸"后，再过64日，也就是满一周岁后的哪一个月里，会出现所谓"大蒸"，也就是有较高的发热和其他较为严重的兼症出现。小儿满周岁左右发热极为常见，至今江南民间尚有"兴周"之说，乃谓小儿此时发热多属生理现象。约再过64日又会出现一次大变蒸，一直到生后第20个月左右还有一次大的变蒸。这就是思邈所总结的"凡小儿自生三十二日一变，再变为一蒸，凡十变而五小蒸，又三大蒸，积五百七十六日，大小蒸都毕，乃成人"。也就是说，经过这将近20个月人的一生中成长发育最为快速的阶段之后，其后的变化就相对缓和稳定了。第四，对于每一次"变蒸"所持续的时间，都认为一般在10日之内。《诸病源候论》曰："先变五日，后蒸五日，为十日之中热乃除。"思邈更详之，"凡蒸平者，五日而衰，远者十日而衰，先期五日，后之五日，为十日之中，热乃除耳。"为了解释清楚，更举例，"儿生三十二日一变，二十九日先期而热，便治之如法，至三十六七日，蒸乃毕耳。恐不解了，故重说之。"第五，变蒸的时间规律并非一成不变，这一点孙思邈几乎全引《诸病源候论》之说："儿变蒸或早或晚，不如法者多。又初变之时，或热甚者，违日数不歇，审计变蒸之日，当其时有热微惊……"，说明变蒸之间隔时间并不一定都是 32 日，而且"不如法者多"；发热严重的，也不肯定是 10 日之内就会平复，由此可见，变蒸的时间规律是个大约之数，要结合其症状来确定。第六，变蒸与他病或兼挟他病的鉴别，认为变蒸是小儿生理变化的过程与罹患他病是有区别的。除了有一定的时间规律之外，更为重要的是其症状：如属变蒸，轻证可见发热而微惊状，虽体热，但耳廓、臀骶部扪之不热，上唇有鱼目状的疱疹，微汗出；重证可见高热而脉洪数，有汗或无汗，拒食、呕吐；察其目，白睛微赤，黑睛微白。若为外感伤寒温壮之候，或兼挟时行温病则不但体热，其耳廓及臀骶部亦灼热，这是最重要的鉴别点。第七，小儿变蒸的将养调护与治则，均认为"不欲惊动，勿令旁多人"。言小儿变蒸之时，要保持环境安静，避免人声嘈杂惊扰；因为变蒸是小儿生长发育的生理变化，一般不必治疗，重者也只需酌情治疗。《诸病源候论》只是在变蒸发热甚，"违日数不歇"，予以口服黑散（麻黄、大黄、杏仁）发汗，若发热仍不解，再服紫双丸（巴豆、麦门冬、甘草、甘遂、朱砂、蜡、蕤核仁、牡蛎），并告诫"小瘥便止，勿复服。"孙氏则认为：小儿变蒸即使"违日数不歇"也应"慎不可治及灸刺，但和视之，若良久热不可已，少与紫丸（代赭、赤石脂、巴豆、杏仁）微下，热歇便止。"紫丸的应用指征是："小儿变蒸，发热不解，并挟伤寒温壮，汗后热不歇，及腹中有痰癖，哺乳不进，乳则吐后，食痫，先寒后热。"可见思邈对小儿变蒸发热，重在观察，尽量不用药，不针灸，即使用药也只"少与紫丸微下"。至于"黑散"发汗，则应该是变蒸兼挟时行温病时用之，再就是感受外邪患伤寒温壮之候，或患时行温病而非变蒸时用之。小儿变蒸之时，若感受寒邪，就会出现寒热交争，而见腰腹拘急疼痛，啼哭不止之证，这时可以使用熨法治之。须辨别的是：《诸病源候论》提到的"黑散"和"紫双丸"，孙思邈在《备急千金要方》与《千金翼方》均具其方，说明这两首方是隋唐之际的有名成方。然而用于小儿"变蒸"者有别，《诸病源候论》谓服"紫双丸"，孙氏则"少与紫丸微下"或曰"四味紫丸"。其"紫双丸"方却在《备急千金要方·卷第五》中，共有八味药，用治癖结胀满为主，林亿等认为此紫双丸即孙思邈所云的"赤丸"，因"赤丸"有名无方，而"紫双丸"中恰有朱砂，析其方力大于紫丸，故疑为赤丸，有其道理。综上所述，治疗小儿变蒸，思邈与《诸病源候论》确有区别，其虽然对变蒸热甚者亦用下法、汗法和熨法，但下法只用"紫丸微下"，发汗的黑散只是在变蒸兼挟时行温病时才用之。《诸病源候论》对变蒸热甚者则径以"黑散发汗"，热不止者再用"紫双丸"，如果其"紫双丸"即《备急千金要方》中的"紫双丸"，那就要比四味紫丸峻快得多，相形之下，孙思邈对变蒸的治疗用药更显谨慎。由此可见，孙思邈虽重传承，但并不拘泥于前人，临证有所变易，以切合时宜，积累经验后便有创见。

　　既云变蒸是小儿生长发育过程中有一定时间规律的生理变化，那么应该有哪些生理变化呢？较之前人孙思邈则提示了这些变化："又一法……至六十四日，再变，变且蒸，其状卧端正也……三变，定者候丹孔出而泄……四变……以能咳笑也……五变，以成机关也……六变……五机成也……七变，以能匍匐也……八变……以知欲学语也……九变，以亭亭然也。"言二变时，就能达到卧位端正；三变后则可以由大人定时把持尿便；五、六变时心智发育逗笑应对日有改观；七变就可以匍匐爬行；八变则牙牙学语；九变身高明显增加，俗云开始"抽条"。孙氏将"变蒸"与身体的形态，功能以及心智发育结合起来，进一步完善了"变蒸"学说。从胚胎初成到出生，从出生至 2 周岁，再由 2 周岁至 6 岁，是人一生中生长发育最为快速的阶段，其间经历母体内发育和出生后的"变蒸"，这两个与嗣后的生长发育阶段迥异的特定过程，其时生机蓬勃，日新月异。对于小儿这段时间的生理特点，孙氏并未明确指出，但从其对新生儿及婴幼儿的将养调护，以及"变蒸"的调治，对惊痫、伤寒等病的防治中，完全可以明确思邈对小儿生理的理解，这就是与《颅囟经》中提出的"纯阳"之体是一致的。如《备急千金要方·卷第五上》："不可令衣过厚，令儿伤皮肤害血脉，发杂疮而黄。儿衣绵帛，特忌厚热，慎之慎之……不可暖衣，暖衣则令筋骨缓弱。"同篇又提出吮甘草汤、朱蜜、牛黄法及猪胆汁浴儿法以防治日后的疾患。同卷"惊痫第三"更指出："小儿始生，生气尚盛，但有微恶，则须下之，必无所损"。何谓"生气"，就是阳气充盛生长迅速，变蒸热甚下用紫丸，惊痫用龙胆汤，伤寒偏擅寒凉就是针对小儿体属纯阳、病易热化的特点。正如当今医家朱锦善总结"纯阳"说时所指出的："'纯阳'说主要从小儿的生长发育旺盛，发病之后容易化热化火，以及治疗宜清凉来阐述小儿的体质特点。从中医学基本理论来看，阳是人生命活动的动力，阳气旺盛则生命活动旺盛，小儿处于生长发育阶段，故阳气偏旺才能推动生长发育。"孙氏诸论中所持的观点，则恰恰符合以上几个要素，所以言其认同"纯阳"为小儿的生理特点是有根据的。

三、伤寒证治，偏擅寒凉

　　孙思邈认为，小儿一般不病伤寒，但如调护不慎，触冒风寒太过，或感受非时之寒，也同样会致病。其治法可参照成人，"但用药，分剂少异，药小冷耳"，也就是说剂量要少一些，至于其"药小冷耳"，恐非言汤药的温度要偏冷一些这般简单。遍览其伤寒证治诸方，内服冠名方 13 首，未冠名及单验方共 13 首，外用浴方冠名方 4 首，未冠名及单验方 3 首，外用粉散冠名方 4 首，另有滴鼻方 1 首，吹鼻方 1 首，共 39 首。按《千金翼方》本草上中下辑录的诸药药性分类，其寒凉类药近 40 味，而温热类只有 20 味左右，还有十来味平性药。寒凉药倍于温热药仅仅是表象，更为重要的是内服方 14 首大多为寒凉类药为主，如孙氏认为大寒的黄芩有 12 方用及，大黄有 11

方用及，石膏有 7 方用及，谓为辛大热的桂心虽有 9 方用及，但均居从属，为反佐或去性取用。尤其是内服诸方均以寒凉为其主旨，这可能就是其治小儿伤寒"药小冷耳"的真实含义。孙氏治伤寒本崇仲景，《备急千金要方》卷第 9 伤寒上、卷第 10 伤寒下均辑录了伤寒之法方，仲景之论重踞其中。在《千金翼方》卷第 9 伤寒上更指出"尝见太医疗伤寒，惟大青、知母等诸冷物投之，极与仲景本意相反，汤药虽行，百无一效。"可证孙思邈对仲景伤寒治法之要妙了然于胸，但对于小儿伤寒的证治，却迥然不同，仲景之方未及一首，虽有麻黄汤、麦门冬汤之名，却非仲景之方。以孙思邈为医之睿智，决不会拘于伤寒之方治成人而不治小儿。对照《备急千金要方》《千金翼方》伤寒卷，披阅小儿伤寒之证治，乃使一义豁然，这就是孙氏认为小儿伤寒确实有别于成人，偏用寒凉正是针对小儿阳气偏盛，易于化热的病理生理特点。

第五节　临证经验

一、惊痫

（一）惊痫总论

孙思邈所论之"惊痫"，亦简称"痫"，包括小儿惊风、痉病、痫证、厥证乃至外感伤寒、温病等常见病证中未出现惊风而只有轻微动风先兆者。在北宋钱乙之前言及上述诸证，多以"惊痫"统而论之。即如《诸病源候论》论"惊痫候"的病因病机及见证，也只是以惊痫、风痫、食痫三者析之，然诊法方药未逮。而孙氏论小儿"惊痫"则集隋唐之际的病因病机、诊法、证治之要，参以心得，使之法详方备，初成规矩。《备急千金要方·卷第五上》："论曰，小儿所以有痫病及痉病者，皆由脏气不平故也。"这里所说的"痫病"和"痉病"，其实囊括诸多可导致小儿出现神志变化和肢体痉厥的病证。至于小儿由他病导致"惊痫"的病因，孙氏归之于"脏气不平故也"。从其总论、诊法、方治条分缕析，揭示出惊痫的不同病因病机和形症之间的联系，以使临证有章可循，这就是孙氏详于惊痫辨证论治的重要意义之所在。

如其"惊痫"总论中所述："新生即痫者，是其五脏不收敛，血气不聚，五脉不流，骨怯不成也，多不全育"，这多是后世所称的痫证，多由先天所禀或产程之中损伤所致，一般预后不良；"其一月四十日以上至期岁而痫者，亦由乳养失理，血气不和，风邪所中也"，多属后世所谓惊风；"病先身热，掣疭惊啼叫唤，而后发痫，脉浮者为阳痫，病在六腑，外在肌肤，犹易治也"，虽以形症推及病位和预后，实则仍言外感热病或他病所致的惊风之候；而"病先身冷，不惊掣，不啼呼，而病发时脉沉者，为阴痫，病在五脏，内在骨髓，极难治也"，则多属后世的痫证与痉病。

"凡脉浮之与沉，以判其病在阴阳表里耳，其浮沉，复有大小滑涩虚实迟快诸证，各依脉形为治。"以上论小儿惊痫之辨证论治，可谓言简意赅，读之令人一目了然。考《备急千金要方》《千金翼方》有关小儿治法方论的内容，乃以惊痫论之最详，其有论3首，候痫法1首，方13首，灸法23首。究其原因，一是惊痫之病，小儿最为常见，且变证叠起，治之棘手；再则其病机、诊法、方治迥异于成人。孙思邈详于此，以立规矩准绳。若伤寒、咳嗽、下痢及其他杂病，庶可参照此篇及成人证治之例以举一反三，触类旁通。对于惊痫的辨证论治，仍沿《诸病源候论》之说，以风痫、惊痫、食痫三者统之，并认为以风痫、惊痫多见，而食痫最少，只居十之一二。对于"痫"的成因，思邈引《神农本草经》之论释之："小儿惊痫有一百二十种，其证候微异于常，便是痫候也。初出腹，血脉不敛，五脏未成，稍将养失宜，即为病也，时不成人，其经变蒸之后有病，余证并宽，惟中风最暴卒也。"说明"痫"是小儿最易罹患的病证，"稍将养失宜即为病也。"在小儿满周岁之后，即经过576日大小变蒸之后，则以外感中风（即伤寒、温病之类外感热病）致"痫"最为急骤，而其他原因致"痫"就相对和缓。对这一引论，应是深有体验，言外感热病多致"痫"（惊风）暴卒发作，即使时至今日仍是符合临床实际的。

其论风痫的成因及形症："凡小儿所以得风痫者，缘衣暖汗出，风因入也。风痫者，初得之时，先屈指如数，乃发作者，此风痫也。"衣暖汗出，腠理开泄，风邪乘虚入中，乃病外感中风，此时若见小儿手指如数物之状微作屈伸，那就是外感热病将导致惊风发生的最初征兆，继而"痫"候逐渐明显，即为风痫；再论惊痫成因："惊痫者，起于惊怖大啼乃发作者，此惊痫也。"小儿脏腑娇嫩，心气未充，元神怯弱，卒遇惊怖大恐便可导致惊痫；至于食痫，病儿先有拒乳呕吐之症，且多伴有发热，尔后出现"痫"候乃是。即思邈所谓"其先不哺乳，吐而变热，后发痫，此食痫。"

（二）惊痫诊法

《备急千金要方·卷第五》"候痫法"中提出了"痫"的典型见证："直视瞳子动，腹满转鸣，下血，身热，口噤不得乳，反张脊强，汗出发热，为卧不寤，手足掣疭，喜惊，凡八条，痫之剧者也。"以上内容，如将"腹满转鸣"与"下血"并作一条，"身热"与"汗出发热"并作一条，则刚好八条，若这些形症俱见，即使在今天也算得上儿科的危重证候，何况是在1400多年前的初唐时期。所以思邈谓之，"夫痫，小儿之恶病也，或有不及求医而致困者也。"说明在当时，若"痫"之诸多典型症状出现，则治疗极为困难。因此，十分重视小儿"痫"候的及早诊断，鉴于"痫"每因将养调护失当或他病迁延而致，"然气发于内，必先有候，常宜审察其精神，而采其候也。"小儿将病"痫"必定先有证兆，因列痫候20条逐一详论，以避免诊察失误。无疑，痫候诊法重在望诊，闻、切次之，问再次之。

望诊首推望脉络法，如"手白肉鱼际脉黑者，是痫候；鱼际脉赤者，热；脉青大者，寒；脉青细为平也。"细察小儿鱼际处的络脉，若色黑即可诊为痫候，以"痫"治之。鱼际络脉色赤，则为热证将致痫；脉络青而形粗大，是寒证将致痫；均可以痫候及早治之。而见鱼际上络脉青细，则是不会致痫之征。又"耳后完骨上有青络盛，卧不静，是痫候，青脉刺之，令血出也。"耳后乳突上络脉青而显露，伴烦躁不眠，当诊为痫候，并刺其络脉，令血出少许。

望目为主之："眼不明，上视喜扬，是痫候"；"目闭青，时小惊，是痫候"；"身热，目时直视，是痫候"；"目瞳子卒大，黑于常，是痫候"；"喜欠，目上视，是痫候"；"身热，目视不精，是痫候。"以上六条，均与目的形态、神气、色泽异常有关，更为接近"痫"的典型表现。以目的形态异常之"上视喜扬""目时直视""目上视"，以目的神气色泽异常之"眼不明""目闭青""目瞳子卒大，黑于常""目视而不精"，这些征象都是较为明显的痫候，更应及早治疗。

望鼻为主之："鼻口干燥，大小便不利，是痫候"；"鼻口青，时小惊，是痫候"；小儿鼻口干燥，大小便不利，当属肺胃热盛，灼伤津液，上致肺胃之津液敷布失常而鼻口干燥，下致肠腑膀胱气化失司而二便不利，当属热盛致痫之候。小儿鼻口青，一为风邪犯肺之征，二为卒受惊恐之候，属风邪，惊恐致痫之征象。

望形色神态兼以闻、切、问诊：其有身热见证的共五条，除去涉及望目为主者二条，尚有"身热头常汗出，是痫候"；"身热，吐呗而喘，是痫候"；"身热，小便难，是痫候"三条。其身热头常汗出，或为热盛阳明，或为湿热流连卫气；身热，吐呗而喘，属肺胃实热致其脏腑之气上逆之候；身热，小便难，亦为肺胃热盛，通调失司，膀胱气化不利所致，此三条皆属外感热病导致痫候之例。具有睡眠与乳食异常者四条："卧惕惕而惊，手足振摇，是痫候"；"卧梦笑，手足动摇，是痫候"；"噫气下而妄怒，是痫候"；"咽乳不利，是痫候"。小儿睡眠之中阵阵掣动如受惊状，睡眠中莞尔露笑容且伴有手足摇动，乃筋肉轻微抽掣拘挛所致，都是因风因惊致痫之兆。小儿噫气下而妄怒，是言小儿有如饱食后之嗳气时作时止，止则不舒而怒啼；或哺乳时小儿咽乳不利，或嗝或溢乳，此肝胃之气上逆之证，乃食痫之兆。其"小儿噫气下而妄怒"，是对食痫十分生动形象的描述，如我们在儿科临证时悉心观察，就不难发现确有许多这样的病例。此外尚有"小儿发逆上，啼笑面暗，色不变是痫候"；"吐痢不止，厥痛时起，是痫候"二条。小儿头发竖起，啼哭或咳笑时面色骤暗，而平时面色不变，是因惊恐或食积导致肺胃经气不通利之痫；呕吐下利，手足厥逆腹痛时作，其清气在下则利，浊气上干则呕，清阳不达四末则厥，肠腑气机逆乱则腹痛时作，此或为风邪，或为食积化热入里致痫，或因惊恐内扰脏腑气机致痫之候。细玩痫候诊法，可以给我们一个很深的启迪：这就是所谓"痫候"，乃是诸多因为外感、乳食、惊恐所致病证最常见的兼证或变证。痫候甫现，一则说明病情进一步加重和复杂化，再则极易引起病家惊惶，医生处治更为棘手。所以孙思邈不厌其详，意在告诫医家临证必须审谛覃思，见微知著，在痫候刚出现征兆或还在轻浅的阶段就能识别，从而防微杜渐，不致出现"痫"之典型症状。

（三）惊痫治则

纵观孙思邈治"痫"之立法选方，"凡脉浮之与沉，以判其病在阴阳表里耳，其浮沉，复有大小滑涩虚实迟快诸证，各依脉形为治"，法有下、凉、汗、温、重镇，方13首。虽云有是证用是方，然无论痫候略显之初尚在轻浅阶段，还是病已深重，其再三强调的则是下法。风痫、食痫其治皆用下法，尤以食痫为最，"早下则瘥，四味紫丸逐澼饮最良，去病速而不虚人。赤丸瘥快，病重者当用之。凡小儿不能乳哺，当与紫丸下之。小儿始生，生气尚盛，但有微恶，则须下之，必无所损，及其愈病，则致深益。若不时下，则成大疾，疾成则难治矣。"说明不但重视用下法治"痫"，还主张用下法预防"痫"，不但用以预防"痫"，还用以预防其他病证。如用紫丸治变蒸温壮之候，就是明显的例子，这与隋唐之际对小儿的生理认识是息息相关的。前云"小儿始生，生气尚盛"就是认为小儿体属纯阳，化热最速，其热邪易与乳食等有形之邪搏结于阳明之腑，实热内结时时有之，用成方紫丸等下之，的确符合大多婴幼儿的病理生理。这可能就是其多用下法治"痫"的基本出发点。他再三说明："凡下，四味紫丸最善，虽下不损人，足以去疾。若四味紫丸不得下者，当以赤丸下之，赤丸不下，当倍之。若已下而有余热不尽，当按方作龙胆汤，稍稍服之，并摩赤膏。"在"得下"的前提下，再按辨证作方治，且只是"稍稍服之"是治疗"痫"方法的着重点所在。"风痫亦当下之，然当以猪心汤下之"，说明下是基本原则，是治疗大法，在这个治疗大法的基础上依据"痫"的不同成因和证候，辨证选方遣药。唯有惊痫"但按图灸之及摩生膏，不可大下也。何者，惊痫心气不定（足），下之内虚，益令甚尔。"

孙思邈辨治小儿"痫"候，辨病与辨证是相互参合的，其如食痫、风痫即是"痫"的实证，而惊痫则多为虚证，以风、食、惊痫名之，而不言实证、虚证。现世医家姜春华所说的"中医也讲辨病"亦当包含此义。对于惊痫多属虚证是很好理解的，心气、心血不足者极易受惊，因惊致病，在成人多心悸、失寐，在小儿则多致惊痫。所以孙氏认为惊痫的治疗应区别于风痫和食痫，当慎用下法而重视将养调护及灸法的使用。主张"惊痫微者，急持之，忽复更惊之""按图灸之及摩生膏"并认识到"惊痫甚者，特为难治"，这是因为心气不足的小儿极易受惊复加重其病。因此"常慎惊，勿令闻大声，抱持之间，当安徐勿令怖也。又天雷时，当塞儿耳，并作余细声以乱之也。"充分显示了其对小儿调养的重视。在《诸病源候论》中已提及这一小儿将养调护的要领，引用于此，则重申这一方法对惊痫治疗调护的重要意义。值得探讨的是，隋唐之时多认为"凡养小儿，皆微惊以长血脉"，大概是让小儿时时接触一些轻微的新鲜的感官刺激，以促进其心智的成长发育，现今已证实"抚触"对小儿的生长发育具有良好的作用。孙氏也是持这种看法的，"但不欲大惊"，大惊则致惊痫。需要微惊以长"血脉"，但对于心气不足的小儿，这种度就必须审慎掌握；惊痫宜灸惊脉，但须生百日后乃善，"其五六十日灸者，惊复更甚"。

此外，孙思邈还详述了下法和灸法以及外用摩膏、浴汤、粉散使用的宜忌。如"儿立夏后有病，治之慎勿妄灸，不欲吐下，但以除热汤浴之，除热散粉之，除热赤膏摩之""小儿冬日下无所畏，夏月下难瘥。"指出夏季当慎用灸法和下法，究其机理，夏季湿热当令，灸则易助热，所谓"用热远热"；夏季多湿困脾土，下之不当则重伤中阳，故应慎之，但也不能一概而论，"然有病者，不可不下。"譬如食痫、癖结候仍可下，不过这时就要注意服法，如服紫丸应从小量开始，令大便稀即可，不可大下，便稀后就应减量，至大便不酸臭乃终止服药。下之后腹中会出现微胀，不能误认为下之未尽而再用下法，而应节制哺乳，"令胃气平和。""若不节哺乳，则病易复，复下则伤其胃气，令腹胀满，再三下之尚可，过此伤矣。"

（四）惊痫灸法

灸法是孙思邈治小儿痫的重要方法。其记载了五脏痫及六畜痫的循经取穴灸法及据形症取穴灸法，如"肝痫……灸足少阳厥阴各三壮""心痫……灸心下第二肋宛宛中，此为巨阙也。又灸手心主及少阴各三壮""脾痫……灸胃脘三壮，夹胃脘旁灸二壮，足阳明太阴各二壮。"以上灸法取穴多为本脏经脉及与之相接的表里经脉所循行之处的腧穴。再如六畜痫"马痫……灸风府脐中二壮""牛痫……灸鸠尾骨大椎各二壮""羊痫……灸大椎上三壮。"此为据形症而取特定腧穴。五脏六畜痫之灸法乃示人以规矩，临证当触类旁通。对随证施灸以及自头至腹背至手足之取穴、度量法和灸炷壮数，思邈认为"小儿暴痫，灸两乳头，女儿灸乳下二分""治小儿暴痫者，身躯正直如死人，及腹中雷鸣，灸大仓及脐中上下两旁各一寸，凡六处。又灸当腹度取背，以绳绕颈下至脐中竭，便转绳向背顺脊下行，尽绳头，灸两旁各一寸五壮"。小儿暴痫，来势急骤而凶险，灸法简捷，当为首选，两乳头属足阳明胃及足厥阴肝经，急灸之则肝胃脏气平，经气通，风动则止。若身强直，且腹中雷鸣，当灸任脉之大仓（中脘），脐中（神阙）及其上下两旁各一寸，共六处的腧穴，并取相当于足太阳膀胱经与脐中同一水平的大肠俞穴。若面色苍白，啼哭时亦不变色，为足阳明、太阴脏气不平，经气不利，当灸足阳明及足太阴相关经穴；若目睛上窜加灸囟中。

上头部共有19处腧穴可灸，"病重者俱灸之，轻者唯灸囟中风池玉枕也。"上腹部有12处腧穴可灸，"若腹满短气转鸣，灸肺募，在两乳上第二肋间宛宛中，悬绳取之，当瞳子是……次灸巨阙，大人去鸠尾下一寸，小儿去脐作六分分之，去鸠尾下一寸是也。"上背部有20处腧穴可灸，"若脊强反张，灸大椎，并灸诸脏俞及督脊上当中，从大椎度至穷骨中屈，更从大椎度之，灸度下头，是督脊也。"上手部有16处腧穴可灸，"若手足掣疭惊者，灸尺泽，次灸阳明……次灸合谷……次灸少阳"。同时可灸上足部14处腧穴，如伏兔、足三里、然谷等。痫之灸法悉已包罗，然犹未尽，最后还提示："手足阳明，谓人四指，凡小儿惊痫皆灸之，若风病大动，手足掣疭者，尽灸手足十指端，又灸本节后。"可谓详之又详。

其取穴度量法最可体现孙思邈为医之灵动。足太阳膀胱经大肠俞与脐中（神阙）同一水平，取之法，以绳绕颈下引至平脐的长度再转向背脊下行至绳尽是穴；又如囟中取穴法，以上下唇交左右嘴角的间距加上鼻头下左右翼沟间距的二分之一，以此长度自前发际沿正中线向巅顶度量正是前囟搏动处；"肺募"其上下标志在两乳上第二肋间宛宛中，左右标志则以当瞳子悬绳垂直为准；"督脊"以绳度量从大椎至尾骶的长度，其中间二分之一处便是。这些利用体表标志取穴的翔实记载，应是思邈发明同身寸度量法的基础。对于艾炷壮数，一般主张出生后十日为三壮，满月以后为五壮，或随其月龄及年龄加壮。其还认为，给小儿施灸，当"艾使熟，炷令平正著肉，火热乃至病所也，艾若生，炷不平正不著肉，徒灸多炷，故无益也。"就是要求艾绒必须柔软，能随意成形而底部平正著肉，温度能均衡导入，而艾未熟者则达不到这个要求。

治痫之用灸法，孙思邈开篇就明言其宜忌，指出"唯阴痫噤痉可针灸爪之""凡灸痫，当先下使儿虚，乃承虚灸之。""使儿虚"即阳热盛者，应用下法去其实热，在热邪不盛实的前提下方可用灸法，否则，"未下有实而灸之，气逼前后不通，杀人。"痫之灸法一篇，从其适应证、禁忌证至诸痫依其病位所在脏腑经络之循经取穴，依其形症特定取穴，分躯干肢体部位取穴以及壮数，注意事项全面论及，无所不及其微，突出展示了孙氏重视小儿，精于儿科疾病诊治的临证学术经验。

二、咳喘

前在"师承治学"中论及，有学者认为孙思邈早年未见《伤寒论》全部，而发"江南诸师秘仲景要方不传"之慨，其实不然，细细披阅《备急千金要方》，除伤寒上下篇外，他篇为"伤寒""金匮"义理浸染之处比比皆是。即使小儿方治亦不例外，而其中又以咳嗽、小儿痫最为明显。

《备急千金要方·卷第六下》之"五味子汤"方，"治小儿风冷入肺，上气气逆，面青，喘迫咳嗽，昼夜不息，食则吐不下。"证属风寒犯肺，肺气上逆。其咳喘日夜不息，食则呕吐，乃知非但有风寒外束，而且有饮邪内伏。比照《伤寒论·辨太阳病脉证并治》的"伤寒表不解，心下有水气，干呕，发热而咳，或渴，或利，或噎，或小便不利，少腹满，或喘者，小青龙汤主之"，病机基本相符，故仿小青龙汤义而立五味子汤。方中五味子、麻黄、桂心、干姜、细辛、甘草，皆小青龙汤解表化饮要药。《医学三字经·咳嗽》云："姜细味，一齐烹，长沙法，细而精"，即指干姜、细辛、五味子三药同用，是仲景治疗咳嗽的配伍要妙。五味子汤治小儿咳嗽就体现了这一要点，而且突出了五味子温敛肺气，且加当归、款冬等温润止咳之品，入人参以培补肺脾之气，大黄之荡涤肠腑以更适应小儿肺脏娇嫩、阳气偏盛的生理特点。

又如射干汤（射干、半夏、桂心、麻黄、紫菀、甘草、生姜、大枣）"治小儿咳逆，喘息如水鸡声方"，其描述几与《金匮要略·肺痿肺痈咳嗽上气病脉证治第七》之"咳而上气，喉中水鸡声，射干麻黄汤主之"相同，仅仅药味稍有出入。两方均有射干、半夏、麻黄、紫菀、生姜、大枣。《金匮》射干麻黄汤有细辛、五味子、款冬花，而《千金》射干汤无此三味，加了桂枝、甘草、蜂蜜。与五味子汤比较，本方没有干姜、细辛、五味子温化寒痰而敛肺之配伍，然注重了表散风寒的功力。显然，思邈认为本方证未挟寒饮内伏，而是表寒引动伏痰，故效其方稍作变易。紫菀汤"治小儿中冷及伤寒暴咳，或上气咽鸣，气逆，或鼻塞清水出者方。"即麻黄汤合紫菀、当归之温润，解表宣肺而不致刚燥；橘皮、青木香化痰行气；并配苦寒之黄芩、大黄以制郁热，通腑气；寒温并用，各得其所。此外，八味生姜煎方（生姜、干姜、桂心、甘草、杏仁、款冬花、紫菀、蜜）、麻黄汤方（麻黄、甘草、桂心、五味子、半夏、生姜）均体现甘草干姜汤、麻黄汤、射干麻黄汤、小半夏汤配伍之寓意；即如竹沥汤之用木防己，菖蒲丸（菖蒲、乌头、杏仁、矾石、细辛、皂荚、款冬花、干姜、桂心、紫菀、蜀椒、吴茱萸）中之用皂荚，亦未尝不受"金匮"木防己汤和皂荚丸的启发。

三、小儿痢

小儿痢首方温中汤（干姜、厚朴、当归、桂心、甘草、人参、茯苓、白术、桔梗）"治小儿夏月积冷，洗浴过度，及乳母亦将冷洗浴，以冷乳饮儿，儿壮热，忽值暴雨，凉加之，儿下如水，胃虚弱，则面青肉冷，眼陷干呕者，宜先与此，调其胃气，下即止方。"隋唐亦如汉末，痢利未分，唯以症状别之，此温中汤证当属泄泻，虽有郁阳化热之候，然由于寒复加之，且暴注如水，阳气随津而脱，故云"胃虚弱，则面青肉冷，眼陷干呕者"，急当"调其胃气"，此胃气实赅中阳与津气，故取《伤寒论·辨霍乱病脉并治》之理中汤合桂枝、厚朴温振脾阳，以复津气而止利；桂心配当归、甘草有当归四逆之义，茯苓、甘草相伍亦为"伤寒"治厥止利之方，入桔梗所谓"利五脏肠胃"实则宣通肺气以利肠腑开合，可见其立方本旨确属取法伤寒。

黄柏汤（黄柏、黄连、白头翁、升麻、当归、牡蛎、石榴皮、黄芩、寄生、甘草、犀角、艾叶）则为治痢疾方，适应证有三个方面：一是小儿夏日卒然伤于寒，寒邪郁阳化热，热邪径入胃肠，灼伤肠络，而至"下赤白滞如鱼脑"且伴"壮热头痛，身热手足烦"；二是热邪内迫肠胃所致的下痢，误用泻下药致"便数去赤汁如烂肉者"，下之不瘥复用温涩药，又"倍增壮热者"；三是温病热盛，复因卒然感寒，迫邪热入于肠腑而致"下血如鱼脑者"。总之只要证属热邪内迫肠腑，灼伤肠络，所致下痢赤白如鱼脑烂肉，悉可使用本方。前述病机与《金匮要略·呕吐哕下利病脉并治第十七》白头翁汤证之湿热胶结迫于大肠，邪热腐灼血络而致下痢脓血相合，故方取白头翁汤之黄柏、白头翁、黄连三味，益之黄芩、犀角清热解毒，凉血止痢；加升麻、当归发越郁热，以和肠络；牡蛎、石榴皮、寄生、艾叶皆为止下痢脓血之品，可见此黄柏汤实取仲景白头翁汤治痢之义，再加止血痢专药以益其功。

结阳丸（赤石脂、吴茱萸、干姜、附子、当归、厚朴、白术、木兰皮、白头翁、黄连、黄柏、石榴皮）为治寒热错杂，痢下日久之方，"断冷滞下赤白青色如鱼脑，脱肛出，积日腹痛，经时不断者方。"取仲景桃花汤之赤石脂、干姜；白头翁汤之白头翁、黄连、黄柏；再加温中健脾，理气止痢之品，以适应寒热错杂久痢的病机。

孙思邈制方效法仲景的一大要点就是辛开苦降，寒温并用，乃从泻心汤诸方悟出。如其名方温脾汤，大黄与附子、干姜同用；驻车丸黄连与干姜同用，皆是明证。

四、癖结胀满

何谓癖结？孙思邈未作详细说明，据其治癖结胀满诸方中之形症描述，可知其即《诸病源候论》中之癖结候。如在紫双丸适应证中所云："治小儿身热头痛，食饮不消，腹中胀满，或小腹绞痛，大小便不利，或重下数起……"；再如令充悦方"治小儿胎中宿热，乳母饮食粗恶辛苦，乳汁不起儿，乳哺不为肌肤，心腹痞满，萎黄瘦瘠，四肢痿躄，缭戾"；又谓芒硝紫丸"治小儿宿食癖气痰饮，往来寒热，不欲食，消瘦"；牛黄双丸（牛黄、太山、甘遂、真朱、杏仁、芍药、黄芩、巴豆）"治小儿结实，乳食不消，心腹痛"；牛黄鳖甲丸"治少小癖实壮热，食不消化，中恶忤气"；芫花丸"治小儿心下痞，痰癖结聚，腹大胀满，身体壮热，不欲哺乳"；真朱丸（真朱、麦门冬、蓝仁、巴豆）"治小儿痰实结聚，宿癖羸露，不能饮食"；鳖甲丸"治少小腹中结坚，胁下有疹，手足烦热"；鳖头丸"治小儿痞气，胁下腹中有积聚坚痛"；桂心橘皮汤（桂心、橘皮、成箨蒛、黍米、人参）"治小儿五六日不食、气逆"；地黄丸"治少小胃气不调，不嗜食生肌肉"；马通粟丸（马通中粟、杏仁、紫菀、细辛、石膏、秦艽、半夏、茯苓、五味子）"治少小胁下有气内痛，喘逆气息难，往来寒热，羸瘦不食。"

基于上述，其癖结胀满的形症主要有：①厌食、拒食；②肚腹胀大，扪之坚实；③脘腹痞满而间有腹痛，大便溏薄或滞下；④形体羸瘦，面色萎黄，神倦乏力；⑤常伴寒热，肢体厥冷，呼吸迫促。这些形症与当今的小儿厌食、积滞、疳证所出现的症状基本吻合。究其成因，或感受外邪，致脾胃呆滞，运化失职，如《诸病源候论》所云："有寒冷之气客之，则令乳哺不消化，结聚成癥癖也……皆由冷气痰水饮食结聚所成"；或由乳食失养，精微不足，而致脾胃虚弱，纳运乏力。如孙氏所云："小儿胎中宿热，乳母饮食粗恶辛苦，乳汁不起儿，乳哺不为肌肤。"由此可见，癖结形成，多由小儿乳食不节，脾胃运化失司，复感外邪，无形之寒热与有形之痰食相搏而结于脘腹之间。癖结既成，脾胃运化失司进一步加重，乳食不为精微而反益其滞，乃致小儿形体羸瘦，不能进食，肚腹胀满如箕，扪之坚实，甚则形销骨立，面色萎黄，发结如穗，神萎目陷，四肢痿软无力，气怯声低。其精微匮乏，气血虚弱，卫外不固，外邪更易乘虚而入，郁阳微则低热，郁阳甚则壮热，又因阳气不达四末而肢体厥冷，这就是所谓往来寒热。

以此观之，癖结胀满多为痰食裹挟外邪为祟，其初起以邪实为主，继之邪实正虚，而邪实则贯穿于始终，这就是思邈治癖结胀满以攻下为主的着眼点。析其治癖结胀满冠名方十六首，多以攻积化滞、软坚散结为主，或有补益之品亦不过，为攻不伤正而设。其如孙思邈备为推崇的隋唐之际名方"紫双丸"，乃以巴豆、甘遂攻逐癖积，牡蛎助之散结；麦冬、甘草仅为缓和药性而设，且甘草配甘遂取其相反相激，不能不认为其方药力峻快。而思邈谓之："哺食减少，气息不快，夜啼不眠，是腹内不调，悉宜用此丸，不用他药，数用神验，千金不传方。"不过其制法及用量颇为考究，且十分注意药后调摄，所以其虽云攻伐峻利，然用量铢厘必较，调摄体察入微，乃知大医治病，设药为中病去邪而已，而调治则全局在握，毫不掉以轻心。又如芒硝紫丸，方用芒硝、大黄、半夏、代赭石、甘遂、巴豆、杏仁，一派泻下攻逐痰积之品，主治往来寒热、厌食形瘦之证。由此可知，邪实为病，可专力攻邪，邪去则正复，但务在识证真确，决不可孟浪从事。芫花丸中芫花、雄黄皆为有毒之品，大黄、黄芩苦寒泄热专治癖结腹大胀满，壮热拒食，但其用量极微，"三岁至一岁以下，服如粟米一丸。"鳖甲丸：以鳖甲、䗪虫、蛴螬软坚散结，破血化癥，大黄荡涤热结为主；鳖头丸：鳖头、虻虫、䗪虫、桃仁破血化癥以消癖结为主。即使如地黄丸之缓和也配以大黄、杏仁之通下；马通粟丸之治癖结胁痛，喘促寒热，形瘦厌食，只取"马通中粟"运脾之意和五味子之温敛益气，他如杏仁、紫菀、细辛、半夏、石膏、秦艽等寒温并用以治痰结化热亦是去邪为主。

　　由此可见，癖积胀满虽有形体羸瘦、面色萎黄、饮食减少、气怯气低、神倦无力等脾胃虚绥、气血不足之证，然邪实为其症结，治之之法，务在攻邪，邪去则正复。所用方药，虽峻猛利快，但全在精确掌握用量，以中病去邪而已。前贤尝云"壮人无积，虚则有之"，此癖结之望羸状乃大实所致，治病求本，当去其实，此乃孙思邈治癖积胀满攻下为主之精髓所在。

第六节　方药创见

　　孙思邈在《备急千金要方》和《千金翼方》中创制的千金苇茎汤、独活寄生汤、温胆汤、温脾汤、犀角地黄汤、紫雪丹、孔圣枕中丹以及大小续命汤等方剂，千百年来为临床广泛应用且疗效卓著。本文主要论述其中有关儿科的方药创见。

一、龙胆汤

　　1. 原方与主治：龙胆、钩藤皮（钩藤）、柴胡、黄芩、桔梗、芍药、茯苓、甘草各六铢，蜣螂两枚，大黄一两。上十味㕮咀，以水一升煮取五合为剂也。服之如后节度。药有虚实，虚药宜足数合水也。儿生一日至七日，分一合，为三服；儿生八日至十五日，分一合半，为三服；儿生十六日至二十日，分二合，为三服；儿生二十日至三十日，分三合，为三服；儿生三十日至四十日，尽以五合，为三服；皆得下即止，勿复服也。主治热燔肝经，肝风欲动之"痫"。

　　2. 古今发挥：此方为孙思邈创制。功效为清肝泄热息风，"治婴儿出腹，血脉盛实，寒热温壮，四肢惊掣，发热大吐呃者。若已能进哺，中食实不消，壮热及变蒸不解，中客人鬼气，并诸惊痫，方悉主之。"方后煎服法凡 117 字，其与"伤寒""金匮"之重视煎服法及药后调护一脉相承。

后世医家多有发挥。如《仁斋直指小儿方论》：胎惊，月内气盛发热，脐风，撮口壮热。（引本方用法：为末。每服一钱，北枣煎服；或加防风、麦门冬以导心热，黄芩减半用。）

《世医得效方》：小儿魃病，下利，寒热去来，毫毛鬓发不悦泽，及妇人有儿，未能行时，复有孕，使儿饮此乳，亦作此病。

《医宗金鉴》：噤口，舌上生疮如黍米状，吮乳不得，啼声渐小，因胎热所致者。

《千金方衍义》：龙胆苦寒，专祛肝旺实热；钩藤、柴胡、黄芩、芍药皆清理二家之匡佐；蛸螂一味，方中罕用，考之《神农本草经》，为小儿惊痫、瘛疭之专药，为药中健卒，得大黄为内应，何惮弹丸不克耶；茯苓、甘草用以留中安邦，尤不可缺。

二、大黄汤

1. 原方与主治： 大黄、人参、细辛、干姜、当归、甘皮（陈皮）各三铢。上六味咬咀，以水一升煮取四合，服如枣许，日三。治"少小风痫、积聚，腹痛夭矫，二十五痫方。"

2. 古今发挥： 此方为孙思邈创制。功效温经散寒，扶正通下。适应风寒之邪外束，卫气不充，经脉收引，而肠腑复有热滞之"痫"，其证病机较为复杂，是方药味虽简，却蕴寒、温、补、泻之义，足可为后世效法。

《千金方衍义》：方下所治少小风痫，明是木邪内盛，乘克中土，殊非外风袭入之谓。故于理中方内除去白术之滞、甘草之缓，但取参、姜，参入细辛以散内盛之风，当归以调紊乱之血，甘皮以豁壅遏之痰，大黄以涤固结之积，与黄龙汤同一手笔。彼以病气盘错，胃气伤残，虽用硝、黄，徒增胀满，必藉人参大力以鼓荡练之威；此以孩提血气未实，不胜病气。留连，虽宜大黄迅扫，必兼参、姜温散，可无伤中之虞。然此仅堪为智者道，难使庸俗知也。

三、白羊鲜汤

1. 原方与主治： 白羊鲜（白鲜皮）三铢，蚱蝉（蝉蜕）两枚，大黄四铢，甘草、钩藤皮（钩藤）、细辛各两铢，牛黄如大豆四枚，蛇蜕皮一寸。上八味咬咀，以水二升半煮取一升二合，分五服，日三。若服已尽而痫不断者，可更加大黄钩藤各一铢，以水渍药半日，然后煮之。治"小儿风痫，胸中有疾方。"

2. 古今发挥： 此方为孙思邈创制。功效清热泄肺，化痰开窍而息风。治风温肺热，炼液为痰，痰热相搏，引动肝风之"痫"，方中清泄风热以白鲜皮合大黄、甘草，化痰开窍息风以牛黄配钩藤、细辛、蝉蜕、蛇蜕皮，制法严谨而遣药奇峻，却不失轻清灵动，与风温所致小儿风痫之病机至为切合。

《千金方衍义》：白羊鲜即白鲜皮，《神农本草经》虽主头风、黄瘅、湿痹、死肌，乃兼搜风湿痰气之药，不独治外证也；蚱蝉、蛇蜕、牛黄，《神农本草经》皆主惊痫癫病；细辛疏利九窍；大黄推陈致新；甘草解毒除邪；以风痫为足厥阴之病，故用钩藤为向导也。

四、增损续命汤

1. 原方与主治：麻黄、甘草、桂心各一两，芎䓖、葛根、升麻、当归、独活各十八铢，人参、黄芩、石膏各半两，杏仁二十枚。上十二味㕮咀，以水六升煮麻黄，去上沫，乃纳诸药，煮取一升二合。三岁儿分为四服，一日令尽。少取汗，得汗，以粉粉之。"治小儿卒中风、恶毒，及久风，四肢角弓反张不随，并瘖，僻不能行步方。"

2. 古今发挥：此方为孙思邈创制。该方合《伤寒论》麻黄汤、麻杏甘石汤，且入人参之益气扶正，当归、芎䓖之养血祛风，葛根、升麻之解表升清，鼓邪外出。以方测证，可知外有风寒束于表，里有热邪郁于肺胃，形成外寒内热；然罹患此证之小儿又为气血不足之体，风寒之邪滞于经络，营卫凝涩则肢体弛缓无力，里热引动肝风而致瘛疭反张，此"痫"寒热虚实具之，病机复杂，故思邈制增损续命汤主之，其方温经散寒，清肺泄热，扶正托邪，息风止痉，乃复方大方之义。

《千金方衍义》：小儿卒中风恶毒角弓反张，皆腠理疏豁致病，故于续命本方，增入升麻、独活，佐麻黄以祛贼风，黄芩佐石膏以解风热。小儿本无内虚，故损去干姜之辛烈，不使真阴受困耳。

五、石膏汤

1. 原方与主治：石膏一合，麻黄八铢，甘草、射干、桂心、芍药、当归各四铢，细辛两铢。上八味㕮咀，以水三升半先煮麻黄三沸，去上沫，纳余药煮取一升，三岁儿分为四服，日三。治"小儿中风、恶痹不能语，口眼㖞戾，四肢不随方。"

2. 古今发挥：此方为孙思邈创制。功效宣肺泄热，温经散寒，祛风止痉，有增损续命汤之义。适应风寒滞于经络，热邪郁于肺胃，引动肝风之"痫"。

《千金方衍义》：此即排风汤之变方，于中裁去川芎、杏仁、茯苓、白术、防风、独活、白鲜、生姜，加入石膏、细辛、射干，较排风汤头绪颇清，然排风本诸续命，原有石膏，以小儿本非虚寒致病，人参、干姜似可无藉，但石膏汤中射干当必因腹中邪逆，或兼喉痹咽痛而设，若无上证，何复用此寒降之品也。

六、丹参赤膏方

1. 原方与主治：丹参、雷丸、芒硝、戎盐、大黄各二两，上 5 味㕮咀，以苦酒半升浸四种一宿，以成炼猪肪一斤煎，三上三下，去滓，乃纳芒硝，膏成。以摩心下，冬夏可用。一方但用丹参雷丸,亦佳。"治少小心腹热、除热。"

2. 古今发挥:此方为孙思邈创制。儿科外用退热之剂,惊痫总论中提及在立夏后治小儿"痫""慎勿妄灸""不欲吐下",但以除热汤浴之,除热散粉之,除热赤膏摩之,又以膏涂小儿脐中,其除热膏即此之丹参赤膏。除热以治"痫",说明是热盛动风,外用涂膏除热是儿科的理想剂型,至今仍有非同寻常的意义。析其方并无散热清热之品,即如芒硝、戎盐、大黄也不过是咸苦涌泄为阴,以制阳热;至于丹参盖以其入心经凉血散瘀,可制心火,抑阳热;然雷丸之用以今观之颇费解,考《神农本草经》雷丸"主杀三虫,逐毒气,胃中热……作摩膏,除小儿百病。"可见雷丸作摩膏外用出自《神农本草经》,取其性寒除胃中热。剖析此方,可见思邈立方有据,平易奇峻,唯效是取。

《千金方衍义》:小儿心腹常热,皆母腹中瘀垢未消,血气不和所致。故用丹参、雷丸、硝、黄、戎盐散血逐热之药制为赤膏,常摩心下,使瘀散血和,其热自除。渍用苦酒,专取酸收以固腠理,煎用猪肪,专取脂泽以润肌肤也。

七、龙角丸

1. 原方与主治:龙角三铢,牡蛎九铢(一作牡丹),黄芩半两,蚱蝉(蝉蜕)两枚,牛黄(如小豆)五枚,川大黄九铢。上六味末之,蜜丸如麻子。褓裹儿服二丸,随儿大小,以意增减之。"主小儿五惊夜啼方"。

2. 古今发挥:此方为孙思邈创制。龙角为哺乳动物角化石,义同龙骨、龙齿,与牡蛎同用为镇惊安神而设;蝉蜕、牛黄皆属清心祛风、化痰镇惊要药;再益以黄芩、大黄泄胃肠之滞热。以方测证,可见思邈认为"小儿五惊夜啼"多因热邪挟风挟痰、上扰心神所致。其胃肠滞热是因,心神受扰是果。设龙角丸标本兼治,夜啼乃安。

八、升麻汤

1. 原方与主治:升麻、白薇、麻黄、葳蕤、柴胡、甘草各半两,黄芩、朴硝(芒硝)、大黄、钩藤各六铢。上十味㕮咀,以水三升先煮麻黄,去上沫,纳诸药,煮取一升。儿生三十日至六十日,一服二合;六十日至百日,一服二合半;百日至二百日,一服三合。"治小儿伤寒,变热毒病,身热面赤,口燥,心腹坚急,大小便不利,或口疮者,或因壮热,便四肢挛掣惊,仍成痫疾,时发时醒,醒后身热如火者,悉主之方。"

2. 古今发挥:此方为孙思邈创制。所谓小儿伤寒变热毒病,其实是伤寒热邪劫伤阴液,复与食滞相搏,形成燥矢,内结肠腑。热盛阳明之经故身热面赤,口燥渴或生疮;燥结阳明之腑,则心腹坚急,大小便不利;热甚引动肝风,则成"痫"。"火郁发之"用升麻,因势导其热邪出于外,亦主其所谓热毒口疮;白薇,思邈云其大寒,可主身热支满,白薇合玉竹最适于发热阴伤之体,可辅升麻疏热邪去热毒而不伤正;此证无表邪，麻黄乃为去性取其宣通之用，一则助升麻发越郁热，二则宣肺气以通利肠腑，推硝、黄荡涤肠中燥矢，同时启上源助膀胱气化而利小便；柴胡、钩藤为清肝热，平肝风而设，甘草调和诸药。本方证病机较为复杂，但立法遣药，丝丝入扣，可知思邈治小儿伤寒虽偏擅寒凉，却注意因势利导，随证变通。

《千金方衍义》：此采麻黄升麻汤中五味，以二麻透表，黄芩泄热，葳蕤甘润燥，参入白薇散坚，柴胡退热，硝、黄荡实，钩藤舒挛，表里兼治之捷法，以南阳法中化出。

九、竹叶汤

（一）竹叶汤方　1号方

《备急千金要方·卷第五》有竹叶汤方二首，今标以序号1、2分别之。

1. 原方与主治： 竹叶切五合，小麦三合，柴胡半两，黄芩一两六铢，茯苓十八铢，人参、麦门冬、甘草各半两。上八味㕮咀，以水四升煮竹叶小麦取三升，去竹叶麦，下诸药，煮取一升半，分三服。若小儿夏月忽壮热烧人手，洞下黄溏，气力惙然，脉极洪数，用此方加大黄二两，再服，得下即瘥。治"小儿夏月患腹中伏热，温壮来往，或患下痢，色或白或黄，三焦不利。"

2. 古今发挥： 此方为孙思邈创制。本方证所谓夏月腹中伏热，是谓其伤寒化热入里，热伏阳明之腑，以致发热时作或挟热下痢，夹有黄白黏液；并见呼吸迫促，不欲饮食，小便不利等所谓"三焦不利"之症。伤寒化热入里，热邪伏于肠腑，以致清浊相干，劫伤津气，是其症结。思邈谓：竹叶大寒除热，且主咳逆上气；小麦微寒主除热，利小便；配柴胡、黄芩清热透邪，运转少阳之枢机；茯苓清热宁神利小便；人参、麦冬、甘草益气生津，是方清透与通利相伍，泄邪与扶正并用，对其病机而言，可谓方中肯綮。思邈于方后又云："若小儿夏月忽壮热烧人手，洞下黄溏，气力惙然，脉极洪数，用此方加大黄二两，再服，得下即瘥。"壮热，泻下不止，神疲尤甚，较之上方其热更为深重，有如热结旁流，再加大黄，乃通因通用，思邈治小儿伤寒，不畏寒下峻利是其真知灼见，识证准确之体现。

《千金方衍义》：其第一方即南阳竹叶石膏汤中去石膏、半夏、粳米，加小麦、茯苓、黄芩、柴胡……此治小儿腹中伏热，温壮往来，故用小麦、茯苓以除伏热烦扰，黄芩、柴胡以治温壮来往。设无温壮，可无藉于柴胡也。

（二）竹叶汤方　2号方

1. 原方与主治： 竹叶切一升，小麦半升，甘草、黄芩、栝蒌根、泽泻、茯苓、知母、白术、大黄各二两，桂心两铢，生姜一两半，人参、麦门冬、半夏各一两，当归十八铢。上十六味㕮咀，以水七升煮小麦竹叶，取四升，去滓纳药，煎取一升六合，分四服。"主五六岁儿温壮，腹中急满，息不利，或有微肿，亦主极羸，不下饮食，坚痞，手足逆冷方。"

2. 古今发挥：此方为孙思邈创制。本方与前方均治小儿温壮发热，然前方发热时作，挟热下痢，虽病及三焦，尚属轻浅；此则发热不退，且伴胀满以致呼吸不畅，形体微肿，或羸瘦，心下痞不能食，手足逆冷。其病机较前方更为复杂，乃热邪与食滞搏结于肠腑，形成痞积而致腑气不通畅。热淫于阳明之经，故壮热；脘腹痞积，腑气不畅，殃及三焦，则肺之宣肃通调，脾之运化转输，膀胱之决渎气化皆失其司，水谷不为精微反为湿滞，故腹满息急不能食，或肿或羸；阳气内郁不达四末则厥。故在前方的基础上，重加其制，去柴胡，再入大黄荡邪泄热，配半夏、白术安中和胃去痞积；栝蒌根生津而"除肠胃中痼热"，桂心、泽泻配茯苓助膀胱气化，桂心配生姜、当归温经通阳以治厥，本方清透泄利为主，扶正通阳为辅，切合小儿夏季伤寒病机，则热可解，痞可去，肿可消，羸可扶。

《千金方衍义》：其又方，但于前方除去柴胡一味，仍用竹叶石膏汤中知母、半夏，加入白术、大黄、桂心、当归、栝蒌根、泽泻、生姜，其妙用全在桂心一味，知母、黄芩得之以破其结，大黄、白术得之以振其威，奇兵妙用，洵非庸俗可得而拟议者。

十、调中汤

1. 原方与主治：葛根、黄芩、茯苓、桔梗、芍药、白术、藁本、大黄、甘草各六铢。上九味㕮咀，以水二升煮取五合，服如后法：儿生一日至七日，取一合，分三服；生八日至十五日，取一合半，分三服；生十六日至二十日，取二合，分三服；生二十日至三十日，取三合，分三服；生三十日至四十日，取五合，分三服，恐吃五合未得，更斟酌之；其百日至三百日儿，一如前篇，龙胆汤加之。"治小儿春秋月晨夕中暴冷，冷气折其四肢，热不得泄则壮热，冷气入胃变下痢，或欲赤白滞起数去，小腹胀痛，极壮热气，脉洪大，或急数者，服之热便歇，下亦瘥也。但壮热不吐下者，亦主之方。"

2. 古今发挥：此方为孙思邈创制。小儿骤伤于寒，阳气内郁不能通达四末，而发壮热；寒入于里与热相搏，清浊相干则为下痢赤白，而大便频数，小腹胀痛，壮热则脉洪大或急数。其证颇似葛根黄芩黄连汤之挟热下利，但小儿感寒郁阳化热最速，且易与食滞相搏于阳明之腑，以致清浊相干而下痢，故本方取葛根黄芩黄连汤去黄连而入大黄，荡涤热滞，推陈致新；再加茯苓、白术、甘草和胃安中；芍药、甘草缓急止痛；桔梗、藁本轻宣发越，既导邪外出又可以其"利五脏肠胃"，解"腹中急"止泻痢。思邈制小儿伤寒方，既效仲景之法，又结合其时的用药经验。

《千金方衍义》：葛根、藁本、甘草解表药也；黄芩、芍药、甘草清热药也；大黄、黄芩、甘草攻里药也；苓、术、桔梗、甘草和中药也。为小儿寒郁热邪，腹痛下痢之的方，功用与人参败毒相仿。

十一、莽草汤浴方

《备急千金要方·卷第五》有莽草汤浴方 2 首，今择其一方述之。

1. 原方与主治：莽草、丹参、桂心各三两，菖蒲半斤，蛇床子一两，雷丸一升。上六味㕮咀，以水二斗煮三、五沸，适寒温以浴儿，避目及阴。"治小儿卒寒热不佳，不能服药。"

2. 古今发挥：此方为孙思邈创制。小儿服药殊难，外用浴方最为适宜。而《备急千金要方》《千金翼方》中外用剂型种类繁多，仅《备急千金要方·卷第五》中就有外用浴方、外用粉散方、滴鼻方、吹鼻方冠名和未冠名者共 13 首，足可窥其一斑。由于用药途径不同，选方用药立意有别，所以更涉奇峻。如本方之莽草，思邈谓"辛苦温有毒，主风头痛肿，乳痈疝瘕，除结气疥瘙，杀虫鱼……"述其药力峻毒，未曾载有治伤寒发热之用，可见浴用莽草乃取其辛温祛风消壅之功，引表邪外出，且发越郁热；配丹参活络，以"去风邪留热"；桂心通阳，菖蒲芳香宣透，可去"小儿温疟，身积热不解"；蛇床子素作除湿壮阳之用，思邈亦然，此方配蛇床子亦如莽草之引热外出；更有雷丸，其性寒亦为有毒之品，孙氏宗《神农本草经》之说而屡外用于浴汤及摩膏中。像莽草汤浴方之类的验方，其药物间配伍之后产生的神奇疗效，有可能是其医疗抑或生活实践中偶然发现的，这样的事实在人类文明发展的长河中是层出不穷的，直到科技昌明的今天也仍然如此。诚如《本草述》所云："莽草与金牙石，在颤振、谵妄之证胥投之，此愚所谓气血精微之用，的有相须者也……"药物间配伍的玄妙，一个人就是殚毕生之精力也难洞其奥，这就是我们要注重传承，注重发掘前人宝贵经验的道理之所在。

十二、八味生姜煎

1. 原方与主治：生姜七两，干姜四两，桂心二两，甘草三两，杏仁一升，款冬花、紫菀各三两，蜜一升。上合诸药末之，微火上煎取如饴餔，量其大小多少，与儿含咽之，百日小儿如枣核许，日四五服，甚有验。"治少小嗽"。

2. 古今发挥：此方为孙思邈创制。用于风寒袭于肺卫之表，肺气怫郁，宣肃失司而致的小儿咳嗽。方中生姜配桂心发散风寒；干姜温肺化痰；杏仁、款冬、紫菀温润化痰止咳，甘草调和诸药；蜂蜜矫味且为赋形剂。对于风寒袭肺并有卫阳不足之小儿咳嗽确有良效。其"煎取如饴餔"给予小儿含咽，也是剂型灵活的表现。

十三、四物款冬丸

1. 原方与主治：款冬花、紫菀各一两半，桂心半两，伏龙肝六铢。上末之，蜜和如泥，取如枣核大敷乳头，令儿饮之，日三敷之，渐渐令儿饮之。"治小儿嗽，日中瘥夜甚，初不得息，不能复啼。"

2. 古今发挥： 此方为孙思邈创制。小儿咳嗽，日轻或不作，夜重甚至气不得续，啼哭不出，可见夜咳之剧。取款冬花、紫菀温润化痰止咳；桂心通阳散寒以复肺气宣肃之功；妙在伏龙肝之用，思邈谓之"味辛微温……止咳逆"，盖取其温涩之性以止风寒所致痉咳。可见徐大椿所云："然其用意之奇，用药之功，亦自成一家，有不可磨灭之处"，确系中肯之评。将药泥敷于乳母乳头上让小儿吮服，亦足可证其立意之奇。

十四、牛黄鳖甲丸

1. 原方与主治： 牛黄半两，鳖甲、麦曲、柴胡、大黄、枳实、芎劳各一两，厚朴、茯苓、桂心、芍药、干姜各半两。上十二味末之，蜜丸如小豆。日三服，以意量之。"治少小癖实壮热，食不消化，中恶忤气方。"

2. 古今发挥： 此方为孙思邈创制。小儿癖结实证，食滞与无形寒热相搏于阳明之腑，其热外燔于阳明之经故见壮热；脾运失司，则食不消化；饮食不为精微，营卫虚馁，心气不充，则易感受外邪或惊恐益加其疾。方以牛黄清心泄热；鳖甲散结养阴清热；麦曲、柴胡消食化滞，疏解除热；大黄、枳实、厚朴攻下撤热；桂心、芍药、干姜调和营卫以实藩篱，芎劳行血气"主中恶"，茯苓宁心神"调脏气"，合桂、芍、姜则寓有扶正之义。斯方能切合疳积实中挟虚，以实为著而致发热、厌食，兼见心神不宁之证的病机。

十五、藿香汤方

1. 原方与主治： 藿香一两，生姜三两，青竹茹、甘草各半两。上四味㕮咀，以水二升煮取八合，每服一合，日三。有热，加升麻半两。"治毒气吐下，腹胀，逆害乳哺。"

2. 古今发挥： 此方为孙思邈创制。小儿感受风寒或饮食不洁以致清浊逆乱，而见呕吐泄下，腹胀拒哺之证，急宜芳香避秽，升清降浊。思邈设方以藿香芳香化浊止吐利；生姜安中避秽止呕逆；青竹茹降逆和胃；甘草调和诸药。若兼发热则入升麻透解郁热。其效长沙制方，配伍精当，药简而力宏。

十六、连翘丸

1. 原方与主治： 连翘、桑白皮、白头翁、牡丹（皮）、防风、黄柏、桂心、香豉、独活、秦艽各一两，海藻半两。上十一味末之，蜜丸如小豆。三岁儿饮服五丸，加至十丸；五岁以上者，以意加之。"治小儿无故寒热，强健如故，而身体颈项结核瘰疬，及心胁腹背里有坚核不痛，名为结风气肿方。"

2. 古今发挥： 此方为孙思邈创制。孙思邈所谓"结风气肿"，其形证即流痰瘰疬所致的发热恶寒。《千金翼方·草部下品之下》记述："连翘味苦平，无毒，主寒热，鼠瘘瘰疬，痈肿恶疮，瘿瘤结热……"可见思邈十分重视连翘的清热散结之功；白头翁亦主"狂易寒热，癥瘕积聚，瘿气……"桑白皮、牡丹皮、黄柏清热除蒸；防风、桂心、香豉、秦艽疏风散热；海藻为软坚散结、消痰核瘰疬之要药。其针对症结，清泄、疏透、散结相因，可窥其制方寓意深长。

十七、榻汤方

1. 原方与主治： 大黄、甘草、当归、芎䓖、白芷、独活、黄芩、芍药、升麻、沉香、青木香、木兰皮各一两，芒硝三两。上十三味㕮咀，以水一斗一升煮取四升，去滓，纳芒硝，以绵揾汤中，适寒温揾之，干则易之，取瘥止。"治小儿数十种丹"。

2. 古今发挥： 此方为孙思邈创制。该方主治所谓"数十种丹"，泛指有斑疹或皮肤黏膜破损处红赤的各种皮肤病。而榻汤则为外治通用之方。以方测证，这些皮肤病多属湿热、风热郁于肌肤腠理所致。故以大黄、黄芩苦寒燥湿清热；芒硝咸寒泄热；芎䓖、当归养血活血而祛血中之风；木兰皮"主身大热在皮肤中，去面热、赤疱，恶风癫疾，阴下痒湿……"；白芷、独活、升麻祛风胜湿解毒；沉香"疗风水毒肿，去恶气"，青木香解毒消肿。合汤以绵帛沾蘸直接敷于皮损处，可获速治之效。

十八、紫丸

1. 原方与主治： 代赭（石）、赤石脂各一两，巴豆三十枚，杏仁五枚。上四味末之，巴豆、杏仁别研为膏，相和，更捣二千杵，当自相得。若硬，入少蜜同捣之，密器中收。三十日儿服如麻子一丸，与少许乳汁令下，食顷后，与少乳勿令多，至日中当小下热除，若未全除，明旦更与一丸。百日儿服如小豆一丸，以此准量增减。夏日多热，喜令发疹，二三十日辄一服，佳。紫丸无所不疗，虽下不虚人。"治小儿变蒸，发热不解，并挟伤寒温壮，汗后热不歇及腹中有痰癖，哺乳不进，乳则吐后，食痫，先寒后热者方。"

2. 古今发挥： 此方为孙思邈创制。孙思邈认为，紫丸是小儿变蒸之时唯一可用之方，且是在其"良久热不可已"时，少与之微下，热一退就不续服。而对于小儿变蒸兼挟伤寒出现的高热，或汗后热仍不除，或兼有痰癖之证，或见拒乳、吐乳，食痫等辄可以紫丸治之。

方中代赭石，《神农本草经》谓之"主贼风蛊毒，腹中毒邪气，女子赤沃漏下"；《千金翼方·玉石部下品》称其"味苦甘寒无毒，主鬼疰，贼风蛊毒……"可见紫丸用代赭石乃取其镇逆安神凉血之功，最合变蒸时阳气蒸上，脏腑之气上浮太甚而逆乱之机；配以巴豆、杏仁之通利积滞，俾乳积邪热从大便而出；赤石脂温涩，是为制代赭重坠，巴豆、杏仁攻下滑利太过而设。四药配伍，正切合小儿变蒸时的生理病理特点。所以思邈对其推崇备至，谓之："紫丸无所不疗，虽下不虚人。"

十九、黑散

1.原方与主治：麻黄半两，大黄六铢，杏仁半两，上三味先捣麻黄大黄为散，别研杏仁如脂，乃细细纳散，又捣令调和，纳密器中。一月儿服小豆大一枚，以乳汁和服，抱令得汗，汗出，温粉粉之，勿使见风。百日儿服如枣核，以儿大小量之。"治小儿变蒸中挟时行温病，或非变蒸时而得时行者方。"

2.古今发挥：此方为孙思邈创制。孙氏主张小儿变蒸之际一般不用药，即使热不歇也只予紫丸微下，断不用黑散治变蒸。只是在变蒸时兼挟时行温病，或者患时行温病时，才使用黑散；这与巢元方《诸病源候论》用黑散治疗变蒸有所不同。因黑散以麻黄发汗为主，虽有大黄寒下，但其量轻处于从属，杏仁配麻黄可助其宣肺达邪，配大黄又加强通腑泄下，然毕竟以汗解为主，故孙思邈认为其不适合变蒸的特点，只在兼挟时行温病或非变蒸之时患温病伤寒等外感热病时用之。

二十、对《伤寒论》古方发挥

偏擅寒凉确为孙思邈治小儿伤寒之要，而从其偏擅之中，又可理解其对小儿生理特点的认识。所谓味其膏腴，当细细品嚼，于字里行间，于无字句处探求其义理，不如此用心，则无法得其旨趣。我们可以从其对《伤寒论》方的发挥中窥见一斑。

（一）麦门冬汤

麦门冬汤方（麦门冬、石膏、寒水石、甘草、桂心），虽名为麦门冬汤，却非仲景原方，其以麦门冬养阴清热，益胃润燥止呕逆，石膏、寒水石大寒泄热，甘草调和诸药，配以桂心辛热反佐，领邪外出，引阴入阳，以消格拒。值得深思的是：此方与仲景麦门冬汤均治肺胃有热而气火上逆，然彼为成人肺胃阴虚津亏，气火上逆之肺痿；此为百日之内小儿伤寒郁阳化热。肺热上冲则鼻衄，胃热上逆则呕逆，阳热亢盛充斥于肺胃之经，故身热甚。若沃以纯寒，一则易阴阳格拒而呕逆更甚，二则不合小儿清灵活泼之气机，而致寒遏冰伏，故配桂心反佐，以消格拒，引阴入阳，领邪外出，若白虎加桂枝汤义。可见思邈效仲景之法，却不囿于仲景之方，乃为切合小儿之病理生理。

（二）芍药四物解肌汤

芍药四物解肌汤方（芍药、黄芩、升麻、葛根）"治少小伤寒"，以小儿阳气偏盛，感寒虽邪在肺卫之表，亦化热最速，是方以升麻、葛根辛凉解表，鼓其表邪汗解，以黄芩清泄肺卫郁热，芍药和营阴以扶正，以方测证，当属风寒郁阳化热，邪尚在卫表，且已热甚津伤。

（三）麻黄汤

孙思邈"治少小伤寒，发热咳嗽，头面热者"之麻黄汤（麻黄、生姜、黄芩、甘草、石膏、芍药、杏仁、桂心），包含有仲景麻黄汤、麻杏甘石汤两方，桂枝汤少大枣一味，另加黄芩，若依麻黄汤法则辛温峻汗；依麻杏甘石汤则辛凉宣泄；依桂枝汤则辛温缓汗，调和营卫，诸方杂合岂非无法度可依。其实此既云麻黄汤，即如仲景麻黄汤，发汗解表、宣肺平喘，少小婴孺方名麻黄汤者共有四方，皆取之辛温解表之义，本方用麻黄助之以生姜、桂枝故必具发汗解表之功；配杏仁宣肺上咳，虑小儿化热最速，故益黄芩、石膏以解郁热，辛温最易伤纯阳儿体之阴，故监制以白芍，是方为小儿伤寒14首内服方最为偏温者，适用于小儿风寒外束，肺卫失宣而发热咳嗽，头面热乃诸阳为寒邪所郁，热甚之状。至此，我们不难理解，思邈并非不知伤寒之方，不解伤寒方义，而是时时顾忌小儿的病理生理特点，虽效仲景之法，但遣方用药则须应对伤寒之在儿体的不同之处。

（四）五味子汤

又析"治小儿伤寒病久不除，瘥后复剧，瘦瘠骨立"之五味子汤方（五味子、甘草、当归、大黄、芒硝、麦门冬、黄芩、前胡、石膏、黄连），伤寒为外感热病，热尽当瘥。然感邪有轻重，禀质有厚薄。若小儿正气素虚，难以一鼓驱邪外出，寒邪化热入里迁延不解，以致消灼阴津气血，乃见形体瘦弱，发热日久不愈。方中五味子益气强阴，养五脏除热，为君。甘草、当归亦取之去五脏六腑寒热邪气，并能长肌肉，补五脏；麦冬强阴益精，主羸瘦短气，虚劳客热，此三药乃助五味子扶正补羸，且既补又除热为臣。大黄、芒硝攻泻热邪与食积相搏之癖结，石膏、黄芩、黄连清泄热邪，前胡之用亦为除伤寒郁热，而推陈致新，后六味祛邪除热为佐使。此特为小儿伤寒病久羸弱而设，药之性味功效当以思邈所解为是，即如本方之阴阳俱补亦念念不忘寒凉除热。

（五）外浴方雷丸汤

治伤寒偏擅寒凉，即使在外用方中也如此。像外用浴方雷丸汤（雷丸、大黄、苦参、黄芩、丹参、石膏），"治小儿忽寒热"。所谓小儿忽寒热，即小儿卒然感寒而致发热。适用此方当属阳热炽盛之证，因其方六味皆为寒凉之品。思邈认为，"雷丸味苦咸寒，大黄味苦大寒，苦参苦寒，黄芩苦大寒，丹参味苦微寒，石膏辛甘大寒"，故"热者寒之"是其立方主旨。须推求其义的是丹参之外用，其莽草汤浴方（莽草、丹参、桂心、菖蒲、蛇床子、雷丸）中用丹参，此雷丸汤浴方又用丹参，丹参不仅以寒制热，更为重要的是其活血通络之功可促使经隧疏通，邪热假其道以外撒，再者此雷丸汤浴方，乃以纯寒沃热，入丹参一味方即灵动，而寒药热浴亦为"求其属也"。

（六）十二物寒水石散粉

外用之十二物寒水石散粉方（寒水石、芒硝、滑石、石膏、赤石脂、青木香、大黄、甘草、黄芩、防风、芎䓖、麻黄根），"治少小身体壮热，不能服药。"本方以寒水石、芒硝、滑石、石膏等寒凝沃热，黄芩、大黄泄热，乃为正治；而赤石脂其谓辛大温亦配用于中，顾其义一为阴阳反佐之理，一为配伍作用之妙；青木香、防风、芎䓖辛香走窜使除热之品泌入肌肤经隧；适用粉散之壮热必兼大汗出，故用麻黄根、米粉等制汗出之品，以防汗窍洞开，风寒复入；甘草调和诸药。本方配伍精当，堪称《备急千金要方》之外用粉散代表方。

其中作赋形剂的"粉"，尤在泾《金匮要略心典》释金匮"甘草粉蜜汤"之"粉"为铅粉；而《金匮玉函要略辑义》则认为是粳米粉，并谓《备急千金要方》诸书借以治药毒；《千金翼方》称铅粉为"粉锡"，而在此单称"粉"可见非铅粉而为米粉，再则铅粉毕竟为有毒之品，其为粉散方动辄以升合计，且不如浴汤方、浴片刻即弃，此粉附着儿身，故非用铅粉，而实为米粉。

二十一、善用大黄

孙思邈尤善用妙用大黄。《千金翼方·本草中》称："大黄将军，味苦寒，大寒，无毒。主下瘀血血闭，寒热，破癥瘕积聚，留饮宿食，荡涤肠胃，推陈致新，通利水谷，调中化食，安和五脏，平胃下气，除痰实，肠间结热，心腹胀满，女子寒血闭胀，小腹痛，诸老血留结。"这些对大黄性味功效的认识，与当今并无大异。虽未及"主实热燥结，血热妄行"，然言其荡涤肠胃，推陈致新，实为大黄功效之要领。在其小儿诸病证方治中，大黄使用最多。依序详计：

（一）惊痫、夜啼

治惊痫包括未冠名方共13首，内服方中1首为大黄汤（大黄、人参、细辛、干姜、当归、甘草）；另外龙胆汤（龙胆、钩藤皮、柴胡、黄芩、桔梗、芍药、茯苓、甘草、蜣螂、大黄）、白羊鲜汤（白羊鲜、蚱蝉、大黄、甘草、钩藤皮、细辛、牛黄、蛇蜕皮）、治少小中风状如欲绝方（大黄、牡蛎、龙骨、栝蒌根、甘草、桂心、赤石脂、寒水石）、镇心丸（银屑、水银、牛黄、大黄、茯苓、茯神、远志、防己、白敛、雄黄、人参、芍药、防葵、铁精、紫石英、真朱）、外用方丹参赤膏（丹参、雷丸、芒硝、戎盐、大黄）均用之，计6首用及大黄；小儿魅方1首，即白鲜皮汤（白鲜皮、大黄、甘草、芍药、茯苓、细辛、桂心），用大黄；小儿夜啼冠名方2首，其主方龙角丸（龙角、牡蛎一作牡丹、黄芩、蚱蝉、牛黄、川大黄）用大黄。

（二）伤寒

伤寒包括未冠名方及单验方共 39 首，除去单验方计 24 首，其中内服方有 1 首大黄汤（大黄、甘草、芒硝、桂心、石膏、大枣），此外另有 7 方用及大黄；外用浴方 4 首，1 首用及大黄；外用粉散方 4 首，1 方用及大黄，共有 11 方用及大黄。

（三）咳嗽

咳嗽共 14 方，有竹沥汤（竹沥、黄芩、木防己、羚羊角、大黄、茵芋、麻黄、白薇、桑寄生、萆薢、甘草、白术一方作白鲜）、紫菀汤（紫菀、杏仁、麻黄、桂心、橘皮、青木香、黄芩、当归、甘草、大黄）、五味子汤（五味子、当归、麻黄、干姜、桂心、人参、紫菀、甘草、细辛、款冬花、大黄）及治小儿寒热咳逆、膈中有癖、乳若吐、不欲食方（干地黄、麦门冬、五味子、蜜、大黄、消石）等 4 首用及大黄。

（四）癖积

癖积胀满方 35 首，除去单验方计 23 首，有芒硝紫丸（芒硝、大黄、半夏、代赭、甘遂、巴豆、杏仁）、牛黄鳖甲丸（牛黄、鳖甲、麦曲、柴胡、大黄、枳实、芎䓖、厚朴、茯苓、桂心、芍药、干姜）、芫花丸（芫花、大黄、雄黄、黄芩）、鳖甲丸（鳖甲、芍药、大黄、茯苓、柴胡、干姜、桂心、䗪虫、蛴螬）、鳖头丸（鳖头、虻虫、䗪虫、桃仁、甘皮，大便不利加大黄）、地黄丸（干地黄、大黄、茯苓、当归、柴胡、杏仁）、治小儿腹中宿热……服之令充悦方（芍药、大黄、甘草、柴胡、鳖甲、茯苓、干姜、人参）、治 8 岁以上小儿热结痰实，不能食，自下方（芍药、栀子、柴胡、升麻、黄连、黄芩、竹叶、桔梗、细辛、知母、大黄）、治 15 岁以下儿热结多痰，食饮减，自下方（大黄、柴胡、黄芩、枳实、升麻、芍药、知母、栀子、生姜、杏仁、竹叶），共 9 首用及大黄。

（五）痈疽瘰疬

痈疽瘰疬方 73 首，除去单验方计 27 首（包括内服外治方）其漏芦汤（漏芦、连翘《肘后》用白薇、白蔹、芒硝《肘后》用芍药、甘草、大黄、升麻、枳实、麻黄、黄芩），五香连翘汤（青木香、薰陆香、鸡舌香、沉香、麻黄、黄芩、大黄、麝香、连翘、海藻、射干、升麻、枳实、竹沥）、榻汤（大黄、甘草、当归、芎䓖、白芷、独活、黄芩、芍药、升麻、沉香、青木香、木兰皮、芒硝）、五香枳实汤（青木香、麝香、鸡舌香、薰陆香、沉香、升麻、黄芩、白蔹、麻黄、防风、秦艽、枳实、大黄、漏芦）、苦参洗汤（苦参、黄芩、黄连、黄柏、甘草、大黄、芎䓖、蒺藜子）、治小儿上下遍身生疮方（芍药、黄连、黄芩、苦参、大黄、蛇床子、黄柏、菝葜）、治三日小儿头面疮起，身体大热方（升麻、柴胡、石膏、甘草、当归、大黄、黄芩）、治小儿头疮经年不瘥方（松脂、苦参、黄连、大黄、胡粉、黄芩、水银、矾石、蛇床子）、治小儿疽瘘方（丹砂、雄黄、矾石、雌黄、大黄、黄连、莽草、间茹），共9首用及大黄。

（六）痢疾

小儿痢方37首，除去单验方计12首，其有大黄汤（大黄、甘草、麦门冬）1首，此外温中大黄汤（干姜、桂心、厚朴、甘草、当归、人参、茯苓、白术、大黄、桔梗）、龙骨汤（龙骨、甘草、大黄、赤石脂、石膏、桂心、寒水石、栝蒌根）、泽漆茱萸汤（泽漆、海藻、青木香、吴茱萸、茯苓、白术、桔梗、芍药、当归、大黄）亦用之，计4首用及大黄。

总共有45首方剂用及大黄，占统计方总数的36%，这么多的方剂使用大黄，足可说明孙思邈对大黄的倚重，而这种倚重主要来自于使用过程中大黄所具有的卓著功效；也与当时验方配伍的启发有关，如隋唐之际用于小儿变蒸及其兼挟证的黑散配伍就是例证。

像大黄配于治疗惊痫的龙胆汤、白羊鲜汤中乃釜底抽薪，以平风火相煽；用于伤寒大黄汤，竹叶汤（竹叶、小麦、甘草、黄芩、栝蒌根、泽泻、茯苓、知母、白术、大黄、桂心、生姜、人参、麦门冬、半夏、当归），调中汤（葛根、黄芩、茯苓、桔梗、芍药、白术、藁本、大黄、甘草）等方中荡涤肠胃，去有形之邪而撤热；用于癖结胀满诸方中攻逐实邪，推陈致新，其为正治，乃属常法，义理易明。而治小儿痢的温中大黄汤之大黄，用于暴注下迫如霍乱，且配于大剂温热之中，则须三思始解：思邈云其为"中乳"，即伤于乳食而设，就是说虽然小儿泄泻暴注如水，以致阳气有暴脱之虞，治当温中回阳，但其若因伤于乳食复感寒湿且胃肠尚有乳食积滞者，则应加大黄以去乳积，积去利方止。不过以大黄之苦寒，用于阳微之际，则宜质疑！穷其理，此大黄受制于大剂温热，去性取用乃配伍之妙，该方大黄之用，以通济通，其为反治，乃属变法。

再如治咳嗽方竹沥汤，于清热化痰之中，加大黄以通腑气，俾痰热有出路，则肺金清肃立复，斯脏腑表里相系，气机升降相因，为大黄之用而妥贴，可谓至当至妙！而紫菀汤辛温宣散以解风寒束肺之咳嗽，五味子汤解表化饮，益气敛肺，以平喘咳，此二方加入大黄，似难合常理，然反复推敲则微妙又在其中：大黄不独受制于温热去性取用，而思邈素以小儿阳气偏盛，卒遇风寒，则阳郁而内迫入里，其虽有风寒束肺，但胃肠犹有郁热与乳食相搏，未受邪之地难安，加用大黄既可撤热，去胃肠有形之邪，又助肺气宣肃复常；其苦寒之性为辛温所制，既不妨表解又不致引邪入里，此用之卓效，析之在理。

第七节　轶闻趣事

一、开棺救妇

孙思邈在行医途中碰见一行出殡的人，他注视良久，发现一滴一滴的血正从抬着的棺木底部缓缓地滴下来。这一异乎寻常的景况令他心中一动，急忙上前询问跟在后面痛哭的老妇人，老妇人悲痛欲绝地诉说：她女儿因难产而死，已有大半天了。孙氏听后仔细地察看滴出的血液，便断定这个产妇是难产血晕假死，如果产妇真正死了半天之久，就不可能再流出鲜红的血液。于是他提出开棺抢救，产妇的眷属们将信将疑地让人揭开棺材，只见那产妇脸色蜡黄，嘴唇苍白，没有一丝血色。孙氏切其脉，发觉有微弱的脉象。立即取出几根金针，分别刺入她人中、中脘、中极、三阴交等穴，片刻产妇苏醒。孙思邈令抬回家继续救治，经过针灸、服药，产妇顺利地娩出了一个大胖小子。母子得救，孙思邈被誉为活人神仙。

二、阿是穴

一天有个腿痛剧烈的患者来求医，孙思邈给他服药无效，用针灸治疗仍无寸功，温熨按摩还是疼痛依旧，孙思邈苦苦思索为其解除痛苦的方法，用大拇指在患者腿上一点一点地按掐，突然患者大叫"啊——是这儿疼！"孙思邈顿有所悟，乃以金针刺入这个压痛点，患者的疼痛神奇般地消失。孙思邈想到按掐时患者叫道"啊——是"就命名此穴为阿是穴，相传这就是阿是穴的由来。

三、杏林春满

孙思邈为穷苦人治病常常分文不收。有人过意不去，便把一株杏苗栽在孙思邈宅后的山坡上，以表谢意。后来人们纷纷仿效，表达感激之情。日久天长，杏树越栽越多，蔚然成林。

四、虎守杏林

孙思邈正欲出门，突然窜来一只斑斓大虎，张开大口伏在他面前呻吟。孙思邈定睛一看，原来有根长长的骨头卡住了老虎的喉咙。面对老虎的求救，孙思邈想：既要救虎，自己也不能为虎所伤，于是取出串乡行医的铜制串铃套在手臂上，伸进虎口一使劲把骨头拔了出来，老虎痛得一合口，牙齿正嗑在铜铃上，孙思邈的胳膊安然无恙。老虎得救，感恩不尽，就此为思邈守门，却吓得患者不敢前来求医。孙思邈只好让老虎到后山看守杏林。老虎在每年杏花盛开时卧于杏林中守护，直到杏子收获后才离去。由于这个美好的传说，后来的铃医便把串铃称作"虎撑"。

五、葱管导尿

一天有兄弟两人急匆匆地来到孙思邈家，一见面就跪下来，诉说其父已经两天不能排尿，痛苦万状，请孙氏前去相救。思邈立即到其家中，为患者施针服药，然而急切之下，小便仍解不出来。正在为难，抬头看见院中蔬圃里的小葱长得挺拔青翠，灵机一动，就向前挑了一根适宜的青葱，稍微掐去其尖，缓缓插入患者的尿道，尿液骤然从葱管中排出，患者痛苦霍然解除。这就是我国最早的导尿术。

六、救蛇遇仙

孙思邈在路上见到一条受伤的小青蛇，非常同情，就脱下衣服窝好带回家，为它敷药后，放回草丛中。十几天后，孙思邈出游，一个白衣少年来到他跟前，跪拜道："感谢先生救了吾弟"。便邀孙思邈到他家，只见花木盛开，殿宇辉煌，有一人穿戴似是王者，带着很多侍从，前来迎接孙思邈，恭敬地对孙思邈说："吾是泾阳龙王，深蒙先生大恩，故遣吾儿相请。"说罢，唤一个青衣小童上前拜谢，道："前些日此儿一人外出，被牧童砍伤，多亏先生脱衣赐药相救，吾儿才保住性命。"孙思邈这才想起脱衣救青蛇之事。龙王设酒宴歌舞款待孙思邈。几天后，孙思邈辞行，龙王以金银绸缎相赠，思邈坚辞不受。龙王便叫其子取出《龙宫奇方三十首》赠给孙思邈，说："此书可助先生济世活人。"就备车马送孙思邈回家。孙思邈用此书之方给人治病，非常灵验，后来就把这些方剂编入他的《千金翼方》中。

第八节 序年纪事

今据《北史》《旧唐书》《新唐书》《唐会要》《宋史》《华严经传记》《太平广记》《耀州志》等有关史料，将孙思邈生平要事按年序编排如下：

公元 541 年，梁武帝大同七年，西魏文帝大统七年。孙思邈出生。

公元 547 年，西魏文帝大统十三年。7 岁就学，日诵千余言。洛州总管独孤信见而异之。

公元 555 年，西魏恭帝二年。因幼患风冷痼疾，深受病痛折磨，于 15 岁立志学医。

公元 560 年，北周明帝武成二年。弱冠，于医学颇有觉悟，是以亲邻中外有疾厄者，多所济益，在身之患，断绝医门。且善谈庄、老及百家之说，兼好释典。

公元 579 年，北周定帝大成元年。以王室多故，隐居太白山，学道，炼气，养形，究养生长寿之术。2 月，宣帝诏传位于皇太子（静帝），改元为大象。

公元 580 年，北周静帝大象二年。5 月，宣帝崩。杨坚以大丞相辅政，以国子博士召，称疾不拜。

公元 605 年，隋炀帝大业元年。游蜀中峨眉，寻访医术，修炼丹药。

公元 612 年，隋炀帝大业八年。隐居终南山，与高僧道宣相友善。

公元 617 年，隋恭帝义宁元年。唐高祖起义并州，孙思邈在境内，高祖知其宏达，以礼待之，命为军头，任之四品，固辞不受，后游历诸处，不恒所居。

公元 627 年，唐太宗贞观元年。帝召诣京师，将授以爵位，固辞不受。孙思邈时年八十七岁，但显得十分年轻，帝因之"嗟其容色甚少"而谓曰："故知有道者诚可尊重，羡门、广成岂虚言哉！"思邈离京师，入峨眉炼"太一神精丹"。

公元 629 年，唐太宗贞观三年。魏征等受诏修齐、梁、陈、周、隋五代史，恐有遗漏，屡访之，孙思邈口以传授，有如目睹。

公元 635 年，唐太宗贞观九年。为汉阳王治水肿。

公元 636 年，唐太宗贞观十年。为梓州刺史李文博治消渴。

公元 652 年，唐高宗永徽三年。撰成《备急千金要方》30 卷。

公元 659 年，唐高宗显庆四年。帝召见，拜谏议大夫，固辞。

公元 672 年，唐高宗咸亨三年。诏征至京，居于故鄱阳公主府邑。

公元 673 年，唐高宗咸亨四年。帝患疾，令其随御，授承务郎直尚药局。

公元 674 年，唐高宗上元元年。辞疾请归，帝赐良马，及鄱阳公主邑司以居。当时知名之士宋令文、孟诜、卢照邻等，执师资之礼以事。卢照邻作《病梨树赋》，其序盛赞孙思邈。

公元 680 年，唐高宗永隆元年。撰成《千金翼方》30 卷。

公元 682 年，唐高宗永淳元年。是年仙逝，享年 142 岁。遗令薄葬，不藏冥器，祭去牲牢。经月余，颜貌不改，举尸就木，犹若空衣，时人异之。

（姜鹏凌　姜奕轲　高修安）

参考文献

1. 朱锦善. 儿科临证50讲［M］. 北京：中国中医药出版社，1999

2. 李景荣. 备急千金要方校释［M］. 北京：人民卫生出版社，2002

3. 李景荣. 千金翼方校释［M］. 北京：人民卫生出版社，1998

4. 李经纬. 孙思邈生卒年代考［J］. 中医杂志，1963

5. 任春荣. 浅谈孙思邈在医学流派发展上的贡献［J］. 陕西中医学院学报，1982

6. 张登本. 孙思邈与"部位三焦"说［J］. 陕西中医学院学报，1982

7. 孙溥泉，等. 关于孙思邈《千金方》方剂的成就及其对后世的影响［J］. 陕西中医学院学报，1982

8. 苗晋. 试论孙思邈对儿科学的贡献［J］. 陕西中医学院学报，1982

9. 杨培君. 孙思邈继承发展仲景学说漫话［J］. 陕西中医学院学报，1982

10. 张厚墉. 孙思邈入川考［J］. 陕西中医学院学报，1982

11. 樊圃. 《旧唐书·孙思邈传》笺证［J］. 陕西中医学院学报，1982

12. 张东达. 《新唐书·孙思邈列传》注并今译［J］. 陕西中医学院学报，1982

13. 李军. 首见于《千金方》的中医词语［J］. 陕西中医学院学报，1982

14. 宋知行. 论《千金方》对各家学说的影响［J］. 中医杂志，1982

15. 宋天彬. 论孙思邈的气功养生学思想［J］. 北京中医学院学报，1986

16. 张浩良. 论《千金要方》对仲景泻下剂的继承发展［J］. 南京中医学院学报，1983

17. 高希言. 略论孙思邈对灸法的贡献［J］. 中医杂志，1989

18. 蒋士生. 试论孙思邈对脏腑辨证的贡献［J］. 湖南中医杂志，1992，(3)：14–15

19. 苏礼. 《千金》保健方剂述要［J］. 陕西中医，1993

20. 刘晓颖. 《备急千金要方·肺藏》卷理方探要［J］. 中医研究，1995

21. 罗再琼，等. 试述孙思邈的治疗特点［J］. 新疆中医药，1995，(3)：10–12

22. 清·张璐. 千金方衍义［M］. 北京：中国中医药出版社，1995

第四章　钱乙

第一节　概述

钱乙（1032—1113），字仲阳，宋代，山东东平人。

钱乙早年随姑父吕氏学医，后专攻儿科，对《黄帝内经》及张仲景的学术进行研究，在继承的基础上创造发挥，使儿科在内科中脱颖而出，成为一门专科，被后世誉为儿科宗师。

钱乙博览群籍，无书不窥。"为方博达，不名一师"。深通古法而又不泥守古法，重视掌握理论与方剂的配伍应用，因而"治小儿赅括古今，又多自得"。他提出了小儿的生理病理特点，确立了五脏辨证纲领，还化裁或自拟了众多儿科方剂，从而奠定了中医儿科学的基础。

钱乙不仅在乡里民间颇得群众敬仰，而且还因治病疗效卓著，屡起沉疴，曾两次被皇室聘用。但其主要医疗实践是在民间进行的。钱乙一生忙于医疗，著述不多，除《小儿药证直诀》一书经阎孝忠编集得以传世外，其余《伤寒论指微》《婴孺论》均佚。现存《小儿药证直诀》3卷，为其弟子阎孝忠所编集，刊于1119年。

钱乙指出小儿的生理特点是"五脏六腑，成而未全……全而未壮"；病理特点是"易为虚实，脾虚不受寒温，服寒则生冷，服温则生热，当识此勿误也"。在儿科诊断上，钱乙重视观察面部和眼部神色，提出了"面上证"和"目内证"诊法。在辨证上，钱乙以前人脏腑辨证法为基础，提出了以五脏为纲的儿科辨证方法，即"五脏辨证"。先列"五脏所主"，即五脏的主证，并辨别其虚实。在处方用药上，钱乙善于化裁古方，创制新方，为儿科所用。如六味地黄丸系《金匮要略》崔氏八味丸去桂、附二味，成为后世"直补真阴之圣药"，开创滋阴学派的先河。又如异功散，为四君子汤加陈皮，宜于治疗小儿脾胃虚弱、消化不良之证。针对五脏虚实，创立五脏补泻治方。如心热，导赤散主之；心虚热，生犀散主之；肝热，泻青丸主之；脾热，泻黄散主之；肾虚，地黄丸主之；脾虚，益黄散主之；肺盛，泻白散主之；肺虚，阿胶散主之。

钱乙不愧为儿科宗师，清代《四库全书总目提要》说："小儿经方，千古罕见，自乙始别为专门，而其书亦为幼科之鼻祖。"从其学术贡献可以看出，钱乙并不局限于小儿，而是精通各科。

总之，钱乙学术思想的影响远超出了儿科学的范围，极大地影响着中医的发展。

第二节　生平、治学与古今评鉴

一、生平考略

钱乙，字仲阳，约生于北宋明道二年（1032），卒于北宋政和三年（1113），享年81岁。

钱乙祖籍钱塘（今浙江省杭州市），为五代十国时吴越王钱镠（852—932）亲属之后。北宋太平兴国三年（978），钱弘俶（钱镠之孙，第五代吴越王）降宋，被封为淮海王。钱乙曾祖以皇家旁支的身份，携眷跟随北迁，定居于山东郓州（今山东省东平县）。钱乙父亲名颢，擅长针灸，通医而性嗜酒，喜欢游山玩水，周游各地。当钱乙只有3岁时，母亲去世，父亲隐匿姓名，"东游海上而不返"。钱乙成了孤儿，姑母"哀而收养之"。稍长读书，并跟随姑父吕氏学医。吕氏临终告以家世，"乙号泣，请往迹父"。数千里寻亲，共往返六七次才得知父亲下落。又过了几年，跋山涉水，终于将父亲接回家中赡养。七年后，其父去世，"乡人感叹，赋诗咏之"，称赞钱乙的"孝道"。

钱乙初从姑父吕氏学医，先涉针灸，旋即专业儿科，据其于元年（1093）为同里董汲《小儿斑疹备急方论》写跋时所说"余专一为业垂四十年"之语推测，可知他从事儿科约从20岁开始（即1052年）。由于刻苦钻研，重视临床实践，在其30余岁时就已成为杰出的儿科医生，在山东一带颇享盛名。《宋史》说"乙始以颅囟方著山东。"元丰中（1078～1085），神宗之妹"长公主"的女儿患泻痢，召钱乙医治而愈，得授"翰林医学"。次年，皇太子仪国公病瘈疭（抽风），经长公主推荐，钱乙以"土胜水，木得其平，则风自止"之意，取黄土汤获愈。皇帝赵顼传旨召见，倍加褒勉，破例授予"紫衣，金鱼系袋"（宋代制度，官至四品，始服紫衣，金鱼袋为皇帝赐予近臣的信物），提拔为"太医丞"。此时医名大噪，不论皇室官宦之家；或庶民百姓，争相求医。不久，钱乙因病辞聘。至宋哲宗皇帝即位后（1085）又应召入宫，后又因患周痹（全身肌肉关节痹痛）；乃于元祐癸酉（1093）前辞归故里。为治周痹曾在家乡服大茯苓一月余，"宽心腹之苦"，后转成手足拘挛、肢体不遂。于是"退居里舍，杜门不冠履，坐卧一榻上，阅史书杂说"，客至"酌酒剧谈"。求诊者登门"累累满前""近自邻井，远至百数十里，皆授之药"；或由人用肩舆抬着，"出没里巷间"，为乡里民间治病。政和三年（1113），钱乙"挛痹浸剧"，预知不起，乃召亲朋好友诀别，"易衣待尽"，终年82岁。后二年侨寓东平郡的朝奉郎（官职名）刘跂为钱乙作传。《东平县志》亦在方技人物类中为他立传，誉为"儿科之圣"。

钱乙有子早亡，孙承其学。

关于钱乙的生平一直存在着几种不同的说法，主要围绕其籍贯、生卒年月。钱氏的祖籍为浙江钱塘，各家意见是统一的，但家址却众说纷纭。如刘跂《钱乙传》说：

"家于郓,遂为郓州人。"《宋史·钱乙传》同此。《四库全书总目提要》又说:"乙,东平人。"而阎孝忠《小儿药证直诀·原序》则认为是"汶上人"。近代出版的不少医史文献又称钱乙是郓城人(如《历代名医传略》黑龙江科技出版社,1985年版)。我们认为应以刘跂所说为准,即钱乙的家址在郓州(今东平县)。因为刘跂之父挚,原籍河北东光,刘跂10岁丧父,由外祖父收养,就读于郓州,遂以为家。刘氏父子与钱乙同乡,平时素有交往,故钱乙卒后刘跂主动为其写传,应该说刘跂的说法是正确的。《宋史》则是依据此传而写的,故二者说法相同。至于清代《四库全书总目提要》说钱乙为"东平人",亦即指北宋时代的郓州,因郓州在宣和元年(1119)改为东平府,即刘跂写《钱乙传》时刚改名,所以该传中说钱乙曾"夜宿东平王冢巅,观气象,至逾月不寐"。并谓"没后,余闻其所治验尤众,州人人能言之"。说明钱乙行医地点是东平府一带。由于钱乙患"周痹",晚年愈剧,不太可能行走出门,云游四方,因此其家亦当为郓州,至于阎孝忠所说的"汶上人",考宋时尚无汶上县,今称汶上县者,在宋代称中都,至金贞元年(1153)改称汶阳,金泰和八年(1208)始称汶上。由此可见,阎孝忠所说的"汶上"并非现在的汶上县。据阎孝忠《小儿药证直诀·原序》说,治平年间(1064~1067)其父任须城尉时认识了钱乙,宋时须城为郓州府所在地。《东平州志》载:"故郓州城在州西北十五里,即随所置须昌县。"须昌县后因唐代讳字而改为须城县,民国初又改名为东平县。因此阎孝忠所说的"汶上"可能是指郓州位于古汶水之畔。《东平州志》载"真宗咸丰三年河决郓州东南,州守姚铉奉旨建州城于汶阳之高原,即今城也",可证。至于后人所谓"郓城人",则不知依何据?可能是误以为郓州即是现在郓城所致。因此可以推断钱乙为郓州(今东平县)人,似无疑义。

关于钱乙的生卒年代,古代文献无明确记载,各家说法又互有出入。比较一致的看法是钱乙生于1032年,卒于1113年。

关于钱乙的从医时间(包括专业儿科年限)一般都认为是40余年,主要根据钱乙在《小儿斑疹备急方论·后序》中自谓"余专一为业,垂四十年"之说。但钱乙作序是在元祐八年(1093),其终年为1113年,期间又相隔20年。因此,我们说钱乙专业儿科应有60余年,其从医的时间则应更长,当是无疑的。

二、师承治学

钱乙所处年代,正值北宋社会尚为平安繁荣之期。火药、指南针、活字、印刷术等发明已应用于生产、文化和科技的提高中,为医学的发展创造了有利的条件,宋王朝为了加强中央集权统治,开始实行改革,"新学肇兴",其中最著名的改革代表人物是当时的丞相王安石。钱乙就是在当时革新思想的影响下,成为首先创立儿科学说的革新者,亦即《四库全书总目提要》所谓儿科"自乙始别的专门"。关于钱乙的师承,刘跂《钱乙传》说:"乙始以颅囟方著山东。"《四库全书总目提要》也说他"以巫方氏《颅囟经》治小儿甚著于时"。因此,历来许多医家认为"盖乙之著名幼科,其源实出于《颅囟经》（见《颅囟经》陈鳢序）。即认为钱乙是继承了《颅囟经》的成就。考《颅囟经》一书，《诸病源候论·小儿杂病诸候》中说："中古有巫方，立《小儿颅囟经》以占夭寿，判疾病死生，世所相传，有小儿方焉。"说明《颅囟经》是我国流传最早的一本儿科专著。但今本《颅囟经》2卷，却是从明代《永乐大典》中辑出，不著撰人名氏，世亦别无传本，并且书中所列各候与《诸病源候论》所列有所不同。此外，唐代的《备急千金要方》《外台秘要》及《医心方》《太平圣惠方》均广录各家医方，但其中并没有录及今传《颅囟经》方。再考历代史志，自《唐书·艺文志》之前皆不载其名。至《宋史·艺文志》始有《师巫颅囟经》2卷的记载。因此，一般认为《颅囟经》当为唐末宋初人，假托师巫氏所著。即使今本《颅囟经》，亦非为钱乙之学术思想渊源，其理由如下：

1. 从内容来看，两书内容并非一脉相承。如《颅囟经》有"凡孩子三岁以下，呼为纯阳……"之说，而《小儿药证直诀》中并未提到"纯阳"一词。至于《四库提要》中说"乙以为小儿纯阳，无烦益火"，是纪昀等人的呈词，并非出自钱乙。钱乙对小儿生理病理的认识，是以阴阳学说为指导，与今传《颅囟经》受道家影响而提出的小儿"纯阳""元气未散"之说迥别。特别是钱乙所主张的五脏虚实寒热证治，为《颅囟经》所无。《小儿药证直诀》中所论之小儿变蒸，同于《诸病源候论》《备急千金要方》《外台秘要》和《医心方》，而不同于《颅囟经》。

2. 从方剂来看，虽然两书同名的方剂有3首：牛黄丸、调中丸、胡黄连丸，但其组成和主治却完全不同。如《颅囟经》牛黄丸治小儿胎惊和痫或心热，药有牛黄、龙脑、马牙硝、铁焰粉；《小儿药证直诀》牛黄丸治小儿疳积，药用雄黄、天竺黄、牵牛末。《颅囟经》调中丸治孩子诸疳，或热攻冲心，肺气急，昼夜有汗，日渐羸瘦，不知乳食，药用柴胡、茯苓、人参、木香、桂心、大黄、枳壳、鳖甲、甘草；《小儿药证直诀》调中丸即《伤寒论》理中丸（其中甘草用量减半）。此外胡黄连丸，两书也互有出入。而今本《颅囟经》以虎睛为主治疗小儿惊病等证的方剂就有4则（虎睛丸、又虎睛丸、二十二味虎睛丸、保瞳丸），但《小儿药证直诀》中无一方用虎睛。

3. 从对小儿病的论述来看，《颅囟经》对火丹（丹毒）的论述较详，列有15候，善用鸡子白、生油调药外涂。《小儿药证直诀》则称火丹为丹瘤，其论述甚简，治疗用白土（又云滑石）、寒水石为末，米醋或新水调涂。由此可见，钱乙并不是以今本《颅囟经》著称于时的，今本《颅囟经》不能说是《小儿药证直诀》一书的学术渊源之一。至于《宋史·艺文志·钱乙传》所说的"乙始以颅囟方著山东"中的"颅囟方"即指小儿方，与《太平御览》引《史记·扁鹊传》所称"颅囟医"即为小儿医是同一义。当然，当时是否有别本《颅囟经》传世，则又当别论。

钱乙的父亲是位擅长针灸的医师，在钱乙只有3岁时就外出未归，不可能传授其医术。至于以后钱乙将父亲接回家中时，已是当地颇有名望的儿科医生。而钱乙从小跟随姑父吕氏学医，刘跂在《钱乙传》中已有所论述。虽然钱乙堪称中医儿科学的奠基者，但有关中医儿科的发展却是源远流长，早在春秋战国时期，就有名医扁鹊"闻秦人爱小儿即为小儿医"的记载。隋代巢元方所著《诸病源候论》已列有《小儿杂病诸候》计 3 卷共 255 候，对小儿护养以及儿科疾病的病源证候进行了深入的探讨。唐代孙思邈的《备急千金要方》将妇孺列在卷首，认为"若无于小，卒不成大"，因此"先妇人小儿，后丈夫耆老"。唐代王焘的《外台秘要》对"小儿诸疾"列有 86 门。说明中医儿科发展历史悠久，这为钱乙创立儿科学说提供了有利的先决条件。此外，钱乙早年失父丧母，"本有疾"，使他对孩童尤为关切，以广慈孩提为己任。在随姑父问医之际，洞察小儿发病率高，诊治尤难，"投剂小差，悖谬难整，而医者恬不为虑"（见《小儿斑疹备急方论·钱乙后序》）。为使孩童少遭夭折，钱乙主攻小儿疾患，尤精小儿方脉。从《小儿药证直诀》一书的内容来看，钱乙的儿科学术思想是继承了《黄帝内经》《伤寒论》《金匮要略》《神农本草经》《太平圣惠方》等书的有关学术思想，在儿科临床实践了 60 余年才总结而成的。

《小儿药证直诀》其五脏五行的理论与《黄帝内经》一脉相承，其脏腑病机，寒热补泻，制方遣药皆与《黄帝内经》合。如钱乙儿科面部望诊"左腮为肝，右腮为肺，额上为心，鼻为脾，颏为肾，赤者热也，随证治之"，即源于《素问·刺热论》，其曰："肝热病者，左颊先赤；心热病者，额先赤；脾热病者，鼻先赤；肺热病者，右颊先赤；肾热病者颏先赤。病虽未发，见赤色者刺之。"

钱乙对张仲景的学说颇有研究，他曾著过《伤寒论指微》一书，惜未能传世。从《小儿药证直诀》一书来看，其中撷取张仲景方药甚多。例如，治小儿胃寒泻白、腹痛肠鸣、吐酸水、不思食的调中丸和温中丸，与《伤寒论》理中丸药味组成相同，仅在姜、草用量和用法上略作化裁：调中丸甘草用量减半，温中丸用姜汁而不用干姜。治小儿肺热，手掐眉目鼻面的甘桔汤，与《伤寒论》桔梗汤药味相同，仅剂量有别。桔梗汤用桔梗 1 两，甘草 2 两，以治少阴病咽痛不瘥者以及肺痿、肺痈咳吐脓血者；而甘桔汤用桔梗 2 两，甘草 1 两以治肺热。前方重在泻热解毒，利咽止痛；后者重在开泄肺气，以散其热。再如藿香散（藿香叶、麦门冬、半夏曲、炙甘草，一方有生石膏），系由麦门冬汤（麦冬、人参、半夏、甘草、粳米、大枣）化裁而来，以治胃虚有热之证，特别是所制地黄丸，系从《金匮要略》肾气丸去桂、附而成，以治小儿胎怯、解颅、行迟、语迟等证。

此外《太平圣惠方》一书对钱乙学术思想的影响也很明显。《太平圣惠方》成书于 992 年，比《小儿药证直诀》要早 120 多年，是北宋翰林医官院在广泛收集民间效方以及各种方书的基础上，由王怀隐等人集体编写而成。其中辑有儿科病方剂，并有"急惊风""慢惊风"的称谓，两书制方用药颇多相似。例如：《小儿药证直诀》与《太平圣惠方》中的"治小儿疳渴"，喝水不止的龙胆丸，药味相同；小儿疳瘦腹大之木香丸，较《太平圣惠方》中的"治小儿气疳，腹胀烦热，大便难"的槟榔丸仅多一味豆蔻；治肥热疳的胡黄连丸，比《太平圣惠方》"治小儿五脏羸瘦，毛发干黄，吃食不恒"的雄黄丸仅少雄黄一味。其他大同小异的方剂还很多。可见《太平圣惠方》中的"颅囟方"，亦为钱乙学术渊源之一。

综上所述，钱乙儿科学术思想并非是单纯继承了《颅囟经》一书，而是他潜心于《黄帝内经》《难经》《伤寒论》以及隋唐各家学说，博采众长，通过长期儿科临床实践而创造出来的。同样，钱乙也不是局限于小儿科，而是精通各科。所以，刘跂说他"为方博达，不名一师，所治种种皆通，非但小儿医也"，这是对钱乙学术思想渊源的正确评价。

当今医家俞景茂认为钱乙的治学思想和方法颇有特色：

1. 博古通今，不名一师

钱乙"于书无不窥"（刘跂《钱乙传》），潜心于《黄帝内经》《难经》《伤寒论》《金匮要略》《诸病源候论》等各家学说，同时又虚心学习同时代人的经验，如《太平圣惠方》等，吸取百家之长，加以研究，既不泥古以薄今，又不厚今以薄古。

2. 知难而进，专一为业

"脉难以消息求，证不可以言语取，襁褓之婴，孩提之童尤甚焉""投剂小差，悖谬难理"（见《小儿斑疹备急方论·钱乙后序》）。他矢志不渝，知难而进，专一为业，总结出一套切脉按证和探源应变的方法，使儿科学初步成为具有系统性、完整性的一门专科，并为今后的发展奠定了基础。

3. 师古不泥，勇于创新

他师古不泥，勇于创新，正所谓"他人靳靳守古，独度越纵舍，卒与法合"（《钱乙传》）。从《小儿药证直诀》一书收录的方剂来看，既有古方，又有新剂，但多数方剂则是钱乙创制的新方。在所创方剂中，其药味组成少而精。再如急慢惊风这样的大病，当时医界却不加分辨，用治急惊之方药治疗慢惊。而钱乙认为"凡急慢惊，阴阳异证，切宜辨而治之。急惊合凉泻，慢惊合温补，世间俗方，多不分辨，误小儿甚多"，因而他从肝主风、心主惊立论，创立了惊风学说。

4. 善于比较，同中求异

钱乙采用对照比较的方法，同中求异，将小儿与成人比较分析。如小儿易外感风邪而伤风，易伤乳食而吐泻等。总结出小儿"脏腑柔弱""肌骨嫩怯""五脏六腑成而未全""全而未壮"的生理特点；与患病后"易虚易实""易寒易热"的病理特点；结合五脏，辨别其寒热虚实，确立主治方剂，使中医儿科学首先在内科学的基础上，分化成一门独立的学科。

5. 观察细致，推理正确

钱乙善观天象，深究五运六气，通过对自然界的深刻洞察，从而推断人体的生理病理变化，从中找出疾病的治疗规律。如吐泻一证，病在夏秋者，多因脏腑寒热失调；病于春冬者，多因伤风。即使是同一夏秋吐泻，脏腑的寒热错杂程度仍然有所不同。因此，治疗也就有寒温补清之异。

6. 系统分析，综合归纳

钱乙将人体看成是由心、肝、脾、肺、肾五大系统组成的相互关联而又对立统一的整体。把生理研究和病理探讨联结在一起，有时从生理去推断病理，有时反过来从病理去判断生理。这些特点也可以反映于证候，例如"脾主困，实则困睡，身热饮水；虚则吐泻生风"一条，首先明确其主症，然后明确与其他证候的联系，从而得出虚实寒热属性，作为治疗之着眼点，并从中寻找最佳调节效应——五脏补泻方，来调节五脏的病理变化，创立相应的反馈手段。

7. 虚怀若谷，厚积薄发

钱乙一直悉心钻研小儿斑疹一病，但他读到《小儿斑疹备急方论》一书时，深嘉其"少年艺术之精"，高兴地为该书写了"后序"。钱乙中年以后，已闻名遐迩，渐将自己的经验体会著述成文，但感到自己年纪尚轻"而不肯转传其书"，厚积而薄发。到晚年炉火纯青之时，其著述更上一层楼。因此，阎孝忠曾感叹地说"晚年所得益妙"，真所谓"新篇日日成，旧句时时改"。因而整编而成《小儿药证直诀》一书，被誉为"活幼之真谛，全婴之规范"。

三、古今评鉴

1. 脱脱、阿鲁图《宋史·钱乙传》

乙为方不名一师，于书无不窥，不靳靳守古法，时度越纵舍，卒与法合，尤邃本草诸书，辨正阙误。或得异药问之，必为言出生本末，物色名貌，差别之详，退而考之皆合。

2. 宋濂《文集·赠医史贾某序》

钱乙深得张机之奥而撷其精华，建为五脏之方，各随其宜。肝有相火，有泻无补；肾为真水，有补无泻，皆启《内经》之秘。

3. 张廷玉《明史·吕复传》

钱仲阳医如李靖用兵，度越纵舍，卒与法合。其始以颅囟方著名于时，盖因扁鹊之因时所重，而为之变尔。

4. 王銮《幼科类萃·序》

称小儿医者，曰钱仲阳、陈文中、董汲、李柽，皆有显名于一时，然未免囿于准绳尺度之中，而乏超然自得之见。求其推移变化，卒与法台，譬如珠之走盘而不出于盘，唯钱仲阳一人而已。考仲阳，当宋神宗时为太医丞，《素》《难》奥旨无所不窥，以建立五脏之方，各随所宜用之。谓肝有相火则有泻而无补，肾为真水则有补而无泻，可谓抽《金匮玉函》之秘，而得《内经》之髓者矣。

5. 陈复正《幼幼集成·凡例》

颅囟肇于东汉卫沈，而成于宋人钱仲阳，其能用仲景地黄汤治赋禀不足，以七味白术散治泻痢作渴，岂不卓然有见。

6. 吴瑭《温病条辨·解儿难·治痘明家论》

痘科首推钱仲阳、陈文中二家，钱主寒凉，陈主温热，在二家不无偏胜，在后学实不可偏废。盖二家犹水、火也，似乎极不同性，宗此则害彼，宗彼则害此……二家之学，似乎相背，其实相需，实为万世治痘之宗旨。宗之者何？大约七日以前，外感用事，痘发由温气之行，用钱之凉者十之八九，用陈之温者一二。七日以后，平身气血用事，纯赖脏真之火，炼毒成浆，此火不外鼓，必致内陷，用陈之温者多，而用钱之凉者少也。若始终实热者，则始终用钱；始终虚寒者，则始终用陈；痘科无一定之证，故无一定之方也。

7. 王伯岳、江育仁《中医儿科学·前言》

钱乙在学术上能够远溯《灵》《素》，近师南阳，结合儿科，师古不泥。无论在辨证、诊法上，还是在治法方药上，都为儿科学的进展起到了极其重要的推动作用。他在儿科方面的成就，确实是令人敬仰的。

8. 姜春华《历代中医学家评价》

钱乙不守古法是深通古法。唯其通，才可不守；不守，才有创造。其创造"卒与法合"，在法的基础上有所发展。

9. 朱锦善《儿科临证 50 讲》

钱乙是一位中医学发展史上具有重大影响的医家。他所创立的五脏虚实辨证纲领、五脏补泻法与方剂，已为人们所熟悉。他虽以儿科名，但是他的学术思想、学术成就，远远超出了儿科的范围，对后世医家和学说的形成，产生了巨大的影响。

第三节　主要著述

《小儿药证直诀》

（一）内容提要

《小儿药证直诀》是一部承上启下系统论述儿科疾病辨证论治的专著。书中对小儿的生理病理特点、小儿病的诊断辨证、儿科方剂及医案等，都做了简明扼要的论述，不但奠定了中医儿科学的基础，丰富了中医学的理论宝库，而且对中医学的发展产生了深远的影响。

《小儿药证直诀》一书分上、中、下 3 卷。上卷论证 81 条，记载脉证治法，有小儿脉法、五脏病、急慢惊风、疮疹、伤风、吐泻、咳嗽、疳、积、虫癖、肿、杂症等，内容丰富，如观察小儿易惊的现象，鉴别急慢惊风在治疗上的不同，同时又将发搐的时间和原因也进行了分析介绍。将麻疹、天花两病进行差异比较，并与"黄相似"进行鉴别，更正确地提出了"疮疹候"乃"天行之病也"的传染病学观点。

中卷为"尝所治病二十三症"，即记载了钱乙所治病案计23条，实事求是地记录了所治病证，尤其是儿科的脏腑辨证及治疗预后情况。儿科的病例记录自钱乙始创，从案中可以看出：他尊重客观事实，治学态度严谨，注重调查研究，具有良好的医德、医风。

下卷为诸方，计117方，末又附方14首（有版本述为方药计120首，附方15首），均记载方剂组成和治疗，联系藏象证治，拟立了有效的补泻方剂，包括不同治疗方法，如药物的加减变化，以及外用涂囟法、浴体法等。

书后附阎孝忠《小儿方论》、董汲《小儿斑疹备急方论》各1卷，以及刘跂所撰《钱仲阳传》。

（二）版本流传

据《中国中医古籍》中记载，《小儿药证直诀》现存有刻本、石印本、抄本、铅印本、影印本等，共32种。其中包括明嘉靖十八年己亥（1539）刻本、明崇祯元年戊辰（1628）真定梁维本刻家居医录本、明庆安元年（1648）刻本、明嘉靖年间刻本、明刻本、清康熙五十九年庚子（1720）三友堂刻本、清康熙年间起秀堂影宋刻本、清初覆宋刻本、清乾隆四十五年庚子（1780）三原李氏校刻惜阴轩丛书刻本、清同治元年壬戌（1862）宋刻本、日本文化二年乙丑（1805）宛委堂刻本、清光绪年间惜阴书局重刻本、清光绪五年己卯（1879）苏州刻本、清光绪十七年辛卯（1891）池阳周氏刻本、清光绪十八年壬辰（1892年）重校刊本、清光绪十八年壬辰（1892）群籁刻本、清光绪十八年壬辰（1892）刻本姚江黄氏五桂楼藏板、清宣统元年己酉（1909）上海朱氏焕文书局石印本、民国时期上海大成书局石印薛氏医案单行本、1913年杏村堂兆基抄本、1915年及1931年上海千顷堂书局石印本、1924年萧氏兰陵堂刻本、1939年上海商务印书馆铅印本、民国时期上海文瑞楼石印本、日本丰田氏刻本、1955年及1957年上海卫生出版社影印本等。现存的版本主要有仿宋本、聚珍本、互校本三种。仿宋本是照宋本影刻，聚珍本是清代纪昀等人从明《永乐大典》中辑出，互校本是清代周学海取仿宋本与聚珍本互校后重刻版本，既保留了宋本原貌，又做了校勘，所以比较完善。1955年人民卫生出版社将此校本印行，是目前流行的版本。

据《宋史·艺文志》记载，"钱乙《小儿药证直诀》八卷"，为其亲著，但未流传下来。另曾著有《伤寒论指微》5卷及《婴孺论》百篇，可惜均已失传。现存的《小儿药证直诀》8卷，系同域人士阎孝忠编集整理而成。阎孝忠，宋大梁（今河南开封）人，官至宣教郎。阎氏父亲在宋真宗治平年间（1064～1067）科举中第，到山东须城县（郓州府所辖）任县尉时认识钱乙，当时阎孝忠年仅四五岁，平时多病，屡经钱乙医治而获愈。长大后，就悉心钻研钱乙之学问，并收集到10余个方药。宋徽宗大观年间（1107～1110），阎孝忠入官，有机会在亲戚朋友间，更多地收集钱乙的医论、医案、医方以及各种抄本等资料，计得论证数十条，后又得杂方。因为这些都是钱乙晚年所作，比早年在京城开封所见者为优。阎氏将收集到的资料相互参校，删去重复，厘定层次，订正错误，将方言换成大众通俗语言，成书于宣和元年（1119 年，即钱乙故去 6 年后），为三卷本，约 6 万字。书后附阎孝忠《小儿方论》、董汲（山东东平人，幼时患病为钱乙所救，后立志学医）《小儿斑疹备急方论》（此书录有钱乙亲笔题写的后记）各 1 卷，以及刘跂所撰《钱仲阳传》。此书刊行后不久，于南宋二十年（1150）即首先被《幼幼新书》引用。是书原名《小儿药证直诀》（一作《小儿药证真诀》，直、真二字，恐系传抄之误），《永乐大典》题名阎孝忠撰，故一直至清乾隆三十七年编《四库全书总目提要》时，征集各地文献，才发现为钱乙所著。但有关该书是否钱乙所著以及钱乙生前是否有亲自编写儿科专著的问题，各家一直有争议。由于《小儿药证直诀》一书非钱乙自撰，而是由阎孝忠编集的，阎氏所掌握的是钱乙的第一手资料，正如他所说的"余家所传者，才十余方耳"。随后他于亲友处收集到钱乙"说证数十条"，后六年"又得杂方"，于京师"复见别本"。可见《小儿药证直诀》一书是阎氏在其所掌握的"家传十余方"，搜集到的"说证数十条""杂方""别本"，这些素材的基础上纂辑而成的。因阎氏所引用的材料多出之于他人之手，而未注明出处，就是经他修订的亦未加注释，甚至有些地方还将自己的观点渗入进去，以致泾渭不辨，皂白难分；再加上在流传过程中，后人传抄失实，出现章节颠倒、文字增损的"错简"情况，这给研究钱乙学术思想带来了实际困难。张山雷曾说："仲阳此书，原属当时辗转传抄之本，实非仲阳所手定，是以全帙中可疑之点不少。凡属疑窦，皆当是正，方不致贻误后人，反为仲阳之累。"从现存的《小儿药证直诀》一书中看，确实存在着这些情况，如杨守敬《日本访书志》对非钱乙的内容进行了核实，认为阎氏附语在泻黄散后有数百字，羌活膏后有 171 字，蝉蜕散后有 68 字。最明显之处是《小儿药证直诀》书载有不少由金石重坠及峻攻香窜之品组成的方剂，如银砂丸中有水银、轻粉，龙骨散中有砒霜等，至于白饼子、消积丸、紫霜丸、小红丸等方中皆有巴豆，这不能不使人怀疑。因为钱乙创"小儿脏腑柔弱，易虚易实"之论，治法上"视病之新久虚实"，虚则补母，实则泻子，皆有一定法度。用药力主柔润，其方如导赤散、泻青丸、泻黄散、泻白散、地黄丸、异功散、调中丸、白术散等，制方法度严谨，故能泻不伤正，补不恋邪。钱乙论惊风时曾谓："凡急慢惊，阴阳异证，切宜辨而治之。急惊合凉泻，慢惊合温补，世间俗方，多不分别，误小儿甚多……医乱攻之，因脾气即虚，内不能散，外不能解……脾虚生风，而成慢惊。"在论诸疳一条中更明确指出："治癖之法，当渐消磨，医反以巴豆、硇砂辈下之，小儿易虚易实，下之既过，胃中津液耗损，渐令疳瘦。"由此可见，钱乙是反对用峻下药的。因此，张山雷、熊宗立等怀疑这类方剂并非钱乙所定，系时弊所混而误集于《小儿药证直诀》中，不是没有道理的。

　　《小儿药证直诀》书中虽难免附有阎氏的某些见解及其他掺杂内容，但毕竟比较系统地反映了钱乙学术思想的原貌。至于钱乙生前是否有亲自编写的儿科著作也应予肯定，刘跂《钱乙传》说有"《婴孺论》百篇"。阎孝忠在《小儿药证直诀·原序》中亦说："是时仲阳年尚少，不肯轻传其书。"说明钱乙早年已有专著。后阎氏又说："复见别本，然旋著旋传。"别本显然是钱乙的其他传抄本，而"旋著"的著者当然是指钱乙。由于受传者不一定是医家，多数是钱乙的仰慕者（宋时风尚，文人士大夫喜爱收藏医验方），所传的不一定是成书，可能有口授，也有笔录"旋著旋传"，不可能一致，故阎氏说它"皆杂乱，初无纪律，互有得失"。此外，据晁公武《郡斋读书志》载有"钱氏小儿方"，尤袤《遂初堂书目》亦有"钱氏小儿方"的著录，可见宋时尚有其他钱乙传本存世。因此刘跂说钱乙著有《婴孺论》百篇，是可信的，也完全符合当时的社会风尚。

正因为如此，儿科名医王伯岳认为《小儿药证直诀》中有部分内容是阎氏依据钱乙原著《婴孺论》数篇整理改编而来的，确为灼见。但应该指出，钱乙为董汲《小儿斑疹备急方论》所写的跋，是现存唯一能肯定的钱乙原著，其他如散在《阎氏小儿方论》《幼幼新书》《医方类聚》《宋史·钱乙传》等书中的钱氏佚论、佚案、佚方，虽一鳞半爪，亦是研究钱乙儿科学的宝贵资料。

由于该书以口诀式语词记述，言简意赅，故自明代以后，历代医家屡加注释，其中较有代表性的有以下数种：明代熊宗立《类证注释钱氏小儿方诀》，是将《小儿药证直诀》类证编次为10卷（末2卷为阎孝忠论证和方剂），略加注释。明代薛铠、薛己《校注钱氏小儿直诀》，是将《小儿药证直诀》原文缩写，按证候分类加注，附加薛氏医案，后列钱乙和薛氏方剂，对钱氏儿科学说及其运用多有发挥。民国时张骥《小儿药证直诀注》，是按仿宋本注解，选辑历代有关医家论述，以阐发钱氏学说，对钱氏方药颇有研究。民国时张山雷《小儿药证直诀笺正》，是按周学海互校本笺正，除对原书精义有阐发外，并说明由于时代的不同，不能套用古方，因而结合作者的经验指出其取舍。

（三）古今评鉴

1. 陈振孙《是斋书录解题》

钱氏《小儿药证直诀》三卷，太医丞东平钱乙仲阳撰，宣教郎大梁阎季忠集。上卷言证，中卷叙尝治病，下卷为方。季忠亦颇附以己说，且以刘斯立所作《仲阳传》附于末。宣和元年也。

2. 钱乙《类证注释钱氏小儿方诀·序》

宋钱氏仲阳著《小儿直诀》，太医陈文中作《痘疹方论》，世称活人之筌蹄，全婴之轨范。当时门人传写本，未免有造词错文之患，后之读是书者，往往莫无疑难。

3. 薛己《校注钱氏小儿直诀·序》

至神宗时，有太医丞钱仲阳氏，贯阴阳于一理，合色脉于万全，伟论雄才，迥迈前列，所谓杰起而振出者也。门人阎孝忠记其典要，辑成《小儿药证直诀》若干卷，而幼稚之色脉症治，无遗漏矣。

4. 曾世荣《活幼心书·中卷》

郑氏议古人医书，不能无失。如钱氏治慢惊用栝蒌汤，与病不相主对，是谓之失。

以愚观之，所传药性，医者之通晓，纵有前证，未必肯用，但不容不讲明耳。殊不知钱氏既没之后，其书成于仕路，故人编集刊行，屡行异代。况钱氏儒医，名闻朝野，施治之法，如珠在贯，未尝少差。郑氏所指慢惊误用栝蒌汤，然本方下明载治肺热涎盛，非为慢惊之设，阎孝忠岂不知此。其或居官，录梓之日失于参考，讹传此剂，致有前议。奈历年已远，卒难校正。若论五脏补泻之妙，却无瑕可指，及诸杂方，有功于世，不为不多。《直诀》一书，信不诬矣。

5. 永瑢、纪昀《四库全书总目提要》

小儿经方，千古罕见，自乙始别为专门，而其书亦为幼科之鼻祖。后人得其诸论，往往有回生之功。如六味丸方，本后汉张机《金匮要略》所载崔氏八味丸方，乙以为小儿纯阳，无烦益火，除去肉桂、附子二味，以为幼科补剂。明·薛己承用其方，遂为直补真阴之圣药。其斟酌通变，动契精微，亦可以概见矣。

6. 李经纬《中医大辞典·医史文献分册》

《小儿药证直诀》3 卷，卷上为脉证治法，其载小儿诊候及方论 81 篇；卷中详细记载钱氏小儿病医案 23 则；卷下诸方，论述儿科方剂的配伍和用法。书中简要地记述了小儿病的诊断与治疗，具有较高的临床实用价值。

7. 朱锦善《儿科临证 50 讲》

《小儿药证直诀》主要内容有：①确立小儿生理病理特点，认为小儿"五脏六腑，成而未全，全而未壮"，发病以后，"易虚易实，易寒易热"。②诊断上创立"面上证""目内证"等诊察方法。③辨证论治方面，创立五脏虚实辨证纲要，创立五脏补泻治法方剂。④在病证方面简明扼要地论述了小儿最常见的病证。⑤附有临床医案 23 例，达到了理论阐述与临床实践的结合。

第四节　学术思想

钱乙专业儿科数十载，临床经验丰富，致力于儿科学的理论和临床实践，最早完整提出小儿生理病理特点，确立小儿五脏辨证学纲领，善于化裁古方，研制新方，为历代医家公认的儿科学奠基者。

一、明析小儿生理病理特点

在钱乙之前，关于小儿生理病理特点虽有认识，但不系统、不完善，如《灵枢·逆顺肥瘦》曰"婴儿者，其肉脆血小气弱"，《诸病源候论·小儿杂病候》曰"小儿脏腑之气软弱，易虚易实"。钱乙在前人有关论述的启发下，通过大量的临床实践，充分地认识到：小儿在生理上"肌骨嫩怯""脏腑柔弱""五脏六腑成而未全……全而未壮""肾主虚"；在病理上"易虚易实，易寒易热"，以此概括小儿的生理病理特点，打破了前人所谓"小儿病与成人不殊，唯用药有多少为异"的说法，从而奠定了中医儿科学生理病理特点的理论基础。

（一）生理特点

小儿脏腑柔弱的生理特点，是由小儿生长发育过程及其特点决定的。钱乙认为："小儿在母腹中，乃生骨气，五脏六腑，成而未全。"因此，小儿出生之后就有一个生长脏腑的生理过程。《素问·上古天真论》云："女子七岁，肾气盛，齿更发长……三七肾气平均，故真牙生而长极。""丈夫八岁，肾气实，发长齿更……三八肾气平均，筋骨强劲，故真牙生而长极。"钱乙根据《黄帝内经》对人体生长发育过程的这一基本描述，更加详细地指出，小儿"自生之后……三十二（日）一变"。按照水、火、木、金、土的顺序，五脏六腑先后发育，至生后320日，脏腑功能始全。这是"生长脏腑智意"的第一个生理过程。320日后，脏腑才会由"全而未壮"到"年壮而视齿方明"，即真牙生时，脏腑生长发育方告结束。因此，钱乙创造性地提出小儿有两大生理特点：一曰"五脏六腑，成而未全……全而未壮"，指出了小儿在形体上脏腑娇嫩、形气未充的特点；二曰"骨脉、五脏六腑，神智精神"在天天"变蒸"，指出了小儿在机能上有生机旺盛、发育迅速的特点。正由于钱乙认识和掌握了小儿与成人不同的生理特点，才得以创立新说，使源远流长的中医儿科学开始成为系统、完整的独立学科。

（二）病理特点

在病理特点方面，钱乙认为小儿"脏腑柔弱，易虚易实，易寒易热"，不可大下，"不可痛击"。由于小儿生理的这一特点，其卫外功能较低，易触外邪，因脏腑柔弱，血气未充，受邪后正不压邪则易虚，邪气乘虚而入，迅速传变，鸱张戕伐而邪实，这又形成了小儿"易为虚实"这一病理特点。因此钱乙特别强调小儿得病后，"易虚易实，易寒易热"的变化特征。例如《小儿药证直诀·诸疳》中说："小儿易虚易实，下之既过，胃中津液耗损，渐令疳瘦。"又说："故小儿之脏腑柔弱，不可痛击，大下必亡津液而成疳。"在《小儿药证直诀·虚实腹胀》里亦说："小儿易为虚实，脾虚不受寒温，服寒则生冷。服温则生热，当识此勿误也。"如普通的外感证，小儿可因肺脏柔弱，气血未充，而肺气易为外邪阻遏，再加上小儿阴液相对不足，易生肺热，热灼肺津，炼液为痰，阻塞气道，迅速出现壮热咳剧、气急痰鸣、面青鼻扇等肺气闭塞的肺炎喘嗽症。甚至因正衰邪盛，迅速发生心阳不振或内闭外脱等正虚邪陷的危象。再如泄泻，本也为常见之疾，但小儿可因气血未充，稚阴稚阳，而易伤阴、伤阳，或阴阳俱伤，甚至迅速出现气虚液脱的危重变证。这些都是由于小儿"易虚易实、易寒易热"之故。

（三）辨证基础

钱乙在论述小儿疾病辨证时，根据小儿"脏腑柔弱"的生理特点及儿科疾病"易为虚实"的病理特点，特别强调辨虚实在儿科辨证中的重要性。治疗时补虚泻实，或补泻互兼，成为儿科制方遣药的原则。例如因潮热引起的发搐一证，早晨发搐为肝旺，乃因肾阴不足，肝阳妄动，当补肾治肝，滋水以涵木，地黄丸主之；清肝以息风，泻青丸治之。日午发搐为心，乃因乙癸水亏，心火偏亢，当补肝治心，润木以济君火，地黄丸主之；清心以去邪热，导赤散治之。不仅脏腑内伤疾病如此，即使外感热病有表证固当散，然有实者当下，有虚者当补，亦无一例外。从中不难看出钱乙对虚实二字的深究和理解，所以《景岳全书·小儿则》说："此四者（表里寒热）之证易辨也，然于四者之中，尤惟虚实二字最为紧要"，深得钱氏儿科辨证之妙谛。

至于钱乙关于小儿生理病理特点的见解，无疑奠定了儿科脏腑辨证的基础。明代儿科医家万全根据钱乙"五脏虚实证治"要义，悟出"五脏之中肝常有余，脾常不足，肾常虚""心常有余，肺常不足""阳常有余，阴常不足"之说（见《育婴家秘》）；清代吴瑭在《解儿难》中提出了小儿"稚阴稚阳"之说，认为小儿"其脏腑薄，藩篱疏，易于传变；肌肤嫩，神气怯，易于感触。其用药也，稍呆则滞，稍重则伤，稍不对症，莫知其乡"，都是对钱乙有关小儿生理病理特点学术思想的阐发，对后世医家影响巨大。

二、创立小儿四诊诊法

儿科古称为"哑科"，这主要是由于小儿多不能正确叙述自己的病情，同时小儿疾病变化多端，传变迅速，所以难以诊断。虽然中医诊断疾病，常用望、闻、问、切四诊，但在钱乙之前，多是对成人四诊的描述和应用，至于小儿如何应用之论述极少。钱乙通过长期的临床实践，认为小儿虽然"脉难以消息求，证不可以言语取"（《小儿斑疹备急方论·钱乙后序》）。但他却根据"有诸内，必形诸外"的理论，结合小儿生理病理特点，创造性地将中医四诊应用于儿科临床。内脏对疾病的反应，不仅各有所主，互为联系，而且可以反映到体表的有关器官和部位上。《小儿药证直诀》一书中记有许多关于这方面的生动而细微的观察记述，内容包括小儿形态、动作、部位、色泽的各种变化，将四诊和五脏辨证联系起来，按其"察脉按证虽有定法，而探源应变自谓妙出意表"（《小儿斑疹备急方论·钱乙后序》）。可见钱乙对小儿诊断既遵循一定的法度，又有一定的灵活性，强调四诊合参。

钱乙对小儿脉法，执简驭繁，非常精要，"小儿脉法，只是缓急分表里，浮沉分寒热，脉乱弦急分虚实"。这是因为小儿寸口部位短小，诊时常常啼哭吵闹，影响气息脉象，故对小儿诊脉不与成人相同，独创小儿脉法，总结出"脉乱""弦急""沉缓""促急""浮""沉细"六种脉象。除"脉乱"作为"不治"之候外，实际上是以浮沉辨表里寒热，缓急辨正邪虚实。

钱乙的儿科望诊心得，是在长期而又细微的临床观察中归纳出来的，反映在苗窍的外在表现上。他认为通过望诊，从外察里，从现象分析本质，以诊断疾病的所在。

因此，他不但注意望面色，察眼、口、唇、舌等外窍，而且注意形体动作、望汗及吐泻物等，从中找出规律。例如书中的"目内证"和"面上证"二节记有"面部色赤者，热也""目内色赤者，心实热"，描述一般小儿发热大都有面红目赤现象。如对面色㿠白的观察，"无精光，口中气冷，不思食，吐水"是"胃气不和"；"面㿠白色弱，腹痛不思食……不利"是"胃冷虚""面㿠白，心腹痛，口中沫及清水出，发痛有时"是"虫痛"。这里同一个"面㿠白"，却能区分出几种病证，前者类似胃炎，后者类似肠炎，最后者类似肠寄生虫病。钱乙又在望色中指出："左腮为肝，右腮为肺，额上为心，鼻为脾，颏为肾，赤者热也，随证治之。"望吐泻物时指出"吐乳泻黄，伤热乳也；吐乳泻青，伤冷乳也""泻青白，谷不化，胃冷""吐泻乳不化，伤食也""吐沫及痰或白绿水，皆胃虚冷""吐稠涎及血，皆肺热，久则虚"等。其他如望见弄舌是"脾脏微热"；望见"手掐眉目鼻面"，是肺热；"俯卧咬牙，欲言不能而有就冷之意"是心热等。可见钱乙四诊合参、尤重望诊之一斑，为儿科治法树立了典范。书中还记述了许多关于小儿身体其他情况的变化，包括皮肤、指爪、大小便等。例如在"黄相似"一节中有这样的记述："身皮目皆黄者，黄病也；身痛膊背强，大小便涩，一身尽黄，面目指爪皆黄，小便黄如屋尘色，看物皆黄，渴者难治，此黄疸也。二证多病于大病后。别有一证，不因病后，身微黄者，胃热也，大人亦同。又有面黄腹大，食土，渴者，脾疳也。又有自生而身黄者，胎疸也。"同是一种黄色，这里区分出几种病证，可能包括西医学所说的病毒性肝炎、肠寄生虫病和新生儿黄疸。此外还有不少有意义的记述，如小儿发生抽搐的情况是"目赤兼青""目直而青，身反折强直"。又如对小儿病重时危象的记述，列举出囟肿及陷、鼻干黑、鱼口气急、鼻开张、吹鼻不喷等，都是生动而具有诊断价值的临床现象。

三、创立儿科五脏辨证纲领

钱乙遵循《黄帝内经》五脏五行的理论，根据小儿特点和自身体验，创立了儿科五脏辨证。五脏辨证以五脏为基础，以证候为依据，辨别其虚实寒热，作为论治的准则。其中用"风、惊、困、喘、虚"来归纳肝、心、脾、肺、肾脏的主要证候特点，用虚实寒热来判断脏腑的病理变化，用五行来阐述五脏之间以及五脏与气候时令之间的相互关系，立五脏补泻诸方作为治疗的基本方剂。脏腑辨证，首见于《黄帝内经》，后来《难经》《金匮要略》《备急千金要方》等虽有发展，但多为成人疾患之论述。钱氏五脏辨证纲领，可谓执简驭繁，提纲挈领，是切合实际的辨证方法，为其他辨证方法的基础。

（一）肝主风

风属肝，主人体生发之气。钱乙认为"肝主风，实则目直大叫，呵欠项急顿闷；虚则咬牙，多欠气，热则外生气，湿则内生气""肝病，哭叫目直，呵欠顿闷项急"，指出一旦外邪深入肝经，既可见颈项强急、目直视，甚至木气冲逆而昏闷不省人事等实证，或见咬牙、气郁不伸而多叹息的虚证。在《小儿药证直诀》肝热条中说"手寻衣领及捻物，泻青丸主之"，在目内证条中说"青者肝热，泻青丸主之"，说明肝热内盛则见欲作惊搐，其治以泻青丸，取苦寒之栀子、大黄、龙脑泻肝火，通窍醒脑，以羌活、防风散风火，当归、川芎柔肝息风。对于肝外生风的"呵欠顿闷，口中气热，当发散，大青膏（天麻、白附子、青黛、蝎尾、乌梢蛇肉、朱砂、天竺黄）主之。若能食，饮水不止，当大黄丸微下之，余不可下"，以外感风邪与肝经内热区别，泻青丸、大青膏分治之。钱乙发散肝经风邪多用大青膏，以蝎尾、白附子、乌梢蛇肉等发散，天麻、青黛、朱砂、天竺黄平肝息风，镇惊化痰。而大黄丸的苦寒则治其脾胃实热，若无大便燥结之腑实证，不宜攻下。由于肝主人体生发之气，小儿初生，如草木方萌，生气蓬勃，故无补肝之方。若肝虚气郁则见呵欠，肝虚胃弱可见咬牙，此时可用补肾滋肝，壮水荣木之法，如地黄丸。

（二）心主惊

惊属心，主热证。一旦外邪入侵，邪正相争则引动心火，而见高热口渴、烦躁叫啼不宁，盛则动风抽搐等热证；或心虚无惊自悸的虚证。即《小儿药证直诀》中所谓"心病，多叫哭惊悸，手足动摇，发热饮水""心主惊，实则叫哭发热，饮水而搐；虚则卧而悸动不安"。他又从小儿睡态来辨别病机不同，如心热条之"视其睡，口中气温，或合面睡，及上窜咬牙，皆心热也，导赤散主之"。对"合面卧"，钱乙分析为"心气热，则心胸亦热，欲言不能而有就冷之意，故合面卧"。说明热虽在心胸而已移热于小肠，证必兼见口舌疮糜、溲短赤涩痛之候，故钱乙不用泻心汤而以导赤散主之，取因势利导，使其热从小便而泄。方中生地、竹叶虽凉血清心，而木通、甘草则可利小便导心火下行。在心实条中，"心气实则气上下行涩，合卧则气不得通，故喜仰卧，则气得上下通也，泻心汤（黄连）主之"，在此能辨明"仰卧"与"合面卧"的不同病机，以"仰卧"为心实热在膈上，心肺居上焦，则肺气不得畅通，以欲舒其气之候，故不用导赤而取一味黄连泻心汤，直接清泻上焦心肺实热。如惊啼条"邪热乘心也，当安心，安神丸（马牙硝、白茯苓、麦门冬、山药、龙脑、寒水石、朱砂、甘草）主之"，钱乙以神志昏昏不宁、夜寐多啼、善惊悸，断为热扰神明，以安神丸宁心定志；"淡红者，心虚热，生犀散（犀角、地骨皮、柴胡、葛根、赤芍、甘草）主之"，以心虚热取生犀散为治。一方有朱砂入心以重坠镇惊，配以寒水石、龙脑等味泻心实热；一方有犀角清心凉血，配以柴胡、葛根、地骨皮、赤芍、甘草等味以散邪、敛肝阴、退虚热。足见钱乙辨证立方之精严。

（三）脾主困

脾为后天之本，胃为水谷之海，气血生化之源，而小儿脾常不足，若乳哺不当，饮食失宜，则易致内伤，故多见脾胃虚衰。钱乙指出："脾病，困睡泄泻，不思饮食。""脾主困，实则困睡，身热饮水；虚则吐泻生风。"故脾运失健，多致内伤、积滞、厌食。脾为湿困，不主四肢，则倦怠困卧；湿邪化热则身热、饮水；湿重夹肝胆蕴郁而发黄；如兼心热则上熏口舌发为疮糜、弄舌等热证。脾虚则不能消谷，壅积发为肿胀、呕吐；水谷合污下流则泄泻，或溏泄不止；重则肿胀肉削成疳。钱乙审脾实热于面上证为"鼻为脾"，目内证"黄者脾热，泻黄散主之"，弄舌条"脾脏微热，令舌络微紧，时时舒舌，治之勿用冷药及下之，当少与泻黄散"，指出目内证"黄者脾热，泻黄散主之"，弄舌条"脾脏微热，令舌络微紧，时时舒舌，治之勿用冷药及下之，当少与泻黄散"，指出鼻色黄或目黄皆为脾脏内热蕴结，故以生栀子、石膏泻积热，藿香、甘草理气和中而不伤胃，重用防风升阳发散脾中伏火，以清泻脾胃积热获效。对夏秋吐泻认为多伤于热，治以玉露散（寒水石、石膏、甘草），虽夹虚冷亦先服益黄散，后助以玉露散收功。若脾阳虚者可用调中丸、温中丸补虚温中；脾气虚者可用异功散补气理滞；脾虚气陷，口渴便泻者可用白术散益气生津，升阳止泻；胃阴伤而气逆呕吐者，可用藿香散（麦门冬、半夏曲、甘草、藿香叶）养胃阴，止胃逆。脾为后天之本，生化之源，小儿生机蓬勃，发育迅速，但脏腑幼嫩，消化功能较差，这就形成营养需求大和消化负担重的矛盾。加上小儿饮食不知自节，生活不能自理，一旦冷热饥饱失度，脾胃纳运的功能易于紊乱。此外，其他脏腑的疾病，药物使用不当，也常常影响脾胃运化功能或损伤中气。所以小儿内伤尤以脾胃病为多，因而创立了许多调治脾胃寒热虚实的方剂。治疗中不但要注意保存小儿之胃津，而且还要防止损伤小儿之脾阳。

（四）肺主喘

肺为华盖，属娇脏，常不足，以宣发肃降而主身之气。如"肺病，闷乱，哽气长出气，气短喘息""肺主喘，实则闷乱喘促，有饮水者，有不饮水者；虚则哽气，长出气"，指出邪袭肺则宣发无能，肺气失利则见胸闷、气促、喘息、气乱证候，并从中以饮水与否辨肺热与饮邪之别；至于宣肃无能，肺不主气，肾不纳气，则呼吸不利出现短气、呼多吸少哽气，而为肺虚证候。钱乙不仅以饮水与否辨证，同时又从其能食与否辨虚实。如他治东都张氏孙案："病肺热，他医以犀、珠、龙、麝、生牛黄治之，一月不愈，其证嗽喘闷乱，饮水不止，全不能食，钱氏用使君子丸、益黄散……服补脾药二，其子欲饮食，钱氏以泻白散泻其肺遂愈。"可见钱乙治肺热实证见有不能食，知其实中有虚候，先补虚后泻实，诚为断证精微之至。从其论治处方中明显看出钱乙在肺脏病变中指出泻热治以泻白散，散热开郁治以甘桔汤，补虚治以阿胶散。如肝热条下"壮热饮水喘闷，泻白散主之"。以肺有实邪，热上冲肺致身热饮水而喘闷，主以泻白散消肺热。肺虚热条中"唇深红色，治之散肺，虚热，少服泻白散"。他区别了肺实热与肺虚热证，虽均予泻白散，但主张虚热仅可少服免伤肺气。反之唇色淡白为肺虚证宜补，如肺虚怯条中"唇白色当补肺，阿胶散主之。若闷乱气粗，喘促哽气者，难治，肺虚损故也"。明确指出肺虚损重证则有真气欲脱之候。

（五）肾主虚

肾为先天之本，生命之源，为元阴元阳之所。但小儿体属稚阴稚阳，肾精尚不足，阳气未充，故常虚。钱乙说："肾病无精光，畏明，体骨重。""肾主虚，无实也。唯疮疹，肾实则变黑陷。"如治冯承务子吐泻壮热案中"目中黑睛少白睛多，面色㿠白，神怯也；黑睛少，肾虚也"。明确指出肾常虚的主症，肾无实证，治疗有补无泻。肾若有实证则多见于疮疹内陷，因肾为相火发源之处，相火炽盛则阴精为之涸竭，属本虚标实之象。正如目内证条："无精光者，肾虚，地黄丸主之。"肾虚条："儿本虚怯，由胎气不成，则神不足……肾水阴也，肾虚则畏明，皆宜补肾，地黄丸主之。"在肾怯失音相似条："病吐泻及大病后，虽有声而不能言，又能咽药，此非失音，为肾怯，不能上接于阳故也，当补肾，地黄丸主之，失音乃猝病耳。"钱乙均以补肾滋阴壮水而用地黄丸，此外，他治肝肺病亦多从补肾着手，对治小儿疳证如肝疳、肾疳、筋疳、骨疳等亦均以补肾地黄丸为主。虽然钱乙强调肾阴虚的一面，然而也没有忽视肾阳虚的一面。如认为"肿病"的病机是肾阳虚而水气泛滥，反侮脾土，克制心火，并上凌于肺，说明肾也有寒水之气过盛的实证，其本质即是肾阳虚。

钱乙因以五脏辨证为纲，故在临证时处处以五脏分证着眼，如将面部各部位分属五脏。在"诸疳"中根据不同的形证，将疳分为心、肝、脾、肺、肾、筋、骨等七种类型。在"疮疹"中列出五脏各有一主证等。这些都是钱乙以五脏为纲进行辨证的具体实例。钱乙在以五脏分证进行辨证的同时，绝不孤立地看待每一脏腑的证候，而是非常重视人体内各脏腑之间的互相资生、互相联系、互相制约、互相依存的对立统一的整体关系。例如，对抽搐一症，若"目连眨不搐，得心热则搐，治肝泻青丸，治心导赤散主之"。说明抽搐若单由肝风尚不致为搐，得心热后，热盛而发搐，因此治疗也应清泻心肝之热。又如"假令肺虚而痰实，此可下，先当益脾后方泻肺"。可见在治疗虚中夹实之证时，可先补其中气，后泻其痰实，从而达到邪祛而正不伤，正强而邪能祛的目的。此外，钱乙还极为重视四季气候对脏腑的影响。如在《小儿药证直诀·肝病胜肺》中说："肝病秋见，肝强胜肺，肺怯不能胜肝，当补脾肺治肝。益脾者，母令子实也。"在"肺病胜肝"中又说："肺病春见，肺胜肝，当补肾肝治肺脏，肝怯者，病春也。补肝肾地黄丸，治肺泻白散主之。"这些都说明钱乙在创立儿科五脏辨证方法时，既重视五脏分证之区别，又重视各脏腑之间的有机联系。

四、强调五脏相胜治法

钱乙不仅创立了五脏寒热虚实的辨证纲领，而且创立了五脏补泻之方。如心经辨证中，心热，治以导赤散；心实，治以泻心汤；心虚热，选生犀散。肝经病证，肝热，处泻青丸；肝虚，处地黄丸。脾经用药，脾热，用泻黄散；脾虚，用益黄散、白术散、异功散。肺经临证，肺热，予泻白散；肺虚，予阿胶散。对肾虚者，予地黄丸。其创立的五脏补泻方剂简单实用，对后世的影响很大，已被广泛运用在临床各科，至今仍是五脏补泻的主方。

　　与此同时，钱乙善于运用生克乘侮的理论来指导临床治疗，重视五脏相胜的辨证和治疗。所谓相胜，钱乙在《小儿药证直诀》中主要针对相克与反克（即相乘与反侮）而言。在临床上就形成了"一脏虚一脏实"的病理变化，在治疗时主张泻其实而补其虚，也即泻其所胜，补其所不胜。比如"肺病春见，肺胜肝，当补肾肝治肺脏。肝怯者，受病也，补肝肾，地黄丸；治肺，泻白散主之"，即肺病春见，是肺胜肝，是相乘（即金克木），治疗应泻肺（所胜），补肝（所不胜），选用泻白之类。这是通常的治法，但钱乙对于这种"一脏虚一脏实"的治疗，更主张"补母而泻本脏"，即补肾以补肝（肾水生肝木）。

五、儿科临证首重脾胃

　　钱乙认为"脾胃虚衰，四肢不举，诸邪遂生"，说明小儿生机旺盛，发育迅速，而脾胃运化功能又尚未健全，就形成了营养需要量大和消化负担重的矛盾，加之小儿饮食不知自节，寒温不能自调，所以不论内伤外感均可导致脾胃功能紊乱。脾胃失调，化源缺损，机体亏虚，百病始生，故儿科临床上脾胃病证尤多，如食不消是"脾胃冷故不能消也，当补脾"；腹胀是"脾胃虚，气攻作也"；腹中有癖是"由乳食不消，伏在腹中""脾胃不能传化水谷"；诸疳"皆脾胃病，亡津液之所作也"；虚羸乃"脾胃不和，不能食乳致肌瘦，亦因大病或吐泻后脾胃尚弱，不能传化谷气"。至于吐泻、慢惊也是因脾虚所致。其他如伤风兼手足冷、自利、腹胀是因"脾胃虚怯"；咳嗽属"痰盛者，先实脾"；黄疸为"胃热""胃怯"；肿病乃"脾胃虚而不能制肾"；夜啼是"脾脏冷而痛"。因此，钱乙认为脾胃失调是导致多种疾病的重要因素，调治脾胃尤是许多儿科疾病的治疗关键。临证时钱乙往往采用先调治其脾胃，使中气恢复后再治其本病；或先攻下后再补脾；或补脾以益肺、制肾等。在调治小儿脾胃病时，力求攻不伤正，补不碍邪，冷去不热，热去不冷，采用消补兼施，寒热并投，以运为补，力求柔润等法，以适应小儿脾胃的虚实寒热之变，燥湿升降之性。例如小儿吐泻之证，多由脾胃损伤所致，胃气上逆则呕吐，脾虚运化无权则泄泻，脾胃俱伤则吐泻并作。对此他善用健脾和胃之剂。吐泻频作，烦渴不止，用其创制的七味白术散频服，以升阳止泻，益胃生津，成为治疗"渴泻"的有效方剂。如脾肺受寒，外现风寒犯表，内有吐泻，纳呆，正虚不甚时先发散解表，后补脾固本；或脾甚虚衰，就采用先补脾、后发散的原则，为医家治疗脾虚夹有外感者，提供了良好的经验。如吐泻身热属阳证者，食前少服益黄散，食后多服玉露散。如吐泻身冷无阳（即阴证）者，依据《黄帝内经》脾主运化，主四肢肌肉的理论，采取补脾阳的调中丸。病愈后还要注意调其饮食，适其寒温，并告嘱"不可下也"，防止初愈之脾胃，再受损伤。至于钱乙提出的"脾初虚而后结积，治宜先补脾，后下之，下后又补脾"的整套方案，充分说明他能根据病情正邪的盛衰，孰轻孰重，订立或先消后补，或先补后消，或消补兼施的原则，即有补脾的原则性，又有或先或后的灵活性，值得后人效法。

钱乙强调补脾，但也重视保护胃津，认为脾与胃一脏一腑，脾性喜燥，胃喜柔润，两者必须燥湿相济，才能共同承担后天给养。他说："小儿脏腑柔弱，不可痛击，大下必亡津液而成疳。""小儿易虚易实，下之既过，胃中津液耗损，渐令疳瘦。"说明小儿疳证虽属脾虚，但与妄下损伤胃津，燥热内生，消耗气液有密切关系。因此他又说："初病津液少者，当生胃中津液，白术散主之。"钱乙创立白术散，治疗脾虚胃津亏损，甚为后世医家所推崇，如清代陈复正在《幼幼集成》中给予高度评价："幼科之方，独推此方第一。"该方生胃津舍弃甘凉阴柔生津之味而不用，却投以甘平微温补通芳化之品，确为钱乙独到之处。盖脾胃气弱则生化无力，津液自然不足，从而导致燥热内生，身热、烦渴、皮毛干枯、羸瘦诸症蜂起。甘平微温之味能益脾助运，脾气一健，自能为胃行其津液，而胃津生矣。其他如玉露散泻热益胃法，藿香散甘香养胃，白术散升阳生津，香瓜丸甘润护胃等，可谓开创了养胃阴学说之先河。

钱乙重视调治小儿脾胃的学术观点对后世有深远的影响。如脾胃学说的创始人李东垣提出的"脾胃虚衰，百病由生"之论，与钱乙的"脾胃虚衰，四肢不举，诸邪遂生"之说，如出一辙。钱乙认为小儿食积发热的病机是"脾胃虚而热发"，所拟白术散，实为儿科中补气升提、甘温除热之剂；而李东垣则创制黄芪汤治慢惊，"慢惊伴有呕吐、腹痛、泻利青白，益黄散圣药也"。《脾胃论·肠癖下血论》中说："胃虚不能食，易大渴不止者，不可用淡渗之药，与白术散补之。"李东垣的《内外伤辨惑论》中治疗腹痛，中气虚弱者，主张用"仲景小建中汤加黄芪，或异功散加芍药"。治疗渴泻伤津，也以"白术散倍葛根"主之。《脾胃论》治小儿、男、妇三焦积热，见目赤肿痛、口舌生疮、烦躁、便秘以及五脏俱热之痈、疖、疮、痿、痔疾、肛裂诸病，主张用《小儿药证直诀》的三黄丸。此外，李东垣善用升阳散火之法，在组方中常用升麻、柴胡、羌活、葛根等药，如升阳散火汤、补中益气汤、升阳除湿汤以及清青散等，都可谓仿效钱氏泻黄散、泻青丸、败毒散、白术散方中"风药散郁火"之影响而创制的。因此，李东垣的脾胃学说亦是受到了钱乙的影响。钱乙从小儿的病因特点出发，提出注重调益脾胃，而李东垣从成人劳倦饥饱着眼，善于升发脾胃之气。两人虽各有所据，但也不难看出其中的相互联系。以后明代儿科医家万全提出的"小儿脾常不足"等论点，也是与钱乙的学术思想一脉相承。万全在遵守钱乙的五脏证治法则的同时，对于脾胃病又有所阐发。他认为小儿乳食不调，易饥易饱，"饱则伤胃，饥则伤脾；热则伤胃，寒则伤脾""故小儿之病，胃病最多""若五脏有病，或补或泻，慎勿犯其胃气"。并提出具体的调治之法："脾热者，泻黄散；胃热者，人参白虎汤；脾胃寒者，理中汤丸；脾胃虚者，异功散、调元汤、人参白术散、养脾丸；伤食者，消积丸、保和丸；

宿食成积者，枳术大黄丸；湿胜者，胃苓丸；欲成疳者，肥儿丸；已成疳者，集圣丸。""若小儿少食而易饱""胃之不受，脾之不能消，宜运脾之阳，养胃之阴"，用钱氏异功散合小建中汤主之。万全赞赏钱乙"吐泻久则生风""饮食伤则成疳""诸疳皆脾胃病"的观点，丰富了钱乙小儿脾胃学说的内容。

当今医家朱锦善对钱乙脾胃学术思想进行归纳总结：

1. 倡"脾胃虚衰、诸邪遂生"之说，为后世脾胃学说的立论开创了先声

重视脾胃在发病学上的意义，强调脾胃在疾病转归中的作用，治疗上时时以脾胃为重，照顾脾胃的生生之气，是钱乙脾胃学术思想的重要内容。在《小儿药证直诀》中所论及的病证中，大多数都涉及脾胃。他不但把伤食、积癖、疳证、吐泻、腹胀、虚羸、慢惊风、虫证等病都从脾胃论治，而且对于伤风、咳嗽、疮疹、黄疸、肿病、夜啼等病，也认为与脾胃有关，从脾胃论治。

2. 创"脾主困"之论，高度概括了脾胃的病理特点，为后世脾胃学说的形成奠定了理论基础

钱乙提出"脾主困"，并非单纯"困睡倦怠"之意，更多的是指病理。故其提出之后，随即从"虚""实"两方面加以分析，包括了脾胃燥湿、升降、纳化诸方面的失调引起的虚实变化。其治脾（尤其是补脾）强调助运，强调气机的升运，对脾胃学说的形成意义重大。

3. 立种种脾胃治法，堪称轨范，为后世脾胃学家所效法

（1）助运与升阳：钱乙基于脾主困的观点，在治疗脾胃时特别强调助其运化，即使脾胃虚弱，也是如此。所创的补脾方剂有益黄散、异功散、白术散。三方虽各有侧重，但却有一共同的立意，即重视运脾，不一味壅补。益黄散虽为补脾方，但方中无一味补脾之品，而是采用芳香燥湿、行气助运之味，张山雷即说"此补脾而能流动不滞，陈皮一味，果有奇功"。白术散是钱乙用之甚广的补脾方剂，方中以四君子补脾，葛根、藿香、木香行气助运。而葛、藿之用，更增一层意思，脾的运化，重在脾阳的升运，有鼓舞升阳之功，所以能治疗"脾胃久虚"的吐泻、烦渴发热等症。温阳升运以补脾益气的治疗法则，在脾胃学说中占有突出的地位。另外，钱乙认为"风药散郁火"，其所立泻黄散、泻青丸中运用防风、羌活、藿香即是对升阳散火治则的具体诠释，后世所创升阳散火汤、补中益气汤、清暑益气汤等无不受其影响，至今为临床常用。

（2）生津与养阴：甘温生津以滋养脾胃之阴，是钱乙在脾胃治法上的另一个贡献。他提出用白术散"生胃中津液""热甚发渴去木香"，无一不是说明脾胃阴液受伤时，要注意避免辛燥伤津，而使全方趋于甘平。纵观李东垣用白虎加人参汤，张洁古用白术散倍葛根，以及明清脾胃学家多择怀山药、扁豆、粳米、人参、莲子肉之类以补养脾阴，均是甘平之味，而非用甘寒滋腻之品。

（3）治脾胃宜乎中和适乎寒温：钱乙在临床用药时，力避燥烈，力避寒凉，意在保护脾胃之气，这是其脾胃观的另一重要内容，不仅对小儿如此，对成人老人亦然。其于《小儿药证直诀》中多数方药均以"米汤下"，即是具体见证。其大致意义一类是疾病的发展渐伤脾胃，一类是药物的寒热偏性可能损伤脾胃。用米饮下药有"先安未受邪之义"。

（4）脾胃与他脏兼病治有标本先后：注意脏腑间的相互关系，辨别本病与兼病，在治法上注重标本先后，是钱乙学术思想的特点之一。概括起来主要有两方面：一为先治脾胃，后治他脏，如先实脾而后治肺；二是先治他脏，后治脾胃，并以此作为善后调理收功的重要环节。

值得一提的是，钱乙论治侧重于五行生克关系和主客标本的先后，涉及脾胃时，总是以护脾实脾为法，这一观点，被后世医家发展为"调脾胃即是安五脏，安五脏即是调脾胃"的治疗原则。

六、重视对小儿补肾滋阴

钱乙从小儿稚龄、肾中精血未亢而无欲念的特点出发，强调肾主虚。他说："肾主虚，无实也。"认为五脏中心、肝、脾、肺皆有实有虚，独肾无实证，若他脏过于旺盛，则可使肾虚，如"心病见冬，火旺心强胜肾，当补肾治心，轻者病退，重者下窜不语，肾虚怯也"。诸脏皆有泻方，唯肾无泻有补，明代李濂《医史》说钱乙："肝有相火则有泻而无补，肾为真水则有补而无泻，皆启《黄帝内经》之秘奥。"确实，禀赋薄弱，肾气不足也是小儿引起内伤病的重要因素，故钱乙对龟背、龟胸、行迟、肾怯失音、解颅等病均从肾调治。如他说："儿本虚怯，由胎气不成则神不足，目中白睛多，其颅即解（囟开也），面色㿠白，此皆难养，纵长不过八八之数，若恣色欲，多不及四旬而亡，或有因病而致肾虚者非也。又肾气不足则下窜，盖骨重，惟欲坠于下而缩身也。肾水阴也，肾虚则畏明，皆宜补肾，地黄丸主之。"地黄丸系《金匮要略》肾气丸中去桂、附而成。钱乙认为小儿肾阴未亢，无烦益火，因而去桂、附之温肾，而专为肾阴虚者设。方中熟地滋补肾阴，填养精血；萸肉补肾滋肝；山药健脾补肺；茯苓、泽泻渗利湿热，丹皮清泻伏火。补中有泻，补而不滞，对于小儿先天不足，肾阴失充而致行迟齿迟、解颅失音、肾疳、肝疳、阴虚发热诸证，皆可用此方以滋化源。

第五节 临证经验

一、惊风

在宋代以前的文献中已有不少记载，但与痫证混称为惊痫，比如《备急千金要方》《诸病源候论》等分别以"惊痫""风痫""食痫""阴阳痫"等命名。《太平圣惠方·卷八十五》始记有"急惊风"和"慢惊风"之名，但叙述非常粗略，直到钱乙才对此证做了较为详细的阐述，并首次把惊风与痫证明确区分开来，在小儿惊风的分类、辨证、治疗等方面做了精辟的论述，成为后世医家治疗该证的准则。

究其病因，《诸病源候论》认为是风、惊、食三种。《太平圣惠方》认为急惊风是由气血不和，素有实热，风邪所乘，干扰于心络所致；慢惊风则是由于哺乳不调，脏腑壅滞，内有积热，外伤风邪，合入于心而致。钱乙则明确指出急惊风之因除受大惊之外，发高热也是其因之一；慢惊风主要因吐泻等病后，脾胃虚弱所致。

对于小儿惊风的病机，钱乙以"心主惊""肝主风"立论，认为急惊风是由于热甚生风，慢惊风由于脾虚肝木乘之，二者均可出现抽搐。辨证上，急惊风属于阳证，其症状表现为热为实，即所谓"小儿急惊者，本因热生于心，身热面赤引饮，在口中气热，大小便黄赤，剧则搐也。盖热甚则风生，风属肝，此阳盛阴虚也，故利惊丸（青黛、轻粉、牵牛末、天竺黄）主之，以除其痰热"。明确指出急惊风的病证，以发病迅速、高热眼红、口渴引饮、昏迷抽搐、角弓反张等为主症，属实热之象，多由于外感六淫或暴受惊恐，或痰积食滞，致使热邪过甚，燔灼肝经，筋脉失养而生风证。钱乙又说："小儿热痰客于心胃，因闻声非常，则动而惊搐矣；若热极，虽不因闻声及惊，亦自发搐。"可见惊、风、痰、热是导致急惊的四个要素，它们各自为因，而又相互关联。慢惊风是大多续发于各种重病和久病之后，或过服寒凉攻伐吐泻的药物，以致损伤脾胃，脾虚肝风乘之，致使泄泻惊厥，故又名"脾风"，即所谓"因病后或吐泻，脾胃虚损，遍身冷，口鼻气出亦冷，手足瘈疭，昏睡，睡露睛，此无阳也"。说明慢惊风总的病机是"无阳""脾虚生风"，因而是一种虚寒性的脾胃病。

由于急慢惊风是两种不同的病证，因此治法迥别。钱乙指出："凡急慢惊，阴阳异证，均宜辨而治之，急惊合凉泻，慢惊合温补，世间俗方多不分别，误小儿甚多。"主张治疗惊风首先应辨清属实属虚，是寒是热。他认为急惊属阳当凉泻，慢惊属阴当温补，反对妄攻蛮补，损阳竭津之弊。钱乙治疗惊风，辨证施治，如肝病者当补肾治肝；心病者当补肝治心，肺病者当补脾治肝心；肾病者，当补脾治心以宁肝。补肝肾可用地黄丸，补脾可用益黄散，治肝可用泻青丸，治心可用导赤散、凉惊丸（龙胆草、防风、青黛、钩藤、黄连、牛黄、麝香、龙脑、金银花）。钱乙还十分注意发搐的时间与疾病的关系，故有早晨、日午、日晚、夜间发搐之分，结合所见证候，施以不同的治疗方法。

钱乙在小儿惊风一证的施治方法及药物应用上都有独特的创新和建树，对后世医家影响甚大。如清代名医吴瑭认为慢惊风中"病久而痉者，非伤脾阳，肝木来乘；即伤胃汁肝阴，肝风鸱张，一虚寒，一虚热，为难治也……如夏月小儿暑湿泄泻暴注，一昼夜百数十行，下多亡阴，肝乘致痉"（《解儿难·湿痉或问》）。因而立连梅汤滋养津液，用大小定风珠、三甲复脉汤填阴柔肝，以治因胃津耗损，肝肾阴竭而致心神散乱，虚风暗动，搐搦瘈疭之痉，可谓继钱乙后，对慢惊风用滋补法治疗的一大进展。近代儿科名医恽铁樵曾高度评价钱乙治惊风发搐的方剂，他分别分析地黄丸、泻青丸和益黄散等方的方义及临证活用之法，认为"以上五方，最为平稳适当之剂，苟能辨证真确，施之无不立效，而所难者，即在辨证正确"。此外，他还对钱乙以发惊时间和所主脏腑的关系十分赞赏，认为："所谓肝病者，非肝病，心病者，非心病，乃脏气病也。脏气所主，为生长化收藏。肝病者逆生气，心病者逆长气，肺病者逆收气，肾病者逆藏气也。言寅卯、己午、申酉、亥子者，一日之生长化收藏也。《黄帝内经》之法分三级，生长壮老已，统一生言之；生长收藏，统一年言之；鸡鸣、平旦、日中、合夜，统一日言之。今以小儿之病，分隶一日之二分二至，与《黄帝内经》之法相合。"阐述了钱乙的人与自然是一个整体、时间与证候有内在联系的时空观。

当今名医江育仁对小儿急惊风病机的认识，虽以"热、痰、风"三字赅之，并因之提出"解热、豁痰、息风"三大法则，并指出三者之中尤以解热为治惊第一要义。因邪热炽盛，灼伤筋脉则生风；热伤津液，炼液为痰，痰蒙清窍则神昏，邪热一除则病势顿减。在具体运用时，热有表里之分，治外热当以汗法为主，治内热又宜清心泻肝；风有内外之别，外风由热极生风所致，治当清热泻火，内风因水不涵木而发，法宜养阴滋液。不难看出，江老很大程度受到钱乙的影响，并有所发挥。

二、疮疹

钱乙所论"疮疹"，泛指出疹性疾病，主要包括麻、痘（天花）。在此之前，麻痘尚未分别开来，也一般称"痘疹"等。然而钱乙在《小儿药证直诀》中说"初欲病时，先呵欠顿闷，惊悸，乍凉乍热，手足冷痹，面腮燥赤，咳嗽时嚏，此五脏证具也。呵欠顿闷，肝也；时发惊悸，心也；乍凉乍热，手足冷，脾也；面目腮颊赤，嗽嚏，肺也；惟肾无候……若出归一证，则肝水疱、肺脓疱、心斑、脾疹"，已将"疮疹"分为"水疱""脓疱""斑""疹"四种，分属肝、肺、心、脾四脏，而疮疹黑陷则归肾。在这里，可以看出，钱乙对出疹性疾病已有初步的分辨。

钱乙对疮疹的早期诊断，预后转归，以及传染性等认识甚为精详。

钱乙认为疮疹之作，乃天行之病，夹胎毒外发。早期诊断，应注意其表现："面燥腮赤、目胞亦赤、呵欠顿闷、乍凉乍热、咳嗽喷嚏、手足稍冷、夜卧惊悸、多睡，并疮疹证。"这些观察是很宝贵的。还认为疮疹以出为顺、属阳，若暴出、突隐、黑陷，以及出现神志精神的变化，都预示逆象。在治疗上提出以解毒、利尿、疏透为原则，反对妄施攻下，提倡重视护理。在《小儿药证直诀·卷中》"睦亲宫中十大王疮疹案"中可见一斑，"疮疹始终出，未有他证，不可下，但当用和平药，频与乳食，不受风冷可也。如疮疹三日不出，或出不快，即微发之。如疮发后不多出，即加药，加药不出即大发之。如发后不多，及脉平无证，即疮本稀，不可更发也。有大热者，当利小便。小热者，当解毒。若不快，勿发，勿下攻，只用抱龙丸（天竺黄、雄黄、辰砂、麝香、天南星、甘草）治之。疮疹若起，能食者，大黄丸下一二行即止。有大热者，当利小便。有小热者，宜解毒。若黑紫干陷者，百祥丸（红芽大戟）下之。不黑者甚勿下。

身热烦躁，腹满而喘，大小便涩，面赤闷乱，大吐，此当利小便；不瘥者，宣风散（槟榔、陈皮、甘草、牵牛）下之也。若五七日痂不焦，是内发热气，蒸于皮中，故疮不得焦痂也，宜宣风散导之，用生犀角磨汁解之，使热不生，必着痂矣"。

三、疳证

钱乙之前，论疳简繁不一，且多不得要领，《诸病源候论》仅述一"疳湿疮"，《备急千金要方》也仅谈局部所发的并于疳证，而《太平圣惠方》则有 20 多种疳之分。钱乙概其要，认为"疳皆脾胃病，亡津液之所作"，临床分心疳（面黄颊赤，身壮热）、肝疳（白膜遮睛）、脾疳（体黄腹大，食泥土）、肺疳（气喘，口鼻生疮）、肾疳（极瘦，身有疮疥）及筋疳（泻血而瘦）、骨疳（喜卧冷地），简明扼要，符合临床。在辨证上以寒、热、虚、实分证，结合病之新久，病证的表现，进行辨证论治。

具体来说，钱乙将疳证的成因归纳为：①大病之后；②吐泻之后；③误用（过用）吐下；④乳食所伤，癖积日久。病证有表现在内脏的，有表现在外部的。表现在内脏的，可见消瘦肿胀、下利、吐沫、腹胀、烦热、气喘、食泥土等症状；表现在外部的，可见鼻、唇、耳、目赤烂生疮，牙疳、目翳等症状。初病多为热，夹实；久病多为冷，主虚。热者用胡黄连丸（川黄连、胡黄连、朱砂），冷者用木香丸（木香、青黛、槟榔、豆蔻、麝香、续随子、虾蟆）。再结合五脏疳及骨、筋疳（骨属肾、筋属肝）的表现，针对脏腑用药。疾病初起，用白术散为主。

四、癖积腹胀

癖积腹胀，是小儿疳证的前因证之一，所谓"积为疳之母"是也。钱乙在论述此类病证时，每每告诫，在治疗上要充分重视，不使造成疳证。

癖积是饮食积滞造成的，其症状为不食，但饮乳或饮水，潮热，或见喘嗽，脉沉细。不早治，必成疳。腹胀也是癖积的症状之一，《小儿药证直诀》中所指的腹胀实为肚腹膨大，为脾虚气滞，有虚实之证，其病主要在脾，也可涉及肺肾，造成水肿、黄疸、喘促之证。在治疗上，实证宜下，用白饼子（滑石末、轻粉、半夏末、胆星末、巴豆）或紫霜丸（代赭石、赤石脂、杏仁、巴豆）；虚证宜消补结合，一般可服塌气丸（胡椒、蝎尾），再用补脾之药。对于此类病证，钱乙认为"小儿易为虚实"，尤当审慎，不可过温，也不可过凉，不可过补，也不可过攻，要注意轻重缓急。

五、伤风

伤风即今之感冒，也是小儿的常见病证，在临床上小儿感冒病情变化较快，兼见证也较多，钱乙在辨证上重在分清表里虚实，来决定治疗。兹分析于下：

在辨证的脏腑归属方面，与今有所不同。钱乙把伤风表证，归于肝，为"肝外感生风"。主症为：呵欠顿闷，口中气热，昏睡。治疗当发散，主方为大青膏。

大青膏，是钱乙用作发散表邪的主方，方中有天麻、白附子、青黛、蝎尾、乌梢蛇、朱砂、天竺黄（阎孝忠《阎氏集宝生信效方》无天麻，加大青，只用薄荷汤下），与牛黄膏（治惊热，雄黄、甘草、甜硝、朱砂、龙脑、寒水石），温薄荷水化服，五岁以上同甘露散（即甘露饮）服。关于该方的主治，钱乙云："治小儿热盛生风，欲为惊搐，血气未实，不能胜邪，故发搐也，大小便依度，口中气热。"看来，此言为风热外感，或外感风寒化热之证而设，可预防惊风。从这个意义上来说，把外感风邪归于肝，是可以的，在治疗上看也是可行的。

伤风虽以肝为主，也常兼见他脏之证，钱乙专列"伤风兼脏"一条："兼心则惊悸，兼肺则闷乱、喘息唳气、长出气、嗽，兼肾则畏明。"伤风兼脾胃的见症最多，比如：伤风兼自利、手足冷、腹胀、吐泻，均为脾虚，宜补脾，补脾用益黄散。补脾之后，再发散。

伤风之证，若由表入里，钱乙谈了两种情况：一是入里成里实内结，有下证者，宜下，用大黄丸，没有下证则不宜下。有下证也要掌握程度，辨别是否脾胃已虚，不虚则"饮水不止而善食"，虚则"饮水无力""不能食"。虚不可下，不虚为实证，也只宜微下。下之太过则脾胃虚损，导致余热留恋，当补脾胃生津液，用白术散。另一种情况为伤风化热引动肝风，出现搐搦，为"伤风后发搐"，仍宜发散，用大青膏。

六、咳嗽

《黄帝内经》论咳有五脏六腑之别，钱乙也以五脏分证，但小儿咳嗽以外感居多，故《小儿药证直诀》中论述咳嗽，立足于外感，围绕肺脏，结合时令气候及病程久暂，以虚实寒热进行辨证论治。

钱乙认为，小儿咳嗽多为肺脏感寒，内蕴痰浊，多发生在秋冬，新病为实，久病则虚，有寒证也有热证，提出"盛则下之，久则补之"的治疗原则。《小儿药证直诀·咳嗽》对治疗做了具体的论述，"夫嗽者，肺感微寒也。八九月间，肺气大旺，病嗽者其病必实，非久病也。其证面赤痰盛身热法当以葶苈丸（葶苈、黑牵牛、汉防己、杏仁）下之，若久者不可下也。十一月十二月嗽者，乃伤风嗽也，风从背脊第三椎肺俞穴入也，当以麻黄汤汗之。有热证，面赤饮水涎热，咽喉不利者宜兼甘桔治之。若五七日间，其证身热痰盛唾黏者，以褊银丸（巴豆、水银、黑铅、麝香、好墨）下之。有肺盛者，咳而后喘面肿，欲饮水，有不饮水者，其身而热，以泻白散泻之。若伤风咳嗽五七日，无热证而但嗽者，亦葶苈丸下之，后用化痰药。有肺虚者，咳而唳气，时时长出气，喉中有声，此久病也，以阿胶散补之；痰盛者先实脾，后以褊银丸微下之，涎退即补肺，补肺如上法。有嗽而吐水或青绿水者，以百祥丸下之；有嗽而吐痰涎乳食者，以白饼子下之；有嗽而咯脓血者，乃肺热，食后服甘桔汤（桔梗、甘草）；久嗽者肺亡津液，阿胶散补之；咳嗽而痰实，不甚喘而面赤，时饮水者，可褊银丸下之"。

《小儿药证直诀》中记述咳嗽医案 4 则，论 1 首，论述较为全面。

七、吐泻

吐泻，是儿科常见的病证，前人论述亦多，钱乙论泻，分夏秋吐泻、伤风吐泻、初生吐泻三种情况，在辨证治疗上分析得十分清楚。

夏秋吐泻，发病率最高，钱乙根据夏秋时令气候的变化、症状的不同、辨别寒热的多少，来决定补泻的轻重。夏至前后，"吐泻，身壮热，此热也，小儿脏腑，十分中九分热也，或因伤热乳食，吐乳不消，泻深黄色"，以清热为主；小暑之后，"吐泻，身温似热，脏腑六分热四分冷也，吐呕，乳食不消，泻黄白色，似渴，或食乳或不食乳"，以清热为主，温补为辅；立秋前后，"吐泻，身温凉，三分热七分冷也，不能食乳，多似睡，闷乱哽气，长出气，睡露睛，唇白多哕，欲大便，不渴"，寒多热少，以温补为主，清热为辅；白露前后主寒，"吐泻，身冷，无阳也，不能食乳，干哕，泻青褐色"，以温补为主。清热用玉露散，温补用益黄散。

伤风吐泻，以冬春多见，主要为感受风邪所致，重辨其寒热，"乍凉乍热，睡多气粗，大便黄白色，呕吐，乳食不消，时咳嗽，更有五脏兼证"，此乃脾肺受寒；"多睡，能食乳，饮水不止，吐痰，大便黄水"，此乃胃虚热渴吐泻；"吐沫，泻青白色，闷乱不渴，哽气，长出气，睡露睛"，此伤风荏苒轻怯，因成吐泻。治疗上，寒者用温补益黄散，热者宜发散用大青膏。

初生吐泻，是小儿吐泻的特殊情况，也是根据病情的虚实进行辨证治疗。初生三日内吐泻身热，"不思乳食，大便乳食不消而白色，是伤食"，宜先下后补；初生三至十日内吐泻身温凉，"不思乳食，大便青白色"，此上实下虚，也宜泻实补虚。

关于吐乳，钱乙认为无论伤热乳或伤冷乳，皆当下；初生吐乳，也当通利。

八、汗证

小儿汗证较为常见，钱乙在《小儿药证直诀》中谈到了小儿的几种汗证，如喜汗、盗汗、太阳虚汗、胃怯汗等，概括起来：一为正常的汗出，小儿纯阳，阳热上蒸，钱乙认为是"太阳虚汗""上至头，下至颈，不过胸也，不须治之"，后人注为"清阳发越之象"；一为脾胃气虚，"上至项，下至脐，此胃虚"；一为营卫不和。

治疗上，有外治，有内治。对胃怯汗者，"当补胃，益黄散主之"；盗汗者，"睡而自汗出，肌肉虚也，止汗散（故蒲扇灰，如无扇，只将故蒲烧灰研细，每服一二钱，温酒调下）主之。遍身汗，香瓜丸（大黄瓜、大黄、胡黄连、柴胡、鳖甲、芦荟、青皮、黄柏）主之"；喜汗者，"厚衣卧而额汗出也，止汗散主之"。在《小儿药证直诀·卷下诸方》中，另有黄芪散（黄芪、牡蛎、生地各等分）治虚热盗汗，用虎杖散（黄芪散加虎杖）治实热盗汗。此外，医案中还谈到一例因内热蕴滞所造成的汗证，用清解法（石膏汤）治愈。

第六节　方药创见

由于钱乙平生刻意方药，因此《小儿药证直诀》对儿科方剂学的贡献是突出的。在《小儿药证直诀》中，既有古方，也有自创方。对古方并非照搬照用，而是根据理论创新和临床实践，采取化裁和灵活变通，力臻完美。对自创方，则是既遵古训，又予创新，充分体现了其学术思想。其制方遣药的特点是处处注意到五脏的虚实寒热，在祛邪务尽的原则下，处方力求攻不伤正，补不滞邪，或消补兼施，或寒热并投，并在柔润方面下了很大功夫，以扭转当时医界滥用香燥药物的偏向。

一、地黄丸

1. 原方与主治

熟地黄八钱，山萸肉、干山药各四钱，泽泻、牡丹皮、白茯苓（去皮）各三钱。上为末，炼蜜丸，如梧子大，空心，温水化下三丸。治肾怯失音，囟开不合，神不足，目中白睛多，面色㿠白等。

2. 古今发挥

此方为钱乙创制。在《金匮要略》肾气丸方的基础上，去桂、附而为地黄丸，为"壮水之主，以制阳光"之专剂，应用于小儿临床，治疗小儿生长发育不良，如龟背鸡胸、行迟解颅等。

钱乙认为小儿肾阴未盛，无烦益火，因而去桂、附之温肾，而专为肾阴虚者设。方中熟地滋补肾阴，填养精血；萸肉补肾滋肝；山药健脾补肺；茯苓、泽泻渗利湿热，丹皮清泻伏火。补中有泻，补而不滞，对于小儿先天不足，肾阴失充而致行迟齿迟、解颅失音、肾疳、肝疳、阴虚发热诸证，皆可用此方以滋化源。诚如《医方论》所说："此方非但治肝肾不足，实三阴并治之剂。有熟地之腻补肾水，即有泽泻之宣泄肾浊以济之；有萸肉之温涩肝经，即有丹皮之清泻肝火以佐之；有山药之收摄脾经，即有茯苓之淡渗脾湿以和之。药止六味，而大开大合，三阴并治，洵补方之正鹄也。"由于钱乙立地黄丸，注重补益肾阴，其应用范围也不仅局限于儿科，后世医家在此基础上不断加减变化，适用于临床各科，以至成为"壮水之主以制阳光"之专剂。如刘完素以此方治疗痨热骨蒸等阴虚证。张元素宗守钱乙"肾主虚，无实"的观点，大力倡言"肾本无实，不可泻……无泻肾之药"的主张。李东垣在此方基础上所拟益阴肾气丸（即地黄丸加五味子、柴胡、当归）。朱丹溪取钱乙"养阴"之意，创大补阴丸（黄柏、知母、熟地、龟板、猪脊髓）。薛己承用其方，遂为直补真阴之圣药。赵养葵赞此方为水泛为痰之圣药，血虚发热之神剂（《医贯·六味地黄丸说》）。不少至今常用的方剂，如《医宗己任编》将此方加五味子，名都气丸，以治阴虚气喘；《医级》将本方加枸杞、菊花名杞菊地黄丸，治阴虚眼花目眩，加麦冬、五味子，名八仙长寿丸，主治阴虚喘咳带血；《医宗金鉴》将此方加知母、黄柏，名知柏地黄丸，治阴虚火旺，骨蒸潮热；《景岳全书》将本方减丹皮、茯苓、泽泻，加杞子、牛膝、菟丝子、龟板、鹿胶，治肾水不足，不能滋养荣卫，渐至衰弱。可见该方为后世许多医家所注重，从而开创了补肾之一大法门，成为滋阴学派的先声。

当代医家董廷瑶对小儿肾亏之遗尿、肾病综合征、慢性肾炎及恢复期，血尿和小儿先天不足引起的五软、五迟症，多以本方为基本方。在辨证时兼有脾虚的，与四君子汤同用；有肾阳虚的加肉桂、附子；有相火上浮的加黄柏、知母；尿血较甚的加茅根、藕节、地榆等止血药；遗尿的加菟丝子、覆盆子、五味子、桑螵蛸等止涩药。名医王伯岳在慢性肾炎后期，对尿量增多，但尿蛋白不减者，以本方与异功散合用，去地黄改黄精，认为黄精的功用类似熟地，但补而不腻，又可固护脾胃。有报道以本方加人参、鹿茸、枸杞、川断、砂仁、莲子治疗小儿脑机能障碍3例，收到一定疗效。

二、麻黄汤

1. 原方与主治

麻黄（去节，水煮去沫，漉出晒干）三钱，肉桂二钱，炙甘草一钱，杏仁（去皮尖，麸炒黄研膏）七个。每服一钱，水煎服。以汗出为度，自汗者不宜服。治伤风发热、无汗、咳嗽、喘急。

2. 古今发挥

钱乙在仲景方麻黄汤的基础上加减而成。该方为发汗平喘剂，仲景治疗太阳表实证方。钱乙将方中桂枝改为肉桂，并减少杏仁用量，以治小儿伤风感冒咳嗽，意在温中散寒，不取桂枝助麻黄发汗；由于小儿肺气嫩弱，故减杏仁用量，不使肺气肃降太过。

三、异功散

1. 原方与主治

人参（切去顶）、茯苓（去皮）、白术、陈皮、甘草各等分，上为细末，每服二钱，水一盏，生姜五片，枣两个，同煎至七分，食前温服，量多少与之。温中和气，治吐泻，不思乳食。凡小儿虚冷病，先与数服，以助其气。

2. 古今发挥

此方为钱乙创制。异功散系六君子汤去半夏而成，以收补而不滞、温而不燥之功。由于小儿脾常不足，易为虚实，津液易伤，因此尤宜于儿科。

当代医家王伯岳认为本方以补为主，以消为辅。多用于泄泻后期，脾虚气弱者。若气虚下陷，大肠失固，久泻不止，可加木瓜、诃子、乌梅、分心木，以酸敛之。也可用于慢性肾炎、肾病，如患儿体质较弱、脾衰胃薄，水湿停滞，与五皮饮相合为用。有报道治疗小儿流涎用五味异功散加减，疗效颇佳。由于脾主运化，生津液，口为脾之外窍，涎出于口，脾气摄津使津液渗灌口窍，发挥濡润助消化的作用，使之不致外溢。若饮食不振，损伤脾气，致化源不足，不能为胃行其津液灌溉四旁，则津液反溢于脾窍之口，于是口涎随之而出，久而久之，四肢筋骨肌肉失却津液的濡养，出现萎弱不用以及饮食不振等。

四、白术散

1. 原方与主治

人参二钱五分，白茯苓五钱，炒白术五钱，藿香叶五钱，木香二钱，甘草一钱，葛根五钱，渴者加至一两。每服三钱，水煎，热甚发渴，去木香。治脾胃久虚，呕吐泄泻，频作不止，津液枯竭，烦渴躁，但欲饮水，乳食不进，羸瘦困劣，因而失治，变成惊痫，不论阴阳虚实，并宜服。

2. 古今发挥

此方为钱乙创制。在四君子补益脾气的基础上加藿香、木香以醒脾健胃，加葛根以升清止泻，主治脾虚夹湿胸闷烦呕、饮食不振、大便溏泄等症，这是钱乙治疗小儿脾胃病最有代表性的效方，采用补气升提、甘温除热之法，以保胃阴升提脾阳解除肌热、利湿止泻。

当代医家王伯岳认为本方消补兼施，治久泻伤脾、虚实夹杂之证。由于党参、甘草有壅中横中之弊，若脾虚不甚，则可去之，并在临床上常将方中之四君子易为四苓，既健脾利湿、分利升提，又无甘壅之弊，屡用屡验。当今医家詹起荪将小儿疳证分为初、中、末三期辨治，认为初期多由饮食失调，伤及脾胃运化功能。治疗上在消积运滞的同时，以扶正理脾，使邪祛积消；故选用本方加神曲、麦芽、山楂之类。有七味白术散加减（白术 6g，云苓 5g，太子参 6g，葛根 5g，藿香 3g，石斛 5g，西瓜翠衣 6g，甘草 2g，纳呆、食少者，加麦芽、山药、蔻仁；烦躁明显者，加竹叶心、莲子心；神倦乏力、气短懒言者，用西洋参代太子参，并加黄芪少许）治疗小儿夏季热，5 天为 1 个疗程，2 个疗程内热退并次年未复发者 12 例，4 个疗程内热退且次年未复发者 4 例，病情好转次年复发者 2 例。

五、泻白散

1. 原方与主治

地骨皮、桑白皮（炒）各一两，炙甘草一钱。上锉散，入粳米一撮，水二小盏，煎七分，食前服。治小儿肺盛气急喘嗽。

2. 古今发挥

此方为钱乙创制。本方为肺有伏火郁热而设。除用桑白皮泻肺化痰、降逆平喘之外，又用地骨皮滋阴退热，甘草、粳米益胃和中。此方泻实顾虚，泻肺顾脾，因此李时珍称为"泻肺诸方之准绳"（《本草纲目·木部》）。钱乙制此方"治小儿肺盛，气急喘嗽"，吴崑提出本证乃肺火为患，肺气上逆而喘满，上焦有火而气急，方中桑白皮味甘而辛，甘能固元气之不足，辛能泻肺气之有余，地骨皮泻肾为泻其子；汪昂认为本方乃"手太阴药也"，并以此为中心，分析方剂的配伍意义；王子接认为方中桑白皮的辛泻之功，以随肺之欲，且桑叶皮气薄，虽泻而无伤于娇脏，用地骨皮泄阴火，退虚热，而平肺气。

在本方基础上，加减药味而衍化的同名异方较多。《济生方》即本方去粳米，加桔梗、半夏、瓜蒌子、升麻、杏仁、生姜，兼可化痰宽胸润肠，治疗肺脏实热；《脉因证治》去粳米，加青皮、五味、茯苓、参、杏仁、半夏、桔梗、生姜，治疗阴气在下，阳气在上，咳喘呕逆；《痈疽验方》去粳米，加贝母、紫菀、桔梗、当归、瓜蒌仁、生姜，主治肺痈；《杂病源流犀烛》加人参、茯苓、知母、黄芩，治疗晨咳。

董廷瑶认为本方可治肺火皮肤蒸热，洒淅寒热，日晡尤甚，喘嗽气急。肺热重者加黄芩、知母；咳多加百部、紫菀；痰多加二陈、三子、象贝等。当代名医刘弼臣以本方治火热熏扰肺金所致肺热咳嗽，配以黄芩、川贝母、杏仁、黛蛤粉、炙枇杷叶和妙灵丹以泻肺清热。

六、阿胶散

1. 原方与主治

阿胶（麸炒）一两五钱，鼠粘子（炒香）、炙甘草各二钱五分，马兜铃（焙）五钱，杏仁（去皮尖炒）七个，糯米（炒）一两。上为末，每服一二钱，水一盏，煎至六分，食后温服。治小儿肺虚气粗喘促。

2. 古今发挥

此方为钱乙创制。又名补肺散。既用阿胶养阴补肺，又用马兜铃、牛蒡开肺利咽，杏仁降肺止咳；既从肺之本脏施治，又用甘草、糯米护脾胃以养肺金。如此相合，则补肺之中兼以补脾，滋阴之中兼以宣肃，故为后世治疗肺损久嗽属于阴虚气郁证者之常用方剂。董廷瑶多用于久咳不愈、咯痰不畅、舌红少苔、脉象细数之证，常可加沙参、麦冬、天冬、百合、石斛、紫菀、款冬花、桑白皮、川贝之类；若面白形软，肺虚易汗，为肺气已虚，卫阳不固，可加太子参、黄芪等品。

七、泻青丸

1. 原方与主治

当归（去芦头，切，焙，秤）、龙脑（焙，秤）、川芎、山栀子仁、川大黄（湿纸裹煨）、羌活、防风（去芦头，切，焙，秤），上件各等分为末，炼蜜和丸，鸡头大，每服半丸至一丸，煎竹叶汤同砂糖温水化下。治肝热搐搦，脉洪实。

2. 古今发挥

此方为钱乙创制。栀子、大黄泻肝火下行，羌活、防风疏散风热，当归、川芎养血调肝息风，龙脑散火通窍，此方泻中寓补清中有温，寒中兼散，为清热醒神、平肝息风之良方。

钱乙用本方治小儿惊风。《素问病机气宜保命集》用于中风自汗、昏冒发热、不恶寒、不能安卧的风热烦躁证；《张氏医通》用于肝经实热，大便不通，肠风便血，阴汗臊臭；《医方集解》则用于治疗肝火郁热证，症见不能安卧、多惊多怒、筋痿不起、目赤肿痛。以钱乙方化裁而成的方剂，如《明医指掌》同名方，加生地、琥珀、天竺黄，兼可凉血化痰镇惊，治疗肝热惊风、目窜或暴赤、抽搐；《症因脉治》泻青汤，即本方去大黄、竹叶，加黄芩，改丸为汤，有清肝胆风热之效，治疗肝火头痛、恼怒即发、痛引胁下；《片玉痘疹》泻青散，即本方去大黄、竹叶，加滑石、甘草、灯心草，改丸为散，治疗痘疹心肝两经之火甚，服辰砂导赤散后惊不退者。

八、泻黄散

1. 原方与主治

藿香叶七钱，山栀子仁一钱，石膏五钱，甘草三两，防风（去芦切焙）四两。上锉，同蜜酒微炒香为细末，每服一钱至二钱，水一盏，煎至五分，温服。清汁，无时。治脾热弄舌。

2. 古今发挥

此方为钱乙创制，又名泻脾散。本方为脾胃伏火所设。方中石膏、山栀相配，石膏辛寒用以清热，山栀苦寒用以泻火，并能引热下行，从小便而解，具清上彻下之功；防风味辛微温，在本方中是为"火郁发之"而设；藿香化湿醒脾，与防风相配伍，有振复脾胃气机之用；甘草和中保护胃气。本方清泻为主，辅以升散，则清中有散，降中有升，寒凉而不致冰伏，升散而不助火焰，佐以甘润和中，以使泻脾而不伤脾。

本方药味简单，但历代看法不尽一致。吴崑强调不用黄连，黄连虽寒可清热，但其苦燥伤阴，不合"口燥唇干"之证，故用苦寒而润之栀子。汪昂对方中重用防风"取其升阳，能发脾中伏火，又能于土中泻木"的看法，亦能自成一家之说。徐大椿"水煎药末入蜜以润之，使经腑两解，则肺胃肃清而津液得全"，可谓别具见识。王泰林指出本方与白虎汤主治之异同，两方证虽均见身热烦渴，但本方证无汗出之症。

有报道以本方为主治疗38例过敏性紫癜，兼风热者加金银花、连翘；咽红肿痛者加射干；皮肤瘙痒加蝉蜕；血热者去藿香，加丹皮、赤芍、紫草、仙鹤草、寒水石；阴虚者去藿香、防风，加生地、知母、麦冬；关节肿痛者合四妙散；伴胃脘疼痛者加丹参饮或失笑散，痛甚加乳香、没药；血尿者合地榆散或二至丸加减，痊愈27例、有效11例。

九、益黄散

1. 原方与主治

此方为钱乙创制。又名补脾散。陈皮（去白）一两，丁香二钱（一方用木香），诃子（炮去核）、青皮、炙甘草各五钱。上为末，三岁儿一钱半，水半盏，煎 3 分，食前服。治脾胃虚弱及治脾疳、腹大、身瘦。

2. 古今发挥

此方为钱乙创制。用青皮、陈皮、木香理气燥湿，芳香化浊，另有诃子涩肠、甘草守中，虽不用一味正补之药，而方名却曰补脾，可见立方之奥。

董廷瑶对小儿因脾胃虚寒夹湿所致的呕吐泄泻及"蒂丁见乳"，化裁治疗，用之辄效。若虚寒较显著者，合理中；夜间吵烦者加钩藤、龙齿；气滞腹满者加枳壳、木香；兼夹热象者，加川连、制大黄。

十、导赤散

1. 原方与主治

生地黄、生甘草、木通各等分，上同为末，每服三钱，水一盏，入竹叶同煎药至 5 分，食后温服。治小儿心热，视其睡，口中气温，或合面睡，及上窜咬牙，皆心热也。心气热则心胸亦热，欲言不能，而有就冷之意，故合面睡。

2. 古今发挥

本方为心经蕴热或心热移于小肠而设，方中木通入心与小肠，味苦性寒，清心降火，利水通淋；生地入心、肾经，甘凉而润，清心热而凉血滋阴，与木通配合，利水而不伤阴，补阴而不恋邪；竹叶清心除烦，引热下行；甘草梢，取其直达茎中而止淋痛，一则调和诸药，又可防木通、生地之寒凉伤胃。

后世医家发挥甚多，主要表现在从治疗心经有热，扩大到心移热于小肠证，又从儿科拓展到内科。在钱氏方的基础上，增减药物而变化的同名异方颇多。如《世医得效方》，加黄芩、灯心草、白茅根，其清热利之功更佳；《活幼心书》卷下方，加黄芩、赤茯苓，亦加强了清热利水之功；《医方类聚》卷一百三十六引《经验良方》，去竹叶，加麦冬、灯心草，治疗心经内虚、邪热相乘诸症；《奇效良方》去竹叶，加人参、麦冬，生甘草改用炙甘草，治疗小儿疮疹，心经蕴热，睡卧不宁，烦躁而小便不利，面赤多渴，贪食乳者；《片玉痘疹》去竹叶，加辰砂、防风、薄荷叶，治疗痘疹发热有惊搐者。

当代医家王伯岳对表邪入里、表里同病之外感发热，在解表方的基础上，除使用苦寒直折治疗里热甚外，常加入利尿导赤逐邪外出。董廷瑶善用本方治疗新生儿、婴儿胎火所致之板牙、马牙、鹅口疮、重舌、木舌及在高热之后继发的口腔溃疡、口疮等。若心火盛，可加黄连、栀子；小便急数刺痛，可加茅根、车前草、滑石之类；若烦躁夜吵者，加钩藤、茯神、灯心草、龙齿；若苔腻而属湿火者，每去生地。有报道用该方加味治疗小儿尿血，因嫌原方清热止血之力不足，故加入甘寒清热的金银花、通利六经郁热的连翘及苦寒解毒的半枝莲，佐以凉血止血的茅根及凉血活血的坤草，既能断出血之源，又能止而不瘀，组成一个更加符合热结心经，移热于小肠，迫血妄行所致小儿尿血的治疗方剂，用于临床效果颇好。

十一、大黄丸和三黄丸

1. 原方与主治

大黄丸：大黄、黄芩各一两。上为末，炼蜜丸如绿豆大。每服五丸至二丸，温蜜水下。治诸热。三黄丸：黄芩（去心）半两，大黄（去皮湿纸裹煨）、黄连（去须）各一钱。上同为细末，面糊丸绿豆大或麻子大。每服五七丸至十五丸、二十丸，食后，米饮送下。治诸热。

2. 古今发挥

大黄丸和三黄丸二方系从《伤寒论》大黄黄连泻心汤演化而来。大黄丸仅用大黄、黄芩二味，且大黄用量减半，意在既能泻阳明之实热，更可清金而制木，至于剂型改以炼蜜为丸，服法用蜜水送下者，乃取其"丸者缓也"，蜜以润之之意，使该方泻下之力既微且缓，而清热之功又可充分发挥。故以此方治疗小儿肺胃有热，肝风欲动，里实而有下证者，甚为合拍。三黄丸药味虽与仲景原方无别，但在药量与剂型上略有变更。方中重用黄芩，用量为其他各药的5倍，目的在于着重清泄三焦实热，而非专事攻下。剂型用面糊为丸，服法以米饮送下，亦全在顾护胃气、制约苦寒，从微从缓，达到清泻而不伤正的目的。此方李东垣曾用于治疗小儿、男妇三焦积热以及五脏俱热之痈疖、痔疮、肛裂诸病，颇有心得，而被收入《脾胃论》一书。

十二、豆蔻香连丸

1. 原方与主治

炒黄连三分，肉豆蔻、木香各一分。上为细末，粟米饭为丸，米粒大。每服米饮汤下，二丸至二十、三十丸，日夜各四五服，食前。治泄泻，不拘寒热赤白，阴阳不调，腹痛肠鸣切痛，可用如圣。

2. 古今发挥

古制香连丸用黄连苦降以清热，木香芳烈以行滞，本是治热痢之方，钱乙在此方中加豆蔻温涩止泻，名豆蔻香连丸；加诃子肉苦温涩肠，名小香连丸；加白附子祛寒，名白附子香连丸；加豆蔻仁、诃子肉、没石子，名没石子丸。上述五方虽然同治小儿腹痛泻利诸症，但寒热通涩之性已有变化。此外，钱乙还将香连丸去木香，加陈皮，名橘连丸，以治小儿疳瘦，变清热理气之方为消食和气、清火治疳之剂。可见其斟酌通变、动契精微之概。

十三、败毒散

1. 原方与主治

柴胡（洗去芦）、前胡、川芎、枳壳、羌活、独活、茯苓、炒桔梗、人参各一两，甘草半两。上为末，每服二钱，入生姜、薄荷煎，加地骨皮、天麻，或咀，加蝉蜕、防风。治惊热可加芍药、干葛、黄芩；无汗加麻黄。治伤风、瘟疫、风湿，头目昏暗，四肢作痛，憎寒壮热，项强睛疼，或恶寒咳嗽，鼻塞声重。

2. 古今发挥

本方首见于《太平惠民和剂局方》，为辛温发汗、解表疏邪之剂，主治风寒束表之证。因其方剂组成以羌活、独活、川芎与人参相配伍，体现了益气解表、疏风祛湿之法，对后世影响很大。如《三因极一病证方论》之加味败毒散，以本方加苍术、大黄以泻热燥湿，治疗正虚外感风寒，兼湿热下注证；《异授眼科》之人参败毒散，于本方去独活、生姜、柴胡、甘草，加黄连、黄芩、栀子、生地、当归、陈皮等清热燥湿、凉血活血之品，治疗体虚脾弱，致两目暴发赤肿、沙涩难开；《医方集解》之连翘败毒散，则以本方去人参，加金银花、连翘，治疗疮疡初起，属热毒为患者，至今仍为临床所广泛使用。后世医家亦有用治痢疾者，认为尽管痢疾为里证，但病邪外侵，初起常兼表证，表邪重者当先解表，后清里。"若不发散，径治其痢，必乱其经脉，逆其气机，病转剧矣。"（《医学正传》）而"解其外"，则可"遂畅其内"，往往汗出表解则下痢之证亦解。

十四、用药心得

（一）用药主张柔润轻灵

钱乙基于小儿"脏腑柔弱""易虚易实"的生理病理特点，在处方用药上力戒攻伐太过，主张用药柔润清灵，他所创立的五脏补泻诸方，就是一个最好的诠释。必须指出，在当时医药环境，用药多辛燥香窜和重坠镇涩，这一点在当时通行的《太平惠民和剂局方》中即可看出，而钱乙能一反当时流弊，另树旗帜，五脏补泻用药均柔润清灵。

此如地黄丸，钱乙由《金匮要略》中所载之崔氏八味丸化裁而成，去辛热之附、桂，该方便成了柔润滋养之剂，作为小儿补剂，这是很符合小儿体质的生理病理特点的。《四库全书总目提要》按："崔氏八味丸，乙以为小儿纯阳，无烦益火，除肉桂、附子二味，以为幼科补剂，明代薛已承用其方，遂为直补真阴之圣药。其斟酌通变，动契精微，亦可以概见矣。"

纵观钱乙在《小儿药证直诀》中所用方药，虽然也有不少重坠峻烈之品，但他在应用时再三强调："小儿之脏腑柔弱，不可痛击"，不可大下，"大下必亡津液而成疳"，即使有可下之证，也应"量虚实大小而下之"。在许多药证相符的情况下，考虑到小儿体质娇嫩，在用药时也告诫要"少与之"。还多次谈到大黄、牙硝、巴豆、卤砂之类不可滥用。其不妄攻伐的明训，在他的医论、医案中比比皆是。

（二）治疗热病擅用清凉

钱乙不但注重柔润清灵，不妄攻伐，而且善用清凉攻下。关于清凉之法，用之甚广。钱乙所立五脏泻剂，几乎全部是清热泻火之法，如泻白散、导赤散、生犀散、泻黄散、泻青丸、凉惊丸，发散常用之大青膏等，都是清凉攻下的典范。

由于小儿疾病外多因感受疫疠之邪，内常为饮食所伤及先天禀赋不足所致，患病之后易出现热化之证，故在治疗方面，钱乙除重视小儿的生理病理特点外，对于小儿热性病的治疗注重清凉解毒，芳香开窍。例如对于疮疹的治疗，认为"疮疹属阳，出则为顺"，因此初起不宜妄下，妄攻伐。若热毒旺盛之时，则宜用百祥丸解毒，生犀角磨汁凉血，抱龙丸清凉开窍。又如急惊一症，主张用凉泻之法，每用泻心汤、导赤散泻心火，泻青丸泻肝热，大黄丸下里热，利惊丸下痰热，抱龙丸开窍醒神。这些都说明钱乙已有较多的有效救治小儿热病惊厥神昏的方药。由于惊风发搐是儿科常见证候，因为小儿气血未实，神气未充，肝常有余，真阴不足，柔不济刚，外因火热惊恐，内因痰食积滞，易致肝风内动，心火上炎，风热相搏，每易神昏发搐。小儿外感热病、痘麻脐风、疳瘦痰食、惊忤癫痫等，均可出现惊风抽搐。钱乙除应用攻下阳明腑实法以泄热开窍外，还别树清热平肝、芳香凉开之法。所拟凉惊丸、抱龙丸，对儿科热病惊搐神昏的治疗提供了有效方剂。《明医杂著》中的牛黄抱龙丸（即本方加牛黄）、《活幼心书》中的琥珀抱龙丸（即本方加琥珀、人参、甘草、枳壳、枳实、茯苓、山药、金箔、檀香、去麝香）均从此方加减组成。收集在《小儿药证直诀》附篇《阎氏小儿方论》中的至宝丹、紫雪丹，为明清时期温病学家所采纳，成为芳香开窍、解毒醒神、清热凉血法的有效方剂。此外《小儿药证直诀》提出的"热证疏利或解化后，无虚证，勿温补，热必随生"的观点，对后世温病学说也很有启发。叶桂认为"清凉到十分之六七，往往热减身寒者，不可就云虚寒而投补剂，恐炉烟虽熄，灰中有火也"（《外感温热篇》），与钱乙所论相同。正因为钱乙注重清凉，所以后世医家将其列为儿科领域中寒凉学派的代表医家之一。

（三）用药精专

钱乙本着《素问·标本病传论》"谨察间甚，以意调之，间者并行，甚者独行"的原则，对于那些病势危急，邪实热盛之症，更立精专之剂。如泻心汤用一味黄连苦寒直折心火；大黄丸用大黄、黄芩清泻中焦邪热；玉器散用寒水石、石膏、甘草清泻胃火；白饼子用滑石、轻粉、半夏、天南星末、巴豆攻下食积痰湿，抱龙丸用天竺黄、胆南星清热化痰，雄黄祛痰解毒，麝香、辰砂芳香开窍而安心神，以治小儿痰热内壅所致急惊实证等。这些方剂又都具有力专效宏的特点，可谓医不执方，合宜而用。

（四）剂型多样

在剂型方面，钱乙以丸、散、膏为主。所传135方中，其中丸剂71首，散剂45首，膏剂6首，外用方7首，汤剂6首，为儿科方剂学的发展做出了贡献。

总之，钱乙之方由于理法严谨，配伍精当，为后世历代医家所广泛使用，如《幼幼新书》《小儿卫生总微论方》《保婴撮要》《婴童百问》《幼科指南》《幼幼集成》等均采录钱乙之方，其他如张元素的《医学启源·主治心法》几乎照本全录钱乙的五脏辨证用方，李东垣的《脾胃论》、刘完素的《宣明论方》、陈无择的《三因极一病证方论》、严用和的《济生方》等书，均受其影响，他开创了方剂史上由博返约的新局面。及今而言，许多流行的方剂专书中，都收有钱乙之方，且为临床医生所习用。诚如薛己所说："钱乙之法可以日用，钱氏之方可以时省。"

可见，钱乙学术思想对后世的影响，实超出了儿科学的范围。

第七节　轶闻趣事

一、千里寻父

钱乙的父亲钱颢，善针灸，但性好饮酒，在钱乙只有3岁时他就隐姓埋名，出游东海，长期不归。其时，钱乙的母亲已经亡故。他的姑母嫁与一吕姓医生，怜他孤苦，便收养为子。钱乙稍长大即跟随吕氏学医。成人之后，姑父临终前将其家世告诉他，钱乙听后放声大哭，要求外出寻找父亲。他查踪问讯，四处打听，历经五六次终于找到了父亲的下落。数年之后，又将父亲迎接回家。此时钱乙已30余岁，乡亲邻里对钱乙千里寻父之事感叹不已，多赋诗赞其孝敬。（见刘跂《钱仲阳传》）

二、谦虚有德，处方用药明晓机枢

钱乙因治宋神宗长公主之女的疾病，而得封为翰林医学，当时已成为著名儿科医生，但他并不以此居功骄傲自满。神宗儿子病中抽搐，国医治疗无效，经长公主推荐，召钱乙诊视，便处以黄土汤。神宗大为惊讶，便问："黄土怎能入药？"钱乙胸有成竹地说：太子之病为风症，我以土胜水，木得以平，则风自止。太子服了两剂黄土汤后就痊愈了。皇帝赵顼传旨召见钱乙，对他备加褒勉。钱乙谦虚地说："诸医名家诊治将要痊愈，小臣幸逢其时，乘人之美，无功受禄。"皇帝见他回答得体，说明他医德高尚，就赏赐钱乙一套紫色官袍（紫衣金鱼系袋），并提升他为太医丞。从此钱乙誉满京城，朝中的宗室贵戚、士宦之家、平民百姓来请钱乙治病的络绎不绝，钱乙都热情接待，出诊治病，来者不拒。

可是太医局里有些老御医却对他有些嫉妒，不服气，常去向他"请教"，提出一些

问题想难倒他。然而钱乙都一一据理做了圆满回答，这些老学者也不得不佩服钱乙。（见刘跂《钱仲阳传》）

其实，钱乙，这个"土郎中"的儿子，因为治好当时太子的病，才四十几岁的他，一下子进入了太医的行列，不能不令这些官僚味儿很足的太医们张口结舌。有些人固然佩服他，但更多的人是嫉妒他。一日，钱乙和弟子正在为患者治病，有位大夫带了一个钱乙开的儿科方子来"讨教"。他略带嘲讽地问："钱太医，按张仲景《金匮要略》八味丸，有地黄、山药、山茱萸、茯苓、泽泻、丹皮、附子、肉桂。你这方子好像少开了两味药，大概是忘了吧？"钱乙笑了笑说："没有忘。张仲景这个方子是给大人用的。小孩子阳气足，我认为可以减去肉桂、附子这两味益火的药，制成六味地黄丸，免得孩子吃了过于暴热而流鼻血，你看对吗？"这位大夫听了，连声道："钱太医用药灵活，酌情变通，佩服佩服！"弟子赶紧把老师的话记下来，后来又编入《小儿药证直诀》一书。

三、不畏权贵，坚持原则

钱乙升为太医丞后，太医局常会同他去治疗京城中人的一些疑难病症。一王爷的孩子患吐泄病，许多医生都主张用温补药治疗，而钱乙却主张用凉剂石膏。他说："病本为热，若以刚剂治之，将不得前后溲。"双方争持不下，王爷也觉得吐泄多似胃有寒，宜从寒证之议，便以温药治之。过了两日，果然病儿身热腹满，气喘不已，病情加剧。王爷只好再请钱乙治疗，仍用石膏汤，两剂而愈。又一皇亲的小孩病了，潮热数日，请钱乙诊视。钱乙说："此儿不用服药，病将自愈。"回头看见站在旁边的一幼儿，却说："此儿明日将有暴病惊人，后三日过午无恙。"病家听了很不高兴，背后议论说："幼儿怎么会有病呢？医生贪利骗人竟至如此。"第二天大孩子的病好了，小儿子果然发搐，病情甚急，马上请钱乙来治疗，服药三日而愈。后来公主小女儿病泄利，钱乙诊察后说："此儿将发疹，出疹后泄利自愈。"驸马不以为然，怒斥钱乙。钱乙默不作声便离开了皇宫。第二天公主的小女孩果然出疹了，驸马非常高兴，也感到有点惭愧，便写了一首诗以答谢钱乙，表彰他的医术高明。（见刘跂《钱仲阳传》）

四、鼓励新秀

元祐八年（1093）董汲将他平生收集整理的《小儿斑疹备急方论》一书拿给钱乙看，并请其写跋。钱乙"开卷惊叹"，认为是自己平生刻意研究却还没有得出成果的课题，"深嘉其少年艺术之精"。故很高兴地为该书写了跋，向社会推荐其书。

五、妙用郁李酒

有一位哺乳妇女，因大恐而患病，病虽愈，却目张不得瞑。人皆不知为何故？于是请教钱乙。钱乙说服用郁李酒，使之醉则愈。这是什么道理呢？钱乙说：目系内连肝胆，恐则气结胆衡不下，只有郁李仁能去结，随酒入胆，结去胆下，目则能瞟。后诚如钱乙所说而愈。（见《小儿斑疹备急方论·序》）

第八节　序年纪事

依据刘跂《钱仲阳传》《宋史·钱乙传》《四库全书总目提要·医家类》及有关史料，将钱乙生平要事按年序列出如下：

1032 年，钱乙明道元年出生。

1035 年，景祐二年。时母已亡，父东游海上而不归，姑母嫁吕氏，怜其孤，哀而收养之。

1064 年，治平元年。姑父吕君殁前乃告以家世，乙号泣，请寻父迹。

1065 年，治平二年。乙寻父凡五六返，方知父迹下落。

1066 年，治平三年。阎孝忠之父任职须城，结识钱乙，孝忠时五六岁，常病"惊疳癖瘕"，赖其治愈，但"乙年尚少，不肯轻传其书"。乙接父归籍，乡人惊叹感慨，赋诗咏之。

1071 年，熙宁四年。父颢寿终，丧葬如礼。

1081 年，元丰四年。长公主（神宗之妹）之女病泄痢，召乙至京诊治，数剂而愈，初授翰林医学，并赐绯奖励。

1082 年，元丰五年。仪国公（神宗之九子）病瘈疭，国医未能治。长公主朝见神宗推荐钱乙。乙用黄土汤而愈，提升为太医丞，赐给紫衣金鱼袋，以示恩宠。

1083 年，元丰六年。因病离开宫廷，移居京都开封行医。

1086 年，哲宗元祐元年。哲宗即位，复召乙宿直禁中。

1093 年，元祐八年。身患周痹，辞疾赐告，回归故里。同乡落榜进士董汲撰成《小儿斑疹备急方论》，请乙作跋。乙赞其"少年艺术之精"，极力推荐该书。

1105 年，徽宗崇宁四年。身患周痹，病情加重，曾吃大茯苓一月余，转为手足挛急，半身不遂。仍然行医于乡里，坐卧一榻上，时常阅读史书杂说。有患者求治皆授之药，致谢而去。

1107 年，大观元年。阎孝忠入仕，于亲旧间收集到钱乙治验数十条，后又得钱乙晚年杂方数则。

1113 年，政和三年。挛痹加剧，自知不可逆转，召亲友诀别，易衣待尽，终于家，享年 82 岁。至交密友刘跂为之撰《钱仲阳传》以追悼之。乙有一子早逝，二孙继其业。

1119 年，宣和元年，乙卒后六年。阎孝忠广集钱乙验方及种种手抄本，在此基础上整理编成《小儿药证直诀》一书，刊行于世。

（高修安　朱锦善）

参考文献

1. 朱锦善. 儿科临证50讲［M］. 北京：中国中医药出版社，1999

2. 李飞. 方剂学［M］. 北京：人民卫生出版社，2002

3. 宋知行，王霞芳. 董廷瑶《幼科撷要》［M］. 天津：百家出版社，1990

4. 江育仁，张奇文. 实用中医儿科学［M］. 上海：上海科技出版社，1995

5. 吕学泰. 钱乙的家世里籍和生卒年代［J］. 山东中医学院学报，1989（2）：33

6. 顾明明. 六味地黄丸加减治疗小儿脑机能障碍3例［J］. 实用中医药杂志，2004（3）：152

7. 傅钊. 七味白术散加减治疗小儿夏季热18例［J］. 江西中医药，2000（5）：38

8. 黄俊玉. 泻脾散为主治疗小儿过敏性紫癜38例［J］. 四川中医，1993（9）：43

9. 刘祖贻，孙光荣. 中国历代名医名术（钱乙）［M］. 北京：中医古籍出版社，2002

10. 张士卿. 中国百年百名中医临床家丛书（王伯岳）［M］. 北京：中国中医药出版社，2001

11. 李乃庚，汪受传. 江育仁学术经验选集［M］. 天津：天津科技出版社，1996

12. 张波.《小儿药证直诀》版本考略［J］. 中医文献杂志，2017（4）：19-21

13. 钱乙. 小儿药证直诀［M］. 北京：人民卫生出版社，1955

第五章　刘昉

第一节　概述

刘昉（约 1080—1150），字方明，赐名旦，潮州海阳（今广东潮安区）东津人，北宋末南宋初重要的政治家、医学家。

刘昉出生于一个士大夫世家，是中山靖王之后裔。自幼勤读，博学多才，于徽宗宣和四年（1125）中进士，《宋史》和地方史志多有为其立传介绍。

刘昉公务之余，钻研医学，广读医学典籍，曾参与编写其父所传的《刘氏家传方》，这是一部颇具特色的、实用的儿科方书。他任潭州知州期间，因有感于小儿之疾苦，不只世无良医，也无全书，以致夭折者难以胜计，故于从政之余，命僚属王历和进士王湜两人，按照他的意图，以《刘氏家传方》为蓝本，共同编写儿科专著《幼幼新书》，将搜集到的有价值的儿科方剂分门别类编成 40 卷，分设 547 门，计 1643 万字，其中有小儿眼、耳、鼻、口、喉、齿等科和吐泻、虫痢、惊风、疳、痘、疹、头疮等病证和处方，书中处方用药方面还有丸散丹膏以及针灸法及外治法，于绍兴二十年（1150）刊行。该书集北宋以前儿科医学大成，保存了许多极有价值的儿科学文献资料，搜集了为数众多的民间儿科验方，使此书一向受中外医学界的高度重视。

刘昉不但善治政、能诗文、通医学，而且书法甚佳，是潮汕地区古代最早有墨迹存世的书法家。

第二节　生平、治学与古今评鉴

一、生平考略

刘昉，又名旦，字方明，宋代海阳县（今广东省潮州市）人，确切出生年月未详，卒于绍兴二十年（1150）。

刘昉出生在一个士大夫世家（其家族乃是海阳望族），是中山靖王之后裔。高祖刘表在咸平四年（1004）举贤良方正，官大理寺评事。曾祖父刘默，在景祐二年（1035）举五经拜文林郎，化州推官。祖父刘克俊，是五马朝请的大夫。父亲刘允，绍圣四年（1009）进士正奏第三甲，任循州（今广东省龙川县）户曹，改知程乡（今广东省梅州市），权知化州（今广东省化州市），赠左金紫光禄大夫。《海阳县志》卷三十五列传四记载："刘允字厚中，胸臆夷旷，博极群书，甫冠四，荐礼闱登绍圣四年进士，任循州户曹，厘剔宿弊……所著文存者二百余篇。"他以廉洁著称，被誉为潮州八贤之一。刘昉弟景，曾知台州、南雄二州，特加银青光禄大夫。刘昉本人在潮州也有较大影响，因他曾任龙图阁学士（龙图阁的最高职位，宋代许多名相如范仲淹、司马光、欧阳修和包拯等都曾任龙图阁学士），后人多称之为"刘龙图"，潮州民间至今仍流传着不少有关他的传说。

刘昉在家庭的影响下，自幼勤读，博学多才，一面刻苦攻读，从仕途方面努力，于宋徽宗宣和六年（1124）取得二甲进士，授左从事郎；绍兴五年（1135）改左宣教郎；绍兴九年（1139）先后任祠部员外郎兼实录院检讨官，后改礼部员外郎；绍兴十年（1140）试太常少卿，因不附和议而被罢职，后被重新起用，出任荆南路转运副使。后擢直秘阁，知虔州（今江西省赣州市）；绍兴十三年（1143）调任潭州知州（今湖南省长沙市）；绍兴十五年（1145）升直徽猷阁，翌年迁直宝文阁；绍兴十七年（1147）移知夔州（今重庆市奉节县）劝课农桑，修武侯八阵图及杜甫故居；绍兴十八年（1148）直龙图阁，主管台州崇道观，不久奉命再次任潭州知州；绍兴二十年秋在潭州病逝。

刘昉不但善治政、能诗文、通医学，而且书法甚佳。南京博物院珍藏着一件唐代咸通年间（860～874）的《范隋告身》（告身是古代委任官职的一种证明文书），其上有他的一则亲笔题跋，此题29cm×36cm，纸本，结体谨严，楷中带行，笔画淳厚古朴，转接沉着痛快，轻重对比明显，行间宽疏，精神内敛，工整规矩之中含有黄庭坚书风气息。这则题跋显示，刘昉不仅是潮汕古代有墨迹存世的第一位书法家，而且也是岭南有墨迹存世的最早的一位书法家，他比宋代岭南书家白玉蟾（1194—1229）还要早出几十年。该跋全文："晋范宣子叙其家世，自虞、夏、商、周，迄晋之主盟，保姓受民，以为不朽。而鲁穆公难之曰：'太上有立德，其次有立功，其次有立言，是之谓不朽。'本朝范氏如文正、忠宣盛德伟烈，忠言嘉谟，既卓然不可企及，而传系之远又如此，则二子所谓不朽者兼得矣，呜呼，盛哉！绍兴壬戌中元日，揭阳刘昉谨题。"此题跋内容主要是盛赞范氏的功德。文中的"文正""忠宣"是指范仲淹、范纯仁父子，即《范隋告身》中范隋的第四、第五代孙；"绍兴壬戌中元日"即绍兴二年（1142）农历七月十五日，揭阳系地名，指广东揭阳，汉代设揭阳县，今潮州属其辖地，晋废揭阳，宋复置，但其时潮州已另设海阳县，与揭阳连邻。刘昉落款书"揭阳"，应是指古揭阳。古之揭阳辖境除今潮汕地区外，尚包括今梅州和福建、江西的一部分。我国的文人自古以来就有一种喜欢沿用古地名的习惯。

此外，在广西桂林市保存着其于绍兴十八年（1148）留题的石刻。

二、师承治学

刘昉与其父皆喜医学方剂，公暇寻访抄录，历两代成《刘氏家传方》一书。又集古贤医论、家传秘诀、民间儿科验方等，主编《幼幼新书》40 卷，是我国古代儿科医学的一部重要著作。

　　刘昉爱国爱民，品格高尚。绍兴十八年（1148）官复潭州镇抚，公务之余，钻研医学。"公喜方书，每患小儿疾苦，对当时不惟儿科良医，且无儿科全书，往往不得不致医治，而损于庸人之手，情况十分关注。"（见李庚《幼幼新书》序）于是，他广读医学典籍，并以乃父《刘氏家传方》为蓝本，亲自编写儿科专著《幼幼新书》，他命僚属王历和进士王湜两人，按照他的意图，将搜集到的有价值的儿科方剂分门别类编成40 卷，分设 547 门，计 1643 万字，但尚未成书，刘即逝世，继由浙江四明楼增编完成。刘昉完成前 38 卷，后 2 卷由楼续成，有多种版本。

三、古今评鉴

1. 江育仁、张奇文《实用中医儿科学》

　　刘昉留神医药，尤重儿科，在其主持下，与王历、王湜等编著《幼幼新书》40 卷，刊于 1150 年。

第三节　主要著述

一、《刘氏家传方》

　　《刘氏家传方》，这是一部颇具特色的、实用的儿科方书，为刘昉之父牵头所著，刘昉参与了其中的部分撰写，《幼幼新书》即是以该书为蓝本来写的。

　　《幼幼新书·卷四十》云："且先公大中所传并平日手抄之方。""且"是刘昉的别名，"先公大中"为刘昉的父亲刘厚中。该书历代史志书目无著录，原书已亡佚。《幼幼新书》共引用该书文字 121 条。后世医书，如《幼科证治准绳》等也收录有该书内容。

　　由于本书已亡佚，且大部分内容已被录入《幼幼新书》，故此不作赘述。

二、《幼幼新书》

（一）内容提要

　　《幼幼新书》主要整理汇集了宋以前儿科的学术成就，如巢元方、孙思邈、王怀隐、钱乙等人的临床经验，并附有己见，是当时世界上内容最完备的儿科学著作，其中有求端探本、方书叙例、病源形色、形初保育、禀受诸病、急慢惊风、瘢疹麻痘、五疳辨治、眼目耳鼻、口唇喉齿等条目，书中处方用药方面还有丸散丹膏以及针灸法及外治法，内容丰富，保留了一些已佚失的文献资料。《宋史·艺文志》中把这部书列为全国性的医学名著，该书流传下的首尾都刻有"中山世裔"和"和阳刘氏奕世儒医"的印鉴。

《幼幼新书》共 40 卷。第 1～3 卷为总论部分，包括求子及小儿调理、用药和诊察特点；第 4～5 卷论新生儿护理及新生儿常见病证的治疗；第 6 卷论先天禀赋不足所致的发育迟缓等病证；第 7～12 卷论忤、狂、惊、痫等精神神经方面的病证；第 13～17 卷论风寒时气、咳、疟诸病；第 18 卷论斑疹麻痘；第 19～22 卷论热、痰、汗、疸、寒逆诸病；第 23～26 卷论疳证；第 27～30 卷论霍乱、泄痢、血证、痔、淋等；第 31～32 卷论虫病、疝瘕、水饮；第 33～34 卷论五官病；第 35～39 卷论痈疽、疮疥、丹毒、外伤；第 40 卷为"论药叙方"，主要记述常用药物的别名（或突出特性），所引书目及拾遗方。

全书共分 547 门，每门先引《诸病源候论》等书论其病理病证，后列诸家方药详述治疗，曾参考宋以前 160 多家方书著作，取材广博，内容丰富，是一部总结宋以前经验的儿科全书。书中所引资料，基本都注明出处，不仅切于临床实用，且有重要的文献价值。书中保存了多种已佚唐宋儿科著作的部分佚文，对了解唐宋儿科发展史有重要意义。

（二）版本流传

《幼幼新书》原刊本早佚。陈履端重辑本书时，曾多方寻求，力得其全。现存主要版本有：明万历十四年（1586）陈履端副本、又明万历间刊本、又明万历间刻本（显微胶卷）、明抄本、日本据宋墨书真本抄本，中医古籍出版社 1981 年影印陈履端副本。

《幼幼新书》在宋代即有两种不同的版本：一为《宋史·艺文志》载"刘方明幼幼新书，四十卷"；一为宋《直斋书录解题》和《文献通考》所载"幼幼新书，五十卷"。对后世儿科学的发展有较大的影响。《永乐大典》《普济方》《本草纲目》等后世著作，都载有该书内容。该书还传入日本，被日本多种医著所引用。

明代陈履端于明万历十四年（1586）为《幼幼新书》作序时，对该书当时版本流传和辑录过程做了详细的介绍。据陈序可知，《幼幼新书》当时"印本世唯存二，一留中秘，远不可得；一属钱氏，闷不可求。"钱本后来转归顾研山。陈履端与某氏一起购得顾本，各收藏一半。顾本合南北版本，缺三卷余。当时，徐永锡还藏有比较完整的抄本。此抄本后来被程大纲收藏。陈履端前往抄写，终于看到全本。陈履端对初本进行删繁理乱，仅辑录原书十分之七的内容，仍分 40 卷，547 门，筹资于明万历十四年（1586）刊行。陈本现在还有数部存世，分别藏在北京图书馆、中国中医科学院等处。1982 年，中医古籍出版社曾影印出版。陈本最大的缺点就是删节了太多原书的内容，因此颇遭后人非议。如日本《经籍访古志》云："陈履端刊本，删却居半，所谓一妄男子也。"除此之外，还有其他抄本。目前尚存的明代抄本至少有两部，分别存上海图书馆和日本宫内厅书陵部。

清代《幼幼新书》没有在国内重新刊行，各种书目所载的宋本也残缺不全。例如，清·黄丕烈《求古居宋本书目》载"《幼幼新书》（7卷，内抄1卷）七册"，清·汪士钟《艺芸书舍宋元本书目》载"《幼幼新书》抄补，存七卷"，日本《经籍访古志》载《幼幼新书》"宋椠本，聿修堂藏"。这些残本也未能保存至今。日本有据宋本的重刊本一种，为高野征休校勘，于1821年刊行，现存日本内阁文库等处。

另外，《幼幼新书》还有一些日本的早期抄本。目前尚存的抄本有两部，分别藏于栖芬室和日本内阁文库。

刘昉还收集整理《昌黎先生集》旧本，重新刊印。在《潮州唐宋元吉光集》中，收集了刘氏的佚文六七篇。

（三）古今评鉴

1. 刘昉《幼幼新书·陈履端序》

宋本《幼幼新书》，心保赤子，具本具末具变，悉中肯綮，得吕牙、孙武制胜合变之玄机，诚医家韬钤之选也。

2. 江育仁、张奇文《实用中医儿科学》

该书搜罗广博，内容丰富，在宋以前幼科诸书中，堪称"幼幼第一全书"，也是12世纪世界上内容最完备的儿科专书。该书关于脾胃方面的疾病占全书的四分之一，详细记录了小儿的保育法，区别了惊风与痫证的不同，对惊风证开始尝试有效的镇静药"睡洪散"。书中除采撷历代儿科名医儿科论治外，广泛收集唐宋间民间的资料和验方，其中民间歌诀90余首，载列古今治验方约2000首，其学术经验至今仍被广泛运用。

3. 江育仁、朱锦善《现代中医儿科学》

该书全书40卷，列627门，广泛收集历代儿科名贤的儿科论述及民间儿科治疗经验，收方2000余首，病证480多种，可谓详备。并在证治分类的编排、论证的精确、治方的效验方面，均达到很高水平，切合临床应用，具有很高的实用价值和文献价值。

第四节 学术思想

一、构建儿科学学术体系

隋唐以来，中医学迅猛发展，中医学实现了真正意义上的分科，与之相适应的医学著作不断产生，除出现《千金方》《外台秘要》等综合性和集大成的医学巨著外，临床各科也出现了专著，如产科专著《经效产宝》、伤科专著《仙授理伤续断秘方》等。唐末，我国现存最早的一部儿科著作《颅囟经》也已问世。至宋代，中医儿科学术水平已取得了长足的进步，形成了一整套中医儿科学术思想和学术体系，以钱乙《小儿药证直诀》为代表的儿科著作已相当丰富。总结整理这些医学文献，对进一步提高儿科诊治水平具有重要作用。刘昉等人"因取古圣贤方论，与夫近世闻人家传，下至医工、技工之禁方，闾巷小夫已试之秘诀，无不曲意寻访，兼收并录"（《幼幼新书》李庚序）编成《幼幼新书》，该书具有重要的文献价值，对古代儿科发展历史的研究、医书辑佚以及古书校勘都具有重要意义。《幼幼新书》不是简单地类分各种相关的儿科学文献，而是根据儿科学自身发展规律和内容特点，探讨其内在的逻辑联系，构建其学科学术体系。

（一）全面阐述儿科学学术内容

《幼幼新书》共 40 卷。卷一至卷四分别为求端探本、方书叙例、病源形色、形初保育等，载述儿科的基本知识和基础理论等内容，属儿科总论部分。卷五至卷三十九，属各论部分，包括初生有病、禀受诸疾、小儿外感和内伤疾病的证治、小儿五官疾病、小儿外科诸疾以及论药叙方，学术内容从理论知识到临床方治都十分完备，比较全面准确地反映了儿科学各方面的学术内容。

（二）类编中医儿科学术体系

刘昉之前的中医儿科已取得了巨大发展，但整个分类体系较为零乱。

综观《幼幼新书》，虽然全书共有 40 卷之多，但其内容不外乎基础理论和临床病证论治两大类。该书先论小儿生理特点、病理特点、喂养保健、诊法特点、治法概要等小儿基础理论知识（卷一至卷四），次述初生有病、禀受诸疾、蒸忤啼哭、惊疾潮发、惊风急慢等小儿临床病证论治（卷五至卷三十九）。每卷之下，又分若干门，按概述到各论的顺序，分别载述各家之方论。如关于小儿痫病的论治：卷十一为痫论候法，下分痫论、痫候、惊痫忤是三候、候痫法、截痫法、五脏之痫、六畜之痫、一切痫、灸痫法、痫瘥复发、痫瘥身面肿、痫瘥不能语等 12 门；卷十二为五痫异治，分风痫、惊痫、食痫、热痫、癫痫 5 门。两卷结合，小儿痫病的论治就相当系统全面了。对其他小儿病证，也都分别从病因病机、证候特点和辨证论治等方面做了详细论述。全书纲举目张，条分缕析，构建了逻辑严密、层次分明的儿科学术体系，十分准确地反映了中医儿科学的结构层次。这种从一般到具体的逻辑层次，与现代中医儿科学体系的结构层次基本一致。比较《颅囟经》《小儿药证直诀》等古代儿科专著的学术体系，《幼幼新书》所构建的儿科学术体系是最为严密完善的。这一体系的建立，一方面表明宋代儿科学已比较发达，医家对中医儿科学学科体系的认识已达到相当高的水平；另一方面对中医儿科学的发展具有重要的指导意义和促进作用。

二、荟萃儿科学学术精华

刘昉广收博采，去伪存真，去粗取精，集当时及其以前儿科学术成就之大成，极具学术研究和临床运用的价值。

　　刘昉全面系统总结其成书之前儿科的研究成果和临床经验，不管是圣贤古论，还是近世方论，甚至民间秘诀，只要在儿科某一方面有一定的学术见解或学术建树、发前人之未发或补前人之不足以及临床证明之有效者，就分门别类，予以收录。其内容涉及儿科所有领域，如求子、孕育、年龄分期、生长发育、用药、乳食喂养、预防保健、日常护理、发病原因、生理病理特点等基本知识和基础理论，以及新生儿疾病、小儿外感病、小儿杂病、小儿外科病、小儿五官病等各种儿科疾病的证治。许多古代儿科的学术成果因此而保存至今。

　　《幼幼新书》成书之前，儿科专著极少。有关儿科方面的内容大多散见于中医非儿科专著中。如医学理论著作《黄帝内经素问》《诸病源候论》，伤寒著作《伤寒论》《类证活人书》，综合性著作《备急千金要方》《千金翼方》，以及方书《外台秘要》和《太平圣惠方》等各类医籍中，都有大量儿科方面的内容。由于它们不是儿科专著，这些内容往往不够全面系统，各家水平也参差不齐。但其中不乏学术精华，有些还具有重要的学术价值。刘昉非常重视这些学术精华，对它们进行了广泛的收集整理，并将这些文献按其内容性质，各以类分，收录到《幼幼新书》一书之中，使其成为中医儿科学术体系的重要组成部分。

　　刘昉还注重中医儿科的研究动态，尽可能地反映科学的进步。一些成书时间不长的当代医籍，如《类证话人书》（1108）、《圣济总录》（1111～1117）、《小儿药证直诀》（1119）等医书的内容都已被《幼幼新书》大量引用。其中，《小儿药证直诀》奠定了中医儿科学理论和临床基础，是宋代最有成就的儿科学专著，对后世儿科学的发展产生了巨大的影响。其后不久编撰的《幼幼新书》即大量引用该书内容，是首部引用该书内容的古代医籍。《幼幼新书》吸收最新儿科学术成果的速度和数量，由此可见一斑。

　　兼收并蓄，博采众家之长，是刘昉的又一个科学特征。《幼幼新书》不存门户之见，倡导学术争鸣。各家之方论只要有独到的见解或疗效，就有可能被采用。因此，书中可以经常看到对同一问题的不同学术观点。如小儿变蒸之论，《圣济经》《诸病源候论》《备急千金要方》《小儿药证直诀》等多数医著都持32日一变之说，而《颅囟经》认为60日一变，茅先生方认为49日一变，《五关贯真珠囊》认为45日一变。各说不同，《幼幼新书》一并载之。又如小儿年龄分期之论，《幼幼新书》辑录不同的分法：《备急千金要方》认为凡人年6岁以上为小，16以上为少，30以上为壮，50以上为老；《诸病源候论》《外台秘要》则认为18以上为少，20以上为壮。

三、开创儿科文献整理先河

（一）广泛收集整理儿科文献

　　《幼幼新书》辑录引用的医籍超过140种，上至秦汉之《黄帝内经》《伤寒论》，中至晋唐之《肘后备急方》《诸病源候论》《备急千金要方》《千金翼方》，下至《类证活人书》《圣济总录》《小儿药证直诀》，收录大量医家秘方和民间验方，载方 14000 多首，拾遗方 35 首，总字数多达 90 余万，是中医儿科学罕见的鸿篇巨制。

（二）保存了大量古医籍佚文

《幼幼新书》全书收录《婴孺方》《海药本草》《简要济众方》《谭氏殊圣》《众童子秘诀》《子母秘录》《华佗九候》等古医籍的大量佚文。刘昉等人当时辑录的古医籍，后来由于各种原因，不少已先后亡佚，其部分内容依靠《幼幼新书》等书而保存至今。其中很多佚文仅见于《幼幼新书》，如《华佗九传》《石壁经》《九箭卫生方》等古医籍佚文。

这些保存下来的古医籍佚文，至少可以让我们在一定程度上了解原书的概况。

（三）刻意保留古医籍原貌

刘昉等人治学相当严谨，对所有辑录引用的文献，不论是古圣贤方论，还是近世闻人家传，医工、技工之禁方，甚至闾巷小夫已试之秘诀，都刻意保留原貌，"虽其间取方或失之详，立论或失之俗，要之皆因仍旧文，不敢辄加窜定"（《幼幼新书》李庚序），而且注明出处。

（四）校注儿科古医籍文献

为了尽可能恢复古医籍原貌、鉴别正误异同和阐发医理，使读者能更正确地阅读、研究和运用儿科医籍文献，刘昉等人对辑录的医籍文献进行了校勘和注释。《幼幼新书》因此还是现存最早校注中医儿科古籍的儿科专著。

校勘文字，辨别异同。例如，《幼幼新书》卷四之拭儿口法第九录"《备急千金要方》论曰：小儿初生，先以绵裹指，拭儿口中及舌上青泥恶血，此谓之玉衡。"《幼幼新书》校云：衡"一作衔"。又如，《幼幼新书》卷一之求子方论引《备急千金要方》紫石门冬丸治全不产及断续，关于方中之牡蒙，《幼幼新书》校云："《千金翼》作牡荆，《外台秘要》作牡蒙"。又如《幼幼新书》卷六之解颅第一引《太平圣惠方》治小儿解颅囟大之钟乳丸，其中有"漆花"一药。《幼幼新书》校注云："《婴孺方》以此一味为豺漆，盖五加皮也。"

解释名词术语，阐述医学理论。例如，《幼幼新书》卷二之脉法第十三分别对浮、沉、洪、微、紧等脉做了详细的解释："浮者阳，按之不足，轻手乃得，如葱管者，曰浮也。""沉者阴，重手乃得，举指即无，行于骨下，曰沉也。""洪者，按之散大满部，状如浮者，曰洪。""微脉指下往来细如乱丝，重手即无，轻手乃得也。""紧者如丝而急，按之有力，曰紧也。"除解释名词术语外，《幼幼新书》还结合引文，阐发医学理论。如《黄帝内经素问·上古天真论》说："女子二七而天癸至，任脉通，太冲脉盛，月事以时下，故有子。"《幼幼新书》卷一之求子方论引用该文后，对其进一步阐发："癸谓任癸，北方水，脉名也。任脉、冲脉皆奇经脉也。肾气全盛，冲任流通，经血渐盈，应时而下。天真之气降，与之从事，故云天癸也。然冲为血海，任主胞胎，二者相资，故能有子。所以谓之月事者，平和之气，常以三旬而一见也，故愆期者谓之有病。"

四、倡导小儿胎教的思想

刘昉在《幼幼新书》中论述了关于胎教的思想，与现代的胎教理论有很大程度的吻合。《圣济经》原化篇的扶真翼正章曰："泥在钧，金在熔，惟陶冶所成。子之在母，岂无待而然耶？盖专精孕气，大钧赋形，有人之形，不能无人之情。彼其视听言动，好憎欲恶，虽冥于隐默之中，而美恶特未定也。善母道者，引而发之。若为之训迪，若为之挑达，彼将因物而迁，因形而革。有不期然而然者，故示以贤人君子，使之知所以好德，示以礼法度数，使之知所以制心。扬之以声音之和，则若琴瑟钟鼓者，欲其厌足于耳。作之以刚毅之气，则若犀象军旅者，欲其感动于目。观圭璧珠玉则取。夫阴阳之至精，诵诗书箴诫则取。夫言语之至正，以至调心神、和情性、戒喜怒、节嗜欲，是皆因物随感，有益于得者也。若乃人有残废，物有丑恶，鸟兽之有毒怪者，则欲其勿见。若形有不全，割有不正，味有异常者，则欲其勿食。是又防闲忌慎，无所不用其至，夫其在母也如此。则居然而生明智，面忠厚端庄而好德，美好而寿考，无足怪矣！是谓外象而内感也。昔大任之妊文王，目不视恶色，耳不听淫声，口不出傲言，而世传胎教者以此。"《太平圣惠方》论曰："至精才遇，一气方凝，始受胞胎，渐成形质。子在胎内，随母听闻，所以圣贤传乎胎教。凡妊娠之后，才及月余，则须行坐端严，性情和乐，常处静室，多听美言。令人讲读诗书，陈说礼乐，玩弄珠玉，按习丝篁。耳不入其非言，目不观于恶事，如此则男女福寿，敦厚忠孝自全。若亏此仪，则男女或多狼戾及寿不长。斯乃圣人胎教之道。为人父母，可不行乎。"从其引用的关于胎教的经文中可以看出，孕母言行举止对于胎儿智志发育的重要。

五、强调预防脐风的方法

刘昉在《幼幼新书》中充分强调了预防小儿脐风的方法。如书中引《婴童宝鉴》论小儿断脐云：凡小儿生后可先浴而后断脐，即可以衣襁而口啮之，不然则刀断。如刀断者则以剪刀先于怀中令暖方用。又断之则脐带不可令长只如子足长短，短即中寒而伤脏，长即伤胃。先断而后洗，即令水入脐中，孩子多天均痛苦，啼叫面青黑为中水患也。脐如短即腹中不调常下痢，有中寒之患。及脐不可伤动，伤动即令久不干，如不干即伤外风，伤外风即口噤，小儿不可救也。刘昉明确指出新生儿脐风撮口是由于断脐不慎所致，与成人因破伤而患的破伤风是同一种疾病，提出切戒用冷刀断脐，主张用烙脐饼子按脐，烧灸脐带，再以封脐散裹敷，是当时预防脐风的较好方法。

第五节 临证经验

《幼幼新书》涉及的临证治疗内容丰富，我们可以从中得到刘昉所采撷的先人与当世医家的学术思想。但书中多为其他医家言论，我们选择刘昉颇有心得或另有研究的病证予以评述。

一、疹痘

刘昉认为，《太平圣惠方》论婴孩患疹痘、疮子者，皆是积热在与脏腑，蒸变热度散于四肢。小儿皮肉嫩弱，多成此疾。凡食乳婴孩，汤药不可与童儿同。疗则药过剂，必有损也。盖由饮嗫热乳在于腑，热极方成此疾。腑热生于细疹，脏热生于痘疮。若用汤药，则疗于母也。又乳婴孩患者，由热伏在于肺之间，而不早以汤药疗于病源，又行于四肢荣卫之中，渐透皮表成疹痘，而乃出于脓水也。婴孩之性，自然阳胜而阴微也。脏腑阴阳气逆，大小便多闭不通也。总觉是此疾，即可便与疏利，即轻患也。若疹痘已出，即不可疏转。若疹痘出定，即可利大小肠。不仅指出了疹痘的形成原因，同时也给出了治疗原则。另外还论述了小儿麻疹的用药（炒牛蒡子80g，炒甘草20g，荆芥穗4g。药研粗末，每服10g，水煎，温服不拘时。主治麻疹未出、已出或未匀，又治一切疮、咽痛）。

二、癫痫

刘昉在《幼幼新书》第十一、十二卷专论小儿癫痫，条分缕析，全面总结了宋代以前有关论述。他指出"痫不害命，只邪气在心，须重吐下，常服镇心汤药。如觉一边手足动，微觉麻痹，不能动手兼语不清、齿牙黑，此风涎及邪塞窍也"，进一步说明了痫病特点（类似西医学所谓的局灶性癫痫），并阐述了这种痫证的主要病机是"邪气在心""风涎及邪塞窍也"。书中还论述了惊与痫之不同以及两者的关系，说"惊即发，拳搐中涎响，又目直视，痫即搐溺，涎出亦响，口眼相引，目睛上摇。""惊不已变痫。""痫一日这中常三五发，作惊治难瘥。"书中又汇集了"痫瘥复发"九条，其中有"重发多成常疹""风痫至长不除""惊痫经年不断""病三十一年"等，充分说明癫痫是非常顽固之疾。并强调此病应注意病后调理，即"治痫瘥虑余疾""诸痫瘥后常服"等。

三、脑瘫

《幼幼新书》云："儿在胞，母腑虚，为风冷所乘，儿生肝气不足，致筋脉挛缩不得伸展，故手挛不展。儿在胎中，母脏腑有积冷，为风邪所乘，生后，肾气不足，气血未荣，故脚趾冷拳缩不展。"指出脑瘫的形成和先天胎禀有关，可用当归散方、山茱萸散方和生干地黄汤治疗，这是关于脑瘫的较早记载。

四、咳嗽

刘昉非常重视小儿咳嗽的诊治，在《幼幼新书》中仅在"咳喘"相关文献中保存的古医籍就有：《石壁经》《家宝》《凤髓经》《婴童保鉴》《小儿形症》《惠眼观证》《吉氏家传》《婴孺方》《仙人水鉴》《小品方》《胜金方》《灵苑方》《聚宝方》《刘氏家传》《孔氏家传》《王氏手集》《赵氏家传》《朱氏家传》《谭氏殊圣》《张氏家传》《经验后方》《玉诀》《万全方》，共计23种。《幼幼新书》是宋代及其以前论述小儿咳喘内容最为丰富详细的医著，以一卷的篇幅专论咳喘，这在儿科医籍尚属首见。

《幼幼新书》中3处论及咳嗽，而喘证亦包括其中。一为伤寒咳嗽，一为咳嗽诸疾，一为诸疮余证。伤寒咳嗽见于伤寒卷，主要论述伤寒病证出现咳喘症状之证治。此处所指"伤寒"，为张仲景《伤寒论》所指的狭义伤寒。书中所论取自《伤寒论》《诸病源候论》《活人书》《太平圣惠方》等医籍。卷十六为论述咳喘之专卷，分咳嗽、咳逆、喘咳上气、咳嗽声不出、惊膈嗽、伤风嗽、痰嗽、寒嗽、热嗽、久嗽等篇阐述咳喘证治，内容宏富。疮嗽见于疮证卷，论述疮证出现嗽症之治疗，并论及咳嗽与脾肺之关系。

刘昉首次按伤风、寒热、痰等不同病因分论嗽证，可见当时对咳嗽的认识较喘证更为全面细致一些，对于咳嗽的病性、病机、预后的认识更为清晰明了。此外，《婴童宝鉴》咳嗽死候之论首见此书，并有茅先生关于死候歌的记载：咳嗽胸高喘气粗，眼睛上视定还除，时时下粪青并黑，不食看看命即无。这是小儿咳喘危重证候与预后不良证候较为早期的文献资料。书中咳嗽方药的记载数量远远超出了以前的医籍，方药均为内服，针对小儿的服用方法细致而全面。

第六节　方药创见

《幼幼新书》第40卷为"论药叙方"，此卷分12部，列药物197味，基本为儿科临床常用有效药物。各药下很少述及功效、炮制，多是一句提示，或为异名，或为鉴别。如丹砂："一名真珠"。云母："杨损之云，黑者不任用，害人。"石钟乳："本草云，不炼服之令人淋。"铁华粉："一名铁衣，方中或云铁焰粉、铁印粉、铁精粉、铁粉，皆此粉也。"泽泻："扁鹊云，多服患者眼昏。"王瓜根："一名土瓜根，陈藏器云，有小毒，宜少进之。"牡桂："一名桂枝，桂枝者，非身干也。"莽草："本草云，用沐勿令入眼。"蛞蝓："本草云，临用当炙，勿置水中，令人吐。"以上内容，可以看到作者此处单列一卷的用意：①虽内容均选自历代本草书，但此处无疑是有的放矢地再次提醒，提醒的重点在于有针对性地使用。②由于地域、产地、品种各方面的差异，药名的不统一是很常见的问题，此处有针对性地提示，即保证了用药的准确性。③不能在方子中出现的禁忌，此处予以提示。如矾石："不炼服则杀人"。蛇床子："入服食药即接去皮、壳，取仁，微炒，杀毒用。"当归："破血使头节，止血、止痛用归尾。"这部分内容除了摘自本草书外，尚有作者自己的心得体会，因此书中凡引用前人的，作者均予以标示，未做标注的，显然属于经验之谈，如栀子"皮薄而圆小者入药用，其大而长者不堪入药。"

第七节 轶闻趣事

刘昉爱国爱民，品格高尚。高宗绍兴初年，他任太常寺少卿时，积极支持爱国名相赵鼎的抗金主张，并建议巩固河南，以利北上抗击金敌。当高宗和秦桧杀害抗金名将岳飞父子并与金国媾和时，他愤然上书斥责秦桧的投降罪行，遭到弹劾而被罢黜回乡。其后，他被重新起用为四川、湖南地方官吏，在他管辖的地方重视减轻民众的赋税负担，整修文物古迹，受到民众赞扬。

第八节 序年纪事

刘昉（约1080—1150）字方明，赐名旦，潮州海阳（今广东潮安区）东津人。

宋徽宗宣和六年（1124）取得二甲进士，授左从事郎。

绍兴五年（1135）改左宣教郎。

绍兴九年（1139）先后任祠部员外郎兼实录院检讨官，后改礼部员外郎。

绍兴十年（1140）试太常少卿，因不附和议而被罢职，后被重新起用，出任荆南路转运副使。后擢直秘阁，知虔州（今江西省赣州市）。

绍兴十三年（1143）调任潭州知州（今湖南省长沙市）。

绍兴十五年（1145）升直徽猷阁，翌年迁直宝文阁。

绍兴十七年（1147）移知夔州（今重庆市奉节县）劝课农桑，修武侯八阵图及杜甫故居。

绍兴十八年（1148）直龙图阁，主管台州崇道观，不久奉命再次任潭州知州。

绍兴二十年秋在潭州病逝。

（黄甡 高修安）

参考文献

1. 刘昉. 幼幼新书［M］. 北京：中医古籍出版社，1981

2. 轶名. 颅囟经. 中医儿科名著集成［M］. 北京：华夏出版社，1997

3. 孙思邈. 备急千金要方［M］. 北京：中医古籍出版社，1999

4. 钱乙. 小儿药证直诀［M］. 北京：中医古籍出版社，1999

第六章　陈文中

第一节　概述

陈文中（13世纪，生卒年代不详），字文秀，宿州符篱（今安徽省宿县）人，晚宋时期著名儿科医家。

陈文中曾为和安郎判太医局，兼翰林良医。曾长期在江苏涟水和扬州行医，是深受当地官民尊敬的医家。陈文中为弘扬其儿科心得，使其"目之所不见、力之所不及者"免遭"夭枉之祸"，故"图其形状，别其证候，迹其方论"，约公元1254年，著《陈氏小儿病源方论》（简称《病源》）1卷（后经明人熊宗立类证析为4卷）；集家传已验之方，于1241年撰成《小儿痘疹方论》（简称《痘疹》）1卷，对痘疹进行了专门论述。

陈文中重视小儿体质及养护，认为"养子若要无病，在乎摄养调和"，提出了养子十法。

他重视面部及指纹望诊，除了根据面部的部位分属五脏所主之外，还详列面部各穴部位的色泽变化来对推测五脏之冷、热、惊、积。他对小儿惊风病的认识和对痘疹的治疗具有巨大的学术贡献，其中对痘疹的治疗重在明辨表里虚实寒热，首创温补，为后世开一法门，影响深远。

陈文中的学术思想，以重视脾胃、善用温补为特点。反对当时医界习用牛黄、朱砂、脑麝镇心凉遏之药，强调应探究病源，分辨其寒热虚实，"若脾胃全固，则津液通行，气血流转，使表里冲和，一身健康；药性既温则固养元阳，冷则败伤真气。"习用香砂六君及丁香、肉桂、附子、豆蔻、生姜等温补燥涩之剂于儿科临床，所创补脾益真汤、木香散、十二味异功散、长生丸等，均反映了陈氏重视脾胃、善用温补的学术思想。

陈文中创立儿科温补学说，与钱乙的清凉学说相辅相成，此后在中医儿科界形成的寒温两派的学术争鸣，为中医儿科学术的发展起了积极的推动作用。

第二节　生平、治学与古今评鉴

一、生平考略

陈文中，字文秀，宿州符篱（今安徽宿县）人，晚宋时期著名儿科医家。其代表作是《陈氏小儿病源方论》和《小儿痘疹方论》。关于其生卒年代，一直没有明确。《中医大辞典·医史文献分册》（人民卫生出版社 1981 年版）谓其"生活于十三世纪"，语焉不详。

当今医家朱锦善推测其生活年代约在公元 1190 年至 1258 年以后。其理由是：① 《小儿痘疹方论》一般认为是公元 1241 年成书的（《中国儿科医学史》，中国医药科技出版社，1990 年版）。此书首尾陈文中自己的小记里明确说明，该书是陈氏"祖父秘传方论"，他本人"守此方三十余年"。据此推算，陈文中应在公元 1210 年或此之前就开始行医，并"守此方"了。如果陈文中是弱冠之年开始行医的话，此时应为 20 岁左右，上推之，其生年应在公元 1190 年左右。②公元 1234 年（金哀宗天兴三年）金亡，陈文中正值壮年，晚年著《小儿病源方论》。本书成书年代一般均据书首郑全子英序时宝祐甲寅，认为是公元 1254 年。其实在该书卷四"惊风引证"的三则医案（太师贾平章子宣机三岁案、尚书洪端明子案、安抚叶大监案）中均注明"宝祐戊午"（1258）的年号。这样看来，前后就有矛盾之处，成序年在前（1254）而成书在后（1258）？不太合乎时理。但仔细分析，郑序言该书为一卷，而此书为四卷，是否可以这样设想，概述前三卷（论证）原为一卷，作于 1254 年，郑全即为此作序，卷四均为引证为以后补充的医案引证，为 1258 年或其后所作。因此，该书成书年代应为 1254 ~ 1258，或 1258 年以后。这样陈文中的卒年也至少是公元 1258 年或 1258 年以后了。陈文中享年也在 70 岁左右。

陈文中在家乡被金朝攻占后流亡归南宋。他居涟水（今属江苏）15 年，当地人将他称为"宿州陈令"。正如郑全子英于《小儿病源方论》序中所言："公姓陈，名文中，字文秀，宿之符篱人也。金亡归宋，处涟水十五年。"

陈文中精通大小方脉，对于小儿疮疹造诣更深。涟水自守将萧宣使以下，以及富民之家，得了重病，医生们束手无策之时，陈文中从容随证施治，往往很有效。穷困百姓有急病求医，他也必前往救治，治好者不胜枚举。后来居住维扬（今江苏扬州），医道大行。朝廷征召他为和安郎判太医局，兼翰林良医。

淳祐中（1241 ~ 1252）陈文中与保安翰林医正郑惠卿同编《幼幼新书》。郑惠卿主编《编集诸家婴儿病证幼幼方论》10 卷 2 册，他为南宋理宗时人，生活在公元 1241 ~ 1252 年前后。据本书序言，陈文中"与郑君惠卿相与于和剂之局，其证候，图其形状，疏其方论，厘为一编，名曰《小儿病证方论》。"可知陈文中与郑惠卿同处一个时代，并相互合作，编撰小儿医籍。明·熊宗立著《医学源流论》，其陈文中传记云：陈文中"和安郎，判太医局，兼翰林良医，理宗淳祐中，与保安郎翰林医正郑惠卿同编校《幼幼新书》"。此传记与本书郑全序所述恰好吻合，可见陈文中在当时官任"和安郎，判太医局，兼翰林良医"，与郑惠卿同为朝廷医官。宋代医事制度沿袭唐制而有所改革。医事行政与医学教育各设机构，分别管理。翰林医官院掌医政和医疗。太医局，则为管理医学教育造成医学人才的机构，使医事行政和医学教育分工明确，二者各有专责，有利于医药行政管理的实施和医学人才的培养。这是宋代医学比前代有较大发展的重要因素之一。宋代职官十之八九官与职分离，本官不管本职，医官职位用武阶，徽宗鉴其弊端于政和二年（1112），改医官职位武阶为文阶，共计22阶，和安大夫、成和大夫、成安大夫为从六品，是医官中官品最高者，翰林医学为从九品，是最低者。翰林医官的录用，选40岁以上，经过考试本科经义或方脉用药，以通六七分以上者为合格。为了补充医术精良的医官，淳熙十五年（1188）九月，诏命文武大臣，从各州县民间医生中保举人才，经初试合格者，参加次年省试，合格者5人取1名，充习医生，二次省试，5人取1名，成绩八通补翰林医学，六通补抵候。可见当时陈文中医术是很高明的。

　　又著《小儿病源方论》4卷（见阮元《四库未收书目提要》）。取家藏验方，汇集为《小儿痘疹方论》1卷，为历代医家普遍采用。

二、师承治学

　　陈文中是继北宋钱乙后一位著名的儿科专家，兼通内科。他所创立的儿科温补学说，与凉泻学说相辅相成，因而与钱乙并誉为"活幼之真谛，全婴之轨范。"

　　陈文中在《小儿病源方论》中自述："今将祖父秘授小儿惊风二证源因方论集成一卷，锓梓以广其传，庶使小儿不致夭枉，亦不失祖父济人之意。"又曰"因取家藏已验之方，集为一卷，名之曰《小儿痘疹方论》刻梓流布""此药家传五世，累经效验"，说明陈氏历代行医，家学渊源，其继承祖业，而有发扬光大。从《小儿病源方论》《小儿痘疹方论》书中的内容来看，陈文中的儿科学术思想是继承了《黄帝内经》《伤寒论》《金匮要略》《神农本草经》《太平圣惠方》《备急千金要方》《太平惠民和剂局方》等书的有关学术思想，在儿科临床实践了30余年才总结而成的。

　　此前，对于儿科疾病的治疗，大体上偏于寒凉清泄。隋唐以后，在不少著作中已经出现了某些新的认识，如《诸病源候论》首先明确提出了小儿病机有着"易寒易热"的特点；钱乙创立了益气健脾的名方异功散、七味白术散，然已经认识到了偏重寒凉峻攻的片面性。金元四大家之一的李东垣善用升阳健运方药治疗小儿杂症。正是在这样的背景之下，产生了陈文中的温补学术思想。正如王伯岳、江育仁（《中医儿科学·前言》）所评：陈文中……对于小儿病源及痘疹惊风等病，用温热药治疗，造诣尤深，陈文中对痘疹的论述，宗钱乙又有独创，钱乙虽有"为用温凉药治之"之论，但未专其用温热之方剂，陈文中用热药以治疗痘疮，其说散于《小儿病源方论》与《小儿痘疹方论》两书中，他反对当时医界习用牛黄、朱砂、脑、麝凉遏之品，伤败小儿真气，强调要探究病源，分辨其寒热虚实，"若脾胃气固，则津液通行，气血流输，是表里冲和，一身健康；药性即温则固养元阳，否则败伤真气"。故组方用药每以温补为其特色，习用香砂六君及丁香、肉桂、附子、豆蔻、生姜等温补燥热之剂。

　　《小儿病源方论》《小儿痘疹方论》对前人所述多有借鉴，但非原文照搬，而是陈文中根据自己的临床实际和经验进行了选择，引用方式多为意引，借以表达自己的体会。

如《颅囟经·脉法》提出："凡孩子三岁以下，呼为纯阳。"自此，小儿属"纯阳"之体之说盛行，儿科证治亦多从胎毒、风火立论。陈文中不为世俗所囿，在《黄帝内经》"阳气者，若天与日，失其所则折寿而不彰，故天运当以日光明"，以及"阴阳之要，阳密乃固"之说的指导下，结合自己的临证经验、小儿的体质特点，提出了小儿以阳气为本的思想，小儿处于生长发育时期，更赖阳气之温煦，陈文中强调小儿生理特点为脏腑娇嫩，病理上易见阳气不足的证候。他在《小儿病源方论》中说："夫小儿脏腑娇嫩，皮骨软弱，血气未平，精神未定，言语未正，经络如丝，脉息如毫。""小儿一周之内，皮毛、肌肉、筋骨、髓脑、五脏六腑、荣卫气血皆未坚固，譬如草木茸芽之状，未经寒暑，娇嫩软弱。"认为小儿脏腑娇嫩，发育（形）尚未完善，功能（气）未臻成熟，年龄愈是幼小则愈加不足。因此，应当注重调护摄养，使其元气充盛，迅速长养。并提出"盖真气者，元阳也""无病者在乎摄养如法，调护正气"，有病时更应重视"固养元阳"。纵观陈文中所论阳气，实包括五脏之气，而以先天元阳为本。陈文中注重五脏之气，对脾肾阳气尤加刻意固护。

从陈文中书中来看，其中撷取张仲景、钱乙方药甚多。例如，八味地黄丸治禀赋命门火衰，不能生土，以致脾土虚寒，或饮食少思，或食而不化，脐腹疼痛，夜多溲溺等。若病久元气耗损所致，尤宜用之，或乳母命门火衰，儿饮其乳，以致前症者，母宜服之，系《金匮要略》肾气丸。再如人参麦冬散（麦门冬、人参、炙甘草、陈皮、白术、厚朴），系麦门冬汤（麦冬、人参、半夏、甘草、粳米、大枣）化裁而来，以治痘疮微渴之证。加减八味丸即肾气丸加五味子4两、去附子，治禀赋肾阴不足，或吐泄，久病津液亏损，口干作渴，或口舌生疮，两足发热，或痰气上涌，或手足厥冷等症。可见陈文中学术思想受张仲景学术影响。陈文中治小儿脾虚腹胀或疳泻黄瘦的塌气丸与钱乙《小儿药证直诀》中塌气丸同名，增加青皮、荜茇、木香3味；泻黄散治脾胃实热；五味异功散治脾胃虚弱，吐泻不食。以上诸方均出自钱乙。

《太平圣惠方》一书对陈文中学术思想的影响也很明显。陈文中于儿科证治中力倡补养脾胃、固护元阳，使儿科温补治法初步形成。虽然，陈文中固承局方派之余烈，然于地理亦有关系。金·赵秉文《遗太医张子和书》曰："往时吴楚之人喜温药，初虞美世论之详矣。本朝大定间河间刘守真，号完素，精于《素问》，多用凉药，以矫一时之弊，施之于膏粱之族，饮食厚而膝理密，欲得其便而味者用之，至以杀人者多矣。太医张子和尝以炮附子七枚，以糖卷饼饵食之，佐以古人蒸熨之法，以起瘵病，用意健矣。论者以为喜用凉药，未必然。"（闲闲老人《滏水文集》卷十九）据元·葛恒斋说：用药的寒热攻辅，与当时的国力强弱、民风悍蒽也是有关系的（详阎茗据《潜邱札记》卷四跋《素问》引）。《太平圣惠方》成书于992年，其中辑有儿科病方剂，并有"急惊风""慢惊风"的称谓，其中陈氏前朴散治心腹结气，或呕哕泄泻，腹胀时痛，或发惊悸，为《太平圣惠方》卷八十四"前胡散"之异名，疏蓠丸为《太平圣惠方》卷八十五"青黛丸"之异名，陈文中曰："治诸惊，亦治疳……（急惊）最效。"另外，八正散治下焦积热，大小便不通，或小便淋沥，脉症俱实者；凉膈散治上焦实热烦渴，面目赤热，头昏咽燥，咽痛口疮，便溺赤涩，狂言谵语，睡卧不安，二方均出自《太平圣惠方》。可见《太平圣惠方》亦为陈文中学术渊源之一。

陈文中对于小儿养育方法提出了多种认识，积累了丰富的经验。陈文中在总结前人经验的基础上，如《诸病源候论·养小儿候》对初生婴儿的护理，《小儿卫生总微论方》立初生论、洗浴论、断脐论等，结合自己的临床实践，提出了一系列保护小儿正常生长发育的措施。

另一方面，陈文中学术思想对后世有很大的影响。陈文中特别强调阳气在人体中的重要作用，力倡小儿阳气不足的观点，颇为后世诸多医家所推崇。

如杨士瀛继承陈文中思想。在《仁斋小儿方论》中提出了"调顺血气，温和脾胃，均平冷热"的观点。朱佐的《类编朱氏集验医方·小儿门》更是大段引用陈氏方论。薛铠、薛己父子强调"小儿脏腑脆弱，元气易虚"，亦是受陈文中温补思想的影响。薛己的《保婴撮要》中有关痘疹方面的论述，广泛继承前贤经验，主要是引用陈文中痘疹方论的观点，治疗中慎用寒凉败毒之品，注意保护元气。陈文中首创用附桂、丁香等燥热温补之剂，以治阴盛阳虚之痘疹。薛己深得其奥，并有所发挥。他对痘疹的治疗，乃受其温补学术思想的影响。《保婴撮要》第17～20卷所附治验318例，其中有151例（占47.5%）是用温补药治愈的，而用清热解毒方药治愈仅有69例（占21.7%），便说明这一点。他认为"小儿脏腑脏嫩，元气易伤，况痘后气血皆虚"，所以要慎用寒凉败毒等药，以防复伤元气。若经治疗，疹毒即鲜，痘势亦退，其元气亏损，不能结痂，当急补脾胃。翁仲仁所著《痘疹金镜录》是明代治疗痘疹影响很大的儿科专著，其中对于痘疹机理的认识，提出"痘疮以元气为主，元气充足则毒易化，善治者唯保元气"，与陈文中保元气说相互发明。陈飞霞在《幼幼集成》中对陈文中的论述继续加以阐发，提出了"圣人则扶阳抑阴"的观点。

值得一提的是，儿科寒温两派学术争鸣，源于宋代钱乙和陈文中对麻痘疾病的治疗主张，钱乙主寒凉，陈文中主温补。金元明清时代，历代医家对钱、陈的寒温治法不断修正和补充，并引起学术争鸣。这种争鸣从对麻痘疾病的治法主张，发展至小儿外感疾病、小儿杂病等整个儿科治疗领域，并由此推动儿科基础理论如小儿体质和生理病理特点的深入研究，促进了中医儿科学术的不断发展。

陈文中有子业儒，未有著述。

三、古今评鉴

1. 陈文中《小儿病源方论·涟水户曹郑全子英序》

尝闻范文正公之言曰：不为宰相，当为良医。夫以宰相之尊，岂医者之卑所事同日语！反而思之，宰相以道济天下，医者以术济斯人，其位望虽不同，其存心于济人一也。余见世之所谓医者，以病试药，以药试人，比比皆是，间有一剂而愈者，出于幸也，孰能收万全之效乎？淳佑庚戌，来游涟水，所见医者唯陈公文秀一人而已。陈公明大小方脉，于小儿疮痘疹尤造其妙。涟水自守将萧宣使以下，与夫时官富民之家，多以疾笃为忧，群医环视缩手无措，而公独优悠和缓，随证施治，皆收奇功。至于间阎民以急告者，公不以其家之窘窭，匍匐往救，所赖以全活者不可枚举。公又虑目之所不见、力之所不及者，必罹夭枉之祸，于是图其形状，别其证候，迹其方论，厘为一卷，名曰《小儿病源方论》，板而行之，其意欲使天下后世俱受其惠。吁！陈公之心，其文正公之心乎？

2. 王珪《泰定养生主论》

宿州陈君，手集婴幼摄养痘疮疹方，详备有法，证有验。每济人，一如方所说，及今三十载，起死回生，端如反掌。

3. 朱丹溪《格致余论》

近因《局方》之教久行，《素问》之学不讲，抱疾谈医者，类皆喜温而恶寒，喜补而恶解利。忽得陈氏方论，皆燥热补剂，其辞确，其文简，欢然用之，翕然信之，遂以为钱氏不及陈氏远矣。或曰：子以陈氏方为不足欤？曰：陈氏方诚一偏论，虽然亦可谓善求病情者，其意大率归重于太阴一经盖以手太阴属肺，主皮毛也；足太阴属脾，主肌肉。肺金恶寒而易于感，脾胃土恶湿而无物不受，观其用丁香、官桂，所以治肺之寒也；用附、术、半夏，所治脾之湿也。使其肺果有寒，脾果有湿而兼有虚也，量而与之，中病则止，何伤之有？

4. 薛己《校注陈氏痘疹方序》

陈氏之书，又以心得发明虚实寒热，盖契《经》旨超诸家者矣。观凉膈散之治实热、白术散之治虚热、异功散之治虚寒、木香散之治虚弱，分别表里，察色辨形，兼得之矣。可见其影响之深远。

5. 吴瑭《温病条辨·解儿难·治痘明家论》

痘科首推钱仲阳、陈文中二家，钱主寒凉，陈主温热，在二家不无偏胜，在后学实不可偏废。盖二家犹水、火也，似乎极不同性，宗此则害彼，宗彼则害此……二家之学，似乎相背，其实相需，实为万世治痘之宗旨。宗之者何？大约七日以前，外感用事，痘发由温气之行，用钱之凉者十之八九，用陈之温者一二。七日以后，平身气血用事，纯赖脏真之火，炼毒成浆，此火不外鼓，必致内陷，用陈之温者多，而用钱之凉者少也。若始终实热者，则始终用钱；始终虚寒者，则始终用陈；痘科无一定之证，故无一定之方也。

6. 朱锦善《儿科临证 50 讲》

陈文中是儿科学术发展史上颇有影响的南宋医家。宋以后在儿科领域里形成的清凉与温补两派的学术之争中，陈文中被认为是温补学派的创始人，在临床上能独立思考，不随波逐流，创立了不少精辟的见解。

7. 王云凯《中国名医名著名方》

作者初居金地，后逃归南宋，离居涟水十五年。精通医道，明大小方脉，治疗小儿痘疹经验最为丰富。他博采前贤精粹，结合自己临证经验所得，撰著成书《小儿病源方论》。

第三节　主要著述

一、《小儿痘疹方论》

（一）内容提要

全书1卷，约撰于13世纪中期（1241）。该书分为3大部分，首论痘疹的病因，次论痘疹的治法，最后类集痘疹效验名方。全书辨证方法清楚，处方简单实用，具有很高的临床价值。

书中首论所记痘疹的病因主要有3种：五脏六腑秽液之毒，发为水泡疹；皮膜筋肉秽液之毒，发为脓血水泡疮；毒既出，发为痘疹疮。次论辨证和治法，按阴、阳、表、里、寒、热、虚、实八纲辨证。表里俱实者，身壮热、大便黄稠，其疮必光泽、起发肥满，疮易出易靥。表里俱虚者，已出未愈之间、疮不光泽、不起发、不红活，或兼腹胀泄泻、气促而难靥。书中还指出，痘疹与痈疽的病变很相似，发出之后，中而成脓，最后收靥。痘疹的治疗大法三种为托里、解毒和疏通荣卫。已出未出，或已出未愈之间，尤宜避风寒，常和暖，切忌生冷。因为痘疮已靥未愈之间，五脏未实，肌肉尚虚，血气未复，骤被风寒所搏，或误饮冷水，则津液涩滞；疮靥之后，其痂迟落，或生痈肿，或成疳蚀。如果痘疹出不快，多属于虚，若误以热毒壅盛，妄投宣利之剂，以致元气内虚，疮毒入里则疮不起发、不充满，或痂痒塌，烦躁喘渴而死。所以对于婴孩患痘疹要特别注意风寒。后辑录有关痘疹的效方，文字简要。

（二）版本流传

《小儿痘疹方论》据藏书家记载有3种版本，本书现存主要版本有：①明嘉靖二十九年庚戌薛氏刻家居医录本；②明万历刻痘疹大全本（题《陈蔡二先生合并痘疹方》，蔡为明、蔡维藩）；③《薛氏医案》本；④陈修园医书七十二种本等。据查考均为同一版本系统。

二、《小儿病源方论》

（一）内容提要

全书 4 卷，刊于 1254 年。该书包括养子真诀、小儿变蒸候、形证门、惊风门、方药、惊风引证、痘疮引证等主要内容。

卷一养子真诀及小儿变蒸，重点叙述小儿护理；卷二为形证门，介绍指纹诊及面部形色，内容简要，并附望诊图；卷三为惊风门；卷四为惊风、痘疮的医案引证，共19 个医案，其中惊风 6 例，痘疮 13 例。

此书虽然篇幅较小，但其学术思想却颇具特色，主要表现在以下几个方面：

1. 养子十法的提出

在陈文中之前的医家，对于小儿养育方法，从不同的方面提出了多种认识，但均不够全面。陈氏小儿养育十法是陈文中在总结前人的基础上，结合自己的临床实践，充分考虑小儿的生理、病理特点，从小儿的着衣、乳食、看护、用药等多个方面，提出了科学的育儿方法，体现了较强的预防医学的思想，且其养子十法对后世儿科学也有着重要影响。

2. 反对下胎毒重视护脾胃

前人有主张小儿始生落草之时，便服轻粉、朱砂等，欲下胎毒。陈文中认为轻粉、朱砂之剂伤脾败阳，小儿妄服则会变生他疾。主张小儿用药要重视助养脾元。

3. 对惊风的认识

陈文中提出"急惊属阳属腑，当治以凉；慢惊属阴属脏，当治以温"，并创治惊十二方，对后世小儿惊风病的诊治具有很高的指导价值。

（二）版本流传

《小儿病源方论》版本有：①明正德戊辰（1508）陈氏存德堂本；②熊宗立类证宛委别藏本（四库未收书目所见本）；③日本元禄癸酉本（1693）；④ 1935 年商务印书馆影印宋钞本（《宛委别藏》第十一种）等。

1958 年商务印书馆根据宛委别藏本的《小儿病源方论》和薛己校注本的《小儿痘疹方论》校勘断句，合刊出版，书名《陈氏小儿病源、痘疹方论》。

另《全国中医图书联合目录》载此书《薛氏医案》有收，据查为《陈氏小儿痘疹方论》，故著录有误。其中明刻本疑著录有误，据查中医研究院图书馆藏该本实为《陈氏小儿痘疹方论》，日本元禄本与宛委别藏本均为熊宗立类证本。

历代经籍艺文志及私家书目著录辑要载录有关其版本情况如下（引贾维诚《三百种医籍录》）：

（1）清《四库未收书目提要》：陈氏小儿病源方论，四卷。金·陈文中撰。文中，字文秀，宿州符篱人，官太常，明大小方脉，于小儿疮疹尤造其妙。金亡归宋，处涟水十一年，详郑全序。按医科一十有三，小儿为哑科，其治尤难。是论分养子真诀、小儿变蒸候，又形证门及面部形图，皆先论后方。郑全云：是书图其形状，别其证风迹其方论，因为一卷。今作四卷，疑后人所分，故书中有称陈氏云者。考诸家目录所裁宋代小儿方证各书，今多不传，此本依宋刻影写，亦谨存之秘籍也。

（2）清《平津馆藏书籍记补遗》：陈氏小儿病源方论，四卷。题：太医陈文中述。第2卷又题；鳌峰熊宗立类正。前有宝祐甲寅郑全序称：文中字文秀，宿之符篱人，金亡归宋，处涟水十五年，涟人无小大识与不识皆称之。第四卷有痘疮引证十四条。每页二下二行，行二十一字。

（3）清《孝慈堂书目》：陈氏小儿病源方论，四卷。陈文中。清《竹崦庵传抄书目》：陈氏小儿病源方论，四卷。陈文中述。

（4）《经籍访古志》：陈氏小儿病源方论，四卷。明正德戊辰陈氏存德堂刊本，酌源堂藏。宋·太医陈文中述。明·鳌峰熊宗立类正（当"证"字省）。首有宝祐甲寅郑金序。按：元禄癸酉刊本依此本。是书既经熊氏类证分卷，亦失宋时之旧。况是本非熊氏原刊，讹谬不少。然元禄本讹字更多，得据以订正焉（《四库未收书目提要》裁影宋抄亦四卷，可疑）。

据《医学入门》记载，陈文中在宋淳祐年间（1241～1252）还曾与保定翰林医正郑惠卿共编《幼幼新书》官至太常，待考。

（三）古今评鉴

1. 聂尚恒《活幼心法》

对诸家优弊进行比较，"治痘之家多矣。刘河间悉用寒凉，偏害不小；钱仲阳立方以解毒为主，而妄用寒凉少用温补；张洁古、王海藏咸宗之其意，俱本于《黄帝内经》疮疡属心火之言，故以寒凉泻火也；陈文中立方力矫其偏，专主温补，在痘疮已出未出之时。诸证悉用十一味木香散。已出诸证悉用十二味异功散，其意归重于太阴经，手太阴肺主皮毛、足太阴脾主肌肉，肺金恶寒，脾土恶湿，故用木香、官桂以治肺之恶，用术附半夏以治脾之湿。二方用之宜于虚寒，不宜于实热"。明确了痘疮虽属心火，但与诸疮不同。

2. 李梴《医学入门》

钱刘陈魏皆堪法、得要还羡丹溪书。钱、刘以痘本胎毒，毒解而气血自伸，陈、魏以痘虽内毒，毒出则虚。丹溪随表里虚实，温补解毒兼用。但见热证，便用清肌解毒，甚则硝、黄；但见虚证，便用温中托里，甚则姜、附。噫！法无不善，用贵得宜。

3. 薛己《校注陈氏痘疹方序》

尝谓医之分析，虽有内外、大小之殊，要其理初不异，特在人化裁之耳。至如痘疹、痈疽尤其相类，而治亦相通焉者。盖其始而发出，中而成脓，终而收靥，彼此一致，故东垣先生合二者而论之，必皆明托里、疏通、和荣卫三法，良有以也。及陈氏之书，又以心得发明虚实、寒热，盖契经旨而超诸家者矣，观凉膈散之治实热，白术散之治虚热，异功散之治虚寒，木香散之治虚弱，分别表里，察色辨形兼得之矣。但已上治法又须见证便施，若延缓，反多致误，学者不可不知。仆幸私淑先哲，亦时获验，敢为校注重梓。

4. 叶天士《临证指南医案》

论痘首推钱仲阳、陈文中二家，钱用寒凉，陈用温热，确乎相左，丹溪祖钱非陈，分解毒和中安表为要，以犀角地黄汤为主方，举世宗之，莫敢异议，后之万氏，以脾胃为主，魏氏以保元为主，皆从二家脱化。

5. 余瀛鳌、傅景华《中医古籍珍本提要》

陈文中撰有《小儿病源方论》《小儿痘疹方论》。合为《婴儿摄养痘疮疹方》1卷，成书约1245年。认为痘疹之毒受于胞胎。以温药托里、疏通和营卫为治痘要法，注重因护正气祛邪外出，反对妄用寒凉损伤脾胃。于痘疹诸见症、兼症、变证阐述较为细致。陈氏"类集痘疹已效名方"共20首，又立附方记载其祖传秘方70余首。积陈氏几代治痘经验。对后世影响颇大，宗之为治痘规范。

6. 严世芸《宋代医家学术思想研究》

陈文中所著《小儿病源方论》对小儿病的辨证、病源分析，以及诊断和方药方面都有其特色。陈氏还总结了许多传统的幼儿养育方法，从妇女怀孕、婴儿初生及平素的养护方法都一一论述，颇多实用之处。其《小儿痘疹方论》在小儿痘疹的虚实、寒热辨证及治疗上均有独到之处。

第四节　学术思想

陈文中的学术思想颇具特色，包括小儿体质及调护、重视面部及指纹望诊和对痘疹治疗的贡献上，其中对痘疹的治疗重在明辨表里虚实寒热，首创温补，为后世开一法门，影响深远。

一、重视小儿体质及养护

小儿体质，禀赋于先天，出生之后，又赖后天之调护护养。对小儿做到寒暖适宜，饮食调和，则自然少有疾病。故陈文中认为："养子若要无病，在乎摄养调和。"首先要从妊娠期开始，凡孕妇饥饱失常，酸辣太过，不劳力，不运动，多致胎受软弱；儿生之后，又缺乏户外活动，"藏于帏帐之内，不见风日，譬如阴地中草木，少有坚实者也。"因此，他主张孕妇要参加适当劳动，孩儿要调护适宜，才能确保健康成长。由于"小儿脏腑娇嫩"，所以"不可妄投药饵，亦不可汤激口舌。无病者在乎摄养如法，养护正气；有实者必先看外症，详明虚实而为治。"如何养护？陈氏主张小儿穿着不得过热，乳饮不宜过饱；反对初生儿即服金石寒凉之品，以致伤脾败阳；欲解胎毒，可用淡豆豉煎浓汁，与儿饮三五口，不但下胎毒，又能助养脾元，消化乳食，并提出"养子十法"：一要背暖（以防风寒从背俞而入）；二要肚暖（温则能消化饮食）；三要足暖（以防寒从下起）；四要头凉（因头为六阳之会，诸阳所凑，阳旺故宜凉）；五要心胸凉（因外受客热，内接心火，则内外俱热，故心胸要凉）；六者，勿令见非常之物（因小儿知识未开，神气未定，容易受惊作搐）；七者，脾胃要温（因脾胃属土而恶湿冷，药性温则固养元阳，冷则伤败真气）；八者，儿啼未定，勿使饮乳（免冷气蕴搐于腹内，久而不散，伤儿脾胃）；九者，勿服轻粉、朱砂（二味相合，虽下痰涎，其性寒冷，损心损神）；十者，一周之内，宜少洗浴（因初生儿皮毛、肌肉、筋骨髓脑、五脏六腑、营卫气血，皆未坚固，譬如草木茸芽之状，未经寒暑，娇嫩软弱，故不可频频洗浴，恐温热之气郁蒸不散）。总之，需外慎冷热，内调脾胃。冷暖适中，则外邪难扰；脾胃得健，则生化无穷。

陈文中育儿方法以固护阳气为要旨，涵盖了胎养、着衣、乳食、看护、用药等各方面。其注意到小儿的生长发育是一个连续不断的过程，在"养子真诀""养子十法"中已经涉及了西医学中胎儿期、新生儿期、婴儿期及幼儿期保健护理的有关问题，对于后世儿科护理学的发展有着重要影响。

陈文中的上述育儿观点历经千年，至今仍为临床所常用。需要说明的是：关于吃少不病，是与吃多过饱而言，小儿脾胃薄弱，负担较重，易受损伤，饮食应饥饱适度，不可过饱，故提出吃七分饱。忍三分寒，也是对重衣过暖而言，过暖则易汗出，汗出伤寒，腠理开泄，又易致感冒，故云"忍三分寒"。关于少洗澡，陈文中在该条下自注，认为小儿肌肤嫩薄、形气未充，洗浴不注意卫生就会造成皮肤感染或风寒外袭，导致疾病。应当说这种观点是可取的。现代皮肤医学也认为婴幼儿冬天应少洗澡，因为婴幼儿冬天皮脂分泌减少，洗澡过多会使皮脂更少，皮肤干燥而引发疾病。

二、精于四诊，尤重面诊和指诊

陈文中为晚宋时人，重视前人的经验，针对小儿"哑科"的特点，非常善于运用四诊来诊治病儿。其中尤以小儿面部望诊和指纹诊为要。

他在《小儿病源方论》中载有较大篇幅的"面部形图"的望诊，即是沿引《幼幼新书》所载"汉东王先生"的面诊法，除了根据面部的部位分属五脏所主之外，还详列面部各穴部位的色泽变化来对推测五脏之冷、热、惊、积，较之钱乙的"面上证"详细得多，也切合临床。

对于指纹诊，陈文中推崇《吴洪方》、范元鼎《虎口脉纹掌诀》及郑氏《幼幼新书》等，可惜这些著作现散佚不见。其"手纹三关"的划分与多数医家有异，如将辨小儿指纹的"风、气、命"三关改为"气、风、命"三关。即以食指初节为气关，中节为风关，末节为命门。陈氏指出："夫小儿三岁以前，血气未定，呼吸至数太过，难以准候。若有疾，必须看其虎口纹脉，辨验形色可察其病之要。食指初节为（气关），中节为（风关），末节为（命关）。古人云：初得气关，病易治；传入风、命，便难治，气关易治，风关病深，命关黑死。有此通度三关脉候，是极惊之候，必死。余并可医。青是四足惊，赤是水惊，黑是人惊。辨三关病源之诀，未易言之，详见《吴洪方》及范元鼎《虎口脉纹掌诀》。"郑氏《幼幼新书》，此则持其大略矣。中节为（风关），此种说法与《小儿卫生总微论方》同，《幼幼新书》则曰：初节为风关，中节为气关。

三、重视脾胃及元阳，善用温补

（一）强调阳本不足

对小儿体质，我国现存第一部儿科专著《颅囟经》提出："凡孩子三岁以下，呼为纯阳，元气未散"。宋·钱乙《小儿药证直诀》祛邪擅用苦寒攻克，扶元唯重滋肾益阴。董汲私塾钱乙，为小儿疮疹立凉泻解毒诸方。由于历代医家多认为小儿体属纯阳，治法盛行寒凉，陈文中鉴于此，提出了元阳为本，亟当固养的学术观点。

陈文中强调小儿体质特点为脏腑娇嫩，病理上易见阳气不足的证候。正如《小儿病源方论》所云"夫小儿脏腑娇嫩，皮骨软弱，血气未平，精神未定，言语未正，经络如丝，脉息如毫"，而且"小儿一周之内，皮毛、肌肉、筋骨、髓脑、五脏六腑、荣卫气血皆未坚固，譬如草木茸芽之状，未经寒暑，娇嫩软弱"。认为小儿脏腑娇嫩，发育（形）尚未完善，功能（气）未臻成熟，年龄愈是幼小则愈加不足，故称之"芽儿"。即使貌似肥状，亦属柔弱。临证中，"小儿因胎秉怯弱，外肥里虚，面色㿠白，腹中虚响，呕吐乳奶，或青粪，或头大囟开"等，均需先服养生元，否则，乃是百病之因。陈文中之论明确指出了小儿脏腑柔嫩、形气未充的特点。小儿处于生长发育时期，更赖阳气之温煦。"盖真气者，元阳也""无病者在乎摄养如法，调护正气"，有病时更应重视"固养元阳"。（见《小儿病源方论》）

陈文中分析小儿阳气之不足，有先、后天的各种原因。元阳受于先天，禀赋命门火衰，自然脏腑虚寒。胎禀不足，责之孕妇饮食不调，取冷过度；不劳力，不活动，致儿如"阴地中草木，少有坚实者"。出生之后，先天肾气又赖后天脾土生化而不断补充。乳母应注意自身调摄，勿以冷气伤及小儿。小儿饮食"吃热、吃软、吃少则不病，吃冷、吃硬、吃多则生病"；又如陈文中的"养子十法"，中有七法是护阳的，即要背暖、肚暖、足暖、脾胃温、儿啼未定未便饮乳（因冷气居于腹中未散）、勿服轻朱（因其性寒），还有人多非议的宜少洗浴之论，陈文中亦是恐频洗腠理开泄，包裹失宜为风邪或受湿热所乘而提出。这些都是固护脾肾，防止阳气受戕的具体措施。可见陈文中对保护小儿阳气是何等重视。陈文中倡小儿太阴不足之说，乃因脾胃居中属土，主司受纳运化，濡养五脏六腑。"若脾胃全固，则津液通行，气血流转，使表里冲和，一身康健""冷则物不腐化，肠鸣、腹痛、呕哕、泄泻等疾生焉"。根据脾的生理特性和临床证候特点，提出了"脾土宜温"的治疗原则。

陈文中针对当时治病多用寒凉的时弊，强调儿病之因非单热邪所致，所患之证，亦非皆为热证。如在论惊风时指出："世俗通言热极生风，殊不知寒、暑、燥、湿之极亦能生风"，又说，小儿惊风多因惊怖、因冷风、因服凉药、因用帛布蘸水激展唇口等，或因气机不能升降，津液滞而不行，痰涎壅闭而作，或脾胃阳气久伤，败伤真气，肝木盛冷，故痉挛而作搐。治疗则宜固元气为主。阳气不足的证候在儿科临床上是颇为常见的，慢症、久病固多表现阳气式微，急症、时病若邪盛正衰、治不及时，或过用寒凉，亦每产生阳气暴脱之危象。若不急施回阳救逆，则祸不旋踵。陈氏认为小儿"脏腑娇嫩，骨脉软弱"，治疗上强调"当温养正气"。

陈文中强调小儿脏腑娇嫩，元阳不足，解除了《颅囟经》"纯阳"说的羁绊，反映了小儿体质特点的本质，为大部分儿科医家所接受。后世万全"脾常不足肾常虚"，余梦塘"真阴有虚，真阳岂有无虚"的观点，（见《古今图书集成·医部全录·儿科上》）便是对陈文中学术思想的继承和发展。吴鞠通总结为"小儿稚阳未充、稚阴未长者也"，至今被公认为是对小儿生理特点的基本认识。

同时陈文中元阳不足论，奠立了儿科温补学派的理论基础，后世医家续有发挥。明代张景岳强调小儿元气无多，他说："天之大宝，只此一丸红日；人之大宝，只此一息真阳。孰谓阳常有余，而欲以苦寒之物伐此阳气，欲保生者，可如是乎！"（见《类经图翼·大宝论》）清代陈复正在《幼幼集成》中提出了"圣人则扶阳抑阴"之论，强调"火人有生，唯此一气，易亏难复。何可轻耗！""斯能补救当代赤子元气于后天，便亦培植后代赤子元气于先天，而寿世于无疆矣。"（见《幼幼集成》）。近代儿科名医徐小圃在哲嗣患"伤寒"濒危、束手无策之际，被好友祝味菊（人称祝附子）回阳救逆挽回，自此由主清转而主温，处处以卫护人体阳气为重，并提出"阳气在生理状态下是全身的动力，在病理状态下又是抗病的主力"。补阴每寓于饮食之中，而阳气则往往有损无益，从这一点上来讲，小儿时期阳气的相对不足就显得较为突出。

（二）临证护阳为先，擅用温补

陈文中注重小儿生理上阳气不足和病理上易虚易寒的特点，在小儿时病和杂病的治疗中，时时顾护阳气，认为"盖真气者，元阳也"，擅用温补扶正，悉心固养元阳，"药性既温则固养元阳，冷则败伤真气"。他将温补法广泛用于多种病证及疾病的不同阶段，只要有阳气不足见症，辄即取之，形成了鲜明的特色。

在《小儿病源方论》之惊风门中，凡举12方中，偏于温补者有10方。如治惊怖或风冷之气所致之惊搐之证，提出"先去痰涎，次固元气"。先服芎蝎散（去寒痰），次服油珠膏（润心肺，补脾肾），后服益真汤温壮元气。对慢惊之治应用温中益气药，指出慢惊属阴属脏，当治以温，若服牛黄、朱砂、脑麝镇心必然不救。对胎秉怯弱，因吐泻或客忤变蒸而作、因持物惊吓而作，或因误服镇心寒凉而作等脾风慢惊证，皆宜补脾益真汤（当然陈文中治疗急惊风也有用凉药者）。

陈文中治疗小儿痘疹，他所用温补者，俱属邪盛正衰、病毒内陷之证，此时若不予温托培元、扶持正气，则无力祛邪托毒外泄。陈文中认为："痘疮之病，脏腑调和则血气充实，自然易出易靥，盖因外常和暖内无冷气之所由也。"若妄投寒凉之剂，恐冷气内攻，湿损脾胃，以至腹胀喘闷寒战啮牙而难治。他在治疗痘疮的病案中，凡泄泻、咬牙、发痘不光泽、不起发、不红活、痘疮痒塌、疮不成痂、误食生冷、身热频渴、疮烂脓淫以及宣解之过的痘证惊搐，概属虚，皆投温托培元之剂。故每当痘疹出现里虚之时，则急用十一味木香散；表里俱虚时，急用十二味异功散送七味肉豆蔻散。故后世有些医家认为"钱氏治痘，专用凉泻；陈氏治痘，专用温补"，而成为北宋后治痘之寒温二派。此说主要根据痘疹里陷痒塌之时，钱则主大戟之寒以下之，陈则主桂丁之热以补之，但见其偏寒偏热之不同，即谓钱专用凉泻，陈专用温补。其实，钱之所下者，因烦躁，大小便不通，乃邪气在里，里实之证；陈之所补，因泄泻，手足冷，是中阳虚损，邪气内陷之证。钱乙急于解毒以攻邪，邪气解则正气自平；陈文中重于和中以补正，正气实则邪气未有不去者有关。二氏均辨证求因，审因论治，故不能一概而论。

朱丹溪认为："渴者用温药，痒塌者补药，自陈氏发之，迥出前辈，然其多用桂附丁香等燥热，恐未为适中也，何者？桂附丁香辈，当有寒而虚，固是的当，虚而未必寒者，其为害当何如耶？陈氏立方之时，必有挟寒而痘疮者，其用燥热补之，固其宜也，今未挟寒而用一偏之方，宁不过于热乎。"（见《古今图书集成·医部全录·儿科下》）继丹溪之后，评钱陈两家得失的医家众多，大概宗河间者主寒凉，与钱乙相近；宗东垣者主温补，与陈文中为伍。其实钱乙治痘疹，用寒凉下之法，是有感于当时流俗用温热之药而发的。而陈文中治痘疹用燥热之剂，则秉承《局方》之学，从而成为宋元以来治痘疹之寒温二派。这一观点对后世影响很大，故后有"疹喜清凉痘喜温"之说。其实，陈文中治痘并非限于温托一法，他对毒在肌表者用消毒散，热毒肿痛者用解毒汤，血热毒盛者用犀角地黄汤，表里实热、小大便不利用大连翘饮，上中二焦热炽用凉膈散，俱属清热解毒之正治法。陈文中论痘侧重温补托里，只不过是补钱、董唯用寒凉之不足，使痘疮治法趋于完备罢了。

从上不难看出，宋元时期，医界流派峰起，名家辈出。其佼佼者，如刘完素力倡火热病机，用药擅取寒凉；李杲重视内伤病因，善补三焦元气。这种学术争鸣反映于儿科领域，便产生了以陈文中为代表的温补学派和以钱乙、董汲为代表的凉泻学派。清代儿科医家陈复正《幼幼集成》云："喜行温补者，动称乎文中；专用凉泻者，祖述乎仲阳。"他们的学术观点成为后世儿科学发展的渊薮。

第五节　临证经验

陈文中医术精深，尤以小儿科见长，世医家传，学验丰富，重视脾胃，善用温补。现将其病证诊治总结如下。

一、惊风

宋以前，对小儿抽搐一类疾病统称为惊痫。至宋《太平圣惠方》卷八十三首次提出了惊风的名称，并将惊风分为急惊风、慢惊风两大类，详细描述其病因病理、临床症状。关于惊风病因，钱乙认为除了大惊之外，发热是急惊风的主要原因之一。而慢惊风则大多是吐泻之后由脾胃虚损引起。至于治疗，《太平圣惠方》对急惊风提出清热、豁痰、息风等治则。钱乙等医家又有镇惊截风、止搐、解毒等治法。对慢惊风则以温补镇惊为总则。

陈文中在《小儿病源方论》中以一卷的篇幅专论惊风，并称这是他"祖父秘授"，是"秘传累验"。对小儿惊风的分类、辨证、治疗等方面做了精辟的论述。

陈文中认为，惊与风实为二证，"小儿惊风二证，方书未尝分析详细，盖惊自惊，风自风，当分别而治疗之"。惊因惊恐引起，称为"惊搐"；风为外邪所感，称为"风搐"，又有急惊风、慢惊风、慢脾风的不同。

陈文中首先提出惊风不可概言热极生风，六淫之邪皆可生风，指出"世俗通言热极生风，殊不知寒、暑、燥、湿之极亦能生风""三冬盛寒，冷则生风。九夏炎炎，热则生气。盖风者，百病之长也。若寒得风，而谓之风寒；若热得风，而谓之风热；若燥得风，而谓之风燥；若湿得之，而谓之风湿。此非独热而生风也，如暗风、破伤风、脐风、慢惊风、急惊风及风、惊、食等证，而皆作搐，非但热而生风也"。应辨其形气之虚实，分别用药，不可动辄即用牛黄、朱砂、脑麝之剂。

究其病因，蓄气而作搐，结气而成痫，惊搐是由于惊恐，是痰气郁结所致，小儿多因惊怖而风冷之气蓄于咽喉间，抟于心肺，传入肝胆，其气上不能升，下不能降，使津液上滞，不得流行，故痰涎壅闭而作搐矣。风搐是由于外邪所感。急惊风，陈文中认为因于"小儿素热，或因食生冷油腻，膈实有痰，致肝有风热"。慢惊风，是大多续发于各种重病和久病之后，其病因为小儿脏腑娇嫩，吐泄过度，或误服凉药镇心宣导、过用凉药，或用帛蘸汤水展缴唇口等，因此伤动脾胃，使脾阳虚衰，虚风内动，导致慢惊风。

辨证上，"急惊属阳属腑，当治以凉"。其症状表现为热为实，其证"小儿平常无事，忽发壮热，手足搐溺，眼目戴上，涎潮壅塞，牙关紧急，身热面塞赤"。（以上所引均见《小儿病源方论·惊风》）具体用药，陈氏在"附方"中提出了疏离散（干蟆、青黛、木香、槟榔、麝香、续随子）、牛黄丸（牛黄、天竺黄、郁金、栀子仁、远志煎（远志、茯神、羚羊角屑、甘草炙、芜荑、蝎梢）3方。"慢惊风属阴属脏，当治以温。"慢脾风为慢惊之甚，为有阴无阳症。若"夫小儿脏腑娇嫩，皮骨软弱，血气未平，精神未定，言语未正，经络如丝，脉息如毫"，说明慢惊风总的病机是"无阳""脾虚生风"，因而是一种虚寒性的脾胃病。其症状为"小儿面青白，身无热，口中气冷，多啼不寐，目睛上视，项背强直，牙关紧急，呕涎潮，或自汗"。

慢惊治当温。治应疏畅温通。从而拟定了温补之剂，有法有方，较钱乙又有所发展。强调"医患之家不究病之源因，不分阴阳表里，又不察色脉虚实，妄谓热即生风，便饵牛黄、朱砂、脑麝镇心等药，因此败伤真气，搐而不救者多矣。盖真气者，元阳也。其药性温，则固养元阳，冷则败伤真气，故宜用温中下气药治之"。除上述方剂外，还有补脾益真汤（木香、当归、人参、黄芪、丁香、诃子肉、陈皮、姜制厚朴、炙甘草、白豆蔻、草果、茯苓、白术、官桂、制半夏、炮附子、全蝎、姜、枣）、芎蝎散（川芎、荜茇、焙蝎梢、细辛、半夏）、前朴散（前胡、白术、人参去芦、陈皮、良姜、藿香、炙甘草、姜制厚朴）、二圣丸（石亭脂、黑附子）等常用温补方剂。服药次序，先服芎蝎散，用手法斡去寒痰冷涎；次服油珠膏（石亭脂、滑石、半夏、黑附子、天南星），润心肺补脾肾；后服益真汤，温壮元气，助服前朴散，宽上实下。

由于急慢惊风是两种不同的病证，因此治法迥别。基于对于惊证病因机理的论述分析，陈文中分别确立了急惊、慢惊的治则，并创治惊十二方。

此外，治法强调先去痰涎，次固元气，元气盛则津液行，血气流转，自然不搐。因此，治疗二者均可根据病情采用惊搐的治法，先去痰涎，再温养元气，疏理气机。

对于惊风的预后，陈文中认为"腹中气逆、囟门肿陷""目上直视、睊目转睛""上气喘急、足肿若冷""搐而不休、休而再搐""惊叫发搐、汗出足冷""痰满胸喉、口开目直"，为不救证，都属预后不良。

二、痘疹

陈文中认为，痘疹病因为"夫小儿在胎之时，乃母五脏之液所养成形也。其母不知禁戒，纵情厚味，好啖辛酸，或食毒物，其气传于胞胎之中，此毒发为疮疹，名曰三秽液毒"。所谓"三秽液毒"是指"五脏六腑秽液之毒发为水泡疮""皮膜筋肉秽液之毒发为脓血水疱疮""毒既出，发为疹疮也"。

临证辨治，先分表里虚实。如表里俱实者，其疮易出易靥，表里俱虚者反是，表实里虚者，其疮易出难靥，表虚里实者亦反是。

若邪气在里而实热者，用前胡枳壳散（前胡、枳壳、赤茯苓、大黄、炙甘草）；元气怯而虚热者，用参芪四圣散（人参、黄芪、白术、茯苓、当归、芍药、川芎、紫草或红花、木通、防风、糯米）；虚弱者，用紫草木香汤（紫草、木香、茯苓、白术、人参、甘草、糯米）；虚寒者，用参芪内托散（人参、黄芪、当归、川芎、厚朴、防风、桔梗、白芷、官桂、紫草、木香、甘草、糯米）；虚寒内脱者，用木香散（木香、大腹皮、人参、桂心、赤茯苓、青皮、前胡、诃子、丁香、甘草、生姜）；若邪气在表而实热者，用麻黄甘葛汤。凡饮冰雪不知寒者，阳盛阴虚也，饮沸汤不知热者，阴盛阳虚也。阳盛则补阴，木香散加丁香、官桂；阴盛则补阳，异功散加木香、当归，每1两药，共加1钱。阳盛者，当用清凉饮以补阴；阴盛者，当用异功散以补阳。若察其外症，唇青指冷、睡而露睛、口鼻气寒、泻色青白，脾肾虚寒也，用前药六君子汤加补骨脂、肉豆蔻，若色赤体热，睡不露睛，口鼻气热，泻色黄赤，脾土实热也，用泻黄散（藿香叶、甘草、山栀仁、石膏、防风）。痘疹，若小儿首尾平和，自有勿药之喜，盖其肠胃软弱易为虚实，故必不得已。

吐泻少食为里虚陷伏，倒靥灰白为表虚，二者俱见，为表里虚，用异功散（人参、茯苓、白术、炙甘草、陈皮）救之。甚至姜、附、灵、砂亦可用。若里虚，减官桂；只表虚，减肉豆蔻；若能食便闭而陷伏倒靥者为里实，轻用射干鼠粘子汤（鼠粘子、炙甘草、升麻、射干），重用前胡枳壳散。下利吐泻能食为里实，若用食，里则结痈毒，红活绽凸为表实，若用补表则溃烂不结痂，凡痘一见斑点，便忌葛根汤，恐发得表虚也。凡痘疮已出未愈之间，不光泽、不起发、不红活，或腹胀或泻渴，或气促，谓之表里俱虚，急用十二味异功散，送七味豆蔻丸（木香、缩砂仁、白龙骨、诃子肉、赤石脂、枯白矾、肉豆蔻）治之。

对于痘疹的治疗，陈文中认为若妄投寒凉，恐冷气内攻，湿损脾胃，以致腹胀、喘闷、寒战、啮牙而难治，因此创用桂、附、丁香等燥热温补之剂，治疗痘疹阴盛阳虚而出迟倒塌者，成为以温补之法治疗痘疹的创始人。在其所著《小儿痘疹方论》一书中涉及较多温补类方药，尤以十一味异功散（又名十一味木香散，木香、大腹皮、人参、桂心、赤茯苓、青皮、前胡、诃子、丁香、炙甘草、木香、大腹皮、人参、桂心、赤茯苓、青皮、前胡、诃子、丁香、甘草）、十二味异功散（木香、官桂、当归、人参、茯苓、陈皮、厚朴、白术、半夏、丁香、肉豆蔻、炮附子、生姜、枣）的影响最为深远。

痘疮之疾，古代皆认为与痈疽无异，治疗每用清解，而陈文中每投温补而收奇功。陈文中认为："痘疮之病，脏腑调和则血气充实，自然易出易靥，盖因外常和暖，内无冷气之所由也。"凡泄泻、咬牙、发痘不光泽、不起发、不红活、痘疮痒塌，疮不成痂、误食生冷、身热频渴、疮烂脓淫以及宣解太过的痘证惊搐，概属虚，皆投温托培元之剂。小儿痘疹发热、口干烦渴不止者，切不可予冷水、蜜、红柿、西瓜等冷物食之，又不可妄投寒冷、清解、宣利之剂，恐冷气内攻，湿损脾胃，荣卫泣滞不能运达肌肤而引起变端，甚者致死。这一观点对后世影响很大，故后有"疹喜清凉痘喜温"之说。

这里值得指出的是，对于痘疹里陷，陈文中认为因虚而致，与钱乙提出的热毒内盛、里陷入肾的观点完全不同，这也是陈文中主温补、钱乙主凉下的分歧所在。后世寒温论争，也源于此。钱乙论疮疹内陷，其证兼见身热烦渴、腹满而喘、闷乱呕吐、大小便涩，或寒战噤牙，或身黄肿紫，是一派热毒内盛之证，热毒内陷入肾则疮疹变黑，当用清凉利下以泄热毒而救肾。陈文中所见之证，为痘疹黑陷痒塌、烦渴喘促、身温腹胀、咬牙泄泻、足冷等症，是一派里虚之极、痘疹内陷之证，治疗应当温补以托毒外出。二者并不矛盾。其实，钱乙在《小儿药证直诀》中也曾谈到疮黑兼泻利水谷，是脾胃阳虚难治之证。陈文中并非专主温，燥而不用寒凉，如他指出，只有在小儿出现"面白，粪青色，腹虚胀，呕乳奶，眼珠青，脉微弱，足胫冷"之时方可用热药；若"两腮红，大便秘，小便黄，渴不止，上气急，脉息急，足胫热"时，就"不可服热药"。又如治痰实壮热、胸满喘息、大便坚实之前胡枳壳散亦有大黄；治急惊之牛黄丸中用牛黄、天竺黄、郁金、栀子仁，以及有些方剂中也用柴胡、玄参、知母、黄芩、石膏、滑石等，足见陈文中是注重辨证论治的。他善用温补之法于儿科临床，只不过是补钱、董唯用寒凉之不足，使痘疮治法趋于完备罢了。

　　陈文中对于痘疹的论述，主要包括西医学的天花、麻疹、幼儿急疹、水痘等病毒感染性疾病。目前，天花已经在全世界范围内消灭，麻疹发病率也由于减毒活疫苗的应用而大大下降。但陈文中这种以温补之法治疗时行温病的思想，对于现今临床仍有一定的指导意义，尤其是为一些急性传染病及危重症的治疗提供了一种思路。如流行性乙型脑炎、流行性脑脊髓膜炎、细菌性痢疾、猩红热、霍乱、流行性腮腺炎等传染病后期多见短气、乏力、潮热，甚则盗汗等气阴两虚之候，治疗便应扶正（益气养阴）；肺结核晚期或肺结核大咯血后出现的阴阳两虚之证，亦应采用补阳固脱、滋阴益气之法治疗。由此可见，陈文中创用温补之法治疗痘疹，开中医传染病扶正祛邪治法之先河，丰富了中医传染病学的治则治法。

　　当今医家朱锦善认为，陈文中论痘，详于温而略于寒。他治痘的侧重点在于养护扶持小儿脾胃元气，认为元气充足，疮痘之毒才能顺利外发，否则就容易内陷而导致病情加重。他在上述表里俱实的实热证的治疗中，使用清凉之法，但其具体方剂用药则处处注意扶助脾胃之气，注意疏利宣达，而且在使用猪脂煮食治疗因热燥伤阴，大便四五日不解条下，更明确指出"切不可妄投宣泻之药，元气内虚则疮毒入里，多伤儿也"。在转归上，陈文中特别重视疮疹并发泻利而造成脾虚内陷的危害性。因此他一方面主张以温养补涩治疗，另一方面强调护理，认为不可受风饮冷，不可误用凉药。

第六节　方药创见

一、陈氏木香散

1. 原方与主治

　　木香、大腹皮、人参、桂心、赤茯苓、青皮、前胡、诃子、丁香、甘草各三钱。上为粗散，每服三钱，水一大盏，生姜三片，同煎至六分，去滓，空心温服，量大小以意加减。治小儿痘疹虚寒多滞者。

2. 古今发挥

陈氏木香散，又名十一味异功散。陈文中曰："愚按前方，治痘疮已出未愈之间，其疮不光泽，不起发，不红活，或已出一日至五七日间，或泄泻作渴，或肚腹作胀，气促作喘，或身虽热而腹胀，足指冷，或身热作渴，或身热而惊悸腹胀，或身热汗出不止，或气急寒战，咬牙，或渴而饮水愈渴，或疮欲靥而不靥，或疮痂欲落不落，而反腹胀渴泻，足指寒冷，或惊悸寒战咬牙，此脾胃终变虚，津液衰少，此发《黄帝内经》微旨，阴阳蕴奥，非神于术者，岂能言虚哉，前症乃阳气虚，内寒而外假热，如痈疽脾胃亏损，诸脏虚寒之败症，急用陈氏木香散以救胃气，亦有可生者。凡泻频津耗则血气不荣疮虽起发亦难收靥。如身温腹胀，气促咬牙，烦躁谵妄者皆难治，缘谷食去多，津液枯竭，故多死也，速宜与十一味木香散，或十二味异功散。凡疮疹已出未出之间，或泻渴，或腹胀，或气促，谓之里虚，急用十一味木香散治之。"足见陈文中创建此方在于能调理脾胃、疏理气机，用于里虚。

方中用木香、青皮、大腹皮调气；丁香攻里，桂心发表；人参、炙草补中益气；赤苓、半夏、前胡化湿祛痰；诃子涩肠止泻，以治痘疹"内虚寒而外假热"，脾胃亏损，诸脏虚寒之败症。

后世医家对此方多有发挥。如曾世荣（《活幼心书》）云"陈氏木香散能和表，通行津液，清上实下，扶阴助阳，及治腹胀泄泻，温壮痘疮"，又可"能除风寒湿痹，以调和阴阳，滋养气血，是痘疮易收易敛，不致痒塌泻痢"。

张景岳认为："寒犯中焦，气滞作胀，而腹痛或泄泻者，和胃饮，或抑扶煎加丁香、木香，或陈氏十一味木香散。"

薛己在薛氏刻家居医录本按曰："前方治痘疮已出未愈之间，其疮不光泽，不起发，不红活，五七日内泄泻作渴，或肚腹胀，气促作喘，或身虽热而腹胀，足指冷，或惊悸，或汗出，或寒战咬牙，或欲靥不靥，疮不结痂，或靥后腹胀，泄泻作渴，此皆脾胃虚寒，津液衰少，急用此药治之。若误认为实热，用寒凉之剂，及饮蜜水，生冷瓜果之类，必不治。"

二、十二味异功散

1. 原方与主治

木香三钱半，官桂（去粗皮）二钱，当归三钱半，人参二钱半，茯苓一钱，陈皮、厚朴（姜制）二钱半，白术二钱，半夏（姜制）一钱，丁香、肉豆蔻二钱半，附子（炮，去皮）一钱半。上为粗散，每服三钱，水一大盏半，生姜五片，肥枣三枚，煎至六分，去滓，空心温服，三岁儿作三服，五岁儿作二服，一周两岁儿作三五服，病有大小，以意加减，此药家传五世，累经效验。治元气虚寒，小儿痘疹色白，寒战咬牙，泄泻喘嗽等证。

2. 古今发挥

陈文中创制本方用于表里相兼，能温里达表、散寒利气。他用此方治疗：①表虚："凡疮疹已出未愈之间，不光泽，不起发，不红活，谓之表虚，急用十二味异功散治之。"②表里俱虚："凡痘疮已出未愈之间，不光泽，不起发，不红活，或腹胀或泻渴，或气促，谓之表里俱虚，急用十二味异功散，送七味豆蔻丸治之。""愚按前方，治痘疮已出未出，不起发，不光泽，不红活，谓之表虚，宜用此药治之。若已出未愈，疮不光泽，或不起发，不红活，或腹胀作渴，泄泻气促，谓之表里虚寒，急用此药送豆蔻丸；或十一日间不靥，壮热，闷乱不宁，卧则烦渴，咬牙，手足指冷，数饮沸汤而不热，围火重衾而仍寒，悉属表里虚寒也。王太仆云：大寒而盛，热之不热，是无火也，当益其心火，急用前药，以回其阳，亦有生者。"又云："凡疮疹已出未出之间，或泻渴，或腹胀，或气促，谓之里虚，急用十一味木香散治之。吐泻少食为里虚陷伏，倒靥灰白为表虚，二者俱见，为表里虚，用异功散救之。甚至姜、附、灵、砂亦可用。若里虚，减官桂；只表虚，减肉豆蔻。"③阳气脱陷："凡泻频，津液内耗，血气不荣，疮虽起发，亦不能厌也。如身温腹胀，咬牙喘渴者难治，缘谷食去多，津液枯竭，饮水荡散真气，故多死矣，速与十一味木香散救之，如不应，急用十二味异功散。愚按，前症，兼手足指冷，面色青白等症者，属阳气虚寒，急用木香散。阳气脱陷，用异功散。"

陈文中十二味异功散方从组方上来看，张景岳认为，方中"人参，益元气，生精血，复元神，补五脏。凡痘疮表散，起胀，灌浆，收靥，始终皆赖之。木香，调诸气，和胃行滞止泻，除胸腹痛，亦能温中。若气虚烦热者不宜轻用。丁香，暖胃逐寒，顺气止呕，且除腹痛寒滞者不可少也。肉豆蔻，固肠温中，行滞止泻，中寒滑泄者最宜之。陈皮，和脾胃，达阴阳，开痰行气，和胃消胀，可降可升。白术，健脾利水，燥湿温中，能补气故能发痘，能固脾故能止泻。白术能燥湿，专补气分，亦能闭气，多用则润，气不行，痘难成浆，助阳生火，亦难收敛。茯苓，利水益脾去湿热，故能止泻除烦以通津液。茯苓渗泄燥湿，能令水气下行，多服则津液耗散，凡阴虚于下而精血不足者当避之。官桂，味甘辛，能养营解表，性温热，能暖血行经。凡痘疮营卫不充而见寒滞者，必用此以导达血气，且善行参、耆、熟地之功。当归，生血，养血，活血止血，痘疮赖以调血，凡虚者能补，滞者能行。欲其升散，当佐以川芎，欲其敛附，当佐以芍药。附子，脾肾虚寒，元阳大亏，凡泄泻呕吐不能止，寒战厥逆不能除者，非此不可以益火之源"。另"厚朴，开胸行气；半夏，温化寒痰"。临证时，用以治疗痘疮灰白溃烂，泄泻而寒战咬牙者，此纯阴无阳之证，宜九味异功煎，或陈氏十二味异功散亦可。阴虚假热，自利烦躁者，肝肾水亏也，轻则五阴煎，甚则九味异功煎，或陈氏十二味异功散。吐利不食而烦躁者，脾气虚也，轻则保元汤、温胃饮，甚则九味异功煎，或陈氏十二味异功散。痘疹泻利，气虚而逆者，胃关煎，或陈氏十二味异功散。痘疮自利不止，肾阴亏损而作渴者，病作少阴，速宜陈氏十二味异功散，或九味异功煎。脾胃虚寒吐泻并行者，温胃饮，甚者陈氏十二味异功散。虚寒泄泻，凡证无大热，口不喜冷，脉不洪数，腹无热胀，胸无烦躁，饮食减少而忽然自利者，则悉属虚寒，切不可妄用寒凉之剂，再伤脾土，必致不救，宜温胃饮、养中煎、五君子煎，或理中汤、四君子汤之类，随宜用之。若腹有微滞微胀而为泄泻者，宜六味异功煎，或五味异功散加砂仁。若泄泻兼呕兼痛而气有不顺者，宜养中煎加丁香、木香，或四君子汤合二仙散。若泄泻而山根、唇口微见青色，或口鼻微寒，手足不热，指尖微冷，泻色淡黄，或兼青白，睡或露睛，此皆脾肾虚寒之证，非速救命门，终不见效，宜胃关煎，理阴煎主之，或陈氏十二味异功散亦可。若泄泻势甚，用温脾之药不效者，则必用胃关煎，或理阴煎之类主之。若久泻滑脱不能止者，宜胃关煎、温胃饮或陈氏十二味异功散，送五德丸或肉豆蔻丸。若胃本不虚，但以寒湿伤脾，或饮水而为泄泻者，宜佐关煎、抑扶煎，或益黄散加猪苓、泽泻，或五苓散俱佳。又曰：陈氏此上二方温性有余，补性不足，用治寒证则可，用治虚证则不及也，用者更当详酌。

木香散去大腹皮、前胡、诃子、甘草，茯苓易赤苓、青皮易陈皮、官桂易桂心，复加厚朴、当归、白术、肉豆蔻、附子，名十二味异功散，治痘疹已出未出，表里虚寒，急用此方以回其阳。对久病脾虚及肾患儿，更于补脾之外助以温肾，取肉桂、诃子、肉豆蔻、附子之类"益火之源以消阴翳"，则火自生土。属热因热用、治病求本之法。

三、肉豆蔻丸

1. 原方与主治

木香、缩砂仁各二钱，白龙骨半两，诃子肉半两，赤石脂七钱半，枯白矾七钱半，肉豆蔻半两。上为细末，稠面糊为丸，如黍米大，一周岁儿，每服三五十丸，三岁儿服百丸，温米饮下，泻甚者，煎木香散，或异功散送下，泻止住服，不止多服。治泻水谷，或白淡黄不能止者。

2. 古今发挥

陈文中创制本方侧重于里虚寒，能温涩脾胃、止泻固气，不使气陷痘陷。"愚按前方，治阳气虚寒，肠滑泄泻之涩剂，盖肾主大便，若因肾气不固而致前证者，宜用木香散送四神丸，如不应，急煎六君子汤送四神丸补之。"此方为治标之方，重在固涩，临床使用要辨证施治，泄泻日久大多属于脾肾亏虚，强调补脾肾之气，陈文中注重了这一点，所以指出：盖豆蔻丸涩滞之功多，补益之功少也。

薛己在薛氏刻家居医录本按曰："前方治阳气虚寒肠滑之涩剂，盖肾主大便，若因肾气不固而致前证者，宜用木柏散送四神丸；如不应，急煎六君子汤送四神丸补之，盖豆蔻丸涩滞之功多，补益之功少也。"

张景岳认为："小儿吐泻证，虚寒者居其八九，实热者十中一二。但察其脉证无火，面色清白，气息平缓，肢体清凉，或神气疲倦，则悉是虚寒之证，不得妄用凉药，古人云：脾虚则呕，胃虚则吐者是也。盖饮食入胃，不能运化而吐者，此脾气虚弱，所以不能运也。寒凉入胃，恶心而吐者，此中焦阳气受伤，所以不能化也。若邪在中焦，则止于呕吐，若连及下焦，则并为泻矣，故在中上二焦者，宜治脾胃，连及下焦者，宜调脾肾。若非实热火邪，而妄用寒凉消伐者，无有不死。”

万全认为：“胃泻、大肠泄、小肠泄，三者不同。盖自胃来者，水谷注下而不分，所下者皆完谷也。此寒，治宜理中丸主之。自小肠来者，亦水谷注下而不分，则成糟粕而非完谷。且小肠为受盛之府，水谷到此，已变化而末尽变化也。治宜分别水谷，以五苓散主之，使水谷分利，则泻止矣。自大肠来者，则变化尽而成屎，但不结聚，而所下皆酸臭也。宜用《伤寒论》中赤石脂禹余粮汤，陈文中痘疹方中肉豆蔻丸主之，此涩可以去滑之法也。”

清·陈梦雷等编《古今图书集成医部全录·诸疾（上、下册）》载：“肉豆蔻散治脾胃虚弱，腹胁胀满，水谷不消，脏腑滑泄。”方中“肉豆蔻（面里煨）、干姜（炮）、厚朴（去皮姜制）、橘红、甘草（炙）各一两，茴香、肉桂、子皮、川乌（炮去皮脐）各一两，苍术（米泔浸炒）四两。右为细末，每二钱用生姜、红枣煎汤，不拘时调服”。与陈文中所载肉豆蔻散不同，除固涩外，更注重温养脾胃，值得借鉴。与《太平惠民和剂局方》肉豆蔻丸相同，治脾胃虚弱、胀满、水谷不消、脏腑滑泄。方中“肉豆蔻（煨）、苍术（制）、干姜（炮）、厚朴（制）、陈皮各四两，炙甘草、茴香（炒）、肉桂、川乌（炮去皮脐）、诃子肉各二两。右用汤浸蒸饼为丸，梧子大。每服七八十丸，食前白滚汤下”。

现今儿科临床各医家多认为，患儿久泻不止，面色萎黄或㿠白，毛发稀黄无光泽，神疲倦怠或萎靡，肌肉消瘦，重者睡时露睛，食欲不振，或有腹胀，或有脱肛，舌淡苔白，脉细弱。为脾胃虚甚，气血无生化之源，脾胃虚损，日久及肾。因此患儿多脾、胃、肾皆虚。治疗宜健脾、益肾、养胃为主，佐以涩肠止泻。选方以异功散为主加减，方中以人参甘温大补元气，健脾养胃，白术健脾燥湿、茯苓渗湿健脾、炙甘草甘温调中，陈皮理气燥湿调中，补骨脂补肾固涩，禹余粮涩肠止泻，肉豆蔻温肾暖脾散寒止泻，诃子收涩固脱，广木香调气。诸药合用有健脾益肾、养胃止泻之功效，以此为主，随证加减。

四、陈氏人参麦门冬散

1. 原方与主治

麦门冬一两，人参、甘草（炙）、陈皮、白术、厚朴（姜制）各半两。上为粗散，每服三钱，水一盏，煎至六分，去滓，徐徐温服，不拘时，量大小加减。治痘疮微渴。

2. 古今发挥

陈氏人参麦门冬散又名麦门冬散。陈文中按：前方，若痘疮热毒，气虚作渴，宜用之，若因气虚弱作渴，用人参白术散。

《金匮要略》载有麦门冬汤，其组方为"麦门冬、半夏、人参、甘草、粳米、大枣"，本方为润肺降逆、利咽下气方。喻昌曰："此胃中津液枯燥，虚火上炎之证，麦门冬汤乃治本之良法也。"方中重用养阴滋液、生津润燥的麦门冬为主药，以复肺胃阴津；人参、甘草、大枣、粳米补脾益胃；方中重用麦门冬甘寒清润，入肺胃两经，养阴生津，滋液润燥，以清虚热，为君药。臣以人参、甘草、粳米、大枣益胃气，养胃阴，中气充盛，则津液自能上归于肺。肺胃气逆，故并于上述益气生津药中配伍一味半夏以开胃行气，降逆下气，使脾能散精上归于肺，则肺津复而虚火平，逆气降而喘咳止。但与大量麦门冬配伍则其燥被制，且麦门冬得半夏则滋则不腻，相反相成。其中甘草并能润肺利咽，调和诸药，以为使。药仅六味，主从有序，润降得宜，生胃阴而润肺燥，下逆气而止浊唾，亦补土生金、虚则补母之法。陈氏人参麦门冬散为前方去半夏、粳米、大枣，加陈皮、白术、厚朴，补脾益胃同时，白术能燥湿，专补气分；陈皮，和脾胃，达阴阳，开痰行气，和胃消胀，可降可升；厚朴，开胸行气。药味虽不同，但异曲同工，仲景麦门冬汤为肺痿而设，偏重润肺益胃；陈氏人参麦门冬散为痘疮微渴而设，补气生津，陈氏深得仲景之妙。

五、补脾益真汤

1. 原方与主治

木香、当归、人参、黄芪、丁香、诃子肉、陈皮、厚朴（姜制）、甘草（炙）、白豆蔻（面裹煨）、草果、茯苓、白术、官桂、半夏（汤泡七次姜汁制）、附子（炮）各等分，全蝎去毒微炒，每一服用一个。上㕮咀，每服三钱，水一盏半，姜二片，枣一枚，煎六分，去滓，肚饥稍热服。服讫，心腹揉动，以助药力，候一时久吃乳食。治小儿胎禀怯弱，外实里虚，因呕吐乳奶，粪便青色而成慢惊风。

2. 古今发挥

此方为陈文中创制。陈文中认为本方为"气逆涎潮，眼珠直视，四肢抽掣，或因变蒸客忤而作，或因持拘惊吓而作，或因误服镇心寒凉药而作。"用此方加减："渴者，去附子、丁香、肉豆蔻加茯苓、人参。泻者，加附子、丁香、诃子肉。呕吐者，加丁香、半夏、陈皮。腹痛者，加厚朴、良姜。腹胀者，加厚朴、丁香、前胡、枳壳。咳嗽加前胡、五味子，去附子、官桂、草果、肉豆蔻。痰喘加前胡、枳壳、赤茯苓，去附子、丁香、豆蔻、草果。足冷加附子、丁香、厚朴。气逆不下加前胡、枳壳，去当归、附子、肉豆蔻。恶风自汗加官桂、黄芪。以上加减，与正方同等分。此药性温不燥，亦治大人渴疾。汤饮盛谷荡涤脾胃，以致脏腑虚弱，吃食减少，精神无力，日久衰困，而成淹滞之患。"

有医家认为，该方中参、苓、术、陈皮、半夏、姜、枣，即六君子汤，补脾燥湿；复加黄芪、当归补气益血；丁香、诃子肉、厚朴、肉豆蔻、草果、官桂、附子以温中燥涩；全蝎搜风止搐。治小儿胎禀怯弱、外实里虚、因呕吐乳奶、粪便青色而成慢惊，可谓陈文中学术思想的一个代表方剂。

陈文中特别强调先后天之间的相互依存关系，重视脾肾并治，立补脾益真汤，熔温阳、益气、助运、涤痰、祛风于一炉，可广泛用于多种虚寒证候的治疗。

六、其他创方

1. 长生丸

用槟榔、枳实、木香、丁香以理气消滞，砂仁、肉豆蔻芳香悦脾，半夏燥湿化痰，全蝎搜风；功能宽上实下，补脾治痰止泻。

2. 塌气丸

用青皮、荜茇、胡椒、木香、全蝎，治小儿脾虚腹胀，或疳泻黄瘦。

3. 远志煎

用远志、甘草、茯神、羚羊角屑、甘草炙、芜荑、蝎梢，治小儿身体壮热，惊悸，心神不宁。

4. 油珠膏

用石亭脂（硫黄中拣取如蜡色者）、滑石各半两，半夏（酒浸一宿，汤洗七次，焙）、黑附子（炮去皮脐）、天南星（醋浸一宿，汤洗七次，焙），上为细末，每服一钱匕。用冷清齑半盏，滴麻油一点如钱大，抄药在油珠上，须臾坠下，却去其齑，与儿服；补脾肾润心肺，专治下元虚冷、风痰气逆之气逆呕哕，及风痰作搐，并宜服之。

5. 芎蝎散

用川芎、荜茇、蝎梢、细辛、半夏祛风化痰，以治小儿肾元不足、寒痰壅塞之脑髓风，囟颅开解，皮肉筋脉急胀，面少血色等症。

6. 醉红散

用天南星、蜈蚣、白僵蚕、全蝎、天仙子、朱砂、紫菀、杏仁、龙骨、防风、龙胆草、蝉蜕、百合、牛黄、白芷、麝香、升麻、大黄、酥、蜜，上药先以牛黄、麝香、朱砂各研为末，除酥、蜜外，十五味捣为末，用水一升，入银锅内，煎至三合，以新绵滤去滓，却入锅内，入牛黄、麝香、朱砂末及酥、蜜等，以柳篦不住手搅，慢火熬如稠汤方止，入瓷合内盛，密盖收之。周岁儿每服一鸡头实大，沸汤化下。日二三服，量儿大小加减。治小儿因惊气，而吐逆作搐，痰涎壅塞，手足瘈疭，眼睛斜视。急惊者，薄荷自然汁调下。慢惊者，荆芥汤入酒，三五点调下。

7. 二圣丸

用石亭脂（如蜡块者）一两，黑附子（炮去皮）半两，治小儿腹胀足冷面冷，或腹中气响而足冷，或水泻而足冷，或渴而足冷，或粪青足冷，或头温足冷，或脉沉微而足冷。

七、古方发挥

陈文中善用前人之方，陈文中以八味地黄丸主治禀赋命门火衰、病久元气耗损诸证。此方本出仲景，钱乙用治肾虚，去附、桂而为地黄丸，陈文中复其原貌以温元阳，一减一增，两家观点泾渭分明，洞见症结，即便对于"禀赋肾阴不足，或吐泻久病津液亏损"者，陈文中亦宗"无阳则阴无以生"之意，应用加减八味丸，于大队滋阴补肾之品中伍肉桂一味，以鼓舞阳气（《小儿痘疹方论》）。用四君子汤、五味异功散、六君子汤、补中益气汤等温脾益气健运之方治疗不思乳食、饮食停滞、泄泻、呕吐等脾胃虚弱证候。

八、用药心得

陈文中制方用药每以温补为其特色，习用香砂六君子汤及丁香、肉桂、附子、豆蔻、生姜等温补燥涩之品。其制方用意，正如《格致余论·痘疮陈氏方论》中所言："观其用丁香、官桂，所以治肺之寒也，用附、术、半夏，所以治脾之湿也，使其肺果有寒，脾固有湿，而兼有虚也，量而与之，中病即止，何伤之有？"

此外，陈文中善于辨别虚实轻重，灵活地采用寒温相伍的治法，注意顾护气阴。如痘疮壮热，经日不止，更无他症者，为邪正相持之证，他处以柴胡麦门冬散。取柴胡、龙胆草清热解毒，黑参、麦门冬凉营护阴，人参、甘草益气扶元，清中寓补，邪正兼顾，方意严谨。治重症水痘之参汤散，为发表散邪、疏泄内热之峻剂，于解表清里诸药中伍人参一味益气扶正；治斑疹稠密身热之鼠粘子汤，以清热解毒为主，亦配以黄芪、当归。热病后期，余烬未灭，正气耗伤，则以扶元复阴为主，佐以清解余邪。如治积热及痘后咽喉肿痛，口舌生疮，齿龈宣肿之甘露饮子，便在生地、熟地、天麦冬、石斛等甘寒益阴之外加黄芩，茵陈清解。痘疮已靥，身热不退者，辨其证属气耗津劫，则用人参白术散，在扶脾益胃之中稍佐轻宣散热之品。

《小儿病源方论》载方12首：芎蝎散、油珠膏、补脾益真汤、前朴散、二圣丸、长生丸、塌气丸、远志煎、疏禾丸、牛黄丸、醉红散、不惊丸。其中前朴散为《太平圣惠方》卷八十四"前胡散"之异名，疏禾丸为《太平圣惠方》卷八十五"青黛丸"之异名，并非陈文中自创之方。塌气丸与钱乙《小儿药证直诀》中塌气丸同名，增加青皮、荜茇、木香3味。宋·朱佐《类编朱氏集验医方》载陈氏方2首：长生丸、塌气丸。明·朱橚《普济方》辑入陈文中方2首：不惊丸、二圣丸。《小儿痘疹方论》中亦载有众多医方，如十一味异功散（十一味木香散）、十二味异功散、人参白术汤、肉豆蔻丸、人参麦门冬散、前胡枳壳散、射干鼠粘子汤、桔梗甘草防风汤、人参清膈散等。

第七节 轶闻趣事

一、医术高超，品德高尚

陈公明大小脉，于小儿疮痘疹尤造其妙。随证施治，皆收奇功。闾阎细民以急告者，公不以其家之窘窭，匍匐往救，所赖以全者不可枚举。陈文中医德高尚，医术精深，尤以小儿科见长，是深受当地官民尊敬的医家。

尚书洪端淮东运使之子始生未及三个月，腹胀满，足肚冷，囟门高急，上气涎潮，四肢搐搦。同坐众官皆言：死证。洪公曰：我在前死了七八个儿子，皆是这般证候。此儿足见难医，枉废生受，亦不召医视之。或者言告文中，因往视而谓之曰：小官人此证，候死不得，尚可救治。运使曰：此儿必死，毋劳用计。众官皆喜陈君高明，既有救疗之心，运使从允。乃用油珠膏一服，次用长生丸一服，便下黄稠黏涎约半盏，内有白奶块，如小豆大十余块，是风痰结聚乳奶，一并便下。后用前胡厚朴散加附子二片，二服而愈。

又一案例，淮西戴运使小娘子始生周岁，腹中气响，痰涎壅闭，手足抽掣，欲与芎蝎散，斡取痰涎。运使曰：儿子小，难以依此施治。文中曰：前制参刘菊坡小儿始生五个月，因作搐乃服芎蝎散，斡去痰涎，次服油珠膏，即愈。菊坡赠一跋于卷末，今运使小娘子因惊吓，蓄冷气于喉咽间，传入肝胆，其气上不能升，下不能降，使血气不能流转，故痰涎壅闭而作搐也。若不依此施治，必不起。遂以芎蝎散一服，用手法斡去喉咽中寒痰约半盏，次用油珠膏二服，后补脾益真汤三服，再前胡厚朴散、长生丸各二服而愈。

安抚叶大监子始生八个月，搐而不休，乃惊食二痫证也。文中认为：是因惊怖未定，心气不足，便饵乳，使冷气与乳奶并搐于腹内，故腹中气响，上下滚滚，其气上则吐，下则泻，今抟于脾胃，则脾土虚弱，肝木盛冷，故筋掣而作搐。用油珠膏一服，次芎蝎散送下二圣丸一服，其搐止，又泻如泔水，用补脾益真汤二服。次日又搐，腹中气响，上膝芎蝎散一服，用手法将匙探于喉中，探斡出痰涎数口，即止。只腹中气响攻上，不纳乳奶，肚中急胀，用塌气丸一服，后服长生丸，愈。安抚赠一跋于卷。

二、坚持原则，不随流俗

陈文中反对当时医界滥用凉剂，而独创温补，医人无数。

当时扬州安通判儿子刚生尚未满月，出现头温足冷，腹中气响，涎潮，搐搦，名曰胎风。因乳母饮冷过度，冷气抟于胎胞之中，儿生之后，又因帛蘸冷水揾缴唇口，致令冷气入儿腹中，故头足冷，腹中响，涎潮搐搦，俗谓慢惊风。陈文中欲与油珠膏，府判曰：小儿纯阳，热即生风，何敢服附子、硫黄？文中认为：若与朱砂、脑、麝等凉剂，断然不救。何况儿未经寒暑，脏腑娇嫩，骨脉软弱，当温养下气。气盛则寒痰消，腹中不响，其搐自止，用油珠膏八服，后用补脾益真汤而愈。

第八节　序年纪事

陈文中（13 世纪），字文秀，生卒年代不详，大约生活于 1190—1258 年或稍后，享年 70 岁左右，是晚宋时期著名儿科医家。曾为和安郎判太医局，兼翰林良医，但年代不详。

根据陈文中《小儿病源方论》和《小儿痘疹方论》，首尾陈文中自己的小记里明确说明，该书是陈氏"祖父秘传方论"，他本人"守此方三十余年"，以及郑全序，将陈文中生平要事按年序如下：

约在公元 1190 年，出生于宿州符篱（今安徽省宿县）。

约公元 1210 年或此之前，开始行医。

公元 1234 年（金哀宗天兴三年），迁居涟水行医 15 年。

公元 1241 年，《小儿痘疹方论》成书。

公元 1254 年（宝祐甲寅年），出版《小儿病源方论》，郑全为之作序。

公元 1258 年（宝祐戊午年），著《小儿病源方论》卷四"惊风引证"的 3 则医案（太师贾平章子宣机三岁案、尚书洪端明子案、安抚叶大监案）。

卒年大约 1258 年以后。

（张静　朱锦善）

参考文献

1. 朱锦善. 儿科临证50讲［M］. 北京：中国中医药出版社，1999

2. 朱锦善. 陈文中生卒年与《小儿病源方论》的成书年代. 中华医史杂志，1995（1）：25

3. 朱锦善. 儿科寒温两派学术争鸣的源流与影响. 中华医史杂志，2002（2）：94-97

4. 中国中医研究院中国医史文献研究所. 医学史文献论文资料索引（1979-1986）第二辑. 1989

5（明）李梴. 医学入门（上、下）［M］. 天津：天津科学技术出版社，1999

6. 何时希. 中国历代医家传录（中）［M］. 北京：人民卫生出版社，1991

7. 王云凯. 中国名医名著名方［M］. 石家庄：河北科学技术出版社，1993

8. 刘更生. 医案医话医论名著集成［M］. 北京：华夏出版社，1997

9. 黄文东，张镜人. 近代中医流派经验选集［M］. 上海：上海科学技术出版社，1962

10. 李林，李玉玲. 首创温补的薛己［M］. 北京：中国科学技术出版社，1990

11. 陈梦雷. 古今图书集成医部全录［M］. 北京：人民卫生出版社，1991

12. 严世芸. 宋代医家学术思想研究［M］. 上海：上海中医学院出版社，1993

13. 徐春甫. 古今医统大全·上册［M］. 北京：人民卫生出版社，1991

14. 贾维诚. 三百种医籍录［M］. 哈尔滨：黑龙江科学技术出版社，1982

15. 余瀛鳌，傅景华. 中医古籍珍本提要［M］. 北京：中医古籍出版社，1992

16. 江育仁，张奇文. 实用中医儿科学［M］. 上海：上海科技出版社，1995

17. 单书健. 古今名医临证金鉴·儿科卷［M］. 北京：中国中医药出版社，1999

18. 方文辉. 中医古籍典故［M］. 广州：广东科技出版社，1990

19. 王玉润. 王玉润教授五十年论医集［M］. 上海：上海中医药大学出版社，1998

20. 王新智. 养子十法与儿童养护特点［J］. 河南中医，2004，24（7）：75

21. 万芳. 宋代中医儿科专著之学术成就及学术意义［J］. 北京中医，2003（3）：2

22. 俞景茂. 陈文中儿科学术思想探要［J］. 中医药学报，1983（3）：1-4

23. 李志山. 略论陈文中的温补学术思想［J］. 吉林中医药，1985（1）：40

24. 郭振球. 中国医学百科全书·中医儿科学［M］. 上海：上海科学技术出版社，1983

25. 赵艳. 南宋医家陈文中儿科特色［J］. 中医文献杂志，2001（4）：12-16

26. 陈文中. 陈氏小儿病源、痘疹方论［M］. 北京：商务印书馆，1958

27. 汪受传. 儿科温阳学派的起源与现代应用［J］. 中医儿科杂志，2008，2（4）：10

第七章　杨士瀛

第一节　概述

　　杨士瀛（约生活在 13 世纪），名登父，号仁斋。是南宋著名医学家，擅长内、儿及妇科。他出身于医学世家，以医德名重于当世。他的学术最能体现中医学的"集大成而出新"的特点。其学上宗汉魏，下逮唐宋，博采众长，融合贯通，在丰富的实践中卓然成家。主要著作有：《仁斋小儿方论》《仁斋伤寒类书》和《医脉真经》等。

　　他生活的年代大抵和北方金国的李杲相当。把他的著作和李杲的相比较，我们可以了解当时中国南方与北方的医学概貌，既有差异，又有一致之处。大体上，南方仍沿习以注疏的"述作"方式发扬经典，以方书的形式归纳临床经验；而北方医家，多以"论"的形式开发新见，东垣的著作称《内伤外感辨惑论》《脾胃论》等。大体上南方趋于保守，北方标识革新。但医学总是在实践中获得新知识。杨士瀛在南方的学术环境中获得很多的创新。如在理论上，杨士瀛提出了著名的"气为血帅"的理论，把气血理论向前推进了一步。值得注意的是，他也提出"凡人以胃气为本"的重视脾胃之论，他和李杲一南一北，但却有相同的见解。可见，中医学理论的发展，有其内在的机缘，到一定的情势下，虽地域不同，却可蕴育出相同的学术观点来。

　　在临证中，杨士瀛也有许多创新，如他诊断小儿惊风的四诊八候以及从痰论治惊风；他推广诊断小儿的虎口三关；他的治痘三法和先补后攻治疗疳证等，成为其主要学术特点，这些都对后世产生了重大的影响。

第二节　生平、治学与古今评鉴

一、生平考略

　　杨士瀛是福建三山人。三山即福州怀安县。明代徐春圃所著的《古今医统大全》有他的简短传略，说："杨士瀛，名登父，号仁斋，世业医学，至父尤精。每以活人为心集有《直指方论》二十八卷行世。"清代的《四库全书提要》补充说："始末无考，前有自序，题景定甲子。"甲子为景定五年，次年即度宗咸淳元年，即 1265 年，12 年以后，即 1279 年南宋亡。论述他生平的一些地方志如《闽书》《福建通志》《福州府志》《闽大记》和后世的目录学著作如《续文献通考》《皕宋楼藏书志》《宋史艺文志补》

《千顷堂书目》《也是园藏书目》《文渊阁书目》《中国医籍考》《宋以前医籍考》等书，皆是转引《古今医统大全》之所述。可以说，他平生以医为业，没有做过官，至于他的具体生卒年代是一个有待考据的题目。

二、师承治学

杨士瀛学自家传，对他前代父祖的情况也缺乏资料。一般说，家传业医都自有"家法"，在通治技艺之外还有家传秘技，也即今日所说秘不传人的"绝招"，这可以在他的著作中有所体现，例如他把诊察小儿惊风的秘诀概括为"四诊八候"，他治疗时用的一些小方小药，其来源自有根底。

家传者常有"各承家技，始终顺旧"的不足，要想突破家法，一是要精研医书，二是要勤求博采。杨士瀛的治学态度，正如他在《仁斋直指方论》自序中所概括的："剖前哲未言之蕴，摘诸家已效之方"，这一点在他的几部著作中是显而易见的。对伤寒之学。他直承《伤寒论》，赞同并承袭朱肱《南阳活人书》的见解，他以伤寒六经为医学的总理论，在《仁斋伤寒类书》中，诸病证包括痰证等都用《伤寒论》之理来解说，用《伤寒论》方剂来治疗。但又有自家的体会，故清代汪琥在《伤寒论辨注》中说他"于张（仲景）朱（肱）两家之外间有附益处"。他在儿科上又能集他以前医家之萃而有自家特点。他以背诵和记忆歌诀为入门之要津，以至他的著作都是以简明的七言歌诀为纲目引导论述，这反映了古代医学治学的一种方法。他治学最突出的一点是，他以自家之明而示人，这一点与古代有些文士著书"不知而作"截然不同，故而他把自己的书称为"直指"，诚如他自己所言："明白易晓之谓直，发纵以示之谓指"，这也彰显了他的治学学风。

对于杨士瀛的传人，现在仅知福建延平人，李辰拱，字正心，为宋末元初的医学家。著《胎产救急方》《伤寒集成方法》，此二书均失佚，但《伤寒集成方法》一书的自序尚存，《中国医籍考》据延祐五年戊午（1318）《自序》说："延平人，壮岁游三山，获从仁斋先生游，气味相投，因以《伤寒总括》见授。来归旧隐，乃取先生《活人总括》例演而伸之，编为《伤寒集成方法》，研精覃思，三十余年方克成编。"可见，李辰拱是杨士瀛带艺投师的弟子，学风和他一样严谨，也是一代名医。

三、古今评鉴

历代以来，对杨士瀛的学术及著作的评价，可谓是随年移而声望渐高。如他在《仁斋直指方论》自序中所言，当他在《活人总括》（后名为《仁斋伤寒类书》）和《婴儿指要》，（后名为《仁斋少儿方论》）刚问世之时，"俗皆以诂名高"，有人认为他著书为了出名。在《医脉真经》出版以后，一些人便"敛肃而相告：诚不易也"，改变了以前的看法。待到《仁斋直指方论》出版流行以后，"仁斋"为世人尽知，反倒对杨士瀛的本名生疏了。一方面，他的学术确也与年并进，但更主要的是，其理论以其精辟，被概括、被引用成为医家箴言，例如，他的"气为血帅"，他的"治病当先救急"、他的"治病如操舟""用药中病不必尽剂"等，都成为医生耳熟能详的话语。其著作的框架，在后人翻刻其书时进一步得到发挥，如明嘉靖年间朱崇正在刊刻其书时，又把他前后的一些名著、名论、名方附于其书，包括《保命集》《丹溪心法》《乾坤生意》《明医杂著》《十药神书》等的有关内容等。后世医家对他创制的方剂，在使用中被收入各种医学著作。杨仁斋以此成为宋代和中国医学史上著名医学家之一。从明代的《古今医统大全》到20世纪中国医学百科全书编辑委员会编写的《中国医学百科全书》和《中国医学通史》中都为他列传，可谓实至名归。

第三节　主要著述

一、《仁斋小儿方论》

（一）内容提要

此书又名《婴儿指要》《仁斋直指小儿方论》，5卷，成书于南宋景定元年（1260）。本书卷一至卷二为"初生"，述小儿噤风、撮口、脐风、惊风；卷三论疳疾；卷四论伤寒、脾胃、丹毒；卷五论疮疹。共分12门，载医论110余篇，附图、歌诀、证等共54则。杨仁斋的临床经验在他的这部儿科著作中最能体现。全书既全面说明又要言不繁。如诊法之虎口三关；治疗之治痘疹三法，倡用温热而忌泻下；治胎毒不用水银、朱砂；擅用小方小药；重证讲求套路，如治抽搐先予截风，治风先予镇惊，治惊先予豁痰，治痰先行解热等；对儿科疾病治疗强调护理的重要性等。

（二）版本流传

此书在明嘉靖时经过徽州朱崇正的补遗，附以插图，书名为存明嘉靖新安黄镀刊本、民国间鏦书局石印本、日本抄本等。

二、《仁斋伤寒类书》

（一）内容提要

本书又名《伤寒类书活人总括》或《活人总括》，7卷，成书于南宋景定元年（1260）。卷一为活人证治赋，论述外感风、寒、暑、湿、热诸脉证治法。卷二为伤寒总括，论述六经病辨证用药。卷三伤寒证治，论述表里、汗、下、温等法的运用，以及春温、夏热、风温、湿温、风湿、中湿、中暑、温疫等病的证治。卷四至卷六分述发热、恶风、四逆、发黄、吐血等多种证候的证治。卷七论小柴胡汤加减法，伤寒戒忌、产妇伤寒、小儿伤寒等。书以六经统温病，又补充了很多《伤寒论》以外的方剂，如桂枝石膏汤、柏子升麻汤、香薷散、黑膏方、疟用煎等有效方剂。

（二）版本流传

现存有元刻本，明嘉靖朱崇正刻本，清道光刻本等。

三、《医脉真经》

（一）内容提要

本书又称《医学真经》《仁斋直指方脉论》及《察脉总括》《杨氏脉诀》。约成书于宋景定二年（1261），2卷。其实为杨士瀛所著者只有第十卷，此卷有五部分内容：一是《察脉总括》，二是《脉诀》，三是《七表脉》，四是《八里脉》，五是《九道脉》。引第一卷也有以《察脉总括》为全卷之名者，如《文渊阁书目》《观海堂书目》等，《中国医籍考》又把第一卷称《杨氏脉诀》。第一卷后所附之《杂证脉》是明代朱崇正所增。第二卷全卷《药象门》全是朱崇正所附遗，出自《东垣试效方》。可以说只有第一卷才是杨士瀛脉学思想之本真。杨士瀛著此脉书的本旨是："发先哲未发之言，而揆之以理；约诸子异同之说，而归之还。"这说明，脉学理论虽然经王叔和进行了第一次整理，到宋代有多种见解，为此，杨士瀛做了一些整理，使其简要易明，便于掌握，这也成为明代表时珍、李中梓再次整理的先导。此脉论之《三部九候论》《脏腑部位论》《诊候论》《脉病消息论》等都以明确而实用见长，这也是他在脉学上的建树。

（二）版本流传

此书现存元刻本（残）、明嘉靖黄镀刻本、清抄本及日本抄本。

四、《仁斋直指方论》

（一）内容提要

本书又名《仁斋直指方》《仁斋直指》，撰于景定五年（1264）。是书共26卷。第1卷为总论，论述阴阳五行、荣卫气血。第二卷为"证治提纲"，论述病因、治则及多种病证的诊断治疗，多属杂病之类。第3～19卷论内科病证治。第20～21卷论五官病证治。第22～24卷论外科病证治。第25卷论诸虫所伤。第26卷论妇人伤寒等。该书将诸科病证分72门，每门之下，均先列"方论"，述其"平"、"病"、证候及治疗概要，次列"证治"，条陈用方，各明其主治、药物组成及修和炮制、服用方法等，以其条理性和融入作者之经验而具实用性。本书对体表癌肿特征做了形象的描述。

（二）版本流传

原刊本已佚，现存主要版本有，明嘉靖朱崇正刊本及明刻本、日本抄本、四库本。

第四节 学术思想

中医学在宋代，其医学风貌特别是在医学思想上有着重大的改变，谢立恒在《中国医学源流论·唐宋学说之异》中称："唐以前之医家，所重者术而已，虽亦言理，理实非其所重也。宋以后之医学，乃以为术不可恃，而必推求其理，此自宋以后医家之长。"系因受宋代理学的影响，医学界既讲简要明理，又敢以突破创新。魏晋南北朝至隋唐，医学以方书为代表，北宋初仍以方书称盛，北宋有三大方书，即《太平圣惠方》《圣济总录》《太平惠民和剂局方》，但与此同时，医家开始对经典，例如对《伤寒论》辨难质疑，勇于发挥，把方书理论化称为"方论"。在诊察的问题上，宋以前贯言"脉证"，而南宋陈无择则在《三因极一病证方论》中，明确提出"因病以辨证，随证以施治"的重视病因病机的辨证论治思想。作为临床家的杨士瀛，他的医学思想，既有推陈出新的一面，但也有学术保守之处。

一、脉证为气血消息

杨士瀛坚持以脉证为论病的核心，他在《医脉真经·脉病消息论》中说："脉者，血也；息者，气也。脉不自动，气实使之。然则人之脉息与气血之先乎。"以此强调"据脉以验证，问证而对脉，证如此脉以如此，一依条例用药，证与脉略同，则加减其间，证与脉大异则消息揣量"（《仁斋直指伤寒类书》）。他以此提出了著名的"脉以证别，证因脉寻"的脉证观。此论来源于朱肱，朱肱在《类证活人书》中说："大抵问而知之观其外，切而知之察其内，证之与脉不可偏废。"宋以前的"证"的概念和后世不同，是指症状、体征，不含病因病机的认识。杨士瀛在坚持朱肱脉证理论的同时，也吸收了陈无择的思想，这有其发展。他在脉诊脏腑定位上遵从《难经》。又以五脏六腑皆取气于胃和土为五行之主阐释胃气的重要性。他切脉的经验是，先按寸口，次及于关，又次及尺，每部下指初则浮，次则中按，又次则沉按，以浮应腑，沉应脏，中以诊其胃气。他切脉之经验丰富。如：人长脉亦长，人短脉亦短。肥者脉沉，瘦者脉浮，老者脉衰，少者脉盛，性急者脉疾，性缓者脉浮，性刚者脉躁，性静者脉和，他以七表脉、八里脉、九道脉从脉象来统概症状，这是从他自身的经验而提炼的理论。

二、伤寒统万病

诚如清代汪琥所言，他的伤寒之学出于仲景和朱肱两家，但也有很多自家的发挥。他的伤寒，不仅是包罗温病的广义伤寒，而是把杂病和仲景以后新痰证列出的怫郁发斑等证都纳入伤寒的柜架。这是伤寒统万病理念的先源。从他的伤寒著作《伤寒类书活人总括》，可知他的理论主要采自《南阳活人书》。他以歌诀概括的活人书"据证定方，毫无通变，使后学习之，宁无所误耶"（汪琥《伤寒论辨注》），例如卷一《活人证治赋》曰："春曰温，斑曰毒。""始证遽阳盛，即下胃腑。初得若脏病，直温少阴。""发热一也，不渴为表，见渴为里。"内容简捷明确，判断毫无二致。卷二的《六经用药格法》也如此。例如："太阳属膀胱，非发汗不能愈，必用桂枝、麻黄以助阳却邪。阳明属胃，非通泄不能瘥，必用大黄、芒硝以疏利阳热。"刘河间提出的"伤寒是热病"的学说早于他几十年，但他的包括温病的广义伤寒，仍坚决贯彻用温药护阳为主。例如，卷三的"温毒治法通用玄参升麻汤，黑膏亦主之，或用败毒散加紫草"。《仁斋伤寒类书》对50余个类证提出鉴别，主要分证原则就是六经表里虚实，既规范又便于掌握。

三、气血为人身之根本

《黄帝内经》奠定了气血理论，《难经》又提出原气，对气血理论有所补充和发挥，二书都以气血并重。《难经》又提出"血主濡之，气主煦之"，表明二者不能分离。《仁斋直指方论》对此有更深刻的论述，杨士瀛在《血荣气卫论》中道："人之一身，所以得全其性命者，气与血也。盖气取诸阳，血取诸阴。人生之初，具此阴阳，则亦具此血气，血气者，其人身之根本乎。"他又进一步指出气血的互为因果关系和强调气的动力作用："气者，血之帅也，气行则血行，气止则血止，气温则血滑，气寒则血凝，气有一息之不运，则血有一息之不行。"他这一段著名的论断，被后世医家概括为"气为血帅"，这也成为他理论上的一大亮点，指导诸血证和急症的用药。在他以后，元代医家滑寿在《难经本义》中也指出："气中有血，血中有气，气血不可须臾相离，乃阴阳互根，自然之理也。"滑寿的论述强化了对气血关系的认识，医生们以此把气为血帅作为辨证处方的一项准则和艺术。

四、人以胃气为本

杨士瀛出刊医著比金代李杲的《脾胃论》约晚13年，在他的著作中，还没有见到有读过东垣书的痕迹。倒是明代的朱崇正把《东垣试效方》的内容补进了《医脉真经》。杨仁斋和李杲有很多共同之处，例如在伤寒上都支持朱肱的夏月伤寒用麻桂，又都重视脾胃。固然东垣以脾胃立论，成为一大名家及一个重要学派。但杨士瀛的脾胃理论特别是在儿科上也有独到之处。《仁斋小儿方论·脾胃》明确提出"人以胃气为本"，又在《仁斋直指方论·血荣气卫论》中进一步说道："人受谷气于胃，胃为水谷之海，灌溉经络，长养百骸，而五脏六腑皆取其气。"又在同书《中湿诊》中指出："湿能伤脾，脾土一亏，百病根源发轫于此矣。"又以脾湿为腹满泻利、呕吐、水胀、水肿诸证的病机。他和东垣一样以利小便为治湿之大法。王冰在《素问·至真要大论》"湿淫所胜"的注文为"治湿之病，不下小便，非其法也"，东垣的发挥是"治湿不利小便非其治也"，而杨士瀛则说"治湿之法，通利小便为上，益脾顺气为次之"。可见，三者有异曲同工之妙。

五、倡导医贵直指

杨士瀛标注直指，以直指命名其书，所谓直指，即如他在《仁斋直指方论序》所说的明白易晓发踪示之，这既是他的著书风格，也体现在医疗思想上。他辨证提纲挈领，简要通脱。如治急惊风，他分惊、风、痰、热四证，又从搐、搦、颤、反、引、窜、视八候为辨证重点，之后按"套路"为治，他称之为"用药有序"；"通关以后，且与截风定搐；痰热尚作乃下之；痰热一泄，又须急与和胃定心之剂；如搐定而痰热无多，但用轻药消痰除热可也。"他治小儿病首重胃气，其经验是："贵在酌量，但以小小分剂与之，夫是之为平胃。"以小量而取胜。其药味也少，如疮疹证治，用紫草饮子，只紫草一味，以"一两，上锉细，百沸汤大碗沃之，盖定勿令气出，遂旋温服"。比方之妙在"紫草能导大便，发出亦轻"。他重视小儿的护理与药的煎服方法。有汤、散、膏、丹、锭、饼等多种剂型，方便实用。每种病证，先列通治方，再列专方，可谓以己之明而示人。

六、疮疹之治创"调解"之法

疮疹是斑疹性疾患的统称。疮原指痈疽之类，东汉天花传入中国，称之为虏疮，之后发疹性传染病渐多，宋代又称斑疹，《太平惠民和剂局方》将疮疹称为"疮痘"，把疹中突起水疱者称为"痘"，包括天花，水痘等。宋代已开始以"痘疹"二字括小儿斑疹病，如杨士瀛同时代的儿科学家陈文中，于1253年著《小儿痘疹方论》1卷。此类病在宋代流行频仍，医界对其极为重视，又积累了经验，开始有痘疹专著临世。公元1093年，董汲撰《小儿斑疹备急方论》1卷，陈述证候，并附方17首。从董汲到陈文中，在论治痘疹病的病机和用药时，一直是在争论之中。杨士瀛对于痘疹病，虽然沿用"疮疹"之名，但他的学术思想是汲取了钱乙和朱肱两家的精论，甚正合理。

宋代医家用"毒"和"毒气"的概念论说发斑疹之由，并取得诸医家们的共识。但在论治上大有分歧。董汲、张涣、初虞世、栖真子等人，认为应该初见即应以疏利宣毒，用汗法，下法。而钱乙和朱肱都认为不可妄下。钱乙认为可用温凉，但不可妄下妄攻妄发。朱肱则认为，不论斑疹已发或未发，都不可疏转，最忌戒的就是下法之用，认为用下利之药，促使毒气转里而杀人。在这些认识基础上，杨士瀛指出："疮疹证状，虽与伤寒相似，而疮诊治法，实与伤寒不同。伤寒所传从表入里，疮疹所发从里出表。盖毒根于里，若下之，则内气一虚，毒不能出而返入焉。"他以此创立"调解"之法，他的立法是：兼用温凉，活血调气，安表和中，轻清消毒。他以《太平惠民和剂局方》的升麻葛根汤为主方，在治疗过程中，据不同情况配用不同方剂随证而用。杨士瀛主伤寒，以伤寒治万病，但在治疮疹上，他还是吸收了很多寒凉派的知识，堪为博采众家之集大成者。

第五节　临证经验

一、初生儿不乳

杨士瀛认为初生儿刚出胞胎时，在未发声前，接生者应以手（现已用消毒纱布）拭其口，"令恶血净尽，不得下咽，则无他病"，这一操作不善会引起初生儿不乳，"若拭口之前，恶秽入腹，则腹满气短，不能饮乳"。治用茯苓丸：赤茯苓、川黄连（去须）、炒枳实壳，三药等分为末，炼蜜为丸，桐子大。服法很重要：每服一丸，以乳汁调灌下。

第二种情况是胎受寒所致。系"产妇取冷过度，胎受寒，则令儿腹痛，不肯饮乳"，杨士瀛以木香、陈皮、槟榔、肉桂、生姜、炙甘草六味药，各半分，配成"治胎寒腹痛方"，其服法是六药研末，取一捻，水煎，以绵蘸与之。

第三种情况是兼有呕吐不止，是因有恶秽入腹所致，杨士瀛创"治恶秽入腹令儿呕吐不止方"，组成及服法是：木香、生干姜、茯苓、焙甘草，以上四药各一分，酸木瓜、丁香各半分，研末一捻，水煎，以绵与之。

二、痉瘈

痉病或称痉证，以项背强直为主症，《金匮要略》认为病在经脉，后世又有书称作"痓"，《仁斋小儿方论》称其为痉瘈，并自注说："痉音景，瘈音翅，字异义同。"此病证后世多称为小儿惊风。杨士瀛用此病名本身，就表明他沿伤寒学派的思路进行证治。痉瘈病指各种在感染热病过程中发生痉挛，特别是流脑等，也包括破伤风，此病在小儿多发，并常发生角弓反张，《金匮要略》论其预后时说"为难治"。

杨士瀛论其病因及证候时说：先感受风，又感寒湿，虚极生热，热极生风。此论被吴鞠通在《温病条辨》中所承继，之后石寿棠在《医原》中进一步发挥，说小儿"六气最易化燥"，提出"六气致痉"之说。

《仁斋小儿方论》说痉瘈特征为："项背强直，腰身反张，摇头掣疭，噤口不语，发热腹痛，整日不醒，其状可畏，病在足太阳经。刚痉无汗，柔痉有汗。""刚痉为之发汗，柔痉为之解肌。"

杨士瀛治痉瘈因病情而论有四种路数。

路数一：以小续命汤为通治方，刚痉去附子，用麻黄；柔痉去麻黄，用生附子，大便利而厥逆者，则以熟附佐之。

路数二：以痰塞气盛为特征的痰证型，用防风温胆汤以通治，之后不分刚柔，审其热之轻重而解利之。防风温胆汤以消痰、顺气、疏风为立法。组成：制半夏、炒枳壳、茯苓各半两，橘皮、防风各半钱，炒甘草一钱半。服用法：上锉散，每服一钱，入生姜、紫苏煎服。

路数三：分轻证、热盛、壮热三证，以治热为主。轻证用败毒散，热盛用小柴胡汤，壮热（有胸满、口噤咬齿、大便秘结）用大承气汤下之。败毒散：人参、茯苓、甘草、川芎、前胡、羌活、独活、柴胡、桔梗、枳壳，上加防风，等分为粗末，每服一钱，薄荷少许，煎服。

路数四：刚痉用麻黄葛根汤，柔痉用桂枝葛根桂枝汤。柔痉自汗厥冷用理中汤，或和剂局方三生饮。麻黄葛根汤是葛根汤去桂枝、姜枣、甘草加葱白、豆豉，锉散煎服。

三、喘咳

小儿喘咳包括咳嗽及喘嗽。杨士瀛认为病位在肺，又因"小儿受病，多生于热，热则生痰，痰者诸病之根也"，故以宣肺、止咳、化痰为法。他在《仁斋小儿方论》为喘咳立三方三法，简明而实用。

感冒嗽喘者，用人参枳实汤。此系发于感冒，有胸满痰滞者。方用：人参一分，制枳实、炒桑白皮、制半夏、赤茯苓、五味子、细辛、北梗、去节麻黄、炒阿胶、炙甘草各半两，上锉散，每一钱，姜三片，紫苏三叶，水煎服。杨士瀛在附方后言其用方用药经验：凡治喘嗽，不论肺实，肺虚，可汗，可温，药中须用阿胶，便得安肺润肺，其性和平，肺经要药。

久患咳嗽者，用杏仁膏。方用：杏仁一两半，去皮，焙，茯苓一两，紫菀、茸皂角，去皮、核，蜜炙黄，各半两，上末，每半钱，生蜜调入薄荷汤泡开服。

一般喘咳者以紫菀汤为通治方。方用：紫菀茸、贝母、微炒苏子、杏仁（水浸、去皮、焙黄）、北梗、陈皮、麻黄（去节）、半夏曲、赤茯苓、炒桑白皮、炙甘草，各等分，以上诸药锉细，每服一钱，姜三片，紫苏三叶，水煎服。

四、滞颐

滞颐，今称小儿流涎，杨士瀛以脾胃虚冷为病机，他在《仁斋小儿方论》卷四说："小儿滞颐，涎流出而渍于颐间也。涎者脾之液，脾胃虚冷，故涎液自流，不能收约，法当温脾。"

方用：半夏、木香、丁香各半两，生川白姜、白术、青皮、陈皮，各二钱半。上细末，糕糊丸，麻子大，一岁十丸，两岁二十丸，米汤灌下。

五、疮疹

疮疹初现或疑似疮疹"先与惺惺散、参苏饮，或人参羌活散辈，热甚则与升麻葛根汤，人参败毒散"。

疮痘已出，则少与化毒汤（紫草茸、升麻、甘草）；出不快者加味四圣散（紫草茸、木通、南木香、黄芪、甘草）、紫草饮子（紫草一味）、紫草木香汤（紫草、木香、茯苓、白术）、紫草木通汤（紫草、人参、木通、茯苓、糯米、甘草），或快斑散（紫草、蝉壳、人参、白芍、木通、甘草）、丝瓜一味（连皮烧炭存性，百沸汤调下）。

疮痘出太盛者人参败毒散、犀角地黄汤。小便赤涩者，大连翘汤、甘露饮、麦门冬汤、五苓散。大便秘结，内烦外热者，小柴胡加枳壳汤，或四顺清凉饮。咽喉痛者，大如圣汤、鼠粘子汤。

兼喘满气壅者，麻黄黄芩汤。兼胸腹胀满者，枳壳桔梗汤、二陈加枳壳汤。兼烦渴者，甘草散、乌梅汤。下利呕逆者，木香理中汤、甘草干姜汤。

陷入者，加味四圣散，更以胡荽酒薄傅其身，厚傅其足，喷其衣服，并以厚绵盖之。若犹未也，独圣散入麝香、老酒调剂，或不同酒则木香煎汤。若其疮已黑，乃可用钱氏宣风散加青皮主之。

上述一系列的随证用方，可以说是一个非常全面的套路，从中可见杨士瀛的理论和实践。

第六节　方药创见

一、玉壶丸

1. 原方与主治

人参、瓜蒌根各等分上为末，炼蜜为丸，梧桐子大，每服三十丸，麦门冬煎汤送下。功用生津止渴。主治：消渴，引饮无度。

2. 古今发挥

此方为杨仁斋创制，出自《仁斋直指方论》卷十七。方中人参生津止渴，大补元气，气直入肺金，肺为水之上源，可生水。瓜蒌根即天花粉，清热生津。二药同用共奏补气布津、生津止渴之效。方名称玉壶者，玉壶是古代宫中计时的玉壶浮漏，又称玉漏或宫漏，以其吐漏水液而计时。唐人多用玉壶水表示清高，如鲍照诗句"清如玉壶冰"，王昌龄诗句"一片冰心在玉壶"，而李商隐在《深宫》一诗中说的"金殿销香闭绮栊，玉壶传点咽铜龙"，是说玉壶吞铜龙，吐漏水液而报时，此方借用玉壶之名，说明方剂供应水液，可使引饮无度的咽喉不断得到水液滋润，消渴得愈。意蕴深远。

二、惺惺散

1. 原方与主治

白茯苓（去皮）、细辛（去叶）、桔梗、瓜蒌根、人参（去芦）、炙甘草、白术、川芎。上为末，每服一钱，用薄荷叶三片煎小碗水与之同服。功用：补气散寒，活血行气主治：疑疹将发而有寒湿之困者。

2．古今发挥

此方为杨仁斋创制，出自《仁斋直指小儿方论》卷五。方中人参、茯苓健脾益气，栝蒌根即天花粉生津止渴，白术健脾温阳，细辛温阳助人参、茯苓、白术，兼散里寒，川芎活血行气以除血分瘀滞，炙甘草补气和中。桔梗宣肺散邪，助川芎解郁宣达之功。惺惺是聪明机警之意。杨仁斋把透疹药取名惺惺散一语双关，一是说让疮疹星星点点地渐渐出齐，二是取意吉祥。

三、摄生饮

1. 原方与主治

圆白南星（湿纸裹，煨）、南木香、半夏各一钱半，辣细辛、苍术、生甘草、石菖蒲各一钱。上药锉散，分两次服，每次用一碗半水加姜七片煎成半碗，乘热调苏合香丸三丸服下。功用豁痰开窍，散寒息风，主治卒中昏迷。

2. 古今发挥

此方为杨仁斋创制，出自《仁斋直指方论》卷三。方中南星、菖蒲豁痰开窍，半夏、苍术化湿除痰，细辛祛风散寒，木香行气调中，甘草缓急，调和药性。配合苏合香以辛温开窍。共收治疗中风痰厥之功。"摄生"二字原出《老子》"盖闻善摄生者"之句，杨士瀛把救治危证之方取名摄生饮，意在护持性命，表明他愿病家长寿的心意。

四、下虫丸

1. 原方与主治

苦楝皮、贯众、木香、桃仁、芜荑、槟榔各二钱，鹤虱（炒）一钱，轻粉半钱，干蛤蟆（炙焦）三钱，使君子肉五十枚将诸药研面糊丸，每服二十丸，天明清肉汁下，内加当归、川黄连各二钱半。功用驱虫治疳。主治儿童寄生虫证及脊疳、疳劳。

2. 古今发挥

此方为杨仁斋创制，出自《仁斋小儿方论》卷三。方中苦楝皮、贯众、芜荑、槟榔、鹤虱、轻粉、干蛤蟆、使君子肉等都有杀虫功效、苦楝皮、木香皆行气，桃仁行血，槟榔又消食化积。杨士瀛以"儿童二十岁以下其病为疳，二十岁以上其病为劳"，认为疳出虫，治疳先治虫。本方在治虫同时行气活血，调理脾胃，以下虫为治本，故名为下虫丸。

五、五加皮散

1. 原方与主治

五加皮一分，牛膝、酸木瓜各半分，上为末，每服一钱半，以粥饮调，第二次服时用好酒两滴同服。每日早晚各一次，都在饭前服。功用强筋壮骨。主治小儿行迟。

2. 古今发挥

此方为杨仁斋创制，出自《仁斋小儿方论》卷四。方中小儿软弱不能行走，属于五迟，责之气血不充，髓不满骨。肾主骨、肝主筋。五加皮祛风湿、壮筋骨，俗云"宁得一把五加，不要金玉满车"。牛膝补肾壮骨，木瓜养肝强筋。三药共奏强筋壮骨之功，酒能助五加皮的药力，粥以养胃，皆使药可欠服，无害而无"久而增气"之虞。

六、集圣丸

1. 原方与主治

芦荟、北五灵脂、夜明砂（焙）、缩砂仁、橘皮、青皮、蓬莪术、木香、使君子各二钱，黄连、虾蟆（晒干炙焦）各三钱。上药共为细末，取雄猪胆二枚，取汁和药，入糕糊丸，麻子大，每十五丸，米饮下。疳劳瘦弱，本方加当归一钱半，川芎三钱。功用行气活血，杀虫除积。主治通治小儿诸疳。

2. 古今发挥

此方为杨仁斋创制，出自《仁斋小儿直指方论》。芦荟润下清热杀虫，北五灵脂、夜明砂散血行瘀，缩砂仁行气开胃消食，橘皮、青皮、蓬莪术、木香破气除积，使君子、虾蟆杀虫，黄连清热燥湿泻火。共奏调气血、杀虫除积之功。医家砂仁养胃圣药，橘皮理气圣药，莪术破气圣药，五灵脂散血圣药，黄连清热除湿圣药，本方集多家圣药，故称集圣丸。

第七节 序年纪事

公元 1260 年（南宋景定元年），《仁斋小儿方论》成书，《仁斋伤寒类书》成书。

公元 1261 年（南宋景定二年），《医脉真经》成书。

公元 1264 年（南宋景定五年），《仁斋直指方论》成书。

公元 1318 年（元代延祐五年），杨士瀛弟子李辰拱刊刻《伤寒集成方法》。

（孟庆云 高修安）

参考文献

1. 林慧光.杨士瀛医学全书［M］.北京：中国中医药出版社，2006

2. 李经纬，程之范.中国医学百科全书·医学史卷［M］.上海：上海科学技术出版社，1987

3. 李经纬，林昭庚，中国医学通史·古代卷［M］.北京：人民卫生出版社，2000

4. 江育仁，朱锦善，现代中医儿科学［M］.上海：上海中医药大学出版社，2005

5. 何时希.中国历代医家传录［M］.北京：人民卫生出版社，1991

第八章 曾世荣

第一节 概述

曾世荣（约 1252—1332），字德显，号育溪，湖南衡阳烝西人，元代儿科医家。

曾世荣幼年习儒，后从世医刘思道习医多年，颇有领悟，渐精于儿科并知名于时，审证处方，每有独到之处，为人仁笃，重义轻利，深为时人所敬重。曾世荣曾将刘思道的方论、诗诀等遗著详加编次，删增补缺，又旁求当时明医论述，并汇集自己平时的论证与方剂，于至元三十一年（1294）撰成《活幼心书》3 卷，刊行于世。另著有《活幼口议》20 卷，论述儿科医理。

曾世荣重视优生优育，认为优生优育的先决条件是夫妻二人身心俱健，孕妇本身亦应做到起居饮食有规律，视听言行有所讲究，不可忧愁恼怒及恐惧。曾世荣重视小儿疾病的保健和预防，认为与其病后求良药，不如病前能自防；强调"四时欲得小儿安，常要一分饥与寒"。

曾世荣十分重视四诊，尤重望诊，精研脉证并以脉统证。认为诊断小儿病情的虚实，不应仅要看外表的肥瘦，而应把形态和气色结合起来。曾世荣对小儿脉诊很有研究，提出三部五脉说，并通过临床实践，认为一息六至是平脉，八至为数脉，实为发热作惊之病脉，发展了儿科脉诊。曾世荣强调辨证论治，处方用药颇有创见。其诊治疾病不拘于成法，善于变通，根据证候的传变而灵活化裁。曾世荣受张子和的影响，认为小儿病多由外感引起，主张攻邪治病，且以发散外邪为主；在攻邪同时，也不忘辨证，并不强调一味攻下。

曾世荣首先对惊风"四证八候"进行了详细的论述，得到后世医家的认可。

第二节 生平、治学与古今评鉴

一、生平考略

曾世荣，字德显，号育溪，别号省翁，湖南衡州（今衡阳市）烝西人，元代著名的儿科医学家，大约生于南宋宝庆三十年（1252），卒于元至顺壬申年（1332）以后，享年 80 多岁。

二、师承治学

曾世荣少年时跟从乡先生李月山习儒，长而用儒攻医，后来改从同里世医刘直甫（思道），由于聪敏而好学，刘思道乃悉心传授其术。而刘思道，字直甫，衡阳烝西高原人，邑儿科名医刘祀五世孙，"思道深得家学，治病多效，著于时"（见《活幼心书·序》《中医人名辞典》）。刘思道的五世祖刘茂先，名祀，自号固穷山叟，衡阳烝西高原人，是一位儿科名医，曾经师承宋徽宗时期享有"活幼宗师"之称号的戴克臣，深得戴克臣真传（见《活幼心书·序》）。刘茂先及宋代御医戴克臣两位儿科名家的学术经验，在元代颇有声誉。曾世荣继承发扬了戴、刘二家的学术思想，他的《活幼心书》就是集中体现，并有不少创新。

曾世荣治学严谨，善于吸收前人经验，荟萃各家，博采众长，至老不衰。正如《活幼心书》自序中所述，"就其遗书而精加编次，繁者删之，缺者补之，脱亡遗漏，在十一于千百，上探三皇前哲之遗意，下探克臣茂先之用心，实则吾心固有之理，旁求当代名医之论，亦姑为活幼之一助云耳"。曾世荣还敢于纠正前人的错误。在《活幼心书》中收有"议金银薄荷篇"，其曰："薄荷汤内用金银，多为讹传误后人，细读明医何氏论，于中载述得其真。"由于古方中有金银薄荷汤，后之医者便望文生义，后之医者便令病家以薄荷加金或银同煎。而金银乃妇女手腕常带之饰物，多有积垢，并不卫生。曾世荣经过多方查阅文献和反复考证，在北宋医家何澄的有关论述中弄清真相，金银薄荷就是金钱薄荷，即今之家园薄荷叶小者，是其叶似金钱花叶，名曰金钱薄荷。此理甚明，非所谓再加金银同煎，乃为薄荷的一个种类。大概钱字与银字相近，故以讹传讹，"是亦鲁鱼亥豕之类也"。

学习前人的经验，必须通过自己的临床实践，"书非有用不敢录，方非已效弗敢收"。曾世荣对小儿的生理、病理、诊断、治疗、药物、方剂及预防，均有较深的研究和造诣。他的《活幼心书》在博采前贤儿科精粹的基础上，参以己见，撰写成册，全书内容丰富全面，主要论述了小儿生理、病理及各种儿科疾病的诊断、治疗和处方用药，全书共 3 卷。晚年还著有《活幼口议》20 卷。

在学术思想上，曾世荣坚持辨证论治，又不拘前人成法。曾世荣受张子和"病由邪生""攻邪已病"学术思想的影响，在《活幼心书·及幼攻补》中说："张子和曰：人身不过表里，血气不过虚久，此言其大略耳。惟庸工之治病，纯补其虚不敢治其实，举世皆曰平稳，误人不见其迹，渠亦不自省其过，虽终老而不悔，且曰：吾用补药也，何罪焉？患者亦曰：彼以补药补我，彼何罪焉？虽死亦不知觉。此庸工误人最深，如鲧湮洪水，不知五行之道。夫补者人所喜，攻者人所恶，医者以其逆患者之心而不见用，不若顺患者之心而获利，岂计病者之死生乎。"他在治病原则上遵子和之议，在具体治法上又不同子和之汗、吐、下三法，而多用发散外邪。他说："所谓攻者，万病先须发散外邪，表之义也，外邪即去而元气自复，即攻中有补存焉，里之义也。"《活幼心书》论治 43 个病证，多以发散表邪为先，论方 230 首，发表之剂约占五分之一，且临床运用极为灵活。

曾世荣不但在治学方面给后人以不少启发，在医疗作风及服务态度、医德方面，也为后学所尊崇。他医术精湛，医德高尚，诊务繁忙，经他救活的婴幼儿及孩童无数，又为许多不孕症患者解决了子嗣问题，在群众中享有很高的声誉。具体表现在以下几方面：

1. 爱护患儿

曾世荣素以仁爱之心对待患者，以救死扶伤和解除患者痛苦为己任，非常爱护别人的儿孙。廉公亮在《活幼心书》序文中说"育溪曾德显，儒家者流，明小方脉，幼幼之心，不啻父母仁人之用心也……俾后人亦能推此心以及人及物，则活幼之心无穷也"，对曾氏热爱患儿之心做了充分肯定。

2. 不论贵贱贫富，对患儿一视同仁

《活幼心书》有云："为医先去贪嗔，用药但凭真实心，富不过求贫不倦，神明所在俨如临。"又曰："人有恒心，践履谨慎，始可与言医德矣。凡有请召，不以昼夜寒暑，远近亲疏，富贵贫贱，闻命即赴。视彼之疾，举切吾身，药必用真，财无过望，推诚拯救，勿惮其劳，冥冥之中，自有神佑。"曾世荣认为，医生不能有贪婪之心，要真心实意地为患者治病，无论对谁都要认真负责，对待患者不论亲疏贫富，也不论白天黑夜，还是严寒酷暑，都应有召即至，竭力抢救，而不考虑个人得失。对于个别贫困患者，非但不收钱，还主动捐钱物给予资助。他一生以"仁"为本，至死不忘，在 78 岁写完《活幼心书》时，题自画像云："涉厉风波老此身，业医惟务体诸仁。"

3. 谦虚谨慎，尊重同行

《活幼心书》首先提倡"戒毁同道"，主张对待同道要谦虚谨慎，尊重同行，学习古贤以救治患者为要，不嫉妒贤能，不在患者面前诽谤前医。他说："大抵行医片言处，深思浅发要安详，更兼忠厚斯为美，切戒逢人持己长。"并对某些医师的不良作风提出严厉的批评，谓"近世医者，诊察诸疾，未言理疗，訾毁前医，不量病有浅深，效有迟速，亦有阴虚阳实，翕合转移，初无定论，惟务妒贤嫉能，利己害人，惊谲病家，意图厚赂，尤见不仁之心矣。"认为医生应当忠厚老实，谦和安详，绝不可自逞己能，恃才傲物。

三、古今评鉴

1. 海北海南道宣慰使司事副都元帅和尼赤《活幼心书》和序

育溪曾君用儒攻医，得戴刘二家之传，自少至老，凡活人之幼者，枚数不知几何人，在证处方，皆超然众医之表。

2. 王伯岳、江育仁《中医儿科学》

曾世荣，是当时临床经验甚为丰富的儿科医生，著有《活幼心书》2 卷。对于小儿审脉、辨证、用药等方面，有其独到之处。从其《活幼心书》一书，大致可以反映出金元时期儿科学的状况。

3. 曾勇《湘医源流论》

曾世荣，他精读医经，详味药性，参前辈之奥议，伸自己之独见，并以业医五十余年的临床经验，撰著《活幼口议》20卷，《活幼心书》3卷。其切脉观症，用药之道，靡不悉具，可谓集毕生之精华，对我国儿科学做出了巨大贡献。曾世荣治学严谨，服务热忱，医德高尚。在小儿科疾病的诊治方面，力主攻邪，不偏重于补，注意辨证施治，不落世俗窠臼，并因人因地制宜，积极重视预防敢于实践，敢于创新，对儿童保健做出了贡献，不愧为一位杰出的儿科学专家。

4. 董建华《医学家论医德》

元代儿科医学家曾世荣，在儿科学术上造诣颇高，"精思详究，探本索源，药饵所施，百不失一"，他的医德亦很高尚，不仅"未尝以病家之贵贱贫富而异用其心"，对于贫困的患者不但分文不取，不收酬报，而且对于"窘乏太甚之家，亦随力捐资，济其膳粥，以故全活者众。"

第三节　主要著述

一、《活幼心书》

（一）内容提要

《活幼心书》系曾世荣整理其师遗著，删繁补缺，又集平素阅证用药已效者，编撰而成。成书于元至元三十一年（1294）。把小儿生理、病理及疾病的诊断、治疗、方药等概括其中，深入浅出，并在歌括后加以注释，内容丰富全面，既便于诵读，又便于理解记忆。

该书分上、中、下三卷。上卷列"观形气""五色主病""诊脉明证"及胎寒、脏寒、胎热、弄舌、舒舌、脐风、脐突、夜啼、急惊、天钓、急惊后如疟、慢惊、搐证、诸风毒等67种小儿病证。中卷列风毒、伤积、热证、伤寒、咳嗽、诸吐、诸泻、赤白痢、肿证、疳证、走马疳等43种小儿病证，并附有"不内外因""小儿常安""拾遗方论"等篇。下卷为信效方，主要介绍儿科病证的常用方剂。其中汤散门载日生汤、牛蒡汤、黄芩四物汤等汤剂45方；载百解散、五苓散、当归散等散剂75方。丸膏门列琥珀抱龙丸、镇惊丸、乌犀丸等丸剂31方；列原砂膏、如意膏、地黄膏等膏剂15方。丹饮门有水晶丹、不惊丹、鹤顶丹等丹剂7方；有百伤饮、速效饮、柴胡饮等饮类37方。金饼方载有一字金、一匕金、一抹金、香橘饼、通圣饼、姜豉饼6方。最后附拾遗方14首。

《活幼心书》卷上的"诀证诗赋"内容，作者分别用七律诗歌形式撰写，使阅者便于诵读熟记，览者开卷一目了然。如在"观形气"篇所载"观形观气要精通，秉受元来自不同，细察盈亏明部分，随机用药见奇功。"中卷的"明本论"对43种儿科常见病证的病因病理、诊断治疗，论述极为详尽。其中有许多内容是曾世荣的业医临证所得和理论独到见解，如将五苓散灵活运用于治疗惊风痰搐和疮疹等病之中。下卷的"信效方"，对中医儿科常用的丸丹育散、汤饮金饼等230余首方剂，分门别类，载述精详。一般是先论方剂的主治病证，继述药物组成，最后介绍煎制服法。由此可见，曾世荣于小儿证治方面颇有心得，故书名曰《活幼心书》。

（二）版本流传

本书版本有：日本享保十九年甲寅（1734）刻本；日本元文二年丁巳（1737）刻本；清嘉庆十六年辛未（1811）刻本；清宣统二年庚戌（1910）武昌医馆校刻本；通行本为1985年北京中国书店影印本。

（三）古今评鉴

1. 王伯岳、江育仁《中医儿科学》:《活幼心书》书中每一章节都编成七言歌括四句，以便初学者诵读记忆；在歌括以后加注解，以便理解。这和后来的《药性赋》《汤头歌括》一样，都有利于启蒙。

2. 史兰华《中国传统医学史》:《活幼心书》3卷。元代医家曾世荣撰于公元1294年。卷上将儿科疾病编成75首歌赋，便于记诵；卷中将儿科疾病分别立论43篇，附补遗8篇；卷下信效方，选录切于实用的儿科验方。

二、《活幼口议》

（一）主要内容

曾世荣的《活幼口议》共20卷，成书于元至顺三年（1332）。本书为曾世荣继《活幼心法》之后的又一儿科力作，其审证用药皆有独到之处，对于小儿生理病理、色脉证治、平素乳保鞠养，以及前人方书等，议之甚详。有一种观点认为《活幼口议》为史演山所作。

该书前有总论，列撮要、辨疑、补遗、正讹。卷一至卷三列议明至理25篇，如议原本、议通变、议难易、议参详、议专业、议审究、议同异、议根本、议虚实、议脉气、议投药等。卷四至卷五列议初生牙儿证候26篇，如议呵欠、议伸舒、议喷嚏、议脐突、议夜啼、议口生疮、议身体热、议血眼、议卵肿等。卷六至卷七论小儿脉、指纹、面部气色等。卷八论疑难病证，共18种。卷九列议胎中受病诸证15篇，如鬼胎、魅病、胎气、胎病、胎病作热、胎病蕴热等。卷十至卷二十论小儿常见病证及其治方，如伤寒、惊风、痢疾、泄泻、肿胀、喘急、疳热、疮疹、眼患等。末列治诸病杂方20 首。

曾世荣在该书中辨析惊风、痫、痘疹等症，强调不要为假象所惑，如指出阴痫脉浮数洪弦为阴中之阳，而非真阳；慢惊脉数呼吸大为证绝，而非阳回等，皆为经验之论。议明至理涉及禀赋、医理、辨证、诊断、调养、食忌等，可谓儿科之总纲。对时俗男十五、女十三通婚，提出异议，认为男破阳太早则伤其精气，女破阴太早则伤其经脉，生儿常可出现佝偻、侏儒等；在诊断上，指出半（半岁）以上看指纹，周岁以上看指纹与诊脉，变蒸之后以诊脉为凭，并将看面色、察指纹、诊脉合称"三部"，作为小儿诊断主要方法。对指纹诊法，重视纹形变化，列流珠形、环珠形、长珠形、来蛇形等 13 种，以示所属病证；面部气色，以五脏之本色相配，并以五行相生、相克为测脏腑病证之依据。分定面部五脏部位，十分精详，并附有插图，清晰易学。

（二）版本流传

现存明嘉靖二十四年（1545）叶氏作德堂刻本等，通行本为 1985 年中医古籍出版社据日本文政庚辰（1820）皮纸抄本影印本。

《活幼口议》是宋元时期一部颇具影响的儿科专著，后世许多医籍如《医方类聚》《永类钤方》《古今医统大全》《普济方》等都收录了该书。关于其作者，明清以前的医家均认为是演山省翁，而近世学者大都遵从丹波元胤的论断，认为其作者是元代曾世荣，演山省翁乃曾世荣之别号。《中医大辞典·医史文献分册》《中医图书联合目录》《湖湘名医典籍精华》以及中国古籍出版社出版的影印本《活幼口议》等，称该书为"元曾世荣撰"，与曾世荣的另一部著作《活幼心书》并行于世。湖南中医学院李国菁等通过查阅史志、地方志，对比《活幼口议》《活幼心书》在风格、体例、内容上的不同，考察演山省翁与曾世荣从医经历、处世哲学的差异，认为演山省翁并不是元代曾世荣而是南宋时期的江南世医，他才是《活幼口议》的真正作者。

（三）古今评鉴

1. 李经纬、程之范《中国医学百科全书·医学史》

元·曾世荣的《活幼心书》3 卷和《活幼口议》20 卷，亦均为当时儿科学的专著。对儿科生理、病理、面部气色，初生幼儿证候，胎中受病等，在总结前人经验的基础上，又有新的发挥。曾世荣有关小儿保育、喂养的传统知识的其他论述，也都有可取之处。元·曾世荣之《活幼心书》《活幼口议》，参前辈之奥义，伸自己之独见，"切脉观症，用药之道，靡有不具"，对中医儿科学做出了巨大贡献，书早已传至日本等国，且有翻刻。

2. 曾勇《湘医源流论》

元·曾世荣之《活幼心书》《活幼口议》，参前辈之奥义，伸自己之独见，"切脉观症，用药之道，靡有不具”，对中医儿科学做出了巨大贡献，书早已传至日本等国，且有翻刻。

第四节 学术思想

曾世荣习医50余年，尤精于儿科。其对小儿基础理论知之甚详，如小儿生理病理、护养保育、面部望诊、指纹诊、脉诊等，均提出了精辟的见解；对多种儿科常见病的证候分类治法做了精炼而具有指导意义的概括。

一、重视优生优育

曾世荣详细论述了环境、情志、饮食、起居、生育年龄和药物等与优生的关系。《活幼口议》曰：“夫人立室安家，求嗣必纯，纳妇种子，在贤且德，然而妇乃贤淑，夫又质良，生男不肖者有之，非夫妇之失情，人伦失序，事有不备者，良由公姑不能善胚胎之气，妯娌不与矜顾护爱之理，气胎涵养，宜在冲和。冲和者，同其天地之宽量，应乎四时之运行，妊娠之间，怀育之次，但常令孕妇乐以忘忧，不作怖畏，亦无恐惧，饮食有常，起居自若，此乃以顺其中而全其神，以和其气而益其脉，是与调而助之，扶而补之，何患胎气不安，生子不伟。”由此可见，夫妻二人身心俱健，品德高尚，这是优生优育的先决条件。同时夫妻生活要与天地四时相适应，不要违背自然规律，家人对孕妇要多方加以爱护和关照，无论物质生活和精神生活均要做出妥善安排，孕妇本身要做到起居饮食有规律，视听言行有所讲究，情志乐观稳定，不可忧愁烦恼和恐惧，夫妻必须恩爱和睦，彼此互相尊重，讲究文明礼貌，不可多饮多欲，这样才能保证所生子女聪明健康。否则，“致胎中受病”。如：

胎病作热：儿在胎中，母多惊悸，或因食热毒之物，降生之后，儿多虚痰气急短满，眼目眵泪，神困呵欠，不发神舒，呃呃作声，大小便不利，皆由胎中受热。

胎气蕴热：儿在胎中，母多恚怒，郁闷之情不散，又因胎气燥湿，儿作艰难，令儿食即呕吐，眼不定席，神不安稳，闻晌掣苦不解，蕴毒热相干，久作无辜，成疾害生。

胎病风热：儿在胎中，母常喜食动风之物，热毒流传，致儿受之，隐在经络，则手足拳挛，注入血脉，则肌体枯槁，其儿眼常喜扇，血不荫心，神不守舍，怯人恂物，视作定目。

胎病惊热：儿在胎中，母因惊悸气入，胎儿当受之，降生后其儿精神不爽，颜色虚白，初则温温有热，其后颊赤饶惊，物动即恐，声响即悸。

胎病结热：儿在胎中，母失调理，恣纵饮食，不加将护，蕴热颇久，乃至降生，热气隐蔽，传入于里，遂作闭结，其结由热极得之，大便不通利，冲心腹胀脐突撮口。

胎病卫热：儿在胎中，母伤和气，饥饱劳役，神疲力倦多矣，其有不劳役者，即有忧愁思虑役乎，其中动之真气攻之虚邪，干乱神魂，流入胎脏，儿乃受之，既生之后，儿常昏困，腹急气粗，重则喘急，睡思不稳，狂啼烦哭，肌肉不滋，亦生疮痍，热发早晚，精神少。

胎病潮热：儿在胎中，母曾发作子疟，或是因患瘴气，母或饮酒无厌，或是冒风伤暑，热入经络，有伤营卫，母虽分娩以脱其难，儿袭其气，阴阳不解，初生嫩弱，血气不和，作热潮来。

曾世荣这些对于妊娠妇女，由于内伤七情、饮食不宜、外感六淫等，与产生婴儿发热的关系的论述，时至今日仍有较好的临床指导意义。

二、望诊要精观形气

曾世荣十分重视四诊，认为小儿的生理病理特点决定了儿科望诊的重要性，故在强调四诊合参的同时，尤重望诊。认为望、闻、问、切四诊是中医诊断疾病的主要方面，小儿病情的虚实，不应仅看外表的肥瘦，更应把形态和气色结合起来，辨别疾病的虚实。曾世荣在《活幼口议》中充分强调了这一点，"凡理婴孩先看面部，定气察色最为要也，良由内有疾而形于外，是以本位与地位一体"。同时在望诊中，认为"要精观形气""细察盈亏"，并指出"观形气"主要观察小儿面部气色和精神状态两个方面。《活幼口议》对小儿望诊的内容做了详细的论述，分别从"五脏五色本立""分定五位所属""五脏伏敌喜伤""面中气色忽现""五脏分部定位"等方面论述。其中"五脏五色本立"，叙述了五脏所主五色及五行生克、五位生本相临、五脏胜伏相交等内容。"五脏伏敌喜伤"，则运用五行生克关系叙述了五脏伏敌喜伤及所主疾病。此外，形体之外重视气色，曾世荣认为"小儿虚实有非系肥瘦，而系乎气色"。他认为望诊不应只限于外部形态，而应重视气色。这主要是因为小儿"有肥而气怯，瘦而气壮，气怯则色必嫩，其为虚可知矣；气壮则色必盛，其为实可知矣"。可以看出曾世荣认为小儿病情的虚实，不应仅在外表的肥瘦，而应把形态和气色结合起来，辨别疾病的虚实。

三、精研脉证，提出三部五脉说，归纳小儿指纹十三种脉形

曾世荣精研脉证并以脉统证。对小儿脉诊很有研究，提出了"三部五脉"说，即："小儿三部，面看气色为一部，虎口纹脉为二部，寸口一指为三部；五脉者，上按额前，下诊太冲，并前三部，谓之五脉。"此外，在《活幼心书》中如是描写："叔和《脉经》曰：孩儿三岁至五岁，呼吸须将八至看，乃以八至为平，及观张氏《脉诀》云：小儿常脉只多大人二至为平。余尝指下审之，果一息六至为平，若七至八至乃是数脉，主发热作惊。由此而论，则脉之微妙，不可不察，学者当审而切之，庶无错误。"可见曾世荣通过临床实践，认为一息六至是平脉，八至为数脉，实为发热作惊之病脉，从而纠正了自晋王叔和的《脉经》以来，认为孩童脉搏一息八至为平脉的讹误，发展了儿科脉诊，对后世脉学的研究和发展发挥了重要作用，无疑具有极高的临床价值。

曾世荣在重视小儿望诊和强调以脉统证的同时，对小儿指纹进行认真的研究。其

在前人指纹诊法的基础上，对小儿食指络脉形态进行拓展，将其归纳为 13 种脉形，如"流珠形""环珠形""长珠形""来蛇形""去蛇形""弓反里形""弓反外形""枪形""鱼骨形""水字形""针形""透关射指面""透关射甲"等，且附有脉形图，进一步扩大了小儿食指络脉的主病范围。

四、重视小儿疾病的保健和预防

曾世荣非常重视小儿疾病预防，直言"与其病后求良药，不若病前能自防"，对孩童保健有精辟的论述。而在具体的保健、预防上，认为小儿吃得过饱或穿得过暖，非徒无益，反而有害，适足以成为致病因素。有些父母只要听到孩子啼哭，便误以为是饥渴所致，"遂遽哺之以乳食，强之以杂味，不亦多乎！有数岁者，娇惜太过，不问生冷甘肥时果，听其贪食，岂能知足！爱之实以害之，遂伤脾胃，不吐则泻，或成疳积浮肿，传作异证，此则得于太饱之故。"另有一些父母，唯恐孩子受寒，"有遇清朝薄暮，偶见阴晦，便加以厚衣重衾，或近于红炉烈焰，又且拘之怀抱，惟恐受冷。及长成者，所爱亦复如是，遂致积温成热，热极生风，面赤唇红，惊掣烦躁，变证多出，此乃失于太暖之故。"这种饱食厚衣的方法，名曰爱之，其实害之。

因此，"大凡幼稚，要其常安，在乎谨寒暄，节饮食，夫复何虑！"认为最好的保健方法是让孩子经常保持一种微饥微寒的状态。又说："殊不知忍一分饥，胜服调脾之剂；耐一分寒，不须发表之功。余故曰：孩提之童，食不可过份，衣不可太厚，此安乐法也。为父母者，切宜深省。"

曾世荣用格言的形式明确提出"四时欲得小儿安，常要一分饥与寒。但愿人皆依此法，自然诸疾不相干"，这是幼儿卫生行之有效的传统方法，颇得民众的欢迎，至今仍被广泛流唱。

五、提出五软病名，阐发脑与神的关系

五软系指因先天禀赋不足或后天于失调护导致脾肾不足、气血亏虚，出现头项、手足、肌肉和口痿软无力的病证。患儿全身肌肉或部分肌肉痿弱无力；头项软则不能抬头，或抬之不高、抬之不久；口软则虚舌出，或啜食咀嚼无力；手软则不能握举，或握之不紧；脚软则不能立、不能行，或立之不久，行之不远。俗称"软瘫"，为小儿时期生长发育障碍的疾患，多见于五六岁以内的幼儿。

关于五软的病名，宋代以前的医书未见专题论述，多数医家将其纳入"胎弱""胎怯"，或"迟证"等疾病中综合论述。曾世荣在《活幼心书》中第一次提出了"五软"的名称，并具体指出"头、项、手、足、身软，是名五软"，要与"胎弱""胎怯"和"迟证"等疾病加以区分。其病因多为父精不足，母血素衰而得；又因母血海久冷，用药强补而孕者；有受胎而母多疾者；或其父好色贪酒，气体虚弱；或年事已迈，而后生子；有日月不足而生者；或服堕胎药不去而竟成孕者，徒尔耗伤真气，苟或有生，

比如诸阴浅土之草，虽有发生，而畅茂者少，又如培植树木，动摇其根，而成者鲜矣。由是论之，婴孩怯弱，不耐寒暑，纵使成人，亦多有疾，爰自降生之后，精髓不足，筋骨痿弱，肌肉虚瘦，神色昏慢，才为六淫所侵便致头项手足身软，是名五软。治疗上强调健脾补肾复元，并以调元散治疗。后世医家对"五迟""五软"的研究无不是从曾世荣学术思想中得到启发，并发挥光大。

曾世荣对小儿颅囟及脑很重视。《颅囟经》中虽有"太乙元真，在头，曰泥丸，总众神也"的记载，但语言较晦涩，曾世荣在《活幼口议》中进一步阐发："颅囟者，乃精神之门户也，关窍之橐籥也，上下贯通，百会相通，七孔应透，五脏所籍，泥丸之宫，魂魄之穴……"将头、脑、神三者的关系阐述清楚。宋向元解释"泥丸"即脑，这样曾世荣的认识要早于李时珍"脑为元神之府"近三百年。并清楚地认识到肾与脑髓的关系，正如其解释解颅的原因时谓"肾气不足，肾主骨而脑为髓海，肾气不足则脑髓不满，故不全也"，而发为解颅。

六、论治惊风详述"四证八候"

惊风证始见于北宋《太平圣惠方》，至钱乙将其分为急惊风和慢惊风两种，并提出"急惊合凉泻，慢惊合温补"的治疗原则。对惊风的证治，金元医家有其独到之处。如张子和善用攻邪之法治疗惊风，李东垣在《兰室秘藏·小儿门》中专列"治惊论"，提出"外物惊，宜镇心，以黄连安神丸，若心气动致惊，宜寒水石安神丸"的治疗方法。南宋杨士瀛的《仁斋小儿方论》（1260）已载有惊风"四证八候"，惜较简略。曾世荣在继承前人的基础上，根据多年的临床经验，对惊风的临床表现做出了概括，详述"四证八候"的概念，即"四证者，惊、风、痰、热是也，八候者，搐、搦、掣、颤、反、引、窜、视是也……四证已备，八候生焉，四证既无，八候安有"。搐者两手伸缩；搦者十指开合，掣者势如相扑；颤者头偏不正；反者身仰向后；引者臂若开弓；窜者目直似怒；视者睛露不活。这对临床惊风的诊治有重要意义，得到后世医家的认可，沿用至今。

辨证上，曾世荣认为急惊风病变重在心肝。因其由外感风热、暴受惊恐等导致，临证可见"气促痰喘，忽而闷绝，目直上视，牙关紧急，口噤不开，手足搐掣""此热甚而然，况兼面红脉数可辨，盖心有热，而肝有风，二脏乃阳中之阳，二阳相鼓，风火相搏，肝藏魂，心藏神，因热则神魂易动，故发惊也。心主乎神，独不受搐，遇有惊则发热，热极生风，故能成搐，名曰急惊"。故治疗当先清热，曾世荣曰："急惊当先定搐，搐由风也，风由热也，搐既已作，方可下热退惊，热若不退，惊亦不散，不移其时，搐搦又作。"急惊有痰、热、惊、风四证，急当解热息风，缓则当以化痰以治其本。曾世荣对惊风证的治疗有独到之处，用药以攻见长，临证治疗善用五苓散。他认为对惊风抽搐必须仔细辨证，区分具体证候进行诊治，不可千篇一律地用龙脑、麝香、蜈蚣、蝎子等急峻药治疗，否则后果难测。同时对惊风的治疗注意调理，主张急惊风平稳以后，以化痰之药服之，以防成为顽疾。"大略要解热凉心肝，后用平和汤散调理。"

　　而慢惊证治应审证求因。曾世荣认为慢惊风虽同属阴证，但可有急惊风转变为慢惊风，有因洞泄而转变为慢惊风者，有过用下药而转变为慢惊风者。因此治疗当根据病因的不同，而用不同的方药治疗，如以急惊风传变者当以截风药治之，因洞泄成风者当以补药治之，因服寒凉药成风者当以助气醒脾药温之，不可拘泥于一治，更不可不加辨证，一味投以寒凉重镇药物，以使阴证加重。

七、明析癫痫证治

　　癫疾之名始于《黄帝内经》，历代均有发挥。《素问·奇病论》云："人生而有病癫疾者……此得之在母腹中时，其母有所大惊，气上而不下，精气并居，故令子发癫疾也。"明确指出了先天因素在本病发生中的重要作用。《诸病源候论·癫狂候》对本病的临床特点做了较为详细的描述："癫者，卒发仆也，口吐涎沫、口喝目急、手足缭戾、无所觉知、良久乃苏。"《济生方·癫痫论治》对痫证按五脏分类，指出："此五痫应乎五畜，五畜应乎五脏者也。"在癫痫的分类上，隋·巢元方以病机和证候特点相结合的分类方法，分风痫、惊痫、食痫以及阴、阳痫 5 种，后世多数医家遵循他的分类方法，并不断有所发展。曾世荣在巢元方分类的基础上，增加了胎痫、狂痫二种。

　　曾世荣认为，癫痫发病与先天因素有关，母亲在怀孕期间受惊或调护失宜，导致小儿先天亏损、元气不足、脏腑气血不和，故出生后患癫痫。孕妇调养不当，胎气受损，当胎在母腹中时，母亲受惊吓，惊则气乱，胎气亦随之而逆乱，母体肾亏致小儿禀赋不足，而生后易患痫证；或过分劳累体虚而致小儿禀赋不足。《活幼心书·痫证》指出："胎痫者，因未产前，腹中被惊……致伤胎气。"父母有病，影响胎儿，若父母患有病证则因其脏气不平，影响小儿先天禀赋而易患此病，或因父母素体虚弱，或因父母久病失养致小儿精气不足而出生后易患痫证。对于狂痫，曾世荣认为"至长成小儿才发，时妄言不食而歌，甚则逾墙上屋，弃衣而走，或一日二日方醒"，这与西医学所谓的精神运动型癫痫相似。认为狂痫既有精神失常，又有抽搐瘛疭。狂痫本身有自解性，也有反复性，充实了痫病的症状内容。曾氏认为此狂痫"始因冒热感风，风热内蓄，久则风痰郁结，上迷心包。盖心乃神之舍，偶为邪热攻迫，则神失所守而昏乱"，《活幼心书》云"狂痫者，亦属阳，《难经》云：重阳者狂"，提出针对病因，采用"解表散惊""凉心肝""下风痰"等治则。

　　另外，曾世荣在《活幼心书》中说"惊传三搐后成痫，嚼沫牙关目上翻，明辨阴阳参色脉，不拘轻重总风痰"，非常简明地说明痫病的主症、诊法、病机以及惊变痫的规律。书中还对辨阴、阳痫做了详细说明，指出"阴痫者，固慢惊后去痰不尽，痰入心包而得，四肢逆冷，吐舌、摇头，则口嚼白沫，牙关紧闭，但不甚惊搐作啼，面色或白或青，脉息沉微，故《婴孩宝书》云：睡中吐舌更摇头，正此之谓。治以固真汤加日生汤同煎，调宽气饮和解；阳痫者因感惊风次发搐，不与去风下痰，则再发。然三次者非一日三次也，或一月，或一季一发，惊搐必经三度，故日三次。所谓惊风三发便为痫，即此义也。其病主身热、自汗、两目上视、嚼沫、咬牙、手足掣搦、面色红紫、六脉浮数。以百解散加五和汤水煎疏解，次下痰，用水晶丹或半夏丸。"这是对痫病分类和病机的高度概括，为治疗痫病提供了总的原则。

在预后上，曾世荣强调"病至再三，加以发搐颇数，难以治疗，必成废人"，这与当今对癫痫预后看法一致。

八、处方用药善于通权达变

在《活幼口议》里，收有《通变篇》，曾世荣就临证变通与医者的关系进行了具体的论述，"大抵一切所为，皆由通变，惟有活人。用功过于兵法，主治在乎通而知其变，此乃良工。用心规矩，疑其变，且智不通，此乃庸夫。用心操执，常运其通而知其变，见其证而知其病，生死预决，危困不戕，斯乃上工之谓。顺逆相投，利害相混，何由而通，何因而变，斯乃下客之谓。嗟乎，幼孩易得候变，我即因其证与候而变治之，或轻或重而作，我亦随其轻与重而理之，通变之道如是而已"。

曾世荣临证数十载，活人无数，其精髓在于辨证施治。辨证时"审查究详，按考推备"，即审表里、察阴阳、究脏腑、详标本、按虚实、考轻重、推前后、备端的。对其辨证施治的要点，曾世荣概括为"议明至理""辨疑难证"和"通权达变"，并言"用药如用兵，当用岂容自己。如五月渡泸，雪夜平蔡，何待秋高马肥而后用之。若拘以四时取用，则兵药无成功矣"。所以，诊治疾病不能拘于成法，要善于变通，要根据证候的传变而灵活化裁，在这一点上，足可见其作为临床大家的风范。

曾世荣重视因人、因地制宜。曾世荣认为，诊治疾病既要遵循一般治疗原则，又必须根据证候的传变而临机处置，要采用一些超乎常规的方法来施治，才能收到较好的效果。盛暑用附子等大辛大热以温补脾胃，寒冬腊月用大黄一类苦寒药，本是医家之大忌，在某些特殊情况下，就得打破这一常规，曾世荣主张应用寒凉温燥之剂，必先辨明标本、虚实，而曾世荣正是以此建奇功。其在《活幼口议·评非时用附子大黄》中指出："小儿证候最易虚易实，要辨证施治得宜，如隆暑戒用附子，隆寒戒用大黄，若用之是实实虚虚，损不足而益有余，此亦理到之论，以愚评之，拘一法者不足以善兵，泥一说者不足以善学，在乎变通而已。"在治法上，除内服汤、丸外，曾世荣尚列不少外治法，如走马疳用温盆水灌漱，脱肛用蓖麻膏贴囟门，瘰疬用斛皮散外洗，白及散（白及、贝母、黄连、轻粉）治瘰疬脓汁不干症，五淋用姜豉饼贴于脐上等。治疗肿证，强调忌食味咸之物，轻者三月，重者半年，须脾胃平复，肿消气实后，才能食以少许盐类。

另外，曾世荣对不同地域的辨治有独到的心得。如其在《活幼口议》中曰："殊不知南人得病，以北人处方，自是地道相反，意义不同，所谓北人水气多，南人瘟疫盛，地气天时使之然也。北人水气盛，盛则就湿，湿即与燥之，南人瘟疫盛，盛即作热，热宜发散。"这些论述是继刘河间因人因地辨证论治之后，首次将地域不同发病不同，而做出不同辨证论治运用于儿科临床。这也是曾世荣善于变通的典型例子。

第五节　临证经验

曾世荣对儿科疑难证辨治，详析变化之因，疑难之理，并述相应治则治方。病证辨治，简洁明了，先述病因病机，或先分类型，次则辨证用方，灵活多变，颇切儿科临床实际。现就其主要临证经验分述如下。

一、惊风

曾世荣在继承前人的基础上，对惊风的病机和临床表现做了概括，详述了"四证八候"的概念。曾认世荣为急惊风之病由外感风热、暴受惊恐等致"郁蒸邪热积于心，传于肝"而发病，把病变主要归于心、肝脏，盖心有热，肝有风，二脏乃阳中之阳，肝风心火为阳物，风主乎动，火得风则烟焰起，二阳相鼓，风火相搏，肝藏魄，心藏神，因热则神魂易动，则发惊，热极生风则能成搐。曾世荣将惊风分为三证，即"惊生于心，风生于肝，搐生于气，是为三证"。

治疗上，"急惊当先定搐，搐由风也，风由热也，搐既已作，方可下热退惊，热若不退，惊亦不散，不移其时，抽搦又作。"其治诸惊，常配伍黄芩、辰砂、甘草之类。如治心热夜啼，宜"凉心安神"，可用"五苓散加黄芩、甘草"，或用百解散（干葛、升麻、赤芍药、黄芩、麻黄、薄桂、甘草）散发表邪，木通散（木通、地萹蓄、大黄、甘草、赤茯苓、瞿麦、滑石、山栀仁、车前子、黄芩）通心气，三解散（人参、防风、天麻、茯神、郁金、白附子、大黄、赤芍药、黄芩、僵蚕、全蝎、枳壳、粉草）疏利肝经，牛蒡汤（牛蒡子、大黄、防风、薄荷、荆芥、甘草）及防风汤（防风、川芎、大黄、白芷、黄芩、甘草、细辛、薄荷叶）安魂退热；治惊积，"先解惊，后理积""解惊，五苓散或百解散"；惊泻，宜"镇心抑肝，和脾胃，消乳食"，用药"先投五苓散，次用三棱散"。对气郁致搐的治疗，"余于此证，则用宽气饮治之，只以枳壳、枳实为主，盖其气也，四时平和则身安"。以五苓散治惊风实曾世荣首创，用宽气饮（枳壳、枳实、人参、甘草）疗气郁致搐，亦有至理。

同时，曾世荣对惊风的治疗注意调理，主张急惊风平稳后，服化痰之药，以防成为顽疾，其曰："惊风既除之后，轻者投半夏丸，重者下水晶丹与之，祛痰免成痴疾，但不可用大寒凉药治之。"急惊风有痰、热、惊、风四证，急当解热息风，缓则化痰以治其本。曾世荣用半夏丸或水晶丹治疗，半夏丸药用生半夏、赤茯苓、枳壳、朴硝，共成健脾化痰理气之剂，其"治痰证神妙，若惊搐后风涎潮作，服之尤验"。水晶丹药用南星、半夏、滑石、轻粉、净芜荑、巴豆，此丹为非常之剂，"顽积、惊重、风紧、涎多、热极乃可服"，以及"急惊后风痰未尽，免生痴疾宜再投"。从以上可以看出曾世荣对惊风证治的独到之处，也可以看出其用药以攻见长。

曾世荣提出惊丹病名，因惊搐引起的发丹名惊丹。《活幼心书》曰："婴儿生后，百日之内，半岁以上，忽然眼胞红晕微起，面带青黯色，向夜烦啼，或面如胭脂，此伏热在内，亦有面不红者。始因居胎之时，母受重惊，惊邪伤胎，递相传袭；降生之后，复受热毒，或再有惊，有惊则热，热气内蕴，形之于外；初发之时，散生满面，状如水痘，脚微红而不壮，出没休息无定，次到颈项，赤如朱砂，名为惊丹。"治疗先用四圣散（灯心草、黄连、秦皮、木贼、枣子）洗其目，次用百解散加五和汤同煎，以解惊热丹毒，牛蒡汤、当归散、三解散、黄芩四物汤（黄芩、当归、生干地黄、赤芍、川芎、何首乌、草乌、玄参、甘草、薄荷叶）皆可为治。热惊丹毒致痰喘作搐，宜急予宣毒拔毒，五和汤（当归、赤茯苓、甘草、大黄、枳壳）加升麻、生干地黄、姜、灯心草煎服；丹消后调理可以万安饮（人参、当归、大黄、防风、柴胡、枳实、半夏、芍药、黄芩、甘草、滑石末）。此后《幼科发挥》亦有描述："先发搐后发丹，此名惊丹，可治，此胎毒自内而外也，宜用大连翘饮主之。"

二、疳证

曾世荣治疳重视理气，认为疳之为病主要在于脾，"大抵疳之为病，皆因过餐饮食，于脾家一脏有积。不治传之于脏而成五疳之疾，若脾家病去则余脏皆安，苟失其治，日久必有传变"，其治疗疳气一证常用肥儿丸，药用黄连、川楝子、川芎、陈皮、香附子、木香，以理气助运为主，可治"小儿一切疳气，肌瘦、体弱、神疲乏力"。这与临证常用益气健脾药治疗疳气有异，此观点和用药体会对后世医家治疗疳证和运脾学说的产生均起到了很好的作用。

三、走马牙疳

走马牙疳相当于西医学之坏疽性口炎，曾世荣注意到该症独具特殊的恶臭气味。曾世荣认为，该病的病因病机内多责之于脏腑虚损，外责之于风热（寒）蕴积。更创制了许多内治方剂，攻补兼施，扶正祛邪，与外治相配合，丰富了走马牙疳的治疗方法。

凡得此候多因虚受寒气，及有宿滞留而不去，积温成热。虚热之气上蒸或嗜喜酸咸油腻之物，而脾虽喜甘，积滞日久，蕴热上熏于口，致齿焦黑烂，间出清血，血聚成脓，脓臭成虫，侵蚀口齿，甚致腮颊穿破，乳食不便，面色光浮，气喘热作，名走马疳。治之之法是去积热，用当归散（当归、赤芍、大黄、川芎、麻黄、甘草）合三棱散（人参、三棱、净香附、青皮、益智仁、陈皮、半夏、枳壳、紫苏、甘草），姜枣煎服。次投芦荟丸（南木香、丁香、诃子、肉豆蔻、使君子、芦荟、枣肉）、玉露饮（寒水石、石膏、甘草）。及以温盐水灌嗽，或软鸡翎蘸盐水拂洗，略拭干，仍以烧盐散、内金散、密陀僧散敷之。

四、胎寒

胎寒指小儿在母胎内感寒所致的证候，尤以面部呈现青白色、腹部疼痛不适、不欲吮乳、甚则呕吐、四肢发冷为特点。《诸病源候论》卷四十七即云："小儿在胎时，其母将养取冷过度，冷气入胞，伤儿肠胃，故儿生之后，冷气犹在胃肠之间。其状儿肠胃冷不能消乳哺，或腹胀，或时谷利，令儿颜色素𩑡，时啼者，是胎寒故也。"

胎孕之时，胎儿寄居母腹，与母一脉相承，依赖母体气血滋养发育生长，母体生理发生异常，必然波及胎儿。一般母热则子热，母寒则子寒，母惊则子惊，母弱则子弱。轻证：口中气冷，腹痛，大便色淡，清稀不化，夜啼，不乳或呕吐清涎及乳水，面色苍白，肢梢发凉，指纹淡青而细。重证：兼有唇青，昏昏多睡，口鼻气冷，四末冷，腹胀气短，屈曲握拳等。正如曾世荣所谓："孩儿出生百日内，觉口冷腹痛，身起寒栗，时发战栗，曲足握拳，昼夜啼哭不已或口噤不开，名曰胎寒。其原因为在胎时其母腹痛、产妇喜啖甘温生冷时果或胎前外感风寒暑淫，治以凉药，内伤胎气皆致胎寒。""则孩儿生后昏昏多睡，睡间或见吮乳泻白，若不早治必成慢惊风慢脾。"治疗以中和汤及当归散，使之为泄，然后进匀气散（桔梗、陈皮、砂仁、茴香、白姜、粉草）调补，以温中散寒，理气止痛。神安痛定，手足舒伸，次用参苓白术散以养胃气，白芍汤（白芍、泽泻、甘草、薄桂）去其寒淫。乳母当节生冷饮食。

五、胎热

胎热指胎儿出生后，以脏腑皆热的多种症状为主要表现的病证。曾世荣认为："婴儿生下三朝旬月之间，目闭而赤、眼胞浮肿、常作呻吟，或啼叫不止、时发惊烦、遍体壮热、小便黄色。"大多因其母恣食香燥辛热，过服温补之剂，七情郁滞化火，外感入里化热。母受热邪，内传胞胎。热易伤津，热性炎上，故面红目赤口渴；邪火扰心则心烦哭闹，甚则痰热闭窍动风而惊搐等。若胎热失治，聚而为毒，蕴结血分，湿热与毒相合外发肌肤而病疮疹等。轻证：面红目赤多眵，心烦哭闹，时有惊惕，口中气热，唇干喜饮，或身热恶热，食后呕吐，或口糜生疮流黏涎，便秘溺赤，唇舌红少津，指纹粗紫。重证：可见高热、惊惕、目赤肿痛，目眵黄黏双目难睁，或呼吸气粗急促，喉中痰鸣，或时有抽搐，甚则昏迷不醒，苔黄而干，指纹粗紫达气关或命关。曾世荣充分认识到这一点，认为"此因在胎，母受时气邪毒，或外感风热，误服汤剂，或食五辛姜面过多，致令热蕴于内，熏蒸胎气，生下故有此证，名曰胎热""所谓胎热即多惊，若经久不治则致鹅口、重舌、木舌、赤紫丹瘤"。治疗先以木通散，煎予母服，使入于乳，儿饮之，通心气、解烦热。然后以四圣散温洗两目，目开则进地黄膏（生地黄、山栀仁、绿豆粉、粉草、蜜）、天竺黄散（天竺黄、郁金、茯神、甘草、僵蚕、枳壳、朱砂、硼砂、牙硝、白芷、川芎、麝香、蝉蜕）及牛蒡汤、当归散，亦令母服。母忌鸡酒羊面。

六、脐风撮口

脐风之名出《备急千金要方》，又名撮口脐风、四六风、锁口风。常在生后第6～7天发病，故又有"四六风""七日风"等俗名。《小儿卫生总微论方·脐风撮口论》指出："初生剪脐，不定伤动，或风湿所乘，其轻则病在皮肤，而为脐疮不差，其重则病入腑脏，而为脐风撮口，亦如大人因破伤而感风。"可见脐风属于新生儿破伤风范畴，很早就有医家认识到小儿脐风与成人破伤风是同一病原。

曾世荣认为，"风邪早受入脐中，七日之间验吉凶，若见腹痛脐凸起，恶声口撮是为风""婴儿出生一七之内，腹肚胀硬，脐畔四围水肿，口撮牙关不开，攒眉而叫，名脐风。证乃剪脐过短，或结得不紧，致邪风侵入脐中，或用铁器断脐为冷所侵，或牵动脐带，水入生疮，客风乘虚而入，传之于心，蕴蓄其邪，复传脾络，致舌强唇青，手足微搐，口噤不能进乳，啼声似哑，喉中痰涎潮响，是其候也。此证多致不救"。充分认识到本病的发病原因，主要是因新生儿断脐时使用的用品不洁，或断脐后脐部护理不当，为风冷水湿秽毒之邪所侵而致。邪毒郁结脐部，则脐肿生疮。若正不胜邪，邪势蔓延，沿经脉流注五脏，毒入心脾结于口舌，则口噤舌强，唇青撮口，乳不能吮，啼不出声。发病愈早，为邪毒愈甚，危险性也愈大。

故曾世荣认为若一七之外可治，并详细列举了治疗方法，先投劫风膏，次以五苓散加宽气饮，入姜汁、葱白、灯心煎汤调服，与解风痰，用一字金（僵蚕、威灵仙、明白矾、细辛、甘草）煎荆芥汤或薄荷汤调后摸口内。"若禀赋充实，发热有痰惊搐，投黑白饮（黑牵牛、白牵牛、大黄、陈皮、槟榔、甘草、玄明粉），温蜜汤，空心服下。微泄似茶褐色二三行，进白芍药汤，姜枣煎服。"对此病预后曾世荣有明确认识，他指出："脐凸肚紧，微有青色，口撮不开，肝风盛而脾土受制，不可施治，凡有此候，百无一活，总是得安亦非长寿。"

此外，曾世荣对小儿吐泻也很有心得。他将吐分为冷吐、热吐、积吐、伤风嗽吐、伤乳吐等，将泻分为冷泻、热泻、伤食泻、水泻、积泻、脾泻、风泻、脏寒泻、疳积酿泻等加以论述，深化了吐泻病因病理的认识。曾世荣还在前人经验的基础上，注重对小儿发热的辨证，并就小儿咳嗽、腹泻等病都做了分类。

第六节　方药创见

一、琥珀抱龙丸

1. 原方与主治

真琥珀、天竺黄、檀香、人参（去芦）、白茯苓各一两半，粉草三两，枳壳、枳实各一两，山药一斤，南星一两。上药除檀香不过火外，九味或晒或焙，同研为末，和匀加朱砂、金箔各一两，重取新汲井水一两，重入乳钵内，略杵匀，随手丸大一枚，治法并用葱汤无时化服，或薄荷汤。痰壅嗽甚，淡姜汤下。痘疮见形有惊温净汤下。心悸不安灯心汤下，暑天迷闷，麦门冬熟水下。百日内婴孩每丸分三次。两岁以上者一丸或两丸。常用瓦瓶入麝香内贮，毋使散泄气味。入珍珠末一两合和，名金珠散。盖珍珠能镇心宁肝、坠痰尤效。此乃家传秘方。治小儿急惊体质虚弱者。

2. 古今发挥

此方为曾世荣创制。本方具有清热豁痰、镇惊安神、息风开窍的功效。曾世荣谓：抱龙之义，抱者保也，龙者肝也，肝应东方青龙木，木生火，所谓生我者父母也，肝为母，心为子，母安则子安，况心藏神，肝藏魂，神魂既定，惊从何生，故曰抱龙丸。理小儿诸惊，四时感冒，风寒温疫邪热致烦躁不宁，痰嗽气急，及疮疹欲出发搐，并宜可投。其药性温平，不僭不燥，常服祛风化痰、镇心解热、和脾胃、益精神。《经》曰：明可以安神，故用琥珀、珍珠。重可以去怯，故用辰砂、金箔。气窜可以利窍，故用沉檀、木麝。甘温可以固元，故用人参。辛燥可以开痰，故用南星。寒凉可使清热，故用竺黄。是丸化痰祛邪，清热之功居多，属肝心实热而致者服之殊效。若脾肺虚热，而见昏睡，痰嗽者当用调补元气之药为良也。

《中草药学》谓：本品有解热化痰、和脾胃之功效，用于感冒夹惊、暴受惊吓、惊恐夜啼、热病之后。用于病之初期先有外感表证，继而化热化火，出现面赤惊惕、烦躁不宁、风热相搏、引动肝风等症；小儿神气怯弱，易受惊恐，受惊后出现双目直视、心烦急躁、睡中惊抖，甚则手足抽搐；小儿白日目触异物，耳闻异声，致心神不宁，神志不安，入夜则啼哭，常在睡中哭而作惊，哭声尖锐，时高时低，时急时缓，紧偎母怀，常可见明亮灯光而啼缓，面色乍青乍白；热病之后，气阴两伤等症。

其后医家多用于治疗胎惊与胎痫。现世医家多用于惊风、癫痫、惊悸、失眠等症。治疗惊风、癫痫，可与朱砂、全蝎、麦冬等配合应用；治疗惊悸不安、失眠等症，可与夜交藤、酸枣仁、合欢花、朱砂、茯苓等配伍应用；用于小便癃闭、血淋等症，本品既能利水通淋，又能活血化瘀，可与车前子、木通等药配合应用；用于气滞血瘀、月经不通等症、可与三棱、没药、延胡索、大黄等药配伍应用。

中国药典 2000 年版有琥珀抱龙丸，但处方中无金箔。

二、调元散

1. 原方与主治

人参、茯苓、茯神、山药、白术、白芍、熟地、当归、黄芪各二钱半，川芎、甘草各三钱，石菖蒲二钱，十二味药组成。上为粗末，加生姜二片、大枣一枚，煎七分，不拘时温服。如婴孩稚嫩，可与母乳同服。主治秉受胎气不足，颅囟开解，肌肉消瘦，腹大如肿，致语迟行迟，手足如痫，神色昏慢，齿生迟者，服之有效。

2. 古今发挥

此方为曾世荣创制。方中人参与熟地相配，益气养血，共为君药。白术、茯苓健脾渗湿，助人参益气补脾；当归、白芍养血和营，助熟地滋养心肝，均为臣药。川芎为佐，活血行气，使地、归、芍补而不滞。炙甘草为使，益气和中，调和诸药。上八药，实为四君子汤和四物汤的复方。正如《医方考》卷三所述："血气俱虚者，此方主之。人之身，气血而已。气者百骸之父，血者百骸之母，不可使其失养者也。是方也，人参、白术、茯苓、甘草，甘温之品也，所以补气；当归、川芎、芍药、地黄，质润之品也，所以补血。气旺则百骸资之以生，血旺则百骸资之以养。形体既充，则百邪不入，故人乐有药饵焉。"另加山药、黄芪健脾益气；石菖蒲开窍，豁痰，理气活血；更加茯神健脾、宁心、安神之功。在治疗气血两虚证基础上加开窍安神之功，故用于解颅及五迟、五软。

现今许多医家用此方治脑积水属肾气亏虚者。

三、中和汤

1. 原方与主治

人参（去芦）、厚朴、当归（酒洗）、防风、白芷、肉桂、桔梗、川芎、白芍药、沉香、檀香、藿香叶、紫苏叶、黄芪，上方用无灰酒四两，重拌匀晒干，天阴略焙，每服一钱，水一盏煎七分热时温服。主治急、慢二惊，风痰上壅、手足抽掣、口眼㖞斜、躁烦生嗔、精神昏闷。

2. 古今发挥

此方为曾世荣创制。曾世荣认为："此药大能通和表里，温养脾胃，匀调气血，顺正阴阳，发散风寒，辟出腥秽，善使豆疮易出易收，不致倒靥黑陷，传变危急，兼治偏身痈疖已溃未溃，排脓止痛，自然消释。常服清神、驻颜、明目、健脾，真元益固，邪气无干。"

明·陈实功（《外科正宗》）亦有中和汤，药用人参、北黄芪、白术、大枣、白芷、桔梗、川芎、当归、肉桂、生姜各6g，白芍12g，甘草6g。功专补养气血，托毒外出。方中人参、黄芪、白术、当归、白芍、大枣、甘草、川芎补气补血，培元扶正，白芷、桔梗排脓，川芎、当归和血活血，肉桂、生姜温中。此方主治：骨槽风，溃口日久不愈，流脓清稀，有腐骨形成，从溃口流出，或溃口凹陷；周围皮肤紫暗，肌肉渐萎，患侧牙齿脱落，全身有微热，头晕目眩，精神困倦，面色无华，食少，形寒畏冷，舌淡苔白，脉细弱。与曾氏中和汤相较，偏于托毒，曾氏方偏于发散。

四、镇惊丸

1. 原方与主治

人参（去芦）三钱，粉草（半生半炙）、茯神、僵蚕、枳壳各五钱，白附子、南星、白茯苓、硼砂、牙硝、朱砂各二钱半，蝎十尾去毒，麝香一字。上除硼砂、牙硝、朱砂、麝香四味用乳钵细研，余九味焙为末，入乳钵内和匀前四味，用糯米粉水煮清糊为丸，梧桐子大。以银砂为衣，每服三丸至五丸或七丸。急惊用温茶清磨化服，慢惊以生姜、熟附子煎汤，研化温服。主治急、慢惊风。

2. 古今发挥

曾世荣此方以麝香开窍醒脑，息风化痰；蝎、僵蚕息风镇痉，朱砂、琥珀镇心安神；白附子镇痉祛风痰；硼砂清热化痰，牙硝清暑散结，消炎退肿；人参、茯苓、茯神、甘草补气健脾，以防伤正。功专镇惊安神，祛风化痰。

后人在此基础上总结出八宝镇惊丸，药选薄荷20g，天南星20g，猪牙皂10g，茯苓20g，木香15g，雄黄5g，钩藤20g，细辛10g，法半夏20g，僵蚕20g，琥珀5g，白附子20g，天竺黄10g，朱砂30g，防风20g，山药50g，胆南星20g，前胡15g，牛黄2g，白术20g，蝉蜕10g，天麻20g，白芍20g，冰片3g，广藿香20g，甘草15g。以上26味，除牛黄、冰片外，朱砂、雄黄分别水飞或粉碎成极细粉，其余22味粉碎成细粉，将牛黄、冰片研细，与上述各粉末配研，过筛，混匀，每100g粉末加炼蜜120～140g制成大蜜丸。功专退热安神，祛痰镇惊，用于小儿惊风或感冒发烧、痰涎壅盛、咳嗽气喘、烦躁不安。

此外，明《六科准绳》尚有牛黄镇惊丸，药选牛黄、麝香、冰片、胆南星、天竺黄、沉香、法半夏、桔梗、全蝎、僵蚕、蜈蚣、乌蛇、雄黄、朱砂、琥珀、远志、菖蒲、酸枣仁、防风、荆芥穗、羌活、细辛、川芎、白附子、川乌、天麻、人参、茯苓、白术、甘草。方中以牛黄、麝香、冰片清心凉肝，开窍醒脑，息风化痰。全蝎、僵蚕、天麻、蜈蚣、乌蛇息风镇痉。雄黄辟秽解毒；朱砂、琥珀镇心安神。酸枣仁、远志、菖蒲养心安神，开窍除痰。防风、荆芥穗、羌活、细辛、川芎辛温解表，疏散风邪。白附子、川乌镇痉祛风痰。人参、白术、茯苓、甘草补气健脾，以防伤正。功专镇惊安神、祛风化痰，主治小儿心火内盛，外感风寒。症见头痛身热，咳嗽声哑，痰涎壅盛，气促作喘，睡卧不安，甚则神志昏迷，牙关紧闭，四肢抽搐等。

五、紫草茸饮

1. 原方与主治

紫草茸、人参、黄芪、当归、白芍药、甘草各半两，上方每服二钱，水一盏，糯米五十粒，煎七分，无时温服。或入枣一枚，去核同煎。本方和胃健脾、催张痘疮、庶使易收、不致传变。

2. 古今发挥

此方为曾世荣创制。曾世荣善于钻研古方用药，提出自己的观点。如《活幼心书》云："紫草性寒，小儿脾气实者犹可用，脾气虚者反能作泻。又若古方惟用其茸，亦取其气轻味薄，而有清凉升发之功也。"此外，可用以"解黄疸，消肿胀，及一切斑疹恶疮，亦以其能利九窍，通水道，去湿凉血而然也"。

由于紫草上述功效，现今有人将其应用于治疗小儿紫癜性肾炎。

六、五苓散

五苓散乃仲景方，见于《伤寒论》和《金匮要略》中，由猪苓、茯苓、泽泻、白术、桂枝组成，为治水之总剂。综观五苓散的主治，大概不外乎外有表证，内停水湿，症见头痛，发热，烦渴，渴欲饮水但水入即吐，小便不利，霍乱吐利，心下痞，脐下动悸，吐涎沫而头眩等。而五苓散的功用，亦不外乎外解内利，即发汗与利小便共施，淡渗与气化共行，如《医方考》曰："茯苓、猪苓、泽泻、白术，虽有或润或燥之殊，然其为淡则一也，故均足以利水。桂枝辛热，辛热则能化气。"

曾世荣在其《活幼心书》"明本论"里共论述了 43 个小儿病证，其中用五苓散者占 21 个，病变涉及面广，其治异于诸家，诚如《活幼心书·吴序》中所言："五苓散在诸家，只用之解伤寒、湿温、暑毒、霍乱，而德显（曾世荣）于惊风、痰搐、疮疹等疾，通四时而用之。"曾世荣对于五苓散的使用，在继承前人经验的同时，确有诸多创见，现分述如下：

1. 利小便，泻心火，除心惊

五苓散用于急惊发搐、心热夜啼、惊积、惊泻。曾世荣释此方义曰："此剂内用茯苓，可以安此心之神；用泽泻导小便，小肠利而心气通；木得桂而枯，足能抑肝之气，而风自止，所以能疗惊风。"本症妙用五苓散，盖因五苓散性能导泻小便而利小肠，心与小肠相表里，小肠利则心热除，热除而神安，诸惊自除，故可治急惊、夜啼等诸惊证。曾世荣用五苓散治诸惊，打破以往诸说之范围，扩大了五苓散的应用，对后世医学影响颇大。

2. 除湿退黄

五苓散用于湿热黄疸。《金匮要略》茵陈五苓散用治湿重于热之黄疸。曾世荣继承前贤，认为五苓散既可发汗，又可除湿，湿除热解，邪有出路，而黄自退。"治法，若感湿热而得，身黄如烟熏之色，以咬咀五苓散加麻黄，水、姜煎投，汗之即愈；或用茵陈蒿汤调下五苓散亦好。"

3. 祛风除湿化痰

五苓散用于脐风撮口、齁鼻合、龟胸、惊瘫鹤膝。本方解表利水，能祛风除湿化痰。如齁鼻合一证，乃"痰母发动而风随之，风痰潮紧，气促而喘，喉间若拽锯声，乃成痼疾，多因小儿脾肺脆弱，乳食停滞，或暑湿内侵心肺，化热生风生痰，痰积成母而遇调护失宜，或节令变迁而引发，急宜祛风化痰，先以五苓散同宽气饮、宽热饮"；又如龟胸"因风痰停饮，聚积心胸，再感风热""治法宽肺化痰利膈，以除肺经痰饮""先用五苓散和宽气饮"；鹤膝乃顽痰流结，治疗"并宜发汗为先，使腠理开通，则风热可除，有湿亦去""用百解散和咬咀五苓散，倍加麻黄，水、姜煎服，微得汗为度"，并加祛风除湿之剂。

4. 解热透疹

五苓散用于疮疹。曾世荣引《黄帝内经》"诸痛痒疮，皆属于心"之说，指出此方能导泻心热而除湿，故能透疹。书中称对于疮疹之属于"微热者，用咬咀五苓散加人参、甘草"。

除此之外，曾世荣还用五苓散治疗水肿、目肿、阴囊肿各种肿病，及治癃闭、吐泻、暑症等，兹不复述。

七、用药心得

曾世荣擅用解表药。曾世荣受张子和《儒门事亲》的影响，认为小儿病多由外感引起，主张攻邪治病，且以发散外邪为主。在其《活幼心书》中明确提出："所谓攻者，万病先须发散外邪，表之义也。外邪即去而元气自复，即攻中有补存焉，里之义也。"可见，他的攻邪法以"发散外邪"为主，书中所收之方也多为发散方。

《活幼心书》论治 43 个病证，多以发散表邪为先，论方 230 首，发表之剂约五分之一，且临床运用极为灵活。如百解散以干葛、升麻、赤芍、黄芩、麻黄、薄桂寒热并伍，主和解百病，其配牛蒡汤、三解散以治惊热，加黄芩、甘草以治心热，配牛蒡汤、当归散以解风毒，加五和汤以散阳痫之热，去桂枝加黄连以疗麻疹；急惊以其发散表邪；狂病以其解表兼清心肝之热，又解惊丹之热毒，散伤寒之夹惊，发潮热之表，去鹤膝之湿；治温毒发斑、目疾、惊积之有表，加减变化，灵活运用。

当然，曾世荣在攻邪同时，也不忘辨证，并不强调一味攻下。曾世荣虽偏主攻邪，实际却处处注意脾肾，滋养先后天之元气，重视辨证论治。

第七节 轶闻趣事

一、医术高超，品德高尚

曾世荣不但医术精湛，而且医德高尚，精通养生之道，重德爱幼，有口皆碑。他诚心诚意为广大患儿治病，对富家子弟不多索取诊金，对贫家子弟也绝不敷衍了事。遇有急重患者请求出诊，他总是随喊随到，从不延误。他说："凡有请召，不以昼夜寒暑，远近亲疏，富贵贫贱，闻命即赴，举切吾身，药必用真，财无过望，推诚拯救，勿惮其劳。"这些话，他都是用自己的实际行动兑了现的。对于个别特困患者，他除了免费医治之外，还主动捐赠钱财予以救助。曾世荣 78 岁那年，曾为自己的画像题诗说："涉历风波老此身，业医惟务体诸仁，幼吾幼及人之幼，一念融为四海春。"他急病家之所急，不论何时何地碰到患儿，便千方百计地进行抢救，把自己当作给病家送去的温暖春风。有一次，在衡州郊外碰到一位因患急惊风而突然休克的三岁小儿，其父母皆为农民，只知跺脚捶胸地痛哭。在这种前不着村、后不着店的荒郊野外，曾世荣二话没说，立即取下药囊，就地进行抢救，终于把孩子救活，并主动赠送药物，这对农民夫妇乃千恩万谢而去。

《活幼心书》又收有《为医要量大见高》一文，记载了曾世荣治疗王千户小儿所患头痛病的经过。王千户携家眷及两岁小儿从广西坐船到衡州，在行船途中，小儿忽患头痛，起病后，经众医用药物或针灸治疗皆不效。后经曾世荣反复诊察，仔细询问行船的具体经过，终于发现有小篾签刺入了孩子脑顶囟门旁边的头皮之中。当即用酥油将篾签润透，用镊子将小篾签取出，孩子便安泰如初。原来在行船途中遇大风，船篷被吹落，船篷一角在孩子头部扫了一下，当时孩子啼哭不已，却未发现任何外伤。自那以后，孩子一直叫喊头痛。曾世荣得知此情况，便分析出可能有小篾签刺入了孩子的头皮之中。如果没有曾世荣这种诊察精细和高度认真的精神，孩子的病就很难得到确诊和及时有效的治疗。

在《活幼心书》中有一例，治疗冯自牧五岁小儿盛夏患泄泻，面垢、烦渴，耳尻冷，惊悸，诊其心肝脉浮而洪大，脾肺脉虚而细。曾世荣诊脉后分析，面垢烦渴脉虚细数者，此中暑也；惊悸发热耳尻俱冷，心肝脉洪大者，此痘疮欲作也，于是先让患儿服黄连香薷散解利暑气，续投钱氏异功散再加附子与之实脾，二日泻止，三日疮见，不旬余而收全功，此乃隆暑用附子之奇效。他认为孩子虽有中暑症状，但脾胃虚寒，故在解暑之后，又用异功散加附子以温补脾胃，因而取得良效。又治本路总管杨候幼子，四岁，腊月患惊风抽搐，诸医采用常法治疗无效。曾世荣见其六脉独脾脉沉滑，余脉微缓，知有蕴积在脾，当主大便不利……用泻黄散加大黄水煎，并三服，大府一通，神气清而饮食进，随获安可，此隆冬用大黄之功也。足见曾世荣医术之高超。

二、鱼水之情

由于曾世荣重德爱幼，救治患儿无数，人们都很感激他。当曾家遇到祸殃的时候，群众便自发地前来救助他。据《衡州府志》记载，元代大德十年（1306），湖南衡州曾发生过一次大的火灾，一连烧掉民宅和店铺两千多家。眼看曾宅就要遭受池鱼之殃了，在这千钧一发之际，许多市民便自发地前来浇水灭火，使曾家的财产和医书及手稿等得以完整地保存。群众奋力帮助曾宅灭火救宅的义举，无疑是对重德爱幼的曾世荣的最大鼓励和最高奖赏。

第八节 序年纪事

曾世荣（1252—1332？），字德显，号育溪，衡阳（今属湖南）人。幼年习儒，后从世医刘思道习医多年，于至元三十一年（1294）撰成《活幼心书》3卷，刊行于世。另著有《活幼口议》20卷，论述儿科医理。

元成宗大德十年（1306），衡阳大火，殃及两千余家，及火近世荣宅，情形十分紧急，众以"此曾世荣宅"，奋勇汲水，俄顷火熄，住宅及所著书均免于灾。行医50余年，全活甚众。

宁宗至顺三年（1332）以后逝世，年80多岁。

（陈丽云　张静　高修安）

参考文献

1. 曾世荣. 活幼心书［M］. 北京：中国书店，1985

2. 朱锦善. 儿科临证50讲［M］. 北京：中国中医药出版社，1999

3. 周一谋. 论曾世荣的学术成就和高尚医德［J］. 湖南中医学院学报，1997（3）：2-3

4. 周一谋. 论曾世荣及其高尚医德［J］. 中医药学报，2001（3）：71-72

5. 周一谋. 论曾世荣的创新精神和高尚医德［J］. 医学与哲学，1997（5）：277-288

6. 周一谋. 曾世荣在儿科领域的创见［J］. 湖南中医药导报，1997（5）：53-54

7. 中国医籍提要编写组. 中国医籍提要［M］. 吉林：吉林人民出版社，1984

8. 郭蔼春. 中国分省医籍考［M］. 天津：天津科技出版社，1987

9. 余瀛鳌. 中医文献辞典［M］. 北京：北京科学技术出版社，2000

10. 刘时觉. 四库及续修四库医书总目［M］. 北京：中国中医药出版社，2005

11. 任现志. 元代儿科医家曾世荣的学术贡献［J］. 中医文献杂志，2001（2）：8-9

12. 朱建平. 关于惊风"四证八候"的出处［J］. 中华医史杂志，1995（4）：247-248

13. 史兰华. 中国传统医学史［M］. 北京：科学出版社，1992

14. 李经纬，程之范. 中国医学百科全书·医学史［M］. 上海：上海科学技术出版社，1987

15. 邓理有，任现志. 曾世荣辨治小儿惊风的经验［J］. 中国中医药报，2001，7（25）：3

16. 王云凯. 中国名医名著名方［M］. 石家庄：河北科学技术出版社，1993

17. 杨文义. 曾世荣学术思想探讨［J］. 安徽中医临床杂志，1994（2）：51-54

18. 曾勇. 湘医源流论［M］. 长沙：湖南科学技术出版社，1991

19. 李国菁，潘远根.《活幼口议》作者考［J］. 中医文献杂志，2003（3）：21-23

20. 杨金萍. 曾世荣奇用五苓散［J］. 陕西中医函授，2000（5）：2

21. 于建芳，杨金洁. 五苓散在《活幼心书》中的新功用. 国医论坛，2000（6）：7

22. 王伯岳，江育仁. 中医儿科学［M］. 北京：人民卫生出版社，1984

23. 张世樵. 医学家论医德［M］. 北京：科学技术文献出版社，1988

24. 国家药典委员会. 中华人民共和国药典2000年版一部［M］. 北京：人民卫生出版社，2000

25. 吴少桢，曾令真. 中国儿科医学史［M］. 北京：中国医药科技出版社，1990

第九章　鲁伯嗣

第一节　概述

鲁伯嗣，籍贯生平均不详，明代儿科医家。

鲁伯嗣的学术思想源于《黄帝内经》《伤寒杂病论》《诸病源候论》等经典医籍，并博采众长，不囿于一家之学，广搜前人著作，由博返约，汇集张仲景、巢元方、孙思邈、钱乙、杨仁斋、许叔微、葛洪等名贤之论，加以整理贯通，著成《婴童百问》。该书作为中医儿科名著之一，具有执简驭繁、实用性强的特点。

鲁伯嗣首次提出五硬、积滞、盘肠气痛、内钓、乳嗽等病名；对钱乙五脏辨证思想、历代争议较多的变蒸学说做了重要补充及发挥；首创瘀血致痫观；临证治病重视后天，善调脾胃；活用古方，随证化裁，守法而贵灵活，遵古而多创新；于多个儿科病种有独到见解，学验俱丰，为中医儿科史上一位风格独特的医家。

第二节　生平、治学与古今评鉴

一、生平考略

鲁伯嗣，明代儿科医家，籍贯生平均不详。约于 1506 年写成《婴童百问》。

二、师承治学

明清时期，因得益于宋金元时期的良好基础，中医药学空前繁荣。学术的发展带动了文献整理与研究向更高水平推进，当时社会生产力与自然科学技术水平的提高又为文献整理提供了较好的物质条件，雕版印刷术的发明，大大提高了书籍产量，为学术传播创造了极为有利的条件。这一时期的中医药文献无论在品种、刊刻形式还是传播范围等方面，都大大超过历代，从而构成了现存中医药古籍的主体，在学科内容上具有明显的承上启下特点。

鲁伯嗣作为明代儿科医家，在学术上禀承《黄帝内经》《伤寒论》的精髓，继承钱乙、孙思邈、巢元方等前辈的论著精粹，其著述既遵循前人的临证精要，又结合本人的实际经验，融汇了明代以前各家精华而自成一体。对小儿诸疾不仅在病种上进行了广泛的收集，对一些疾病产生了新的认识，并且在疾病的治疗上有突破创新，运用古方灵活变通，根据具体病情拟定方剂，形成《婴童百问》一病多方的特点。

《婴童百问》对病因的认识多源于《黄帝内经》，对疾病的治疗多依仲景之法。如《泻利第六十五问》载有"经云：'春伤于风，夏生飧泄。'……暑月用五苓散、车前子散、灯心汤调服，泼火散加减服。"书中常引入《伤寒论》原文，如"太阳阳明合病者必下利，葛根汤主之，呕者加半夏，四逆散亦可服"，治疗泻利所用五苓散、葛根汤、葛根加半夏汤、四逆散也取自《伤寒论》。更典型者如《婴童百问·卷六》中"伤寒正受伤寒夹惊""小儿伤寒与时气同异""伤寒表里""伤寒咳嗽伤风"诸篇，详细反映了鲁伯嗣治小儿伤寒宗仲景之法，正如他在《伤寒表里第五十三问》中所言："然以表里证内近似三阴三阳之证，而疏于各证之下，非可以尽备六经之大法也，当以《活人书》《伤寒论》为主。"

《婴童百问》在小儿生理、病理、护养、证候描述方面更多继承了巢元方的学术思想，书中多处引用《诸病源候论》。如《护养法第二问》："巢氏云：小儿始生，肌肤未实，不可暖衣，暖甚则令筋骨缓弱；宜频见风日，若不见风日，则肌肤脆软，易得损伤。当以故絮着衣，勿加新棉。"这些关于小儿防病、护养方面的传统经验，在今天仍然切实可行。《诸病源候论》以阐述病因病理学为主，重在探讨医理，很少论及方药，而《婴童百问》载有丰富的方药，且剂量、煎服法、临证加减均记录详备，因病处方投药，正好与《诸病源候论》互补。

《婴童百问》对儿科疾病的认识与防治，亦深受孙思邈的影响，如《噤风撮口脐风第三问》引《备急千金要方·少小婴孺方·惊痫第三》所述："小儿始生，其气尚盛，若有微患，即须下之，若不时下，即成大疾，疾成则难疗矣，紫霜丸可量与之。"紫霜丸即《备急千金要方》之紫丸，由代赭石、赤石脂、杏仁、巴豆四药组成，主治"变蒸发热不解，并伤寒温壮，汗后不歇，胸中有痰癖，乳哺不进，乳则吐呃，先寒后热者；又治食积，乳哺失节，宿滞不化，或因食而发痫，大便酸臭，并宜服之，兼治惊痰诸疾"，且言此方"虽下不致虚人"。鲁伯嗣相当推崇紫霜丸，将其用于多种小儿疾病如腹胀、变蒸、惊痫、伤食泻的治疗，亦常用孙氏千金龙胆汤，如《壮热温壮第五十八问》介绍两方的用法："古法去伏热则用龙胆汤，去宿滞则用紫霜丸，当校其法而治之。"在方剂上对孙氏的继承与发挥于此可见一斑。

《魃病第六十四问》对魃病的定义源自《备急千金要方·少小婴孺方》："魃者，小鬼也。"鲁伯嗣既继承前贤之论，又提出其他治法与方剂，他指出"《千金》论：鬼魃，小儿鬼也，凡妇人先有小儿，未能行而母继有胎妊，儿未节乳，渐渐羸瘦，毛发稀黄，时作壮热，大便不匀，乃魃病也，又曰继病。法当用紫霜丸下其魃乳，以益黄散补之，令小儿断乳即安。消乳丸、异功散亦良剂也。有热者龙胆汤。"在借鉴孙思邈经验的基础上，开拓了魃病治疗的新境界。

《泻利第六十五问》开篇即引用《备急千金要方·少小婴孺方》调中汤方论，云"《千金》论：小儿春秋月晨夕中暴冷，冷气折其四肢，热不得泄则壮热，冷气入胃变成下利，或赤或白，日夜无数，小儿腹胀痛，壮热脉洪大，或急热数者，宜调中汤下之，热便歇，利亦瘥也，但壮热不吐下者，亦宜服之。"本篇继而谈到"若脾胃气虚，不能消化水谷，则糟粕不聚，或春间解脱风冷所伤，肠胃虚弱，卒被风寒所折，便为下利多矣……调中汤去大黄加枳壳，更利不止，则加黄连治。"很明显，鲁伯嗣以对孙氏的继承作为发展的根基，但不是一味师古泥古，而是结合自身所学，在临证实践中认知医理。

"儿科鼻祖"钱乙的学术贡献是多方面的，对后世的影响也相当深远。仅五脏辨证和五脏补泻而言，受影响最深的就是鲁伯嗣，他继承钱乙学说，写成《婴童百问》，书中有《五脏所主第六问》《五脏病证第七问》，第八至十二问分别论述五脏，设问直接引用钱乙《小儿药证直诀》有关内容，并进一步完善了钱乙五脏辨证思想。其他如脉法、发搐、龟背、积痛、潮热、壮热温壮、黄疸、呕证吐乳证等10余问，开篇即冠以"仲阳云"，可见鲁伯嗣受钱乙儿科理论影响之深。如《脉法第四问》载："仲阳云：小儿脉法：脉乱不治。气不和，弦急。伤食，沉缓虚。惊，促急。风浮，冷沉细。"钱乙论脉，短短22字，包括了儿科病的寒热虚实之证。鲁伯嗣在钱乙的思想上对脉法做了进一步讨论，从三关、年龄等方面加以阐发，并提出"兼看面部"："青色主惊风，白色主虚泻，赤色主痰热，黑色病势难当，黄色是脾家疳积。以此相参，察其病源，审度治疗，必无疏失矣。"早在《黄帝内经》时代，就确立了五色诊法，如《素问·移精变气论》提出"理色脉可以通神明"，《难经》中也有"望而知之者，望见其五色以知其病"，足见鲁伯嗣善于发皇古义，融会新知，撷采众长。

南宋著名医家杨士瀛，擅治伤寒、内科杂病及儿科疾病，特别是在儿科上有很高的造诣，其儿科专著《仁斋小儿方论》简明当读，后世多种著述均引载其中的内容。该书处处体现顾护脾胃的学术思想，临证诊病，补虚泻实，均顾及胃气，辨证用药尤有独到之处。杨氏的脾胃学术思想和用药特点，对宋以后儿科的发展起到一定的推动作用，鲁伯嗣是其中受影响较深的儿科医家之一。《婴童百问》常引用杨氏理论，如《疳证第七十九问》载："杨氏曰：'小儿脏腑娇嫩，饱则易伤，乳哺饮食，一或失常，不为疳者鲜矣'。"《疳伤第八十问》载："杨氏云：'五疳出虫，五脏疳也，其余曰蛔疳，曰脊疳，曰脑疳，曰干疳……曰丁奚，曰哺露，其状非一，不可不撮其要而条析之'。"另外还有顾护胃气的有关论述，且很多方药源自杨氏。

三、古今评鉴

1. 苏树蓉《中医儿科学》

明·鲁伯嗣，精于儿科，著《婴童百问》，其将儿科诸证设为百问，每问一证，究其受病之源，详其治疗方法，列方886首，其中对麻疹、水痘等出疹性疾病的鉴别和治疗较为完善。

2. 袁钟《中医辞海》

鲁伯嗣能参会众说，自成一家，取材审慎，表明了鲁伯嗣在儿科证治方面的造诣。

3. 上海中医学院中医文献研究所古籍研究室《婴童百问》

鲁伯嗣学识渊博，广读明以前方书名著，精于钱氏仲阳《婴孺论》百篇，故其成书，收集宏博，取材精要，融合众说，自成一家。

4. 孙继芬《中国医籍提要》

鲁伯嗣博采诸家之长，从《诸病源候论》《备急千金要方》到《小儿药证直诀》《仁斋小儿方论》等无不择其精良。

第三节 主要著述

《婴童百问》

（一）内容提要

鲁伯嗣博古通今，兼收并蓄，从《诸病源候论》《备急千金要方》到《小儿药证直诀》《仁斋小儿方论》等无不择其精良。并能融会众说，自成一家而多创见，毕全部学术思想于《婴童百问》。该书刊于明正德元年（1506）。

《婴童百问》是一本实用的儿科专著，具有重要的临证参考价值。书中从婴幼儿初生护养、诊法、五脏病证至小儿常见病及伤寒、吐泻、痢、蛔、疟和部分外科疾病的证治，设一百个问题论述，一问专述一证，每问必究其受证之源，对于多种儿科病证的致病原因、证候表现及治法方药等论述详尽，每证必详其证候及治疗之方，观形审势，因病投药，附方多为常用效方。本书以问答形式论述小儿疾病的诊治。共 10 卷，每卷 10 问，总计 100 问，故书名曰《婴童百问》。

其中卷一载初生儿护养法、噤风撮口脐风、小儿脉法、变蒸、脐风、五脏病证等；卷二载发搐、急慢惊风、惊痫等；卷三载天钓内钓、盘肠气、五硬、五软、夜啼等；卷四载胎疾、解颅及五官科诸病；卷五载五迟、滞颐、腹胀、腹痛、痞结、积滞等；卷六载伤寒、喘嗽、潮热、黄疸等；卷七载霍乱、吐泻、痢证等；卷八为脱肛、痔证、大小便不通、淋证、遗尿、疝证等，卷九为虚羸、蛔虫、阴肿疝气、汗证等；卷十为疟疾、痈疖肿毒、丹毒赤游肿、疮癣等。每一证均以问题形式提出，然后详述之。每问必究其病源，每证必详其治疗，因病处方投药，剂量、煎服法、临证加减、饮食禁忌，颇为详备。载方 886 首（其中 324 首重复）。

该书从病因、病理、证候、治疗、方药等方面，详细论述了百余种儿科病证。内容丰富全面，切合临床实用。如鲁伯嗣将痫分为心、肝、脾、肺、肾五痫，认为痫总的病因是小儿血脉不敛，骨气不聚，为风邪所伤，惊怪所触，乳哺失节，停滞经络。

治疗则根据不同的临床表现，进一步将痫分为阴、阳二证和惊、风、食三种情况，主张阳证不可用温，阴证不可用寒，风痫应先散风，惊痫宜先治惊，食痫当先消积，然后再以定痫剂治之。

（二）版本流传

相传明代郭静之在邠州做官时得到本书，其子郭坤在陕西蓝田县做官时刊刻出版了此书，始得流传于世，时值正德元年（1506）。数十年后，吏部尚书许赞将他于正德二年得到的蓝田刻本进呈嘉靖帝，皇帝于嘉靖十八年二月令礼部王肯堂、熊宗立校正刊行该书，嘉靖二十一年始成，前后花了 3 年时间。这也许是奉旨出书的臣子们小心校正，详加考究的缘故，两年后，即嘉靖二十三年（1544），巡按直隶监察御史陈与音令太平府重刊礼部所刻是书，"不两月而告成焉"，至此《婴童百问》得以广泛流传。

全书 10 卷，13 余万字，刊于 1506 年。卷首有明正德元年（1506）王云凤序和肖谦序。王序云，该书为郭静之守邠州时所得，而由其子郭坤镂以传。肖序对于本书作者，认为相传为鲁伯嗣撰述，但无佐验。此后，有明嘉靖十八年聚锦堂刊本，万历翻刻本（托名王肯堂重订，并附有王肯堂序），以及明刊 5 卷本等版本。新中国成立后，由人民卫生出版社 1961 年排印出版。

本书有 10 余种刻本，现存最早为明嘉靖二十一年壬寅（1542）刻本，1949 年后有排印本。本书版本有明嘉靖十八年己亥（1539）礼部校正刊本，嘉靖二十一年壬寅（1542）刻本，明嘉靖二十三年甲辰（1544）太平府重刻本，明万历间刻本，明末聚锦堂刻本（扉页作《重订婴童百问》），明丽泉堂刻本，经纶堂刻本，清刻本，日本刻本，上海大东书局铅印本（1919），人民卫生出版社铅印本（1961）。

（三）古今评鉴

1.《婴童百问·夏言序》

……独念《婴儿脉证》，《黄帝内经》不载其说，仅自中古巫妨氏著《颅囟经》以占寿夭。历世相授，医诀斯兴，则又散漫难考，检阅尔艰，或有证无论，孰究病根？或有论无方，奚从质据……许公自为翰林编修时，得此书，既以识其考据议论精密周详，有足以补岐黄之所未发，翊燮调之所未至，盖注心于是久矣。

2.《婴童百问·王肯堂序》

予一日得所谓《婴童百问》者而读焉，乃欣然叹曰：保婴之道其尽是乎！古之人神睿明哲，于凡人之所病，无不洞究而默契之，故其为书，论辨详审，制合精当……参会众说，自成一家，病无遗载，方有余奇，开卷昭然，蒙是发矣。

3.上海中医学院中医文献研究所古籍研究室（《婴童百问》）

是书每问必浚之以源，表之以证，对之以疗，论辨审慎，制合确当，开卷昭然，用调一元。全书列病证九十四种类，出方八百八十六首，观形审势，因病投药，均较详备。诚如著名医家王肯堂所云："保婴之道其尽是乎！"

4. 江育仁（《中医儿科学》）

鲁伯嗣的《婴童百问》，内容比较全面，包括儿科病证 100 种，列为 100 条，每条专述一病证，详述病源、证候及疗法。其论述平正通达，不拘一家，颇切实用，所附方剂 800 余首，多为常用效方，对于临床很有参考价值。

5. 朱锦善《儿科临证 50 讲》

《婴童百问》也是一本影响较大的儿科专著，将小儿诸证列 100 问加以阐述，采众说而有己见，内容丰富实用，在继承钱乙五脏辨证论治基础上，具体地提出五脏治疗大法。用药方面，组方简洁，药味少，份量轻，适合小儿疾病单纯，脏腑清灵，一拨即应的特点。

第四节　学术思想

鲁伯嗣精明医理，长于辨证论治。对医术既不保守，又无门户之见，尤能融会贯通，灵活运用并发展创新。首创瘀血致痫理论，在钱乙五脏辨证理论基础上补充了五脏病证治疗大法，对变蒸审其寒热虚实而治，临证治病以胃气为本，善用经方，深得仲景心法。

一、不囿前人，详论变蒸

变蒸学说是儿科的重要理论之一。古代医家在长期观察和临床实践的基础上，总结出小儿生长发育过程有着周期性节律和阶段性突变，此为变蒸学说的精华所在，也是历代儿科学家的主导认识。《婴童百问·变蒸第五问》云："变者上气，蒸者体热，每经一变一蒸，情态即异。"说明小儿思维与情志的发育也与之同步。实践证实，变蒸规律基本与婴儿生理发育过程相合，有一定客观、科学根据，初步揭示了小儿生长发育的意义及程序。

历史上对变蒸学说争论颇多。变蒸之名首见于王叔和《脉经》，《诸病源候论》列变蒸专候予以详细讨论，变蒸学说逐步形成，并经历代医家的探索和实践使变蒸学说不断丰富，明清时期已成为中医儿科基础理论的重要组成部分。历代诸多医家对小儿变蒸持肯定态度，有的医家还对未出现症候者提出了暗变的理论，如明·徐春甫《古今医统》云："亦有胎气禀实，当其变蒸之候，皆无形证……此为暗变蒸也。"巢元方、孙思邈、王焘等均认为变蒸如不夹杂外感、食积等病，可不治而解，钱乙、薛己、万全亦宗此说，并探讨变蒸期患病的用药规律，多用清下消积之品。明代张介宾最早对变蒸说提出异议，认为小儿变蒸非正常生理现象，而是一种病理反应。陈复正也持否定看法。

对于变蒸学说，鲁伯嗣不囿于前人定论，而是追本寻源，以求其真貌，通过潜心研究，分析考证，在巢元方及钱乙等先贤论变蒸的基础上提出自己的看法和见解，丰富和充实了这一学说。

《婴童百问》详细描述了变蒸的临床表现，并继承《诸病源候论》的观点，认为变蒸分轻重，与伤寒有类似之处，云："轻则发热微汗，其状似惊，重则壮热，脉乱而数，或吐或汗，或烦啼燥渴，轻者五六日解，重者七八日解，其候与伤寒相似""但变蒸则耳冷尻冷，上唇发泡，状如浊珠"，说明变蒸无论轻证重证，都必见发热，且以耳冷尻冷、上唇白泡为特征，此白泡亦称"变蒸珠子"，《诸病源候论》形容其"如死鱼目珠子"。钱乙《小儿药证直诀》将变蒸列于卷首，指出小儿变蒸的本质为"小儿在母腹中，乃生骨气，五脏六腑成而未全，自生以后，即长骨脉五脏六腑之神智也"，认为变蒸是婴幼儿脏腑由"成而未全"到"全而未壮"直到"全壮"的自然现象，变蒸是脏腑、情志发育所致，并描述了变蒸期内骨齿的发育。鲁伯嗣知常达变，在前贤所论变蒸之本质及常规表现的基础上，提出"变者易也，蒸于肝则目眩微赤，蒸于肺则嚏嗽毛耸，凡五脏六腑，筋脉骨节，皆循环各有证应"。精辟地阐述了变蒸临床表现复杂多变的根本原因，为深入研究小儿生长发育规律提供了更为灵活的思路。

对于变蒸中出现的轻证，古代医家一般认为不必用药，只需静养即可，重证则应治疗。《小儿卫生总微论方·变蒸方治》载：用黑散子（麻黄、大黄、杏仁）治"婴儿身热，变蒸不解及挟时行温病"；用紫霜丸治"小儿身热，变蒸不解及温壮伤寒，乳哺失节，宿滞痰癖，腹满吐呃"。《诸病源候论》记录了黑子散、紫霜丸，并使用熨法。钱乙有"不汗而热者，发其汗，大吐者，微下，不可余治，是以小儿须变蒸"的说法，对小儿变蒸提出应采取因势利导的治疗原则。鲁伯嗣在此基础上，于变蒸的不同类型采用相应的治法和方药，指出"其治法：和平之剂微表，实热者微利之，或不治亦自愈，可服紫霜丸（代赭石、赤石脂、杏仁、巴豆）一丸或二丸，并黑散子、柴胡汤（人参、甘草、麦门冬、龙胆草、防风、柴胡）。变蒸者有寒无热，并吐泻不乳多啼者，当归散（当归、木香、官桂、甘草、人参）、调气散（木香、香附子、人参、橘皮、藿香、甘草）主之"。审虚实寒热而治。

现代，对变蒸理论进行了多方面研究。例如有学者对30名2岁以下儿童调查发现，半数以上小儿确会有身无大病而发热之象，体温多在39℃以下，虽不严格依期发热，但发热后其体格和智能发育都前进一步，尤以牙齿萌出为明显，故认为变蒸时期的发热与小儿出牙期间的生理性低热密切相关。又如轻中度佝偻病在我国发病率较高，临床表现为骨骼改变、出牙迟缓，坐、立、行发育延迟及多汗、烦躁、易啼等神经精神症状。有学者从变蒸发生的时间、普遍性、与骨齿的关系出发，认为小儿变蒸不是生理现象，而是轻度维生素D缺乏性佝偻病的反应，应当重视防治，由于变蒸要点是变化成长和温蒸体热，仅从次要症状判断是佝偻病似乎有失偏颇。但在某种程度上，也有一定启发意义。有学者认为，变蒸学说有可能包括了部分临床症状轻微、预后良好的儿科疾病（如功能性低热、低热综合征、单纯疱疹及新生儿脱水热、暑热证等），必须引起注意。

急性上呼吸道感染（感冒）是小儿时期最常见的多发病，发病率为儿科各种疾病的首位，发病时，一般情况良好，多数有发热，重者可伴萎靡、无力、烦躁不安、食欲减退。小婴儿常出现呕吐、腹泻等症，现代医学认为感冒所出现的一般症状，是人体的正常防御反应，一般无需服药，病情较重者，应对症治疗，但主张不随便使用抗生素及解热镇痛剂。有学者认为，小儿变蒸与感冒有相似之处，至于发热过程对小儿的影响，除有损健康外，从内分泌学者认为热源治疗能增加生长素的分泌来看，发热似有促进小儿生长发育的作用。这与中医认为发热能推动生长发育的见解是一致的，因此对婴幼儿"变蒸"发热（包括感冒发热）主张以护理为主，不滥用药物的观点，如鲁伯嗣所言"或不治亦自愈"，至今仍有一定指导意义。

二、健脾助运，胃气为本

"胃气为本"的指导思想贯穿《婴童百问》，鲁伯嗣重视脾胃在发病学、治疗学上的意义，与钱乙、杨士瀛一脉相承，对多种疾病皆从脾胃论治，以健脾助运为大法。

遵钱乙"脾胃虚衰，诸邪遂生"之说，如《腹中有癖第四十六问》讲述腹中有癖一证如不及早治疗，则脾胃虚弱，气血不充，精微不布，久延成疳，曰："如不早治，则不能食，脾胃虚弱，四肢不举，诸邪遂生，羸瘦而成疳矣。"

又如在治疗慢惊、脾风、惊风时重视顾护胃气。《慢惊第十六问》指出慢惊的病因为"因病后或吐或泻，脾胃虚损""治法须当审问源流，不可一概用药……如吐泻得之，则理中汤（人参、白术、干姜、甘草）加木香以温其中……下积取转得之，则先与调气散，调和脾胃……然慢惊虽属阴，亦须准较阴阳亏盛，浅深如何，不可纯用温药及燥烈大热之剂，惟于生胃气中，加以截风定搐。"《惊风第二十问》云："治法量轻重而疏导之，仍与调气和胃取愈。"《脾风第十七问》论及脾风的预后："或身温而四肢冷，其脉沉微，阴气极盛，胃气极虚，十救一二。"指明胃气虚衰，多预后不良，强调胃气在疾病转归中的作用。

钱乙倡导"脾主困"，认为脾胃病的病机为脾气困遏，运化失职，升降失司，治脾强调助运，重视气机的升运，对脾胃学说的形成意义重大。这一学术思想在《婴童百问》中得到延伸，《腹胀第四十五问》云："然脾虚气不运动，故腹胀而不喘，可以散药治之，使上下分消，其气即愈也。"说明脾运失健，气机不利导致腹胀，强调脾升胃降，运化有常的重要性。现代小儿脾胃病的发病原因，不同于过去常因饮食不足而发病，而是家长不适当地给小儿增添补品及所谓高营养食品，徒增小儿脾胃负担，或恣意纵儿所好，使之贪吃零食，偏食、饥饱不均伤及脾胃所致。当代医家江育仁也认为"脾健不在补贵在运"，以调和脾胃、扶助运化法为主治疗多种小儿脾胃病，可见健脾助运治法具有重要的现实意义。

杨士瀛认为"凡人以胃气为本，惟治病亦然"，临证诊病处处以顾护脾胃为重，其学术思想受钱乙影响颇深。钱乙儿科辨证以五脏为纲，杨氏不但重视钱乙"小儿脏腑柔弱""易虚易实、易寒易热"的论述，尤其重视脾胃的柔弱和脾胃易于损伤的特点，因此，杨氏脾胃学术思想可视为钱乙脾胃学术思想的进一步发挥。鲁伯嗣继承二者之说，无论外感内伤以及任何疾病之治，皆注重固护脾胃。对大病或慢性痼疾之属，脾胃之气的盛衰往往关系到疾病的转归和预后，鲁伯嗣重视调理脾胃，固后天之本，此治病求本之谓；不独慢性病首重调理脾胃，急性病、热性病应用苦寒之品亦强调中病即止，不可过剂，以免药过病所，损伤脾胃，指出"得其平则可"。如《胃气不和虚冷第八十二问》言："凡人以胃气为本，惟治病亦然，胃气有实有虚，实者则有痞满内热之证，虚则有呕吐不食之证，虚者益之，实者损之，欲得其平则可矣。"

《疮疹第一百问》云："疮瘥而忽泻脓血痂皮者顺。腹中有疮也，泻血而水谷不消者逆，脾胃虚也。或泻血而疮坏无脓者亦不可救，胃烂也。要知阳明主肌肉，胃气不可一日不强也。"正所谓"有胃气则生，无胃气则死"，脾胃为气血生化之源，人资之以为生，胃气的有无关系到人的生死。胃气一败，百药难施。鲁伯嗣明白于此，故治疗疾病时刻以顾护胃气为本。其在治法上分标本先后，或先调脾胃，后治他病，或先治他病，后调脾胃，视具体情况而定。如《霍乱吐泻第六十三问》载"是伤乳，当下之，后和胃，下用白饼子（滑石末、轻粉、半夏末、南星末、巴豆），和胃用益黄散主之。"为先治他病，后调脾胃。"吐泻身热多睡能食乳，饮水不止，吐痰，大便黄水，皆为胃虚热渴吐泻也，当生胃中津液以止其渴，止后用发散药，止渴多服白术散（人参、白茯苓、白术、藿香叶、木香、甘草、干葛），发散大青膏（天麻、白附子、蝎尾、朱砂、青黛、天竺黄、麝香、乌蛇），钩藤饮（钩藤、蝉蜕、天麻、防风、蝎尾、人参、麻黄、僵蚕、甘草、川芎、麝香）主之。""吐泻身凉吐沫，泻青白色，闷乱不渴，哽气，长出气，睡露睛，此伤风荏苒轻怯，因成吐泻，当补脾后发散。"此段论述就是先调脾胃，后治他病之例。还提到儿病治母的方法，如《呕证吐乳证第六十问》："此候但令节乳为上，甚者宜令断乳，先此乳母可服调气之剂，儿服消食丸，化乳壮胃为上。"这类治法均反映出鲁伯嗣"胃气为本"的学术思想。

书中对于方剂功效的记载也充分体现了"重胃气"的思想。如王氏惺惺散（人参、茯苓、木香、天麻、白扁豆、陈皮、全蝎）治吐泻脾困内虚；醒脾散（全蝎、白附子、天麻、甘草、人参、白茯苓、石菖蒲、木香、石莲肉、白术）治吐泻脾困不食；乌沉汤（天麻、人参、生川乌、全蝎、南星、木香、沉香、甘草）治慢惊，祛风助胃；沉香散（茯苓、沉香、丁香、木香、藿香、厚朴、甘草）生胃气，止吐泻；银白散止吐泻，壮胃气；生附四君子汤（人参、茯苓、甘草、白术、生附子）助胃回阳；异功散（人参、茯苓、白术、甘草、橘红、木香）治吐泻不思饮食，温中和气，及脾胃虚冷者，先予数服，以正其气；阴痫散（白附子、黑附子、南星、半夏）祛风豁痰，回阳正胃；茯苓二陈汤（半夏、陈皮、茯苓、甘草）和胃气，化痰涎等。"生胃气""壮胃气""和胃气"等提法，归纳起来即是"胃气为本"。

三、法尊仲景，活用经方

仲景立法严谨，处方精粹，不但疗效显著，且能开启后学。鲁伯嗣多以伤寒方治杂病，既法尊仲景，又精究其意，善于推广，灵活运用经方，称得上经方之善用者。

1. 遵经使用

如《热泻第六十七问》："如夹热而泻，太阳与少阳合病，自下利者，与黄芩汤（黄芩、白芍药、甘草、大枣），呕者加半夏也。"《伤食泻第六十八问》："有腹中雷鸣下利者，生姜泻心汤（黄连、甘草、人参、干姜、黄芩、半夏、生姜、大枣）主之。"《食积冷热第八十三问》："《伤寒论》：人病有宿食，何以别之？师曰：寸口脉浮而大，按之反涩，故知有宿食，当下之，宜大承气汤。"《自汗第八十八问》："夏月自汗多，宜白虎汤（知母、甘草、石膏、粳米）主之。热多自汗而喘者，葛根黄芩黄连汤（葛根、黄芩、黄连、甘草）主之。"《渴症第八十九问》："小儿伤寒后发渴，唇口焦干，烦躁甚者，白虎汤主之。"可见鲁伯嗣强调在辨证的前提下，有是证用是方，将仲景理论与自身实践紧密结合。

2. 变通应用

如《腹痛第四十四问》："若内吊等证则钩藤饮，其余则芍药甘草汤（芍药、甘草）为要药也。实痛有热者，大柴胡汤（柴胡、黄芩、赤芍药、枳实、半夏、大黄、姜、枣）主之，心腹痛甚有实热者，大承气汤（大黄、芒硝、厚朴、枳实）下之，腹痛桂枝加芍药，痛甚桂枝加大黄也。"芍药甘草汤，是仲景为外感病误汗致阴虚筋脉失养而造成的脚挛急证而设，芍药酸苦，益阴和营，甘草补中缓急，二药合用酸甘化阴，阴复而筋脉自伸，起到缓急止痛的作用，鲁伯嗣将其变通用于治腹痛，重在把握病机。大柴胡汤、大承气汤、桂枝加芍药汤、桂枝加大黄汤均为伤寒经方，鲁伯嗣依证选方，对仲景方既能运用自如，又可触类旁通。

3. 加减运用

如《食积冷热第八十三问》："有实热者，大柴胡汤去大黄，亦可服。"《自汗第八十八问》："有伤寒热症自汗，当以小柴胡加龙胆治之。"《渴症第八十九问》："小儿泻利作渴者，五苓散（泽泻、猪苓、白术、茯苓、桂）去桂加干葛尤妙……小柴胡汤（人参、甘草、黄芩、柴胡、半夏、生姜、大枣）加天花粉亦佳，加干葛尤稳。"《烦躁第九十问》："有伤寒症者，小柴胡汤、白虎汤、大柴胡汤去大黄加干葛治之。"对于经方的灵活加减运用体现了鲁伯嗣善于守常达变，付诸临床，遵经而不泥于经。

四、弘扬五脏辨证思想

1. 提出五脏病证治疗大法

钱乙遵循《黄帝内经》五脏五行理论，根据小儿特点和自身临证经验，创立儿科五脏辨证纲领。鲁伯嗣本钱乙之说，在《婴童百问》中的《五脏所主第六问》《五脏病证第七问》，第八至十二问分别论述五脏，设问直接引用钱乙《小儿药证直诀》五脏病篇相关内容，并在《五脏病证第七问》具体提出五脏病证的治疗大法："大抵肝病以疏风理气为先，心病以抑火镇惊为急，脾病当温中消导，肺病宜降气清痰，肾则补助真元，斯得其治法之大要也。"

在其后的五脏分论中，鲁伯嗣在引用《小儿药证直诀》相关原文的基础上进一步补充或阐发，如：治肝，用大青膏（天麻、白附子、蝎尾、朱砂、青黛、天竺黄、麝香、乌蛇）祛风化痰，泻青丸（当归、川芎、防风、龙胆草、大黄、羌活、山栀仁）清肝泻火等；治心，用导赤散（生地黄、生甘草、木通、竹叶、黄芩、赤芍药、羌活、灯心）清心利水养阴，泻心散（黄连）抑火清心等；治脾，用益黄散（陈皮、丁香、诃子、青皮、甘草）温脾理气止泻，调中丸（理中丸）温中散寒等；治肺，用泻白散清泻肺热止咳，阿胶散（阿胶、鼠黏子、马兜铃、甘草、杏仁、糯米）养阴清肺止咳等；治肾，用地黄丸滋阴补肾。并在《婴童百问》各篇的具体运用中有充分体现。鲁伯嗣五脏病证治疗大法促进了小儿五脏辨证理论的发展，对临床也具有直接的指导作用。

2. 完善钱乙五脏辨证思想

鲁伯嗣继承钱乙所创小儿五脏辨证思想，并进一步加以完善和发挥。

如《目内症第三十四问》《疮疹第一百问》中涉及五脏辨证的论述几乎直接引用了《小儿药证直诀》中相关原文。又如《惊风第二十问》对惊邪入五脏的不同表现有详细描述："惊邪入心，则面红脸赤，惕惕夜啼。惊邪入肝，则面目俱青，眼目窜视。惊邪入肾，则面黑恶叫，啮奶咬牙。惊邪入肺，则面色淡白，喘息气乏。惊邪入脾，则呕吐不食，虚汗多睡，面色淡黄。"治疗惊风，在大法"镇惊化痰，安神定志"的基础上，提出"亦须究竟何脏受病之处，而调理之"的五脏分治法。《风症风热第二十八问》将小儿中风根据五脏之不同，分为"心中风""肝中风""肾中风""肺中风""脾中风"，记载各脏中风的症状表现、可治证与不治证，对其可治证还提出了用灸法治疗，如"心中风……若汗流唇赤者可治，灸心俞""肝中风……若绕两目连额微青，唇青面黄者可治，灸肝俞"等。

再如钱乙按证候表现及所发叫声将癫痫根据病关五脏分为"五痫"，将疳证按五脏受病分为"五疳"。鲁伯嗣沿用钱乙的理论及思路，在《惊痫第十九问》和《疳证第七十九问》中对其内容进行了相关补充。《惊痫第十九问》中将癫痫分为心痫、肝痫、肾痫、肺痫、脾痫五种，并描述了五痫的发作症状："痫曰五痫，病关五脏：面赤目瞪，吐舌啮齿，心下烦躁，气短息数者，曰心痫。面唇俱青，其眼上窜，手足拳挛，抽掣反折者，曰肝痫。面黑而晦，振目视人，口吐清沫，不动如尸者，曰肾痫。面如枯骨，目白直视，惊跳摇头，口吐涎沫者，曰肺痫。面色痿黄，眼睛直视，腹满自利，四肢不收者，曰脾痫。此五脏之证然也。"这种将发作症状和病理结合起来的癫痫病分类方法，基本上可以从中医典籍上找到理论根据，也符合中医的临床观察经验，确有独到之处。对于痫证，鲁伯嗣宗钱乙之说，以五脏分五痫，即心痫（惊痫）、肝痫（风痫）、肾痫（急痫）、肺痫（气痫）、脾痫（食痫）。后世医学发展证实，五痫分类法将小儿痫证与脏腑辨证紧密结合起来，对痫证的辨证分型无疑是一个进步。

五、首创瘀血致痫理论

　　一般认为，痰为致痫的首要病因，痰迷清窍而神昏。风性动摇而抽搐、颤动，由痰聚气逆，风动而作，随痰散气平，风息而止，因痰浊聚散无常，以致痫发无定时。引起癫痫的风是指内风（肝阳化风、热极生风、血虚风动），主要责之肝的功能失调，临床上称肝风内动，古人有"诸暴强直，皆属于风……诸风掉眩，皆属于肝"之说。肝阳上亢生风为实证，肝阴不足生风为虚证。风阳痰浊，蒙闭心窍，流窜经络，是造成癫痫发作的基本病机。

　　致痫之火为内火，常由脏腑失调而成，阳盛者属实火，以心肝病变为主。肝火偏旺，火动生风，煎熬津液，结而为痰，风动痰升，阻塞心窍则昏仆、抽搐、吐涎。

　　瘀和虚也是发病的重要环节。病久痰留气滞，容易导致血瘀；颅脑外伤后引发的痫证，是因脑髓气血失调、窍络易被瘀阻、痰浊内生所致。癫痫既有痰、风、火、瘀引起的实证，又有先天不足、肝肾本虚、心脾亏损的虚证。或癫痫反复发作，日久不愈，导致心血不足、肾气亏虚。临床辨证多有标实本虚、虚中夹实、先实后虚的表现。

　　癫痫的病因与风、火、痰、瘀、虚及心、肝、脾、肾有关。因七情不遂、气机不畅而致肝郁，肝郁克脾，脾虚生痰，痰迷心窍，痰可化热，热盛化火，火极生风而发痫证；或因母胎惊恐而伤肾，遗传下代，幼岁即发病；或大脑损伤，血瘀心窍而发痫证。

　　瘀血成痫的病因病机学说是由鲁伯嗣和王肯堂引杨士瀛之说而提出。因瘀致痫的病机，《黄帝内经》即以萌生，而对于病机及从瘀治痫法的详细讨论则详见于明清以后。《婴童百问·惊痫第十九问》对因瘀致痫论述较详，谓："大概血滞心窍，邪风在心，积惊成痫。"考究小儿瘀血的由来，多因难产手术、惊恐跌扑、颅脑损伤、血络受损，血气外溢瘀滞，心窍不通，元神失守，筋脉失养而致神志不清、抽搐成痫。根据这一病因病机理论，鲁伯嗣提出了"通行心经，调平心血，顺气豁痰，又其要也"的痰瘀同治法。并强调："诸痫喑不能言者，盖咽喉为气之道路，风伤其气，以掩其道路之间，抑亦血滞于心，心窍不通所致耳。"此论述说明瘀血冲心犯脑也可导致癫痫的发生，为活血化瘀，通经活络法治疗癫痫提供了理论雏形，此后王清任力倡活血化瘀通络法。脑为元神之府，阳经之所汇，若难产手术、颅脑外伤或颅内其他疾患致瘀血阻滞脉络，气血凝滞不能上荣脑髓，元神之府失养，致气机错乱，神志失常而发癫痫。现代研究表明，产伤、颅脑外伤及身体跌扑损伤等，均可导致癫痫发生，即所谓外伤致痫。孕妇生产过程中致新生儿颅脑受伤，重者可立即产生抽搐，轻者可以迟发，数月乃至数年成痫，主要是由于瘀血闭窍扰神所致。

　　近年来，活血化瘀通络法在痫病治疗中已得到了普遍重视。人们开始重新认识其安全性和有效性，并对其机理做了探讨。根据大量病例分析，癫痫血瘀证是客观存在的，因虚致瘀是癫痫发生的主要病机之一。随着对癫痫病机认识的不断深入，运用活血化瘀通窍法治疗癫痫的报道日益增多，疗效有了很大的提高。甚至有学者认为该病以瘀血为基本病理基础，以痰瘀热结，蒙蔽脑神为基本病机，治疗上应重在祛邪，采用破血行瘀，通经活络为主要治疗方法，取得了较好的临床疗效。

第五节　临证经验

一、五软

五软，又名"软瘫"，指小儿头项软、手软、足软、肌肉软、口软。以痿软无力为主症，属小儿时期生长发育障碍疾病。

《五软第二十六问》载："五软者，头软、项软、手软、脚软、肌肉软是也……又有口软则虚舌出口……"，内容与今所指相同，书中除了描述症状，对本病的各种预后也做了分析，有一定借鉴价值。指出有暂时治好，但将来定会复发的，如"项脉软而难收，治虽暂瘥，他年必再发"。可见项软属于五软中难治的一类，《项软第二十五问》专论项软，同样强调治疗难度大，言："如此症若生下便如此，乃胎气不足，或惊风后得此，乃是宽缓不收，名曰五软，果难得药。"有能够医治的，如"手软则手垂四肢无力，亦懒抬眉，若得声圆，还进饮食，乃慢脾风候也，尚堪医治。"有难以调治的，如"又有口软则虚舌出口。阳盛更须提防，必须治膈却无妨，唇青气喘则难调治也。"

在治疗上，指出头软即肾疳，曰："无故不举头，肾疳之病。"可用钱氏地黄丸（熟地黄、山茱萸、干山药、泽泻、牡丹皮、白茯苓）滋阴补肾，益精填髓。对肌肉软的治疗，以寒温并用，开窍化痰为法，谓："肌肉软，则肉少皮宽自离，吃食不长肌肉，可服钱氏橘连丸（广陈皮、黄连、麝香、猪胆），莫教泻利频并，却难治疗。"治疗脚软则以补为主，曰："脚软者，五岁儿不能行，虚羸脚软细小，不妨荣卫，但服参芪等药，并服钱氏地黄丸，长大自然肌肉充满。"临床上五软的发生，与肝肾亏损、脾胃虚弱，或感受外邪，致筋脉损伤有密切关系，治疗以培补脾肾为主。五软如能早期发现，及时调理，预后多良好。但病情较重或治疗不当者，可致预后不良，终成痼疾。

蜀中儿科宗师、国医大师王静安先生治疗本病独具心得，疗效显著。王老认为禀赋不足，先天虚损为"五软"的重要发病原因之一，治疗以补益为主。而后天失养亦可导致先天愈加亏损，故在治本病时，重视顾护中洲脾胃生发之气，令脾胃所化之气血源泉不绝，肝肾精血得以充盈，以调理脾胃，补肾滋肝为大法。另配以外治法，用温经散寒行滞，活血消瘀通络之品洗浴，内外协同。因五软为儿科疑难重症，非得效于一时，王老临床上多守法缓图，使患儿逐渐恢复，最后达到四肢有力、头项灵活、肌肉丰满、腰膝健壮的临床治愈标准。

二、五迟

五迟包括立迟、行迟、发迟、齿迟、语迟，为小儿生长发育迟缓的病证。《婴童百问》对齿迟、语迟、行迟有专篇论述。

《齿迟第三十九问》认为齿迟的病因病机为"禀受肾气不足者，即髓不强，盖骨之所络而为髓，髓不足，故不能充于齿，所以齿生迟也"。治疗用川芎、干地黄、山药、当归、芍药、甘草各等分研末，用熟水调服，或以药末擦齿龈。

《语迟第四十一问》记载语迟的病因病机为"由妊娠时，其母惊怖，内动于儿脏，邪气乘于心，使心气不足，舌本无力，故令语迟"。治疗用钱氏菖蒲丸加减，久服取效。

行迟多由肝肾亏损、筋骨痿弱而发。肝主筋、肾主骨，肝肾不足，则筋骨痿弱无力，以致未能依时行走，成为行迟的病证。《龟背、龟胸、鹤膝、行迟第四十三问》云："又有行迟之证，乃血气不充，则髓不满骨，故软弱而不能行，抑亦肝肾俱虚而得之。肝主筋，筋弱而不能束也。"说明血气不充，肝肾俱虚，是发生行迟的根本原因，并以地黄丸加牛膝、五加皮、酒炙鹿茸，或五加皮散补肾养肝为治。

三、五硬

五硬是新生儿常见疾患，寒冷季节发病率高，常危及小儿生命。相当于现代医学的新生儿硬肿症。《五硬第二十七问》载："五硬则仰头取气，难以动摇，气壅疼痛连胸膈间，脚手心如冰冷而硬，此为风证难治。肚大青筋，急而不宽，用去积之剂，积气消即安。恐面青心腹硬者，此证性命难保。"将头项硬、胸膈硬、手硬、脚硬和心腹硬称为"五硬"。本病的临床表现，可见头项强硬、仰头呼吸、转动不灵，胸膈壅阻、呼吸不利、或感疼痛，手、足冰凉而僵硬，难于屈伸，鲁伯嗣指出"此为风证难治"，但随即提出治法："如风证，只依中风治之，必有回生之理。"或见肌肉消瘦，脘腹胀实，青筋显露，用去积之剂消导即安。如病情发展至"面青心腹硬者"，恐为死证。

本病预后，可因小儿体质的强弱、病情的轻重而有所差异。本病需及时治疗，并经常进行病变部位按摩以疏通气血，舒筋活络，促进康复。

鲁伯嗣治疗本病用小续命汤（麻黄、人参、黄芩、川芎、芍药、甘草、杏仁、汉防己、官桂、防风、附子）加减祛风散寒，温阳通络。或用羌活散（川羌活、川独活、前胡、柴胡、白茯苓、川芎、桔梗、枳壳、人参、地骨皮、天麻、甘草）等。

四、癫痫

癫痫，屡止屡发，病期较长，短时间不易根治，古人称为"小儿之恶候"，是严重危害健康的难治病。癫痫的病因，概括起来，不外受惊、感受风邪和饮食积滞。但与一般感风、伤食不同，一旦诱发作痫，其证候表现如《惊痫第十九问》所载："其候神气怫郁，瞪眼直视，面目牵引，口噤涎流，腹肚膨紧，手足搐搦，似生似死，或声或默，或项背反张，或腰脊强直，但四肢柔软，发而时醒者为痫。"又讲到"若一身强硬，终日不醒，则为痉痓矣"。对癫痫与痉痓的区别，有明确的认识。

历代医家对癫痫的分类驳杂不一。如明代《奇效良方》将癫痫分为风痫、食痫、惊痫、痰痫、饮痫五类。钱乙在《小儿药证直诀》中，根据发作时患者发出的叫声，把癫痫分为犬痫、羊痫、牛痫、鸡痫、猪痫五类。也有按阴阳分，将癫痫分成阴痫、阳痫两类。阴痫属于虚寒证，患者体质虚弱，每次发作时间较长，发作周期也长；阳痫属于实热证，一般情况下患者体质比较强壮，每次发作时间较短，发作比较频繁。但更多是按五脏所属来分类，鲁伯嗣为其代表。在《惊痫第十九问》中将癫痫分为心痫、肝痫、肾痫、肺痫、脾痫五种，并描述了五痫的发作症状。后世医家也有沿袭这一思路，并加以提炼，得出新的分法。

在治法上，鲁伯嗣提出："调理之法，惟以惊、风、食三种，阴阳二证，别而治之。"《诸病源候论·小儿杂病诸候一·痫候》载："诸方说痫，名证不同，大体其发之源，皆因三种，三种者，风痫、惊痫、食痫是也。风痫者，因衣厚汗出，因风入为之；惊痫者，因惊怖大啼乃发；食痫者，因乳哺不节所成。然小儿气血微弱，易为伤动，因此三种，变作诸痫。"该书"风痫候"中载有："又病先身热，瘛疭惊啼叫唤而后发痫，脉浮者，为阳痫，内在六腑，外在肌肤，犹易治；病先身冷，不惊瘛，不啼唤，乃成病，发时脉沉者，为阴痫。内在五脏，外在骨髓，极者难治。"显然，鲁伯嗣所谓的调理之法，实即遵此而出。

王伯岳先生对鲁伯嗣之说甚为推崇，认为所谓惊痫、风痫、食痫，是以病因而论，惊恐、风邪、过食皆可引起癫痫。所谓阴痫、阳痫，是以病情的轻重久暂而论。如只是间歇发作，属于阳痫；如经久不愈，反复发作，加之四肢逆冷，形体瘦弱，则属于阴痫。关于小儿癫痫的治法，王氏指出，鲁伯嗣虽以五脏分别命名，《医宗金鉴·幼科心法》除惊、风、食、阴阳而外，又另列一痰痫，但实际上都是以各脏的偏胜及其证候表现而言，在临床上，仍然应按照鲁伯嗣"阴阳二证，别而治之"的原则进行治疗。

关于癫痫的治疗，鲁伯嗣认为："盖阳证不可用温，阴证不可用寒，风痫先为之散风，惊痫则先为之利惊，食痫则先为之消积，续以定痫等剂主之……继令小儿有热有痰，不欲乳哺，眠睡不安，时常惊悸，此皆发痫之渐，即以紫霜丸导之，时间量与紫霜丸，减其盛气，则无惊风痫瘛之患……治风痫宜服薄荷散（薄荷叶、羌活、全蝎、甘草、麻黄、僵蚕、天竺黄、白附子），有热宜服细辛大黄汤（天麻、防风、细辛、大黄、川芎、甘草），又有杨氏蛇黄丸（蛇黄、郁金、雄黄、朱砂、青礞石、铁粉）……食痫通用妙圣丹（代赭石、雄黄、蝎梢、朱砂、轻粉、麝香、巴豆、杏仁）、天麻丸（南星、白附子、牙硝、天麻、五灵脂、全蝎、轻粉、巴霜）、断痫丸（皂角、白矾、南星、朱砂、僵蚕、雄黄、白附子、乌蛇、麝香、赤蜈蚣）。"可以看出鲁伯嗣治癫痫所用方药较为峻烈，这与本病顽固难治有关，方后多注有"粳米饭丸""化蒸饼为丸""煮枣肉为丸""粟米糊丸"等，用丸剂图缓，总以顾护胃气为要。

此外，鲁伯嗣对于痫证的发作，提出了预防之法，即耳后青络放血法。如《惊痫第十九问》载："其证方萌，耳后高骨间，必有青纹纷纷如线，见之急为抓破，须令血出啼叫，尤得气通。"认为在痫证快要发作之前，或刚开始发作时，对耳后高骨上紫滞脉络进行放血可以泻邪。清·陈修园抓破青络法大抵源于此，其《医学从众录·痫证续论》言："凡有此证，欲发未发前二三日，先宜看耳后高骨间，有青筋纹，抓破出血，可免其患。"

五、疳证

疳证，是因喂养不当，或多种疾病的影响，致脾胃受损而形成的一种小儿慢性病证。临床以形体消瘦，面黄发枯，精神萎靡或烦躁，饮食异常，大便不调为特征，相当于现代医学营养不良。

鲁伯嗣宗钱乙之说，以五脏分五疳，即心疳（惊疳）、肝疳（风疳）、肾疳（急疳）、肺疳（气疳）、脾疳（食疳）。对于五疳的治疗，《疳证第七十九问》记载了丰富的方剂"诸疳，宜大芦荟丸（胡黄连、黄连、白芜荑、芦荟、木香、青皮、雷丸、鹤虱、麝香）、肥儿丸（黄连、陈皮、神曲、麦芽、白芜荑、川楝子）、胡黄连丸（胡黄连、黄连、朱砂）、地黄丸（熟地黄、赤茯苓、山茱萸肉、当归、川楝肉、牡丹皮、山药、泽泻、使君子肉）、生熟地黄汤（生地黄、熟地黄、川芎、赤茯苓、枳壳、杏仁、川黄连、半夏曲、天麻、地骨皮、甘草、当归），皆要药也。集圣丸、嚏疳散、脂连丸、五疳良方……厚朴丸等剂，对症详明施治。"

除了以五脏分五疳之外，《疳伤第八十问》引杨士瀛之论，另立蛔疳、脊疳、脑疳、干疳、疳渴、疳泻、疳痢、疳肿胀、疳痨、无辜疳、丁奚疳、哺露疳等十二个名目。例如脊疳，是疳疾侵蚀于脊骨的证候。古人认为疳疾日久，湿浊蕴热不解，疳虫内生，侵蚀脊骨所致，症见羸瘦异常，脊骨节节显露，以手扣骨，空如鼓鸣，并有发热烦渴、下利不止、十指生疮、喜咬指甲等，正如《疳伤第八十问》所载："脊疳者，虫蚀脊膂，身热羸黄，积中生热，烦渴下利，拍背如鼓鸣，脊骨如锯齿；或十指皆疮，频啮爪甲是也。"又如疳泻，是因疳而泄泻的证候，《疳伤第八十问》载："疳泻者，毛焦唇白，额上青纹，肚胀肠鸣，泄下糟粕是也。"疳、泻并存，治疳必须治泻，即按照疳证的虚实轻重，用扶脾和胃的方法，标本兼治。代表方药如香蔻丸（黄连、肉豆蔻、木香、诃子、缩砂仁、茯苓）。再如疳肿胀，为疳疾兼见浮肿腹胀的证候，《疳伤第八十问》云："疳肿胀者，虚中有积，其毒气交并，故令腹肚肿胀。由是脾复受湿，故令头面脚手虚浮是也。"

以上各证，治宜杀虫消疳为主，随证选用方药。鲁伯嗣列举了多种方剂，曰："数种之疾，病而至此，不几殆哉。宜服肥儿丸、大芦荟丸、五疳丸（黄连、芜荑、神曲、麦芽、陈皮、木香、虾蟆、使君子、肉豆蔻、鸡心槟榔、麝香）、胡黄连丸……等药，及早治之，方为全美。"同时还强调了早治的重要性。

关于疳与痨的问题，古人常把成人的痨与小儿的疳相提并论。鲁伯嗣指出："疳痨者，潮热往来，五心烦热，手足心及胸前热而发疮，盗汗骨蒸，喘嗽枯悴是也。或渴而腹泻，饮水恶食，肚硬如石，面色如银，断不可治。"根据这些描述，显然是肺结核的典型证候。在今天看来，为了明确诊断，利于辨治，对疳与痨应加以区分，疳主要是指营养不良等的慢性消耗性疾病，而痨则是另一种疾病，属于小儿结核病范畴。

六、盘肠气痛

盘肠气痛，病名出自《婴童百问》，又名盘肠气、盘肠钓痛、盘肠内吊，是一种常见的儿童急性腹痛。西医一般认为属于功能性改变，由于肠壁平滑肌阵发性强烈收缩而引起的阵发性腹痛，称为婴儿肠绞痛，本病多以腹部受凉，饮食不调，情绪紧张为常见诱因，还与患儿乳食不消，肠道气滞，通调失常有关。

《盘肠气第二十二问》载："小肠为冷气所搏……此是生下洗迟，感受风冷。"指出本病的病因病机由小儿脾气不足，感受寒邪风冷，搏于肠间所致，症状多表现为腹痛，甚或疼痛弯腰，阵发性哭闹，不乳，面色青白，两眉蹙锁，大便泻青，额上汗出等。腹部乃六腑之聚集地，本"六腑以通为用""通则不痛"的原则，治以温运脾阳，行气止痛，治疗"当服钩藤膏（乳香、没药、木香、姜黄片、木鳖子）、魏香散（蓬莪术、阿魏）、苏合香丸（苏合香油、安息香、丁香、青木香、白檀香、朱砂、沉香、香附子、乌犀、荜拔、熏陆香、片脑、麝香、诃黎勒）、当归散（当归、白芍药、人参、甘草、桔梗、橘皮）"，还提到"乳母服乌沉汤（天麻、人参、川乌、木香、全蝎、南星、沉香、甘草）或沉香降气汤（香附子、沉香、砂仁、甘草）。"此为婴病治其母之法。

七、积滞

积滞是指小儿由于内伤乳食，停聚中焦，积而不化，气滞不行所形成的一种肠胃疾患。《诸病源候论》有"宿食不消候"及"伤饱候"的记载，钱乙《小儿药证直诀》中有"胃气不和""食不消"等证候的记载，其症状均类同于后世的积滞。

《婴童百问》始有"积滞"一名，《积滞第四十九问》曰："小儿有积滞，面目黄肿，肚热胀痛，复睡多困，哭啼不食，或大肠闭涩，小便如油，或便利无禁，粪白酸臭，此皆积滞也。"详细描述了积滞的症状，并把积滞分为"乳积""食积"和"气积"三个类型。本病的主症是不思乳食、食而不化、嗳吐酸腐乳食、大便不调、形体瘦弱、腹部胀满等，辨证时须分别乳滞、食滞，如鲁伯嗣所述："然有乳积、食积，须当明辨之。吐乳、泻乳，其气酸臭，此由啼叫未已，便用乳儿，停滞不化而得之，是为乳积。肚硬带热，渴泻或呕，此由饮食无度，多餐过饱，饱后即睡得之，是为食积。"

《婴童百问》治疗积滞，不论乳积、食积、气积，方药多可通用，书中言："合用木香丸（木香、蓬莪术、砂仁、青皮、朱砂、代赭石、大丁香、巴豆）主之，槟榔丸

（郁李仁、皂角、半夏曲、枳壳、青皮、杏仁、木香、槟榔）亦可用，大小便闭者，神芎丸（大黄、黄芩、生牵牛末、滑石、黄连、薄荷叶、川芎）妙甚，更用推气丸（大黄、陈皮、槟榔、枳实、黄芩、黑牵牛）佳，冷症下积丸（丁香、砂仁、使君子、乌梅、巴豆），五珍丸（青皮、干姜、蓬莪术、五灵脂、巴豆肉）亦可用。"总以疏导三焦，宽胸利膈、通腑消积为治，灵活遣方用药，而不拘于某方。

八、哮喘

《喘急第五十六问》对精神因素、饮食和外感六淫等因素诱使哮喘的发作进行了全面的阐述："小儿有因惊暴触心，肺气虚发喘者，有伤寒肺气壅盛发喘者，有感风咳嗽肺虚发喘者，有因食咸酸伤肺气发虚痰作喘者，有食热物毒物、冒触三焦，肺肝气逆作喘者。"突出了精神因素亦是致喘的原因，在较大儿童的发病过程中，确有实践意义。

鲁伯嗣博采前贤精华，在辨证的基础上，经方、时方随证加减，治疗哮喘游刃有余，如"伤寒肺气壅盛发喘者，是表不解，以小青龙汤、麻黄杏仁甘草石膏汤，辨其冷热而施治焉。""又有汗下之后而喘急者，葛根黄芩黄连汤主之，喘甚者加葶苈子。""感风咳嗽，肺虚发喘者，则三拗汤加减治之。"

《喘急第五十六问》收录了总治十六般哮喘方，其药物组成为阿胶珠、马兜铃、炙甘草、姜半夏、杏仁、人参。云："又有哮喘者，以许叔微十六般哮喘之法治之，无不愈。"鲁伯嗣以该方加减化裁，用于治疗十五种嗽疾（心嗽、肺嗽、脾嗽、胃嗽、胆嗽、肺嗽、膈嗽、劳嗽、冷嗽、血嗽、暴嗽、产嗽、气嗽、哮嗽、肾嗽）。

九、心悸

明清时期，诸医家提出小儿心悸由多方面因素引起，其中感受外邪是不容忽视的因素。《慢惊第十六问》载："心藏神而恶热，小儿体性多热，若感风邪，则风热搏于脏腑，其气郁愤，内乘于心，令儿神志不宁，故发为惊，若惊甚不已，则悸动不宁，是为惊悸之病。"对小儿心悸病因学的认识与西医学论述病毒性心肌炎在体质虚弱的基础上，因呼吸道感染引起者有相符之处。治疗用紫金散（方缺）、牛黄散（牛黄、甘草、柴胡、栀子、龙胆草、黄芩）、大丹砂丸（方缺）。

十、百晬内嗽

百晬内嗽又名乳嗽，指婴儿出生百日内，出现咳嗽、喘憋、气急、痰涎壅盛等症。包括一般感冒及新生儿肺炎等疾病，为乳儿时期呼吸道的常见病、多发病，在婴儿时期是威胁最大的疾病。临床以发病急、变化快、发热、气粗痰盛、呕吐、烦躁、呛奶、呼吸迫促为特征。

《百晬内嗽第五十五问》云："此名乳嗽，实难调理，亦恶证也。"指出了小儿出生后，在百日内的咳嗽，病情严重，治疗较为困难，且预后多不良。本病的发生多因外感风寒，或内呛乳食所致。小儿脏腑娇嫩，形气未充，卫外功能未固，加之调护不周，易为外邪所侵，影响肺气的宣发与肃降，致使气机升降失调。肺主气而朝百脉，肺气闭塞，则血流不畅，而见心血瘀阻。本病病位在肺，常累及于心，虚实互见。由于小儿稚阴稚阳之体，一旦发病，容易耗伤气阴而加重病情。

鲁伯嗣治疗本病以宣肺止咳为原则，注意调护气阴，扶正与驱邪兼顾。提出"当审虚实而施治焉，实者散之，虚者补之"。对气粗痰盛，口疮眼热类实证，以比金丸（人参、琥珀、白茯苓、远志、朱砂、天麻、石菖蒲、川芎、南星、青黛、麝香）等散其实；若为呕吐后惊悸、困倦自汗的虚证，用补肺散（阿胶、鼠黏子、马兜铃、杏仁、糯米、甘草）、益黄散等补其虚。

十一、麻疹、水痘

《麻证水痘第九十九问》开篇即对麻疹与发斑做了区别："凡小儿斑疮之候，乃天行时气，热不能解，蕴积于胃，而胃主肌肉，毒气熏发于肌肉，状如蚊子所啮，乃成斑毒也。赤者十生一死，黑者十死一生。此证与斑证不同，发斑乃如锦纹，有空缺处，如云头之状；麻证乃遍身，无空缺处，但疏密之不同，分轻重耳。"

鲁伯嗣强调治本病当以宣散透发为要，指出："麻证始终宜服麻黄汤（解）表"，可谓一语中的。麻疹治疗的关键就在于"透发"，从而使邪有出路。成都中医药大学傅元谋教授擅长治麻疹，其数十年前在四川凉山地区工作期间，治愈麻疹患者上千例，对麻疹治疗积累了相当丰富的临证经验，问及其中的要诀所在，傅老坦言："'透发'是关键"。因凉山州当时缺医少药，傅老亲自外出采集所需药材，由于麻黄在当地较为少见，最常用的就是香薷、紫苏这类长于发散祛邪之品，而疗效亦显著。正如《医宗金鉴》记载："凡麻疹出贵透彻，宜先用表发，使毒尽达于肌表。"点明了麻疹之治重在宣透。

水痘是小儿常见的一种传染病，以发热、皮肤分批出现斑丘疹、结痂为特点。《麻证水痘第九十九问》载："又有发热一、二日而出水泡即消者，名为水痘。"可见鲁伯嗣观察到水痘除有局部症状之外，还有发热等全身症状。

关于水痘的治疗，鲁伯嗣认为不可峻猛发表及攻下。水痘为外感时邪，伤及肺脾，生湿化热，发于肌肤所致，"但用轻剂解之，即便痊可，羌活散（川羌活、川独活、前胡、柴胡、白茯苓、川芎、桔梗、枳壳、人参、地骨皮、天麻、甘草）、升麻消毒饮（升麻、牛蒡子、荆芥穗、甘草）主之，麦煎散（滑石、地骨皮、赤芍药、石膏、白茯苓、杏仁、知母、甘草、葶苈子、人参、麻黄）亦可服，又可服大连翘汤（连翘、瞿麦、荆芥、木通、当归、防风、赤芍药、柴胡、滑石、蝉蜕、甘草、山栀仁、黄芩）以解利之"。治疗以疏风清热、解毒祛湿为主。

十二、赤游丹毒

病名出《婴童百问》，即赤游丹。以皮肤赤肿、色如涂丹、灼热疼痛、游走不定为特点的一种病证。因其色赤若丹，发无定处，故名赤游丹。又因风善行而数变，游走不定，又名赤游风。

本病发病原因，多由局部皮肤损伤、脐部疾患、臀部湿疹、种痘、虫咬等，护理不善，为外风邪毒所侵，以致感染成病。邪毒袭入经脉，随气血流走全身，发于肌表，因而出现皮肤红肿、灼热、疼痛等风火热毒证候。《丹毒赤游肿第九十六问》引钱乙之论阐述其病因病机："热毒之气，客于腠理，搏于血气，发于外皮，上赤如丹，热毒与血相击，而风气乘之，所以赤肿游走而遍体也。此由乳母食酒面煎炙过度，与夫烘衣与儿，不候冷而即穿者，多成此证。"亦有因孕妇热毒壅结于内，遗患胎儿，以致生热毒蒸发于外而为病。

本病起病较急，可发于全身各处，尤以颜面、眼、鼻及耳部为多见。新生儿则常见于脐部及下腹部。风热邪毒较盛者，常可入脏入腑，出现发热、呕吐及腹泻等症，严重者邪毒可内陷营血，而见神昏、抽搐等危象。如鲁伯嗣所述："或发于头面胸背，令儿燥闷腹胀，如火之热，痛不可言。有入腹、入肾之证，便不可救。"治疗时应依轻重辨证施治，轻证治宜祛风清热，凉血解毒，予大连翘汤化裁。重证见皮肤赤肿，形如云片，游走遍体，焮热疼痛，啼哭心烦，治宜清热解毒，凉血消肿，祛风托毒。防己散（汉防己、朴硝、犀角、黄芩、黄芪、升麻，加竹叶煎）治之。

此外，民间尚有一些治疗赤游丹的简易方法与本书所载甚为相近，例如：①先服清热解毒药，次用消毒针于丹头处刺出毒血。鲁伯嗣也记有"可用小刀子疏去溜头赤晕恶血毒汁，次以冰黄散（土消、大黄）、葛根白术散（白术、茯苓、木香、甘草、芍药、葛根、枳壳）、惺芎散（茯苓、白术、人参、甘草、枳壳、细辛、川芎）主之。"②用白玉散（滑石、寒水石）共为细末，清洁水调匀外涂。③冰黄散共为细末，清洁水调匀，用鸡羽蘸药，涂刷毒上。

十三、积聚

积聚是腹内结块，或痛或胀的病证。《腹中有癖第四十六问》曰："癖者，血膜包水，侧僻于胁旁，时时作痛也。"小儿胁腹部痞块的疾患，除了有积聚的名称外，后世医籍还有癥瘕、痃、癖等记载。本病的发生，有外感寒邪，乳食失节，诸虫壅聚，久疟痞结和暴受惊恐等，以致脏腑失调，气机阻滞，血行不畅，痰食蕴蓄，瘀血水饮内结而渐成积聚痃癖诸证。如《腹中有癖第四十六问》所载："小儿脏腑和平，荣卫调畅，则津液自然流通，纵使多饮水浆，不能为病；惟失哺失调，三焦关格。以致水饮停滞，肠胃不能宣通，如冷气搏之，则结聚而成癖。"

《腹中有癖第四十六问》还阐述了久疟不愈，迁延成癖的病因病理，曰："惟癖为能发潮，为能生寒热，故疟家多蓄黄水，日久而复结癖于中脘，寒热不已，有是疾者以此。"小儿感受疟邪，迁延不愈，气血耗损，痰湿水饮凝滞，血络受阻，痰瘀互结，结于胁下，则成积癖，古称"疟母"。

积聚的基本病机为气机阻滞，痰瘀水饮内结。初起气滞血瘀，痰水凝滞，邪气壅实，治以消散祛邪为主，轻者用积滞木香丸（木香、蓬莪术、砂仁、青皮、朱砂、代赭石、大丁香、巴豆），重者用取癖丸（甘遂、芫花、黑牵牛、辣桂、蓬莪术、青皮、木香、桃仁、五灵脂、巴豆）。本病日久损伤气血，治疗上应始终注意保护正气，攻伐之药，不宜过度，以扶正达邪为主。

关于小儿积聚的预后，历代医家从实践中认识到如治不及时，或治疗不当，可发展成为疳证、黄疸、臌胀、水肿等病证，如《疳证第七十九问》言："治癖之法，当渐消磨，医反以巴豆、硇砂辈下之，小儿易虚易实，下之既过，胃中津液耗损，渐以疳瘦。"可见及时而正确地治疗积聚对于保护小儿健康有重大意义。

十四、囟填

囟填，即囟门突起。《囟陷囟填第三十三问》载："囟填者，囟门肿起也，脾主肌肉，乳哺不常，饥饱无度，或寒或热，乘于脾家，致使脏腑不调，其气上冲，为之填胀，囟突而高，如物堆起，毛发短黄自汗是也。"指出囟填因饮食不慎，脾胃不和，脏腑失调，致积滞内蕴，气机郁结，其气上冲而发病。

本病临床辨证有寒热之别，证属火毒上攻者，宜疏风散火、清热解毒，可用大连翘饮子（同大连翘汤）；寒束火郁之证，取"火郁发之"之义，予柴胡散（石膏、黄芩、甘草、赤芍药、葛根、麻黄、柴胡）加减治疗；证属"寒气凝聚"者，鲁伯嗣以三辛散（即封囟散：细辛、桂心、干姜）温中祛寒，理气散结。其治疗大法与现在基本一致。

十五、阴肿、疝气

外肾肿硬，又名阴肿，指阴囊肿硬，多因小儿坐卧湿地，感受湿气风邪，与气血相搏而成。《阴肿疝气第八十六问》引巢元方之论，阐明阴肿之病因病机："足少阴为肾之经，其气下通于阴，小儿有少阴之经虚，而受风邪者，邪气冲于阴，与血气相搏结，则阴肿也。"治以疏肝理气，祛风除湿，温经通络，用桃仁丸（桃仁、辣桂、黑牵牛、白蒺藜、牡丹皮、大黄，炼蜜为丸，青皮、木通、葱白入盐少许，煎汤灌下）。并载有阴肿之外治法："如小儿外肾肿大，茎物通明，牡蛎粉研极细，鸡子清调敷为佳。"

产生水疝的原因，有先天性和继发性两类，先天性水疝多属先天性鞘膜积液，如《阴肿疝气第八十六问》载："又有疝气名偏坠，急宜下药，小儿生下亦有如此者，不疼不痛，此皆不须攻击，不治而自愈，若肿痛甚急，当服药。"前阴属肾，肾主水，下通阴；先天不足，肾之气化不利，水液下注而成，属于腹膜与鞘膜囊沟通的交通性鞘膜积液。睾丸及阴囊属肝肾之经，故本病多从肝肾两经治疗，利水消肿治其标，温肾化气或疏肝利湿治其本，方药如鲁伯嗣所用："宜五苓散、青木香丸（黑牵牛、木香、补骨脂、荜澄茄、槟榔）、汤氏化生丸（木香、三棱、莪术、槟榔、青皮、陈皮、川楝子、芫花）并疏气药。"

十六、滞颐

滞颐，俗称"流口水"，以小儿经常不自觉地从口中溢出涎液为主要表现。在对病因病机的认识上，鲁伯嗣继承《诸病源候论》之说，指出因脾胃中洲虚冷，涎为脾液，脾寒则涎无约制而外溢。如《滞颐第四十二问》载："巢氏云：小儿滞颐者，涎流出而渍于颐间也，此由脾冷涎多故也。脾之液为涎，脾胃虚冷，不能收制其津液，故流出渍于颐也。"

鲁伯嗣用于治疗本病的方药有张涣温脾丹、温胃散、益黄散，均为温中理脾之剂，强调脾寒为其主要病因。小儿脾常不足，腠理疏松，一旦寒暖不调，饮食调护失宜，损及脾胃，致津液不能收敛，涎从口出而滞于颐，本证于临床所见以脾胃虚寒者为多，亦常见由胃热、脾气虚而致者，当视具体情况随证论治。

十七、疟疾

《疟证第九十二问》云："小儿未能触冒于暑，而亦病疟者，乃乳母持抱解脱，不避风寒者也。夫风邪所伤，客于皮肤，而痰饮积于脏腑，致令血气不和，阴阳交争，若真气胜则邪气退，邪气未尽，故发疟也。"明确指出小儿疟证的发病原因和特点。列出桂枝麻黄各半汤（桂枝、芍药、生姜、甘草、麻黄、杏仁、大枣）、白虎加桂汤（知母、甘草、石膏、粳米、桂枝）、小柴胡汤、柴胡桂枝汤（柴胡、黄芩、半夏、芍药、甘草、桂枝）等18首治疟方剂。对疟疾的病因病机、临床症状及治疗方药有较为深刻的认识。

十八、尿白

尿白，又称尿浊，指小便混浊，色白如泔浆，尿时无疼痛的一种证候。病名出自《尿白浊第七十八问》："小儿尿白者，由乳哺不节，过伤于脾，故使清浊不分，而尿白如米泔也。久则成疳。"尿白，作为一个症状，也常见于积滞、虫积、疳证等证候，多因乳食伤脾，脾不散精，湿热内蕴，清浊相干，下注膀胱所致，亦有因肺脾气虚而产生者。

在治疗上，鲁伯嗣认为："宜疏脾土，消食化积，通利小腑也，茯苓散（三棱、蓬莪术、缩砂仁、赤茯苓、青皮、陈皮、滑石、甘草）主之。三棱散（三棱、蓬莪术、益智仁、甘草、神曲、麦芽、橘皮）、消食丸（缩砂仁、陈皮、三棱、蓬莪术、神曲、麦芽、香附）可选而用之，分清饮（益智仁、川萆薢、石菖蒲、天台乌药）亦可服。"

本证初起以积滞、湿热为多，属实，治以消积行滞，清热利湿为主；久病脾肾两虚，见有尿白者，治宜培补脾肾，固摄下元；虚实夹杂者，应予兼顾。

十九、木舌

木舌，又名舌黄鹅口、死舌。《重舌木舌弄舌第三十八问》云："又木舌证，舌者心之候，脾之脉络于舌也。脏腑壅滞，心脾积热，热气上冲，故令舌肿渐渐胀大，塞满口中，是为木舌。"由此可知，木舌为舌体肿大，板硬如木，轻者妨碍乳食，重者充满口腔，梗阻气道，妨碍呼吸的一种证候。病因多在于心脾积热与痰血瘀滞。

鲁伯嗣指出本病"若不急疗，必致害人"。主要运用外治法，如"朴硝二分，紫霜一分，白盐半分，同研，每半钱，竹沥井花水调敷。又方用黄葵花研细，黄丹伴之同研点七次。又舌胀满口，单用冰片点之，亦妙"。外治法包括吹喉、针刺放血、掺药法等，现今临床上可选方药很多，如锡类散（非《婴童百问》方）、川硝散（非《婴童百问》方）、凉心散（非《婴童百问》方）或蒲黄、黄柏各等分研细粉敷舌上，以促进局部解毒散结，去腐生肌敛口。本病以清热散结、通瘀消肿为治疗大法，具体处方时再按其他兼证病机配合用药治疗，临证常内外两法同时运用以加强疗效。

二十、痞结

痞结，病名出《痞结第四十七问》："痞者塞也，结者实也，热气蕴于胸膈之间，留饮聚于腹胁之内，于是荣卫不能流行，脏腑不能宣通，由胀满而致痞结。"指小儿脘部痞满结痛，多因热邪蕴于胸膈，与胃脘留饮相搏，致脏腑气机不通，营卫运行不畅而成。临床表现为心下脘腹满而坚，按之啼哭，乳食减少，身热，大便不通等。

鲁伯嗣强调"此实热之证也"，治以疏利大便、破结散气为主。出方有圣惠甘遂破结散（甘遂、青皮、黄芩、大黄）和进食丸（巴豆霜、朱砂、枳壳、当归、代赭石、木香、麝香）。

第六节　方药创见

鲁伯嗣勤于治学，博而能约，所著《婴童百问》载有大量方剂，其中一部分至今仍在临床中运用，显示了强大的生命力。

一、大连翘饮子

1. 原方与主治

连翘、瞿麦、荆芥、木通、当归、防风、赤芍药、柴胡、滑石、蝉蜕、炙甘草各一钱，山栀仁、黄芩各五分。上剉细，每服二钱，加紫草煎温服，热甚加大黄。治疮疹壮热，小便不通，诸般疮疖，丹毒脐风。

2. 古今发挥

此方为鲁伯嗣创制，出自《婴童百问·噤风撮口脐风第三问》，又名连翘汤、大连翘汤。《婴童百问》"噤风撮口脐风""发搐""胎疾""囟陷、囟填""百晬内嗽""壮热温壮"等篇均载本方，可见使用范围较广。方中以连翘清热解毒，泻火为主；防风、蝉蜕、荆芥、柴胡疏风清热解毒；赤芍清热凉血；木通、山栀仁泻心火；瞿麦、滑石清热除湿；黄芩清热泻火解毒；当归活血消肿；甘草调和诸药。全方共奏疏风清热，利湿解毒之功，令气血两清，热毒得去，表邪得解，诸症得愈。

有学者用本方化裁治疗水痘，获满意疗效。水痘多由外感时邪，内蕴湿热，内外合邪，搏于肌腠，发于肌表而成，以大连翘饮加减疏风清热，解毒利湿。皮肤痒甚加苍耳子、僵蚕；高热加金银花、石膏；疱疹渗液多加木通、苦参；纳差加焦麦芽、焦神曲、焦山楂。有报道以本方治疗荨麻疹，收效良好。辨证属风寒者去柴胡、黄芩、栀子，加炙麻黄、桂枝；属肠胃实热型者加生大黄、茵陈。

二、温胆汤

1. 原方与主治

半夏、枳实各二钱半，茯苓半两，橘红、甘草各一钱半，去壳酸枣仁二钱半，腹痛加芍药。上㕮咀，每服一钱，入竹茹少许，姜、枣煎服。治惊悸烦躁不得眠。

2. 古今发挥

此方为鲁伯嗣创制，见于《婴童百问·发搐第十四问》。本方在《三因极一病证方论》温胆汤基础上加酸枣仁而成，方中半夏、橘红燥湿祛痰、行气降逆，竹茹清热化痰，茯苓健脾利水安神，甘草和胃健脾，姜枣调和营卫，具有调理中焦脾胃气机、祛痰化浊之效，加酸枣仁以增强养心宁神之功。

温胆汤最早载于《备急千金要方·胆虚实》，随着温胆汤方药组成和主治的演变及发展，医家们在临床中逐渐习用《三因极一病证方论》之温胆汤（较《千金方》温胆汤减去茯苓、大枣），现今所提及的温胆汤也多指《三因方》所载者。后世医家在《三因方》温胆汤基础上加减化裁，如《证治准绳》十味温胆汤即该方去竹茹，加益气养血、补心宁神的人参、熟地、五味子、枣仁、远志而成，有化痰宁心之功，治心胆虚怯、触事易惊，四肢浮肿，饮食无味，心悸烦闷，坐卧不安；《世医得效方》未去竹茹，《金匮翼》则去五味子，治证同。又如《古今医鉴》之高枕无忧散，加入人参、石膏、麦门冬、龙眼肉、酸枣仁，治心胆虚怯、昼夜不睡，此方配伍石膏清其气热，是其独特处。以温胆汤加减而成的方剂很多，再如《济生方》之涤痰汤，《医宗金鉴》之清热化痰汤、清心涤痰汤、柴胡温胆汤，《通俗伤寒论》之蒿芩清胆汤等。

本方既治痰浊为患，又治三焦湿热留滞，故用途广泛，可随证加减增强疗效。眩晕者可加白芍、代赭石、黄芩清热平肝，祛痰降逆；呕吐者可加黄连、苏叶，或白芍、代赭石清热祛痰，降逆止呕；失眠者还可加川芎（剂量宜重）、枣仁、五味子祛痰清热，养心安神；心悸者可加牡蛎镇心安神，泽泻利水渗湿；嘈杂似饥者可加姜汁炒黄连以祛痰清热；癫痫者可加皂荚、白矾、郁金、菖蒲涤痰开窍；耳鸣耳聋者可加柴胡、钩藤、菊花、石菖蒲、通草化痰行水，息风开窍。

三、吴茱萸散

1. 原方与主治

吴茱萸不拘多少。上为末，米醋调敷儿脚心内，退即去之，心有客热口生疮，以南星末醋调敷脚心，茱萸散亦治口疮，退即洗去之。治初生儿吃乳后，口内即生白屑烦躁。

2. 古今发挥

此方为鲁伯嗣创制，出自《婴童百问·口疮鹅口重腭第三十七问》。吴茱萸味辛、苦，性热，有散寒止痛，降逆止呕，助阳止泻的功效。用吴茱萸贴足心治疗小儿口疮和鹅口疮，古代医籍多有记载，现代临床也常用，确有疗效。至于其获效机理，元·危亦林《世医得效方》曰："（小儿口疮）贴药吴茱萸末，醋调贴两脚心，移时即愈。药性虽热，能引热就下，至良。"《本草纲目》《世医得效方》和《活幼口议》等也有类似论述。

有学者以复方吴茱萸散（吴茱萸120g，甘草、黄芪各60g）贴敷涌泉穴治疗雪口病（鹅口疮），疗效确切，操作方便，小儿易配合。

本方用于治疗腹泻的报道最多，例如有学者以醋调吴茱萸散外敷神阙穴治疗由于饮食不节，寒湿伤脾，脾肾阳虚所致婴幼儿腹泻，取吴茱萸30g，胡椒3g，用食醋调成糊状，外敷于神阙穴，疗效肯定。

四、推气丸

1. 原方与主治

大黄、陈皮、槟榔、枳实、黄芩、黑牵牛各等分，生用。上为细末，炼蜜丸如绿豆大，临卧温热水下二三十丸，量虚实加减。治三焦痞塞，气不升降，胸膈胀满，大便闭涩，小便赤少。

2. 古今发挥

推气丸出自《杨氏家藏方》卷五。方中大黄攻积通下，推陈致新，陈皮、枳实、槟榔行气消积，黑牵牛泻下逐水去积，黄芩清泻积热，合而成方，集中优势兵力解决主要矛盾，共奏通下荡积之功。本方所治为三焦气机阻滞，升降失常，传导失职的急重证，但小儿体质稚弱，药力不可过猛，故炼蜜为丸以缓之，体现标急治标，峻药图缓的特点。

有学者改原方为汤剂，随证化裁，用于腹部外科急、重症，凡病机为实邪壅滞，气失升降，腑气不通，如胆总管梗阻、巨大尿路结石、胆总管结石合并胆系感染、粘连性肠梗阻、十二指肠壅积症等，每获良效。

五、钩藤散

1. 原方与主治

钩藤三钱，蝉蜕、天麻、防风、蝎尾、人参各半两，麻黄去节、炒僵蚕、炙甘草、川芎各一钱，麝香不拘多少。上为末，白水煎，寒多加附子末半钱。治吐利脾胃气虚生风慢惊。后《惊风第二十问》有蝉蜕钩藤饮，《天钓内钓二十一问》有钩藤饮，可兼看，对证用。

2. 古今发挥

此方为鲁伯嗣创制，出自《婴童百问·慢惊第十六问》。本方功可息风定惊。方中钩藤、天麻、僵蚕息风止痉、清热平肝；蝉蜕、防风疏风止痉；全蝎尾息风止痉，散结通络；川芎活血行气，祛风止痛；麝香开窍醒神，活血通经，共呈清热息风、通络解痉之功。小儿易虚易实，本方使用大量凉肝息风之品，恐致热退正衰，转为虚证，故以人参、甘草益气扶正，使邪去正复而无后患。

《惊风第二十问》有蝉蜕钩藤饮（钩藤、天麻、茯苓、川芎、白芍药、甘草、蝉蜕。剉散，灯心煎，加木通、麦门冬、防风、羌活），治肚疼惊啼。

《天钓内钓第二十一问》有钩藤饮（钩藤、茯神、茯苓、川芎、当归、木香、甘草、白芍药。为末，每服一钱，姜枣略煎服，其或心热而烦啼，必有脸红舌白，小便赤涩之症，钩藤饮去木香加朱砂末一钱，研和，每服一钱，木通汤调下，或剉散煎服亦可），治小儿夜啼，乃脏冷也，阴盛于夜则冷动，冷动则为阴极发躁，寒盛作疼，所以夜啼不歇也。

以上三方可兼看，对证用。

有报道用钩藤散浸膏治疗老年性痴呆，能改善患者认知功能，疗效可靠。应用蝉蜕钩藤散加减治疗小儿夜啼、小儿抽动症等，均取得满意疗效。

六、琥珀散

1. 原方与主治

辰砂一钱半，琥珀、牛黄、天麻、炒僵蚕、全蝎、白附子、乳香、蝉蜕各一钱，麝香半钱，煅代赭石一钱，片脑一字，牛胆南星一字。上为末，三岁一钱，薄荷汤下，慢惊加附子一分。治小儿急慢惊风，涎潮昏冒，目睛搐搦，惊吊肚疼，及和顺痘疮，小可惊哭，眠卧不安，入口立效，惊痫时攻发作，常服永除病根。

2. 古今发挥

此方为鲁伯嗣创制，出自《婴童百问·急惊第十五问》。《急惊第十五问》载："琥珀散通治诸经惊狂之要药。"《百晬内嗽第五十五问》载："大抵治惊嗽琥珀散主之。"琥珀入心、肝、膀胱经，具镇惊安神、活血散瘀、利尿通淋多种功效，为本方要药，以其名称琥珀散。蝉蜕疏散风热止痉，牛胆南星清热化痰、息风定惊，天麻平抑肝阳、祛风通络、辰砂镇心安神、清热解毒，合僵蚕、全蝎实为祛风解痉的五虎追风汤；而白附子、僵蚕、全蝎息风止痉，化痰通络，寓牵正散之意；牛黄息风止痉、化痰开窍；乳香活血行气；麝香、片脑开窍醒神；代赭石平肝潜阳，重镇降逆。本方功专祛风解痉，化痰通络，开窍定惊，以"薄荷汤下"更有疏风清解之效。

儿科常用中成药小儿至宝丸（原名小儿至宝丹）即由琥珀散加减而成。药物组成为紫苏叶、广藿香、薄荷、陈皮、川贝母、胆南星、茯苓、山楂、琥珀、冰片、天麻、牛黄、六神曲、麦芽、全蝎、僵蚕、蝉蜕等。方中以紫苏叶、广藿香、薄荷等疏风退热、醒脾和中，陈皮、胆南星、川贝母化痰止咳，共为主药；辅以山楂、茯苓、六神曲、麦芽行气健脾、消食导滞；琥珀、冰片、牛黄清热化痰，镇惊安神，开窍醒脑；天麻、全蝎、僵蚕、蝉蜕息风定惊止痉。诸药合用，共奏疏风清热、消食导滞、化痰息风之功效。

本方表里同治，既可疏风解表，用于小儿伤风感冒；又可消食导滞，用于小儿伤食停乳，不思饮食；并有清热化痰、息风定惊之功，也可用治小儿痰热惊风以及小儿痰热咳嗽、喘促。现代研究表明，小儿至宝丸有镇静、抗惊厥、镇咳祛痰、解热、抗炎、抗菌等作用。

七、用药特点

（一）健脾善用甘温

鲁伯嗣遵《黄帝内经》"土生甘，甘生脾"之论，宗杨士瀛补脾多用甘温，重视脾喜刚燥、得阳始运、其气主升的特性，认为甘能补脾，温则升阳，以甘温之品，补脾益气以升阳，善用甘温健脾药。

鲁伯嗣治疗胃气不和虚冷，所用平胃散、观音散、银白散均为典型的甘温健脾方。《胃气不和虚冷第八十二问》载："平胃散（厚朴、甘草、陈皮、苍术）、观音散（石莲肉、人参、神曲、茯苓、甘草、木香、黄芪、白扁豆、白术）、银白散（糯米、扁豆、藿香、白术、丁香、甘草），壮胃之剂，不可缺也。"

鲁氏认为，脾寒为滞颐一病的主要病因，治疗该病的方药有张涣温脾丹（半夏曲、丁香、木香、干姜、白术、青皮、陈皮）、温胃散（半夏、人参、甘草、干姜、肉豆蔻、白术、丁香）、益黄散（陈皮、丁香、诃子、青皮、甘草），皆甘温理脾之剂。

《脾脏第十问》云："脾胃不和，面㿠白无精光，口中气冷，不思食，吐水，当补脾，益黄散主之。下利者调中丸主之。"该篇补脾所用调中丸即理中丸，为温中健脾之代表方。

《护养法第二问》载有治疗宿食不消的消乳丸（缩砂仁、陈皮、京三棱、蓬莪术、神曲、麦芽、香附子），方后引巢元方之论，曰："巢氏云：宿食不消，脾胃冷故也。小儿乳哺，饮食生冷过度，冷气积于脾胃。胃为水谷之海，脾气磨而消之，胃气调和，则乳哺消化。"可见在病机上更为强调脾胃虚寒，用药以甘温为主。

（二）重视药物炮制

鲁伯嗣重视对药物的炮制运用，确保安全有效用药。

1. 麻黄

从诸多本草记载的情况看，"去节"是古人炮制加工麻黄的重要内容，《婴童百问》中有麻黄"去节"与"不去节"两种记载。如麻黄汤（《伤寒表里第五十三问》）、麻黄杏仁甘草石膏汤（《喘急第五十六问》）、红棉散（全蝎、麻黄、僵蚕、白芷、川芎、天麻、甘草、苏木）（《伤寒正受伤寒夹惊第五十一问》）、解肌汤（葛根、麻黄、芍药、甘草、桂枝、大枣）和射干汤（半夏、生姜、射干、杏仁、甘草、紫菀、肉桂、枳实、当归、橘皮、独活、麻黄）（《小儿伤寒与时气同异第五十二问》）等方中均载麻黄"去节"。三拗汤（麻黄、杏仁、甘草）（《伤寒咳嗽伤风第五十四问》）中麻黄"不去节"，此方长于开宣肺气，降逆平喘，不重在解表发汗，为麻黄汤去桂枝而成，发汗力弱于麻黄汤。

麻黄去节，最早载于张仲景《金匮玉函经》，曰："麻黄，折去节，令通理，寸剉之，寸剉不如碎剉，如豆大为佳。"又云："折之，皆先煮数沸，生则令人烦，汗出不可止，折节益佳。"此后，历代本草及方书多有"去节"记载，但也有少数不去节者。

考麻黄去节的目的，张仲景意在"令通理"，即用去节麻黄能增强开腠理、发汗的功效。多数医家认为麻黄节是敛汗止汗之物，如陶弘景云："用之折除节，节止汗故也。"有学者对古人麻黄去节进行了研究，发现节、全节和节间三者，对小鼠毒性试验，以节的毒性大，特别是出现惊厥现象。可见，麻黄去节使用有助于提高麻黄疗效和降低毒性。而近代为简化操作，入药麻黄多不去节。

2. 甘遂

面制法在明清时期倍受推崇，尤以面煨法盛行，《痞结第四十七问》载："甘遂面裹、煨令黄色"，甘遂苦寒，有毒，对其炮制作用的认识，宋代认为是为了改变药性，如钱乙《小儿药证直诀》中提出"凡药性虽冷，炒焦用之乃温也。"至明清对其炮制目的逐步明确为去毒，如《本草纲目》认为"面煨熟用，以去其毒。"

3. 远志

《惊痫第十九问》记载比金丸中"远志姜制，焙，去心"，去心的炮制方法首次记载于南齐《刘涓子鬼遗方》，《雷公炮炙论》中也讲到："先须去心，若不去心，服之令人闷。"说明去心的目的在于不致"令人闷"。姜辛温，散寒开痰，姜制远志可增强祛痰开窍之功，对郁结生痰者，尤为适用。

4. 蜈蚣

《发搐第十四问》记载加辅料（葱汁）炮制蜈蚣："赤足蜈蚣，中分为两片，各用葱汁浸一宿，焙干。"因蜈蚣气味腥臭，大毒，加辅料炮制能起到降低或消除毒性，矫正气味的作用，以葱汁浸焙法能增强其通经活络的功效。

5. 黄连

《便血脏毒第七十二问》中治疗大便下血，发热烦躁，腹中热痛作渴之聚金丸（黄连、黄芩、防风），方中黄连四两，一两水浸晒干、一两炒、一两炮、一两生用。《婴童百问·疳证》治疳劳、疳渴、干疳之黄连丸（黄连、瓜蒌根、乌梅肉、杏仁、石莲子），黄连用净猪胆汁浸一夜，晒干。反映书中对于黄连的炮制极为细致。

其他药物的制法有杏仁，去皮尖，双仁者，同干面炒黄，别捣，各一两。全蝎，薄荷叶包炙，黄色为度。葶苈子，隔纸略炒。青蒿，童便浸1日，晒干。紫河车，黑豆煮。黄芪，蜜水涂炙等。内容非常丰富。

（三）巧用药引增效

中药药引指在方剂中引药归经、直达病所以及能增效减毒的药物，具有引经、护胃、矫味、增效、解毒等作用。鲁伯嗣常用的药引有姜、枣、米汤、蜜、砂糖、灯心草、薄荷、葱白等，根据病情需要使用。

1. 姜、枣煎服

如治疗变蒸的调气散、当归散；治吐泻脾困不食的大醒脾散；治吐泻不思饮食的异功散等，均以"姜、枣煎服"。姜、枣入药为引，能加强发表散寒，补中益气，调和脾胃的功效。又如治小儿癖块的取癖丸，以"姜蜜煎汤灌下"，姜发散，蜜缓中。治小儿停积的三棱丸，须"乳食后，温生姜汤下"，显然增强了健胃之力。治脾胃虚弱，饮食不进的参苓白术散以"枣汤调下"，则更能健脾益胃。

2. 薄荷汤下

如治小儿急慢惊风的琥珀散；治小儿急惊的利惊丸；治心疳与惊疳的茯苓丸；治肝疳、风疳、疳眼、乳嗽的天麻丸等，均以"薄荷汤下"，薄荷疏风散热，清新怡神，有利于这类"风证"的缓解。

3. 米饮调下

如治慢惊用沉香散生胃气、止吐泻；治蛔厥、久利的乌梅丸；治小儿疳气腹胀的槟榔丸等，均以"米饮调下"。米汤为引，能保护胃气，减少药物对胃肠的刺激。

4. 其他药引

如虎睛丸治惊痫，邪气入心，取"竹叶煎汤调下"，竹叶为引，清心除烦。用于治惊的安神丸；治暑月伏热，霍乱吐泻的车前子散，以"灯心汤调下"，灯心为引，清心利水。治小儿急惊风涎潮、壮热及痰壅的珍珠丸，以"葱白汤下"，取其通阳发散。桃仁丸治肾经气虚，"入盐少许，煎汤灌下"，有滋肾益肾之功。治乳食伤积的下积丸、丁香丸用"陈皮汤下"，陈皮为引，理气健脾。治慢惊的聚宝丹，以"菖蒲汤调下"，菖蒲为引，除湿化痰，开窍宁神。

此外，鲁伯嗣对同一处方配以不同的药引，发挥的功效不同。如治疗食积的木香丸"乳伤乳汁下，食伤米饮下"。治婴孩惊热、潮热、虚热、积热的梅花饮子，用"麦门冬汤调下"，兼气喘咳嗽时，以"桑白皮汤调下"，若需经常服用，则以"薄荷汤下"。礞石丸治急慢脾风通用，治急风以"薄荷、荆芥泡汤调下"，治慢风、慢脾风，以"木香煎汤下"。或者根据患儿年龄选择合适的药引，如紫霜丸治变蒸发热不解，"一岁服五丸，米饮汤下，一二百日内儿三丸，乳汁下"。

以上用法在《婴童百问》中比比皆是，足见对药引的重视。鲁伯嗣巧用药引，令药与证合，切中病机，确保临证取得更好的疗效。

（四）讲究煎服方法

鲁伯嗣讲究煎服方法，如《痞结第四十七问》用圣惠甘遂破结散（甘遂、青皮、黄芩、大黄）治小儿心胸痞结，蕴聚痰水。方后附煎服法"为粗末，每服一钱，水一盏，煎至六分，去滓温和服"，该方药力峻猛，故鲁伯嗣在煎服法中注明"量大小加减，得通利则止，后以冷粥补之"。强调中病即止，顾护中气。该篇用进食丸（巴豆霜、朱砂、枳壳、当归、代赭石、木香、麝香）治乳食不消，心腹胀满。方后附煎服法"为末，面糊为丸如麻子大，一岁儿一丸，温米饮下"。进食丸药力相对较缓和，鲁伯嗣认为"宜常服之"，但仍于方后指出"更量虚实加减，食后服"。强调对证用药，饭后服避免损伤脾胃。

此外，对煎药火候、煎药水量、煎药用具、服药温度（温服、热服、稍热服、冷服）、服药时间（食前服、食后服、临卧时服、不拘时服）、服药次数、服药量等方面的内容均有记载。煎服方法极为重要，能否正确运用直接关系到药物功效的发挥和治病疗效的优劣。《婴童百问》所载方药煎服法体现了医家的经验和智慧，值得研究发掘。

第七节 轶闻趣事

一、蛴螬虫治破伤风

《婴童百问·疮疹第一百问》载：备急经验方治破伤风，极有神效。

余昔闻本县大尹张公曾言，吾有一妙方，专治破伤风，单只一味，极有神效。用人家粪内蛴螬虫一个，烂草房上亦有之，将他脊背用手捏住，俟他口中吐水，就擦抹在疮口上，觉麻身上汗出，无有不活者。及今余家第四子，忽于额上跌破一处，七日成风，急寻此虫治之，时间汗出就好，余有感于此，不敢隐昧，恐捐阴隙，就刊此传之。将虫用过还埋粪内。

二、验方治小儿痘疔

治小儿痘疔，极有神效。珍珠（生）为细末，豌豆（烧为灰）细末，头发（烧灰）细末，湿胭脂（生用）。药量：疔疮多少，加减为用。将四味和为一处，先用簪尖拨疔口，次将此药贴入疔内，即时大小疮皆变为红白色，而无有不活者。

大凡人家小儿出痘疮，若灰黑顶者，十八九死，为乡人者，不识内有痘疔，又不晓治法故也。余昔日曾访问诸多良医，皆言痘疮未出全者，有药可表，及疮出后有灰黑色塌顶者，皆无方可治之，今要认出黑色内有疮大者为疔，或疮内有疔线者为疔，又有疮内臭气者为疔，亦有数等，若依此方治之，立有神效，此方治好多人，尝有好事君子，传写四方，贴于街市而共治之，则福庆延长，子孙保安矣。

（徐姗姗）

参考文献

1. 鲁伯嗣. 婴童百问［M］. 上海：上海书店出版. 1985

2. 孙思邈. 千金方［M］. 北京：华夏出版社. 1994

3. 严世芸. 中国医籍通考［M］. 上海：上海中医学院出版社. 1992

4. 中医大辞典编辑委员会. 中医大辞典·妇科儿科分册［M］. 北京：人民卫生出版社. 1981

5. 中国医籍提要编写组. 中国医籍提要［M］. 吉林：吉林人民出版社. 1984

6. 贾维诚. 三百种医籍录［M］. 哈尔滨：黑龙江科学技术出版社. 1982

7. 谭德福. 关于小儿变蒸学说的思考［J］. 中医药研究，1997，13（2）：3-5

8. 韦杏. 中医儿科变蒸学说探讨［J］. 广西中医学院学报，2002，5（1）：1-3

9. 王健. 论杨士瀛儿科脾胃思想［J］. 江西中医学院学报，2005，17（2）：28

10. 李振光，王净净. 从瘀治痫理论基础及机理的研究摄要［J］. 中医药学刊，2001，19（4）：323，329

11. 张士卿，谭玉玲. 先师王伯岳治疗小儿癫痫经验撷要［J］. 甘肃中医学院学报，2001，18（1）：1-5

12. 霍莉莉，胡学军. 古代医家治痫疗法渊源考［J］. 中医药学刊，2002，20（5）：655-656

13. 向群，邓翀，张丽君. 明代医书出版速度考［J］. 中医文献杂志，1996（2）：11-12

14. 高荣，伊达伟. 自拟大连翘饮治水痘25例小结［J］. 甘肃中医，2002，15（6）：43

15. 张秀春，侯丽娟. 大连翘饮加减治疗荨麻疹40例［J］. 四川中医，2001，19（9）：46

16. 翟双庆，钟剑，贺琳，等. 温胆汤源流考［J］. 中国中医基础医学杂志，1997，3（5）：13-1

17. 齐岭山. 醋调吴茱萸散外敷神阙穴治疗婴幼儿腹泻260例［J］. 时珍国医国药，2000，11

（10）：934-935

18. 崔美莲，邓莲珍，陈小容. 复方吴茱萸散贴敷涌泉穴治疗雪口病的疗效观察［J］. 全科护理，2015，13（35）：3555-3557

19. 尚志钧，刘晓龙. 麻黄去节除沫的讨论［J］. 中成药，1994，（11）：46

20. 梁爱华. 甘遂的炮制概况［J］. 中国中药杂志，1995，20（1）：3-4

21. 刘晓文，冯艳. 远志的炮制沿革及现代研究［J］. 基层中药杂志，1996（2）：17-18

22. 杨德明. 推气丸在腹部急重症中的运用［J］. 江西中医药，1994，25（5）：8-9

23. 余惠平. 略论钱乙五脏辨证与五脏补泻［J］. 安徽中医学院学报，2000，19（4）：4-5

24. 杨文庆，殷萍. 蝉蜕钩藤散治疗小儿夜啼32例临床观察［J］. 福建中医药，2002，33（1）：18

25. 王芬，彭清华，张明亮. 蝉蜕钩藤饮治疗小儿抽动症临床研究［J］. 山东中医杂志，2011，30（4）：231-232

26. 徐进友，管学能，杨德功，黄厚才. 钩藤散浸膏治疗老年性痴呆临床观察［J］. 山西中医，2016，32（6）：18-20

27. 朱锦善. 儿科临证50讲［M］. 北京：中国中医药出版社，1999

第十章　王銮

第一节　概述

王銮（生卒年代不详，约生于1462年），字文融，号容湖，乌程（今浙江吴兴）人，明代儿科医家。

王銮出身世医之家，祖上王中立、王以勤、王元吉皆是当地名医，其中王元吉医术精湛，声名远扬，曾应召到太医院坐诊。王銮自幼受到浓烈的中医文化熏陶，博览群书，熟读《黄帝内经》《难经》《伤寒杂病论》等中医经典著作，对时人所著也体会颇深，但凡觉得合理、符合临床并验之有效的均兼收并畜，为己所用。继承发扬了家学，精专儿科，终成大家。

王銮继承和发扬了钱乙的五脏辨证思想，阐钱乙所未述，结合张洁古对五脏辨证的认识，进一步完善五脏辨证思想。治病上善以灸法治病，灸药并举。用药推崇张洁古的脏腑标本用药，温凉补泻适宜，重视对后天脾胃的保护，在此基础上化裁或自拟了众多的儿科方剂。

王銮一生忙于临证，著述不多，现存仅有《幼科类萃》二十八卷，为其多年所学及临床经验的总结，按照疾病病种分为二十六门，此书上引《黄帝内经》《难经》诸经典，下据时人之所述，以病为纲，理法方药为目，且每病皆系撷取历代诸家说要，由受胎起直至小儿之视脉观色，都有涉及，再参以己见，以详其理。其在卷首提出的儿童保健思想弥足珍贵，开中医儿科小儿体质育养的先河，足见王銮前辈对小儿的爱护之情，更体现了其高超的医德医术，展现了中医所述的"上工治未病"思想。书中系统总结了"禀赋异质""母有所感，胎必受之"、母乳喂养与体质发育、褓褓小儿养育之法等儿童保健及养护理论，强调母子相及及母乳喂养的重要性，充分体现胎幼养护之道，与现代医学有众多吻合之处，对婴幼儿的预防保健有重要指导意义，为婴幼儿保健提供参考。

第二节　生平、治学与古今评鉴

一、生平考略

王銮（生卒年代不详），字文融，号容湖，乌程（今浙江吴兴）人，明代儿科医家。

　　王銮著《幼科类萃》,《中国医籍考》:"[王氏銮《幼科类萃》]《明志》二十八卷,存。"并附录原书朱云凤序。据《明清进士题名碑录索引》记载:"朱云凤,正德十六年进士,浙江乌程人。"《湖州府志》记载:"《幼科类萃》,《明史·艺文志》作二十八卷,乌程湖滨王銮(文融)辑,有论有方,最为详备,正德末年成书,嘉靖中梓行于世。"然现存《幼科类萃》里无朱云凤原序,有明代医史学家李濂序言,此序书于 1534 年。故此书应在 1521 ~ 1534 年间问世。朱云凤在序中提及王銮其人"神知幼术,恂恂若儒,求活者若市,年愈耆而业愈精",可推断在朱云凤考取进士后,在写序言前,王銮已到"耆"年,换言之,其时王銮年愈 60 岁,正德十六年为公元 1521 年,由此可见王銮出生于约 1462 ~ 1474 年之间。

　　关于王銮其人,历代专著鲜有提及,其名不见经传。论其声名,远逊于其前辈金元四大家;后辈中,蜚声医界,名噪海内者,比之亦多如牛毛。然而,王銮在《幼科类萃》一书中系统总结了明代以前儿科疾病治法和辨证思想,在中医儿科学的发展中意义深远。《幼科类萃》是学习了解中医儿科的必备书籍。

二、师承治学

　　王銮出生于中医学发展鼎盛的明朝中期,承宋金元医学发展之余,加之理学思潮的影响,社会生产力水平的提高与自然科学技术的发展等诸多因素推动医学不断发展,从而使中医学在明代尤其在明代中后期进入了全面收获的黄金时代。

　　王銮出身世医之家,王氏家族自宋代以下世传儿科,祖上王元吉为太医,王銮继承家学,青出于蓝,儿科医术精湛。据《乌程县志》记载:"王中立,居小湖织里,精于孺婴方脉,求治若市,孙以勤安吉训术,召留太医院。后裔世传其业,凡所疗疾无不奇验。至銮继业尤精,名动四方。銮字文融,有《幼科类萃》行世。"

　　王銮对《伤寒杂病论》研究颇深。对儿科的运用诸多心得,继承前学,又勇于标识已见。如古有称"小儿八岁前无伤寒"者,实则不然。先生认为"小儿伤寒与大人无异,所以异者,兼惊夹食而已。其七十二证,某证、某方皆无越张、朱格例,特不过小小之分剂中病则止。""伤寒夹惊者,因惊之时而又感寒邪,或因伤寒发热,以致热极生风,是热乘于心,心主血脉,心神易动,为热所乘,故发搐也,慎勿与治惊之剂宜疏解之。王氏薄荷散、人参羌和散之类,甚者抱龙丸主之。夹食者,或先伤于寒,后伤于食,或先伤于食,后伤于寒。以致发热气粗,口干嗳气,肚热腹胀,上热下冷,或大便酸馊,并宜解散,次与消导,甚则推荡。先用败毒散,后用藿香正气散加神曲……其疮疹发热,又与正受伤寒不同……疮疹发热从里出外,宜行温平之剂,有大热宜解毒葛根汤、参苏饮之类。"诚如清代医家陈复正所言:"非小儿无伤寒,因其荣血未充,易于生热,治之不当,即变而为痉,幼科指为惊风者,即此是也。然小儿伤寒,贵于急治,但不宜发表,由其肌肤薄,腠理疏,恐致汗多亡阳。若能于初起之时,即为解肌，祛其表邪，从外而出，则必无变痉之虞矣。"

王銮的治学思想和理念，除了受家学影响外，钱乙、张洁古、杨仁斋等人对其学术影响极大。体现在其论述疾病，从病因之内外，病变之脏腑，证候之寒、热、虚、实，皆附列前贤之观点，再参以己见，反复推敲，以便后学者能领会要点，并全面了解疾病的发生、传变和转归，不致临证失误。如其在论述水肿中，论脉法引《脉经》："水病脉洪大者可治，微细者不可治。水病胀闭，其脉浮大软者生，沉细虚小者死。水病胀大如鼓，实者生，虚者死。"以判断疾病之预后。叙述病因病机及病变之脏腑时，引钱乙"肾热传于膀胱"之说；丹溪"肾虚导致脾虚不能制水"之说等。而王銮则认为水肿之证，其本在肾，其末在肺。纵观《幼科类萃》全书，处处皆可见其引述前贤之言。其读书之多，博采之广，可见一斑。

三、古今评鉴

1. 朱云凤序

甚哉，医之难方；甚哉，幼科之尤难言也……稽类则引伸其变，稽萃则推类其余，医之胜书者也……容湖讳銮，字文融，懋之之祖也，世居乌程，自宋及今，以医名家。数传而容湖，神知幼术，恂恂若儒，求活者若市，年愈耆而业愈精。予暇日，懋之以是书求冠为请，予尝以胤祈命知容湖，故不侫僭言。（录自《中国医籍考》）

2.《乌程县志》

王中立，居小湖织里，精于孺婴方脉，求治若市，孙以勤安吉训术，曾孙元吉德清训术，召留太医院。后裔世传其业，凡所疗疾，无不奇验。至銮继业尤精，名动四方。銮字文融，有《幼科类萃》行世。

第三节　　主要著述

《幼科类萃》

（一）内容提要

《幼科类萃》，内含王氏数代经验积累，溯源《黄帝内经》《难经》《伤寒杂病论》，下逮仲阳及金元四家等思想，皆猎取所长，萃其精华。该书之类分，以病为纲，理法方药为目。论理重在色脉证合参，从病因之内外，病变之脏腑，证候之寒、热、虚、实，皆附列前贤之说要，再参以己见，反复详辨。治法重在灸法与方药并用，温凉补泻主张适宜，切忌太过，着重顾护后天脾胃。

细观全书，共 28 卷，卷一、卷二为总论部分。其中卷一论小儿受胎禀赋厚薄不同、妊妇不守禁忌生儿多疾之戒、养护、哺乳、下胎毒等；卷二论五脏虚实、相胜、补泻、诊法等。余 26 卷立 26 门，除包括幼科常见的内科病证外，尚立"咽喉齿舌""耳目口鼻"两门，病证之全，实为其他幼籍少有。全书记录 26 种疾病，皆首论脉法，叙述证候，审证求因，阐明机理，次论治法，辨证精确，分证施治；再列方药、炮制及服用方法。论述条理，层次分明，为一部论理精要，临床实用，"保婴活幼"的儿科专著。

《幼科类萃》作为一本中医儿科专著，内容充实，不仅保留了大量经典的医家论述，尤其是一些已经亡佚的儿科著作，由于此书的引用，得以见其一斑，为中医儿科学古典文献的保存做出了贡献。更重要的是，王銮从临床角度对疾病进行深入解析，阐发已见，毫不保留地阐述自己的学术思想和儿科临床经验，书中饱含活幼救人之术，并多有作者对先贤及诸医家学术观点的不同看法，使得本书在学术价值上增色良多，为后人树立了榜样。

（二）版本流传

现存《幼科类萃》原藏天津市卫生职工医学院，《中医图书联合目录》未收，因而为国内少见本，中医古籍出版社据以影印出版，并将其收入《中医珍本丛书》，目前已在全国发行。现存版本前无朱云凤原序，而有明代医史学家李濂序，亦未著撰者姓氏，观其内容体例及所引用文献，盖为王銮《幼科类萃》之复刻本。

《增订幼科类萃》由北京已故现代名医何世英在明刊本《幼科类萃》的基础上，按《幼科类萃》原书体例增补麻疹门，进而增补（标点、校勘、注释、附按及方剂索引等）重订而成。

（三）古今评鉴

1.《湖州府志》

"《幼科类萃》，《明史·艺文志》作二十八卷，乌程湖滨王銮（文融）辑，有论有方，最为详备，正德末年成书，嘉靖中梓行于世。"

2. 李濂序

《幼科类萃》不著纂者姓名，观其引用诸家之说，盖近时医工为之者。治河大中丞松石刘公谓是书有保婴活幼之功，乃命开封郡守南宫白侠刊而布焉。瓶山胡君实力赞之。

3. 何世英《增订幼科类萃》

王氏家族自宋以下世传儿科，本书内容盖经王氏数代之积累。《幼科类萃》中引用明以前诸名家之说三十余种，其中如郑端友《全婴方论》、汤民望《婴孩妙诀论》《脉诀启蒙》《病机试要》等文献，目前盖已亡佚，但于《幼科类萃》中尚可观其一斑。由此可见，《幼科类萃》是一部既有古籍文献价值又有丰富学术内容的儿科学专著。

第四节　学术思想

王銮对明代以前中医儿科疾病的诊治做了一次系统的总结和归纳，提出较完整的中医育儿理论、五脏辨证、小儿灸法和脉法、并对古方应用等方面均有较深的造诣。

一、重视胎幼养护之理

（一）先天禀赋，决定体质

王銮强调，小儿先天禀赋对其体质发展的重要作用。小儿因胎时禀赋厚薄不同，会导致小儿患病的几率和类型各不相同，决定出生后表现出的自身寒热虚实的不同和身体的强弱，甚至决定小儿的寿夭。就如《千金方》关于小儿发育的过程："儿在母腹中，受其精气。一月胚，二月胎，三月血脉，四月形体成，五月能动，六月筋骨成，七月毛发生，八月脏腑具，九月谷神入胃，十月百神具而生。生后六十日瞳子成，能咳笑识人，百日任脉生，能反覆，一百八十日尻骨成能独立，二百一十日掌骨成能匍匐，三百日髌骨成能独依，三百六十日为一岁膝骨成乃能移步……以故听其声观其形则可以知其虚实寿夭矣。"

（二）重胎教护养，慎择乳母

王銮重视胎教护养，认为：儿在母腹，气血相通，一热俱热，一寒俱寒，一病俱病，一安俱安。母有所感，胎必受之。初生婴儿疾病病因有二：胎教失宜而引起的先天原因；断脐、哺养等不当所致的后天原因。由此可见，母亲孕期的保健深深关系到后代的健康，儿童保健应从孕母开始，只有加以重视，塑造良好的先天环境，才能减少儿童后天患病可能。《全幼心鉴》云："常见富贵之家怀妊妇人，居于奥室，饥则辛酸无所不食；饱则肆意坐卧，不劳力不运动；是以胎气微弱，生子必软而多疾。若夫起居有常，饮食有节，使神全气和，受胎常安，生子必伟而少疾。"

在小儿饮食营养方面，主张以母乳喂养婴儿，同时强调哺乳期妇女应该注意饮食营养及生活起居和精神情欲的调节，乳母的健康状况及性情品德与小儿的关系密切，乳母的疾病可以通过乳汁传给小儿，乳母的性情品德亦可通过言传身教影响小儿。提倡饮食多样化，不可偏食，并忌食辛热、寒滞之品，以免乳汁变质，影响乳儿。"根据小儿肠胃尚脆而窄"的特点，主张"乳贵有时，食贵有节"。《幼科类萃·乳哺论》："初生芽儿，籍乳为命。乳哺之法，不可不慎。夫乳者，荣血之所化也，至于乳子之母，犹宜谨节饮食……情欲动中，乳汁便应，病气到乳必凝滞，儿得此乳，疾病立至，不吐则泻，不疮则热。或为口糜，或为惊搐，或为夜啼，或为腹痛。病之初来，其尿必甚少，便需询问，随证调治。母安则子安，可消患于未形也。故哺乳夏不欲热，热则致吐逆；冬不欲寒，寒则致咳痢；母不欲怒，怒则上气癫狂，母不欲醉，醉则令身热腹痛。母方吐下而乳，则致虚羸；母有积热而乳则变黄不能食；新房而乳则瘦瘠交胫不能行……乳哺不可太过，故谚云：婴儿常病伤于饱也。又云：忍三分饥七分饱，亦至论也。"在起居方面，细心护养，随季节气候的变化增减衣服，避免外界六淫之邪的侵袭，并有"童子不衣裘帛"之说。在气候适宜的情况下，要让小儿到户外去接触阳光和新鲜空气，主张"见风日，着地气"。《幼科类萃·护养论》："小儿生长，必欲人襁褓之。襁褓之道，必须得宜。如春夏之月，乃万物生长之时，宜教令地卧，使之不逆生长之气；如秋冬之月，乃万物收藏之时，宜就温暖之处，使之不逆收藏之气。然后血凝气和，则百病无自而入矣。大抵衣不可太暖，暖则汗出表虚，风邪易入；乳不可太饱，饱则胃弱而易伤，积滞难化。"

二、继承发扬五脏辨证

五脏辨证是中医基本理论的重要组成部分，源于《黄帝内经》五脏五行理论，钱乙将儿科疾病的证候按五脏所主加以分析归纳，辨别其虚实寒热。张元素完善发展了脏腑辨证论治，在《脏腑标本寒热虚实用药式》中把脏腑的本病（脏腑病）、标病（经络病）分别论述，同时根据脏腑标本的寒热虚实附以诸病的主治用药，从而使脏腑辨证论治完整化、系统化。

王銮综合了钱乙、张元素及刘宗厚等医家对五脏辨证的叙述，从五脏虚实所主、五脏相胜虚实之邪、五脏子母虚实鬼贼微正、五脏补泻之法、五脏伏敌喜伤主病对五脏辨证进行论述，并提出自己的认识。如《幼科类萃·论五脏子母虚实鬼贼微正》引用了洁古之言，进一步阐明五脏之间的生克乘侮关系，《育婴家秘》云："《难经》有五邪之论，论本脏自病者为正，邪自前来者为实，邪自后来者为虚，邪自所胜来者为微邪，自所不胜来者为贼邪。"钱乙论"肝主风，心主惊，脾主困，肺主喘，肾主虚"为本脏自病，为正邪，五补六泻之方主之，张元素引《难经》之言，明五脏传变之证，补钱氏之所未及。《幼科类萃·论五脏补泻之法》云："心主热，自病或大热，泻心汤主之。实则烦热，黄连泻心汤主之。虚则惊悸，生犀汤主之。肺乘心，微邪。喘而壮热，泻白散主之。肝乘心，虚邪。风热，煎大青膏，下大青丸。脾乘心，贼邪。恐怖恶寒，安神丸主之……本脏虚弱是自己正令不行，乃鬼贼所克害，当补本脏之正气。假令肺病喘嗽，时于初春见之，法当补肾；见于夏，泻肺；见于冬，补心；泻本脏乃名寒嗽。大抵五脏各至本位，即气盛不可更补；到所克位，不可更泻。"王氏在文中补充详述五脏辨证的原则及五脏疾病的治疗方法，完善了五脏辨证。

三、重视色脉诊法

对于小儿的诊法，王銮认为应重视色脉诊法。临证时，望诊较为重要，脉诊次之。正如《幼科类萃·小儿脉证总说》："凡看小儿疾病，先观形证神色，而切脉次之。"儿科望诊的范围较广，除望形体神态外，还有审苗窍、察指纹等等。有诸内，形诸外，小儿肌肤稚嫩，较成人更易显现出病态，神色是五脏气血盛衰的具体表现，所以疾病的轻重和五脏精气的虚实，可以从神色上望而知之。正如古人所云：五脏不可望，惟望神色、察苗窍。

小儿脉诊，其机理与成人同，而其诊法则与成人异。王銮把小儿脉诊重要性提升到一个新的高度，论述疾病时，开门见山，首论脉法，可见其对脉法的重视程度。如惊风门，开篇"小儿脉促急为虚惊""浮数洪紧为急惊，沉迟散缓为慢惊"，指出了急慢惊风的脉象特点。王氏在脉诊上推崇《脉经》及《脉诀启蒙》（已佚），但凡有叙述脉学处，多引用此二书。综合前人经验及个人临证所得，先生认为：小儿半岁以上方可看虎口脉纹，周岁以上看虎口脉纹兼以一指脉。小儿寸口部位狭小，不容三指以候寸关尺，只能以一指（拇指）定三关。若五百七十六日变蒸满足，只与看一指脉，以食指滚转，分取三部。凡言三部者，非寸关尺，系小儿三部。面看气色一部，虎口脉纹为二部，寸口一指脉为三部也。王氏收集了前人关于小儿脉诊的歌诀："小儿有病须凭脉，一指三关定有息浮洪风盛热多惊，虚冷沉迟实有积。小儿三至五岁，呼吸须得八至看，九至为数十至困，长短大小有邪干。小儿脉大多风热，沉细原因乳食结，弦长多是肝膈风……伤寒脉大最相宜，肿满浮洪病可医，微细心痛终是顺，沉迟吐泻必须危，虫攻紧滑皆知吉，渴饮微沉势已衰，惊搐浮洪多易治，喘粗涩盛滑为奇。"较之钱乙执简驭繁总结出"脉乱""弦急""沉缓""促急""浮""沉细"六种脉象，先生更喜丰富详尽，可见其在小儿脉诊上的造诣。

四、治疗上推崇药灸并施

王銮治疗儿科疾病，除遣方用药外，喜灸法并举。认为二者并用，里外兼施，病邪无以藏之。但其亦提出：灸法还应因人因地制宜，东西南北地理气候不同，婴孩的体质也各异，东南之人不可拘泥西北之治法。尤善于使用灸法治疗儿科多种疾患，通过灸法，以达驱散外邪，温通经脉，调和气血之目的。且操作简单，经济方便，收效迅速，应用广泛。但还应该注意，婴孩皮肤娇嫩，应防止灼伤皮肤。他运用灸法治疗儿科疾病有初生、惊风、诸疳、痞癖、疟疾、下痢、吐泻、咳嗽、水肿、风痫、伤寒阴毒、小便诸证、疝证共十三门。其运用之广，可谓少见，用灸经验，值得借鉴。

五、重视后天脾胃

王銮根据"小儿气血尚弱，不任其寒""脾胃喜温而恶冷"的生理特点，提出用药"中和"的观点。"中和"者，中土调和，中土者，脾胃是也。饱则伤胃，饥则伤脾，热则伤胃，寒则伤脾。若用药偏寒则易伤脾，偏热则易伤胃。脾胃为后天之本，小儿之体，稚阴稚阳，脏腑娇嫩，形气未充，脾胃功能尚未臻善，脾常不足，胃常有余。故先生制方用药，温凉适宜，补勿太过，泻不伤正，处处顾护脾胃，以中和为本。《难经》云："补其脾者，节其饮食，适其寒温，诚调理脾胃之大法。"亦是此理。

王銮治疗幼疾，主张温凉补泻适宜，强调五脏一体，尤重后天脾胃。基于用药"中和"之思想，先生在处方用药时，慎用苦寒燥烈，反对妄施攻伐，而处处顾护脾胃。若要使用攻伐之品，亦会后期调理。如他治疗伤积一证，食积者，初治宜损其谷，其次消导，稍重攻化，尤重则或吐或下，但提醒"大毒治病，十去其六；小毒治病，十去其七；常毒治病，十去其八；无毒治病，十去其九；肉果菜食之物，必无使过之伤其正气"。尝谓"人以胃气为本，治病亦然。小儿胃气有虚有实……虚者益之，实者损之，欲得其平，则可矣。"认为小儿易为虚实，调理强调"以平为期"。又云："盖脾已伤，又以药伤，使营运之气减削，食愈难消。"故他在伤积治法后，专"附调脾胃"篇详述了病后的脾胃调理。王銮这一治病"以平为期"的原则，注重脾胃思想之再现。

第五节　临证经验

一、惊风

王銮认为凡搭眼摇头，张口出舌，唇红脸赤，面青眼青，泻青，太阳、发际、印堂青筋，三关虎口脉纹红紫或青者，皆惊风也。将惊风分为急惊风、慢惊风、慢脾风。提出"暴烈者为急惊，沉重者为慢惊，而慢脾则为又重而深矣"。

论惊当分三因：伤风、伤食、斑疹。《直指方》云："急者属阳，阳盛而阴亏；慢者属阴，阳亏而阴胜。阳动而躁疾，阴静而迟缓。其始也，皆因脏腑虚而得之，虚能发热，热则生风。是以风生于肝，痰生于脾，惊出于心，热出于肺，而心亦主热，惊、风、痰、热合为四证，四证已具，八候生焉。"

详述脉法。《脉诀启蒙》曰：小儿脉促急为虚惊。《直指方》云：浮数洪紧为急惊，沉迟散缓为慢惊。虎口脉纹青紫为惊风。红者风热轻，赤者风热盛。紫者惊热，青者惊积，青紫相半，惊积风热俱有，主急惊风。青而淡紫，伸缩来去，主慢惊风。紫丝、青丝或黑丝隐隐相杂，似出而不出，主慢脾风。形势湾入里者顺，出外者逆。

治则上，热论虚实，证别逆顺，治有先后。治法上，急惊属阳，用药以凉；慢惊属阴，用药以温；慢脾风治以生胃回阳。凡热盛生惊，惊盛生风，风盛发搐，治搐先于截风，治风先于利惊，治惊先于豁痰，治痰先于解热。

急惊者，当用利惊丸（青黛、牵牛、天竺黄）、导赤散（生地黄、木通、甘草）、泻青丸（当归、龙胆草、川芎、山栀、大黄、羌活、防风）、地黄丸（熟地黄、山药、山茱萸、泽泻、牡丹皮、茯苓）主之，搐止，服安神丸（麦门冬、马牙硝、白茯苓、山药、寒水石、朱砂、甘草、龙脑）。慢惊者，脾虚，先以宣风散（槟榔、甘草、橘红、牵牛）导之，后用使君子丸（使君子、陈皮、厚朴）、益黄散（陈皮、丁香、诃肉、青皮、甘草），脾肺俱虚，当用温补，羌活膏（羌活、川芎、人参、白附子、赤茯苓、天麻、僵蚕、干葛、白花蛇、川附子、防风、麻黄、肉豆蔻、母丁香、藿香、沉香、木香、轻粉、真珠末、牛黄、龙脑、麝香、雄黄、辰砂）主之。慢脾风者，黑附汤（附子、木香、甘草、白附子）、金液丹（硫黄、赤石脂）、白丸子（半夏、川乌头、南星、白附子）、生附四君子汤（生附子、人参、白术、茯苓、甘草）可斟酌而用，胃气渐复，则异功散（人参、茯苓、白术、甘草、橘红、木香）温平而调理之；凡服回阳汤剂，手足渐暖者，仍服醒脾散（人参、全蝎、白附子、天麻、炙甘草、茯苓、石菖蒲、木香、莲肉、白术）等继其后以调之。

惊风灸法：小儿急惊，灸前顶二穴三壮，取法在百会前一寸，若不愈灸两眉心及鼻下人中一穴，炷如小麦大。小儿慢惊，灸尺泽穴，各三壮，在肘中横纹约上动脉动中，炷如小麦大。小儿睡中惊掣，灸足大趾次趾之端，去爪甲，如韭叶许，各一壮。小儿角弓反张身强，灸鼻上入发际三寸，三壮，次灸大椎下节间，三壮。小儿睡中惊，不合眼目，灸屈肘后横纹中三分，各一壮。

另列惊风不治证：急惊，眼睛翻转，口中出血，两足摆跳，肚腹搐动，或神缓而摸体寻衣，或证笃而神昏气促，喷药不下，通关不嚏，心中热痛，忽大叫者不治。慢惊，四肢厥冷，吐泻咳嗽，面黯神惨，鸦声胃痛，两胁动气，口生白疮，发直摇头，眼青不转，涎鸣喘嗌，头软，大小便不禁，手足一边牵引者，皆为不治。慢脾，身冷黏汗，直卧如尸，喘嗽，头软背直，口噤摇头，痰如牵锯之声，面无润泽之色，缩唇气粗者不治。

二、疳证

王銮认为疳在病因上为"疳"，即"甘"也，如朱丹溪所言："因饮食不调，甘肥无节而作为，或婴幼阙乳，粥饭太早，耗伤形气"所致。就病机上认为"疳"即"干"也，如钱乙所云："疳皆脾胃耗伤、亡津液之所作为也。"

前医曾世荣将疳分为心疳、肝疳、脾疳、肺疳、肾疳五种。王銮根据临证所见，除五疳外，另有热疳、冷疳、冷热疳、蛔疳、丁奚疳、哺露疳、疳痢、疳热、疳肿、疳渴、无辜疳、走马疳。临证时，以冷、热、虚、实分证，结合病之新久、病症之表现来施治。王氏认为疳证，初则多为热（多为虚热），最终则为寒（虚寒），虚为本，实为标，为本虚标实之证。就如杨仁斋所言："肝之受病皆虚使然耳。热者虚中热，冷者虚中冷，治热不可妄表过凉，治冷者不可峻温过补。"《幼科类萃·疳证诸方》记有一医案："一富儿，面黄，善啖，易饥，非肉不食，泄泻一月，脉大。以为湿热，当脾困而食少，今反形健而多食不渴，此必疳虫也，大便果有虫，令其治虫而愈。至次年夏初，复泻不痛而口干，予曰：昔治虫，不治疳也。以去疳热之药，白术汤下，三日而愈。后用白术为君，芍药为臣，川芎、陈皮、黄连、胡黄连，入芦荟为丸，白术汤下，禁肉与甜瓜，防再举。"

王銮强调疳证灸法：小儿疳眼，灸合谷二穴，各一壮，取法：在手大指次指两骨间，陷中是穴。小儿疳痢脱肛，体瘦渴饮，形容憔悴，诸般医治不差，灸尾翠骨上三寸骨陷间，三壮。岐伯云：兼三伏内，用桃枝、柳枝煎水，浴孩子，午正时当日灸之，后用清帛拭，兼有似见疳虫随汗出也，此法神效。小儿羸瘦，饮食少进，不生肌肉，灸胃俞二穴，各一壮，取法：在十二椎下，两旁各一寸半，陷中是穴。

三、吐泻

王銮认为如朱丹溪和曾世荣所言，吐泻有冷有热。把吐泻分而论之。将小儿呕吐大抵可分为四：冷吐、热吐、积吐、伤乳吐。

冷吐者，乳片不消，多吐而少出，脉息沉微，面白眼慢，气缓神昏，额上汗出。此因风寒入胃，或食生冷，或伤宿乳，胃虚不纳而出。宜温胃，去风寒，除宿冷，宜理中汤（人参、白术、干姜、甘草）、定吐饮（半夏、生姜、桂）。如诸药不效者，以参香饮（人参、沉香、丁香、藿香、木香）治之。

热吐者，面赤唇红，吐次少而出多，乳片消而色黄，遍体热甚，或因暑气在胃，或食热物，精神不慢而多烦躁，此热吐也。宜去桂五苓散及香薷饮治之。积吐者，眼胞浮，面微黄，足冷肚热，昼轻夜重，儿大者脉沉缓，此宿冷滞脾，故吐黄酸水，或有清痰。脉实而滑，为食积所伤，吐酸馊气，或宿食并出。儿小，呃乳不化者是也。以乌犀散（乌犀即是皂荚、硫黄、白僵蚕、陈皮、川乌、巴豆）主之。

伤乳吐者，才哺乳后即吐，或少停而吐，此因乳食无度，脾气弱而不能运化，故有此证。譬如小器盛物，满则溢，更当节乳，投三棱散（三棱、莪术、益智仁、甘草、神曲、炒麦芽、陈皮）治之。

泄泻亦分四种：寒泻、热泻、伤食泻、暑泻。

寒泻者，乃寒气在腹，攻刺作痛，洞下清水，腹内雷鸣，米饮不下，宜理中汤（人参、白术、干姜、炙甘草）。如四肢厥冷寒极者，加附子、肉桂之类。

热泻者，粪色赤黄，肛门焦热，小便不利，心烦口燥，食乳必粗，宜五苓散（猪苓、泽泻、桂枝、赤茯苓、白术），吞下香连丸（黄连、肉豆蔻、木香）。

伤食泻者，因饮食过多，有伤脾气，遂成泄泻，故大便不聚，臭如败卵，宜理中汤加砂仁半钱，或下积丸（丁香、砂仁、巴豆、使君子）。有因伤面而泻者，养胃汤（人参、半夏、陈皮、甘草、茯苓、苍术、厚朴、藿香、草果）加萝卜子炒研半钱；痛者，更加木香三分。泻甚者，去藿香加炮姜三分。

暑泻者，因中暑热，宜胃苓汤（猪苓、泽泻、白术、茯苓、苍术、厚朴、甘草、陈皮、桂枝）或五苓散加车前子末少许，甚效。或六和汤（砂仁、半夏、杏仁、人参、炙甘草、赤茯苓、藿香、炒扁豆、木瓜）亦好。

吐泻灸法：小儿呕吐奶汁，灸中庭一穴，一壮，取法在膻中穴下一寸陷中是穴。小儿霍乱已死，腹中有暖气者，盐纳脐中，灸七壮。

四、痘疮

王銮所言之"痘疮"是现今的"天花"，由于其形圆似豆，故名"痘疮"。究其病因，王氏认可陈文中所言"胎毒""三秽液毒"，由于历史条件的因素，没能认识到"痘疮"为"疫疠之邪""痘毒"致病。

王銮认为治痘疮须分表里虚实寒热，大体虚者益之，实者损之，冷者温之，热者平之，虚要分气虚和血虚，还须注意大小二便不可不通。痘黑属血热，凉血为主；痘白属气虚，补气为主。痘出疏则无毒，密则有毒。颜色正者，不须服药，色淡者，宜助血药；色紫者，属热，用凉血解毒药。痘疮干者，宜退火，止用轻剂；痘疮湿者，用泻湿，乃肌表间湿，宜用风药等。痘疮已出后而有声音者，乃形病气不病也；疮疹未出，先声音不出者，乃形不病而气病也；痘疮出而声音不出者，是形气俱病也。他强调痘疮一经出露就不可用汗法，否则造成腠理开泄，表气虚衰，荣卫既虚，风邪乘隙侵之，必使痘疮内陷而斑烂发生。如用下法，则脾胃之气惫矣，无力托毒外出，亦必使毒气内陷，土不胜水，变黑归肾而成为危证。痘疮一经发出，全赖表气的实密和脏腑的充实，使痘疮顺利如期收靥而痊愈。此时如妄汗妄下，伐伤营卫，无论是表虚还是里虚都可导致痘疹向逆证方面发展，甚至危及生命。同时，并不一味否认汗、下，该下的略与疏之，该利下的则令热气有所渗而出，该汗的宜轻解之，如此看来掌握汗和下的时宜和尺度是极为重要和关键的。

临证中，王銮强调治疗痘疮用药必须审慎，不得滥用热药，对于使用前人的药方时不可生搬硬套，用药前必须辨证论治，有是证用是药。如仿效陈文中使用热药治疗痘疮，则有虚且必有寒才能使用，切记勿盲目使用。

凡小儿痘疮已发，并与紫草饮。但觉得热，证似伤寒，若未见疮，疑似未明，且先与惺惺散、参苏饮或人参羌活辈；热甚则与升麻汤。若初出时，身热，鼻尖冷，呵久，咳嗽面赤，方是痘出之候，便宜服升麻葛根汤加山楂、大力子。若初出时，或未见时，宜以丝瓜近蒂三寸连瓜子烧灰存性，为末，蜜水调服，或糖拌干，入朱砂末亦可。初出时须看胸前，若稠密，急须消毒饮加山楂、黄芩、酒洗紫草；减食，加人参。气虚者，人参、白术加解毒药；血虚者，以四物汤加解毒药。痘出太甚者，人参败毒散、犀角地黄汤。痘疮将欲成就，却色淡者，宜助血药，用当归、川芎、酒洗芍药之类，或加红花；将成就之际，却紫色者，属热，用凉药解其毒，升麻、葛根、酒炒黄芩、黄连及连翘之类；痘疮干者，宜退火，止用轻剂，荆芥、升麻、葛根之类；疮湿者，用泻湿，乃肌表间湿，宜用风药，白芷、防风之类；咽痛者，大如圣散、鼠黏子汤；喘满气壅者，麻黄黄芩汤；烦渴者，甘草散、乌梅汤；下利呕吐者，木香汤、理中汤。

同时，王銮强调痘疮坏证有三因：一曰内虚泄泻，二曰外伤风冷，三曰变黑归肾。内虚泄泻，因脏腑亏虚，已成逆证，自然作泻；或因误服凉药导致泄泻造成痘疮不发，正气不能托毒外出，故见疹色发白不发。痘疮初起，外感风冷之邪，表气闭郁，内毒不能外达。毒邪入里归肾，则痘色变黑而出血。治疗上应步步为营，随证治之，慎防出现变证、逆证，危及患儿生命。

五、热证

王銮认为，小儿气禀纯阳，脏腑生热，阴阳气变，熏蒸于外，致令身热。他以发热性状、特点及病因分为潮热、惊热、夜热、余热、食热、疳热、壮热、烦热、积热、风热、虚热、客热、癖热、寒热、血热、疮疹热十六种。从五脏辨证上分为心热、肝热、脾热、肺热、肾热。

治则上，力主内者治之，外者发之。具体治法：小热之气，凉以和之；大热之气，寒以取之；甚热之气，则汗发之；发之不尽，则逆制之；制之不尽，求其属以衰之。

临证时，心热者，泻心汤主之（黄连）；肝热者，泻青丸主之（当归、龙胆草、川芎、山栀、大黄、羌活、防风）；脾热，泻黄散主之（藿香、山栀、石膏、甘草、防风）；肺热，轻者泻白散主之（桑白皮、地骨皮、甘草）；肾热者，东垣滋肾地黄丸主之（黄柏、知母、桂）；潮热，脉实者，大柴胡汤下之（柴胡、黄芩、芍药、半夏、枳实、甘草、生姜），脉虚浮数者，百解散汗之（干葛、升麻、赤芍药、黄芩、麻黄、肉桂、甘草、生姜、葱白）；惊热者，以钱氏凉惊丸（大黄、黄连、防风、龙胆草、川芎、薄荷）、安神丸主之（天门冬、牙硝、白茯苓、山药、寒水石、朱砂、甘草、龙脑）；夜热者，以元戎四物二连汤主之（当归、生地黄、白芍药、川芎、黄连、胡黄连）；余热者，宜以参苓白术散主之（人参、茯苓、甘草、白术、扁豆、山药、砂仁、薏苡仁、桔梗、莲子肉）；食热者，宜下积丸主之（丁香、缩砂仁、使君子、川巴豆、橘皮）；疳热者，宜龙胆丸（龙胆草、升麻、苦楝根、防风、赤茯苓、芦荟、油发灰、黄连、青黛、猪胆汁、薄荷、紫苏）、胡黄连丸（胡黄连、川黄连、朱砂、芦荟、青黛、虾蟆灰、麝香）、芦荟丸（芦荟、芜荑、木香、青黛、槟榔、川黄连、蝉壳、胡黄连、麝香、猪胆）之类；壮热者，火府散（生地黄、木通、甘草、黄芩）、通圣散之；烦热者，宜一粒金丹（人参、犀角、玳瑁、琥珀、防风、茯苓、寒水石、甘草、龙脑、麦门冬、麝香、金箔）主之；积热者，宜三黄丸（黄连、黄芩、大黄）、四顺饮（当归、大黄、甘草、赤芍）主之；风热者，消风散（荆芥穗、甘草、川芎、羌活、僵蚕、防风、茯苓、蝉蜕、藿香叶、人参、厚朴、陈皮）、绿霞丸（柏叶、全蝎、郁金、僵蚕、雄黄、南星）主之；虚热者，宜惺惺散（人参、桔梗、白茯苓、白术、天花粉、细辛、防风、川芎、南星、甘草、生姜、薄荷）、四君子汤（人参、白术、茯苓、甘草）、钱氏白术散（人参、白术、茯苓、木香、藿香、干葛、甘草）主之；客热者，导赤散（生地、木通、甘草）、黄连泻心汤（黄连）主之；癖热者，宜予白术散（人参、白术、茯苓、木香、藿香、干葛、甘草）滋养津液，以珍珠丸（珍珠母、当归、熟地黄、人参、酸枣仁、柏子仁、犀角、茯神、沉香、龙齿、朱砂）下其痰涎，或以褐丸子（萝卜子、陈皮、青皮、槟榔、五灵脂、蓬莪术、黑牵牛、赤茯苓、木香）磨之；寒热者，寒多热少者，小柴胡汤（人参、半夏、柴胡、甘草、黄芩、姜、枣）加桂，热多寒少者，白虎汤（石膏、粳米、知母）加桂，寒热相半者，并用小柴胡汤主之；血热者，六合汤（当归、大黄、川芎、熟地黄）主之；疹热者，人参败毒散、升麻葛根汤（升麻、葛根、芍药、甘草、姜）、参苏饮（人参、半夏、茯苓、甘草、桔梗、枳壳、干葛、前胡、木香、紫苏、陈皮、姜、枣）之类。

六、水肿

王銮认为水肿发生，与肺脾肾三脏关系密切，其本在肾，其标在肺，标本俱病。以短气不得卧为心水，两胁紧痛为肝水，大便鸭溏为肺水，四肢苦重为脾水，腰痛足冷为肾水，口苦咽干为胆水，下虚上实为大肠水，腹急肢瘦为膀胱水，小便闭泄为胃水，小腹急满为小肠水。治疗水肿，不应只知道湿多利小便，如果只是一味地用去水药，脾肾虚损，最后往往会失治至死。治疗大法：补中行湿利小便，凡有热，水气在表，可汗，身无热，水气在里，宜下，腰以下肿，宜利小便，腰以上肿，宜发汗。

治疗上"若遍身肿，烦渴，小便赤涩，大便闭结，此属阳水。先五皮散（五加皮、地骨皮、生姜皮、大腹皮、茯苓皮），次四磨饮（人参、槟榔、沉香、乌药）加生枳壳，重则疏凿饮子（泽泻、炒赤小豆、商陆、羌活、大腹皮、椒目、木通、秦艽、槟榔、茯苓皮）。遍身肿，不烦渴，大便溏，小便少，不涩赤，此属阴水。宜实脾饮（姜厚朴、白术、木瓜、木香、炮干姜、草果仁、大腹子、附子、白茯苓、炙甘草）或木香流气饮（半夏、陈皮、厚朴、青皮、甘草、香附、紫苏、人参、赤茯苓、木瓜、石菖蒲、白术、白芷、麦冬、草果、肉桂、莪术、大腹皮、丁香皮、槟榔、木香、藿香、木通）主之。阳水病兼阳证者，脉必沉数；阴水病兼阴证者，脉必沉迟。气若陷下，用二陈加升提之药，能使大便润而小便长；如腹胀，少加厚朴佐之；气不运，加木香、木通以调之。又有小儿初肿便觉痰嗽喘急，正属脾胃所主，宜先服解表散（荆芥、杏仁、川芎、麻黄、防风、甘草、赤茯苓），次投商陆丸（商陆、芒硝、甘遂、芫花、荛花、麝香、猪苓）。"

灸法：小儿水气肿及腹大，灸分水一穴三壮，其穴在脐上一寸。

七、汗证

王銮认为，夫汗者，心之所藏，在内为血，发外者为汗。汗为心之液，血汗同源。小儿血气嫩弱，肤腠未密，若厚衣温暖，熏蒸脏腑，脏腑生热，热搏于心，为邪所胜，故液不能内藏，蒸出肌肤，则为盗汗也。又或伤于冷热，冷热交争，阴阳不顺，津液走泄，亦令睡中汗自出。期间有虚实之证，虚者谓诸病后，大汗后，血气尚弱，液溢自汗，或潮热，或寒热，发过之后，身凉自汗，日久令人黄瘦，失治则亦为骨蒸疳劳也。可见汗证分盗汗、自汗，期间又有虚实之分，因此王銮质疑阴虚盗汗、气虚自汗之说。汗证要治疗，不治疗会得骨蒸疳劳，但不是所有的出汗都需治，正如钱乙所云：上至头，下至项，谓之六阳虚汗，不须治之。

脾虚泄泻自汗，宜益黄散（陈皮、丁香、诃肉、青皮、甘草）、参苓白术散（人参、白术、茯苓、甘草、白扁豆、山药、砂仁、薏苡仁、桔梗）、附子理中汤（附子、白术、人参、甘草、干姜）之类。肺虚自汗，宜补肺散（羊肺、猪肺，瓦器煮，蘸好钟乳粉食）、藿香饮（人参、半夏、赤茯苓、炙甘草、苍术、陈皮、藿香、厚朴）调脾。慢惊自汗，金液丹（硫黄、赤石脂）、固真汤（人参、白术、肉桂、白茯苓、山药、黄芪、甘草、附子、生姜、红枣）主之。实证自汗，百解散（干葛、升麻、赤芍药、黄芩、麻黄、肉桂、甘草、生姜、葱白）、止汗散（蒲扇灰）主之。积证盗汗，三棱散（三棱、蓬术、益智仁、甘草、炒神曲、炒麦芽、陈皮），次益黄散主之。惊汗，镇惊丸（白茯苓、麦冬、辰砂、远志、石菖蒲、枣仁、牛黄、川黄连、珍珠、胆星、钩藤、天竺黄、犀角、生甘草）、琥珀抱龙丸（琥珀、朱砂、甘草、琥珀、天竺黄、檀香、枳壳、茯苓、胆南星、枳实、红参）及茯神汤（茯神、远志、防风、桂枝、龙骨、甘草、麦冬、牡蛎、大枣）加麻黄根。阳虚汗出，茯神汤加黄芪。

第六节　方药创见

一、三棱散

1. 原方与主治

三棱、蓬术、益智仁、甘草、炒神曲、炒麦芽、陈皮各半两，水一钟，姜三片，煎服。痰嗽加制半夏，口腥气入盐煎，调理诸痰加枣子煎。主治：小儿尿白，久而成疳，此药实脾土，消食化积。

2. 古今发挥

从《和剂局方》中的三棱散化裁而来。由原方去青皮、白茯苓，加陈皮、神曲、麦芽理气消食。三棱、莪术均有行气破血、消积止痛功效，三棱为血中气药，长于破血中之气，以破血消积；莪术为气中血药，善破气中之血，以破气消积。二药伍用，气血双施，活血化瘀、行气、化积消块力彰。益智仁温脾止泻摄涎；暖肾缩尿固精。神曲健脾和胃，消食化积；炒麦芽行气消食，健脾开胃，退乳消胀；陈皮理气健脾，燥湿化痰。三药共用能增强三棱、莪术消积之功。甘草益气健脾，还能调和诸药。全方起到健脾行气，消食化积之功。此方与同年代《普济方》记载的三棱散组方相同，在三棱、莪术的用量上，《普济方》较本方加倍，意在加重消积功效。《证治准绳·幼科》引汤氏三棱散，三棱、蓬术、益智仁、甘草、青皮、砂仁，主治积气腹痛，此方重在破气消积止痛。较其稍晚医家秦昌遇在《幼科折衷》中记载的三棱散，在本方的基础上加味而成（加入人参、枳壳、香附、青皮、谷芽、半夏、大黄、紫苏、甘草），增强理气温中健脾的功效，主治小儿积吐。

二、加味五皮饮

1. 原方与主治

五加皮、地骨皮、生姜皮、大腹皮、茯苓皮各一钱，内加姜黄、木瓜各一钱，水煎服。一方去五加皮，用陈皮、桑皮。治小儿四肢肿满，阳水阴水皆可服之。

2. 古今发挥

本方由《太平惠民和剂局方》所载的五皮散加姜黄及木瓜而成。五药皆用皮，取其善行皮间水气之功，利水消肿与利肺健脾同用，使气行则水行，则水肿自已。方中茯苓皮甘淡渗湿，实土而利水，其功专行皮肤水湿，多用于皮肤水肿。湿阻则气滞，气行则湿行。大腹皮能行气导滞，为宽中理气之捷药，能利水消肿。生姜皮辛散水气，和脾行气消肿，主要用于水肿小便不利。五加皮祛风湿，补肝肾，强筋骨，还能利水消肿。加入姜黄外散风寒湿邪，内行气血，通经止痛。木瓜具有强筋活血，平肝和胃、化湿止痛。两药能增强原方通经络、祛风湿、利水消肿的功效。另一方去五加皮，用陈皮理气和胃，醒脾化湿，桑白皮清降肺气，通调水道以利水消肿，较上一方行气之力增强。此方为水肿治疗常用方，后世医家多用后方（含桑白皮一方）。

三、木通散

1. 原方与主治

木通、地萹蓄各半两，大黄、甘草、赤茯苓各三钱，瞿麦、滑石、山栀子、车前子、黄芩各二钱半，水一钟（加水一盏），灯心三茎或入薄荷同煎。主治：小儿上焦热，小腑闭，烦躁生嗔或淋涩，诸疮丹毒。

2. 古今发挥

此方由《太平惠民和剂局方》中的八正散加味而成，加入的黄芩能清上焦热，赤茯苓加强清热利湿之功，可治诸疮丹毒。木通苦寒清热利水，宣通湿滞，利九窍，除郁热，导小肠之热下行；萹蓄、瞿麦清热泻火，利水通淋，三者共为君药。车前子、黄芩、滑石、赤茯苓清热利湿通淋为臣药，其中黄芩清上焦热，祛湿热，使湿热之邪从小便而去；车前子利水通淋而不伤气，水道利则清浊分；滑石性寒沉降，善能滑利水道，使湿热渗利，渴即自止；赤茯苓行水、利湿热。佐以山栀子清泄三焦、通利水道，大黄清热泻火、导湿热下行，以增强君、臣药清热利水通淋之功。甘草调和诸药，兼能清热、缓急止痛，是为佐使之用。煎加灯心以增利水通淋之力，煎加薄荷以疏散风热、透疹。本方具有清热利湿通淋的功能，适用于因湿热下注，小腹胀满，小便赤浊，尿涩不利，甚或结成砂粒等症。多方考究，此方出自《仁斋小儿方论》，《证治准绳·幼科》集一和《医宗金鉴·幼科杂病心法》所载本方的药物组成、主治范围等与《仁斋小儿方论》方同。早于《证治准绳》《医宗金鉴》二书的《活幼心书》《万民秘传

《片玉心书》亦均载有本方。

四、独活汤

1. 原方与主治

独活、羌活各一分，槟榔、天麻、去节麻黄、甘草各半分。上药剉散，每服半钱；煎服，于内加南星末，蜜调下。可贴囟用。主治：小儿胎惊，发散风邪。

2. 古今发挥

此方主治胎惊，与其他同名方剂的组成和功用差异大，解散风邪，利惊化痰。羌活、独活并用，羌活善祛风胜湿止痛，主要入太阳经，主散肌表游风及寒湿之邪，对上半身风寒湿邪尤为适用；独活入少阴经，作用层次较深，也能够祛风胜湿止痛，侧重治疗下半身，连用可以祛除一身风寒湿邪；天麻甘平柔润入肝经，平肝息风定惊，主要平息内风，《本草纲目》说天麻是"治风之神药"，三药合用可祛除一身上下内外的风邪，共为君药。麻黄解表疏风增强祛风之力为臣药。槟榔行气消积、利水化湿，胆南星祛风化痰，利于君药祛风，为佐药，甘草调和诸药为使药。同年代医家万全所著《万氏秘传片玉心书》中也有记载独活汤，主治及功效相同，药物比例相同，药量不同。后世医家王肯堂在《证治准绳·幼科》中记载有独活汤，药物的用量、用法及功用相同。

五、细辛散

1. 原方与主治

荆芥穗、细辛各一两，砂仁半两，白芷、红椒、草乌各二钱，鹤虱、猪牙、皂角、荜茇各半两，上为末，每用少许，频擦患处，有涎吐之，仍用水灌漱。主治：小儿风蛀牙疼，腮颔浮肿。

2. 古今发挥

此方主治风蛀牙疼，与其他同名方剂的组成和功用差异大。细辛、荆芥穗祛风散寒、通窍止痛为君药，草乌、白芷、红椒、荜茇为臣药，草乌有较强的祛风止痛作用；白芷入胃经，有散风燥湿、芳香通窍之功效；红椒、荜茇入胃经，有温中散寒功效，四药合用以增强君药温中散寒止痛之功。鹤虱、猪牙皂角为佐药以温通消肿，砂仁为使药以化湿。诸药合用共奏祛风散寒、杀虫止痛之功。此方在王銮所著《幼科类萃》前未有记载，徐春甫的《古今医统大全》中有记载细辛散，白芷和草乌的用量增大至二两，花椒用量增至五钱，增强温中止痛效果，功用主治用法与王氏方均相同。

六、麦门冬散

1. 原方与主治

人参、去心麦门冬、去心天门冬、生地黄、熟地黄、赤茯苓、白茅根各三钱，炙甘草一钱，上咬咀，水一盏，不拘时服。主治：小儿客热胃中，齿龈肿痛，或出鲜血。

2. 古今发挥

此方主治阴虚火旺所致的牙龈肿痛，与其他同名方剂的组成和功用差异大。方中麦门冬、天门冬甘寒清润，两冬合用，有养阴润燥、清虚热之功；麦门冬长于滋胃阴，天门冬长于滋肾阴。两地合用，滋肾壮水，其中生地甘寒，长于滋阴降火，凉血止血；熟地甘温，重在滋养肾阴，填精补血；两冬、两地共为君药，起滋阴清热之用。白茅根清热凉血止血，赤茯苓清利湿热助退热，共为臣药。人参益气健脾生津为佐药，炙甘草调和诸药为使药。全方起到滋阴清热、凉血止痛之功用。此方在王銮所著《幼科类萃》前未有记载，后世医家清代冯楚瞻所著《冯氏锦囊秘录·杂症大小合参·卷六·儿科舌病》中记载有麦门冬散：人参一钱，赤茯苓、麦门冬、天门冬、生地、熟地、白茅根各二两，水煎服，治胃中客热、口气作臭、齿龈痛肿。其用药量与王銮所著《幼科类萃》记载的麦门冬散有所不同，王銮方中更显现其立方用药上处处顾护胃气之义。

七、一粒金丹

1. 原方与主治

人参、犀角、玳瑁、琥珀、防风各一钱，茯苓、煅寒水石、甘草各二钱，龙脑、水飞朱砂各一钱，上为细末，用粒米糊丸，芡实大，金箔为衣，用麦门冬去心煎汤送下，麝半钱，金箔二十五片。主治：小儿五脏蕴热，胸膈烦闷，五心烦热。

2. 古今发挥

此方主治五心烦热，四肢温壮。犀角咸寒，善入营血，清心、肝、胃三经火热，能清热凉血解毒，泻肝凉心为君药，玳瑁、龙脑、煅寒水石助君药增强其清热解毒除烦安神之功，为臣药，方中煅寒水石清热泻火，除烦止渴；龙脑芳香开窍辟秽；玳瑁入心、肝二经，镇心安神，清热解毒，助犀角清热凉血解毒。人参益气健脾安神、茯苓健脾利水防伤正，麝香芳香走窜，能通达十二经，善通全身诸窍，为芳香开窍之要药，麦门冬甘寒清润，有养阴清热之功；琥珀、朱砂、金箔皆质重入心，可镇心安神，亦为佐药。粒米糊丸和胃调中，为使药。诸药合用，共奏清热解毒、除烦安神之功。此方在王銮所著《幼科类萃》前未有记载，后世医家王肯堂在《证治准绳·幼科·集之三·心脏部发热》烦热中记载有一粒金丹，治小儿五脏蕴热，胸膈烦闷，五心烦热；药用人参、犀角、玳瑁、琥珀、防风各一钱，茯苓、煅寒水石、甘草各二钱，龙脑、水飞朱砂各半钱，上为细末，入麝半钱，用陈米糊丸，芡实大，金箔二十五片为衣，麦门冬去心煎汤下。此方较王銮方唯龙脑及朱砂用量减半，余皆相同。

八、用药特点

王銮用药，强调有是证即用是药。前文述及先生用药"中和"，若要使用攻伐之品，亦会后期调理。如在伤积一证时，王氏下积，善用巴豆，巴豆为大辛大热之品，有大毒，为下积之峻品，医者临证用药视其如蛇蝎，多畏而不用。王氏用此药十分讲究制、服方法，做到取其药性，去其毒性，时刻顾护胃气。如治乳积食积气积之木香丸，方中巴豆炮制方法颇具特色，首先纸压去油，继而为细末，和匀，飞，再以白面糊丸。巴豆去油后毒性大减，再以面糊飞丸以顾护胃气。其服法亦有特殊之处："乳伤乳汁下，食伤米饮下，后与大异香散或和剂异香散。气积橘皮汤下，后与和剂流气饮。"此法与仲景使用桂枝汤后进热粥相仿。乳汁、米汤皆有养护胃气之功，橘皮汤有行气、理气、健胃之效。虽有乳汁、米饮、橘皮汤分别服之，但王銮仍恐巴豆之峻有损胃气，故下后更予调补脾胃之剂。如此，则后天之本常固，正气无伤矣！于此可见先生制方、服药之巧妙，用心之良苦。重视脾胃的思想贯穿全书，处处得以体现。

（曾炜权　高修安）

参考文献

1. 王銮.幼科类萃［M］.北京：中医古籍出版社.2015

2. 何世英.增订幼科类萃［M］.北京：人民军医出版社.2012

3. 李富汉.王銮《幼科类萃》述评［J］.江苏中医.1989，（12）：33-34

4. 周荣易，王娇娇，韩新民.探析《幼科类萃》所体现的儿童保健思想［J］.辽宁中医杂志.2016，43（11）：2297-2299

第十一章　万全

第一节　概述

万全，约1499—1582年，字密斋。湖北罗田县大河岸人，明代著名儿科医家。

万氏世医出身，祖、父均为儿科医生，万全自幼习儒，尝从同邑大儒胡柳溪、张玉泉受经史历律之学。19岁入邑庠为诸生，一面修习举业，一面继承家学。常代父出诊，或为学中师友治病，渐有医名。几次参加乡试，不中。28岁补廪膳生。30岁时父亲卒世，便弃举从医。

万全家学渊源，博及各家之说。除承继家学外，更以《黄帝内经》《难经》为本，精研《脉经》《本草》，博采仲景、河间、东垣、丹溪诸家之说，兼通内、妇、儿科及养生之学，医术日精，噪闻于隆万年间。行医足迹遍及鄂东等地，活人甚众。万氏不仅医术精湛，医德亦十分高尚。他痛斥庸医误人，反对巫医惑乱，奉行"老吾老以及人之老，幼吾幼以及人之幼""视人之子如己之子"，治病不计嫌隙宿怨，不论贫富贵贱，同情劳苦，施医赠药，深受民众爱戴，曾两获知县和布政使赠予的"儒医"匾额。

万全行医临证之余，勤于著述，著作颇丰，今所传世的著作大部分是他晚年完成的。流传至今的共有13种，即《养生四要》《保命歌括》《伤寒摘锦》《广嗣纪要》《女科要言》《育婴秘诀》(即《育婴家秘》)《片玉心书》《幼科发挥》《幼科指南》《片玉痘疹》《痘疹心法》《痘疹启微》《痘疹格致要论》。万全的著作总结了三代世医的临证经验，说理简明，方药灵验，有较高的实用价值，不仅在当时享有盛誉，而且对后世儿科学的发展影响甚大，如明代著名医家王肯堂、张景岳、武之望以及清代的沈金鳌，在著作中都摘引万全的观点及有关章节。清代陈复正的《幼幼集成》，万全的《痘麻专论》就占了全书三分之一的篇幅。万全的著作还流传至日本、朝鲜和东南亚等国。至今仍受到中医学术界的推崇。

学术方面，万全在钱乙五脏虚实辨证的基础上，提出了五脏有余不足学说，即肝常有余、脾常不足、心常有余、肺常不足、肾常不足，这一学说高度概括了小儿时期的体质特征，进一步完善了小儿生理病理学说。经云：能合色脉，可以万全。他则感于小儿"口不能言，脉无可施，惟以形色为凭"，故对幼科诊察形色，积有丰富经验。

万全十分重视顾护小儿脾胃之气，他提出"调理脾胃者，医中之王道也"。并说："调理之法，不专在医，唯调乳母，节饮食，慎医药，使脾胃无伤，根本常固矣。"从医药乳食方面进行调理。对不同体质的小儿采用不同的调治方法。少食易饱者，胃不能受，脾不能消，宜益胃阳养脾阴，益胃阳者，宜用钱氏异功散，养脾阴者，则用小建中汤。多食易饥者，病在胃，为脾胃邪热甚之故，以泻脾胃之火为法则，选用三黄枳术丸。万全的这些调理脾胃经验，为小儿脾胃调理开辟了广阔思路。

在用药法度上万全提倡"小儿用药，贵用和平，偏寒偏热剂不可多服，有毒之药皆宜远之"。其目的即是护卫小儿胃气以达阴阳平和。在调理脾胃上万氏追求中和，以达阴阳平衡。针对五脏虚实特性的不同，如何做到补虚泻实，万全从药物四气五味与五脏关系角度详加阐述，并举以小儿各脏有余不足之象，寒证热证之征，以辨形体之虚实，察五脏之强弱，或寒或温，随证施治。

对于儿童养育的不同阶段，万全倡导"育婴四法"，即"预养以培其元，胎养以保其真，蓐养以防其变，鞠养以慎其疾"，形成了中医儿童保健学的系统观点。在他的儿科著述中，从准备妊娠的育龄妇女到整个小儿时期皆有专章论述，其中优生优育和儿童保健学方面的内容对现代临床儿科学仍有现实的指导意义。

第二节　生平、治学与古今评鉴

一、生平考略

万全，字全仁，号密斋。湖北省罗田县大河岸人。约生于明弘治十二年（1499），卒于万历十年（1582），享年84岁。万全以"密斋"为号，取缜密、周到之义。关于万全的名号，一般认为万氏名全，字密斋或号密斋，经查罗田《万氏宗谱》载，万全的"谱名"叫"事全"，在"事全"的名下记云：字全仁，别号密斋，邑庠生，名全。以医学术精，活人甚众，著有医书行世。在《万氏宗谱》中，"事全"的兄弟共有四人：事安、事英、事和、事全。按照《万氏宗谱》对万全名、字、号的记载，"事全"是"谱名""全"才是正名，"全仁"是字，"密斋"是号。即万全，字全仁，号密斋。

关于万全的生卒年代，史书没有明确记载。《中医大辞典·医史文献分册》认为万全大约生活在"十五至十六世纪"，也有提出"约生于十六世纪初期，卒于十六世纪中期"，《历代名医传略》提出其"生活于明代嘉靖至万历年间"，《中医人名辞典》称万全为"隆庆、万历（1567～1619）年生"等。刘远南提出万密斋约生活于1495～1585年间，《中国医史医籍述要》采用此说。柯新桥年提出"约生殁于公元1495～1580年"，中医高等院校教材《中国医学史》、史兰华等《中国传统医学史》均采用此种说法。湖北省中医研究院毛德华则用界定上下限的方法和从万全著作的成书年代推算，提出约生于明弘治十二年（1499），卒于万历十年（1582）。他在《万全生平著述考》中指出：《广嗣纪要·幼科医案》前有小序云：江湖逸叟，七十有四，幼科医案，暮年自叙。表明万全撰写此卷医案时为74岁。如能确定《广嗣纪要》的成书时间，则万全的出生年可以据此而定。《广嗣纪要》卷中各案所记诊治时间，最晚者为

"胎疾"第二案的"隆庆壬申",即隆庆六年,所以可测知成书时间不会早于此,上海图书馆藏明刻本《新锲万氏家传广嗣纪要》第二册末页有"万历新岁仲春之月怡庆堂余秀峰梓行",表明此书最初是万历元年阴历二月刻成的。考虑刻书工作进入万历元年只有两个月的时间,故此认为《广嗣纪要》的写作必须在上一年完成。也就是说《广嗣纪要》的成书时间只能是在隆庆六年(1572),根据隆庆六年万全74岁来推算,万全生于明弘治十二年(1499)就可以确定了。已知至万历七年止,万全撰成了《伤寒摘锦》《保命歌括》《万氏女科》《养生四要》《痘疹心法》《幼科发挥》等书,此后他又整理修订平日教习生徒的旧稿本,先后撰成《片玉心书》和《片玉痘疹》,按照此前诸书撰写进度估计,万历八年修订《片玉心书》,万历九年修订《片玉痘疹》,此后未再发现有关于万全医疗或著作活动的记载,所以毛德华认为,将万全生平活动的终结点作为他的卒年,是目前唯一比较合理的办法,因此将万全的卒年定于万历十年(1582)的证据充分,值得相信。

万全在儿科学上的造诣和他所处的家庭环境有着不可分割的关系。万全的祖父杏坡翁是万氏家传幼科第一世,去世较早,父亲万菊轩在罗田医术大行,是万氏家传医术承前继后的关键人物。万全自幼聪明,父亲要他习儒学,16岁从师张玉泉,19岁通过童生考试,但终不达仕途,只求得个"廪膳生",于是弃举随父学医。研习方书,代父出诊,并逐渐有了一定的声誉,在临床方面,他进行了大量的医疗活动,活人甚众。除儿科外,兼通各科,在理论方面,撰成《素问浅解》等医学著作多种,尤其以撰成《痘疹世医心法》为学术上取得成功的标志。同时,还编写了大量儿科方面的诗歌词赋,以教生徒。嘉靖二十八年,万全51岁,由于《痘疹世医心法》以及儿科、痘疹词赋等医学著作四方传抄,流行甚广,他医名远播,治病的地域范围由鄂东数县扩展到武昌、郧阳乃至京师等地,政府官员两次赠予"儒医"匾额。隆庆二年70岁以后,他医术老成,声闻卓著,鉴于他的医学著作迅速而广泛地重刊传播,因此万全在晚年对自己的许多著作重新修订直至终老。他的传世著作几乎都是在这一阶段内完成的。

万全生有10子1女,长子邦忠,次子邦孝,10个儿子都学医行医。但万全对儿子们的医术都不甚满意,他在晚年著的一本书中说"惜乎有子10人,未有能而行之者",并希望"后世君子必有明之者"。其实儿子们经过万全的培养和教导,已比当时周围其他医生高明,这在不少的资料中都有所反映。

二、师承治学

万全自幼聪明,遵从父亲的意愿攻习儒学,"从游于夫子之门而学",但终不达仕途,万全失志于儒门后便随父学医,开始了为之奋斗一生的医门生涯。

万全为医,以《黄帝内经》《难经》为基础,精研《脉经》《本草》,博采仲景、河间、东桓、丹溪诸说,医术日精,精通内、儿、妇科各科兼养生学,尤以儿、妇科著称，在养生学、妇婴保健及预防医学诸方面均有独到见解。行医足迹遍及罗田、蕲水、英山、麻城、黄冈等鄂东数县，远之武昌、郧阳等地，活人甚众。所到之处，传播医学知识，痛斥庸医误人，反对巫医惑乱。他"视人之子如己之子"，治病不记宿怨，不计财帛，深受民众的爱戴。县、府、布政使司乃至巡抚各级地方官亦常请他治病，两次获得知县和布政使赠予的"儒医"匾额。

万全勤于著述，著作颇丰，流传至今的共有 13 种，即《养生四要》5 卷、《保命歌括》35 卷、《伤寒摘锦》2 卷、《广嗣纪要》17 卷、《女科要言》3 卷、《育婴秘诀》（即《育婴家秘》）4 卷、《片玉心书》5 卷、《幼科发挥》2 卷、《幼科指南》2 卷、《片玉痘疹》13 卷、《痘疹心法》23 卷、《痘疹启微》5 卷、《痘疹格致要论》5 卷。万全的著作总结了三代世医的临证经验，有很多独到的见解，他说理简明，方药灵验，有较高的实用价值，尤其在儿科及痘疹方面，经验丰富，不仅在当时享有盛誉，而且对后世儿科学的发展影响甚大，至今仍受到中医学术界的推崇。

三、古今评鉴

1. 安邦煜《明代万密斋儿科全书》前言

"明清以降，凡业医儿科者，多学宗两门，即万密斋儿科和《医宗金鉴》儿科"，并认为"万密斋儿科优于《医宗金鉴》儿科"。此说有一定的代表性，反映万氏儿科自问世以来直至当代在学术界的影响和地位。

2.《中国医籍提要》

万全"在学术上宗钱乙之学，倡脏腑辨证，以五脏为纲，统括诸病。在论病时，则采众家之长，上及《黄帝内经》，下及陈文中、李东垣、朱丹溪等家之言……其论证精审，处方甚效"。

3. 朱锦善《儿科临证 50 讲》

万全是明代在儿科学术史上最具成就的医家，他的学术思想突出的有：①提倡优生优育：主张"预养以培其元""胎养以保其真""蓐养以防其变""鞠养以慎其疾"。②提出小儿"三有余四不足"的生理特点，即阳常有余、阴常不足，心常有余，肺常不足、肝常有余、脾常不足、肾常不足。并用之于临床，深化并完善了钱乙五脏辨证论治思想。③重视小儿脾胃，主张小儿脾胃以调理为主，用药贵在中和，并提出调乳母、节饮食、慎医药，以及治疗之法不可喜补而恶攻，也不可喜攻而恶补等一系列主张，在儿科临床上有重要价值。④论治注重病因，将小儿之病的病因归纳为胎毒、胎禀不足、外感风寒暑湿之气、饮食寒热之伤、客忤倾跌汤火等。⑤把惊风作为一种证候进行认识，提出急惊风证及其变证、余证的分类，病因方面分外因、内因、不内外因。⑥对痘疹的贡献突出，论述较多，比如《痘疹世医心法》23 卷，对痘疹的病因病源、症状表现、诊断预后、证治方药，以及先贤论述、古今经验，皆详为剖析，见解精辟，为后世所效法。

第三节　主要著述

一、《幼科发挥》

（一）内容提要

《幼科发挥》成书于万历七年，此时万全已是 81 岁高龄。书分上下 2 卷，罗田铅印本为 4 卷，《幼科发挥》乃"发《育婴家秘》之遗意而作"。是万全的代表著作，对后世有较大影响，因其学术思想，溯源《黄帝内经》《难经》，法于仲阳，承于祖业；见解独到，不随流俗，多发前人所未发，去前人所未至，名曰"发挥"，即此意也。

本书分 4 卷。卷一，论小儿生理、诊断和肝经主病、兼证、所生病等。卷二，论急惊风证、急惊风变证、急惊风类证、慢惊有三因、惊风后余证及心经主病、心经兼证、心所生病等。卷三，为脾经主病、兼证和所生病等。卷四，论疟、疳、疸病和肺、肾经主病、兼证、所生病及五脏虚实补泻之法、五邪所致病等。

万全十分重视固护脾胃，在《幼科发挥》一书中万全的脾胃学术思想有充分的体现，分析如下。

1. 论发病脾胃为先

小儿之体，稚阴稚阳，脏腑娇嫩，形气未充，脾胃功能尚未臻善。而小儿乳食易于失度，损伤脾胃则受病；脾胃既伤，致"脾常不足"，生化乏源，而诸病生焉，这是万全根据小儿生理特点提出的脾胃先病说。小儿本身就易于发病，然脾胃则更易于发病，是小儿的病理特点之一。万全认为，小儿脏腑犹如水面的气泡、草尖的露水，气血未定，易于寒热。而脾胃本自娇嫩软脆，若小儿乳食不知自节，"太饱则伤胃，太饥则伤脾"，母者调摄不得其宜，"流饮放饭，总败脾而损胃"，由此脾胃而先病之。脾胃健旺，气血和顺，则五脏六腑皆安；脾胃既病，他病则由是而生。万全指出，脾胃壮实，则四肢安宁（当理解为身体健壮）；脾胃虚弱，则百病蜂起。并举例说明许多疾病都是由于脾胃受病之后派生的，诸如呕吐泻泄、肿胀腹痛、下痢腑积等。万氏这一脾胃伤则诸病生的观点，与李杲"诸病由脾胃生""脾胃之气既伤而元气亦不能充，而诸病之所由生也"的内伤学说基本论点一致。脾胃先病之说，在临床上颇具指导意义，提示我们在临证时，当首先顾及脾胃，不论本脏之病，还是它脏之疾，须视其病情，或佐补益，或兼消导，脾健胃强，生化有源，正盛邪祛则病愈。

此外，万全在长期的临床实践中，鉴于小儿生机蓬勃，对营养物质的需要比较迫切，脾胃相对脆弱，易于受病的特点，将朱丹溪"脾常不足"之说运用于儿科临床。历代幼科医家虽然也认识到这一特点，但都未明确提出小儿"脾常不足"的论点，万全能够在他人的基础上加以运用，并有所发挥，乃是他的难能可贵之处。可以说万全开小儿"脾常不足"之先河。他高度概括了小儿脾胃的生理、病理特点，对于后学认识、掌握这一特点，指导临证，有重要作用。

2. 立治法调理为要

万全治疗小儿脾胃之疾，尤重调理，他在卷四列"调理脾胃"为专篇，重点加以阐述，他认为，人以脾胃为本，所当调理；小儿脾常不足，尤不可不调理也。脾得调则运则升，胃得理则纳则降，运纳有常，病可愈矣。他进而指出，"调理脾胃者，医中之王道也"。万全调理之法，首先是重视饮食调理，其次是药物调理。小儿乳贵有时，食贵有节，万全遵从《难经》"损其脾胃，调其饮食"之旨，认为节戒乳食，诚调理脾胃之大法也。他说："调理之法，不专在医，唯调乳母，节饮食，慎医药，使脾胃无伤，则根本常固矣。"若乳母"尤不能调护，是以唯务姑息，不能防微杜渐，或未满百晬，而随与酸咸之味，或未及周岁，而辄与肥甘之物，百病由是而生焉"。可见饮食调理的重要。小儿的饮食调理，一曰节，二曰戒。即平素节制饮食，勿令过饱，以免损伤脾胃；一旦受病，宜适其病情，忌食或少食，以免加重脾胃负担，使脾胃益损。如万全治一富家弱子，令其朝夕节制乳食，不可大饱，平素以烂粥嚼而哺之，一切肉果饼粑甘肥生冷之物皆禁之。其子自幼至长，亦无大疾，气实力壮。又如治一2月幼儿，昏睡不乳，万全视其乳母，年少气壮，其乳必多，随诊为伤乳。令饥一日自愈，次日果安。由此说明，小儿的饮食调理，对于防治脾胃疾病的发生，是十分重要的。所以万全说："节戒饮食者，却病之良方也。"这是小儿保育中"若要小儿安，须要三分饥与寒"保育思想的具体体现。它强调了对小儿，尤其婴儿的保育必须有合理的喂养，这对于今天的小儿保健工作具有一定的积极意义。

万全在《幼科发挥》中记载了许多药物调理方法，如首先采用补脾益气法，脾为中洲，以运四傍；脾虚气弱，当补脾益气。万全云："脾常不足，不足则补而益之。"他尤以补脾为擅长，它病亦多从补脾论治。小儿久病，只以补脾胃为主，补其正气，则病自愈。盖脾胃为后天之本，气血生化之源，久病多累脾虚，故补其脾胃，助其健运，鼓动正气，驱邪有力，其病自愈。万全运用补脾益气法治疗疾病的范围是比较广泛的。如泄泻一证，若依法治之不效者，他认为脾胃已衰不能转运药力以施变化，只以补脾为主。脾胃既健，药自效也。其他如治疗疟疾不问新旧，宜平疟养脾，疟寒多热少用人参养胃汤，休息痢用家传和中丸，久痢脱肛用加味八珍汤等，无一不是从补脾着手而论治的。万全常用的补脾方剂，有家传的，也有前贤的。如补肾丸（根据药物组成，当为补脾丸之误），万全云："此方为家传补脾圣方。"其他还有调元汤、异功散、白术散、参苓白术散、补中益气汤、调脾汤、四君子汤、小建中汤等。

小儿虚多责脾，实多在胃。万全虽长于补，但亦不偏废于攻而执其一端。指出"补泻亦无偏胜也""偏之为害"。对于食滞中焦、吞酸恶食、腹胀腹痛、呕吐泄泻等实证，则用消导或者攻下。常用方剂如保和丸、木香槟榔丸、消导二陈汤、木香承气汤等。它如清热泻脾法（泻黄散、清脾饮等）、温运脾阳法（理中汤、益黄散等）、清化利湿法（胃苓汤、六和汤等）、开清降浊法（白术散、升麻除湿汤等）等，也是万全临床常用的方法。

万全治疗疾病，注重顾护胃气。他根据脾喜温而恶寒，胃喜清而恶热的生理特点，指出："小儿用药，贵用和平。""和平"者，相安调谐，平稳不烈是也。如果用药偏寒则易伤脾，偏热则易伤胃。故制方之法，宜五味相济，四气俱备，而以中枢为主。同时，用药当补泻无偏，一味峻补，则壅滞不行；攻伐太过，易损伤胃气。故寒热适中，攻补有度，刚柔相济，而贵乎中和，亦即"和平"之意。万全这一制方用药特点，是十分可取的。基于用药"和平"这一观点，万全在处方用药时，慎用苦寒峻猛，反对妄施攻伐，而处处顾护胃气。认为损其胃气，则五脏俱损，提醒后学"慎勿犯其胃气"。小儿易为虚实，调理但取其平，尤忌巴豆、牵牛，勿多金石，辛热走气以耗阴，苦寒败阳而损胃。如轻粉、朱砂、硫黄等有毒之品，皆宜远之，并针对误治提出补救措施。误服热药者，宜大豆卷散主之；误服寒药者，宜益黄散主之；汗下太过者，宜黄芪建中汤主之。如万全治一惊风后发热案，他医欲用苦寒药清之，但他认为小儿肝常有余，病发于肝，风木太旺，脾土受伤，此乃虚热，勿用寒凉，致损中气，乃用四君子汤加炙黄芪、黑干姜，一付而安。可见万全辨证用药丝丝入扣，且注意顾及胃气。即使对于大便秘结者，万全亦不主张用下法，恐下后脾虚，反为笃疾，宜导蜜润下。因食滞而腹胀者，主张以消导为主，告诫"不可攻下，攻之愈虚"，万全所论实属经验之谈。

（二）版本流传

现存《幼科发挥》的版本可分为三大系统：第一是《万密斋医学全书》本，首先由万达刊刻，是由明代《万氏全书》本承接而来。第二是《古本医学丛刊》本，是日本刻本的影印本，其渊源出自明代李之用刻本。以上两种均为上下两卷，书名相同，称《幼科发挥》或《（新刊）万氏家传幼科发挥》，分卷的位置和各卷的篇目内容均同。因出自明刻，故比较接近万全的原著。第三是上述两卷本在流传过程中形成的增订本，内容有所增加，一般分为 4 卷（也有作 2 卷），但各本分卷的位置小有出入，书名也比较复杂，有的仍采用原来的书名，有的重新立名或新旧书名并用，故版本也比较零乱，此类以《幼科发挥大全》为代表。1957 年人民卫生出版社铅印本《幼科发挥》、1986年罗田校注铅印本《万氏家传幼科发挥》，按内容就都属于这一类。

二、《痘疹心法》

（一）内容提要

该书共分 23 卷。卷一包括痘疹碎金赋、原痘论、胎毒论、疮疹惟肾无候论、肾主痘中之水论、痘疹五脏证见论、脏腑主证治、六气十二经所主证治等内容；卷二包括气运、疫疠、部位等内容；卷三包括发热、渴、腰痛、腹痛、惊狂、谵妄等内容；卷四包括验头面、验耳目鼻、验唇口牙齿、验喉舌等内容；卷五包括治痘要略、攻补利害、巫医得失、杂症宜攻、坏病不治毒等内容；卷六包括疮疹症似伤寒辨、痘疮首尾不可汗下辨、痘疮不可以日期论辨等内容；卷七为先哲格言；卷八为或问；卷九为治痘凡例；卷十为药性主治及修制法；卷之十一为解毒类；卷之十二为治痘歌括和治痘总歌括；卷十三为发热症治歌括；卷十四为出见症治歌括；卷十五为起发症治歌括；卷十六为成实症治歌括；卷十七为收靥症治歌括；卷十八为落痂症治歌括；卷十九为痘后余毒症治歌括；卷二十为疹毒症治歌括；卷二十一为妇女痘疹症治歌括；卷二十二、卷二十三为古今经验诸方。

（二）版本流传

《痘疹心法》的成书过程、书名、卷较为复杂，其23卷本经多次修订才成定局。万氏先于嘉靖二十八年撰《痘疹世医心法》10卷，又于嘉靖三十一年撰《痘疹格致要论》11卷，两书合称《痘疹心要》，此书仅以手抄本流传，未予刊行。由孙应鳌首刊于郧阳者是其隆庆二年修订本。修订本前为《痘疹世医心法》12卷（卷首另有《痘疹碎金赋》两篇），后为《痘疹格致要论》11卷，仍名《痘疹心要》。继孙应鳌《痘疹心要》刻本之后，已知的刻本有孙光祖本、陈允升本、育继孝本、丁此吕本、秦大整本等，诸刻本与隆庆修订本内容相同，遂形成《痘疹心要》的刻本系统。至万历七年，再次修订，补前本之阙略，附往日之医案，最终更名为《痘疹心法》。

三、《广嗣纪要》

《广嗣纪要》成书于隆庆六年，通行本为16卷本，另有5卷本梓行，但流传不广。该书是一部有关生育问题的专书，内容涉及种子、养胎、妇科、儿科等。现存最早的16卷本为顺治年间的万达刻本——《万氏家传广嗣纪要》。属5卷本者，今有上海图书馆所藏建邑书林余良史刻本，其底本是万历元年二月余庆堂余秀峰梓本，前有李之用《广嗣纪要》序。又中国中医科学院藏有"据建邑书林余良史刻本抄本"4册，内容与余良史刻本相同。5卷本中，前4卷的篇目与16卷本相同。第五卷篇目为附秘传经验、小儿拿法、小儿十八面部图、小儿握拳图、足图、小儿脉诀、脐风、胎热、急惊、胎寒、吐泻、慢惊、夜啼、疳积、胎毒、喉痛、耳痛、伤寒、伤风、痢疾、死症诀法共20篇，为16卷本所无。5卷本初刊于万历元年，为万全在世时刊行的足本，后来在流传过程中可能佚去末卷，亦或为后人有意删去（因该卷内容与《片玉心书》多所重复，所载方剂亦为万氏其他著作中罕见，疑为后人伪托），而将前4卷重编成16卷。16卷本广为流行，原来的5卷本遂隐而不显。

四、《万氏家藏育婴秘诀》

《万氏家藏育婴秘诀》共4卷，其中卷一包括十三科、辨小儿寿夭、辨小儿形色、辨小儿脉息、辨小儿脉证论、五脏证治总论（肝脏证治、心脏证治、脾脏证治、肺脏证治、肾脏证治）等内容；卷二包括胎疾、胎风证治、变蒸证治、急慢惊风、惊风总论、搐后余症、痫、惊风诸证等内容；卷三包括治诸热证、调理脾胃、感冒四气、中湿、咳嗽喘各色证治、喘、诸疳、霍乱、呕吐、伤食证治、积聚证治、泄泻证治、痢疾证治等内容；卷四包括疟疾、肿病证治、腹胀、黄疸、腹痛、癖病、虫痛、啼哭、夜啼等内容，并附录医案。

成书时间在《广嗣纪要》之后，《幼科发挥》之前，相当于万历一年或二年。万全撰写此书之前，在《广嗣纪要》中已将求嗣之道总结为 10 条。其中，"修德""寡欲""择配""感孕""风水""祈祷"是属于社会人事方面的；"调元""保胎""护产""育婴"是属于医药方面的。今撰此《育婴家秘》，另从育婴的角度出发，将属于医药方面的 4 条整理为"育婴四法"，强调"预养以培其元""胎养以保其真""蓐养以防其变""鞠养以慎其疾"。突出"预养者，即护产之法也；鞠养者，即育婴之教也"，反映了万氏主张广嗣以"生"为主，育婴以"养"为主。"生"必赖于（父）母，故《广嗣纪要》中，同时论述妇人胎前与临产诸症，以实现优生；"养"则重在小儿，故《育婴家秘》中同时论述小儿从初生到长成各种疾病的辨治，以实现优育。可见，从内科到女科、广嗣、育婴、养生这一系列著作既各有侧重，也有着密切的内在联系。

五、《片玉心书》与《片玉痘疹》

（一）内容提要

《片玉心书》5 卷为儿科著作；《片玉痘疹》13 卷，为痘疹著作。两书成书时间在万历七年至十年，为万全生前定稿的最后两部著作。

万全在"痘疹碎金赋"之后说："嘉靖丙午，予尝手作小儿赋及痘疹赋、西江月，以教豚犬。"这里指出小儿赋及痘疹赋、西江月是当年万全指导儿子们学医用的教习本。其中，"小儿赋、小儿西江月"为儿科部分，即《片玉心书》的前身；"痘疹赋、痘疹西江月"为痘疹部分，即《片玉痘疹》的前身。两种教习本由子、徒间流传而逐渐扩散到社会，先后产生了多种文字稍有不同的传抄本。与此同时，万全在两种教习本写成后第三年（嘉靖二十八年）写成的《痘疹心要》初稿也在社会上抄录传播。其中，《世医心法》与痘疹教习本的主要内容是相同的。万全后来在撰写《广嗣纪要》（第五卷）、《育婴家秘》《幼科发挥》时，也不同程度地采用了儿科教习本中的内容。所以，今本《片玉心书》与上述儿科诸书的内容有某些重复。

万全经过隆庆以来 10 多年的辛勤撰著，内、妇、儿科及广嗣、养生等系列著作已基本完成，其时年逾八旬，仍倾力修订儿科及痘疹教习本，著成《片玉心书》《片玉痘疹》两书，书成而秘藏于家，没有付梓。万全卒世后，其孙万机重新修订《片玉痘疹》抄本，增补"痘疹始终验方"及"痘疹始终歌方"各 1 卷，编入原抄本中作为第三、

第四两卷，合为《片玉痘疹》13 卷，此本仍未付梓。又取《片玉心书》及修订过的《片玉痘疹》，加上自己读书与临证所得，删订后编成《幼科指南》4 卷。

（二）版本流传

《片玉心书》与《片玉痘疹》的最早刻本始于清代顺治年间。万全的五世孙重刻《万氏全书》时将这两种家藏秘本增刻于全书之中，而对其祖父万机所整理的《幼科指南》却未刊刻，可能见其内容与前两书大多重复，抑或书稿已佚。今可见《幼科指南》的最早刊本为康熙末年郑校梓之《静观堂校正幼科指南家传秘方》，共 4 卷。

六、《万氏家传养生四要》

《万氏家传养生四要》约成书于嘉靖二十八年。此书共 5 卷，前 4 卷论寡欲、慎动、法时、却疾四要，末卷为养生总论。卷一论寡欲云："予尝集《广嗣纪要》，一修德，二寡欲。然则寡欲者，其延龄广嗣之大要乎。"表明《养生四要》成书于《广嗣纪要》之后，也指出了养生与广嗣之内在联系。广嗣与养生目的稍有不同，前者在生育聪明健康的下一代，后者在自身健康长寿，但两者大要均为寡欲。养生是广嗣的重要措施之一，从这个角度来看，《养生四要》也是从《广嗣纪要》中派生出来的一部著作。

《万氏家传养生四要》一书，以寡欲、慎动、法时、却疾四方面论述了养生之道，其中尤以"法时"内容最为丰富、周详。所谓法时养生，即指顺应天时，保护正气，预防疾病。中医学认为，人体与自然环境有密切关系，人类生活在自然界中，自然界的变化可以直接或间接地影响人体，机体则会随着自然界的变化相应地产生反应。万全强调人与天地相应，不应是消极的、被动的，而应该积极主动地去适应自然，以维持机体的正常生命活动，提高健康水平，减少疾病。

七、《万密斋医学全书》

（一）内容提要

《万密斋医学全书》集辑了万全主要医书 10 种，包括《幼科发挥》2 卷、《育婴秘诀》4 卷、《广嗣纪要》16 卷、《养生四要》5 卷、《保命歌括》35 卷、《伤寒摘锦》2 卷、《万氏女科》3 卷、《片玉新书》5 卷、《痘疹心法》23 卷、《片玉痘疹》13 卷。涉及内容广泛，理论和临床都有可取之处，在医林中有很大的影响。

（二）版本流传

关于《万密斋医学全书》版本源流。明代所刊《万氏全书》早佚，现存最早版本为顺治十一至十六年间万全五世孙万达刻本，其次为康熙五十一年汉阳张坦议视履堂刻本。再次为雍正二年金溪胡略清畏堂刻本，此本复经敷文堂、同人堂两次挖改重印，后者在乾隆六年重印时定名为《万密斋医学全书》。乾隆四十三年之后，又有忠信堂刻本。当代通行本是 1981～1986 年罗田校注的铅印单行本，其所选底本驳杂，就整体而言不属于上述诸版本体系中的任何一种。1996 年中国中医药出版社所出激光照排本，基本上是对罗田 13 种单行本中 10 种隶属《万密斋医学全书》者加以合订。

1. 明代万氏丛书八种本

明代的万氏丛书由黄冈李之用万历二十至二十八年刻于邵武知府任上，包括《伤寒摘锦》2 卷、《保命歌括》35 卷、《万氏女科》3 卷、《广嗣纪要》5 卷、《养生四要》5 卷、《育婴秘诀》4 卷、《幼科发挥》2 卷、《痘疹心法》23 卷，共 8 种，79 卷。无总书名，亦无前后次序。刊成后在"三湘"（今湖南）一带流行甚广。

2. 万达刻本

万达，字通之，系万全五世孙，约生于明末。顺治十一至十六年间据其家藏旧刻，复增入家藏旧抄本，重新刊刻了一套万氏医学丛书，即《万氏全书》，共 10 种，108卷，其中增刻的两种为《片玉心书》《片玉痘疹》。这是现存《万氏全书》的最早版本，也是其后各书的祖本。凡万达所刻书中，卷端都有"玄孙通之万达刻"字样。万达本是一种民办官助的坊刻本，刊刻周期长，流传不广，当今存世数量少，且非全本。据《全国中医图书联合目录》记载从全国各大图书馆仅能检索万达本中《育婴秘诀》（原名《育婴家秘》）、《保命歌括》《片玉心书》《幼科发挥》《片玉痘疹》5 种"单行本"。经毛德华先生实地考察，发现罗田万密斋医院收藏有几种万达刻本，上述 10 种子目书基本可拼凑齐全。

万达本刊刻情况如下：

顺治十一年刻《万氏秘传片玉痘疹》13 卷，此书每半页 9 行，每行 20 字，手写字体，四周单边，无界行，版框 20.5 厘米 ×12.5 厘米。版心刻简称书名《片玉痘疹》、卷次页码，无鱼尾。刻书底本为家藏旧抄本。

顺治十二年刻《万氏秘传片玉心书》5 卷，此书版式、行款与《片玉痘疹》同，其底本仍然是家藏旧抄本。

顺治十三、十四年刻《新万氏家藏育婴家秘》4 卷、《新刻罗田万氏家藏妇人秘科》3 卷，此二书版框、书口等大体形式如前，但行款稍异。每半页 10 行，每行 27 字。

顺治十五、十六年，官方资助刻书 6 种：《保命歌括》35 卷，《广嗣纪要》16 卷，《伤寒摘锦》1 卷，《养生四要》5 卷，《幼科发挥》2 卷，《痘疹心法》23 卷。这 6 种书的版式均为 9 行，20 字，与《片玉痘疹》《片玉心书》相同，但版框略小（19 厘米 ×10.5厘米）。各书名前均有"万氏家传"4 字，有的还冠以"新刊"或"新刻"字样。

万达本刊印后，其版片曾由欧阳氏修补重印，其书与万达原本版式相同。

3. 视履堂刻本

康熙五十一年壬辰（1712）汉阳张坦议编刻"万氏全书"，总书名为《万密斋书》，共 32 册。10 种书的书名及次序是:《养生四要》《保命歌括》《伤寒摘锦》《广嗣纪要》《女科要言》(卷端题"万氏家传女科")、《片玉心书》《育婴秘诀》《幼科发挥》《片玉痘疹》《痘疹心法》。在重印本的跋中记述了《万密斋书》排序的依据和规律:"先知所以养生,次知所以保命,继知所以广嗣、保产、育要"。即按养生、内科、伤寒、广嗣、女科、儿科顺序排列,反映学科的系统性。张坦议对万全幼科诸书排定次序问题亦做了精辟分析,"万先生育要书,始以分门心诀,继以各脏发挥,终以痘疹科目,反复论辨,再三开导,可谓无症不备,无法不全,无理不透者矣"(视履堂本《片玉心书·幼科》序)。

视履堂本版式为半页 10 行,每行 20 字,手写字体,此本在文字和版式上沿袭了万达本的特殊标记,板框 19.8 cm×12.2 cm,四周单边,无界行。

张坦议卒世后,其子张任大、张任佐鉴于蜀中坊刻本字迹,曾于乾隆四十三年(1778)启用家藏旧版重印此书。

4. 清畏堂刻本及敷文堂、同人堂校改重印本

清畏堂本《万氏全书》,雍正二年(1724)由金溪胡略编刻,其原本传世不多,然而其原版经过敷文堂、同人堂先后两次校改后的重印本却流传较广,影响亦大。清畏堂刻本半页 10 行,每行 20 字,底本为万达本,改订总书名为《万密斋医书》,还重订了 10 种子目书名及次序。正文版框约 19.3 厘米×11.8 厘米,四周单边,无界行。半页 10 行,每行 20 字。同人堂校改重印于乾隆六年,首次启用《万密斋医学全书》为丛书名。

5. 忠信堂刻本

忠信堂主人不详,刊刻于乾隆四十三年之后。此本为巾箱本,版型较小,正文第一页板框 12.8 厘米×9.4 厘米。仿宋字体,全书 24 册,总书名《万密斋书》,10 种子目书中,《养生四要》《伤寒摘锦》《广嗣纪要》《育婴秘诀》《片玉痘疹》5 书的卷端题名同胡略本;《保命歌括》《万氏女科》《片玉心书》《幼科发挥》《痘疹心法》5 书的卷端题名同张坦议本。同胡本者每半页 10 行,每行 20 字;同张本者每半页 10 行,每行 22 字。忠信堂本兼取张、胡二本,而取张本尤多。

6. 当代罗田校注铅印本

1981~1986 年间,罗田县卫生局及万密斋医院先后校注出版了一套《万密斋医学全书》共 13 种,129 卷。在罗田校注本问世之前,万达及其后的视履堂、清畏堂、忠信堂等所刊《万氏全书》都是 10 种,108 卷,且各子目书的第卷内容相同。罗田校注者在前代 10 种著作的基础上,抽换了其中的两种,即抽出原《幼科发挥》2 卷,代之以《幼科发挥》增订本 4 卷,抽出《万氏女科》3 卷,代之以《万氏女科》增订本 4 卷;又在 10 种之外补辑 3 种,即补入刻本《幼科指南》2 卷,补入旧抄本《外科心法》12 卷和《点点经》4 卷,总共 13 种 129 卷。罗田校注本虽存在某些不足之处,但作为全面收辑万全著作的第一套铅印本,为保存和传播万全著作做出了重大

贡献。

第四节　学术思想

万全从事专业儿科 50 余年，临床经验丰富，他不仅致力于儿科临床实践，还著书立说，系统提出"三有余四不足"的小儿生理病理学说。治疗方面主张"首重保护胃气""五脏有病，或泄或补，慎勿犯胃气"。他的处方用药精炼而切合病情，并将推拿疗法用于儿科。

一、倡"三有余四不足"，完善小儿生理病理

万全在总结钱乙五脏虚实辨证的基础上，结合个人临床实践体会，进一步完善了小儿生理病理学理论，提出了"三有余四不足"之说，即肝常有余、心常有余、阳常有余，脾常不足、肺常不足、肾常虚、阴常不足。如《育婴家秘》云："人皆曰肝常有余，脾常不足、肺常不足、肾常虚、阴常不足。"又云："人皆曰肝常有余，脾常不足，予亦曰心常有余而肺常不足。有余为实，不足为虚。"这一学说高度概括了小儿时期的体质特征，进一步完善了小儿生理病理学说，人体脏腑的功能活动是阴阳、气血产生的基础，是其他组织器官活动的主宰，五脏各有其生理特点和病理变化，而年龄不同，五脏功能强弱和活动水平又有所不同，芽嫩小儿，其五脏更有着不同于成人的特性。万全通过长期的临证探索，总结出了"五脏之中肝常有余，脾常不足，肾常虚，心热为火同肝论，娇肺遭伤不易愈"的特点，明确提出了小儿五脏之心肝有余、脾肾常虚、肺为娇脏的生理特性，此五脏的特点也就决定了小儿时期体质的性质，即小儿生理功能活动特点及病理变化倾向。所以万全的五脏有余不足之说，也就是对小儿体质特性的高度概括。

在此所论的五脏有余不足，并非病理变化，而是强调生理特性，他说："此所谓有余不足者，非经云虚实之谓也。"所谓"经云之虚实"，则邪气盛则实、精气夺则虚的病理变化，而此有余不足乃五脏自然之特性，也就是万全所谓"盖肝之有余者，乃阳自然有余也；脾常不足者……乃谷气之自然不足也"。这进一步明确了此五脏有余不足是对处于生长发育期的小儿五脏生理功能活动水平的概括，也是小儿体质特性形成的基础。

如"肝常有余"是指小儿生长发育迅速，全赖肝生发之气的旺盛，这是生理状态的有余之象。若肝生发之气太过，则造成肝气横逆、肝阳上亢、肝火上炎等病理变化，临床多见高热动风等阳实证，这是病理状态下的有余之象。又如"脾常不足"，在生理上是指小儿生长发育迅速，对水谷精微的需求迫切，脾胃必须不断增强腐熟运化各种营养精微物质的能力。反映在病理上，则易出现因饮食不调、寒温失度造成的脾胃病证。

小儿脾常不足，源于丹溪的"肝常有余、脾常不足"说，但是朱丹溪并不是专论小儿。万全经过长期的实践研究，把丹溪此说应用于小儿，并作为小儿脏腑的特点加以阐发。事实证明，万全的这一认识是正确的、有意义的。首先，万全认为小儿脾常不足，乃其"本脏之气"。《幼科发挥》云："云肝常有余，脾常不足者，此却是本脏之气也。肝乃少阳之气，儿之初生，如木方萌，乃少阳生长之气，以渐而壮，肝有余也。肠胃脆薄，谷气未充，此脾所以不足也。"脾胃为后天之本，小儿的生长发育全赖脾胃的生化滋养。李士材说："广有此身，必资谷气。"小儿处于生长发育阶段，对水谷精微的需要迫切，但是小儿脏腑娇嫩，脾胃亦尚未健全，小儿"脾常不足"即是指脾胃的这种生理状态，这种对于小儿脾常不足是生理性的认识十分重要。它不但为临床上小儿脾胃的治疗提供了理论依据，而且说明了小儿脾常不足的状态不是静止的，不是停留在一个水平上，而是在不断地发育健全，以适应小儿生长发育对水谷精微的消化和吸收。所以在正常情况下虽然小儿脾胃处在这种"需"（指机体生长发育对水谷精微的大量迫切需求）和"供"（指小儿脾胃嫩弱，机能尚未健全）的矛盾状态，但只要调摄适宜，并不发生疾病。 然而，小儿这种"脾常不足"的状态又是造成脾胃失调、产生疾病的内在因素。小儿饮食不知自节，寒温不知自调，稍一不慎就容易损伤脾胃，以致在临床上小儿脾胃疾病较多。因此，万全在《育婴家秘》中指出："儿之初生，脾薄而弱，乳食易伤，故曰脾常不足也。"万全从虚实两方面阐发"脾主困"的含义，对于小儿来说，由于脾常不足的特点，一旦因邪实或正虚影响脾胃生生之气，则出现脾困不运的病理变化，是符合临床的实际情况的。

肾常虚是因为肾为先天之本，五脏之根，"肾主虚者，此父母有生之后，禀气不足之谓也。"小儿肾精禀受于父母，出生之后又赖水谷精气之滋养，小儿所受父母之元气、精血未充，天癸未至，随着年龄增长才逐渐得以充盛，所以在小儿时期存在着肾气失于填充的状况，而年龄越小，肾亏不足的表现就越为突出。

心火有余，"心亦曰有余者，心属火，旺于夏，所谓壮火之气也。"心居阳位而主火，为阳中之阳脏，所以其火热常充盛有余；心又旺于夏，夏主长，而小儿生长旺盛，亦是心气有余之象，所以说小儿心常有余。

肺虚而娇，"肺亦不足者，肺为娇脏，难调易伤也。"肺为五脏之华盖，外合肌表皮毛，开窍于鼻，小儿初生，肺脏娇嫩，而生机旺盛，所需吸入清气又多，加之小儿脾气不足，而肺脾相生，脾虚则肺气亦弱，因此，小儿肺虚不足的表现也很突出。

万全提出的五脏有余不足学说，为临床根据五脏特点辨证论治提供了依据。

二、谨守病机，发展五脏证治学说

万全发展了钱乙的五脏证治学说，在五脏分证中凡五脏本身所病为五脏所主病，凡兼他脏所引起的疾病为五脏的兼证，凡由五脏本身所发生的疾病为五脏所生病。五脏有主病、兼证与所生病。例如肝经所主病，肝主风，实则目直视，呵欠、大叫哭、项急顿闷；虚则咬牙呵欠，气温则内生，气热则外生。肝经病兼见脾证轻则昏睡、不嗜饮食；重则呕吐，泻青色便等。兼见肺证则喘急闷乱、痰涎壅塞。兼见心证则发热而抽搐。除所主病与兼证之外还有肝所生病，诸风掉眩皆属肝木，急慢惊风、内钓、天钓、客忤、中恶等均为肝所生病。根据这种五脏分证的方法，则诸汗、诸热等统归于心；肿胀、吐泻、痢等统归于脾；哮喘、咳嗽等统归于肺；疝气、大便及小便等病统归于肾，这种归纳方法简明实用。

万全认为，各脏都有本身的生理病理特点，"肝常有余，脾常不足，肾常虚。"这种思想是由五脏分证产生的，又反过来指导了五脏分证在临床上的运用。例如，将脾胃疾病分脾经主病、脾经兼证、脾所生病三大类。《幼科发挥》有云："脾经主病为：脾主困，实则日晡身热饮水，虚则吐泻生风。""脾所生病"列出肿病、胀病、腹痛（有虫有积）、积痛、吐泻、呕吐、泄泻、痢疾、疟、疳、疸。对于脾胃本病的治疗。《育婴家秘》说："脾热者泻黄散（藿香、山栀、石膏、甘草、防风），胃热者人参白虎汤（人参、石膏、知母、粳米、甘草），脾胃寒者理中汤丸（人参、干姜、白术、甘草），脾胃虚者异功散（人参、白术、茯苓、陈皮、甘草）、人参白术散、养脾丸；伤食者消积丸、保和丸（山楂、神曲、半夏、茯苓、陈皮、连翘、莱菔子），宿食成积者枳朴大黄丸（枳壳、厚朴、大黄）；湿胜者胃苓丸；欲成疳者肥儿丸（麦芽、胡黄连、人参、白术、茯苓、山药、芡实、莲肉、陈皮、砂仁、黄连、泽泻、芍药、连翘、炒山楂、炙甘草），已成疳者集圣丸（黄连、蟾蜍、青皮、陈皮、莪术、使君子、砂仁、芦荟、夜明砂、五灵脂、当归、川芎、木香）。"并说："此吾家秘之法也，不可轻泄。"说明万氏经过几代的实践，形成了一套行之有效的小儿脾胃疾病的治疗方法。从上述方药来看，补不碍滞、消不妨土是其特点，十分切合小儿脾胃的特点。

对于"脾经兼证"，万全认为，诸酗睡、不嗜食、泄泻，皆脾脏兼病。兼见肝证，初伤风吐泻、恶风发热、烦急顿闷，宜发散，惺惺散（人参、白术、茯苓、甘草、桔梗、细辛、栝蒌、防风）主之；若先吐泻，后变慢惊风者，预后不好。兼见心证，发热昏睡、梦中惊悸，宜东桓安神丸，渴饮水，辰砂五苓散。兼见肺证，发热昏睡、气促而喘，宜葶苈丸（葶苈子、牵牛、防己、杏仁）。兼见肾证，羸瘦痿弱、嗜卧不起，宜脾肾兼补，补肾宜地黄丸（熟地、山茱萸、山药、茯苓、泽泻、丹皮），补脾宜养脾丸。如泻久便脓血者死。为由脾及肾，预后不良。总之，万全根据病的不同，或以治兼脏为主，如惺惺散之治肝，葶苈丸之治肺，或以治本脏为主，如调元散（人参、茯苓、茯神、白术、白芍、熟地、当归、黄芪、川芎、甘草、石菖蒲、山药）治脾，灵活地运用了"调脾胃安五脏"的治疗原则。

尽管五脏证治学说主张并非始于万全，然而，在临床上如此具体明确地运用，并和脉因证治紧密相结合起来，则以万全比较突出。万全的这种学术思想，不仅在辨证求因上有一定的价值，在临床处方用药的时候，也表现出了它的实际效果，因而为后代医家所接受。在治疗法则上，万全也有他的独到之处，这就是，心脾肺三脏有补有泻，肝有泄而无补，肾有补无泄。针对具体的发病情况，万全说："惊风原是肝有余，脾常不足致痛虚。形体不全知肾弱，上工会得谨其初。"在药物的运用方面，他认为，"家传三法救孩童，惊风须知用抱龙，胎禀怯时宜补肾，小儿疳积有奇功。"这种学术思想也适用于儿科疾病的预防。另外，"头要清凉背要温，露其下体养真阴；天时勿犯如春候，寒热乖违客气侵。"万全主张乳幼儿应该常到户外去见风日来锻炼身体，增加抵抗力，乳儿有病应适当调节他的乳母。小儿有病易虚易实，因此，应当虚则补之、实则泻之，切不可滥用汤药，并要务必对症，中病即止。不可以喜补恶攻，但虽用攻却不可侵犯其胃气，所以不可过服偏寒偏热之剂。

三、治疗注重脾胃，用药精炼轻灵

（一）顺脾胃之势

万全在学术方面尤其重视顾护小儿脾胃之气，提出"调理脾胃者，医中之王道也"。

万全不忘小儿生理脾胃为后天之本，脾主升清，喜燥而恶湿，喜温而恶寒；胃主降浊，以通为顺，喜润而恶燥，喜清而恶热。脾胃为气机升降之枢，脾胃功能正常，气机升降有序，则脾胃运化水谷，化生气血，濡养周身，生命得以正常维持。小儿脏腑娇嫩，脾胃之病尤多，一方面是因为小儿脾胃结构功能尚未完善，尤恐脾胃不胜重负，更何况小儿年幼，不知饥饱之节，其乳母家人又惟恐小儿受饥受寒而恣意给小儿加食，更加使小儿脾胃受损而疾病丛生；另一方面小儿生机蓬勃，发育迅速，所需水谷较成人而言相对较多，故又需大量摄取外界营养以济生长之需，否则必然会造成小儿营养缺乏，有碍健康成长。而此则又与前一原因矛盾，如果不能正确喂养则难以协调二者而达到有效平衡，此即小儿脾胃之病易患而难治之理。对于调理，万全提出："调理之法，不专在医，唯调乳母，节饮食，慎医药，使脾胃无伤，则根本常固矣。"可见，调理之法即是小儿养生之法，是在充分考虑小儿脾胃生理功能特点的基础上，使脾胃功能得以正常发挥的一种综合性方法。之所以说它是一种综合性方法是因为调理脾胃手段多样，既可从患儿饮食起居着手，又可从患儿扶持护养考虑，既从医者角度出发以医药扶正祛邪，又告诫医者勿滥用药以防伤正，以脾胃无伤为目的。故治疗大法应以调理为主。因此，势必处处留心，时时在意，随时随地顾护小儿脾胃，做到顺脾胃之势而助小儿生长发育。

（二）中正平和

万全遵从中医文化的中正平和，在调理脾胃上追求中和，以达到阴阳平衡。在辨证施治的具体过程中，这种思想衍化为"补泻"二字。小儿易虚易实，虚则补之，实则泻之。针对五脏虚实特性的不同，如何做到补虚泻实，万氏从四气五味与五脏关系的角度进行了详细的阐述。以四气有阴阳，五味有阴阳，气为阳，阳不足者则补之以气；味为阴，阴不足者则补之以味。故肝属木，味以辛补酸泻，气以温补凉泻。心属火，味以咸补苦泻，气以凉补温泻。肺属金，味以酸补辛泻，气以凉补温泻。肾属水，味以苦补咸泻，气以寒补热泻。而脾胃居中属土，寄于四季，单以中和为主，补泻宜无偏胜，五味相济。在"五脏虚实补泻之法"篇中更举以小儿各脏有余不足之象，寒证热证之征，以辨形体之虚实，察五脏之强弱，或寒或温，随证施治。至于在脾脏方面如何体现，万全在脾脏论治中又将"调理"之含义阐述为："胃爱清凉脾爱温，难将脾胃一般论，阴阳相济和为贵，偏寒偏热不可凭。"这里阴阳相济即为调理之法，也即中和之法。偏寒则伤胃，偏热则伤脾，二者皆非中和之道。要做到"阴阳相济"，万全有言："盖脾胃属土，居中，以应四傍，其立法也，必四气具备，五味调和可也。四气者，谓寒热温凉也，五味者，谓甘辛酸苦咸也，辛甘温热为阳，酸苦咸寒为阴，气味合而服之，谓之阴阳相济。"这里"气味合而服之"应非单指药物而言，小儿饮食之气味也应包含在内，这样才能真正达到"调理脾胃""阴阳相济"之目的。因此，调理者，即调人之阴阳、五脏之阴阳、脾胃之阴阳，以达中和。调理者，五脏六腑之虚实，虚补实泻，勿犯虚虚实实之戒。万全之见可谓义理明晰，并付诸实践。总之，调理脾胃要随人体体质情况、五脏虚实以及五脏特点而灵活变动，以达到阴阳相济，五脏中和。

万全临证，用药讲求精炼，如他对"泄泻"的分步治疗："初次且行淡渗，温中以次施行，三升四涩救孩婴。"对我们现在仍有临床指导意义。又如他治惊风，先以雄黄解毒丸去痰热，后用凉惊丸退火，再用保命丹、安神丸调之等，层次分明，条理清楚，目标明确，处处考虑小儿生理病理特点，非经验老到者难以臻此境界。其所用方药多为祖传或自创，剂型多为丸散，用量轻而效力专，便于小儿服用。同时也倡导应用推拿、针灸、熨脐、药物沐浴等外治法。万氏家传十三方，因屡试屡验曾广为流传，其中"万氏牛黄清心丸"不仅至今仍属儿科常用首选药物，而且早就被视为经典成药，广泛运用于内科、外科的许多病证之中。

四、诊察儿病四诊合参，尤详望诊

儿科又称哑科，是因小儿或口不能言，或言而不确，加之小儿脉气未充而难凭，故万全临证尤其注重望诊。《片玉心书》云："惟形色以为凭""凡看小儿疾病，先现形色，而切脉次之。"全书 5 卷，其中近 3 卷内容皆为察形观色的论述。对于望神色、面色、形态、苗窍、斑疹，察指纹、二便等，一一分列，论述极详。如在"水镜诀""指掌形图""额印堂山根论歌""入门使歌""辨虎口指脉纹诀"等篇章中，详述了自己对小儿指纹、形色等方面的独到经验，这些简便易行的诊病方法，大大丰富了儿科诊断学的内容，对儿科诊断学进行了充实和创新。儿科疾病诊断整观察体形色是基础，审视面部形色是核心，辨别虎口脉纹形色是关键。万全这种以中医学整体观念、藏象理论为指导，结合小儿特有的生理病理特点来诊断儿科疾病的方法易于掌握与操作，在当今临床上仍具体现实意义。

万全在强调望诊的同时，也注重望闻问切，四诊合参。《幼科发挥》云："望闻问切，医家之大法也"；"儿有大小之不同，病有浅深之各异。观形察色之殊，望闻问切之间，若能详究于斯，可竭神圣工巧者矣。盖望者鉴貌辨其色……闻者听声知其症也……问者问病究其源也；切者切脉察其病也。"经云："能合色脉，可以万全。"万氏临证时时处处遵循这一原则。如在辨虚实寒热时，强调望诊与其他诊查结合，细心辨析。其实热者，见两腮红，此为色实；脉急数，此为脉实；大便秘，小便黄，渴不止，上气急，足胫热，此为证实。只有见到色、脉、证三实，才可辨为实热证，宜于寒凉之药治之。同理，如面白，脉微沉，便青，脏虚胀，呕乳，目青，足胫冷，见此色、脉、证三虚，方可辨为虚寒证，宜于温热之药治之。

不难看出，万全在儿科诊病时强调望诊应掌握方法、循序渐进，首先应观察小儿整体形色，掌握其禀赋、寿夭情况以分析判断疾病转归方向，其次应仔细审视小儿面部形色，进一步了解疾病的部位、性质，最后分析小儿虎口及寸口脉象，尤其三岁以下小儿的虎口第二指脉纹的形色，确诊相关脏腑病变，并判断疾病的预后及转归。

1. 察形色知寿夭

《育婴家秘·儿科发微赋》指出，"医道至博，儿科最难……血气未充兮，脉无可诊；神识未开兮，口不能言。"基于儿科的这些特殊性，他指出儿科疾病的诊断应"诚求于心，详察乎面"，只有这样才能真正领会儿科疾病诊断的要领。因此，儿科疾病的诊断主要是观察，尤其是面部气色的观察。

万全认为小儿的寿夭常通过其形态气色表现出来，故可通过察小儿形色辨其寿夭，并提出了具体的观察方法：①观察小儿父母，因为其禀赋多秉承于父母，如《育婴家秘》载：父母俱强，则形气有余为寿相；父母俱弱，则形气不足为夭相；父强母弱则气有余，父弱母强则气不足而形有余。②观察幼儿的精神、眼睛、阴囊等。精神爽健、眼睛黑白分明、阴囊小而黑与身体相等者为寿相，精神昏愦、黑珠少、白珠多、面色㿠白、阴大而白者为夭相。③观察五脏所主之部位，以进一步掌握小儿寿夭，如脑为髓海，肾主骨髓，头圆则肾气足；背者，五脏所附，背厚则五脏安；腹者，水谷之海，腹大则水谷盈；脾主肉，肉实则脾气足；肝主筋，筋强则肝气足；目者肝之窍，耳者肾之窍，鼻者肺之窍，口者脾之窍，七窍无缺则形全。以上体现了万密斋在中医整体观指导下，强调结合禀赋。从幼儿形气以辨别五脏之气血盛衰，进而判断疾病的盛衰转归，为儿科诊病提供了可行的操作方法与思路。

2. 审面部诊病证

万全认为诊断小儿疾病，从整体上对小儿形色观察知其寿夭之后，则应对其面部详加审视。因为心，其华在面，而心主神志。面部可以反映幼儿的精神状况，加之面部反映了五脏的气血盛衰，许多疾病在面部都将有明显反映，然如何审视面部以诊断病证？

额，色红主大热、烦躁，与心有关；色青主肝风内动。

印堂，色青主受惊吓；色红主有火。

山根，色青主受惊吓；色赤主燥火。

年寿，微黄为正常颜色，平陷则为危象；黑色主痢疾；黄色主霍乱吐泻。

鼻准，色微黄、赤、白则平安；色深黄、燥黑则为危象。

人中，短缩主吐痢。

唇，色黑主有蛔。

口，色常红为正常；燥干为脾有热；色白主失血。

承浆，色青主食时受惊；黄主吐痢。

眉色红主久病，多为死症；色青主烦躁、夜啼。

眼，白睛色青主肝风，色黄主积滞；黑睛色主伤寒。

风池、气池，色黄主吐逆；鲜红主烦躁啼哭。

颐，色黄主积滞；色赤主肺热；色青主吐虫。

纹青，金匮色青主惊狂。

太阳穴，色青主惊风；红赤为危候。

风门，色黑主疝气；色青主惊。

两脸，色黄主痰盛；色青、红主风热（《片玉心书》卷之三）。

其次，他根据藏象理论对面部各部位与五脏的关系进行了系统阐发。肝属木，主东方，与左颊有关；心与火相关，主南方，与额部相关；脾属土，主中方，与鼻部相关；肺属金，主西方，与右颊相关；肾属水，主北方，与颏相关。因为五色与五脏密切相关，故虽然有以上具体部位与五脏的相关性，但若整个面部表现出青、红、黄、白、黑五色，则是相关脏腑病变在面部的反映。以青色为主，与肝有关，主惊积不散，欲发惊风；以红色为主，与心有关，主痰积壅盛，惊悸不宁；以黄色为主，主食积、疳候、痞痢，与脾有关；以白色为主，主滑泄吐痢，与肺有关；以黑色为主，主危恶之候，与肾有关，也预示脏腑欲绝。上述颜色形态变化与相应病证关系的论述对于儿科疾病的诊断大有帮助，易于临床医生掌握，在当今仍具有现实意义。

3. 辨脉纹断疾病

在仔细观察小儿面部情况之后，还应确定小儿气血盛衰、疾病的性质、发展趋势等，这就需要结合脉象具体情况进行分析。小儿，尤其是初生儿至三岁的幼儿，气血较弱，单凭寸口脉难以确定疾病，因此万密斋提出了虎口切脉法，"虎口者，叉手处是也。"（《片玉心书》卷之三）即通过分辨虎口脉第二指情况来诊断小儿疾病：男左女右，第二指从下至上，第一节名风关，脉现，则为初病；第二节名气关，脉现，则难治；第三节名命关，脉现则死。风、气、命三关的脉象可反映疾病的轻重，但因虎口脉不是很明显，一般不易掌握，故在儿科疾病诊断中万密斋又提出了脉纹诊病法，即通过分析脉纹的色和形来诊断疾病。

脉纹有色者指黄、红、紫、青、黑五色，若三关脉纹同时见青色，主受四足惊；见赤色主受水惊；见黑色主受人惊；见黄色主受雷惊；见紫色主泄痢。此五色亦可因病情加重而发生变化，如有黄红之色，红盛作紫；红紫之色，紫盛作青；紫青之色，青盛作黑；青黑之色，至于纯黑之色不可治。

虎口脉纹乱主气血不和，脉纹形态变化与相应的病证关系具体有：

长珠形，主夹积滞、腹痛、寒热并见、饮食不化；

来蛇形，主中脘不和、积气、脏腑不宁、干呕；

去蛇形，主脾虚冷积之泄泻、神困多睡；

弓反里形，主感寒热邪气、头目昏重，心神惊悸、倦怠、四肢冷、小便赤；

弓反外形，主痰热、心神恍惚、发热、夹惊夹食、风病；

仓形，主热、痰盛生风、发搐惊风；

鱼骨形，主惊及痰热；

水字形，主惊、积热烦躁、心神迷闷、夜啼痰盛、口噤抽搐；

针形，主心肺受热、热极生风、惊悸烦闷、神困不食、痰盛抽搐；

透关射指主惊风恶候，受惊传入经络，风热发生，难治。

在观察脉纹形态之后还应注意感觉五指的冷热，如五指梢头冷，主受凉；仅中指热，则为伤寒；仅中指冷，多为麻痘症。

万全还指出临床应脉纹形色合参。如色或青或红，纹如直线者，是乳食伤脾及发热受惊；若左右并见者，是惊与积齐发。纹有三条或散，是肺生风痰，而色青主伤寒及嗽；红火是泄泻，兼黑主痢，红多则白痢，黑多则赤痢。

万全认为根据幼儿脉象可以判断其禀赋及正气的强弱，如禀赋有余可见脉大、滑、一息六至脉来有力，皆为气血充实之象；禀赋不足可见脉细、涩、一息三至脉来无力，皆为气血亏虚之象。小儿脉，一呼三至，一吸三至，一息六至，为平和无病之脉；若一息四至为离经之脉；一息三至以下，为损脉，主虚冷疳瘵之病；一息八至为离经，九至以上为至脉，主实热惊风之病。因此，对于较大孩子，可以在辨虎口脉基础上结合寸口脉象来诊断其疾病。

五、预防为先，注重胎养蓐养鞠养

在儿童保健学方面，万全就儿童养育的不同阶段，倡导"育婴四法"，即"预养以培其元，胎养以保其真，蓐养以防其变，鞠养以慎其疾"，形成了中医儿童保健学的系统观点。在其大量的儿科医著中，从准备妊娠的育龄妇女到整个小儿时期皆有专章论述，具体体现在以下几个方面：

万全认为人体阴阳的偏盛与偏衰是导致不孕不育的主要原因，"男子无子责精之不足，女子无子责血之不足"。在治疗上强调"补羸女先养血壮脾，补弱男则宜滋肾节色"，并提出以六味地黄丸作为主药。同时，万全认为：人欲求子，关键在于平时，"男子清心寡欲以养其精，女子忍性戒怒以养其血"。可见若想生子，药物调治只是其中一个方面。若欲生子健康聪慧，关键在于平时养生，而非仅从受孕开始。而养生的重点，男子在于清心寡欲，妇女在于性情和悦、节制房事，不可气怒、不可过食辛辣煎炙之品，这样方能使气血条达，精血充盈，至男女双方元气充足、正气充盛，才能有利于怀孕。关于这一点，可以说与现代医家从时间医学角度来探讨优生优育的观点是不谋而合的。现代研究认为只有在男女双方体力、智力、情感三条曲线均达到最高峰时怀孕，所生子女方能最为健康聪明。万全提出这一观点，虽是禀前人所论，但又有发挥。如他认为："妇女妊娠之后，则须行坐端严，性情和悦，常处静室，多听美言，令人讲读诗书，陈说礼乐，身不闻非言，目不观恶事，如此则生男女福寿敦厚，忠孝贤明。"这就是说孕妇行坐端严，有利于胎位和胎儿的健康发育。性情和悦则可使气血流畅以养胎，常处静室不仅可保养真气，同时又有利于胎儿休息。身不闻非言、目不观恶事，以免造成情志失调、胎气受损，如此不但可以避免小儿先天性疾病的发生，亦可降低流产的发生率。讲读诗书，是为了陶冶情操，和畅气血。这与现代医学所强调的胎教也是完全一致的。

万全还特别提到在妊娠一个月之内，尤须注意养胎。他认为："当此之时，血不流畅，形象始化，未有定仪，见物而变，须知端正严庄。"众所周知，妊娠两个月之内，是胚胎各系统器官分化形成胎儿的阶段，所以要注意养护，否则易引起流产、畸形，甚至死胎等，在数百年前科技尚欠发达，解剖知识缺乏的时代，就已认识到这一点，确实是难能可贵的。另外，万全认为孕妇保真身正养其胎还须做到"调喜怒，节嗜欲，作劳不妄"，方能使"气血从之，诸邪不得干"，如若不然，"方禀受之时，一失调养，则内不足以为守中，外不足以强身"，形气不足而发生疾病。事实上，如喜怒过度则气血散乱，嗜欲过度则损胎气。而过劳则伤气，过逸则气不行，否则，不仅孕母易生病，而且亦不利于胎儿的生长发育和生产，同时亦可造成流产、死胎等。

新生儿的养护在整个小儿时期显得尤为重要。养护不当易发生病证，甚至造成死亡。对此万全提出"蓐养防其变"的积极养护观。他在医著中提出了诸多方法。如拭口法：小儿初生当用棉裹指拭尽小儿口中恶物，若不急拭，啼哭一出，咽下则生百病，若未拭去则可用黄连、甘草等煎水拭之，以清解胎毒。此法至今被临床广泛采用。浴儿法：万氏认为洗浴新生儿之水当调和，温度适宜，并要注意防止受凉。这与现代医学强调新生儿洗浴时水温在36℃左右为宜，洗浴时间不宜过长，洗后应迅速将身上水吸干，并用棉衣或毛巾包裹保暖等是完全一致的。断脐法：其中所论，初生儿断脐用口咬最好，或以火烧而断之，断脐后用新艾杵烂和棉絮包护其脐。断脐后或脐带已脱落未干时不可让其受风弄湿。这对于防止新生儿破伤风、脐炎、脐部感染等都有重要的临床实际意义。

在小儿的调护上，万全强调"鞠养以慎其疾"，具体体现在以下几个方面。"小儿始生，肌肤未密，不可暖衣，宜时见风日"；小儿宜穿盖旧棉衣被。万全反对当时民间流传的认为小儿不满百日不可抱出屋外的观点和小儿常衣着过暖的不良养护习惯。小儿出生以后要多晒太阳，这样不仅可以促进钙质的吸收，还可增强小儿体质，减少疾病的发生。这与现代医学提倡的空气浴、日光浴等是一致的。在哺乳方面，万全提出"乳母当谨节"，其中包括节其饮食所好和节制性欲等，同时提出了许多科学的哺乳方法。"小儿能言，必教之以正言"，体现了万全在对小儿言行教育方面注意从小培养其良好道德品质的观点。小儿饮食有节制，不可纵其所好，否则可导致脾胃受损，日久形成厌食、疳证等病证。

万全谓小儿"有如水面之泡，草头之露，气血未定，易寒易热，肠胃软脆，易饥易饱""肠胃脆薄兮，饮食易伤"，"流歠放饭，总败脾而损胃"。小儿脾胃薄弱而脆小，又不知节，若父母不知小儿的生理病理特点，溺爱过甚，看承太重，反会妨害小儿嫩弱之躯，所以要节其饮食，勿使过饥过饱，做到"乳贵有时，食贵有节"。才能不致损脾伤胃肠。万全又说："筋骨柔弱兮，风寒易袭""重棉厚袄，反助阳以耗阴"。婴儿脱离母体，转入自然界的生活环境，肌肤脆嫩，不耐寒热，极易为外邪所袭，故衣着当随寒温加减，勿使过寒过热，才能免其病患。只有乳食有节，寒温适宜才是保证小儿健康的重要条件。万全还告诫说："育婴家秘无多术，要受三分饥与寒。"小儿无病，切忌服药，即使患病，亦忌乱投药，乱用药物，危害甚大。万全氏说："无病服药，如璧里安柱""医药者，儿之所以保命者也，无病之时不可服药"。若确须用药，应但取其平，不可任意攻伐，"尤忌巴牛，勿多金石"。

历代医家根据小儿的生理病理特点，指出小儿"如草之芽，如蚕之菌""略受伤残，凋谢极易"。万全基于此强调要"慎调摄，重鞠养"。重视内外环境的统一，主张让小儿多吸收新鲜空气，多见阳光，多到室外活动，加强体质锻炼，增强身体抵抗力，减少疾病的发生。故万全提出："天气和暖之时，宜抱向日中嬉戏，数见风日，则血凝易刚，肌肤坚实，可耐风寒，不致疾病"。反对"藏于帐帏之内，重衣温暖"及"深其居，简其出"的做法。对小儿疾病的预防，提出："当以薄衣，但令背暖……又当消息，勿令汗出"，并要求乳母淡滋味，禁酒面肥甘及瓜果生冷之物，主张调理脾胃，扶正气以御邪。

总之，万全在小儿优生优育和儿童保健学方面的论述很多，其中大部分内容仍对现代临床儿科学具有深远的指导意义，为保障儿童的健康成长做出了重大的贡献，也为我国儿童保健学的产生和发展奠定了坚实的基础。

六、施治灵活，力戒胶柱鼓瑟

万全一生治学严谨，无论是前贤之论还是祖传之法，他都在反复临证实践后方下评断，决不轻易盲从。如《小儿药证直诀》载以益黄散（陈皮、丁香、诃子、青皮、炙甘草）补脾胃，时人多效之，而万全在《育婴家秘》中指出："益黄散治脾胃虚寒太甚，神品之药也，以补脾胃之虚则误矣。"因为方中丁香辛热助火，火旺土愈虚；又因为青陈皮泻肺，丁香大泻肺与大肠，肺为脾之子，脾实当泻子，今脾虚本当补而反泻其子，则脾土更虚。故补脾胃不宜用益黄散，而以异功散（人参、白术、茯苓、陈皮、甘草）为宜。另外，万全对钱乙遣方用金石毒药过多，也提出了中肯的批评。

又如在《痘疹心法》中，万全对痘疹的病因、病机、预防、诊断、预后判断做了精辟的论述。将痘疮分为四期进行治疗：发热期发表透疹；见形发起时清热解毒，透邪外出；成实期温补气血兼以托毒；收靥时则以收敛为主，兼清余毒。对痘后余毒、痘疮逆证等也一一指出了治则方药。反映他治疗痘疮遵循常法，继承前人经验的一面；与此同时他又针对前人"治疗痘疹首尾不可汗下"的观点，指出"今徒拘执不可汗下之言"的危害，一针见血地说："设若遇外感寒邪，腠理闭密，其出不快，其发不透，不与辛甘发散之剂，宁无壅遏之患乎？又如大小便秘结者，不与苦寒泄利之剂，宁无胀满烦躁乎？"所以他主张"俱察其虚实与时权变，可汗即汗，可下即下，中病则已，勿过其制"，可谓独具慧眼。这也从一个侧面反映了他临证知常达变，施治灵活，决不因循守旧的辨治特色。正因为有此特色，清代陈复正在其辑订的儿科专著《幼幼集成》中，特意指出："痘疹之书，如冯氏、翟氏、陈氏、万氏，又尤以万氏明显，可以济急。"给万全以很高评价。

万全对小儿常见病症的辨证、论治等也有自己独到的见解，尤其是注重从疾病的病因病机、病位、疾病性质、疾病发展演变趋势等方面进行探讨。

求病因：万全探求小儿疾病发生的原因，其主要方法是审证求因，如"面赤为风热，面青惊可详，心肝形见此，脉证辨温凉；脾怯黄疳积，虚寒瞅白光。"都是从证候去推求疾病产生的原因。其次则是通过父母询问病史，询问发病时的节令气候，以探求其病因。

定病位：万全在临床中，对病变定位的方法颇多，如据症定位，"面色㿠白，声音微小，此心肺不足也；乳食减少，吐痢频并，此肠胃不足也；颅解项软，手足矮弱，此肝肾不足也。"循经定位，"一女子14岁，病惊风后，右手大指、次指，屈而不能伸……诸风药治之，益甚。"万全曰："手大指者，太阴肺经所主，手次指者，阳明大肠之所主，肺与大肠皆属燥金，此血燥之象也。"

探病机：万全尊崇《黄帝内经》"谨守病机，各司其属"之旨，在证情复杂的情况下，善于透过现象，认清本质，深刻剖析疾病发生、发展、演变的机理，从而获得正确的诊断。例如一儿发疟，"间一日一发，在子丑时，疟发搐亦发也……其母又不禁口，病末十日成痞矣，面色㿠白，囟陷发疏，儿渐羸瘦。"在此纷繁复杂的证候中，万全能抓住主证，审明主因，并根据病因、病位、病情综合分析，揭示出本病的病理机制是暑病疹疟，湿则为痰，复伤饮食，致令脾虚，然脾虚肝木随旺，而肝旺则更益脾虚，以致演成食疟、食痞。此虽寥寥数语，却直揭疾病之幽隐。

辨病性：万全在临床上十分重视阴阳寒热之辨，如以辨泄泻为例，曰："便黄因内热，红赤黑同看，绿白青皆冷，积滞气臭酸。"又曰："肝冷传脾臭绿青，焦黄脾土热之形。肺肠寒冷脓黏白，赤热因心肾热成。"不仅如此，他还将小儿寒证、热证进行了归纳。

辨病势：万全曰："上工治未病，急慢惊风，何以预知之？曰：方其热甚之时，腮赤面黑，两目如怒直视不转者，此急惊风之候也；当吐泻不止时，见其手足冷，睡露睛，口鼻气冷者，此慢惊欲发之候也。"说明万全在临床中是非常注意疾病发展演变趋势的。

定证名：万全在临床上定证名，或以病因为主，如热吐、寒吐、食积吐；或以病机为主，如虚胀、脾虚泄泻、肾虚嗽；或以病变部位为主，如口糜、心痛、脚细；或以病的形象为主，如流水疮、单蛾、双蛾；或以病因、病位、病机三者综合命名，如膈上痰结、肺热胀满。

总之，万全对中医儿科学的发展有着突出的贡献。他总结了唐宋以来的儿科理论与实践，结合自己的经验，发展了中医儿科学，并为其后的进一步完善奠定了基础。

七、细心观察，重视情志因素

中国历来重视精神情志因素在人体健康和疾病过程中的重要作用，但对于小儿因情志因素致病甚少谈及。万全十分注重视小儿的精神调摄。在《幼科发挥》中提及小儿七情不遂可致病，并应用心理疗法治疗疾病。如他说："凡小儿嬉戏，不可妄指他物，作虫作蛇，小儿啼哭，不可令人装扮欺诈，以止其啼，使神志昏乱""心小胆怯成客忤也"。此说明小儿精神怯弱，易受惊吓，往往引起惊恐病变。万全还对小儿的心理十分重视，不拘于前人认为小儿无七情之伤的观点。小儿虽少"七情六欲"，但从初生儿起就已具有完好的外部感觉器和机体感觉，并能建立条件反射。

万全早在明代就深有见地的把小儿看作有感情、有思想、有心理活动的生物有机体，注重环境与小儿的心理特征及发病的联系，他提出小儿七情不遂可致病。对于小儿七情致病，《备急千金要方》中仅论及了惊可致病，其后医家皆沿用《备急千金要方》的说法，而万全在临证中注意到：在成人看来不甚强烈之思、怒、惊、恐皆可致病。其谓："儿性执拗，凡平日亲爱之人、玩弄之物，不可失也，失则心思，思则伤脾，昏睡不食；求人不得则怒，怒则伤肝，啼哭不止，此忤其以也，谓客忤成病也，平日未亲爱之人、未见之物，不可使之见，见则惊，惊则伤心；凡未见之人，不可使之近，迫近则恐，恐则伤肾，令儿成痫。"

万全非常重视小儿的心理护理，提出平日切不可为了使小儿听话，或止住小儿啼哭，便使用恐吓的方法，他指出："为人父母者，则称所畏惧者以止之，如长老止夜啼之故事。"殊不知恐能伤肾，能致儿病。应细心观察小儿的心理变化，因势利导，采用顺欲疗法。若见小儿昏睡不食或啼哭不止，应详细观察病因，若为心理疾病，应心病还需心药解，不应动辄便以汤药或针灸迫之，否则更增儿疾。万全应用顺欲疗法治愈了多个小儿七情致病的病例，如治一熟人之子，幼多疾，托其调养，在儿周岁之时，其家人设酒，请万全前去赴宴。日没后，儿啼不止，万全二次视之，均为无疾之象，然更哭尤甚，其母曰：无疾，何以黄昏哭，一更不止。万全细察之，见儿左右顾盼，若有所失，故询其今日所玩为何物，其当值曰：此儿今日所玩为玉印子，已收拾矣。万全急命取与之，儿笑而哭止。另治一儿半岁，忽昏睡不乳也。其父母及乳母皆云此儿有一玩伴，其玩伴走后便不欣喜，不吃乳。儿父急命呼之归，儿见其童嬉笑病愈。

　　因小儿或是尚未学会说话，或是不会用恰当的语言表达自己的愿望，然小儿的情绪表现影响了躯体生理活动，或是啼哭，或是昏睡不食，甚至会生病。万全通过细心观察，发现小儿之病是由于有所失或所求未得到满足，故而应用《灵枢·师传》提出的治疗法则："未有逆而能治之也，夫惟顺而已矣……百姓人民，皆欲顺其志也。"因势利导，顺其所欲，从而治愈了小儿疾病。现今虽然生活水平提高，小儿衣食无忧，然孩子缺少玩伴，比较孤独，故在小儿的心理护理方面，家长及医生亦应加以关注，为儿童心理的正常发展提供条件。万全提出的细心观察、因势利导的治疗方法可资借鉴。

第五节　临证经验

　　万全在儿科临床上治病有胆有识，当攻即攻，当下即下，如谓"未至留连兮，攻之宜速……肠胃闭塞兮，急泄而已（《片玉心书·卷一》）。"治疗上每多采取因势利导的方法。如万全用药重视顺应四时，但并不拘泥，以为"有可汗之证。必犯时禁而用之，但于汗药中少加凉药以制之"（《育婴秘诀·卷三》）。

　　对于临床处方用药量之轻重，万全也颇有见地，"治大病以重剂，治小病以轻剂"，如朱云阁公子病泄，十日不止，众医或用理中、五苓、益元、白术散等皆不效，泻渴益甚。万氏曰："当先止渴，仍用白术散，然而用法与前不同"，认为当"常与服之"，指出此"常"字便是法也；同时将方中之"葛根作大剂煎汤，以代茶水饮之"（《幼科发挥·卷三》）。否则杯水车薪，不仅水不胜火，而胃中津液亦不能升，此泄焉能止乎？

　　万全十分提倡攻补兼施、寓消于补、寓防于治的立法和组方，最忌孟浪用药，取悦于一时，而妄伤正气，或头痛医头，脚痛医脚，不求根本，无视病之趋向的陋习。在具体组方配伍中，又有法度可循，君臣佐使，相生相杀，井然有序。例如治疳，用养脾消积丸（即钱氏异功散加木香、青皮、砂仁、使君子、枳实、黄连），令其补气健脾，兼以消导，使之补而不滞，消而不伐。对于慢惊欲发，急用参苓白术散以补脾，琥珀抱龙丸去枳实、枳壳，加黄芪以平肝，则慢惊风不能成矣，又体现了寓防于治的精神。

　　在选方用药上，万全既不迷信前人，又有严谨和求实的治学态度。他学识渊博，见证确切，用药精当。万全曾多次提出，任何从药物的个别特点出发的论断，都是主观片面的。他多用柔润之剂。药品范围也非常广泛，金、石、草、木、虫、鱼、禽、兽等各类药品，只要治疗上需要，无不加以运用。而且为了照顾儿科特点，每方每剂，药品简洁，方义明确，多用丸散之类，以便小儿服用。万全在治疗方法上也是根据病状广泛使用，内治外治各法几乎样样俱全。大凡针、灸、敷、导、贴等据情而施，非常推崇推拿疗法在儿科临床上的应用。

此外，万全治病，多承家传经验，且有自己的创获，用方讲求简、便、验、廉。如喜用丸散剂，取其善存药性，服用方便，喜用汤剂煮丸散同服，使之增强药力。另外，还常用针灸、封囟法、熨脐法、胆导法、贴囟法、蘸药水点眼法、吹耳鼻口喉法、药水沐浴法、火烫断脐法、鹅羽扫喉法等防治小儿各种疾患，效果卓著。

一、胎黄

对胎黄的临床表现，万全观察得非常仔细，在《万氏家传幼科指南心法·卷之上》中有比较详细的描述："胎疾，胎黄状如金色，身热大便难通，小便黄赤热朦胧，少乳时时舌弄。此症传来母毒，脾胃湿热相攻。""凡小儿生下，面目皆黄，状如金色，身上壮热，大便不通，小便赤涩，乳食不思，此胎黄也。"

形成新生儿病理性黄疸的原因很多，主要为胎禀湿蕴，如湿热郁蒸、寒湿阻滞，久则气滞血瘀。万全对胎黄的病因早有认识，在《幼科发挥·卷四》中指出："疸有二证：有因天地湿热之气而发之者，有因水谷之湿热而发之者""因乳母受热，而传于胞胎"。

胎黄有阴阳之分，凡病程短，肤黄色泽鲜明，舌苔黄腻者，为阳黄。而黄疸日久不退，色泽晦暗，便溏色白，舌淡苔腻者，则为阴黄。如若肝脾明显肿大，腹壁青筋显露，为瘀积发黄，也属阴黄一类。万全在《万氏家藏育婴秘诀·卷四》中提出："湿热食伤总发黄，是名疸病属纯阳。热宜寒治湿宜利，食积还从消导良。"并指出："论小儿黄疸病，钱氏甚详。如因热者，其色黄而明；因湿者，其色黄而黯；因食积者，其色黄而淡。以此辨之。"

黄疸的治疗，以利湿退黄为基本法则。万全治疗胎黄亦是以利湿退黄为基本法则，但他还特别注重保护初生小儿的胃气，并提出给乳母服药的方法，如在《幼科发挥·卷四》中指出用"茵陈胃苓丸（茵陈、胃苓丸）治小儿黄疸""以地黄汤主之"。"惟初生小儿胎黄，用生地黄汤与母服之。儿食其乳，其黄自退。"这种给乳母服药的方法至今仍为后人所效仿。

二、麻疹

麻疹发病的原因，为感受麻毒时邪，这在当今是十分明确的，但在明清之前，古人多认为是胎毒而致，万全则在《万氏家传痘疹心法·疹毒症治歌括》中指出："虽曰胎毒，未有不由天行者，故一时传染，大小相似。"对麻疹的病因提出自己的看法，这在明代是难能可贵的。至于麻疹的病机，万全亦有阐述，他在《万氏家传痘疹心法·疹毒症治歌括》中指出："疹为胎毒发于心，肺与相连热毒侵。咳嗽鼻中清涕出，且观双目泪盈盈。疹子小而碎密者，少阴心火也，阴道常乏，故小而密""咳嗽者，火炎则肺叶焦举也。鼻流清涕者，鼻为肺之窍，以火烁金而液自流也。目中泪出者，肺热移于肝，肝之窍在目也。或手掐眉目，唇鼻及面者肺热症也"。

麻为阳毒，以透为顺，以清为要，所以治疗麻疹以"麻不厌透""麻喜清凉"为基本法则。万全对于麻疹的治疗原则不仅有详细的记载，并对麻疹的各个阶段也提出了个人独到的见解，在《痘疹新书》中明确提出治疹以清透肺热为主。同时还对麻疹的咳喘分疹前和疹后施治。他说："疹子初发热时，未见出现，咳嗽百十声不已，上气喘气，目肿面浮，时卧时起，此毒火内蒸，肺叶焦举，宜甘桔汤（甘草、桔梗、麦门冬）合白虎汤加牛蒡子、薄荷叶主之"；"疹后咳甚，喘气逆气，发则连绵不已，此肺中伏火，金虚叶焦故也，宜人参清肺散（人参、陈皮、半夏、桔梗、麦门冬、五味子、茯苓、甘草、桑白皮、知母、地骨皮、枳壳、贝母、杏仁、款冬花、黄连）主之，身热者，门冬清肺汤主之。"在《万氏秘传片玉痘疹·麻疹》中云："俗名麻子者，火疹也，治法与痘不同……若麻疹惟有清凉解毒耳。"又在《万氏秘传片玉心书》中指出具体用法："麻子未出用荆防，升麻干葛炒牛蒡，知母桔梗同国老（即甘草），薄荷石膏多用良。麻子出甚用桔甘，知母石膏加人参，麦冬去心牛蒡炒，淡竹同煎名化斑。麻后咳嗽仍不退，清肺散子调竹沥。潮热人参麦门冬，木通知母甘草炙。生地黄与地骨皮，争热清心又清肺""麻子若不出，荆芥败毒先。嗽甚宜清肺，热多用化斑。凡麻疹未起发时，喷嚏咳嗽，惊悸多啼，面红，两目含水，或身痛腹痛，足其证也。治法当以辛甘苦寒之剂，辛甘发表，苦寒解里，使毒散也，用荆防败毒散。"在《万氏家传痘疹心法·疹毒症治歌括》一书中还针对不同的天时，提出治疗麻疹的不同方药："疹子只怕不能得出，若出尽则毒便解。故治疹子者，发热之时，当察时令寒暄，以药发之。如时大寒，以桂枝葛根汤发之，大热以升麻葛根汤合人参白虎汤发之。不寒不热，以荆防败毒散（荆芥、防风、羌活、独活、柴胡、川芎、枳壳、茯苓、甘草、桔梗、前胡、人参、生姜、薄荷）发之"。

疹前辛凉宣肺，透疹达邪；疹后养阴清肺，降火去痰。实践证明万全分期治疗麻疹是有效的，故常为后世所取法。

三、痢疾

万全对痢疾的治疗提出从积着手，如在《幼科发挥·卷三》中指出："痢不问赤白，皆从积治。湿热者，食积之所生也。痢初得之，其法宜下，积不去，痢不止也。如吐泄后痢者，其积已下，不可再下，复伤胃气，可下者，木香导滞丸（木香、白芍、当归、枳壳、槟榔、黄连、大黄）主之。不可下，宜去积，保和丸主之。""初病泄泻，渐变痢者，此时宿垢已去，不可再下。如有腹痛里急后重之证，乃未尽之余邪也，宜去积止痢。去积保和去滞丸，止痢香连丸（黄连、木香、石莲肉）。痢久不止者，名休息痢，家传和中丸。""保和去滞丸治痢疾，有积胃弱不可重下。""三黄枳朴丸治湿热成痢，并有食积者。"

痢疾的治疗，万全认为既应"攻积为先务"，并应顾护脾胃。如在《幼科发挥·卷三》云："或问，赤痢为热，白痢为寒何如，曰：原病式论之详矣，痢下赤白，皆湿热也。赤者自小肠来，小肠者心之腑，心属火故其色赤。白者自大肠来，大肠者肺之腑也，肺属金故其色白。赤者属热，白者属湿，湿亦热也。经云，湿盛而热也。若初痢下鲜血者，非赤也，此风热之毒，宜剪红丸（雄黄、木香、槟榔、三棱、莪术、陈皮、贯众、大黄、干漆）主之。如痢下瘀血，或如豆汁者，此湿气下血也，宜胃风汤（白芍、白术、肉桂、人参、当归、芎劳、茯苓）主之。""或问，河间云，行气则后重除，养血则痢止，此千古不易之法也。今幼科治痢之方，不用其法何也？曰：痢者，素云肠澼，难云大瘕泄，古云滞下，肠澼者，因于饱食也。大瘕泄者，食症也，滞下者，积滞之物下出也，故云无积不成痢，治法以攻积为先务也。积不去则气不行，去积所以行其气。而不里急后重也，热则伤血，痢久则伤血，去热止泄，所以养其血也。法虽不同，意则合也。"

《幼科发挥·卷三》中还列举了许多痢疾的变证，附有或为家传或为经方而行之有效的方药，如："痢疾渴者，七味白术散（藿香、木香、葛根、人参、白术、茯苓、甘草）去干葛，加炒干姜、黄连、阿胶、乌梅主之。痢苦噤口者，宜参苓白术散加石菖蒲为末，陈仓米汤下。痢久不能食，或有食入即吐者名噤口痢。即经所谓五虚者死，古方虽多，无甚效者。大抵泻痢日久，津液已竭，脾胃虚弱，不能食也。宜以补脾为主，白术散去干葛加炒干姜主之。能食者生矣，不能食者死"；"痢久脱肛者，气血虚也。素云下陷者虚也，难云出者为虚，古方多用涩剂，如猬皮木贼之类。此治其标也，当用河间行气养血之法。痢止后重除，肛肠自不脱出矣，加味八珍丸（当归、熟地、白芍、人参、茯苓、甘草、木香、黄连、阿胶）主之。有痢下赤白青黑者，名野鸡痢，用阿胶梅连丸（阿胶、茯苓、乌梅、黄柏、黄连、干姜、当归）主之"。以及"有痢两膝肿大者，名曰鹤膝风，加味地黄丸主之"等。

四、感冒

对于小儿常见的感冒，万全也有详细的论述，《万氏家藏育婴秘诀·卷三》中指出："感冒天时四气中，小儿亦与大人同，必先岁气无轻犯，寒热温凉有逆从。天地之气行乎四时者，有四气焉。四气者，风寒暑热之气也。人在气中，体之虚也，感则病矣。故春伤风，夏伤暑，秋伤湿，冬伤寒。此四时之正气病也。小儿失其调理，尤易感之，嫩弱故也。治法与大人同，但剂小耳。又小儿病则发热，则发搐，此与大人异也。四时调理之法不同，春宜食凉不可犯温，夏宜食寒不可犯热，秋宜食温不可犯凉，冬宜食热不可犯寒。然发表者，必宜用辛甘温之剂，如有可汗之症，必犯其禁而用之，以云：发表不远热者是也。但于汗药中少加凉药以制之，勿使热甚而发搐也。小儿四时感冒病，幼科未备，今特表而出之。"

由于乳婴儿不会说话，较大儿童虽已会说话，也不能正确叙述自己的病情，所以万全同样特别重视小儿的望诊，如《万氏家藏育婴秘诀》《幼科发挥》《万氏秘传片玉心书》等书中多次描述："小儿伤风寒者，口不能言，脉无可诊，但以虎口之指之色验之也。""表热者，多因伤风寒之故。喜人怀抱，畏缩恶风寒，不欲露头面，面有惨色，不渴，清便自调者，此热在表也。""伤风发热面色赤，烦闷不困不思食，喜人偎抱畏风寒，作渴便秘里必实。""伤风发热，其症汗出，身热，呵欠，目赤涩，多睡，恶风喘急，此因解脱受风所致"等等。

万全对于小儿感冒的论述至今仍具有很好的临床指导价值。

五、咳嗽

万全阐明治疗咳嗽的内容主要有从五脏论治、依季节而异、病分新旧、辨别寒热虚实等方面。古人早在《素问·咳论》中就指出："五脏六腑皆令人咳，非独肺也。"万氏深谙其道，不仅指出五脏六腑皆令人咳，还分别附有方药，如《万氏家藏育婴秘诀·咳嗽喘各色证治》记载："凡咳嗽发热后不止，或有未发散，看其兼症，以法治之。咳嗽气上逆，喘嗽有痰者，此肺咳也，宜清肺饮主之，喘甚者葶苈丸下之。咳嗽喉中介介有声，面赤发热心烦，或咽喉痛、声哑者，此肺病兼见心症也，以清宁散。咽喉痛，宜清心汤加桔梗；心闷惊悸者，以钱氏安神丸主之。咳嗽面黄，痰涎壅塞，或吐痰，或吐乳食者，食少喜卧，此肺病兼脾症也。大抵咳嗽属肺脾者多，肺主气，脾主痰也。咳嗽痰涎壅塞，搐咳不转，瞪目直视，此肺病兼肝症也，不治则发搐，宜豁痰丸主之。转者，琥珀抱龙丸主之。咳嗽久不止，吐痰涎水，此肺病兼肾症也，宜大阿胶丸主之。"

人与自然息息相通，天候地气对疾病有着直接影响，万全在治疗咳嗽中，尤其注意坚持人与自然的统一观和脾胃的调理。他极力推崇"必先岁气，毋伐天和"之旨，治疗时强调把握天候地气，重视脾胃调理。如在《万氏秘传片玉心书·咳嗽门》中指出："要知治嗽大法，依时认症扶持，春天外感症无疑，夏是炎上火气，秋则肺伤湿热，冬为风冷相随，相时而动作良医，对症依方用剂。"又《万氏家藏育婴秘诀·咳嗽喘各色证治》云："调理之后，其咳不止者，止肺虚也，只以补肺为主，钱氏阿胶散。然补肺不补脾，非其治也。虚则补其母，脾为肺之母也。况病久者，胃气亦虚，尤宜补其胃气也，用人参五味子丸主之。"

咳嗽病证有新旧不同，病程有长短之分，其治疗则应分清外感、内伤。《幼科发挥·卷四》中明确指出："肺主喘嗽，喘有顺逆，嗽有新旧，须辨明之。""嗽新者，因风寒中于皮毛。皮毛者，肺之合也。肺受风寒之邪，则发为咳嗽。其证或鼻流清涕，或鼻塞者是也，宜发散，华盖散（麻黄、杏仁、苏子、橘红、桑白皮、茯苓、甘草）作丸服之，即三拗汤加减法也。或因乳得之，凡儿啼哭未定，不可以乳强入口，乳气相搏而逆，必呛出也，胃气既逆，肺气不和，发为痰嗽，咳则吐乳是也，宜顺气和胃，加减大安丸主之。初伤乳者，未得顺气化痰，以致脾胃俱虚，乃成虚嗽，宜健脾补肺消乳化痰，三奇汤（桔梗、陈皮、茯苓、青皮、人参、桑白皮、半夏、枳实、甘草、杏仁）主之。久嗽者，初得病时，因于风者，未得发散，以渐而入于里，肺气益虚，遂成虚嗽，宜润肺兼发散，人参润肺散主之。久嗽不已，服上诸药不效者，宜神应散（罂粟壳、杏仁、白胶香、人参、阿胶、麻黄、乌梅、桑白皮、款冬花、甘草）主之。气弱者，必用之剂也，如气实者不可服，宜家传葶苈丸主之。久嗽不已，嗽而有血者，此肺损也，宜茜花汤主之。久嗽不已，胸高起如龟壳，此名龟胸，难治，宜家传葶苈丸主之。咳止者吉，不止者发搐必死。久嗽不已，日渐羸弱，又发搐者，此慢惊风不治。如不发搐，但羸瘦者，此名疳瘦，宜人参款花膏（款冬花、百合、桑白皮、五味子、人参）合阿胶丸主之。久嗽不已而浮肿者，五皮汤加紫苏叶主之。久嗽咯唾脓血者，此肺痈也，宜桔梗汤主之。复嗽不止发搐者死。"如此详细的描述没有长期的医疗实践是不可能完成的。

治疗咳嗽万全强调辨证论治有寒热虚实不同，治疗也应有温凉补泻的区别，《万氏家传幼科指南心法·咳嗽》云："大抵实者当下，虚则补药为宜，寒者温散药中推，热症清凉为贵。风则尤当发散，停痰消逐宜施，初间止涩莫投之，总要化痰顺气。"《万氏秘传片玉心书·咳嗽门》也云："小儿伤风咳嗽，其症身热憎寒，自汗躁烦不安然，日夜嗽声无遍。时常鼻流清涕，咽喉不利痰涎，脉浮头痛症多端，治则宜乎发汗。咳嗽或伤寒症，此因饮冷形寒，冬月坐卧湿地间，抑被冷风吹犯。其症脉紧无汗，烦躁不渴恶寒，治宜及散汗为先，药用参苏饮。若是咳嗽伤热，其症面赤躁烦，饮水不止膈咽干，咳唾稠黏症现。甚则急喘而嗽，痰涎必生喉咽，潮热手足或冰寒，小儿多有此患。咳嗽若患火症，决然咯唾血脓，甚者七窍血流通，此是肺热火动。若吐青绿白水，胃冷停饮相攻，嗽吐痰涎乳食中，宿滞不消取用。"

六、喘证

万全所论喘证是包括了肺炎喘嗽、支气管哮喘、喘息性支气管炎等以咳嗽、痰喘、气促、鼻扇或者喉中有哮鸣音为主的一类病证，如《万氏家藏育婴秘诀·惊风诸证》云："小儿肺胀，喘溺，胸高气逆，两胁扇动，鼻张闷乱，嗽喝声嘎，痰涎潮塞，俗谓之马脾风者，宜雄黄夺命散主之。"又如《万氏家藏育婴秘诀·喘》云："有小儿胸膈积热大喘者，此肺胀也，名马脾风，用牛黄夺命散（白牵牛、黑牵牛、大黄、槟榔）主之。"胸高气逆、两胁扇动、鼻张闷乱、嗽喝声嘎、痰涎潮塞的症状是肺炎喘嗽、支气管哮喘病变过程中的危急证候。

对于发生喘的病因病机，万全也有十分深刻的认识，《万氏家藏育婴秘诀·喘》云："《黄帝内经》曰：诸气膹郁，皆属于肺。喘者，肺气之膹郁，逆而上行也。有因感寒而得之者，必恶寒发热，面赤唇红，鼻息不利，清便自调。邪在表也，宜发散之，用五虎汤主之。内有寒痰者，用苎蝎散。有因热而得之者，必口燥咽干，大小便不利，宜葶苈丸下之。有因宿痰而得者，必痰涎壅上，喘息有声，以千缗汤主之。"《万氏秘传片玉心书·哮喘门》云："哮喘之症有二，不离痰火。有卒感风寒而得者，有曾伤盐水而得者，有伤醋汤而得者，至天阴则发，连绵不已。""哽气喘气，实火浮于脾肺。"

万全对于喘的治疗同样是遵循"急则治其标，缓则治其本"之则，并从肺脾肾着手，《万氏秘传片玉心书·哮喘门》云："轻则用五虎汤（麻黄、杏仁、石膏、甘草、桑白皮、细茶）一帖，重则葶苈丸治之。此皆一时急解之法，若要断根，常服五圣丹，外用灸法。"《幼科发挥·肺脏兼症》云："诸气喘促，上气咳嗽、面肿，皆肺脏之本病也，加味泻白散主之。兼见肝症，由中风得之，鼻流清涕，恶风喘嗽，宜发散，加减参苏饮主之。如久咳嗽变风疾不治，如钱氏所谓三泻肝而肝病不退，三补肺而肺症尤虚是也……兼见心证，发热饮水，喘嗽闷乱，此心火胜也，宜凉膈散加知母、石膏主之。久嗽不止，黄连阿胶丸……兼见脾证，咳则吐，此伤乳食，而喘嗽不安。宜葶苈丸、小陷胸汤加大黄主之。"

虽然万全对于喘的认识与当今分别论述肺炎喘嗽、支气管哮喘、喘息性支气管炎有一定的差异，但他精辟的论述和各类方药仍然值得我们借鉴。

七、惊风

万氏的急惊风三因之说，是小儿病有三因的发挥，与《金匮要略》及《三因方》所说的三因略有不同。《幼科发挥·卷一》中认为："有外因者，如感冒风寒温湿之气而发热者，宜即发散之，和解之，以除其热可也，苟失而不治，热甚发搐，此外因之病也，宜导赤散、泻青丸主之。""有内因者，如伤食发热者，即宜消导之、下之，如保和丸、三黄枳术丸之类，以除其热可也，若苟失而不治，热甚发搐，此内因之病也，当视大小便如何，如大便不通，先去其宿食，宜木香槟榔丸及胆导法，大便润，宜辰砂五苓散、琥珀抱龙丸主之。""有不内外因者，如有惊恐，或客忤中恶得之，盖心藏神，惊有伤神，肾藏志与精，恐有伤肾……小儿神志怯弱，卒有惊恐，所以精神溃乱，魂魄飞扬，气逆痰聚，乃发搐也。客忤中恶，出其不意……宜先去其痰，辰砂膏（朱砂、雄黄、牙硝、金箔、银箔、白附子、人参、枳壳、川芎、黄连、远志、麝香）主之，后安其神，琥珀抱龙丸主之，有热者，东垣安神丸。"

同时指出慢惊也有三因："因病后或吐泻，脾胃虚损，遍身冷，口鼻亦冷，手足时瘈疭，昏睡露睛，此无阳也。宜待其未发而治之，调元汤合小建中汤主之。如见上证，虽有神丹，不可治也。或问，吐泻何以生风，而不可治者何也。曰，五行之理，气有余则乘其所胜，不足则所胜乘之，吐泻损脾，脾者土也，风者肝木所生也，脾土不足，则肝木乘之，木胜土也，其病不可治。人身之中，以谷为本，吐多则水谷不入，泻多则水谷不藏，吐则伤气，泄则伤血，水谷已绝，血气又败，如之何不死也"。

万全还观察到当惊风欲发将发之时，必有征兆。《幼科发挥·原病论》记载："手如数物，肝风将发。""方其热甚之时，腮赤面黑，两目如怒，直视不转者，此急惊风之候也，宜服河间当归龙荟丸，以泻肝胆之火，则不成急惊风也。当吐泻不止之时，见其手足冷，睡露睛，口鼻气冷者，此慢惊欲成之候也，急用参苓白术散以补脾，琥珀抱龙丸去枳实、枳壳加黄芪以平肝，则慢惊风不能成矣。"

经过多年的实践，万全对惊风后遗症也有了进一步的认识，他观察到惊风后遗症有硬瘫、软瘫及失语等证候，并提出相应的治疗方药。《幼科发挥·原病论》中指出："搐后成瘫痪者……肝主筋，肝热则筋弛而长，长而软弱，手足伸而不屈矣；肝寒则筋缩而短，短则拘挛，手足屈而不能伸矣，并宜六味地黄丸主之。拘挛者，加附子、肉桂；软弱者，加黄柏、知母、当归、牛膝、续断，蜜丸服之。惊风后口不能言者，宜六味地黄丸加巴戟、远志、石菖蒲。"小儿急惊风后遗症，多热盛伤阴，肝肾精血亏耗，筋脉失养所致，治疗以滋养肝肾为大法，与成人脑血管意外所致后遗症治法略有不同，万全之说有一定意义。

八、癫痫

引起癫痫发作的原因很多，归纳起来，不外乎顽痰内伏、暴受惊恐、惊风频发、外伤血瘀等。而观万全的医著，对此也已有认识，如《万氏秘传片玉心书·惊风门》云："凡小儿因闻非常之声，见异类之物，或为争斗推跌，或大小禽兽之类致惊，其神气结于心而痰生焉。痰壅气逆，遂成搐搦。口眼歪斜，口吐涎沫，一时即醒，如常无事。或一日一发，或间日再发，或三五日一发，或半年一发，一年一发。若不急治，变成痫疾，而为终身之痼疾也"。

《万氏家藏育婴秘诀·鞠养以慎其疾》中不仅阐述癫痫的病因，并对癫痫患儿的护理也提出建议："小儿神气衰弱，忽见非常之物，或见未识之人，或闻鸡鸣犬吠，或见牛马禽兽，嬉戏惊吓，或闻人之叫呼，雷霆铳炮之声，未有不惊动者也，皆成客忤惊痫之病。盖心藏神，惊则伤神，肾藏志，恐则志失，大人皆然，小儿为甚也。凡小儿嬉戏，不可妄指他物，作虫作蛇，小儿啼哭，不可令人装扮欺诈，以止其啼，使神志昏乱，心小胆怯成客忤也，不可不慎。""小儿玩弄嬉戏，常在目前之物，不可去之，但勿使之弄刀剑，衔铜铁，近水火……耳目之神寄在心，异闻异见易生惊。疾生气逆因成痫，恨煞终身作废人。初生小儿未与物接，卒有见闻，必惊其神。为父母者，必慎之可也。若失防护，致成惊痫，为终身之痼疾，有子何益？"万全的这些论述也为癫痫的护理发展奠定了坚实的基础。

九、汗证

万全对于小儿汗证的论述非常详细。在《万氏秘传片玉心书·诸汗门》中指出："汗者心之所藏，在内为血，在外为汗。小儿气血微弱，肤腠未密，若厚衣太暖，熏蒸脏腑。脏腑生热，热撑于心，故液不能自藏而额汗出也。额属心木位，宜收敛心气，团参汤（人参、当归、雄猪心）主之，此虚汗也。如大病后，气血尚弱，液溢自汗，或潮热，或寒热，发过之后，身凉自汗，日久令人黄瘦，失治则变为骨蒸疳痨，黄芪固真汤（黄芪、人参、白术、甘草、当归、麦冬）主之。如睡中汗出，不睡则无汗，乃睡浓也，醒觉则止，而复出汗，亦是心虚，此盗汗也，宜敛心气，团参汤主之。如睡中遍身汗出，醒觉时久不干，此积症盗汗，脾冷所致，益黄散（陈皮、青皮、诃子、甘草、丁香）主之。如病困，睡中身体汗洗，此因阳虚所致，黄芪固真汤主之。如脾虚泄泻，自汗后遍身冷，又汗出有时，遇泄则无，未泄泻则有，此为大虚证，急当补脾，宜理中汤加熟附子，待泄止，又以黄芪固真汤主之。凡自汗，上至胸，下至脐，此胃气虚也，当补胃，四君子汤加黄芪治之。如肺虚自汗，其症右脸色白，脉按之无力，盖因久咳嗽连声不已，以肺气上壅，故令汗出，以四君子汤加麦冬，此益母救子之义也。如慢惊自汗，遍身俱有，其冷如冰，此危症也，大补汤（当归、人参、黄芪、白芍、生地、甘草、白术、茯苓、川芎、浮小麦）加熟附子一片治之。如伤风作热自汗者，宜救表解肌，此柴葛解肌汤主之。如无时冷汗出，发根如头珠，面颜上濈濈然，此为惊风，宜抱龙丸、四君子汤加麻黄根治之。凡小儿自汗，上至头，下至项，谓之六阳虚汗，不须治之自愈。凡小儿伤寒汗出，至颈而止者，此欲发黄，茵陈汤主之。凡诸汗症，服前药不止者，俱加牡蛎、蛤粉，或止汗散调之。如有实热在内，烦躁汗出不止，三黄丸下之。"并在《幼科发挥·诸汗》中云："汗者心之液也。惟头汗不必治。小儿纯阳之体，头者诸阳之会。心属火，头汗者，炎上之象也。故头汗者，乃清阳发越之象，不必治也。"

十、积滞

万全治疗积滞有独特的经验，《万氏家藏育婴秘诀·伤食证治》云："小儿之病，伤食最多。故乳食停留中焦不化而成病者，必发热恶食，或噫气作酸，或恶闻食臭，或欲吐不吐，或吐出酸气，或气短痞闷，或腹痛啼哭。此皆伤食之候也，不必悉具，便宜损之。损之者，谓姑止之，勿与食之也，使其自消。所谓伤之轻者，损谷自愈也。损之不减，则用胃苓丸（甘草、茯苓、苍术、陈皮、白术、官桂、泽泻、厚朴、猪苓）以调之。调之者，调其用胃，使乳谷自消化也。调之不减，则用保和丸以导之。导之者，谓腐化乳食，导之使去，勿留胃中也。导之不去，则攻下之，轻则枳朴大黄丸，重则备急丸主之。"《万氏家藏育婴秘诀·伤食证治》又云："凡用消导攻取之药，必得见其所伤之物，则胃气不伤而食物去，却无遗毒矣。故伤热物者，如酒肉湿面辛辣之类，则以枳实、青皮、黄连、大黄、牵牛主之。伤冷物者，如瓜果冰水豆粉之类，则以丁香、木香、砂仁、草果、巴豆治之。又如山楂之消肉食，神曲、麦芽之消谷食，半夏、干姜之消菜果生冷，各有所宜也。苟不问寒热，而以寒治寒，以热治热，则所伤之物虽去，而偏寒偏热之药性留于胃者，或为热中，或为寒中，作儿终身之害者，皆一时之误也。"

概括万全对小儿伤食证的处理方法，主要有以下几个步骤：伤食的症状不必悉具，就应适当地给以消导，这是第一步。经过适当的消导，其病不退，当用胃苓丸调治，使乳谷积食自消，这是第二步。若病仍不退，再用保和丸消导，使腐化的乳食不能留滞肠胃。这是第三步。如经上述治疗，还不见效，然后用攻下治法。轻者可用枳朴大黄丸；重者可用备急丸。在治法上根据临床表现步步深入，最后才使用下法。这种利用药物的性能来帮助小儿消化器官消化食物或排出浊物的方法，从生理学的原理来说是非常合适的。

十一、泄泻

万全对泄泻的治疗有独到经验，《育婴秘诀》云："泄泻先须辨五因，治分三法见于经，养其脾胃常为本，莫使五虚成慢惊。"万全将小儿泄泻分为五类：风、寒、暑、湿、食积，皆从湿论治，他认为："风湿、寒湿、暑湿、中湿，此皆湿之生于外者也；食积，则湿之生于内者也。"因此，万全治泻以治湿为要，湿邪之生又由脾不运化而致，故治湿又以养脾为大旨。治风泻者，以补脾胃、发散风邪为主，方用加减惺惺散（人参、白术、白茯苓、炙甘草、防风、川芎、藿香、细辛）。治寒泻者，又分冬夏时令，冬月得之，先用理中汤，不止，以五苓散，再不止，用七味肉豆蔻散；夏日得之，先用理中汤，不止，用五苓散或玉露散；若寒泻久不止，用黄芪补胃汤（黄芪、当归、川芎、柴胡、益智仁、陈皮、炙甘草、升麻）。治湿泻者，用升麻除湿汤（升麻、柴胡、神曲、防风、泽泻、猪苓、苍术、陈皮、炙甘草、麦芽）。治暑泻者，用五苓散加玉露散。治食积泻者，宜先补胃气而后下之，补用钱氏异功散加神曲，下用丁香脾积丸（丁香、木香、高良姜、青皮、皂角、槟榔、三棱、莪术、巴豆）。万氏治泄皆以健脾为主，特别善用参、芪、术、草、茯苓、柴胡、升麻等药健脾、升阳、除湿，即使治食积需要攻下，也先行补脾扶正，然后施攻邪之法。

万氏治泻还强调治病的阶段性，按其先后共分4个步骤，《幼科指南心法》云："初次且行淡渗，温中以次施行，三升四涩救孩婴，此次古今永定。"具体来说，①先行淡渗：泄泻只因脾胃升降失司，传导无权，水谷不分，所以先行淡渗之法，健脾利水，药用滑石、车前、赤茯苓、人参、白术、猪苓、泽泻、砂仁、甘草，姜、枣为引。此利小便而实大便之法也。②次行温中：若用淡渗之法后泄泻仍不止者，此为中气虚寒，须用温中之法，药用人参、白术、砂仁、藿香、干姜、炙甘草、陈皮、乌梅、熟附子、泽泻、茯苓、猪苓、姜、枣为引。③三行升提：若温中仍不见效者，是中气下陷、清阳不升，应升举中气，药用人参、白术、黄芪、甘草、干姜、泽泻、猪苓、赤茯苓、升麻、柴胡、熟附子、乌梅、白芍、当归，姜、枣为引。④四行固涩：若升提仍不显效者，是久泄肾气不固、大肠滑脱，应改行固涩之法，药用人参、白术、煨姜、炙甘草、乌梅、罂粟壳、升麻、诃子、白芍、当归，姜、枣为引。从以上四个步骤，健脾除湿之药贯穿始终。万氏治泄泻，还有以时间分治、以兼证分治等方法，但万变不离其宗，就是以治脾为主。

十二、疳证

万全在《幼科发挥·疳》中云："疳证，此小儿科之极病也，虽有五脏之不同，其实皆脾胃之病也。"关于疳证的分类，古代医家认识不一。万全有感于疳证分证的纷繁杂乱，指出："幼科书论诸疳，头绪太多，法无经验，无可取者。唯钱氏分肥瘦冷热四者，庶为近理。而以初病者为肥热疳，久病者为瘦冷疳，似有虚实之分，不知疳为虚证，曾有实者乎。"

万全在《幼科发挥》书中记载了许多疳证病案，如治"一小儿五岁，腹大善食。予见之，谓其父母曰，乳多必损胃，食壅即伤脾，令郎腹大如是，又不知节，纵其口腹，吾恐肠胃受伤，不成肠癖，必成疳也，后果成疳，肚大青筋。请予治，以集圣丸调理而愈。"又治"一小儿食肉早，得脾胃病，或泄痢，腹大而坚，肌肉消瘦，已成疳矣。其母日忧儿病益深。予见悯之，乃制一方，人参、黄芪蜜炙、白茯苓、白术、粉草、当归、川芎以补脾胃养气血，陈皮、青皮、半夏曲、木香、砂仁、枳实、厚朴、神曲、麦面以消积，三棱、莪术（煨），九肋鳖甲（醋煮）以消癖，黄干蟾烧灰存性，使君子、夜明砂以除疳热。共二十三味碾末，粟米糊丸麻子大，每服二十五丸，炒米汤下，调理而安。"又治"胡凤崖子病疳，但多食则腹痛，请予治之。予曰，人以谷为本，谷入作痛，岂新谷作痛乎，必有旧谷为积，未能消去，故与新谷相持也。岂有绝谷食之理，乃作养脾消积丸服之，安。"又治"王三峰长子患疳瘦，请予治之。见之曰，此乳少病也，父曰，乳极多，予即辞退。归谓其友胡三溪云，王子病疳，乃乳少也，彼云乳多，不听吾言，今成疳矣。时胡会川在座，闻言而退。后三溪云，病者会川之婿，闻兄之言，不悦而归。予曰，非也，必往邀三峰兄同来也。少顷果同至，三峰自诉云，我南监坐监时，一子病疳死，今此子病，我心甚虑，今特来登问。此儿讨个乳母养，有乳无乳，实不知也。今夜归家看子细，明日来报，果无乳也。日则嚼饭喂，夜则一壶冷米汤灌之。奈何，予曰：不易乳母，治之无功。易之则儿恋其乳母之爱，母依其儿衣食之计。请权择乳母佐之，昼则抱之，夜则乳之，自然日久情熟，事两全矣。乃作肥儿丸一料服之，两月而安。"

十三、水肿

万全在《幼科发挥·原病论》中指出："水肿者，土虚火旺也。"并在治疗中一再强调"不可妄用汗下"，应调理脾胃。《幼科发挥·肿病》云："如肿久不消，气实能食者，宜利其水，商陆胃苓丸主之。肾者水之根，湿则伤肾，小儿久坐湿地者多此疾。商陆胃苓丸，病肿气壮能食者，宜此治之，谓去菀陈莝洁净府也。上共为末，水煮面丸，麻子大。每服 30 丸，至 50 丸止。大便后快，又服，衰其半而止。如气弱食少者，只以补脾为主，脾属土，土能胜水，脾强则水去，而肿消矣，宜参苓平胃散。加藿香叶、紫苏叶、木香、砂仁为丸服之。"又在《万氏家藏育婴秘诀·肿病证治》指出："治肿之方，诸家只知治湿多利小便之说。执此一端，遽用泄水之药，则一泄而水消，乃曰得泄之力，殊不知脾愈泄而愈虚，不逾旬日，肿复如初，此世人只知泄水为最，而不知十补勿一攻之论，人往往多死者矣。吾之家传，大儿用胃苓汤，小儿用胃苓丸，以五皮汤送下，甚验。"《万氏秘传片玉心书·浮肿门》中也强调："凡小儿浮肿，又加喘急者，此脾传肺也，当专治脾而兼治肺，日服加减胃苓汤，夜服葶苈丸。如先喘急而后面目浮肿者，此肺传脾也，当专治肺而兼治脾，日服葶苈丸，夜服胃苓汤加麻黄、杏仁。如先浮肿而后腹胀者，此表邪传里也，只以加减胃苓汤主之。凡浮肿，不可妄用汗下，更不宜大戟、甘遂、牵牛之类，以伤元气。"

万全还对水肿患儿的饮食禁忌做了说明，《万氏家藏育婴秘诀·肿病证治》中记载："饮食之忌，惟盐酱薤鲜湿面，皆味咸能助水者，并他生冷毒物，亦宜戒之，恐伤脾胃，重则半载，轻则三月。须待脾胃平复，血气充实，然后于饮食中旋以少炒盐徐徐投之，不至骤吃咸物，则肿自不再作。"

此外，《幼科发挥·肿病》中记录一病案："一女孩病肿甚异，寅后午前上半身肿，午后丑前，下半身肿，上下尽消，惟阴户肿，小便难。诸医不能治，请予治之。予曰，经云身半以上，天之阳也，宜发其汗，使清阳出上窍也。身半以下，地之阴也，宜利小便，使浊阴出下窍也，正上下分消，以去其湿之法。唯半夜阴户肿，不得小便，此又当从肝经求之。盖厥阴肝经之脉，丑时起于足上，环阴器，又肝病者，则大小便难，用胃苓五皮汤。发汗利小便也，内有茯苓，所以伐肾肝之邪，木得桂而枯。又以辛散其肝经之水，以温肾之真寒湿也。连服十一剂，而肿尽消去矣。"万全认为，身半以上肿，宜发其汗，使清阳出下窍；身半以下肿，宜利小便，使浊阴出下窍，唯半夜阴户肿，不得小便，此又当从肝经求之。盖厥阴肝经之脉，丑时起于足上，环阴器，又肝有病者，则大小便难。万全对这奇异的水肿病，抓住疾病的活动时间及其症状表现，按照子午流注理论，认清疾病的本质和所在部位，进而得出正确的诊断。

第六节　方药创见

万全主张儿科治疗应分为温补、凉泻二大类，例如两腮红、脉数急、大便秘、小便赤、渴不止、上气急、足胫热等宜用凉泻之剂；面色白、脉沉微、粪色青、腹虚胀、呕乳食、眼珠青、足胫冷等宜用温补之剂。具体用药一定要根据临床辨证而定。

万全在他的著作及医案中，一再提到他的家传十三方，作为祖孙三代家传秘授的主要内容。所谓十三方，实际上就是万全所主张的儿科常用成药13种。这13种成药有些是他创制的，有些则是将古方加味改制而成。

一、抱龙丸

1. 原方与主治

牛胆南星五钱（腊月取牛胆 1 个，将南星去皮脐，研为末，放于牛胆中，阴干备用），天竺黄、辰砂各一钱，琥珀 3 分，牛黄 2 分，麝香半分，珍珠 3 分，白檀香 3 分，枳实、枳壳各 3 分，共为末，山药打糊为丸，如黄豆大，金箔为衣。治形实壮热，昏睡气粗，或痰盛壅嗽，惊风搐搦。

2. 古今发挥

此方为万全创制。万全云：抱者，养也；龙者，纯阳之物也。小儿纯阳无阴，所以病则有热，热则生风，必用此药，所以养其阴而济之，令不太过也。又青龙位，肝木属之，小儿肝常有余，脾常不足，故以此药抑肝扶脾，乃名抱龙丸。万全临证运用时，潮热，灯心汤化下；惊风，薄荷汤下；咳嗽，白开水下。

琥珀抱龙丸至今仍常为儿科临床上所应用。以此方稍予增减，即是牛黄清心丸，或称万氏牛黄丸。

二、凉惊丸

1. 原方与主治

黄连五钱，黄芩五钱，山栀仁五钱，黄柏五钱，大黄二钱，龙胆草三钱，雄黄、辰砂各二钱。共为末，水糊丸，如粟米大，竹叶灯心汤下。治急惊，解胎毒，如小便黄，大便秘，丹毒斑疹，衄血，口疮，并皆治之。

2. 古今发挥

此方为万全创制。万全认为，黄连泻心火；黄芩泻肺火；山栀仁泻肝火；黄柏泻肾火；大黄泻脾胃火；龙胆草泻胆火；雄黄解毒、辰砂镇心。全方可退五脏热，泻心肝火。治急惊，解胎毒，如小便黄、大便秘、丹毒斑疹、衄血、口疮，并皆治之。临证时，急惊，薄荷灯心汤下；胎热，竹叶灯心汤下；衄血，茅花汤下；丹毒斑疹，升麻汤下；口疮，竹叶、薄荷汤下。

凉惊丸是针对小儿热性病的，热者寒之，用寒凉性药物退热，用之得当，自然有效。再加上雄黄的解毒作用和朱砂的镇心作用相结合，对小儿五脏的各种热证都很适宜，它有泻心肝火邪的作用，可以治疗急慢惊风，以及由这些热性病所引起的如小便黄、大便闭、丹毒、斑疹、衄血、口疮等症。

三、胃苓丸

1. 原方与主治

苍术（米泔水浸之去黑皮，焙干）五钱，陈皮五钱，厚朴（姜汁炒）五钱，白术五钱，粉草（炙）二钱，猪苓三钱，泽泻钱，白茯苓三钱，草果仁二钱，官桂一钱。

共为末，水糊丸，如粟米大，炒米汤下。主治呕吐、泄泻、水肿和黄疸等。

2. 古今发挥

万全云：分阴阳，退潮热，止吐泄，消浮肿、黄疸，调脾胃，止便浊，小儿常用之药也。临证时，呕吐，煨姜汤下；调胃，炒米汤下，白浊，盐汤下；泄泻，炒米、车前草汤下；潮热，水竹叶炒米汤下；浮肿，长流水、灯心、五加皮汤下；疝气，茴香汤下；黄疸，加茵陈五钱，灯心汤下。

胃苓丸、养脾丸、香连丸、一粒丹、香糯饼都是用于脾胃系统的药物，这说明万全对脾胃的重视。

四、养脾丸

1. 原方与主治

苍术（制）五钱，厚朴三钱，陈皮五钱，砂仁二钱，草果仁二钱，神曲（炒）三钱，益智仁二钱，茯苓三钱，麦芽（炒）三钱。共为末，酒糊丸，如粟米大，米饮下。治小儿脾胃虚弱，不思乳食，伤食癖积，面色黄，呕吐泄泻，腹痛膨胀，并皆治之。

2. 古今发挥

万全临证时，呕吐，煨姜汤下；脾胃虚弱，米汤下；食积，山楂汤下；腹痛，茴香汤下；肿胀，萝卜汤下；寒泄，姜枣汤下。

五、胡麻丸

原方与主治

苦参五钱，何首乌、胡麻仁（炒）、蔓荆子（炒）、威灵仙、荆芥穗、白蒺藜（炒、去刺）、牛蒡子（炒）各三钱，石菖蒲一钱五分，干菊花三钱。共为末，酒糊为丸，如粟米大，竹叶灯心汤下。治小儿风疮疥癣。

六、神芎丸

原方与主治

大黄（酒蒸）、黄芩各一钱，黑牵牛头末、滑石各四钱，黄连、川芎、薄荷叶各五钱。共为末，滴水为丸，如粟米大，竹叶汤下。治小儿上焦积热，惊风壅滞，头目赤肿，咽闭，大小便赤涩，及痰喘之症，并皆治之。

七、玉液丸

原方与主治

寒水石（火煅水飞）二两，半夏（制）一两，枯矾五钱。共为末，米糊丸，如粟米大，姜汤下。感风寒咳嗽，桑白皮汤下；咳血，茅根汤下；常咳，茶汤下；咳而吐，煨姜汤下。治风壅，化痰理膈，清头目烦热，除咳嗽。

八、茱萸内消丸

原方与主治

山茱萸五钱，桔梗、川芎各三钱，小茴香（炒）五钱，陈皮、青皮、白蒺藜（炒、去刺）、川楝子（去核）各五钱，吴茱萸（炒）、肉桂各三钱，木香二钱，枳实（炒）一钱，桃仁三钱，大腹皮（酒洗）、海藻、延胡索（炒）各五钱，五味子一钱。共为末，酒糊丸，如粟米大，茴香汤下。久不愈者，盐汤下。治偏坠、膀胱疝气，及内吊惊，啼哭不止。

九、香连丸

1. 原方与主治

黄连（吴茱萸炒）五钱，广木香五钱，石莲肉三钱。久痢不止者，加肉豆蔻（面包煨去油）五钱。共为末，醋为丸，如粟米大，陈米汤送下。治赤白痢相杂，里急后重。

2. 古今发挥

香连丸是原来所用的香连丸另加石莲肉而成，较原药更有助脾开胃之功，更适用于儿科临床。

十、雄黄解毒丸

1. 原方与主治

雄黄一钱（另研），郁金三钱，巴豆霜二钱。共为末，米糊丸，如粟米大。痰涎壅甚，竹叶汤下；积痛，茴香汤下；缠喉风，滚白水化开吐痰；虫痛，苦楝子根白皮汤下。先以鸡蛋油煎，空心时，令儿闻之，然后服药，必要上半月，谓其虫之头向上故也。下痰去热，追虫打积。

2. 古今发挥

雄黄解毒丸为朱丹溪所制解毒丸原方。

十一、至圣保命丹

原方与主治

全蝎 14 个，蝉蜕（去翅足）一钱，使君子肉（煨）五分，麝香半分，辰砂一钱，天麻二钱，胆星二钱，防风一钱，僵蚕（炒）二钱，白附子（制）一钱，珍珠五分，金箔四十张。共为末，粟米粉糊和匀为丸，印成锭子，薄荷汤磨服。惊风，薄荷灯心汤下；夜啼，灯心烧灰化温水下。治急慢惊风，夜啼，常服清心安神。

十二、一粒丹

原方与主治

寒水石二两，枯矾一两。共为末，水和丸，如绿豆大，每服 1 丸，米汤下。治小儿水泄。

十三、斩鬼丹

1. 原方与主治

黄丹（水飞晒干）一两，独蒜（大者）七个，捣烂和丹为丸，取端午日修合，如绿豆大，勿令妇人、鸡犬、孝服见之，每于发疟日五更，用桃枝、长流水煎汤，面向东方服 1 丸，其效如神。治小儿大人疟疾。

2. 古今发挥

斩鬼丹系用黄丹作为治疟专剂，这是用铝制剂治疗疟疾的方法，此法在疟疾治法中不多见。

另外，万全经常在临床上应用的丁香脾积丸及补益先天不足的六味地黄丸均未列入，他大概认为这些都不属于家秘的范围了。

十四、古方发挥

《幼科发挥》一书也不乏择时用药的经验。如卷二急惊风证医案所载："蕲水李中庵，吾婿也，一儿未周岁，因伤食发疟，间一日一发……子时属胆……寅卯时竹叶煎汤下……巳戌二时服……"可见该书对于用药择时已能详论细载，并附医案以示教。没有坚实的运气学知识，是不可能罗列出上述给药时序的。

在对古方应用上，该书并非拘执不化，而能师古不泥，脱颖出新。临床治案，每有新义。如对钱乙白术散的应用就可窥其一斑。白术散，钱乙本以治吐泻症，但服法却较拘禁，与一般散剂无显著差异，而万全则于细微处见精神，独具慧眼。首先，他一改钱氏散剂为汤，其次，以大剂易小剂，以汤而代饮。就从总体上改变了钱乙的立方意图。比如《幼科发挥》言："小儿泄泻，依法治之不效者。脾胃已衰。不能转运药性以施变化。只以补脾为主。脾胃既健，药自效也，白术散主之，常与无间。此系先父之秘授也。"又如治朱云阁公子泄症，万全以药汤代饮，嘱勿入汤水，并倍葛根而收良效。可见《幼科发挥》对该方用法已达出神入化，炉火纯青程度。

十五、用药特点

《幼科发挥》一书中关于儿科治疗用药方面，也不乏其特色。如治病屡用家传之方，临症尤擅丸、散、膏、丹。细观《幼科发挥》一书，不难发现，万全对诸多难症、顽症、瘤疾，力倡应用家传秘方，并不乏其治验。实乃承家学而宏大发扬之佼佼者。为平庸之辈望所莫及。正如万全所云："小儿泄泻，依法治之不效者，脾胃已衰，不能转运药性以施变化。只以补脾为主。脾胃既健，药自效也。白术散主之，常与无间，此方先父之秘授也。"同为白术散，于万全家传治验中，已与钱乙原方用意有所增损，而赋予新义，可见万全对其家学弥重。又如在卷三脾所生病中有"胃苓丸，此家传十三方也"之语。可知家传十三方为万氏家学之精髓。万全对这些方剂可说是了若指掌，临床应用每有发挥创新，且多获良效。该书治证喜用丸、散、膏、丹为其一大特色。据初步统计，书中应用丸剂为 97 种、散剂 61 种、膏剂 6 种、丹剂 6 种。并且，在这诸多的剂型中，万氏家传与万全本人自制的方药，亦占相当比例。

在各类剂型的给药方式上，《幼科发挥》与一般用药方法有别，可谓别出心裁、自立门户，独树一帜。识者若细玩之，自知其中奥秘。首先，对各类治证以调理脾胃为主。正如书中所言："……故调理脾胃者，医中之王道也。"观其常用之物为米、面、乳汁、山药粉、猪乳、姜、枣等物。在用法上，有蜜丸法，有糊丸法（山药粉糊丸、粟米糊丸、猪心血杵匀为丸、大蒜研烂和丸、蒸饼为丸、糯米粉糊丸）等。有各种服药法，如乳汁送服、猪乳送服、砂糖化服、浆水调服、竹沥调服、苦楝根皮调服、姜枣汤调服、茶水调服、酒调服、猪心汤送服、连须葱白服、米饮服、盐汤送服、与蜜共服、鸡肉汤送服、猪胆汁童便服、陈仓米煎汤服、猪蹄新汤水煮药共服等。有外治法，如浴洗法、擦牙法、擦舌法、搽足法、外敷法、洗舌法、吸鼻取嚏法、肛门给药法、子病治母法（母服子药）等。纵观之，其用法之灵活、变化之繁多、途径之各殊，确能使人耳目一新。

第七节　序年纪事

1499 年，明弘治十二年己未，1 岁。

万全，字全仁，号密斋。出生于湖北罗田县大河岸人。祖父万杏坡，江西南昌人，以幼科鸣，早卒。父万筐，号菊轩，继志为小儿医，成化十六年（1480）到罗田，医术大行，名著一方，人称"万氏小儿科"，时 53 岁。母陈氏，蕲水人。

1517 年，正德十二年丁丑，19 岁。

万全自幼聪明，其母望他随父学医，父不允。令全攻习儒学，受业于同邑巨儒张玉泉、胡柳溪之门，颇得其传。至是入邑庠为诸生。

1521 年，正德十六年辛巳，23 岁。

在县学攻习举业之余，旁习医药，曾有县学训导马顺之孙 5 岁患痘，万全用下法治疗而痊愈。娶妻钱氏。

1525 年，嘉靖四年乙酉，27 岁。

娶妾甘氏。妾兄甘大用、甘大文俱从万全学医。参加秋试，不中。

1526 年，嘉靖五年丙戌，28 岁。

补县学廪膳生，成为生员中资历较深者。妻钱氏生长子邦忠。

1528 年，嘉靖七年戊子，30 岁。

长子邦忠 3 岁出痘，由万全的父亲菊轩治之而愈。妻钱氏生次子邦孝。参加秋试，又不中。

冬，父菊轩翁卒世，终年 82 岁。父亲在罗田树立起"万氏小儿科"的声望，尤精痘疹，远近驰名。常为万全剖析发明医理，传授经验医方。万全常代父出诊，灵活运用家传经验，既善守成，又能创新。

1529 年，嘉靖八年己丑，31 岁。

在家为父亲守孝。

1531 年，嘉靖十年辛卯，33 岁。

春，次子邦孝 4 岁出痘。为父守孝期满。闰 6 月，妾甘氏生邦正，按序为三子。未参加 8 月乡试。冬，蕲水徐氏子出痘发狂，求巫无效，万全治之而愈。

1532 年，嘉靖十一年壬辰，34 岁。

自弃诸生，离开县学到英山开馆教书，兼为人治病。

6 月，三子邦正周岁病泻，妾兄甘大用治之不效，亟报万全归，治愈。

1534 年，嘉靖十三年甲午，36 岁。

春，痘毒流行，病死者十有八九。寻古方制成"代天宣化丸"，施售予人。但服之者，无不轻疏。

1537 年，嘉靖十六年丁酉，39 岁。

7 月 7 日，胡三溪长子 1 岁入夜啼哭不止，万全审察无疾，诊为"拗哭"，为小儿所欲不得，从其欲则哭止。

连年往来于罗田、英山、蕲水、黄冈、麻城一带为人治病。

1541 年，嘉靖二十年辛丑，43 岁。

胡元溪子 4 岁患咳嗽，半年不愈，且咯血，更医数人无效，万全往治而愈。所立茅根汤，后又治愈多人，遂定为家传方。

1546 年，嘉靖二十五年丙午，48 岁。

2 月，为致仕县丞黄凤山治伤寒。为教诸子学医，已写成小儿赋、小儿西江月词作为儿科教习本，写成痘疹赋、痘疹西江月词作为痘疹教习本。两种教习本为《片玉心书》《片玉痘疹》前身。

1548 年，嘉靖二十七年戊申，50 岁。

春，蕲水庠生李双溪家诸子出痘，调治而安。其幼子后成为万全之婿。邦孝长子染痘发热，寒战如疟，万全指导邦孝治愈。

1549 年，嘉靖二十八年己酉，51 岁。

从医以来先后撰有《素问浅解》《本草拾珠》《脉诀约旨》《伤寒蠹测》《医门摘锦》《保婴家秘》等 6 种著作，自认为不足以传世，未刊。复搜辑家传痘疹经验，汇成歌括，撰成《痘疹世医心法》，随后又撰《痘疹格致要论》，二书合称《痘疹心要》，在当地传抄。

1552 年，嘉靖三十一年壬子，54 岁。

6 月，县丞李天泉中暑腹痛，治愈。

11 月，黄洲府通判暴得风疾，调治而安。

《痘疹格致要论》著成未刊，好友胡三溪、万宾兰等劝万全付梓，万全写《痘疹格致要论序》。

1553 年，嘉靖三十二年癸丑，55 岁。

4 月，蕲水汪沙溪家出痘，巫言汪家 18 人有 6 人不可治。初一婢痘死，请万全去，万全以计逐走巫神，余 17 人悉活之。

万言策为《痘疹世医心法》写序。

1558 年，嘉靖三十七年戊午，60 岁。

知县朱云阁之子 7 岁病泻 2 月余，万全治愈，又为之调理脾胃。又一女病惊风，亦治愈。朱知县亲书"儒医"二字，作匾赠之。

1559 年，嘉靖三十八年己未，61 岁。

黄州府同知张公子病惊风 20 日余日，诸医莫治，知县朱云阁推荐万全往治之，立愈。

1560 年，嘉靖三十九年庚申，62 岁。

3 月，朱云阁之子 9 岁出痘，治愈后。朱知县亲书"儒医"二字，立匾于市。是年痘毒流行，万全与诸子忙于救治。

1562，嘉靖四十一年壬戌，64 岁。

蕲水人黄廉，收集万全四方传抄的书稿《痘疹心要》及儿科、痘疹教习本，手录后充为己作，携稿南行，受到南赣巡抚陆稳的赏识。陆稳在赣州为黄廉刊刻《痘疹全书》10 卷，书中内容全部出自万全书稿。

1566 年，嘉靖四十五年丙寅，68 岁。

知县唐肖峰 2 月患伤寒夹内伤，万全治愈，又为之调理，后常服万全的方药。

1567 年，隆庆元年丁卯，69 岁。

7 月，受右布政史孙应鳌之请赴省城为其女治病，至 9 月，受赐冠带及儒医匾而归。

1568 年，隆庆二年戊辰，70 岁。

正月，偕知县唐肖峰上京朝觐。唐之子正出痘，留四子邦治、八子邦靖在家调治。3 月，同唐知县回罗田，为其子治痘后余毒。9 月，孙应鳌刊行《痘疹心要》。此书稿起于嘉靖二十八年，成书以来，四方传抄，黄廉剽窃为己作刻之南赣。至是重新修订，是为隆庆修订本。万全在书中斥其书稿曾被人剽窃。

1569 年，隆庆三年己巳，71 岁。

4 月，万全在郧阳为孙应鳌女治痘。8 月，巡抚武金患大便难，召万全治。万全戒不可妄下，语不合而归（后半年，武金果卒）。

撰《伤寒摘锦》2 卷。

1570 年，隆庆四年庚午，72 岁。

撰《保命歌括》35 卷。

1571 年，隆庆五年辛未，73 岁。

正月，四子邦治与万世乔同治邑宰雷省斋次孙之痘症，万全从旁指导。黄州知府孙光祖重刊《痘疹心要》，遍授诸医。撰女科 3 卷，即《万氏女科》。

1572 年，隆庆六年壬申，74 岁。

监生胡正渠子病伤乳呕吐，损乳自安。撰《广嗣纪要》五卷。

1573 年，万历元年癸酉，75 岁。

2 月，建邑书林余秀峰刊成《痘疹全书》。自求家世相传之绪，总结三代幼科学术经验，撰成《育婴家秘》4 卷。

1576 年，万历四年丙子，78 岁。

总结平生的养生经验，撰成《养生四要》5 卷。

1578 年，万历六年戊寅，80 岁。

再次修订《痘疹心要》，即前书增加歌括和方剂，补入医案及论说等，内容更加充实。此本后人称为《痘疹心法》。《育婴家秘》已流传于荆襄闽洛吴越之间，时人皆称颂"此万氏家传小儿科也"。

1579 年，万历七年己卯，81 岁。

正月，写《重刻痘疹心要序》（后人改称《痘疹心法序》）。5 月，撰成《幼科发挥》2 卷，自序题《万氏幼科源流》。

1580 年，万历八年庚辰，82 岁。

整理儿科教习本，撰成《片玉心书》5 卷。

1581 年，万历九年辛巳，83 岁。

整理痘疹教习本，撰成《片玉痘疹》11 卷。

1582 年，万历十年壬午，84 岁。

约于是年卒。葬罗田大河岸广家岗南。

有 10 子：邦忠，邦孝、邦正，邦治，邦宁、邦和、邦成、邦靖、邦瑞、邦化。门人有甘大用、甘大文、卢半默等。孙万机，精治痘疹，修订《片玉痘疹》，撰辑《幼科指南》。玄孙万达，辑刻《万密斋医学全书》10 种，108 卷，流传至今。

（郁晓维　林国彬　高修安）

参考文献

1. 安邦煜. 明代万密斋儿科全书［M］. 北京：中国古籍出版社，1991

2. 贾宁. 简述万全"妇人科"［J］. 陕西中医，1986，（9）：40

3. 刘远南. 万密斋其人、轶著及其他［J］. 中华医史杂志，1982，（1）：32

4. 中国医籍提要编写组. 中国医籍提要［M］. 吉林：吉林人民出版社，1984

5. 崔秀汉. 中国医史医籍述要［M］. 延边：延边人民出版社，1983

6. 朱锦善. 儿科临证50讲［M］. 北京：中国中医药出版社，1999

7. 文颖娟，潘桂娟. 万密斋儿科疾病诊断特色探析［J］. 时珍国医国药，2011，（2）：22

第十二章　薛己父子

第一节　概述

薛铠，字良义，业儒，兼精医理，明弘治年间（1488～1505）以名医被征为太医院医士，治疾有奇验，擅长外、儿科，然其抱艺不售，殁于京师。

其子薛己，字新甫，号立斋，得父之传，而成就盖过其父，为明代著名医家，以致后世谈及薛氏父子时，几乎忽略了薛铠的事迹。

薛氏父子儿科学术思想主要反映在《保婴撮要》中，一般认为该书乃薛己父子共同完成。全书不仅涉及小儿内、外、五官、皮肤等各科病证212种之多，且每种病证均论述其病因、病机、治则治法，并载很多验案，附录方药。书中从小儿出生、护养到小儿的生理、病理，以及小儿常见病证的诊断、治疗等，均有系统而完整的论述，且不乏诸多独到见解。如其所倡应用烧灼断脐法预防脐风是明代产科引人注目的成就；对初生儿除毒的有关论述均有效而可行，并为后世延用；其对小儿指纹诊法的研究提供了儿科诊断的新思路和新方法；所倡"病从乳授、药从乳传"说则为解决儿科服药方法和提高儿科临床疗效提供了新途径；对小儿外科的论述开创了小儿外科之先河；对小儿疹痘的论述亦有独到之处。全书的论述中几乎均体现了五脏证治为纲、临证温补脾肾并重的学术思想和特色。

第二节　生平、治学与古今评鉴

一、生平考略

薛铠，字良义，吴县（今江苏省苏州市）人，业儒，兼精医理，少为府学诸生，明弘治年间（1488～1505）以名医被征为太医院医士，治疾有奇验，擅长外、儿科，后因其子薛己之功，追赠为太医院院使。薛铠主要著作有《保婴撮要》《钱氏小儿药证直诀校注》，另校有徐彦纯的《本草发挥》、滑寿的《十四经发挥》等。其中《保婴撮要》一书为薛氏父子的儿科代表作，一般认为系与其子薛己合著，前10卷为铠著；后10卷为己著，且治验部分为己所增。

薛己，字新甫，号立斋，明代著名医家，幼性敏颖异，勤奋好学，过目成诵，拜金宪高如斋为师，但屡试不第，转承家学，得父之传，初攻外科，后于内、外、妇、儿、正体、口齿等各科，无所不攻。正德初年（1508），守父孝满后代补为太医院院士，外差居庸关。正德六年（1511）时回京为太医院吏目。正德九年（1514）擢为御医，奉侍明成祖朱厚熜汤药。正德十四年（1519）授南京太医院判。嘉靖年间（1522～1565），又升任院使。44岁因"以著述为志，而仕宦之足以妨也"，遂以奉政大夫南京太医院院使致仕归里。回乡后，常出诊于嘉兴、四明、苏州一带，察见脉理，所投甚效，更精研覃思，肆力著述，所成颇丰。薛己一生穷读博览，于微词要旨皆寻根究底，治学极为刻苦，重视临床实践，善于总结治验，成为名重一时的医家。他服膺李东垣，在学诸家之所长、综临床之实践的基础上建立了自己的学术思想，从而形成了以其为先导的明清温补学派，对明、清医学发展起了很大的推动作用。薛己一生，撰述宏富，计有《内科摘要》2卷、《外科发挥》《外科心法》《外科枢要》《疠疡机要》《外科经验方》《女科撮要》《正体类要》《口齿类要》《过庭新录》和《本草约言》等。此外，他还注释过王纶的《明医杂著》，陈自明的《外科精要》和《妇人良方大全》，陈文中的《小儿痘疹方论》，钱乙的《小儿药证直诀》和《保婴金镜录》6种。经他校勘的有滑寿的《难经本义》，倪维德的《原机启微》，陶华的《痈疽神秘验方》，朱震亨的《平治荟萃》，马宗素的《伤寒钤法》，杜清碧的《敖氏伤寒金镜录》6种。其中关于儿科的著作主要有《保婴粹要》《校注钱氏小儿药证直诀》《校注陈氏小儿痘疹方论》《保婴金镜录注》等。

二、师承治学

薛己初学医得其父薛铠之家传，先精外科，后认为内、外科虽有不同，但道理是一贯的，遂又攻各科，旁通诸家，遍读方书，重视实践，善于总结，尤重著述，在理论和临床实践上均达到较高水平，在医学史上，像他这样精通各科，著述如此之丰者实属罕见。

（一）广阅博览，穷天下方书

薛己自幼勤奋好学，天资聪颖，过目成诵；其家世医，幼承家学，遍读家藏，尤为重要的是他先后仕于北、南两太医院，有权力和机会翻阅官藏宫备的大量方书，而他任南京太医院院判时，身为闲职，可有充足的时间尽详官藏众家典籍，遍阅宫备珍奇秘方。此外，他还尽力寻求民间所藏方书，偶得之则如痴如狂，爱不释手，常"一日三复，不能去手"（《原机启微附录·序》），《苏州府志》言其"又殚精方书"，实不为过誉，也正是这广阅博览、穷天下方书的治学方法，为其临床实践和著书立说打下了坚实的基础。

（二）精研深思，究微词要旨

中医典籍往往词奥义深，各种方书语杂类繁，民间遗篇真伪混杂。薛己深知，医者"须臾之间，生死判焉"（《本草约言·序》），泛读医书，不求甚解，用之病家，促人夭亡，编纂锓梓，则贻害无穷，而"医之道不明，世之患夭札者，将何所控诉为也？"（《保婴撮要·序》）故他读书不仅广博，治学更为严谨，对所遇的难点、疑点和不解的词义，决不轻易放过，必进行深入分析研究，对每一章节、段落的要点、意义都要总结归纳清楚，《中医各家学说讲义》评其"于微词要旨，都能寻根究底"，是很贴切的。他不仅治学严谨，更为刻苦，为了进行深入研究，有时几乎忘记了一切，林懋举曾举例说："余一日过薛立斋先生，见先生蓬头执卷，绎寻思，恍然如经生下帷之状。先生以余至，乃入户理衣冠。余谛观几案中，皆残编断简，皮壳脱落，及取一卷阅之，其点审注释，较之经生下帷者倍之矣。余曰：先生苦心哉！"（《保婴撮要·序》）。正是这种精研深思、究微词要旨的严谨、刻苦治学精神，薛氏才能在浩繁的医籍方书中去伪存真，融会贯通，从而在医术及医著上取得巨大的成就。

（三）通悉各科，立一家之言

薛己在初承家学时以疡科为主，然而在临床实践及医理探讨中很快认识到："不精研外科，就不能贯通经络的原委；不精研《黄帝内经》，就不能深究阴阳的变合，内外虽不同科，它的道理是一贯的"（《中医各家学说讲义》）。基于这种认识，他又刻苦钻研其他各科，从而旁通诸家，于内、外、妇、儿、伤、口齿等各科无所不攻，不但临床效显著，更总结成书。一部《薛氏医案》，于十三科之学，几乎无所不包，且皆泛及，多为专著详述，更有亲诊医案、方药细论，在医学史上实属罕见。陆师道称道："世恒言：医有十三科，科自专门，各守师说，少能相通者……立斋薛先生，以痈疽承家，而诸科无所不治……知先生之术，固无所不通。"

薛己在通悉各科的基础上，通过临床实践，运用自己广博的医学知识总结经验，发展、推动了医学学术思想，不但大大扩展了脏腑辨证的范围，还逐渐形成了自己的温补思想和方法，并将其融会贯通于临床各科之中，从而在金元四大家外，另出手眼，别开生面，开创了明清温补学派之先河；立一家之言，并对后世产生了很大影响，使明末及清以来盛行薛氏之学，蔚然成风，正如明代黄承昊称其能"发前贤所未发，开千古之聋聩"。

（四）肆力著述，训术以济世

薛己医学生涯中最重要的活动之一就是肆力著述，其所成之丰，涉面之广，实为罕见，不但自著有涉及内、外、妇、儿、口齿、骨伤等各科专著 10 种 31 卷；还校注了医籍 8 种 60 卷；校勘 4 种 9 卷；不仅将自己的学术思想与临床经验毫无保留地传于世人，还对我国医籍的保存、传播，医学知识的普及做出了巨大贡献。薛氏之所以能这样，与他的豁达胸怀和高尚情操是分不开的。其所处的时代，学术风气不良，医者多保守自贵，"世之医者，得一方辄以自秘，取一效即以自多，人病在身而渠病在心……"（《女科撮要·序》）。对此现象，薛氏痛心疾首："诚旷观天象，业已茹毛饮血，老死不相往来，一切经论，徐听之异曰，而独是风者寒者、暑者湿者……氓之蚩蚩，何所不有，须臾之间，生死判焉，而得不力为垂援，其如此呼号望救者何哉？"（《本草约言·序》）对其父的保守也很痛心，"新甫每云及乃父抱医不售，殁于京师，辄欷歔痛念"（《本草发挥·序》）。他指出："医之道，倍急于教导，而功亦稷契等……不然，崄巇在前，风波在后，而弃尔辅舍尔楫，将车复康庄，舟横野渡矣，冀其终逾绝险，转危为安也，有是理哉？今天下司农司铎，盖不乏人，而神农一任，所系尤急，则冀斯人于不死，而因以仰赞稷契之功，端在是矣"（《本草约言·序》）。基于这种认识，他认为著述、刊行医籍是当时最好的"教道"之法，从而将全部精力投入到了著述之中。

三、古今评鉴

（一）关于薛铠

1.《吴县志》

少为府学诸生，兼精医理，有所剖析，亦皆切玄微。疗病必本五行生克，不按方施治，所著述甚多，惟编《保婴撮要》足为后世法程。弘治间，以明医征入太医院，屡著奇验。以子己，赠为院使。

2.《四库全书总目提要》

其论乳下婴儿有疾，必调其母，母病子病，母安子安。且云：小儿苦于服药，亦当令母服之，药从乳授，其效自捷，皆前人所未发。其子太医院院使己，又以其所治验附于各门之后。

3.《中医大辞典》

薛铠尤精于儿科，有不少独特的论述，主张治病必求五行生克之理，著有《保婴撮要》，后由其子薛己整理和增补，其中有丰富的临床经验，如认为破伤风由脐带传染，用烧火断脐带预防等等。另外还校勘《十四经发挥》一书。

（二）关于薛己

1.《苏州府志》

性颖异，通目辄成诵，尤殚精方书，于医术无所不通……所著有家居医录16种，医家多遵守之。

2.《四库全书总目提要》

己本疡医，后乃以内科得名，其老也，竟以疡卒，诟之者，以为补益之弊，终于自戕。然己治病务求本原，用八味丸、六味丸，直补真阳真阴，以滋化源，实自己发之，其治病多用古方，而出入加减，具有至理，多在一两味间，见神秘变化之巧。阙后赵献可作《医贯》，执其成法，遂以八味六味，通治各病，甚至以六味丸治伤寒之渴，胶柱鼓瑟，流弊遂多，徐大椿因并集失于薛氏，其实非己本旨，不得以李斯之故，归罪荀卿也。

3. 徐灵胎《医学源流论》

至明代薛立斋，尤浮泛荒谬，犹圣贤之学变而为腐烂时文，何尝不曰我明经学古者也，然以施之治天下，果能如唐虞三代者乎？既不知神农、黄帝之精义，则药性及脏腑经络之源不明也，又不知仲景制方之法度，则病变及施治方法不审也。惟曰某病则用某方，如不效，改用某方。更有一方服至二三十剂，令病者迁延自愈者。胸中毫无把握，惟以简易为主。

4. 张赞臣《中国历代医药史略》评

明代医学，有网罗各科之概者，无如薛立斋，立斋本为太医，其治法则貌似中庸，而实流于乡愿……观其十三科一理贯之之论，外感遵仲景，内伤宗东垣，热病用河间，杂病主丹溪之说，则原欲奄有众长，特志有余而才识不足，遂不免流于乡愿耳！

5. 黄履素《折肱漫录·医药篇》评

治病必以脾胃为本，东垣、立斋之书，养生家当奉为耆蔡也。如治脾无效，则求之于肾。

6. 今鉴

对薛立斋的褒贬历来不一。黄承昊誉为"发前贤所未发，开千古之聋聩"；清代陈士铎认为薛己是明代三百年中难得的人才；清代徐灵胎谓薛氏为"庸医之首，邪说之宗"；清代陈修园、何梦瑶、姚颐真等也极力抨击薛氏。薛氏重温补，和其平日诊治对象多系达官贵人有关，其临证用药虽善于温补，慎用苦寒，但并不完全废弃清热泻火之治，也有不少使用苦寒药物的病例，如他治疗咽喉燥痛、肾经膀胱虚热，用四物汤加黄柏、知母、玄参，说明薛氏治疗用药并不离辨证论治的原则。尽管薛氏学说有片面之处，但他的贡献仍十分突出，他在医学发展中有颇多创造性发展。

第三节　主要著述

薛己一生著述颇丰，本文主要论述其儿科主要著述。

一、《保婴粹要》

（一）内容提要

全书1卷。薛己撰，成书于明嘉靖八年（1529），后辑入《家居医录》（系《薛氏医案》之一）。书中设寒热瘰疬病篇、惊搐瘰疬病篇、流注病篇、鹤膝风、丹毒、伤食、五脏疳疮、口疮、疮疡、痘毒等，卷末附方并注，简述近20种小儿内、外科疾病证治和治验，辨治注重脾肾。如寒热瘰疬"治法虽清肝火，须兼滋肾水以生肝木"。流注因"脾虚湿痰流注经络"而宜用健脾渗湿汤，用药较为温和。尤其难能可贵的是，篇末所附治验，多为治愈之例，但因延误失治而死亡病例也予以客观如实记载，给后人以借鉴和启示。本书体现了薛己重视先天后天，力倡脾肾兼补的学术观点。

（二）版本流传

现存清刻本，并见于《家居医录》和《薛氏医案》。

二、《痘疹撮要》

（一）内容提要

全书 4 卷。薛己撰，约成书于明嘉靖八年（1529），系《薛氏医案》之一。卷一述痘疹受病之由，痘疹形状，痘疹轻重，不治五症，腹胀气促根固窠不赤之症等；卷二述不靥闷乱哽气腹胀之症，两目生翳痕黯凹凸之症，靥后发热咽痛不利之症等；卷三述痘稠密，痘吐泻，自汗，痒塌，倒靥等；卷四述小便不利，痘便血或黑屎，痘衄血吐血等。

（二）版本流传

现存版本见于《薛氏医案》《十竹斋刊袖珍本医书十三种》。

三、《保婴撮要》

（一）内容提要

全书 20 卷。薛铠撰，薛己增补，约成书于明嘉靖三十四年（1555）。薛铠、薛己父子精于儿科方脉，《保婴撮要》是其代表作，书中共记载了儿科病证 221 种，每种病证均首列病因、病机、治则，次载本证验案及各种治法、方药；列医案 1540 则，除小儿内科外，还论及小儿外科、眼科、耳鼻喉科、口齿科、肛肠科、皮肤科、骨伤科等病证 70 余种，脏腑、经络、辨证用药，内治、外治、手术等兼备，对中医小儿外科学的形成做出了重大贡献。

《保婴撮要》全书共 20 卷，卷一及卷二前部分论述了小儿初诞、护养、噤风、撮口、脐风、脉法、变蒸、五脏脉、面上脉症等内容。薛铠在继承前人理论和经验的基础上，又有自己的许多独到之处。如他认为小儿疮疹的根源是胎毒伏于命门，主张初生时服牛黄少许以下胎毒。对于初生儿脐风的发生，他认为是"因铁器断脐，冷气传于脾络"所致。在小儿诊断方面，重视望诊，认为"当首察面部而知其所属"，再参看虎口指纹以辨其因，强调治疗应"有是证即服是药"，不可拘泥于形脉而贻误病机。在小儿治疗方面，他发前人所未发，强调母病子病，母安子安。提出"婴儿实与乳母一体""大抵保婴之法，未病则调治乳母，既病则审治婴儿，亦必兼治其母为善"。并在乳母服用之药中加漏芦一味，以增加乳汁的分泌，使药随乳汁俱下，儿饮其乳，达到治疗疾病的目的。卷二后部至卷十一，列小儿内科病证90余种，所论皆宗洁古之说，博采诸家之长。每病以论为主，附有方治。他主张治病必本于五行生克之理。如卷二"惊搐目直"证中，对因饮食停滞、痰涎壅满而致的惊证，即认为是"脾土虚弱，不能生金，金虚不能平木，故木邪妄动"，治法"宜健脾消食"，土旺金强乃能制木，其证自愈，体现了他对五行学说在中医儿科学中应用的认识。卷十一至十六，论述了外科及伤科70余种病证。对痈肿疮疡、斑疹丹毒、结核瘰疬、肿瘤及小儿外伤的主证和兼证，都做了详细分析，提出了肿疡是否成脓的鉴别方法。他说："按之不起者，脓未成也；按之即起者，脓已成也。"认为肿疡已成脓者，当施以刀针，排出脓液，以利肿疡之痊愈。否则，脓已成而不出，使腐溃益深。对于肿瘤病证也有较为详细的论述，尤其是对肿瘤的分类有深刻的认识，他说："瘤者，留也。"其病机为脏腑受伤，气血不和，内火沸腾，血凝气滞，并根据五脏所主理论，将肿瘤分为筋瘤、血瘤、肉瘤、气瘤、骨瘤，除五瘤外，还有脂瘤、粉瘤、虱瘤、虫瘤等。这些论述标志着中医学在明代对肿瘤的认识，尤其是对儿科肿瘤的认识所达到的最高水平，为后世探讨肿瘤的病因病机，研究肿瘤的治疗方法奠定了基础。卷十七至二十为痘疹专论，内容多辑自陈文中等诸家，附以己意，对痘疹一病及其后遗症进行了详细的论述。

（二）版本流传

陕西巡抚赵可怀在刻印时曾改名为《保婴全书》，后辑入《薛氏医案》，《四库全书总目提要》著录《保婴撮要》8卷，系浙江巡抚采进本。关于《保婴撮要》之成书，清《四库全书总目提要》据林懋序言有"愿先生纂而约之"之语，"疑铠但草创此书，其编纂成帙，则实出于己手。"这就是说，薛铠只写出此书之初稿，而最后完成则赖其子薛己所为。对此，今不可考，但从林序中"余缔观几案中，皆残篇断简，皮壳剥落，及取一卷阅之，其点窜注释"云云，及书中各病证论述之后都附有薛己治验案例这一事实，可以肯定，薛己对本书的删繁补缺、点校注释、加工整理，使之得以付梓并广传于世，确实做出了不小的贡献，故后人将其收在《薛立斋全集》中。

本书现存版本，一是明嘉靖三十五年丙辰（1556）薛氏自刻本；一是明嘉靖三十八年己未（1559）刻本；一是明万历十一年（1583）赵氏福建刻本，等等。现在的通行本为1983年人民卫生出版社排印本。

（三）古今评鉴

《中国医籍大辞典》

《保婴撮要》所附众多验案验方，对临床参考价值很大，《四库全书总目提要》认为该书于幼科证治，最为详悉。书中采撷了十分广博的各家医论，上自《黄帝内经》，中至唐宋金元各家，下延明初医家的重要论述，多所收录，反映了中医儿科理论的历史延续与发展；另一方面，在资料的选择及临床应用上，又充分体现了薛氏父子重视张洁古脏腑辨证及钱乙调补脾胃的学术观点及薛氏家传的儿科诊治经验，因此是一部理论与实践相结合的重要著作，具有较高的学术价值。

第四节　学术思想

薛氏父子在儿科临床中具有丰富经验，其儿科代表作《保婴撮要》一书有全面记载，书中不仅论及小儿内、外、五官、皮肤等各科病证212种之多，更从小儿出生、护养到小儿的生理、病理，以及小儿常见病证的诊断、治疗等诸多方面做了系统而完整的论述，其间不乏诸多独到见解。如其所倡烧灼断脐法预防脐风是明代产科引人注目的成就；其对初生儿除毒的有关论述均有效而可行，并为后世延用；其对小儿指纹诊法的研究提供了儿科诊断的新思路和新方法；其所倡"病从乳授、药从乳传"说则为解决儿科服药方法和提高儿科临床疗效提供了新途径；其对小儿外科的论述则开创了小儿外科之先河；其对小儿疹痘的论述也有其独到之处；其全书的论述中几乎均体现了五脏证治为纲、临证温补脾肾并重的学术思想和特色。

一、应用烧灼断脐法预防脐风

薛己用烧灼断脐预防脐风，是明代产科引人注目的成就。当时新生儿破伤风的病死率很高，薛己指出此病是由断脐不洁感染所致，发明了烧灼法断脐以预防，它较宋代烧灼脐带断面的方法有明显提高，其使用目的、方法、步骤也更加明确。《薛氏医案》称："儿生下时，欲断脐带，必以薪艾为燃，香油浸湿，重烧脐带至焦，方断。其束带需用软帛厚棉裹束，日间视之，勿令尿湿。此预防脐风乃第一要紧事。"薛己是我国应用消毒法的较早医家，并把消毒法应用于产科，与西方著名的产科医生塞麦尔维斯（Semmelweis，J.P，1818—1865）所应用的产科消毒法（1850年前后），虽然方式不同，但原理却是一样的，而薛氏的时代则早了300年。薛氏在继承前人经验的基础上，提出了用纸捻烧灼断脐，其在"使暖气入腹"以预防风寒的同时，实际上很好地起到了灭菌消毒的作用。此外，薛氏还汇集了17种治疗小儿脐风的内服或外用药物，对临床有一定的参考价值。

二、重视初生儿除毒

小儿初生之时，当急用棉帛擦拭口腔，以清除其中的秽液，这是唐宋中医儿科学著作就提出的观点，《千金要方》等均有记载。而《保婴撮要》一书对之有更为深刻的论述及更为具体多样的方法。书中说："小儿在胎，禀阴阳五行之气，以生脏腑百骸，借胎液以滋养，受气既足，自然生育。分娩之时，口含血块，啼声一出，随即咽下，而毒伏于命门，遇天行时气久热，或饮食停滞，或外感风寒，惊风发热等因发为疮疹。须急于未啼时，用软帛裹指，挖去其血，用黄连、豆豉、朱、蜜、甘草解之，后虽出痘轻矣。"并指出如"有咽入即时腹胀、呕吐、短气、不乳者，用茯苓丸（赤茯苓、黄连或芍药、枳壳）治之"。同时对黄连、豆豉、朱砂、蜜、甘草、牛黄及犀角等各种不同解毒药物的使用方法和优缺点一一做了介绍与评价，认为黄连性寒，朱砂（金石）镇坠，各有宜忌，"不若只以牛黄分许，蜜调与吮为佳"；而"世多用犀角解毒丸，其胎气虚寒虚弱者，反伤脾胃生气，甚至不育"。

三、小儿指纹诊法的研究

小儿指纹诊法是自唐发明后一直为儿科临床常用的独特诊法，至明代，薛氏父子在《保婴撮要》卷一"脉法"篇中对这一诊法做了进一步研究。薛氏认为小儿"因脏腑脆嫩，口不能言，最难投剂。当首察面色，而知其所属；次验虎口，以辨其所因。实为治法之简要也。"书中将小儿指纹概括为流珠形、环珠形、长珠兴、来蛇形、去蛇形、弓反里形、弓反外形、枪形、鱼骨形、水字型、针型、透关射指形、透关射甲形13种，分别论述了各种指纹的主证及治疗，每种指纹均记录了验案一则。书中对每种指纹均绘图并作说明，13种指纹的具体描述如下："流珠只一点红色，环珠差大，长珠圆长，已上非谓圈子，总皆经脉贯气如此。来蛇即是长珠散，一头大一头尖，去蛇亦如此分上下朝，故曰来去。角弓反张，向里为顺，向外为逆。枪形直上，鱼骨分开，水字即三脉并行。针形即过关一二米粒，射甲命脉向外，透指命脉曲里。"书中又指出"虽然余常治之，亦有不专执其形脉而投剂者，盖但有是症即服是药，而亦多验。"体现了薛氏切合临床实际灵活辨证施治，并不墨守成规的一代名医风范。

四、倡"病从乳授、药从乳传"说

《诸病源候论·小儿杂病候》《千金要方·少小婴孺方》已注意到母乳的变化对小儿的影响，要求乳母性情和蔼，身体健康，没有疾病，方可以其乳汁哺儿。薛氏父子重视乳汁对婴儿的影响，强调病从乳授、药从乳传，儿病治母，兼治其儿之说。薛氏认为小儿初生，须令乳母慎七情六淫及厚味炙煿，使乳汁清宁，儿不致疾。否则阴阳偏胜，血气沸腾，乳汁败坏，必生诸证。若屡用药饵，则脏腑阴损，多变败证。故提出"保婴之法，未病则调治乳母，既病则审治婴儿，亦必兼治其母为善。"如《保婴撮要》卷六"黄疸"篇记录了一则典型验案："一小儿因乳母食郁而致饱胀咽酸，遍身皆黄，余以越鞠丸（苍术、川芎、香附、神曲、炒山栀、炒麦芽、山楂）治其母，泻黄散（藿香叶、甘草、山栀仁、石膏、防风）治其子并愈。"又如卷四"目症"篇记录了另一则验案："一小儿眼每生翳，皆因乳母恚怒而作，用九味芦荟丸（胡黄连、黄连、白芜荑、芦荟、木香、青皮、白雷丸、鹤虱、麝香）、柴胡栀子散（柴胡、栀子、牡丹皮、茯苓、川芎、芍药、当归、牛蒡子、甘草），母子服之，并愈。"

现代研究认为，人体排泄药物，除了通过肾脏、呼吸道、胆汁、汗腺、唾液腺、泪腺外，也通过乳腺，虽然大多数药物在乳汁中含量极微，但确有不少药物随乳汁排泄后足以影响哺乳婴儿的安全。乳汁的成分也与乳母的健康、饮食、情绪相关。调治乳母，使乳汁清宁，略治其儿，可以治疗某些儿科病，但应注意乳汁中药物的含量，防止不能起到治疗作用反而导致耐药菌株的产生。薛氏在四百年前，就注意到乳汁对乳儿的影响，确是难能可贵的。

五、开创了小儿外科之先河

明代以前医家多以小儿内科见长，薛氏父子通晓小儿内科、外科，在《保婴撮要》一书中对各类小儿外科病证做了比较全面的论述，其中论及小儿外科、眼科、耳鼻喉科、口齿科、肛肠科、皮肤科、骨伤科病证达 70 种以上，这在以往的中医儿科著作中是绝无仅有的。薛氏对小儿外科疾病的论治已形成了自己的独特风格，使中医小儿外科学专科初步形成。

薛氏论述小儿外科病证的病因，主要有先天胎毒、遗传，后天乳母饮食、情志失调，以及外感、内伤等；对小儿外科病的辨证，首重脏腑，认为"当分脏腑所属之因，病之虚实，调其血气，平其所胜。"又常从外症所在部位，依其所属经络辨证作为补充。如《保婴撮要》卷十一"胎毒疮疥"篇说："胎毒疮疥，因禀胎热，或娠母饮食之毒、七情之火，初如干癣，后则脓水淋漓，或结靥成片。如发于两耳眉，或耳前后发际之间，属手少阳经；若发于四肢，属脾胃经；发于两胁，属肝经；发于额，属心经；发于脑，属膀胱经；发于颏颊，属肾经。当随各经所主五脏胜负，及乳母食啖厚味郁怒，所传致而调治之，不可彻用化毒、犀角等丸。设元气复伤，传变他证，尤为难疗。"又如卷十二"天蛇毒"篇说："五指各有经络，拇指属手太阴肺经，食指属手阳明大肠经，中指属手厥阴心包络经，无名指属手少阳三焦经，少指属手少阴心经。亦有患于足者，足跗属肝胆胃三经，大指属肝脾二经，次指属胆经，小指属膀胱经，各当随经而治。其致患之由，或因湿热下流，或因风毒外中，大率多由所禀足三阴之经虚，故邪得以入之也。"这种脏腑、经络结合的辨证方法，为小儿外症辨证建立了范例。

薛氏对于儿科外症的治疗，一般根据辨证的结果，以内治为主，活用清、消、补、托诸法。同时按照外症的特点，配合使用药物外治、针灸、切开缝合手术等疗法。如《保婴撮要》卷十二"流注"篇记录一治验病例："一小儿腿患之，肿硬色白，恶寒懒食。此脾胃阳气虚，而不能成脓也，非敷贴败毒所能疗，遂用托里散，及葱熨法。月余，患处胀痛发热，脓成针之，脓出而安。仍用托里散，肢体渐健，因饮食内伤泄泻，忽口噤目闭，自汗手冷，此脾胃虚寒之恶症也。以异功散（人参、茯苓、白术、炒甘草、陈皮），内用人参一两、干姜一钱半，灌之尽剂而苏。又以托里散，内用人参五钱，数剂始能动履；却用托里散（人参、黄芪、当归、白术、茯苓、芍药、熟地黄）、大补汤（白茯苓、人参、当归、炒白术、炒黄芪、川芎、肉桂、炒白芍、熟地黄、炒甘草）、葱熨法、豆豉饼，半载而愈。"又如《保婴撮要》卷十六"腹破肠出"篇记录了另一治验："一小儿胁伤成疮，脓清不敛，寒热作渴，余朝用补中益气汤培益脾气，夕用六味地黄丸滋补肝血渐愈，却用托里散、异功散，而肌肉自生。"从以上两则验案中可看出，当时薛氏对小儿外症的治疗已达到了较高水平。

六、继承发扬小儿疹痘证治经验

薛己在《保婴撮要》的后4卷对疹痘进行了详细论述，他广泛继承前贤经验，先后引用了陈文中、钱乙、李东垣、朱丹溪、张洁古、娄全善、王海藏等十几位名家之论，主要以陈文中的论述为依据，深得其奥，并有所发挥：①列症细。薛己据陈氏及其他各家之论，提炼概括后除总论痘疹病因、症状、轻重和不治之症外，共列出了痘疹各种症状44种，把痘疹疹形变化（如痘稠密、痒塌、顶陷灰白、欲厌不严、欲落不落等）、伴发症状（如发热、心烦、吐泻、自汗、咳喘、腹痛、身疼等）及合并症（如癜、痈、疖等）均加以讨论，使后学者有一个全面了解，对临床实践起到了较好的指导作用。②辨证详，分析透彻，切合临床，具有很高的实用价值。如对发热口渴烦躁不止症，他说："前症若二便自调，饮食温和，口渴饮汤，手足不热，是为虚热，不可食生冷之物。若二便秘结，饮食喜冷，口渴饮水，手足并热，是为实热，可与冷水饮之。凡痘出而热未止者，既出尽则热自止。"对其他各证亦都做了深入的分析和辨证。③附治验。每症之后必附以治验数则，力求理论联系实践。这也是薛氏医案中其他各科的一贯风格。④论用药。他认为"小儿脏腑脆嫩，元气易伤，况痘后气血皆虚"，所以要慎用寒凉败毒之药，以防复伤元气。若经治疗疹毒即解，痘势亦退，其元气亏损，不能结痂，当急补脾胃。薛氏结合自己的实践，肯定了前人"痘疮一见红点，升麻、葛根概不可用"的经验，但对风药使用有自己不同的看法，认为"风药能烦血散气"，不可直用治风之药。

七、五脏证治为纲，临证温补脾肾并重

《保婴撮要》卷一对肝、心、脾、肺、肾五脏证治法则分别论述，每篇首引钱乙辨证论治纲目，继陈张洁古五脏相关之阐述，对于儿科五脏虚实证候的症状、机理、治法、主方罗列详明。在急惊风、吐泻、疳证、痊夏、汗证等病证中，大抵皆宗张元素而参以李杲、朱丹溪诸家之说，旁征博引，演绎成篇。

薛氏对小儿疾病的辨治，在五脏之中，尤注重脾胃。认为胃为水谷之海，六腑之大源，人身气血脏腑，俱由胃气而生。"小儿虽得乳食，水谷之气未全，尤重胃气。胃气一虚，则四脏俱失所荣矣。"故每用补中益气汤、六君子汤（人参、茯苓、白术、甘草、陈皮、半夏）调治小儿脾胃。如《保婴撮要》"脾脏"篇为脾病立方，寒水侮土用益黄散（陈皮、丁香、诃子、青皮、甘草），脾土虚寒用干姜理中汤，脾土虚弱用人参理中汤（人参、炒白术、炮干姜、炙甘草），脾肺气虚用五味异功散加减，可见其治脾

病偏于温补，又与陈文中温补学说一脉相承。

薛氏在重视温脾的同时，亦注重补肾，其特别赞赏钱乙的地黄丸，《保婴撮要》"肾脏"篇指出地黄丸"治肾肝血虚，燥热作渴，小便淋秘，痰气上壅；或风客淫气，患瘰结核；或四肢发搐，眼目瞤动；或咳嗽吐血，头目眩晕；或咽喉燥痛，口舌疮裂；或自汗盗汗，便血诸血；或禀赋不足，肢体瘦弱，解颅失音；或畏明下窜，五迟五软，肾疳肝疳；或早近女色，精血亏耗，五脏齐损；或属肾肝诸虚不足之症，宜用此滋化源。其功不可尽述。"对于肾之阴阳两虚者，他又常用八味地黄丸（附子、肉桂、熟地黄、山萸肉、山药、丹皮、泽泻、茯苓）治疗。在他的方案中，六味地黄丸、八味地黄丸都是习用之剂，尤其是补中益气汤与地黄丸合用，更为常见，如此脾肾并重，则又不同于李杲，而注重肾中之火，又异于钱乙。

由此可见，薛氏在学术上不拘一家，能兼收并蓄，博采众长，再以个人心悟随证灵活加减应用。故《四库全书总目提要》认为："己治病，务求本原，用八味丸、六味丸直补真阴真阳，以助化源，实自己发之。其治病多用古方，而出入加减，具有至理，多在一两味间见神明变化之妙。"确实，薛己一方面调治脾胃，一方面滋补肾命，重视甘温，不尚苦寒，是薛氏在各科辨证论治中的特色。对于儿科来说，"盖小儿脏腑脆弱，元气易虚，补泄宜用轻之剂，庶无变证。"尤其是新生儿，"调治之剂，每服亦不过二、三匙；若表散攻伐之药，则每服只匙许而已，过多则反伤元气。余当量大小虚实加减"，又与他科为异耳。

现世医家俞景茂对薛氏父子的儿科学术特点进行了探讨，认为其学术思想实渊源于张元素的脏腑辨证，又以李杲的脾胃论为其核心，复遥承王冰、钱乙之说，重视肾中水火以及脾与肾的关系，治病无问大小男妇，均以治本为第一要义，在儿科中也贯穿上述学术特点。

第五节　临证经验

一、发热

薛氏对小儿发热的辨证论治有其独到的经验，认为有心肝脾肺肾五脏之不同；虚实温壮之不一；及表里血气、阴阳浮陷，与夫风湿痰食的区别。

心热者，额上先赤，心烦心痛，掌中热而哕，或壮热饮水，巳午时益甚；治用泻心汤（黄连）、导赤散（生地黄、木通、竹叶、甘草）、安神丸（人参、半夏、炒酸枣仁、茯神、当归、橘红、炒赤芍、五味子、甘草）。肝热者左颊先赤，便难转筋，寻衣捻物，多怒多惊，四肢困倦，寅卯时益甚；治用泻青丸、柴胡饮子（黄芩、甘草、大黄、芍药、柴胡、人参、当归）。脾热者鼻上先赤，怠惰嗜卧，身热饮水，日西热甚；治用泻黄散。肺热者右颊先赤，手掐眉目，喘咳寒热饮水，遇夜益甚；轻则用泻白散

（地骨皮、炒桑白皮、炙甘草），重则用凉膈散（大黄、朴硝、甘草、山栀子仁、薄荷、黄芩、连翘）及地骨皮散（知母、柴胡、甘草、人参、地骨皮、茯苓、半夏）。肾热颏下先赤，两足热甚，骨苏苏如虫蚀，热甚不能起于床，夜间益甚；治用滋肾丸（黄柏、知母、肉桂）。

实则面赤气粗，口燥唇肿，作渴饮冷，大小便难，或掀衣露体，烦啼暴叫，伸体而卧，睡不露睛，手足指热，宜用表下；虚则面色青白，恍惚神缓，口中虚冷，嘘气软弱，喜热恶寒，泄泻多尿，或乍惊乍温，怫郁惊惕，上盛下泄，夜则虚汗，屈体而卧，睡露睛，手足指冷，宜用调补。壮热者肢体大热，热不已则发惊痫，可用导赤散。温热者手体微热，热不已则发惊搐，治用泻黄散；若肢体热轻，用惺惺散（桔梗、细辛、人参、甘草、栝蒌根、白茯苓），重则用羌活散（羌活、独活、前胡、柴胡、川芎、白茯苓、桔梗、枳壳、人参、地骨皮、天麻、甘草）之类，大便秘者用二黄犀角散（犀角屑、大黄、钩藤钩、栀子仁、甘草、黄芩），余热不退者用地骨皮散，骨节疼痛者用栀子仁汤（栀子仁、赤芍药、大青、知母、升麻、黄芩、石膏、柴胡、甘草、杏仁），宿滞内作者用紫霜丸（代赭石、赤石脂、杏仁、巴豆）。

阴虚则内热，阳盛则外热。以手轻扪之则热重，按之不热，此皮毛血脉之热，热在表也。重按之筋骨之分则热，轻手则不热，热在表里之间也。以虚实分表里而言之，壮热恶风寒，为元气不足充，表之虚热也；壮热不恶风寒，为外邪所客，表之实热也。壮热饮汤，为津液短少，里之虚热也；壮热饮水，为内火销铄，里之实热也。若夫内外皆热，则喘而渴，齿干烦冤腹满，四肢热，逢风寒，如炙于火，能冬不能夏，是皆阳盛阴虚也。脉尺寸俱满为重实；尺寸俱弱为重虚。脉洪大，或缓而滑，或数而鼓，此热盛拒阴，虽形症似寒，实非寒也；热而脉数，按之不鼓，此寒盛格阳，虽形症似热，实非热也。发热恶热，大渴不止，烦躁肌热，不欲近衣，其脉洪大，按之无力，或兼目痛鼻干者，此血虚发躁也，当补其血。

如能食而热，自汗者，气虚也，当补其气。身热而汗出者，风也。发热身疼而身重黄者，湿也。憎寒发热，恶风自汗，脉浮胸痞者，痰也。发热头痛，脉数者，食也。

寸口脉微为阳不足，阴气上入阳中则恶寒；尺脉弱为阴不足，阳气下入阴中则发热，阴阳不归其分，则寒热交争也。昼则安静，夜则发热烦躁，是阳气下陷入阴中也；昼则发热烦躁，夜则安静，是重阳无阴也，当急泻其阳，峻补其阴。至若身热脉弦数，战栗而不恶寒者，瘅疟也。发热恶寒，脉浮数者，温病也。若四肢发热，口舌咽干，是火热乘土位，湿热相合，故烦躁闷乱也。若身体沉重，走注疼痛，乃湿热相搏，风热郁而不得伸也。

肝火内热者，龙胆草汤（龙胆草、钩藤、柴胡、炒黄芩、桔梗、炒芍药、茯苓、甘草、蛴螂、大黄）；阴盛格阳而热者，人参理中汤；肝经血虚生风而搐者，用四物、天麻、钩藤。若热蕴便秘者，四顺清凉饮（赤芍药、当归、甘草、大黄）。热而二便调和，风邪蕴结于表而发者，用惺惺散加麻黄汗之。汗后血虚而热益甚者，六神散（人参、山药、白术、炒甘草、茯苓、炒扁豆）加粳米。汗后气虚而恶寒发热者，补中益气汤。汗后阴虚，阳无所附而热者，用四物汤加参芪。汗后阳虚，阴无所附而热者，用四君汤加芎、归。婴儿诸热，其因别症而作者，当从重而治之。或乳母七情厚味，饮食停积，遗热于儿；或见嗜食甘肥，衣衾过暖；或频浴热汤，积热于内为患者，各当详之。若乳下婴儿，当兼治其母，仍参诸热症治之。

二、泄泻

薛氏将泄泻分冷泻、热泻、食泻和惊泻辨治。①冷泻。小儿不能食乳，泻褐色身冷无阳也，当用益黄散加减治之。大便清白，口不烦渴，冷积泻也，理中汤主之。若口鼻吸风寒之气，脾胃受生冷之食而作者，先用理中汤，后用异功散。命门火衰，不能温蒸中洲之气，故脾胃虚寒者，用益黄散及八味丸。脾胃虚弱者，五味异功散。脾气下陷者，补中益气汤。脾气虚寒者，人参理中汤。寒水侮水者，益黄散。肝木乘脾者，四君柴胡散。手足并冷者加木香、干姜。②热泻。小儿热泻，大便黄赤有沫，乃脏中有积，或蕴结所致。若小便赤少，口干烦躁，当用四苓散（白术、茯苓、猪苓、泽泻），热甚者四逆散（炙甘草、枳实、柴胡、芍药）。右腮色赤饮冷，胃经实热也，用泻黄丸。恶冷喜热，胃经虚热也，用白术散（人参、白术、白茯苓、藿香叶、木香、甘草、干葛）。右腮及额间俱赤，心脾翕热也，用泻黄散加炒黑黄连。若左颊右腮俱赤，肝火乘脾土也，用四君子汤加柴胡。若儿暴伤乳食，用保和丸（炒神曲、山楂、半夏、茯苓、陈皮、连翘、萝卜子），乳母尤当忌厚味，节饮食。若乳母停食所伤，致儿吐泻等病，当治其母。大抵始治病而热者，邪气胜则实也；终变为寒者，真气夺则虚也；久病而热者，内真寒而外假热也。久泻元气虚寒，当参前症治之。③食泻。若嗳臭吞酸，胸膈胀满，腹痛按之益痛者，虽作泻，而所停滞之物，尚未消也，用保和丸。腹痛按之不痛者，乳食已消也，用异功散。脾气伤而未复，不思饮食者，用六君子汤；所伤生冷之物及喜热者，并加木香、干姜。乳食已消，腹痛已止，泻尚未止者，脾失清升之气也，用补中益气汤。④惊泻。小儿惊泻者，肝主惊，肝，木也，盛则必传克于脾，脾土既衰，则乳食不化，水道不开，故泄泻色青，或兼发搐者，盖青乃肝之色，搐乃肝之症也。亦有因乳母脾虚受惊，及怒动肝火而致者。经曰：怒则气逆，甚则呕血及飧泄。法当平肝补脾，慎勿用峻补之药。脾气益虚，肝邪弥甚，甚至抽搐反张者，亦肝火炽盛，中洲亏损之变症也。凡见惊症，即宜用四君、六君、异功散等方，加白附子定风，柴胡平肝引经以杜渐，则必不至泻搐而自安矣。若已见泻吐惊搐，尚不知补脾平肝，以保命、抱龙、镇惊等药治之，则必致危殆。

三、疰夏

薛氏认为，脾为太阴，位属坤土，喜燥而恶湿，故凡脾胃之气不足者，遇长夏润溽之令，则不能升举清阳，健运中气，又复少阳相火之时，热伤元气，则肢体殆惰不收，两脚痿弱，嗜卧发热，精神不足，饮食少思，口中无味，呼吸短乏气促，目中视物渺渺，小便赤数，大便不调，名曰疰夏。该病多由于禀赋阴虚，元气不足之症。治法用补中益气汤去升麻、柴胡加炒黑黄柏主之。若因劳役发热，血虚脉大者，用当归补血汤（黄芪、当归）。气血两虚者，八珍汤（白茯苓、人参、当归、白术、川芎、白芍药、熟地黄、炒甘草）。肝肾阴亏者，地黄丸。大便作泻者，人参理中汤。若乳母肝火乘脾，寒热少食者，柴胡栀子散。胃火作渴者，竹叶石膏汤（石膏、半夏、甘草、人参、麦门冬、竹叶）。小儿多因乳母之气不调，而当戒怒气，调饮食，适寒温，则可以远病矣。又如夏月以香薷汤浸冷代茶饮之，但香薷利水，大损元阳，厚朴克伐，大泻真气，况脾性喜温而恶寒，夏月阴盛于内，冷啜伤脾，若胃强有火，湿热为病之人，固无大害，其脾胃虚弱，中气不足者，必为腹痛少食，泄泻寒中之病矣。

四、热毒瘰疬

薛氏认为，热毒瘰疬乃手足少阳、足厥阴经风热之症，或肝疳食积所致。其症发于项腋，或耳前后，或如贯珠，当分表里虚实。若焮赤肿者，肝经热毒也，用人参败毒散（柴胡、前胡、川芎、枳壳、羌活、独活、茯苓、桔梗、人参、甘草）。作痛寒热者，肝火内作也，用加味小柴胡汤（柴胡、炒黄芩、人参、半夏、炙甘草、山栀、牡丹皮）。不痛而小便黄，肝血虚也，用六味地黄丸。隐于肉里而色不变者，肝疳内作也，用九味芦荟丸。脓成而不溃，或溃而不敛者，脾气虚弱也，用益气养荣汤（人参、茯苓、陈皮、贝母、香附、当归、川芎、黄芪、生地黄、芍药、炙甘草、桔梗、白术、柴胡）。凡此肿焮疼痛，寒热作渴者，属病气有余，形气不足，治宜清肝火，生肝血。肿硬不溃，溃而不敛者，属病气形气俱虚，治宜补肾水，实脾土。若因乳母恚怒，肝火遗患者，又当随所因而治之。如治一小儿，脓水淋漓，其核未消，发热憎寒，诊为肝经气血虚而有热，用补阴八珍汤为主，间以清肝益荣汤（柴胡、炒山栀、龙胆草、当归、川芎、芍药、熟地黄、白术、木瓜、茯苓、薏苡仁、甘草）而愈。后复核结，小便赤涩，晡热作渴，用参术柴苓汤为主，佐以六味地黄丸加柴胡、山栀，及四味肥儿丸而敛。

五、流注

薛氏认为，小儿流注乃气流而注，血滞而凝，元气不足之症。或因闪跌堕伤，或因肝火气逆，或因六淫内侵，或因脾虚食积，或因禀赋所致，结于四肢节体，患于胸腹腰臀，或结块，或漫肿，或作痛，悉用葱熨之法，须固元气为主。闪跌者，和血定痛丸（百草霜、赤小豆、川乌、白蔹、白及、南星、芍药、当归、牛膝、骨碎补）；肝火者，九味芦荟丸；食积者，四味肥儿丸（黄连、芜荑、神曲、麦芽）。药能对症，未成自消，已成自溃。若脓成不溃者，元气虚也，先补而针之，庶使毒气不致内攻，气血不致脱陷。若脓出而反痛者，气血虚也，用八珍汤；作呕少食者，胃气虚也，用四君子汤；欲呕不食，或腹作胀者，脾气虚也，用六君子汤；口噤搐搦者，气血虚极而变症也，用十全大补汤；内热晡热，阴血虚也，四物、参、芪、白术；表热恶寒，阳气虚也，十全大补汤。热来复去，或昼见夜伏，昼伏夜见者，虚热也，当大补元气。若色赤，肿起而脓稠者，尚可治。不赤，硬而脓清，或脉洪大，寒热发渴，及不受补者，皆不可治。如治一小儿，腿腕间患流注，已半载，肿硬色白，形气俱虚。先用五味异功散，加当归30余剂，却佐以八珍汤20余剂；更用葱熨法，肿势渐消，中间一块，仍肿。此欲作脓也，当补其血气，俱用托里散为主，异功散为佐，仍用葱熨法，月许针出稠脓。仍用前二药及豆豉饼，三月而愈。

六、痔疮

薛氏认为，痔疮之症，或因禀受胎毒，或膏粱食积，或母食炙煿厚味所致。肿痛者湿热，作痒者风热，便闭者火盛，脓溃者血热。湿热，加味槐花散（槐花、熟地黄、白术、青皮、荆芥穗、川芎、当归、升麻、枳壳）；风热，秦艽苍术汤（秦艽、苍术、泽泻、防风、桃仁、皂角子仁、当归尾、黄柏、炒山栀）；便秘，清燥汤（生地黄、山栀、麻子仁、黄芩、川芎、羌活、黄柏、郁李仁、芍药、当归、甘草、泽泻）；脓溃，黄芪汤（茯苓、炒黄芪、当归、川芎、白芍药、白芷、升麻、炒山栀）。熏洗则用葱汤、槐角、五倍子等药，或真蒲黄以猪脂调敷。如治一小儿因乳母食炙煿之物，肛门肿痛。用清胃散（升麻、黄连、当归、生地黄、牡丹皮）母子并服，子又服四味肥儿丸而愈。后因乳母恚怒，胸胁作痛，频饮糖酒，儿病复作发搐，母先服加味小柴胡汤二剂，次服加味逍遥散（当归、炙甘草、芍药、茯苓、炒白术、柴胡、牡丹皮、炒山栀），儿服四味肥儿丸而愈。

七、跌仆外伤

薛氏认为，伤损之症，若色赤肿痛而血出不止者，肝心内热也，用柴胡栀子散。色白不痛而血出不止者，脾肺气虚也，用补中益气汤。漫肿不消者，元气虚弱也，用五味异功散。黯肿不散者，瘀血凝滞也，用加味逍遥散。肌肉作痛出血多而烦热者，血脱发躁也，用独参汤。因亡血而烦躁不安者，营卫俱伤也，用八珍汤加柴胡、牡丹皮。久痛不止者，欲作脓也，用托里散。以指按肿而复起者，脓已成也，宜刺泄之。脓出而反痛者，气血内虚也，用十全大补汤。若骨骱接而复脱者，肝肾虚弱也，用地黄丸。如治一小儿因跌伤胫，漫肿作痛，肉色如故，服破血流气之药，反增腹痛，以手按之则痛少止，余谓此因脾胃虚弱，误服破血流气之剂而然，非瘀血也。未几，患处肿消色黯，饮食不入，腹痛尤甚，手足厥冷，余用人参一两、附子一钱数剂，脾胃渐复，饮食渐进，患处肿痛，肉色变赤。盖始因元气不足，不能运及，故肿消而色黯，服药之后，元气渐充，故胫肿而色赤也。次用大补汤、托里散，三月余而愈。

八、舌断唇伤

薛氏对舌断唇伤的治疗可谓中医儿伤科史上的独创。薛氏认为，凡舌断者，须乘热接上，急用鸡子轻击周围，去硬壳，取膜套舌上，以洪宝丹（天花粉二两，姜黄、白芷、赤石脂各一两）敷膜上，自然接续。若良久舌已冷，不必用接，但以洪宝丹敷之，其舌自生，所断唇舌，鸡子膜含护，恐风寒伤之。外症若寒热作痛，用四物加柴胡。晡热作痛，加地骨皮。倦怠少食，用四君加芎、归、柴胡。恶寒少食，用托里散加参、芪。若烦渴发热，用当归补血汤，如不作痛，但用四君子之类以健脾则肌肉自生，旬余可愈。不宜用辛热之剂，恐助火而益其痛也。如治一小儿舌断半寸许，敷洪宝丹，服四物加柴胡，痛定血止，次服四君加柴胡、山栀，月余而舌自完。

第六节 方药创见

薛氏《保婴撮要》一书在采撷了各家医论的同时，虽擅用古人成方，也附有不少自己的验方。通过薛氏的这些创方我们可以从中发现，薛氏虽为明代温补派的代表人物，其在临床中并不排除寒凉药的应用；而其重视脾肾的学术思想则尤其明显。

一、牛黄解毒丸

1. 原方与主治

牛黄三钱，甘草、金银花各一两，草河车五钱，为末，炼蜜丸，量儿服。治胎毒疮疖及一切疮疡。

2. 古今发挥

此方为薛氏创制。方中牛黄镇静安神，金银花清热解毒，草河车通利大便，甘草解毒，诸药合用可用于治疗小儿胎毒疮疖。薛氏用本方治疗胎毒疮疖、热毒口疮、赤白游风、头面疮癞头疮、腋痈等小儿外科病症。

二、健脾胜湿饮

1. 原方与主治

人参、白术、苍术、酒拌防己、炒黄柏、川芎、陈皮、当归、茯苓各五分，木瓜（不犯铁器）、柴胡梢、甘草各三分。姜水煎服，治疮疡初起，焮肿作痛，或湿毒下注，或环跳穴痛。如三五剂不退，加桂少许，酒煎亦可。小便涩，加牛膝。身痛，加羌活。

2. 古今发挥

此方为薛氏创制。方中人参、白术健脾，苍术健脾燥湿，防己、茯苓健脾渗湿，黄柏清热燥湿，川芎、陈皮、当归、木瓜、柴胡理气助运，甘草调和诸药，全方共奏健脾除湿，清热解毒，消肿止痛之功。薛氏常用本方治疗小儿疮疡初起，湿毒下注所致的流注或环跳穴痛等症。

三、补中益气汤

1. 原方与主治

人参、黄芪各八分，白术、甘草、陈皮各五分，升麻、柴胡各二分，当归一分。姜枣水煎，空心午前服。主治中气虚弱，体疲食少，或发热烦渴等症。

2. 古今发挥

此方原载于李东垣《脾胃论》。李氏认为内伤不足之症惟以甘温之剂，补其中而升其阳。方中重用黄芪，味甘微温，入脾肺经，补中益气，升阳固表；人参、炙甘草、白术补气健脾，与黄芪合用，可增强补中益气之功；当归养血和营，协人参、黄芪补气益血；陈皮理气和胃，使诸药补而不滞；升麻、柴胡升阳举陷，有提升下陷中气之功。诸药合用，使气虚者补之，气陷者升之，气虚发热者，得此甘温益气而除之，元气内充，清阳得升，则诸证自愈。薛氏对该方应用非常广泛，其在按语中指出：若因药克伐，元气虚损，恶寒发热，肢体倦怠，饮食少思，或兼饮食劳倦，头痛身热，烦躁作渴，脉洪大细弦虚，或微细软弱，或寸关独甚者，宜用之；凡久病，或过服克伐之剂，亏损元气，而虚症悉具者，最宜用之；若有脾胃不足之症，或阴虚内热，致儿为患者，尤宜用之。

现代临床常用于脏器下垂的治疗，亦有用于治疗失眠、心血管病及肿瘤的辅助治疗等方面的报道。

四、地黄丸

1. 原方与主治

熟地黄八钱（杵膏），山茱萸（肉）、干山药各四钱，泽泻、牡丹皮、白茯苓各三钱。除熟地黄外，诸药为末，入地黄膏加米糊丸，如梧桐子大。每服数丸，温水空心化下。主治肾阴虚证。

2. 古今发挥

此方又名六味地黄丸，最早记载于钱乙《小儿药证直诀》。方中重用熟地黄，滋阴补肾，填精益髓；山萸肉补养肝肾，并能涩精；山药补益脾阴，亦能固精，三药相配，滋养肝脾肾，称为"三补"。泽泻利湿泄浊，并防熟地黄之滋腻恋邪；牡丹皮清泄相火，并制山萸肉之温涩；茯苓淡渗脾湿，并助山药之健运，三药为"三泻"，渗湿浊，清虚热，平其偏胜以治标。六味合用，三补三泻，补药用量大于泻药，以补为主，肝脾肾三阴并补，以补肾阴为主。实系从《金匮要略》之肾气丸减去桂、附而成，用治肾怯诸证。《小儿药证直诀笺正》说："仲阳意中，谓小儿阳气甚盛，因去桂、附而创立此丸，以为幼科补肾专药。"薛氏对本方使用非常广泛，并有独到心得，认为行迟鹤膝可加鹿茸、牛膝、五加皮，其功不可尽述。可见其运用之娴熟。如在方后按语中指出：

治肾肝血虚，燥热作渴，小便淋沥，痰气上壅；或风客淫气，患瘰结核；或四肢发搐，眼目眴动；或咳嗽吐血，头目眩晕；或咽喉燥痛，口舌疮裂；或自汗盗汗，便血诸血；或禀赋不足，肢体瘦弱，解颅失音；或畏明下窜，五迟五软，肾疳肝疳；或早近女色，精血亏耗，五脏俱损；或属肾肝诸症不足之症，宜用此以滋化源。

五、泻青丸

1. 原方与主治

当归、龙胆草（炒）、川芎、防风、大黄（炒）、羌活、山栀子仁各等分。诸药为末，炼蜜为丸如芡实大，每服1丸，砂糖汤化下。治肝经郁火，目赤肿痛，烦躁易怒，不能安卧，尿赤便秘，脉洪实，以及小儿急惊，热盛抽搐等。

2. 古今发挥

此方原载于《小儿药证直诀》。方中龙胆草大苦大寒，能上清肝胆实火，下泻肝胆湿热，泻火除湿，两擅其功；栀子苦寒，归肝胆三焦经，泻火解毒，燥湿清热；大黄能泻下焦湿热；当归、川芎、羌活、防风能理气和血，养血疏肝，诸药合用，能清泻肝经实火，可用于肝火内郁证。薛氏将本方用于急惊发搐、眼赤睛疼的治疗，并在按语中指出，本方乃足厥阴经解散肌表、疏通内热之药。若大便秘结，烦渴饮冷，饮食如常者，属形病俱实，宜用本方泻之；若大便调和，烦渴饮冷，目淡青色，属病气实而形气虚，宜用抑肝散（柴胡、甘草、川芎、当归、炒白术、茯苓、钩藤）平之；若大便不实，作渴饮汤，饮食少思，肢体倦怠者，属形病俱虚，宜用地黄丸补之；若因肝经血虚风热，先用四物汤加钩藤以生肝血，次用四君子汤以补脾土；若因肝经血燥痰盛，用地黄丸滋肾水生肝木，四君加芍药实脾土以平肝木；若因攻伐而致脾土虚寒者，急用六君子汤加丁香、木香温补脾土，否则变慢脾风。

现代临床有用于治疗单纯疱疹性角膜炎及高血压等疾病的报道。

六、加味归脾汤

1. 原方与主治

人参、黄芪（炒）、茯神（去木）各二两，甘草（炒）、白术（炒）各一两，木香五分，远志（去心）、酸枣仁、龙眼肉、当归、牡丹皮、山栀（炒）各一钱。水煎，乳母服，儿亦服之。治小儿因乳母忧思郁怒，胸胁作痛；或肝脾经分患疮疡之症；或寒热惊悸无寐；或便血盗汗，疮口不敛等症。

2. 古今发挥

归脾汤最早记载于《济生方》。本方益气补血，健脾养心，为补养心脾之名方。方中人参、黄芪、白术、茯苓、甘草甘温益脾，龙眼肉、酸枣仁、远志、当归濡润养心，木香可调心脾之气。王子接认为，归脾者，调四脏之神志魂魄，皆归向于脾也。盖五味入胃，必藉脾与胃行其津液，以转输四脏，而四脏亦必先承顺乎脾，而为气化流行之根本。假如土者，生万物而法天地，为博厚之本。然无水则燥，无火则滥，无木则实，无金则死。《阴符经》曰："生者死之根，死者生之根也。"四脏安和，其神志魂魄自然归向于脾，而脾亦能受水谷之气灌溉四旁，荣养气血矣。薛氏在归脾汤的基础上加用牡丹皮、山栀，二药在补气养心的基础上又能解郁除热，将补益气血的名方用于治疗内钓、夜啼、胁痛等小儿病症，且小儿与乳母同服，母子同治，别具匠心。薛氏在按语中指出，本方若乳母忧思伤脾，血虚发热，食少体倦；或脾虚不能统摄，以致阴血妄行；或健忘怔忡，惊悸少寐；或心脾作痛，自汗盗汗；或肢体肿痛，大便不调；或妇人经候不调，晡热内热；或茧唇流注等症，致儿为患者，令子母俱服之。

本方现代临床应用广泛，用于神经官能症、胃十二指肠溃疡出血、功能性子宫出血、脑外伤后综合征、血小板减少性紫癜、再生障碍性贫血、重症肌无力、溶血性贫血等病症的报道屡见不鲜。

七、桃仁汤

1. 原方与主治

桃仁、大黄（炒）、牡丹皮、芒硝、犀角（镑）、冬瓜仁（研）各二钱。水煎，入犀角末服。治肠痈，腹中痛，烦躁不安，壅痛，大便闭涩。亦有绕脐生疮者，但用此药无妨。

2. 古今发挥

此方即在《金匮要略》大黄牡丹汤的基础上加犀角而成，方中大黄下瘀血血闭；丹皮清热凉血活血；芒硝能治五脏积热，荡涤蓄结，其推陈致新之功较大黄尤锐；桃仁治疝瘕邪气，下瘀血血闭之功亦与大黄不异；冬瓜仁专于开痰利气，为内痈脉迟紧未成脓之专药；犀角可入血分而清热凉血。诸药共奏泻热破瘀、散结消肿之功。薛氏亦将本方用于肠痈的治疗，现代临床常用于湿热瘀滞的急性阑尾炎，妇女急性盆腔炎、附件炎，痔漏等病症的治疗。大黄能刺激肠管蠕动，往往有引起化脓灶溃破穿孔之虞，故不宜用于阑尾炎化脓者，亦有认为婴儿急性阑尾炎亦不宜使用者。临床运用时当予以注意。

第七节　轶闻趣事

一、父子业儒不第以医而仕

薛氏之父薛铠，自幼精儒，少为府学诸生，然终未能如第，一般传说其"兼精医理"，不想倒是"兼业"有成，弘治间以名医被征入太医院任医士，后应子有成而追赠太医院院使（正五品）。薛氏虽也幼承家学，但也先习儒，拜金宪高如斋为师，只因多次应考不第，转为学医，学而有成，初补为太医院院士，经吏目、御医、六品院判、奉征大夫，最后任五品南京太医院院使，虽薛氏"以著述为志，而仕宦之足以妨也"而后致仕归里，但父子俩倒的确是业儒而未能致宦，习医反入仕途。（参见《苏州府志》等）

二、书可传术，何必师之

薛氏 55 岁时，夏天出诊嘉兴，住在屠内翰家中，遇到占星术士张东谷，两人谈论起算命时，张忽然出中庭吐血一两口，并说自己这个病已经很久，遇劳即作。薛氏认为这是劳伤肺气，其血必散，视之果然，与补中益气加麦门冬、五味子、山药、熟地、茯神、远志，服后病愈。第二天早上张又来拜见薛氏说，我每次服四物汤、黄连、山栀之类，出血更多而且疲劳感更著，今得到你一剂药吐血立刻止住了，这是为什么呢？薛氏答道：脾统血，肺主气，这是因为劳伤脾肺，导致血液妄行，故用前药健脾肺之气，而统血归源耳。后张领子拜薛氏为师，薛氏说：我的一点见解都已写成书而流行于世了，你看书就可以了。由此可见，薛氏肆力著述是如何良苦用心了。

三、用黄连治愈母亲胃病

1519 年春天，薛己母亲因为饮食后偶尔听到外面的风言风语，心中不舒，呕吐酸水，内热口渴，不能进饮食，只能饮冷水，气口脉大而无伦，面色青赤，他认为这是胃中湿热郁火，投药后即呕吐，第 3 天吐酸的东西，第 7 天吐酸黄水，第 11 天吐苦水，脉象更加洪大，仍喜欢饮冷水。于是薛氏只用黄连一味煎汤，冷饮少量，到第 20 天加白术、白茯苓，到第 25 天加陈皮，37 日加当归、炙甘草，至 60 天，开始进食清米饮半盏，逐渐可进食稀粥饮，最后调理而愈。这表明薛氏并非一味拒用苦寒之药。

四、疡医亡于医，诟之何太甚

薛氏行医始于疡，不但临床上多有奇效，并在《外科发挥》《外科枢要》《外科心法》《疠疡机要》等书中对疡病的证治方药及针灸疗法都有系统叙述，正像沈启原在序中所言："先生神于医，而尤以疡擅名，所为诸疡书甚具，凡病癰肿、痈疽、挛腕、瘰病，经先生诊治，亡不立已。"然而正是这样一位出色的疡医却因疡死，本来薛氏重温补，开明清温补先河，就受到不同学派的非议，而疡医亡于疡就更成了诟者之语柄，称其为补益之弊，终于自戕，因此一直成为贬批温补学派訾言。其实，薛氏当时已 72 岁高龄，从 28 岁做御医时就因劳役过度而患病，后反复多次，至 56 岁时丧母后更甚，常用补中益气汤自服，这样体虚高龄之人，恐用其他学派之治法亦难收功，否则岂不如沈启原序中所言"越人至今存，而轩岐不古也"！薛氏临证用药虽善于温补，慎用苦寒，但并非完全废弃清热泻火之治，也有不少使用苦寒药物的病例。如他治疗咽喉燥痛、肾经膀胱虚热，用四物汤加黄柏、知母、玄参，说明薛氏治疗用药并不背离辨证论治的原则。

第八节　序年纪事

薛铠生平史料较少记载，《苏州府志》及《吴县志》对其记载均较简略，称其弘治间（1488～1505）征为太医院，为太医院仕，屡著其效，以子己赠院使。其子薛己生于成化二十三年（1487），卒于嘉靖三十八年（1559），享年72岁。根据有关资料，将薛己生平要事依年序列如下：

1487年，成化二十三年（丁未），1岁。出生于江苏吴县家中，取名己，字新甫。

1508年，正德三年（戊辰），22岁。代补太医院院士。公事居庸关，为履车者治疗，为居庸关王挥使诊治。

1509年，正德四年（己巳），23岁。为居庸关王挥使诊治。

1511年，正德六年（辛未），25岁。返北京升太医院吏目。仲夏，为锦衣卫掌堂刘廷器诊治。

1512年，正德七年（壬申），26岁。遭车碾伤，经治而愈。

1514年，正德九年（甲戌），28岁。擢太医院御医。7月，奉侍明武宗朱厚照劳倦过甚。

1515年，正德十年（乙亥），29岁。春，茎中作痛，时出血津，自治而愈。

1516年，正德十一年（丙子），30岁。忽恶心，大椎骨痒，臂不能举，自灸而愈。

1518年，正德十三年（戊寅），32岁。"北仕时"公升北宗伯邀治留都贾学士子。

1519年，正德十四年（己卯），33岁。被命南下，擢南京太医院判。2月，母（65岁）病，己治之而愈。

1527年，嘉靖六年（丁亥），41岁。校刊徐用诚《本草发挥》4卷。

1528年，嘉靖七年（戊子），42岁。校刊滑寿《十四经发挥》3卷，刊行《外科发挥》8卷、《外科心法》7卷。

1529年，嘉靖八年（己丑），43岁。彩色绘图校刊《敖氏伤寒金镜录》1卷。母（75岁）病，周身疼痛，己治之而愈。

1530年，嘉靖九年（庚寅），44岁。以奉政大夫、南京太医院院使致仕归里。

1531年，嘉靖十年（辛卯），45岁。为南吏部少宰李浦汀诊治。

1532年，嘉靖十一年（壬辰），46岁。校注刊倪维德《原机启微》3卷。

1534年，嘉靖十三年（甲午），48岁。母（80岁）病，腹痛、呕痢，己治而愈。

1535年，嘉靖十四年（乙未），49岁。为长洲朱绍诊治。

1536年，嘉靖十五年（丙申），50岁。正月，为史少参2岁孙诊治。夏，为吴江沈鉴诊治。

1537年，嘉靖十六年（丁酉），51岁。过劳伤元气，至本年齿中如有物作胀，若得足眠或服药始安。9月，劳役后小便淋沥，茎痒窍痛，自治而愈。孟冬，为举人陈履贤诊治。

1540 年，嘉靖十九年（庚子），54 岁。夏，甥凌云汉（16 岁）病，已治愈。为吴门沈大方诊治。

1541 年，嘉靖二十年（辛丑），55 岁。昼间齿缝作胀，自治愈。孟夏出诊四明。夏至嘉兴，在屠渐山邸为林二守诊治。在屠内翰邸，为星士张东谷治愈吐血，后张率子欲拜己为师，己曰：管见已行于世，子宜览之。仲秋，为吴门沈大方诊治。

1542 年，嘉靖二十一年（壬寅），56 年。母（88 岁）谢世，已因母丧，齿缝作胀益甚。甥凌云霄（15 岁）病，面赤、形瘦，治而未愈，迁延至两年后愈。8 月，方渐归诊，又为表弟方乾妻钱氏诊治。

1543 年，嘉靖二十二年（癸卯），57 岁。在下堡顾氏会间，为许梅村之戚及顾成仁诊治。冬，为太卿魏庄渠、宪副姜时川诊治。春，为太守朱阳山舅横金陈梓园诊治。

1544 年，嘉靖二十三年（甲辰），58 岁。陈逊妻病，治不愈，偶见己著《外科发挥》后迎己诊治而愈。在横金陈白野处为顾同崖诊治。7 月 13 日，为表弟方乾妻再诊。冬，门人朱大经先请教于己后出诊为韩氏子治疗。为归大化妻、工部陈祥发等诊治。

1545 年，嘉靖二十四年（乙巳），59 岁。撰成《内科摘要》2 卷、《女科撮要》2 卷、《外科枢要》4 卷。春，为上舍史瞻之诊治。他往适归，从侄孙病，诊之。

1547 年，嘉靖二十六（丁未），61 岁。校注刊行陈自明《妇人良方大全》24 卷、《外科精要》3 卷。

1548 年，嘉靖二十七年（戊申），62 岁。刊行《家居医录》（含《内科摘要》2 卷、《妇科撮要》2 卷）。

1549 年，嘉靖二十八年（己酉），63 岁。校注刊行王纶《明医杂著》6 卷。

1550 年，嘉靖二十九年（庚戌），64 岁。3 月，《过庭新录》1 卷书成。9 月，校注陈文中《小儿痘疹方论》1 卷书成。

1551 年，嘉靖三十年（辛亥），65 岁。孟春，校注钱乙《小儿药证直诀》4 卷书成。

1553 年，嘉靖三十二年（癸丑），67 岁。闰三月，为张慕渠长子麟孙诊治（张之先廷评公与己之曾大父为中表兄弟，张父与己曾同宦游京师）。

1554 年，嘉靖三十三年（甲寅），68 岁。为王敬臣 12 岁女诊治。9 月，刊行《疬疡机要》。

1555 年，嘉靖三十四年（乙卯），69 岁。9 月，为《保婴撮要》作序。

1556 年，嘉靖三十五年（丙辰），70 岁。重刊《敖氏伤寒金镜录》1 卷，刊行《保婴撮要》20 卷。

1558 年，嘉靖三十七年（戊午），72 岁。病疡，报知在京的沈启原。

1559 年，嘉靖三十八年（己未），73 岁。久治疡疾未愈而卒。

1571 年，隆庆五年（辛未），从子师颜献己著《外科枢要》付梓。

（袁久林　张蔚　高修安）

参考文献

1. 薛己，等. 薛氏医案选［M］. 北京：人民卫生出版社，1983

2. 盛维忠. 薛立斋医学全书［M］. 北京：中国中医药出版社，1999

3. 李经纬，孙学威. 四库全书总目提要：医家类及续编［M］. 上海：上海科学技术出版社，1992

4. 中国医籍大辞典编纂委员会. 中国医籍大辞典［M］. 上海：上海科学技术出版社，2002

5. 刘祖贻，孙光荣. 中国历代名医名术［M］. 北京：中医古籍出版社，2002

6. 朱锦善. 儿科临证50讲［M］. 北京：中国中医药出版社，1999

7. 王伯岳，江育仁. 中医儿科学［M］. 北京：人民卫生出版社，1984

8. 李经纬，林昭庚. 中国医学通史（古代卷）［M］. 北京：人民卫生出版社，2000

9. 傅维康. 中国医学史［M］. 上海：上海中医学院出版社，1990

10. 史常永. 薛立斋生平年表［J］. 中华医史杂志，1981，（2）：65

11. 李玉玲. 薛己对儿科学的贡献［J］. 北京中医，1987，（3）：15

12. 王道瑞. 薛氏父子对儿科学的贡献［J］. 青海医学院学报，1984，（2）：77

13. 赵延坤，张成博. 明代儿科发展及成就［J］. 山东中医学院学报，1996，（4）：261

14. 俞景茂. 薛铠与薛己儿科学术特点探讨［J］. 浙江中医杂志，1996，（1）：32

第十三章　龚廷贤

第一节　概述

龚廷贤（1522—1619），字子才，号云林，江西金溪人，明代医家。

龚廷贤出身医学世家，其父龚信为明代御医，医名噪于时。龚氏早岁业举子，饱经术，有志效古良相，然"原数奇不第，遂攒父业"，隐于云林山中，潜心研究医学，著书立说。一生行医 70 余年，悬壶之迹遍及燕、赵、梁、豫，芳名留世。

龚廷贤"祖轩、岐，宗仓、越，法刘、张、朱、李及历代名家，茹其精华，参以己意"，著书立说，自成一家。著有《万病回春》《寿世保元》《小儿推拿秘旨》《种杏仙方》《古今医鉴》《云林神彀》《鲁府禁方》等临床著作。龚氏临证经验丰富，精通内、外、妇、儿各科，对各科临床病证的论治，理精方博。

龚廷贤颇为推崇"王道"医方，治疗上注重内外合治。《万病回春》《寿世保元》中的温清饮、内府仙方（升降散）、祛风败毒散、清上蠲痛汤、高枕无忧散等均为传世良方。龚廷贤临证特点，一是突出调理气血，二是注重调理脾胃，三是阐发衰老机理，四是在儿科证治上颇有建树。他所撰写的《小儿推拿秘旨》为现存最早的以推拿命名之小儿按摩专书，对小儿痘疮、小儿麻疹、初生儿杂病、小儿望诊、小儿脉诊等均有独到的见解及治疗经验。

第二节　生平、治学与古今评鉴

一、生平考略

龚廷贤，《金溪县志》作应贤，字子才，号云林，江西金溪人，明代临床大家。生于明嘉靖元年（1522），卒于明万历四十七年（1619），享年 97 岁。他出身医学世家，其父龚信，字瑞芝，号西园，任职于太医院，为明代御医，医名于时。龚廷贤"早岁业举子，饱经术，操觚染翰，发为文词""有志效古良相，佐天子调元化，登生民于春台和煦之境"，然而"原数奇不第，遂攒父业"，隐于云林山中。他认为"弗克为良相，赞庙谟以寿国脉；则为良医，诊民瘼以寿苍生"。在隐居期间，他潜心研究医学，著书立说。一生行医 70 余年，悬壶之迹遍及燕、赵、梁、豫，芳名留世。

龚氏自幼受儒家思想影响较深，年幼习孺子业时曾深叹"张子西铭：天下疲癃残疾，皆吾兄弟。韩子原道：为之医药，以济其夭死"，而发"民胞物与之心也"之语，因此"事乃父西园公纯孝，温清定省，聚百顺以养志"。浙江布政使司参政徐汝阳有云："至于让祖产于叔父，贻厚资于仲弟，建祠堂以承先，立家训以启后，创大门以华宗，置义田以赡族，此皆仁人义士之所为也。又尝输谷粟、赈饥民，而不忍其颠连；施棺木、瘗旅衬，而不忍其暴露；解衣裘、救寒士，而不望其后偿；崇礼节、友贤良，而不爽其信行；还鬻女、返卖僮，而不索其聘财；怜鳏寡、恤孤独，而不吝其厚费。"足见龚氏劝善戒恶，仁流奕世。

龚氏善于学习，早年寻师访贤，与名家研讨医术，"会家君医学揭来燕豫，附应中原，医之正传，已有所得……于当时云游高士有裨医教者，尤竭诚晋谒，与之上下其议论"。这一点，从其师承治学可以窥见一斑。

二、师承治学

明嘉靖至万历年间，国家统一，政治安定，封建经济高度发展，出现了资本主义萌芽。国家经济日趋繁荣，文化科学也随之进步。明代的文化思想界中，程朱理学曾占统治地位，但到了明代中期，其一统的局面被打破，其中包括以陆九渊、王守仁为代表的"心学"。"心学"的主要思想为"心外无物""心外无理"，即一切事物的源与理都出自人们的心中。王守仁的弟子王良曾悬壶于市，提出"圣人之道，无异于百姓日用，凡有异处，即是异端，百姓日用调理处，即是圣人之调理处"。他将百姓日用等同于圣人之道，医术最为百姓所日用，因而也最贴近圣人之道。这种济世行仁的思想观念，使众多儒家学者转而专攻或兼通医术。在这一背景下，龚廷贤少年学儒，加之"数奇不第"，转而弃儒习医。

经历了金元四大家等的百家争鸣，明代医学既有以薛己、张介宾为代表的温补学派，又有以《温疫论》为代表的温病学说的发展和系统化，这些都对龚廷贤产生了巨大的影响。龚氏自述"祖轩、岐，宗仓、越，法刘、张、朱、李及历代名家，茹其精华，参以己意"，著书立说，自成一家。

（一）溯源宗以《黄帝内经》

龚廷贤认为："医之有《黄帝内经》，犹儒道之《六经》，《素问》论病之因，《本草》著药之性，《脉诀》详证之原，《运气》法天之候，一以贯之于《黄帝内经》，斯医道之大成，乃千古不易之定论，实为万世之师法也。"

《万病回春·凡例》中提到："集首附万金一统述，悉采诸《黄帝内经》要旨前贤确论，为初学启蒙，医家切要者。"如"阴阳者血气之男女也，左右者阴阳之道路也，水火者阴阳之征兆也"，即为《黄帝内经》之理论。龚氏气血观即在此基础上形成。如论治中风"其间又有气血之分焉，血虚而中者，由阴血虚而贼风袭之，则左半身不遂……气虚而中者，由元气虚而贼风袭之，则右半身不遂……气血俱虚而中者，则左右手足皆不遂"。左为血，右为气，此气血在空间上的体现。《素问·刺禁论》亦有"脏有要害，不可不察，肝生于左，肺藏于右"，很好地解释了这一理论。又如"百病昼则增剧，夜则安静，是阳病有余，乃气病而血不病也，夜则增剧，昼则安静，是阴病有余，乃血病而气不病也"，亦出自《黄帝内经》。在论治发热时说："论夜则静，昼则发热者，此热在气分也……论昼则静，夜则发热者，此热在血分也……论昼夜俱发热者，此热在气血之分也。"昼为气，夜为血，此气血在时间上的体现。龚氏在分论各种疾病时，亦多引《黄帝内经》之言，务使言之有据，以启后学。

（二）金元四大家尤重东垣

《寿世保元》卷一立"脾胃论"，说："古今论脾胃及内外伤辨，唯东垣老人用心矣。"可见龚氏对其推崇之意。《寿世保元》卷二"内伤"说："愚谓人之一身，以脾胃为主，脾胃气实，则肺得其所养，肺气既盛，水自生焉。水升则火降，水火既济而全天地交泰之令矣。脾胃既虚，四脏俱无生气，故东垣先生著脾胃内外伤等论，谆谆然皆以固脾胃为本。"该书还有"补肾不若补脾"之说。在此基础上，龚氏亦有自己心得，认为东垣所论"繁文衍义，卒难措用"，将内伤概括为三点："一曰饮食劳倦即伤脾，此常人之患也；二曰嗜欲而伤脾，此富贵之患也……三曰饮食自倍，肠胃乃伤者，藜藿人之患也。"其论述执简驭繁，使他人易于掌握。临证之时，龚氏尤善处以补中益气。在《万病回春》所举医案中，运用补中益气汤，或前期治疗，或后期调理，或单用，或合他方者，达71例之多。《寿世保元》全书共列204例医案，使用补中益气汤的有69例，占1/3多。龚氏将补中益气汤广泛应用于内科、妇产科、五官科等疾病的治疗。

（三）近学崇薛己

《寿世保元·凡例》说："治以滋补为主，故方虽杂见，而补中益气汤、六味地黄丸、十全大补汤，但是诸般不足之病，尤能收万全之功。盖立斋薛先生论之详矣，古来作者代不乏人，而薛先生慧心巧识，撷英咀华，其于三方尤窥厥奥，治病标的，殆无以易此者。"薛己注重脾肾双补，龚氏服膺其说，在"补益"篇中，详论六味丸和八味丸的使用方法。如在论述饮食不进时，有因真火衰竭，补脾而不效者，使用八味丸，温煦脾土，中焦自治，则饮食自进。龚氏谓："补脾不若补肾。"在书中所举病案中，十全大补汤、六味丸亦多见，且多与补中益气汤合用。《寿世保元》所举204例病案中，使用六味丸者55例，使用十全大补汤者34例，其受薛己温补之影响可见一斑。龚氏说："予虽未尽胶于三方，而各诸病皆可收效，今载于各门之后，随机损益，变化无穷，则亦仿此而善通之。学者能细加体认，其于医道思过半矣。"另外，龚廷贤治疗痈疽悉采用薛己理论及方药。

（四）善纳各家学说

龚氏认为，"外感法仲景，内伤法东垣，热病用河间，杂病用丹溪"。在他的著作中，随处可见其对河间、丹溪等医家理论进行有甄别地撷取，师其长技，为己所用。如对中风的探讨，除引《黄帝内经》经验外，亦参丹溪、河间之说。"中于湿者，丹溪所谓东南之人，多因湿土生痰，痰生热，热生风也"，言丹溪主于湿。"中于火者，河间所谓非肝木之风内动，六淫之邪外侵，良由五志过极，火盛水衰，热气弗郁，昏冒而卒仆也"，言河间主于火。在评析了几家之言后，龚廷贤结合经验体会，提出自己的看法，认为"此皆类中风也"，非真中风，治当有别。他认为该病有中寒、中暑、中湿、中火、中气、食厥、劳伤、房劳、痰厥、血晕、中恶卒死等证，当分而治之。

（五）注重总结发挥

龚氏行医 70 余年，不仅文底深厚，理论扎实，临证善于发挥前贤精义，临床经验亦丰。如其祛风败毒散类方，不囿成方，勇于发挥。他从钱乙人参败毒散治伤寒中得到启迪，《万病回春·痈疽》以荆芥败毒散治痈疽疔肿、发背乳痈等；《寿世保元·斑疹》以加味败毒散治感冒风湿以致发斑者；《寿世保元·下疳》以消疳败毒方主治下疳疮；《万病回春·杨梅疮》以消风败毒散主治杨毒天疱者，较好地反映了其功力。明万历十四年（1586），开封大头瘟流行，廷贤发秘方"二圣救苦丸"，以牙皂开关窍而发表，以大黄泻其诸火而通其里。一服即汗，一汗即愈，全活甚众。《鲁府禁方》鲁王序文记载，"余妃张氏，遭鼓胀之恙，即以吾藩易弗瘳，遂访海内明医，百药千家，曾无寸效，病势垂危，仓皇无措，有荐金溪明医龚子廷贤者……究其方脉，悉皆超迈群识，遂投一二剂，辄有奇效，以后药则时时进，而恙则时时愈，历冬迨春，恙已潜瘳矣"，遂赐匾额一方，题为"医林状元"。文渊阁大学士张位说："夫儒林有玉，其独步者，命之曰国士；医林亦有玉，其十全者命之曰国手。龚子者得不称为国手而当国士哉，得不称为国士而实国手哉。"

三、古今评鉴

1.《皇国名医传·杏林杂话》

戴曼公，杭人。少学举子业，游黉舍时，云林龚廷贤年八十余，尚强健为医。曼公从之游，尽传其术……子学之，三年必臻其妙，嵩山拜而受诲，遂大著于世，其书大旨渊源乎龚氏痘疹全幼录云。

2. 中国中医科学院张治国

龚氏从医 70 余年，临证经验丰富，精通内、外、妇、儿各科，对各科临床病证的论治，理精方博，具有很高的临床参考价值，其创制的方剂尤为后人所称颂与传承，如乌鸡白凤丸、清上蠲痛汤、高枕无忧散、温清饮等至今仍常用于临床各科。其学术思想与临证经验通过著作或弟子传承，对后世影响颇大，对日本汉方医学也产生了较为深远的影响。

3. 今鉴

龚廷贤颇为推崇"王道"医方，治疗上注重内外合治。对小儿痘疮、小儿麻疹、初生儿杂病、小儿望诊、小儿脉诊等均有独到的见解及治疗经验

第三节　主要著述

一、《万病回春》

（一）内容提要

本书为龚廷贤的主要代表作之一，撰于明万历十五年（1587）。龚氏以"凡疾者疗之，沉病顿起，如草木逢春"，故名其书曰《万病回春》。他在自序中说："苦心十祀，祖轩、岐，宗仓、越，法刘、张、朱、李及历代名家，茹其英华，参以己意，详市精密，集成此书。"他参阅上自《黄帝内经》《难经》等古典医籍，下迄金元四大家及历代名医著作和方书，吸取前人的学术精华，参以自己的临床体会编写成书。全书共8卷，卷一首以"万金一统述"为题，概括论述天、地、人、阴阳五行、脏腑功能、主病脉证等基础理论性问题。次载药性歌、诸病主药、形体、脏腑、经脉等内容。其中"药性歌"录常用药240味，编成四言歌括，格调明快，读之颇能得益。卷二至卷五载86种以内科为主的病证。卷六论述妇科病证13种。卷七论述儿科诸疾，共列63种病证。卷八载外科病证22种。全书共计184种病证，每种病证叙述病因、病机，并载其治法、方剂于下，后附医案以阐发其意旨。该书医案辨证清晰，方药精当，说明龚氏诊疗技术不凡。书末附"云林暇笔"一节，主要有医家十要、病家十要等内容。

（二）版本流传

本书现存16卷本10余个版本，主要版本有明万历三十年金陵周氏刻本、清道光二十五年上海扫叶山房刻本、清刻本校经山房藏板、民国年间上海锦章图书局石印本、1984年4月人民卫生出版社校点本。

（三）古今评鉴

1. 湖南中医学院（现湖南中医药大学）郭振球

本著作是明代龚廷贤所撰，刊于万历十五年（1587），系一部重点分述内科、外科、妇科、儿科、五官科等多种病证及其治法方药的综合性医著。该书立论多取自《黄帝内经》《难经》及金元四大家医籍有关论述，参以己见，编纂而成。书中论述病

因证治颇详，选方用药亦较精当。

2. 河南中医学院（现河南中医药大学）孙天华

《万病回春》是明代医家龚廷贤的代表作之一。该书辨证详明，论述精辟，治法切用，对后世医家影响较大，是一部临床价值较高的医学参考书籍。

二、《小儿推拿秘旨》

（一）内容提要

本书又称《小儿推拿方脉活婴秘旨全书》《小儿推拿活要全书》《小儿推拿方脉全书》，刊于明万历三十二年（1604）。书分上下二卷（后人有将下卷拆为二卷者）。上卷：首论小儿病因及生理特点；次则分变蒸论、惊风论、诸疹论、婴童赋、险证不活歌……以阐述小儿疾病的诊断；再为记述小儿推拿手法及其临床运用，如十二手法诀、二十四惊推拿法；并附有虎口三关察脉图、推拿穴位图等7幅，以及关于小儿推拿法的二十四人物图。下卷为儿科杂证：首列病机纂要，以概述小儿之脏腑病证；次为寒门、热门、诸惊、伤寒等40首歌诀，以分述小儿诸病证治；书后为小儿活婴奏效方43首。本书重点介绍小儿推拿疗法，其中对推拿穴位、手法、主治均记述颇详，并多以歌赋形式出现，易诵易记，而且图文并茂，一目了然，便于掌握应用。本书为我国现存较早的一部儿科推拿专著，对后世儿科推拿疗法颇具影响，后世儿科推拿专著也多以此为蓝本。

（二）版本流传

本书国内现存版本有清重刊本及1958年江苏人民出版社的铅印本。

（三）古今评鉴

1. 上海中医药大学傅维康

问世于明万历三十二年（1604）的《小儿推拿秘旨》，为现存古代最早以"推拿"命名之小儿按摩专书。此书有以下三个特点：一是文献上开始用"推拿"名称代表按摩术，并产生了以"推拿"命名的专著；二是按摩手法更加多种多样，并产生了相应的手法术语；三是重视以按摩术来治疗小儿多种疾病。

此书修辞与文句较俚俗，推测可能是龚云林早年撰成，约而言之，此书有如下特点：①主要以歌诀形式写成，易懂、易记、易于应用；②对小儿病证、病机以及推拿治法，阐述简明；③既是内容丰富的推拿专书，也是一本儿科医籍；④既可供医家临证参考之用，也可为病家学习使用。因此，此书仍具有一定实用价值。

2. 今鉴

《小儿推拿秘旨》为现存最早以"推拿"命名之小儿按摩专书。

第四节　学术思想

　　龚廷贤行医 70 余载，临床经验丰富，对各科病证辨证详明，理精方博，集中表现在以下四方面：一是突出调理气血，二是注重调理脾胃，三是阐发衰老机理，四是在儿科证治上颇有建树。现就其小儿学术思想进行总结。

一、重四诊以辨脉为先，儿科审证尤重望诊

　　龚氏辨脉，以阴阳五行、脏腑经络、四时方位、天人相应等中医理论为基础。他首先将五脏六腑、五官九窍、形体百骸，与人迎、寸口相对应；再参以四时方位对脉象的影响，辨表里虚实寒热邪正为"八要"，分六脉（浮、沉、迟、数、滑、涩）、七表（浮、芤、滑、实、弦、紧、洪）、八里（微、沉、缓、涩、迟、伏、濡、弱）、九道（长、短、虚、促、结、代、牢、动、细）、六死（雀啄、屋漏、弹石、解索、鱼翔、虾游）等，以脉析症，辨别内、外、妇、儿各病脉症的宜忌；并望其五色，闻其五音，问其所欲五味，切其脉，以察其病也。谓之神圣工巧，四诊合参，为辨病、辨证提供依据。如对小儿脉诊，龚氏言"凡小儿至三岁以上，乃用一指按寸、关、尺三部，常以六七至为率。添则为热，减则为寒，浮洪风盛，数则多惊，沉迟为虚，沉实为积"；并设立小儿脉法总歌：小儿有病须凭脉，一指三关定息数；迟冷数热古今传，浮风沉积当先识；左手人迎主外证，右手气口主内疾；外候风寒暑湿侵，内候乳食痰积致；洪紧无汗是伤寒，浮缓伤风有汗液；浮洪多是风热盛，沉细原因乳食积；沉紧腹中痛不休，弦紧喉间作气急；紧促之时疹痘生，紧数之际惊风至；虚软慢惊作瘛疭，紧实风痫发搐搦；软而细者为疳虫，牢而实者因便闭；脉芤大小便中血，虚濡有气兼惊悸；滑主露湿冷所伤，弦急客忤君须记。大小不匀为恶候，二至为危三至卒；五至为虚四至损，六至平和曰无疾；七至八至病尤轻，九至十至病热极；十一二至死无疑，此诀万中无一失。

　　诊治小儿时，龚廷贤多望切结合，以望诊为主。小方脉科，素有哑科之称，"盖婴童之流，难问症、察脉故耳"。由于小儿不会讲话，或不能正确反映自己疾病的痛苦，加之就诊时时常哭闹叫扰，影响脉象和气息，给诊断带来了一定的困难，故其对小儿望诊重加笔墨。"面部险症歌""面部捷径歌""面部五色歌"为望小儿面色以断定病夭；"小儿无患歌""夭症歌"是望小儿体貌情态以断定有病无病；"虎口三关察症歌""虎口脉纹五言独步歌"为望虎口三关之脉以察生死。

　　列小儿神色总断：凡小儿病，宜先观形症神色，然后察脉。如肝之为病则面青，心之为病则面赤，脾之为病则面黄，肺之为病则面白，肾之为病则面黑。先要分别五脏形症，次看禀受盈亏、胎气虚实。明其标本而治之，无不可者。

　　列入门审候歌：观形察色辨因由，阴弱阳强发硬柔；若是伤寒双足冷，要知有热

肚皮求；鼻冷便知是疮疹，耳冷应知风热症；浑身皆热是伤寒，上热下冷伤食病。五指稍头冷，惊来不可当；若逢中指热，必定是伤寒；中指独自冷，麻痘症相传；女右男分左，分明仔细看。

列观面部五色与小儿指纹：面赤为风热，面青惊可详；心肝形此见，脉症辨温凉；脾怯黄疳积，虚寒㿠白光；若逢生黑气，肾败命须亡。小儿三岁以下有病，须看男左女右手虎口三关。从第二指侧看，第一节名风关，第二节名气关，第三节名命关。辨其纹色，紫者属热，红者属寒，青者惊风，白者疳病，黑者中恶，黄者脾之困也。若现于风关为轻，气关为重，过于命关，则难治矣。

二、辨证以虚实为纲、气血为本

龚氏十分重视气血在生命活动中的重要地位，对气血在生理、病理、诊治等方面的重要性均有阐发。在生理上，他认为气血是人身之根本，长养经络百骸，滋养五脏六腑，其形成与脾胃有密切关系，气血通调又不离肝、心、肺、肾四脏，气血营卫的阴阳相贯、周流不息是维持人体生命及健康的重要保证。在病理上，他认为气血一有窒碍，则百病由此而生，并注重气血与五脏的关系，抓住病机的本质。病位辨表里、脏腑；病因辨六淫、七情、饮食劳倦跌仆；辨病性以虚实为纲，虚者辨气虚、血虚、气血两虚，实者辨气滞、血瘀、痰食、虫积等。在诊治上，龚氏以调气为上，调血次之，并以胃药助之。

三、辨病机重视脏腑、突出脾胃，强调乳母对小儿的影响

龚氏认为脾胃是人身元气之根本，又是人身阴阳水火既济之根本，脾胃气机升降是全身气机升降之枢，强调脾胃在五脏六腑中具有十分重要的地位。提出脾胃病之三因，其发病因人而异，或生活富有，或生活贫困，或介于二者之间，其病不同。临证处治，处处顾护脾胃。他在书中多次提到："调理脾胃者，医中之王道也。"《万病回春》对临床各科病证的处治，治则明确，以调理气血、顾护脾胃为特征，或攻或补或攻补兼施；治法灵活，补虚以益气养血、健脾补肾为主，配以行气、活血、清热、散寒、化痰、消食、杀虫等攻邪之法。龚氏尤推崇家传"三因和中健脾丸"作为调理脾胃的通用方剂，但其著作中未见其方。对脾胃用药，龚氏不主张过用香燥耗气之品，亦反对世俗以枳术丸为脾胃之要药，认为此药不可久服，久服不仅无效，抑且剥削真气。

同时，龚氏非常注重乳母饮食及情志变化对小儿的影响，在分析小儿疾病的病因病机时说："儿在极根，内无七情、六欲交战，外无大风、大寒相侵，何婴儿疾繁且甚欤？大抵半胎毒、半饮食也，其外感风寒，十一而已。"又说："小儿在胎，母饥亦饥，母饱亦饱。辛辣适口，胎气随热情欲动中，胎息辄躁……嗜欲无节，喜怒无常，皆能令儿受患。"说明小儿病因多由母患而来，其本身心理活动简单不致内伤七情，长辈护爱有加不致受寒伤风，故或因其母胎前不能谨节，或因产后不能调护得当，令子受患，

故"妇人妊子，寝不侧，坐不边，立不跸，不食邪味，不听淫声，不视邪色，有旨哉，幼幼之法，必深得造化生生不息之意"，强调胎教的重要性。

四、启发小儿推拿，推崇内外合治

龚氏所著《小儿推拿秘旨》为现存最早以推拿命名之小儿按摩专书。由于小儿生理特殊，"体骨未全，血气未定，脏腑薄弱，汤药难施"，唯推拿一法，按小儿五脏六腑经络，贯穿血道。因其寒热温凉，用夫推拿补泻，且疗效甚好，"一有疾病，即可医治，手到病除，效验立见"，故著此书，使"养育之家，开卷了然，随用之效"。

龚氏在书中详细描述了小儿推拿的特定穴位、功效、手法和临床应用，皆以歌赋形式呈现，言简意明，易颂易记，包括"掌上诸穴拿法""掌面推法歌""二十四惊推法歌""杂症推拿歌""十二手法主病赋""十二手法诀"。如"十二手法诀"中水底捞明月法："大凉。作此法，先掐总筋，清天河水，后以五指皆跪，中指向前，众指随后，如捞物之状，以口吹之。"先明功效，后示手法。在"十二手法主病赋"里介绍其主治为"化痰、潮热无双"，论述井然有序，可以有效地指导临床实践。文中附有"虎口三关察脉图""掌面诸穴图""掌背穴图""脚上诸穴图""正面图"和"正面部位歌"里26幅正面人物图，图文并茂，一目了然，便于应用。

龚氏临证时，方药精当，以内服汤剂、散剂为多，配合针灸、推拿、吹、熏、敷、导、熨、涂、洗、擦、浴、蒸、烧等多种中药外治法，内外兼顾。

五、善治痘疮病证

《万病回春》《寿世保元》两书详细记载了痘疮的预防、病因、早期诊断、分期治疗及预后。龚氏认为痘疮病因乃婴儿在胎之时感受秽毒之气，藏于脏腑之中，值寒暄不常之候而发，即由胎毒所致。但该病的诱因各有不同，有外感风寒，有内伤饮食，有时气传染，有跌仆惊恐等。

六、阐述衰老机理，摄生养性关乎脾肾

龚氏认为肾之真阴真阳不足是使人衰老的重要原因，而脾胃为后天之本、气血生化之源，脾强健则生化有源，因此衰老和脾肾二脏有密切关系。他提出"节欲保精"的养生原则，还将养护脾胃及饮食调养作为预防衰老的重要措施。其辨证多从脾胃入手，治疗以"补益"立论，总结出一套完整的调整脾胃及饮食卫生的方法，创制了多种健脾益胃、益寿延年的处方，如太和丸、香砂养胃汤、香砂平胃散、参术调元膏、云林润身丸、九仙王道糕、阳春白雪糕、延寿丹、八仙长寿丸等。在此基础上，龚氏还特别强调平时要摄生养性，以延缓衰老。他主张清心寡欲，以养神气；诗书悦心，山林逸兴，济困扶危，戏言取笑，以怡情悦志。在生活方面，他主张戒饥饱、食后便卧、不欲夜食等，并总结了呼吸静功和六字诀。

第五节　临证经验

一、惊风

惊风是古代儿科四大要证之一，唐代以前无"惊风"病名，宋代对惊风的记载、认识较为明确，有急惊风、慢惊风、慢脾风三种。钱乙认为急惊属热、属实，慢惊属寒、属虚。龚氏认为急惊属肝，为风邪、痰热有余之证，慢惊因病后或吐泻，或药饵伤损脾所致，辨证分阴阳、表里、寒热、虚实及分阶段辨证施治。

如急惊风，牙关紧急，壮热涎潮，窜视反张，搐搦颤动，唇口眉眼牵引，口中热气，颊赤唇红，二便闭结，脉浮洪数紧，此内有实热，外夹风邪，当截风定搐。若痰热尚作，仍微下之，痰热既泄，急宜调养胃气；搐定而痰热少退，即宜调补脾气。此大法也。急惊属肝，为风邪、痰热有余之证也。急惊者，阳证也，治宜解表，败毒散主之。若急惊，肚腹胀痛，灵砂丸、万亿丸之类。

败毒散（人参、羌活、独活、柴胡、前胡、去皮茯苓、去芦桔梗、川芎、去瓤炒枳壳、天麻、去毒全蝎、炒僵蚕、煨白附子、地骨皮、甘草、生姜），治急惊风初起，发热，手足搐搦，上窜天吊，角弓反张，并一切感冒风寒，头疼发热，咳嗽喘急，鼻塞声重，及疮疹欲出发搐，并宜服之。

灵砂丸（炮南星、炮半夏、去壳酒煮巴豆、全蝎、朱砂、炒僵蚕、轻粉），治小儿风痰惊积至危笃者，如神。如惊风，金银汤下。其余姜汤下。

小儿慢惊，因病后或吐泻，或药饵伤损脾胃，肢体逆冷，口鼻气微，手足瘛疭，昏睡露睛，此脾虚生风、无阳之证也。慢惊属脾，中气虚损不足之病也。

慢惊者，阴证也，治宜固里，醒脾散主之。醒脾散（去芦人参、去芦白术、去皮白茯苓、木香、去毒全蝎、天麻、煨白附子、炒僵蚕、炙甘草、生姜、大枣，一方去天麻、僵蚕，加炮南星、炮半夏、陈仓米），治小儿吐泻不止，作慢惊风，脾困昏沉，默默不食。

黄芪汤（蜜水炒黄芪、人参、炙甘草、炒白芍），治小儿慢惊风之神药也。

凡慢惊，元气虚损而致昏愦者，急灸百会穴。若待下痰不愈而后灸之，则元气脱散而不救矣。此乃脏腑传变已极，总归虚处，唯脾受之。无风可逐，无惊可疗，此因脾虚不能摄涎而似痰也。

紫金锭子（去芦人参、去芦白术、去皮白茯苓、去皮木白茯神、炒山药、乳香、醋煅赤石脂、辰砂、麝香），治急慢惊风，涎潮发搐，或吐或泻，不思饮食，神疲气弱。

二、疳证

《小儿药证直诀》云："疳皆脾胃伤、亡津液之所作也。"龚氏认为，夫小儿疳病，由乳母寒热失理、动止乖违、饮食无节、甘肥过度、喜怒气乱、醉饱劳伤使乳儿者，故成疳病。又因久吐、久泻、久痢之后，久渴、久汗、久热、久疟、久嗽、下血、久疮之后，皆能亡失津液，并成疳病。故其力主"凡养小儿宜戒敬，酒肉油腻偏生病；生冷硬物凉水浆，不与自无疳癖病"。临证时，龚氏视小儿积重成因或脾伤久渐来处方用药，虚实俱见。

如治小儿大便色疳白，小便浑浊，或澄之如米泔，此疳病也，重在消积、健脾、和胃，处消疳汤（山楂肉、炒白芍、姜汁炒黄连、去皮白茯苓、去芦白术、泽泻、青皮、甘草、姜枣水煎）。

治五疳皮黄肌瘦，发直尿白，肚大青筋，好食泥、炭、茶、米之物，或吐或泻，腹内积块，诸虫作痛，重在导滞、运脾、化积，处消疳丸（米泔浸炒苍术、陈皮、姜汁炒厚朴、面炒枳壳、槟榔、炒神曲、去子山楂、炒麦芽、煨三棱、煨莪术、砂仁、去皮茯苓、炒黄连、胡黄连、芜荑仁、芦荟、去壳使君子）。

治小儿四肢消瘦、肚腹胀大、行走不能、作渴发热、大便臭秽，重在磨癖清热，伐肝补脾，进食杀虫，润肌肤，养元气，处肥儿丸（人参、去芦白术、茯苓、姜炒黄连、胡黄连、去壳使君子、炒神曲、炒麦芽、山楂肉、炙甘草、芦荟）。

治小儿生疳，痞块发热，肚胀，重在消疳化痞、扶脾复元，处芦连消疳丸（芦荟、胡黄连、酒炒宣黄连、焙白术、去皮白茯苓、当归、酒炒白芍、人参、炒神曲、去壳使君子、山楂肉、炒芜荑、槟榔、大甘草节）。

三、发热

龚廷贤首先提出小儿诸热的临证表现：伤寒热者，手足梢冷，发热恶寒而无汗，面色青惨而不舒，左额有青纹。伤风热者，手足梢微温，自汗，面赤而光。伤食热者，目泡肿，右额有青纹，身热而头额、腹肚尤甚，夜热昼凉，面黄，或吐痢腹疼。惊风热者，面色青红，额正中有青纹，手心有汗，时作惊惕，手脉络微动而发热。风热者，身热，倍能食，唇红颊赤，大小便秘。潮热者，如水之潮，依时而至。变蒸热者，身体上下而蒸热，上气虚惊，耳热微汗，唇上下有白泡，状如珠子；重者，身热脉乱，腹痛啼叫，不能乳食，或吐呃。周岁以后，无此症也……虚热者，困倦少力；客热者，来去不定；癖热者，涎嗽饮水；寒热者，发如疟状；血热者，辰巳时发；疹热者，耳鼻尖冷。诸热得之，各有所归，其间有三两症交互者，宜随其轻重而治之。

治法上，诸热为病者，宜清热也。

临证常以大连翘饮（连翘、瞿麦、滑石、车前子、牛蒡子、赤芍、栀子、木通、当归、防风、柴胡、黄芩、荆芥、蝉蜕、甘草、竹叶、灯心），治小儿伤风感冒，发热，痰壅，风热，丹毒肿痛，颈项有核，腮赤痛疖，眼目赤肿，口舌生疮，咽喉疼痛，小便淋沥，胎毒痘疹余毒，一切热毒并治。风痰热变蒸加麦冬；实热、丹热加大黄；胎热、疮疹余毒加薄荷叶；痈疖热毒加大黄、芒硝。

五福化毒丹（犀角、去芦桔梗、酒洗生地黄、去皮赤茯苓、牛蒡子、朴硝、连翘、玄参、粉草、青黛）治小儿壅积热毒，唇口肿破生疮，牙根出血，口臭颊赤，咽干烦躁，或痘疹余毒未解，或头目身体多生疮疖。

四、泄泻及吐泻

龚氏辨治小儿泄泻及吐泻，从脾胃论治，认为其病因多为乳食伤脾，脾胃虚弱，上吐下泻，或脾胃俱伤，吐泻不止，或元气、脾胃俱虚，治疗以健运脾胃为主。

乳食伤脾泄泻者，治以参苓白术散（人参、炒白术、去皮茯苓、炒山药、炙甘草、莲肉、白扁豆、炒薏苡仁、砂仁、去芦桔梗），脾胃虚弱导致饮食不进，多困少力，中满痞噎，心中气喘，呕吐泄泻。此药中和不热，久服养气育神、醒脾悦色、顺正辟邪。

泄泻、呕吐、腹痛、疳积者，治以启脾丸（人参、炒白术、白茯苓、炒山药、莲肉、山楂肉、陈皮、泽泻、炙甘草），消食止泻，止吐消疳，消黄消胀，定腹痛，益脾健胃。小儿常患伤食，服之立愈。

龚氏治疗泄泻的单方及外用方如下：溏泻，用柿饼烧熟，食之即止。小儿水泻不止，五倍子为细末，陈醋调稀，熬成膏，贴脐上即止。水泻痢疾，方（生姜四两、真香油四两、黄丹二两）熬成膏药贴脐，立效。小儿水泻，白矾、黄丹各五钱，用葱白捣烂，涂脐上即止。

上吐下泻者，多为脾胃俱伤。治吐泻，或病后津液不足，口干作渴，将欲成慢惊风者，与白术散（去芦人参、去芦白术、茯苓、藿香、木香、干葛、炙甘草）和胃生津，止泻痢。若小儿频频泻痢，将成慢惊，加山药、扁豆、煨肉豆蔻各一钱、姜一片；若慢惊已作，加细辛、天麻各一钱，全蝎三个，煨白附子八分；若冬月，小儿吐蛔，多是胃寒、胃虚所致，加丁香三粒；如胃虚不能食而大渴不止者，不可用淡渗之药，乃胃中元气少故也，以此汤补之，加天花粉；若能食而渴者，白虎汤加人参；如中气虚热，口舌生疮，不喜饮冷，服之即效。

治元气、脾胃虚弱，吐泻不止，不思饮食及久泻虚寒者，与助胃膏（人参、去芦白术、去皮茯苓、炙甘草、去壳白豆蔻、木香、炒山药、肉豆蔻、炒砂仁、丁香、官桂、藿香、陈皮）健脾助运，温运脾阳。

治小儿吐泻，小丁香、陈皮各等分，水煎温服。

五、小儿初生及杂病

1. 小儿初生疾病

龚氏论小儿初生的拭口及衣着调护：小儿初生，宜先浓煎黄连甘草汤，急用软绢或丝绵包指蘸药，抠出口中恶血。倘或不及，即以药汤灌之，待吐出恶沫，方与乳吃。令出痘亦稀，诸毒疮亦少。一初生三五月，宜绷缚令卧。勿竖头抱出，免致惊痫。乳与食，宜相远，不宜一时混吃，令儿生疳癖痞积。宜用七八十岁老人旧裙，旧袄改作小儿衣衫，真气相滋，令儿有寿。富贵之家，切不宜新制纻丝绫罗毡绒之类与小儿穿，不唯生病，抑且折福，必致夭殇。

2. 胎热胎寒

小儿胎热胎寒，缘于禀受有亏。脐风，缘于胎元有毒。

胎热：小儿生下，面赤，眼间口中气热，焦啼烦躁。甘草一钱，黑豆二钱，淡竹叶五个，上锉一剂，灯草七茎，水煎，频频少进，令乳母多服。

胎寒：母孕时受寒，儿生下面色青白，四肢厥冷，大便青黑，口冷腹痛，身起寒栗。处以炒当归、蜜炒黄芪、桂心、炒黄芩、细辛、龙骨、煨白芍，各等分，上为细末，每服一匙，以乳汁调下。

3. 脐风

脐风多因断脐之时，被风湿所乘，或者胎元禀有热毒，则儿下胎时，视按其脐，必硬，直定有脐风，必自脐发出一道青筋，行肚则分两岔，行至心者必死。于青筋初发，急用灯心点油燃于灯上，自青筋头并岔行尽处燎之，以截住，不致攻心；更以外灸中脘三壮，内服万亿丸一二粒，以泄其胎毒也。小儿脐风撮口，治以五通膏（生地黄、生姜、葱白、萝卜子、田螺肉），共捣烂，搭脐四围一指厚，抱住一时，有屁下泄而愈。治小儿断脐不如法，七日内有风出，用直僵蚕二三条，炒去丝，为末，蜜调，敷口或乳头上、带下亦可。香螺膏（田螺三个，入麝少许），捣烂，搭脐上，治脐风肿硬如盘。初生小儿，脐风撮口，多啼不乳，口出白沫，治以宣风散（全蝎、麝香），金银煎汤调服。

4. 胎惊夜啼

小儿胎惊夜啼者，为邪热乘心。治小儿在胎受惊，生下来满月而惊，宜镇惊散（朱砂、牛黄少许，取猪乳汁调稀，加麝香少许尤效），抹入口中。治小儿邪热相乘，焦躁夜啼，宜花火膏（灯火三颗，以乳汁调，抹儿口，或抹母乳上；另一方，加朱砂研末，白蜜调，抹儿口内）。治小儿天吊，为邪热乘心，肝风内动，潮热，以钩藤散（钩藤、人参、犀角各五钱，全蝎、天麻各二钱半，炙甘草）。

5. 口疮

鹅口、口疮者，为胃中湿热也。小儿口中百病，鹅口、口疮、重腭不能吮乳及咽喉肿塞，一切热毒，治以牛黄散（牛黄、冰片、硼砂、辰砂各一分，雄黄、青黛各二分，牙硝一分半，黄连末、黄柏末各八分），敷入口内。泻心汤（净黄连、蜜水）治小儿口疮，另可用黄丹、巴豆仁同炒焦，去豆用丹，掺口疮上立愈。

6. 重舌、木舌

重舌、木舌者，均脾经实火也。重舌，乃舌下生舌也，舌下有形如舌而小者，及唇口两旁生疮，因小儿心脾有热，治以清心泻脾，宜当归连翘汤（归尾、连翘、白芷各三钱，煨大黄、炙甘草各一钱）。雪硝散（朴硝五钱，真紫雪二分，盐半分，竹沥二三点），白汤调敷，治木舌。泻黄散（藿香叶、山栀、软石膏、防风、甘草），治小儿木舌、弄舌。

7. 走马牙疳

走马牙疳者，气虚湿热也。走马牙疳，治以立效散（青黛、黄柏、枯矾、倍子末各一钱）上研细末，用米泔水先漱口内，掺贴患处。小儿牙肿、流涎腮肿、走马牙疳，主阳明之热，治以清胃升麻汤（升麻、川芎、白芍、半夏各七分，干葛、防风、酒炒黄连、生甘草各五分，煨软石膏一钱，白术七分，白芷三分），能漱即含漱而吐之。漱药不用白术、半夏。

8. 喜异食

小儿爱吃泥土者，脾脏生疳，脾虚胃热所致，治以清胃养脾汤（黄芩、软石膏、陈皮、去芦白术、甘草），砂糖丸（腻粉、砂糖），米饮送下，泻出其土，立愈；黄金饼（干黄土为末，浓煎黄连汁和为饼）治小儿好吃泥土。

9. 丹毒

丹毒者，火行于外也。风毒赤紫丹瘤，壮热狂躁，睡卧不安，胸膈满闷，咽喉肿痛，九道有血妄行，遍身赤毒及痘疹已出未出，不能决透，或已出热不解，治以犀角消毒饮（微炒牛蒡子、荆芥穗、防风、黄芩、犀角、甘草，无犀角以升麻代之）。冰黄散（土硝、大黄末各一钱），鸡翎蘸药，频频涂扫，治赤游丹毒。又方，用伏龙肝，不拘多少，鸡子清调敷患处，专治赤毒、赤肿、火毒走注。泥金膏（阴地上蚯蚓粪、熟皮硝），新汲水、井水浓调厚敷患处，治一切无名肿硬焮赤。

10. 喉痹

小儿喉痹为风热毒结于咽喉所致。喉痹者，热毒也。会厌两旁肿者，为双乳蛾，是易治；一旁肿者，为单乳蛾，是难治。乳蛾差小者，为喉痹。热结于咽喉，且麻且痒，肿绕于外，肿而大者，名缠喉风。喉痹暴发暴死者，名走马喉风是也。甘桔汤（桔梗、防风、荆芥、薄荷黄、黄芩、甘草），治小儿咽喉肿痛、风热等毒。碧雪（真青黛、硼砂、焰硝、蒲黄、甘草末）分掺咽喉，治心肺积热，上攻咽喉，肿痛闭塞，水浆不下，或生疮疖、重舌、木舌并治。

11. 眼、耳、鼻疾

眼痛者，火盛也。拔毒膏（熟地黄一两）新汲水浸透，捣烂贴脚心，治婴儿患眼肿痛。通天散（芒硝五钱、雄黄三钱）治赤眼暴发肿痛，吹入两鼻内流水，双目流泪，即效。

脓耳者，肾气热冲也。小儿因沐浴，水入耳中，水湿停留，搏于血气，酝酿成脓耳。羽泽散（枯矾少许）治耳中出脓，或痛，或出水，吹入耳中即愈；用五倍子烧灰存性为末，吹入耳亦效；用抱出鸡卵皮，炒黄色，为细末，香油调，灌耳内，即时止疼。黄龙散（枯矾、煨龙骨、水飞黄丹、烧灰胭脂、麝香、煨海螵蛸）治聤耳，不问新久，痛不止。用黄蜡如皂角子大，搓成条，外用好绵艾捶熟，裹蜡条烧着，烟熏患处，痛止住熏。

鼻疮者，风湿气攻也。肺主气，通于鼻。风湿之气乘虚客于皮毛，入于血脉，故鼻下两旁疮湿痒烂，是名鼻𧏾。其疮不痛，但所流处即又成疮，泽泻散（泽泻、郁金、山栀仁、炙甘草）主之。

12. 头疮

小儿头疮多为热毒所致。一扫光（细茶三钱，水银一钱，牙皂、花椒各二钱）研末，香油调搽，治小儿头上肥疮，或多生虱子，搔痒成疮，脓水出不止。蜡油膏（腊猪油、雄黄、水银）研末后敷药，治小儿头疮。

13. 冬月吐蛔

小儿冬月吐蛔，多是胃寒胃虚所致，治以钱氏白术散（去芦人参、去芦白术、去皮茯苓、藿香、甘草、木香、丁香、干葛）。

14. 尾骨痛

小儿尾骨痛，乃是阴虚痰火所致。若阴虚而痛者，宜补阴降火汤（酒洗当归、川芎、酒炒白芍、酒蒸熟地黄、炒黄柏、酒炒知母、官桂，或以前胡、木香为引，如痛不止加乳香、没药）主之；痰火作痛者，宜化痰降火汤（陈皮、姜半夏、去皮茯苓、泽泻、酒炒黄柏、酒炒知母、甘草、前胡、木香，若痛不止加乳香、没药）主之。

15. 阴肿疝气

阴肿疝气者，寒所郁也。治小儿偏坠气痛，五倍子烧灰存性为末，以好酒调服，出汗立愈。

16. 阴囊肿大

治小儿阴囊肿大，牡蛎不拘多少，为末，用鸡子清调涂，即消。治阴囊忽肿，或坐地多时，或风邪或虫蚁吹者，蝉蜕五钱，水一大碗，煎汤洗肿处，其痛立止。若不消，再煎再洗，后服五苓散，灯草煎服。或以葱园内蚯蚓粪，以甘草汁调，涂肿处，或薄荷汁调亦可。若外阴㑃赤肿痛，日夜啼叫，不数日，退皮如鸡卵壳，愈而复作，为风热，用老杉木烧灰，入腻粉，清油调敷患处即效。

17. 盘肠气痛

盘肠气痛者，风冷所搏也。小儿盘肠气痛者，则腰曲干啼、额有汗，是小儿为冷气所搏而然。其口闭脚冷，或大便青色不实、上唇干者是也。此多因生下洗迟，感受风冷而致也，急用葱汤淋洗其腹，揉葱熨脐腹间，良久，尿自涌出，其痛自止，宜服乳香散（乳香、没药）。

18. 脱肛

脱肛者，大肠虚滑也。小儿脱肛，皆因久患泻痢所致。提肛散（龙骨、煅诃子、没石子、赤石脂、罂粟壳）治小儿大肠气虚，肛门脱出；亦宜用葱汤熏洗，令软送上；

或以五倍子为末，敷而频托入；五倍子煎汤洗亦可；或以鳖头烧灰存性，香油调敷；或以鳖头烧灰熏之，久自收；或以东壁土泡汤，先熏后洗亦效。

19. 小儿二便疾病

小便不通者，膀胱火也。通神散治小便紧急不通，或去血。小便闭塞不堪言，唯用儿茶末一钱，萹蓄煎汤送下，霎时溲便涌如泉。五苓散加车前子、灯草尤效。

大便不通者，脏腑热也。没药散（没药、大黄、炒枳壳、桔梗、木香、炙甘草）治小儿风与热滞留蓄上焦，胸膈高起，大便不通。

治新生小儿二三日不大小便，用葱汁、人乳各半，调匀，抹在口中，同乳带下即通。

遗尿者，膀胱冷弱也。鸡膍胵散（鸡膍胵一具、鸡肠一具，炙焦猪胞，黄酒调服。男用雌、女用雄），治小儿遗尿。补骨脂散（补骨脂一两）、桂肝丸（官桂、雄鸡胆），温水送下，治小儿睡中遗尿不自去者。

尿浊者，湿滞脾胃也。澄清散（白术、茯苓、炒白芍、姜汁炒黄连、泽泻、去子山楂各一钱，青皮四分，生甘草二分）治小儿大便白、小便浊，或澄之如米泔。

便血者，热传心肺也。凡初生婴儿，七日之内，大小便有血出者，此由胎气热盛之所致也。因母食酒面炙爆热毒等物，流入心肺，儿在胎内受之。热毒传入心肺，且女子热入心，故小便有之；男子热入于肺，故大便有之。治法，以生地黄取自汁，入蜜少许和匀，温服，男女皆效；或甘露饮（熟地黄、酒洗生地黄、去心天冬、去心麦冬、酒炒枳壳、茵陈、酒炒黄芩、枇杷叶、石斛、甘草各等分）兼服尤妙。甘露饮治小儿胃中客热，牙宣口臭，齿龈肿烂、时出脓血，饥烦不欲饮食，及目赤肿痛，不任凉药，口舌生疮，咽喉肿痛，及身面皆黄，肢体微肿，大便不调，小便赤涩；亦有用生蒲黄、油头发烧灰各一钱为末，生地黄汁，或米饮、乳汁调，同服。五淋散（赤茯苓六钱，赤芍药、山栀仁各二钱，条黄芩三钱，当归、甘草各五分）治膀胱有热，水道不通，淋沥不出，或尿如豆汁，或如沙石，或冷淋如膏，或热淋便血；亦可用生地黄、泽泻、木通、滑石、车前各二钱。

20. 血证

吐血者，荣卫气逆也。黄芩丸（黄芩）治小儿吐血、衄血、下血。柏枝散（柏枝、藕节晒干各等分），藕汁和蜜一匙，调白汤下，治小儿衄血、吐血；或以山栀子炒黑，每用三钱，生姜煎。治咯血、吐血、衄血，用白芍药为末，磨犀角汁调服，愈；或用黄连末一钱、豆豉二十粒，水煎温服。

21. 水肿、肿胀、黄疸

加味五皮饮（五加皮、地骨皮、生姜皮、大腹皮、茯苓皮、姜黄、木瓜，另一方去五加皮，加陈皮、桑白皮）治小儿四肢肿满，阳水、阴水皆可服。牵牛散（黑牵牛取头细末，桑白皮煎汤，磨木香汁调服）治小儿诸般肿胀。

黄疸者，脾胃湿热也，症见寒热呕吐而渴欲饮冷水，身体面目俱黄，小水不利，不得安卧，不思饮食，治以茯苓渗湿汤（茯苓、茵陈、山栀、黄连、黄芩、防己、白术、苍术、陈皮、青皮、枳壳、猪苓各一钱，泽泻三分。小便不通加木通；伤食不思食加砂仁、炒神曲、炒麦芽）。

22. 汗证

小儿汗证，阴阳偏胜所致。团参汤（新罗人参、川当归各三钱，雄猪心一个，井水一盏）治小儿虚汗。心血液盛亦发为汗，此药收敛心气。

23. 斑证

斑者，阴阳毒气所致。小儿身常发热风斑，及脚指常红肿，此脾经风热也，用防风通圣散去硝黄，加鼠黏子、酒炒黄连，为末，亦用防风、白芷、薄荷、黄连、黄芩、黄芪、黄柏煎汤浴之，宜避风。

24. 解颅、鹤节、五迟、龟胸、龟背

小儿解颅鹤节、行迟发迟，胎元不全，血气不充所致。语迟者，邪乘心所致。齿迟者，肾不足所致。龟胸者，肺热胀满所致。龟背者，风邪入脊所致。

小儿颅囟开解，头缝不合，此乃肾气不成。脈主肾髓而脑髓海，肾气不盛，所以脑髓不足，故不能食，治宜以人参地黄丸（人参二钱，怀熟地四钱，嫩鹿茸、干山药、白茯苓、牡丹皮、山茱萸各二钱）。

治鹤节，宜当归地黄丸（酒蒸怀熟地八钱，酒蒸山茱萸、蒸山药、去毛泽泻、牡丹皮、去皮白茯苓、酒洗当归各三钱。一方加酥炙鹿茸、酒洗牛膝各四钱）。小儿血气不充，故肌瘦薄、骨节呈露如鹤之膝。

行迟、发迟者，血气不充也。调元散（干山药五钱，炒白芍、去皮茯苓、去皮木茯神各二钱，白术二钱半，石菖蒲一钱，去芦人参、熟地、当归、川芎、蜜炙黄芪各二钱半，炙甘草一钱半，生姜三片、枣一枚）治小儿禀受元气不足，颅囟开解，肌肉消瘦，腹大而胀，语迟行迟，手足如筒，神色昏慢，齿生迟。

治小儿语迟，宜菖蒲丸（石菖蒲、人参、麦冬、川芎、乳香、当归、远志、朱砂，粳米汤饮下）。小儿齿迟，治宜芎归散（川芎、干山药、当归、炒白芍、炙甘草各二钱半），食后服，将此干药末擦牙龈即生。

小儿龟胸，高如覆掌，治宜龟胸丸（煨川大黄六钱，去心天冬、百合、杏仁、去节木通、麸炒枳壳、蜜炙桑白皮、隔纸炒甜葶苈、软石膏各一钱），仍宜灸两乳前各一寸半，上两行三骨间，六处各灸三壮，春夏从下灸起，秋冬从上灸起。

治小儿龟背，宜龟背丸（麸炒枳壳、去芦防风、独活、煨大黄、去芦前胡、当归、去节麻黄各三钱），仍灸肺俞、心俞、膈俞穴，六处穴各灸三壮。

六、疮疹

《万病回春》中将痘疮病程分为十期，为发热、初出、出齐、起泛、行浆、浆足、回水、收靥、结痂、还元，有些许繁杂，不易掌握。龚廷贤在其晚年作品《寿世保元》中将之归纳为初起发热、出痘、起胀、贯脓、收靥、痘后余毒六个阶段。龚氏强调，痘苗一见，则禁用表药，以防表虚。他认为，痘疮七日以前为里实，不可投温燥之药，能助毒气；八日以后为里虚，不可投寒凉之剂，能伐生气。"会诸家之粹，求其意而用之，实未敢据其成方也。"痘疮有证属燥热者，有证属虚寒者。若痘疮陷顶，灰白色，寒战闷乱，腹胀泄泻者为寒，则用陈文中异功等方治之。若热盛，红紫燥痒为热毒，当急用丹溪凉血解毒之药治之。若不知治病之因，又不求立方之意，仓促之际，漫尔试方，若正中，随手获效，则为己之功，若不应则归咎于书，将其废之。此时医之不思之甚也。龚氏认为古人用药制方，有向导，有监制，有反佐，有因用，对于痘疹，有见于寒者，有见于热者，学者不可以偏概全，执一而误小儿生命，而应"会诸家之粹，求其意而用之"。对痘疮轻重预后，龚氏亦有详尽论述。如"视痘颜色轻重法"，望而治之谓之神，善治者观其形色而辨之，则轻者获安，重能取效，有诸内则形诸外，内热和缓则达于外者必轻，便秘烦躁则彰于外者必重。

第六节　方药创见

一、温清饮

1. 原方与主治

黄连、黄柏、黄芩、山栀、当归、川芎、白芍、熟地各一钱，治妇人经脉不住，或如豆汁，五色相杂，面色萎黄，脐腹刺痛，寒热往来，崩漏不止等症。

2. 古今发挥

温清散首载于《万病回春·血崩》，由四物汤合黄连解毒汤而成，"治妇人经不住，或如豆汁，五色相杂，面色萎黄，脐腹刺痛，寒热往来，崩漏不止"。清代沈金鳌《妇科玉尺》改方名为解毒四物汤，称"一名温清饮，治崩漏面黄腹痛"，组成加生地黄。温清散从此称温清饮。在清代以前，温清饮一直是专治崩漏寒热错杂症的妇科专方。日本在此方的拓展应用方面，做了颇多有益的尝试。如将《万病回春》温清散原方称温清饮，广泛运用于各科疾患。1782年，香月牛山在《牛山方考》中关于黄连解毒汤如此记载："妇人崩漏症，血下如涌，身热甚，口渴，谵语，配合四物汤加棕榈炭煎汤服用有奇效。"又说："妇人赤白带下，寒热往来，颜面生热疮，配合四物汤加连翘、白芷、秦艽有奇效。"1878年，浅田宗伯在《勿语药室方函口诀》书中说："此方妙在温与清相结合，妇人漏下或带下，或男子便血日久用之有效。"1979年，松田邦夫在《汉方医学讲座》一书中论及，本方剂多用于慢性疾患，或具有本方证的急性症状。松田邦夫认为，本方除了应用于子宫出血、痔出血、尿血、衄血、咯血等各种出血症外，还适用于某些皮肤黏膜的疾病（皮肤瘙痒症、皮炎、湿疹、荨麻疹、面、雀斑、黑皮症、口腔炎、白塞病等），对于神经系统疾病、高血压、肝病、妇科病、变态反应性体质等均有改善作用。日本汉方界将此方列为多种疾病的首选方剂。从 20 世纪 70 年代开始，国内亦对温清饮的临证发挥进行研究。现在，该方可广泛用于血中有热、迫血妄行所引起的月经先期、月经经量过多以及持续性子宫出血、子宫内膜炎、宫颈癌、宫体癌等出血性疾病。用本方加味，治疗痛经有效；又可治疗慢性荨麻疹、带状疱疹、异位性皮炎、特应性皮炎、阿弗他溃疡、复发性口疮、口疮性口炎、脑梗死、消渴病、狐惑病、皮肌炎、白塞病、外阴部溃疡等。

二、升降散（内府仙方）

1. 原方与主治

僵蚕二两、姜黄二钱半、蝉蜕二钱半、大黄四两，共为细末，姜汁打糊为丸，重一钱一枚，大人服一丸，小儿半丸，蜜水调服，立愈。治大头瘟病，肿脸颈项者。

2. 古今发挥

升降散系温病学名方，最早见于《万病回春·温疫》，方由僵蚕、姜黄、蝉蜕、大黄组成，具有升清降浊、解郁宣透、降火泄热之功，治"肿项大头、虾蟆瘟病"。龚氏在其后来所著的《云林神彀》《鲁府禁方》《济世全书》等书中均载有内府仙方。该方后得清代医家杨栗山的发挥，更名为升降散，载于《伤寒瘟疫条辨》，并将其作为治疗瘟疫十五方之首。叶霖在增订张鹤腾《伤暑全书》时，从杨栗山著作中将此方引入，为治暑良方。本方药少力专，寒温并用，升降兼施，表里双解，后世医家广泛应用于临床，亦受近代名家蒲辅周、赵绍琴的青睐。现代医家将此方用于心血管神经症、慢性活动性肝炎、过敏性结肠炎、湿热蕴结型早期肝硬化、糖尿病胃轻瘫、肾综合征出血热、急性胰腺炎、结核性渗出性胸膜炎、血小板性紫癜、类风湿关节炎、小儿慢性腹泻、慢性荨麻疹、脂溢性皮炎等内科、外科、儿科、皮肤科常见病和疑难杂症，并取得了较好的疗效。如以升降散合侯氏黑散（僵蚕、姜黄、蝉蜕、大黄、菊花、白术、细辛、茯苓、牡蛎、桔梗、防风、人参、矾石、黄芩、当归、干姜、川芎、桂枝），治疗脑梗死后假性延髓麻痹；以升降散加地龙、防风、甘草，治疗咳嗽变异性哮喘；以加味升降散（僵蚕、姜黄、蝉蜕、大黄、厚朴、川贝、麦冬）"母子同治"哺乳期婴儿湿疹；加味升降散（蝉蜕、僵蚕、姜黄、生大黄、黄芩、野菊花、生何首乌）令哺乳期母亲口服，治疗哺乳期婴儿湿疹；以升降散合麻杏石甘汤，治疗重症肺炎；用银翘散合升降散加减，治疗扁桃体炎引起的高热；用升降散加活血化瘀、通经散结的地龙、桃仁、夏枯草等，治疗扁桃体炎等。

三、祛风败毒散

1. 原方与主治

枳实、赤芍、前胡、柴胡各五分，荆芥、薄荷、牛蒡子、独活、苍术各六分，僵蚕、连翘各七分，川芎、羌活各八分，蝉蜕、甘草各三分，主治疥与癣，皆热客于皮肤之所致。风毒浮浅者为疥也，毒之深沉者为癣也，多因风毒夹热得之。疥发于手足，或至遍身；癣则肌肉瘾疹，或圆或斜，或如苔藓走散，内藏汁而外有筐。曰干癣、苔癣、风癣、湿癣四者；莫不有虫者。治癣祛风杀虫是也。风疮、疥癣、瘾疹、紫白癜风、赤游风、血风、臁疮、丹、瘤及破伤风，在上部者加桔梗一钱，在下部者加木瓜、牛膝各一钱，如湿气成患而在下，去蝉蜕、僵蚕。

2. 古今发挥

本方为龚廷贤所创，见于《寿世保元·疥疮门》中，功效为祛风、解表、清热除湿、凉血活血，适用于风疮疥癣（慢性、难治性湿疹类）、瘾疹（荨麻疹）、紫白癜风（白斑、黑斑等皮肤色素异常性疾病）、血风（红斑、出血斑）、脓疱疮、丹、瘤（血肿、丹毒）及破伤风的治疗。

其实在龚廷贤的著作中，有多处祛风败毒散的类方。

《万病回春·伤寒门》以《小儿药证直诀》人参败毒散（柴胡、桔梗、羌活、独活、茯苓、川芎、前胡、枳壳、人参、甘草、生姜、薄荷）用于治疗伤寒头痛、身痛项强、壮热、恶风及风寒咳嗽、鼻塞声重，四时之瘟疫、热毒、头面肿痛、各种疮毒、小儿惊风等。

《万病回春·痈疽》以荆芥败毒散（防风、荆芥、羌活、独活、柴胡、前胡、薄荷、连翘、桔梗、枳壳、川芎、茯苓、金银花、甘草，大便不通加大黄、芒硝，热甚痛急加黄芩、黄连）治痈疽疔肿、发背乳痈等症，憎寒壮热，甚者头痛拘急，状似伤寒，一二日至四五日者，一二剂散其毒。轻者，内自消散。

《寿世保元·斑疹》以加味败毒散（羌活、独活、前胡、柴胡、当归、川芎、去穰枳壳、桔梗、茯苓、人参、薄荷、甘草、白术、防风、荆芥、米泔水浸苍术、赤芍、生地黄、姜、枣）治感冒风湿，以致发斑者，服之良验。古人将本方应用于斑疹。西医将本方应用于传染病的发疹期、丹毒、猩红热等，也可用于荨麻疹、湿疹及慢性皮炎。

《华冈青州·疡科方鉴》以十味败毒汤（柴胡、独活、荆芥、川芎、甘草、桔梗、防风、陈皮、茯苓、生姜）用于痈疽及各种疮疡初期伴有恶寒高热疼痛的患者。另外，本方还可用于多种皮肤病特别是化脓性疾病。若用本方合四逆散可治疗慢性顽固性湿疹。

《寿世保元·下疳》以消疳败毒方（防风、独活各六分，柴胡一钱五分，连翘、荆芥各七分，黄柏八分，知母、黄连、苍术各七分，赤芍、赤茯苓、木通、龙胆草各九分，甘草三分，灯心二十四寸）治疗下疳，即男子阴头肿痛生疮，皆因所欲不遂，或交接不洁，以致邪毒浸渍，发成疮毒，日久不愈，或成便毒，或损烂阳物，多致危笃。鱼口疮、妒精疮，皆其类也。俗云：疳疮未已，便毒复来生也。本方用于下阴部肿痛生疮、便毒、鱼口疮、妒精疮。妒精疮，此盖因妇人阴中先有宿精，因而交接，虚热熏蒸，即成此疾。初发在阴头如粟类，拂之甚痛，两日出清脓作白孔，蚀之大痛，妇人有生于玉门内，正似疳蚀疮，不痛为异耳。本方还可以用于淋巴肉芽肿所致的溃疡疔、白塞病的阴部溃疡等。

《万病回春·杨梅疮》以消风败毒散（归尾、川芎、赤芍、生地黄、升麻、干葛、黄芩各一钱，黄连、黄柏、连翘、防风各八分，羌活、金银花、甘草各五分，蝉蜕二个。初服加大黄二钱、芒硝一钱半）主治杨毒天疱者。消风败毒散适用于杨梅天疱，其病系梅毒性皮疹，原因多与风湿热毒有关，此方对本病早期有较好的疗效。西医学将其应用于麻风病、结核、淋巴肉芽肿。另外，本方还可以用于胶原性疾病、自身免疫性疾病、难治性溃疡等。

四、补中益气汤

1. 原方与主治

黄芪（病甚、热甚者一钱）、人参（有嗽去之）、炙甘草、酒制当归、橘皮、升麻、柴胡各三分，白术五分。量气弱气盛，临病斟酌水盏大小。去滓，食远稍热服。如伤重者，不过二服而愈。主治劳役过度，饮食失节，四肢倦怠，口干身热，手心蒸热，手背不热，时或头痛，微恶风寒，自常汗出，或气高而喘，身热而烦。其脉洪大无力，或脉微细软弱，或唯右脉虚大。凡中气虚弱而不能摄血，或中气不足而误用克伐，或饮食劳倦而患疟痢，脾胃气虚而久不能愈，或腠理不密，易伤风寒，微邪凑肺而咳嗽不已，或病久元气下陷，或伤恐元气不升，或元气虚弱，感冒风寒，不胜发表，或入房之后劳役感冒，或劳役感冒而后入房，或阳气不升而头晕作眩，额上喜温而渐愈等，不论内外病候，审是因于劳役者，以之为主，治之法，能生长身中胃气，而行春夏之令，亦能使脾土以生肺金，为肝、心、脾、肺滋化源之剂。

2. 古今发挥

此方为李东垣创制，龚廷贤在《寿世保元》《万病回春》等书中，对"王道"之方十分推崇。龚氏曰："人之一身，以脾胃为主。脾胃气实，则肺得其养，肺气既盛，水气生焉，水升则火降，水火既济，而全天地交泰之令矣。"因而，内伤之病，与脾胃休戚相关。他认为，中气不足，或误用克伐，四肢倦怠，口干发热，饮食无味，或饮食失节，劳倦身热，脉洪大无力，或头痛恶寒自汗，或气逆而喘，身热而烦，脉微细软弱，自汗身倦目合，或中气虚弱，而不能摄血，或饮食劳倦而患疟疾等症，皆因脾胃虚而不能愈者。因此，龚氏调治内伤以固脾胃为本、益气升阳为要，对东垣所制补中益气汤推崇备至，临证化裁更是圆机活法，左右逢源。内伤者，若感风寒，头痛发热，加川芎、防风、白芷、羌活；汗多，重用黄芪，去升麻、柴胡，加炒枣仁；若虚火炎上，加玄参；若阴虚生火，加酒黄柏、知母；若阴虚痰多，加贝母；若泄泻，去当归，加白茯苓、泽泻、白芍；若气虚甚，或手足冷，必少加制附子以行参、芪之力；若心刺痛及血涩不足，加当归、白豆蔻；若用心太过，神思不宁，怔忡惊悸，加参、苓、酸枣仁、炒柏子仁、远志、石菖蒲；若咽干及渴者，加干葛、天花粉；若饮食少或伤饮食，加神曲、麦芽、山楂；若精神困顿者，倍加人参，复加五味子、麦冬；若梦遗，加牡蛎、龙骨；若头痛，加蔓荆子、川芎，头顶痛者加藁本、细辛；若腰痛，加牛膝、杜仲；若脚弱，加木瓜、汉防己；若有痰，加姜半夏、贝母；若咳嗽，复加黄芩、知母、麦冬；若久嗽，肺中有伏火者，减人参，加黄芩、紫菀；若食不下，胸中有寒，或寒滞，加青皮、木香；若脚软乏力，加酒炒黄柏、牛膝、五加皮；若五心烦躁，加生地黄；若心浮气乱，以朱砂安神丸镇固之。龚氏治中风，以调理气血为主，临证施治善随机应变，或重于治气，或重于治血，或气血并治，或谨守病机，配以理气活络、化痰开窍、搜风祛湿、温阳济肾诸法，但终以调治气血为先务。龚氏在调理气血方面尤注重调气，常以补中益气汤化裁而出奇制胜。治中风调理气血，治麻木益气和卫，治积聚养正除积，治黄疸健脾利湿，治眼目益脾利窍，均为龚氏调理脾胃王道之法。

此方现代多用于治疗小儿长夏反复发热，血小板减少性紫癜，体弱、老年人的体虚发热等病，疗效较好。

五、清上蠲痛汤

1. 原方与主治

酒洗当归、小川芎、白芷、羌活、防风各一钱，细辛三分，菊花、蔓荆子各五分，苍术、麦冬、独活各一钱，生甘草三分，酒炒片芩一钱五分。左边痛者，加红花七分、柴胡一钱、酒洗龙胆草七分、生地黄一钱；右边痛者，加黄芪一钱、干葛八分；正额上眉棱骨痛者，为食积痰壅，用天麻五分，半夏、山楂、枳实各一钱；当头顶痛者，加藁本、酒洗大黄各一钱；风入脑髓而痛者，加麦冬、苍耳子各一钱，木瓜、荆芥各五分；气血两虚，常有自汗，加黄芪一钱五分，人参、白芍、生地黄各一钱。清上蠲痛汤主治年深日近偏正头疼；又治肝脏久虚，血气衰弱，风毒之气上攻头脑而痛，头眩目晕，怔忡烦热，百节酸疼，脑昏目痛，鼻塞声重，项背拘急，皮肤瘙痒，面上游风、状若虫行及一切头风；兼治妇人血风，头目昏痛。

2. 古今发挥

本方为龚廷贤所创，见于《寿世保元·头痛》，为治一切头痛主方，无论左右、偏正、新久皆效，功效为祛风除邪，散寒通瘀止痛。现代有用此方治疗头痛，如向氏治疗 250 例患者，痊愈 169 例，有效 40 例，好转 26 例，无效 15 例，总有效率达 94%。

六、高枕无忧散

1. 原方与主治

陈皮、姜制半夏、去皮白茯苓、麸炒枳实、竹茹、去心麦冬、龙眼肉、石膏、甘草各一钱半，人参五钱。上锉一剂，水煎服。主治心胆虚怯，昼夜不睡。

2. 古今发挥

本方为龚廷贤所创，见于《万病回春·不寐》：健忘惊悸，怔忡失志，不寐心风，皆从痰涎沃心，以致心气不足，若用凉剂太过则心火愈微，痰涎愈盛而病益深，宜理痰气。

七、黄白散

1. 原方与主治

黄柏、孩儿茶、枯白矾（各等分为细末），上研匀一处。凡患人先用陈仓小米熬汤，候冷，漱口洁净，次将药末掺患处不拘。三五年诸治不愈者，此药敷三五次即愈。本方主治口疮如神，并口中疳疮。

2. 古今发挥

周氏用本方加五倍子、大黄各等分，治疗小儿溃疡，临床疗效好。

第七节　轶闻趣事

医林状元

龚廷贤少习举子业，屡试未中，乃转随父学医，曾隐居金溪云林山中，边读书，边临证，边著书，故别号为"云林山人"。龚氏一生行医60多年，踪迹踏遍河南黄河流域一带. 由于他医术超群，很快就"声名烨烨播京师，随被命拜官荣归"。明万历二十一年（1593），明藩王鲁王朱三畏之张妃，年近50岁，患膨胀危症，"经王府及两京各省诸医诊治进方，屡治无效，病势垂危。龚氏时在大梁，由曹州医官张省吾推荐被聘至鲁王府，投一二剂，辄已见效，调治半年，乃获全安。鲁王大喜，赐匾额一方，题曰'医林状元'"。这是我国医学史上获得"状元"荣誉称号的第一位医生。

（喻闽凤　高修安）

参考文献

1. 龚廷贤.万病回春［M］.北京：人民卫生出版社，2007

2. 张治国，张治国，李景远，等.龚廷贤"王道"医学思想探析［J］.中医学报，2017（11）：21-24

3. 徐春娟，何晓晖，陈荣.龚廷贤《万病回春》学术思想的现代研究［J］.时珍国医国药，2013，24（11）：2766-2768

4. 黄素英.龚廷贤学术成就简述［J］.江西中医药，1993（1）：11-13

5. 吴伟，罗会林.龚廷贤运用补中益气汤临床经验举隅［J］.江西中医学院学报，2001（4）：

157-158

6.万少菊.龚廷贤主要著作简介［J］.江西中医药，1989（5）：59-60

7.纪娟，张念志.韩明向应用温清饮验案举隅［J］.江苏中医药，2015（12）：55

8.倪昭海，葛燕青.黄白散治小儿口腔溃疡［J］.新疆中医药，1996（1）：60

9.李琳荣.浅析龚廷贤《万病回春》辨证论治的特点［J］.山西中医学院学报，2005（2）：3-4

10.常博.升降散临床应用浅述［J］.光明中医，2014（4）：853-854

11.傅维康.现存最早命名"推拿"专书：《小儿推拿秘旨》刊行四百周年［J］.上海中医药杂志，2004（6）：43

12.周玉平，陈建章，邓棋卫，等.盱江名医龚廷贤脾胃观学术思想探析［J］.中医文献杂志，2016（6）：41-42

13.黄毅勇，付芳，赵海梅，等.盱江名医龚廷贤小儿推拿辨证思维解析［J］.中医研究，2015（1）：87

第十四章　张介宾

第一节　概述

张介宾（1563—1640），字会卿、景岳，别号通一子，明末会稽（今浙江绍兴）人。明代杰出的医学家，为温补学派的代表人物。

张介宾自幼聪颖，祖上以军功起家，世袭绍兴卫指挥使，"食禄千户"，家境富裕。他从小喜爱读书，广泛接触诸子百家和经典著作。其父张寿峰是定西侯门客，素晓医理。张氏幼时即从父学医，13 岁时师从京畿名医金英学习。青年时广游于豪门，结交贵族；闲余博览群书，思想多受其影响，通晓易理、天文、道学、音律、兵法之学，对医学领悟尤多。张氏性格豪放，壮岁从戎，参军幕府，游历北方，足迹及于榆关（今山海关）、凤城（今辽宁凤城县）和鸭绿江之南。当时北京异族兴起，辽西局势已不可为，张氏数年戎马生涯无所成就，功名壮志"消磨殆尽"，而亲老家贫终令其尽弃功利之心，解甲归隐，潜心于医道。后来，他医技大进，名噪一时，被人们奉为仲景、东垣再生。58 岁时，张介宾返回南方，专心从事于临床诊疗，著书立说。明崇祯十三年去世，终年 78 岁。

张介宾著作首推《类经》，成书于明天启四年（1624）。张氏对《黄帝内经》研习近三十年，认为《黄帝内经》是医学至高经典，《素问》《灵枢》两卷经文互有阐发之处，为求其便，"不容不类"，故"遍索两经""尽易旧制"，从类分门，然后合二为一，命曰《类经》。同年，他再编《类经图翼》和《类经附翼》，对《类经》一书中意义较深、言不尽意之处，加图详解，再附翼说。《类经图翼》11 卷，对运气、阴阳五行、经络经穴、针灸操作等作图解说，讨论系统。《类经附翼》4 卷，探讨易理、古代音律与医理的关系，也有阐述其温补的学术思想。张氏晚年集自己的学术思想、临床各科、方药针灸之大成，辑成《景岳全书》64 卷，成书于其卒年（1640 年）。《景岳全书》内容丰富，囊括理论、本草、成方、临床各科疾病，是一部全面而系统的临床参考书。《景岳全书·小儿则》更是儿科诸病并治，在总论中提到小儿"脏气清灵，随拨随应"的生理特点，很有见地。《质疑录》共 45 论，为张氏晚年著作，内容系对金元各家学说进行探讨，并对自己早期发表的论述有所修正和补充。

张介宾对小儿病的诊治，从小儿的生理病理特点着眼，既重视小儿病，又确信小儿病易趋康复。他辨证时注重四诊合参，注意细节的把握，治疗上纠药饵之误，提倡温补，有是病用是药，顾护正气。

第二节　生平、治学与古今评鉴

一、生平考略

张介宾，字会卿、景岳，别号通一子，祖籍四川绵竹。明初祖上以军功起家，迁居浙江会稽（今浙江绍兴市），世袭绍兴卫指挥使。其父寿峰公，通兵法，善养生，这对介宾影响甚大。

张介宾作为一代名医，《明史》却未载其传，如同《后汉书》不载张仲景传，此亦是医学史上的一大憾事。关于其生卒年代，1963 年赵璞珊曾据《故丹溪先生朱公石表辞》定为 1563 ～ 1640 年，但尚未形成学术界的统一认识。如 1980 年出版的《辞海》定为 1562 ～ 1639 年。《中国历代名医评介》并列 1563 ～ 1640 年和 1555 ～ 1632 年两种说法。还有学者认为其"生卒无考"，故有再考的必要。有学者据《类经附翼·医易义》中，张氏自署年 50 岁（万历壬子，1612）至明神宗病死的庚申年（1620），刚好相距 8 年，时景岳 58 岁，应无置疑。据此推算其生年当为 1563 年；至于卒年，据《景岳全书·辨丹溪》时自称已"年出古稀"；崇祯丙子（1636）著《景岳全书》"总论气理"篇，并作"阳不足再辨"以回答三吴李氏质难时已 74 岁，戊寅（1638）会见黄宗羲时已 76 岁，庚辰年（1640）《景岳全书》首次刊行，没有他的自序，林日蔚跋文称"慰先外祖于九泉"之下，可知张氏已故，寿数未越该年。这样，最后需要确定的只是 1639 或 1640 两年。在没有充分史料可以否定《质疑录》"张景岳传"中"又二十年始卒"记载的情况下，鉴于其可信性，把张介宾的卒年定为 1640 年是比较适当的。至于卒于 1632 年说，则可完全排除。

张介宾幼时聪颖异常，好学嗜读，于书无所不窥，自儒门六经以及诸子百家，均予考镜。并且不限于章句，而深究其义蕴，尤喜轩岐之学及兵法他。钻研诸葛亮之八阵图，颇得其不传之秘，慨然有"不为良相，便为良医"之治国济世壮志。

张介宾 13 岁（黄宗羲《南雷文定》作 14 岁）随父"定西侯客"寿峰至北京，是时天下承平日久，奇才异士集于侯门，得以遍交其长者。畿辅名家梦石先生金英工于医，张介宾从之学医，尽得其术，虽无经验，但认真负责，甚至先自尝药，再让患者服之。张氏晚年曾追述说："余少年时，每将用药，必逐件细尝，既得其理，所益无限。"

张介宾 43 岁时已名噪京师。《景岳全书·伤寒典》记载；"万历乙巳岁（1605），都下瘟疫盛行，凡涉年衰及内伤不足者，余即用大温、大补兼散之剂，得以全活者数十人。"他亲自参加京都及周围地区瘟疫的救治，取得了较好疗效。

张介宾"为人端静，好读书"（《浙江通志》），为医之暇，继续钻研经、史、兵法，并涉猎象数、星纬、堪舆、律吕等，皆能究其底蕴。至其壮年，适值明代政治腐败，国力日衰，亡征已见。特别是辽东形势危殆，为实现治国平天下之抱负，张介宾毅然投笔弃儒，仗策游侠，从戎幕府，意在效法汉代名将霍去病、窦宪，势欲封狼居胥（今内蒙古自治区境内）、勒石燕然山（今蒙古人民共和国境内）而后快。为此，他游历河北，又随军出山海关，渡鸭绿江，足迹遍及榆林、碣石、凤城等地，谈兵说剑，绝塞历险，壮士逊其颜色。无奈命运乖舛，又不能浼首求合。多年之后，他壮志未酬鬓先秋，而辽东益危，大势已去，不复可为。张介宾曾对人曰："我夜观乾象，宫车殆将晏驾，天下从此亦乱矣。"不久，明神宗崩。此时，他对国家形势、前途已经看透，深知自己无回天之力，加之双亲已老，家亦贫，遂决意离军返乡。此时张介宾年已五十有八。

张介宾返乡后，即尽弃其他而专心致志于医药。他探隐研秘，医日进而名日彰，时人比之仲景、东垣。他一边为人诊治疾病，一边求索医学理论，整理临证治验，著书立说。遇有危证，世医束手，得其一匕之剂，蹙然而起。一时谒病者辐辏其门，沿边大帅亦遣金币致之。

张介宾晚年得子，衰病垂暮之日，男儿尚小，均不足以承其业，故将《景岳全书》稿本托付给女婿和外孙，临终之时召三子而诲之，说毕，莞尔而逝，享年78岁。

二、师承治学

张介宾幼时即从父学医，有机会学习《黄帝内经》。13岁时，他随父到北京，师从京畿名医金英学习，尽得其传；青年时广游于豪门，结交贵族。当时上层社会盛行理学和道家思想，张氏闲余之时博览群书，思想多受其影响。他通晓易理、天文、道学、音律、兵法之学，对医学领悟尤多。张介宾性格豪放，可能受先祖以军功立世的激励，壮岁从戎，参军幕府，游历北方，足迹及于榆关（今山海关）、凤城（今辽宁凤城县）和鸭绿江之南。

张介宾早年推崇丹溪之学，对丹溪的"阳常有余，阴常不足"理论，颇为信服。朱丹溪处于《局方》盛行的时代，医者每多滥用辛热燥烈药物而致伤阴劫液，故朱氏以"阳有余阴不足"立论。明代医学界刘河间、朱丹溪的火热论、相火论占统治地位，更有时医偏执一说，保守成方，不善吸取精华，反而滥用寒凉，多致滋腻伤脾、苦寒败胃，成为医学界的时弊。张介宾在多年丰富临床实践中，逐渐摈弃朱氏学说，又私淑温补学派前辈人物薛己（1486—1558）。薛己身为明太医院院使，主要为皇室王公等贵族诊病，病机多见虚损，故喜用补。张介宾出身贵族，交游亦多豪门大贾，故法从薛氏，力主温补，认为"阳非有余"。至于"阴常不足"他是同意的，但有所发挥，提出"真阴不足"的论点，并提出"人体虚多实少"，进一步发展了前代各家学说。"补正即所以祛邪"理论，就是其发明的。

张氏从人体生理功能上来判断阴阳，着重于"元阴""元阳"，即"真阴""真阳"两个方面，并进一步把"真阴""真阳"归根于肾之命门的水与火，从而把"阳非有余"与"真阴不足"两个方面统一起来。关于"阳非有余"说，这是他为批判丹溪的"阳常有余"而立的一条理论，在《类经图翼·大宝论》和《景岳全书·阳不足再辨》两篇论文中，详细阐述了这个问题。他从形气、寒热、水火等三个方面，论述了阳气对人的重要性，并根据《黄帝内经》"凡阴阳之要，阳密乃固"和"阳气者若天与日，失其所则折寿而不彰，故天运当以日光明"等说，来证实在阴阳两者中，阳居主导地位，因而提出"非阳能死物也，阳来则生，阳去则死"的论点，反复论述阳在人体的重要性，以阐明"阳非有余"的论点。在其批判"阳常有余"论时，进一步提出了"凡精血之生皆为阳气，得阳则生，失阳则死……"。这说明阴不能没有阳，无气便不能生形；阳不能没有阴，无形便不能载气。所以，物生于阳而成于阴，阴阳是相互依存，不能偏废的。张介宾认为"阳常有余"的论点是错误的，他创立"阳非有余"论，并在这一理论的指导下，创制了右归丸、右归饮等代表方剂，以培右肾之元阳，扶命门之阳衰，此二方至今仍为医界广泛采用。关于"真阴不足"说，这是张介宾在丹溪"阴常不足"理论基础上发展而来的，认为"阴精"是阳气的根本，是阳气赖以存在的物质基础。张氏说："命门之火，谓之元气，命门之水，谓之元（真）精。五液充则形体赖而强壮，五气治则营卫赖以和调，此命门之水火，即十二脏之化源。故心赖之，则君主以明；肺赖之，则治节以行；脾胃赖之，济仓廪之富；肝胆赖之，资谋虑之本；膀胱赖之，则三焦气化；大小肠赖之，则传导自分。此虽云肾脏之技巧，而实皆真阴之用。"他强调"真阴"在人体中的作用，并指出真阴之气本无余，所以真阴之病都是不足所引起。阴胜于下者，原非阴盛，而是命门之火衰。阳胜于下者，原非阳盛，而是命门之水亏。水亏其源，阴虚之病迭出。火衰其本，则阳虚之证丛生。这些都是张介宾"真阴不足"的主要理论根据，也是他好用熟地及创制左归丸、左归饮等方药的指导思想。前者以培左肾之元阴，后者以壮命门之真水。在治疗上，他提出阳既常不足，则应该慎用寒凉；阴既非有余，则应注意慎用攻伐。所以，在治疗阴阳虚损时，他主要观察命门水火的虚损所在，从而左右化裁温补的方剂。正因如此，张氏被后世医家认为是温补派的中心人物，但其实他并非主张一切都用温补，而是对其比较注重而已。

张介宾在对具体疾病的辨证施治方面，尤能采集各家所长。他的观点本与河间、丹溪学说有很多出入，但对其并不是全盘否定。如他对于中风的看法，颇为赞同二人所说，亦认为中风病因不是外感风邪；在治疗上重视痰与气血，这显然是受丹溪思想的影响；用药上不限于温补，也用白虎、绿豆饮等寒凉之剂；又如三消病，推崇丹溪，不同意薛己的观点；论喘促，援引东垣、丹溪两家学说为多；其余各病，引用丹溪者也不少，甚至有采用张子和主张的。由此可见，张介宾的阴非有余、阳常不足论点，在临床中是灵活运用的，绝不能生搬硬套。

张介宾在李东垣、薛己学术思想基础上创立的温补学说，对当时和后世医学家影响很大，逐步形成了主温补的学术流派。张氏一生研制了很多方剂，如大补元煎、绿豆饮、抽薪饮、温胃饮、六味回阳饮、左归饮、左归丸、右归饮等，临床验证，疗效确切，一直流传至今，被医界广泛采用。

张介宾善辨八纲，探病求源，擅长温补，充分反映在其医学著述和医疗实践中。他治疗虚损颇为独到，反对苦寒滋阴，很好地纠正了寒凉时弊。他的阴阳学说、命门学说对丰富和发展中医基础理论有着积极的作用和影响。其著作《类经》，是学习《黄帝内经》的较好参考书；《景岳全书》各科齐全，叙述条理，是一部很有价值的临床参考书。张景岳的学术成就无疑是巨大的，对中医学的发展做出了卓越的贡献。

三、古今评鉴

1. 黄宗羲《南雷文定·张景岳传》评

昔在戊寅，曾于张平子座上识景岳……景岳，名介宾，别号通一子，越之山阴人也，其父为定西侯客。介宾年十四，即从游于京师……奇才异士集于侯门，介宾幼而徇齐，遂遍交其长者。是时金梦石工医术，介宾从之学，尽得其传……是以为人治病，沉思病原，沿边大帅，皆遣金币致之……介宾博学，于医之外，象数、星纬、堪舆、律吕皆能顾其底蕴……神宗崩，介宾遂返越，其年五十八，又二十年始卒，是日，自题其像，召三子而诲之。其门人曰：先生乃死耶！吾先生故有不死者，介宾莞尔而逝……赵养葵，名献可，宁波人，与介宾同时，未尝相见，而议论往往有合者。

2. 林日蔚《景岳全书·全书纪略》评

先外祖张景岳公，名介宾，字会卿。先世居四川绵竹县。明初以军功，世授绍兴卫指挥，卜室郡城会稽之东。生颖异，读书不屑章句，韬钤、轩岐之学，尤所淹贯。壮岁游燕冀间，从戎幕府，出榆关，履碣石：经凤城，渡鸭绿，居数年，无所就。亲益老，家益贫，翻然而归。功名壮志，消磨殆尽，尽弃所学而肆力于轩岐，探隐研神，医日进，名日彰，时人比之仲景、东垣云。

3.《类经》叶秉敬序

景岳名介宾……幼禀明慧，自六经以及诸子百家无不考镜，而从其尊人寿峰公之教，得观《黄帝内经》，遂确然深信，以为天地人之理，尽备于此，此即所为伏羲之易也。于是出而治世之病，一以《黄帝内经》为主。

4.《浙江通志·方技》

《山阴县志》（张介宾）字景岳，年十三，随父至京，遇名医金英，从之游，遂得精医道。为人端静，好读书。

5.《中医大辞典》

（张介宾）对《素问》《灵枢》很有研究，先后用三十年工夫编成《类经》，以类分门，详加注释，条理井然，便于寻览学习。又编有《类经图翼》《类经附翼》《质疑录》；晚年结合过去临床经验，辑成《景岳全书》。在医学理论方面，根据《黄帝内经》"阴平阳秘，精神乃治"等道理，提出"阳非有余"及"真阴不足""人体虚多实少"

等理论，主张补益真阴、元阳，慎用寒凉和攻伐方药，在临证上常用温补方剂，被称为温补派。

6. 今鉴

张介宾是明代晚期著名的医学理论家和临床家，在医学理论上崇尚《黄帝内经》《难经》，特别是《黄帝内经》阴阳精气理论和《难经》命门理论对其阴阳观和命门学说有重要影响。在辨证施治方面，他不仅受到《伤寒论》《金匮要略》等经典著作的影响，还大量吸取历代医家的医学思想，如唐王冰对阴阳关系的认识、宋代许叔微对脾肾关系强调"暖补肾气"的主张、金代李杲重视脾胃的学术思想、元代朱震亨生理性相火的观点、金代刘河间"肾脏阴难得实"见解、明太医院院使薛己善用温补的临床经验等。在继承前世医家学术经验的同时，张氏还广泛接受易理等哲学思想的渗透，从而在众多医学问题上集前人之大成，在医学理论和临床上均有重大建树。

张氏博闻多识，学验俱丰，学术理论以阴阳观及命门学说为核心，临证则寒热温凉，据证而施。其重治形、填补精血，以及善用阴阳相济、精气互生之法，给后世医家以很大启发。

温补为景岳立论用药的一大特色，但不足以全面反映他的学术思想，为补偏纠弊，在某些场合强调温补，世人尚以"温补派"称之，恐有以偏概全之虞。张氏精于易理，并能将易理与医理沟通，将医学理论与临床实践紧密结合，辨证施治，尤多创新。

第三节　主要著述

一、《类经》

（一）内容提要

《类经》刊行于明天启四年（1624），是继隋代杨上善《黄帝内经太素》之后，对《黄帝内经》进行全面分类研究的又一巨著。张介宾对《黄帝内经》确然深信，以为天、地、人之理尽备于此。他综述百家，剖析疑义，将《灵枢》《素问》的精华合二为一，根据内容性质以类分门，加以归类整理，不仅征引、解释并评论了前人的说法，而且也提出了作者自己的见解。由于内容以类相从，故名《类经》。其自序称："类之者，以《灵枢》启《素问》之微，《素问》发《灵枢》之秘，相为表里，通其义也。"书中参考前世医家如皇甫谧《甲乙经》、杨上善《太素》、滑寿《读素问钞》等编次方法，经过分析研究，将漫漶之文归于统一。全书条理清晰，便于查阅，是学习和研究《黄帝内经》的重要参考书。

《类经》分为32卷，12大类，390节。卷一为摄生类，张介宾认为，夫人之大事，莫若死生，能葆其真，合乎天矣，故以"摄生"为第一类；卷二为阴阳类，生成之道，两仪主之，阴阳既立，三寸位矣，故二曰"阴阳类"；卷三至四为藏象类，人之有生，脏气为本，五内洞然，三垣治矣，故以"藏象"为第三类；卷五至六为脉色类，欲知其内，须察其外，脉色通神，吉凶判矣，故以"脉色"为第四类；卷七至九为经络类，脏腑治内，经络治外，能明终始，四大安矣，故五曰"经络类"；卷十为标本类，万事万殊，必有本末，知所先后，握其要矣，故以"标本"为第六类；卷十一为气味类，人之所赖，药食为天，气味得宜，五宫强矣，故七曰"气味类"；卷十二为论治类，驹隙百年，谁保无恙，治之弗失，危者安矣，故"论治"为第八类；卷十三至十八为疾病类，疾之中人，变态莫测，明能烛幽，二竖遁矣，故九曰"疾病类"；卷十九至二十二为针刺类，药饵不及，古有针砭，九法搜玄，道超凡矣，故以"针刺"为第十类；卷二十三至二十八为运气类，至若天道茫茫，运行今古，苞无穷，协唯一，推之以理，指诸掌矣，故第十一曰"运气类"；卷二十九至三十二为会通类，又若经文连属，难以强分，或附见于别门，欲求之而不得，分条索引，血脉贯矣，故又以"会通类"为第十二类。

（二）版本流传

《类经》有明天启四年甲子（1624）刻本、明天德堂刻本、明金阊童涌泉刻本、明天启间刻本、四库全书总目提要本、清嘉庆四年己未（1799）金阊萃英堂据天德本重刻本、清道光二十年庚子宏道堂重刻巾箱本、清崇让堂重刻本、清刻本、日本刻本、千顷堂书局石印本、人民卫生出版社影印本（1957）以及人民卫生出版社排印本（1965）等10余种版本。

（三）古今评鉴

1.《四库全书总目提要》

《四库全书总目提要》认为本书"虽不免割裂古书，而条理井然，易于寻览，其注亦颇有发明"，因而深为学者称赏。

2. 薛雪《医经原旨》

诚所谓别裁为体者欤。

3. 周中孚《郑堂读书记》

景岳深信《素问》《灵枢》二书，以为天、地、人之理尽备于此，于是出而治世之病，一以《灵》《素》为主，无所不效，犹恐其书资于自用，而不能与天下共享，遂乃著而为《类经》。

4.《浙江通志》

介宾为人端静，好读书，殚心《黄帝内经》，著有《类经》，综核百家，剖析疑义，凡数十万言，历时四十年而成，有"海内奇书"之誉。

5. 今鉴

本书乃中医名著，作者倾注毕生精力，考核医经及诸子百家，深究《黄帝内经》，以类相从，发隐钩玄而著成此书。本书对阐发《黄帝内经》理论厥功甚伟，清雍正年间被列为医师进修必读三书（张仲景《伤寒论》、李时珍《本草纲目》、张介宾《类经》）之一，对中医学说的普及和中医学术的发展做出了卓越的贡献。

二、《类经图翼》

（一）内容提要

《类经图翼》刊行于明天启四年（1624）。本书用图解的方式对《黄帝内经》中意义较深、在《类经》注释中言而不能尽义的部分加以说明，"盖以义有深邃而言不能赅者，不拾以图，其精莫聚；图象虽显而意有未达者，不翼以说，其奥难窥"。该书引用了大量资料，对五运六气学说、脏腑骨度、经络起止、针灸治法等进行说明，内容条理性强，引证资料丰富，并制作了大量的图表，是研究五运六气及针灸腧穴等不可缺少的参考资料。

全书分为 11 卷：第一至二卷为"运气"，主要就阴阳、五行、六气等中医基础理论问题，用图文互解的方法作充分阐述；卷三至卷十为"经络"，着重对脏腑、骨度部位、十二经脉起止、经穴、诸证主治针穴以及其他有关针灸操作技术等问题作比较深入的讨论；卷十一为"针灸要览"，载述针灸要穴歌以及诸证灸法要穴等。

（二）版本流传

《类经图翼》有明末刻清聚文堂印本、崇让堂刻本、清刻本及 1957 年人民卫生出版社影印本、1965 年人民卫生出版社排印本等版本。

（三）古今评鉴

《中医大辞典》

本书用图解方式以辅助《类经》注文之不足，故名"图翼"，主要包括运气和针灸两部分。前者为有关五运六气学说的论述和图表，共 80 余篇；后者首论经络腧穴，次载针灸要穴歌及诸证灸法要穴等。书中（特别是针灸部分）广泛征引有关资料，有一定参考价值。

三、《类经附翼》

（一）内容提要

《类经附翼》刊行于明天启四年（1624）。本书为《类经》的补充，探讨了易理、古代音律与医理的关系，阐发了张介宾的有关研究心得和独特见解。其中有阐述其温补的学术思想之作，如"大宝论""真阴论"等重要论文，也有部分针灸歌赋。

全书分为4卷。卷一"医易"卷，以《周易》理论和医理相联系，强调"医易同源"，为医不可以无易，业医者通易，犹如"运一寻之木，转万斛之舟，拨一寸之机，发千钧之弩"，掌握了正确的医学研究方法，方能使业医者登堂入室，达到"医之运用由乎我"之境地。

卷二"律原"卷，就"律解""律原""律候阴阳相生""辨黍""隔八隔六相生""一律生五音""声音翻切""候气辨疑""律管""黄钟生度""黄钟生量"等问题进行了广泛的探讨，尤有创见地将古代音律理论知识与医学理论相联系，阐发了音学理论对医学的具体指导意义。

卷三"求正录"卷，载有着重反映张介宾学术观点的论文。"三焦包络命门辩"系统论述命门的生理，强调人体通过命门调整阴阳平衡以主导人体的生理功能，维持生命活动。"命门者，为水火之府，为阴阳之宅，为精气之海，为死生之窦"，故一旦"命门亏损，则五脏六腑皆失所恃，而阴阳病变无所不至。其为故也，正以天地发生之道，终始于下，万物盛衰之理盈虚在根。"他强调命门虚亏，则百病乃生，命门"诚性命之大本"，治病补虚当重命门。"大宝论"着重论述阳气的重要性：①"阴以阳为主"："造化之原""性命之本"唯此阳气。景岳认为，虽《素问·阴阳应象大论》谓"人年四十而阴气自半"，然而"阴气之自半，亦由手气，是形虽在阴，而气则仍从阳也"，强调阴气的生成和衰弱都以阳气功能作用的盛衰为条件。②从形气、寒热、水火之辨论述阳气的重要性：阳化气，阴成形，生命活动是阳气作用的结果。人体死后，阳气尽脱，而阴体仍在，此乃形气之辨；春夏阳热生万物，秋冬阴寒乏生意，人体生命活动则靠真阳之气，此又即寒热之辨；水为阴，火为阳，造化之权全在水火，但天一之阳生水，所以"生化之权，皆由阳气"，此乃水火之辨。③阳气易失而难复：所谓"难得而易失者唯此阳气，既失而难复者亦唯此阳气"，最终得出结论："天之大宝，只此一丸红日；人之大宝，只此一息真阳"。

"真阴论"强调真阴之重要：①"阳以阴为基"："真阴论"开卷即言"凡物之死生，本由阳气，顾今人之病阴虚者十常八九，又何谓哉？不知此一阴字，正阳气之根也。"说明阳气主导作用的发挥赖真阴精血为其物质基础。②对真阴之象、脏、用、病、治的阐发：真阴之象包括精血、形体；真阴之脏即"肾之精宝"命门；真阴之用为命门之水、命门之火，命门之水火为"十二脏之化源"；真阴之病即命门水亏、火衰；真阴之治则益火、壮水，均以填补真阴精血为主。

"大宝论""真阴论"集中论述了张氏的阴阳观，突出阳气至贵、真阴不足等观点，均为张介宾主要学术思想的代表作。

卷四"针灸赋"，编集前贤多种针灸歌赋，如"天元太乙歌""玉龙赋""标幽赋""通玄指要赋""灵光赋""席弘赋""百证赋""长桑君天星秘诀"等，内容极为丰富，颇具参考价值。

（二）版本流传

《类经附翼》有抄本、人民卫生出版社影印本（1957）以及人民卫生出版社排印本。

四、《景岳全书》

（一）内容提要

《景岳全书》成书于张介宾卒年1640年，是其学术理论和临床经验的代表作，在广收博采诸家之论的基础上，结合个人的学术见解及临床经验汇编而成。该书内容丰富，囊括理论、本草、成方、临床各科疾病，是一部全面而系统的临床参考书。张氏才学博洽，文采好，善雄辩，文章气势宏阔，议论纵横，多方引证，演绎推理，逻辑性强，故《景岳全书》得以广为流传。

全书共64卷。"《全书》者，博采前人之精义，考验心得之玄微"，内容包括：传忠录3卷，脉神章3卷，伤寒典2卷，杂证谟29卷，妇人规2卷，小儿则2卷，麻疹诠1卷，痘疹诠3卷，外科钤3卷，本草正2卷，新方八阵2卷，古方八阵9卷，妇人方1卷，痘疹方1卷，外科方1卷。

《景岳全书·传忠录》：辑有景岳主要医学理论、医评、问诊和诊断、治疗原则等论文30余篇，多有温补学说的论述。

《景岳全书·脉神章》：录有历代脉学，其中诊脉之法和脉象主病多有结合临证经验的评论。

《景岳全书·伤寒典》：补充"《黄帝内经》伤寒诸义并诸治法之未备"，论述伤寒病的证治。

《景岳全书·杂证谟》：列诸内科杂证的病因病机、治理方药和部分医评，并辅有部分医案，论述系统、精彩。

《景岳全书·妇人规》：论述九类妇科疾患，并指出妇科证多有情志病因，尤要注重四诊合参。

《景岳全书·小儿则》：论述儿科诸病并治，在总论中提出小儿"脏气清灵，随拨随应"的生理特点，很有见地。

《景岳全书·痘疹诠》《景岳全书·外科钤》：各有论病及证治。

《景岳全书·本草正》介绍药物292种，每味详解气味性用，很多为自己的临证用药体会，颇有价值。

《景岳全书·新方八阵》《景岳全书·古方八阵》：借用药如用兵之义，以方药列八阵为"补、和、攻、散、寒、热、固、因"。张介宾善兵法，《景岳全书·新方八阵》

中所列方颇具创新。《景岳全书·古方八阵》辑方经典。两篇论文共录新方 186 方，古方 1533 方，其后的妇人、小儿、痘疹、外科古方，收妇科 186 方、儿科 199 方、痘疹 173 方、外科 374 方，以及砭法、灸法 12 种。

（二）版本流传

本书有明刊本、清康熙三十九年庚辰（1700）刊本、清康熙四十九年庚寅（1710）瀛海贾堂刻本、会稽鲁超刻本、清岳峙楼刊本、清乾隆三十三年戊子（1768）越郡藜照楼刊本、四库全书总目提要本、清嘉庆二十四年己卯（1819）金阊书业堂刊本、清经国堂刊本，清文林堂刊本、致盛堂藏板、敦化堂刊本、善成堂刊本、清嘉兴九思堂刻本、聚文堂刊本、清道光元年辛巳（1821）扫叶山房刊本、清光绪十六年庚寅重刊本、1958 年上海卫生出版社据岳峙楼本影印本等版本。

（三）古今评鉴

1. 章楠《医门棒喝·论景岳书》

论外邪证治，不切予理；内伤证虽有发明之处，不过《黄帝内经》一书之旨，其明悖经义者实多。或曰：尝见诵景岳者，其门如市。

2.《四库全书总目提要》

是书首为《传忠录》3 卷，统论阴阳六气及前人得失。次《脉神章》3 卷，录诊家要语。次为《伤寒典》《杂证谟》《妇人规》《小儿则》《痘疹诠》《外科钤》，凡 41 卷。又《本草正》2 卷，采药味 300 种，以人参、附子、熟地、大黄为良相，大黄、附子为良将。次《新方》2 卷，《古方》9 卷，皆分八阵，曰"补"、曰"和"、曰"寒"、曰"热"、曰"固"、曰"因"、曰"攻"、曰"散"。又别辑《妇人》《小儿》《痘疹》《外科》方 4 卷，终焉。其命门皆沿明末纤佻之习，至以伤寒为"典"，杂证为"谟"，既僭经名，且不符字义，尤为乖谬。其持论则谓：金元以来，河间刘守真立诸病皆属于火之论，丹溪、震亨立"阳有余阴不足"及"阴虚火动"之论，后人拘守成方，不能审求虚实，寒凉攻伐，动辄贻害，是以力救其偏，谓人之生气以阳为主，难得而易失者唯阳，既失而难复者亦唯阳，因专以温补为宗，颇足以纠卤莽灭裂之弊，于医术不为无功。至于沿其说者，不案证候之标本，不究血气之盛衰，概补概温谓之道，不知误施参桂，亦足戕人，则矫枉过直，其失于寒凉攻伐等矣。大抵病情万变，不主一途，用药者从病之宜，亦难拘一格，必欲先立一宗旨，以统括诸治，未有不至于偏者，元许衡《鲁斋集》有论梁宽甫病证书曰：近世诸医有主易州张氏者，有主河间刘氏者，张氏用药，依准四时阴阳升降而增损之，正《黄帝内经》"四气调神"之义，医而不知此，妄行也。刘氏用药务在推陈致新，不使少有拂郁，正造化新新不停之义，医而不知此，无术也。然而主张氏者，或未尽张氏之妙，则瞑眩之剂终不敢投，至失几后时而不救者多矣。主刘氏者或未尽刘氏之蕴，则劫效目前，阴损正气，贻祸于后日者多矣。能用二家之长而无二家之弊，则治庶几乎。其言至为明切。夫扶阳抑阴，天之道也。然阴之极至于龙战，阳之极亦至于亢龙，使六阴盛于坤而一阳不生于复，则造化不息矣，使六阳盛于坤而一阳不生于姤，则造化亦息矣。《素问》曰："亢则害，承乃制。"圣人立训，其义至精，知阴阳不可偏重，攻补不可偏废，庶乎不至除一弊而生一弊也。

3. 李中梓《医宗必读·药性合四时论》

《求正录》云：刘朱之言不息，则轩岐之泽不彰，诚斯道之大魔，亦生民之厄运也。其言未免过激，然补偏救弊，为后学顶门下针，良有深心也。

4. 陆以湉《冷庐医话·令书》

究之景岳之重扶阳，时势然也，亦以求弊。学者循览其书，必当与《发挥》（按：指《景岳全书发挥》）参观，斯不为其所误。

5. 唐大烈《吴医汇讲·论读景岳书不可得其温补之益》

窃观富贵之家，投寒凉则忌，进温补则合，医之喜用温补者遂有"景岳派"之名，殊不思《景岳》（指《景岳全书》）亦温凉补泻并收之书也，观其论证，先述古而补以己见，方剂先古方而补以新方。作者以《全书》名之，读者以全书贯之，舍其短而录其长，则上而溯诸河间、易水、金华诸家，无不合也，更上而溯诸南阳医圣，亦无不合也，而得景岳之益者，岂特在左归、右归而已哉！

6. 王泰林《王旭高医书六种·医方证治汇编歌诀》评

景岳新方灵动者少，呆滞者多，但于精气两虚之证、补阴补阳之理，则此老一生颇有创获。

补阴益气（煎）张介宾，阴虚外感真奇效。变化陈方法转新……济川煎、玉女煎二方，一寓通于补，一寓补于清，皆景岳超出之方也，通灵活变，足可为法……左归是育阴以涵阳，不是壮水以制火；右归是扶阳以配阴，不是益火以消水。与古方知柏八味、附桂八味盖有间矣。虽壮水益火，所用相同，而缩照阴阳，尤为熨贴。改饮为丸，皆陈甘草；强精益髓，并入鹿胶，补下治下，不欲留中；加味去味，取舍有非，非达道者，其孰能之？

7. 周中孚《郑堂读书记》

《景岳全书》大旨以温补为宗，去陈言之糟粕，阐前哲之心思，合而参之，疑者剖之，略者补之，诚度世之津梁。卫生之丹诀也。然主持太过，欲与朱、刘、李、薛外别成一家之言，故传其说者，功与过参半焉。景岳本有《类经》一书，统括《灵》《素》之全。是书于各证之前，俱先以经义，知两书实相须而备者，究张氏之学者，固皆不可偏废也夫。

五、《质疑录》

（一）内容提要

《质疑录》刊行于清康熙二十七年（1688），系张介宾晚年所著的一部医学论文集。张氏认为，古代医家之论不能毫无错误，如一言之谬每遗祸于后人，因此将前贤所论之可疑者，逐一搜剔，依据《黄帝内经》《伤寒论》等经典论述，就金元时期刘完素、张从正、李杲、朱震亨等古代医学家的论医偏执处进行辩驳抨击，所谓"取先圣之经，以辨前贤之误""辨论之，以正其失"，故题曰"质疑录"。书中着重围绕各种病证的治法展开论述，进一步阐发注重补虚的学术思想，内容涉及中医基础理论和临床诊断治疗的诸多问题。每论虽仅数百字，但所论精当，颇多卓见，对于质正媒误、辨论是非、阐发经义、指导运用均有很大裨益。此外，作者对自己早年的认识及著作中立言欠妥之处，也做了辨析和纠正，反映了张氏严谨的治学作风。全书1卷，载有医论45篇。

（二）版本流传

《质疑录》有清康熙二十七年（1688）刻本、清乾隆三十二年（1767）宝笏楼刻本（见《医林指月》）、清光绪二十二年丙申（1896年）上海图书集印书局铅印本（见《医林指月》）及1981年江苏科学技术出版社据清乾隆三十二年刻本排印本等版本。

（三）古今评鉴

1. 王琦《质疑录·王琦序》

张景岳以医术著声于明万历、天启间，所辑《类经》暨《景岳全书》二种，流播宇内殆遍，唯《质疑录》一帙……其书于古名家，若刘、李、朱、张辈，所言稍有偏着必加辨证，盖恐后之不善读者守共一说，未得化裁之用……夫好于前人洗垢索瘢哉！……亦有与《全书》《类经》之说少异，恶第畴昔立言之未当者。人为此疑其为晚年未定稿，又以此知其所学愈老愈明，未尝自矜已得，而孜孜日求正于至当为可则也。

2. 石楷《质疑录·楷序》

医无一定之法，而有一定之理，理无可疑，则虽庸工全得，断不以人废言；理有可疑，则虽前代宗匠，奕之所奉为典型者，亦不护其所短，必为摘发其万一，以质诸天下后世……此会稽张景岳先生《质疑录》一书之所由作也……先生天姿卓绝，复殚人工其于岐黄之术，不啻三折肱矣，浙东西何止活万人，取先圣之经，以辨前贤之误……真可谓善读古人之书矣。

第四节　学术思想

张介宾幼承庭训，精研《黄帝内经》，博采诸家之长，勤于辨证实践，以其博大精深的学识和对医界的巨大贡献，赢得了后世医家的推崇和敬仰。他的阴阳理论、命门学说，以及他所创的"阳非有余，阴本不足"之论和方药八阵，对后世医家产生了深远的影响。对小儿病，张氏也能将如上理论运用于诊治之中。他从小儿的生理病理特点着眼，既重视小儿病，又确信小儿病易趋康复。他在辨证时注重四诊合参，注意细节的把握；治疗上纠药饵之误，提倡温补，有是病用是药，顾护正气；还详述了多种儿科病的具体辨证论治之法，于临床很有实用价值。

一、其病易治，随拨随应

《颅囟经》首次提出小儿为"纯阳之体"，体现了小儿生机蓬勃，发育迅速，如旭日之东升、草木之方萌的特点。然而小儿脏腑却处于稚嫩的状态，清代吴鞠通在《温病条辨·解儿难》中提出了小儿机体处于"稚阴未长，稚阳未充"阶段。这些特点决定其易于发病，发病后易于传变，在病程中表现为"易虚易实""易寒易热"，各种热证可导致高热惊风，各种寒证可导致阴盛阳衰的危候。另外，小儿不能陈述自己的病情，故儿科也称为"哑科"。

张介宾则认为小儿病最容易治疗。在张氏看来，小儿脏气清灵，随拨随应；纯阳之体，易趋康复，少情志致病因素；发病不外乳食所伤的消化系统疾患，六淫侵袭的呼吸系统疾患两大类。"盖小儿之病，非外感风寒，即内伤饮食，以致惊风吐泻，及寒热疳痫之类，未过数种。且其脏气清灵，随拨随应，但能确得其本而撮取之，则一药可愈，非若男妇损伤，积痼痴顽者之比，余故谓其易也。"这是告诉人们，儿科病之病因不如成人复杂，病种也较为单纯。既无色欲所伤、房室之害，又无成人之忧思恼怒、悲观失望等情志所伤，所以轻病可以不药而愈，重症只要诊治得当，亦能较快治愈。这个病因学思想，完全符合小儿的生理、病理特点。张氏认为医者应当精通医理，熟悉小儿的生理、病理特点，勤于实践，既须重视小儿疾病，又须藐视小儿疾病，不要畏惧艰难，望哑科而却步。他强调，在诊治过程仔细观察，认真思考，确实分清寒、热、虚、实，然后便是对证下药，补不足，损有余，不能"不思培植而但知剥削，近则为目下之害，远则遗终身之羸"，由此可见，小儿病比男子和妇人之病更容易治疗。《景岳全书·小儿则·总论》说："此甚言小儿之难也。然以余较之，则三者之中，又为小儿为最易。"

二、重脉却不偏重于脉，四诊合参

（一）强调脉诊的重要性

张介宾非常注重脉诊，认为"凡小儿形体既具，经脉已全，所以初脱胞胎，便有脉息可辨"。他提出"凡诊小儿，既其言语不通，尤当以脉为主"，可见其重视小儿脉诊。

张氏认为，小儿脉象比较单纯，诊察时只需重点掌握强弱缓急四种脉象，"小儿之脉，非比成人之多端，但察其强弱缓急四者之脉，是即小儿之肯綮"。又说："强弱可以见虚实，缓急可以见邪正，四者既明，则无论诸证，但随其病，以合其脉，而参此四者之因，则左右逢源，所遇皆道矣！再加以声色之辨，更自的确无疑，又何遁情之有？此最活最妙之心法也。"诊小儿之脉，往往不可能像成人那样分得很详细明辨，"强弱缓急"实是小儿诊脉之要领，而易切得。"强弱"含有力与无力，"缓急"也示脉之迟与数，则寒热虚实大致可定，再参之形色、声音等，则不难明辨，无是病而用是药则无气受之矣。

（二）注重问、望、闻诊

张介宾认为"十问者，乃诊治之要领，临证之首务"。其首创的"十问歌"，基本涵盖了问诊的主要内容，文曰：一问寒热二问汗，三问头身四问便，五问饮食六问胸，七聋八渴俱当辨，九因脉色察阴阳，十从气味章神见，见定虽然事不难，也须明哲毋招怨。张氏把"十问歌"置于《景岳全书》开卷的《传忠录》中，进行了详细解释，医者若能明"十问"则"六变俱存，而万病形情的唇目中矣"。"十问歌"构思精妙，言简意赅，易于诵记，对后学影响很大，个人史、出生史、喂养史、生长发育史、预防接种史及既往史均可从"十问歌"中获得，对诊断疾病很有帮助。

张介宾同样注重望诊、闻诊，提出"看小儿法，以听声为先，察色次之"。在具体辨证中，他认为"声由气发，气实则声壮，气虚则声怯，故欲察气之虚实，莫先乎声音"。心气虚则声悲，心气实则嬉笑不休，手少阴虚则不能言语。对于预后，也有多言者易治、无声者难治之说。从初生儿看小儿寿夭，即通过听声音的亮与否，脐带的颜色，出生时的面色、皮肉、哭泣的情况，舌和口角的颜色……来判断小儿生死吉凶，对临床也有一定的帮助。但其中也有一些带有迷信色彩的东西，如生下未裹即撒尿的小儿，会杀父母，荡家财，一生劳苦。对于这些，我们应该批判地继承。此外，张氏还主张通过察父母先天之气来诊察小儿疾病。《景岳全书·小儿则》中云："凡小儿之病，本不易察……故凡临证者，必须察父母先天之气。"如母多火，其子必有火病；母多寒，其子必有寒病；母之脾肾不足者，子亦如之。凡小儿表现出骨软行迟、齿迟语迟、囟门开大、疳热脾泄之类，都可通过察父母之气而见端倪。

（三）主张四诊合参，尤重独处藏奸

《景岳全书》中言，从《水镜诀》开始，就有 3 岁以下当察虎口寅卯辰、风气命三关之说，也有通过指纹颜色来确定疾病的。如紫色为风，红色为伤寒，青色是惊，白色即为疳病，以及青为四足惊，赤为水惊，黑是人惊，黄是雷惊……各种说法。张介宾没有拘泥于前人对小儿脉诊的这些观点和诊法，而是批判地继承。在他看来，这些诊法流传的年代已久，而纹色主病的内容，在代复一代的流传过程中难保没有杜撰，因此导致很大一部分失去原有的真实性。故他在谈到古人小儿指纹诊法时说："其中可取者，唯曰脉从寅（风）关起，不至卯（气）关者易治，若连卯关者难治，若寅侵卯、卯侵过辰（命关）者，十不救一。乃于危急之际，亦可用辨吉凶。"

张介宾诊病时重视指纹和脉象，但不完全依赖二者。小儿毕竟不同于成人，就诊时每因活动、啼哭或哺乳等原因，不能很好地配合医生，从而会影响脉象和指纹，也就不能准确反映本来的脉象和指纹。《景岳全书·小儿则》云："若单以一脉凿言一病，则一病亦能兼诸脉，其中真假疑似，未免胶柱，实有难于确据者。"上面提到"尤以脉为主"，这里又说"难于确据"，看似很矛盾，其实是辩证的说法。可见张氏的确是重脉，但绝不偏赖于脉，只有"参以形色声音"，才会万无一失。

张介宾强调，对于小儿，在诊脉的同时"再加以声色之辨，更自的确无疑，又何遁情之有？此最活最妙之心法也"。这便是张景岳一个很重要的学术主张——四诊合参。他说："《阴阳应象大论》曰：善诊者，察色按脉，先别阴阳。审清浊，而知部分；视喘息、听声音，而知所苦；观权衡规矩，而知病所主。按此论，虽通言诊法之要，然尤与小儿为最切也。"所以，只有将望诊、问诊、闻诊及脉诊结合起来，全面分析，才能做出确切的诊断。

在获取四诊资料的过程中，张介宾要求医者要有敏锐的洞察力，并提出"独处藏奸"的观点。独处，即独特的部位；藏，即藏匿、隐藏；奸，有邪恶、诈伪之意。独处藏奸的原意可理解为，在人体某些特殊的部位，可能隐藏着表现疾病本质而对疾病诊断和鉴别诊断有重要价值却又异乎寻常的症状和体征。换言之，对确定诊断有重要价值的临床征象可能未曾显现或以不为人注意的方式出现，因而易于疏忽。疾病的临床表现千变万化、错综复杂，若临证仅以证候的有无、多寡定病性、辨真假，难免失之偏颇或误入歧途。如张介宾认为"虚实之要，莫逃手脉""如脉之真有力真有神者，方是真实证，脉之似有力似有神者，便是假实证"（《景岳全书·传忠录·虚实篇》），就是以手脉这一独处作辨别虚实真假的关键。

三、主张八纲辨证，提纲挈领

明清时期，长期的医学积累使中医学无论在医学理论上，还是临床实践上都更趋成熟。在辨证思维方面的不断探索，使得八纲的存在与作用逐步为医家揭所示、发扬，

彰昭于世。

张景岳善于总结与发扬前人理论，深谙前人提出八纲的重大意义，特著《景岳全书·传忠录》"阴阳篇"与"六变辨"，对阴、阳、表、里、寒、热、虚、实进行了深刻的理论与临床实践相结合的论述："凡诊病施治，必须先审阴阳，乃为医道之纲领。阴阳无谬，治焉有差。医道虽繁，而可以一言以蔽之者，曰阴阳而已。故证有阴阳，脉有阴阳，药有阴阳。以证而言，则表为阳，里为阴；热为阳，寒为阴；上为阳，下为阴；气为阳，血为阴；动为阳，静为阴；多言者为阳，无声者为阴；喜明者为阳，欲暗者为阴；阳微者不能呼，阴微者不能吸；阳病者不能俯，阴病者不能仰。以脉而言，则浮大滑数之类皆阳也，沉微细涩之类皆阴也"（"阴阳篇"）说明景岳诊病特别重视审辨阴阳两纲。又说："阴阳既明，则表与里对，虚与实对，寒与热对，明此六变，明此阴阳，则天下之病，固不能出此八者。"（"明理篇"）"六变者，表、里、寒、热、虚、实也，是即医中之关键。明此六者，万病皆指诸掌矣。"他以阴阳为八纲之大纲，以表、里、寒、热、虚、实为阴阳二纲，临证变化，明确了八纲内部的纲目关系，并对各方面的辨证要点做了详细分析。他认为，表证的病位在皮毛，在经络，是邪气从外侵袭人体所引起，凡风寒暑湿火燥，气有不正皆可导致；里证的病位，在内在脏，是因七情劳倦、饮食酒色损伤所导致。寒者属阴，或为内寒，或为外寒，寒者多虚证；热者属阳，或为内热，或为外热，热者多实证。虚者正气不足，内出之病多不足；实者邪气有余，外入之病多有余。尤为可贵者，是他在《传忠录》表证、里证、虚实、寒热各篇中，还详尽地归纳出表证、里证、表热、里热、上热、下热、表寒、里寒、上寒、下寒、真寒假热、真热假寒，表实、表虚、里实、里虚、气血阴阳，五脏各自的虚证、实证、寒证、热证、真实假虚、真虚假实等证候的临床特征，深刻反映了病变的部位、性质和病程中邪正双方力量对比的情况。张景岳对八纲第一次做了全面而系统的论述，使八纲成为有具体内涵的首要辨证方法。

张景岳主张将八纲辨证应用于儿科临床，在《景岳全书·小儿则》中提出："《阴阳应象大论》曰：善诊者，察色按脉，先别阴阳。审清浊而知部分，视喘息，听声音而知所苦，观权衡规矩而知病所主。按此论，虽通言诊法之要，然尤于小儿为最切也。"又说："盖小儿之病，非外感风寒，则内伤饮食，以致惊风吐泻及寒热疳痫之类，不过数种，且其脏气清灵，随拨随应，但能确得其本而撮取之，则一药可愈，非若男妇损伤，积痼痴顽者之比，余故谓其易也。第人谓其难，谓其难辨也；余谓其易，谓其易治也，设或辨之不真，则诚然难矣。然辨之之法，亦不过辨其表里、寒热、虚实，六者洞然，又何难治之有？"具体到临床辨证，他认为八纲有如下关系："故凡外感者，必有表证而无里证，如发热、头痛、拘急、无汗，或因风搐搦之类是也；内伤者，只有里证而无表证，如吐泻、腹痛、胀满、惊痫、积聚之类是也；热者必有热证，如热渴、躁烦、秘结、痈疡之类是也；寒者必有寒证，如清冷吐泻、无热无烦、恶心喜热者是也。凡此四者，即表里寒热之证，极易辨也。然于四者之中，尤唯虚实二字最为紧要。盖有形色之虚实，有声音之虚实，有脉息之虚实。如体质强盛与柔弱者有异也，形色红赤与青白者有异也，声音雄壮与短怯者有异也，脉息滑实与虚细者有异也，故必内察其脉候，外观其形气，中审其病情，参此数者而精察之，又何虚实之难辨哉。必其果有实邪，果有火证，则不得不为治标。然治标之法，宜精简轻锐，适当其可，及病则已，毫毋犯其正气，斯为高手。但见虚象，便不可妄行攻击，任意消耗。若见之不真，不可谓姑去其邪，谅亦无害，不知小儿以柔嫩之体，气血未坚，脏腑甚脆，略受伤残，萎谢极易，一剂之谬尚不能堪，而况其甚乎。矧以方生之气，不思培植而但知剥削，近则为目下之害，远则遗终身之羸，良可叹也。凡此者，实求本之道，诚幼科最要之肯綮，虽言之若无奇异，而何知者之茫然也。"

由此可见，张景岳于篇端，首言八纲，提纲挈领之意明也。

四、纠药饵之误，倡培补之法

张介宾在探赜小儿生理、病理，制定儿科证治原则，以及正误纠偏等方面起到了承前启后的作用。

（一）纠药饵之误

小儿处于稚阴未长、稚阳未充的阶段，生长发育迅速，此时的喂养调护至关重要。《景岳全书·小儿则》云："小儿气血未充，而一生盛衰之基全在幼时。此饮食之宜调，而药饵尤当慎也……夫有是病而用是药，则病受之矣。无是病而用是药，则元气受之矣，小儿元气几何？能无阴受其损而变生不测耶？"在《景岳全书·小儿则·药饵误》中，张景岳首举滥用肥儿丸、保和丸之弊："又见有爱子者，因其清黄瘦弱，每以为虑，而询之庸流，则不云痰火，必云食积，动以肥儿丸、保和丸之类，使之常服。不知肥儿丸以苦寒之品最败元阳，保和丸以消耗之物极损胃气。谓其肥儿也，适足以瘦儿；谓其保和也，而适足以违和耳。"很多庸医，甚至很多无知父母，见到小儿清黄瘦弱，不论青红皂白就断定是食积，动不动就让小儿服用肥儿丸、保和丸之类，视之为灵丹妙药，可往往事与愿违。抱龙丸寓"望子成龙"之意，景岳特别对滥用抱龙丸提出警告："即如抱龙丸之类，亦不宜轻易屡用。余尝见一富翁之子，每多痰气，或时惊叫，凡遇疾作，辄用此丸，一投即愈，彼时以为神丹，如此者不啻十余次。及其长也，则一无所知，凝然一痴物而已，岂非暗损元神所致耶？凡此克伐之剂，所以最当慎用。"抱龙丸所致的"痴呆症"，景岳认为系"暗损元神"所致，这是极正确的。"暗损元神"即西医学所说的"神经损害"，抱龙丸所致的痴呆症即药物所致的神经损害性痴呆症，而导致这一后果的元凶便是抱龙丸中的朱砂这一味药。古代人们对朱砂的认识有误区。《本经》是朱砂无毒论的首说者，后来虽有人试图驳正，但积重难返，沿至李时珍时期仍遵《本经》无毒之说。而张介宾却有自己独到的见解，一反其说，称朱砂有大毒。由于当时科技水平的局限，张氏的认识并不彻底，但他提出的抱龙丸可以"暗损元神"

及朱砂有大毒已经是一个飞跃了。

张介宾也并非拒以上方药于千里。若真有火证疳热，治宜肥儿丸及寒凉等剂；真有食积胀满，治宜保和丸及消导等剂；真有痰火喘急，治宜抱龙丸及化痰等剂。但用以上方药，都应当中病即止，绝对不能过用。有是病用是药，切不可乱用。

（二）治疗上重视培补

张介宾著名的阴阳、命门学说，很有效地指导着临床。不仅对于阴阳虚损的疾病能详辨命门水火之情，且于伤寒和其他杂病，也常注意到阴阳精气的不足。他将该理论，很好地贯穿于小儿疾病的治疗之中。根据小儿"元气未充""真阴不足""稚阴稚阳"的特点，在治疗中十分重视顾护正气，立法处方注重培补。他主张"阳非有余，真阴不足"，阳既非有余，则应注意慎用寒凉，阴既常不足，则应注意慎用攻伐。药物对疾病产生治疗作用时，也会对机体产生不同程度的影响或伤害，尤其是小儿，这种影响或伤害更为突出。小儿"稚阴稚阳之体""体质柔嫩，气血未坚，脏腑甚脆，略受伤残，萎谢极易"，慎用寒凉攻伐就显得更加突出。张氏认为，培补正气，避免克伐，"实求本之道，诚幼科最要之肯綮"，并提出"培补方是保赤之主"的学术思想。他在《小儿则·小儿诊治大法》中还指出："此又当察其所由，辨而治之。如果先天不足，而培补后天，亦可致寿。"

张介宾的"培补"思想，充分体现在儿科病的具体治疗之中。在临床上，虚证用补，理所当然，但某些初病、实证，他亦用补法。如：其仲儿初秋忽寒发热，用辛散药治疗，不但热未迟，反致大泻，且喘促又作。张氏用人参后，泄泻止，喘促平，发热退而愈。在"腹胀腹痛"条中，"故凡小儿肚腹或胀或痛，虽曰多由积滞，然脾胃不虚，则运化以时，何致作胀？是胀必由于虚也。若胃气无伤，而腹中和暖，则必无停滞作痛，是痛多由乎寒也。故治腹痛腹胀者，必当以健脾暖胃为主"。凡此均足以说明张氏在儿科病治疗中重视培补的学术思想。

对于儿科的临床诊治，前哲有云："小儿易为虚实，攻伐之药，中病即止，不可过剂。诚至言也。大抵此证多属肝胆脾肾，阴虚血燥，风火相搏而然。若不顾真阴，过用祛风化痰之药，则脾益虚、血益燥，邪气绵延，必成慢惊矣。此中阴虚之义。"张介宾在诊治过程中，确以辨清寒、热、虚、实为首要，然后再根据其理论进行治疗。

对于病证属实，正气不衰者，在攻邪的同时，张介宾仍然不忘顾护正气。《景岳全书·小儿则·总论》举例说："必其果有实邪，果有火证，则不得不为治标。然治标之法，宜精简轻锐，适当其可。"又说："其可及病则已，毫无犯其正气，斯为高手，但见虚象，便不可妄行攻击，任意消耗。"对于滥用克伐之剂者，张氏痛心疾首，谓："矧以方生之气，不思培植，而但知剥削，近则为目下之害，远则遗终身之羸，良可叹也！凡此者实求本之道，诚幼科最要紧之肯綮。"由此可见，张介宾治疗小儿疾病，处处着眼于一个"虚"字，主张用药但能祛病即可，反对使用大毒峻猛之品，以免损伤正气，攻伐先天之本和后天之本。

对于阴阳虚损的治疗，张介宾提出了"阴阳互济"的法则，强调"善补阳者，必于阴中求阳，则阳得阴助而生化无穷；善补阴者必阳中求阴，则阴得阳升而泉源不竭"。又说："阳失阴而离者，不补阴何以收散亡之气？水失火而败者，不补火何以苏垂寂之阴？此又是阴阳相济之妙用也。"可见其治疗儿科虚损诸证，确有独到之处。他的阴阳互济理论，也广泛地应用于小儿疾病的治疗之中。如：在治疗肝肾阴虚、上寒下热之内热，以及脾肾虚寒甚或吐泻不止之内热时，他应用六味回阳饮（人参、附子、甘草、干姜、熟地、当归），该方为附子、人参与熟地、当归同用。在治疗脾气虚寒且多痰的慢惊风时，他应用金水六君煎，该方是当归、熟地与二陈汤合用。诸如此类方剂，都是张景岳阴阳相济观点的体现。

张介宾并不完全排斥辛凉苦寒之剂，钱乙的泻心散、泻心汤，东垣的凉膈散等均为张氏所常用，可见其善于集思广益，博采各家之长。

第五节　临证经验

一、呕吐

张介宾将小儿呕吐分为四个类型：一是虚寒型，为小儿常见证型，"凡无故呕吐，察其无火者，必生冷寒气伤胃所致"；二是伤食型，此型典型表现为胸膈胀满不舒、腹痛等，"误食不宜之物，或停积滞浊以致吐"；三是胃热型，此型少见，"其必多食炙煿甘甜之物，以致滞积胃口，或夏间冒暑，及脏气素热者乃有之"，症见烦热、口渴喜冷饮、脉必洪大滑数；四为吐泻并作，是在阴阳俱伤的基础上外受寒气、内伤生冷饮食失宜所导致。

对呕吐的辨证，张介宾认为："呕吐一证最当辨虚实。实者有邪……虚者无邪，则全出胃气之虚也。"他扼要地指出呕吐的病证分虚实两类，辨证时当以此为纲领。形成或虚或实的病理因素是复杂的，张氏指出："所谓邪者，或暴伤寒凉，或暴伤饮食，或因胃火上冲，或因肝气内逆，或以痰饮水气聚于胸中，或以表邪传里，聚于少阳阳明之间，皆有吐证，此皆呕之实邪也。所谓虚者，或其本无内伤，又无外邪而常为呕吐者，此既无邪必胃虚也。"他进一步认为，呕家虚实皆以胃气失于和降，实者为邪气干胃，胃气上逆，虚者为胃虚不降。

对于呕吐的治疗，张介宾认为关键之处在于辨清虚实。古人云：脾虚则呕，胃虚则泻。张氏认为小儿呕吐虚寒证居多，而实热证仅占十之一二。《景岳全书·小儿则·吐泻》说："盖饮食入胃，不能运化而吐者，此脾气虚弱，所以不能运也。寒凉入胃，恶心呕吐者，此中焦阳气受伤，所以不能化也。若连及下焦，则并为泻矣。"因此当以温补脾肾为主。

1. 虚寒呕吐

对于虚寒呕吐，张介宾主张温中散寒，行滞降逆，并注意随证施治，临证加减。如：兼有痰涎或喘促，宜理阴煎（熟地、当归、炙甘草、干姜），甚者人参附子理阴煎。若兼血虚燥渴者，用五君子煎（人参、白术、茯苓、炙甘草、干姜）加当归。

2. 伤食呕吐

伤食所致之呕吐，张介宾认为应行滞消食，消除胀满，并特别提出饮食虽滞而因脾虚不能运化者，治疗重点在补气健脾顾护脾气，而不在于消食，"不可因饮食之故而直行消伐也"。方用养中煎，温胃饮（人参、白术、扁豆、陈皮、干姜、炙甘草、当归），理阴煎等培其本。

3. 胃热呕吐

胃热呕吐虽然少见，但要详辨真假。胃火内热者，则降火止呕，用泻黄散（藿香叶、山栀子仁、石膏、甘草、防风）、玉泉散（石膏、粉甘草）等。如脾胃虚弱兼火者，切不可苦寒直折使脾胃更伤，方用人参安胃散（人参、黄芪、生甘草、炙甘草、白芍药、白茯苓、陈皮、黄连）或橘皮竹茹汤（橘皮、竹茹、人参、甘草、生姜、大枣）。

4. 吐泻并见

吐泻并见为阴阳俱伤之证，当看其有滞无滞而进行治疗，以虚实为纲，补虚泻实。本病初起多半有邪滞，治宜清上焦之气，或分下焦之清，方用和胃饮（陈皮、厚朴、干姜、炙甘草）、胃苓散（炒苍术、厚朴、陈皮、炒白术、茯苓、泽泻、猪苓、肉桂、甘草）等。若无邪滞，虚寒不胜者，用五味异功散（人参、白术、茯苓、甘草、陈皮、生姜、大枣）。若脾肾虚寒不能固摄，非胃关煎（熟地、山茱萸、白扁豆、炙甘草、干姜、吴茱萸、白术）不用。

张介宾在临床实践中总结出呕吐虚实病性不同，对药物气味的优劣有选择性，特别观察到胃虚呕吐用药气味的宜忌。张氏指出："凡治胃虚呕吐最须详审气味。盖邪实胃强者能胜毒药，故无论气味优劣皆可容受，唯胃虚气弱者则有宜否之辨。"他认为，胃气虚弱者，不但腥膻耗散之气、至苦极劣之味不能受，且微香微郁并饮食之气、微咸微苦并五谷正味亦不能受，所以，胃虚之呕最重气味，略有不投，则入口便吐。张氏明确指出："凡治阳虚呕吐等证，则一切香散咸酸辛味不堪等物，悉当以已……切不可用，但补其阳，阳回则呕必自止。"

二、泄泻

对于小儿泄泻的辨证，张介宾纠正古人以小儿粪黄酸臭者，皆作胃热论治的错误观点，说："盖饮食入胃，化而为粪，则无有不黄，无有不臭者。"粪色深黄老苍可作胃热论治，半黄之色即纯黄而有嫩色即淡黄色，则为水谷不化之色，气味的酸腥即为谷食不化之气，提示此为胃中火力不足，腐熟水谷之力自然亦不足。他说不要等到粪清粪白、气味不臭，才认为是有寒，那时胃阳已大败，病则难治。这里也体现了中医治未病的思想，张仲景将治未病作为其治疗内伤杂病的大法之一，《金匮要略》云："适中经络，未流传脏腑，即医治之；四肢才觉重滞，即导引、吐纳、针灸、膏摩，勿令九窍闭塞。"这是告诉我们对疾病表现应具有敏感性，发现疾病的任何蛛丝马迹，就应该马上接收这些信息，并及时采取有效措施。张介宾也是尊崇这一观点的，"若必待粪清粪白，气味不臭，然后为寒，则觉之迟也"，因此提出"但以粪色之浅深，粪气之微甚，便可别胃气阳和之成色"。

治疗上，张介宾云："泄泻之本，无不由于脾胃……若饮食失节，起居不时，以致脾胃受伤，则水反为湿，谷反为滞，精华之气不能输化，乃至合污下降，而泻痢作矣。"张氏谨遵《黄帝内经》"治病求本"之训，始终把调理脾胃作为治泻的首务。他认为，泄泻初起多责之邪实，正气未伤，故当以祛邪为主，邪去则正安，脾胃之功能自复。他说："初感者病气未深，脏气未败，但略去其所病之滞，则胃气自安，不难愈也。"而祛邪之法，又当"察其因而治之"。若因恣食生冷，寒湿阻胃者，则用抑扶煎（厚朴、陈皮、天台乌药、猪苓、泽泻、干姜、吴茱萸、炙甘草）等温胃散寒，行气温中；若因湿困脾胃，气机阻滞者，则用胃苓汤祛湿和胃，行气利水；若气滞较甚，脾胃不和者，则用排气饮（陈皮、木香、藿香、香附、枳壳、泽泻、乌药、厚朴）等行气化湿导滞；若食积停滞，固结不散，形气俱实者，则用百顺丸（川大黄、牙皂角）等攻下积滞。至于脾胃素虚而感邪致泻者，虽亦为初起，但不可专事祛邪，而应以健脾扶正为主。他说："脾气稍弱，阳气素不强者，一有所伤，未免即致泄泻。此虽为初病，便当调理元气。"张氏主张用四君子汤、参苓白术散等方治之。若虚而兼滞者，又当扶正与祛邪兼顾，以六味异功煎（人参、白术、茯苓、陈皮、干姜、炙甘草）健脾和胃行气散寒，标本同治。

肾为先天之本，内舍元阴、元阳，肾之阳气为诸阳之本，五脏六腑皆赖以温煦。肾阳不足，脾失温养，运化失常，而致泄泻。因此张介宾认为肾脏的病变与泄泻也是息息相关的，指出"二便之开闭，皆肾脏之所主，今肾中阳气不足，则命门火衰……即令人洞泻不止也"。又说："肾为胃关，开窍于二阴，所以二便之开闭，皆肾脏所主。今肾中阳气不足，则命门火衰，而阴寒独盛……阴气极盛之时，则令人洞泄不止也。"前人称此为"肾泄"。对于此类证候的治疗，不可拘泥于调整脾胃一法。张氏指出，此证"本与中焦无涉，非分利所能及也"，法当温阳补肾，常用九气丹（熟地、香附子、肉豆蔻、吴茱萸、五味子、补骨脂、荜菝、炙甘草）等方益火之源，以消阴翳。阳气旺则泄泻止，此亦治本之法也。

《景岳全书·小儿则·吐泻》云："在中上二焦者宜治脾胃，连及下焦者宜调脾肾。"

综上可见，张介宾治疗小儿泄泻有一个明显的特点，即以脾（胃）、肾为核心严格把握病机，对证立法，遣药组方，攻补进退，井然有序，充分体现了中医治疗学特色和整体学思想。

针对当时人们习用"分利"法治疗泄泻，张介宾有独特的见解，认为"分利"法虽能治泻，但必须明辨病证之虚实。他说："小水不利，其因非一，而有可利者，宜详辨之。"对于泄泻初起，邪正俱实，形气强壮者，当祛邪以治其标，可用"分利"法，使邪从小便去，邪去则正安，其泻自止。若久泻正伤，形虚气弱者，则当扶正以治其本，若误用分利，正气愈伤，反致气化不行，变证蜂起。他强调："若虚寒之泻，本非水有余，实因火不足；本非水不利，实因气不行。夫病不因水而利则亡阴，泻以火虚而利复伤气。倘不察其所病之本，则未有不愈利愈虚，而速其危者矣。"张氏之论，深中治泻之肯綮，较之一见泄泻之证，不辨虚实，而妄投分利法者，实不可同日而语。

张介宾治疗泄泻，强调当视病势之缓急、病情之轻重而立法组方。若脾虚溏泻久不能愈，或小儿脾泻不止者，此乃中气素虚，病势虽缓，难期速愈，故用缓补之法。用敦阜糕（白面、白术、补骨脂）、黏米固肠糕（白糯米粉、干姜）治之。经曰："脾欲缓，急食甘以缓之，建脾者，必以甘为主。"以上二方，一用面粉，一用糯米，药性平和，皆为培补脾胃之佳品，且均加白糖，更能切合脾胃中和之性。尤妙在研末为糕，可常服而不损脾胃，虽为药饵，实似食疗，景岳用药之妙，于此可见一斑。若肾阳不足，关门不固，而久泻不愈者，法当温补肾阳，以固下焦，用胃关煎（熟地、山茱萸、白扁豆、炙甘草、干姜、吴茱萸、白术）治之，此亦缓补之剂。若大泻如注，气随液脱，元气衰微者，此时若以常药补益脾肾，势将病重药轻，缓不济急。张氏指出："五夺之中，唯泻最急，是不可见之不早也。"当此危急之际，只有用四味回阳饮（人参、附子、干姜、炙甘草）、六味回阳饮以大补气阴，回阳固脱，方能力挽狂澜，转危为安。若病势危急，又恐单纯用药物治疗难以奏功，张氏主张结合艾灸气海穴，内外合治，以固命门真火，挽回下焦之元阳。

三、惊风

《景岳全书·小儿则》将惊风分为急惊风和慢惊风来分别阐述。张介宾认为，惊风病位主要在肝，由于小儿的生理、病理特点是肝常有余，故肝易生风生火，风热灼伤阴血则血虚，血虚则筋脉失养，引起筋脉挛急，表现为"掉眩反张、搐、搦、强直之类"。同时，惊风也与肺、肾、心、脾有关，可通过肝木侮脾土、木盛金衰、木火上炎扰心、木火伤阴耗伤肾精等途径引起他脏病变。

张介宾所论述的急惊风是肝风内动，进而生痰生热，痰热交阻于心膈间，风火相搏所致，为阳证实证。这些也是继承了前人的思想。如李东垣认为"急惊者，肝木旺也"。楼全善曰："急惊属木火土实。"薛己认为"此肝经血虚，火动生风"。其临床表现张介宾描述为"急惊之候，壮热痰壅，窜视反张，搐搦颤动，口中气热，颊赤唇红，饮冷便结，脉浮洪数。"

张介宾认为慢惊风是阴证、虚证。小儿脾常不足，肾常虚，肝邪无制，侮脾土而生风，其行气俱不足，总属脾肾虚寒之证。薛己认为"急惊屡发屡用攻泻，则脾损阴消而变为慢惊者多"。《保婴撮要》曰："此乃脏腑传变已极，总归虚处，唯脾受之。"其临床表现张介宾描述为"昏睡露睛，痰鸣气促，惊跳搐搦，或乍发乍静，或身凉身热，或肢体逆冷，或眉唇青赤，面色淡白，但其脉迟缓，或见细数，此脾虚生风无阳证也"。

临证时，张介宾注重惊风与其他病的鉴别。如大惊卒恐，此为小儿受到惊吓，损伤心胆之气所致。张氏指出以前医家将大惊的病症皆列入急惊风论治是错误的。急、慢惊风并不是因为受到惊恐，而是由风热或脾肾之虚，故治法也应不同，大惊应以收复神气为治疗的关键。又如惊啼，为小儿"肝气未充，胆气最怯"。白天一些声音、事物的刺激使其神魂不安，到了晚上就会表现为惊惕、不安宁、哭闹不休。这些"神怯不安"的表现不同于惊风，治宜安神养气。

治疗上，《景岳全书·小儿则·惊风》中提出几个要点：一是风，张介宾提出此风应为血燥之风，而非世人认为的外感之风，因此治风必不能用散法，而应滋阴养血息风。二是痰与火，"惊风之实邪，唯痰火为最"。若为火盛灼津而生痰者，应以治火为先；若为痰浊留滞于体内郁而化热，则以祛痰为主。三是虚证，"惊风之重，重在虚证"。此处正体现张介宾阴阳互济的治疗观念。阳虚者宜刚燥之品，同时又要在阴中求阳，"然善用阳者，气中自有水"。阴虚者当用温润之品，同时也要在阳中求阴，"然善用阴者，水中自有气"。

对于急惊风，张介宾提出应治其标。如痰盛喘急者可用抱龙丸、琥珀散，火盛烦热者可用凉惊丸（龙胆草、防风、青黛、钩藤、炒黄连、龙脑、牛黄、麝香）、牛黄散，火盛烦热而便秘者可用泻青丸（龙胆草、大黄、防风、羌活、川芎、当归、栀子、青黛）……皆急则治标之法。小儿病理特点为易虚易实，"攻伐之药，中病即止，不可过剂……脾益虚，血益燥，邪气绵延，必成慢惊"。对于慢惊风，张介宾提出应当顾护脾肾，以救元气，治其本。

四、发热

《景岳全书·小儿则·发热》中，张介宾论治发热时提出要辨清发热的虚实，同时也提供了 5 种发热的辨证及治疗。

（一）辨虚实

《景岳全书·小儿则·总论》说："然辨之之法，亦不过辨其表里、寒热、虚实，六者洞然，又何难治之有？"在表里、寒热、虚实六纲之中，又以分辨虚实二纲为首。虚与实辨明，则正邪盛衰、禀赋强弱清楚，攻补原则不会错。盖小儿稚阳未充，稚阴未长，血少、气弱、肉脆，五脏六腑成而未全，全而未壮，肺脾常不足而肾常虚。倘不辨明虚实，实证误用补益，闭门留寇，助长邪气，引起病情转化，必致轻症变重，重症难疗；虚证误用攻伐，更伤脾胃，进而累及肾，先天后天并损，亦必致病证趋于危殆。所以张介宾在《景岳全书·小儿则·总论》告诫医者："表里、寒热之证极易辨也，然于六者之中，尤为虚实二字最为紧要。"

张介宾主要是通过虚实发热的不同表现来进行辨证论治的。如实证发热表现为面赤气粗，口渴而喜冷饮，大小便难，掀衣露体，手指、足趾都发热，烦躁不安，啼哭暴叫，声音洪大，脉象为强等。实证则为邪气有余，治当攻邪为主。虚证发热表现为面白气怯，泄泻多尿，恶寒凉，手指、足趾都发冷，安静，屈体而卧，脉象微弱。虚证则为正气不足，治当补虚为主。

（二）诸热辨证

1. 外感发热

《景岳全书·小儿则·发热》中着重论述了外感发热的证治。首先提出外感风寒是引起发热的主要原因，表现为发热、头痛、身痛、恶寒、无汗、鼻塞流涕，脉浮紧，并提出"外感发热弗药可愈"的观点。张介宾认为，外感初起，用温复法使小儿微汗津津，则表里通达，风寒被驱逐于体外，热自退也。在用药治疗方面，柴胡成为张介宾处方中必不可少的药物。如用四或五柴胡饮治疗发热而气血平和：一柴胡饮（柴胡、黄芩、芍药、生地、陈皮、甘草），治疗内热火盛外邪未解者；二柴胡饮（柴胡、半夏、甘草炙、生姜、厚朴、细辛、陈皮），治疗寒气盛者；柴芩煎（柴胡、黄芩、栀子、泽泻、木通、枳壳），治疗壮热火盛，往来寒热者……治疗时，张介宾注意固中和解表的关系，在元气无伤而邪气又易散的情况下，要先固其中，次解其表。

2. 疳积发热

《景岳全书·小儿则·发热》云："此诚饮食内伤所致，然必成痞成疳，阴阳郁积既久，所以内外俱热。"

3. 痈毒痘疹发热

汗出而热仍不退，且必见痈毒痘疹之候，根据其症状表现再具体辨证施治。

4. 内热

《景岳全书·小儿则·发热》云："内热以五内之火，热由内生，病在阴分……内热者，其来必缓，但察其绝无表证。"治疗上遵从古人分五脏治的治法：泻心汤、导赤散治疗心热，泻青丸治疗肝热，泻白散、凉膈散治疗肺热，泻黄散治疗脾热，滋肾丸治疗肾热等。同时张景岳仍然重视分清虚实，虚实异治，提到了心脾肺气虚假热、五脏气血亏虚假热、肝肾真阴不足血虚假热等的治疗用药。

五、咳嗽

张介宾认为："咳嗽之要，止唯二证。何为二证，一曰外感，一曰内伤而尽之矣。"继李梴将咳嗽按外感、内伤分类之后，张介宾对咳嗽进行了全面系统深刻的论述，奠定了从外感、内伤辨治咳嗽的理论基础。张氏指出："外感之咳，必由皮毛而入……久而不愈，则必自肺而传于五脏也；内伤之嗽，必起于阴分……水涸金枯，肺苦于燥，肺燥则痒，痒则咳不能已也。"由此观之，凡外感、内伤之咳嗽，均由肺系受病所致。不过，外感咳嗽病起于肺，而内伤咳嗽则亦有因他脏生病累及肺者。张氏谓："外感之咳，其来在肺，故必由肺以及脏，此肺为本而脏为标也；内伤之咳，先因伤脏，故必由脏以及肺，此脏为本而肺为标也。"其所云标与本，乃指所病脏腑先后而言，指出咳嗽之发生每出现在肺脏受累之后。其言"咳证虽多，无非肺病"，堪称咳嗽病因病机之大略也。

张介宾认为，咳嗽的病位在肺，肺系病变多表现为咳嗽。外感风、寒、暑、湿、燥、火等六淫之气，由皮毛而入，合于肺则为咳嗽。其因四时气候变化不同，人体所感受的致病外邪亦不尽相同，因此，在临床上即会表现风寒、风热或燥热等多种外感咳嗽。外邪犯肺，不外二途：一者从鼻窍吸入，由喉咙以至于肺；一者从皮毛侵入，病邪从所合而至于肺。外邪袭肺，肺气壅遏，清肃失常，气道不利，肺气上逆，因而咳嗽。肺脏虚弱，或他脏有病，亦能影响于肺而咳嗽，如脾虚生痰、肝火犯肺、肾阴亏虚或元阳不振，均可引起咳嗽。依张氏之见，"既有兼证，则亦当有兼治，虽有兼治，然无非以肺为主也"。其明言辨治咳嗽，不止于肺，亦不离于肺。应于临证之际，首当辨清咳嗽是属于外感，或属于内伤，还当辨清证候的阴阳、虚实属性，这样，在临证施治之时，方能有的放矢，击中肯綮，不至于手忙脚乱，茫无定见。张氏认为，外感咳嗽"必因偶受风寒，故或为寒热，或为气急，或为鼻塞声重、头痛、吐痰，邪轻者，脉亦和缓，邪甚者，脉或弦洪微数，但其素无积劳虚损等证，而陡病咳嗽者"。

治疗上，张介宾将咳嗽分为外感和内伤。外感寒邪咳嗽，"但治以辛温，其邪自散"，以六安煎（陈皮、半夏、茯苓、甘草、杏仁、白芥子）加生姜疏散风寒，宣肺化痰。寒气太盛或中寒肺气不温，邪不外解者，加细辛温肺散寒；寒盛气闭，邪不易散者，加麻黄、桂枝，或小青龙汤疏散风寒，温化寒饮；往来寒热，咳嗽不止者，柴陈煎（柴胡、陈皮、半夏、茯苓、甘草、生姜）解热燥湿祛痰；寒邪不甚，痰气不多，二陈汤燥湿化痰。若外感风邪兼肾虚水泛为痰，或心嘈呕恶，饥不欲食，脾肺虚寒，咳嗽不愈者，宜金水六君煎补肾益阴，健脾化痰。气虚脉微，神困懒言多汗者，加人参益气敛汗。脾虚咳嗽邪不解者，六君子汤益气健脾，培土生金。脾不制水，水泛为痰，咳嗽不已，头晕，面浮胫肿，畏寒，便溏，小便不利者，理中汤、理阴煎（熟地、当归、炙甘草、炮姜，或加肉桂）、桂附八味丸脾肾双补，温阳利水化痰；咳嗽内热，喜冷，脉滑，属外感兼火者，以二陈汤、六安煎加黄芩，甚者加知母、栀子以清肺热；若火热熏灼阳明，咳嗽，头痛，发热，口渴者，加石膏宣肺泄热。

内伤咳嗽，经久不愈，治疗颇为棘手。张介宾认为："凡内伤之嗽，必皆本于阴分。何为阴分，五脏之精气是也。然五脏皆有精气，而又唯肾为元精之本，肺为元气之主，故五脏之气分受伤，则病必自上而下，由肺由脾以及于肾，五脏之精分受伤，则病必自下而上，由肾由脾以及于肺，肺肾俱病，则他脏不免矣。"肺肾为母子之脏，金水有相生之义，"肺金之虚多由肾水之涸，正以子令母虚故也。"张氏认为治疗内伤咳嗽，首以壮水滋阴为主，用一阴煎（生地、熟地、芍药、麦冬、甘草、牛膝、丹参）、左归饮（熟地、山药、枸杞子、炙甘草、茯苓、山茱萸）、琼玉膏（地黄、党参、茯苓）、左归丸（熟地黄、山药、枸杞子、山茱萸、川牛膝、菟丝子、鹿角胶、龟甲胶）、六味地黄丸。若喘促，痞满，呕恶痰涎，泄泻，畏寒，咳嗽不已，脉细弱者，其因元阳下亏，生气不布，脾肺被困所致，治宜补其阳，以右归饮（熟地、山药、山茱萸、枸杞、甘草、杜仲、肉桂、制附子）、右归丸（熟地黄、怀山药、当归、鹿角胶、菟丝子、山茱萸、肉桂）、桂附八味丸、大补元煎（人参、山药、熟地、杜仲、当归、山茱萸、枸杞、炙甘草）、六味回阳饮、理中汤之类随证施治。若咳嗽，口渴，烦热，喉痛口疮，潮热，便结，喜冷，脉滑数者，其因水亏火炎，火烁肺金而然，治当清火以存其水，宜四阴煎（生地、麦冬、白芍药、百合、沙参、生甘草、茯苓）、加减一阴煎（生地、熟地、白芍、麦冬、黄精、知母、地骨皮、牛膝、炙甘草）、人参固本丸（人参、地黄、熟地、山茱萸、山药、泽泻、牡丹皮、茯苓、麦冬、天冬）。若咳嗽声哑，亦当辨其虚实。张氏云："盖金实则不鸣，金破亦不鸣。金实者，以肺中有邪，非寒邪即火邪也；金破者，以真阴受损，非气虚即精虚也。寒邪者，宜辛宜温；火邪者，宜甘宜清；气虚者，宜补阳，精虚者，宜补阴。"张氏认为内伤咳嗽，宜用乳酥、蜂蜜、百合、地黄、阿胶、麦冬、胡桃肉之类甘润养阴，忌燥药及辛香动气之剂，免得伤阴耗液之弊。张氏谆谆告诫为医者，"外邪证多有误认为劳伤而遂成真劳者"，此必因医者"不明表里，率用滋阴降火等剂"所致。他指出干咳无痰，多因肺津不足枯涸而然，治当润肺补肾，益气填精，用五福饮（人参、熟地、当归、白术、炙甘草）。若脏寒，则非辛不润，补阳生阴，用理阴煎、六君子汤。若兼内热，保真阴，壮水制火，宜一阴煎、加减一阴煎、贝母丸（贝母为末，砂糖或蜜糖和丸），噙化或嚼服。

第六节　方药创见

张景岳著《新方八阵》两卷，收载其自创新方 189 首，列为补、和、寒、热、攻、散、固、因八阵，是其师古不泥、另辟蹊径之作。现择其精要者介绍如下。

一、金水六君煎

1. 原方与主治

当归二钱，熟地三五钱，陈皮一钱半，半夏二钱，茯苓二钱，炙甘草一钱。水二盅，生姜三五七片，煎七八分。食远温服。如阴寒盛而嗽不愈者，加细辛五七分；如兼表邪寒热者，加柴胡一二钱。如大便不实而多湿者，去当归，加山药；如痰盛气滞，胸闷不快者，加白芥子七八分。治肺肾虚寒，水泛为痰，外受风寒，咳嗽呕恶，多痰喘急等症，神效。

2. 古今发挥

此方为张景岳创制，治肺肾虚寒，水泛为痰，或年迈阴虚，血气不足，外受风寒，咳嗽呕恶，多痰喘急等。余如非风证形已定，痰涎未清，属阴气不足，多痰兼燥而咳者，或酒厥之作，大便不实，且无火证，脉见缓弱者，或外感咳嗽久不能愈，而脉体稍弱，胸膈无滞，年及中衰，血气渐弱者，或虚在阴分，水泛为痰而呕吐者，或虚在中焦，食入反出，水泛为痰者，或脾肾阴分不足，水泛为饮而作酸嘈杂者，或虚证肿胀，属肾虚兼痰者，或多痰兼虚而头痛者，或脾虚湿滞，聚而生痰，致食减神倦或兼病间者，或小儿慢惊因于脾气虚弱而多痰者，或小儿伤寒见风，若阴气不足而兼热兼嗽者，皆可用本方化裁治之。王孟英用熟地等药治疗阴虚水泛的痰嗽时，补充证实一个独特的症状，即"脉细痰咸"，完善了运用金水六君煎的辨证指征。《程门雪医案》中，治一陆姓男子，痰有咸味而黏厚，苔白腻，以金水六君煎为主，补肾健脾而化痰。

二、巩堤丸

1. 原方与主治

熟地二两，酒煮菟丝子二两，炒白术二两，北五味、酒炒益智仁、酒炒补骨脂、制附子、茯苓、炒家韭子各一两。共为末，山药糊丸，如桐子大。每服百余丸，空心滚汤，或温酒下。如兼气虚，必加人参一二两更妙。主治膀胱不藏，水泉不止，命门火衰，小水不禁等证。

2. 古今发挥

此方为张景岳创制，温补肾气，固涩止遗，主治尿频数，小便清长、淋沥，遗尿等。肾与膀胱相表里，肾虚火衰，气化失司，约束无力，以致排尿失约。方中以附子、熟地、补骨脂、菟丝子等温补肾中精气；益智仁、五味子、韭子等温肾助阳，缩小便；白术、茯苓健脾和中，加强固涩之功。以巩堤丸为基础方辨证治疗小儿遗尿症，下元亏虚，睡中遗尿，小便清长或伴头晕者用原方。脾肺气虚，易感冒、纳呆者，加生黄芪9g，白术9g，升麻6g；肝胆郁热，手足心热，舌苔黄腻，脉弦数，加木通3g、竹叶9g。水煎服，每日1剂，分2次服。

三、二术煎

1. 原方与主治

炒白术二三钱，炒苍术（米泔浸）一二钱，芍药（炒黄）二钱，炒陈皮一钱五分，炙甘草一钱，茯苓一二钱，厚朴（姜汤炒）一钱，木香六七分，干姜（炒黄）一二钱，炒泽泻一钱半。水一盅半，煎七分。治肝强脾弱，气滞湿泄等证。

2. 古今发挥

此方为张景岳创制，功用燥湿健脾，泻肝和胃，主治命门火衰，膀胱不固。从组方内容看，方中有平胃散之组成，也有痛泻要方的精神，以二方为基础，加减变化而成。苍、白二术健脾燥湿，为本方君药；厚朴、陈皮、木香理气和中，干姜温中散寒，俱为臣药；茯苓、泽泻利水渗湿，以助二术之健运，芍药酸寒敛阴，以泻肝气之横逆，都为佐药；甘草甘缓和中，为使药。诸药合用，具有泻肝健脾之功，肝强气泄、脾弱湿泄之证均可选用。

四、玉女煎

1. 原方与主治

生石膏三五钱，熟地三五钱或一两，麦冬二钱，知母、牛膝各钱半，水一盅半，煎七分。温服或冷服。治水亏火盛，六脉浮洪滑大，少阴不足，阳明有余，烦热干渴，头痛牙疼，失血等证，如神。若大便溏泄者，乃非所宜。如火之盛极者，加栀子、地骨皮之属亦可。如多汗多渴者，加北五味十四粒。如小水不利，或火不能降者，加泽泻一钱五分，或茯苓亦可。如金水俱亏，因精损气者，加人参二三钱尤妙。

2. 古今发挥

此方为张景岳创制。张秉成《成方便读》评价："夫人之真阴充足，水火均平，决不致有火盛之病。若肺肾真阴不足，不能濡润于胃，胃汁干枯，一受火邪，则燎原之势而为似白虎之证矣。方中熟地、牛膝以滋肾水；麦冬以保肺金；知母上益肺阴，下滋肾水，能制阳明独胜之火；石膏甘寒质重，独入阳明，清胃中有余之热。虽然理虽如此，而其中熟地一味，若胃火炽盛者，尤宜酌用之。即虚火一证，亦改用生地为是。"

本方是治疗少阴不足、阳明有余、胃热阴虚牙痛的常用方，凡胃火炽盛、肾水不足之牙痛、牙衄、消渴等皆可用本方加减治疗。临床应用以牙痛齿松，烦热干渴，舌红苔黄而干为辨证要点。阳明之脉上行头面，入上齿中，阳明气火有余，胃热循经上攻，则见头痛、牙痛；热伤胃经血络，则牙龈出血；热耗少阴阴精，故见烦热干渴，舌红苔黄且干。此为火盛水亏相因为病，而以火盛为主。治宜清胃热为主，兼滋肾阴。方中石膏辛甘大寒，清阳明有余之火而不损阴，故为君药。熟地黄甘而微温，以滋肾水之不足，用为臣药。君臣相伍，清火壮水，虚实兼顾。知母苦寒质润，滋清兼备，一助石膏清胃热而止烦渴，一助熟地滋养肾阴；麦冬微苦甘寒，助熟地滋肾，而润胃燥，且可清心除烦。二者共为佐药。牛膝导热引血下行，且补肝肾，为佐使药，以降上炎之火，止上溢之血。本方的配伍特点是清热与滋阴共进，虚实兼治，以治实为主，使胃热得清，肾水得补，则诸症可愈。火盛者，可加山栀子、地骨皮以清热泻火；血分热盛，齿衄出血量多者，去熟地，加生地、玄参以增强清热凉血之功。

五、胃关煎

1. 原方与主治

熟地三五钱，或一两，炒山药二钱，炒白扁豆二钱，炙甘草一二钱，焦干姜一至三钱，制吴茱萸五七分，炒白术一至三钱，水二盅，煎七分。食远温服。治脾肾虚寒作泻，或甚至久泻，腹痛不止，冷痢等证。泻甚者，加肉豆蔻一二钱，炒用，或补骨脂亦可。气虚势甚者，加人参随宜用。阳虚下脱不固者，加制附子一钱。腹痛甚者，加木香七八分，或加厚朴八分。滞痛不通者，加当归二三钱。滑脱不禁者，加乌梅两个，或北五味子二十粒。若肝邪侮脾者，加肉桂一二钱。

2. 古今发挥

此方为张景岳创制，治泄泻脾肾两虚证、冷痢等，症见久泻不愈，脐下腹痛，腹部喜暖，食欲不振，腰膝酸软，形寒肢冷，舌淡苔薄白，脉沉细。《医药从众录·泄泻》谓："大抵初泻与泻之未甚，宜利水，次补脾。久泻大泻，宜补肾，以胃关煎、八味丸之类为主，兼服补中益气汤，以升其下降之气。"泻甚者，加肉豆蔻（面炒用）3～6g；气虚势甚者，加人参随宜用；阳虚下脱不固者，加制附子3～9g；腹痛甚者，加木香2～3g，或加厚朴2～4g；滞痛不通者，加当归6～9g；滑脱不禁者，加乌梅2个，或北五味子20粒；若肝邪侮脾者，加肉桂3～6g。

六、正柴胡饮

1. 原方与主治

柴胡一至三钱，防风一钱半，陈皮一钱半，芍药二钱，甘草一钱，生姜三五片，水一盅半，煎七八分，热服。如头痛者，加川芎一钱；如热而兼渴者，加葛根一二钱；如呕恶者，加半夏一钱五分；如湿胜者，加苍术一钱；如胸腹有微滞者，加厚朴一钱；如寒气胜而邪不易解者，加麻黄一至三钱，去浮沫服之，或苏叶亦可。凡外感风寒，发热恶寒，头疼身痛，疟疾初起等证，凡血气平和，宜从平散者，此方主之。

2. 古今发挥

此方为张景岳创制，功专表散风寒，解热止痛，用于外感风寒初起，症见发热恶寒，无汗，无痛，鼻塞，喷嚏，咽痒咳嗽，四肢酸痛等，相当于现代流行性感冒初起、轻度上呼吸道感染等疾患。本方证属外感风寒表证之轻者。风寒束表，毛窍闭塞，卫阳被遏，因感邪较轻，故微恶风寒，发热、无汗，头身痛；苔薄白，脉浮，为风寒表证之征象。外感风寒宜解表散寒，表寒轻症只需轻疏肌表，微发其汗，病邪自可外达，不必用辛温重剂，徒伤其表。方中君以柴胡辛散表邪。臣用防风祛风寒，止疼痛。生姜辛温发散，助柴胡、防风解表透邪；陈皮疏畅气机，以助祛邪外出；芍药益阴和营，防辛散太过而伤阴，共为佐药。甘草调和诸药为使。本方药性平和，对于气血不虚而外感风寒较轻者颇宜。头痛甚者，加川芎以祛风止痛；热而烦渴者，加葛根以透热生津；呕恶者，加半夏以和胃降逆；湿盛者，加苍术以化湿运脾；寒盛而邪不易解者，加麻黄或苏叶发散风寒。

七、化肝煎

1. 原方与主治

青皮、陈皮各二钱，芍药二钱，丹皮、栀子（炒）、泽泻各钱半，如血见下部者，以甘草代之，土贝母二三钱，水一盅半，煎七八分，食远温服。治怒气伤肝，因而气逆动火，致烦热、胀满动血等。

2. 古今发挥

此方为张景岳创制，主治胃痛肝胃郁热证，症见胃脘灼痛，泛酸嘈杂，心烦易怒，口干口苦，舌红苔薄黄，脉弦数。如大便下血者加地榆，小便下血者加木通各一钱五分；如兼寒热，加柴胡一钱；如火盛，加黄芩一二钱。如腹胀痛，加白芥子一钱，胀滞多者勿用芍药。方中丹皮、栀子清肝泄热；青皮、陈皮疏肝理气；贝母清热散结；芍药柔肝缓急；泽泻导热下行。诸药有凉血清热，疏肝散结之功。化肝煎加减变通，可治疗胁痛、腹痛、泄泻、失音、咳嗽等多种疾病。对内伤杂病，凡见肝郁气滞化火之症，而须清肝解郁、理气散结之法，均可选化肝煎化裁，不必求全，只要辨证准确，多可取效。

八、暖肝煎

1. 原方与主治

当归二三钱，枸杞子三钱，小茴香二钱，肉桂一二钱，乌药二钱，沉香一钱，茯苓二钱。用于治疗肝肾阴寒小腹疼痛疝气等证。上药用水 500mL，加生姜 3 片，煎至 300mL，饭后温服。

2. 古今发挥

此方为张景岳创制，治疗肝肾不足、阴寒内盛、气机阻滞所致疝气腹痛，临床表现以睾丸冷痛或小腹凉痛伴有畏寒喜暖、小便清利为特点。由于寒性收引，阳气不通，气血被阻，故腹痛喜暖。方中肉桂辛甘大热，温肾暖肝，散寒止痛；小茴香性味辛温，暖肝散寒，行气止痛。两药合为君药。乌药、沉香均为辛温行气、散寒止痛之品。其中，沉香属阳而性沉，多功于下部，具有温肾助阳之用；乌药性善下走，温肾散寒。故二药用于病位在下之寒疝腹痛可为首选药。当归辛温，养血补肝；枸杞子甘平，补养肝阴。二药合用以补肝肾。以上四味药共为臣药。又因阳虚水湿不化，故用茯苓淡渗利湿；少佐生姜温散寒邪，二者共为佐使之药。诸药配伍，共奏温肾暖肝、行气止痛之功。如寒甚者加吴茱萸 6g，干姜 3g，再甚者加附子 6～9g。暖肝煎主要针对肝肾虚而内寒盛者而设。

在妇科疾病中，诸如痛经、产后腹痛等，只要属于血虚而阴寒内滞者，均可应用本方加减治疗。现代治疗睾丸炎、附睾炎、胃及十二指肠溃疡、慢性胃炎等，属于寒凝气滞者，也可以本方加减使用。例如，慢性附睾炎，可在原方中加炒橘核、炒荔枝核各 15g，青皮 9g，吴茱萸 6g，腹痛明显再加白芍 20～30g，每有良效。对于妇女原发性痛经，或子宫内膜异位症、肌腺症的经行腹痛者，也可在原方基础上加延胡索、紫丹参、川芎片、净乳香、净没药、粉藁本等药，有较好的止痛效果。

九、大补元煎

1. 原方与主治

人参少则用一二钱，多则用一二两，炒山药二钱，熟地少则用二三钱，多则用二三两，杜仲二钱，当归二三钱（若泄泻者去之），山茱萸一钱（如畏酸吞酸者去之），枸杞二三钱，炙甘草一二钱。水二盅，煎七分，食远温服。治男妇气血大坏，精神失守危剧等证。

2. 古今发挥

此方为张景岳创制。如元阳不足多寒者，于本方加附子、肉桂、炮姜之类，随宜用之；如气分偏虚者，加黄芪、白术；如胃口多滞者不必用；如血滞者，加川芎，去山茱萸；如滑泄者，加五味、补骨脂之属。方中人参大补元气，熟地、当归滋阴补血，人参与熟地相配，即张介宾之两仪膏，善治精气大号之证。枸杞、萸肉补肝肾，杜仲温肾阳，甘草助补益而和诸药。诸药配合，功能大补真元，益气养血，故张氏曾称此方为"救本培元第一要方"。

有学者报道：小儿紫癜阴虚火旺证，症见皮肤黏膜散在瘀点、瘀斑，时发时止，病程较长，兼有鼻衄、齿衄，伴见五心烦热，盗汗，颧红咽燥，舌质红，苔少，脉细数，可选大补元煎合茜根散加减。生地 6～9g，丹皮 3～9g，玄参 3～9g，知母 6～9g，龟甲 10～20g，（先煎），女贞子 3～9g，旱莲草 3～9g，茜草 3～12g，侧柏炭 3～9g，阿胶 3～15g（烊化），甘草 3～6g 等。阴虚明显者，加鳖甲、地骨皮、银柴胡；盗汗明显者，加生牡蛎；鼻衄齿衄者，加栀子、白茅根；睡眠不安者，加五味子、石菖蒲、珍珠母。痛证日久肝肾亏虚、气血大亏者亦可应用本方。

十、六安煎

1. 原方与主治

陈皮一钱半，半夏二三钱，茯苓二钱，甘草一钱，杏仁一钱，白芥子五七分，老年气弱者不用，水一盅半，加生姜三五七片，煎七分，食远服。治风寒咳嗽及非风初感，痰滞气逆等证。

2. 古今发挥

此方为张景岳创制，是针对外感初期，痰滞气逆而致咳嗽的病机设计的基本方。方中陈皮、半夏、茯苓、甘草、生姜五味是"二陈汤"方，所加杏仁、白芥子二味，杏仁能散寒、止嗽、定喘，白芥子味辛性温，有利气豁痰、温中散寒的功效。白芥子的下气宽中作用较强，故老年或气虚患者可去之不用。凡外感风邪咳嗽而寒气盛者，多不易散，宜加北细辛七八分或一钱；若冬月严寒邪甚者，加麻黄、桂枝亦可；若风胜而邪不甚者，加防风一钱，或苏叶亦可；若头痛鼻塞者，加川芎、白芷、蔓荆子皆可；若兼寒热者，加柴胡，苏叶；若风邪咳嗽不止，而兼肺胃之火者，加黄芩一二钱，甚者再加知母、石膏。所用生姜，只宜一片；凡寒邪咳嗽痰不利者，加当归二三钱，老年者尤宜；若气血不足者，当以金水六君煎与此参用；凡非风初感，痰胜而气不顺者，加藿香一钱五分；兼胀满者，加厚朴一钱，暂开痰气，然后察其寒热虚实而调补之。若气虚猝倒及气平无痰者，皆不可用此。陈修园曾贬其方谓："此方看似平稳，其实咳嗽气喘者服之，效者少，不效者多，且白芥子、杏仁性不驯良，多服每令人吐血，不如《伤寒论》《金匮》诸法之有利无弊也。"

第七节　轶闻趣事

一、妙法逐铁钉

相传有一户姓王的人家有个儿子刚满一岁。这天，母亲随手拿了一枚钉鞋的圆铁钉给孩子玩。小孩好奇，误塞入口中，吞到喉间拿不出来，情况十分危急，孩子的父母连呼救命，恰好张介宾路过这里，查看后断定铁钉已入肠胃，小孩父母吓得六神无主，连声哀求张介宾想想办法。

张介宾陷入沉思，他记得《神农本草经》上有"铁畏朴硝"一句话，于是想出一个治疗方案。他取来活磁石一钱、朴硝二钱，研为细末，然后用熟猪油、蜂蜜调好，让小孩服下。不久小孩解下一物，大如芋子，润滑无棱，药物护其表面，拨开一看，里面正好裹着误吞下的那枚铁钉。小孩父母感激不已，请教其中的奥秘。

张介宾解释说：使用的朴硝、磁石、猪油、蜜糖四药互有联系，缺一不可。朴硝若没有吸铁的磁石就不能附在钉上；磁石若没有泻下的朴硝就不能逐出铁钉；猪油与蜂蜜主要是润滑肠道，使铁钉易于排出，而且蜂蜜还是小孩喜欢的调味剂。以上四药同功合力，裹护铁钉从肠道中排出来。

小孩父母听完这番话，若有所悟地说："有道理！难怪中医用药讲究配伍，原来各味药在方剂中都起着重要作用呀！"

二、威仪寒凉镇惊狂

张介宾曾治一青年妇女，其病因热邪犯胃，扰动心神，自言鬼神附体，惊狂号叫，打人毁物，举家恐怖，请张氏治疗。张介宾令人先到其家，高呼："医生张先生到！"先震慑其气，然后整冠敛容，肃然而进患者家。患者身穿内衣，瞪目而视。张介宾怒目相视，面对良久，患者面生羞怯，忽然跑入内屋，张介宾令人唤她出来，患者害怕而不敢出，于是给她开了一帖清胃泄热的药，服药后病就痊愈了。这个故事中，张介宾利用"以严动神"的心理疗法，先以威严胜其褻渎，然后用寒凉的药物清其邪火，从而取得了很好的疗效。

三、以诈治诈病

明代时期，一急症妇女口吐白沫，口鼻皆冷，僵卧在地，家人急忙请来名医张介宾诊治。张氏观像、触诊：此妇女气息如绝，但脉象缓和，与病情不符。向患者家属了解患者得病的经过，听后心里有了数。于是，他大声地对病妇说："你的病很危险，我要有大壮艾绒灸你的眉心、人中及小腹，否则你将性命难保。"患者听后抽动了一下。这时张介宾对患者家属说："且慢，我带有一特效药丸，患者若能吞下些药丸，就会药到病除，不必用火攻了。"那妇人原来是因为家中不顺心的小事与家人怄气，本想诈病来吓一吓家人。听了张氏的话，她生怕真的用艾灸烧体，有心想站起来说自己没有病，又觉得这样太丢面子，忽听说吃了一种药丸就会药到病除，心中不由一喜，这岂不是给自己送来了下台的台阶？当张介宾试着向她的嘴里喂药时，她顺势一口将药丸吞下，然后坐起，一切如常。患者家属及围观者均感叹张氏真乃神医。其实，张介宾给患者服下的不过是一粒助消化的开胃丸而已。

第八节 序年纪事

1563 年，明嘉靖四十二年，张介宾出生。

1573 年，明万历初年，张介宾父亲寿峰成为定西侯门客。

1576 年，明万历四年，随父"定西侯客"寿峰至北京，随畿辅名家梦石先生金英学医。

1585 年，明万历十三年，开始著述《类经》。

1605 年，明万历三十三年，医名名噪京师，亲身参加京都及其周围瘟疫的救治，取得较好疗效。

1620 年，明万历四十八年，58 岁，离军返乡。

1624 年，明天启四年，《类经》《类经图翼》《类经附翼》刊行。

1636 年，明崇祯九年，74 岁，著《景岳全书·总论气理》。

1638 年，明崇祯十一年，76 岁，会见黄宗羲。

1640 年，明崇祯十三年，完成《景岳全书》编写。

1640 年，明崇祯十三年，临终之时召三子而诲之，说毕，莞尔而逝，终年 78 岁。

1688 年，清康熙二十七年，《质疑录》刊行。

（王孟清　罗银河　罗菁　张静）

参考文献

1. 夏斌. 从《景岳全书·小儿则·总论》看张景岳的儿科学术思想［J］. 现代中医，2000（2）：32

2. 裴曙亚. 张景岳儿科学术思想探幽［J］. 镇江医学院报，1995，5（1）：49

3. 杜天植. 张景岳治泻经验探讨［J］. 湖北中医杂志，1999，21（7）：300

4. 孙启明. 张景岳论抱龙丸之危害［J］. 辽宁中医杂志，1995，22（4）：163

5. 刘亚. 张景岳对呕吐的辨治特点［J］. 四川中医，1994（2）：9

6. 杨玉岫，张景岳论治咳嗽学术思想及用药特色［J］. 新中医，1999，31（4）：3

7. 张景岳. 景岳全书［M］. 上海：上海卫生出版社，1958

8. 张景岳. 类经图翼［M］. 北京：人民卫生出版社，1965

9. 李志庸. 张景岳医学全书［M］. 北京：中国中医药出版社，2002

10. 帅明华，郭春香. "独处藏奸"与儿科临证［J］. 中国中医基础医学杂志，1999，5（6）：30-31

第十五章　周于蕃

第一节　概述

　　周于蕃（1554—？），蒲圻（今湖北省赤壁市）人。明代小儿推拿专家。

　　周于蕃精于儿科临床，强调望诊在儿科疾病的诊断意义；长于小儿推拿疗法，并颇有建树。他细心历访诸方士暨凡业此术者，总结学习前人推拿理论与临证经验，得即录之，陆续参订，渐次明尽，三次翻刻《小儿推拿秘诀》。该书是《明史》所列对明代医学做出过贡献的58种医书中唯一的一本小儿推拿专著，对后世儿科推拿的发展具有重大的影响。

　　周于蕃强调推拿对小儿疾病有特殊的疗效，最早提出了推拿操作的手法规范和推拿适宜的年龄范围、疗次疗程等，明确推拿原则是调平阴阳，在此基础上再"分经理治"。他临证重视小儿推拿的辨证施治，在《小儿推拿秘诀》中具体表现在重视中医治则的应用和辨证选用推拿操作而配伍组方。值得一提的是，周氏对许多穴位提出了不同于传统经络学说的解释，注意到时辰与推拿治疗间的关系，首次提出了许多小儿推拿的特定穴之功效，促进了小儿推拿学的发展。

第二节　生平、治学与古今评鉴

一、生平考略

　　周于蕃，字岳夫，号载播，蒲圻（今湖北省赤壁市）人。著有《小儿推拿秘诀》（首刊于1605年）。生于1554年，卒年待考。

二、师承治学

　　明代之前，小儿推拿主要流行于民间，其术多半掌握在"黄冠""方士"或游方医生手里，并未登上正统儒医之堂。明正德年间（1506～1521），马郎用小儿按摩术治愈当时住在湖广安陆府（今湖北省钟祥市）的朱厚熜（后成为明世宗嘉靖皇帝）初生惊风（朱厚熜于1507年降生），并于世宗皇帝在位的嘉靖年间（1522～1566），以小儿推拿术显赫当时，且在宫廷传授此术，著有《马郎按摩》一书。其后马郎被神化为太白金星化身，小儿推拿术被称为仙术。这确立了小儿推拿有确切疗效的学科地位，许多医家随后陆续搜集、参订小儿推拿文献。万历年间（1572～1620），小儿推拿驰名全国，并由太医院御医（如龚廷贤、姚国桢、龚居中）亲自操术并撰述。

1581年，27岁的周于蕃生了个儿子，孩子常生病，周氏知道有个道士会推拿术，就请他来为孩子治病，很有效验，遂向道士请教，道士口授给他，但道士教的方法太简单，不知道为什么要这样做。从此，周氏便留心搜集小儿推拿专书。有一天，周氏搜访到了一本书，但觉得该书不无错谬之处，于是据此书向懂得推拿的人请教，陆续参订和实践，内容渐渐完备后，周氏便在万历年间三改其稿，刊刻成《小儿科推拿仙术秘诀》（亦称《小儿推拿秘诀》）。从周氏首刻《小儿推拿秘诀》时作序"小儿科推拿仙术秘诀引"看，原书非周氏自著，他只是对书中错谬处"陆续参订"，以达"渐次明尽"，序中定书名为《小儿科推拿仙术秘诀》。考明代万历之前的小儿推拿书，影响最大者当是嘉靖年间成书的《马郎按摩》，小儿推拿术被称为仙术，因此原书很可能辑录了《马郎按摩》的内容，《小儿推拿秘诀》"原序"末尾有诗为证："朝纲大乱绝人踪，云汉光芒掣电虹，太白金星传关会，马郎请下救孩童。又曰：此诀神仙降救星，分明说与世间人，展开指掌阴阳法，管取沉疴效如神。"

值得注意的是，清康熙二十四年张应泰出资的四刻本，书名题作《秘传男女小儿科推拿秘诀》，作者题"蒲圻周于蕃岳夫甫纂释"。甫，是古代在男子名字下加的美称，后指人的表字。可见，《小儿推拿秘诀》的作者应是名周于蕃，字岳夫，蒲圻人。周氏第二次刊刻《小儿推拿秘诀》时作序落款为"于蕃载播署"。载播，汪珊认为是周于蕃的字，而岳夫为周于蕃的号。笔者认为，载播应是周于蕃的号，盖古人幼时命名，成年（男20岁、女15岁）取字，字和名有意义上的联系。字是为了便于他人称谓，对平辈或尊辈称字是出于礼貌和尊敬。古人之名由父亲或尊长取定；号一般只用于自称，以显示某种志趣或抒发某种情感。载播正表达了周于蕃志在记载和传播推拿活婴之术的情感，此情感在周氏第二次刊刻《小儿推拿秘诀》作序"重刻幼科小引"中跃然纸上："因再梓之以广其传，其间手法口诀，有非笔舌所能摹拟者，更为图之注之。"尤其是周氏的"三刻小引"再现极力倡导小儿推拿的载播之情："此书三刻，何嗜之深也？夫人之爱无如儿，而最爱久无如小儿，唯此推拿手诀，其去轻病如汤之泼雪，其去重病如苕之拂尘，渐次亦净。用药犹有差池，而推拿毫无差池，除是命尽数穷，莫可谁何，倘有一线之脉，亦无可回者。盖不佞试之屡验，活人多矣，唯是前此所刻，有谓按本有效者，又有谓不尽了然者。夫按本亦效者，信此术果效也，知余不诳也，而谓不尽了然者，或有不解之处也，又余之不安也，故又为之翻刻。凡一切证候、看诀、穴道、手法、字义，逐一为之支分节解，而疑难难明者，更为图画辨释，俾人人展卷，无不了然，亦人人谓按本有效，庶不负初刻、再刻之意。"周氏犹恐学习小儿推拿者忽略诸症治法，又编"手法捷要歌"于后，"以便记诵，以致叮咛，不厌重复"，歌末强调："我今校订无差讹，穴道手法细分别，画图字眼用心详，参究其中真实说，非我多言苦叮咛，总欲精详保婴诀。"字里行间透露出医者仁心。

周于蕃对小儿的生理、病理和诊断均有较深的研究，诊治小儿当"先观神色，大者兼察脉理"，因为，"小儿未及五六岁者，难以脉诊"。他强调"病症虚实在眼功，面部详观声与色，寒者温之热者清，虚者补之实者泻"，指出"大而皮肤厚者，不得已兼推拿用。小者，单推拿可也"。他临床善用汗、吐、下法，因"小儿无他病，唯有风寒、水湿、伤乳、伤食之症"，并将辨证论治思想融入小儿推拿中，故"得是书者，倘能察其病证，循其穴道，施以手法，而汗吐下三者，尤能得诀，大者又稍兼以药饵，未有不随试而随效者也，真足补造化之不及哉"。

周于蕃十分重视分阴阳、推三关、退六腑三种推拿操作配伍的常规使用，说："凡男女有恙，俱由于阴寒阳热之失调，故医之即当首先为之分阴阳，次即为推三关、六腑。如寒多则宜热之，多分阳边与推三关；热多则宜凉之，多分阴边与退六腑。然阴阳寒热必须相济，不可偏寒偏热。如要热，分阳边一百十下，则分阴边亦二三十下；要凉，分阴边一百十下，则分阳边亦二三十下。此亦燮理阴阳之义，推三关、退六腑亦然。如不寒不热，则各平分平推，此在人心之活法也。"

另外，周于蕃很重视育养小儿的中医观，"养小儿之法，第一在节其乳食，宁可不时少与之，切不可令一餐粗饱，乳食后要忌风……要得小儿安，多受饥与寒，此语有味，但所谓寒者，无令过暖，非令受风寒也""总之，不令伤食，养子之良法"。周氏临床根据小儿生理、病理特点，以推拿疗法为主，指导饮食宜忌，杂合穴位贴敷、灯火灸法和药物内服等方法，大大提高了临床疗效。

三、古今评鉴

1. 周德生、陈新宇总主编的《厘正按摩要术释义》

周于蕃，明代医家，字岳夫。蒲圻（今属湖北）人。精医，尤长于推拿术。尝撰有《小儿推拿秘诀》，以指代针治婴幼疾，甚为后世推崇。

2. 张素芳主编的《中国小儿推拿学》

周于蕃的《小儿推拿秘诀》，乃把前人的手法成就结合作者的经验编写而成，广为后世应用。

第三节　主要著述

《小儿推拿秘诀》

（一）内容提要

该书又名《秘传男女小儿科推拿秘诀》《小儿科推拿仙术秘诀》《推拿仙术》。《明史》载"周子蕃《小儿推拿秘诀》一卷"，将"周于蕃"误作"周子蕃"。《小儿推拿秘诀》的内容，正如曹炳章先生介绍的书目次序所言："首列看小儿无患歌，次看小儿被惊法歌，次看五脏六腑定诀，次看指定诀歌，次看色定生死歌，次看证候定诀，次变蒸说，次四症八候说。一拿说二拿法，三汗吐下说、汗吐下法，次风气命三关说，次男左女右说，分阴阳、推三关、退六腑说，节饮食说，字法解，手上推拿法，身中十二拿法，男女诸般证候并治法，阳掌诀法，阴掌穴法，诸惊证候并推法，杂症治法，补推指法，周身推拿穴图，推拿各手法，附经验活幼黄金散、启脾芦荟丸。"张应泰的《小儿推拿秘诀》四刻本，内容与曹炳章先生介绍的相同，但《厘正按摩要术》采自《小儿推拿秘诀》的内容，后面均标有"周于蕃"，却与《小儿推拿秘诀》的四刻本不全一致：在"辨证"中列出周于蕃察面色、观舌苔、触手足、诊脉闻声和验二便的诊病论述，在"立法"中阐述了周于蕃对按、摩、掐、揉、推、运、搓、摇八种手法的施术要求和功效，并介绍了周于蕃对按风门、按牙关、按肩井、按奶旁、按肚角、按交骨、按总经、按二人上马、按百虫、摩腹、摩神阙、摩左右胁、摩丹田、推天河水、推骨节、推肺俞、推三关、推六腑、推肝木、推分阳池、推分阴池、推脾土、推胃脘、推肚脐、推面部次第、汗吐下法操作的论述，简述了周氏对针少商、端正、合骨和灯火灸脐风、胎寒的应用经验，特别是周氏掐后以揉法继之的主张，列举了掐大指端、外劳宫、二人上马、一窝风、外间使、五指节、精宁、威灵、阳池、中指甲操作后，多用揉法继之。"取穴"所列正身、覆身、阳掌、阴掌和足部各图本于周于蕃而又参诸家之说，"列证"二十四个亦仍周氏之旧，但采集了各家经验。考张振鋆"厘正按摩要术叙"，该书蓝本源自张地山的抄本《推拿秘诀》二册，原本"乃明万历楚人周于蕃的《推拿要诀》，付梓者三，但次序错乱，辞语鄙陋"。说明此书是不同于四刻本的万历年间三刻本。

本书是明代重要的小儿推拿专著，对后世儿科推拿的影响很大。清乾隆年间，浙江嘉善钱汝明于1776年对《小儿推拿秘诀》再次参订，著《秘传推拿妙诀》。光绪十四年（1888），张振鋆以《小儿推拿秘诀》为蓝本，增补、修订而成《厘正按摩要术》。民国十九年（1930），马玉书"以二十余年之推拿经验、秘诀并明初周于蕃按摩全书揣摩心得"等，编著成《推拿捷径》。本书对"其间手法口诀，有非笔舌所能摹拟者，更为图之注之"，如对分阴阳、推三关、退六腑、屈指补脾土等操作手法做了详尽图之注之，而且"凡一切证候、看诀、穴道、手法、字义，逐一为之支分节解，而疑惑难明者，更为图画辨释，俾人人展卷无不了然"。全书图文并茂，介绍儿科望诊、惊风的四症八候、推拿手法、惊疾和杂病治疗等，内容涉及小儿生理病理特点、诊断、手法操作、治疗和病后调理等多个方面，是一本较完善的小儿推拿专著。

（二）版本流传

《小儿推拿秘诀》首刻于1605年，二刻于1606年，三刻于1612年。本书经明末兵燹后，很难见到。至清康熙二十四年（1685），张应泰从朋友王大卿那里获得明代的

《小儿推拿秘诀》，亲自参与编订，经舒邦俊校正、重刻，即现在所见的《小儿推拿秘诀》。乾隆四年（1739），张廷玉总编定稿的《明史》沿用此书名。《厘正按摩要术》所引、注有"周于蕃"的内容多于张应泰重刻本，应是周于蕃在明万历年间所作的《小儿推拿秘诀》三刻本，内容最完整。

此书在民间流传较广，曾多次刻印，有多种版本。2015 年，中国中医药出版社将1685 年张应泰出资的四刻本校勘出版。其主要校本有明万历四十年壬子（1612）刻本，清味经堂刻本（即康熙二十四年张应泰出资的四刻本），清康熙二十四年乙丑（1685）文奎堂刻本，清康熙五十二年（1714）刻本，清乾隆五十三年戊申（1788）漱芳斋刻本，清同治十二年（1873）秋刻本（正心书屋藏板，旌阳谢人龙云亭氏作跋），清版画木刻本《小儿推拿秘诀》（两仪堂梓行），余星明的清抄本《小儿推拿秘诀》，黄启青的抄本《秘传小儿推拿仙术秘诀》。

（三）古今评鉴

1. 张应泰作序"小儿推拿秘诀引"

顾推拿之说，由来虽旧，而书难概见焉，即见，未尽善，其简明详细，随试随效，真足以起死回生者，唯蒲圻周先生一书，业经三刻，活人正众。

2. 金义成、彭坚编著的《中国推拿》

周于蕃编著的《小儿推拿秘诀》，书中除诊法、推拿手法、穴位等内容之外，还有汗吐下说、节饮食说、字法解等。此书对后世影响颇大，被《厘正按摩要术》引用甚多。

3. 骆仲遥主编的《中国推拿百科全书》

《小儿推拿秘诀》（1605）记载了阳掌（掌面）诀法和阴掌（掌背）诀法，并简述身中十二拿法的穴位与功效，甚便于学习，而书中常用葱姜推，用艾绒敷脐或用葱捣捏成浆敷穴治疗亦为其特点。

第四节 学术思想

周于蕃是明代小儿推拿专家，最早提出了"汗、吐、下"三法的推拿操作；在实践中确立了手臂等推拿部位与脏腑的联系，以及脏腑病推治"本经"的原则，从而奠定了灵活运用中医藏象学说中有关脏腑相互关系的理论进行小儿推拿的辨证论治。

一、重视推拿操作的手法规范，讲究辨证组方施术

临证推拿时，周于蕃非常重视操作的手技规范："凡推各指，医人以左手大、食二指拿所推之指，以右手大拇指自指巅推至指根而止。"又说："凡推俱用指蘸汤水推之……要干湿得宜。拿则不用水"。在"补推指法"中对一二岁内小儿，指小难捏，再

次强调左手固定儿指，"以右手中指、名指分夹病者手掌，以大指推之。唯推脾土，医用大指食指拿其指梢，随便用之，在人活法"。这里强调了医者进行推拿操作时双手的协调配合：医者左手用于固定患儿肢体，暴露患儿的穴部，左手习称辅助手、持手；医者右手在小儿穴部施行手法，右手习称操作手，简称操手。持手旨在便于操手"随便""活法"施术："随便"指方便操作，如青岛小儿推拿名家张汉臣补脾土的手技，是以左手中指、无名指夹住小儿拇指外的四指，同时以拇、食二指端夹持住小儿左手的拇指远节，使拇指微屈并暴露拇指桡侧脾经穴；右手拇指端接触脾土穴，其余各指自如地定住小儿手掌，其中食、中指作支点，利于拇指在前臂和肘带动下做向心性直推法。"活法"指灵活、不受拘泥地操作。由于患儿和医者自身特点，后世医家对于同一推拿操作的手技出现了随医者或患儿而异的个体化特点。前者随医者变化，如一指禅推法，由于医者拇指的弯曲度不同，形成了"心功劲"和"螺心劲"：王百川先生的拇指弯曲度较大，用的是"螺心劲"，即把意念放在螺纹面上，虚化肩、臂、肘、腕的作用，在腕端平的自然状态下达到腕关节最大幅度的摆动，从而使螺纹面与腧穴进行有效沟通；钱裕麟先生的手法则属"心功劲"，即虚化肩、臂、肘、腕的作用，把意念放在指尖，用最低能耗使其保持 200 次 / 分的频率，从而使指端与腧穴进行最有效的沟通，这种手法通常腕关节摆动幅度较小。后者随患儿变化，如清代骆如龙所著《幼科推拿秘书》中"揉脐"操作："用三指揉之，或用二指，视小儿大小"。针对推法，据"穴道不同"，操作时"或用大指，或用三指"。这充分体现了手技的"活法"要求，正如《幼科推拿秘书》所云，"法虽有定，变通在人""用乎法而不泥乎法，神乎法而不离乎法"。

周氏为示人规范，更用图示：补益、调和类操作的手技是操手手指弯曲，手背、手臂肌肉比较松弛。如书中的补脾土操作所示"医右手"势，便于施术时动作平稳缓和，手法变换自然协调，力度轻而不浮，频率缓而不滞，使患儿易于接受推拿治疗；祛邪类操作的手技是操手手指背伸，手背、手臂肌肉比较紧张。如书中的退六腑操作所示"医右手"势，便于施术时动作幅度不过大，施力不易超过孩子的承受范围，能达到疾、重的泻法效应，而患儿精神上不产生恐惧，身体上不产生紧张抗拒，气血运行仍然顺畅，保证推拿持续进行下去。

小儿推拿处方是由推拿操作（简称术，是手法与穴位的结合）按序配伍组成。小儿推拿中按序固定配伍施术，仿中药配伍的固定组合。两个术的按序配伍称术对；二个以上术的按序配伍称术组，可用术名加短横线连接来表示。周于蕃讲究辨证配伍施术，总结出了较多术对或术组，如：在"阳掌诀法"中，揉掐总位 – 清天河水治心经有热之口疮、夜啼等；推肾水 – 推小横纹 – 退六腑以滋阴理气、通腑泄热而治大小便秘结；推肺经 – 推离往乾（两头重、中间轻）治咳嗽有痰、昏迷呕吐；擦心经 – 揉劳宫 – 推三关 – 揉二扇门先后应用以发汗解表。又如"治男女诸般证候并治法"中，用退六腑 – 水里捞明月 – 清天河为主治心经有热之口中插舌；推三关 – 补脾土 – 擦四横纹治四肢冷弱。再如马蹄惊推拿处方中"脾土推补各一百，运八卦一百，擦四横纹五十"，显然就是当今山东张汉臣派小儿推拿常用的运脾术组（清补脾 - 逆运内八卦 - 推四横纹）之雏形，可清热利湿、消积消胀、进饮食。由于小儿有脾常不足的生理特点，故小儿推拿处方中常用运脾术组调理脾胃。

二、勇于实践而质疑、创新，创立推拿临床理论

周于蕃在小儿推拿实践中，善于思考，对传统的推三关、退六腑存在操作方法和功效上的性别差异之观点，经实践后提出质疑："据书如此说，恐未必相悬若此，予每照男用，明者更试之。"他提出不同于现在通用的三关、六腑穴在腕、肘之间呈长线状直推，而是"以左手大食中二指对拿总心处，而三关以右大指推，六腑以右中指推，但俱长不过二寸"。这就方便了临床取穴操作，尤其是避免了寒天解脱衣服之不便。周氏首次将按摩的手法解析为"推法"与"拿法"：推法分直推、分推和运推，须用介质，即"凡推，俱用指蘸汤水推之。但太湿，恐推不着实，太干，恐伤皮肤，要干湿得宜"；拿法包括捏、掐和揉，不用介质，即"拿则不用水"。另外，周氏对穴位的解释，似别出心裁，有很多不同于经络学说的观点，如"肩井穴，属胃经，能出汗""曲尺（泽）穴，属肾经，能止搐""肚角穴，属太阳，能止泄""鱼肚穴，属小肠，能止泻醒人事"等，这些不同的认识是值得进一步研究的课题。其中如耳后、奶旁、肚角、皮罢、合骨、鱼肚等特定穴是首次出现，对上述穴位的定位及其疗效也有待于进一步在临床上验证和研究。

周氏在实践中还创立了临床特色操作，如汗法和抱肚揉。汗法用于治疗"小儿乍寒乍热，或鼻流清涕，或昏闷，一应急慢惊风等症"，是一个有固定程序和步骤的较为系统的推拿操作配伍，可称汗法术组，首推术组洗井灶 - 擦鼻两边 - 推山根至印堂 - 掩耳门并分推坎宫 - 摩囟门 - 齐揉双太阳与风池，用葱姜汤作介质推之，"风寒之症，得汗出即减大半。盖面部气通脏腑"。周氏深有体会地说："此取汗诸法，不拘何证，但有病俱须用之，真除病之通术也。"张振鋆又将该法录入《厘正按摩要术》之中，并评价说："余用以治外感诸邪，灵妙异常。"然后世将汗法分解成数个独立的操作，如黄蜂入洞、开天门、推坎宫等，还有一些步骤被忽略，临床也不再应用。抱肚揉，又名抱手揉肚，被周氏归入下法之中："将一人抱小儿置膝间，医人对面将两手搂抱其肚腹，着力久久揉之。"临床常配伍摩脐（"掌摩揉其脐，左右旋转百余回"）操作，用于消积食，盖"揉肚并脐，若久自然消化，但要揉之如法耳"。周氏在其"杂症治法"中将此法运用于治疗食积"肚疼"和"疳积黄疸"。

周于蕃经过推拿实践，创立了推拿临床理论，包括推拿手次、疗程、小儿推拿适宜的年龄范围、推拿疗法适应证等内容。周氏认为，"凡推口记下数要到""凡下数不厌多，愈多愈效，轻者二三百，重者三五百"，盖"病有轻重，人有大小""但感病轻者，推拿一二次或三五次即愈；若感重者，非十数次不愈；若感重而人又大者，非数

十次不愈。如人小者，一二次或三五次即愈；若人大者，非十数次不愈"。小儿推拿的适应年龄范围为 0 ～ 12 岁，正如书中"字法解"所云："初生曰婴儿，五七岁曰小儿，十二岁曰童子，并皆可推拿。"实际应用推拿疗法时，"凡药，大者用之，小者只推拿自愈"。纵览全书，除了传统的惊风治疗外，周氏还用推拿治疗肚疼、火眼、气肿、水肿、黄症、走马牙疳等 17 种杂症，扩大了小儿推拿适应证范围。

为了提高推拿疗效，周于蕃重视中医治则的先后应用，如"自汗者，亦用此（汗法）以取其正汗，但汗后须多推脾土以收之"，此乃汗、收法的先后应用。临床强调推拿程式："凡推法俱有次序，每病必先用面上取汗、喉中取呕法，次于手上分阴阳，次推三关，次六腑。"此强调有外感先以祛邪，汗法与吐法首先使用，因为祛邪务快，留一日则有一日之害；其次则分阴阳、推三关、退六腑，如无表证，分阴阳、推三关、退六腑则为当务之急。盖疾病之基本病机是阴寒阳热之失调，推拿手法虽多，然其要是调平阴阳。在上述常规开首操作后，"次各应先推之指，如饮食先脾土，泄泻先大肠，伤风先肺经，而后次及八卦、横纹、板门、天河之类，其应推之穴尤要多推，不妨数百"。此强调"分经理治"，又要整体调理。实际上，临床除推拿疗法外，周氏常结合使用其他疗法，如外敷用药、内服汤药或灯火灸法等，杂合以治，各得其所宜，提高疗效。周于蕃在实践中总结出病后调理的饮食宜忌，"凡病推后，与之乳或食，俱勿令过饱""如久病而尪瘦虚热，或眼皮不起，或咳嗽不出，欲愈不愈者，多因脏腑枯涩，脾气不润，急宜与之滋味，如荤汤之类，以资其脾胃极妙。大者与之自食，小者与之母食度乳。如大者能吃肉，不妨与之，但要逐渐少与，勿令过伤"。

第五节　临证经验

一、惊风

《小儿推拿秘诀·四症八候说》中详列惊风的四症八候。周于蕃发现八候之中"唯搐独多"，且发作时的表现有性别差异："男搐左视无声，右视有声"，女搐与之相反。特别是根据发作的时辰辨证选术组方而推拿治疗（儿大者佐以药物），具有独创性。如"寅卯时发，目上视，手足摇，口流涎，颈项强，此肝火太旺，法当多退六腑，推肾经（地黄丸、泄肾丸）"。周氏通过发作时辰、临床表现，辨证为肝火太旺，推拿处方以退六腑配伍推肾经为主，儿大者佐以地黄丸或泄肾丸治疗。盖退六腑能平肝息风清热，推肾经能滋水涵木去虚火。年长儿加用地黄丸（方用熟地补肾阴、益精髓为君；山萸肉补肝肾、敛虚火，干山药既补肾又健脾，共为臣药；阴虚则火旺，故配丹皮凉血、清肝肾虚火，肾虚则不能渗湿，故用茯苓、泽泻以利水湿），则滋肾阴、补肝血，自能却肝火太旺。或用泄肾丸（方用黄柏苦寒以清下焦热而存津，知母苦寒助黄柏清泄下焦邪热，质润以滋养阴液。少用肉桂，性辛热，引火归原，火安其位而不伤津），则能清热滋阴、平肝泻火。推拿佐以药物，因同是中医理论指导，故启发出后世的推拿代药理论，如《幼科铁镜》"推拿代药赋"将某推代某药;《推拿三字经》将某推代某汤方。文献中毕可恩等发现小儿高热惊厥发作以申时（日晡）为多，盖阳明经气胜于日晡，阳明经包括胃与大肠，临床资料发现 90.1% 的高热惊厥小儿有食积郁热存在。食积郁热也主要影响胃与大肠，当感受外邪，化热入里，即与食积郁热相合，逢日晡经气旺盛时，则里热更甚，致使郁热炽涨，引动肝风而发惊厥。因此，惊风发作的时辰与病机的相关性，是结合时辰而辨证推拿的依据。

二、腹痛

《小儿推拿秘诀·杂症治法》"治肚疼"的方法："每次分阴阳二百，推三关一百，退六腑一百，推脾土一百，天门入虎口一十，抱手揉肚二三百，揉窝风五十，掌心揉脐一二百。吐法可用。上滚水推，用艾槌饼敷脐，忌乳食，要常带饥饿。"这是完整的临床处理程序，除了推拿疗法之外，还用艾饼辅助敷脐，告知饮食类注意事项，值得当今小儿推拿临床借鉴。结合周氏对小儿病因的认识，"然风裹乳食尤多，则汗、下又不如吐之速也""盖小儿之病，不过风寒、伤乳、伤食，久之停积胃脘之间，随成他症，诚一吐而病自愈耳。就是胃间无停积，用此亦能通五脏六腑之滞"。可以认定，当时的小儿肚疼多是脾胃虚寒，复伤乳食而致中州壅滞，气机不畅，郁结不通，治当消积行气、温中健脾。处方可先用吐法通滞，常规用分阴阳、推三关、退六腑调理阴寒阳热之失调，继"分经理治"：用推脾土、天门入虎口可健脾消食、理气止痛，抱手揉肚、揉一窝风、掌心揉脐可消积、温中，加强止痛之效，辅以艾饼敷脐而增强温中健脾之力。最后告知"忌乳食，要常带饥饿"，利于脾胃功能复原。

三、火眼

《小儿推拿秘诀·杂症治法》中"治火眼"方法："每次退六腑一百，清天河水三十，运八卦五十，推肾水一百。上滚水推，或茶汤推亦可。""火眼"，属中医学温病范畴，系眼科常见之急性传染病。中医称天行赤眼、天行暴赤；西医学称"流行性急性眼结膜炎"，俗称"红眼病"。《厘正按摩要术》谓其"由肝经有热内蕴，风邪外袭"所致，"内治以疏散主之"。此病常通过脏手、不洁的毛巾及洗脸用具等传染，治当清热解毒，消肿退红。周于蕃重用退六腑以清肝凉血、通腑去时邪热毒；清天河水清热解表，去上焦实热，且能引火从小便而出，清热利湿而不伤肝阴；复用运八卦调中畅气机，补肾水合清天河水能滋阴泻火，消目赤肿痛之本而迅速取效。用推拿治疗火眼，首见于《小儿按摩经》："一去火眼推三关，一百二十数相连，六腑退之四百下，再推肾水四百遍，兼取天河五百遍，终补脾土一百全。"从中可以看出，治火眼的推拿处方中主要操作与周于蕃相同，也是退六腑、补肾、清天河水。

第六节　序年纪事

据周于蕃在万历年间三次刊刻《小儿推拿秘诀》的序言，将周于蕃生平要事按年序记述如下。

1554年，周于蕃于明嘉靖年间（1521～1566）出生。

1581年，27岁的周于蕃生育长子，长子经常生病，请某道士推拿治疗有效，得其口授小儿推拿术，但因过于简单而不明其理，随搜集小儿推拿书籍而学习此医术。

1605年，41岁的周于蕃通过历访诸方士暨业小儿推拿者，参订搜集到的某小儿推拿书，自觉已很完备，在上庸长令申吾张候的帮助下，首次刊刻《小儿推拿秘诀》，作序落款"万历乙巳秋吉楚人周于蕃书于竹山县儒学之敬一堂"，序名为"小儿科推拿仙术秘诀引"。

1606年，42岁的周于蕃研习小儿推拿十五年后，重新修订《小儿推拿秘诀》，在郎州司理的后人协助下，第二次刊刻《小儿推拿秘诀》，作序落款"万历丙午春吉于蕃载播署"，序名为"重刻幼科小引"。

1612年，48岁的周于蕃觉得小儿推拿术"试之屡验，活人多矣"，但仍有"谓不尽了然者"，于是再次修订，第三次翻刻《小儿推拿秘诀》，以达"人人展卷，无不了然"之目的。作序落款"万历四十壬子岁周于蕃再书于晋郡署"，序名为"三刻小引"。

（袁洪仁）

参考文献

1. 周于蕃纂释，舒邦俊校正，张应泰订定.秘传男女小儿科推拿秘诀［M］.清味经堂刻本，康熙二十四年

2. 袁洪仁.小儿推拿临证指南［M］.青岛：青岛出版社，2014

3. 汪珊，刘培.《小儿推拿秘诀》对中医推拿学的贡献［J］.实用中医药杂志，2010，26（2）：118-119

4. 周德生，陈新宇.厘正按摩要术释义［M］.太原：山西科学技术出版社，2011

5. 骆仲遥.中国推拿百科全书［M］.北京：人民卫生出版社，2009

6. 毕可恩.192例小儿高热惊厥发病时辰和季节分析［J］.中医药研究，1991（3）：45-46

7. 张素芳.中国小儿推拿学［M］.上海：上海中医学院出版社，1992

8. 金义成，彭坚.中国推拿［M］.长沙：湖南科学技术出版社，1992

第十六章 王大纶

第一节 概述

王大纶（生平不详），字怡冈，崇川（今江苏南通）人，明代儿科医家。

王大纶出身中医世家，临床多有建树，尤以儿科为著。王大纶继承家业，遵循经典，博采众家，"考证先贤之论，附察有验之方"，著书《婴童类萃》《痘疹心法》及《外科纂要经验良方》。

王大纶明确提出小儿年龄分期，阐释小儿各阶段的生理、病理变化，重视颅囟在儿科望诊、辨治中的作用；继承发展了钱乙五脏辨证体系，重视脾胃在发病学、治疗学上的重要性；用药偏于寒凉，主张儿科用药"当下即下"；注重灸法及外治法的临床运用。

临证中，王大纶体会到"治惊最难"，重视惊风的辨证治疗；对小儿外感咳嗽，强调四时辨证用药特点；"所谓痢者，利也"，善用制巴豆通肠止泻；积热首辨虚实，参以钱乙五脏辨证及用药；概括出五疳的主要症状；认识到颅囟病证的危重性，以肾虚辨治解颅，寒热辨治囟陷、囟填；提出因误治导致的小儿中火酒毒的诊断及治疗。

第二节 生平、治学

一、生平考略

王大纶生平不详，查阅《婴童类萃》明天启二年壬戌（1622）刻本，发现每卷卷首下均题有"崇川王大纶怡冈著，郡人马应鸾凡卿父校"。由此可知，王大纶，字怡冈，崇川人，与马应鸾为同乡。崇川即今江苏南通市崇川区，因此王大纶当为江苏南通人。从明代通州府志可知马应鸾为万历诸生，可证王大纶亦当为万历年间人士。而《婴童类萃》卷尾有"天启二年菊月怡冈王大纶跋"，可知《婴童类萃》是王大纶自己作跋，成书于明代天启二年，即1622年，由此推知王大纶当为明代晚期万历至崇祯年间的医家。后跋有云："余家世业岐黄迄今九叶矣，祖孙父子相授受，不啻三折肱。其间大小方脉，多所研究，而允于幼科为专门。"可知王大纶家族世代业医，祖孙父子相授已有九代，承受家学，对内科、外科、儿科均有研究，尤专儿科。后跋还曰："纶潜心觅古，凝志探今，备考先贤之论，附察有验之方，积以岁月，汇成斯帙。一曰痘疹心法；一曰婴童类萃；续以外科经验诸方，总名曰王氏家抄。"可知王大纶著有《痘疹心法》《婴童类萃》《外科经验诸方》三部医籍，总称王氏家抄。查阅马继兴《海外收藏古代中医文献研究》载有日本江户中期抄本《外科纂要》三卷，又名《外科纂要经验良方》，明王大纶撰，约成书于16世纪，当为《外科经验诸方》。另外，《痘疹心法》一书，现国内外均未见传本。

二、师承治学

在儿科发展史上，明代是儿科发展繁盛的时代。明代太医院称儿科为"小方脉"，儿科学术在继承宋元儿科成就的基础上，对小儿生理、病理方面增益了很多新的理论，在诊断上创造了很多新的诊法，在治疗方面特别是对小儿常见病麻、痘、惊、疳等病的辨证论治，蕴积了很多丰富的新鲜经验。这个时期，儿科以著作多和名医众多而称盛。在诸多儿科学家中，晚明的王大纶以他所著的《婴童类萃》，不仅在明代儿科中享有一席，甚至以其综汇明代各派医家所长，发展五脏辨证体系，又以独到的颅囟辨证和运用外治法而独具一格。他重视灸法在儿科治疗上的应用，承袭家学，继用并推出很多有效的名方，既是伫立各派中的一家，又堪为明代儿科学的殿军。

可惜的是，有关王大纶的医学著作和史料多已遗失，对其师承情况知之甚少。

第三节　主要著述

《婴童类萃》

（一）内容提要

《婴童类萃》成书于明代末期的1622年。儿科学在明以前有三大学术流派，即钱乙偏于凉解、陈文中偏于温补、朱丹溪处以折中。明代儿科既受以上三派影响，又受当世命门温补学派的影响，在王大纶之前又有万全、鲁伯嗣等提出很多新的见解。明代又是中医病案学大发展的时期，儿科学的病案也更趋完善。王大纶充分吸收前代和当世学术思想，继承家学，同时对社会上一些陋习流俗提出质疑，以其良好的医德和丰富的实践，撰成此书。

《婴童类萃》一书共分3卷。上卷论述小儿生理、病理特点，调护法则及惊风证治，于凡例后论小儿初受气论、受胎论、颅囟要略、慎护论、调理五法、变蒸论、惊风二十四图、急慢惊风论等；中卷主述小儿常见病、热性病、急性病证治，收有痫症论、伤寒论、咳嗽论、喘论、呕吐论、霍乱论、泄泻论、痢疾论、失血论、疟疾论、积热等病症；下卷主述小儿慢性病、脾胃病及生长发育性疾病证治，收有五疳论、心腹痛论、水肿论、黄疸论、盗汗自汗论、脾胃论、疝气偏坠论、遗溺论、解颅论、语迟、行迟、齿迟论、龟胸、龟背论等病症及治杂症日用补遗方。

（二）版本流传

《中国医籍考》载王大纶著有《外科纂要经验良方》3卷、《婴童类萃》3卷、《痘疹心法》2卷。除《婴童类萃》曾有排印本（作3卷）外，余均未见国内有传本。《外科经验诸方》有日本文库收藏的江户中期抄本，《痘疹心法》未见传本。

现存《婴童类萃》共有两种版本：一是明天启二年壬戌（1622）刻本，现存上海中医药大学图书馆；另一版本是1983年人民卫生出版社铅印本。铅印本前言未提及所据何种版本，从内容比对看，所据版本当为天启二年刻本。该刻本分3卷，大开本，有目录，线装。每卷封面、封底均为深蓝色硬质纸张，封面左侧贴有长方形黄色书签，竖排印有"婴童类萃"字样。正文版面为乌丝栏，每页10行；版心为单鱼尾，上为目录或卷数，下为页数。卷一首页，开始即为《婴童类萃》目录，右侧下部钤有两枚印章，一枚方形阴文篆书，一枚长方形阳文篆书，字迹不清。整部书页完整、清洁，但有部分虫蛀、残破，多处字迹漫漶不清。纸张略显暗黄色，内层衬纸洁白，当是重新修补，为金镶玉装。

第四节　学术思想

王大纶的学术思想与临床经验主要体现在《婴童类萃》中，明确提出小儿年龄分期，重视颅囟在儿科望诊、辨治中的作用，重视脾胃在发病学、治疗学上的重要性，用药偏于寒凉，主张儿科用药"当下即下"。

一、年龄分期承《黄帝内经》

《素问·上古天真论》说："女子七岁，肾气盛……二七而天癸至……丈夫八岁，肾气实……二八肾气盛，天癸至……"七、八为机体功能变化基数，七岁、八岁是第一个发育阶段年龄，到女子十四、男子十八天癸至性成熟为儿童与成人的分界年龄，在儿童时期以肾始生，肾气逐渐充盛为特点。《说文》曰："男八月生齿，八岁而龇；女七月生齿，七岁而龇"。《灵枢·天年》说："人生十岁，五脏始定，血气已通，血气在下，故好走……"指出十岁为本于肾脏之精气，五脏开始发育健全的年龄。随后，历代医家对儿童年龄分期逐渐详细，《幼科发挥》将儿童分为三期："初生为婴儿，三岁曰小儿，十岁曰童子。"《寿世保元》分期："小儿半周两岁为婴儿，三四岁为孩儿，五六岁为小儿，七八岁为龆龀，九岁为童子，十岁为稚子。"将七、八岁之前做了进一步划分。《小儿卫生总微论方》的"当以十四岁以下为小儿治"，确定了以十四岁以下定为儿科的原则。

王大纶根据儿童各阶段生理病理特点，作出小儿年龄分期：月内为襁褓，至1岁为婴，3 岁为孩，7 岁为龆，8 岁为龀，10 岁为稚子，16 岁为童。这一分期能更准确地阐释儿童在各阶段的生理病理变化特点，与当今儿童年龄分期非常一致，即胎儿期（受孕至分娩出生）、新生儿期（分娩断脐至出生后 28 天）、婴儿期（28 天至 1 周岁）、幼儿期（1 周岁至 3 周岁）、学龄前期（3 周岁至 5 周岁）、学龄期（6 周岁至 12 周岁）、青春期（女孩 12 至 18 周岁，男孩 13 至 20 周岁）。

王大纶虽未将胎儿期列入儿童年龄分期，但他在"受胎论"中指出，胎儿"逾十月而生者为大过，其七八月而生者为不及。大过者气血阴之有余；不及者，血气养之不足也"。胎儿时期气血供养为生命始基。月内襁褓期，强调婴儿疾病与母亲怀孕期间身体状况关系密切，认为"有惊须知是胎惊，有热须知是母热"，便血、丹疮"俱热极"，故治疗上承钱乙之凉解说，惊风以凉心牛黄散，热极宜化毒丹，生地煎汤服。在养护上引张焕之说："若襁褓不令占地气藏之，房帐之中使之不教见风日，致令筋骨缓弱，过岁不行，诚非爱护之法。"婴幼儿期小儿生长发育迅速，"骨节成乃能移步而行"，肾气逐渐充盛是小儿发育生长之根本，肾主骨，故以骨骼坚固程度来反映肾气充盛状况。在小儿行迟论中，王大纶以滋补肾水，兼补后天未充之脾胃，启脾丸间地黄丸。婴幼儿期的小儿，脾胃未充，运化无力，肺脏娇嫩，卫外不固，易造成积滞、呕吐、泄泻等脾胃病，咳嗽、感冒等肺系疾病，临床治疗源东垣脾胃内伤学说，健运脾胃，"伤寒遵仲景之法"。

王大纶提到的"婴孩则不能言，言亦不能悉，在童则能言，言而不能自摄"，则是强调儿科问诊的特殊性，因此在四诊中尤重望诊。

二、发展五脏辨证

钱乙建立了儿科五脏辨证，将儿科疾病证候分别归属五脏，以寒热虚实来判断脏腑的病理变化，以五行生克来阐述五脏间及五脏与气候时令之间的相互关系，立五脏补泻诸方为治疗基本方剂。万全在朱丹溪提倡的"阳有余阴不足"说基础上，提出了小儿阳常有余、阴常不足、肝常有余、脾常不足、心常有余、肺常不足、肾常不足之"三有余，四不足"小儿生理病理特点，完善了钱乙的五脏辨证体系，对小儿疾病的临床辨治有重要的指导意义。王大纶在《婴童类萃》中所列的"五脏统论"，可谓继承钱乙而又有所发挥的代表作。"五经统论"首叙五脏各脏的生理、病理特点，五行生克关系，次分脏病、脏实、脏虚及脏绝各证而列之，最后言其主脉与病脉，据此决定辨证用药。

（一）心

心在天为热，在地为火，在人为心，在时为夏。肝木为母，脾土为子，克肺金。主血，主藏神。其声言，其液汗，其味苦，上应舌，外应掌。其色赤，欲如帛裹朱，不欲如赭。心主热，热喜伤心，病主热惊，忧愁思虑则伤心。痘主红斑。寒气甚则病。

面黑则逆（水克火）。

心病：面赤喜笑，心烦掌热，口渴开目，妄语，脐上动气。心贲：口干喜笑，身热汗出，肋胁应背作满痛。心虚：恍惚多惊，忧烦少色，咳嗽舌强，腰背酸痛。心绝：摇头直视，色如烟煤。

长夏之脉则洪缓浮大而散，来疾去迟为善。贼脉沉濡（水克火）。旺夏七十二日。危脉洪大，无胃气死。

（二）肝

肝在天为风，在地为木，在人为肝，在时为春。肾为水母，心火为子。主筋，主藏魂。其声呼，其液泣，其味酸，上应眼，外应爪甲。其色青，欲如青玉之光泽，不欲如蓝。肝主风，风喜伤肝，病主惊风，急怒气逆则伤肝气。痘主水疱。燥气盛则病。面白则逆（金邪克木也）。

肝病：面青筋急，多怒目痛，自闭不欲见人，脐左动气。肝贲：目赤、多怒、头眩、引肋痛，连小腹之下。肝虚：目昏、胸痛、筋缩挛急、恐惧如人将捕。肝绝：唇反腮青，四肢多汗、多泣、舌卷囊缩。

当春之脉则弦缓而长，为善，旺春七十二日。贼脉浮涩而短（金克木）。危脉弦如弓弦，无胃气死。

（三）肺

肺在天为燥，在地为金，在人为肺，在时为秋。脾土为母，肾水为子，克肝木。主气，主藏魄。其声哭，其液涕，其味辛，上应鼻，外主皮毛。其色白，白欲如白玉之光泽，不欲如垩。肺主燥，燥则伤肺，病咳嗽。形寒饮冷则伤肺。痘主脓疱。痧属肺经。面赤则逆（火邪克金也）。

肺病：面白忧愁不乐，寒热喘咳，喷嚏吐衄，右胁动气。肺贲：喘促咳嗽，上气鼻塞，胫骨肩背疼痛胸满。肺虚：呼吸少气，鼻涕嗌干，喘乏咳血。肺绝：汗出如珠，发毛气出汗而不休。

秋肺之脉宜微浮短涩为善，旺秋七十二日。贼脉洪大牢（火克金也）。危脉如风吹毛，无胃气死。

（四）脾

脾在天为湿，在地为土，在人为脾，在时为四季。心火为母，肺金为子，克肾水。主肌肉，藏意智。其声歌，其液涎，其味甘，上应口，外应四肢。其色黄，欲如罗裹雄黄不欲如土。乳食饥饱则伤脾，痘为脓浆。风胜湿则病。面青为逆（水克土也）。

脾病：面黄善思善嗜，体重卵痛，四肢怠惰不收。脾实：肢体重着而不举，腹胀尿秘而若饥。脾虚：呕逆泻痢，乳食不消，肿胀肠鸣，四肢无力。脾绝：脐突唇反，环口黧黑，柔汗发黄。

脾土之脉和缓温浓，行于脏腑之间，平和不见衰乃见焉。四季之月，各旺一十八日。贼脉弦长而紧（木克土）。危脉来如雀啄、屋漏者死。

（五）肾

肾在天为寒，在地为水，在人为肾，在时为冬。肺金为母，肝木为子，克心火。主骨，主藏精志。其声呻，其液唾，其味咸，上应耳，下应腰肾。其色黑黑欲如漆光泽不欲如炭。肾主寒，寒则伤肾。其病疝（偏坠）。欲甚伤肾。痘主黑陷。湿气盛则病。面黄甚则逆（土邪克水）。

肾病面黑恐欠，手足寒厥，腹痛渗泻，后重，脐下动气。肾实：腹胀体重，少气不言，骨痛餐泄，小便少。肾虚：心悬如饥，胸痛引脊，厥逆，溲多，耳鸣。肾绝：反目直视，狂言遗尿，腰折骨枯。

冬肾之脉宜沉濡，旺冬季七十二日。贼脉缓而大（土克水）。危脉来如解索，去如弹石，无胃气者死。肾实证及积热论中提出的肾实热证是对钱乙"肾主虚，无实也，唯疮疹，肾实则变黑陷"的发展。

三、重视望诊

望、闻、问、切四诊合参是中医临床最常用的疾病诊断方法，由于小儿语言表述及对病痛感知能力较差，故疾病的诊断主要通过望、闻、切三诊。历代医家对小儿望诊尤为重视，"唯以望为主，问继之，闻则次"，望诊列为四诊之首。王大纶在其论著中，重点阐释了望诊中望小儿指纹、望面部对疾病吉凶的判断及他对望颅囟的发挥。

（一）望指纹色形定凶吉，立指诊脏腑辨证

在望诊中，察虎口三关指纹是儿科独特的一种诊法。宋代刘昉《幼幼新书》收集前人的认识并进一步补充完善，提出虎口三关指纹法，指纹颜色主候疾病性质，指纹三关预示疾病轻重。明清时期又有所充实和发展。《保婴撮要》描述出指纹13形及其主症治疗，指诊法逐渐丰富起来。但由于小儿指诊法的发展甚至到了玄秘神验的地步，因此遭到以张景岳为首的医家极力反对，《景岳全书》指出，除"脉从寅关起，不至卯关者易治，若连卯关者难治，若寅侵卯、卯侵过辰者，十不救一"一句，尚可用于危急之时以辨吉凶之外，其余概不可取。王大纶虽与张景岳同一时代，却重以指纹法来判断疾病吉凶顺逆，总结出"看三关证经诀"："小儿三岁以前，若有疾病，须看虎口三关脉纹，次辨何样以知病源，再看五色以知深浅吉凶。红黄病浅，青紫病深，黑至重。""有诸内，故形见于纹，视形察色，以验病症，以决死生。""凡纹向内者，难重可治。如弓反外，病轻必重，难治。""风关易治，气关病深，命关难治。"除了察三关脉纹诊断疾病，王大纶更以察五色及指纹走向、形状来判断疾病吉凶顺逆。同时，王

氏还附图详辨脉纹形状对病证及其吉凶顺逆判断："鱼刺初惊候，悬针泻痢多，水纹惊肺积，乙样是肝讹，曲虫经疳病，环弓一论过，乱纹虫咬甚，流珠病已疴。"其中涉及脉纹形状 14 种，以脉纹形状不同判断出惊风、疳积、泻痢、蛔虫症、恶候等疾病及其吉凶顺逆，论述各种不同指纹的主症与治疗，对疾病尤其是急重病具有临床诊断价值。

虽然当时的医家对指纹法开始怀疑甚至抨击，但王大纶基于前人及自己的临床实践，对指纹法仍很重视，认为"小儿两手虎口风、气、命三关，即大人两手寸关尺之脉也"，提出了"当辨左手之纹，病应心肝，右手之纹，病应脾肺"。这是对指诊法内容的补充、发展，将指纹望诊与五脏辨证结合起来，易于疾病的临床诊断。

（二）望头面部，断五脏功能，定疾病顺逆

头面部望诊是中医望诊的组成部分，头为诸阳之会，脏腑气血聚集与此，通过面部望诊，可诊察内脏病患。《黄帝内经》将面部不同部位分属不同脏腑，以五色为纲，提出五色与脏腑及病性的辨证纲领。钱乙的《小儿药证直诀》进一步概括出五脏在面部的对应分布："左腮为肝，右腮为肺，额上为心，鼻为脾，颏为肾。赤者，热也。"王大纶遵钱乙脏腑辨证，领会到"头乃诸阳经络之所聚，面者五脏气血之荣枯，脏者神之舍，色者神之旗。五脏衰败面色枯槁，五脏充实面色光华。故容色光泽者寿，容颜枯槁者夭"。他在临床望色兼望光泽，面部色泽反映五脏功能盛衰，明确提出望头面部容色光泽对辨五脏功能的重要性。王氏同时强调"凡看婴童必先望气色盛衰，凶吉可知矣"，颜面（中庭、天庭、司空、印堂和额角方广处及唇部）色青黑则病多恶，更附图从面部应五脏、面应五色、面部八卦、面应天干地支、黑纹侵、面应五岳四渎、面部诸症验纹多方面阐述面部望诊与疾病凶吉逆顺的判断，望头面与望指纹合而共参，判断疾病吉凶顺逆。

（三）望颅囟，辨病证

我国现存最早的隋唐儿科学专著，冠名《颅囟经》，取小儿初生时颅囟未合之义。《四库总目》曰："颅囟者，案首骨曰颅，脑盖曰囟。殆因小儿初生，颅囟未合，证治各别，故取以名其书。"可见颅囟在小儿生理病理、辨证治疗中的重要性。

《颅囟经》提出："十月气足，万物成也。太乙元真在头，曰泥垣，总众神也，得诸百灵，以御邪气。陶甄万类，以静为源，是知慎于调护，即以守恬和，可以保长生耳。"脑髓为精神活动的主宰，得五脏精气充养。中医学认为，脑为髓海，肾藏精生骨生髓。肾虚髓脑失充，不能上荣于颅囟，致颅囟病变。《诸病源候论》曰："解颅者，其状小儿年大，囟应合而不合，头缝开解是也。由肾气不成故也。"钱乙明确提出解颅是"肾气不成""肾虚"所致。在此基础上，王大纶认识到小儿颅囟能反映出先天禀赋及脏腑功能状况："大抵人得中道而生，阴阳剂合，刚柔兼济；气血相和，百脉相调；心智明通，精神全备；脏腑充实，形体壮健。观其颅囟便可知矣。未周之儿，颅囟坚合，

睛黑神清，口方背浓，骨粗臀满，脐深肚软，茎小卵大，齿细发润，声洪睡稳，此乃受气得全者。如二三岁，其囟尚大解开，齿发未生，手脚挛缩，膝如鹤节；或五六岁，尚不能行，身体手足瘦瘠者，此皆受气不足故也。"因此王大纶注重小儿颅囟观察对疾病的诊断价值，强调望颅囟也是小儿望诊的重要组成部分。

王大纶根据临床经验总结出"颅囟要略"："颅囟青筋，脾虚不荣；颅囟常陷，滑泻无停；颅囟虚软，癫痫不免；颅囟扁阔，暴泻易脱；颅囟肿起，风痰不已；颅囟久冷，吐泻青青；颅囟歪长，风作即亡；颅囟连额，惊风易得；颅囟未充，怕热怕风；颅囟缓收，胎气不周；颅囟动数，神气昏弱；颅囟宽大，受疾恐害；颅囟未合，筋骨软弱"。该文详尽概述了通过望颅囟来辅助诊断病证、易感疾病与预后，明确望颅囟作为小儿疾病诊断的重要辅助诊法，丰富了颅囟望诊内容。

四、辨证用药先明四时

《黄帝内经》有云："夫四时阴阳者，万物之根本也。"东方生风，应肝；南方生热，应心；中央生湿，应脾；西方生燥，应肺；北方生寒，应肾。四时季节寒热湿燥气候的交替，对人脏腑生理病理改变有一定的影响，故临床辨证用药要考虑季节气候因素，这是中医学因时制宜治疗原则内容之一。王大纶在其论著上卷开篇之凡例中提出："大凡治病，药用依时，方随病制，寒热温凉，性各不一，宜通补泻，贵乎得宜。"他十分重视四时季节气候与感邪性质、证候特点、治疗法则的关系，指出："春季则以升阳散火，加以辛温；夏则清暑益气，济以清凉；秋当肃杀之时，清金去燥；冬则闭藏之候，药宜辛热。"以此指导临证辨证用药，如在咳嗽论中指出，辨证用药，须明四时。秋季肺经正旺，其病咳者，病必实，法当下痰，降火为先；冬季咳嗽，多伤于寒，药以辛散为主。在霍乱论中认为，霍乱多行于长夏秋初，湿热交蒸之际。若冬月霍乱，宜散寒；夏月霍乱，加以祛湿。痢疾多行于夏末秋初，内为生冷所积，外为暑湿相搏而致。明四时，为临床诊断用药提供依据。

五、注重从脾胃论治小儿病

钱乙提出"脾胃虚衰，四肢不举，诸邪逐生"，重视脾胃在发病学、治疗学上的重要性，奠定李东垣"人以胃气为本""诸病由脾胃生"的脾胃内伤学说基础，其学术思想对后世医家有很大影响。小儿脏腑娇嫩，脾胃之气全而未壮，易因饮食寒冷调摄失宜，致脾胃受损而诸病生。正如明代儿科名家万全提出调理脾胃，为医中之王道所论，脾胃内伤学说在儿科更为重视。王大纶承钱乙、万全学术思想，注重脾胃虚损的脏腑病机学说，强调调理脾胃以治内伤杂病。他辨析霍乱的病因病机为"胃气虚弱，内伤饮食，外感寒邪"；慢惊风多由脾胃虚弱，元气虚极所至；小儿失血，脾胃受伤者多；小儿疳证皆由饮食所伤，脾胃受伤者多；水肿皆由脾胃虚弱所致；黄疸皆由脾胃饮食过伤而致。王氏列脾胃论，遵循《黄帝内经》"胃为水谷之海，脾为生化之源"理论，阐释"脾胃者，五脏之根本；饮食者，性命之大原。调理脾胃，为医中之王道，诚有旨哉。所谓脾胃健，则诸病悉安；脾胃弱，则诸疾蜂起"，强调脾胃健弱对疾病发生的重要性。在补遗方中，王氏依据自己的临床经验，用治脾胃不和的加味平胃散加减治百病，"随机应变于无穷也""济人无有不效"，论证了"诸病由脾胃生"的脾胃内伤学说。

六、重视小儿灸法

隋唐时期儿科治疗方法除了内服、外治外，灸法也是儿科的主要治疗方法。灸法具有温经散寒、调和气血、回阳救逆、活血逐瘀等功能。《外台秘要》重灸法，将其广泛应用于儿科各种疾病。《千金要方》列灸法40种，治疗小儿多种疾病。王大纶在其临证时，除配合外用药外，于其著作中还记载了多种疾病的灸法治疗。如治脐风撮口：承浆、颊车各灸三壮；慢惊：尺泽、百会、太冲各灸三壮；治泻痢日久：关元、翠尾各灸三壮等。尤其在惊风二十四图中，附图详明每种惊风的施灸部位及壮数。如：脐下三火治喘脑惊；心下灸三壮，攒脐五火治胎惊；灸手脚心各三壮治厥逆惊；左右耳下灸三壮，合谷三壮治眠厥惊；灸手足心各三壮，治走厥惊等。

七、小儿疾病的预防思想

遵《黄帝内经》"上工治未病"思想，历代医家对疾病的预防思想在临床治疗中多有体现。尤其是到了明代，多次瘟疫流行，预防思想及措施更加得到重视、发展。痘疹为儿科常见传染病，很多医家注重对其治疗和预防，有关痘疹的证治论著层出不穷。清代以前，人痘接种术尚未在民间广泛流传，主要通过药物祛邪避邪，提高机体正气，达到预防痘疹及其他传染性疾病的目的。

王大纶著有《痘疹心法》，惜已失传。他提出对痘疮或天行时疫的预防措施，在小儿初诞论中论述到小儿"初离母体，口有毒液"，若咽下则"伏之体内，遇天行时疫，热气熏蒸，乃乘于心。心主血脉，脉得血，流散于胃。胃主肌肉，故发于外，而成痘疹之候，世之长幼无可免者"。他详细论述了病因病机，治疗应"急用软绢裹指，蘸甘草汤，拭去口中毒液"，或"以黄连、甘草、朱砂法俱妙"，以朱砂镇心膏（辰砂、牛黄、甘草、黄连）煎汤调化，抹小儿口中，镇心安神解胎毒、去恶液，还具有"一生免痘疹之患，或遇天行时疫侵染，只出肤疹细疮，易于调治"的预防作用。另以猪胆"洗儿令皮肤细腻，免生疥疮"。这些都反映出王氏的临床预防思想。

第五节　临证经验

王大纶重视临床，集前人之方药，经多年临证验证，总结出有效治法方药，实用于临床。

一、变蒸

明代之前，变蒸说主要用以阐释小儿生长发育规律。隋代巢元方《诸病源候论》指出："小儿变蒸者，以长血气也；变者上气，蒸者体热。"他认为变蒸时有体热、微凉，属小儿正常生理现象，无须治疗。历代医家对小儿变蒸周期等都做了详尽描述。至明代，张景岳对变蒸的生理性提出异议，认为变蒸属小儿病理现象，故其后有医家提出有关变蒸的临床治疗。

王大纶认为，"儿生虽皮肤、筋骨、脏腑、气血俱全，而未充实，故有变蒸焉。变者，异也；蒸者，热也。每蒸一次，气血稍强，精神特异，经十变五蒸讫。又三大蒸，共五百七十六日。变蒸俱毕，而乃成人也。"王氏还在其论著中指出变蒸的病理状态："变蒸之症，形类伤寒。发热惊搐，咳嗽声重，喷嚏惊啼，无汗而热，热唇尖无白泡者，乃感冒之症。耳冷骫冷，或无汗，或自汗，上唇有白泡，如鱼目者，变蒸之候也。"王大纶对此多以热证、实证辨证，治疗以清热镇惊、通腑祛痰消积为主，以惺惺散（白术、茯苓、陈皮、甘草、白芍、桔梗、薄荷、荆芥、北细辛、防风、人参、生姜）、柴胡汤（沙参、柴胡、防风、麦冬、甘草、龙胆草、地骨皮、知母、生地、木通、灯心草）、五苓汤（白术、白茯苓、猪苓、泽泻、木通、生地、小柴胡、薄荷）清解热毒，利惊丸（胆星、天竺黄、礞石、牛黄、轻粉、朱砂、麝香、冰片、巴豆肉）、琥珀抱龙丸（天竺黄、胆星、辰砂、雄黄、琥珀、花粉、麝香、冰片、金箔）清热镇惊，"俱效"。腹胀喘急，痰涎壅盛、饮食积滞者，五花丸、白玉饼（滑石、桔梗、半夏、胆星、轻粉、飞矾、巴豆）利之。

五花丸：青丸子（青黛、南星、制巴豆），红丸子（朱砂、半夏、制巴豆），黄丸子（大黄、郁金、制巴豆），白丸子（白附子、寒水石、制巴豆），黑丸子（五灵脂、全蝎、制巴豆），各为末，以药末颜色命名，通腑祛痰消积，治疗治小儿变蒸时痰涎壅盛，膈不利，乳食不消，变生积癖，胁腹坚硬，按之疼痛的实证。

王大纶多以热证、实证辨变蒸："凡当变蒸之时，先看儿上唇尖有水泡微肿即斯候也，切不可药攻火灸伤儿。"

二、惊风

惊风为小儿四大证之一，历代医家对此病很重视，至北宋《太平圣惠方》首次提出惊风病名。钱乙将惊风分为急惊风与慢惊风两种，并提出"急惊合凉泻，慢惊合温补"的治疗原则。其病多由发热、脾胃虚损所致，以清热、豁痰、镇惊息风等为治疗原则。到了明代，已提出惊风的"四证八候"，以惊、风、痰、热为惊风四证，搐、搦、掣、颤、反、引、窜、视为惊风八候。"四证八候"作为惊风论病纲领，为后世效法。王大纶在前人及自己临床经验的基础上，认识到"幼科诸症，治惊最难"，详论此病病因病机、辨证及其治法。

王大纶认为，惊风"皆由脏腑内虚，失于调理而得之"。急惊风病机为"虚则生热，热则生风。是以风生于肝，痰生于脾，惊出于心，热乘于肺，惊风痰热四证已具，八候生焉"。急惊风主要证候为"搭眼摇头，口张舌出，唇红脸赤，搐搦颤汗，面青眼青，唇青泻青，太阳发际印堂青筋，虎口三关纹红紫或青色"。辨证须知表里、寒热、虚实、顺逆，而随证治之。

王大纶遵循"凡治惊先截风，治风先于利惊，治惊先于解热，解热先于豁痰，治痰先于降火，若四证俱见兼而治之"的治疗原则，认为慢惊风是因"或泄泻，或呕吐，或痢久饮食不进，元气虚极"而致，治以"温脾和胃，扶元气为主，而祛风豁痰次之"。

王氏承钱乙主张，急惊用药以凉，慢惊用药以温，善用九转玉华丹（半夏曲、轻粉、巴豆、冰片）、琥珀抱龙丸（天竺黄、胆星、辰砂、雄黄、琥珀、花粉、麝香、冰片、金箔）、紫金锭（山慈菇、文蛤、麝香、千金子、红芽大戟、大朱砂、大雄黄）、利惊丸（胆星、天竺黄、礞石、牛黄、轻粉、朱砂、麝香、冰片、巴豆肉）、利惊丹（朱砂、半夏、桔梗、枳壳、防风、天麻、胆星、礞石、牛黄、雄黄、大黄、巴豆）等治疗惊风。痰甚，用玉芝丸（礞石滚痰丸：大黄、黄芩、礞石、沉香、朱砂加萝卜子、皂角）、白玉饼（滑石、桔梗、半夏、胆星、轻粉、飞矾、巴豆）、牛黄八宝散（原著无药）、牛黄丸（牛黄、胆星、乳香、人参、天麻、防风、全蝎、茯神、僵蚕、朱砂、麝香、冰片）、牛黄丸（胡黄连、犀角屑、白茯苓、川芎、人参、天竺黄、钩藤、龙齿、木香、麝香、牛黄、冰片）、蝎梢饼（原著未列药物）。

慢惊风属于虚证，王氏善用补脾益真汤（人参、黄芪、白术、当归、诃子、陈皮、茯苓、浓朴、甘草、半夏、附子、肉蔻、木香、官桂、全蝎、丁香、砂仁、生姜）、宝真丹（人参、茯神、琥珀、天麻、僵蚕、防风、南星、白附子、全蝎、朱砂、乌蛇肉、麝香）以补虚治本为主，配合外治灸法，尺泽、百会、太冲穴各三壮。王氏通过临床应用，认为上述方剂"皆治惊之要药也。审证而投，无有不效"。

王大纶注重灸法对惊风的治疗，附图24幅，以主症定名，阐述24种惊风的症状、病因病机、脏腑辨证、治则治法及用药，列图详论各类惊风的灸法，将治惊穴位标注于图上，便于医者掌握运用。

外治法治急慢惊风，昏迷不醒，用通关散（猪牙皂角、生半夏、北细辛）细末，灯心醮药入鼻孔，得喷嚏为验，不则难疗。

三、咳嗽

王大纶认为，"夫肺属金，时应乎秋，外主皮毛，形寒饮冷则伤肺，喜温而恶寒。如受寒邪，则皮毛先受其病矣。失于表散，则寒注于肺经，而生咳嗽"。小儿易因冷暖饮食调护不当，外感风寒邪气，肺经受病，导致咳嗽。并强调论治小儿外感咳嗽，"须明四时，而施补泻"。"秋季肺经正旺，其病咳者，病必实。其症：面赤身热，痰涎壅盛，法当下痰，降火为先。冬季咳嗽，病则头痛身热，口干鼻塞，乃伤于寒也。药以辛散为主。"四时感冒，"轻则伤风，重则感寒"，不同季节的咳嗽，因四时阴阳寒热虚实变化，其病因、病机、症状亦随之不同，故治则治法亦不同。

王大纶治疗外感风寒咳嗽，用加味参苏饮（紫苏、干葛、陈皮、茯苓、半夏、枳壳、桔梗、前胡、人参、甘草）疏散风寒，理气化痰，并考虑四时季节不同而"春加升麻、防风"疏风散邪，"夏加香薷、石膏"清热解表化湿，"秋加杏仁、金沸草"化痰止咳，"冬加麻黄、杏仁、桂枝"辛温发汗、止咳化痰。

痰火实证、痰涎壅盛、膈下顽痰之咳嗽，当以下法治疗，王氏以流金丸（大黄、胆星、半夏曲、青黛、礞石、硼砂、枳实、沉香、竹沥）、礞石滚痰丸（大黄、黄芩、礞石、沉香、朱砂）、白玉丸（南星、半夏、僵蚕、白矾、杏仁、巴豆）荡涤痰火，去胸中之噎塞，且多有"神效"。

除内服药治疗咳嗽外，王氏还创独特烟疗法，如用三奇散治疗咳嗽日久不止：款冬花、佛耳草、熟地黄等分为末，每用一匙，安香炉上焚之，芦管罩烟，频频吸之。"灵宝烟筒"法治疗喘咳：黄蜡、雄黄、佛耳草、款冬花、艾、鹅管石，"将蜡溶搽纸上，次艾铺上，又将药末细细掺上，卷成筒子。用火点着一头，吸烟三四口，茶清下"。

四、痢疾

王大纶认为，"所谓痢者，利也""多行于夏末秋初"；病因为夏季过食生冷，"内为生冷所积，外为暑湿相搏""脾胃不和，生冷过度，停积与肠胃之间，不得克化；又为风寒暑湿之气相干，淹留日久，而成斯病"；辨证要点是"无积不成"。其证有八，即"冷、热、疳、惊、冷热不调、休息痢、虫毒、瀼痢。"对以"冷痢则去白，热痢则去红"辨寒热，"余谓不然""当辨手足温暖责为热，厥冷则为寒"，以寒热为辨证总纲，治之之法，即"冷者温之，热者清之"。

治疗上，王氏强调"切不可先用补涩之药，使积停滞，不得外泄，则热毒固闭，恶症生矣"。对于因积滞导致的痢疾，他主张"乘病初起，必先用疏利之药荡涤肠胃，使毒气外泄"，若"当下不下，日久脾胃易虚，尤不可下矣"。"疏利之药"，王大纶除用制大黄消导积滞外，更善于用制巴豆通肠止泻。巴豆峻泄祛积，逐痰利咽，行水消肿，世人皆知，因是峻下药而少有用之，以至于制巴豆的通肠止泻作用通常被人忽视。王氏以巴豆去油制霜传统方法炮制，减少巴豆油的峻下作用，取其通便祛积、止泻之效。正如《汤液本草》云，巴豆"可以通肠，可以止泄，世所不知也"。鉴于此，王氏以制巴豆治疗"无积不成"的痢疾，认为此药乃"斩关夺营之将，定祸乱而致太平"，用之"得宜神效"。

王氏在治疗积聚所致泄泻初期时，同样也加入制大黄或制巴豆"随缓急而下之"，甚效。

五、积热

积热是因积滞蕴结而致的发热。王大纶首先以虚实为纲辨积热，认为实热症状为"脉实，眼赤，惊搐，面红唇赤，心烦口渴，二便秘涩，腹中疼痛，胸胁胀满，嗳气吞酸，肌肉消烁，饮食不能为肌肤"，虚热之症为"脉虚，饮食不进，微声短气，恶闻人声，大便溏泻，完谷不化，小便清利，肚腹虚膨"。他总结出导致积热的原因，"或为风寒暑湿所乘，或为饮食生冷所伤，或内有积聚，或外受惊吓，或肥甘油腻过度，或厚衣温暖过节"，内有所积郁而不泄，日久化热，发为积热。如果积热"失而不治，久久发不已，余邪不退，久热成疳，则不可救"，积热成疳，病多危重。

治疗上，王大纶认为，"风寒和解之，暑热清散之，饮食消导之，生冷温散之，积聚蛔鳖，视虚实而下之，跌扑惊恐，安神散惊而治之，肥甘药须寒苦，温热治以清凉"，并辨虚实而补泻。实热用脱甲散（柴胡、当归、知母、茯苓、川芎、甘草），虚热用柴胡饮子（柴胡、人参、当归、黄芩、赤芍、枯梗、半夏、甘草、五味、大黄、生姜、乌梅）、犀角饮（柴胡、知母、犀角、胡黄、地骨皮、鳖甲、大黄、桃柳枝）、鳖甲散（鳖甲、地骨皮、秦艽、柴胡、枳壳、知母、当归、桃柳枝、乌梅）等。他认为用当归防风饮（大黄、滑石、黄芩、柴胡、防风、人参、甘草、当归、芍药）治疗多种病因引起的积热，"真乃风湿燥火或虚热之良剂"："大黄泄阳明之湿热，从大肠出；滑石泻三焦之火，从小便出；黄芩凉膈；柴胡解肌；防风清头目；人参、甘草以补中气；当归、芍药以补血泻心肝之阳，补脾胃之阴，而无辛香燥热之谬。"同时，王氏还参以钱乙的四脏（钱氏认为肾主虚，无实）实热辨证用药：心热用导赤汤（生地、麦冬、木通、黄芩、甘草）、泻心汤（导赤汤去黄芩、加黄连、赤茯苓、灯心），肝热用泻肝汤（当归、川芎、山栀、龙胆草、羌活、防风、大黄、竹叶），肺热用泻白散（桑皮、地骨皮、甘草、灯心），脾胃实热用泻黄散（石膏、山栀、防风、藿香、甘草）。王氏认为肾经可出现火盛，阴硬不软用泻肾丸（黄柏、知母、生地、灯心）。

六、五疳

小儿疳证，为儿科四大证之一。王大纶认为五疳"皆由饮食不调，肥甘过节"，脾胃受病虚损，津液消亡，病久相传，五脏皆损为其病机。所谓饮食不调，肥甘过节即是病之始因，包括：哺食腥荤太早；食生冷太多，凝滞中脘；寒暄失宜，不善调理；房劳以乳吮儿；母有痨气因而传子。这些因素会对小儿柔弱的脾胃造成损伤。五疳病证因内有五脏受损不同而表现各异，王氏详述肝疳、心疳、脾疳、肺疳、肾疳五脏疳积症状，并将五疳症状概括为"头皮光急，发毛焦稀，腮缩鼻干，口燥唇裂，两眼昏烂，揉鼻挦眉，肌肉消烁，便泻酸臭，尿白如泔，腹鸣肚痛，或发潮热，或咬指甲，或贪冷水，或食碳米泥土茶布碱酸果品"。

王大纶对疳与痨加以鉴别，认为"大人为痨，小儿为疳，同证而异名也。大人痨症起于房劳，肾经受病者多；小儿疳症，皆由饮食所伤，脾胃受病者多"。

治疗上，王大纶以五疳得效方（白术、茯苓、猪苓、泽泻、柴胡、黄芩、黄连、胡黄连、银柴胡、甘草、龙胆草、青皮、生姜、桃头）治一切疳热、积热，小便赤涩；五疳饮（人参、白术、茯苓、甘草、陈皮、蓬术、槟榔、神曲、山楂、木香）治一切疳证，疳积疳热，疳泻疳痢，面目浮肿，心腹膨胀，并效。疳热，加银柴胡、小柴胡、胡黄连；虚热，加小柴胡、黄芩、乌梅；腹胀，加枳实、麦芽、砂仁、青皮；泄泻，加黄连、诃子、肉豆蔻；小便不利，猪苓、泽泻、麦冬、生地；阴虚发热，当归、川芎、知母、柴胡；癥瘕，三棱、官桂；口渴，干葛、麦冬、五味；疳痢，枳壳、白芍、黄连；不食，白豆蔻、砂仁；水肿，苍术、厚朴、秦艽、大腹皮、沿阶草；虫痛，苦楝根、使君子；咳嗽，贝母、杏仁、知母；喘急，杏仁、桑白皮、葶苈、苏子、枳壳；魃病，加龙胆草、柴胡、黄芩。

七、解颅、囟填、囟陷

小儿囟门如一岁半尚未闭合，则为先天肾气不足的征兆，称为解颅。巢元方《诸病源候论》指出："解颅者，其状小儿年大，囟门应合不合，头缝开解是也。"小儿囟门下陷，称为囟陷，六个月之内微陷仍属正常，若明显陷下是属虚证。此病多由于后天失调，脾胃虚弱，气血不足，不能上充脑髓而致。《幼幼集成》认为本病为禀赋不足，母血虚赢，先天不足，以致发育不良，脑髓不足。小儿囟门高突，称为囟填，多属实热证。此症多见于外感时邪，或为风寒，或为风热，或为湿热，以致火毒上攻，气上冲逆，囟突而高。

钱乙提出小儿解颅病因为"肾气不成""肾虚"，王大纶认为"解颅者，原儿禀受胎气不足，肾气衰弱，其囟常开而不合"，治以温补。同时王氏提出颅陷、颅填均为恶候，应予重视，因此对囟填、囟陷的临床论治加以阐释。在"寒气上冲则牢靳，热气上冲则浮肿"病机基础上，颅陷或因"吐泻脾虚，元气暴脱，其颅陷而凹"所致；颅填或因"风邪内蓄，郁热上攻，颅肿而凸"所致。以寒热为辨证总纲，寒证颅陷以益脾、温胃、散惊为主，热证颅肿以消风、清热、镇惊为主。临床多用加味四君子汤（人参、白术、茯苓、甘草、熟地、鹿茸、山萸肉、枸杞子、诃子、丁香、山药、生姜、枣）治疗寒证颅陷；加味惺惺散（陈皮、半夏、茯苓、甘草、羌活、防风、天麻、钩藤、薄荷、桔梗、枳壳、僵蚕、生姜）治疗热证颅肿；钱乙的地黄丸（鹿茸、山药、茯苓、人参、熟地、山茱萸、牡丹皮、官桂）治疗肾气虚解颅。更配合外治，即乌附膏（川乌、附子、雄黄碾为末，葱白煨熟，捣成小饼，贴囟上）治疗肾虚颅陷。

八、中火酒毒

小儿不应发生中火酒毒，王大纶所论乃是因误治导致的中火酒毒。夏末秋初，因吮母热乳，或生冷饮食停积，失于调理而患泻痢，此应辨为热证，用消导，分利阴阳，泻痢自止。如果误治，用"火酒加赤砂糖空心饮之""庶不知火酒经宿，其毒浮聚，结花于上，儿饮之者，身体僵仆，手足瘛疭，与惊痫无二，但身体四肢俱柔软如棉，面青，口鼻中有酒气"。虽是小儿，但医者应考虑是否因误治饮过火酒。王氏对此治疗首先用益元散（滑石、牡丹皮、甘草、辰砂）凉水调下，热病凉治，再用四苓散（白术、茯苓、猪苓、泽泻、干葛、黄连、甘草、灯心）加干葛、黄连徐徐调理；若见其症如惊风并以惊风论治，则"百无一生"。王氏在临床中曾数遇见，且病情较重，难诊断，故记叙下来示以后人。

第六节　方药创见

一、利惊丸

1. 原方与主治

胆星（牛胆制）三钱、天竺黄二钱、礞石二钱、牛黄一钱、轻粉一钱、朱砂一钱、麝香二分、冰片一分、巴豆肉（去油）五分，各为净末，神面糊丸，萝卜子大，金箔为衣。一岁三四丸，随岁加数。大人中风痰厥，三十丸姜汤下。治一切惊风搐搦，胎惊变蒸，伤风咳嗽。

2. 古今发挥

此方为王大纶创制，与钱乙利惊丸（青黛、轻粉、牵牛末、天竺黄）同方名而不同药。王大纶认为，小儿胎惊变蒸是因"郁热在内"所致，由于初生小儿，其气尚盛，主张治惊同时速以疏利之品制荡涤郁滞、通热毒，并善用朱砂、胆星、牛黄清热镇惊。

二、利惊丹

原方与主治

朱砂、半夏、桔梗、枳壳各二钱，防风、天麻各三钱，胆星、礞石、牛黄各一钱，雄黄五分，大黄（酒煨）一两，巴豆（制过）五分，为末，面糊为丸，黍米大，朱砂为衣，每服二三十丸，薄荷灯心汤下，视儿大小用之。治症同前。

三、五疳饮

1. 原方与主治

人参、白术、茯苓各一钱，甘草五分，陈皮、蓬术、槟榔、神曲、山楂各八分，木香三分，水煎。治一切疳证，疳积疳热，疳泻疳痢，面目浮肿，心腹膨胀。

2. 古今发挥

此方为王大纶创制，临证时可随症加减，加减内容可见"五疳"证治。小儿疳证多以饮食积滞、脾胃受损而致，王大纶以四君子汤补中气、健脾胃，佐以消食理气为治疗痄证基本方剂。

四、当归防风饮

1. 原方与主治

当归、柴胡、黄芩、芍药、人参、防风、滑石、大黄、甘草各等分，生姜三片，水煎。视症加减用。治小儿积热。

2. 古今发挥

此方为王大纶创制。他认为，谨按此方用大黄泻阳明之湿热，从大肠出；用滑石泻三焦之火，从小便出；黄芩凉膈；柴胡解肌；防风清头目；人参、甘草以补中气；当归、芍药以补血泻心肝之阳，补脾胃之阴，而无辛香燥热之谬，真乃治风湿燥火虚热之良剂。非圣于医者，不足语此。及伤寒时疫，汗下后余热不退，神效。

五、加味四君子汤

1. 原方与主治

人参、白术、茯苓、甘草（炙）、熟地、鹿茸（酥炙）、山茱萸、枸杞子、诃子（煨）、山药各一钱，丁香三分，生姜三片，枣一枚，水煎。治寒证解颅囟陷。

2. 古今发挥

此方为王大纶创制。解颅囟陷多为脾肾虚弱所致，故以四君子、六味地黄丸加减健脾益气滋阴温肾，补先后天之本。临证中，手足厥者，加附子三分。

六、四苓解毒汤

1. 原方与主治

白术、茯苓、猪苓、泽泻、甘草各一钱，干葛二钱，黄连一钱五分，灯心草二十寸，水煎，候冷，频频当水灌之。治中火酒毒，兼治热泄痢疾。

2. 古今发挥

此方为王大纶创制。他在对因泻痢而误中火酒毒治疗，首先用益元散凉水调下，热病凉治，再用四苓散加干葛、黄连徐徐调理。临证时，热甚加香薷、柴胡、黄芩、木通，痰甚加贝母、麦冬、花粉、黄芩。

七、平胃散

1. 原方与主治

苍术、陈皮、厚朴、甘草。王大纶除用此方治男妇婴童脾胃不和，胸胁饱胀，三焦气壅，胃口不开外，还用于风寒偏疝，山岚瘴气，不服水土。随症用引甚效，治小儿一切诸症，治诸肿毒痈疽，用葱煎汤，加蜜调敷并效。或作汤剂，或作丸散，治百病，随症加减。"随机应变于无穷也"。

2. 古今发挥

平胃散载于《太平惠民和剂局方》，由苍术、陈皮、厚朴、甘草组成，有燥湿运脾、行气和胃之功效，为燥湿运脾之常用方。

王大纶认为，平胃散方中苍术（一两，炒）味甘性温，无毒，益脾、除湿，与白术同补中，渗湿力不及白，发汗、祛湿、开郁、宽中功过于白。陈皮（七钱）味苦，性温，无毒，宽中理气。留白，补胃和中；去白，消痰泄气。厚朴（六钱，生姜汁炒）味苦甘，性温，无毒。苦能下气，去实满而消腹胀，温能益气，除湿满散结调中。甘草（四钱）生则分身梢而泻火，炙健脾胃而和中，解百毒而有效。协诸药而无争，以其甘能缓急，故有国老之称。腹胀少用，肿胀禁用。生姜三片，枣一枚，水煎，或作粗末，每服五钱。

八、用药特点：主张有毒之药不可滥用与当下即下

中药毒性原指药物的偏性，中医是"聚毒药以供医事"，正如张景岳所云："药以治病，因毒为能，所谓毒药，是以气味之有偏也。"《神农本草经》根据功效及毒性不同，将中药分为上、中、下：上药，无毒；中药，有毒或无毒；下药，多有毒，不可久服。《黄帝内经》也提出："大毒治病，十去其六；常毒治病，十去其七；小毒治病，十去其八。勿使过之，伤其正也。"至隋代巢元方《诸病源候论》中称："凡药物云有毒及有大毒者，皆能变乱，于人为害者，亦能杀人。"中药毒性概念逐渐转为狭义的药物对人体产生危害的毒性，并认为有毒中药大多具有峻猛毒烈之性，易伤正气，但效强功捷，能迅起沉疴。历代医家对有毒中药亦都谨慎用之，为防止其毒性对人体的危害，自《神农本草经》以来，中医学积累总结了多种炮制方法，以消除或减低有毒中药的毒性。

鉴于此，王大纶认为"附子、蜈蚣、全蝎诸有毒之药，不可滥用"，若"不得已而用之，亦当斟酌，中病则已""金石之药，取以镇惊安神，多服令儿痴呆。麝香、冰片，用以通窍，多服反泄真元。巴豆有定祸乱而至太平之功，非制得法，反受其害矣。举此为例，则诸毒药之可知"。王氏善用制巴豆治疗内或有郁热，或痰壅，或食积的实证疾病初期，有戡乱调中之妙，每获良效。对有毒中药除用炮制方法以消除或减低有毒中药的毒性外，他还提出："凡用毒剂，以甘草煎引佐之，则善矣。"其药效机制，有待研究探讨。如何正确看待有毒中药，也是我们当前要认真审视的问题之一。

北宋钱乙在《小儿药证直诀》中指出：小儿生理特点是脏腑柔弱，成而未全，全而未壮，气血未实。因此治疗应以柔润为原则，顾护正气，反对大下、蛮补。这些学术思想对小儿疾病的临床证治起着重要的指导作用。王大纶在因"气郁壅结不通"而致的噤口噤口脐风中，受孙思邈《千金要方》"小儿始生，其气尚盛，若有患急须下之，若不即下或生大疾则难疗矣"的影响，认为"下之一字，非有余之实下，不过用药疏通热毒耳"，故善用巴豆作为疏利之品。《汤液本草》云巴豆"可以通肠，可以止

泄，世所不知也"。李东垣治五积属脏者，多用巴豆。因此，王大纶对内有郁热，或热毒，或痰壅，或积滞之病初期，正气未损时，善用巴豆或大黄荡涤郁滞，且多次强调巴豆、大黄必须炮制后方可使用。如传统巴豆炮制法，去油制霜，减少具有峻泄作用的巴豆油。大黄用酒泡一宿后晒干，以减毒、去毒，"不制不可轻用"。至于久病正气受损，脾胃虚弱，王氏认为不可用下法。

王氏使用下法，注意把握时机，对急重病病初邪实正气未虚时，当下即下，否则实邪胶固，损伤正气，则攻补两难。

九、善用药物外治

小儿尤其是婴幼儿服药困难，而其皮肤柔嫩，外用药易于达内，故早在秦汉时期，小儿病的治疗中外治法占有重要地位。王大纶重视外治法，于疾病内治后，每配合外用药辅助。其常用外治法包括外贴法、热熨法、热敷法、擦法、烟疗法、外涂法、熏洗法等。

葱饼熨法，即将葱"一头烘热，着脐，将熨斗熨上，令葱饼热气透入腹中"，治气虚阳脱，体冷无脉。

烟疗法治疗喘咳：灵宝烟筒法（黄蜡、雄黄、佛耳草、款冬花、艾、鹅管石），将蜡熔搽纸上，次艾铺上，又将药末细细掺上，卷成筒子，用火点着一头，吸烟三四口。三奇散（款冬花、佛耳草、熟地黄）治疗咳嗽日久不止，将药末安香炉上焚之，芦管罩烟，频频吸之。用点烧药物吸烟法治疗肺系疾病，药物作用更直接。

囟门未合是婴儿期的特殊生理现象。囟门处脆弱，易感受外邪，或其他疾病导致囟门病理改变，王大纶善用药物热敷囟门进行治疗。如乌附膏：川乌、附子、雄黄碾为末，葱白煨熟，捣成小饼，贴囟上，治疗气虚颅陷。贴囟膏：天南星、皂角、北细辛为末，葱汤加姜汁一茶匙，调敷囟上，烘手熨之。儿出胎时被风寒吹囟，鼻塞气粗。

擦牙散：（鹿茸、生地黄、当归、雄鼠骨）药末擦牙，治疗肾虚齿迟证。

定惊膏：以清解镇惊的辰砂为细末，新汲水调涂五心，治儿胎惊时发如痫。

（王左原　张静　高修安）

参考文献

1. 王大纶. 婴童类萃［M］. 北京：人民卫生出版社，1983

2. 吴少祯. 中国儿科医学史［M］. 北京：中国医药科技出版社，1990

3. 李经纬. 中国医学通史·古代卷［M］. 北京：人民卫生出版社，2000

4. 吴少祯. 论明代儿科学的几大特征［J］. 北京中医药大学学报，1997（20）：12

5. 刘芳. 小儿肺系疾病证治源流探析［J］. 辽宁中医杂志，2004，31（10）：53

6. 王兴伊等. 明代医家王大纶及其《婴童类萃》考述［J］. 中医药文化，2013（4）：41

7. 邓铁涛. 中医诊断学［M］. 北京：人民卫生出版社，1987

第十七章 秦昌遇

第一节 概述

秦昌遇，字景明，号广野山人，江苏省松江县（云间，今上海松江）人，明代著名医家，生卒年代欠详，享年60余岁。他天资聪明，少时多病，因而学医，诊治儿科疾病出神入化。不由师授，而遍通方脉，妙悟入微。

秦氏认为，丹溪《脉因症治》实为寿世之书，但仍有难以宗行者。若执脉寻因、寻症，一时殊费揣摩，主张辨证识病，症因脉治并重，以症为首；重视病因，各分治法；先别经络，按经用药；处方用药，常变互用。对于小儿辨治，他尤其强调寒温补泻，应折衷其间；婴儿初生，应清热解毒。秦氏一生学验俱丰，著作颇多，反映了他的重要学术思想和丰富的临证经验。秦氏的主要著作除儿科医著《幼科折衷》《幼科医验》《痘疹折衷》《幼科金针》外，还有《方剂类选》《病机提要》《症因脉治》《医验大成》等。

第二节 生平、治学与古今评鉴

一、生平考略

秦昌遇，字景明，江苏省松江县（云间，今上海松江）人，明代著名医家，生卒年代欠详，享年60余岁。许仲元《三异笔谈》却谓，松江泗泾人，享年90余岁。他天资聪明，幼年多病，因而学医，并以儿科著称，后亦精于内科，疗效卓著，在当地颇负盛名，求治者门庭若市。秦氏一生学验俱丰，留下大量医著，其中《症因脉治》自成书后一直影响较大，目前能见到的秦氏著作近10部，其儿科主要著作有《幼科折衷》《幼科医验》《痘疹折衷》和《幼科金针》等。

二、师承治学

（一）不由师授，崇尚经典

秦氏天资聪明，幼年多病，因而学医，并无师授，主要通过自学和自己的临床实践而不断提高。他能成为一代名医，与其对中医经典的极度重视密切相关。其对各科疾病的论治，多本经典之旨，并取历代各家之长。如其所著《幼科折衷》凡例中即明言，"凡诸病总论，皆采《黄帝内经》要旨以为提纲，继之以历代名医可法之语，间或附以己意成篇，亦从本来，非臆说也"；"每论之首，录旧人总括四句"；"论首脉法，皆采王叔和《脉经》要语，本经缺者，则于历代名医诸书，采其可法者，以附录之"。再如其医案《幼科医验》和《医验大成》中所论病证，从病机到治法，亦常引用《黄帝内经》或历代著名医家有关学说加以阐释，并作为辨证论治的准则。

（二）勇于创新，师古而不泥古

秦氏治学注重学习经典和吸取前人的成果，但并不囿于古人之成见，勇于在前人的基础上有所突破并开拓创新。如其所著《症因脉治》一书，即在肯定朱丹溪《脉因症治》的基础上，看到其中的一些不足，提出临证应症、因、脉合参，以症为首的辨证论治思想，并对前人外感内伤、有余不足的弊病加以纠正，还提出经络辨证、循经用药的辨治方法。更值得一提的是，他在卷首先列《医宗必读》及《医贯》症因差误治法不合、《黄帝内经》和《金匮》中风卒中、阴虚阳虚及水肿腹胀症因各别治法不同、《黄帝内经》膈气呕吐噎嗝呕吐症因各别治法不同等6篇医论，对前人症因误治以及症因各别治法不同的观点进行了分析和评价，并提出自己的见解。在具体辨治中，秦氏更是强调知常达变，如《幼科折衷》凡例中说："论首列方，大概某病用某药，故止录诸方，为后学设绳墨；其分量重轻，并修合服法，大略不书，欲学者随机应变，因时制宜，决不可妄执古方，以治今病也。"而对儿科与内科的关系，他则说："幼科与大方症，用药原无大异，予有《内科折衷》，亦须兼看。"

（三）医德高尚，志趣高雅

秦氏医术高明，声名远扬。往来出诊无有宁时，可他从不厌烦，总以济世活人为己任。而治好疑难重症后，他亦不邀功自赏，体现了一代苍生大医虚怀若谷的高尚医德。他曾说："法当死者，虽卢、扁不能为；苟有生理，勿自我死之，可矣。"秦氏除忙于诊务外，生平志趣高雅，董文敏（其昌）曾绘六逸图，入画的都是本郡老宿，昌遇是其中年龄最小的。

三、古今评鉴

1.《医籍考》引《松江县志》

天资聪明，少善病，因遂学医。治婴儿症称神，已而遍通方脉，不由师授，妙悟入微。

2. 同治十一年《上海县志》

秦昌遇，字景明，居北门外。少善病，因学医，治儿科神效……谓当死者，虽扁、卢不能为，苟有生理，勿自我死之可矣。为人潇洒自适，预知死期，卒年六十。从孙之桢亦精于医，撰述甚富。

3.嘉庆二十三年《松江府志》

天资警敏，因遂学医。治婴儿疾称神，已而遍通方脉，不由师授，妙悟入微……其或病至沉笃，时师眙目，昌遇投剂能立起，名动四方，往来无宁晷，然未尝自多。尝谓法当死者，虽卢扁不能为。

4.《图书集成》

其名与吴中秀相伯仲。

5.《大方医验大成》引《乡评录》

秦景明，名昌遇，上海布衣也，遍通医术，别有神解，所至能活人，中年好声伎，每赴病家，即命女郎演戏，则主人大喜，卜其病可立起。年六十余，预知死期，合掌而逝。

第三节　主要著述

一、《幼科折衷》

（一）内容提要

《幼科折衷》2 卷，约成书于明崇祯十四年（1641）。秦氏认为幼科诸书论治，非偏寒偏热之误，便喜补喜泻之殊，故僭而折衷，撰成是书。全书共 50 余篇：卷首列凡例、记录十四科、初生护养、入门审候歌、观面部五色、三关脉纹主病歌等；上卷列急慢惊风、疳积、诸吐、诸泻、霍乱吐泻、黄疸、诸血、头痛、腹痛、胃脘痛、肿胀等 23 篇，并附慢脾、脱肛等 7 种病证；下卷列汗证、疝症、滞颐、五淋、虫症、脉法、脉要论、小儿哺乳宜慎择论、护养法、变蒸等共 34 篇，并附便浊、遗溺尿床、小儿五软 3 种病证；卷尾附六气图、逐年五运六气图。每病症首载七言歌诀四句总括，次载脉法，系宗《脉经》要语及后贤可法者，摒弃寒热补泻偏见；末附治法。全书选辑有度，通达平正，切合实用。

（二）版本流传

现存清乾隆抄本、远志精舍抄本、1980 年上海古籍书店影印本及 1990 年中医古籍出版社点校本。

（三）评鉴

《中国历代医史》

秦昌遇，又号广野山人，云间人，精医，著有《幼科折衷》3 卷，抄本未刊，内容系摘录历代论儿科折衷而指正之。

二、《幼科金针》

（一）内容提要

《幼科金针》2卷，约成书于明崇祯十四年（1641）。上卷列胎儿病、五软五迟、急慢惊风、哮喘、食积等50种病症，下卷列疳证、痢疾、泄泻、血证、蛔厥及外科、皮肤病等46种病证；载医方218首，其中包括针法7首、灸法1首；每病症先列歌诀，简述病因症治及转归；对风疹、黄疸、休息痢、赤游丹等配用针灸或外治法。

（二）版本流传

现存清康熙二十三年甲子（1684）陆时雍抄本及1931年、1936年上海中医书局铅印本。

（三）评鉴

《幼科金针》钱铭铨序
辨证精细，获断详确，偶师其意，辄获奇效。

三、《幼科医验》

（一）内容提要

《幼科医验》一名《幼科医案》，分上、下卷，约成书于明崇祯十四年（1641）。本书由其孙秦沆（字载明）汇辑，上卷列初生杂症、胎病及幼儿急慢惊、疳积、吐泻、外感等14篇，下卷列咳嗽、天哮、肺气痰喘、痰症、痫症、眩晕、积聚等21篇。本书内容丰富，同一症下分因论治，条分缕析，用药审慎，理法完备，自成特色。

（二）版本流传

现存稿本、抄本，并有2004年上海科学技术出版社点校本（中医古籍珍稀抄本精选拾贰）。

四、《痘疹折衷》

（一）内容提要

《痘疹折衷》2卷，约成书于明崇祯十四年（1641）。上卷列痘疹预防论，痘疹与伤寒、伤寒初相似而实不同论，三朝证治48条，痘后调护及15味用药宜忌等；下卷为水泡等 24 种兼证病因诊治，并附升麻葛根汤等 40 首古今经验方。

（二）版本流传

现存清嘉庆六年（1801）经艺堂刻本。

五、《症因脉治》

（一）内容提要

《症因脉治》4 卷，成书于明崇祯十四年（1641），后由其孙秦之桢（字皇士）整理编次，初刊于清康熙四十五年（1706）。卷首载专论 6 篇，论述《医宗必读》《医贯》症因差误治法不合，《黄帝内经》《金匮》中风卒中、阴虚阳虚、水肿腹胀、膈气呕吐、噎嗝呕吐症因各别治法不同等；卷一至卷四依次列叙中风、咳嗽、肿胀、疟疾等证治计 43 篇。秦氏鉴于医家每多凭脉而寻求其病因症治（如朱丹溪《脉因症治》），以致后学者殊费揣摩，故提倡以症为主，辨明病症，再分析病因，切其脉象，将三者综合归纳以确定治法方药，则可避免歧误；同时，还认为以往医书每将各种病证的外感和内伤诸证混杂在一起叙述，未分条例，易使学者虚实不分、证治不符，故书中每症下均分外感、内伤两端，又分有余、不足之证，各分治法，并以之为纲分别诸病，其论病分症、因、脉、治，条陈清晰，方列于症后，论述之末又附加前贤诸论和相关病例；诊断强调四诊悉备，首重望、闻、问，而脉诊次之；辨证概从八纲出发，以辨其寒热虚实；治法则设"从脉"和"从证"两项，并附有方药加减运用。该书条理清晰，通俗易懂，理法方药考虑周详，辨证论治切合临床，不失为初涉医者之津梁。

（二）版本流传

现存清康熙四十五年丙戌（1706）刻本、清康熙四十七年戊子（1708）攸宁堂藏本、清康熙五十四年乙未（1715）上海秦之桢（攸宁堂）重刊本、清乾隆十八年癸酉（1753）博古堂刻本等，通行本为 1958 年上海卫生出版社铅印本，现尚有人民卫生出版社 2006 年"中医临床必读丛书"本。

（三）评鉴

王金梅等：秦氏对"运气加临""燥火致病"十分重视，而在其《症因脉治》一书中尤为突出，其将运气理论与临床密切联系，较之重视运气致病的宋代医学更为切实灵活，故值得我们重视。

六、《病机提要》

（一）内容提要

《病机提要》不分卷，约成书于明崇祯十四年（1641）。书中论述了中风、燥病、伤寒、血病、水肿等外感、内伤病证共34门，集前贤名家要论，结合秦氏临证所得，分别阐述诸证之病因、类证辨别、死候、治则、脉法、急救治法及附方等。

（二）版本流传

现存抄本，藏于上海图书馆。

七、《方剂类选》

（一）内容提要

《方剂类选》不分卷，成书于明崇祯十四年（1641）。书中列清暑方、泻火方、润燥方、祛寒方等8门，共载方85首，每方后有一至数首加减方，并附主要适应证、方剂使用禁忌及各方之证治区别。

（二）版本流传

现存抄本。

八、《医验大成》

（一）内容提要

《医验大成》4卷，成书于明崇祯十七年（1644），又名《大方医验大成》。本书包括杂症2卷，录有中风、大小便血、郁症、饮食伤、黄疸、痞满等54种病证之治验；妇科1卷，专述妇人病根由及搐搦、热入血室、错经妄行之病机，并载调经、血崩、赤白带下、胎前产后诸证治验共32种，认为妇人之病未有不由气始者，故强调治病之时必先理气为主；幼科1卷，列47种病证之治验，如初生杂症、急慢惊、诸热、乳蛾口症等。该书辨证精密，强调四诊合参，尤重脉象，有一定临床意义。

（二）版本流传

现存上海中医药大学图书馆馆藏抄本，另有1985年中医古籍出版社据浙江中医学院（现浙江中医药大学）图书馆旧藏清抄本排印点校本。此外，尚有清初刻本《伤寒总论》1卷及抄本《女科秘方摘要》等。

（三）评鉴

吕中认为秦氏《医验大成》辨证之精细、立法之得当、方药之轻灵、救危急之有胆识，自成一格，很值得回味借鉴，其运用古方巧裁成，自拟方药思路新。[中医杂志，1995（11）：648]

第四节　学术思想

秦昌遇主张辨证识病，症因脉治并重，以症为首；重视病因，各分治法；先别经络，按经用药；处方用药，常变互用。对于小儿辨治，他尤其强调寒温补泻，应折衷其间；婴儿初生，应清热解毒。

一、症因脉治，以症为首

秦昌遇认为，医有脉、因、病、症、治五科。丹溪以"病症为一"而著《脉因症治》，此书凭脉寻因、寻症施治，暗中摸索，后人苦无下手；而《证治准绳》一书，取症治立名，则有确据下手矣，然而不详及脉因二条，恐其脱略。所以，秦氏作《症因脉治》，四科具备，开卷了然，实为初学之津梁。若以症为首，然后寻因之所起，脉之何象，治之何宜，则病无遁情，而药亦不至于误用也。古人即先重望、闻、问，而独后于切，因此当先辨其症，次明其因，再切其脉，据症、据因、据脉用治，庶节节可证，而法不谬施。

二、重视病因，各分治法

秦昌遇认为，凡前贤诸书，往往于外感内伤、有余不足，混叙一篇，不分条例。彼以同是症名，则同一论列，听人自择而已，不知此但可语中人以上者也；设中下之才，因见同在一门，每每以治虚之法，施之实证之人，内伤之方，用之外感之证，故于每症中，必以外感内伤，各著一端，有余不足，各分治法，临证庶无多歧之惑。如其对病证的认识，首要分清内伤外感，再辨症状，从脏腑阴阳的盛衰、寒热虚实的偏胜寻找发病的原因，再认真区别脉象，最后给予确切处方。

在辨证的基础上，他又强调随症加减的重要性，提出"有外感而兼内伤者，则以外感方中加内伤药一二味；有内伤而兼外感者，则于内伤方中加外感药一二味；若二症并见者，则以二症并治"。他的这一观点对后世临床处方用药有很好的指导作用。

三、先别经络，按经用药

秦昌遇认为，治病先当分别十二经络，灼见何经主病，用药可以不误。凡一经见证，则以一经所主之药治之；两经见证，则以两经之药合而治之。如是则孰急孰缓，从少从多，皆有主宰；有病之经，再无失治；无故之经，不妄诛伐也。凡著十二经络症象，不能一条详悉者，必得互相发明，症象始著。如水肿症，已经分别各经络病形，然有言之未尽者，则于后条胀症中重言以申之，以为两相阐发。再如五脏咳嗽、五脏痿痹等症，经络既同，则症象亦无不同前后合参，彼此互发，相得益彰，泛视之竟似重复，实反复发明诸经形证。

四、处方用药，常变互用

秦昌遇遣方用药，主张以症为主，分析病因，结合病象，以定方药。先辨其症，次明病因，再切其脉，据症、据因、据脉处方用药。这是他的宗旨，谓之常法。然而临床上病证复杂多变，有脉证相应者，也有脉证不符者。秦氏依据自己的治疗用药规律提出了相应的变法：若脉症相应，依脉用方；若脉症不应，随因施治。他在《症因脉治》一书中特在治法中设"从脉""从症"两条，并附有方药的加减运用，书中告诫读者："用药之法，须寻实据之症固已。然有脉症相应，依脉用方，而为正治者；亦有症象分明，脉象模糊，难于依脉立方，而必随症施治者。余于治法中立此两条，则从症从脉，自有准绳，玄机之士，所当触类旁通也。"这一观点丰富和发展了中医临床学，非常实用。

五、寒温补泻，折衷其间

秦昌遇精通方脉，尤精儿科，认为前贤幼科诸书，非偏寒偏热之误，便喜补喜泻之殊。如南宋陈文中对钱乙用抱龙丸（西牛黄、天竺黄、琥珀、陈胆星、僵蚕、川贝、枳壳、茯神、沉香、制腰黄、麝香、飞辰砂、金箔、竹沥）、百祥丸、生犀散等寒凉之品治疗痘疹提出异议，认为若妄投寒凉之剂，恐冷气内攻，湿损脾胃，故创桂、附、丁香等燥热温补之剂以治痘疹由于阴盛阳虚而出迟倒塌者。对钱陈两家得失，后世评骘颇多，大概宗河间者主寒凉，与钱乙相近；宗东垣者主温补，与陈氏为伍。儿科学术中，除主寒主温之异外，尚有主补主泻之别，如巢元方、孙思邈等均以泻下之剂治初生儿诸疾；钱乙则认为小儿易虚易实，脾虚不受寒温，服寒则生冷，服温则生热，对当时习用大黄、巴豆、牵牛、铅粉等攻下之品大加反对。秦氏以内科为基础，采《黄帝内经》要旨，宗《脉经》脉法及后贤可法者，摒弃寒热补泻的诸多偏见，继以历代名医可法之语，间附己意，对小儿杂病的立论凡50余篇，而成《幼科折衷》一书。

六、婴儿初生，清热解毒

秦昌遇在婴儿初生护养方面提出，"十月婴儿初孕育，肌肤未实阴未足；正当生下未啼时，急以拭去胎毒液；黄连甘草朱蜜佳，免致斑疮夭死速。五六日间脐未干，纵然炎热休频浴；但将故絮遮其身，下体单寒常露足；见些风日有何妨，月里频啼才是福。胎毒胎热得以伸，热气随啼无蕴蓄；勿令过爱不置怀，免与新绵重被复。昧者重绵尚恐寒，乳哺不离犹恐哭。但见微风便是寒，才闻音响时惊愕；做出疾病不可言，所以富儿多命促"。秦氏认为，新生儿杂病多因胎热、胎毒所致，诊治此类病证亦多用清热、解毒、凉血之品，善用黄连、连翘、金银花、玄参等药，如其《幼科医验》中共收初生杂病医案 27 则、胎病医案 9 则，其中 23 案用黄连，17 案用连翘，6 案用金银花、玄参。

第五节　临证经验

秦昌遇临证以儿科见长，诊治疾病出神入化，而对其他各科亦均精通。

一、惊风

秦昌遇认为，惊风一症，大抵由外感风邪而成者，有因惊触及闻声响而得者，亦有内热生惊，肝风心火二脏相搏而成者。慢惊不省人事，为其痰涎壅塞，迷及心窍而然也。究其病因病机，小儿系纯阳之体，为其真水未旺，心火已炎，肺金受制而无以平木，故肝木常有余，而脾土常不足也；为父母者，或失于保养，抱子当风，近于热地，或辛辣多食，衣衾过厚，邪热郁蒸，积于心，传于肝，再受人物惊触。未发之时，夜卧不稳，睡中或笑或哭，啮齿咬乳，鼻额有汗，气促痰鸣，忽尔闷绝，目直上视，口噤不开，手足搐掣，此热甚而然，沉兼面红脉数可辨。盖心有热而肝有风，风主乎动，火得风则烟焰起，二阳相鼓，风火相搏；肝藏魂，心藏神，因热则神魂易动，故发惊也。

心主乎神，独不受触，遇有惊则发热，热极生风，故能发搐，名曰急惊，以宽气饮（炒枳壳、枳实、人参、甘草）、三解散（人参、防风、天麻、茯神、山栀、白附、大黄、赤芍、黄芩、僵蚕、全蝎、枳壳、甘草）去参主之。如暴感此证，未别阴阳虚实，先用五苓散（白术、猪苓、茯苓、泽泻、肉桂）和宽气饮，少加宽热饮（玄明粉、枳壳、大黄、甘草），三药合用，姜汁沸汤调灌即解。大抵治搐之法，以宽气为妙，气顺则搐停。惊生于心，风生于肝，搐始于气，是为三症。所谓搐始于气者，盖因风寒暑湿燥火之气，有一不顺，便蓄于喉膈间，搏于心肺，传于肝经，其气上不能升，下不能降，使津液郁滞，不得流行，故痰涎壅蔽而作搐也，亦宜宽气饮治之。如病在惊，惊由痰热得，只可退热化痰，其惊自止；病在风，风由惊作，只可利惊化痰，其风自散；病在痰涎，急须退热化痰，若也有搐，须用截风散惊，此不治之症也。

伤风后发搐者，口中气出热，呵欠烦闷，手足动摇，此气血未实，不能胜任故也，治当先发散，大青膏（白附、青黛、天麻、全蝎、朱砂、乌蛇、麝香、大青叶）主之。伤食后发搐者，身温多睡，或呕吐不思乳食，此食滞而气亦因之而滞，故发搐也；当先定搐，加羌活、防风，兼下泻青丸（当归、胆草、川芎、山栀、羌活、防风、大黄），后用白饼子（滑石、轻粉、半夏、南星，巴豆 40 粒，去皮尖，水一升，煎水尽为度，研入药内为饼）下其食，渐用异功散（人参、甘草、白术、茯苓、陈皮、木香）养其气。欲出麻痘而发搐者，身温多睡，或呕吐不欲饮食，此乃热乘于心，心火炎上，故目睛上窜；其症耳轮、鼻尖、手足梢冷，喷嚏眼涩，睡中惊跳是也，但无痰涎为异耳；治法当平肝木，利小便，平肝木则风自去，利小便则心热除，风热既退，则痘出而搐愈矣；易导赤散（生地、木通、甘草、竹叶）加白芍、防风、荆芥之类。痘后发搐者，为气血虚弱，复感风寒热毒交滞，且不敢发散清利，不治者多矣。小儿闻声即掣调者，乃肝肺不足，魂魄不安，故神有不稳，非谓惊也，可服犀角地黄丸（天冬、麦冬、茯苓、茯神、前胡、柴胡、人参、玄参、生地、川芎、天麻、羌活、防风、甘草）。小儿心气虚怯，神不安定，连并掣跳者，可以四君子汤（人参、白术、茯苓、甘草）加辰砂少许服之。

慢惊属阴，阴主乎静而搐缓，故曰慢惊。或得于大病之余，或传误转之后，目慢神昏，手足偏动，口角流涎或口气冷缓，或囟门陷下，睡则扬睛或半开半合。此真阳消耗而阴邪独盛，阴盛生寒，寒为水化，水生肝木，木为风化，木克脾土，胃为脾之腑，故中有风，瘢疢渐生，两肩微耸，两手垂下，时复动摇不已也。此症有汗者必不治，有汗者亡阳耳。治法不可执一。如吐泻得之，则以理中汤（人参、白术、干姜、炙甘草）加木香以温其中，五苓散以导其水；如脏寒泄泻得之，则先与术附汤；下积取转得之，则先与调胃承气汤调和脾胃；如外感风寒，则可与桂枝汤、葛根汤，其他类推。然慢惊虽属阴，视其浅深如何，不可纯用温药及燥烈之剂，唯于平胃气中加截风定搐之剂，如全蝎、僵蚕、白附、天麻、南星等剂为良。若吐不止，可投定吐饮（半夏、生姜、薄桂）；泻不止，宜服六柱散（人参、茯苓、木香、白术、肉果、熟附子）、五苓散；若痰多唇白，四肢如冰，不省人事，方可回阳，用固真汤（人参、附子、白术、茯苓、山药、黄芪、肉桂、甘草）速灌之，以生胃气，胃气既回，投醒脾散（木香、全蝎、白附、天麻、石莲、菖蒲、茯苓、白术、人参、甘草），徐徐调理。

对于惊风的预后，秦氏特别指出急惊的不治症：眼睛反转，口中出血，两手摆挑，肚腹搐动，或神缓而摸床寻衣，或症笃而神昏气促，喷药不下，通关不嚏，心中热痛，忽大叫者；慢惊的不治症：四肢厥冷，面黯神惨，鸦声鱼口，口生白疮，发直摇头，眼不转睛，头项软，二便不禁，手足一边牵引者。

二、发热

秦昌遇对发热的辨证甚详。他认为，小儿生禀纯阳，血气壮实，五脏易生热也，热各有不同，故治亦不同。潮热者或午时发热，或日晡发热，发时如潮水之应不差也，脉实者宜大柴胡下之，脉虚浮者百解散（干葛、麻黄、黄芩、桂枝、赤芍药、甘草）汗之，若发热而呕者小柴胡汤主之。惊热者遍身发热，面青自汗，心悸不宁，脉数烦躁，颠叫恍惚，以钱氏惊风丸（黄连、防风、川芎、薄荷、大黄、胆草）、安神丸（麦冬、马牙硝、白茯苓、山药、寒水石、甘草、朱砂、片脑）主之。夜热者但夜间发热，是阴中有阳邪也，宜进元戎四物二连汤（当归、芍药、川芎、黄连、生地、胡黄连）。但夜间发热证候多端，先要辨其虚实，明其表里，方可投药，若概用元戎汤不妥。余热者谓寒邪未尽之遗热也，宜和胃气，使阳气收敛归内，其热自止，宜参苓白术散主之。食热者手心热，肚腹先热，嗳气吐乳，大便酸臭，宜下积丸（丁香、砂仁、川巴豆、使君子）。疳证者形瘦多渴，骨蒸盗汗，泄泻无常，肚大脚弱是也，宜胡黄连之类。壮热者一向不止，表里俱热，烦渴躁喘气粗，甚则发惊痫也，宜火府丹（生地、木通、黄芩、甘草）、通圣散（防风、荆芥、当归、芍药、薄荷、黄芩、连翘、石膏、滑石、川芎、麻黄、桔梗、朴硝、山栀、大黄、白术、甘草）。烦热者心烦不安，五心烦热，小便赤涩，宜一粒金丹（人参、犀角、琥珀、玳瑁、防风、茯苓、冰片、朱砂、寒水石、甘草）主之。风热者，呵欠面赤，风邪客于皮毛，入于脏腑，则恶风发热，目涩多睡，宜清解散（防风、天麻、前胡、茯苓、桔梗、枳壳、细辛、柴胡、川芎、甘草）、犀角丸（犀角、珍珠、防风、羌活、茯神、大黄、天竺黄、朱砂、甘草，立夏前宜服）主之。虚热者因病后发热无时，面色青白，困倦少力，泄泻多尿，虚汗自出，恍惚神慢者是也。凡病久则血气虚，气虚则发厥，血虚则发热，气血皆虚则手足厥而身热也，宜服钱氏白术散（人参、白术、茯苓、藿香、干葛、木香、甘草）或四君子汤，甚者宜行从治之法，以姜附之类佐之，经所谓甘温除大热是也。变蒸热者，温温微热，气粗，惊，少吮乳，泻黄，上唇尖有水珠状是也，不必服药；若兼他症者，当以所感之候略为和解。血热者，服六合汤（当归、川芎、大黄、熟地）。

　　对发热的用药，秦昌遇认为宜养正为先，大忌寒凉克伐之剂，通用人参、黄芪、知母、新会陈皮、地骨皮、秦艽、柴胡、鳖甲、白茯苓、当归身、生地、白芍等。潮热不发于昼而发于夜为阴分受伤，用归、芍、地黄为佐；气有生血之功，血无益气之理，阳生则阴长，故用参、芪为君；其他如鳖甲、知、柴皆制肝滋阴，扶所不胜耳；贝母、半夏不过解郁、健脾、消痰，无痰则去之；若呕吐痰沫，属肾虚水泛者，非二药所能治，宜地黄膏时时服之则愈，且此膏与前药并行而不背者也。脾胃不实加白术，暂去归、地；热不止加青蒿；心虚加茯神、枣仁；食不化加山楂；痰、嗽加半夏曲；干渴加麦冬、五味；汗多倍黄芪、枣仁，浮麦汤煎药。

三、疳积

　　秦昌遇认为，小儿疳积的病因除肥甘所致及误药所坏外，或与母乳喂养不足或食粥饭太早相关，因其可耗伤真气，亦能成疳。其病关于五脏，因脾家一脏有积不治，传之余脏，而成五疳之疾，故有五疳之分焉。肝疳即风疳，其症摇头揉目，白膜遮睛，面青多泪，头焦发立，遍身疮癣是也，宜服天麻丸（青黛、黄连、天麻、芦荟、胆草、防风、川芎、蝉壳、全蝎、麝香、五灵脂、夜明砂）。心疳即惊疳，其症壮热脸红，口舌生疮，咬牙虚惊是也，宜用茯神丸（茯神、芦荟、琥珀、赤茯苓、钩藤、麝香、远志、虾蟆、黄连、菖蒲）。脾疳即食疳，其症身面俱黄，肚大脚细，吐逆中满，水谷不消，泄下酸臭，合面困睡，减食吃泥是也，宜用灵脂丸（砂仁、白蔻、麦芽、莪术、青皮、陈皮、使君子肉、虾蟆、五灵脂）。肺疳即气疳，其症咳嗽喘逆，壮热恶寒，皮肤栗生，鼻痒流涕，咽喉不利，颐烂气胀，泄泻频，并毛焦吐血是也，宜用化蟨丸（芜荑、芦荟、青黛、川芎、白芷梢、虾蟆灰、胡黄连）。肾疳即急疳，其症脑热肌削，手足如冰，寒热时来，滑泻肚腹痛，口鼻干渴，齿龈生疮，爪黑面黧，身多疮疥是也，宜用地黄丸（熟地、赤茯苓、山药、丹皮、山茱萸、使君肉、当归、川芎、川楝子）。

疳证的一般症状：头皮光急，毛发焦稀，面黄唇白，身汗口渴，尿白泻酸，肚胀潮热。蛔虫者，失乳饭早，或食肉太早，以致停蓄积滞，化而为虫，其症皱眉多啼，呕吐清水，腹中作痛，肚胀青筋，唇口紫黑，肠头湿痒是也，化虫丸（芜荑、鹤虱、槟榔、虾蟆、芦荟）主之。脊疳者，虫蚀脊膂，身热羸黄，积中生热，烦渴下利，拍背如鼓鸣，脊骨如锯齿，或十指生疮，频吃爪甲是也，下虫丸（木香、桃仁、芜荑、槟榔、鹤虱、轻粉、虾蟆、使君肉、新苦楝根皮）主之。脑疳者，脑中素受风热，生下乳哺失常，头皮光急，头疮如饼，头热如火，发直如穗，遍身多汗，腮肿囟高是也。临产多欲亦然，最易损儿眼，龙胆丸（胆草、生麻、防风、赤茯苓、油发、青黛、黄连、芦荟、苦楝根）主之。疳肿胀者，虚中有积，其毒与气并交，故令肚腹紧张，由是脾腹受湿，或冷热不调，虚中不能宣导，故令头面四肢浮肿是也，褐子丸（莱菔子、陈皮、青皮、槟榔、黑丑、赤茯苓、莪术、木香、五灵脂，一方用三棱、胡椒、神曲，无黑丑、赤茯苓、灵脂）主之。疳劳者，潮热往来，五心烦热，手足心及胸前热而发疮，盗汗骨蒸，嗽喘枯悴是也。其症渴而复泻，饮水恶食，肚硬如石，面色如银，不可治矣，急服黄芪汤（黄芪、当归、川芎、芍药、生地、虾蟆、鳖甲、人参、茯苓、陈皮、柴胡、半夏、使君子肉）。无辜疳者，脑后项边有核如弹，按之转动，软而不疼，其间有虫，如米粉，宜速破而去之，免虫随热气流散，淫食脏腑，以致肢体痈疮，便利脓血，壮热羸瘦，头露高骨是也。以针刺破膏药贴之，然后服蚵皮丸（蟾蜍一个，要腹大不鸣不跳，身多癞者，取粪蛆置桶中，即将虾蟆打杀，放在蛆中，任与之食。一日一夜，以布袋包蛆，置水流急处，浸一宿，取来瓦上炙为末，入麝香一匙，饭糊为丸，每服二十九）。丁奚者，手足极细，项小骨高尻削，体瘝腹大脐突，号哭胸陷，或生谷瘕是也。哺露者，虚热往来，头骨分开，翻食吐虫，烦渴呕哕，柴骨瘦露是也。其候皆因脾胃久虚，不能消化水谷，以致精神减损，无以荣其气血，而成此二症也，十全丹（陈皮、青皮、莪术、川芎、白蔻、槟榔、芦荟、虾蟆、五灵脂、木香、使君子）主之。魃症者，因儿生后周晬，母复有孕，血气所荫，分之两端，是故胚胎渐伤，乳汁成毒，儿吻致疾，敛萃其气，郁伤其神，令儿面黄腹胀，微微下利，寒热来去，毛发鬈鬖，日渐黄瘦，精神不悦，乃是饮母魃乳故也。宜速断乳，平胃气，和血脉可也，服龙胆汤（胆草、钩藤、柴胡、桔梗、芍药、川芎、茯苓、人参、大黄、甘草）。

综观秦氏疳积44案，治法多以消补兼施、和中消食为主，药物多用陈皮、山楂、麦芽、胡黄连、银柴胡、地骨皮、茯苓、白术、白芍等，虫积者常加槟榔、乌梅、川楝子、使君子等。

四、泄泻

秦昌遇认为，大凡泻属湿、气虚、火、痰、食积，泻水而腹不满者是湿；饮食入胃不行，完谷不化是气虚；肠鸣泻水，痛一阵，泻一阵，是火；或泻或不泻，或多或少是痰；腹痛甚而泻，泻后痛减，是食积。

冷泻多是白水，泻密而少，腹痛而鸣，眉皱目慢，面带白色，额上汗多，此为冷泻，用守中汤（桔梗、苍术、甘草、姜汁）、益中汤（肉果、丁香、砂仁、诃子、陈皮、青皮、马芹、甘草）。热泻大便黄色，如筒吊水，泻过即止，半日复然，心烦口渴，小便黄少，食乳必粗，此为热泻，用五苓散及香薷饮。伤食泻因饮食过多，有伤脾气，遂成泄泻，故大便不聚，臭如破卵，宜三棱散（莪术、三棱、益智、陈皮、神曲、麦芽、甘草，嗽加半夏）。水泻谓之洞泻，乃阴阳不顺，水谷不分，泻黄水而小便少，番次密而无度，令儿脾胃不和，水谷交杂而下，以咬咀五苓散加薏苡、车前子、半夏水姜煎服，后用香薷饮。积泻者脾气虚弱，乳食入胃不能运化，积滞日久，又为冷食所伤，传之大肠遂成泄泻。宜先去积后止泻，泻止实脾则病除，宜三棱散、香橘饼（木香、陈皮、青皮、厚朴、砂仁、神曲、麦芽、三棱）、参苓白术散。惊泻者粪青如苔，稠者胶粘，不可便止，但镇心益肝，和脾胃，消乳食，斯为治矣，投三解散、五苓散，水姜仓米煎服。疳积酿泻，其候面赤，萎黄，肚胀脚弱，头大项小，发稀直竖，肌肉削瘦，不思饮食，昼凉夜热，或腹内有癥瘕气块，泻则颜色不等，其臭异常。其泻有时或一月半月一番，自泻自止，先用当归散（当归、赤芍、大黄、川芎、麻黄、甘草）加三棱、陈皮煎服，次投三棱散。

五、痢疾

秦昌遇认为，痢虽有赤白之分，总是暑而成。

初下皆宜利之，而以川黄连为君，川连能去心经伏热，亦去脾经湿热；条芩去大肠经热，主治下痢脓血。白芍和脾血而治腹痛，当归益血止痛，槟榔治滞气而除后重，木香、枳壳行滞宽中，山楂、麦芽消导食积，或加大黄、芒硝，小水不利或加滑石、木通，皆治痢之通剂也。白痢湿热伤气分，用白术益脾气，陈皮理滞气，茯苓、滑石渗湿热之气；久则脾胃气虚，必以四君子加黄芩为主剂。赤痢湿热伤血分，用归芎养血，地榆凉血，桃仁活血中之滞；久亦胃弱气虚，必以四物加阿胶为主剂。如赤白相兼，气血俱伤，用四君子、陈皮以理气，四物、桃仁以理血。小便赤涩者，小肠经湿热也，用木通、泽泻、栀子以利之。大便燥涩者，大肠经湿热甚也，用苍术、槐花、条芩以清之。又有久痢后重不除，此大肠下坠、气虚下陷也，用升麻、参、芪以提其气，活血行气之剂断不可用。亦有寒痢者，用理中及姜、桂之类，如诸剂调理，日久不愈，此属虚寒脱滑，可于温寒补虚中，复加龙骨、赤石脂、粟壳、乌梅、诃子、肉果收涩之药而自愈矣。腹痛因肺金之气郁在大肠，实则可下，虚则桔梗发之。积毒之气上冲而呕恶者，清解为主，人参败毒散；胃气虚寒而呕恶者，温补为主，附子理中汤。

秦昌遇对痢疾的辨治经验非常灵活，具体如下：下痢赤积，身热腹痛，里急后重者，宜芍药汤（木香、芍药、黄芩、黄连、大黄、槟榔、桂枝、当归尾、甘草）调天水散（水飞滑石六两，甘草末一两）；下痢白积腹痛，里急后重者，用芍药黄连汤（黄连、当归、芍药、川芎）调天水散；血痢久不止者，宜煎四物汤下黄连阿胶丸（黄连、阿胶、茯苓）。有下黑积中常有紫黑色而又痛甚者，此属死血症，宜桃仁承气汤下之。如受痛既久，气血俱伤，故缠绵而赤白兼下，脾胃气陷或经年者，名休息痢，宜阿胶梅连丸（阿胶、赤茯苓、乌梅、白芍、黄柏、黄连、干姜、当归）。有积毒之气上冲而呕恶者，清解为主，人参败毒散。有胃气虚寒而呕恶者，温补为主，附子理中汤。噤口者因脾胃湿热之毒，熏蒸清道而上，以致胃口闭塞，而成不食之症。亦有脾胃虚而不能食者，亦有误服痢药致药毒犯胃而不食者，亦有服温涩药太早邪气闭遏胃口而不食者。或用石莲肉以通心气，败毒散以散毒邪，山药以补脾胃。其毒气上冲者，宜以人参、黄连二味呷之，得一口下咽便好，一方加石莲肉。其脾胃虚者，用参苓白术散加石菖蒲末、陈粳米汤调下。四时疫痢，宜首用败毒散加陈皮、陈仓米，随所胜之气加减用之。

秦氏医案中一般不注方药剂量，而痢疾案末留有一则验方则详细表明用量用法，称治一切危利，无论新久，里急后重，脱肛，噤口，屡试屡效，宜敬珍之。方药如下：陈皮一钱，楂肉一钱二分，麦芽一两，黄连一钱，白茯苓一钱二分，泽泻一钱二分，车前一钱二分（包，打），地榆一钱（血痢可加），炙甘草三分。水二盅，加炒黄米一撮、煨姜两片、大枣一枚、熟砂仁末八分、灯心三十根，煎六分，不拘时候。

六、汗证

秦昌遇对汗证的辨治简明扼要，主要包括以下几方面：小儿脾虚自汗，多出额上，黏人手，速救胃气，服全蝎观音散（莲子肉、人参、扁豆、天麻、防风、全蝎、羌活、白芷、木香、黄芪、茯苓、神曲、甘草）；脾虚泻自汗，遍身冷，而出有时，遇泻则无，泻过则有，此候大虚，急当以参苓白术散服之；肺虚自汗，右脸色㿠白，肺脉按之无力，久因咳嗽连声不已，乃肺经虚气上壅致令汗出，宜补肺散（阿胶、茯苓、马兜铃、糯米、杏仁、甘草）为治，及以藿香饮（人参、半夏、赤茯苓、甘草、苍术、陈皮、藿香、厚朴）调脾，此又益母救子之义也；有实证自汗，外因感受风邪发热，无问昏醒，浸浸自汗出，当用百解散，或间投五苓散；有小儿无疾，睡中汗出如水，觉而经久不干，此名积症盗汗，脾冷所致，用三棱散（人参、莪术、三棱、陈皮、枳壳、香附、青皮、益智仁、神曲、谷芽、半夏、大黄、紫苏、甘草）；有时时冷汗微出，发根如贯珠，而额上溅溅然，此为惊汗，宜抱龙丸及茯神汤（茯神、人参、当归、甘草）加麻黄根服；有睡中汗自出者，曰盗汗，此阳虚所致，久不已，令人羸瘠枯瘦，心气不足，津液妄出故也，用茯神汤加黄芪煎服。

对汗证的辨治注意事项和预后，秦氏指出：凡汗出发润，一不治也；汗出如油，二不治也；汗凝如珠，三不治也。新慢惊自汗，遍体俱有，其冷如冰，此症已危。

七、变蒸

秦昌遇指出，自初生至三十二日，一变生癸，属足少阴经，肾藏精与志；六十四日，二变一蒸生壬，属太阳经膀胱腑，其发耳与骶冷，肾与膀胱合，俱主于水，地六成之；至九十六日，三变生丁，属手少阴经，心藏神，其性为喜；至一百二十八日，四变二蒸生丙，属手太阳经小肠腑，其发汗出而微惊，心与小肠合为火，地二生火，天七成之；至一百六十日，五变生乙，属足厥阴经，肝藏魂喜哭；至一百九十二日，六变三蒸生甲，属足少阳经胆腑，其发目不闭而赤，肝与胆合主木，天三生木，地八成之。至二百二十四日，七变生辛，属手太阴经，肺藏魄；至二百五十六日，八变四蒸生庚，属手阳明经大肠腑，其发肤热而汗或不汗，肺与大肠合生金，地四生金，天九成之；至二百八十八日，九变生己，属太阴经，脾藏意与志；至三百二十日，十变五蒸生戊，属足阳明经胃腑，其发不食，腹痛而吐乳，脾与胃主土，天五生土，地十成之；又手厥阴经心包络为脏，手少阳三焦经为腑，此一脏一腑俱无状，故不变而不蒸也。前十变五蒸，乃天地之数以生成之。此后如生齿能言，知喜怒，故云始全也。变者生五脏也，蒸者养六腑也。变蒸者上气，蒸者体热。每经一变一蒸，情态即异，轻者发热微汗，其状似惊，重则壮热，脉乱而数，或汗或吐，或烦啼燥渴，轻者五六日解，重者七八日解，其候与伤寒相似。亦有变蒸之余，续感寒邪者，但变蒸则耳热骶冷，上唇发泡如浊珠，若寒邪搏之，则寒热交争，腹中作痛而啼叫之声日夜不绝。变者，易也。蒸于肝，则目眩微赤；蒸于肺，则嚏嗽毛耸。

凡五脏六腑，筋脉骨节，循环各有证应，其治法：平和者，微表之；实热者，微利之，可服紫丸（代赭石、赤石脂、巴霜、杏仁）、黑散（麻黄、大黄、杏仁）、柴胡汤（人参、甘草、麦冬、酒炒龙胆草、防风、柴胡）。有汗无热并吐泻不乳多啼者，当归散（当归、赤芍、大黄、川芎、麻黄、甘草）、调气散（木香、香附、人参、陈皮、火香、甘草）主之。

变蒸热者，温温微热，气粗，惊，少吮乳，泻黄，上唇尖有水珠状是也。变蒸之外，小儿体貌情态自然、平和，大抵人得中和之道，以为纯粹，阴阳所得，刚柔兼济。气血和而百脉顺，所以心智益通，精神俱备，脏腑充实，形体固壮，齿细发黑，声洪睡稳，此乃受气充之，禀性得中而无疾耳。前症盖小儿所不免者，虽无药亦可也。前药峻厉，非唯脏腑不胜，抑且反伤气血。

第六节　方药创见

秦昌遇具有丰富的临床经验，灵活运用古人成方的同时，在临床实践中创制了不少新方，大多理法方药丝丝入扣，选药配伍严谨有度，兹仅举数例说明如下。

一、八宝丹

1. 原方与主治

狗宝三钱（如无，九节菖蒲代之），鲤鱼胆九枚，全蝎一钱五分，牛黄一钱五分，虎睛一对，琥珀五钱，珍珠五分，沉香一两。上为末，蜜丸，量儿大小作丸，辰砂为衣，薄荷汤化服。用于治疗小儿惊痫重症，已发声音者。

2. 古今发挥

本方为秦昌遇创制。秦氏认为，痫者因惊而作，惊则神出舍，舍空而痰聚矣，痰气入舍，神不能归，发则头眩颠倒，手足抽搦，口眼相引，胸背强直，叫吼吐沫，食顷乃苏，谓之痫也。初起时未发声者轻，若已发声者重，须服八宝丹。方中菖蒲化痰开窍安神，鲤鱼胆、牛黄清热镇惊，全蝎、虎睛息风解痉，琥珀重镇安神，珍珠镇心定惊，沉香降气。八药合用，共奏镇心定惊、祛风解痉之功，可使痫证得治。

二、沃雪滚痰丸

1. 原方与主治

天麻一两，天竺黄五钱，雄黄三钱，礞石五钱，胆星一两，巴霜四钱，白附子六钱，生草三钱，全蝎五钱，防风三钱，麝香二分。上为细末，用竹沥一盅拌和，再研极细，入瓷瓶内陈年许，量情而用。功用导痰行积，用于肺风痰喘及痰症。

2. 古今发挥

本方为秦昌遇所制。秦氏认为，小儿感冒风寒，入于肺经，遂发痰喘，喉间齁齁，咳嗽不得舒畅，喘急不止，面青潮热，啼哭惊乱，若不早治，则惊风立至矣，唯月内芽儿犯此，即肺风痰喘。此症先感而复感成之，所以行痰推积之法，悉获奇功，若误作伤风嗽治，挨延日期，必变惊风，屈指甚多。先贤治法用麻黄汤表散取汗，以沃雪导痰行积治之甚良，莫若巴霜行痰立效之功，但芽儿用之，不无惊搐之状，周岁以外者用之甚妙。感冒风邪不散，传于肺胃，热则生痰，小儿年壮者，嗽则痰出，但肺窍狭窄，力弱气微，咽之不下，吐之不出，喉中如拽锯，迷闷顿久，则成惊症，喘者为肺气，不喘者为痰症，甚者用沃雪滚痰丸。方中天麻、天竺黄、全蝎、防风息风去痰，雄黄、礞石、巴霜、胆星、白附子、竹沥豁痰散结，麝香走窜，更使结痰易化，甘草调和诸药。全方以治痰为主，效专力宏，用治痰喘重症，当效如桴鼓。

三、加味清咽利膈汤

1. 原方与主治

连翘一钱，川连一钱，玄参一钱，银花一钱，黄芩一钱，防风一钱，桔梗一钱，甘草一钱，荆芥一钱，薄荷一钱，朴硝二钱，大黄二钱。上药水煎热服。主治喉痹。

2. 古今发挥

清咽利膈汤原出自汪机《外科理例·附方》，秦氏方在其基础上减去牛蒡子、山栀两味药，并调整了药物剂量。秦氏认为，三焦风热，郁于肺胃，久热不退，喉为火邪熏灼，则发为痹。嗽声低小，闭口无痰，音不响亮者，先察其喉，如未腐烂，急吹冰硼散，内服加味清咽利膈汤，十中可保七八；如少有腐状，虽能进食，尚可保其三四矣；如水谷不入，腐烂臭秽，啼哭无声，鼻扇气促者，则无可生之理。方中银花、连翘、荆芥、防风疏散风热，川连、黄芩清热解毒，元参、桔梗、薄荷、甘草清热利咽，朴硝、大黄泄热下行。全方用药精专不杂，井然有法，共奏清热利咽除痹之功。

现代临床有用本方加减治疗急性扁桃体炎和急性咽炎等咽喉疾病的报道。如张成良用本方治疗急性扁桃体炎 50 例，治愈 33 例 [山东中医药杂志，2005（11）11：665]；李景昌用本方加减治疗急性咽炎、急性扁桃体炎、急性喉炎和扁桃体周围脓肿共 126 例，治愈 82 例 [中医研究，1997（6）：24]。

四、五苓散

1. 原方与主治

猪苓十八铢（去皮），泽泻一两六铢，白术十八铢，茯苓十八铢，桂枝半两（去皮）。上捣为散，以白饮和，服方寸匕，日三服，多饮暖水，汗出愈，如法将息。原方功效通阳化气，利水渗湿。用于外有表证，内停水湿，症见头痛发热，烦渴欲饮，或水入即吐，小便不利，舌苔白，脉浮；或水湿内停，症见水肿，泄泻，身重，小便不利及霍乱吐泻等；或痰饮，见短气而咳或脐下动悸，吐涎沫而头眩等。

2. 古今发挥

此方出自《伤寒论》，为下焦蓄水代表方。方中以茯苓、猪苓为君，淡渗利湿，通调水道，以蠲蓄水停饮；重用泽泻，取其直达膀胱，利水渗湿，以为臣药；白术健脾以化水湿，寓实脾利水之意，以为佐药；使以桂枝辛温通阳，既外解太阳之表，又内助膀胱气化。诸药合用，通阳化气，利水渗湿，使小便通利，水湿诸证自除，对兼有身热脉浮者亦适用。成无己《伤寒明理论》认为五苓之中，茯苓为主，故曰五苓散。方有执《伤寒论条辨》称本方能两解表里，润津液而滋燥渴，导水饮而荡积热，所以又得为消痞满之治也。吴昆《医方考》认为本方可治伤寒小便不利而渴者、霍乱热多欲饮水者及水寒射肺而成咳者。

此方为秦昌遇《幼科折衷》使用频率最高之方。如用于暴感急惊，未别阴阳虚实，先用五苓散和宽气饮，少加宽热饮，三方合用，姜汁沸汤调灌即解；慢惊如吐泻得之，则理中汤加木香以温其中，五苓散以导其水；慢惊如泻不止，宜服六柱散、五苓散。呕家多渴，欲饮水以自救，多则反吐之水逆，宜五苓散。热泻大便黄色，如筒吊水，泻过即止，半日复然，心烦口渴，小便黄少，食乳必粗，用五苓散及香薷饮。小儿吐泻伤热者，用五苓散以导其逆。小儿伤寒表里两证俱见，脉浮而大，发热，烦渴，小便赤，五苓散主之。痧发后泻痢不止，以五苓散去桂加芩、连、芍药、木通之类。五苓散倍加茵陈，治疗黄疸。虫证腹痛因热而动者，用五苓散加乌梅，水姜煎服。实证自汗，因外感风邪发热，无问昏醒，浸浸自汗出，当用百解散，或间投五苓散。疝证属湿热，或热郁于中，寒束于外者，宜五苓散加茴香、橘核、金铃子、槟榔、木通之类。石淋，遇小便则茎中痛，不得流利，痛引小腹，则砂石从小便出，甚则塞痛，令人昏闷，遍身有汗而后醒，以《局方》五淋散（赤芍、赤茯苓、山栀、当归、甘草）及香苓丸（香附、川芎、海金沙、赤茯苓、滑石、枳壳、泽泻、石韦、槟榔）、木通散（木通、滑石、黑丑）、五苓散、导赤散选而用之。口糜者，乃膀胱移热于小肠，故不小便，上为口糜，心胃壅热，水谷不转，下传小肠，以导赤散去小肠热，五苓散泄膀胱热，二剂合用可也。小便闭而不通，为冷湿乘虚入里，因而不通，名曰阴闭，以白芍药汤，加南木香及用炒盐，以绢包熨脐四周，并投五苓散，入灵砂末，温盐汤空心服。

现代临床五苓散常用于肾炎、心脏病、肝硬化等病所致的小便不利患者；也可用治急性肠炎的泄泻，或胃无力症、胃扩张等见胃内有振水音，属水气不化者。此外，尚有用五苓散治疗结核性胸水、传染性肝炎、急性胃肠炎、脑积水、慢性青光眼、眼中心性视网膜病、盗汗及急性苯胺中毒等疾病的报道。有实验研究表明，五苓散对健康人、正常小鼠和家兔均无利尿作用，但当代谢障碍时，给予五苓散则利尿作用显著，并能促进局限性水肿的吸收。

五、导赤散

1. 原方与主治

生地黄、甘草梢、木通各等分，为末，每服三钱，水一盏，入竹叶适量，同煎至五分，食后温服。原方功效清心养阴，利水通淋，用于心火偏亢，心经有热，症见口渴面赤，心胸烦热，渴欲冷饮，口舌生疮，或心移热于小肠，小便短赤而涩，尿时刺痛，舌红脉数。

2. 古今发挥

本方出自宋代钱乙《小儿药证直诀》。方名"导赤"者，是取其引导心火下行之意，原方为小儿心热而设，未言及"心移热于小肠"之证，至明代《奇效良方》始扩大其运用范围，用治小便短赤淋痛等证。方中生地黄清热凉血而养阴，木通降火利水而泄热，共为君药，二者合用，清热利水而不伤阴；竹叶清心利水，引热下行，从小便而出，为臣药；甘草梢清热泻火，通淋止痛，并能调和诸药，为佐使药。诸药合用，有清心养阴、利水导热之功。《医宗金鉴·删补名医方论》称本方不用黄连直泻其心，而用生地滋肾凉心，木通通利小肠，佐以甘草梢，取易泻最下之热，茎中之痛可除，心经之热可导也；此则水虚火不实者宜之，以利水而不伤阴，泻火而不伐胃也；若心经实热，须加黄连、竹叶，甚者更加大黄，亦釜底抽薪之法也。

　　秦昌遇主要将此方用于以下病证：欲出麻痘而发搐者，身温多睡，或呕吐不欲饮食，目睛上窜，耳轮鼻尖手足梢冷，喷嚏眼涩，睡中惊跳，治法当平肝木，利小便，风热既退，则痘出而搐愈矣，宜导赤散加白芍、防风、荆芥之类；热证小肠热，用导赤散；石淋可选用导赤散（参见五苓散）；目内赤者，乃心家积热上攻，宜导赤散加赤茯苓主之；始生旬月，忽两目俱红，烂涩痒成翳，此因在胎，为母感受风热，传于心肝而得也，以导赤散加当归、防风、薄荷、荆芥、大黄；口糜以导赤散去小肠热（参见五苓散）；外肾皮囊赤肿通明及女儿阴户肿胀，乃心热所传，皆以木通散、导赤散为治，以朴硝散敷之；睡时口中气温或合面而睡，及上窜摇头咬牙，皆心热也，导赤散主之；受所制而不能制，谓之真强，法当补脾肺而泻肝，导赤散、泻黄散主之；心乘肺为贼邪，热而喘嗽，先地黄丸，次导赤散，后阿胶散主之。

　　现代临床常用本方治疗急性泌尿系感染，小便数急刺痛，属心经有热者；还用于口腔炎、小儿鹅口疮、小儿夜啼等见心经有热或心移热于小肠者。如邱宏用导赤散合清胃散加减煎服治疗小儿口腔溃疡30例，1～4剂后24例痊愈，6例好转 [四川中医，2003，21（8）：70]；徐雯用加味导赤散内服外洗治疗小儿手足口病34例，显效17例，有效15例，无效2例，疗效明显优于口服利巴韦林颗粒对照组 [中医杂志，2004，45（9）：688-689]。李春香等研究表明，严格控制剂量及合理配伍可减轻导赤散中关木通的肾毒性 [中医杂志，2003，44（3）：219]。

六、小柴胡汤

1. 原方与主治

　　柴胡半斤，黄芩三两，半夏半升（洗），人参三两，甘草三两，生姜三两（切），大枣十二枚（擘）。上七味，以水一斗二升，煮取六升，去滓，再煎取三升，温服一升，日三服。原方功效和解少阳，扶正祛邪。临床用于少阳证，症见往来寒热，胸胁苦满，默默不欲饮食，心烦喜呕，口苦，咽干，目眩，舌苔薄白，脉弦者；或妇人伤寒，热入血室，以及疟疾、黄疸等见少阳证者。

2. 古今发挥

　　本方出自《伤寒论》，为治疗少阳证的主方。柯韵伯将本方喻为"少阳枢机之剂，和解表里之总方"。小柴胡汤不仅能治伤寒少阳证，并且能治疟疾、妇人热入血室、妇人产褥得风、痨瘵骨蒸、诸热出血等。方中柴胡透达少阳半表半里之邪，疏散气机之壅滞，为君药；黄芩味苦性寒，清泄少阳半里之郁热，为臣药。君臣相配，和解少阳半表半里之症，以除往来寒热，胸胁苦满，气中烦热等症。胆热犯胃，胃失和降，故用半夏、生姜以和胃止呕。人参、大枣益气补中，扶正以祛邪，鼓舞正气，预补其虚，防止外邪复传入里，共为佐药。甘草既调和诸药，又可助参、枣扶正，为使药。诸药合用，共成和解少阳，补中扶正，和胃降逆之功。《医宗金鉴》认为邪正在两界之间，各无进退相持，故立和解一法。既以柴胡解少阳在经之表寒，黄芩解少阳在腑之里热。犹恐在里之太阴，正气一虚，在经之少阳，邪气乘之，故以姜、枣、人参和中而预壮里气，使里不受邪而和，还表以作解也。

秦昌遇将小柴胡汤主要用于以下病证：伤风嗽吐，有热生风，有风生痰，痰结胸中，肺气不顺，连嗽不止，和痰吐出，此为嗽吐，痰壅而作，乃为实证，宜去风化痰，先服小柴胡汤；疟疾见小便赤，热多寒少者，用小柴胡汤；小儿汗出未干，遽尔戏水，致伤风咳嗽，外症眼胞微浮，额陷痰鸣，宜疏风化痰、解利邪热，小柴胡汤可也；伤寒少阳阳明心胁痛而耳聋，脉见弦数，以小柴胡汤加减而和解之，秦氏又常加葛根、芍药；热证潮热，发热而呕者，小柴胡汤主之；痉症，身体壮热，谵语，口干，手足反微寒，大便滑泄，此为刚柔不反之症，热重者小柴胡汤解之；天行时症，暴赤肿痛，昼夜苦甚，久则昏蒙，治法先以九仙散（柴胡、苍术、赤芍、荆芥、麻黄、川芎、薄荷、旋覆花、甘草）解表，次用小柴胡汤去半夏加大黄、薄荷、生地、竹叶，并投草龙胆散（胆草、甘菊、草决明、荆芥、防风、木贼草、甘草）。

现代临床常将本方广泛应用于急、慢性胆囊炎，肠伤寒，传染性肝炎，肋间神经痛，急性肾盂肾炎，渗出性胸膜炎，产后发热等伴见寒热往来者，亦有报道用于治疗急性胰腺炎者。实验研究表明，小柴胡汤有明显的解热和抗炎作用，对金黄色葡萄球菌、白葡菌、甲型链球菌、乙型链球菌、大肠杆菌、伤寒杆菌、变形杆菌及粪产碱杆菌等均有不同程度的抑菌作用；可升高小鼠血清中甾体量，改善由泼尼松所致的动物肾上腺皮质功能减低现象。另外，小柴胡汤对胃肠功能有一定的调节作用，有一定的降压效应及加强非特异性免疫功能。

七、理中汤

1. 原方与主治

人参三两，干姜三两，炙甘草三两，白术三两。上四味，捣筛，蜜和为丸，如鸡子黄许大，以沸汤数合，和一丸，研碎，温服之，日三四、夜二服。腹中未热，益至三四丸，然不及汤。汤法：以四物依两数切，用水八升，煮取三升，去滓，温服一升，日三服。服汤后，如食顷，饮热粥一升许，微自温，勿发揭衣被。原方功效温中祛寒，益气健脾。用于中焦虚寒，自利不渴，呕吐腹痛，腹满不食，舌淡苔白，脉迟缓或沉细；或阳虚失血；或小儿慢惊，病后喜唾涎沫，及胸痹、霍乱等证由中焦虚寒所致者。

2. 古今发挥

本方出自《伤寒论》，是温补脾胃，治疗中焦虚寒的主方。方中干姜辛热为君，温中焦脾胃而祛里寒；人参甘温益气，补脾助运化而正升降，用为臣药；脾虚则生湿，故又以苦甘温之白术健脾燥湿为佐；使以炙甘草益气和中，调和诸药。四药相合，中焦之寒得辛热而去，中焦之虚得甘温而复，清阳升而浊阴降，运化健而中焦治，吐泻腹痛诸症悉可解除，故而方名"理中"。关于本方中何药为君药，历代颇有争议，如李东垣认为干姜为君、成无己认为人参为君等。《金匮》治胸痹之人参汤，用药与本方完全相同，使用时剂型可根据病情而定。柯琴《伤寒附翼》称本方用白术培脾土之虚，人参益中宫之气，干姜散胃中之寒，甘草缓三焦之急也；且干姜得白术，能除满而止吐，人参得甘草，能疗痛而止利，或汤或丸，随机应变，理中确为之主剂。

秦昌遇主要将本方用于以下病证：慢惊因吐泻得之，以理中汤加木香以温其中，五苓散以导其水；冷吐者，片乳不消，多吐而少出，脉息沉微，面白眼慢，气缓神昏，额上有汗，此因风寒入胃，或食生冷，或伤宿乳，胃虚不纳而出，宜温胃去寒，理中汤、定吐饮；小儿吐泻伤冷者用理中汤以温其中；下痢有胃气虚寒而呕恶者，温补为主，附子理中汤；太阳病，医反下之，腹满时痛，尺寸脉俱沉者，此属足太阴脾经也，自利不渴当温之，宜四逆汤、理中汤；肾乘脾为微邪，恶寒泄泻，理中汤之类；肺乘肾为虚邪，拘急、气搐、身寒，理中汤主之；脾乘肾为贼邪，体重泄泻身寒，理中丸主之。

现代临床常将本方用于治疗急、慢性胃肠炎，胃及十二指肠溃疡，胃扩张，胃下垂，以及慢性结肠炎等病而属脾胃虚寒者。如有学者报道，以理中汤为基础，随证加减治疗慢性结肠炎，脾胃虚寒喜唾涎沫，妇女虚寒崩漏、月经过多，虚寒便秘等证，寒甚者加附子、肉桂，崩漏加黄芪、当归、熟地，均用 2 ～ 3 剂见效，而后调理而愈 [新医学，1975（10）：39–40]。崔秀丽用理中丸加味治疗小儿因过食寒凉所致的口唇疱疹，虚寒牙痛，取得满意疗效 [新中医，2006，38（11）：78]。黄薇用理中汤加味治疗小儿轮状病毒感染性腹泻 40 例，痊愈 24 例，有效 11 例，无效 5 例 [四川中医，2000（2）：49]。

八、泻黄散

1. 原方与主治

藿香叶 7 钱，山栀子 1 钱，石膏 5 钱，甘草 3 两，防风（去芦，切，焙）4 两。锉，用蜜酒微炒香，为细末，每服 1 至 2 钱，水 1 盏，煎至五分，温服清汁，无时。原方用于清泻脾胃伏火，症见口疮口臭，烦渴易饥，口燥唇干，舌红脉数，以及脾热弄舌者。

2. 古今发挥

本方出自钱乙《小儿药证直诀》，方名泻黄散，乃取脾土色黄，而本方有泻脾中伏火之意。方中石膏辛寒，以治其热；山栀苦寒，以泻其火，共成清上彻下之功。脾胃伏火与胃中实火不同，仅用清降，难彻此中伏火积热，故重用防风升散脾中伏火；更与石膏、山栀同用，是清降与升散并进，使清降而不伤脾胃之阳，升散又能解伏积之火。藿香芳香醒脾，一以振复脾胃气机，一以助防风升散脾胃伏火。甘草泻火和中，用蜜、酒微炒香，皆有缓调中土，泻脾而不伤脾之意。诸药合用，共成清泻脾胃伏火之剂。本方配伍特点为清泻与升散并用，配以醒脾和中，以防泻脾所伤，对脾胃伏火之证，可谓照顾周全，正如王旭高所说："盖脾胃伏火，宜徐而泻却，非比实火当急泻也。"汪昂《医方集解》分析本方，山栀清心肺之火，使屈曲下行，从小便出；藿香理脾肺之气，去上焦壅热，辟恶调中；石膏大寒泄热，兼能解肌；甘草甘平和中，又能泻火；重用防风者，取其升阳，能发脾中伏火，又能于土中泻木也。

秦昌遇主要将本方用于以下病证：热证脾热病者鼻先赤，用泻黄丸；滞颐胃经实热而虫动津涎流出者，用泻黄散；目内黄者，脾热，泻黄散主之；弄舌者，脾脏微热，令弄络微紧，时时舒舌，勿用冷药下之，当少与泻黄散服，抑或饮水；五脏受所制而不能制，谓之真强，法当补脾肺而泻肝，导赤散、泻黄散主之；脾乘心为实邪，泻痢身热，泻黄散主之。

现代临床常用治小儿鹅口疮、口糜、滞颐、口腔炎等属脾胃积热者。如孙德文报道用泻黄散加味配合外用药物治疗狐惑病 11 例，治愈 7 例，好转 3 例 [四川中医，2004，22（1）：60]。吉建勋以泻黄散为主治疗过敏性紫癜 40 例，总有效率达 90%，疗效明显优于犀角地黄汤、归脾汤对照组 [四川中医，2003，21（2）：33]。夏云鹏用泻黄散加味煎服治疗小儿手足口病 45 例，全部治愈，其中服 3 剂者 29 例，5 剂 14 例，6剂 2 例 [上海中医药杂志，1996（6）：7]。倪珠英用泻黄散加减治疗小儿汗证、厌食、咳嗽、鼻渊、痢疾、便秘等，均获良效 [中国医药学报，1999，14（4）：50]。胡兆满用泻黄散加减治疗儿科风赤疮痍、口疮、滞颐、汗证等，疗效颇佳 [四川中医，1995，13（3）：44]。

九、用药心得

秦昌遇用药严谨，其儿科医案中用药 180 余味，最常用的仅 20 多味，如陈皮、甘草、山楂、黄连、茯苓、芍药、枳壳、白术、防风、厚朴、木通、柴胡等，其使用峻烈药物慎之又慎，如其《幼科医验》中近 400 则医案，大黄仅使用 3 次，其中腹痛 2案、胎病 1 案，而芒硝仅使用 1 次，用于臂痛不能举；从药物使用频率上还可发现秦氏具有善用理气消食药和温和补益药的用药特点。以下举例说明秦氏的具体用药心得。

（一）山栀

秦昌遇医案中，山栀的应用颇为广泛，如用于初生杂症之胎热、风热、不大便、胎热发黄、慢惊、疳积、外感发热、咳嗽、天哮、肺气痰喘之热邪内郁，眩晕之痰火，盘肠惊、腹痛、淋症之湿热，及五官疾病、疮疡之有热象者。秦氏在《幼科折衷》中还特别提到，心痛得之稍久则成郁，久郁则成热，热久而生火，由是多以山栀为热药之向导，则邪易伏，病易退，正气复而愈矣，可用山栀十五枚（大者九枚），去皮炒黑，煎，佐以姜汁，令辣服之，或加川芎一钱，或以二陈加川芎、苍术、倍子煎服，甚者加干姜，轻者以麻黄、桂枝之类散之。

（二）龙胆草

龙胆草大苦大寒，秦昌遇医案中并不常用，其使用多为制肝清心除热，但其应用非常恰当，并有独到经验。如其在一则乳蛾医案中竟单用龙胆草一味：一儿，昼夜啼哭，喉中红肿。此乳蛾也，用鹅羽搅之，吐出痰涎碗许，用龙胆草为末，吹入而愈。

（三）陈皮

秦昌遇医案中对陈皮的应用情有独钟，近 400 则医案中竟有 265 则使用了陈皮，而 30 多种病证几乎每种病证都有应用，甚至远远超过了佐使药甘草的使用频率。秦氏儿科医案善用陈皮，往往第一味药就是陈皮，这可能与陈皮药性温和而具有行气除满、燥湿化痰及健脾和中之效，而小儿脏腑功能未全，易伤乳食积滞有关。不管寒热虚实，通过适当配伍均为适宜，故其使用频率特别高。如疳积 44 案中有 28 则用陈皮，诸吐（有虚、有寒、有热、有伤乳、有风痰、有伤暑、有伤食）23 案中有 19 则用陈皮，反胃 2 案均用陈皮，泄泻 30 案中有 20 则用陈皮，痢疾 15 案中有 10 则用陈皮，外感 25 案中有 21 则用陈皮，由此可见一斑。

（四）山楂

《本草经疏》称山楂能入脾胃，消积滞；其功长于化饮食，健脾胃，行结气，小儿产妇宜多食之。秦昌遇儿科医案中使用频率为 152/397，主要用于以下病证：慢惊、疳积、诸吐、反胃、泄泻、痢疾、外感、疟疾、咳嗽、天哮、肺气痰喘、眩晕、积聚、盘肠惊、腹痛、肿胀等伴有食积者。

（五）黄连

黄连是秦昌遇医案中使用频率最高的清热药，近 400 则医案中使用 147 次。小儿纯阳之体，每病易于化热，故秦氏儿科医案中经常使用黄连。其主要运用的病证有初生杂症、胎病、慢惊、疳积、诸吐、泄泻、痢疾等。

第七节　轶闻趣事

秦昌遇医术高超，其或病至沉笃时，张口眙目，投剂能立起，故名闻四方，民间有许多关于秦氏的传说和趣闻轶事，兹简介如下。

一、预知死生

青浦林氏之子，正当壮年，秦昌遇一次遇到他后断言：明年必病瘵，三岁死。果然明年疾病发作，逾两春竟死。瘵，又称"痨瘵"，相当于现代的肺结核病，在古代因缺乏有效的抗结核药，一般疗效颇差，多不治而死，中医史上与中风、鼓胀、噎嗝并列为四大疑难重症，由此可见秦氏望诊功夫之一斑。

二、激怒治痘

秦昌遇对痘疹的辨治素有研究，而平时又特别重视情志在致病中的作用，并注重情志因素对疾病的治疗作用。一次，他经过一个村落，看到一位妇人在溪边淘米，突然让随从的人故意激怒这位妇女。这位妇人愤恨诟骂，秦氏亦不以为意，并对她的家人说：此妇将发痘，恐不治。我激发她的盛气，使毒邪从肝部发出。目下是春季，应该见于某处，我暂且停下来，帮你家救活她，稍后，果如其言，家属请求秦氏投药而愈。

三、唱戏治病

秦昌遇一生不求功名，诊断和用药都十分别致，往往能挽回绝症。松江知府方谷城家人生病，也总是请他来医治。这位医生到中年以后，对戏曲特别有兴趣，每逢到病家去，就把女演员带去演唱戏曲，借以使患者心情欢畅，往往病家也真的因此而好转。

四、奇法治痘

秦昌遇性好博弈，一入戏局，则天子呼来不上船，往往误事。南翔（今嘉定县南）有富户，兄弟都去世了，其弟弟遗有一子，妯娌共育。一次，此儿患痘危急，其母请人飞舟迎秦，来人赶到，秦已入局，托辞潮水逆流，直到兴尽才登舟。等赶到南翔时，见病儿已成反关，不可治了，想拂衣离去。儿母一手握刀，一手拉秦须说：我飞舟来迎，其时痘点尚显，你若即来，尚可治，你托辞潮逆，迟迟不来，病儿复隐之故是你造成，现在儿子活不了了，我也不想活，你也不得活。秦大为窘迫，儿母又激他说：你虚有欺世盗名，而不能疗一儿。秦氏情急之下，想了想说：尚有一法，姑且一试。于是令人掘坑让病儿卧其中，以黄土遍壅儿身，只露面目，并用热水洒，用草席盖上。儿母锁上门，与秦氏一起坐守，到夜半，忽然闻到奇臭，秦跃起说：有救了。出儿视之，痘已复显，皮肉腐败成通浆，秦治疗不到半月，病儿竟然痊愈了。

（袁久林）

参考文献

1. 秦昌遇. 幼科折衷 [M]. 北京：中医古籍出版社，1990

2. 秦昌遇. 中医古籍珍稀抄本精选拾贰·幼科医验 [M]. 上海：上海科学技术出版社，2004

3. 秦昌遇. 幼科金针 [M]. 上海：上海中医书局，民国二十八年

4. 秦景明. 症因脉治 [M]. 秦皇士补辑. 北京：人民卫生出版社，2006

5. 秦昌遇. 医验大成 [M]. 北京：中医古籍出版社，1985

6. 谢观. 中国医学大辞典 [M]. 北京：中国书店出版社，1988

7. 《中国医籍大辞典》编纂委员会. 中国医籍大辞典 [M]. 上海：上海科学技术出版社，2002

8. 李经纬，林昭庚. 中国医学通史（古代卷）[M]. 北京：人民卫生出版社，2000

9. 陈梦赉. 中国历代名医传 [M]. 北京：科学普及出版社，1987

10. 何时希. 中国历代医家传录（中）[M]. 北京：人民卫生出版社，1991

第十八章　谈金章

第一节　概述

谈金章，约生活于 17 世纪，字心揆，号黄郢，浙江省嘉兴人，清代儿科医家。

谈氏早年随父学医，继承家学，对《黄帝内经》及历代医家的学术思想进行了深入研究，尤精于儿科，注重在继承的基础上有所发挥。谈氏博览群籍，无书不窥，全面理解和掌握中医基础理论，并经过临床实践进行印证。由于其严谨的治学态度和实事求是的精神，使其临床疗效卓著，深得百姓之信任，人称"谈小儿"。谈氏一生忙于医疗，著述不多，仅著《幼科诚书》16 卷、《诚书痘疹》3 卷，约刊行于 1661 年。

谈氏重视中医运气学说，将大部分小儿疾病归于气运使然，"使因气动而内有所成，积聚癥瘕之类是也；始因气动而外有所成，痈疽、疮疡、掉瘿之类是也；不因气动而内有所成，留饮、宿食、喜怒、想慕之类是也；不因气动而外有所成，瘴气、邪魅、蛊毒、虫蚊、兽伤、堕坠、刀砍、刺射、捶扑之类是也"。

在儿科诊断方面，谈氏十分重视面诊，认为小儿的形色均见之于面部，包括四肢、脏腑、气血、官窍，治疗均应以之作为根据。此外，他还善于根据声音了解病状及预后，依据乳食状况来判断疾病；在处方用药上，善于应用古方，为儿科所用，如六味地黄丸、补中益气汤、人参败毒散、二陈汤、六君子汤、平胃散、四物汤、甘桔汤、参苏饮等经典方剂。

第二节　生平、治学与古今评鉴

一、生平考略

谈金章，清代儿科医家，字心揆，号黄郢，嘉兴人。约生活于 17 世纪，生卒不详。约 1661 年著《幼科诚书》16 卷、《诚书痘疹》3 卷。

谈金章，少小即览诸子，阅经史，诵辞赋，传志章回无不博涉，至出口成章。稍长承家学，随父习医。谈氏家族业医二十二世，济人无算，名闻四方。由于其潜心岐黄之术，遍览群书，阅历万众，终至而为一代名医。

二、师承治学

谈家业医至金章二十二世，家学渊源，谈金章自幼随父习医，其父擅治小儿之病，经验丰富，对理论及临床均有独到的体会和理解。另外，谈金章自幼博览群书，无书不窥，四书五经、诸子百家、辞赋歌骚、叙记传志、疏策图录、方注法集，以及里巷小说，不分卑雅，兼收并蓄。对运气学说深有心得，特别对五运六气与小儿生理、病理之间的相互关系认识尤为深刻。

（一）多读书，广临证，勤总结

谈金章自幼在浩瀚的医海中畅游，对历代名医大家的学术思想了然于胸，在四诊中针对小儿，尤为重视望诊及脉诊。其在《诚书·凡例》中提及："视色为四诊之首，不先辨色，何以知休咎，故相略着眼，审儿为要务。诊脉乃医家之的也，根芽传伏俱候于脉，故辨之紧紧。以幼科为未全，忽而不考者，非也。"

谈氏总结出面部望诊的方法，根据面部五官的神色变化诊断疾病，判断预后。他认为小儿的形色均见之于面部，包括四肢、脏腑、气血、官窍，治疗均应以之作为根据。另外，谈氏对闻诊亦有颇深体会，根据声音了解病状及预后，乳食状况也是判断疾病的依据。

此外，谈氏尚十分注重"气"之作用，认为小儿当以气为本，其云："先大父曰：儿以气为本，神为主，假如阴阳顺，营卫调，神守舍，则邪不能相侵。"因而有气动致病之说。

对辨证以审机为重，他认为："病自有机，人当自省耳，其机不察，为害匪轻。"其主张审色、审声辨证，即所谓"审察气机，毋失其宜"。

谈金章强调对小儿进行保健护养，提出婴儿护养之"十要"，对调护、情志、饮食、宜忌等进行论述，这是进入清代后较为全面的小儿护养理论。

对于小儿惊风，自唐以来儿科医家必谈，也各有特点。谈氏对各种惊风进行了总结，并给予定义："若有感陟发，名曰急惊，属在阳，体虚病者，名曰慢惊，属在阴；如日久脾虚，真元剥耗，名曰慢脾风；又有潮热喘逆，搐搦呕吐，名曰类惊风，将发痘疹之兆；如暑月受累，冒风过饱而来者，名曰暑风，即伤暑也。"谈氏认为"热盛生痰，痰盛生惊，惊盛生风，风盛发搐"，所以"故病在热，不可妄治痰，病在惊不可妄治风，病在痰不可便治惊，病在风不可便治搐"。有此说法，其解释为"病在惊者，惊由痰热得，只可退热化痰，其惊自止；病在风者，风由惊作，只可利惊化痰，其风自散；病在痰涎者，急须退热化痰；唯有搐，须用截风散惊"。他还对对惊风创立"宜治痰不宜治火""宜安神不宜镇惊""宜导不宜下""宜解不宜汗"等治则。在众多治法中，谈金章特别提出"惊风未尝见因灸而活""风痫可灸，惊热不可灸"。

谈氏对《伤寒论》研究颇深，认为《伤寒论》有时叙证过于简略，论述也以成人所患疾病为主，加之小儿内无七情，以惊食外感为主。他在临床实践中不断发现并总结经验，在《诚书》中单独有一卷论伤寒，有伤寒发斑、伤寒变疹、伤寒结胸、伤寒发狂、伤寒咳嗽、伤寒衄血、伤寒失音等18种之多，令后人不禁叹服其临床经验之丰富，学术造诣之深。谈氏祖辈认为"慨自今非古昔，天道移，人情易，疾之流传已非尽一"。古今人异气迁，以及体质强弱、生活习惯的改变，必定左右"证"的变化，如若机械地固守古方而不越雷池一步，不能随证加减，就不能做到方证灵活，随机应变，治疗效果必定欠佳。《伤寒论》之方，称为经方；后世之方，称为时方。谈氏认为"古人立方一片苦心，故万举万当，未尝好奇作异"，方虽有古今之分，但却有同气连枝的内在联系。如后世方由麻黄、桂枝、大黄、柴胡等药所构成的方剂，多是从《伤寒论》的麻黄汤、桂枝汤、承气汤、柴胡汤演变而来，因此，在临床运用中，既不能厚古而薄今，又不能倡新而非古，而应当兼收并蓄，相互补充，因证制宜，把古今方有机结合在一起，以提高临床疗效。谈氏在论证后的集方中就有不少方药的新发挥，收录的必是临床验之有效或方书所载。他从临床出发，以实事求是的态度，把时方与经方进行巧妙结合，以古方补时方之纤弱，用时方补古方之不全。

（二）治学严谨，质疑虎口三关指纹诊法

谈金章读书临证严谨，一丝不苟，对于历代医家推崇的虎口三关指纹诊法，根据自己临床所见敢于质疑。

虎口三关指纹诊法，见之于《四诊抉微》《医宗金鉴·儿科心法要诀》，虽称指纹，实指手太阴之脉，故称脉纹较为贴切。

该诊法源自《黄帝内经》，由《灵枢》诊鱼络方法发展而来。据《景岳全书》载，该诊法最早见于《水镜诀》（唐代王超撰《水镜图诀》）及《全幼心鉴》等书，并指出其可取者唯三关辨轻重吉凶之说，至于"四足惊""人惊""水惊""雷惊"等无稽之谈不足凭。《幼幼集成》则认为该法起于宋人钱仲阳，亦指出风轻、气重、命危之说可信，而谬撰惊风门类，致后贤多歧亡羊，反成疑案。同时，陈复正指出：此指纹既太渊脉之旁支，不必另立异说，但当以浮沉分表里、红紫辨寒热、淡滞定虚实，即可用之不尽，舍此不图，妄执伪说以为是，则不足取。

《灵枢·经脉》曰："肺手太阴之脉……入寸口，上鱼，循鱼际，出大指端；其支者，从腕后直出次指内廉，出其端。"可见食指内侧络脉是由手太阴之脉分支而来，故食指络脉与望鱼际络脉、切寸口脉，同出一辙，其原理和意义也相似。由于小儿脉部短小，诊脉时又常哭闹躁动，以致影响切脉的准确性；而小儿皮肤薄嫩，脉络易于暴露，食指络脉，更显而易见，因此，望络脉较切脉更为方便准确，对三岁以内小儿，在诊断上有重要价值。

谈金章认为："余曾执是法而临证，如投云雾，尝有是纹而不犯是证，与有其证而不现是纹。"所以，他对此提出疑问："世之言虎口者不然，绘一图像，著俚歌，必曰某

病是某形，不求明理而成法，自困谬矣。"谈氏提出不能以虎口三关指纹便定证，认为应结合临床症状，"当诊其证而视其形，未可以形而断其证"。

（三）重视医德

谈金章非常重视医德的培养，他首先例举了医生常犯的一些错误和不应有的品行，警示及鞭策后辈。如"故余未悲世人之患病，而先悲治病者，悉中乎大病也，其可痛疾首者六：一曰卤莽，不问五运六气，不知七方十剂，不审表里虚实，不度前后时宜，概以臆见施之，其病在不读书；一曰犹豫，明知其当下矣，而又虑其过泄，明知其当汗矣，而又虑其过表，明知其当补，而又虑其过实，明知其当克，而又虑其过削，张皇无主，方寸徒烦，其病在寡识见；一曰翻案，一登其堂，先问前者，何人首用何药，但见彼以寒，此以热，彼以虚，此以实，甚而至于卖弄纤巧，或制过本性，或合成丸末等类者有之，其病在猜忌；一曰刚愎，尺有所短，寸有所长，若必己是而人非者，而不知事有必至、理有固然，若必今日如是，明日如是，而不思转关，其病执拗；一曰模棱，彼曰当下，此亦曰当下，彼曰宜补，此亦曰宜补，众唯亦唯，众否亦否，此名好好先生，其病在周旋世法；一曰利场，不思先圣欲寿万姓，而视为一己利源。不思彼颠连困苦，而思执券押几何，其病在贪。"他认为医生的医德决定其医术水平，只有医德高尚之人，方能怀怜悯之情，立志为民疗病，始能为此理想而刻苦学习，勇于实践，终能掌握高超的医术。

三、古今评鉴

1.《嘉兴县志》

（谭金章）字黄郏，儿科专家，著《诚书》行世，取保赤存诚之义。痘证尤精。其后有谈嘉宾者，亦著名。

2.《嘉兴府志》

萍桥谈氏世习儿科，所称"谈小儿"是也。某早逝，遗孤尚幼，有义仆陈友芳者抚之成立。亦善医，手不能书，治痘疹颇奇效。王方伯庭赠以分书，后署曰：王某为友芳仁丈题，至今尚存。

3.《梅里志》

谈金章，著《诚书》卷，书已板行，为世所宝重云。

第三节　主要著述

《诚书》

（一）内容提要

谈金章所著《诚书》，问世于清乾隆年间，约 1661 年。

《诚书》有取赤诚之义，《诚书·王序》说："如保赤之心诚，求之取其义，命书名之曰诚……"本书对自胎中至初生及稍长时期的小儿的生理、病理、治法及用药进行了详细论述，从五运六气至方药剂量、制药方法，靡不囊栝，对四证（惊、风、痰、热）八候（抽、搦、掣、颤、反、引、窜、视）之辨，言简意明，颇有发挥，于儿科临床有一定指导意义。

该书共 16 卷，约 20 万字。卷一至五为理论部分，内容包括五运六气、小儿生成禀赋、脏腑经络、诊法治则等；卷六至十六为各论部分，对小儿内科、外科、五官科及外伤、中毒等进行了较为全面的论述。

《诚书·凡例》对所著内容进行深入阐发，"婴儿去先天不远，正与运气相符"；"诊证须明脏腑，故首卷已详阴阳生克外内之义，而每证又各疏形色脏腑者，正使治之得原，犹锁之得钥耳"；"医之识经络，犹舟子之识道途，必先了然胸中，而后雨雾晦暝不致有误，否则执途人而问，何以隔垣，故经络必详"。各论每卷以同类病证划分，体例为先论证、后集方。如卷十四：论痰，证治要、集方；论喘，证治要、集方；论咳嗽，证治要、集方。其结构严谨，层次分明，理法方药井然，病证论述精详。又如卷十三论伤寒，有伤寒发斑、伤寒变疹、伤寒结胸、伤寒发狂、伤寒咳嗽、伤寒衄血、伤寒失音等 18 种见证，使之得窥全貌，便于临床参考，可见谈氏之匠心。

《诚书》作为一部儿科通论，无论于基础理论之研究，还是临床辨证论治之运用，都有较高的实用价值。《诚书·王序》说："《诚书》一推运气，中条营卫，下及草木，行其教，大心救世，亿万无可计量，其功之在删述后也，良亦不甚远也，谈子贤乎哉！"

综观全书，因袭、总结前人者较多，然其中不乏独到见解之处。如在首篇论运气与小儿的关系时，谈氏认为小儿去先天未远，历后天未深，不受情志之忧，发病多与外感相关，所以运气学说在儿科的应用显得尤为重要。他从儿科的特点阐述应用运气学说的深层含义。

（二）版本流传

本书尚有两种刻本行世，清康熙间嘉兴旌邑刘钟甫刻印本（1661）和清乾隆四十年乙未（1775）沈仲梅抄本。清康熙本后附痘疹 3 卷。1986 年 10 月中医古籍出版社出版发行单行本横排本，将痘疹 3 卷删去。至今，该书存世有 3 种版本。

（三）古今评鉴

1. 王琦《诚书·前言》

该书从儿科理论到临床诸证均做了系统的论述，文图并茂，内容丰富，不失为中医儿科专著中的佳作……《诚书》作为一部难得的儿科通论，无论于基础理论之研究，还是临床辨证论治之运用，都有较高的实用价值。

2. 吴少祯《中医儿科医学史》

本书对小儿的护理十分重视，提出"十要"；其次对各种惊风之名义给予简捷明快的总结；此外，尚十分注重"气"之作用，认为小儿当以气为本。应当看到，本书也有不少缺点，其辨证泥于五行生克即是一例。如云："脾病传肾，肾当传心，心以夏适旺，旺者不受邪，肾复欲还脾，脾不肯受，故留结为积，故知奔豚以夏丙丁日得之。"

第四节　学术思想

谈金章治学严谨，阐理必本经典，其理必有临床依据。其在《诚书·凡例》中言："著书必本性要，必抒真得……著书必本学问，必广搜罗……著书必本识见，必多印证。"由此可知，他做学问的态度是所论必是有见地，必是有根据，必是有印证，追求言之有理而有据且有证，反对泛泛而谈、述而不作的空洞之学。谈氏世代行医，儿科临床经验丰富，对中医的运气学说、小儿面诊、古方应用等方面均有较深的造诣。

一、穷研运气学说

运气学说是中医理论的重要组成部分，谈氏所述运气是在《黄帝内经》基础上结合小儿的生理作进一步阐述。《黄帝内经》中运气学说是中医理论中最为玄妙的部分之一，是世界历史上最早的天文气象医学。它认为天文、地理、气象、节候等自然生态环境变化有一定的规律，且会影响人体生命，造成疾病，并告诉医生如何认识、利用这些规律预防和治愈疾病。五运六气的总思想是天气决定地气，天地合气又决定人的健康和疾病特征的决定思想。在历代医家中，明确地阐明运气学说和儿科关系的，谈金章当属一大家。

（一）重视运气与小儿生理病理的关系

谈金章学术思想始源于《黄帝内经》《难经》《易经》《伤寒论》《脉经》等，尤其重视五运六气与儿科的关系。运气致病，是明末清初小儿病因病机学的主流，其中不乏学术创新，代表人物如吴鞠通、谈金章。谈氏认为运气学说在儿科尤为重要，婴儿初生，离先天不远，正与运气相符，在气运的作用下，发为蒸变，逐渐成人。变者变生五脏，蒸者蒸养六腑。小儿之病，无有不因变蒸而得者。因而，他将大部分小儿疾病皆归于气运使然，"使因气动而内有所成，积聚癥瘕之类是也；始因气动而外有所成，痈疽、疮疡、掉瘛之类是也；不因气动而内有所成，留饮、宿食、喜怒、想慕之类是也；不因气动而外有所成，瘴气、邪魅、蛊毒、虫蚊、兽伤、堕坠、刀砍、刺射、捶扑之类是也"。谭金章提出相应的治病之法：别阴阳于疑似，辨标本于隐微，求其表里虚实之殊，以为温凉寒热之用，或逆以制之，或从以导之，远司气之犯，辨岁运之化，审南北之宜。

（二）人生不离运气

谈金章重视运气学说，在首篇即重点论述运气与小儿生理的关系。他说："盖五行质具于地，气行于天，故有木火土金水之五运，风寒暑湿燥火之六气，而人以脏腑应之，所谓先天也。然运气有顺逆、虚实、太过、不及之殊，而人亦有四因、六淫、八要、十失之病，所谓后天也。"他从五运六气的角度来论述先后天。他又说："人生一离母胎，便受八方风气，发为蒸变，皆气运使然。"人一旦离开了母体，来到大千世界，便与运气密不可分。

（三）发病主乎运气

谈金章讨论了运气之六气风寒暑湿燥火的致病特点。他阐明了邪生之由，始见之状和应对之策、失治之后的传变、出现的临床症状、确立的治疗原则，并引经据典对概念进行了详细分析。

如其论风，首论风之生由，认为风为百病之长，可生于热，可生于寒，可生于湿，可生于燥，可生于饮食过饱，可生于情志过极；风之表现始见毫毛毕直，皮肤闭而热，此时，因病在表可汗而解。但如果出现"或痹不仁肿痛颅，若锯肤汗失汤液，病入于肺，发咳上气，或疹；又失治，肺即传，而传之肝厥，胁痛出食，怒视、发搐，反张；又失治，肝传之脾，发痹腹中热，烦心出黄。当是之时，五色脉变，揆度奇恒，热者凉之，寒者温之，湿者燥之，燥者润之，有余者泻之，不足者补之，不至其所生而愈乎！若至其所不胜，则又传而之肾，为疝瘕，少腹冤热而痛。为闷热，则痰厥气逆，而成惊痫；为潮热，则毛枯痰滞而成岁露；为内热，则体黄肉脱，腹胀青筋，而成五疳；为飧泻，则肠鸣脚肿，肉痿发竖，口秽，目窠浮而成肾泻。总之，善行而数变，为此诸证，尚可以汗治乎？当视其证之久近，精之旺衰，体之厚薄，脏腑之强弱，如邪客于腑者，呆提中于脏者，诊其何脏之受，过而为补。"另外，他根据五运配五脏的原则分出五脏风，如心风、肝风、肾风、脾风，并分析了肝风向肝热转化的内在机制；其次，根据方位将风分为八类，并具体分析了发致病特点。

二、注重养护

（一）重视胎养

对于胎儿期的认识，古代许多儿科专著都早已将胎禀、胎孕、胎养作为专篇论述。如明代万全在《万氏家藏育婴秘诀·十三科》中提出，"预养以培其元，胎养以保其真，蓐养以防其变，鞠养以慎其疾"，并强调"预养者，即调元之意也；胎养者，即保胎之道也"。

谈金章对儿科的研究始于受胎，他对胎儿受孕时的状况和在母体期间的各种因素变化非常重视。胎儿在母体中 10 个月的发育过程，谈金章遵从《圣济总录》的论述，"儿在母腹中受其精气，一月胚，二月胎，三月血脉，四月形体成，五月能动，六月筋骨成，七月毛发生，八月脏腑具，九月谷气入胃，十月百神备，则生矣。生后六十日瞳子成，笑语识人；百日任脉生，能反复；百八十日尻骨成，能独坐；二百一十日掌骨成，能匍匐；三百日髌骨成，能独倚；三百六十日为一期，膝骨成，乃能移步，此是常定之法。"

谈金章认为先天禀赋的强弱，将影响小儿出生后体质强弱与疾病防治，是决定今后健康和寿命的重要因素。禀赋的强弱与父精母血相关，胎儿在母中 270 日为足月，此时胎儿"血气充实，精神纯全，为人相貌俱足，智性俱通"。通过观察小儿的颅囟可以判断其禀赋的强弱："未周之儿，颅囟坚合，晴黑神清，口方背厚，骨粗臀满，脐深肚软，茎小卵大……声洪稳睡，此乃受气得中得。"否则禀赋未全，小儿体弱多病。若"人之犯天时、违气运、纵耳目、恣口腹、溺淫欲、大忧忿、惊怖、种种瘟毒于怀胎时，致令生子形气之变，有类天刑祸及终身者矣。"

（二）注重小儿护养

1. 慎护养

小儿生后的护理是十分重要的。谈金章提出了十要，曰："首要背暖；二要肚暖；三要足暖；四要心胸凉；五要知其精神未全，勿视非常之物；六要虞其惊悸，常慎脾胃；七要虞其呕吐、泄泻、痰声；八勿服轻粉、金石、脑麝、巴霜、白丹；十当其稍能嬉笑，常于日暖风和之时怀抱庭前，毋令重围深闭，一见风日即生寒热，正所谓阴地中之草木不见太阳故也。方至渐长，当习微劳，毋令懒怠，骨性软弱，正所谓户枢不腐故也。真降香儿带之，能辟恶邪。"

2. 戒着裘帛

谈金章宗朱丹溪之阴常不足之说，反对给幼儿穿着裘帛，认为"人生十六岁以前，血气俱盛，如日方升，如月将圆，唯阴常不足，养之之道，不可不谨，童子不衣裘帛……裳下体之服，帛温暖甚于布者也，裘皮服温软甚于帛者也。盖下体主阴，得寒凉则阴易长，得温暖则阴暗消，是以下体不与绵绢夹厚温暖之服，恐妨阴气，实为确论。"

3. 慎喂养，勿骄纵

小儿肠胃脆弱，喂养失当，则伤脾胃，脾胃一伤，则百病由生。丹溪云："血气俱盛，食物易消，故食无时，然肠胃尚脆而窄，若稠黏、干硬、酸、咸、甜、辣，一切鱼肉、水果、湿面、烧炙、煨炒，俱是发热难化之物，皆宜禁绝，只与熟菜、白粥，非唯无病，且不纵口，可以养德。此外，生栗味咸，干柿性凉，可为长阴之助，然栗太补，柿太涩，俱为难化，亦宜少与。"

对于小儿不可骄纵，与之不利之事，不因小儿哭闹而为之，有些乳母疼子心切，唯恐哭闹，姑息为之，反成疾患。

乳母喂养者，乳母定要慎饮食，节情志，因为"饮食下咽，乳汁便通，情欲中动，乳汁便应，宜戒喜怒"。

三、精于儿科辨证诊断

谈金章精于小儿辨证，对四诊进行了深入研究，提出五色脏腑诊法，论述了面色的发生、变化规律，如"面部分色，肝青、心赤、肺白、肾黑、脾黄，是其本体。肝旺于春，心旺于夏，肺旺于秋，肾旺于冬，各七十二日，脾寄旺于四季，后十八日是其本位"。

（一）明析小儿面诊

1. 小儿面色辨证

小儿面部望诊是儿科临床重要的诊察手段，谈金章详细总结了各种面色改变与疾病的关系和预后，分成额部、脸部、鼻部、目睛、口唇、耳部等部位，观察色泽变化来推测疾病的变化和性质及预后。如：

"忽然面上如青纱盖定，从发际至印堂，不论病之深浅，有者六十日必死，若至鼻柱，一月须亡；更到人中，不过十日；其色盈面，即日哭死。"

"额上青色：《素问》云：心热者，颜先赤。心气合火，火有炎上，指象明候，故候于颜。""左脸赤色，身热脉弦：《素问》云：肝热病者，左脸先赤。肝气合木，木应春，南面正理之侧左脸也。""右脸青色，呕逆多痰，《素问》云：合金之气秋，南面正理之侧右脸也。""两脸赤色：乍乘风热，肌肉憔枯，必因内蒸。""两脸青色：多啼作呕，脏腑不和矣。"

"鼻燥黄色：积热溺涩，或衄血气粗。""鼻燥白色：吐泻伤脾，感冷肺逆。""鼻中痒甚：肺气盛而五疳传惊。""鼻下赤烂：肝气盛而肺疳见证。""鼻如烟筒：火烁金而惊中危证。"

"目鲜青色：扁鹊云：睛青主癖块。钱仲阳云：目鲜将了搐。愚谓将见疮痍亦然。""目睛黄色：积热骨蒸，或痢泻癖气，此即食癥，亦云食疸。俗称鹅白，非也。""眼深黑色：吐泻内吊，惊搐慢脾。""眼肿睛黄：积热久嗽，或伤脾作呕，或夜热疮痍。""赤贯瞳人：惊痫不治。""印堂青色：胎惊胎热，腹痛夜啼。""眉攒不舒：腹痛下痢，或热壅三焦，病机将作亦然。""眉目杂色：白乃霍乱绞痛，黄乃积热虚浮，赤因感风头楚；青正惊搐相乘；黑者危在旦夕。"

"唇中白色：呕逆作泻，口渴肠鸣，将成风吊。""唇中黄色：伤胃脾热，作胀下痢，溲短肌浮。""唇中红色：内热有惊或见疮疹。""唇中青色：风寒相感，发惊发脾。""唇焦赤色：口秽脾伤，大便闭塞，气粗热盛。""唇茧淡白：伤食复伤，热壅脾家，肠鸣腹鼓。""唇间紫色：蛔刺攻冲，痛逆霍乱。"

"舌上杂色：黄者伤脾，白苔焦渴，紫厚如荔枝壳者，热聚三焦。如青苔，如白染者皆不治。若破裂有血，邪热攻心，小便闭结。"

"耳前赤色：疳虫攻肾，必耳鸣或聋。""耳前黄色：惊入肾，或睡中戛齿。""颐下诸色：同耳前看。《素问》云：肾热病者颐先赤。""筋露青色：现诸头面，惊啼烦躁；身驱者，发热惊搐；肚腹者，五疳胀满。""胃热黄色：遍体金黄，口秽，目碧，骨蒸，疳病将至，或得久病后者。""鱼目定睛：筋绝不转，水不生木，肝肾俱败，死在夜。""面青唇黑：水绝于肾，木来克土，脾肝俱绝，亡在昼。"

从上不难看出，谈金章对小儿面部望诊的研究既受《黄帝内经》、钱乙等的影响，又具有自己的临床经验。

2. 小儿面部的分部望诊

谈金章对脏腑与面部的相对应位置也做了研究。

谈氏认为面部可以反映一个人的从肢体到脏腑的整体变化。"颧者肩也，颧后者臂也，臂下者手也，目内眦上者膺乳也，夹绳而上者背也，循牙车以下者股也，中央者膝膑也，膝以下是胫也，当胫以下者足也，巨分者股里也，巨屈者膝膑也，此五脏六腑肢节之部也。"

五脏六腑在面部的分部如下："庭者首面也，阙上者咽喉也，阙中者肺也，下极者心也，直下者肝也，肝左者胆也，下者脾也，方上者肾也，中央者大肠也，夹大肠者肾也，当肾者脐也，面王以上者小肠也，面王以下者膀胱子处也。"

至于五脏六腑的分部面诊，临床主要望区域的色泽改变，其大体的病变是"青黑为痛，黄赤为热，白为寒，其色粗以明，沉夭者为甚。其色上行者病益甚，其色下行如云彻散者，病方已"。

五色各有主脏，而脏有内外，所以五色变化就是脏之内外关系的变化，其基本变化是"五色各有脏部，有外部，有内部。色从外部走内部，其病从外走内，色从内走外者，其病从内走外"。

不同的是，五脏六腑在面部的位置，男女稍有异，"男子色在于面王，为少腹痛，下为卵痛，其圜直为茎痛，若女子当为膀胱子处之病"。

从总体上看，其分部为"五脏次于中央，六腑夹其两侧，首面上于阙庭，王宫在于下极"。

所以在治疗上，谈氏依据病之走向施法，"病生于内者，先治其阴，后治其阳，反者益甚。病生于阳者，先治其阳，后治其内，反者益甚"。

临床上应结合其他诊察所见，综合考虑，方能确当。

3. 小儿面色变化与预后

谈金章对面部色诊遵从经旨，通过面部色泽的异常变化来判断疾病的性质、病位及预后，详细描述了面部各区域与疾病之间的关系。

"赤欲如白裹朱，不欲如赭；白欲如鹅羽，不欲如盐；青欲如苍璧之泽，不欲如蓝；黄欲如罗裹雄黄，不欲如黄土；黑欲如重漆，不欲如地苍。五色精微相见，其寿不久矣。"

"青如草兹，黄如枳实，黑如烟煤，赤如衄血，白如枯骨，皆死。青如翠羽，赤如鸡冠，黄如蟹腹，白如豕膏，黑如乌羽，皆生。"

"面黄目青，面黄目赤，面黄目白，面黄目黑者，皆不死。面青目赤，面赤目白，面青目黑，面黑目白，面赤目青者，皆死。色中无黄则胃气已绝，故皆死。"

"色青见于太阴太阳及鱼尾，正面口角如大青蓝叶怪恶之状者，肝气绝，主死。若如翠羽、柏皮，只是肝郁，有努病、惊病、风病、目病之属。"

"赤色见口唇及三阴三阳，上下如马肝之色，死血之状者，心气绝，主死。或如橘红马尾色者，只是心病，有大热、怔忡、惊悸、夜卧不宁、健忘之属。"

"白色见于鼻准及正面，如枯骨、如擦残汗粉者，为肺气绝，主死。若如腻粉、梅花、白绵者，只是肺邪，气虚中寒，咳嗽哮喘之属。"

"黄色见于鼻，干燥若土隅之形，为脾气绝，主死。若如桂花杂以黑晕，只是脾病，饮食不快，四肢倦怠，胀闷，泄泻，呕吐之属。"

"黑色见于或轮廓，内外命门悬璧若污水烟煤之状，为肾气绝，主死。若如蜘蛛网眼乌羽之泽，只是肾虚火邪乘水之病。"

"鼻孔仰起者死。""神色枯槁不润泽者死。"

（二）审声定机辨证

小儿虽不能言，然可以哭声表达自己，因而，通过闻听小儿之声是重要的诊察方法。谈金章对小儿的声音进行总结，通过哭声定病位："大笑不止，心病也；喘气太息，肺病也；努而骂詈，肝病也；气不足一息者，脾病也；欲言不言，语轻多畏者，肾病也。"通过啼哭有泪与否判断病性："啼而不哭，声直无泪，盘肠气瘹，腹痛几绝。哭而不啼，连声多泪，惊入心。"结合体态断病："嗞煎不安，热在心经，精神恍惚，是谓烦。嗞哇不足，风邪在心，为搐为视，是谓躁。"通过声音判断预后："五脏已夺，神明不守，声嘶者死。视直沫多，渐至声哑者死。喉中有声，谓之肺鸣，火乘金位，不得其平则自鸣，此坏证也。"通过声音断病："声响如从瓮中出者，伤风也。声如从室中言者，中气之湿也。语言无力，不欲言，难布息者，内伤。言而不厌者，外感也。"

（三）观察乳食审机辨证

谈金章认为，小儿不当的乳食均能致病。如："大喜后乳食，多成惊痫。《素问》云：暴怒伤阴，暴喜伤阳。孙真人云：伤阴则泻，伤阳则惊。""大喜后饮水，多成喘急。通真子云：水伤三焦，令气息喘急。《圣惠方》云：汗后饮水必成喘也。盖汗属心，喜亦属心故也。"

"大哭后乳食，多成吐泻。哭属肺，肺与大肠为表里，故吐泻。""大哭后乳食，多成嗽嗌。寒邪入肺，都成痰嗽。"

"大饥后乳食，多成腹痛。《修真秘诀》云：凡食不用急，急则不细，不细则伤损脾气，多成积聚。"

小儿在乳食之前后都要节情志，慎风寒，不然均能成病。

乳母的饮食与行为异常可以导致小儿生病，"食辛热与面，乳儿成龟胸。龟胸缘肺热胀满所致，乳母恣食辨热物与面，必成是证。""食酸咸炙煿，乳儿成五疳渴痢。脏腑软弱，感母之气，必成是疾。母醉卧当风，乳儿失音。《抱朴子》云：饮酒过度，当风取凉，仰卧乳儿，风冷酒毒入于喉间，故失音。""母大饱乳儿，身热喘急，甚者成疳。胸膈停滞，气息未调，儿感其气，轻者身热喘息，甚者五疳。"

由此可见，查儿还须详审其母。乳母的劳倦饮食情志内伤，均能伤及小儿，致使小儿生病。

第五节　临证经验

一、胎病

胎儿之生下，即出现各种异常表现，则为胎病。谈金章认为有胎热、胎寒、胎肥、胎怯、胎惊、胎黄等证，其原因是"血气相干"。

若生下有血气，时时叫哭，壮热，目赤难开，身如淡茶色，颐赤多痰，大小便俱赤，食如性急，则为胎热。此时母亲宜服四圣散（灯心草、黄连、秦皮、木贼、枣子）、地黄膏（山栀仁、绿豆粉、粉草）、龙胆汤（龙胆草、钩藤、小柴胡、黄芩、甘草、赤芍药、桔梗、茯苓、大黄，一方用蜣螂，除桔梗）、牛蒡汤（牛蒡子、大黄、防风、薄荷、荆芥、甘草）、当归散（牛蒡子、辣桂、当归、大黄、全蝎、桃仁）等。

若生下面白口冷，腹痛多啼，时发寒栗，握拳屈足，则为胎寒，失治则成溏泻盘肠而口噤慢惊，此时应服白芍药汤（白芍药、泽泻、甘草、薄桂）、参苓白术散（白扁豆、茯苓、山药、甘草、白术、人参、莲子、砂仁、薏苡仁、桔梗）、异功散。

初生成无精光，肌肉薄，大便白，身无血色，时时硬气，多哕，目无睛，则为胎怯，此时用胎寒同类方。

面青颐赤，手足拘挛，时搐烦闷，一啼气绝，遍体皆紫，复时厥冷，口吐涎沫，目吊囟开，视其眉间色赤而鲜碧者可治，若黯黑色者不治，为胎怯。治宜钩藤散（橘红、钩藤、胆星、天麻、僵蚕、人参、远志、石菖蒲、犀角、灯心）、全蝎散（全蝎、僵蚕、南星、防风、天麻、琥珀、甘草、辰砂、川芎、附子）、导赤散（生地、木通、甘草、竹叶）。

生下遍体两目黄如金色，壮热，大便难，小便如汁，乳食少、啼烦多，此母受湿蒸，发热体黄而然者，为胎黄。治宜生地黄汤（生地、赤芍药、川芎、当归、栝萎根）、地黄饮（生地、赤芍药、天花粉、赤茯苓、川芎、当归、猪苓、泽泻、甘草、茵陈）、犀角散（犀角、黄芩、大黄、赤芍、麻黄、栝萎根、柴胡、石膏）、白术散（人参、茯苓、白术、藿香、甘草、砂仁、山药、泽泻、肉豆蔻）主之。

二、口病

谈金章认为，胎儿生下之后，须防各种病证，如口噤、撮口、脐风、胎风、锁肚、瘹肠、卵疝，这些病证都表现在口上。其中口噤最重，表现为牙关紧急，不能进乳，啼声渐小，口吐涎沫，这是真口噤，此时应视儿上腭，有白点子，用指甲或银针剔去有血者可治，然后服祛风和血的微凉之剂。

撮口或脐风，为水湿之气流于心包络，而为风邪所袭，而令脐突肿烂，腹胀多啼，四肢柔直，闭口不乳，倘脐旁与爪甲青黑，口干内搐者，为不治。

或胎受风热，停毒脾肺两经，致成胎风、锁肚、瘹肠、卵疝诸证，见出气促、舌强、口撮如囊、青筋满腹、四肢渐冷、乳水不进、亦不治。如精神稍强，中毒未深，恶证未间，端有望于司任者，得治之情，得治之体可也。其因大概在怀子时其母多忧、多怒、多惊恐；或不禁姜椒食物，寝处卑湿，或嗜汤水，或久病初愈，致成厥证。

三、唇病

谈金章认为，唇为脾候，然足阳明之脉起于鼻，环于唇而络入于脾。以故伤脾其始入也，气粗唇坚而发肿，名曰唇肿。已知感食太重，其传惊候，其传伤寒，为厥热、为头痛、为眩闷、为眉棱骨痛，迁延日久，或发疹，或舌苔，或齿击，或狂逆，则又色白肿甚，名曰茧唇。春气秽，颐浮色赤，白睛碧，神恍惚，肠鸣旁注矣。至若胃伤极而唇糜，壮热秽甚，如见痘点，名曰胃烂唇枭，十救一二。如忧烦劳极，满唇破裂者，名曰口糜，四顺汤（大黄、甘草、当归、薄荷、芍药）、清凉散（黄连、薄荷、陈皮、甘草、天花粉、连翘、丹皮、荆芥穗、黄芩）足矣。

四、吐泻

关于小儿吐泻，谈金章认为如《黄帝内经》所言，脾虚则泻，胃虚则吐，脾胃俱虚吐泻并作，虚非对实之谓也。凡饮食居处、风寒暑湿痰，与火之卒中然也，治宜分疏，切勿漫混，其先泻而后吐者，客气上逆，心下痞硬、面白神倦、不热不渴、厥脉沉濡，虚寒见矣，理中汤（人参、茯苓、木香、白术、甘草、干姜、藿香、香附、砂仁、丁香）、白术散与姜曲丸（神曲、茴香、生姜）主之。

若先吐而后泻者，中焦气不和，不能消纳，面赤唇红、烦渴溲短、厥脉洪数，受热之证宜黄连芍药汤（黄连、枳壳、橘皮、木通、厚朴、白芍、香附）、五苓散（白术、猪苓、茯苓、桂、泽泻）加竹茹主之。

若积滞于脾，复为饮食所伤而来者，亟宜消道以平胃（苍术、厚朴、陈皮、甘草），倘留而不去，其病益实，故消导二陈汤（半夏、茯苓、陈皮、生甘草）、遇仙丹（蓬术、木通、枳实、槟榔、青皮、甘草、小茴香）主之。

若阳气不振而吐泻不止者，急宜温补，倘再清利，元气必伤，故八味汤（吴茱萸、干姜、陈皮、木香、肉桂、丁香、人参、当归）及六君子汤（白术、茯苓、陈皮、甘草、人参、砂仁）主之。自受暑伤脾日久而发者，醒脾清暑宁能缓乎？其夏月内伤外感，阴阳不能升降，乖隔而陡发者，六和汤（枳实、赤茯苓、藿香、扁豆、黄连、砂仁、木瓜、山楂、黄芩、甘草）暨胃苓散（五苓散、平胃散）或保和丸（山楂、神曲、半夏、茯苓、陈皮、连翘、莱菔子）。

万一津液枯竭，失其所养，则转筋入腹而死，所以乘虚暴发者，有参术散加姜枣之论。若欲吐不能，欲泻不出，遍体转筋，手足厥冷，腹中绞痛，名曰干霍乱。

谈氏将吐泻之证按季节分类，认为盖吐泻之证，医家最怕，婴儿易犯，夏秋最多，传惊最易，再为求详，若五月夏至后吐泻交作，烦闷渴极者，热乘中焦，伤热证论，服玉华散（矾）。七月立秋后吐泻身凉，少食多睡、唇白、气噎，此冷多热少之证，与八月秋分后之证同服益黄散（青皮、陈皮、诃子、甘草、木香、肉豆蔻）、玉露散（寒水石、石膏、甘草）。夏月伏暑，乳母冒暑，儿饮热乳，此证尤宜详察，少懈必成慢惊矣，如伤风后吐泻身热，多睡能食，饮水不止，吐痰，大便黄水，此为胃虚热渴吐泻，当生胃中津液，以止其渴，止后用发散药，止渴多用白术散，发散大青膏（大青叶、白附子、朱砂、天竺黄、青黛、麝香、全蝎、乌梢蛇、天麻）。

五、积滞

谈金章认为，积之候，面黄浮肿，合地而卧，小便如油，腹胀虚鸣，毛发焦黄，下痢赤白，目珠黄赤，满体水肿，昏困多睡者，宜急。若面白喘急，面黑眼直，口出热气，手足心生疮，干呕不食，泻住又泻，腹急如鼓，项软口噤，手足俱细者，难治。

乳积者，吐泻兼作，形色未变，其气酸臭，因啼号未已，即与乳哺，停滞不化而得。

食积者，腹坚热甚，渴泻或呕，因饮食过饱，饱时即睡，肠鸣腹痛，眼白脸浮。

气积者，腹痛啼叫，痢如蟹渤，因触忤其气，营卫不和，日久得之。

虚积者，浑身微热，或冷不思饮食，昏睡，或头面、手足、腹肚浮肿，乳食不化。

实积者，壮热粪硬，身热而渴，嗜食善饥。

积痛者，口中气秽，面黄目白无睛或白睛多，善睡畏食及大便酸臭，当腹热倍痛，悠思便，当以磨积丸治之。

惊积者，惊时与食痰，由风生潮热，面青，喉中时响，便青多恐，见人生嗔。

伤积者，即五积所伤之因也，然有久暂之分，初乘时壮热，恶心、腹胀、足冷，眉棱骨大痛，神倦目黄，呕逆酸气，腹作阵痛，宜亟导利，毋令迁延。日久之后，溲油癥癖，嗜啖瓜果，骨蒸柴立，频作泻痢，吞酸吐黄，宜先平胃，毋伐天和。丹溪有言：凡有积不可用下药，徒损真气，病亦不去，当须用消积药，使之融化，则根自除。

六、伤食

伤食是婴儿常见病证，迁延日久必致其他病证。谈金章认为，病生于饱，婴儿之常，厥病之由，靡不始此。

周岁前乳汁佳浓，儿量不胜，吮其始急，或作呕，或伤脾作泻，或为痰作喘，或停中脘作楚，厥体燔热，当此时母知之即为之节饮，俟其消化，不亦康乎？有等乳汁酸劣，儿又善哺，以至乳食兼与，为口秽，为面黄，为积食。若伤极陟发者，为气逆，为锯声，为消渴，为闷热，于此不治。惊风之患其能已乎？

及周岁后一知嗜好，见物投口，父母以能食为喜，坚硬不辨，冷热不分，悉与儿食，其以渐而积也，则成五疳。其一时午发也，在类伤寒之状，燔灼颅汗，掌中倍热，烦啼不能仰卧。至于三四岁后，爱憎不一，取啖非时，或生冷与油腻互投，或粉面偕瓜果并进，或方怒即食，或大悲加餐，此日之中患已深而长，上不知宿者未消，新食又与，为痰闷、为舌肿、为唇坚、为气粗、为狂厥、为便闭、为壮热、为忿怒、为恶心、为体重、为烦躁、为谵语、为呕吐、为泻痢，甚至为背痛、为眉棱骨痛，其脉坚实，小便短涩，面赤神倦，种种见证皆为伤累。

七、痰证

痰可见之多种病证，急性病、慢性内伤病均有痰证。

谈金章认为，痰郁筋络，则四肢柔直，内吊目反，瘛疭拘挛，宜舒筋化痰，治惊为主。

痰火上冲，则头眩项疆，色青烦闷，宜清火、豁痰、调气为主。痰与食并，则噫气吞酸，壮热膈闷，宜消食、开胃、下痰为主。痰滞喉膈，则𪘏𪘏吐沫，目直气壅，久则成痫，宜利喉、通关、清痰为主。

　　痰因火走，则体多小块，色红痛甚，流走无定，宜解毒清火为主，白术、黄芩、石膏之类。中气虚加参、术、黄芪。热痰多挟风，外症为多，用青黛、黄连、天花粉，大快膈上热痰。

　　食积痰，用神曲、麦芽、山楂；欲吐食积痰，用莱菔子，油炒为末，水调下，探吐之，若气虚者，兼用补气。

　　老痰，海石、半夏、栝蒌、香附、五倍子，佐他药，大治顽痰。郁痰，僵蚕、杏仁、栝蒌仁、诃子、贝母。

　　痰而脾虚者，清中气，二陈汤加白术之类，兼升提。内伤夹痰，必用参、术、黄芪之属，多用姜汁传送，或加半夏等药，虚甚加竹沥。

　　眩运嘈杂，乃火动其痰，二陈汤加栀子、芩、连。噫气吞酸，此系食郁有热，火气上动。以黄芩为君，南星、半夏、橘红为臣，热多加青黛。

　　喉中如有物，咯不出，咽不下，此老痰也，重者吐之，用瓜蒂散（瓜蒂、赤小豆、秫米）；气实用荆沥，仲景用半、朴、茯、姜，治之神验。痰结在咽喉中，燥不能出入，化痰药内加咸药软之味，栝蒌、杏仁、海石、桔梗、连翘，少佐以朴硝，用姜汁炼蜜为丸，嗑化。

　　凡人身上中下三部有块，是痰，问其平日好食何物，吐下后方用药。痰之为物，随气升降，无处不到，在肠胃可下而愈，在经络中非吐不可出，吐中就有发散之义。痰胶固者及脉浮者，俱用吐法。

　　痰在胁下，非白芥子不能通达；如在皮里膜外，以姜汁、竹沥导之；如在四肢，非竹沥不能开。

　　二陈汤善治人一身有痰，如在上加上引药，如在下加下引药。润下丸降痰最妙，青礞石丸重在风化硝。小胃丹能损胃，食积痰用之，然不宜多服。

　　苍术治痰饮成窠囊者极效；海石能治热痰，降湿痰，软结痰，消顽痰最效，可入丸子，不可入煎药。竹沥能治膈间有痰，或癫狂，或健忘，或内痰最妙，又能养血。荆沥治痰稍重，用此二味效速且稳当。二沥治痰结在皮里膜外及经络者，必佐以姜汁。韭汁治血滞不行，中焦留饮，始服胸中烦躁，后自愈。

　　气实热痰，吐难得出，或成块及兼气郁者，难治。

八、咳嗽

　　咳嗽是小儿肺系疾病中常见的证候，无论外感、内伤均能发生肺失清肃之咳嗽。尤其多见于3岁以下的婴幼儿。

　　谈金章按脏腑进行分类：

　　心嗽者，颜赤汗流、舌苦痰结，宜菖蒲煎（石菖蒲、款冬花、紫菀、人参、桂）、导赤散。

　　肝嗽者，眼中泪出、胁痛目肿，宜九宝饮（麻黄、薄荷、大腹皮、紫苏、杏仁、陈皮、桑白皮、桂、枳壳、甘草）、柴胡石膏汤（桑白皮、黄芩、升麻、石膏、前胡、赤芍、葛根、柴胡、荆芥）。

脾嗽者，面黄唇肿、减餐恶心，宜三圣丸（小青丸、青黛、牵牛末、腻粉）、小红丸（天南星、朱砂、巴豆霜）、小黄丸（半夏、巴豆霜、黄柏末）、二陈汤。

胃嗽者，呕苦吐酸、面浮短气，宜蚌粉煎（蛤粉、苍术、枳壳、橘红、半夏）、华盖散（麻黄、紫苏子、桑白皮、杏仁、赤茯苓、陈皮、甘草）。

胆嗽者，多啼多恐、令人不睡，宜贝母散（贝母、紫菀、麻黄、麦冬、甘草、杏仁）、紫苏子散（紫苏、诃子、杏仁、莱菔子、木香、人参、青皮、甘草）。

肺嗽者，上气喘息、颐白眶肿、肌栗毛焦，宜清肺散（半夏、麻黄、马兜铃、贝母、升麻、杏仁、地骨皮、青皮、细辛、麦冬、桑白皮、百合、款冬花、柴胡、桔梗、茯苓）、天麻定喘饮（天麻、防风、羌活、甘草、人参、桔梗、白术、川芎、半夏曲）。

膈嗽者，痰成圆块、舌干口苦，宜泻肺汤（桑白皮、地骨皮、甘草）、郁金散（郁金、天竺黄、马牙硝、甘草、朱砂、龙脑）。

三焦嗽者，唇坚头痛、咳吐长虫，宜百部散（百部、贝母、紫菀、葛根、石膏），比金丸（腻粉、滑石、天南星、青黛、巴豆霜）。

膀胱嗽者，多遗尿，宜茯苓甘草汤（茯苓、桂枝、生姜）。

肾嗽者，即劳瘵骨蒸、烦热喘急、腰疼肌削、不寐，宜益气养营汤（人参、茯苓、陈皮、贝母、香附、当归、川芎、黄芪、熟地、芍药、甘草、桔梗、柴胡、白术）、三才丸（天门冬、地黄、人参）。

小肠嗽者，多遗尿，宜芍药甘草汤（芍药、甘草）。

大肠嗽者，多遗粪，宜赤石脂汤（赤石脂、禹余粮）。

肺实者，顿嗽抱首、面赤反食，宜陷胸汤（枳实、玄明粉、栝蒌霜、桔梗、甘草、紫苏、茯苓、陈皮、杏仁）、解表散（麻黄、杏仁、赤茯苓、川芎、防风、枳壳、甘草）。

肺虚者，气逆虚鸣，颜白餐泻，宜和解汤（羌活、防风、人参、川芎、干葛、升麻、甘草、芍药、荆芥）。

肺热者，痰腥气秽、心烦意闷，宜三圣丸。

肺寒者，恶风多啼、毛栗肠鸣，天晚则甚，宜木香半夏丹（木香、半夏、肉豆蔻、藿香叶、丁香、白术）。

伤风嗽者，增热恶寒，毫毛栗起，宜参苏饮（人参、茯苓、前胡、葛根、紫苏、半夏、枳壳、陈皮、桔梗、甘草）。

痰饮嗽者，潮热唾黏，宜华盖散、百部散（百部、贝母、紫菀、葛根、石膏）。

火郁嗽者，气逆不下，喉间淫淫如痒，习习如梗，宜铅霜饮（铅霜、牛黄、龙脑、半夏、钩藤、马牙硝、防风、朱砂、天竺黄、细辛、犀角、黄芩、甘草）。

湿蒸嗽者，形寒饮冷，卧湿汗风，宜理脾清肺。

肺胀者，胸痞躁热，气上多痰，宜清肺饮（半夏、麻黄、马兜铃、贝母、升麻、杏仁、地骨皮、青皮、细辛、麦冬、桑白皮、百合、款冬花、柴胡、桔梗、茯苓）。

筋挛嗽者，肝火上冲，目赤惊悸，宜平肝舒筋。

肺痿者，嗽多脓血、口秽消渴，热在上焦，宜紫菀散（紫菀、甘草、五味子、黄芩、麻黄、桂心、半夏、枳壳）、知母茯苓汤（甘草、茯苓、知母、五味子、人参、薄荷、半夏、柴胡、白术、款冬花、桔梗、麦冬、黄芩、川芎、阿胶）。

闷痰者，寡食仆跌，蠢蠢无知，时发痫厥，宜紫金锭（羌活、白附子、防风、天竺黄、西牛黄、胆南星、大黄、枳实、黄连、僵蚕、天麻、白术、青礞石、雄黄、川芎、茯神、全蝎、冰片、麝香、辰砂）。

肺痈者，膏粱煿炙，毒聚三焦，已破入风者不治，未破者，宜甘桔汤（桔梗、甘草）。

咯血者多嗽，伤肺则咯血不止，宜黄芪鳖甲散（生芪、桑白皮、半夏、天冬、鳖甲、紫菀、秦艽、知母、赤芍药、人参、肉桂、桔梗、茯苓、地骨皮、柴胡、甘草）。

哮喘者，过啖盐酸，邪入腠理，遇时则发，宜清肺饮。

肺燥者，喉苦多腥，痰中血丝，宜顺肺汤（紫苏叶、半夏、五味子、款冬花、陈橘皮、桂心、木香）。

久嗽者，风邪壅滞，肺逆黏痰，宜补肺化痰。暴嗽者，涕唾稠黏，宜祛风清肺为主。气嗽者，肚疼胀满，开脾下气为主。

齁䶎者，顽痰黏聚，声如拽锯，早治冀幸，迟则危矣。嗽逆，烦热，惊搐，体如无病，不见疹纹者不治。乳盐而成嗽者，不易治。

第六节　方药创见

一、全蝎散

1. 原方与主治

全蝎 12 个（用新薄荷叶夹缚，慢火炙 5 次，酒浸开），僵蚕 7.5g（炒，用新薄荷叶缚，慢火炙 5 次，酒浸开），南星（去脐，炮 7 次，切片，加生姜 30g，薄荷 5 叶，捣成饼）、防风、天麻（煨）、琥珀、甘草（炙）、辰砂（飞）、川芎、附子（炮）各 7.5g。上药为末。1 岁 0.5g，2 岁 1.5g，薄荷汤下。主治小儿惊痫。

2. 古今发挥

此方为谈金章创制，为治疗小儿惊风之剂。清代儿科名医沈金鳌灵活应用本方治疗惊证。组成基本相同，用法上有所发挥，如急惊不用南星、慢惊不用大黄等。如在身热发搐时，可煎火府散调下，在慢惊吐泻发搐时，以生姜汤下，在急惊搐时，煎火府散加大黄汤下。在《幼科释迷》中有记载：全蝎（二十四个，薄荷叶包炙）、僵蚕

（五钱，炒去丝嘴薄荷叶包炙）、南星（一两），用姜一两、鲜薄荷二两，同捣作饼，晒干。如急惊不用南星，加煨大黄1两；若慢惊不用大黄，加制南星、炮白附子各三钱，防风、天麻、炙甘草、水飞朱砂、川芎各五钱，共为末。一岁儿服一字，二岁儿服半钱，薄荷汤下，量大小岁数加减。身热发搐，煎火府散调。慢惊吐泻发搐，生姜汤。急惊搐，煎火府散加大黄汤。

二、太乙保生丹

1. 原方与主治

人参、防风、天麻（煨）、蝎梢（去毒）、龙脑（煅）、茯神、甘草（炙）、枣仁（去皮，炒）、朱砂（飞）各3g，麝香0.1～0.3g。上药为末，饭为丸。麦门冬汤或钩藤汤下。主治小儿惊风，内有痰热者。

2 古今发挥

此方为谈金章创制，专治小儿惊风而有痰热者，具有疏风化痰清热之功。

三、化滞汤

1. 原方与主治

枳壳、栝蒌仁、香附（制）、陈皮、甘草（炙）、莱菔子、山楂肉、紫苏、厚朴（炒）各等分，水煎服。主治唇肿。

2. 古今发挥

此方为谈金章创制，化痰消积，理气，主治因脾胃虚弱饮食停滞。唇为脾之外候，脾胃运化消谷不利则唇为之变，出现唇肿之象。

四、二陈汤

1. 原方与主治

半夏（炮，去脐）、枳实（炒）、酸枣仁（炒）、陈皮各二钱，茯苓五钱，甘草（炙）一钱，水煎服。治惊悸烦痰。

2. 古今发挥

此方为谈金章创制，是在《和剂局方》温胆汤的基础上加减而成，将竹茹、枳壳换为枳实与酸枣仁，其意是化痰与安神并重。枳实易枳壳意在行滞，酸枣仁易竹茹则取其安神。

五、牛黄解毒散

1. 原方与主治

生甘草一两，牛黄五钱，金银花一两。上末，乳母调服，即甘草煎膏丸亦可。治疗疔肿诸胎毒。

2. 古今发挥

本方源于明代薛恺所著的《保婴撮要》，其组方是金银花一两，甘草一两，牛黄三钱，草河车五钱。方中金银花清热解表，牛黄镇静安神，草河车清热解毒、止咳平喘、息风定惊、甘草解毒。谈金章减去草河车，增加了牛黄的用量。方中用金银花清热解毒，《本草正》记载：金银花，善于化毒，故治痈疽、肿毒、疮癣、杨梅、风湿诸毒，诚为要药，毒未成者能散，毒已成者能溃。但其性缓，用需倍加。金银花，解毒去脓，泻中有补，痈疽溃后之圣药。但气虚脓清，食少便泻者勿用。故此方中省去了通利大便的草河车。《药品化义》记载：甘草，生用凉而泻火，主散表邪，消痈肿，利咽喉，解百药毒。牛黄清热解毒。此方主治胎毒，头面生癞，或延及遍身，痒痛不安，浸淫不愈，眉炼疮。

1960 年，《北京市中药成方选集》中收载了《诚书》中的牛黄解毒散，当时已改制成片剂应用于临床。

六、人参败毒散

1. 原方与主治

人参、茯苓、甘草、桔梗（炒）、川芎、柴胡、枳壳（麸炒）、前胡、羌活、独活各等分，加黄连、陈仓米。上剉，每服二三钱，水二盅，姜三片，枣二枚煎服。如痢后手足痛，加槟榔、木香、木瓜，噤口加石莲肉七枚。治痢疾赤白，发热不退，肠胃中在风邪，热毒及时行瘟疫，沿门阖境皆下痢噤口者，服之神效，一方加苍术、葱白、薄荷。

2. 古今发挥

此方即仓廪散，出自《小儿药证直诀》，原为小儿感冒感受风寒湿邪而设，小儿元气未充，故用小量人参补其元气，正如《医方考》曰：培其正气，败其邪毒，故名败毒。清代医家喻嘉言认为痢疾初起有表证可用本方，乃邪本从表而陷里，以本方疏解表邪，表气疏通，里滞亦除，其痢自愈，邪从外入者，仍从外出，使由里而出表。本方具有宣疏肌表、流畅气血之作用，所以亦可用于疮疡初起，发于肌表，其根不深固，而见风寒湿表证者。

本方去人参加银花、连翘，名银翘败毒散，主治疮痈红肿疼痛属热毒者。

七、补中益气汤

1. 原方与主治

黄芪（蜜炙）一钱五分，人参一钱，甘草（炙）五分，归身（酒洗）一钱，陈皮（不去白）五分，白术五分，柴胡三分，升麻三分，上加生姜三片、大枣两枚，水煎服。治饮食失节，劳逸虚损，身热而烦，头痛恶寒，自汗气喘。

2. 古今发挥

此方出自《脾胃论》，主气虚下陷，临床见诸气短乏力、头痛恶寒、少气懒言等。谈金章按曰：《经》曰：五味入口，甘先入脾。是方参、芪、归、术、甘草皆甘物也，故可以入脾而补中气。是气者脾胃之气也，升麻引胃气上腾而复其本位，柴胡引少阳之气上行而助春升之令也。用陈皮者，一能疏通脾胃，一能行甘温之滞也。如肝多去升、柴，加酸枣仁，夜间不寐亦如之；头疼加蔓荆子、川芎；如善嚏者，乃腠理不密，外邪所搏，加白芷、川芎；如脑痛或巅顶痛，加藁本、细辛；如口干或渴，加葛根；有痰加贝母、前胡；泄泻加白芍、泽泻、茯苓；心胸觉痞闷，去黄芪、升麻、柴胡，加枳实、姜炒黄连；如嗽加茯神、远志、酸枣仁、石菖蒲、柏子仁；如饮食少或伤饮食，加神曲、麦芽、山楂、枳实；如胃中湿痰，加半夏；如大病后元气未复而胸满气短者，加陈皮、枳实、白芍；如有热加芩、连。

八、平胃散

1. 原方与主治

苍术、厚朴、陈皮、生甘草。治疗脾胃不和，不思饮食，心腹胁肋胀满刺痛，口苦无味，胸满短气，呕哕恶心，噫气吞酸，面色萎黄，肌体瘦弱，怠惰嗜卧，体重节痛，常多自利。

2. 古今发挥

此方出自《太平圣惠和剂局方》，方中重用苍术为君药，以其苦温性燥，最善除湿运脾；臣以厚朴行气化湿、消胀除满；佐以陈皮理气化滞；使以甘草甘缓和中，调和诸药，生姜、大枣调和脾胃。诸药相合，可以使湿浊得化，气机调畅，脾胃得复，胃气和降。

谈金章用平胃散治疗积滞脾胃，复为饮食所伤之吐泻等证。

九、六味地黄丸

1. 原方与主治

熟地黄八钱，山茱萸肉、山药各四钱，泽泻、牡丹皮、茯苓（去皮）各三钱。为末，炼蜜为丸，梧桐子大，每服三丸，空腹温开水送下。治肝肾阴虚，腰膝酸软，头晕眼花，耳鸣耳聋，盗汗遗精，或骨蒸潮热，或足心热，或消渴，或虚火牙痛，舌红少苔，脉细数者。

2. 古今发挥

本方出自《小儿药证直诀》，又名六味丸、地黄丸。谈金章认为，本方功能滋补肝肾，用治小儿病，如齿迟、语迟等肝肾不足之证。

十、用药特点

（一）用药精当

谈金章所选之方均为经典常用方剂，他强调方书未载的方不用，未经自己实践过的方子不载。所以，《诚书》里所列方剂，均是历代具有可靠临床疗效的方剂，因此方药组成配伍精当，功效明确，如补中益气汤、六味地黄丸、参苏饮、甘桔汤、六君子汤等。

（二）善于化裁

谈金章也自创了一些方剂，如全蝎散、太乙保生丹、牛黄解毒散等方剂，这些方剂均可寻其出处，加减均有其意。如牛黄解毒散其方源于明代薛铠所著的《保婴撮要》，但谈氏去掉其中的草河车，因其认为：此方对于气虚脓清，食少便泻者不可用，故省去了通利大便的草河车。

（三）长于补气

谈金章十分注重"气"之作用，认为小儿当以气为本，其云："先大人曰：儿以气为本，神为主，假如阴阳顺，营卫调，神守舍，则邪不能相侵。"所以，在处方用药时注意运用补气药，方如六君子汤、补中益气汤等，在太乙保生丹中用人参益气，以增强自身的祛邪能力以助清痰化热。

（金香兰　曾炜权　高修安）

参考文献

1. 吴少祯. 中医儿科医学史［M］. 北京：中国医药科技出版社，1990

2. 谈金章. 诚书［M］. 王琦，郑启仲，点校. 北京：中医古籍出版社，1986

3. 邓铁涛，郭振球. 中医诊断学［M］. 北京：人民卫生出版社，1987

第十九章　熊应雄

第一节　概述

熊应雄（生卒年代不详），字运英，东川（今四川东部）人，清代小儿推拿专家。

熊应雄精于医术，尤擅长用推拿疗法治疗儿科疾病，对不同疾病的内服和外用药物治疗也深有研究。他在学习前人推拿疗法的基础上，经反复研习和实践，在丙辰年间，与"神于用兵"又精于推拿术的陈世铠共同编辑《小儿推拿广意》，该书为清代第一本小儿推拿专著，被《中国医学大成》称之为"儿科推拿法中之要籍"。

熊氏强调详察形色在儿科的重要意义，并详细记述了儿科诊断方法，注重养育调护在疾病预防和康复中的作用，在其专著中特附调护歌。在治疗上，熊氏倡导推拿一术"诚育婴之秘旨，保赤之弘功"，并主张推拿与方药并举，辨证施治。其首创攒竹、坎宫二穴及推拿手法，规范了手部、面部推拿手法和操作顺序，阐述了小儿多种推拿手法的性能功效，并新增了许多推拿穴位及治疗方法，扩大了小儿推拿适应证，促进了小儿推拿学的发展。《小儿推拿广意》书后收录了胎毒以下16门各种病症的药物疗法、附方180余首，具有较高的实用价值。

第二节　生平、治学与古今评鉴

一、生平考略

熊应雄，字运英，东川（今四川东部）人。辑有《小儿推拿广意》（1676）。生卒年代待考（根据其出书年代推测，其生于明末或清初）。

二、师承治学

熊氏之学上溯唐、宋、明前贤之说，旁汲取清代各推拿家之经验，并结合个人实践而成。

小儿推拿疗法，亦称"小儿按摩术"，是推拿学科的一个重要分支，历史源远而流长，其萌芽于远古至金元，形成发展于明清，新中国以后迅速发展。早在出土于湖南长沙马文堆汉墓的《五十二病方》中，即有类似后世用钱匕刮法治疗小儿疾病的记载，如"匕周婴儿瘛所"。魏晋隋唐时期，一些主要医学著作中已不乏小儿按摩方面的内容。如东晋《肘后备急方》介绍了"拈取其脊骨皮，深取痛引之，从龟尾至顶乃止"的捏脊法；唐《备急千金要方》载述了以膏摩小儿囟门、手足心防治疾病的膏摩方药及操作方法；《外台秘要》中也有"小儿夜啼至明不安寐……亦以摩儿头及脊验"等等。唐太医署还专设了按摩科。宋金元时期，按摩疗法作为一门医术已被广泛应用。至明朝，儿科推拿得到了迅速发展，涌现了一大批儿科推拿大家和儿科推拿专著，如《小儿按摩经》《小儿推拿方脉活婴秘旨全书》等，至此，儿科推拿自成为一门独特体系。

　　清代的中医学迅猛发展，医学分科制度进一步完善。推拿理论更趋丰富，手法种类不断增加，治疗适应证范围也得以扩大，熊应雄的《小儿推拿广意》正是在这种背景下产生的。推拿有效而痛苦甚少，故熊应雄常留心此道，后偶得小儿推拿书一编，乃熟习之，并与善推拿之清代陈世铠研讨订正，辑为《小儿推拿广意》3卷。

　　《小儿推拿广意》的内容，从编排次序看，略与明代龚云林所撰《小儿推拿方脉活婴秘旨全书》相近，推测《小儿推拿广意》可能是根据该书重新编辑的。

三、古今评鉴

1. 曹炳章《中国医学大成》

儿科推拿法中之要籍。

2. 孙安达《实用小儿推拿》

《小儿推拿广意》既反映了这一历史时期小儿推拿发展概况，又确立了小儿推拿在当时历史条件下所处的地位，同时阐明了推拿疗法作为一门医学学科的医疗价值。《小儿推拿广意》及其他小儿推拿专著的相继问世，对其学术体系的发展起到了承前启后的作用。

3. 周信文《实用中医推拿学》

《小儿推拿广意》和明末《万育仙书》中所绘的推拿手法操作图，是对小儿推拿的一大贡献

4. 于文忠《中国医学百科全书·医学史》

本书所载与明《小儿推拿方脉活婴秘旨全书》内容相似，但手法较前具体，方药亦有增加，体现了推拿方面的进展，所收载诸手法及有关论点平正可取，有一定的参考价值，是现存较早的一部小儿推拿方书，有较广泛的流传。

第三节　主要著述

《小儿推拿广意》

（一）内容提要

该书又名《儿科推拿广意》《推拿广意》，全书3卷。上卷，首列总论，次序诊断，

后有推拿操作手法。总论论述了小儿推拿在治疗中的作用，其大旨源于《补要袖珍小儿方论》；次叙儿科诊断，强调望、问二诊的重要意义，极为重视囟门、面部、虎口、指纹，以及神情、声息的变化。然后结合主治病证介绍推拿穴位、手法、操作顺序等，分别介绍了手足45个小儿推拿特定穴的主治，并附20多幅图说明各种推拿法的操作方法，图文并茂，一目了然。手法着重介绍推法和拿法，并提出了"推拿手部次第"和"推拿面部次第"，即手部和头面部的推拿操作常规程序；还绘有"推坎宫""推攒竹""打马过天河"等21帧手法操作图，并有文字详解。最后为"脏腑歌"，源于《小儿按摩经》"手法歌"和《小儿推拿秘旨》"五脏主病歌"，论述脏腑病证的小儿推拿方法。中卷，分述各种小儿常见病的病因病理和辨证施治，每病证之理、法、方、药都详尽论述，重点是胎毒、惊风、诸热等17种病证的推拿治疗。下卷，列举治疗儿科常见病证的内服、外用方剂185首。

　　本书是清代第一部小儿推拿专著，对后世儿科推拿的影响很大，如《幼科推拿秘书》《厘正按摩要术》《推拿易知》等大都参照本书编撰而成。特别是本书对一些难于操作的主要手法（复合推拿手法），如黄蜂入洞、苍龙摆尾、二龙戏珠等，均绘图画形，也是前所未有的。本书从诊断、手法、操作治疗到方药，都说明了推拿在儿科临床上的详细应用，是一部较完善的小儿推拿专著。

（二）版本流传

　　此书在民间流传较广，曾多次刻印，版本有多种。1956年人民卫生出版社重印出版，但未见正式校勘本。

　　主要校本有：清乾隆间苏州扫叶山房刊本，清道光二年壬午（1822）金昌三友堂刊本，清道光十二年壬辰（1832）嘉郡博古堂刊本（简称嘉郡本），清光绪十四年戊子（1888）的本衙刊本（简称本衙本），清光绪二十二年丙申（1896）登郡刊本（简称登郡本），清光绪三十三年丁未（1907）上海醉经堂本（简称醉经堂本），清江阴学古山房刊本（简称江阴本），清金昌同文堂藏版（简称同文堂本）。还有石印袖珍本，1954年上海锦章书局有石印本发行。

　　《小儿推拿广意》切合临床实际，在民间流传甚广。据今人江镜波考证（见《小儿推拿疗法新编》），康熙辛未年（1691）骆如龙所编的《幼科推拿秘书》，其体例、内容与本书颇为近似，可能是以《小儿推拿广意》为蓝本而写成的。

第四节　学术思想

　　熊应雄是清代小儿推拿专家，其诊断尤重视望、问二诊，而治疗主张推拿与方药并举，强调要辨证运用推拿手法治疗小儿疾病。最早提出了"推攒竹、推坎宫"的推拿手法，认为推拿时要按"推拿面部次第"和"推拿手部次第"等顺序进行，阐述了推拿手法的性能，新提出了许多推拿穴位及治疗方法，扩大了小儿推拿适应证。

一、重视形色望诊

熊应雄强调"唯形色以为凭""欲知其病，必观乎色"。其认为"五行多在面，吉凶要观形""五脏各有所生，细探其色，即知表里虚实，禀赋盈亏。其补泻寒热之法，诚大彰明较著也"。还提出了"视小儿神气、脉色"五法，其中又以视两目、听声音为要，若两目精神，声音响亮，十可保其六七耳。同时总结三关"四十九脉"在诊断中的意义。

二、极力倡导小儿推拿

清代，小儿推拿在民间广为流传，各种小儿推拿专著纷纷刊行，熊应雄的《小儿推拿广意》在民间流传尤广。熊氏在《小儿推拿广意》"总论"中强调，推拿对小儿疾病有特殊的疗效，认为"推拿一道，真能操造化夺天工矣"，批评了"为父母者，不思（小儿）所以得病之由、却病之理，乃反疑鬼疑神，师巫祈祷"之违背道理的错误做法。并把推拿之术编辑成书，命名为"推拿广意"，想要将小儿推拿医术"公之天下后世"。

（一）创新推拿的穴位及手法

在头面部，熊应雄新增了特定穴位坎宫：线状穴位，位于眶上缘眉毛处。常用分推法，医者以两大拇指自患者眉心穴分推至两眉外梢处，称为"推坎宫"，一般分推二十四次。《小儿推拿广意》将"推坎宫"作为头面部有次序操作的第一个步骤，外感、内伤均可用之。

耳背高骨：又名"耳后高骨"，位于耳后颞骨乳突处。常用运法、掐法和揉法，能治风热之症。"运耳背高骨"是常用的推拿方法，"揉耳背高骨穴"可作为治疗早期面瘫的方法之一。应用时，须与轻擦患侧面部的方法配合使用。

在上肢部位，新增左端正、右端正、琵琶、胃、走马等特定穴位。

左端正：位于中指远端指骨的桡侧边，用掐法，能止泄泻，也治斜视。

右端正：位于中指远端指骨的尺侧边，用掐法，能止呕吐，也治斜视。用捏法，治疗鼻出血。

胃：位于拇指近端指骨的腹面，常用推法，能止吐、止泻。

琵琶：位于锁骨外端，用按法，能壮热清神。

走马：位于上臂掌侧中段，以大指按之，能发汗。

《小儿推拿广意》认为，推拿上肢穴位，可以根据病情，按照下列次序进行：①推指三关穴；②推手指的五经穴；③揉五指尖；④运掌心八卦穴；⑤在腕部阴阳穴用分法；⑥视患者是寒症还是热症而用不同的方法推三关穴和六腑穴；⑦视患者是寒症还是热症选用黄蜂入洞、苍龙摆尾、二龙戏珠、赤凤摇头、猿猴摘果、凤凰展翅、飞经走气、按弦搓摩、水里捞明月、打马过天河等十大手法；⑧运斗肘。

在下肢部位特定穴位中，新增了百虫、膀胱等穴。

百虫：位于大腿前方，用拿法、按法，能止惊、止搐，治疗惊风等症。

膀胱：位于大腿前方的内侧，百虫穴的上方，有利尿作用。

（二）规范推拿顺序

熊氏在《小儿推拿广意》中提出，推拿时要按"推拿面部次第"和"推拿手部次第"等顺序而作，并附有插图 21 幅以说明。推拿头面部穴位时，有时根据病情，按照一定的次序进行。《小儿推拿广意》认为推拿头面部次序应为：一推坎宫，二推攒竹，三运太阳，四运耳背高骨，五掐承浆，六掐两颊车，七掐听会，八掐太阳，九掐眉心，十掐人中。此处攒竹即为天门穴。后人多以此为据，"开天门、推坎宫、运太阳"三法联合，在小儿及成人推拿中广为运用。

据洛书，八宫中的坎宫位于北方，主冬至、大寒、小寒，内应于肾。《易经·说卦》说："坎者，水也，正北方之卦也……万物之所成终而所成始也。"小儿之体，诚如《温病条辨·解儿难》所言"稚阳未充，稚阴未长"，而坎宫穴，自眉心沿眉向眉梢成一横线，坎宫推法为"医用两大指自小儿眉心分过两旁是也"。"左右者，阴阳之道路也。"坎卦，阳萌于阴中。因此，推坎宫之法，即企求通过对肾阴肾阳的调节，使阴阳相济，从而促使全身阴阳尽快达到"阴平阳秘"的水平。

天门穴内舍于胃，坎宫内舍于肾，二穴相配，"先天生后天，后天养先天"，有利于先后天及阴阳的协调。天门穴位于前额正中，督脉之上。督脉乃阳脉之海，总督诸阳，而督脉与任脉相贯，六阳脉又分别与其相表里的阴脉相通，手足阴阳经脉共 12 条，左右计 24 条，传统开天门为 24 次（左右手各 12 次），与一年 12 个月、24 个节气相应，其寓意为天人合一，体现了中医的天人相应、阴平阳秘、医易同源等基本理论和观点。

（三）扩大了小儿推拿适应证范围

明代的小儿推拿大多以治疗惊风为主，其他疾病往往述之不详。熊应雄在《小儿推拿广意》中除专设惊风一门外，还设诸热、伤寒、呕吐、泄泻、腹痛、痢疾、疟疾、积症、痞症、痫症、咳嗽、肿胀、目疾、杂症诸门，扩大了小儿推拿的治疗范围，是对小儿推拿的一大贡献。而且，对脐风、重舌、鹅口、夜啼、发热、痫症、头疮、偏坠（疝气）、聤耳流脓都做了推拿法介绍，较之以前，使小儿推拿适应证有了增加。

三、重视小儿推拿的辨证论治

在临证推拿时，熊应雄非常重视辨证论治。《按摩经》中对病症的治疗论述往往比较简单，如该书"婴童杂症"中说："肚腹，推三关、分阴阳、推脾土各一百，揉脐五十。腹胀，推大肠，不止，掐承山穴。"龚云林的《小儿推拿全书》亦是如此，对小儿养护、诊断、手法、穴位和功用均采用歌赋形式，大多没有完整的"症因论治"。周于蕃的《小儿推拿秘诀》仍未脱前人窠臼，除惊风之外，对其他病症的症因论治语焉不详，如该书"杂症法"云："治肚疼：每次分阴阳二百，推三关一百，退六腑一百，推脾土一百，天门入虎口一十，抱手揉肚二三百，揉一窝风穴五十，掌心揉脐一二百，吐法可用。又滚水推之，用艾槌饼敷脐，忌乳，要带饥饿。"

　　熊应雄《小儿推拿广意》在辨证论治方面较其之以前的著述更为完备，书中条分缕析，内容详尽。如《小儿推拿广意·卷中》分为23个门类，论述各种儿科疾病的病因论治，对于小儿杂症门和惊风门的写法和以前类同，其他则分论较详。如在"腹痛门"中将腹痛辨证分型为热腹痛、寒腹痛、气滞食积而痛、冷气心痛四类。该书中说："腹痛门：大凡腹痛初非一，不特癥瘕与疝癖，分条析类症多端，看取论中最详悉。盖小儿腹痛有寒有热，有食积、癥瘕、偏坠、寒疝及蛔虫动痛，诸痛不同，其名亦异，故不可一概而论之。热腹痛者，乃时痛时止是也。暑月最多。治法：三关，六腑，推脾土，分阴重阳轻，黄蜂入洞，四横纹。寒腹痛者，常痛而无增减也。治法：三关，运五经，二扇门，一窝风，按弦搓摩，八卦，揉脐及龟尾。气滞食积而痛者，卒痛便秘，心胸高起，手不可按是也。治法：推三关，分阴阳，推脾土，揉脐及龟尾，掐威灵；若腹中膙胀，推大肠。冷气心痛者，手足厥逆，遍身冷汗，甚则手足甲青黑，脉沉细细微是也。治法：推三关，八卦，分阴重阳轻，补肾，二扇门，黄蜂入洞，鸠尾前后重揉，要葱姜推之发汗。"又如"泄泻门：肝冷传脾泻绿青，焦黄脾土热之形，肺伤寒色脓黏白，赤热因心肾热成。胃为水谷之海，其精英流布以养五脏，糟粕传送以归大肠。内由生冷乳食所伤，外因风寒暑湿所感，饥饱失时，脾不能消，冷热相干，遂成泻痢。若脾胃合气以消水谷，水谷既分，安有泻也？盖脾虚则吐，胃虚则泻，脾胃俱虚，吐泻并作。久泻不止，元气不固，必传慢惊，宜大补之。治法：推三关，心经，清肾水，补脾胃，掐脾胃，掐左端，正、侧推大肠，外劳宫，阴阳，八卦，揉脐及龟尾，掐肚角两旁，补涌泉，掐承山。寒证加黄蜂入洞，三关，六腑，斗肘。"其辨证详当，可见一斑，无怪乎小儿推拿的疗效如此卓著。

四、重视推拿，不偏废方药

　　《小儿推拿广意》作为一部儿科推拿的专著，汇总了各推法、拿法，对小儿常见病辨证取穴原则做了详尽的描述。除此之外，熊应雄还重视推拿与方药结合治疗小儿疾病。该书的下卷详述了其选方用药的经验，收录了包括"初生门""胎毒门""惊风门""咳嗽门""肿胀门""杂症门"等16门药物疗法，根据疾病的寒热虚实进行温清补泻，附方180余首，具有较大的实践指导价值。在"初生门"与"胎毒门"中，熊氏认为小儿初生多证，如"马牙""鹅口疮""脐风""重舌""丹毒"等皆与"胎毒""胎热"有关，所以治疗上当以清热解毒为主以"除胎毒"法，无论是外用的"开乳方""洗散方""蝎梢散"，还是内服的"延生第一方""大连翘饮""五福化毒丹"，都以遵循"除胎热毒"为主要原则。在"诸热门""惊风门""疳症门"中，熊氏认为此三者多与热邪有关，属于儿科常见急重证，常常发病迅速，变生他症，所以治疗上当分清热之病因、热之脏腑、热之虚实，分别采取不同的治法。对于呕吐和泄泻，在选方用药上注意健运脾胃，常选用人参、白术、茯苓、陈皮、法半夏等品，又根据呕吐、泄泻的病因之异辨证选方。对于腹痛积痞，强调散积消痞，行气止痛。对于伤寒，根据六经传变的特点，初期时多所用"羌活散""冲和散""麻黄汤""桂枝汤"等辛散祛寒之剂；随着病邪深入，则选用"小柴胡汤""大柴胡汤""白虎汤"等清解之剂。而在咳嗽方面，认为"咳嗽虽多，无非肺病"，强调从肺论治，选用"苏陈九宝饮""加味二陈汤"等。

五、强调对患儿的调护和疾病的预防

熊氏认为小儿"襁褓童稚，尤难调摄。盖其饥饱寒热，不能自知""全恃慈母为之鞠育"，强调母亲对小儿调护的重要性。认为"苟或乳食不节，调理失常"，则易"阴阳逆行，则往来失序，百病生焉"。因此，熊应雄在《小儿推拿广意》一书中特别强调调护以达到"治未病"的目标。并有"调护歌"一首："养子须调护，看承莫纵弛。乳多终损胃，食壅即伤脾。衾厚非为益，衣单正所宜。无风频见日，寒暑顺天时。"其意强调小儿调护之重要性，认为在孩儿平素养护中需要注意饮食七分饱、衣留三分寒，顺应自然的变化，以预防疾病。

第五节　临证经验

一、惊风

《小儿推拿广意·惊风门》将惊风分为有胎惊、月家惊、脐风惊、呕逆惊、泄泻惊、膨胀惊、蛇丝惊、夜啼惊、撒手惊等"二十四症"，但"唯以急慢二症为先"，并认为"急惊属实热，宜于清凉；慢惊属虚寒，宜于温补"，只有对症施治，才能达到良效。

对于急惊风的认识，熊应雄认为，急惊属阳，皆由心经受热积惊，为肝经积热风火之症。肝经积热，热极生风而发搐，风火交争，血乱气并，痰涎壅盛，百脉凝滞，关窍不通，在内则不能升降，对外则无所发泄，以致出现啮齿咬乳、颊赤唇红、鼻额有汗、气促痰喘、忽尔闷绝、目直上视、牙关紧急、口噤不开、手足搐掣等症状，这些都是热盛所引起。在推拿治法中取三关、六腑、肾水、天河、脾土、肺经穴为主，并采用运五经、掐五指节、猿猴摘果、咬昆仑穴、从上往下推三阴穴。在卷下附方中，

熊氏载各种方治疗各类惊风，并以镇肝丸（天竺黄、生地黄、当归、竹叶、龙胆草、川芎、煨大黄、羌活、防风）以清肝火、息风止惊治疗急惊风。

对于慢惊，熊氏认为，慢惊属阴，皆由大病之余，吐泻之后，脾土虚败，肝木无风而自动引起，出现目漫神昏、手足偏洞、口角流涎、身体微温、眼目上视、两手握拳而搐等症，若口鼻气冷、囟门下陷，均为虚极的表现。推拿治疗采用先掐老龙穴，认为若患儿"有声可治，无声不可治"，次用艾灸昆仑穴，后推三关、肺经、肾水、八卦、脾土穴，掐五指节、运五经、运八卦，采用赤凤摇头、二龙戏珠、天门入虎口，从下往上推三阴穴。在卷下附方中，载醒脾丸（厚朴、白术、天麻、全蝎、硫黄、防风、官桂、人参）治小儿因吐利后虚困昏睡、欲生风痫之慢脾风。

二、腹痛

《小儿推拿广意·腹痛门》中将腹痛辨证分为热腹痛、寒腹痛、气滞食积而痛、冷气心痛四类。认为小儿腹痛有寒有热，有食积、癥瘕、偏坠、寒疝及蛔虫动痛等各种原因，不可一概而论之。

热腹痛者，表现为时痛时止，暑月最多见。治法：三关，六腑，推脾土，分阴重阳轻，黄蜂入洞，四横纹。寒腹痛者，常疼痛持续而无增减也。治法：三关，运五经，二扇门，一窝风，按弦搓摩，八卦，揉脐及龟尾。气滞食积而痛者，卒痛便秘，心胸高起，手按则痛。治法：推三关，分阴阳，推脾土，揉脐及龟尾，掐威灵；若腹中臌胀，推大肠。而冷气心痛者，可出现手足厥逆，遍身冷汗，甚则手足甲青黑，脉沉细、细微症状。治法为推三关，八卦，分阴重阳轻，补肾，二扇门，黄蜂入洞，鸠尾前后重揉，并以葱姜推之以发汗。在卷下，熊氏根据不同辨证，处方用药各不相同，并注重行气消积止痛的运用。如虚寒腹痛者，多选用"调中散""当归散"；积气腹痛者，多选用"七气散""三棱散"；虫积腹痛者，多选用"使君子丸""乌梅散"；痞积腹痛者，多选用"莪术丸"。

三、呕吐

《小儿推拿广意·呕吐门》认为，呕吐病机为胃气下行则顺，逆而上行则呕吐，乃"胃气不和"所致。可分为寒吐、热吐、伤食吐、虚吐不同类型。根据不同病因，治法亦不同。并认为，无论何种呕吐，若久吐不止，胃虚生风，则可能成为慢惊之候，应及早预防。

热吐者，常为夏天小儿在日中游戏，伏热在胃，或因乳母感冒暑气，承热乳儿，或过食辛热之物。主要表现为面唇红，五心烦热，吐出物多而急，乳片消化色黄。治法：推三关、脾胃、肺经、十王穴、掐右端正，运水入土，八卦、分阴阳，赤凤摇头，揉总经、六腑，揉斗肘。冷吐者，常为冬月感冒风寒，或乳母受寒，承寒乳儿，冷气入腹，或者由于过食生冷，伤宿乳，胃虚不纳，出现乳片不化，喜热恶寒，四肢逆冷，脉息沉微，吐次多而吐出物少等特点。治法：推三关，补脾胃、肺经，掐右端正、八卦，分阴阳，黄蜂入洞，赤凤摇头，三关、六腑、斗肘。伤食吐，表现为吐出食物，酸臭味，恶食胃痛，身发潮热为主。治法：推三关、五指尖，掐右端正，推脾土，八卦，分阴阳，捞明月，打马过天河，六腑、斗肘。虚吐为脾胃虚弱，不能停留饮食而作吐，治疗为推三关、补五经，多补脾胃，掐右端正，分阴阳，赤凤摇头，三关、六腑、补大肠，斗肘。在方药选择方面，熊氏根据不同辨证，灵活用药，并注重运脾和胃，根据病因不同灵活处方用药。寒吐者，有实寒和虚寒之分，实寒者常选用"温中止呕汤""丁香丸"，虚寒者常选用"六君子汤""定吐紫金核"；对于热吐者，实热者选用"清热和中饮"，暑热者选用"香薷饮"，虚热者选用"麦门冬汤"；对于食积呕吐者，则选用"消食丸"。

四、泄泻

《小儿推拿广意·泄泻门》中，熊应雄认为泄泻病机在于胃为水谷之海，其精英流布以养五脏，糟粕传送以归大肠，若内由生冷乳食所伤，外因风寒暑湿所感，饥饱失时，则脾不能消，冷热相干，遂成泻痢。所以脾虚则吐，胃虚则泻，脾胃俱虚则吐泻并作。若因肝冷传脾则泻绿青色，若大便呈焦黄色则为脾土热之形，若肺伤寒则大便为脓黏白色，若因心肾热则大便赤。而若久泻不止，元气不固，必传至慢惊，治疗宜大补之。治法为推三关，心经，清肾水，补脾胃，掐脾胃，掐左端，正、侧推大肠，外劳宫，阴阳，八卦，揉脐及龟尾，掐肚角两旁，补涌泉，掐承山。若为热症，加用捞明月、打马过天河、三关、六腑、斗肘；寒证加黄蜂入洞、三关、六腑、斗肘。在方药选择方面，熊氏认为有湿热、寒湿、外感、阳虚等不同，需辨证用药。如对于热泻，选用"清热止泻汤"；寒泻，选用"温脾止泻汤"；积泻，选用"香橘饼"；外感寒湿，选用"藿香正气散"；外感暑湿，选用"六和汤"；阳虚泻，选用理中丸和四神丸等。

五、咳嗽

对于咳嗽，熊应雄认为其病位主要在肺，初起多为感受风寒，"皮毛先受邪气，邪气得从其合，则伤于肺，是令嗽也""至令伤风咳嗽"。治疗可推三关、六腑、肺经、二扇门、二人上马五总（六转六掐），多揉肺俞穴、掐五指节、合谷，运八卦，多揉大指根，掐精宁穴、涌泉。若痰壅气喘者，掐精灵穴，再掐板门。痰结壅塞者，多运八卦。若久咳之后，肺经虚矣，而成"虚咳"，治疗当补脾而益肺，藉土气以生金，则自愈矣。在方药选择方面，熊氏多以"苏陈九宝饮""加味二陈汤""白杏汤"等散寒止咳，多选用苏叶、杏仁、半夏、陈皮、前胡、苏子、款冬花等。

六、痫证

熊应雄认为，癫痫多由胎内受惊或听到大声大惊而得。大多属于风痰郁结，上迷心包。故主张多用疏风化痰、顺气镇惊之剂。推拿方法可用推三关、六腑、肺经，补脾土，天门入虎口，揉斗肘，掐板门、精宁、窝风，运天心，掐五指节，分阴阳，运八卦，赤凤摇头，按弦搓摩，威灵穴，揉中指，掐总筋，灸昆仑。方药常选择通治五痫的"五色丸"，治疗风痫的"独活汤""牛黄丸"，治疗惊痫心热的"七宝镇心丸""清心丸"。

七、杂症

熊应雄在《小儿推拿广意·杂症门》中还介绍了应用各种推拿方法治疗小儿杂症。

1. 小儿头疮，治疗宜推三关、推肺、分阴阳、推脾、揉太阳、揉阳池各 100 次。

2. 口内生疮，治疗宜退六腑、分阴阳、清天河各 100 次，捞明月、清肾水各 20 次，凤凰单展翅 10 次。

3. 小儿头痛，治以揉脐及阳池、外劳宫。头向上者，宜补脾土、运八卦为主。

4. 小儿聤耳流脓，治宜推三关、六腑各 100 次，推脾 15 次，将耳珠揉行前补后泻法 20 次。

（李宜瑞　赖东兰　江美容）

参考文献

1. 熊应雄. 小儿推拿广意［M］. 北京：人民卫生出版社，1989

2. 周信文. 实用中医推拿学［M］. 上海：上海科学技术出版社，2002

3. 中国医学百科全书·医学史［M］. 上海：上海科学技术出版社，1987

4. 常存库. 中国医学史［M］. 北京：中国中医药出版社，2003

5. 查炜. 清代小儿推拿的学术特点［M］. 南京中医药大学学报（社会科学版），2001

6. 刘晓玲，梁凡，朱华，等.《小儿推拿广意》选方用药思想探析［J］. 四川中医，2016，7（34）：7-8

7. 张建斌.《推拿广意》简介和学术成就探析［J］. 江苏中医药，2012，10（44）：67-68

8. 李燕宁，杨配力，吴金勇，等. 小儿推拿发展史略［J］. 北京中医药，2009，2（28）：142-144

第二十章　冯兆张

第一节　概述

冯兆张，字楚瞻，海盐（今浙江海盐县）人。明代崇祯至清代康熙间名医。13 岁习医，从师访道 10 载，以医名于两浙等地。冯氏医术精湛，全活颇多。年稍长，又寄居燕京 20 余年，名声鹊起，誉满燕地，并曾六上京师，研究医学，精于医术，不仅平民百姓，且"名誉极其公卿间"，可谓"行万里路，读万卷书"。

冯氏幼年丧父，家道贫寒，生性好学，年少即显露才华，早习举子业、攻儒学，为国学生。但因体弱多病，遂遵母命，弃儒学医。其医德高尚，十分强调医为仁术，念念不忘济困扶危。主张博采诸家精论，尤其强调命门和元阴元阳在人体的重要性，认为人生以水火立命。在理论和治疗上继承了薛己等人之温补学说，推崇赵献可命门理论，治法注重温补，强调扶正祛邪，诸病求源。

冯氏精通内、外、妇、儿各科，尤精于儿科，擅长痘疹，多有发明。临床上主张兼通各科，大小合参。在儿科临床有许多丰富、独特的经验，其处方用药亦自成一家，独具特色。冯氏行医于两浙，平素崇尚温补之法。治小儿主张初期应用峻烈之品以祛邪，继以攻补兼施之法，终以补药养正。经 30 余载之探索，于康熙四十一年（1702）著《冯氏锦囊秘录》50 卷，书中涉及内、外、妇、儿各科，于脉诊、药性等方面亦多有论述，实为 8 种医书之合称。此书后来曾传入越南。书中充分反映了冯氏的学术思想与医疗经验，为后世医家所珍视。

第二节　生平、治学与古今评鉴

一、生平考略

冯兆张，字楚瞻，浙江海盐人，生于 17 世纪，明代崇祯至清代康熙间名医。冯氏 7 岁时即丧父，家道贫寒，生性好学，加之自幼体弱多病，于是遵循母命，13 岁开始学医，从师访道 10 余年，曾六上京师，研究医学，精于医术，后游医于天下。尤精儿科，行医于两浙。经 30 余载之探索，于康熙四十一年（1702），著《冯氏锦囊秘录》50 卷，充分反映了其学术思想。

二、师承治学

冯氏自幼勤奋好学，始攻儒业，后即学医，善于博采前贤诸家精论，并融会贯通。冯氏精研中医理论，临床经验丰富，在当时医界享有盛名，尤其强调医德，常怀好生济人之心。

（一）由儒转医，博采诸家

冯兆张年幼习儒，从13岁开始学医，从师访道10载，勤奋苦读，对内、外、妇、幼各科均有研究，尤精儿科。因其临床疗效卓著，当时在医界享有很高的声誉，如《冯氏锦囊秘录》康熙岁次辛未孟夏杜序中称："武原冯子，少奉母命，遂潜心焉，闭户十年，其学皆探本穷源，得古人精髓，其方饵专一真切，不事枝叶，投入数剂，无不立愈者。故足方出户，道已大成。己巳走京师，请谒者相望于路。"康熙岁次丙寅中秋张序中称："武原冯子楚瞻，少习医，行游浙东西间，所全活无算。浙东西士以医名者，咸俯首出其下。乙丑夏，至京师，经历愈多，施剂愈验，名誉极甚公卿间。"康熙岁次壬午十月既望王序则称："嘉禾冯君楚瞻，好学博古，发挥轩岐之旨，精求跗、鹊以来不传之秘，神明变化，不主故方，而言多奇中，治辄有奇效。"冯氏在医学理论和实践上所以能取得如此成就，与其深厚的儒学基础是分不开的，正如他在《冯氏锦囊秘录·良医格言》开篇即说："凡学医必须参透儒理，儒理一通，学医自易。稍有余间，便将今古名医诸书，手不释卷，一一阐明，融化机变，得之于心，慧之于目，自然应之于手，而无差谬矣。"

冯氏博览群书，采撷各家精髓，最终结合自己的临证经验编纂成《冯氏锦囊秘录》。正如他在《杂证大小合参·凡例小引》中所说："张幼年失怙，慈帏严课，苦读儒业。继以疾病时多，且力绵艰于治生，爰有习医之举，从师访道，悬刺十有春秋，博及群书，始知大道无秘，尽在先圣贤数卷书中耳。乃奋然将古哲图经诸书，按门类纂《内经》《大小杂证》《药性》《痘疹》《女科》《外科》《脉诀》计共二千余篇，继而临证，以书验证，以证合方，针线相对，毫发不爽，窃喜先圣贤之遗书方论不谬也。逮至阅历愈久，更有得乎心而应乎手者，似难以言语间形容，乃益信无方可用之语更不谬，复于癔痫中以求其真元之至理，究竟只在我身生来之所得，愈信无书可读之语尤不谬也。若是，则诸方诸论可以不载不垂矣。虽然，古哲之论也、方也，犹居之有门户也、庭径也，苟不由此，何能登堂入室以达安身憩息之所耶？故余牢落风尘，半生牛马，虽爱憎由人，而真诚自矢，不揣固陋，誓成此集。"其纂集的方法和目的，在《痘疹全集·壬午年自序》中云："张所以有纂集上古、中古、近世群贤诸论，以明强弱补泻之宜；更集幼科方脉合参，以广先天后天、少壮厚薄之异；更集女科、外科各论，以辨阴阳内外之殊；更详声形色脉，以为望闻问切之用，计成二十卷于前册矣。至于痘疹，既由先天受毒之轻重、禀赋之厚薄，更关后天气血之盛衰、调治之宜否，则其上古、中古、近世之所禀不同，而古遗补泻诸方定论，亦难取为仿法矣。故张亦将先后群贤诸论，条分各门，汇列备悉，复揣古哲未尽之旨，并张瘝寐心得之微，赘之于末，以证后贤。"可谓上至岐黄，下达当世，诸家精论，兼收并蓄。

（二）医术高明，医德高尚

冯氏存济世之志而精心医术，强调医德。他在《冯氏锦囊秘录》中专列"良医格言"篇，谆谆告诫后学：凡病家请看，当以病势缓急为赴诊之先后，病势急者先赴诊之，病势缓者后赴诊之，勿以富贵贫贱而诊视便有先后之分，用药复存上下之别。若诊视妇女及孀妇、尼姑，必俟侍者在旁，然后入房观看，既可杜绝自己邪念，复可明白外人嫌疑，习久成自然，品行永勿坏矣。即至诊视娼妓人家，必要存心端正，视如良家子女，不可一毫邪心儿戏，以取不正之名，久获邪淫之报。凡医者当时以利物为念，不可任意行乐登山，携酒游玩。凡遇危迫之病，欲尽人力挽回。凡置备药材，必须重价选买上品。凡遇同道之士，切须谦和谨慎，不可轻侮慢人。凡诊视贫窘之家及孤寡茕独，尤宜格外加意。他在《冯氏锦囊秘录》康熙岁次甲戌夏六月既望自序中，阐述了自己的为医准则："张自业医以来，日夕兢兢，常思人命最重，所任非轻，况寄蜉蝣于六合，得天地好生之德以有生，敢不体天地好生之德以济人！"其以好生济人为己任的苍生大医风范，由此可见一斑。此外，冯氏念念济人，从不计利，亦与其慈母早年教育密切相关，他曾说："想其十三年中，读书验病，得心应手之处，总以曲尽报母之一念。"

三、古今评鉴

1. 谢观等《中国医学大辞典》

冯兆张，善医，尤精幼科，著有《冯氏锦囊秘录》，集幼科之大成，为世所宗。

2. 魏玉璜《续名医类案》

魏之琇（字玉璜）对冯兆张崇拜备至，其在《续名医类案》卷十·痞门——冯治戚氏妇腹中有块作痛案按语中说"冯公此案，前人所未发，字字如良玉精金，后贤宜三复之"；又如卷七·疟门"冯治张子芳案"，魏玉璜评为"千古不传之秘"；再如卷十三·痿门"冯治李主政案"，魏氏高度赞赏为"羽翼轩岐，诚在此等，余子纷纷不足数也"。

3. 今鉴

冯兆张医术精湛，医德高尚，中医理论基础深厚，临证注重实际，在当时医界颇负盛名。冯氏自幼习儒，由文转医，学习刻苦，学习先贤著述极有心得，认为"大道无秘，尽在先圣贤数卷书中耳"。冯氏对内、外、妇、幼各科均有研究，尤精儿科，学术上继承了薛己、赵献可等明清温补派学术思想，但又不拘前贤窠臼，主张博采诸家精论，各科兼通，临证应大小合参。临床重视人体正气，首重阳气，强调化源，注重治病求本，扶正祛邪。冯氏临证尤精儿科，并对药物的功效主治有深入的研究和自己的独到见解，《冯氏锦囊秘录》将《痘疹全集》及《杂证痘疹药性主治合参》作为两部专著收入即可见一斑。

第三节　主要著述

《冯氏锦囊秘录》

（一）内容提要

冯兆张历时 30 余年，将诸贤之论类分各门，并揣古哲未尽之旨，置一己心得，著成《冯氏锦囊秘录》一书，书中《内经纂要》2 卷为清·顾世澄所撰，《杂证大小合参》《痘疹全集》《杂证痘疹药性主治合参》为冯氏撰著。

《杂证大小合参》，14 卷，清·康熙三十三年（1694）辑入《冯氏锦囊秘录》。本书主要论述内科杂证，诸如心脾病、腹胀、中风、血证、痨瘵、痰饮、消渴、癥瘕、痢疾等，以及伤寒、温病的脉证治疗，并对小儿风寒暑湿燥火及咳喘等症的辨证论治亦有论述。书中体现了冯氏崇尚温补、注重辨证论治、主张医道不可不深究的学术思想。其编纂的目的，在卷三"敬陈纂集大小合参意"篇里有明确表述："夫医，专司命之重，学习可不精详？故毋论方脉、幼科、女科、外科，不可不广博群书，究心切脉，由博及约，则认病无差。理路既明，用药自当。即外科徒验外见之证，而不察脉候之微，则何以审气血之盛衰、阴阳之偏胜，而明脏腑之所属，以得治疗之无误也。至于幼科，尤宜参看方脉诸书，盖儿科谓之哑科，疾病痛苦，勿能告人，全赖治者细心详察。奈幼科诸书，理浅言略，难明病源。"

《痘疹全集》，15 卷，成书于清·康熙四十一年（1702）。全书共载近 300 条医论，卷一为痘门杂论、论痘源、虚实顺逆、营卫部位诸要及异痘诸名；卷二至四，论痘中诸要、诸验；卷五至十，论痘疹各期及夹杂症；卷十一至十二，为余毒门、妇人科；卷十三，专论麻疹治则及夹症、传症；卷十四，为痘疹门集方，共 120 余首；卷十五，为痘疹补遗，载气虚血热危症方、新制治痘用药治法，共 14 条。

《杂证痘疹药性主治合参》，12 卷，成书于清·康熙三十三年（1694）。现存清刻本及石印本等。凡例中，对药性理论做了一定归纳。卷首，为总论，辑药论 18 则，载痘疹四因、三治、五法、六淫、八要等内容。各论收药 550 种，分草、木、石、谷、菜、果、兽、禽、虫鱼、人等 10 部，其中有痘疹主治合参者 207 种。每药名下以小字注性味，大字记述功用主治、配伍、禁忌等内容。可用于痘疹的药物，则在主治痘疹合参项下，详述其在痘疹方面的应用及禁忌。最后附有按语，系冯氏用药心得，或阐释正文未尽之旨及古今不一之说。

（二）版本流传

初刊于清·康熙六十一年（1722），现存清·康熙六十一年刻本及嘉庆、道光、咸丰年间刻本，民国上海昌文书局铅印本、千顷堂石印本等版本。本书刊行后传至越南、日本等国，越南名医黎有卓十分推崇，在其所撰写之《海上医宗心领》一书中，对该书颇多引述。

（三）古今评鉴

《中国医学大辞典》:《杂证大小合参》：谓前此幼科诸论，多偏重先天；其论大人之病则偏重后天，二者各自成科，不相通贯，此编意在通彼此之邮也。《痘疹全集》：为痘科最完备之书。《杂证痘疹药性主治合参》：其主旨以痘疹杂证往往相兼，而古采论药性诸书，二者不能相合，致此所宜即为彼所忌，往往贻误，发愿以成是书，盖冯氏本精幼科，尤长痘疹也。

第四节　学术思想

冯兆张医德高尚，十分强调医为仁术，念念不忘济困扶危。学术上主张博采诸家精论，尤其强调命门和元阴元阳在人体的重要性，认为人生以水火立命。在理论和治疗上推崇赵献可等温补派医家，治法注重温补，强调扶正祛邪，诸病求源。冯氏精通内、外、妇、儿各科，尤精于儿科，擅长痘疹，多有发明，临床上主张兼通各科，大小合参，在儿科临床有许多丰富的独特经验，其处方用药亦自成一家，独具特色。

一、主张大小合参

冯氏认为：古哲幼科证论，仅讲先天，即所论吐泻惊疳诸证，理浅言略。及至年大而涉后天，虚实盛衰之变并未讲及，其方脉证论仅讲后天得失，而先天禀赋厚薄并不究其由来。竟将一人分成两截，况孩子每多因后天致病，大人亦有因先天受疴。故不可两不推详，以究其原，而应两相合参。

治小儿疾病，较之治男子妇人，其难尤甚。但小儿易怒伤肝，恣食伤脾；大人穷欲伤肾，多思伤心，郁思伤脾，恼怒伤肝，悲哀伤肺。故一般小儿治法，犹浣衣之去垢者居多，以其所犯多属标证也；治大人之法，犹植树之培根者居多，以其所犯多属本证也。然小儿亦有因先天怯弱致疾，大人亦有因倍食伤胃抱疴。小儿而犯不足，大人而犯有余，于此并可互参。况气血有偏而成病，病则怪变百端。大人而犯小儿之病，小儿而犯大人之病，病即雷同，治当合参共究。

痘疹时行，每多男子、女人、孕妇患痘，此尤宜熟诸方脉，始能调治。盖元神固泄有殊，而脏腑阴阳气血则一，况理由深而得浅易，由浅而究深难。故凡诚心活幼者，必先既行细究幼科诸书，还须以男子方论参看，则遇疑难症候，一目了然。

二、强调命门的重要性

冯兆张十分推崇赵献可的命门理论，他在《杂证大小合参》中列专篇"评赵氏医贯说"进行阐述。认为火为万物之本源，在《杂证大小合参》卷一、卷二中有详细论述。如"天地以阳为生之根，人生以火为命之门""天非此火，不能化生万物；人非此火，不能有生"。认为命门即在两肾各一寸五分间，当一身之中，《易》所谓一阳陷于二阴之中，《内经》曰七节之旁中有小心是也。名曰命门，是为真君主，乃一身之太极，无形可见，两肾之中是其安宅也。三焦者，是其臣使之官，禀命而行，周流于五脏六腑之间而不息，名曰相火。相火者，言如天君无为而治，宰相代天行化。此先天无形之火，与后天有形之心火不同。其左旁有一小窍，乃真阴真水气也，亦无形，上行夹脊至脑中为髓海，泌其津液，注之于脉，以荣四末，内注五脏六腑，以应刻数，随相火而潜行于周身，与两肾所主后天有形之水不同。命门无形之火，在两肾有形之中，为道家所言之黄庭，气血之根，生命之本。

人之初生，受胎始于任之兆，唯命门之一点先具，而后有肾，则与命门合，二数备，是以肾有两歧，而命门居于其中也。由是肝、心、脾、肺相继而生，五脏成而百骸具也。此命门真火，又为十二经之主，"肾无此，则无以作强而技巧不出矣；膀胱无此，则三焦之气不化而水道不行矣；脾胃无此，则不能蒸腐水谷而五味不出矣；肝胆无此，则将军无决断而谋虑不出矣；心无此，则神明昏而万事不能应矣"。命门属人身之至宝，生命之主宰，旺则强，衰则病，灭则死。"譬之元宵之鳌山走马灯，拜者、舞者、飞者、走者，无一不具，其中唯是一火耳。火旺则动速，火微则动微，火熄则寂然不动。"此火不可水灭，不可寒攻，宜补而不宜泻。此火如《易》之坎卦，一阳藏于二阴之中，火之有余，非真有余也，乃二阴之水不足，当滋阴济水，配涵真阳，投六味地黄丸；火之不足，真精亦衰，补之当于水内温化，助火方用八味丸。

三、重视元阴元阳，崇尚温补

冯兆张临证重视温补。如治疗发热，认为：易风为病者，表气素虚；易寒为病者，里气素弱；易热为病者，阴气素衰；易伤食者，脾胃必亏；易劳伤者，中气必损。应培元气以匡复之，使正气宣行以逐邪，邪消正复。邪不胜正而自化，化旧生新，客邪顿释于无事之中，正气复生于受伤之际。再加调养，不唯消弭新病，而旧患藉此搜除。若猛投狼虎险健恶毒之药，则未逐客邪，先伤正气，正气伤而邪愈固。名为逐邪，实为损正，故贵乎不治之治，无形神圣之用也。

冯氏主张以正气为本，运用扶正祛邪之法可谓得心应手，认为是"法外求全之法"。在重视正气的基础上，又特别强调"真阳之气"，认为即百病发热，莫不由命火离宫；若火得安位，则百病俱已；至于极虚极危之证，全以救阳为主，阳气一分不尽则不死；而寒凉为害之甚而且速，故慎不可轻用误用。

冯氏在重视正气、阳气的同时，也强调真阴的重要性。在儿科方面，认为"天地之气化日薄，男女之性情日嚣，幼稚之禀赋日弱"，小儿之病，多由先天禀赋不足所致，若再用寒凉克削攻伐之药攻之，则百不一生。"治疗之法，当温存内养，保其残败之阴，补益阴阳，助其生长之力"。而《锦囊外障内障总论》中说："真阴真阳……犹灯之能明者，火也；资其明之用者，脂膏也。有脂膏而无火，何以能明？有火而无脂膏，则瞭然猛烈，力穷乃止，二者偏废其一，便难以成光明之象矣。所谓火中求水，其源不竭；水中求火，其明不灭，一属有形，唯其无形，故能生出有形。盖造化之理，皆生于无也。"且以自己为例，说："张幼年时苦病目，及长而知医，寤寐求之，始得其理，既自济获效，复以是法济人，不论老幼男女，产后痘后，投无不应。"《诸病求源论》中则说得更明确："人之有生，初生两肾……然究其源皆此一点精气，神递变而凝成之也。犹之混沌未分，纯一水也，水之凝成处，为土、为石、为金，皆此一气化源。故水为万物之源，土为万物之母。然无阳则阴无以生，故生人之本，火在水之先也。无阴则阳无以化，故人生之本，水济火之次也。"

四、水火立命，尊生救本

冯氏认为，人生于火，先天之火乃为"阳之纯"者，为无形之火，不同于后天有形之火；肾水寄火，肾为火脏，火生于水，亦还藏于水。针对当时的养生观点，冯氏说，气血更有气血之根，阴阳更有真阴真阳之所，水火更有真水真火之原也，而为水火真阴真阳之宝者，唯仲景八味而已。

对于疾病的认识，冯氏认为，虚为百病之由，治虚为去病之要。"正气旺者，虽有强邪，亦不能感，感亦必轻，故多无病，病亦易愈；正气弱者，虽即微邪，亦得易袭，袭则必重，故最多病，病亦难痊。治之者，明此标本轻重之道，以投顾主逐客之方，则重者轻而轻者愈。"

第五节　临证经验

冯兆张临床经验非常丰富，其专著《杂证大小合参》《痘疹全集》不仅记录了他自己对前贤理论的认识，更结合自己的临证实践，多有阐发。

一、发热

冯氏认为，小儿气禀纯阳，血气壅实，故脏腑稍乖，阴阳气变，即壅盛于内，熏蒸于外，乃发热矣。在辨虚实方面，冯氏指出，热而实者，必面赤气粗、口热烦渴、唇肿便难、掀揭衣被、烦啼躁叫；热而虚者，必面色青白、身则微热、口中气冷、两便皆利、手足心皆冷、恍惚神慢、嘘气软弱、虚汗自出。对虚热的治疗，冯氏认为不可峻攻，又不可太补，强调必求其属以衰之。对小儿发热的鉴别，冯氏有详细的论述，如因邪热在心，炎上而焦，哭啼时有汗，面红便赤，口气亦热，仰身烦啼，畏见灯火，可见如麻痘之状；然凡欲出麻痘而热者，必中指、鼻尖及耳皆冷，乳食不贪，目涩眼赤，常如睡状，或时寒热，困乱心烦，耳后红丝缠绕是也，其候最似伤寒，但伤寒是从表入里，疮疹是从里出表耳；更有惊风热者，必咬乳流涎，仰视惊啼而人候证见；更有疫毒热者，因感冒四时不正之气，头痛壮热，与伤寒相似，但一时所行之证，人人相类是也。

总之，诸病无不热者，其热总是本身之火发现，必求其所因以调之，切勿徒事寒凉，益令伤此身中阳气也。在治疗方面，冯氏仅列出了数张常用方剂，如升麻葛根汤（升麻、白芍、甘草各一钱，葛根二钱）治疗大人、小儿时气瘟疫，头痛发热，肢体烦疼及疮疹未发，疑似之间；人参前胡汤（前胡一钱四分，柴胡、半夏、黄芩、人参、桔梗、甘草各七分）治疗小儿感冒发热；七宝散（紫苏叶、炒香附子、橘皮、甘草、桔梗、白芷、川芎）治感寒头昏体热（小儿乳母同服）；清凉饮子（人参、川芎、防风、当归尾、赤芍药、煨大黄、甘草）治小儿血气壅盛，脏腑生热，颊赤多涕，五心烦热，咽喉闭痛，乳哺不时，寒温无度，潮热往来，睡卧不安，手足振掉，欲生风候；茯苓汤（柴胡、麦门冬、人参、赤茯苓、甘草、黄芩）治婴孩温壮，伏热来去；等等。最后指出，发热症候不一，故诸方不可备载，各具本门，体现了冯氏辨证论治的学术思想。

在预后判断方面，冯氏指出："若脉阴阳俱虚而热不止及下痢发热，或热不为汗衰，或汗后复热而脉躁，及狂言不能食者，皆为凶候也。"

二、痫证

冯氏指出："五痫，皆先天元气不足而成，须以河车丸、八味丸、十全汤，久服方愈。设泛行克伐，清热化痰，复伤元气，则必不时举发，久而变危，多至不救。故其所发，必在劳役恼怒之后，火升猝然仆倒，心虽为君王虚灵，至此有邪停滞，而灵气不能为之用矣。可见火起本于肾，邪滞在于心。邪者，即火升水泛，非外入也。治者可不以固肾为本而调心为佐乎？"冯氏强调痫证的病机当以正气为本，邪气为标，并认为痫证的病因总因血气不敛，神志未全，有风邪所伤；有惊怪所触；有浣衣夜露，无辜落羽所污；有乳哺失节，停滞结癖于经络而气不通。

在辨证方面，冯氏主要将痫证分为五痫：惊痫，俗名羊痫，心证也，其状神魂恍惚、叫号大震、面赤目瞪、吐舌露齿、心下烦躁、脉洪紧；多因邪气在心，血滞于窍，积惊成痫，治宜先为通行心经，调平心血，顺气化痰。风痫，俗名犬痫，肝证也，其状直目上窜、手足拳挛或作抽掣、屈指如计数、痰热壅上、唇面皆青、脉洪弦；多因汗出脱衣，风乘虚入，故有抽掣等候，治宜先为散风。食痫，俗名牛痫，脾证也，其状胸膈胀闷、面色萎黄、眼睛直视、四肢不收、脉浮缓；因恣餐无度，或乳哺失节，停滞宿秽，结成乳癖于经络，脾胃损伤，不能消化五谷，必大便酸臭，先寒后热，治当先为之消食养脾，次各以定痫等剂主之。癫痫，俗名鸡痫，肺证也，其状面如枯骨、口吐涎沫、目白反视、心神昏乱、躁狂摇动、脉微沉。尸痫，俗名猪痫，肾证也，其状面黑而晦、振目视人、口吐清沫、不动如尸、脉沉。

痫证的治疗方面，冯氏常用龙脑安神丸（茯神、人参、地骨皮、甘草、麦门冬各二两，朱砂二两，乌犀屑一两，桑白皮一两，龙脑三钱，麝香三钱，马牙硝三钱，牛黄五分，金箔三十五片）治疗五痫；郁金丹（川芎一两，黄脚、赤脚蜈蚣各一条，防风、郁金、猪牙皂角、明矾各一两）治疗痫疾；冯氏家藏五痫丸（南星、乌蛇肉、白矾各一两，辰砂二钱五分，全蝎二钱，半夏一两，雄黄一钱五分，炙蜈蚣半条，炒僵蚕一两五钱，炮白附子五钱，麝香三分，皂角四两）治疗各种新久癫痫；参砂丸（人参、蛤粉、朱砂各等分）治疗风痫；归神丹（颗块朱砂二两，金箔二十片，白茯苓、酸枣仁、罗参、当归各二两，银箔二十片，琥珀、姜制远志、龙齿各一两）治疗癫痫诸疾、惊悸、神不守舍，辰砂散（辰砂一两，炒酸枣仁、乳香各五钱）温酒调服取醉，治疗风痰诸痫，狂言妄走、精神恍惚、乍歌乍哭、饮食失常、疾发仆地，医药无效者。

更值得一提的是，冯氏治疗痫证邪正兼顾，其所载治癫痫经验方先用伐邪方（竹茹一钱，半夏曲八分，枳实、橘红、炙甘草各五分，焦山楂一钱五分，玄明粉、灯草各三分）加姜、枣，水煎服，一剂；接着用第二次服方 [人参一钱五分，黄芪五分，当归身一钱，百合二钱五分，生酸枣仁三分，熟酸枣仁四分，贝母、小草（即远志苗）各一两，麦冬五分，甘草梢三分，吴茱萸炒白芍药八分，茯神、酒红花各二分]加姜、枣，水煎服，三剂；又服伐邪方一剂，又再服第二次服方三剂。服前两方半月，觉神气稍完，可用紫河车一具洗净，入砂锅煮烂，加盐少许，与服后，半月勿服药；觉少减，又服伐邪方一剂，第二方三剂，将二药间服。

在预后判断方面，冯氏提纲挈领，主要以阳痫、阴痫区分：其病始发，身体即热、抽掣啼叫、面色光泽、脉浮、在表者，为阳痫，病在六腑，易治；始不发热、口不啼叫、面色黯晦、手足青冷而不抽掣、脉沉、在里者，为阴痫，病在五脏，难疗。对痫证的预防，冯氏指出："小儿如有痰热，胸膈烦闷，不欲乳哺，昏睡不安，常作惊悸，此即发痫之渐，须为预治。"

三、疳证

冯兆张认为："二十以上，其证为痨；二十以下，其证为疳。总皆气血虚损，同出而异名也。"疳证的病因有因幼少乳食，肠胃未充，食物太早，耗伤真气而成者；有因肥甘肆进，饮食过餐，积滞日久，面黄肌削而成者；有因乳母寒热不调，或息怒房劳之后乳哺者；有因病后失调，元气未复而成者。如身体虽肥润，而内气如火，善饥善渴，小便赤色，此为骨蒸，继此朝凉夜热而即成疳。此外，若平时小便变色，或黄赤恶臭，淋闭溺难，浑浊如米泔者，此为溲白。于此失治，则阴阳不分，为泻为痢，渴热不去，为疟为淋，而变成疳。

　　冯氏对疳证的辨证亦极为详细：春日眼目多痛、吐痢频频、疳虫泻痢、白膜遮睛、筋青脑热，乃风疳之候，因肝脏受热所致；甚至肉削骨露、眼成雀盲、左胁结硬、频频吐涎、眼角有黑气者，死。夏日身发壮热、脸赤唇红、舌疮眼赤、五心昏热、胸膈烦闷、盗汗频渴、小便赤涩、口中苦燥，乃惊疳之候，因心脏受热所致；甚至热消津液、饮水不已、食则惊啼、舌上黯黑、形容枯槁者，死。面黄肢热、泻下酸臭、减食餐泥、腹大脚细、吐逆中满、水谷不化、睛黄眼肿、合面昏睡，此乃食疳，因脾经受伤所致，又名肥疳；甚至吃土不已、泻痢频频、水谷难消、饮食恶进、面黄肌削、唇白腹高、人中平满者，死。秋日发热恶寒、鼻下两旁湿疮赤痒、咳嗽不已、咽喉哑痛、毛焦气胀、喘急多饥，此乃气疳，因壅热伤肺所致；甚至面如枯骨、咳逆气促、泻频白沫、身上粟生斑黑者，死。如内证，则脑热肚痛、寒热往来、滑泄频频、口臭干渴、耳内疮脓；外证则身体壮热、足冷如水、面鼻爪黑、疮疥肌削、齿断口疮，俗名走马。齿属肾，肾气虚火壅于上焦，故乃口臭，名曰息臭；继此齿黑，名曰崩砂；更若龈烂，名曰溃槽；如热血逆出，名曰宣露；甚至牙为脱落，名曰腐根；其根既腐，病纵得痊，齿不可再，此乃急疳之候。急疳者，肾疳也，一名骨疳，乃肾脏久受伤损所致；甚至饮水好咸、小便如乳、耳焦牙黑骨枯者，死。此外，对冷疳、肥热疳、疳嗽、蛔疳、脊疳、脑疳、疳痨、干疳、无辜疳、自然疳、丁奚等均有介绍。

　　治疗方面，冯氏提出，疳之受病，皆虚所致。即热者亦虚中之热，寒者亦虚中之寒，积者亦虚中之积。故治积不可峻取，治寒不可骤温，治热不可过凉。壮者，先去积而后扶胃气；衰者，先扶胃气而后利之。冯氏记载的治疗疳证方药，主要有以下三方：大肥儿丸（人参、山楂、炒白术、陈皮、蓬莪术、厚朴、神曲、黄连、胡黄连、青皮、茯苓、白芍、地骨皮、泽泻、肉豆蔻、槟榔、川芎、柴胡、使君子、甘草、煅干蟾各五钱，五谷虫一两。为末，蜜丸如弹，米汤下），治疗五疳；香蔻饮（黄连、煨诃子、木香、炒缩砂、茯苓、生肉豆蔻，姜、水煎服），治疗疳泻；杰圣丸（芦荟、五灵脂、焙好夜明砂、砂仁、陈皮、青皮、煨莪术、煨使君子、木香各一钱，炙焦蛤蟆、黄连各三分），治小儿疳病通用。

　　在预后判断方面，冯氏认为，如恶食滑泻、脚心不知痛痒、乳食直下、牙龈黑烂、头项软倒、舌白喘促、四肢厥冷、干呕寒噎、下痢肿胀、刺痛气短、耳焦肩耸、面色如银、肚硬如石、皮发紫疮、鹤膝解颅、粪门如筒、肌肉青黑、口舌臭烂、口吐黑血、吐利蛔虫、流涎臭秽者，并为不治。

四、咳嗽

　　冯兆张认为，小儿咳嗽的病因，以时而论之，咳于春，春气上升也；咳于夏，火气炎上也；咳于秋，湿热伤肺也；咳于冬，风寒外感也。辨证方面，以一昼夜而计之，清晨咳者，属痰火；上昼咳者，属胃火；午后嗽者，属阴虚；黄昏嗽者，火气浮于肺经；五更嗽者，食积滞于三焦。肺实而嗽者，必顿嗽抱首、面赤反食；肺虚而嗽者，必气逆虚鸣、颜白飧泻；肺热而嗽者，必痰腥而稠、身热喘满、鼻干面红、手捏眉目鼻面；肺寒而嗽者，必嗽多痰薄、面白而喘、毛粟肠鸣、恶风多涕。

小儿咳嗽之病机，虽主乎肺，实从于心。心气过盛，则火烁金，治当抑心滋肺。若脾气虚冷，则不能相生，是以肺气不足，风邪外袭，痰湿内生，治宜补其脾肺。若脾实中痞，则热气上蒸，治宜泻脾清肺。大抵脾气不足，则不能生肺家之气，风邪易感，故患肺寒者，皆脾虚得之。患肺热者，多脾实得之。一般而言，小儿咳嗽由风寒乳食者居多，宜从燥以消之、辛以豁之，半夏、陈皮、前胡之类是也。因痰而嗽者，痰为重，主治在脾。因咳而动痰者，咳为重，主治在肺。凡一咳即出痰者，属脾虚不胜湿而痰滑，宜南星、半夏之属燥其脾，而利气之剂当为所忌。凡连咳十数声不出痰者，属肺燥胜痰湿，宜枳壳、苏子、杏仁之属利其肺，而燥脾之剂当为所忌。冯氏常用款花五味子汤（款冬花、五味子、麻黄、马兜铃、杏仁各二钱，炙甘草一钱。水煎，食远服）治疗小儿久嗽；千金方（生姜七片，桂心二钱，甘草、款冬花、紫菀各三钱，杏仁、蜜各一钱，山栀一钱五分）微火煎如饴，涂唇化下，治疗初生十日至五十日卒得嗽逆吐乳。

对小儿咳嗽的预后，冯氏认为：若至唇缩胸陷、喉有锯声、鼻干焦黑、咳嗽气粗、心腹胀痛者，死。若嗽久音哑、直视手牵、鸦声腹胀、喘急多惊者，必变风候而死；若齁齁而声嘶如锯、唇面皆青、项下凹陷、涎如胶漆、口生腥臭、喘甚唇缩者，死。

此外，冯氏还提出，小儿百日内嗽，名为乳嗽，肺叶尤娇，最易伤损，更须急治、久则血脉贯脸、两眶紫黑，或眼白红赤如血，谓之血眼，当用生地、黑豆共研成膏，掩于眼上，则眶黑自消，血随泪出而愈。

五、喘证

冯兆张认为："喘急者，气为火所郁，而积痰在肺胃也。膏粱之人，奉养太过及过爱小儿，皆能积热于上而为喘咳，宜以甘寒之剂治之。"并在总结了《脉经》《活人》《金匮》对喘证的论述后指出：勿谓小儿无欲肾实，如禀先天不足者，尤为真虚耳。故实则清理其上，虚则温补其下，况上病疗下，治法之要领也。辨证方面，大抵初喘多属外因，宜从标治。或因风痰壅塞者，必兼壮热咳嗽、鼻塞头疼；因痘疹未出者，必兼惊厥烦躁、身热足冷；因停滞胀满者，必兼呕吐恶食、嗳臭肚疼；因惊痫痰热者，必兼抽掣搐搦、面青啼叫；因痰哮大喘者，必发秋冬暴冷、张口抬肩。如非前证继诸病后，非子令母虚，即脾肺两困，多从本治。

治疗方面，冯氏提出，诸喘久而不愈者，不妨先用劫药一二服即止。既止之后，因痰治痰，因火治火可也。但喘胀二证相因，并皆小便不利，故喘则必胀，胀则必喘，先喘而后胀者主于肺，先胀而后喘者主于脾。小便之行，由于肺气之降下而输化，若肺受邪而喘则失降下之令，以致水溢皮肤而生肿满，此是喘为本、肿为标，治宜清金降气为主，而行水次之；脾主肌肉，恶湿克水，若脾虚不能制水，则水湿妄行，外侵肌肉，内壅溢上，因肺气不得下降而喘乃生，此是肿为本、喘为标，治当实脾行水为主，而清金次之。肺证而用燥脾之药，则金得燥而喘愈加；脾病而用清金之药，则脾得寒而胀愈甚矣。冯氏治疗喘证的常用方药主要有：人参宁肺汤（人参、五味子、茯苓、白术、陈皮、炙甘草各三钱，姜、枣，水煎，食远服），治疗小儿肺胃俱寒、涎喘气急、不得安眠；杏苏散（炒杏仁、炒紫苏子、陈皮、赤茯苓、桑白皮、大腹皮、半夏曲、炙甘草各一钱，姜，水煎，食远服），治小儿喘急、咳嗽不止；清化丸（贝母、杏仁、青黛，为末，蜜和姜汁丸，口含噙化），治疗肺郁痰喘；补肺阿胶散（人参、炒阿胶各一两三钱，白茯苓、马兜铃、糯米各五钱，制杏仁二十一粒，炙甘草四钱），治疗肺虚久嗽作喘。

对喘证的预后，冯氏认为：如无故喘声陡发如锯、身不热而目窜者；鼻孔、胁肋、心胸俱为开张者；腹硬青筋、口吐涎沫、面无神色而唇白者；诸病小痊之后，勿交子午时喘鸣者；喘促目急、黑睛出汗、印堂青色者，皆为不治。脉滑而手足温者，生；脉涩、四肢寒者死。

六、哮证

冯兆张认为，哮、吼、喘者，喉中如拽锯，如水鸡之声者是也；如气促而连属不能以息者，即谓之喘。喉如齁声者为虚，喉如水鸡声者为实。对朱丹溪"专主于痰"之论，冯氏认为仅适用于寒包热，而亦有虚不可吐者，治法当审其新久虚实，并以其自己的验案予以说明。

一朱姓儿，三岁，哮喘大作，声闻邻里，二三日不止，身热汗出。前医投以滚痰丸利之，下泻二三次，其势更甚，六脉洪数，胸胁扇动，扶肚抬肩，旦夕无宁刻，粒米不能食，头汗如雨，数日不寐，势甚危迫，乃延冯氏诊治。冯氏认为，声出于气喉，连喘数日，下元已伤，又以峻利药，从食喉下之，伐及无辜，下元更虚极矣，所以有扶肚抬肩之恶候。于是用人参、麦冬各一钱，五味子七粒，肉桂三分，水煎温服，一日两剂，服后哮声顿减。夜间复作，冯氏认为气少复而阴未有以配之，乃以八味加牛膝、麦冬、五味子，其中熟地每剂五至六钱，桂、附每剂各四分，水煎冷服，午前、午后各一剂。服后熟睡，醒来饮食大进，其声悉止。次日喘、热俱已，但劳力运动，喘声微有，又以生脉饮调理三四日，精神全复。

冯氏治疗哮证的常用方药主要有：贝母膏（焙黑玄参、炒山栀、焙天花粉、焙川贝母、焙枳壳、橘红、炒百部、焙黄芩、炒杏仁各一两，焙桔梗、焙粉甘草各五钱，焙薄荷七钱。蜜丸，弹子大，灯心汤或竹叶汤化下），治疗风热天哮；吉氏治乳齁方（天竺黄、煅蚌粉）等分研，和蜜调涂乳上，令吮；定喘汤（炒白果二十个，麻黄、制半夏、款冬花各三钱，炙桑白皮、苏子各二钱，杏仁、黄芩各一钱五分，甘草一钱），治齁嗽，无不取效者。

七、麻疹

《痘疹全集》卷十三专论麻疹，议论颇精，师古而不泥古，多有独到见解。冯兆张明确指出，麻疹与痘斑疹的内在联系和区别："麻者，即疹也；毒者，即火也。痘疹皆胎毒所发，痘子大而燉肿者，少阳三焦火也，阳道常饶，故大而肿；疹子小而细密，少阴心火也，阴道常乏，故小而密。痘毒出于脏，疹毒出于腑。脏属阴，阴主血，故痘有形而有汁；腑属阳，阳主气，故疹有形而无浆。痘有寒而有热，疹则有热而无寒。为证既异，治法亦殊。痘宜内实，可用补剂；疹忌内实，只宜解散。毒虽一而发则殊，治法因而有变也。其初出之际，痘防表虚，不可过表；疹贵出尽，过表无妨。既出之后，疹则补阴以制阳，痘则补气以生血。盖疹热甚，则阴分煎熬，血多虚耗，况既出即解，唯虑阴虚火动，余热难清耳。故宜滋阴清火，凡燥悍之剂，首尾当深忌也。若夫痘疮既出，必赖气以拘血，血以附气，相济成功，起胀灌脓，结痂后已，非若疹子出透，已无余事也。"

麻疹多见肺证者，以心肺属阳而位乎上，心火旺则肺受之。故观其咳嗽者，火炎上而肺叶焦举也；鼻流清涕者，鼻为肺窍，火灼金，故液自流也。目中泪出者，肺热而移于肝，肝之窍在目也；手掐眉目唇鼻及面者，皆肺热证也。故治疹专以心肺为主，然发热之初，与伤寒相似，但疹子则面浮腮赤、咳嗽喷嚏、鼻流清涕、其泪汪汪、眼胞浮肿、恶心干呕、呵欠喜睡，或作吐泻，或手掐鼻面眉目，是皆疹候也。治宜升麻葛根汤，虽寒勿用桂枝，虽虚勿用参术，虽呕而有痰勿用半夏、南星。并忌误作伤寒汗下，汗则增其热而为鼻衄、咳血、口疮、咽痛、烦躁、目赤、二便不通，下则太虚其里，或为滑泄，或为滞下。此冯氏治疹之略。

冯氏认为麻疹系毒发于六腑，强调治疗应注重辨证，如云："古人以疹属少阴心火，以其色赤也，故多乘肺而见咳嗽诸证。斑属阳明胃火，以胃主肌肉也。且疹多实热、斑有假阳为定论，然斑疹总属腑证，为血之余，而疹亦见于肌肉，有形无汁者也。近来发热日久而见疹者，亦不外乎荣分热极，阴血沸腾，即属斑类。故不必以斑疹分，但当以虚实判。实者正治，虚者反治。"同时，冯氏指出当时医家治疹的弊病，他说："今医徒守古人疹多实热之论，寒凉肆进。壮实者，根本原固，故得标证，清解即愈。怯弱者，不耐疾病，经此多日壮热，早已阴亏气弱，再加疏表解毒寒凉，以有形有余之药，攻无形所变之虚，不知阳毒之有余，实由阴血之不足，舍其实在之虚，攻其无影之毒，有不令愈热烦躁而增泄泻喘促，甚至不起者多矣。张深悯其厄，谨立全真一气汤去人参而用治麻疹之危困者，屡有神效，可见难作实热为定论明矣。"谆谆告诫医家，治疗麻疹，虽主以表散，但不可执用寒凉。辨证时除根据体质外，还要因时令不同而选择相应的药物："治者须察时令寒暄，随机处变。如时大寒，则以桂枝葛根汤发之；大热，则以升麻葛根汤合人参白虎汤发之；不寒不热，则以防荆败毒散发之。"

第六节 方药创见

一、全真一气汤

1. 原方与主治

熟地八钱（如大便不实，焙干用，如阴虚甚者加倍用），制麦门冬三钱（去心，恐寒胃气，拌炒，米炒黄色，去米用，肺虚脾弱者少减之），鸡腿白术三钱（炒深黄色，置地上一宿，出火气，不用土炒。如阴虚而脾不甚虚者，人乳拌透，晒干炒黄。如脾虚甚者，用至四五钱），牛膝二三钱（去芦），五味子八分至一钱五分，制附子一至二钱，水煎，冲参汤服，人参由二三钱加至四五钱，虚极者一二两，随证任用，另煎，冲入前药。主治斑疹阴分焦灼，热极烦躁，上喘下泻、上实下虚、上热下寒之证。其中轻重，因证合宜，燥涸则熟地倍之，肺热则麦冬多用，脾虚则白术重投，阳虚则附子多加，元气大虚则人参大进，气浮气散则牛膝、五味略多。倘有假阳在上者，去参用之；如肺脉大，元气未虚者，竟用前药，不必冲参汤。冯氏并于方后告诫：此方诚滋阴降火之神剂，然假热一退，真寒便生，切勿过剂，反增虚寒滑泻之证。

2. 古今发挥

此方为冯兆张创制。冯氏在方按中说："张竭鄙见，谨立前方，加减出入，活人甚众，见功甚速，取用甚多，去病甚稳。"可见此方功力之大，应用范围之广。方后冯氏共收录了 15 则各类典型医案。

冯氏认为，阳气为人生发之根，制方应保全此气，即因客邪为害，爰立治标之方，诚恐久客于身而为元气之贼，更为保全此气之见也。而发热之由，未有不因阴虚者，未有火不浮越而头疼口渴者，未有火浮越而不烁害肺家者，未有中气不虚者，未有不因内伤外劳而致者，未有不上假热而下真虚者，未有外邪而不虚人本气者。此方阴阳并备，燥润合宜，驱邪扶正，达络通经。药虽七味，五脏均滋，保护森严，外邪难入，功专不泛，补速易臻。滋阴而不滞，补脾而不燥，清肺而不寒，壮火而不热，火降而心宁，荣养而肝润，但以意立方，唯堪意解。

方中熟地为君，重可下坠，浊可补阴；牛膝引药下行，二药相配，濡润下趋，有回阴制火之力；麦门冬补肺阴，清肺热；白术健脾益气，与熟地共剂，则燥者不能燥，滞者不能为滞矣；附子可阴可阳，可散可补，同补气药可追失散之元阳，同养血药可扶不足之真阴，引发散药则逐在表之风邪，引温暖药则祛在里之寒湿；五味子少敛，收五脏浮散之残阳，与附子相配，一开一合，皆不失疏泄闭藏之意也，况有附子之大力通经达络，可制五味子酸收之性。诸药合用，可使火降水土健运如常，精气一复，百邪外御。俾火生土，土生精，一气化源，全此一点真阴真阳镇纳丹田，以为保生之计而已，故名之曰全真一气汤。

清代医家魏玉璜对冯楚瞻崇拜备至，并多处体现其学术思想，如在《续名医类案》卷十·痞门——冯治戚氏妇腹中有块作痛案按语中说"冯公此案，前人所未发，字字如良玉精金，后贤宜三复之"；又如卷七·疟门"冯治张子芳案"，魏玉璜评为"千古不传之秘"；再如卷十三·痿门"冯治李主政案"，魏氏高度赞赏为"羽翼轩岐，诚在此等，余子纷纷不足数也"。魏玉璜共选冯氏医案58例，使用全真一气汤方者25例，占43％以上，分布在中风、麻木、寒热、疟、痢、痞、虚损、吐血、痿、痛痹、喘、舌、咽喉、小便不通、跌扑、小儿痘、瘄疹、风痫、发热、哮及梅疮等21门病证中，其中原方应用13例，加减应用12例。每案用药皆以助脾土而温养肝肾之阳为主，其中人参、附子、白术动辄八钱，危重之时倍用、峻用，甚者"三日所用人参三十五两、附子六两、白术二十四两"，并且谆谆告诫后人："大凡治危笃症候，全在根本，调治得力，自然邪无容地。先哲云：识得标，只取本，治千人，无一损。"

现代有用全真一气汤于治疗顽固性心力衰竭［张志敏．全真一气汤配合西药治疗顽固性心力衰竭疗效观察．中国中医急症，2006（8）：714]、慢性阻塞性肺气肿［张志敏．全真一气汤治疗慢性阻塞性肺气肿78例．江西中医药，2005（7）：27] 等疾病的报道。

二、养心育脾和肝清肺滋肾补荣益卫膏滋丸方

1. 原方与主治

炙嫩黄芪四两（蜜水拌炒），当归身三两（酒拌炒），酸枣仁五两（炒熟临煎捣碎），熟地黄六两（铜刀切片），鸡腿白术四两（人乳拌透，晒干，炒黄），远志肉二两（先用甘草煎取浓汁，去甘草，入远志在内，煮去辣水，晒干用），制麦冬三两（用炒黄老米同炒燥，去米），白芍药二两四钱（蜜酒拌炒），杜仲三两（酒拌炒），续断三两（酒拌炒），明牛膝三两（酒拌蒸，晒干，焙）。上用莲子二斤，去心、衣，清水煎汁三十余碗，去莲肉，入前药，煎取头二汁，滤去渣，熬浓膏，收入后三味，为细丸。拣人参五两（研极细末），白茯苓、茯神各三两（研极细末），三味共研极细末，和前膏为丸。临睡白汤送下四钱，或大丸细嚼，津液送下，或白汤化服均可。此方温补益气，五脏并滋，可助后天之生发，气血之生长。冯氏用此方加减治愈多种患者，方后共附各类典型验案十八则，主要用于不育、小儿痘疹虚证、石疽、虚证受寒、吐血、小儿发热、梦遗、偏枯、小儿惊痫、解颅、疝痛、骨节疼痛、小便不通、难产、跌扑伤损等病证。

2. 古今发挥

此方为冯兆张创制。冯氏认为，凡五脏之精华，输归于肾，五脏精气常盛，则肾家亦充溢裕如。方中黄芪同人参补气为君，使阴从阳长，令无形生出有形。人参峻补元神，功力既大，不寒不热，性味平和，可扶危救绝，挽功于顷刻；而补虚益损，更能久服于常时，可阴可阳，随用俱捷，可寒可热，凭佐异功。和黄芪培元于表里，和归、术补益于阴阳，协枣仁以宁心，同熟地而滋肾，所向皆宜，五脏并益。当归养血，

酸枣仁酸性入肝，宁心养脾。熟地甘温养阴，既滋天一真水，复润诸经燥槁，一燥一润，上得为万物之母，四药共以为臣。远志抱心而色黄，故能宁养心神，因生脾土；味辣而兼淡，故能祛逐浊阴，真精乃生；辛散痰涎使心舍虚灵不昧，下济肾气使真精藏固无遗。用以共剂心、肾、脾三经之药，彼此互效成功，故用为佐。制麦冬同熟地、白术共剂，上可承母气而不窃，下可生子气而有余，但性略寒润，不能脾肺两兼，故用老米拌炒，去其弊而存其功，两经俱受其益矣，亦用之为佐。芍药甘寒入脾，酸敛入肝，既佐当归以和肝荣，复佐白术以养脾阴，赞助之功得力，补益之势益彰，用以为佐。杜仲能运行补益筋骨之间，复能调和补续于骨节之际，则身体轻强必矣。续断专调理于骨节之内，相须为用，骨节经络之间，并受其益，用以为使。牛膝引诸药强壮下元，且使浊阴下降，则清阳自能上升，但恐走下太速，酒蒸缓之，故用以为使。莲子清心而补心，健脾而固肾，煎汤和剂，则诸药功效更臻。苓、神共用，取苓之淡渗，佐白术以育脾；神能固守，佐枣仁以宁心，本一性二，功用便殊，并为佐。

三、保婴至宝锭子药

1. 原方与主治

留白广陈皮一两（炒），莱菔子一两（拣红润者，洗净，晒干，炒），蓬术一两（炒），三棱一两（炒黄），麦芽一两（炒熟，另磨净末），厚朴一两（姜汁炒），苍术一两（炒深黄），香附子一两（炒），草豆蔻一两（拣粗绽者，炒），鹅眼枳实一两（取新切而紧小者，炒），山楂肉一两五钱，神曲二两（打糊为锭）。上各制度为末，神曲糊和剂成锭，每锭重三至四分，每岁磨服半锭，不论何病，俱用生姜汤磨下。主治婴孩风痰发热、惊痛吐泻、积滞等症。

2. 古今发挥

冯兆张指出，此方传流甚久，先师秘授。婴儿吐、泻、惊、痛、发热诸证神效，张广心发济，敬陈此方，幸勿轻视。

四、六味地黄丸

1. 原方与主治

熟地黄八钱，山萸肉、干山药各四钱，泽泻、牡丹皮、白茯苓各三钱。上为末，炼蜜为丸，如梧桐子大。成人每服三丸，小儿酌减，空心温水化下，或水煎服。原方滋肾阴、补肝血，用于腰膝酸软、头晕目眩、耳鸣耳聋、盗汗、遗精、消渴、骨蒸潮热、手足心热、舌燥咽痛、牙齿动摇、足跟作痛，以及小儿囟门不合、舌红少苔、脉沉细数等证。

2. 古今发挥

此方出自钱乙《小儿药证直诀》。张秉成《成方便读》认为本方"大补肝脾肾三脏真阴不足、精血亏损等证"。冯兆张认为此方专补肾虚，兼理脾胃，不湿不燥，于脾肾两虚者甚得其宜。方中地黄味厚，为阴中之阴，补肾填精，以为君；山茱萸味酸归肝，乙癸同治，且肾主闭藏，而酸敛之性与之相宜；山药味甘归脾，安水之位而为臣；丹皮亦入肝，主宣通，佐山茱萸之涩；茯苓入脾，主通利，佐山药之滞，且色白属金，能培肺部，又有虚则补母之义；泽泻，一曰利小便以清相火，二曰行地黄之滞，引诸药速达肾经，三曰有补有泻，无喜功增气之虞，故用为使。

冯氏对此方非常推崇，称"此方为益肾之圣药"，加减运用极为广泛，如去牡丹皮，加五味子、补骨脂、菟丝子而成育脾固肾地黄丸，用治肾虚晨泻；加麦冬、阿胶而成阿胶地黄丸，用治金水两脏受伤，咳嗽吐红；加牛膝、麦门冬而成滋金壮水地黄丸，可养阴配阳，滋金壮水；加建莲肉、菟丝子而成双补地黄丸，取熟地黄、山茱萸以补肾精，莲肉、菟丝子以固肾气；加远志肉、五味子、麦冬而成清心滋肾地黄丸；加五味子、当归尾、柴胡而成滋阴肾气丸，用于儿科耳病，等等。

现临床多用于慢性肾炎、高血压、糖尿病、神经衰弱、甲状腺功能亢进症、肺结核、中心性视网膜炎、视神经炎，以及各种肿瘤晚期属肝肾阴虚者，此外还用于养生保健、延缓衰老，治疗早衰所表现的各类证候。

五、八味地黄丸

1. 原方与主治

干地黄八两，山药四两，山茱萸四两，泽泻三两，茯苓三两，牡丹皮三两，桂枝、炮附子各一两。上八味，为末，炼蜜为丸，如梧桐子大。每服十五丸，空心白汤下或用酒送下，加至二十丸，每日三次。原方功效为温补肾气，用于肾气不足，腰酸脚软，肢体畏寒，少腹拘急，小便不利或频数，舌质淡胖，尺脉沉细，及痰饮喘咳，水肿脚气，消渴，久泄。

2. 古今发挥

此方出自《金匮要略》，又名肾气丸、崔氏八味丸、《金匮》肾气丸、桂附八味丸、桂附地黄丸。冯氏对六味地黄丸、八味地黄丸推崇备至，认为前者乃"补阴阳之小剂"，后者为"救阴阳之大药"。水中求火，其明不熄；火中求水，其精不竭；补中有泻，久服而无偏胜之害；泻少补多，邪去而补愈见其效；相和相济，五脏俱宜。根本既荣，枝叶自茂，神功周匝，莫能外焉，欲出范围，反似画蛇添足矣。冯氏在临床中广泛运用该方加减，充分体现了其重视元阴元阳的学术思想，现举例如下。

冯氏认为土为万物之母，水为万物之源，身中之最重者也，若脾虚则土不能制水，肾虚则水不能安位，逆行而泛滥于皮肤，妄加攻逐，祸不旋踵。此方专补肾虚，去泽泻，佐以车前泄太阴之水，佐以牛膝开少阴之窍，则小便行而胀自已，且有益于真元也。可用治脾肾大虚，腰重脚重、小便不利、肚腹肿胀、四肢浮肿、喘急痰甚、已成蛊证，其效如神。脾胃虚寒之至者，丹、泽甚非所宜，减此二味，加牛膝、杜仲、鹿茸、五味子，则可用治命门火衰，不能生土，以致脾胃虚寒，饮食少思、大便不实、脐腹疼痛、夜多漩溺，或阴盛格阳、内真寒而外假热等症。若去附子，加五味子，即为八物肾气丸，可平补肾气，坚齿驻颜。去桂枝，加黄柏、苍术，即为二妙地黄丸，用治湿热内郁而为便浊。如湿多热少，附子七钱，黄柏五钱；如湿少热多，附子五钱，黄柏七钱。去附子，加五味子、麦冬，即为加味七味丸，可清肺金，补肾水，纳气藏源，引火归原。去附子，加当归、白芍，即为和肝滋阴地黄丸，多用于女科。去桂枝，加麦门冬、五味子，即为滋阴八味丸。如肾家偏于气分不足者，去麦冬、五味，加牛膝三两，杜仲三两，俱用盐拌炒，为末，用熟地八两捣烂入药，加炼蜜杵好为丸，每早空心送下四钱。如肺气不足者，生脉饮送服；有浮水未归原者，淡盐汤送服；如偏于阳虚者，独参汤送服或白汤送服。若去丹皮，加补骨脂、五味子、枸杞、紫河车、鹿角胶，即为壮阳固本地黄丸，用治元阳衰惫已极。

　　冯氏在《锦囊治疗方论》中，开篇即记载了金姓十四岁子患痫病，群医不效，用加味八味丸，空心淡盐汤吞，配合大料壮水煎剂，及调补气血养心清肺和肝之膏滋，调理两月而治愈的验案。冯氏更亲自实践证明了自己的学术思想："张因幼年读书过劳而常目病，今看书写字略多，便易于举发，发时唯以八味丸加牛膝、五味子者，每日食前各进五六钱，每日共有一两五六钱矣。外用以黄连钱余，入铜青分许，煎浓汁，洗净，两三次，俟红障少淡，再入人参二三分于内，温和洗之，则光还而能视物如故矣。"

六、升麻葛根汤

1. 原方与主治

　　升麻、白芍、甘草各一钱，葛根二钱。上为粗末，水煎，去滓稍热服，不计时候，每日二三服，以病去身凉为度，小儿量力服之。功效为辛凉疏表，解肌透疹。主治感受时气瘟疫，头痛发热、肢体烦痛，及麻疹初起，发而不透。

2. 古今发挥

　　此方出自《太平惠民和剂局方》。方中升麻、葛根辛凉解表，解毒透疹；芍药和营泄热；甘草益气解毒，调和诸药。四味合用，共奏辛凉疏表、解肌透疹之功。冯兆张用此方治大人、小儿时气瘟疫，头痛发热、肢体烦疼，及疮疹未发，疑似之间；以及脾脏发咳、右胁痛、痛引肩背及阳明发斑等症。冯氏认为，右胁乃脾胃之乡，肩者手阳明之脉，斑由胃热，胃主肌肉，升麻、葛根直入阳明而逐其邪热，佐以芍药，使以甘草，和其营，俾无伏匿之邪也。其治发斑，只宜于将出者。若已出而用之者，重虚其表，反增斑烂矣。

七、参苓白术散

1. 原方与主治

　　人参、茯苓、土炒白术、炙甘草、炒山药、炒白扁豆各四两，炒砂仁、炒桔梗、炒薏苡仁、炒莲肉各二两。上药共为细末，每服三钱，姜、枣汤调服，小儿量岁数酌减。功用为健脾益气，和胃渗湿。主治脾胃虚弱，食少便溏、四肢乏力、形体消瘦、胸脘痞塞、腹胀肠鸣、面色萎黄、舌苔白腻、脉细缓等症。

2. 古今发挥

此方出自《太平惠民和剂局方》。《张氏医通》名参术饮。方中人参、白术、茯苓、甘草补气健脾；山药、扁豆、莲肉补脾渗湿；砂仁醒脾；桔梗升清，宣肺利气，用以载药上行。诸药合用，共成健脾益气、和胃渗湿之剂。汪昂《医方集解》收载本方时，又加上一味陈皮，借其辛温苦降之性，更增行气健脾、燥湿和胃之效。冯氏认为，脾胃属土，土为万物之母，脾悦甘，故用人参、甘草、苡仁；脾喜燥，故用白术、茯苓；脾喜香，故用砂仁；心生脾，故用莲肉益心；土恶水，故用山药治肾；桔梗入肺，能升能降，所以通天气于地道而无痞塞之忧也。冯氏主要用此方治疗脾胃虚弱，不进饮食，或呕或泻。

现代多用于慢性胃肠炎、糖尿病、贫血、小儿消化不良、营养不良性水肿、慢性肝炎、慢性肾炎、蛋白尿及其他消耗性疾病，辨证属脾胃气虚夹湿者，亦可用于慢性支气管炎、肺结核等脾虚痰多者。

八、藿香正气散

1. 原方与主治

桔梗、大腹皮、厚朴、茯苓、紫苏各一钱，炙甘草各五分，藿香一钱五分。上药共为细末，每服二钱，姜、枣，水煎服，如欲出汗，覆盖衣被。功用为解表化湿，理气和中。主治外感风寒，内伤湿滞，发热恶寒、头痛、胸膈满闷、脘腹疼痛、恶心呕吐、肠鸣泄泻、舌苔白腻等。

2. 古今发挥

此方出自《太平惠民和剂局方》。原方中藿香芳香化湿、和中止呕，并能发散风寒；紫苏、白芷辛香发散，助藿香外散风寒，兼可芳香化浊；厚朴、陈皮、半夏曲行气燥湿，和中消滞；白术、茯苓健脾去湿；大腹皮行气利湿；桔梗宣肺利膈；生姜、大枣、甘草调和脾胃，且和药性。诸药合用，共成解表化湿、理气和中之剂。冯兆张认为，正气强旺则外无感冒之虞，脾胃健行则内无停食之患。稍有不足，外感内伤交作，以甘、桔、紫苏辛甘散其外邪，厚朴、大腹苦辛通其内滞，藿香为君主，内可和中，外可解表，统领诸剂成功，正气赖以复矣，故名藿香正气。冯氏多用此方治疗外感风寒，内伤饮食，头痛寒热，或霍乱泄泻，或作疟疾。现代临床主要用于夏秋季节性感冒、流行性感冒、胃肠性感冒、急性胃肠炎、消化不良等病属外感风寒、内伤湿滞者。

九、附子理中汤

1. 原方与主治

人参（去芦）一两，白术（土炒）二两，干姜（炮）一两，甘草（炙）二两，附子（制熟）一枚。每服八钱，水煎服。原治五脏中寒，口噤、四肢强直、失音不语，及下焦虚寒，火不生土，脘腹冷痛、呕逆泄泻。

2. 古今发挥

此方出自《三因极一病证方论》。方中附子、干姜大辛大热，脾肾双补，补火生土，温中祛寒之力较强，为君药；人参甘而微温，补气健脾，促进运化，是为臣药。君臣相合，甘温辛热，温补阳气。白术苦温，健脾燥湿，配人参复脾运而正升降，为佐药。炙甘草甘温，益气补中，缓急止痛，兼和诸药，为使药。诸药相合，共奏温补脾肾之功。适用于中焦虚寒较甚，或兼肾阳虚衰，火不生土者；或脾胃虚寒，风冷相乘，心（胃脘）痛，霍乱，吐痢转筋者。冯兆张认为："人有元阳，命曰真火，此火一衰，则不能生土，而资生之本大虚。今以附子回少火，干姜暖中州，而参、术、甘草为之补气，气旺则火足而脾土自能健运。经曰：气主煦之。又曰：寒淫所胜，平以辛热。即补火之谓也。夫心上、肾下、肝左、肺右，而脾独居中，中气空虚，四脏不能相生，得此方以理之，则万物之母安而四脏皆得禀矣，故曰理中汤。去参、术，即名四逆汤，为四肢厥逆者设也。"

十、用药心得

冯兆张对药物的选用十分重视，著有《杂证痘疹药性主治合参》一书，共收550余种药物，从药物学角度分别进行了详尽的论述，尤其对药物在杂证和痘疹中的应用进行了合参。该书为古今所未有，议论颇为独特。现举例如下。

（一）白术

冯氏认为，白术甘温，得中土之冲气，为补脾胃之第一品。其在气主气，在血主血，中气不足、脾胃诸虚之圣药。同枳实能消痞，同黄芩能安胎，有汗则止，无汗则发。太阴主生化之元，其性喜燥，其味喜甘，其气喜温，白术备此三者，故为中宫要药。每遇暴病大虚，中气欲脱之证，用此馨香冲和之味，托住中气，直奏奇功，不亚人参。但未若人参纯得阳和之气，可久服单服。热盛喘嗽、哮证、音哑烦渴、热毒烦躁者，并禁之。

（二）熟地黄

冯氏认为，熟地黄为补肾要药，养阴上品，六味丸以之为君，天一所生之本也。四物以之为君，乙癸同源之义也。九蒸九晒方熟，每见世人一煮透便以为熟地，误矣。

盖禀北方纯阴之性而生，非太阳与烈火交炼则不熟也。所以固本膏虽经日煎熬，必生熟各半而用之，观此可以见矣。如不如此，以生地煮熟便作熟地，通用地黄丸中，则寒凉之性未除。心肾之经各别，以心经寒凉之药为君主，以肾经温暖之药为臣佐，岂徒无益，反引寒性，既损真阳，复伤胃气。虚热者暂堪抵受，虚寒者立见沉疴。阴受其累，而莫能觉，惜哉！

（三）升麻

冯氏认为，升麻禀极清之气于九天，故元气不足者，用此于阴中升阳。如泻痢崩淋、脱肛遗浊等证，仗其升提。盖虚人之气，升少降多。经曰：阴经所奉其人寿，阳经所降其人夭。东垣摘入补中汤中，独窥其微矣。但气逆呕吐，上盛下虚者，切勿轻透。

（四）何首乌

冯氏认为，首乌补阴而不滞不寒，强阳而不燥不热，禀中和之性，得天地之纯气者也。熟地、首乌虽俱补阴，然地黄禀仲冬之气以生，蒸晒至黑，则专入肾而滋天一之真水矣，其兼补肝者，因滋肾而旁及也。首乌禀春之气以生，而为风木之化，入通于肝，为阴中之阳药，故专入肝经，以为益血祛风之用，其兼补肾者，亦因补肝而旁及也。一为峻补先天真阴之药，故其功可立救孤阳亢逆之危；一系调补后天营血之需，以为常服，长养精神，切病调元之饵。先天后天之阴不同，奏功之缓急轻重亦有大异也。况名夜合，复名能嗣，则补血之中复有补阳之力。岂若地黄专功滋水，气薄味厚，而为浊中之浊者，坚强骨髓之用乎？此张心得之见，乃古哲未为缕析，今人混用补阴，不亦误甚！

（五）肉桂

冯氏认为，桂附二味，虽具辛热补阳，然古哲立方，有二味并用者，有用桂不用附者，有用附不用桂者，确有成见，针线相对，毫难互借混投。今人勿究其微，但以其性辛温，或桂或附，任意取用。殊不知肉桂味甘而辛，气香而窜，可上可下，可横可直，可表可里，可补可泻，善通百脉，和畅诸经，鼓舞气血。故健行流走之效虽捷，但性专走泄，而温中救里之力难长，未免进亦锐，退亦速也。至于附子气味大辛，微兼甘苦，气厚味薄，降多升少，从上直下，走而不守，其救里回阳之功及引火藏源之力、温经达络之能，是其所长。非若肉桂辛甘，轻扬之性，复能横行达表，走窜百脉也。一则味甘而兼辛，所以既补命门，复能窜上达表，以救阳中之阳，更为后天气血营卫分之需也。故纯以大温峻补中气，真阴真阳，救里为事者。或二味并投，或君以参术，佐以附子为用，如八味丸桂附并需，参附汤、术附汤、理中汤之类勿用肉桂是也。如欲温中兼以调和气血，走窜外达，顾表为事者，则以培补气血之药为君，而单以肉桂一味为佐使，如参芪饮、十全大补汤、人参养荣汤之类，勿用附子是也。如是则表里阴阳轻重之义昭然矣，岂容混投假借乎！

（六）栀子

冯氏认为，栀子轻飘象肺，故独入肺家，泄有余之火，种种功用，皆从肺旁及也。大苦大寒，损胃伐气，虚人忌之。世人每用治血，不知血寒则凝，反成败证。治实火之吐血，顺气为先，气行则血自归经。治虚火之吐血，养正为先，气壮则自能摄血。此治疗之大法，不可稍违背者也。如误用栀子，受其害也必矣。

（七）酸枣仁

冯氏认为，枣仁乃心、肝、胆三经气分之药，虽能宁心，更能宜肝。故若肝旺、烦躁不宁者，及心阴不足、惊悸恍惚者，必同滋阴和肝养心之血药相佐而用，其功乃见。否则，心气无阴以敛，肝气得补而强，益增烦躁矣。乃古人未之发，何也？性油而润，滑泻者禁之，且其奏功者全仗芳香之气，以入心入脾也。必须临用方炒熟，研碎入剂方效；若炒久则油臭不香；若碎久则气味俱失，便难见功矣。

（八）豆

豆经蒸罨，能升能散。得葱则发汗，得盐则止吐，得酒则治风，得薤则治痢，得蒜则止血，炒熟又能止汗，亦要药也。生大豆，除胃热，解诸毒；黑豆，能解毒和诸药，兼利小便，不论虚实寒热皆可用。生豆腐，治痘疮不起，用此极攻脓解毒，如乡间无药，煮熟极妙，是以用治痘毒获效。黄豆，能发痘毒，壳烧灰为末，善掺烂痘，如痘风癣，以痘壳煎汤洗。豆豉须新者佳，痘疹发表解肌，辟恶除烦亦用。

第七节　序年纪事

冯氏生卒年月不详，当生于17世纪明代崇祯年间，卒于清代康熙年间。

7岁，父亲去世，并在慈母严格管教下攻读儒业。

13岁开始学医，从师访道10余年，行医于两浙，并负盛名。

长寄燕京20余年，名声鹊起，誉满燕地；并六上京师，不仅平民百姓，且"名誉极甚公卿间"。

清·康熙三十三年（1694）《杂证大小合参》辑入《冯氏锦囊秘录》，《杂证痘疹药性主治合参》成书。

清·康熙四十一年（1702）《痘疹全集》成书。

清·康熙六十一年（1722）《冯氏锦囊秘录》初刊。

（袁久林　陈梁　高修安）

参考文献

1. 冯兆张. 冯氏锦囊秘诀 [M]. 北京：人民卫生出版社，1998

2. 谢观，等. 中国医学大辞典 [M]. 北京：中国书店，1988

3.《中国医籍大辞典》编纂委员会. 中国医籍大辞典 [M]. 上海：上海科学技术出版社，2002

4. 李经纬，林昭庚. 中国医学通史（古代卷）[M]. 北京：人民卫生出版社，2000

5. 朱锦善. 小儿体质学说的学术争鸣 [J]. 中国中医基础医学杂志，2003，9（11）：14

6. 许文忠. 魏玉璜组方思想再探 [J]. 北京中医药大学学报，2003，27（5）：7

第二十一章　夏鼎

第一节　概述

夏鼎，字禹铸，号卓溪，安徽贵池人，清代康熙年间著名儿科医家，具体生卒年月不详。夏鼎家学渊源，通岐黄术，尤精于儿科，长于小儿推拿术。其儿科专著《幼科铁镜》于康熙三十四年（1695）刊行。夏氏小儿医术，以"望颜色，审苗窍"为大宗旨，主张"望面色，审苗窍，从外知内""五脏各有所司，从外知内"，形色苗窍并重。于"惊、痫、痉"三证及热疟辨治尤有心得。治疗则以方药与推拿并重，兼以艾灸及灯火燋，临证审度病情，灵活运用，多有起死回生之功。

夏鼎擅长推拿灯火。推拿方面，对经穴、适应证、推拿手法等做了全面系统的论述，强调推拿必须辨明患儿五脏六腑、气血、表里、寒热、虚实、风痰，在《推拿代药赋》中创造性地阐发"推拿代药"的论点，提出推、拿、揉、掐四种不同的手法相当于药性之寒、热、温、平。其还长于用灯火治疗小儿科急症，如脐风用灯火十三燋，治惊有"定惊元宵火"。夏氏从多年临证中总结出独特的理论及方法，极大地推动了儿科推拿疗法的发展。

夏鼎辨治惊风尤详，将急惊风病机归纳为"热盛生风，风盛生痰，痰盛生惊"，慢惊风是"汗久亡阳，吐久亡胃，泻久绝脾，成难起之疾""慢证者，脾虚也"。在治疗上提出急惊风应"疗惊必先豁痰，豁痰必先祛风，祛风必先解热，解热必先祛邪""豁痰以疗惊，祛风以止掣"，慢惊风因"疗惊则无惊可解，祛风则无风可祛，除痰则无痰可除，解热则无热可解"，脾胃虚极是其主因，故治疗当"唯补脾虚"。

夏鼎重视医德，在《幼科铁镜》中首先提出"九恨""十三不可学""十传"，要求行医之人必须要提高自身修养；其虽为世医，但敢于打破封建社会"医不妄传人"的陋习，将家传经验毫无保留地公之于众，不愧为德艺双馨的儿科大家。

第二节　生平、治学与古今评鉴

一、生平考略

夏鼎，字禹铸，号卓溪，安徽贵池人，生卒具体年代不详，主要生活在清代康熙年间。

夏鼎家传世医，其父夏初明亦为当时名医，长于小儿推拿及杂症诊治。夏鼎自幼随父学习岐黄之术，同时工八股文，兼学武艺，并于康熙八年（1669）得中武举人。康熙十二年，夏氏上京都赶考，目睹清廷腐败，遂无意于功名，而专心务医，广传其方，治愈儿科诸多疑难重症，一时名震京都，有"起死回生"之誉。有人一再请留在太医院，他坚辞以"老母在堂"，执意还乡，一生在乡为民治病，年老自称"贵池卓溪叟"。夏氏尝言："予两代以医术济人，共约七十余年，治活婴儿不下百千万数。"

二、师承治学

夏鼎学术思想主要体现在其所著《幼科铁镜》中，全书共六卷，涉及医德、诊法、推拿及灯火疗法、惊痫痓等疑难症及小儿常见病症的辨治、方药应用。书中不仅载有独到的儿科学术经验、精湛的内外兼用治法，而且富有高尚的医德思想、丰富的医学文化内涵。

（一）禀传家学，博采众长

夏鼎幼承庭训，少年开始涉猎岐黄之学，在书中以"先君初明曰""初明曰"开头的论述均为其父之临证经验，夏氏关于惊风及痫证的辨证主要得传于其父。《幼科铁镜》也是夏氏父子几十年临床实践的结晶，全书宗医学源头《内经》之旨，采纳历代先贤之长。文中还引用《内经》《伤寒论》《易经》《难经》等理论来分析小儿的病因病机。如在讨论咳嗽证治时，他首先立论《内经》"五脏六腑皆令人咳，非独肺也"及"风寒暑湿燥火，六淫侵肺，皆令人嗽"之说，指出"此仅言咳嗽之大纲，卒未透发六淫侵肺之颜色，与脏腑俱嗽之分别"，接着运用五行生克制化关系详细阐发自己的观点，并借用《易经》未济与既济两卦的卦象来说明水火不相交济的咳嗽病机。对于面部望诊也运用了卦象来加以论述，"面有五位。五脏各有所属：额属心，离火也；左腮属肝，震木也；右腮属肺，兑金也；唇之上下属肾，坎水也"。在学术上，夏氏推崇儿科鼻祖钱乙和儿科名医万全，继承了钱乙重视小儿望诊的衣钵，注重脏腑辨证及五脏间的生克制化关系，其对疳疾的辨治与钱乙一脉相承；对于钱乙创制的方剂，如泻白散、泻黄散、异功散、六味地黄丸等的运用，也颇有心得。夏氏认同万全重视顾护小儿脾胃的观点，诸多病证均从调理脾胃着手；此外在附录《诸汤方》中更是照搬了万全《幼科发挥》"附"的诸方，方剂的排序也完全一致，虽然天保采薇汤在《幼科发挥》中也是列于诸方之首，但万全如何使用此方在书中并未得到体现，而夏氏则广泛运用此方治疗诸多病证，使天保采薇汤在儿科经典名方中占有一席之地。

（二）务实求真，勇于创新

夏虽然崇古尊经，但师古而不泥古，《幼科铁镜》所述论点及经验皆从临床实际出发，论证客观，实事求是，注重实效。在《凡例》中他即称本书为"发造物未发之秘，补先辈不足之书"，凡注有"夏禹铸曰"者，"其中多出己见，发明至理"。在《凡例》中他特别强调："是书洞决死生，俱属先君从百千婴儿中侦察出来的；辨明形状，俱属先君从百千婴儿中体认出来的；治法药味，俱属先君从百千婴儿中尝试出来的"；并反复强调所绘穴图是经"两代考察，毫不舛错"的；而所载推拿，"俱属必效，不准者……尽行删汰"；其所载方药，也是"历验始载"的。在书中，夏鼎常列多个病案以证明其论不虚，对于这些验案，夏氏均写出患者真名，以取信于人。他说："余常见大方脉书垂效案，无一姓氏，似属虚诞。卓溪叟附录必书姓氏，断不敢谬。如有借名，是书一出，将何以对效案中诸君子乎？"其治学之严谨，由此可见一斑。

夏氏对于前贤的不足甚至谬误，也敢于从临床实际出发，毫不隐晦地提出批评，并能在前人基础上多有发挥和创新。如在介绍《卓溪家传口诀》时，便说明"前辈相传不效者删之，两代经验过者补之，亦有诀传不明者，出己见以阐发之"。如前人谓"啼哭声从肺里来"，无声则肺绝；他通过实践指出，"若因痰蔽声难出，此在医家用妙裁"。

他还认为《内经》"胃虚则吐，胃热则呕"之说"殊属大谬"，指出"吐固有虚，常亦有热；呕固是热，却亦有寒……二证各有虚、热，不可拘执，唯望面色唇色之间，红则热而淡则虚"；对于《内经》"胃虚则吐，脾虚作泻，脾胃俱虚吐泻兼作"之论，夏氏批曰"此言极谬"，指出临床所见小儿吐泻症情复杂，有先泻后吐，有先吐后泻，有兼寒症，有兼热证，有兼积滞，治疗当用不同的治法与方药。在《辨痢疾》篇中，夏氏认为朱丹溪"痢无止法，以通利为主"之说"亦不尽然"，指出"痢疾有寒有热，白者虚寒也，红者实热也。治以调脾为主"，他详细列举十二种不同症情小儿痢疾，分别采用不同的治法，选配各种适宜的方剂来说明之，如兼虚怯而痢者，有夹冷而痢纯白或乳食不消者，则当补当温。最后又举自己长子患痢（脾虚之极），不用清利，而用补剂六君子汤获愈的效案为例以证之。

在治疗方面，夏氏提出运用药物、针灸、推拿、灯火等多种疗法综合治疗儿科疾病，特别强调推拿疗法和灯火燋法对救治儿科急症危症的重要作用，在中医儿科治疗学上尤具创新意义与价值。

（三）济世活人，医德高尚

夏氏父子不仅医技精湛，还具有很高的医德修养。在《幼科铁镜》卷首就立"九恨""十传""十三不可学"等专论，揭露批评误人庸医的种种歪风劣行，提出业医者应当具备的医德医风。他说"余生平来，凡嫉我、欺我、负我、饵我，以及无故加我者，辄过而忘，独于幼科庸医而恨之，且恨之有九，何也？常见艰于嗣息者，于穹苍，于宗祖，于名山，祷无不至，一旦举子，庆也何如。及病付医，轻者重之，生者死之，其饮恨也又何如？余，抱公愤人也，遂引人恨为己恨……以九恨作醒人擘头之一棒也"。"十三不可学"则将品行不端和缺乏修养的人列为不可学医对象，如"残忍之人必不恻怛，不可学""宿怨之人借此报复，不可学""贪婪之人必以此网利，不可学"；在"十传"中，夏氏详细介绍了家传的儿科医治方法，强调指出：许多治法关乎患儿生死，"生死关头，何可秘而不传"。夏氏在行医中身体力行，其"两代救治婴儿，从不受谢一文"，不仅如此，夏氏倾囊将父子两代七十余年积累的儿科医技，毫无保留地笔之于书，使其得以推广流传，让更多人受益，其精湛的医技与高尚的医德医风令人感佩敬仰。

三、古今评鉴

1. 沈应奎《幼科铁镜》序

遇有病相符，无医可就之时，亦可按法救治，不致为庸手所误，诚医门之铁案，幼科之宝镜也。

2.《四库全书总目提要》贵池《县志》

工小儿医，起死回生，百试百验，其自述所学出于其父初明累世之传，皆经验可据，其治法方药与推拿并重，亦时兼灯火燋及艾灸。

3.《中医人名辞典》

夏氏精通医术，尤善小儿医，临证多奏奇功，有起死回生之誉。于小儿推拿术多有见地，为后世医家所宗。

4.《中医人物词典》

夏氏长于小儿推拿及杂症诊治，对推拿尤其重视。所述儿科注意事项及儿科药性赋等，均有特色。论儿科诸证，每有独到见解。

第三节　主要著述

《幼科铁镜》

（一）内容提要

《幼科铁镜》于康熙三十四年（1695）刊行。全书共6卷，卷一为儿科须知、九恨、十三不可学及小儿推拿法，论述医德及儿科医生应注意的若干事项；详述推拿、针灸、灯火疗法的具体应用，并图绘各穴；卷二论小儿诊法及脐风、胎寒、胎热等初生儿各证证治；卷三论惊、痫、痉证证治；卷四至五论麻疹，伤寒及诸杂症的辨治；卷六论药性及方剂的应用，列诸方75首。

《幼科铁镜》论点鲜明，学术见解精辟，且多有独到发挥，切用临证，所载方法系家传经验总结，书中所用方药和推拿手法，多属有救验者，此书虽篇幅不多，但从中反映出夏鼎崇尚医德，反对庸医，对医技不私不秘，文风质朴，科学求实，勇于创新的治学思想，为一部久负盛誉的儿科佳著。此后，陈复正的《幼幼集成》、鲍相璈的《验方新编》多引用夏氏学说。清雍正时，此书被编入《钦定四库全书》，二百多年间多次出版发行，影响较大。《四库全书总目提要》载贵池《县志》有传，称其"工小儿医，起死回生，百试百验，其自述所学出于其父初明累世之传，皆经验可据，其治法方药与推拿并重，亦时兼灯火燋及艾灸"。

（二）版本流传

《幼科铁镜》现存的版本：清康熙三十四年（1695）乙亥本，为现存最早版本；清康熙间三多斋刻本、三让堂刻袖珍本，清道光十年庚寅（1830）扫叶山房藏版，清道光二十九年乙酉（1849）同善堂重刻本，清同治三年甲子（1864）扬州文富堂刻本，同治九年庚午（1870）金陵授经堂刊本，清光绪三年丁丑（1887）重刊本，清光绪二十一年（1895）贵池刘氏信天堂重刻本，清光绪二十九年癸卯（1903）养浩书屋藏版，宣统元年己酉（1909）海丰吴氏刻本，宣统文元书店石印本，文渊堂刻本，友兰堂刻本，上海铸记书局石印本，1914年刘氏唐石簃汇刻《贵池先哲遗书》第27种单行本，1958年上海卫生出版社铅印本。据统计，现存《幼科铁镜》的各种版本达60多种。

（三）古今评鉴

傅维康《针灸推拿学史》

《幼科铁镜》特别重视应用小儿推拿法治疗各类儿科疾病，内容虽不多，仅为儿科病治法之一，但多效、简便，受到后世医家重视。

第四节　学术思想

夏鼎家学渊源，医术得传于其父，尤精于儿科。临证强调望诊，重视脾胃，辨证注重五脏生克，精于推拿灯火，辨治惊风尤详。其学术思想在其著作《幼科铁镜》中得以体现。

一、四诊尤重形色苗窍

夏鼎宗《内经》"视其外应，以知其内脏，则知所病"之旨，结合家传儿科经验，在《幼科铁镜》"凡例"中明确指出："是书唯以望颜色、审苗窍六字为大主脑"。在卷一又发挥前人之说，从理论上阐述望色审窍在儿科诊断中的重要作用，并将其称为"看病秘诀"，在卷二又专立《望形色审苗窍从外知内》篇，总结了"望面色，审苗窍"为主的诊断方法。同时他还极为重视对患儿形体和动态的观察，望形色与审苗窍并重，也是夏氏诊断小儿疾病的独到之处。他认为小儿"六脉未全，切无可切""于未言时，问之无可问，即于能言者问之，多不以真对""小儿初病之时，声音或不失其常，至病久而气衰，气衰而声失，闻之无可闻"，而"小儿病于内，必形于外。外者内之著也。望形审窍，自知其病"，故应"以望为主，问则次，而切则无矣"。并进一步提出"凡症俱有颜色可望，苗窍可审""病纵难知，瞒不过颜色苗窍；症即难辨，莫忽略青白红黄。面上之颜色苗窍，乃脏腑气血发出来的，颜色之红黄青白，乃寒热虚实显出来的"。凡形体壮实者，病多实证；形体羸弱者，病多虚证。所以他在儿科诊治中，以形色、苗窍为依据，辨证施治，屡获奇效。如方姓有子案，生七日内不吮乳，他医误作脐风，夏氏根据望诊，见其唇燥极，面色红中带暗，烧热亦甚，认为不吮乳之故必是牙关肿硬。用针于骨合处各一针出血，放手即乳。复用连翘、灶心土、木通煎服即愈。在《幼科铁镜·望形色审苗窍从外知内》篇中，夏氏详细论述了望形色苗窍的方法，内容翔实，颇为实用，归纳如下。

（一）望五脏苗窍

心在窍为舌，舌红紫为热、肿黑为心火、淡白为虚；脾之苗窍在鼻准、牙床、唇，鼻红为燥，牙床红肿为脾热、惨黄为脾败，唇红紫为热、淡黄白为虚、漆黑为脾胃将绝；肺之苗窍在鼻孔，其干燥为热，流清涕为寒；肾之苗窍在耳、齿，耳鸣则气不和，齿如黄豆，肾气绝；肝之苗窍在目，目勇视而转晴者为风，直视肝气将绝。

（二）望目五部

黑珠属肝，纯是黄色，为凶症；白珠属肺，色青，肝风侮肺；淡黄，脾有积滞；老黄色，肺受湿热；瞳仁属肾，发黄而无光彩，肾气虚；大角属大肠，破烂，肺有风；小角属小肠，破烂，心有热；上皮属脾，肿为脾伤；下皮属胃，青色胃有寒；上下皮睡合不紧，脾胃虚极。

（三）望六腑之表以知五脏之里

心与小肠相表里，小便短黄涩痛，心热，清长而利为虚；脾与胃相表里，唇红而吐，胃热，唇惨白而吐，胃虚，唇色平常而吐，伤胃；肺与大肠相表里，大便秘结为肺火，肺无热而便闭，必血枯，脱肛为肺虚；肝与胆相表里，口苦为肝旺，闻声著吓肝虚；肾与膀胱相表里，筋肿筋痛，肾水之寒气入膀胱。

（四）望面部五色

心主红，面红者热；脾主黄，面黄者脾伤；肺主白，面白者寒；肾主黑，面黑而无润泽，肾气败；肝主青，面青者痛。

在临证中，夏鼎将色、窍、形参合起来灵活运用，于诊治疾病有极大帮助。在"方新衍第五郎患麻症"一案中，初医误以六一散除热，夏氏见"其舌纯紫，两唇燥裂，大小二便皆秘，声嘶不已"，以连、柏、木通服之，大便刮白如冷痢。他认为此症乃下元为六一散寒冷所滞，致火不下降，随用炒盐熨脐下，仍以黄连倍服之，果下燥矢。此为苗窍辨真效案之一例。

（五）望"宝色"察生死预后

夏氏在对危重疾病的诊查中，还通过望"宝色"来判断病情轻重、生死预后，有其独到之处。"宝色"即有神之色，有宝色者生，失宝色者亡。他在《卷一·死症辨》中指出："面黄四肢肿，若黄有宝色，补脾行气自消，却非死症。"在《卷三·慢症》中，对于脾虚慢症，"唯于面上看宝色，脾胃间探消息，生死便了然在目矣"。书中还记载了相关的医案，如《卷三·辨痓病》邻邑石埭沈苍锡独子案中，患儿"了不出声，通身烧热，面白虽惨，宝色内存，皮不轻浮光溜"，夏氏详察后认为是"病久肺气已虚，屡致惨哭气丧，丧气以致无声"，以"宝色内存"，不属不治之症，"唯照色用剂，以天保采薇汤外加冬花一钱，薄暮煎服，夜半热退"，患儿转危为安。又如《卷四·辨伤寒》张中尊媛案，"邑中医曾治十余日不愈……接余治。婢方抱出，离座五六步外，望见面上光光浮浮，毫无宝色。余曰：不须抱近，请回。中尊问症若何？余曰：肺气已绝，不可治矣。明日果死"。

（六）对指纹诊法提出异见

夏氏父子在对患儿"间亦摹看筋纹"的过程中，发现"摹看筋纹"并不能客观反映患儿病情。例如，按照该诊法流传歌诀，"筋透三关命必亡"，但临床中"常见筋透三关竟无病者，亦有病时透三关而必不亡者……殊不知解"。通过大量病例的积累，他认为"指面筋纹，生来已定，岂因咳嗽而变为反弓，惊积而化为鱼刺？不足以反映脏腑病变"，并在《卷一·十传》得出"摹看筋纹，了无证验"的结论，还在《卷一》专门写了《摹看手指筋纹乃医家异教说》，将看指纹斥为医家异教而予以彻底否定，告诫儿科医生"幸勿执迷不悟"，以免误诊。

二、详述五脏辨证

儿科五脏辨证方法由宋代钱乙创立，对后世医家影响深远，夏鼎不仅能在临证中灵活运用，还根据自己的实践经验有所发挥，也进一步补充完善了五脏辨证方法。

夏鼎认为，临证之时辨证至关重要，"奇症奇医，然而无奇也。人唯辨之不真，以故药之不效""凡小儿病有百端，逃不出五脏六腑，气血症虽多怪，怪不去虚实寒热风痰"。从卷二中已体现出其辨证特点主要是通过望形色、审苗窍，以脏腑气血为中心，来辨明表里寒热虚实。

《幼科铁镜·望形色审苗窍从外知内》篇对辨证方法进行了详细阐述，还设"辨脾实热虚热""辨脾湿""辨肺热肺寒肺虚""辨心实热虚热""辨心经热极似寒"等专节加以发挥及强调。如脾之实热与虚热的辨别，关键在观察唇之深红与惨白，脾实热则唇心红燥而裂，脾虚口虽渴而唇必惨白。辨脾湿之关键在于观看面唇之颜色，其候为"面暗而不泽，唇晦而不红"。辨肺热、肺寒、肺虚时，"肺热右腮红，至申酉时，其红更盛，或大便闭结，或身热，或喘急而咳嗽，或嗽不出而面壅赤无痰，或口渴气莽，或鼻门干燥，且燥破生疮，皆肺热也；肺虚，面色惨白，外无感冒"。辨心实热、虚热，重点观头额，舌与小便，心热额色红燥，或舌红紫，或舌红面肿，或小便赤，赤而涩，涩而痛，或烧热，皆心热也；虚热症，面白唇舌惨淡，小便清利，口亦作渴。心经热极似寒证，症状与体征相反，此时辨证，尤须小心，"额不红，舌不红肿，小便不赤涩，乃热蕴于心，不形于窍，不传于色；口气如焚，睡中齿如错锯，口必狂言，啼哭泪多，此热极似寒也"，热极"口气如焚"，似寒可"小便不赤涩"，又"有寒极似热者，面色红如水红桃花，口渴而唇不干燥。舌不红紫，大便青色，小便清长，此寒极也；似热也，因有红色，口有渴形故也"（卷四·辨伤寒）。

三、重视脾胃元气

夏鼎非常重视脾胃对小儿生理病理及疾病的影响，其顾护脾胃、从脾论治多种病症的思想在临证中也多有体现。

夏氏认为"脾土为一身之母也""专司元气""主乎脾者，气之元也……脾之元气，犹每岁之为生为长，为收为藏，内运之气也"。脾胃主运化水谷，输布精微，为后天之本，气血生化之源，脾气健运，则元气充足。"脾肺内有伤，皆从外入"，若因喂养、调摄、治疗不当，皆可损伤脾胃，发生多种病症。"如父母舐犊过爱，则饮食伤脾"，诸如吐泻、腹痛、痢疾、疳疾、黄疸等均与脾胃直接相关。此外一些小儿杂证及疑难病症也须考虑脾胃的影响，如脾胃虚寒之脾家烧热；脾胃两虚、脏寒肠痛之夜啼；脾虚泄泻之自汗。小儿多睡嗜卧也是"脾气虚弱，健运之令不行"；肿胀之气肿为"脾胃虚弱……土弱不能生金，虚气上攻乎肺"所致，肿胀之水肿则因"脾虚不能制水，水反侮土，上冲乎肺"而起。而小儿血证，也有"脾胃有伤，营卫虚弱，故血失常道而妄行"者。至于慢症（慢惊风），夏氏一针见血地指明是"脾胃虚极""虚极则脾失元气""盖症至此，胃气大肠两腑俱败，若虚而不绝，虽久能生。如胃气将尽，万不可活"。

虽然脾胃受损、脾胃虚弱可致多种病症，但夏氏在治疗用药上并不庞杂，虚实补泻，条理井然。针对脾胃虚弱或虚寒诸症，注重温补，习用六君子汤、小异功散、理中汤、补中益气汤、四君子汤化裁以补之，其中尤以六君子汤的使用最多；随证常加附子、炮姜等温阳药，使脾得阳则运。而用于治疗慢症的固真汤，由四君子汤加附子、肉桂、黄芪、山药组成，也体现了"补之""温之"的主旨。针对脾胃受损之实证，如夹食伤寒、伤食腹痛及吐泻，夏氏多用消导二陈汤加减；脾胃有热之吐泻，予五苓散加竹茹；而肿胀之水肿，则以胃苓汤实脾利水。在汤药的煎煮上，常加姜枣为引，如六君子汤、固真汤、小异功散、四君子汤、清脾饮、八珍汤、藿香正气散，在内可温补中焦，助脾胃运化，在外有调和营卫、扶正祛邪的作用。此外，夏氏还推崇黄芪能

"温分肉，实腠理，益元气，外固表虚之盗汗，内托阴证之疮疡，乃脾家气分之第一种固虚药"，并感叹部分医家"把扶正气的一味圣药看坏了，致令脾气弱症，卒不敢用"，希望为医者牢记黄芪药性，大胆使用。

四、精于小儿推拿，创灯火疗法

夏鼎十分重视推拿和灯火疗法，将推拿列为卷首，采用图文并茂的方式，以较大篇幅详细介绍常用穴位和操作程序。他强调在推拿前，应辨明表里、寒热、脏腑、虚实，"病知表里虚实，推合重症能生。不谙推拿揉掐，乱用便添一死"。手法应补泻恰当，才能取得疗效。切不可乱推乱拿，不但无效，反而加重病情。

夏鼎在前人的基础上，继承和发挥了小儿推拿经穴定位。在书中绘制了八幅推拿经穴图，标明各穴所在部位及作用，包括面各穴图、掌面推三关退六腑运八卦图、掌面水底捞月引水上天河至洪池图、手背面推上三关揉五指节图、虎口合谷穴图、脚各穴图、身面用灯火图、背面肺俞各穴图。详细介绍儿科疾病推拿、灯火燋的常用穴位及注意事项。夏氏还纠正了前人对手之三关、六腑、大指之脾位及五指之上下、两脚穴位之谬误。如前人根据医书上画拇指为侧面，又在旁注"脾土"二字，误将脾土穴定在拇指桡侧缘，故推之不效，夏氏根据自己的实践经验，分析脾土穴应在拇指螺纹面。还有在"直推法"中，前人将指根往指尖推为上，他认为指尖为梢，梢为末，四脏俱推上为补、下为泻，唯肾相反。

夏鼎在"卓溪家传口诀"中介绍了各经穴的适应证及推拿、针灸、灯火疗法，"天庭逐掐至承浆，以掐代针行气血；伤寒推法上三关，脏热专推六腑间，六腑推三关应一，三关推十腑应三，推少应多为调燮，血气之中始不偏；肩井穴是大关津，掐此开通血气行，各处推完将此掐，不愁气血不周身；病在脾家食不进，重揉艮宫妙似圣，再加大指面旋推，脾若初伤推即应；头痛肚痛外劳宫，揉外劳宫即见功；心经热盛作痴迷，天河引水上洪池，掌中水底捞明月，六脏生惊那怕痴；婴儿脏腑有寒风，试问医家何处功？揉外劳宫将指屈，此曰黄蜂入洞中；揉掐五指爪甲时，有风惊吓必须知，若还人事难苏醒，精威二穴对拿之；胆经有病口作苦，只将妙法推脾土；大肠侧推到虎口，止泻止痢断根源；揉脐兼要揉龟尾，更要推揉到涌泉；肾水小指与后溪，推上为清下补之，小便闭赤清之妙，肾虚便少补为宜；白睛青色有肝风，鼻破生疮肺热攻，祛风却用祛风散，指头泻肺效与同。鼻准微黄紫庶几，奇红带燥热居脾，大指面将脾土泻，灶土煎汤却亦宜。太阳发汗来如雨，身弱兼揉太阴止，太阴发汗女儿家，太阴止汗单属女。眼翻即掐小天心，望上须将下陷平，若是双眸低看地，天心上掐即回睛。"这些精辟的论述对小儿推拿的发展起到了推动作用，至今仍在临床广泛使用。

在《推拿代药赋》中，夏鼎创造性地提出"推拿代药"的论点，并强调"代药五十八言，自古无人道及，虽无格致之功，却亦透宗之赋"。他同时指出药味既不可误投，推拿又何可乱用。并详细列举了何推代何药，某拿抵某味，对推拿的作用与药物功效之间的关系做了比较。"寒热温平，药之四性，推拿揉掐，性与药同"，如"推上三关，代却麻黄肉桂。退下六腑，替来滑石羚羊。水底捞月，便是黄连犀角。天河引水，还同芩柏连翘。大指脾面旋推，味似人参白术。泻之则灶土石膏。大肠侧推虎口，何殊诃子炮姜。反之，则为大黄枳实。涌泉右转不揉，朴硝何异。一推一揉右转，参术无差。食指泻肝，功升桑皮桔梗。旋推止咳，效争五味冬花。精威拿紧，岂羡牛黄贝母。肺俞重揉，漫夸半夏南星。黄蜂入洞（儿曲指重揉外劳宫），超出防风羌活。捧耳摇头，远过生地木香。五指节上轮揉，乃祛风之苍术。足拿大敦鞋带（仆参穴），实定制之钩藤。后溪推上，不减猪苓泽泻。小指补肾，焉差杜仲地黄。涌泉左揉，类夫砂仁藿叶。重揉手背，同乎白芍川芎"。

此外，夏鼎对灯火疗法特别重视，他认为"载明灯火艾灸，俱起死回生之法"，在诸如惊风、阳痫、脐风、寒邪内伏、恶核瘰疬、麻毒内陷等许多急重危患者的救治中，夏氏都离不开如"拿精威穴"和"烧元宵火"之类的推拿和灯火疗法。如对脐风初发，口不撮，微有吹嘘，眉心鼻准有黄色者，创用"灯火十三燋"，即用灯火在囟门、眉心、人中、承浆、两手少商、脐周、脐带等13处各灸一燋，对于撮口服药不便的患儿，不失为较好的治疗手段。

第五节　临证经验

一、惊风

（一）急惊风

在《幼科铁镜·辟诸惊名之谬》中，夏鼎首先强调应对惊风病名进行规范和统一。对某些医生将惊风过程中出现的一些症状用蛇丝惊、马蹄惊、鲫鱼惊、乌鸦惊等定名进行批评，指出使用"蛇丝惊"等诡名易误导医者诊治，甚至有时医将其误为筋病，而用铁针挑筋破肉。夏氏认为惊是惊吓，先有内伤，复来外感，肺窍痰迷，心无所主，着惊而发。

关于急惊风的病机，夏鼎认为小儿惊有痰盛、风盛、热盛之别，与心、肝、脾、肺诸脏有关，他极其精炼地指出："惊之不症，症属有余""惊生于心，痰生于脾，风生于肝，热生于肺""热盛生风，风盛生痰，痰盛生惊，此贼邪逆克必至之势"，由此揭示了痰、热、惊、风四证在病机方面的内在联系。临证当细辨其证候之孰轻孰重。凡见证以惊厥昏迷为重，此"脾痰入肺""痰盛发惊"；见证以四肢抽搐为重，此"肝风入筋""风盛发惊"；凡证除惊厥、四肢抽搐等证外，又见高热口渴为甚者，此"外邪入肺""热盛发惊"。

在治疗上，根据痰、热、惊、风四证，"疗惊必先豁痰，豁痰必先祛风，祛风必先解热"。"解热又以何者为先乎？肺主皮毛，皮毛为贼邪入内之门户，彼风寒暑湿燥火六邪之来，皮毛受之，即入犯乎肺"，故提出若解热必先祛邪的治疗原则；治当分证投剂，始能切中病机。他根据家传方法，结合个人的临床经验，详细阐述治惊的各种"祛邪之法"，总结出"一用拿、一用推、一用灯火、一用灸、一用药"的综合疗法，内容丰富，十分切用。

拿即是对拿患儿手部精灵和威灵二穴，对拿后一般抽搐可暂止，否则为"肺经已绝"，属不治；推则有开天门，分阴阳，掐天庭、眉心、山根、准头、人中、承浆，上三关，退六腑、推总筋，运八卦，揉五指、委中等；其独创的"定惊元宵火"在推法之后应用，即于囟门、眉心、人中、脐心、双合谷、四鞋带穴各1燋，计9燋，合脐轮6燋；灸可用于拿后抽搐虽止，神志仍昏之时，急灸双侧肺俞各三壮。

用药予天保采薇汤随证加减。若痰盛发惊，此脾痰入肺，半夏倍加三四钱，前胡倍加二钱，苍术倍加一钱，夏月加香薷；风盛发惊，此肝风入筋，亦羌活、柴胡各倍加一钱，半夏倍加三钱，如在夏月，外加香薷一钱五分；热盛发惊，此外邪入肺，干葛、桔梗倍加二钱。

此外，还有心经有热而发惊之症，舌必吐出，其色红燥。推法：开天门，分阴阳，男在左手退下六腑，女推上三关，男女俱在左掌心运八卦，推坎入艮，掌中水底捞月，引水上天河，再用连翘二钱，黄连五分，木通、防风各一钱，水煎服，如在夏月，加香薷。

（二）慢惊风

对于慢惊症，夏氏首先提出"慢惊风"之命名不如"慢症"恰当，"慢"的原因在于本病"皆由父母急慢之故，或有汗出不止者听之，吐泻不止者听之，以致汗久亡阳，吐久亡胃，泻久绝脾，成难起之疾，故曰慢症"，然"慢症何惊之有？以慢症而云惊……见儿反，手掣握拳，形状似惊，故以惊名之"。

在病机上强调"慢症者，脾虚也"，其论述颇为透彻。"眼皮属脾，脾败故眼皮不能紧合而睡则露睛，虚极则脾失元气，故两目无神而多昏沉，脾败则枯涩无统，故凝滞咽喉而有牵锯之声，手足脾胃所司，脾胃败，故四肢厥冷，虚慢必生寒，寒则大便泻青，而小便清利，便知为慢脾之症"。

在治疗上"疗惊则无惊可解，祛风则无风可祛，除痰则无痰可除，解热则无热可解，唯脾间枯痰虚热往来耳"。不能"一作惊治……是犹儿已下井，而复落以石也"，应"唯补脾虚"，治宜固真汤（人参、茯苓、白术、甘草、黄芪、附子、肉桂、山药）加天麻、钩藤，或六君子汤加炮姜，或理中汤加附子。

二、发热

对于发热，夏鼎指出"烧热之因不一，不可概作风寒"。在《卷二·辨烧热》篇中，他主要按脏腑、气血、寒热、虚实对发热进行辨证，将发热病因分为肺经感冒发热、暑热伤肺、肺虚发热、肺热壅盛及麻痘发热五种；心经有火热盛、心虚发热二种；脾家有脾胃实热、脾虚发热、脾胃湿热三种；另有时毒发热、气虚发热、血虚发热等共十四种，并针对每种发热的证候及治疗分别加以论述。现归纳如下。

（一）肺部烧热

感冒：症见面色寒滞、鼻流清涕、恶风痰壅，方用芎苏饮。

受暑：症见面色惨淡、唇口舌淡白、四肢困倦、神气萎靡、自汗烦渴，方用清暑益气汤（人参、石斛、麦冬、甘草、黄连、竹叶、荷梗、知母、粳米、西瓜翠衣）。

麻痘：发热因流行麻痘，不可误除。

本脏虚热：症见微热、面色白、口气微，或嗽，唇舌淡，用五味子、麦冬、款冬花、白术、白茯苓、陈皮。

本脏有热：症见面色红燥、口渴、鼻干、便秘，用泻白散（甘草、地骨皮、桑白皮、粳米）。

（二）心经烧热

实热：症见面红狂燥、唇舌红紫、口气莽莽，用黄连、生地、木通、甘草、竹叶。

虚热：症见低热、舌白、口气微、小便清、惊悸，用茯神、远志、甘草。

（三）脾家烧热

实热：症见舌唇牙床红燥或破裂、便秘或口渴气莽，用石膏、灶心土、黄芩、甘草。

虚寒：症见低热、面色惨淡、唇淡、微渴、口气微微带温冷，用六君子汤。

湿热：症见面色黯晦、唇有晦色、喉内痰势响滑，用六君子汤加藿香。

（四）肝经烧热

症见面色青、目直视，或惊，或转筋，或多怒，或寻衣捻物，予泻肝汤（柴胡、龙胆草、黄芩、栀子、泽泻、木通、车前子、当归、生地、甘草）或天保采薇汤。

（五）时毒烧热

症见肿颈或肿腮，或身有肿毒；或头疮搽药，疮愈，毒气内归气喘，用天保采薇汤。

（六）血虚烧热

症见面无血气，下午至夜烧热加重，唇口白淡，大便常滞而不出，出则溏泻，用四物汤。

在该篇结尾，夏鼎还附验案，一则佐证其开篇提出的"烧热之因不一，不可概作风寒"的论点。如治张某之女，13 岁，终日微热不退，午后尤甚，身体瘦弱，纳差，群医皆作肺痨治，不效。夏氏辨为血虚发热，言"血虚必肠胃无滋，以致窄狭，故不能多食"，投以四物汤加川朴、橘红，兼用熟大麦米为饭，药治、食治并进，半月愈。他称知其为血虚发热，还是通过望色审苗窍而得，不忘强调望色审窍的重要性。

三、咳嗽

夏鼎非常重视五脏间的相互作用和影响，并善于运用五行生克制化关系指导治疗。他在卷二首节就重申了五脏间的生克制化关系，提出"业医者，不明五脏生克之定理，则治病兼补兼泻之法，从何而知？"其对五行生克制化规律的灵活运用在咳嗽一证的论治中体现得尤为突出。《素问·咳论》云："五脏六腑皆令人咳，非独肺也。"后人也有"风寒暑湿燥火，六淫侵肺，皆令人嗽"之说，但夏氏认为"此仅言咳嗽之大纲，卒未透发六淫侵肺之颜色，与脏腑俱嗽之分别"。故他不仅把六淫侵肺致咳之形症列出，还从五脏生克制化关系出发，对脏腑致嗽之根细加阐发，并提出相应治法、方药。

（一）风寒湿三邪侵肺

症见面白而畏风、发热无汗、头痛、鼻流清涕、唇色晦暗、痰涎白而清稀、小便清长，方用疏风顺气汤（紫苏、葛根、桑皮、前胡、麻黄、杏仁、甘草）或清肺饮（茯苓、黄芩、桑皮、麦冬、车前子、栀子、木通）。

（二）火侵肺嗽

证治同水火不相交济之嗽。

（三）燥侵肺嗽

症见头面汗出、寒热往来、皮肤干燥、皮疮瘙痒、大便秘结、痰涎胶黏，治宜润肺清金，药用麦冬、贝母、款冬花、黄芩、防风、麻仁、甘草、赤芍、陈皮。

（四）暑气侵肺

症见口渴唇淡，用香薷、厚朴、扁豆，加款冬花、麦冬。

（五）顺传之嗽在脾

病机为脾不能生金，金无土养，症见唇口惨白、气弱神疲、小便清短、大便溏泻，用六君子汤。

（六）逆克之嗽在心

病机为心火盛，则金被火伤而嗽，为火克金沸，症见舌红唇燥、小便赤涩、口气蒸手，治宜泻火清肺，药用贝母、陈皮、甘草、黄连、木通、杏仁、麦冬、五味、灯心。

（七）反侮之嗽在肝

病机为肝有伏火，木强肺弱，则肺被侮而嗽，为肝火犯肺，症见目眵口苦，用白芍、柴胡、款冬花、五味子、枳壳、甘草。

（八）水火不相交济之嗽

病机为肾水不能上升，心火无制，乃上刑肺金而嗽，为水火不济，症见涕唾带血，甚至血溢，治宜交济水火，滋阴降火汤（生地黄、熟地黄、白芍、天冬、陈皮、黄柏、麦冬、生姜、知母、当归、大枣、炙甘草、白术）。

（九）隔经传染之嗽在胃

病机为胃、肺相邻而共门户，胃热熏蒸，波及肺窍而嗽，主症为唇红口红作渴，气出大热，用石膏、款冬花、麻仁、五味子、甘草。

以上各种咳嗽，若有喘可加天冬、麦冬，咳有声无痰加杏仁、防风，有声有痰加半夏、枳壳。

四、腹痛

腹痛是小儿常见病证，夏氏根据腹痛的部位，将脐以上辨为火，脐以下则属寒。根据腹痛的病因，列有寒痛、热痛、伤食痛、积滞痛、气不和痛、脾虚而痛、肝木乘脾而痛、蛔动而痛等8种。对于上述8种腹痛，详述其表现及治疗。

寒痛：症见面白口气冷，大便青色，小便清利，痛发作时来势缓，病程较长，痛时喜以热手按之，其痛稍止，肚皮冰冷。治以推拿法，曲小儿指，重揉外劳宫，推上三关，揉脐五十，药用干姜、肉桂等分煎热，加木香磨水入。

热痛：症见面赤，口气热，口渴唇红，大便秘，小便赤，时痛时止，起病急，腹形如常，不肿不饱，弹之不响，以热手按之其痛愈甚，肚皮滚热。治以推拿法，下六腑，水底捞月。热痛与心脾两热有关，用灯心、车前、伏龙肝加木香磨水稍许入服。

伤食痛：症见恶食，眼胞浮肿，或泻下酸臭，腹必饱胀，弹如鼓声，或发热。若小儿体质不旺者不宜取泻，用消导二陈汤。

积滞痛：因过度喂养，宿食滞于脾胃间而成，不以饮食得其伤不痛，既有滞而后，以乳食伤碍而发生腹痛。症见面色黄，嗳气，大便臭，便后痛减，足冷嗜卧，不思饮食。治宜枳壳、槟榔、木香下之，下后即以小异功散补之。

气不和而痛：多因小儿下地后或地多湿，肚脐受风，或裹肚束脐过紧，上气不通下气，气机失于调畅而痛。诊病时要问其母，是否束脐过紧，若有，则因气不和而痛。治以木香磨水服之，并用灯火脐轮六燋，脐下气海一燋，心口窝一燋，其痛可止。小儿有气不和者，其眼胞不肿，面色不黄，饮食如故，腹肿可如鼓声，摇其头而嗳气，宜用木香、陈皮、枳壳、甘草服之。

脾虚痛：症见面无血气，微黄带微白，大便少而色白，治以补脾开胃为主，用六君子汤加橘皮。

肝木乘脾痛：因肝木克脾，脾虚不胜其克则肝气无所泄，故乘脾之衰而作痛。症见唇白，口中色淡，面多青色，痛则腹连两胁，重按其腹则痛止，起手又痛。治用四君子汤加柴胡、白芍。

蛔痛：发作时腰曲扑身，口流清涎，痛久不歇，少顷又痛，或一时或二时而止，或歇半日又痛，面黄唇白。治用使君子去壳，火煨，吃十余粒，少顷又吃，即止。此类小儿腹痛，多因痛而哭，哭声剧烈，双眉蹙皱。如使君子食之不止，予苦楝子树根皮约一二两许，水煎一茶钟，吃下虫即尽出，但体弱者慎用。

五、夜啼

夏氏认为夜啼常见以下六种情况。

心热：症见面深红多泪，无灯则啼稍息，见灯则啼愈甚。因遇火，两阳相搏，故见灯而啼甚，触之手腹热，小便短赤。治疗可用推拿法，予水底捞月，引水上天河。退下六腑及运八卦，推坎入艮；药用导赤散加栀仁、薄荷、天麻。

下焦寒：症见哭多睡少，天明则已，面色青白，便亦青白。治宜温下焦，用备急方（煎葱汤淋洗腹部，又用艾绒烘热，包熨脐腹十数次）。

异物所侵：症见目有所视，口不能言，但睡中惊悸，抱母大哭，面色紫黑。治宜陈皮、生姜、茯神、远志、甘草。

脾胃两虚，吐泻少食而啼者，治宜用六君子汤加炮姜、木香。

心血不足：症见熟睡中忽然惊悸，舌色淡白，而色不重，宜用安神汤（人参、半夏、枣仁、茯神、当归、橘红、赤芍、五味子、甘草）。

脏寒肠痛：以手按其腹即不啼，起手又啼，面色青，手冷，不吮乳。治用当归、白芍、人参、甘草、桔梗、橘皮，等分服之。

此外，也有非病而啼者，如习惯醒时有灯者，或因母乳不足而啼者等。

第六节 方药创见

在《幼科铁镜》附录《诸汤方》中共载方75首，与明代万全《幼科发挥》附汤方中所载方的方名、组成、功用及排序几乎完全一致。包括天保采薇汤、仲景方、钱乙方、《太平惠民和剂局方》、金元诸家的名方等，其中用于脾胃病证的有三十余首。由此可知夏氏在遣方上较为推崇万全，重视调理脾胃，也反映出儿科大家们均有博采众方、兼收并蓄的特点。夏氏还强调用药应有定见，"望儿颜色不错，证之苗窍相符，药之病合，若服一二三剂，病犹照常不除，又不加甚，切不可因人言药不合症，半路更方"。夏氏认为辨证用药合拍而效不见速者，"无非病深药浅，药力未到"，应该"认定风色，亦只把定舵牙，活握蓬索，一任浪涌兼天，麾一麾自然到岸"。在《卷六·药性小引》中他还指出："医家治病，如经生制艺……用药有清源塞流之法……药味犹贵诠题面之字眼，药性犹字眼，义意之浅深体认不明，便成差谬……余前按症列单，因病用药，固矣，然茫不知性，倘症变裁方，何所措手"，要求为医者应熟悉药性，并归纳其常用之百余味药的药性供读者参考。

一、天保采薇汤

1. 原方与主治

由羌活、前胡、半夏、陈皮、柴胡、赤芍、白茯苓、川芎、枳壳、厚朴、桔梗、苍术、升麻、葛根、藿香、独活、甘草17味药物组成，但未言其治。夏氏将此方列于众方之前，虽亦未详述其方义及用量，但在小儿诸多病症的治疗中多有运用。

2. 古今发挥

天保采薇汤始载于明代万全《幼科发挥》附汤方，夏鼎云："余以汤名曰天保采薇，取其治外、治内之意。"考"天保"与"采薇"，均为《诗·小雅》篇名，《天保》篇多为祝福之辞，取其意，言"治外"。"薇"属豆科植物，采之以食，取其意，言"治内"，方名甚雅。方熔人参败毒散、升麻葛根汤、二陈汤及平胃散诸方于一炉，看似庞杂无序，实则理法严谨，配伍合理。方中羌活、独活解太阳之邪，升麻、葛根解阳明之邪，柴胡解少阳之邪，诸药合用，祛除表邪，以治其外。半夏、陈皮、白茯苓、前胡、枳壳、桔梗化痰宣肺，苍术、厚朴、藿香、陈皮化湿理气，祛除脾湿。川芎、赤芍活血行瘀，诸药合用，祛除里邪，以治其内。全方具有解表退热、宣肺豁痰、去湿和中、行气活血之功。此方内外兼治，以祛邪为主，体现了夏氏"治外治内"的制方思想。

此方在临证中的具体运用，主要有以下几个方面。

（1）外邪束表发热者：对于《幼科铁镜》中所论惊风、痫证、麻疹、时毒疮肿、肝经烧热等证，临床具有发热表现时，夏鼎强调必先解热，在其所列举的天保采薇汤验案中，都反映出发热属表实，治当解热，解热应祛邪，而疾病痊愈则热退的思想。如对急惊的治疗，他说："服天保采薇汤，邪即解，惊即退，烧热即除矣……如症重烧极，再加一剂，从未有不效者。"但对于上述病证属正气内虚而无发热者，夏氏则不用此方，如他对"四肢厥冷"之慢惊，"身无烧热"之阴痫，"面色惨白，口气微冷，唇舌淡白"之麻疹等，则用固真汤、六君子汤、附子理中汤或八珍汤、十全大补汤治疗。

由于方中解表药多性温，故其表散作用应是针对寒邪所致表证之发热。

（2）麻疹因风寒而疹出不畅者：对于因风或受寒而致麻疹疹出不快，或疹隐不见，腹中作痛者，夏鼎也予天保采薇汤。他说："如发出不快及不透发，或红点见面，偶夹风邪而隐，或医人不知，误除烧热，隐而不见，腹内作痛。治之，神莫神于天保采薇汤，圣莫圣于天保采薇汤。"但对其他证型的麻疹则并不使用此方。如对"麻初发热时，心火极盛，刑克肺金，致麻不出"者，"必先用黄连、木通等分服之"。此外，对于麻疹兼痢者，夏氏也不用此方。

（3）疮肿初起，表邪不解或兼有表邪者：夏鼎还将天保采薇汤用于胎毒发丹、时毒肿颈、肿腮、痱疮和耳痛等皮肤疾病的治疗。对于胎毒发丹，他认为多由"娠妇常浴热汤，或久卧火坑，或过食煎炒辛辣"，治应"先用天保采薇汤表散，次用连翘饮"。其意在于先用表散，再用清解，应用此方当在发病之初、表邪未解、里热未亢之时。而用此方治疗时毒肿颈、肿腮或身有肿毒等病证时，均有"烧热"表现，夏氏在此用天保采薇汤，意在发散外束之表邪。若系表邪未解，毒气内归，出现气喘者，可用天保采薇汤表散邪气。因此方药性偏温，若系疮肿火毒内陷，其证属热者，则不能用此方。

虽然夏鼎对此方应用广泛，但其并未把此方视为通治儿科百病的神方，并列举应用天保采薇汤的误治病案，告诫此方不可滥用。夏氏认为病重药轻，后改用"藿香正气散"治愈。他说："凡我幼科，慎不可以天保采薇汤作八寸三分帽，尽人可戴也。"

当代名医、天津儿科大家李少川教授对于天保采薇汤有较深的理解，并灵活运用此方治疗某些小儿顽疾，如久泻中寒、脾肺两虚咳喘、体虚易感等，疗效颇佳。他认为方中陈皮、半夏、云苓、藿香、苍术、厚朴、甘草燥湿运脾，行气和胃，复其升降，为主药，并每以扁豆易苍术，以防温燥太过，塞滞气机之弊。组方中风药较多，他认为风药多燥，湿为土病，风能胜湿，以助脾胃复其升降，乃治病求本，此其一；脾虚小儿，每因外感六淫或夹痰、饮、食、瘀等有形之邪而致病，风药多辛散，性宣泄走窜，今用之以疏解清化，驱邪外出，此其二。他还结合自己的体会，提出使用天保采薇汤的症状依据有6点：①面色㿠白或萎黄无华；②精神不振，易疲劳；③体虚易感，自汗，盗汗；④食欲不佳；⑤大便秘结或溏薄；⑥脉虚弱，舌质淡或有裂痕。尽管临证病情复杂多变，上述6点本质性的表现兼夹其中，就可使用该方。此经验也被其传承人李新民、任勤等继承发挥。

二、二陈汤

1. 原方与主治

半夏、橘红各五两，白茯苓三两，甘草炙一两半。用水一盏，生姜七片，乌梅一个，同煎七分，去滓热服，不拘时候。主治湿痰咳嗽。

2. 古今发挥

本方首见于《太平惠民和剂局方》，为治疗湿痰之主方。随症加减，亦用于其他病证。夏氏将二陈汤加苍术、白术、香附、砂仁、神曲，名为消导二陈汤，以导痰、消食、健脾，用于积滞在脾，不能运化水谷而吐泻者。加黄连、香薷、木通、泽泻、山楂、麦芽、神曲，名为五味二陈汤，治夹暑伤寒吐泻。

三、泻白散

1. 原方与主治

地骨皮、桑白皮（炒）各一两，炙甘草一钱。上锉散，入粳米一撮，水二小盏，煎七分，食前服。治小儿肺盛气急喘嗽。

2. 古今发挥

本方首见于《小儿药证直诀》，由钱乙创制。夏氏在《诸汤方》中的泻白散由桑白皮、地骨皮、甘草加桔梗、陈皮组成，用于肺热诸症及肺部烧热之本脏有热而发烧热者。夏氏之泻白散中，桔梗宣肺祛痰，陈皮行气燥湿化痰，二药与清泻肺热之桑白皮、地骨皮配伍，一则清肺热；二则泻肺之中佐以宣肺，可调肺气之宣降；三则能化痰祛痰，对于肺热之咳嗽有痰者甚为合用。

四、六君子汤

1. 原方与主治

人参、白术、茯苓各二钱，炙甘草、陈皮、半夏各一钱，加生姜、大枣。水煎服，主治脾胃气虚兼有痰湿。

2. 古今发挥

本方系四君子汤加陈皮、半夏组成。陈皮、半夏理气燥湿化痰，与健脾益气之四君伍用，使扶脾治本之中兼化痰湿，为标本兼顾之方，广泛用于脾胃虚弱诸症。本方首载于宋代《妇人良方》，其后《医方考》《时方歌括》《医学正传》《万病回春》《世医得效方》等均有收录，夏氏用六君子汤主要治小儿脾胃虚寒等症，是其使用较多的方剂，并在临证中灵活随证加味。如痘后泄泻、脾虚泄泻自汗，汗出有时、脾虚肿胀，均可用六君子汤；而脾虚热之吐泻，或脾虚有痰，喉内痰势响滑，予六君子汤加藿香；脾虚腹肿，予六君子汤加厚朴；脾虚腹痛，予六君子汤则加橘皮；慢脾风，可予六君子汤加炮姜。夜啼儿见脾胃两虚，吐泻少食者，予六君子汤加炮姜、木香。夏氏对于六君子汤的运用也反映出其重视脾胃、顾护脾胃的思想。

五、用药特点

《幼科铁镜》所载75首方均为成方，来源广泛，夏氏在临证运用中，对这些方剂的使用既宗原旨，又不乏新意。如常以四君子为底方的六君子汤、补中益气汤、八珍汤、固真汤治疗脾虚引起的吐泻，麻隐作泻，慢惊，脾家烧热等；将《备急千金要方》小续命汤加减用于刚痉和柔痉；将泻白散用于肺部烧热，四物汤用于血虚烧热，泻肝汤用于肝经烧热。在《济生方》清脾饮基础上加陈皮，将芳香避秽、苦温燥热、苦寒清热熔为一炉，实为治疗湿热、湿温、热痱等痰湿交阻、郁而发热的效方。

从《幼科铁镜》用药总的特点来看，药性偏温。其中药性属温或偏温的达47种，占62.66%。夏氏不仅选用温药多，而且对性温和偏温药物的使用频率也很高，从天保采薇汤及其对该方的使用即可看出，如对肝经烧热、时行疮肿、胎毒发丹等极似热病的病种也使用药性偏温的天保采薇汤。对于一些典型的热证，虽也使用了寒凉药，但却似乎有药力不足之嫌。如对"满口热气莽莽，或舌肿而红紫，口气蒸手，或大便秘结，小便短赤，目内红赤"兼"牙龈肿硬，不能吸乳"的典型热证，除采用簪刺放血外，仅用"连翘一钱，伏龙肝二钱，车前一钱煎服"，如此用药，恐难胜热势。

第七节　轶闻趣事

一、反对迷信权威

在"陈是菴幼郎脾泻将慢"（《幼科铁镜·卷四·辨吐泻》）案中，患儿脾虚作泻日久，有发展为慢惊的危险，但病家所请"名震京都郑小儿科"却用消导药治疗，夏鼎诊后力劝病家：久泻将慢，何能消导？坚持用六君子汤倍人参、加附子五分，两服即愈。

二、巧用心理疗法治小儿干瘦似疳

在《卷五·干瘦似疳》中，夏鼎论道："儿父母平常节儿饮食，从不伤脾，饮食不缺欠，又非病后，但见逐日消瘦，其症必由有所思想而难言。或二三岁、四五岁时，母又有所生，乳哺怀中，多有疼爱之声，前儿从旁窥伺，见其爱有所夺，不能入怀吮乳，唯朝思暮想，久则伤脾，之非药所及。此症前所未传，今不概见。"此种情况如何处理，夏氏例举了其父的经验。言其妹携大小两儿归宁，见长甥干瘦，审无他症，又见妹给次甥喂奶时，长甥依于娘膝而神不守舍。其父因问予妹，大儿干瘦始于何时？其妹答道：自生了小儿后开始瘦弱，至今已一月余。其父遂嘱其妹哺乳时避开大儿，哺乳完后将大儿亲热地抱入怀中，以空乳喂之，并安慰他说：我只疼你！如此一月，干瘦大儿果不药而肥。夏氏叹曰："追思先君，妙何如也！神何如也！"可见此症必须通过疏解患儿情志，调整儿童心理，方能不药而愈。此案对今日二孩时代的儿童医学心理学亦不无启迪。

三、热心帮助同道

在咳嗽泻心救肺验案中：一位江姓郎中，也是世业医道，其孙咳嗽，自用泻肺之剂而没有效果，于是写信求助于夏鼎，夏氏并未因此而看不起他，并进行了细致的诊治，根据患儿的面唇、口舌皆红、小便赤，辨为心火刑金，予泻心清肺，三剂而愈。其高尚医德及高明的医术也得到了同道的认可。

第八节 序年纪事

夏鼎，生卒具体年代不详，主要生活在十七世纪清代康熙年间，是清代早期著名儿科医家。

幼年跟随其父学习岐黄之术，兼工八股及武艺，康熙八年（1669）得中武举人。

康熙十二年（1673），夏氏赴京都赶考，却目睹清廷腐败而无意功名，遂悬壶于京都，治愈儿科诸多疑难重症，得"起死回生"之誉。

康熙三十四年（1695），《幼科铁镜》刊行。

（李宜瑞　唐彦）

参考文献

1.夏禹铸.幼科铁镜［M］.上海：上海卫生出版社，1958

2.周朝进.略论夏禹铸《幼科铁镜》的学术特色［J］.浙江中医杂志，1984，19（11）：499

3.刘尧.夏禹铸儿科学术特点初探［J］.中医杂志，1986（7）：51

4.胡正明.夏禹铸《幼科铁镜》中小儿推拿简介［J］.按摩与导引，2004，20（4）：7

5.黄英志，李继明.《幼科铁镜》天保采薇汤析微［J］.成都中医药大学学报，1996，19（2）：3

6.黄英志，李继明.《幼科铁镜》的治学思想与学术特色［J］.中医药学报，1996（4）：3

7.张如青.清代儿科名著《幼科铁镜》的学术价值与医学文化特色［J］.中医文献杂志，2015（1）：13-17

8.李宝珍.李少川教授运用天保采薇汤经验介绍［J］.天津中医，1994，11（4）：4-5

9.向阳.天保采薇汤临床应用探析［J］.辽宁中医杂志，1996，23（3）：105

10.张丽丽.李新民治疗小儿反复呼吸道感染经验［J］.广西中医药，2013，36（4）：38-39

11.崔文卓，任勤.任勤运用天保采薇汤治疗儿科疾病验案2则［J］.江苏中医药，2015，47（6）：51-52

第二十二章　谢玉琼

第一节　概述

谢玉琼，生卒不详，字昆（崑）秀，号朴（璞）斋，江西安成赤溪（今江西安福县北乡赤谷）人，清代著名麻科专家。

谢氏早年习儒，转而继承家传之医学。鉴于麻疹流行，死人无数，潜心数十年，钻研麻疹，集众家之长，于清乾隆十三年（1748）完成了一部较详尽的麻疹专书《麻科活人全书》。

谢氏认为，诊治麻疹需判断证候的顺逆，以利掌握证情及预后。麻为阳毒，以透为顺，以"麻不厌透""麻喜清凉"为治疗原则，以透疹为要。透疹宜取清凉，辛凉透邪解热，不可过用苦寒，以免正伤邪陷，发生变证；见形期以辛凉清润、凉血解毒为主；收没期以养阴为主。做到透邪而不伤津，清解勿过寒凉，养阴忌滋腻留邪。

谢氏还首先提出了"肺炎喘嗽"的病名，认为它是麻毒闭肺的逆变证，宜宣肺化痰解毒，治疗以加味泻白散主之。这一病名，亦为现代儿科临床所采用。

第二节　生平、治学与古今评鉴

一、生平考略

谢玉琼，字昆（崑）秀，号朴（璞）斋，清朝安成赤溪（今江西安福县北乡赤谷）人，生卒年代不详。早年习儒，但科场不举，有感于"不能为良相，即当为良医"之语，转而继承家传之医学。当时"医家之所难治者二，而小儿更甚于妇人。小儿之所难治者亦有二，而麻疹更甚于痘疹。"且"治麻之书并不多见""痘有传苗之法，可以调治于未然，而麻则尽由天时，未由预防于事先"。由于当时麻疹反复大流行，使麻疹之"险甚于痘"。于是，他潜心钻研麻疹数十年，集众家之长，在《麻疹辨证》《麻科秘本》及各家麻疹之论基础上，结合自己临床经验，历时十五载，于清乾隆十三年（1748）完成了麻疹专书《麻科活人全书》。该书共四卷，以"赋"的形式记载，对麻疹的发生、发展、预后的全过程及治疗做了全面、系统、完善的论述，切合临床实用，成为我国历史上一部重要的麻疹专著。另外，他还采集方书，纂辑了《经验良方》。

二、师承治学

清代，麻疹仍为当时经常流行、严重危害小儿健康的疾病。谢氏有感于小儿夭折于麻疹者甚多，乃专心岐黄，勤研麻疹证治，雍正十二年（1734）于友人处获静远主人《麻疹辨证》及《麻科秘本》。之后十数年间，谢氏博采各家麻疹名论，参以己验，于 1748 年辑成《麻科活人全书》（后有名《郑氏瘄科保赤金丹》或《郑氏瘄略》者即该书）四卷，该书详述麻疹病因病机、病症辨证、论治方药和一些经验方法。正如其自序所言："余素不通医，固见夫殇于麻者，不禁勃然兴活人之念。故凡医集中载有麻疹证治者，必积置案头，朝夕探索，深究其奥，颇有心会。甲寅夏于友人处，得静远主人《麻疹辨证》一帙，继又得《麻科秘本》二卷，余细玩二书之论证立方……爰编订成册，分为四卷，颜之曰《麻科活人全书》。"

三、古今评鉴

江育仁、张奇文《实用中医儿科学》：谢玉琼（生卒年代不详，约生活于清代康熙年间），字昆秀，号朴斋，安城赤溪（今江西省安福县）人，早年仕途失利，乃精岐黄之术。目睹小儿死于麻疹颇多，抱济世活人之志，广泛收集有关麻疹著述，深加探索，历经 5 次麻疹流行的体验和 15 年的临证实践，编纂成《麻科活人全书》4 卷，经 4 次修订而后成，于 1748 年刊行于世。……对麻疹的顺逆、兼症、并病、后遗症及调护等，申述了作者的学术见解，在儿科麻疹专科学术史上具有承先启后的作用。

第三节　主要著述

《麻科活人全书》

（一）内容提要

全书共 4 卷，108 篇，每篇均有歌诀及论说，末附刘齐珍辑麻疹论及医案等。内容丰富，对麻疹的发病规律、病症特点的论述十分详细、全面，是较为全面系统、切于实用、影响深远的麻疹专著。

第一卷，总括麻疹及其辨证治疗、常用药物等，对于常用药逐味详述，并指出宜忌。内容包括麻疹骨髓赋，静远主人麻疹西江月，麻疹条目法旨用药要诀，增订治麻问答捷要，麻疹形式要旨证治要诀，麻疹证治大略括，密斋治法大略括，验麻色吉凶，麻疹轻证，麻疹重证，麻疹不治证，麻疹死证括，应用药性，麻后宜用药性。

第二卷，论述麻疹的症状、吉凶、逆顺、转归及其治疗。包括四方麻名，岁气，预解宣毒，诸潮亦能发麻，初潮认证，初热未明是否勿峻发表，避风寒，忌恣食生冷物骤用寒凉药，忌食辛辣热物，误用辛热药饵，忌食诸肉鸡鱼盐醋五辛等物，忌兼用补涩，升发清凉解毒当分先后，高麻当分天时，补中，正麻疹风瘾不同，温麻，痘夹麻，盖痘解毒麻，痘后出麻，闭症，首尾调和，热有远近而出，不热，微热，乍热，壮热，潮热，渴热，口渴恣改致成水蓄，复热，烦躁，出不快发不出，过期不出，已出热甚不减，已出红肿太甚，不透表，尽透表，一齐涌出，麻色分治，阴阳两部多少，红润不起已出不红，鲜红色淡红色，粒红肤白麻如肌白，紫暗色，粒头焦，云头片，发热而发斑屑是成隐疹，易收早收难收。

第三卷，论述麻疹常见并发症的临床表现和治疗方法。其内容包括咳嗽，气促发喘鼻煽胸高，齁鼻合，瘖哑声音不清，呃逆、喷嚏，鼻通多涕，鼻干无涕，微汗自汗大汗无汗，衄血诸失血，呕吐，吐痰，麻后有痰胸口痰甚，吐蛔虫，口沫口中流涎不止，泄泻，类溏水泻，泻清，泻而腹痛胀满，咳嗽鼻衄呕吐泄泻首尾治法总论，大便秘，小便赤涩，大小便不通，吐利并作下滞里急后重脱肛，痢证，下蛔虫。

第四卷，论述麻疹伴发五官病证的临床表现和治疗方法。内容有眼光如水眼眶红烂羞明赤肿眼泪生，眼闭，眼多眵涕，白珠红赤，雀盲，口气臭，口疮，舌生白珠，牙疳，狐惑，咬牙，舌胎，唇燥，唇舌破裂，咽喉痛，头疼背强头项肿遍身痛，腹痛，气痛，头温足冷下肢冷过膝四肢身体冷如冰，疟疾，沉睡昏睡似寐非寐烦躁不眠，中恶，发搐，谵言，妊娠出麻，妇女出麻适值经行及经水非正期而来，产后出麻，出麻胎坠，产归麻后无乳，麻后遍身肿，余邪未殄，不食吃食太早贪食不厌，麻后生疮，麻后遍身瘙痒，见毒医毒勿泥麻法。并附录刘齐珍辑刊贤舒驰远先生麻疹论1篇附案5条、胥山王琦先生《医林指月》内瘄论1篇证1则、麻疹补论。

《麻科活人全书》对麻疹的病因病理、临床表现、处方用药，以及麻疹与痘疮的鉴别等方面，均有颇为详细的论述。书中所论治法，简明贴切。医者在确立治法、处方用药时，应首先明其麻疹证治大法，指出"初起已出及已收，证立条目治立方，不敢峻补与用霸，随时解毒万无妙"。这些内容全面而系统，立法准确，选方得当，为麻疹病的治疗提供了较为完整的治疗方案。

（二）版本流传

现存初刻本等几十种清刻本。如清·乾隆十三年汉口无元慈善堂刻本，清·乾隆五十七年刻本，清·道光二十一年阜山刘齐珍刻本，清·咸丰十一年邵阳姚氏重刻本，清·同治八年文光诚记刻本，清·光绪十七年刻本华南苏善堂藏版，1918年刻本，1921年上海广益书局石印本，1957年上海千顷堂书局石印本，1959年上海科学技术出版社铅印本等。

1936年曾刊行朱礼堂本，朱曾附有评注，此评注本1957年由上海卫生出版社出版。朱礼棠，字绳先，清末习医，民国三年受业于绍兴名医门下。行医于汉口10年，继在江西、江苏、芜湖行医，人称其医术高明。"积数十年临床经验，将赤溪谢玉琼所著《麻科活人全书》加注阐发医理，并附自撰《内科医案》40例合刊付印，胡朴安作序"（据《新县志》载）。

此外，清代医家郑启寿，字卜年，浙江鄞县人，生活于十九世纪初。据传得高僧秘传，以麻疹科行于宁波、台州一带，行医数十年。著有《郑氏瘄科保赤金丹》《郑氏瘄略》（或称《瘄略》），据考此书即谢玉琼《麻科活人全书》。

（三）古今评鉴

1. 江育仁《中医儿科学》

谢玉琼的《麻科活人全书》（1748）综合各家治麻心得，并有自己的丰富临床经验，对于麻疹每阶段辨证与治疗均做了详细的介绍。他认为麻发于六腑，其证多实热而无寒；麻以透密为佳，以凉血解肌为妙。确有见地，是一部较有影响的麻疹专书。

2. 刘弼臣《中医儿科学》

清代谢玉琼著《麻科活人全书》（1748），全书共分4卷，共108篇，每篇均有歌诀及论说。内容丰富，无不详备，可见其是集麻科之大成。

3. 朱锦善《儿科临证50讲》

《麻科活人全书》是一部影响深远的麻疹专著，谢氏认为："大抵麻属心火，必须解毒清凉。"又说："当先以清肺为主，总宜泻火清金。而泻火当用黄连、黄柏、栀仁、大青、玄参、连翘之类；清金当用黄芩、知母、贝母、麦冬、石膏、天花粉、牛蒡子、地骨皮、桑皮、杏仁之类。"治疗上心肺并重，他解释说："麻原发于心，心火内亢，则肺金受烁，以致肺叶焦举，故有咳嗽。"由上可知，谢玉琼心肺并重的清凉解毒治法，与单纯性辛凉解表清肺的治法有所区别。谢氏侧重于泻火（清心）解毒而治其本，但"肺气疏通，毛窍开豁，而麻则易于出透"，故宜清宣肺气。

第四节 学术思想

谢玉琼的学术思想主要体现在《麻科活人全书》中，对麻疹进行了较为全面的总结，明确了麻疹辨证论治的基本规律，指出麻疹"多带时行"，强调它的传染性，并首次提出肺炎喘嗽的概念。

一、明析麻疹病因为感受麻毒时邪

谢玉琼认为，麻疹的主要发病原因为感受麻毒时邪。麻疹的发病，先起于阳，后归于阴，毒兴于脾，热流于心，脏腑之伤，肺则尤甚。谢氏认为麻疹发病后可影响多个脏腑，但强调心肺并重。又说："麻原发于心，心火内亢，则肺金受烁，以致肺叶焦举，故有咳嗽。"麻毒时邪从口鼻吸入，侵犯肺脾。早期毒邪犯肺，邪郁肺卫，宣发失司，临床表现为发热、咳嗽、喷嚏、流涕等，类似伤风感冒，此为初热期。麻毒入于气分，正气与毒邪抗争，驱邪外泄，皮疹透发于全身，并达于四末，疹点出齐，此为见形期。疹透之后，毒随疹泄，麻疹逐渐收没，热去津伤，进入收没期。这是麻疹顺证的病机演变规律。（《麻科活人全书·麻疹骨髓赋》）

二、详述麻疹类证，见解精辟

《麻科活人全书》对麻疹与痘、奶麻、风瘾等类证的鉴别进行了详细的论述，见解精辟。

麻疹与痘、奶麻、风瘾，四者所出皮疹外形很类似，易于混淆，但四者病因、病机、治法皆有不同。其中奶麻多发生在小儿初生未满月时，遍身红点，由儿在母胎中受有热毒所致。在治疗上，婴儿体质娇弱，不可妄用汤剂，与乳母服用汤药，使婴儿从母乳中获得药气即可。风瘾，病发在幼孩1个月后至1岁之间，时值天气炎热，感风热而作，风热客于脾、肺二经，常见多次发作，病情较轻，可不药而愈，或微用疏风清热，以荆防发表汤主之。可见奶麻、风瘾皆有特定的病发时间，而且相对麻、痘，病情轻浅，也易于再发，预后较好。

至于麻疹与天痘的鉴别论述也颇多，谢氏认为二者在外形上区别较大，虽病因与胎毒有关，发于心火，受天时时令而诱发，但病机转归与治法方药相去较远。谢玉琼在自序中明确且生动地指出麻、痘大相径庭。"痘出于五脏，属阴证，阴主血，故痘有形而有汁，其症寒热各有；麻发于六腑，腑属阳，阳主气，故麻有形而不浆，其症多实热而无寒。痘以稀疏为贵，麻以透密为佳；痘以气尊血附为美，麻以血凉肌解为妙；痘忌汗泄以泄气，麻喜吐衄而分消。"总之，在治疗上麻疹喜清凉，在病程上，麻疹只要疹出透达，则其毒便解；痘喜温补，则必待苗发秀实，脓成之而后则毒解。他还指出：在麻疹初热将出之时，不可肆用寒凉，以防冰伏其毒，则麻疹难于透发。所以麻疹初出至正收，宜安处暖室，勿用峻寒之剂；而痘在已经形成之时，不可用大温热之药，否则溃烂不收。

值得一提的是，谢氏认为麻痘"只发一次，后再不复出"，也即认识到病发一次而终身免疫。

三、麻疹以透为贵，分期而治

麻毒属手少阴心经，为君火，五脏心肺相通，肺位于上，心经火旺，则肺受之，故患麻疹时，肺脏受毒最重。麻毒虽与心、肺、肝、胃、大肠相系，但治疗应以肺为主，泻火清金，解毒透达，"以透为贵"。谢玉琼首先指出：初潮疹未出阶段，症状多似伤寒，实非伤寒，治宜透发；但不能采用治伤寒之辛温发散，也不能肆用寒凉，以免冰伏其毒，使麻毒不得外出，邪陷于内而发生变证。《麻科活人全书》云："麻初出至未收之时，皆宜微汗。有微汗则皮肤通畅，腠理开豁而麻易透。发热之际，有自汗者则有发散之义，乃为常候。盖麻退自汗，则毒从汗解，元府开而麻毒透，卫中之表邪则从之散矣，不可遽止，亦不可复用升发之剂。"又云："麻属火候多烦渴，病者时喜食凉物。初热未出也须禁，纵之恣食毛孔密。麻用寒凉本所宜，也须审时而察机。大寒遽用麻难出，伏毒内攻咎在医。麻本火候，自发热至出透之日，未免有口渴烦躁，故多喜食冷物，盖麻症属火，食冷虽曰无妨，然生冷之物，麻症始终当忌，何则？夫麻要透表，只宜温暖饮食，以候其透发。若于初潮未出之际而食生冷，冰伏火邪，则毛孔闭密，而毒火难出矣。即透表之后，亦忌食生冷，但柿饼、秋白梨、莲藕、荸荠可略用，桃、李、梅子、柑橘、石榴、菱角等物，又在所必忌。然非但患麻者生冷等物忌食，即医家治麻，寒凉之药亦不可骤用。夫麻，初发热之时最忌寒凉之品者，盖恐冰伏麻毒，使毒气郁遏而不得出，而成内攻之患也。古人谓天气喧热，宜用辛凉之味，如黄连解毒汤之类，不知天时之喧热热气，岂寒凉之物所能解也？今骤用寒凉，恐不足以解外热，而适足以阻内热，使之不得出也。"

　　谢玉琼对麻疹的治疗分为三个阶段：初潮麻未出、麻出、正收及收后。初起潮热者，用宣毒发表汤（薄荷叶、葛根、防风、荆芥穗、连翘、炒牛蒡子、木通、枳壳、淡竹叶、升麻、桔梗、甘草、灯心）；已出潮热者，用葛根疏邪汤（防风、葛根、前胡、牛蒡子、连翘、木通、地骨皮、赤茯苓、枳壳、灯心草）；已收潮热者，用生地骨皮汤（地骨皮、生地黄、玄参、麦冬、龙胆草、牛蒡子、连翘、栀仁、黄芩、赤茯苓、木通、甘草梢、灯心）或黄连解毒汤（黄芩、黄连、黄柏、栀子）等。

　　在麻疹治疗的整个过程中，确定不同的阶段是相当重要的，而这三个阶段都以疹出为界，所以对麻疹形状的认识尤为关键。谢氏认为治麻虽有大法，但应根据患者体质的差异、时令气候的变化、曾用方药的情况而灵活运用。

　　谢玉琼还特别举出如月经期妇女、妊娠期妇女、产妇患染麻疹的治疗。他认为女子本已阴血不足，经期血走气虚，容易邪气内陷而成伏邪。经期出麻，应注意滋阴养血或者凉血止血，可分别采用养阴汤（熟地黄、牛蒡子、当归、白芍药、麦冬、荆芥、川芎、薄荷、玄参、连翘）或凉血饮子（生地黄、黄连、黄芩、玄参、红花、丹皮、赤芍药、木通）加减而用。妊娠出麻，易致堕胎，治疗上除了清解透达外，还宜佐用清凉滋血安胎的药物，以安胎气。妇人产后，更是血亏，产后出麻，尤当重用养血、逐瘀生新，略兼解毒即可，不可妄用寒凉药物，方可用四物汤或者十全大补汤加减。

四、详析种种麻疹发热及治疗

　　谢玉琼认为："麻疹透出全凭热，身不热兮疹不出，潮热平和方为福，症逢不热大非吉。不热者，谓身温凉而无热也。初起不宜大热，至正出之时，不宜无热，如不热者，即是逆候。"初起不宜大热，及至正出之时，不宜无热，如不热者即系逆候，以宣毒发表汤去升麻、甘草、桔梗、淡竹叶，或葛根解肌汤去淡竹叶、赤芍，以疏托之。麻疹出尽及收后而不热者，是毒尽也，不需用药。谢氏对麻疹病程中的微热、乍热、壮热、潮热、复热等不同的热型都做了详尽的描述，以利辨证用药。

（一）微热

在麻疹初起之时则宜。麻疹正出之时，热不宜微，微热则麻出而不能透表。此时宜用疏托之剂，协助疹子外出，方用葛根解肌汤去赤芍、淡竹叶、甘草主之，未收及收后微热者，此毒轻而尽也，不必用药，为麻疹的正候。

（二）乍热

未出之间见乍热，名曰毒未透，宜以疏散。正出之际，见之为逆候。其中病机有虚有实，实证，为毒出而邪热未尽，复有内攻之意，必须疏托，以化毒清表汤（前胡、牛蒡子、干葛、知母、连翘、桔梗、木通、玄参、黄连、防风、栀子、薄荷、黄芩、天花粉、地骨皮、淡竹叶、生甘草、灯心草、牛蒡子、荆芥、防风、甘草）或清热解肌汤（玄参、石膏、牛蒡子、荆芥、防风、前胡、葛根、杏仁、生甘草）加减。虚证，多是因为大病之后，或者素体不足、中气亏虚，药宜温补，以四物汤加减。若麻疹收后及未收之间见乍热，皆为毒气未尽，急宜凉解分利，如清热透肌汤加减以治疗。

（三）壮热

麻疹初起发热即有壮热，不为佳候，应辛凉散热，托邪外出，以清热透肌汤加减。麻疹正出之时出现热势较甚，此为顺候。麻疹出尽待收之时而壮热不退，甚为不宜，急用凉解疏托之剂，以化毒清表汤加减，或以河间凉膈散（大黄、芒硝、连翘、黄芩、栀仁、薄荷、炙甘草、淡竹叶）加减。收后而壮热兼大渴者，更应养阴清热解毒，方以白虎解毒汤（石膏、知母、天花粉、黄连、黄芩、栀仁、麦冬、生地、淡竹叶、犀角）加减。

（四）潮热

麻疹初出见潮热，为常候。出尽及收后见潮热，多因气血虚弱，宜退阳益阴为主，以四物汤加人参主之。而若自初起及正收始终潮热不退，并兼各种杂证，皆属血虚血热。麻本属阳，血多虚耗，治宜四物汤加减。

（五）复热

热已退而复作，有三种情况：一为复感外邪，宜疏邪透泄；一为余热未清，余毒复还，治宜清凉和解，方用柴胡麦门冬饮加减；一为热久元气虚，阴阳虚耗，宜大补气血，方用柴胡四物汤（柴胡、黄芩、人参、生地、当归身、川芎、白芍药、知母、麦冬、淡竹叶、地骨皮）主之。

五、重视麻疹调护，避风寒，慎饮食

谢玉琼认为："麻症须当避风寒，不避风寒肤燥干。腠理闭密毒难出，后生危证有千般。风寒本自外来，麻症始终最宜速避，如或不谨，失于避忌，一受风寒，则令肌肤干燥，腠理闭密，遂至麻毒不得发越而难出矣。初潮之时，若能避忌，麻则易出，毒则易解，自无后患。正出之际，不知避忌，麻为风寒所触，出必复收，致毒积于内而不得解，变证生焉。已收之后，切宜避忌，若不避忌，留毒难净，变证无穷，轻者证延日久，咳嗽与痰疾终身不愈，重者必变危证而难救也。是以麻收之后，必待二七之后，热退身凉，无痰不咳，饮食如常，精神复旧，方可不避，慎之慎之。"之所以避风寒，因为风寒易于闭郁卫阳，腠理不开，麻毒不得发越，避忌风寒，毒则易解，免得邪气内闭而生变证，因此在麻疹的全过程中皆应避忌。

其次，需慎饮食。一是忌生冷寒凉。麻疹发热时多有口渴，不可任其恣冷水饮，否则生水蓄之病，宜以绿豆、芝麻或炒陈米煎汤饮之；麻疹为火证，多喜冷食，而生冷食物，易于冰伏火邪，毛孔闭密，毒难发越，故始终应温暖饮食。用药也不可过早或者过量应用苦寒。二是忌辛辣炙煿。辛辣炙煿易助火热，麻为阳邪，两阳相搏，则痰火益甚，遂生变证，麻变紫黑、二便闭结或成血痢、牙疳、五窍出血等。至于诸肉食，如猪、马、牛、鸡、鸭、鱼，以及盐、醋、面食、甘甜之品，也宜禁食或少食，即使麻后也需注意，宜清淡饮食。

对于麻疹的预防，谢玉琼提出对与麻疹密切接触而从未患过者，可先服消毒保婴丹、代天宣化丸等，以预解之，目的在于清解化毒。在当时历史条件下，对于麻疹暂时还没有有效的预防药物，但这种预防思想是难能可贵的。

第五节　临证经验

一、麻疹

（一）诊断

如果麻疹疹子已出，诊断较为容易，但早期疹未出之时，不易明确诊断。谢玉琼对麻疹的早期诊断已有相当认识，《麻科活人全书》指出麻疹与伤寒类似，症状为"初则发热，有类伤寒，眼泡肿而泪不止，鼻喷嚏而涕不干，咳嗽，少食"。还特别指出："中指冷"和"两耳根下颈项连耳之间，以及脊背之下至于腰间，必有三五红点，此即麻之报标"。同时，还提醒注意：早期若仅见伤寒类似症而未现疹子，也不能排除麻疹的诊断。在不能完全排除麻疹的诊断时，治疗仍应以宣透为主而慎用寒凉，以防误治而使麻不得出，同时也不可峻汗伤阳，助火邪内炽。

麻疹出疹循序而进，先耳后、颈上，继则胸腹腰腿，然后遍及手足。"以火照之，隐隐于皮肤之内。以手摸之，磊磊乎肌肉之间。其形若疥，其色若丹，出现三日，渐收为安，随出随收。"若麻出不顺畅，多为热毒内甚，若发热六七日，麻疹过期而不出，或为毒火拂郁，或为风寒外闭。若欲出不出，或一出即没，均为逆变证。

（二）辨证

谢玉琼十分重视麻疹的透发情况、颜色、形态、分布。麻疹色淡红而润泽者吉，为顺；色赤者重，色黄者危，色黑者死。麻色白，和周围皮肤一致，多为风邪郁遏；麻色淡白而不起，为本虚，气血不足；麻色红赤如锦纹，为热甚；色大红艳而微紫，为血热；麻色紫红或青色，干燥晦暗，为毒火内炽。麻顶尖长，粒头离肉，行小而匀者，为吉；疹粒头低平不高，症状偏重，为肺热重；粒头低塌而色焦枯燥，多为风寒外束；初出粒头不高，色红赤，为火邪内郁；而若粒头焦，不论疹子颜色都为热极至甚；麻疹出如片状，颜色红赤而肿，或者上覆点状红疹，为表火炽甚；而红肿太甚为毒火壅遏。谢氏指出："麻疹之色，最喜通红。何则？夫麻发于心，心属火，红者，火之正色也。故鲜红者，毒得净而发吉也。"麻毒为阳邪，故麻疹应多发生在阳位，方为顺候，即麻疹多发在头面、背部、四肢外侧阳经所过之处为佳，而反之疹出多在阴部，则表示应注意预防变证。

麻疹的并发症也是辨别麻疹病情轻重的重要方面。比如伴有出血者，为毒重、病重，其中以鼻出血相对较轻，口出血较重，二便出血为最重。病初起之时，手脚心自觉发热甚，或者冷如冰，或病中伴有喘息重、呕吐抽搐、狂躁、咽喉痛而不能食、痢疾等，皆表示病情较重，预后不好。另外从疹色亦可判断预后，"若疹色淡白，乃心血不足也。皮肤如赤兮，疹尤夹斑。似锦而明兮，不药而愈。如煤之黑兮，百无一痊"。

（三）治疗

初潮疹未出阶段，病症有似伤寒，治疗应以透发、托疹外出为主，慎用寒凉。药宜荆芥、防风、葛根、牛蒡子之类，方用宣毒发表汤去升麻、桔梗、甘草，或用葛根解肌汤去赤芍、甘草加防风，或用防风败毒散（防风、荆芥、牛蒡子、连翘、石膏、知母、木通、薄荷、枳壳、淡竹叶、桔梗、甘草、灯心）去桔梗、甘草、石膏、知母。

若是疹子未出及正出之时，药宜疏托，以清热透肌汤（玄参、石膏、牛蒡子、荆芥、防风、前胡、葛根、杏仁、生甘草）去甘草主之；

麻疹已出，用辛凉清润、凉血解毒，药宜用黄芩、黄连、石膏、知母之类，代表方有：疹已出、红肿太甚用化毒清表汤，较轻用泻白散（甘草、桑白皮、地骨皮）合消毒饮（牛蒡子、荆芥、防风、甘草），毒重用则用黄连解毒汤合大青汤（大青叶、玄参、知母、石膏、木通、生地黄、荆芥、地骨皮、淡竹叶、甘草）。疹已出或正收，宜滋阴养血、清除余热，常用四物汤加减。

各种兼夹证，应根据出现的不同阶段，采用不同的治疗方法。如兼见泄泻，在初潮疹未见兼泻者，仍以透发为主，用宣毒发表汤加减；疹已出兼泻者，则宜清解利湿，用猪苓汤或黄连解毒汤合三苓汤；疹子收后兼泻者，用加味导赤散（薄荷叶、生地黄、木通、玄参、车前子、淡竹叶、连翘、黄连、灯心、石膏）以养阴泻热利湿。若兼夹有咳嗽、呕吐、谵语、烦热等症，治疗也遵循这个原则。

谢玉琼还认为，麻疹初发之时，常可出现吐、泻、鼻衄等症，吐泻鼻衄也是里邪外达之候，病机向外，邪气不致郁闭而生变证，待麻疹透出则吐泻、鼻衄自止，不可一见吐泻鼻衄就止吐、止泻、止血，仍要清宣透疹。若此时无兼见症，则宜结合时令气候的变化进行透疹。比如遇疹发时疫疠流行，则加强解毒，加用紫草、板蓝根等；如时令温暖，配以辛发之药，用防风败毒散；时令喧热，配以寒凉之药辛凉透发，用白虎解毒汤或黄连解毒汤；如时令大寒，配以辛热之药，用桂枝解毒汤（桂枝、防风、牛蒡子、麻黄、桔梗、人参、赤芍、川芎、羌活、甘草、荆芥、生姜）或葛根桂枝汤（葛根、桂枝、防风、甘草、赤芍、升麻、姜、淡豆豉），适加苏叶、葱白疏表，并盖以衣被，以取其汗，使毒透，而黄芩等寒凉之品宜少用；如时令时寒时暖，配以辛平之药；倘兼疫疠之气，则以人参败毒散主之。

其他兼见症的治疗用药，谢玉琼认为，如初潮热太甚，加赤茯苓、生地黄，并可加生黄芩；初潮无汗，加葱白，切不可遽用胡荽酒，免助邪火内攻；初潮不食，不必治之，热毒一解，自能食，勿用进食开胃之药；初潮既见喘促，加黄芩、葶苈子、栝蒌仁以清肺开胸，或更加莱菔子、白芥子、苏子以降气化痰；初潮呃逆，加枇杷叶、竹茹；初潮鼻衄，加鲜茅根；初潮咽喉痛，加射干，倍用牛蒡子等；麻疹若不出，用宣毒发表汤，咳嗽宜清肺汤等。

外治透疹，谢玉琼常以酒煎胡荽喷被盖之，切要空露头面；或以苎麻蘸胡荽酒遍身戛之，令其毛孔疏开；还可用臭椿树根皮煎汤熏洗。但在采用外治法时，要注意勿使透发太过，助火升阳，也要注意勿使闭郁肌腠，麻毒不能外越。

总之，谢氏承接前人的经验，博采众方，总结并结合自己的临床经验对麻疹的诊断和治疗做了系统的描述和分析，其中所涉及的大部分治法、方药都切合于临床实用，但论中也有遗漏欠缺或失偏颇，如后世朱礼棠等在评述中认为也有用四逆汤类药物治愈麻疹的病例，可补谢氏之论。

二、肺炎喘嗽

"肺炎喘嗽"一名，首见于谢玉琼的《麻科活人全书》，是指麻疹病程中出现的"喘而无涕，兼之鼻煽""气促发喘""鼻煽胸高"之证，称之为"肺炎喘嗽""多缘肺热不清所致"。谢氏云："气促原因肺未清，开口出纳喘候真。鼻煽痰鸣肺将绝，胸高必定归幽冥。"即今所谓麻疹合并肺炎。"肺炎喘嗽"也因此成为小儿肺炎的中医病名。此前关于肺炎喘嗽的论述大多散在于历代医家有关"肺胀""马脾风"等内容中。

"肺炎喘嗽"，是麻疹常见的并发症之一，可出现在麻疹的各个阶段，治疗仍然遵循麻疹分期治疗的原则。若于初潮时兼见肺炎喘嗽，症状相对较轻，治宜疏托发散，方用麻黄汤去甘草，加连翘、牛蒡子、枳壳，或以清金散火汤（麻黄、苏叶、牛蒡子、桔梗、甘草）去桔梗、甘草，加酒炒黄芩、杏仁、连翘、枳壳治之，或以三拗汤去甘草，加荆芥、石膏、茶叶治之。如肺炎喘嗽症状加重，以加味泻白散（桑白皮、地骨皮、白茯苓、知母、黄芩、人参、甘草，糯米）去人参、甘草主之。发喘而鼻黑干燥者，以白虎解毒汤（石膏、知母、天花粉、黄连、黄芩、栀仁、麦冬、生地黄、淡竹叶，水二盅，煎至一盅，去滓，入犀角汁于药内，代茶服）主之。如痰实壮热，胸中壅闷，卧则喘急，以前胡枳壳散（前胡、枳壳、赤茯苓、炙甘草、大黄）去炙甘草，加贝母、黄连、黄芩、栝蒌霜主之。如麻已出而兼见肺炎咳嗽者，用加味清肺降火汤主之。如麻出三日后而兼见肺炎喘嗽者，急以静远主人清肺饮去知母、桔梗、甘草，加杏仁、栝蒌霜、白芥子治之，或以生地黄散治之。如麻疹正收或兼见肺炎喘嗽者，宜降火及泻肺气，以清咽滋肺汤（玄参、牛蒡子、荆芥、贝母、麦冬、瓜蒌根、马兜铃、玉竹、桔梗、甘草）去玉竹、桔梗、甘草，合白虎汤去甘草、粳米治之。

若麻后易喘，日久胃虚，不可用白虎汤，只宜以静远主人清肺饮主之。麻后如有日久发喘而不歇者，用小柴胡汤，以贝母易半夏，沙参易人参，加五味子从衡治之。若症见鼻干、鼻翼煽动、喉中痰鸣声重、张口抬肩等症，为肺炎喘嗽的危重症，预后较差。因此，临证治疗宜及时准确，不可延误病情。

肺炎咳嗽是小儿常见的病症，可单独发病。谢玉琼认为此病也属喘症，痰火为患，热邪壅遏肺窍，气道阻塞而然也。然喘症有虚实之分，实者易治，虚者难为。欲察其虚实之确，在于大便之溏泄、小便之清利、大便之坚结、小便之赤涩上别之。若大便溏泄，小便清利，唇白而身无大热，皆为虚证，治以半夏、苏子、芥子、葶苈子、桔梗、甘草、莱菔子、陈皮、南星、茯苓之类，以清痰润肺，多难获效。实则大便燥结，小便赤涩，唇红而身发壮热，用甘草、桔梗、陈皮、枳壳、苏子、栝蒌仁、杏仁、桑白皮、黄芩、黄连、天冬、麦冬等味，多易于取效；或以竹叶石膏汤去人参、半夏、炙甘草、粳米，加栝蒌仁、贝母、白芥子治之；冬月更加蜜酒炒麻黄少许，可以随手而应。如发热时喘，邪热壅于肺故也，慎勿用定喘之剂，唯宜以大剂石膏知母竹叶汤，或桎叶葛根汤（桎叶、前胡、葛根、荆芥穗、贝母、麦冬、甘草）去甘草主之。

第六节 方药创见

《麻科活人全书》所选用的宣毒发表汤、清解透表汤及其加减方，均为麻疹初期散发透疹的效方，为后世儿科习用，另外谢玉琼还创制不少新方以治疗麻疹。

一、蝉菊饮

1. 原方与主治

蝉蜕、菊花。用于麻疹目病红赤。

2. 古今发挥

此方为谢玉琼创制。谢氏认为：眼光如水，为肝肾两经热极之象，是麻疹必有之证。如有麻毒入目，生翳障者，用蝉菊饮。蝉蜕、菊花二者皆为轻扬之品，具疏风清热、退翳明目之功，现在常用于风热目痒、流泪及浅层角膜炎。

二、葛根疏邪汤

1. 原方与主治

防风、葛根、前胡、牛蒡子、连翘、木通、地骨皮、赤茯苓、枳壳、灯心草。具有解散表邪的作用，用于表实邪盛。

2. 古今发挥

此方为谢玉琼创制。谢氏认为防风为治风去湿之要药；葛根能鼓胃中清阳之气，解诸毒，胃气升发，邪毒自散而不留；前胡，其功长于下气，气下则火降，痰亦降矣；连翘泻心经客热，破血结，散气聚，消肿毒，利小便，泻心火，又能泻胆经郁热，诸痛痒疮皆治；牛蒡子散诸肿湿疡之毒，为痘疹之要药，又能去皮肤风热斑毒；枳壳破气化痰，除寒热结；赤茯苓泻心经水蓄之证；木通淡渗，分利阴阳，则水行火降；地骨皮，三焦气分药，有益精气、退邪火之功；灯心草泻肺利水，治喉痹。故该方用于麻疹已发而不顺畅，发热甚，烦躁，头痛，或身痛。

三、当归红花饮

1. 原方与主治

当归、红花、牛蒡子、连翘、葛根、甘草。治疹出而复收，或热郁血滞，斑疹色暗者。

2. 古今发挥

此方为谢玉琼创制。用于斑疹色暗，又可用于麻疹出而复收，或热郁血滞，斑疹色不活红。取其活血祛瘀以化滞，可与当归、紫草、大青叶等活血凉血、泄热解毒之品配伍。此外，近年来用本品治疗冠心病心绞痛，常与丹参、川芎、赤芍等同用；用于血栓闭塞性脉管炎，与当归、桃仁、赤芍、乳香等同用。近代有以红花注射液肌内注射，治多形性红斑者。

四、宣毒发表汤

1. 原方与主治

薄荷叶、葛根、防风、荆芥穗、连翘、牛蒡子（炒）、木通、枳壳、淡竹叶、升麻、桔梗、甘草，灯心引。功能疏风解表。原方用于疹前期，麻疹发热欲出未出时，各证并宜。凡麻疹发作之时，初潮之际，未明是否麻证，当以此方主之。纵非麻候，即是感冒风寒，用之无碍。

2. 古今发挥

聂尚恒《活幼心法·痧疹》云："初发热，欲出未出时，宜用宣毒发表汤。"谢玉琼认为：冬天寒月，可加苏叶，又加葱白为引。暑月炎天，可加生黄芩。均除甘草、升麻、桔梗不用。初潮无咳者，宜用留白陈皮以甚其咳，有咳切勿再加。初起往来潮热者，除淡竹叶，免解肤热，致麻难透表。在寒月，仍宜加苏叶、葱白以疏表之，初潮潮热太甚者，加赤茯苓、生地黄，并可加生黄芩，不必拘麻初出，寒凉毒伏，麻不得出之说。宣毒发表汤为麻疹初期散发透疹的效方，为后世儿科所习用。

五、麻疹用药注重护阴去燥

谢玉琼认为麻疹为阳邪，乃肺胃蕴积热毒而发，伤人阴血，不宜内实，又不宜温补，而最喜清凉，故治疗麻疹的整个过程中忌用人参、半夏，以防其燥烈、壅中，不利于麻疹之清凉透发。

麻疹与痘证不同，用药有别。麻疹出于六腑，所以先动阳气，阴血多亏，阳者气也，升麻能生动阳气上冲，所以麻疹忌用。而痘出于五脏，宜内实，最喜温补以助脓，用升麻以引生地黄，而入足阳明胃经耳。

在麻疹的治疗方中，谢氏反复提醒注意护阴去燥。例如，治初潮疹未出之宣毒发表汤即要去升麻、桔梗、甘草，清热透肌汤去甘草；治疹已出兼夹有咳嗽者用聂氏清肺饮去辛燥之陈皮等；治小便不通时用通关散（栀仁、大黄、木通、赤茯苓、车前子、瞿麦、滑石、扁蓄、人参、甘草、灯心）去人参、甘草。

第七节　序年纪事

谢玉琼，清代赤溪（今江西安福县北乡赤谷）人，生卒不详。

1748年编撰成《麻科活人全书》四卷。

（张静　高修安　胡厚琴）

参考文献

1. 谢玉琼. 麻科活人全书［M］. 上海：上海卫生出版社，1957

2. 江育仁. 中医儿科学［M］. 北京：人民卫生出版社，1987

3. 刘弼臣. 中医儿科学［M］. 北京：学苑出版社，1995

4. 朱锦善. 儿科临证50讲［M］. 北京：中国中医药出版社，1999

5. 张宝林，凌锡森. 中医儿科集成［M］. 长沙：湖南科学技术出版社，1991

6. 张奇文. 小儿时行病证［M］. 济南：山东科学技术出版社，1990

7. 彭怀仁，项平. 中医方剂大辞典精选本（上、下册）［M］. 北京：人民卫生出版社，1999

8. 贾维诚. 三百种医籍录［M］. 哈尔滨：黑龙江科学技术出版社，1982

9. 中国医籍提要编写组. 中国医籍提要［M］. 长春：吉林人民卫生出版社，1984

10. 邱德文. 中医学重要著作选介［M］. 贵阳：贵州人民卫生出版社，1984

11. 郭霭春. 中国分省医籍考［M］. 天津：天津科学技术出版社，1984

12. 汪德云.《麻科活人全书》治法在临床运用的体会［J］. 江西中医药杂志，1995（2）：32-33

13. 郭庆华，万家政. 谈用消导法治疗小儿肺炎的体会［J］. 黑龙江中医药，1996（1）：27-28

14. 莫椿龄. 麻疹辨治［J］. 新中医，1978（1）：25-28

15. 沈庆法. 实用中医大全［M］. 北京：上海古籍出版社，1992

16. 郭孝月. 中医儿科学［M］. 北京：科学出版社，1994

17. 王萍芬，郁晓维. 中医儿科学［M］. 北京：中国中医药出版社，1999

18. 陈代斌. 宣毒发表汤、掩脐法出处考略［J］. 安徽中医学院学报，1985（4）：52

19. 薛明，王永莉. 宣毒发表汤治疗小儿上感高热245例［J］. 现代中医药，2005（2）：24

第二十三章 叶桂

第一节 概述

叶桂（1667—1746），号香岩，字天士。祖籍安徽歙县，出生于江苏吴县，清代著名医学家。

叶桂幼承家学，始以幼科为主。如汪绍达《叶天士家传秘诀》序云："叶天士先生，本一祖传之专门儿科医家也，其祖紫帆公、父阳生公、蒙师朱君某、表兄汪五符、侄叶大椿，俱精于儿科。"徐灵胎也评述云："此老太翁为幼科专门，名闻远近，此老既得家学，又得大方脉诸书探索而附益之，所以其理益精，其方益正。"

叶氏天资聪慧，善于求师学习，善于实践研究，善于博采众长，且悟性极高。在对《灵枢》《素问》诸典及前贤名家名著认真钻研的基础上，并结合自己大量的临证实践，加以发挥，不但精于儿科，而且在成人内科，特别是在温病学领域作出了重大学术建树。

叶氏于外感热病方面，吸取了前人辛凉解表、邪自口鼻而入、热入心包等说，经过自己的探索与实践，总结了温病的传变规律，首创了卫、气、营、血的辨证纲领，并在察舌、验齿，辨析斑疹、白痦等方面积累了丰富的经验，为温病学的建立和发展做出了重大的贡献，是一位杰出的温病学大家。叶氏在杂病辨治方面亦多建树，如理虚大法、奇经论治、阳化内风、胃阴学说及络病诸方面颇具特色。他临证，辨理既中肯又精深，遣药既贴切又允正，处方以轻灵见长。由于辨证精细，故能通彻病源；由于熟识药性，故选材配伍，随手拈来，而切中病情。因此，他往往能于平凡中见奇效，虽沉疴痼疾也能效如桴鼓。

叶桂博学多识，并通诗文辞赋、经史子集，惜毕生忙于诊务，著述不多，流传于世的主要有《临证指南医案》《温热论》《未刻本叶氏医案》等，多由其门人抄录整理而成。叶氏的儿科临证经验和学术思想主要保存于其专著《幼科要略》一书中。因叶氏在中医学方面成就卓越，加之为医极负盛名，有不少作者乃伪托叶氏著述，历来学术界存在一定争议。但《幼科要略》一书，据与叶天士同时代的医家徐灵胎评注，为叶氏唯一亲订之作，并说："此老论幼科及看痘法和平精切，字字金玉，可法可传。"此书经后人章虚谷删节后，改名为《三时伏气温热篇》收载于《医门棒喝》中，此后王孟英又更名为《叶香岩三时伏气外感篇》，收入《温热经纬》中。王孟英在《温热经纬》中说："余谓虽为小儿说法，大人岂有他殊，故于《温热论》后，附载春温、夏暑、秋燥诸条，举一反三，不仅为活幼之慈航矣。"因此，该篇成为温病学的重要内容。

第二节　生平、治学与古今评鉴

一、生平考略

叶桂，字天士，号香岩，江苏吴县人。世居阊门外下塘上津桥畔，故晚年自称"上津老人"。叶氏生于清·康熙六年（1667），卒于乾隆十一年（1746），享年80岁。

叶桂先世自安徽歙县迁居江苏吴县，吴地是中医学的重要发祥地之一。据不完全统计，苏州一带（包括如今的吴县、常熟、吴江等地）历代名医约1000余家，著作600余种，医史学家将这一区域的医学命名为"吴中医学"。早在宋代，这里便出现了医院和药局，时至元代，吴中医学更为兴旺发达，意大利著名旅行家马可·波罗曾把在苏州的一大发现——吴医记载在他的游记里。明清两代是吴医的兴盛时期，名医辈出，灿若星河，如吴又可、叶桂、薛雪、尤在泾等，而叶桂为其中杰出代表。叶桂祖辈皆通医理，祖父叶时（字紫帆），精通医术，名噪吴中，尤精儿科，不分贫富，务在全活；父亲叶朝采（字阳生）亦轻财好施，医术精湛。

叶桂自幼天资聪明，读书过目不忘，深得父爱。他白天随师攻读经书，暮归从父钻研岐黄之学，颇有领悟，"自《素问》《难经》及汉、唐、宋名家所著书，靡不旁收博览"（《类证普济本事方释义》序），掌握了大量医学知识。14岁时，父亲去世，幼孤失养，贫困无恃，叶桂只好一面应诊，一面随从父亲的门生朱君学医。朱君毫无保留地将师父平日教给他的医术又传给了叶桂。叶桂勤奋好学，聪明伶俐，闻言即解，医学上的造诣很快就超过了老师，因此年少而有名。叶氏虚心好学，除继承家学外，只要听说某人擅长治疗某病，即前往拜访求教，"自十二至十八，凡更十七师"（据《新世说·卷六·巧艺》及《清朝野史大观·清代述异》卷十一；一说十年间先后拜师十七名），兼采众长，壮年时已颇负盛名，名满朝野，上自达官显贵，下迄平民百姓，鲜有不知叶天士之名者。

叶桂"自习幼科"，后"扩充其道于内科一门"（《友渔斋医话》），"切脉、望色、听声、写形，言病之所在，如见五脏癥结"（《吴县志》），"或于无病时预知其病，或预断数十年后，皆验"（《清史稿》）。他处方用药，"一二味不为少，十余味不为多。习见不妨从同，独用不嫌立异"（《临证指南医案》华序）；重病危症，一经调治，往往能指下回春。

叶桂最擅长治疗时疫和痧痘等症，是中国最早报告猩红热（喉痧）的医家。他远距患者，以鼻闻其气息，便可断死生。其次孙出痘，他揭开蚊帐惊叫一声："此死气也。"不治而出，果然夭折。长孙出痘发热，他诊视之曰："此闷痘也。"急忙处方服药，危而得生。

叶氏毕生忙于诊务，"生平无所著述"（《四库全书总目提要》），虽有书传世，但多非自家手笔。如世传《温热论》，乃"先生游洞庭山，门人顾景文随之舟中，以当时所语，信笔记录"（唐大烈《吴医汇讲》）。然叶氏何日游洞庭山，无证可考。至于《临证指南医案》乃华岫云积数十年搜集整理而成，据"华序"云："唯近见吴阊叶氏晚年日记医案……惜其医案所得无多，不过二三年间之遗帙……"可见《临证指南医案》主要收载了叶氏晚年的医案，是研究叶氏学术思想的重要资料。

叶桂卒于乾隆十一年，享年80岁，他临终前告诫儿子奕章、龙章说："医可为而不可为，必天资敏悟，又读万卷书，而后可借术济世，不然少有不杀人者，是以药饵为刀刃也。吾死，子孙慎勿轻言医。"（《清史稿》）

二、师承治学

叶天士世代业医，少时昼则从师习儒，夜则从父学医。其祖父叶紫帆也是一位医生，尤其擅长治疗儿科疾病，治病不分贫富贵贱，一律平等对待，在患者中颇有口碑。叶天士的父亲叶阳生也继承了这一优良品质，且治病的范围更广，内、外、妇、儿无所不包，可惜年仅40来岁便突然患病去世，叶天士当年只有14岁。父亲去世后，叶天士师从学于父亲的门人朱某，其后又从学于姑苏名医周扬俊、王子接、马元仪、祁正明等。闻人有擅长医道者，即以弟子礼事之，24岁时已先后从师17人，并能吸收各家之长，学成后悬壶苏州历50余载，叶氏悬壶的堂号为"种福堂""眉寿堂"等。

叶氏在温病理论和杂病论治方面均有建树，颇多发明，年轻时便誉满江南。他髫龄学医，直至白头圭匕，造诣精深，功绩卓著，时有人称之为"天医星"。这是他毕生刻苦研读医经，勤奋诊治，将理论与实践相结合，并博取众家之长，不断探索，勇于创新的结果。

（一）学术渊源

叶桂学术博洽精邃而多发明，其学术渊源根柢汉唐，折衷元明，总体上滥觞于《内经》《伤寒论》，并深受《备急千金要方》《外台秘要》等唐宋名著的影响。如重视"存阴"，擅用甘药，实据《灵枢》"阴阳形气俱不足，勿取以针，而调以甘药"而发。叶氏医案大量沿用仲景方，贵在灵活化裁。不论治外感、内伤，俱重视甘寒养阴生津，皆取法于唐人。在虚损的补肾填精方面，以晋唐名方化裁，广泛应用于临床。金元是一个医学更新和嬗变的时期，叶氏既不一味复古，排斥元明各家之说，又不囿于狭隘的门户之见，而是在汉唐医学坚实的基础上，兼采宋、元、明诸家之验，淹贯折衷，无所偏主，形成了自己的独特风格。如《温热论笺正·序》说："其学实本余杭陶氏（陶华），旁及东垣、子和、丹溪，远绍河间。"黄退庵在《友渔斋医话》中云："始习幼科，后学力日进，扩充成道，而内科一门，可称集大成焉。"徐灵胎对《幼科要略》评曰："得古人之真论而融化之，不愧名家，闻此老太翁为幼科专门，名闻远近，又于大方诸书探索而附益之。"于此，可见一斑。

（二）发挥经典

中医学源远流长，博大精深，要掌握医学之真谛，就必须"嗜古攻研""沉潜力学"。叶桂有识于此，刻苦钻研，"于书无所不读"，但他在重视经典的同时，并不囿于前贤之论，尤善阐发经旨。如《内经》谓："风淫于内，治以辛凉。"前贤每以辛散合苦寒药谓之为"辛凉"，如刘完素所制双解散、防风通圣散等即是，积习左右医界数百年。而叶氏通过研究《内经》原文，认为这不符合《内经》本意，而视桑菊、银翘等轻清辛寒之品为辛凉，并用以治疗新感温病，活人无数。后吴瑭总结叶氏经验，立桑菊饮（桑叶、菊花、桔梗、连翘、杏仁、薄荷、甘草、芦根）为辛凉轻剂，银翘散（金银花、连翘、淡竹叶、荆芥、牛蒡子、淡豆豉、薄荷）为辛凉平剂，开辛凉解表一大法门，迄今仍为治疗温病之准绳。

此外，叶氏对《内经》某些奥义用心体会，而不拘泥于注家的评释。如《素问·评热病论》："人所以汗出者，皆生于谷，谷生于精。"王冰注称："言谷气化为精，精气胜乃为汗。"然叶氏并不苟同此说，《未刻本医案》载他治一虚人外感，认为"消痰理嗽，辛燥和阳，均非善治"，又不同意俗套扶持脾胃，指出"若仅从事于脾胃，与经旨本末有乖"。在叶氏看来，经旨之本是"精"，末是"谷"，祛邪发汗虽依靠脾胃，而水谷则凭借下焦精气，此乃经义本意。故叶氏经投人参、阿胶等培元补精之味，令精生谷，谷资汗以驱邪外达，与习俗治法大相径庭，故于案末强调："力避通俗，摒弃习俗弊窦，谨按《内经》撰方。"

（三）博采众长

叶天士对前人学说，只要符合临床实际者，皆择善而从。如对温病的看法，吸收刘河间的辛凉解表、吴又可的邪自口鼻而入、盛启东的热入心包、喻嘉言的三焦分治等论点；对虚劳的看法，吸收《难经》的五损、《金匮要略》的"脉大为劳、脉极虚亦为劳"、张季明的"亢无所归则热灼"等论点；中风看法，吸收刘河间的"五志过极皆能化火"及缪仲淳的内虚暗风之说；脾胃病的看法，吸收东垣《脾胃论》的学说，等等。因此黄退庵说："欲观是书（指叶氏医案），须读张、李、朱各家之说，然后探究叶氏方意所从来，庶不为无根之萍。"

叶氏选药不执成见，以灼见病变及其全过程而用，沈归愚说："治方不执成见，尝云剂之寒温视疾之寒凉。自刘河间以暑火立论，专用寒凉；东垣论脾胃之火，必务温养，习用参附；丹溪创阴虚心动之论，又偏于寒凉。嗣是，宗丹溪者多寒凉，宗东垣者多温养。近之医者，茫无定识，假兼备以幸中，借和平以藏拙，甚至朝用一方，晚易一剂，而无有成见。盖病有见证，有变证，有转证，必灼其初终转变，胸有成竹，而后施之以方，否则以药治药，实以人试药也。持论如是。"

叶氏不仅向书本学习，而且善于向有经验者学习。不管什么人，只要有一技之长，叶桂都想方设法拜其为老师。从 12 岁至 18 岁仅仅 6 年间（一说是 10 年间），他除继承家学外，先后求教过的名医就有 17 人之多，其中有长辈，有同行，甚至有庙中的和尚。叶氏虚心求教，师门深广，实属罕见。

（四）求实创新

叶天士不仅苦读经书，而且勤于临证，主张理论联系实际，虽名著朝野，仍保持实事求是的态度和谦虚好学的品德，一旦发现自己错了，便加以改正。如叶氏曾看到徐灵胎的一张处方，一面赞誉徐看病颇有心思，一面批评徐方缺乏古代医书的理论根据。后来，他读了唐代医家王焘的《外台秘要》，发现徐方是从该书中化裁而来，便责怪自己读书不够，承认自己以前的批评不对，说："我前谓徐生立方无本，谁知俱出《外台》，可知学问无穷，读书不可轻量也。"（《临证指南医案》眩晕门徐评）

叶氏的高超之处，更在于用古而不泥古，在理论上能融化古人，独创新见；在立方遣药上，善于变通前人的成法，自出机杼。叶氏立法用药，不落前人窠臼，通变化裁，可谓出神入化。如《临证指南医案》木乘土门徐氏案，方用人参、姜汁半夏、茯苓、淡附子、白粳米、木瓜，方后注云："胃虚益气而用人参，非半夏之辛，茯苓之淡，非通剂矣。少少用附子理胃阳，粳米以和胃阴，得通补两和阴阳之义。木瓜之酸，求胃汁以制肝，兼和附子之刚愎，此大半夏与附子粳米汤合方。"用药仅有六味，既有相须作用，又有相制作用，既不失成方法度，又经过匠心化裁，可见其制方之妙。

三、古今评鉴

1. 沈归愚《沈归愚文集·叶香岩传》

君闻言即彻其蕴，见出诸君上，因有闻于时，君察脉望色，听声写形，言病之所在，如见五脏癥结，以是名著朝野。下至贩夫竖子，远至邻省外府，无不知有叶天士先生，由其实至而名归也。居家敦伦纪，内外修备；交朋友忠信，人以事就商；为剖析成败利钝，如决疾焉，洞中窍会；以患难相告者，倾囊拯之，无所顾惜。

2. 赵尔巽《清史稿》(卷五百零二列传第二百八十九)

其治病多奇中，于疑难证，或就其平日嗜好而得救法。或他医之方，略与变通服法。或竟不与药，而使居处饮食消息之。或于无病时，预知其病。或预断数十年后，皆验。桂神悟绝人，贯彻古今医术，而少著述……大江南北，言医辄以桂为宗，百余年来，私淑者众。最著者，吴瑭、章楠、王士雄。

3. 李经纬《中医大辞典》

叶氏自幼继承家学，并通诗文辞赋、经史子集，尤究心于医术，博览医书，并先后拜师十余人，临证经验丰富，年三十岁时，其医名与父名已同噪于大江南北。叶氏长于治疗时疫和痧痘，倡卫气营血辨证纲领，对温热证的传染途径、致病部位及辨证论治等方面，均有独到论述，为温病学的奠基人之一。其于医理，主遵张仲景，能师古而不泥古，亦能采纳民间单方、验方。其于温病，以仲景之说为体，以刘完素之论为用；杂症则取材于孙思邈、李杲、朱震亨、张景岳、喻嘉言诸家，并有所发挥，但有时持论失于偏颇。

4.《中国医籍提要》

叶氏辨证、立法、处方、选药配伍，十分纯熟，随手拈来，每能切中病情，往往用平凡的药物而获奇功。叶氏不仅善于总结前人的经验，更重要的是在理论和实践中有新的创见，为中医理论发展做出了贡献。

5. 朱锦善《儿科临证 50 讲》

叶天士是一位在温病方面最具建树的医家，然而他又是一位著名的世袭相传的儿科医家。叶天士的温病学术思想，就是在总结小儿四时疾病的基础上形成的。他所著《幼科要略》，论述小儿四时的时令性疾病，颇多创见。后来，王孟英将该书删节，易名为《三时伏气外感篇》，收入《温热经纬》，成为温病学的重要著作。该书主张"小儿体禀纯阳，六气著人，皆从火化"，治疗上以存阴为要务。徐灵胎评述本书为叶天士唯一手定的著作，"字字金玉，可法可传"。

6. 今鉴

叶桂自幼钻研岐黄之术，对《黄帝内经素问》《难经》《伤寒论》《金匮要略》等中医经典著作颇有研究，尤善阐发经旨，并广泛撷取前人精华，对历代医家如王焘、许叔微、刘河间、李东垣、朱丹溪、葛可久、缪仲淳、张景岳、吴又可、喻昌等医家著作靡不旁收博览，悉心体会。同时，他虚心向同时代医家学习，并吸取民间单方、验方。因此，在医学理论，尤其是临床实践方面，能博采众长，师古而不泥古。在理论上，能融化古人，独创新见；在立方遣药上，又能变通前人成法，自出机杼，从而自成一家。

叶氏髫龄学医，直至白头圭匕，造诣精深，医术高超。他不仅对温病学的发展做出了积极的贡献，而且于杂病论治方面亦颇有建树。

第三节　主要著述

叶桂平生忙于诊务，鲜有亲笔著述。《清史稿》言其"贯彻古今医术，而鲜有著述"，吴金寿言其"为十全之医，四方求治者，户履常盈，惜其著作甚少"，世传叶氏著述，除伪托者外，多为其门人、私淑者或后裔所辑。现存学术界比较公认的主要有以下 3 种。

一、《临证指南医案》

（一）内容提要

本书为叶桂代表作之一，由华岫云积数十年之久收辑其所遗的医案与医方成编，主要是叶氏治疗内科杂病、温病、妇科、幼科疾病临床经验的汇集。全书共 10 卷，约成书于 1764 年。卷一为中风、肝风、眩晕、头风、虚劳；卷二为咳嗽、吐血、失音、肺痿；卷三为遗精、淋浊、阳痿、汗、脱、脾胃、木乘土、肿胀；卷四为积聚、痞、噎膈、反胃、噫嗳、呕吐、吐蛔、不食、便闭、胸痹、哮、喘等；卷五为风、寒、风温、温热、暑、湿、燥、痰饮等；卷六为郁、肝火、不寐、三消、泄泻等；卷七为痢、便血、脱肛、痿、痹、惊、厥等；卷八为诸痛及耳、目、鼻、咽、喉等；卷九为调经、淋、带、崩漏、胎前、产后、癥瘕、热入血室等；卷十为幼科、痧疹、痘、疳、吐泻等；卷末为附方。叶氏于书中建树颇多，如中风门创"阳化内风"说，脾胃门中倡"养胃阴"等。书中温病治案亦不少，吴瑭《温病条辨》多取材于此。本书于每门之后均附论一篇以提纲挈领，由华岫云约好友而医学造诣高超者分别执笔。书末附有案中所引用的方剂，有助于读者掌握运用。

（二）版本流传

现存版本 50 余种，最早的为清·乾隆二十九年（1764）刊本，分别藏于京、宁、沪、杭等地；上海中医药大学图书馆馆藏乾隆三十三年（1768）卫生堂本，讹错较少，为本书善本之一；其他重要版本尚有乾隆四十年（1775）崇德书院刻本及清·道光苏州经锄堂朱墨套印本等，通行本有 1959 年上海科学技术出版社铅印本等。

（三）古今评鉴

1.《临证指南医案·华岫云序》

唯近见吴阊叶氏晚年日记医案，辞简理明，悟超象外，其审证则卓识绝伦，处方则简洁明净。案中评证，方中气味，于理吻合，能运古法而仍周以中规，化新奇而仍折以中矩。察其学识，盖先生固幼禀颖绝之才，众所素稔。然徒恃资敏，若不沉潜力学，恐亦未易臻此神化也。惜其医案所得无多，不过二三年间之遗帙，一如程朱之于孔孟，深得失道之真传者。以此垂训后人，是即先生不朽之立言也。

2.《四库全书总目提要》

是编乃其门人取其方药治验，分门别类，集为一书，附以论断，未必尽桂本意也。

3.《中国医籍大辞典》

本书属医案，但也较完整地反映了叶氏学术渊源和医学思想，上自《内经》《难经》及仲景以下，历代名家如孙思邈、许叔微、刘河间、李东垣、张子和、朱丹溪、葛可久、缪仲淳、张景岳、吴又可、喻昌等的学术精华无不采撷，融会贯通，且能创新，自出机杼，从而卓然成家，成为清代的一位医学名家，影响年久，历今不衰。

4.今鉴

是书乃华岫云等搜集叶氏医案整理而成，其内容以病为纲，分为89门，体现了叶氏治病辨证细致、善于抓住主症的特点，立法处方熨贴、中肯，用药灵活而有法度。

二、《温热论》

（一）内容提要

此书系叶桂口述，由其门人顾景文记录整理而成，共一卷。该书是一部温病学专著，篇幅虽不长，但内容极为丰富，集中反映了叶氏在温病理论方面的建树，是温病学的经典之作。

（二）版本流传

本书初未刊印，其后由华岫云和唐大烈分别辑入《续选临证指南》和《吴医汇讲》中，从而形成了"华本"和"唐本"两个传本系统。华本篇名为《温热论》，约成书于清·乾隆十一年（1746），刊行于乾隆三十一年（1766）。唐本篇名为《温证论治》，约刊行于1792年。两种版本内容基本相同，但文字稍有出入。后世注有10余种，自1964年起，全国《温病学》教材即以上述两种版本为底本，结合各医家的注释加以评述。

（三）古今评鉴

1.章虚谷《医门棒喝》

仲景论六经外感，有风寒暑湿之邪。论温病由伏气所发，而不及外感，或因书残缺，皆未可知，后人因而穿凿附会，以大青龙、越婢汤主治为温病，而不知实为风寒化热之证也……若外感温病，初起有微恶寒者，以风邪在表也，亦不渴，以内无热也。似伤寒而实非伤寒，如辨别不清，多致误治，因不悟仲景理法之故也。盖风为百病之长，而无定体。如天时寒冷，则风从寒化而成伤寒；温暖，则从热化而为温病。以其同为外感，故症状相似，而邪之寒热不同，治法迥异，岂可混哉！二千年来，纷纷议论，不能剖析明白，我朝叶天士始辨其源流，明其变化，不独为后学指南，而实补仲景之残缺。厥功大矣。

2.《中国医籍提要》

本书不仅为临床辨治温病确立了基本准则，更重要的是创立了温病学说较为完整的理论体系，从而补充了前人对外感性疾病认识的不足，发展了祖国医学，所以，本书实为温病学的经典著作之一。然而，本书对温病的论述过于简略，这可能是由于本书为叶氏随口授意之笔录的缘故。

3. 今鉴

《温热论》乃叶氏传世之作，篇幅虽然不多，但言简意赅，既精且深，为温病学提供了理论依据和辨证施治的纲领，是温病学的重要文献。

三、《幼科要略》

（一）内容提要

本书为叶氏在儿科方面的专著，全书分上、下两卷，成书于清·乾隆十一年（1746）。上卷论伏气、风温、夏热、疳、秋燥等证治，下卷为看三关法和痧疹、痘惊等证治。本书以小儿四时时令疾病（即春温、暑热、秋燥、冬寒）为纲，而见于四时之惊厥、喘胀、泄泻、疳证、疟疾等病证穿插其间，加以阐述，最后专论痧痘，并附有医案。全书虽然篇幅不长，所论病证也不多，但儿科临床上常见的主要病证已概其要略。有理论发明，有方药介绍，有临证治验。特别对于小儿常见的四时外感性疾病，尤能提纲挈领，见解独到。他认为，这类疾病在发病方面，除了小儿体质因素，肌肉柔脆、脏腑气弱之外，气交变化，与人息息相通，间有秽浊吸入，即易发病。在治疗方面，针对当时世俗流弊，指出杂用表散消导、苦寒下夺，每使小儿胃气受损，变证错综。提出保胃气、救胃液在小儿温病治疗上的重要意义。所选用方药，亦工细熨贴。比如，认为风温肺病，治在上焦；风温、春温忌汗，初宜辛凉。若杂入消导发散，与肺病无涉，劫尽胃汁；肺乏津液上供，头目清窍徒为热气熏蒸。主张用薄荷、连翘、牛蒡子、沙参、天花粉等辛凉之品清肃上焦。又认为痧属阳腑之邪，初起必从表治，宜苦辛清热，多用葛根、前胡、薄荷、牛蒡子之品；若痧兼咳嗽、头痛、呕恶等症，当从三焦分论治之。提出上焦药用辛凉，中焦药用苦辛寒，下焦药用咸寒。对惊、疳、胀、吐泻等证治亦有独特见解。

（二）版本流传

该书于乾隆二十九年（1764）华岫云辑入《临证指南医案·卷十》，并由徐灵胎评点。《临证指南医案》流传版本见上述。到道光乙酉年（1825），章虚谷删节改名为《三时伏气温热篇》，收入《医门棒喝》。咸丰壬子年（1852），王孟英删节又改名为《叶香岩三时伏气外感篇》，收入《温热经纬》。此后经周学海补注增订，辑入《周氏医学丛书》，仍名《幼科要略》。现存版本见于《临证指南医案》《周氏医学丛书》及《古今医学会通》。

（三）古今评鉴

1. 徐灵胎

此老论幼科及看痘法和平精切，字字金玉，可法可传，得古人之真论而融化之，不愧名家。闻此老太翁为幼科专门，名闻远近，此老既得家学，又得大方诸书探索而附益之，所以其理益精，其方益正，不若前所列之诸方案为多可议处也。

2. 王伯岳、江育仁《中医儿科学》

《幼科要略》一书，是叶氏儿科的传世之作。据传，叶氏著作多系后人、门人所辑，独此《幼科要略》为其手定，是他积 40 年临床经验的总结。本书虽论幼科，但它的贡献和价值，远远超出于儿科范围之外，它的关于四时温病的发病及其传变规律，临证时辨证论治和用药特点，对成人内科来说，同样具有指导意义。本书不仅在中医儿科学方面占有重要的地位，在中医温病学方面也占有重要地位。

3. 今鉴

叶氏儿科见解持论精辟，对小儿确有独到之处。如对痧疹的论述极为详尽，在治疗上提出："凡疮疹辛凉为宜。"在诊断上认为："四时痧疹须结合时邪""必看外证所含，方可断之。"给后世治疗小儿热症提供了宝贵的经验。

四、其他著作

除上述 3 种外，对叶氏著作虽有争议，但不能排除为叶氏著述的文献大致有以下 9 种：《续刻临证指南医案》4 卷，《普济本事方释义》10 卷，《叶案存真》2 卷，《叶天士医案》1 卷，《医效秘传》3 卷，《景岳全书发挥》（又名《景岳发挥》）4 卷，《叶天士晚年方案真本》2 卷，《眉寿堂方案选存》2 卷，《未刻本叶天士医案》2 卷。此外，世传题名为叶氏著述者尚有不少，其中有一定影响，但难以认定为叶氏著述，或有据证明其为伪托者，大致有以下几种：《叶选医衡》2 卷，《本草经解》（又名《本草经解要》）4 卷，《叶氏女科证治》（据考此书原题名为《竹林寺女科》）。

第四节　学术思想

一、阐明温邪发病规律，创立温病辨证体系

叶桂是著名的温病学大师，在温病学领域取得了巨大成就，集中表现为他在继承了前人的学术基础上，结合自己的临床实践，系统总结和阐述了外感温病的辨治理论，创立了卫气营血的辨证论治大法，发展了前人三焦分证之理，总结了温病辨舌、验齿的经验等。

（一）发外感温病之论

叶桂指出："温邪上受，首先犯肺，逆传心包。"即新感温病的发生是感受温热之邪，感染途径是"上受"（即由口鼻而入，肺卫首当其冲），同时还揭示温邪传变有顺传和逆传的不同。"顺传"即上焦肺卫之邪不解，依次传递中焦（胃）气分。"逆传"是肺卫之邪不经气分，迅速陷于心营，导致病情恶化，出现神志异常等症。顺传是病情缓进性的发展，逆传是病情急剧变化、骤然加重的病理变化，一言其常，一言其变。

此外，叶氏还揭示了新感温病的发生发展规律，剖析了伤寒、温病的异同。叶氏在《温热论》中说："辨营卫气血虽与伤寒同，若论治法，则与伤寒大异也。"叶氏认识到，新感温病与伤寒均属外感，虽则一由皮毛而入，一由口鼻而入肺，然首先犯于气分则一，故谓与伤寒同。但由于温病是感受温热之邪，伤寒是感受风寒之邪，病邪性质不同，故在初起阶段，两者治法大相径庭，伤寒宜辛温解表，温病宜辛凉轻解。而且温邪与寒邪的演变亦不同，"伤寒之邪留恋在表，然后化热入里"，而"温邪则热变最速"，易于伤阴动风，邪陷心包。

（二）创立卫气营血的辨证纲领

倡导温病卫气营血辨证学说，是叶桂在继承前人学术基础上的创新，也是叶氏学术理论的重要特色。据考，叶氏所论"卫""气""营""血"之名，均出于《内经》；叶氏关于"肺主气属卫，心主血属营"之说，则源于《难经·三十二难》"心者血，肺者气，血为营，气为卫"之论；其卫气营血及温病"顺传""逆传"之论，则深受明代医家吴又可和袁体庵的影响。

叶桂把温热病的传变规律归纳为卫气营血四个过程，并依此确定治疗大法，他在《温热论》中说："大凡看法，卫之后方言气，营之后方言血。在卫汗之可也，到气才可清气，入营犹可透热转气，如犀角、玄参、羚羊角等物，入血就恐耗血动血，直须凉血散血，如生地、丹皮、阿胶、赤芍等物。否则前后不循缓急之法，虑其动手便错，反致慌张矣。"叶氏此论，总结了温病卫气营血不同发展阶段的病位深浅、传变规律及治疗大法。此论传变次第甚清，治法甚严谨，一直为后世医家所遵循。

叶桂卫气营血辨治之论，不仅适用于外感温热病的辨治，也适用于伏气温病的辨治。如王孟英《温热经纬·叶香岩外感温热篇》按云："若伏气温病，自里出表，乃先从血分而后达气分，故起病之初，往往舌润而无苔垢，但察其脉软或弦，或微数，口未渴而心烦恶热，即宜投以清解营阴之药，迨邪从气分而化，苔始渐布，然后再清其气可也。"经过后世学者的不断补充和进一步完善，叶氏倡导的卫气营血辨证理论已成为温热病的辨治纲领之一，而融入中医学辨证理论中，成为现代中医学基本理论的重要组成部分。

（三）初定三焦辨证雏形

三焦辨证一般谓创于吴瑭，实则本于叶桂，而叶桂又发端于河间。其于《临证指南医案》中说："故仲景伤寒先分六经，河间温热须究三焦……议三焦为分治，从河间法。"邵新甫对叶氏宗河间三焦问题，于《临证指南医案》徐案中亦有分析："参先生用意，宗河间三焦论立法，认明暑湿二气，何者为重。再究其病，实在营气何分。大凡六气伤人，因人而化，阴虚者火旺，邪归营分为多。阳虚者湿胜，邪伤气分者为多。一则耐清，一则耐温，藏性之阴阳，从此可知也。于是在上者以辛凉微苦，如竹叶、连翘、杏仁、薄荷之类；在中者以苦辛宣通，如半夏泻心之类；在下者以温行寒，性质重开下，如桂苓甘露饮（滑石、石膏、寒水石、甘草、白术、茯苓、泽泻、猪苓、肉桂）之类，此皆治三焦之大意也。"

在《幼科要略》中，叶桂亦强调三焦分立用药，在"夏热论"中谓"温热时邪，当分三焦投药，以苦辛寒为主"，在"痧疹论"中则明确提出治温病大法不外"上焦药用辛凉，中焦药用苦辛寒，下焦药用咸寒"。温邪初犯上焦，本着"肺主气，皮毛属肺之合，外邪宜辛胜"，故"上焦药，气味宜以轻""宣通上焦，如杏仁、连翘、薄荷、竹叶"。中焦胃属阳明燥土，温热阳邪，又易化火伤津，见症多为阳明症状，故"中焦药，痧火在中，为阳明燥化，多气多血，用药气味苦寒为宜。若日多胃津消烁，苦则助燥劫津，甘寒宜用。"阳明肺胃热盛，可选用"石膏、竹叶辛寒清散"；"若日数渐多，邪不得解，芩连、凉膈（连翘、大黄、芒硝、甘草、山栀、黄芩、薄荷）亦可选用"。"下焦药，咸苦为主，若热毒下注成痢，不必咸以实热，但取苦味坚阴燥湿。"阴液亏耗，虚风时时欲动，"大忌风药"，宜用复脉汤（即炙甘草汤）减辛热泄散药，加入介类重镇之品以育阴潜阳息风。温病后期，胃阴必伤，虚多邪少，宜用"甘寒生津胃药"，所谓"温减后余热，只甘寒清养胃阴足矣"。若"肝肾阴虚，则又当育阴除热为主，辛散苦降非宜"。吴鞠通系统总结、继承了叶氏这些经验，提出"治上焦如羽""治中焦如衡""治下焦如权"等三焦论治原则，使温病三焦辨证臻于完善。

（四）创新辨舌验齿之法

叶天士在《温热论》中详细介绍和讨论了温病辨舌验齿之法。叶氏对温病辨舌验齿之法的研究可谓深入细致，紧贴临床实际。

如辨黄苔，认为常见于气分证，若苔黄浊、脘胀痛，当用苦泄；若黄而光滑，为无形湿热中有虚象，则大忌苦泄；苔黄甚，或如沉香色，或如灰黄色，或老黄色，或中有断纹，大腹或满或胀或痛，皆当下之；若黄苔不甚厚而滑者，热未伤津，犹可清热透表；若虽薄而干者，邪虽去而津伤，苦重之药当禁。

察舌质，若舌绛，初传绛色中兼黄白色，此气分之邪未尽，泄卫透营，两和可也；若纯绛鲜泽，包络受病也，宜犀角、鲜生地、连翘、郁金、石菖蒲等；舌绛而中心干者，乃心胃火燔，劫烁津液，即黄连、石膏亦可加入；若烦而渴热，舌心干，四边色红，中心或黄或白者，此非血分也，乃上焦气热烁津，急用凉膈散散其无形之热；至舌绛，望之若干，手扪之原有津液，此津亏，湿热熏蒸，将成浊痰，蒙蔽心包也；再有舌色绛而上有黏腻似非苔者，中夹秽浊之气，急加芳香逐之；舌绛，欲伸出口而抵齿，难骤伸者，痰阻舌根，有内风也；若绛而光亮，胃阴亡也，急用甘凉濡润之品；若绛而干燥者，火邪劫营，凉血清火为要；舌绛而有碎点黄白者，当生疳也；大红点者，热毒乘心也，用黄连、金汁；虽绛而不鲜，干枯而痿者，此肾阴涸，急以阿胶、鸡子黄、地黄、天冬等救之；独中心绛干者，此胃热，心营受烁也，当于清胃方中加入轻心之品；舌尖绛独干，此心火上炎，用导赤散（生地、木通、甘草梢、淡竹叶）泻其腑。

叶氏对温病诊治中运用验齿法也有深入的论述，如指出：齿若光燥如石者，胃热甚也。若无汗恶寒，卫偏胜也，辛凉泄卫，透汗为要。若如枯骨色者，肾液枯也，为难治。若上半截润，水不上承，心火炎上也，急急清心救水，俟枯处转润为妥。若咬牙啮齿者，湿热化风痉病；但咬牙者，胃热气走其络也；若咬牙而脉症皆衰者，胃虚，无谷以内荣，亦咬牙也。若齿垢如灰糕样者，胃气无权，津亡，湿浊用事，多死。而初病，齿缝流清血，痛者，胃火冲激也；不痛者，龙火内燔也。齿焦无垢者死。齿焦有垢者，肾热胃劫也，当微下之，或玉女煎（生石膏、熟地、麦冬、知母、牛膝）清胃救肾可也。

二、重视先天后天，倡导甘润养胃之法

叶桂在治虚过程中，十分重视扶助正气，强调凡因虚致病，或久病成虚，都应着重恢复正气以蠲除病邪。在脾胃病辨治方面，叶氏一方面继承了东垣补脾升阳之说，常用东垣方加减，如补中益气汤（人参、黄芪、白术、甘草、陈皮、当归、升麻、柴胡、生姜、大枣）、清暑益气汤（人参、黄芪、白术、苍术、青皮、陈皮、神曲、甘草、麦冬、五味子、当归、黄柏、泽泻、升麻、葛根）等，均属叶氏治疗脾胃病证的常用方剂；另一方面，叶氏更阐述了脾胃分治之理，创立了胃阴辨治之说，倡导甘润养胃之法，补充和发展了东垣脾胃学说。

叶氏在上、中、下三损方面，尤重中、下之损，主张培中、填下。

他认为甘药能"培生初阳，是劳损主治法则""凡气之有伤，当予甘药"，主张甘药培中有甘温、甘寒之分，分别适用于阳伤、阴伤之证。脾阳损伤，当以甘温，叶氏遵仲景建中之法，其医案中常用四君子汤（人参、茯苓、白术、甘草）、五味异功散（即四君子汤加陈皮）、参苓白术散（人参、茯苓、白术、甘草、山药、扁豆、薏苡仁、建莲、砂仁、桔梗、陈皮）、补中益气汤等。胃液亏损，当以甘寒，轻者多用麦冬、玉竹、沙参、石斛、扁豆、甘草、糯稻根须、蔗浆等养阴益胃；重者则用《金匮》麦门冬汤之甘缓；若元气伤残，脏液大亏，脉虚细、夜热畏寒、倦怠、口渴、汗出者则以

复脉汤为主方。

叶氏在治疗虚损时除重视后天脾胃外，亦十分重视补肾法的运用。他反对单纯投以草木无情之药，以"声气必不相应"，主张取质重味厚、填补滋养的血肉有情之品来培补精血，以补先天，指出"血肉有情，皆充养身中形质，即治病法程矣"。叶氏在《内经》"精不足者，补之以味"的启发下，深得景岳左归（熟地、山药、枸杞子、山萸肉、川牛膝、菟丝子、鹿角胶、龟甲胶）、右归（熟地、山药、山茱萸、枸杞、鹿角胶、菟丝子、杜仲、当归、肉桂、制附子）之精义，大凡劳伤肾真，阳虚者以鹿茸为主，佐以温柔，如苁蓉、杞子、菟丝、当归之属；阴虚者以龟甲为主，佐以凉润，如二地、二冬、柏子仁、女贞之辈；同时用紫河车、龟胶、鹿角胶等栽培精血。叶氏还强调"肾阳静而望藏"，见有肾精外泄或肾阳不藏者，除用一般补阴补阳药物，还多用芡实、山药、五味子、莲肉等敛补之品。叶氏善用柔剂阳药，以补肾中阳气，其目的是为了补阳而不伤阴，而避免以刚烈的桂附及苦寒的知柏以补肾，这是其理虚大法的特点之一。

三、发展"中风"学说，倡导阳化内风之论

关于中风的病机，《内经》至唐宋以前医籍，多从"外中风邪"立论；金元以后，医家们又有了新的认识，如刘河间认为系肾水虚衰、心火无制，以致心火暴甚、火甚制金、金不平木而肝风内动；李东垣认为中风之发当责之于本气自虚；朱丹溪认为系湿痰化热，热甚生风；其后王安道又有"真中风"与"类中风"之说；虞天民认为因气、湿、痰夹风而作；张景岳则提出了"中风非风"之论。叶桂在继承前人学术的基础上，倡导了"阳化内风"之说，在内风病机认识和辨治方面发展了前人学说。

大量的叶氏医案表明，叶氏对内风病机的认识，大致有以下几方面：肝阴亏虚，阴不制阳，阳亢不潜，或肾精不足，水不涵木；营血内耗，血虚生风或心火上亢；中土虚衰，肝失其养，肝阳无制而亢动；七情过极，五志化火，可以扰动身之阳气而致风从内生；阴虚风动，兼阳气暴升，机窍闭塞。治疗方面，叶氏提出了"缓肝之急以息风""滋肾之液以驱热"的治疗大法和"介以潜之，酸以收之，味厚以填之"的用药原则。

四、发挥奇经辨证，填补奇经辨治空白

有关奇经八脉的论述，最早散见于《内经》各篇，《难经》首先提出了"奇经"之名，并对其生理和病理做了全面的补充，其后历代医家极少论及对奇经的辨治，更没有形成完善的奇经辨治理论或学说。叶桂继承发展了《内经》和《难经》有关奇经的理论，融汇脏腑、十二经脉和奇经理论，并结合自身的临床经验，总结了前所未有的比较全面的理法方药相结合的奇经辨治学说，填补了奇经辨治的空白，为内伤杂病的治疗开辟了新的途径。在生理上，他认为奇经有收摄精气、调节正经气血，以及维系、

护卫、包举形体的作用；在病理上，凡肝、肾、脾胃之病，久虚不复，必延及奇经；在辨证上，奇经之病须分虚实，治疗上常宜"通""补"。

五、创久病入络之说

对络病的生理、病理及辨治，《黄帝内经》《金匮要略》及叶氏以前其他历代中医著作中均有论述，但均没有形成比较完整的关于络脉受病的辨治理法。叶桂关于络脉受病的论述，虽也散见于各医案之中，但通过对其分析不难看出，叶氏在继承前人学术的基础上，总结出比较完整的络病辨治理法，从而发展了前人的学术成果。

叶氏认为，凡寒、暑、劳形、阳气受损、嗔怒动肝、七情郁结等皆能致气血阻滞而伤人经络，"初为气结在经"，症状表现为胀痛无形，"久则血伤入络"，由气钝而致血滞，络脉痹室，败血瘀留而成为癥积、疟母、内疝，表现为痛如"针刺样"，甚或如"刀留""板痛"，痛势沉着，"形坚似梗"等症。

叶氏治络，并非全用血分药，而是辨证求因，根据虚实寒热等分别立法用药。叶氏认为，无论虚实，用药应去流动活泼，补应通补，攻要缓攻；而"寒温消克，理气逐血，总未能讲究络病工夫""消导寒凉，不能中病，反伤胃口"，非络病所宜。明确指出"通血络润补，勿投燥热劫液"；禁用"辛燥散气"；并反复强调切勿"乱投滋阴腻浊之药"，一因"清热滋阴之治，力量不能入络"，二因"恐胃气日减，致病渐剧"。且"邪非在表"，所以"散之不解"；"邪非着里"，所以"攻之不驱"；"补正却邪，正邪并树无益"。叶氏医案中，不论腹痛、疟疾、胃脘痛、胁痛、泄泻、便血、痹证、诸痛、癥瘕等病症，均有久病入络的案例，而通络之法，除选用活血药物之外，又经常配伍辛散、温通、香窜之品以宣通气机，或配伍虫蚁之类药物以搜剔络中之邪。其对虫类药的应用尤有创意，为后人所重视。

六、儿科学术思想

（一）主张小儿体属纯阳，又脏腑柔弱

叶桂对小儿体质特点与病因病机做了精辟分析，一方面认为："婴儿肌肉柔脆，不耐风寒，六腑五脏气弱，乳汁难化。内外二因之病自多，然有非风寒竟致外感，不停滞已属内伤。"提纲挈领地指出了外感不外六淫、内伤皆由饮食为幼科两大致病途径。同时，叶氏本于"人与天地同参"之理，认为小儿襁褓，脏腑柔弱，一身之营卫，易于悖逆，小儿"然有非风寒竟致外感，不停滞已属内伤"，而此种病理机制，实不离乎小儿体质特点之根本，如其所言："尝思人在气交之中，春夏地气之升，秋冬天令之降，呼出吸入，与时消息。间有秽浊吸入，即是三焦受邪，过募原直行中道，必发热烦躁。倘幼医但执前药，表散消导，清火通便，病轻或有幸成，病重必然颠覆。钱仲阳云：粪履不可近襁褓小儿。余言非无据矣。"

另一方面又指出:"襁褓小儿,体属纯阳,所患热病最多。世俗医者,固知谓六气之邪皆从火化,饮食停留,郁蒸变热。惊恐内迫,五志动极皆阳。"叶氏从幼科疾病变化的一般规律出发,观察到幼科以"所患热病最多"的病理变化现象,并从其本质加以探讨,谓:"以体属纯阳,六气着人,气血皆化为热也。饮食不化,蕴蒸于里,亦从热化矣。""惊恐内迫,五志动极皆阳。"认为小儿以阳为用,六淫中伤,故易从热化。且肾水未充,水火少济,风木易动,相火自为不宁,故五志动极多从热化。同时指出,小儿脾胃虚弱,"乳汁难化",蕴蒸于里,清浊互干,遂使阳明多气多血之腑不靖,肝胆疏泄之路一有不畅,少火即极易郁变,悉成壮火,此又为"饮食停留,郁蒸变热"之由来。

对小儿疾病的治疗,叶氏虽强调要祛除外邪,但极重视顾护脾胃之气,对攻伐之法持慎重态度。特别是小儿每多食滞,所以在外感热病中常兼夹食滞,但叶氏强调不能滥用消导之法。如叶氏在《幼科要略·风温篇》中指出:"幼稚谷少胃薄,表里苦辛化燥,胃汁已伤。复用大黄大苦沉降丸药,致脾胃阳和伤极,陡变惊痫,莫救者多矣。"在《幼科要略·伏气篇》中又说:"热乃无形之气,幼医多用消滞,攻治有形,胃汁先涸,阴液劫尽者多矣。"

(二)论小儿外感寒热不同,治法迥异

明清时期,时医仍囿于治伤寒之法辨治小儿温热,为匡正时弊,叶桂强调小儿温热与伤寒治法不同,指出"病自外感,治从阳分,若因口鼻受气,未必恰在足太阳经矣"。并进一步指出:"大凡吸入之邪,首先犯肺,发热咳喘。口鼻吸入之邪,先上继中,咳喘必兼呕胀。虽因外邪,亦是表中之里。设宗世医发散阳经,虽汗不解。幼稚质薄神怯,日期多延,病变错综。"叶氏《幼科要略》在风温、夏热、秋燥、冬寒四时外感论治等篇章中反复强调,邪有寒热不同,治法自当迥异,并确立了小儿温热病证治的原则。

叶桂论治风温病,认为:"风温者,春月受风,其气已温。经谓春气病在头,治在上焦。肺位最高,邪必先上,此手太阴气分先病。失治则入手厥阴心包络,血分亦伤。盖足经顺传,如太阳传阳明,人皆知之。肺病失治,逆传心包络,幼科多不知者。"对风温的治疗,提出:"风温肺病,治在上焦。夫风温、春温忌汗,初病投剂,宜用辛凉。""首用辛凉,清肃上焦,如薄荷、连翘、牛蒡、象贝、桑叶、沙参、栀皮、蒌皮、花粉。若色苍,热胜烦渴,用石膏、竹叶辛寒清散,痧症亦当宗此。若日数渐多,邪不得解,芩、连、凉膈亦可选用。至热邪逆传入膻中,神昏目瞑,鼻窍无涕泪,诸窍欲闭,其势危急,必用至宝丹(犀角、朱砂、雄黄、琥珀、玳瑁、安息香、西牛黄、麝香、龙脑、金银箔)或牛黄清心丸(白芍、麦冬、黄芩、当归、防风、白芷、柴胡、桔梗、芎䓖、白茯苓、杏仁、神曲、蒲黄、人参、羚羊角末、麝香、龙脑、肉桂、大豆黄卷、阿胶、白薇、干姜、牛黄、犀角末、雄黄、干山药、甘草、金箔、大枣)。病

减后余热，只甘寒清养胃阴足矣。"

对秋燥一证，叶桂指出："世人误认暴感风寒，混投三阳发散，津劫燥甚，喘急告危。"叶氏进一步认为："秋深初凉，稚年发热咳嗽，证似春月风温症。但温乃热之称，凉即渐冷之意。春月为病，犹冬藏固密之余，秋令感伤，恰值夏热发泄之后。其体质之虚实不同，但温自上受，燥自上伤，理亦相等，均是肺气受病。"对秋燥的治疗，则认为："当以辛凉甘润之方，气燥自平而愈。慎勿用苦燥，劫烁胃汁。"

（三）小儿治疗强调顾护脾胃气津

基于小儿的生理特点，叶桂提出："奈今时治法，初则发散解肌，以退表热，仍混入消导。继用清热苦降，或兼下夺，再令病家禁绝乳食，每致胃气索然，内风来乘，变见惊痫，告毙甚多。"认为药饵之设，本为补偏救弊之用，幼稚气弱之体，实难任非常之药，称其"船小重载，难许成功"。指出医者若仅用套法，"所用药饵，不分气血阴阳，但知见症施治"，后顾之忧，在所难免。所谓"见身热咳喘，不知肺病在上之旨，妄投荆、防、柴、葛，加入枳、朴、杏、苏、卜子、楂、麦、广皮之属，辄云解肌消食。有见痰喘者，便用大黄礞石滚痰丸（青礞石、沉香、大黄、黄芩、芒硝），大便数行，上热愈结。幼稚谷少胃薄，表里苦辛化燥，胃汁已伤。复用大黄大苦沉降丸药，致脾胃阳和伤极，陡变惊痫，莫救者多矣。"

"人受气于谷"，幼科用药所以能胜邪，全赖脾胃施布，而小儿体禀"脾常不足"，故投药稍过，中气必难支持，故叶氏时刻不忘"扶胃气"。观其幼科诸证，不论外感内伤，从病之发生、发展、善后诸阶段，无不留意于此。《幼科要略》中再三叮嘱"勿伤小儿胃汁"，即如"解余毒药，全以不伤胃气为主，若用芩、连，必须酒制，翟、聂二氏（翟氏，指翟良，字玉华，明末清初医家，著有《痘疹类编释意》等。聂氏，指聂尚恒，字久悟，明代医家，著有《活幼心法》等）辨之详矣。平和无奇，断不败事，如三豆饮（大黑豆、赤小豆、绿豆，甘草水煮）之属。若金银花一味，本草称解毒不寒，余见脾胃虚弱者，多服即泻。伍氏（指伍大华，字承桔。清代医家，著有《痘疹秘诀》等）用连翘饮子（连翘、防风、炙甘草、山栀子各等分），亦取平和"。故尔，叶氏认为幼科论治，其大法当于平稳中求索，如谓"验其体质最薄，慎勿过剂"，泄泻论中谓"阳明胃阳受伤，腑病以通为补。若与守中，必致壅逆"，此冀脏气通畅，正气即安、邪气自却的见解，于幼科尤为贴切，足为后世效法。

（四）小儿用药清灵，不伤正气

叶桂密切结合小儿"肌肉柔脆""五脏六腑气弱""谷烧胃薄"，以及脏气清灵、生机旺盛等特点，主张用药清灵、简练平稳，处方用药始终保持其自成一家的本色。如谓："治热当令热去而不冷，治冷当令冷去而不热。"并指出"平淡无奇，断不败事"；反之，"欲速则不达也"。

具体用药，如对邪在上焦者，主张"药气味宜以轻。若系风热为患，常主以微辛宣泄之品，如薄荷、连翘、牛蒡、浙贝、沙参、桑叶、栀皮、蒌皮之属"；若系燥邪为患，则强调"以辛凉甘润之方，气燥自平而愈"，其中凉燥"只宜葱豉汤（葱白、淡豆豉），或苏梗、前胡、杏仁、枳、桔之属""慎勿用苦燥，劫灼胃汁"；热燥则只宜辛凉轻剂，即病热厥逆，亦须"大忌风药"。若初病暑热伤气，常用竹叶石膏汤（竹叶、石膏、人参、麦冬、半夏、甘草、粳米）或"清肺轻剂"。对于幼儿冬月受寒，主张"轻则紫苏、防风一二味，身痛用羌活，然不过一剂"，并认为"伤风症亦肺病为多，前、杏、枳、桔之属，辛胜即是汗药，其葱豉汤乃通用之方。若肢冷寒战，呕吐自痢，或身无热，即从中寒里症"。并强调"小儿肌疏易汗，难任麻桂辛温"。

第五节　临证经验

一、麻疹

麻疹又称痧，叶桂指出："痧属阳腑经邪，初起必从表治。症见头痛，喘急咳嗽，气粗呕恶。一日二日即发者轻，三五日者重。阳病七日外，隐伏不透，邪反内攻，喘不止，必腹痛胀秘闷，危矣。治法宜苦辛清热，凉膈去硝、黄"。这与历代医家认为麻疹早期治疗贵在透疹的观点是一致的。但关于麻疹出现泄泻的治疗，历代医家众说不一。叶氏认为"疹宜通泄，泄泻为顺，下痢五色者亦无妨。唯二便不利者，最多凶症，治疗大忌止泻。"此乃叶氏阅历有得之言，验之临床，麻毒深重、疹点稠密、紫赤而兼有泄泻者，乃肺移热于大肠，麻毒有机外泄，为顺症；若此时二便不利，则麻毒内闭，产生肺闭喘咳，或麻毒化火，熏蒸心包，酿成抽风等症，故谓"二便不利者，最多凶症"。徐灵胎评曰："此是秘诀。"

对痧与季节的关系，叶氏认为"春令发痧从风温，夏季从暑风，暑必兼湿，秋令从热烁肺气，冬月从风寒"。叶氏又指出："痧本六气客邪，风寒暑湿，必从火化。痧既外发，世人皆云邪透。孰谓出没之际，升必有降，胜必有复。常有痧外发，身热不除，致咽哑龈腐，喘急腹胀，下痢不食，烦躁昏沉，竟以告毙者，皆属里证不清之变。须分三焦受邪孰多，或兼别病累痧，须细体认。"

辨治方面，明确提出三焦辨证及气味配伍相结合的独特理论，指出："上焦药用辛凉，中焦药用苦辛寒，下焦药用咸寒。上焦药，气味宜以轻。肺主气，皮毛属肺之合，外邪宜辛胜，里热宜苦胜，若不烦渴，病日多，邪郁不清，可淡渗以泄气分。中焦药，痧火在中，为阳明燥化，多气多血，用药气味苦寒为宜；若日多，胃津消烁，苦则助燥劫津，甘寒宜用。下焦药，咸苦为主。若热毒下注成痢，不必咸以软坚，但取苦味坚阴燥湿。"

用药方面，叶氏特别提出："连翘辛凉，翘出众草，能升能清，最利幼科，能解小儿六经之热。"对痧之并发症，叶氏指出："痧痔治之宜早，外治另有专方。若汤药方法，必清淡能解上病，或清散亦可""瘀痢忌升提，忌补涩。轻则分利宣通，重则苦寒解毒"。

二、天花

天花又称痘，叶桂认为"论痘首推钱仲阳、陈文中二家。钱用寒凉，陈用温热，确乎相左"。叶氏治痘崇钱仲阳而效法于翁仲仁，特别注意对痘的形态、色泽、大小分布等望诊，结合小儿体质论治。叶氏对痘的辨治有极为丰富的经验。

诊断方面，叶氏提出："凡看痘，先论儿体强弱，辨肌色。如色白多气虚，色苍多血热，形象尪羸有宿病，或渴乳。肌柔白嫩者，痘必鲜明。苍黑皮粗者，色必晦暗。羸瘦病质，色燥形枯，必须辨，依期长养，内症安和。"并指出："大凡儿肌白嫩者多虚症，苍黑者多实火。虽为大概，亦属至要。白嫩发痘，色必鲜艳，勿谓便是善症。苍黑发痘，色必晦昧，勿便许为凶。总以神气安静，颜色日换，形象渐长便吉。"

预后方面，叶氏认为："凡看痘，初起要根盘，其痘易长绽。倘尖瘦不肥，多险。成浆之后，务要根盘，即化一线，圈红紧附，顶满滚圆，是为毒化。若顶陷顶皱，根盘黯僵，其毒与气血交凝。"又指出："痘顶属气，根盘属血，气领血载，毒得锻炼化浆。凡体强质实者多火，以清凉之剂，火解浆成。误补则痈，痈者壅也。其气虚血弱，色必淡白，形不雄伟，或顶陷，或皮皱，内症则恶心，少食，便溏。年少未进谷食者，肠胃薄劣，最多虚症。七日以来，元气用事，不能胜毒，使之外出，多有内陷致变者。"

治疗方面，叶氏指出："实宜攻，虚宜补。实火宜清，攻不宜早。看来火色大赤，痘形色湿润，方可攻托。否则搔擦立至，干剥毒陷不治。虚有血虚、气虚之分，血虚为热，气虚为寒。但虚热与实热不同，虚热用滋清方药。"

对于痘疹后期，叶氏特别强调其阴虚的病理变化，认为"人多忽而不究"，提出其烦热为阴虚内热，可用六味地黄汤治之；其"旬朝后嗽，大法以甘寒生津胃药"。

叶氏曾治一吴氏女，年甫四岁，痘系顺症。幼科调治，至浆满成痂之日，忽发烦躁，夜热不寐，晨起安然。医用保元（人参、黄芪、甘草、肉桂）及钱氏五味异功加芍药与服，热躁益加。又更一医，曰毒气未尽，乃误补之故，用桑虫浆暨凉解药，服后躁热甚，而添泄泻。叶氏细察浆痂形色并询问平素起居后，即用六味地黄汤（干地黄、山茱萸、山药、丹皮、茯苓、泽泻）一服而安。对"年长出痘，男女欲火已动，其初即现膝痛腰酸，咽喉窒痛欲闭"，若用"苦辛寒药，必不效验""宜甘咸寒，滋水制火，佐以解毒"。总之，叶氏对痘的辨治经验极为丰富，在《幼科要略》一书中有详尽的记载。

三、惊风

叶桂论惊推崇钱乙的学术观点，将惊风分急惊、慢惊两类，治惊亦按钱氏所说

"急惊合凉泻，慢惊合温补"的原则。

急惊病机在肝，肝病发惊骇，木强火炽，其病动不能静，且火内寄肝胆，火病来势必迅速。叶氏治急惊，"必询病因，察时候治之"，凡热邪塞窍、神迷昏愦者，药选龙、荟、芩、连、冰、麝等，取其苦寒直降，咸苦走下；辛香通里窍之闭，如牛黄丸、至宝丹、紫雪丹皆可选用。又指出："钩藤、丹皮之属，仅泄少阳胆热，与急惊暴热内闭之症无益。若火热劫烁血液，苦寒咸寒不中与也，宜用犀角地黄汤（犀角、地黄、白芍、丹皮）之属。"

慢惊多由他病所致，其病因非一。有过饥禁食气伤，有峻药强灌伤胃，有暴吐、暴泻、脾胃两败等，临床以面青而白、身无热、短气骨软、昏倦如寐为主证。病机关键在脾，故叶氏治慢惊，立足安土息风，主张急培脾土，理中汤（人参、甘草、白术、干姜）为主方。有痰呕吐，用南星、白附子、六君子汤；声音不出，开窍，如竹沥、姜汁、菖蒲根、郁金之属。

四、疳证

叶桂治疳，多从脾胃立论，认为疳证"夏令为多，固从脾胃"。其病因乃小儿乳食杂进，运化不及，初断乳后，果腥杂进，气伤滞聚，致热蒸于里而成疳。临床以肌肉消瘦、腹大肢细、善食或不嗜食、或渴饥无度、或便泻白色为主症。如久延不已，亦多致凶危。

治法，初用清热和中分利，继则疏补佐运，并宜忌食生冷腥肥凝滞。水泻宜分利，主方四苓散（猪苓、茯苓、泽泻、白术），寒加姜、桂，热用芩、连；腹痛宜疏气调气，用木香、青皮，有滞加炒楂肉、厚朴，重则加莱菔子、槟榔；腹痛有热，用芩、芍、枳实，有寒则用草果、砂仁、吴萸。

对预后判断，指出："吐泻后，能食，便反秘结者愈。不能食，神怯色痿者，防慢惊。治法调中温中。若有余热烦渴，甘寒或甘酸救津，故木瓜之酸，制暑通用要药。"

五、春温风温

叶桂指出，春月暴暖忽冷，先受温邪，继为冷束，咳嗽痰喘最多，轻为咳，重为喘，喘急则鼻掀胸挺。叶氏认为春温皆冬季伏邪，幼科亦有伏邪，然暴感为多。

治疗方面，如头痛恶寒发热，喘促鼻塞身重，脉浮无汗，原可表散；春令温舒，辛温宜少用；阳经表药，最忌混乱。至若身热咳喘有痰之症，只宜肺药辛解，可用泻白散（桑皮、地骨皮、甘草、粳米）加前胡、牛蒡、薄荷之属。里热不清，早上凉，晚暮热，即当清解血分，久则滋清养阴。若热陷神昏，痰升喘促，急用牛黄丸、至宝丹之属。初起咳嗽喘促，通行用薄荷（汗多不用）、连翘、象贝、牛蒡、花粉、桔梗、沙参、木通、枳壳、橘红、桑皮、甘草、山栀（泄泻不用）、苏子（泻不用，降气），表热不解用黄芩、连翘、桑皮、花粉、地骨皮、川贝、知母、山栀。

他还特别指出，春季温暖，风温极多，温变热最速，若发散风寒消食，劫伤津液，变症尤速；治法方面，因风温乃肺先受邪，遂逆传心包，治在上焦，不与清胃攻下同法。

六、暑热

叶桂对暑热的辨治简明而扼要，认为暑邪必夹湿，状如外感风寒。治法方面，暑邪首用辛凉，继用甘寒，后用酸泄敛津；具体用药，忌用柴、葛、羌、防，如肌表热无汗，辛凉轻剂无误，香薷辛温气升，热伏易吐，佐苦降，如杏仁、川连、黄芩，则不吐。宣通上焦，如杏仁、连翘、薄荷、竹叶；暑热深入，伏热烦渴，白虎汤（石膏、知母、甘草、粳米）、六一散（滑石、甘草）；暑病头胀如蒙，皆湿胜生热，白虎、竹叶；酒湿食滞，加辛温通里。

七、痢疾

痢疾一症，古称滞下，盖里有滞浊而后下也。叶桂指出，痢起夏秋，因湿热郁蒸，以致脾胃水谷不运。湿热灼气血为黏腻，先痛后痢，痢后不爽。若偶食瓜果冰寒即病，未必即变为热，先宜辛温疏利之剂。若脓血几十行，腹痛后重，初用宣通驱热，如芩、连、大黄，必加甘草以缓之。非如伤寒粪坚，须用芒硝咸以软坚，直走破泄至阴。此不过苦能胜湿，寒以逐热，足可却病。

叶氏强调，痢关乎脏，误治必危，诊之大法，先明体质强弱，肌色苍嫩，更询起居致病因由。初病体坚症实，前法可遵；久病气馁神衰，虽有腹痛后重，亦宜详审，不可概以攻积清夺施治。如治施姓子，年七岁，因天久雨阴晦，遂发泄泻数次，数日后腹痛下痢红白，两位幼科医生调治五六日无效，要用大黄攻下，叶氏令其勿进，乃急煎人参、炙草、炮姜、归、芍、陈皮，少佐肉桂。二剂后，垢滞得下，痛痢大减；继以归芍异功散、参苓白术散，半月全安。

对于噤口痢不纳水谷，叶氏认为都因热升浊攻，必用大苦，如芩、连、石莲清热，人参辅胃益气。热气一开，即能进食。药宜频频进二三口。

小儿休息久痢，变为粪后下血，最难速愈。有因气弱下陷者，宜补中益气。虚寒饮食不化者，可用钱氏益黄散（陈皮、青皮、诃子肉、炙草、丁香）；湿热未净，气分延虚者，可用清暑益气汤。胃强善食者，苦寒清热；更节饮食，须善调经月。久泻久痢，必伤及肾，以肾司二便也；必肛门后坠不已，与初病湿热里急后重不同；治以摄阴液，或佐疏补，久则纯与摄纳。

八、秋燥

叶桂指出，秋深初凉，稚年发热咳嗽，证似春月风温症，但温乃渐热之称，凉即渐冷之意，春月为病，犹冬藏固密之余，秋令感伤，恰值夏热发泄之后，其体质之虚实不同，但温自上受，燥自上伤，理亦相等，均是肺气受病。

秋燥一症，气分先受，治肺为急。若延绵数十日之久，病必入血分，又非轻浮肺药可医，须审体质症端。如治翁姓子，方数月，秋燥潮热，咳嗽如疟。幼科用发散药二日不效，忙令禁乳。更医用泻白散，再加芩、连二日，昼夜烦热，喘而不咳，下痢黏腻，药后竟痢药水。叶氏认为稚年以乳食为命，饿则胃虚气馁，肺气更不爽矣。与玉竹、甘草、炒广皮、竹叶心，一剂热缓；继与香粳米、南枣、广皮、甘草、沙参二剂，与乳少进，令夜抱勿倒，三日全愈。

九、吐泻

叶桂认为，吐泻一症，幼儿脾胃受伤，陡变惊搐最多。若是不正秽气触入，或口食寒冷，套用正气散、六和汤、五积散之类；正气受伤，肢冷呃忒，呕吐自利，即用钱氏益黄散，有痰用星附六君子汤（胆南星、白附子、陈皮、半夏、人参、茯苓、白术、甘草）、理中汤等。倘热气深伏，烦渴引饮，呕逆者，连香饮（广木香、黄连、白术、白茯苓、白芍、甘草、陈皮）、黄连竹茹橘皮半夏汤（黄连、竹茹、橘皮、半夏）；热闭神昏用至宝丹，寒闭用来复丹（玄精石、硫黄、硝石、五灵脂、青皮、陈皮）。若稚年夏月食瓜果，水寒之湿着于脾胃，令人泄泻，其寒湿积聚，未能遽化热气，必用辛温香窜之气，如丁香、肉桂或麝香，平胃散、胃苓汤（苍术、厚朴、陈皮、甘草、猪苓、茯苓、泽泻、白术、桂枝）亦可用。

观叶氏治疗吐泻的医案，共有温邪、暑湿、胃阳伤、食伤脾胃、郁热内伏、胃阳虚、胃不和、胃虚气逆、湿热及久痢伤阴积之未清10类，辨治方法极为灵巧，其"腑病宜通，通胜于补"的主张为叶氏丰富临床经验的总结。如治章氏一案，叶氏指出，伤食一症，考古用五积散之义，取暖胃使其腐熟也。既上涌频吐，大便溏泻，胃气益伤，阳气坐困日甚，清不升，浊不降，痰潮干呕，腹鸣便遗，睡则露睛，龈黑唇紫，小溲竟无。阳不流行，津液自耗，有慢惊昏厥之危。认为"若与守中，必致壅逆"。

第六节　方药创见

叶氏医案辨证精当，立法用药井然有序，但因诊务繁忙，多未系统整理和命名，亦未注剂量。吴鞠通将叶氏医案中与温病有关的方证整理录出，冠以方名，或稍加增减，添以剂量及煎服方法，加以议论分析，作出方论。吴鞠通根据三焦辨证理论对叶氏方分门别类，并结合温病病机进行逻辑上的重组，使得叶氏诸多立法组方思想得以升华和传世，现举例如下。

一、沙参麦冬汤

1. 原方与主治

沙参三钱，玉竹二钱，生甘草一钱，冬桑叶一钱五分，麦冬三钱，生扁豆一钱五分，花粉一钱五分。水一杯，煮取二杯。日再服。久热久咳者，加地骨皮三钱。主治燥伤肺胃阴分，或热或咳者。

2. 古今发挥

此方为叶桂所创制，出自《临证指南医案》卷五"燥·肺胃津液虚"下案。方中沙参性味甘凉，养阴清肺，生津益胃；玉竹甘平，养阴润燥；花粉甘寒，清热生津。三药合用，生津止渴的功能大增。扁豆、甘草益气培中，甘缓和胃；桑叶轻宣燥热，疏达肺络。全方共奏清养肺胃、生津润燥之功。叶桂对燥证病机阐述简略，吴瑭在《温病条辨》上焦篇第五十六条明确指出，夏热秋燥伤阴，病位在"肺胃"，症状"或咳或热"，用甘寒法生津救阴清热，并于"久热久咳"即肺阴分不足而虚热明显时，用地骨皮清肺之虚热。

现代临床又进一步扩大了其应用范围，主要用于浅表性胃炎、萎缩性胃炎、肺炎、肺癌、干燥综合征、干眼症、慢性咽炎、糖尿病、传染性非典型肺炎（SARS）恢复期、肿瘤化疗后毒副反应等的治疗。

二、加味参苓白术散

1. 原方与主治

人参二钱，白术一钱五分（炒焦），茯苓一钱五分，扁豆二钱（炒），薏苡仁一钱五分，桔梗一钱，砂仁七分（炒），炮姜一钱，肉豆蔻一钱，炙甘草五分。共为极细末，每服一钱五分，香粳米汤调服，日二次。主治噤口痢，呕恶不饥，积少痛缓，形衰脉弦，舌白不渴。

2. 古今发挥

此方为叶桂在古方参苓白术散基础上加味而成，出自《临证指南医案》卷七"痢·噤口痢"矫案。吴鞠通言此方为"叶氏治虚多脉弦之噤口痢，仿古方之参苓白术散而加之者"。同时，作方论阐明制方之法："参苓白术散原方，兼治脾胃，而以胃为主者也，其功但止土虚无邪之泄泻而已。此方则宣通三焦，提上焦，涩下焦，而以醒中焦为要者也。"其中"四君"守中焦，"加扁豆、薏仁补肺胃之体，炮姜补脾肾之用；桔梗从上焦开提清气，砂仁、肉蔻从下焦固涩浊气，二物皆芳香，能涩滑脱，而又能通下焦之郁滞，兼醒脾阳也。为末，取其留中也；引以香粳米，亦以其芳香悦土，以胃所喜为补也。上下斡旋，无非冀胃气渐醒，可以转危为安也"。将叶氏临证立法精髓一一揭示，并融于三焦辨证当中，使后世学者了然于心。

三、桑杏汤

1. 原方与主治

桑叶一钱，杏仁一钱五分，沙参二钱，象贝一钱，香豉一钱，栀皮一钱，梨皮一钱。水二杯，煮取一杯，顿服之。重者再作服。主治秋感燥气，干咳无痰，咽干口渴，舌红，苔薄白而燥，右脉数大，伤手太阴气分者。

2. 古今发挥

此方原方出自叶桂《临证指南医案》卷五"燥·气分热"某案。梨皮一味为吴鞠通所加添，生津之力更胜，用于秋燥伤于肺卫气分者，甚为相宜。方中桑叶苦、甘、寒，轻清凉散，轻宣肺卫燥热，能疏在表风热，又可清泄肺热，润肺燥；杏仁苦、微温，肃肺止咳，润肺除燥，二药共为君药。淡豆豉，辛、甘、微苦，寒，辛凉解表，助桑叶轻宣透热，以除在表之燥热；沙参、梨皮养阴清热润肺，生津止咳，三药同为臣药。贝母清化痰热，助杏仁止咳化痰；栀子皮质轻而入上焦，清泄肺热，共为佐使药。诸药合用，外以轻宣燥热，内以凉润肺金，乃辛凉甘润之方，燥热除而肺津复，则诸症自愈。现代临床可用于急性支气管炎、麻疹后期的治疗等。

四、青蒿鳖甲汤

1. 原方与主治

青蒿二钱，鳖甲五钱，细生地四钱，知母二钱，丹皮三钱。主治温病后期，阴液耗伤，邪热未尽，深伏阴分；或热病后期，阴液不足，虚热起伏；或夜热早凉，消瘦乏力，口唇干燥，热退无汗，热自阴来者。

2. 古今发挥

此方原方出自叶桂《临证指南医案》卷五"温热"王案。"夜热早凉，热退无汗。其热从阴来，故能食形瘦，脉数左盛，两月不解，治在血分。生鳖甲、青蒿、细生地、知母、丹皮、淡竹叶。"吴鞠通在叶氏用药基础上去淡竹叶，使配伍更为严谨，养阴不留邪，祛邪而不伤正。吴鞠通认为："以鳖甲蠕动之物，入肝经至阴之分，既能养阴，又能入络搜邪；以青蒿芳香透络，从少阳领邪外出；细生地清阴络之热；丹皮泻血中之伏火；知母者，知病之母也，佐鳖甲、青蒿而成搜剔之功焉。再此方有先入后出之妙。青蒿不能直入阴分，有鳖甲领之入也；鳖甲不能独出阴分，有青蒿领之出也。"极为精辟地阐明了组方配伍之意义，方证极为相符。

现代临床运用范围很广，主要用于急性血吸虫病发热、胆囊术后发热、肝炎后综合征、粒细胞减少发热、暑热、慢性支气管炎、慢性浅表性胃炎、面部色素沉着、糖尿病、口腔溃疡、更年期综合征、特发性血小板减少性紫癜、系统性红斑狼疮合并肺结核高热等的治疗。

五、桂枝汤

1. 原方与主治

桂枝（去皮）三两，芍药三两，甘草（炙）二两，生姜（切）三两，大枣（擘）十二枚。上五味，咀三味，以水七升，微火煮取三升，适寒温，服一升。主治外感风寒，营卫不和之证。临床可见头痛发热，汗出恶风，鼻鸣，干呕，苔白，脉浮缓或浮弱。

2. 古今发挥

此方出自张仲景《伤寒论》第 12 条，为太阳中风而设。叶桂对桂枝汤的应用有较大的发展。在叶案中，桂枝汤被广泛应用于虚人外感，或病后复感寒邪，或劳倦复感温邪，或阳伤饮结之咳嗽，或阴阳营卫并损，累及阳维之寒热，以及疟、泻、喘、痞、胃脘痛、腹痛、胁痛、身痛、腰髀痛和时发疹等 10 余种病证。总之，凡卫阳受伤，营气虚寒，在外营卫失调，在里阴阳不和之证，叶氏均常用桂枝汤化裁。

六、半夏泻心汤

1. 原方与主治

半夏半升（洗），黄芩、干姜、人参各三两，黄连一两，大枣十二枚（擘），甘草三两（炙）。上七味，以水一斗，煮取六升，去滓，再煮，取三升，日三服。主治心下痞，但满而不痛，或呕吐，肠鸣下利，舌苔腻而微黄。

2. 古今发挥

此方出自《伤寒论》第一百四十九条，原为胃气不和之痞证而设。叶桂将半夏泻心汤加加以化裁，用黄芩、黄连、生姜、半夏、枳实组成苦辛通降平剂。以芩、连之苦，"治郁热在中""疗胃中之热"；以半夏、生姜之辛，"去胸中痰满""疗痰水气满"；以枳实之苦泄，"逐停水，破结实"；并通过适当加减，将其广泛运用于痰、湿、热闭阻所致的痞、呕、反胃、关格、胃痛、痢疾、神志如蒙和肢厥等病证。

七、栀子豉汤

1. 原方与主治

栀子十四个（擘），香豉四合（绵裹）。上二味，以水四升，先煮栀子得二升半，内豉，煮取一升半，去滓。分为二服，温进一服（得吐者，止后服）。

2. 古今发挥

此方出自《伤寒论》第七十六条，用于治疗伤寒汗、吐、下后，余邪未尽，胸膈壅滞，烦扰不宁之虚烦不眠，身热懊侬，胸脘痞闷，舌红，苔微黄，脉数等证。叶桂谓此方能解"陈腐郁热"，常于此方中加郁金、栝蒌皮、杏仁，组成苦辛通降轻剂，用以治疗多种外感疾病初期之肺失宣降证，如风温入肺，肺气膹郁；暑湿内侵，肺胃不和及秋燥咳嗽等。其意在以郁金"行气解郁"；栝蒌皮"清上焦火，荡涤胸中郁热垢腻"；杏仁除肺热，"利胸隔气逆""润大肠气秘"。同时，叶氏还用此方治疗气机不利、痰火湿热或吐伤胃津所致的多种病证，如肺痹、肠痹、肝郁胃痛、痰火眩晕、痰热脘痞噫气、下泄气及嗽血、吐血等证。

八、炙甘草汤

1. 原方与主治

甘草四两（炙），生姜三两（切），人参二两，生地黄一斤，桂枝三两（去皮），阿胶二两，麦门冬半升（去心），麻仁半升，大枣三十枚（擘）。功能益气养血，通阳复脉；主治脉结代，心动悸，虚羸少气，舌光少苔，舌质干而瘦小者；或用于虚劳肺痿，咳嗽，涎唾多，形瘦短气，虚烦不眠，自汗盗汗，咽干舌燥，大便干结，脉虚数。

2. 古今发挥

此方出自《伤寒论》第一百七十七条，原为"伤寒，脉结代，心动悸"而设。叶桂恐人参、生姜、桂枝等阳药性温，常去此三味，并酌加白芍、蔗浆清热生津；加鸡子黄补养心血；加牡蛎固脱；并分别将其运用于温热伤阴、肝风内动、阴虚阳亢或血虚、气血两虚所致治咳嗽、中风、冬温、风温、吐血、疟、痢、暑、虚劳、肝风、热入血室、月经不调、胎前、产后等二十余种病证。叶氏对此方运用虽广，但其适应证的病机却同属阴虚或血弱一类。

九、白虎汤

1. 原方与主治

知母六两，石膏一斤（碎），甘草二两（炙），粳米六合。上四味，以水一斗，煮米熟汤成，去滓，温服一升，日三服。

2. 古今发挥

此方出自《伤寒论》第一百八十一条。主治伤寒阳明热证，见壮热面赤、烦渴引饮、汗出恶热、脉洪有力等症。叶桂用此方治疗暑温及温疟等疾。叶氏谓暑温发自阳明，故以白虎汤为主方。或加竹叶以透邪，或加麦冬以生津，或加生地以养液。对于温疟，叶氏则以白虎加桂枝汤治之。

十、麻杏石甘汤

1. 原方与主治

麻黄四两（去节），杏仁五十个（去皮尖），甘草二两（炙），石膏半斤（碎，绵裹）。上四味，以水七升，煮麻黄去上沫，内诸药，煮取二升，去滓，温服一升。主治喘而无大热，见身热不解，咳逆气急，甚则鼻煽，口渴，有汗，或无汗，舌苔薄白或黄，脉浮而数者。

2. 古今发挥

此方出自《伤寒论》第六十三条。功能清宣肺热，化痰平喘。叶桂用此方治疗"外蕴为寒，内伏为热"，肺气闭塞，宣降失司之证。如风温、麻疹、失音、咳喘等，均以此为主方。若外寒已经化热，或温邪上受，则以薄荷代麻黄，并加连翘以轻透；若气分之热渐炽，热邪由气入血，则加栀子、郁金；若喉痹，则加射干；若痰湿，则加薏苡仁。

十一、大半夏汤

1. 原方与主治

半夏二升（洗完用），人参三两，白蜜一升。上三味，以水一斗二升，和蜜扬之二百四十遍，煮取二升半，温服一升，余分再服。

2. 古今发挥

此方出自《金匮要略》"呕吐哕下利病脉证治"第十六条。原为胃逆呕吐而设，《备急千金要方》《外台秘要》治亦相同。叶桂将此方用作"通补阳明"的基础方，常将其运用于胃阳衰微，木乘土位，阴枯阳结所致之痞满、呕吐、胃痛、嗳嗳、噎膈及妇女经产和外感温病等。若胃阳衰微者，多益以辛热，常加生姜汁、干姜、吴茱萸、附子之类；若木乘土位者，多伍以柔药，如乌梅、木瓜、白芍之类；若阴枯阳结者，佐以苦辛，配以滋润，如生姜、黄连之类，或配以人乳、天麦二冬、石斛、生地、梨肉之类。

十二、黄芩汤

1. 原方与主治

黄芩三两，芍药二两，甘草二两（炙），大枣十二枚（擘）。上四味，以水一斗，煮取三升，去滓。温服一升，日再夜一服。功能清热止痢；主治腹痛下重，大便黏液不爽的热痢。

2. 古今发挥

此方出自《伤寒论》第一百七十二条，原为"太阳与少阳合病，自下利"而设。叶桂将此方化裁后广泛运用于春温、夏热、伏暑等病证。在具体应用中，多以清热为主，并伍以轻透、化湿、理气之药。治春温，谓伏温入春发于少阳，常用原方，或去大枣、甘草，加杏仁、枳壳、郁金、橘红，以调理肺胃之气；治暑温，参以化湿，以此方去大枣，加山栀、通草之类；治伏暑则兼以轻透，以此方去甘草、大枣，加薄荷、竹叶、连翘之类；对于伏邪温病，叶氏重在辨其虚实，实者用黄芩汤加减，虚者则用复脉汤化裁。

十三、麦门冬汤

1. 原方与主治

麦门冬七升，半夏一升，人参三两，甘草二两，粳米三合，大枣十二枚。上六味，以水一斗二升，煮取六升，温服一升，日三夜一服。功能滋养肺胃，降逆和中。主治火气上逆、咽喉不利之虚喘咳逆，及胃阴不足之气逆呕吐。

2. 古今发挥

此方出自《金匮要略》"肺痿肺痈咳嗽上气病脉证治"篇第十条。叶桂将此方化裁为益胃汤，并将其广泛应用于温病、脾胃病、咳嗽、失音、咳血、衄血、中风、痿、疟等病症。

十四、真武汤

1. 原方与主治

茯苓、芍药、生姜各三两，白术二两，附子一枚（炮，去皮，破八片）。上五味，以水八升，煮取三升，去滓，温服七合，日三服。功能温阳利水。主治太阳病发汗，汗出仍不解，其人头眩，身𥆧动，振振欲擗地，以及少阴病二三日不已，至四五日，腹痛，小便不利，四肢沉重疼痛，自下利，或咳，或小便利，或下利，或呕者。其病机为肾阳不足，水气为患。

2. 古今发挥

此方出自《伤寒论》第八十二条。叶桂将此方主要用于脾肾阳虚，水湿痰饮所致的各类病证，如咳、喘、呕、水肿、腹满、下利、脘闷和疟疾等。对脾肾阳虚、水湿痰饮所致之肿胀，叶氏用此尤多，化裁也特别灵活，多去白芍而加厚朴、广皮调气宽中；或加草蔻、草果辟秽化湿；或加荜茇温中散寒；或加人参、益智仁、菟丝子温补脾肾。

十五、肾气丸

1. 原方与主治

干地黄八两，薯蓣四两，山茱萸四两，泽泻三两，茯苓三两，牡丹皮三两，桂枝一两，附子一两（炮）。上八味，末之，炼蜜为丸，梧桐子大，酒下十五丸，日再服。主治肾阳不足之腰膝酸软，下半身常有冷感，少腹拘急，小便不利，或小便反多，夜间多尿，舌质淡胖，苔薄白而不燥，脉沉而细迟。

2. 古今发挥

原方出自《金匮要略》"血痹虚劳病脉证并治"篇第十五条，原为"虚劳腰痛，少腹拘急，小便不利者"而设。叶桂用此方治疗肾阳不足的多种病证，如喘促、停饮、跗肿、呕吐、晨泄等。虽然前人用此已有先例，叶氏对此方的加减却自有心得，其中用肾气丸治疗冲脉虚寒之足痿，即是叶氏对此方应用的发展与创新。

十六、甘麦大枣汤

1. 原方与主治

甘草三两，小麦一升，大枣五十枚。上三味，以水六升，煮取三升，分温三服。功能养心安神，和中缓急。主治妇人脏躁，见精神恍惚，时常悲伤欲哭，不能自主，心中烦乱，睡眠不安，甚则言行失常，舌红少苔，脉细而数等。

2. 古今发挥

原方出自《金匮要略》"妇人杂病脉证并治"篇第六条，原为"妇人脏躁，喜悲伤欲哭，象如神灵所作，数欠伸"而设。叶桂将此方用于心营或肝阴不足、温病阴伤气脱、胃津亏虚，以及产后或崩漏阴伤所致的多种病证，如抽搐痉厥、产后郁冒、口干渴饮、心悸、心烦不寐，或惊恐畏惧，或哭笑无常等。若虚风内动者，加阿胶、生地、白芍、龙骨、牡蛎；若产后郁冒者，加桂枝、龙骨、牡蛎；若温病阴伤气脱者，加人参、龙骨；若胃津伤而口渴者，加麦冬、白芍；若崩漏阴伤阳乘，致口渴、汗出、寒热、脉数者，加当归、白芍、甘草。

十七、乌梅丸

1. 原方与主治

乌梅三百枚，细辛六两，干姜十两，黄连十六两，当归四两，附子（炮，去皮）六两，蜀椒（炒香）四两，桂枝六两，人参六两，黄柏六两。上十味，异捣筛，合治之，以苦酒渍乌梅一宿，去核，蒸之五斗米下，饭熟捣成泥，和药令相得，内臼中，于蜜杵二千下，丸如梧桐子大，先食，饮服十丸，日三服，稍加至二十丸。

2. 古今发挥

此方出自《伤寒论》第三百三十八条，原为厥阴病消渴、蛔厥或久利而设。具有滋阴泄热、温阳通降、安蛔止痛之功。叶桂常根据病情加减化裁此方，灵活应用于外感温暑与内伤杂病等许多病证。如配白芍、川楝以敛肝泄肝，配人参、茯苓以扶养胃气，配桂枝、当归以温通营血，配吴茱萸以温胃散寒，配人参、附子以挽救厥脱。临床上将此方化裁广，泛应用于肝胃不和、胃阳衰弱、肝风内动，厥阴病寒热错杂和暑热伤阴所致的呕吐、胃痛、泄泻、痢疾、久疟、痞证、蛔厥、消渴，以及暑热劫阴等病证。

十八、旋覆花汤

1. 原方与主治

旋覆花四两，葱十四茎，新绛少许。上三味，以水三升，煮取一升，顿服之。

2. 古今发挥

此方出自《金匮要略》"五脏风寒积聚病脉证并治"篇第七条，原为肝着而设。主治其人常欲蹈其胸上。其病机为肝脉瘀阻。叶桂将此方用于肝郁痰滞，营血痹阻或瘀血阻滞、经脉不利所致的多种疾病，如胁痛、郁怒、脘痛、腹胀、积聚、咳喘、噎膈、营卫不和、月经失调等。在叶氏所创的络病辨治理法中，此方更被叶氏作为治疗络病的代表方。痰滞者用此方加薏苡仁、冬瓜仁、橘红；喘咳者加半夏；瘀滞者加桃仁、当归须、红花，或再加入柏子仁以养营。对月经先期或淋漓不断者，以红花代新绛，加当归须、柏子仁、橘红。

十九、旋覆代赭汤

1. 原方与主治

旋覆花三两，人参二两，生姜五两，代赭石一两，甘草（炙）三两，半夏（洗）半升，大枣（擘）十二枚。此方出自《伤寒论》第一百六十一条。功能降逆化痰、益气和胃；主治伤寒解后心下痞，噫气不除，反胃呕吐，吐涎沫，舌苔白滑，脉弦而虚。

2. 古今发挥

叶桂用此方治疗多种肝病、胃病或肝胃同病所致的病证，如呕吐、冲逆、便溏等。若胃寒者加生姜、附子，中虚者加人参、白术，营虚者加麦冬、白芍，肝虚胃馁者加甘麦大枣，寒饮冲逆者加吴茱萸、乌梅、川椒，火逆者加黄连、干姜。

二十、用药心得

叶氏幼科用药紧密结合小儿生理特点，尤其重视养胃阴、护胃气，其在《幼科要略》中共收医案107首，用药154味，其中频次居前十位的分别是：连翘（33方）、陈皮（31方）、甘草（31方）、茯苓（30方）、人参（29方）、山楂（27方）、丹皮（21方）、金银花（20方）、当归（17方）、桔梗（17方）。从内容看，叶氏《幼科要略》所收医案应是经过后人精选整理后成书，从某种程度上代表了叶氏幼科临床学术思想，而其中总结的许多具体的用药经验，体现了叶氏辨证之准、用药之精，现举例如下。

（一）连翘

叶氏明确指出："凡痧疹，辛凉为宜。连翘辛凉，翘出众草，能升能清，最利幼科，能解小儿六经诸热。但痧疹阴伤为多，救阴必扶持胃汁；气衰者亦有之，急当益气"。在《幼科要略》所录107首医案中，连翘主要用于痧疹和痘的医案中，其中痧疹案10方中有8方使用了连翘，痘案59方中有22方使用了连翘，痫痉厥9案中热邪阻窍及邪逼心包两案使用了连翘，疳、吐泻、虫等共29案均未使用连翘。从医案中看，叶氏使用连翘主要取其辛凉清解之功，如痧疹中主要用于温邪、热邪留肺、热邪内陷、毒火未清及风温发疹等，其中属温邪者主要与山栀、石膏等同用，属热邪留肺者多与桑皮、杏仁、象贝等同用，属热邪内陷者多与川连、黄芩、石膏、木防己等同用，属毒火未清者多与川连、黄芩、犀角、玄参等同用，属风温发疹者多与黄芩、犀角、玄参等同用，属疠邪者多与石膏、牛蒡、赤芍等同用；痘案则主要用于肝肾蕴毒闷症，常与犀角或羚羊角、丹皮、山楂、紫草、银花、牛蒡等同用。叶氏对胃阴、胃气尤其重视，连翘毕竟辛凉，因此其在疳、吐泻、虫等与脾胃功能减弱有关的医案中均未使用连翘。

（二）金银花

温病学派著名医家吴鞠通总结叶氏医案，创立银翘散，成为辛凉解表的代表方，金银花为其君药。后世一般金银花、连翘同用较多，而叶氏幼科医案却有不同的观点。叶氏认为："若金银花一味，本草称解毒不寒，余见脾胃虚弱者，多服即泻。"《幼科要略》中20案使用了金银花，亦属高频用药，但主要集中在痘案肝肾蕴毒闷症案中，其中13案与连翘同用，总体上使用频率小于连翘；而在炮制方面，20案中有5案使用了炒银花，3案使用了银花露，体现了叶氏临证时刻不忘保护脾胃的学术思想。其中，热邪内陷与毒火未清者多与川连、连翘等同用，痘案见点闷症者多与鲜生地、玄参、知母、金汁等同用，痘案肝肾蕴毒闷症多与丹皮、羚羊角、地骨皮等同用，痫痉厥案热邪伤阴肝风动者多与生地、阿胶、金汁等同用。

（三）茯苓

茯苓性平，味甘、淡，功能利水渗湿，健脾化痰，宁心安神。《本草正》称其"能利窍去湿，利窍则开心益智，导浊生津；去湿则逐水健脾，补中健胃；祛惊痫，厚肠胃，治痰之本，助药之降。以其味有微甘，故曰补阳。但补少利多"。叶氏在幼科医案中使用茯苓频次多，范围广，《幼科要略》中30案使用了茯苓。其中，痘案肝肾蕴毒闷症多与人参、陈皮、薏苡仁、金银花等同用，疳案脾胃腑气不和及内伤积滞虫积者常与人参、陈皮、山楂等同用，疳案食伤脾胃者多与陈皮、焦楂曲、炒谷芽等药同用，吐泻案属暑湿者与人参、川连、藿香、木瓜等同用，吐泻案属胃阳伤者多与人参、陈皮、半夏等同用，吐泻属食伤脾胃者与陈皮、厚朴、藿香、木瓜等同用，吐泻胃不和者与陈皮、半夏、竹茹、石斛等同用，吐泻胃虚气逆者与人参、半夏、陈皮等同用，吐泻久痢伤阴、积滞未清者与山楂、麦芽、当归炭、熟地炭等同用，虫案属湿热者与泽泻、猪苓、黄柏等同用，虫案属阳明热者与槐米、黄柏、川连、榧子肉、椿根皮等同用。

（四）人参

人参性平，味甘、微苦，功能大补元气，补肺益脾，宁心安神。喻嘉言称其伤寒有宜用人参入药者，发汗时元气大旺，外邪乘势而出，若元气虚弱之人，药虽外行，气从中馁，轻者半出不出，留连致困，重者随元气缩入，发热无休，所以虚弱之人，必用人参入表药中，使药得力，一涌而出，全非补养之意。《幼科要略》中 29 案使用了人参，应用范围广，可见叶氏应用人参并非纯用其补养之功，亦取其益气驱邪之义。其中痘案肝肾蕴毒闷症多与陈皮、当归、甘草、木香、茯苓等同用，疳案脾胃腑气不和及内伤积滞虫积多与陈皮、茯苓、麦芽等同用，吐泻属温邪者与川连、黄芩、白芍、乌梅、藿香梗等同用，吐泻属暑湿者与川连、藿香、木瓜、炒扁豆、茯苓、泽泻等同用，吐泻属胃阳伤者多与半夏、茯苓、陈皮等同用，吐泻属胃阳虚者与茯神、陈皮、荷叶蒂等同用，吐泻属胃虚气逆者与二陈汤同用，吐泻属湿热者与川连、黄柏、羌活、防风、升麻、柴胡等同用，痫痉厥案阴风入脾络者与南星、白附子、全蝎、蜈蚣等同用。

（五）山楂

山楂性微温，味酸、甘，功能消食化积，活血化瘀。《本草经疏》称"大抵其功长于化饮食，健脾胃，行结气，消瘀血，故小儿产妇宜多食之"。叶氏在医案中广泛将该药运用于多种儿科疾病。《幼科要略》共 27 案使用了山楂，其中痘案肝肾蕴毒闷症多与银花、连翘、丹皮、紫草、犀角、羚羊角、牛蒡子等药同用，疳案脾胃腑气不和多与茯苓、陈皮、泽泻、麦芽、人参等同用，疳案内伤积滞虫积与人参、白芍、川楝子、使君子等同用，吐泻属食伤脾胃者与炒山楂、炒谷芽、炒白芍、炒黄连等同用，吐泻久痢伤阴积滞未清者与茯苓、麦芽、当归炭、炮姜炭、熟地炭等同用，虫案属湿热者与川连、白芍、乌梅、川椒等同用。

（六）丹皮

丹皮性微寒，味辛、苦，功能清热凉血、活血散瘀、退虚热。《本草经疏》称其"辛以散结聚，苦寒除血热，入血分，凉血热之要药也"。叶氏主要取其辛散凉血之功，以用于痘案为主，痧疹案及痫痉厥案亦使用了丹皮。其中痧疹热邪内陷者与川连、黄芩、银花、连翘、地骨皮、滑石等同用，痧疹毒火未清者与犀角、生地、玄参、连翘等同用，痘案肝肾蕴毒闷症多与银花、连翘、山楂、紫草、桔梗、羚羊角、犀角等同用，痫痉厥案邪逼心包案与白芍、玄参、生地、麦冬、竹叶心同用。

第七节　轶闻趣事

一、改名拜师

一日，一位准备进京考举的秀才突发重病，慕名求治，叶桂细心诊察后告知家属，"恐难活百日，无药可疗"。几个月后，那患者又来拜谢天士，天士大惊，问其故，乃知其另请了一位精通医道的高僧诊治，高僧亦断为难活百日，只以一些鲜梨调养，竟得痊愈，并如期应试，衣锦还乡。叶氏听后深感医海无边，学无止境，于是改名换姓，欲拜老和尚为师，尽管天士苦苦哀求，极端诚恳，但高僧决意不收徒弟，无奈之下，天士之好跪拜和尚面前，从早到深夜，终于感动了高僧。从此，天士得以跟随高僧身边，勤奋刻苦，对患者认真负责，高僧对他十分喜爱，将平生经验、秘方悉数相传。转眼三年，高僧对天士说："你的医术已超过叶天士，可持牌行医了。"天士听罢，连忙跪在老师面前，陈其原由。高僧既惊且喜，说道："你这样苦心求学，乃医林之幸，亦患者之幸矣，可敬可贺。"就这样，叶天士见到在医学方面学有专长者即拜师学习，在十年间共拜了十七位老师。[中国中医药报，1991（4）：12]

二、天医星

传说有一年，苏州城里有一个有名的王道士忽然患了"火眼病"，两眼布满血丝，红肿不堪，整日流眼泪，虽然王道士自吹驱邪除鬼、求神赐福、预卜吉凶都很灵验，但这回让"火眼病"缠住了，自己用尽了一切法术，也不见效，因此他不得不请叶天士诊治。

叶桂仔细察看了他的两眼，询问了病前的情况，知道王道士新丧了一位爱妾，心里烦恼，闷闷不乐，时常失眠。天士心想，治本的方法是让患者抛开心事。于是他在处方时对王道士说："天师的'火眼'易治，吃几幅药就可以治愈。不过据我看，天师的两边面颊上七天之后就会长出两颗毒疮来。这可不得了，这两颗毒疮一出头，可就有生命的危险了。"王道士一听，心里非常害怕，连连叩头作揖，要求叶天士无论如何得想个法子。半响，叶天士才若有所思地回答："办法是有一个，但不能嫌麻烦。每天晚上睡觉前，用手掌摩擦两边脸颊各七七四百九十下，连做七天，也许可以渡过危险。"

王道士不敢怠慢，如法摩擦七日后，"火眼"全好了，脸颊也没有长出毒疮来，他心里十分钦佩叶天士的医术，特备厚礼登门致谢。叶氏笑着说："我说你脸上要生毒疮是假的。我看你'火眼'太厉害，知道你是有心事，睡不好觉造成的，如果不把你的心事引到别的地方去，恐怕你的眼睛一时还好不了呢！"

王道士恍然大悟，自己觉得十分可笑。平时人人称他为"天师"，说他能够驱邪除病，谁知连自己的"火眼病"也除不了，今后人家怎么相信他呢？因此他到处传说："我的眼病，凡人是治不好的。天神告诉我，只有叶天士能医治，因为他是'天医星'下凡的。"从此，叶天士为"天医星"在苏州城内广泛流传。

三、妙法医懒病

有一年，年初一，叶桂来到"一壶春"茶馆。正当他品茗，并和茶友们谈论得起劲的时候，一个大约三十多岁的叫花子向他伸出手来，叶老先生从口袋里掏出几个铜钱，放到这乞丐手里，说："年纪轻轻的，在此乞讨，多没出息。"跑堂的说："父亲死得早了点，没人管教，好端端的一个店，都教他败光了。"原来，这乞丐姓赵，名添乐，原是一家小糖果店老板的儿子，从小游手好闲，父亲一死，就败落到如此地步。

一个茶客说："叶先生，要是您治好他的懒病，明年年初一我请大家到松鹤楼吃一桌。"叶天士说："试试看吧。"说完，便问那懒汉愿不愿意到他家去，懒汉当然乐意。叶天士又从茶馆老板那儿买了十颗青橄榄，带他理过发、洗过澡，便把他安顿在景德路的一个处所里。

添乐来到叶家，叶天士跟他说："添乐，你尽管住这里好了。不过你要帮我做好一件事，就是把这十颗青橄榄种活，管好，如果种不活，管不好，就只能让你走了。"添乐觉得这事简单，就欣然同意了。这样，他就在花工的指导下，把青果分种在十只花盆里，每天浇水两次，半月后，橄榄苗出土了，花工又教他管理的方法。两个月过去了，橄榄树长得青葱碧绿，枝茂叶盛，叶天士见了十分高兴，赞扬了他一番，又赏他两吊零花钱。

此后，叶天士逢到富裕人家有人来看病，处方上就要添上一味药：青橄榄叶三片。青橄榄叶药店买不到，叶先生就告诉他们到添乐那儿买，添乐看到叶先生写的方子，就收下十文钱，采三片叶子给病家。几个月过去了，添乐积聚了不少钱。

年初一到了，叶天士叫佣人请添乐到"一壶春"喝茶。添乐便将钱兑成银票带来见叶先生。叶天士点过银票，发现分文不少，就把这钱给添乐，并嘱他开间小店，像伺候橄榄苗一样去干自己的事业。添乐从种橄榄苗得到启示，不久在阊门吊桥下开了个"赵天禄糖店"。由于他精心操持，买卖兴隆，不久便名噪沪宁。（参见《古代名医传说》）

四、粢饭团治"怪病"

某年盛夏的一天，叶桂被南京大官僚吕某请到家中。原来三四天前吕大人的儿子嫌天气太热，就独自一人来到后花园荷花池边乘凉，躺着躺着，不知不觉睡了过去。一觉醒来，便觉得周身奇痒难忍，浑身上下碰到哪儿哪儿痛，连衣服也穿不得。叶天士仔细诊视后发现吕公子周身不红不肿，不寒不热，脸色如常，饮食照旧，脉象平和，不像是脏器有病。于是来到吕公子乘凉的地方，仔细地看了柳树和地面，心中似有所悟，旋即回到房中为公子开方。方中写道："白糯米三石，洗净蒸熟，做成饭团，连做三天。"并解释说："公子之病，乃是邪恶在身，需用粢饭团方可驱逐。驱邪之法，当在南京最热闹之处，设摊发放饭团三天，凡衣衫褴褛者，每人发放四只。"吕大人一听，有如剜心般疼痛，可为了儿子，也只能照办。到了第三天傍晚，叶桂拿了两个粢米饭团来到吕大人儿子的卧室，用粢饭团在他身上、胳膊上、腿上滚来滚去。一会儿，刚才还躺在床上哭爹喊娘周身痛苦的吕公子，一跃而起，完好如初。原来吕公子乘凉的地方有许多毛毛虫被太阳暴晒，脱落下不少刺毛。由于刺毛很小，所以肉眼看不见，自己也不知道。可是一碰身上，刺毛就刺人，疼痛难忍。不懂这些事情，当然找不到病因，这些刺毛无法除掉，叶天士则利用粢米团的黏性把他们去除干净，病也就好了。

五、南瓜蒂安胎

相传，叶天士曾来到东阳、磐安的大盘山区一带，在弯曲僻静的山道上，遇到一女子，脸色苍白，眼睛无神，柴担重压一旁，双手捧着凸起的小肚，斜躺在地，嘴里轻轻地呻吟。叶天士询问得知，她家就在山下，男人还在山上，自己怀孕已有数月，为帮丈夫砍柴而来到此处，现在感到胎位不稳，恐有不测，正处于痛苦不安之中。叶天士环顾四周，眼睛最后落在路旁地里一只只大南瓜上。心想：南瓜藤上长南瓜，就靠南瓜蒂。这南瓜蒂从根藤那儿一点点地吸取营养，一点点地输送给南瓜，让南瓜从小长到大，从青变成黄……这瓜熟蒂落，岂不正是十月怀胎么？于是叶天士摘下三只大南瓜，取下南瓜蒂，用自己随身带的药钵，架起一个炉灶，拾来枯柴枝，煎起了南瓜蒂汤来。叶天士把南瓜蒂汤送到女子的面前，那女子便喝了下去，不久奇迹出现了，那女子小肚不痛了，并且还能站起来走动。她便拜倒在地，感谢在这深山遇上了"神仙"。

第八节　序年纪事

叶桂因诊务繁忙，无暇撰著，其生平事迹在史料中多无确切记述，而以民间传说居多，因此对其序年纪事难以详细考证，故仅根据有关资料粗略归纳如下。

清·康熙六年（1667），出生于苏州阊门外渡僧桥下塘街48～54号大宅。

清·康熙十八年（1679），在私塾读书的同时开始随父学医。

清·康熙二十年（1681），父卒，随父之门人朱某于渡僧桥附近学医，数年后医名即超过老师。以后，在10年之间，共拜师17位学医，包括镇江金山寺老和尚、峨眉山老和尚等。

清·雍正十年（1732），赴山东夏阳（今夏镇）投师姜琚。

清·雍正十一年（1733），江苏一带疫气流行，抚吴使者嘱其制方疗救，天士为拟定湿在气分用甘露消毒丹、化火入营用神犀丹，活人甚多。

1746年，因病去世。

1764年，华岫云等人整理的《临证指南医案》《温热论》成书，并刊行。

（袁久林　朱锦善　高修安）

参考文献

1. 黄英志.叶天士医学全书［M］.北京：中国中医药出版社，1999

2. 李经纬，孙学威.四库全书总目提要：医家类及续编［M］.上海：上海科学技术出版社，1992

3. 赵尔巽，等.清史稿［M］.北京：中华书局，1979

4.《中国医籍大辞典》编纂委员会.中国医籍大辞典［M］.上海：上海科学技术出版社，2002

5. 李经纬，等.中医大辞典［M］.北京：人民卫生出版社，2004

6. 刘祖贻，孙光荣.中国历代名医名术［M］.北京：中医古籍出版社，2002

7. 朱锦善.儿科临证50讲［M］.北京：中国中医药出版社，1999

8. 江育仁，王伯岳.中医儿科学［M］.北京：人民卫生出版社，1984

9. 李经纬，林昭庚.中国医学通史（古代卷）［M］.北京：人民卫生出版社，2000

10. 傅维康.中国医学史［M］.上海：上海中医学院出版社，1990

11. 清·吴瑭（鞠通）.温病条辨［M］.北京：人民卫生出版社，1963

12. 陈克正.叶天士诊治大全——叶天士医案研究［M］.北京：中国中医药出版社，1995

13. 金庆江.叶桂考略［J］.南京中医学院学报，1993（1）：48

14. 马庆余.从《幼科要略》探叶氏温病学术思想［J］.中医杂志，1991（2）：60

15. 王仁宇，等.叶天士故居初考［J］.中华医史杂志，1987（2）：88

16. 潘华信.叶天士学术渊源探［J］.浙江中医杂志，1991（6）：272

17. 盛丽先.叶桂《幼科要略》述评［J］.浙江中医学院学报，1986（1）：37

18. 林功铮.一代名医叶天士［J］.中华医史杂志，1984（2）：82

第二十四章 陈复正

第一节 概述

陈复正（约 1690—1751），号飞霞，广东罗浮山人（今广东惠州博罗县），清代著名儿科学专家。

陈复正自幼聪颖过人，但"禀亏多病"，幼年体弱，故青年时期即倾心学习岐黄之术，悉心钻研医理。年长后，在罗浮山当道士，并从长际天师学习医道与气功，学有所成。嗣后，以道士身份竹杖芒鞋、瓢笠云游，凭借医术济世活人，"几遍天下，凡缙绅士庶，无不随缘诊治"。他医理熟谙，医术精湛，尤擅儿科，时人有"临证四十余载，所治婴幼儿以万计"之誉。其一生主要医疗实践是在民间进行的，深知百姓疾苦，体察民情，故在乡里民间有颇高的声誉。同时十分注重学习民间疗法，并对其进行研究探赜。晚年才潜心著书，《幼幼集成》是其唯一传世之作。现存《幼幼集成》共6 卷，前 4 卷载儿科诊断、主要疾病、杂证及疮疡证治，除列有一般主治方药外，并载有经验方及外治法，后 2 卷为删订"万氏痘麻"歌赋。

陈氏学术思想源于《黄帝内经》《难经》《伤寒论》，以及钱乙、万全诸家，在继承前人经验的基础上，有许多独到见解。他十分重视临床，临证时立足实用，以实践为第一。关于小儿的生理特点，他认为小儿元气嫩弱，尤其是初生之婴更是阳稚阴微，如"水上沤，风前烛"。在临床诊断上，确立了儿科指纹脉法辨证纲领，指纹"以浮沉分表里，红紫辨寒热，淡滞定虚实"、脉法"以浮沉分表里，迟数辨寒热，有力无力判虚实"。辨证，以脏腑辨证为基础。尤其注重根据小儿的体质特点来辨证用药，认为幼儿稚弱，用药不可偏寒偏热。他创制了许多行之有效的方剂，如立集成沆瀣丹治疗多种外感热症，立集成三仙丹治疗食滞及湿热内闭之证，立集成定痫丸治疗小儿痫证，立集成至圣丹治疗冷痢久泻，立集成肥儿丸治疗脾胃虚弱、饮食不消，立集成白玉丹治疗瘰疬。

此外，陈氏在学术上既博采众家之长，又能独立思考，颇多真知灼见。对先贤之述，"未敢尽信以为确，其理明义畅、有裨实用者，取之；泛泛不切者，去之；间有未妥处，即参以己见，并以素所经验者成全之。"对学术界的流弊谬误，则疾之如仇，"大声疾呼，以辟其谬，乃取前代之说，存其精要，辨其是非。"不为人看重的民间单方便药、宝贵经验，视为珍宝。他说："治疗自有正方，其未尽者，复以经验简方，并外治之法，附于方后。内有起死回生之诀，若能留心记览，随宜酌用，其利无穷。"对于疗效确切之单方小药，他生怕被贻笑而埋没，他甚至说："药则至贱不堪，功则神丹莫并。"陈复正的医德，也足堪称颂。学仙为道，不为名为利，瓢笠云游，借医药以济世。他"论证处方，务期有当于理，无害于人""遇穷人，疗之不受谢；有急需补济者，或更以参术相资；意所不合，虽贵富人招之不可致……不随俗俯仰"。从其所著《幼幼集成》书中，众多简廉易得但又疗效确切的"简便方"，即可窥见一斑。

第二节 生平、治学与古今评鉴

一、生平考略

陈复正，字飞霞，广东罗浮山人。从《幼幼集成》序、引、后跋及正文内容推论，陈复正生于1690年前后，卒于1751年以后。对此国内有不少学者进行了深刻的研究，多数学者认同此生卒年代。如当今医家朱锦善认为，《幼幼集成》成书于1750年，即清乾隆十五年，陈复正在其亲撰之"集成小引"文末已注明"时维大清乾隆十五年岁次庚午孟春月"，在刘勤"后跋"文末亦注明"时乾隆十六年一阳月"。刘勤"后跋"晚于"小引"一年余，当视为刊梓之时所作，是符合正常情况的。刘勤受教于陈复正日久，自称后学，为之写跋，关系亲密。但在跋文中并未提及陈复正已故，说明陈复正当时尚健在。陈复正撰著《幼幼集成》已是晚年，在卷一"小产论""变蒸辨"、卷二"惊风辟妄"等文中均明确写道"于兹四十余载""予临证四十余载"。另外，陈复正还在"集成小引"中说："予幼禀亏多病，于医家色脉之要，颇尝究心；长际天师，授金鼎火符性命之秘；嗣是遨游海岳……"梁序中也说："君少慕冲举，学道罗浮，龙虎功纯，洞然有得于性命之际。乃瓢笠云游，借医药以济世。"均说明陈复正在青少年时代即开始学医，当是十几岁。结合上述"临证四十余载"后撰写《幼幼集成》时，应是六十岁左右。以此推之，陈复正约生于1690年前后，卒于1751年以后。也有少数学者认为其生于清乾隆元年（1736），卒于清乾隆六十年（1795）。

陈复正自幼聪颖过人，但"禀亏多病"。由于天性灵敏，善于学习和思考。年轻时就对医药知识留心学习，并向往能像道士那样修炼。在成年之前，即入罗浮山当了道士，拜长际天师为师，随侍尘坐，修习医道气功和炼丹术。在此期间，除道家经典功课外，潜心探究医经典籍，修炼气功，终有所成。

其后，他以道士身份竹杖芒鞋、瓢笠云游，"遨游海岳"，行踪几乎遍及半个中国。一方面为增进自己的识练而寻师访友，希望能遇到志同道合的良师益友，切磋学问；另一方面，可以凭借自己的医药技能济世惠民、治病救人。所到之处，不论绅衿士庶、名公巨卿，还是平民百姓，甚则"至贱至微"者，都一视同仁，随缘施治，深得乡里百姓的爱戴。

云游期间，陈复正深感人类之中唯小儿稚弱可爱，尤须护持，在临证救治中尤擅长儿科。在历时四十余年的医疗实践中，所治婴幼儿以万计。"君已疾多奇效，有他医治之垂绝，君至曰可生，服其药无不活"（《幼幼集成·梁序》）。足可见其医术之高超。

晚年，陈复正定居隧阳之种杏草堂，学验俱丰，学识周通，无论道家、医事，皆能剖析详明，发挥晓畅，又心地淳厚，慈悲为怀，世人尊称其为修士、炼师。晚年除继续为民治病外，还感于当时儿科著作的缺憾和儿科医界旧风陋习的弊端，悉心撰著《幼幼集成》6卷，计数20余万言，于1750年书成付梓，至今仍是儿科临床不可或缺的重要参考书，"夫先生之学，上溯轩岐，下逮秦汉以来唐宋元明大家之书，广收博览，皆以剖其真伪，别其醇疵而撷其精华，故能聚千脉以成裘，缀万花以成锦"（《幼幼集成·周虚中识》）。

二、师承治学

陈复正自幼因禀赋不足，体弱多病，故很早就开始究心医道。在罗浮山当道士后，就拜道士长际天师为师，潜心学医，为此后的发展打下了坚实的基础。嗣后，在长期的云游行医实践活动中，又到处寻师访友，向他人学习，向民间学习。在《幼幼集成》中亦多处提到"予昔于潭州遇师指授此方""得之异授""秘授"或"愚人"所传。并从历代医学著作中博采众长，通过自己长期的实践提高，使自己卓然而成大家。

（一）学穷枢要，博采诸家

陈复正天性聪敏，入山修道以后，对道、儒典籍无所不览。他学穷枢要，对河图洛书、周易卦象、《尚书·洪范》，以及天人理数之学，均有较深湛的造诣。对道教奉为"丹经王"的《参同契》有深入的研究，对宋代濂（周敦颐）、洛（程颢、程颐）、关（张载）、闽（朱熹）四大家，皆能融会贯通，并发挥得淋漓尽致。这些渊博的知识和深湛的造诣，为他医学上的发展奠定了坚实良好的基础。正如《幼幼集成·后跋》所言，"网罗百氏，淹贯群言"，才成就了陈复正作为临床大家的基本条件。

在医学上，他崇尚《黄帝内经》和《本草经》，从其对《黄帝内经》的赞叹："至哉，圣人之道；天地大化，非夫子孰能通之？"不难看出对《黄帝内经》的推崇，甚至认为："《本草》《黄帝内经》，昭垂星日。"对伊尹制汤液、皇甫谧《针灸甲乙经》《扁鹊八十一难》、张仲景《金匮要略》、王叔和《脉经》、陶弘景《肘后百一方》都进行了深入研究，并大加赞赏，说这些著作"虽曰祖述《灵枢》《素问》，其实以作为述"。对李时珍、张景岳、喻嘉言的著作和主张加以肯定，认为他们是"阐明《金匮》，发泄《内经》，扫芜秽而返清润，有功于医事者不小"。在儿科学术方面，他推崇钱乙，并重点汲取万全、张景岳、冯梦瞻、喻嘉言、程凤雏、夏禹铸等医家的学术经验，同时大量接受民间的单、便、验方和行之有效的民间疗法。

（二）实事求是，敢于质疑正误

陈复正治学，虽遵从《黄帝内经》《难经》之旨，博采众家之长，但总以立足实用为根本，以实践为第一。在博采众长的同时，对于先贤之述，"未敢尽信以为确，其理明义畅、有裨实用者，取之；泛泛不切者，去之；间有未妥处，即参以己见，并以素所经验者成全之"。并深刻地认识到"诊治权衡，一遵经旨，罔或偏枯，务期有当于理，无害于人而后已"（《幼幼集成·集成小引》），至今仍具有较好的指导作用。

此外，他这种严谨求实的治学精神还表现在敢于质疑正误，敢于对医界的流弊陋习大声疾呼，力辟其谬。

《医宗金鉴》是当时由朝廷下令组织编撰的权威性医学著作，影响甚大。然而陈复正之所以晚年悉心编撰《幼幼集成》，也正因为他感到《医宗金鉴》在儿科方面的缺憾，以及当时旧风陋习流弊的贻害。他在"集成小序"中说："近撰《医宗金鉴》，遍周海宇……唯幼科一门，不无遗憾。虽喻嘉言微启其端，而其言未竟。予每读惊风之书，未尝不三叹而流涕也！"以致他在书中辟惊风之妄，而立三搐之名。即使是他平素极为推崇的先贤著述，他也能从临床实际出发，实事求是地加以评论和取舍。比如钱乙的六味地黄丸方，他说："予按钱、薛二翁，能用此方治小儿先天不足，诚卓然有识者，予所敬佩。奈今之小儿，体质元气更不及前，古以地黄丸为补剂，今则实为凉剂矣！此药用于阴虚枯燥者诚为得宜，倘儿肌肥面白、脾弱多痰者，服此必致腻膈，变生他证，其害不小。非方之不良，由今禀受愈薄也！予故为斟酌其炮制，必使地黄阴凝之质稍近阳和，不致沉寒冱渗，姑能免腻膈损脾之患矣。"他对地黄的炮制之法是："以西砂仁一两、生姜二两，缝一小夏布袋，盛此二味，同地黄如砂锅，以水煮两昼夜，方入好酒煮一昼夜，以地黄糜烂为度。取其袋不用，以地黄捣膏听用。"足见其治学之严谨，用心之良苦。

又如他对明代儿科医家万全甚为推崇，在《幼幼集成》中集录了大量万氏的医论和方药。即便如此，陈复正亦并不盲从，而是从实际出发，"予按密斋之说，不为无见，乃私心窃喜，赖有斯人为之砥柱。及考断痫之方，则皆寒凉攻伐、镇坠毒劣之药，予又以为不尽然焉。"因为"夫病至于痫，非禀于先天不足，即由于攻伐过伤。每见痫儿，无不肌肥面白、神慢气怯，即万氏亦谓面色或青或白。岂有青白之儿能任攻伐者乎？只因中气素弱，脾不运化，则乳食精微不化荣卫而化为痰，偶值寒凝，即倏然而发。岂必心窍有痰而后发哉？若果心窍有痰，则已懵然一物，何以发过清明如故？可知非痰迷心窍之证。误作痰迷心窍之治，愈攻愈败，愈发愈勤，不至于废弃不止也。有识者补救尚虞不暇，犹敢以礞石、朱砂、珍珠、铁粉之重坠伤其心气，以甘遂大毒之物损其心血，更加黄连之苦寒败胃？虽有一钱之参，如红炉点雪。"这些论述，即看出陈复正的兼收并蓄，又可以看出其善于去伪存真，无不精当。同时也不难发现，陈复正治病求本，十分重视小儿元气。

小儿变蒸，是古代医家就婴幼儿生长发育期间所出现的以发热为主要症状的一种生理现象，世袭相传。然而围绕着变蒸，历代争议不断，多数医家基本肯定变蒸的存在。也有个别提出异议者，如明代张景岳。张景岳曰："小儿变蒸之说，古所无也，至西晋王叔和始一言之，自隋唐巢氏以来，则日相传演，其说益繁。然以予观之，则似有未必然者，何也？盖儿胎月足离怀，气质虽未成实，而脏腑已皆完备；及既生之后，凡长养之机，则如月如苗，一息不容有间，百骸齐到，自当时异而日不同，岂复有此先彼后，如一变肾、二变膀胱，及每变必三十二日之理乎？又如小儿之病与不病，余所见者、治者盖亦不少，凡属违和，则不因外感，必以内伤，初未闻有无因而病者，岂真变蒸之谓耶？又见保护得宜，而自生至长，毫无疾病者不少，抑又何也？虽有暗变之说，终亦不能信，然余恐临证者有执迷之误，故道其愚昧若此，明达者以为然否？"陈复正明显受《景岳全书》的影响，更以自己长期实践经验对变蒸说加以批驳。他指出："予临证四十余载，从未见一儿依期作热而变者，有自生至长未尝一热者，有生下十朝半月而常多作热者，岂变蒸之谓乎？凡小儿作热，总无一定，不必拘泥。后贤毋执以为实，而以正病作变蒸，迁延时日，误事不小，但依证治疗，自可生全。"并对不少医家治疗变蒸的方药提出质疑，"乃考其变蒸方中，有用褊银丸之巴豆、水银、黑铅、京墨、麝香之类而峻下之者。夫既曰长气血、生精神、益智慧，唯宜助其升生可也，顾且用毒劣，灭其化元，不几于非徒无益而又害之耶？"

（三）注重疗效，以实践第一

陈复正是一位疗效卓著的临床学家，他之所以"已疾多其效"，其原因之一是他向民间学习到许多特效的治疗方法。从临床实际出发，注重疗效，虚心地向民间学习，收集、研究、运用民间特效的验方、疗法，是其治学的一大重要特点。他在《幼幼集成》中收载多种"神奇外治法""火攻法"，几乎在每一个病症之末载有大量的"简便方"，这些验方、疗法或得之"异授"，或得之"愚人"之传。正如他在《幼幼集成·凡例》中所说："治疗自有正方，其未尽者，复以经验简方，并外治之法，附于方后。内有起死回生之诀，若能留心记览，随宜酌用，其利无穷。"

比如他收集到一方，"治小儿颈项结核，或三五粒、十数粒，或痛或不痛，或热或不热，用墙根下凤尾草，梗如铁钱而黑，叶似凤尾，《本草》名石长生。即墙缝中所生小蕨萁也。单取其根，水洗净，每用一两，以糯米浓酒一碗，瓦瓶浓煎，去渣服酒，每日一服，务求速效。多则一月，少则二十日，其核全消，再不复发。此药气味平淡，更不苦寒，实为秘授，药贱而功弘。"又如专治瘰疬破烂，多年不愈，连及胸腋的集成白玉丹，"用新出窑矿石灰一块，滴水化开成粉，用生桐油调匀，干湿得中。先以花椒、葱煎汤，洗净其疮，以此涂之。不数日痊愈，真其事也。昔予道门一友，患瘰疬烂及胸腋，十数载不愈，一愈人传此方，用之立应，后以治人，无不愈者。"陈复正将此方命名为"集成白玉丹"，在《幼幼集成》中以"集成"命名的方剂共有9首，都是陈复正悉心收集提炼的效验良方。他在该方下还注曰："老子曰：下士闻道大笑之，不笑不足以为道。此则世人闻方大笑之，不笑不足以为方。药则至贱不堪，功则神丹莫并。"（《幼幼集成·瘰疬症治》）亦可见陈复正治学之一鳞半爪。

三、古今评鉴

1. 梁玉《幼幼集成·梁序》

君少素慕冲举，学道罗浮，龙虎功纯，洞然有得于性命之际，乃瓢笠云游，借医药以济世……君已疾多奇效，有他医治之垂危，君至曰可生，服其药无不活。遇穷人疗之不受谢；有急需补救者，或更以参术相资；意所不合，虽贵富人招之不可致。盖天真疏放，不随俗俯仰，故游情方外而有急病让夷之思也。

2. 刘勣《幼幼集成·后跋》

岭南罗浮修士陈公，天生灵敏，学穷枢要，于河洛畴范、天人理数之际，确有心得。其纲罗百氏，淹贯群言，则自宋巨子书及《参同契》以下，皆能折衷而论定之。尝因侍尘坐，进质《易》义，剖析详明，发挥晓畅，觉先圣微旨、后人疑团，不无了然心口之间，就教日久，乃悔向之，仅羡公为高旷玄妙者，殆浅之乎视公也。公于医事，颇尝究心，所经治全活无算。

3. 周虚中《幼幼集成·周虚中识》

夫先生之学，上溯轩岐，下逮秦汉以来唐宋元明大家之书，广收博览，皆以剖其真伪，别其醇疵而撷其精华，故能聚千腋以成裘，缀万花以成锦。

4. 裘日修《幼幼集成·裘序》

君学仙好道，瓢笠洒然。吾闻道家者流，以老氏为宗。老氏言三宝，其一曰慈。夫慈之为道大矣，固不独幼幼，然幼幼则所以为慈。君本此意行之，而将托是书以为婴儿孺子之福，岂非仁人长者所乐与哉！

5. 蔡景高、叶奕扬《幼幼集成·点校后记》

陈复正在学术上既潜心研究《内经》等中医经典著作，但又不泥于古说。在书（《幼幼集成》）"小儿脉法"中，提出以浮、沉、迟、数四脉，易《内经》珍视小儿的大、小、缓、急四脉。并强调以有力无力辨虚实，切合实用，继承而有发扬。陈复正另创"三搐"之说，力辟滥立惊风之名，误治害人之弊，对儿科"发搐"的辨证论治，存活患儿，起到了积极的作用。陈复正强调小儿指纹在望诊中的作用，总结"指纹切要"的理论和方法，对儿科诊断学做出了一定的贡献。在《内经》"婴儿肉脆、血少、气弱"的指导下，临证以"顾护元气，扶补脾胃"为要务，提出"保元护正、慎施攻伐"的观点。他还创制了沆瀣丹等九个"集成方"，疗效卓著，至今仍为临床医生所喜用。

6. 朱锦善《儿科临证 50 讲》

陈复正是清代著名的儿科医学家，具有丰富的实践经验和独到的学术见解，在中医儿科学术史上占有重要地位，所著《幼儿集成》一书影响巨大。陈复正的学术思想是在继承《内经》及历代医家，尤其是钱乙、万全、张景岳、冯楚瞻、喻嘉言、程凤雏、夏禹铸等学术思想的基础上，广泛地吸取民间的治疗经验，通过自己长期的医疗实践而形成的。由于陈复正长期在民间行医，扎根于临床实践，本着实践第一、疗效第一的观点，不人云亦云，而是敢于质疑、敢于实践，提出了许多独到的学术见解，是经得起实践的检验。

第三节　主要著述

《幼幼集成》

（一）内容提要

陈复正潜心钻研医经典籍，经过长期的学习和实践，并搜集当世民间验方，著成《幼幼集成》6卷。从书中不难看出，他不但遵经旨，而且富有创新精神，对于儿科疾病的诊断、治疗及调护颇多个人精辟的见解和论断，为我国儿科学的发展做出了贡献。

该书成书于清乾隆十五年（1750）。本书对于每一个病证，均以经旨立论在先，再以博采众家，条分缕析证治方药于后，最后附以民间卓有成效的简便验方。书中所论均从临床实际和临床疗效出发，斟酌取舍，切于实用。所论述的病证，几乎齐备。对于某些病证的辨证、用药及预后的要紧处，更是再三说明，以示重视。对当时儿科领域的某些流弊和错误认识，以及有争议的学术问题，如小儿指纹、变蒸和惊风等，都明确地阐述了自己的观点，多数观点至今仍被沿用，对后世影响甚大。当然，书中也有一些观点，如其反对"小儿阳常有余、阴常不足"说、认为惊风证治的混乱归咎于惊风之名等，并未获得后世医家的赞同。

全书共分6卷。卷一，论述赋禀护胎、初生调燮及病症、儿科诊法及辨证服药总则。具体包括：禀赋、护胎、指纹析义、小儿脉法、保产论、初诞救护、调燮、脐风证论、初生护持、务轻服药、看病诀、寿夭辨、面部行色赋、审颜色苗窍知表里之寒热虚实、简切辨证、五脏所属之证、变蒸辨。卷二至卷四，论述儿科病症的辨证论治及简便疗法，从初生胎病至伤寒杂病、五官疮疡等，达五十余门。具体包括：小儿各种常见病症，包括外感病、杂病、皮肤五官病症等，计有胎病、惊风辟妄、误搐、类搐、非搐、伤寒、伤风、伤暑、伤湿、霍乱等51余门。每一病证均有论、有方、有治及简便疗法，简洁明了，切于实用。卷五至卷六，记录经陈复正删润"万氏痘麻"歌赋，共249首，附方239则。其中痘麻赋201首，附方210首；麻疹赋48首，附方29首。痘诊论述甚详，包括痘疹天元赋、麻疹西江月、痘有顺险逆并五善七恶之证、痘疹总略歌、发热证治歌、见形证治歌、起发证治歌、成实证治歌、收靥证治歌、痘后余毒证治歌、妇女痘疹证治歌等。其中麻疹包括麻疹骨髓赋、麻疹西江月和麻疹证治歌。

（二）版本流传

本书版本甚多，达数十种。包括清乾隆十五年庚午（1750）广东初刻本、清乾隆十五年冬至会藏版刊本、清乾隆十五年翰墨园藏刊本、清乾隆十五年刻本、清乾隆十六年辛未（1751）刻本、清乾隆间刻本、日本文化十一年（1814）林权兵卫刊本、吴氏三让堂刻本（内题永州胡安定党书局重本）、清庐陵刘采孟校正积秀堂藏版本、学库山房藏版刊本、清同治二年癸亥（1863年）羊城华经堂刊本、清同治十三年甲戌（1874）刻本、清光绪十七年辛卯（1891）灌堂轩刊本、清光绪二十一年乙未（1895）刊本、清光绪二十六年（1900）重刻本、清光绪二十八年（1902）经元书局刻本、清光绪二十三年丁未（1907）上海文海阁石印本、清光绪二十四年戊申（1908）益元堂校刊本、清宣统元年己酉（1909）潮郡蕉鹿仙馆刻本、清宣统三年辛亥（1911）上海会文堂石印本、聚奎堂刻本、清紫荑仙馆重刻本、崇顺堂梓行本、金裕堂藏刻本、清刻本，1915年耕道堂木活字本、1917年锦章书局石印本，1925年、1954年上海鸿文书局石印本、铸记书局石印本、上海进步书局铅印本、《中国医学大成》本、1956年上海卫生出版社铅印本。据考证，初刻本和翰墨园本是同一版本，翰墨园本流传最广，其后多数版本均以此为蓝本翻刻、核校。林权兵卫刊本是该书流传至日本的刻本，也是本书唯一的国外版本。

（三）古今评鉴

1. 裘日修《幼幼集成·裘序》

岭南陈君飞霞，自幼知医，以治小儿者多所乖误，而弊实中于惊风家言，不惮大声疾呼，以辟其谬。乃取前代之说，存其精要，辨其是非，订为一书，名之曰《幼幼集成》。其间以搐字易惊字，标出误搐、类搐、非搐三条，既可使天下习惊风之教者，废然自返，而又俾从书中所载病因、证治，循途守辙，以庶几于动无不当，投无不宜，君之心勤而语恳如此，此盖欲举天下之幼者，扶持而安全之，令一无夭折而后快也。

2. 梁玉《幼幼集成·梁序》

是编也，本长生之妙道，作保赤之金丹。其斯为明六度而除四魔，以自利利他乎；其斯为父天地而母神明，悯幼稚之颠连，而弘煦妪于吾胞乎！后之业幼科者，习于斯而有得，将千载榛芜，一朝尽辟，以治婴孩，自足以辨析毫芒，随气用巧而利赖靡涯矣。

3. 刘勷《幼幼集成·后跋》

公于医事，颇常究心，所经治全活无算。近以幼科惊风法门传习，贻害将以扫除而廓清之，著为《幼幼集成》。凡六卷，计数十万言，凡例十有二，论辨证治治案，及痘麻正变总赋、杂歌，共百数十条。盖自胎禀护持，迄于莆生稍长，诸凡病因治要，罔不备具手册。可谓无义不周，无隐不到矣。又其言明白显易，虽山农野老，皆得习其读而用之，将以消造化夭折之憾，全天地生物之心。是书之行，良非小补。

4. 周虚中《幼幼集成·周虚中识》

集成者，幼幼全书也。其中辟惊风之悖谬，晰指纹之精微，与乎秘传神火之功验，莫不有标有本，有表里阴阳，有寒热虚实，条分缕析，界限井然。俾后之业医者无误治之虞，保赤者荷生全之德。先生之仁心仁术，可以不朽矣，岂寻常浅陋之士所能旁赞一辞哉！

5. 廖长明《幼幼集成》（ 清光绪二十八年富记书室重刊本 ）

余见《幼幼集成》一书，别类分门，辨证精细，洵为福幼至宝，饶费济人苦心。余每明病发药，施用辄应，救人孔多。兼以妇科诸方，历收灵效……得是集者，当于平时细心披阅，俾临事开卷了然，尽可对症用方，断不至于乖谬。幸勿置之高阁，有负古人寿世寿民之心也。

6. 今鉴

本书是一部实用型临床医学著作，虽曰汇集自《内经》以降历代医家儿科著述之精华，实则是陈复正一生医疗学术经验的结晶。既不单纯地引经据典，也不人云亦云，而是斟酌取舍，颇为得宜，一切从实际出发、从疗效出发。所以，本书不失为理论联系实际的善本。

第四节　学术思想

陈复正从事专业儿科数十载，其学术思想多与《黄帝内经》《难经》经旨一脉相承，十分重视实践效果。他创立了儿科指纹、脉法辨证纲领；以前人脏腑辨证为基础，主张辨证用药；根据自己的临床经验，针对小儿常见病立定主方；根据"小儿脏未充，则不能受"的特点，创立了不少外治法；善于运用古方，研制新方，是我国医学历史上一位影响深远的儿科大家。

一、护本培元倡小儿元气之论

（一）禀赋养胎，培元为先

历代医家论小儿，习以初生始，较少论及胎禀及调护。然而，陈复正在《幼幼集成》中专立"禀赋""护胎"二篇，并放置在第一卷之首，足见他是十分重视优生和胎养的，认为这是培植小儿元气壮实之根源。

1. 禀赋之要

首先，陈复正强调，上代健壮则胎婴自固，人们应当选择体质健壮和精神愉快的时机，在良好的环境中孕育胎儿，从而保证胎儿根深蒂固，则发育正常。相反，如果在体质和精神状态不佳孕育，则所怀之子的素质一般较差，正如他所说："夫膏粱者，形乐气散，心荡神浮，口厌甘肥，身安华屋，颐养过厚，身质娇柔，而且珠翠盈前，娆妍列侍，纵熊罴之叶梦，难桂柏以参天。复有痴由贪起，利令智昏者；有雪案萤窗，刿心喷血者；有粟陈贯朽，握算持筹，不觉形衰气瘵者；有志高命蹇，妄念钻营，以致心倦神疲者。凡此耗本伤元，胚胎之植，安保其深根固蒂也？"也即是说，在体质和精神状态欠佳的状况下，多胎元不固。"形劳志一，愿足心安，守益廪瓶仓，对荆钗裙布，乃其神志无伤，反得胎婴自固。"陈复正认为，父母腑脏的元气充足与否直接影响小儿的生长发育，提出："胎弱者，禀受于气之不足也。子于父母，一体而分，而禀受不可不察。如禀肺气为皮毛，肺气不足，则皮薄怯寒，毛发不生；禀心气为血脉，心气不足，则血不华色，面无光彩；受脾气为肉，脾气不足，则肌肉不生，手足如削；受肝气为筋，肝气不足，则筋不束骨，机关不利；受肾气为骨，肾气不足，则骨节软弱，久不能行，此该胎禀之病，随其脏气而求之。""故小儿有头破颅解，神慢气怯，项软头倾，手足痿软，齿生不齐，发生不黑，行住坐立，须人扶掖者，此皆胎禀不足之故也。"近年来，许多调查研究也表明，先天畸形多数是由遗传基因的数目、结构或排列顺序发生变化所引起的。

同时，陈复正注意到父母的年龄及多产多育对后代的影响。如"胎病论"中提到"胎怯者，生下面无精光，肌肉瘦薄，大便白而无血色，目无精彩，时时哽气多哕者，此即胎怯也，非育于父母之暮年，即生于多产之孕妇，成胎之际，元精既已浇漓，受胎之后，气血复难长养，以致生来怯弱"。此外，陈复正还强调了受孕时人体内外环境的改变也对胚胎的质量有影响，"若夫怒伤元气，劳役形骸，迅雷烈风，严寒酷暑，日月薄蚀；病体初安，醉饱伤神，落红未净，胎孕之由斯愈薄，实又成于人所不觉者，故今之禀受，十有九虚，究其所因，多半率由于是也"。

其次，陈复正总结了前人理论，提出"男女媾精，万物化生"。"父主阳施，犹天雨露。母主阴受，若地资生。胎成之后，阳精之凝，尤仗阴气护养。故胎婴在腹，与母共呼吸，共安危。而母之饥饱劳逸，喜怒忧惊，食饮寒温，起居慎肆，莫不相为休戚。"认为妇人成胎之始，婴儿的生命活动也伴随而来，婴儿出生后的健康与否，与孕母有着密切联系。故孕母的饮食营养、生活起居、语言举止、七情六欲等，均可直接影响胎儿。因此，妇女受孕之后，务必谨慎护胎。

2. 戒嗔恚

"胎病论"提出："成胎之后，其母之关系尤紧。凡思虑火起于心，嗔怒火生于肝，悲哀火郁于肺，甘肥火积于脾，淫纵火发于肾。五欲之火隐于母胞，遂结为胎毒。"如果孕妇七情内伤，引起脏腑功能失常，势必影响胎儿的发育健康，甚至导致胎毒等病。陈复正还指出："胎搐者，母娠时曾因惊恐，气传于子，生后频频作搐。"可见，陈飞霞已观察到，不少胎儿疾病与孕妇精神情志有密切关系。

3. 寡嗜欲

"保产论"指出："古者妇人怀孕，即居侧室，与夫异寝，以淫欲最所当禁。盖胎在胞中，全赖气血育养，静则神藏，若情欲一动，火扰于中，血气沸腾。三月已前犯之，则易动胎小产。三月已后犯之，一则胞衣太厚而难产，一则胎元漏泄，子多肥白而不寿，且不观诸物乎。""护胎篇"更明确指出："多欲之人常艰子，且易夭，气泄而精清也。""勤于欲者，孕后不节，盗泄月阴，耗其胎气，所谓姿纵败坏者，殆以是欤。"现代医学认为，妊娠3个月内最好不要同房。因为性交可使盆腔充血、子宫收缩而诱发流产。在临产前1个月内性交可造成胎膜早破、引起早产。如果在分娩前进行性交，将细菌带入产道，可能使产后发生产褥感染。

4. 适寒暑、慎饮食、防疾病

陈复正提出"子于父母一体而分""母之所嗜，胎之所养""胎寒者，母娠时患热病，多服寒凉之药，又或过餐生冷""胎热者，母娠时曾食辛热炙煿之物，或患热病，失于清解"等等母病则子病、母嗜则胎养的理论。现代医学认识到子女的很多病证，其根源是胎儿期受母体疾病的影响，因为胚胎期是胎儿各器官发育时期，胚胎易感性最大，对所有致畸因素特别敏感，所以孕早期应适寒暑、慎饮食，尽量避免感染，防止疾病发生，以免影响胎儿的发育和健康。有人报道妊娠早期孕妇患风疹者，有50%可能娩出畸形儿。近年来又发现孕妇患巨细胞包含体病、单纯疱疹、流感及弓形体病均可导致胎儿缺陷。

5. 适当劳逸

中医学十分强调人体气血阴阳的平衡协调，对孕妇更是如此。陈复正认为："盖妇人怀胎，血以养之，气以护之，宜常时微劳，令气血周流，胞胎活动。如久坐久卧，以致气不运行，血不流顺，胎也沉滞不活动，故令难产。"因此，提出孕妇宜"常时微劳"，适当劳逸，"令气血周流"，阴阳协调。并注意到"毋久立，毋久坐，毋久卧"，衣服要宽大，腰带不可过紧、过窄，以免影响血液循环和胎儿发育。

除此之外，陈复正根据天人相应的关系，提出了四时有序的逐月养胎法：足厥阴肝、足少阳胆，属木旺春，养胎在一月二月；手心主包络、手少阳三焦，属火旺夏，养胎在三月四月；足太阴脾、足阳明胃，属土旺长夏，养胎在五月六月；手太阴肺、手阳明大肠，属金旺秋，养胎在七月八月；足少阴肾，属水旺冬，养胎在九月。至十月，儿气已足，待时而生。唯手少阴心，君主之官，神明之脏，虽不主月，而无月不在，其胎元长养，脏气护持，可谓至矣。这样方可使胎儿后天素质优良健壮，出生后可减少疾病的发生。

（二）初生养护，护元为要

陈复正认为："胎婴柔嫩之姿，乍离母腹，如水上沤、风前烛，防护稍疏，立见殇夭""婴儿初诞，如蛰虫出户，草木萌芽，卒遇暴雪严霜，未有不为其僵折者。"因此，初生婴儿的养护调燮，应时时注意顾护元气。

其以《黄帝内经》"婴儿肉脆，血少气弱"之论为基础，秉承了张景岳的"小儿元气未充，真阴未足"的观点，他认为小儿并非是"纯阳之体"，而是稚阴稚阳之体，小儿气血未充，腠理不密，脏腑娇嫩，易虚易实。他认为："婴儿初诞，如蛰虫出户，草木萌芽""如水上沤、风前烛"，娇嫩如此。故告诫人们，对初生儿正气，要时时维护，处处培养，不使有丝毫损伤，反复论证正邪虚实关系，强调"斯能补救当代赤子元气于后天，便亦培植后代赤子元气于先天，于寿世无疆也"。并说"芽儿易虚易实，言虚者，正气易于虚也；言实者，邪气易于实也。然邪凑之实，必乘正气之虚，若不顾正气之虚，唯逐邪气之实，其有不败者几希"。可谓真知灼见。

初生儿气血未充，人的一生盛衰之基，全在幼时，此时饮食宜调，药饵尤当审慎。他认为无情草木，气味不纯，原非娇嫩者所宜，一再告诫曰："初诞之儿，未可轻药。"针对当时儿科医生唯以小儿饮食不节为执见，最重消磨；更以纯阳之体为定论，恣投苦寒等陋习，尖锐地指出："若徒效上古克消寒凉，如肥儿丸、芦荟丸之类，则千中千死，莫能挽也。""至云小儿阳火有余，不知火之有余，实由水之不足，壮水以制阳光，先贤之至论，服寒凉百不一生。"

（三）临证治疗，保元为先

对于小儿体质特点，陈复正反对纯阳说，也反对"阳常有余，阴常不足"之说，赞同张景岳、冯梦瞻的观点，认为小儿以元气不足为主，阴和阳都稚弱不足，临证治疗应时时以保元气为首务。他在《幼幼集成·凡例》中说："幼科论证，悉以阳有余、阴不足立说，乖误相承，流祸千古。后人误以为儿为一团阳火，肆用寒凉，伤败脾胃。古初禀受敦庞，贻害犹浅，今非昔比，怯弱者众。"又说："幼科所用毒劣之方，令其暗损真元，阴伤荣卫。即侥幸得生，而精神已耗，一生虚怯，莫可补救。况复不生者多。兹于劫夺之方，毒劣之味，概行删去，而易以正反逆从之治。"所以，他一生最慎攻伐。

陈复正保元护正、慎施攻伐的观点，渗透在全书的每一节段，雄词宏论，在在皆是。如在"勿轻服药"中说："初诞之儿，不可轻药……凡有微疾，不用仓忙，但令乳母严戒油腻荤酒，能得乳汁清和，一二日间，不药自愈。"强调饮食调摄、不药自愈是最好的治法。并提出批评说："儿稍不快，即忙觅医，哺药未行，后药继至，甚至日易数医，各为臆说，汤药叠进……娇嫩肠胃，岂堪此无情恶味扰攘于中！不必病能伤人，而药即可以死之矣。"乱投医，滥用药，对婴幼儿的生长发育百害无益，这对育儿父母、儿科医生来说，都可借鉴。即使遇到真正小儿疳热、食积胀满、痰火喘急，宜用肥儿丸、保和丸、抱龙丸之类，亦当中病即止，非可用过。对时医儿科临证中乱施攻伐的陋习，提出了有理、有节的批评，足令人引以为戒。

诚然，陈复正的保元为先，并不是事事温补。如他创制的"集成沆瀣丹"，就是熔苦寒、荡涤、疏理为一炉的方剂，用之最广，而且"用之最久"。在谈及该方及其他苦寒方剂用于初生祛胎毒之证，陈复正解释说："或曰：子言苦寒不可用于初诞之口，何以后之沉瀣丹及泻青丸有三黄、大黄，得无矛盾乎？曰：彼胎毒已现，外证可凭，有病病当，何大黄之足畏？今初诞开口，未辨毒之有无，即使有毒，倘然未发，深藏潜伏，声臭俱泯。"

又如对时疫的证治，他指出："今凡遇地方疫毒流行，大人可染，小儿独不可染耶？但所受之邪虽一，因其气血未足，筋骨柔脆，故所现之证为异耳。务宜求邪以治，故用药与大人仿佛，凡五六岁以上者，药当减半，一二三四岁者，四分之一可也。"

二、注重脾胃，善于护扶后天之本

元气禀赋先天，而靠后天脾胃培养。陈复正在临证治疗中，十分重视脾胃的生生之气，以护扶为基本原则。

（一）提倡母乳养脾胃

小儿时期由于其脏腑娇嫩，形气未充，在其生长发育过程中，有赖于脾胃后天之本不断化生气血而滋养之。"盖胃为水谷之海，而脾主运化，使脾健胃和，则水谷腐化，而为气血以行荣卫。"因此，陈复正认为："小儿脏腑和平，脾胃壮实，则荣卫宣畅，津液流通，纵使多饮水浆，不能为病"。并指出："大凡小儿原气完固，脾胃素强者，多食不伤，过时不饥。若儿先因本气不足，脾胃素亏者，多食易伤。"提出脾胃功能强弱与否是影响小儿疾病产生的关键，揭示了脾胃功能在小儿生长发育过程中的重要地位。

由于脾胃功能的强弱与小儿的生理病理息息相关，因此陈复正强调婴儿时期应提倡哺乳为主。他认为母乳对婴儿来讲，其营养等各方面的作用是其他食物所不能替代的。他说："盖乳房为胃经所主，饮食入胃，腐化精微而为荣血，贮于冲脉，冲脉载以上行，逐变赤为血而为乳汁。小儿赖此以为命，与乳母气候相关，吉凶共际""所以儿之脾胃，独与此乳汁相吻合，其他则皆非所宜矣。"这些看法在当时来看是难能可贵的，也很符合现代科学观点。

（二）治病祛邪扶脾胃

因小儿脾胃功能未臻完善，哺养不当、饮食不节，均可损伤脾胃而致病。故陈复正强调："小儿之病，伤食最多""盖谷食有形之物，坚硬难消，儿之脾气未强，不能运化，每多因食致病。"因此，反对饮食无度，失去节制。他说："谷肉果菜恣其饮啖，因而停滞中焦，食久成积……"又说："小儿甘肥过度，或糖食甜物太多，乃致湿热久停而成积。""若饮食失节，寒温不调，以致脾胃受伤，则水反为湿，谷反为滞，精华之气不能输化，乃致合污下降，而泄泻作矣。""内有宿食停积，更受外感，则成痢矣。"

等等。并且认为乳母的饮食宜忌与乳儿的疾病密切相关，"是以母食热，子受热；母食寒，子受寒；母食毒，子中毒。又唯荤酒油腻、甘肥凝滞之物为尤甚"。从而揭示了小儿脾胃疾病的主要病因病机。

陈复正认为，"凡欲治病，必先借胃气以行药之主。若胃气强者，攻之则去，而疾常易愈，此以胃气强而药力易行之也；胃气虚者，攻亦不去，此非药不去病，以胃气本弱，攻之则益弱，而药力愈不行，胃愈伤病亦愈甚矣。若乃体质强弱，尤有不同，凡藜藿之儿，壮健之质，及新暴之病，自宜消伐，唯速去为善；如以弱质弱病，而不顾脾胃虚实，概施欲速攻治之法，则无有不危矣""凡治病者，又当于素禀中察其嗜好偏胜之弊"。针对上述虚实夹杂者，陈复正在治则上具体指出："夫饮食之积，必用消导……若积因脾虚，不能健运药力者，或消补并行，或补多消少，或先补后消。盖脾胃原有运化之功用，今既不能化食，则运用之职已失其权，而尚可专意用克削之剂，以益其困乎？"并举例，"凡用攻下取积之药，必先补其胃气，如六君之类，预服数剂，扶其元神，然后下之，免伤胃气也"。其立法要旨，充分体现了陈复正注重脾胃的特点，阐明了其脾胃论治中的补虚攻实、先后缓急的法则。

百晬嗽，素有乳儿恶候之称，陈复正认为其之所以难治，"汗下之剂难于用之，以其胃气方生，不能胜药故也"。临证时，先用荆防败毒二小剂，并令乳母忌口，凡有碍脾胃之物均停用，唯用香茶白饭，少佐橘饼橙片，使乳汁清和，以利小儿脾胃。脾胃和畅，痰不内生，并使药物得以运转而发挥效力，嗽自愈矣。另如治五软证，虽"本于先天不足""而更所重者在胃。盖胃为五脏六腑之化源，宜补中益气，升举其脾气，倘得脾胃一旺，则脏气有所禀，诸软之证，其庶几矣。"显然，陈复正治嗽、治五软等，时时不忘小儿脾胃生生之气，足可见其用心。

对于脾胃本脏之病，他崇尚冯梦瞻的小儿脾胃观，认为不可以小儿不节饮食为执见而重消磨，更不可以纯阳之子为定论而恣投苦寒。认为"凡小儿脾胃，自能消谷，今偶有停滞，则脾胃受伤，只健其脾胃而谷自化矣。故方有助脾消化，推荡谷气者；有禀命门火衰，生火补土者；有一消一补者；有以为消者。诚恐宽一分即耗一分元气也。夫人有生，唯此一气，易亏难复，何可轻耗？况幼稚之禀，尤为易亏"。如小儿伤食，为儿科常见病证，陈复正批评道："医者治积，不问平日所伤之物是寒是热，并不察儿之形气或虚或实，可攻不可攻，竟用偏寒偏热峻下之药，而犯虚虚之戒，其害岂胜言哉？"并强调指出："如小儿体质素怯者，虽有积必不宜下，当以补为消""若以弱质弱病，而不顾脾胃虚实，概施欲速攻治之法，则无有不危矣。"根据这一原则，他提出了治疗伤食、食积的几个步骤，"伤之则宜损其谷，其次莫若消之，消之不去则攻之""凡用攻下取积之药，必先补其胃气，如六君之类，预服数剂，补其元神，然后下之，免伤胃气。如小儿体质素怯者，虽有积，必不宜下，当以补为消。六君子汤加莪术、木香，共为细末，姜汁打神曲糊丸，每一二钱，米汤下，久服自消。今儿禀受怯弱者众，有积皆当识此，攻积之药，慎勿轻用"。

（三）病后调燮重脾胃

病后的调燮护理，陈复正必是从护扶脾胃入手的。如他认为因食乳而病者，轻者"但得乳母忌口，即不药亦能自愈"。在肿满证治中，他告诫道："凡小儿患肿，切须忌盐。盐助水邪，服之愈甚，必待肿消之后，以盐煅过，少少用之。"对于呕吐患者服药时的困难，认为："呕吐不纳药食者，最难治疗，盖药入即吐，安能有功。"故授以心法："先将姜汤和黄土作二泥丸，塞其两鼻，使之不闻药矣，然后少量频服。"对于病后初愈者，陈复正更进一步指出："小儿病后，必不可妄用荤腥，只可素食调理，或一月半月，待其脾气已健，始可略与清汤，仍不得过用甘肥。盖甘肥之物非但不能益儿，适足以致病。"验之临床，确如其说。

总之，无论是脾胃本病，还是他脏之病，无论是初病还是久病，无论是病中还是病后，陈复正均把顾护脾胃生生之气放在重要的位置上。

三、辟惊风之名，创立"三搐"之说

惊风，古称儿科四大要证之一，深受历代医家重视。正如《幼科释谜》云："小儿之病，最重唯惊。"《东医宝鉴》云："小儿病之最危，无越惊风之证。"《诸病源候论》始有"小儿惊者，由气血不和，热实在内，心神不定，所以发惊"之论，《太平圣惠方》首载"急惊风""慢惊风"之名。至宋代钱乙则从病因、病机、症状、治疗上，对急、慢惊风加以明析，强调急惊属实、属热，慢惊属虚、属寒。当时医界循推旧说，论治小儿病多以惊风立说，不察伤寒、杂证，不明内伤外感，不究在表在里，不辨有风无风，概冠之以惊风之名，而施以镇惊截风治疗，以致变证从生。陈复正鉴于时弊，大胆提出严肃批评，"每读惊风之说，未尝不三叹而流涕也""妄名之害，其祸最酷。不特举世儿科满口惊风，而举世病家亦满口惊风，习俗相传，竟成一惊风世界"。为力辟陋习，他主张屏去祸害之"惊"，除去笼统之"风"，以"搐"易"惊"，将急惊风、慢惊风、慢脾风分别称为误搐、类搐、非搐，从而辟惊风旧论，创立"三搐"新说。

误搐，即伤寒病痉。他认为："幼科唯从惊风摹拟，而伤寒门类，全然遗弃。故学者但知有惊风，不知有伤寒。""盖伤寒小儿最多，由医者治不如法，抑遏其表邪，莫能外解，故壮热不退，遂尔变而为痉，则有搐搦反张之候。要知此证由风寒湿所致，虽有身热，俱皆表邪，非火热之比，且与《黄帝内经》诸痉项强、诸风掉眩、诸寒收引之例，恰正相符。"其治疗主张以解表散邪为先，不可妄投镇坠截风之品。即"有汗者解散肌邪，无汗者开通荣卫，领邪外出，神志自清，又何有闭塞昏迷之变耶？"

类搐，即小儿暑证、疟痢、咳嗽、丹毒、疮痘、霍乱、客忤、中恶等证发展而抽搐。病之初起，若辨证准确，一药可愈，不致作搐。若"医者迁延时日，或抑遏邪气，无所发泄，间有变为搐者，搐非固有，所以谓之类搐"。其治当求之于本，不治搐而搐自止也。如其以清脾饮（青皮、厚朴、白术、草果、茯苓、柴胡、半夏、黄芩、甘草）

治小儿热疟作搐，谓"不必治搐，唯治其疟"，治痢作搐亦然。

非搐，"即幼科之慢惊风、慢脾风是也"。他认为是证乃久病之后，脾胃败绝，此竭绝脱证，非可以惊风而称之。他在东垣非风之论的影响下，竟以非搐名之，使后人知此等证候全非风搐，而治风治搐之法，远屏三舍，庶可以保全竭绝。故其治因于吐泻者，六君、理中辈是也。因于大愤卒恐者，秘旨安神丸（人参、半夏、酸枣仁、茯神、当归、橘红、赤芍、五味子、甘草）、团参散（人参、当归、细辛）是也；气虚欲脱，神散魂离者，独参汤是也。

陈复正于惊风一证以搐统之，主要在于力改世俗成见，不使后学为惊风之词所困惑，以免造成先入为主之臆断。亦即"临证者，当知各证之病源有别，而治疗之攻补有殊，不得复以急惊、慢惊、慢脾混同立名，而以截风定搐之死法统治之"，这大概就是先生的初衷吧。其实，惊风之名，亦无可厚非，关键在于辨证求因，审因论治。虽然"三搐"之名未被后人采用，但陈复正对于惊风证治分析的方法则为后世医家所推崇。

四、精于四诊，确立脉诊、指纹辨证纲领

儿科俗称"哑科"，问诊、切诊较为困难，然而陈复正却于此具有极丰富的临床经验，尤其在小儿的指纹和脉诊方面独具匠心。

（一）指纹诊法

小儿指纹诊法，相传已久，总无定论。南宋刘昉《幼幼新书》所集唐·王超《水镜图诀》最早记载了指纹诊法内容，即载有虎口三关指纹检查法；《小儿卫生总微论方》中则记载有十种不同指纹的形状及所主证候等。可以说指纹诊法是儿科特有的诊断方法。但自宋以后，对于指纹诊法应用于儿科临床有不同看法，其中有两种截然不同的观点：一则认为没有临床价值，而弃置不用，如清代医家夏禹铸等；一则却任意夸大，穿凿附会，甚至罗列数十种小儿指纹与临证价值，历代医家多附和此说。

鉴于此，陈复正从临床实际出发，认为小儿指纹诊法作为儿科辅助诊断手段具有一定的意义，颇有见地提出自己的指纹辨证纲领。其云："幼科指纹，总无正论，且游移不定，莫可稽考。有谓不必用者，有用而至于怪诞不经、诬民惑世者。"他认为有异议，"是皆未明纹中之理，所以有用、不用之殊议。"陈复正在总结前人指纹学说的基础上，对指纹的生理、病理与临床之间的关系进行了承前启后的阐述。他认为"小儿每怯生人，初见不无啼哭，呼吸失乱，神志仓忙，而迟数大小，先失本来之象，诊之何益。不若以指纹之可见者，与面色疾候相印证，此亦医中望切两兼之意。"至于指纹在儿科的诊断价值，陈复正既反对指纹无临床意义，应弃置不用的邪论，又不赞成将指纹任意夸大、穿凿附会的观点。他指出："盖此指纹与寸关尺同一脉也，按《内经》十三经络始于手太阴，其支者从腕后出次指之端，而交于手阳明，即此指纹也……盖

此指纹，即太渊之旁也，则纹之变易，亦即太渊之变易。"针对有关指纹之异说，强调"不必另立异说，眩人心目"。盖位自下而上，邪则自浅至深，证则自轻至重，即风轻易治，气重尽速，命危凶险，评价中肯，确属实践家言。

陈氏主张，指纹诊法以"浮沉分表里，红紫辨寒热，淡滞定虚实，三关测轻重"，以此法度辨证，便可"用之不尽矣，观其三关，察其形色，细心体会，辨其表里寒热虚实，六字分明，辨证用药，胸中自有主宰，决无虚虚实实之误"。为后世运用指纹进行小儿疾病之辨治奠定了坚实的理论基础，做出了巨大的贡献。时至今日，临床上仍在继续沿用陈复正提出的这种指纹辨证方法。尤其是某些危急病证，如心力衰竭、重症肺炎等，指纹诊法更显示出重要的临床诊断价值。对此，周虚中给予了充分肯定，"指纹析义之精，自仲阳以来，七百余年无人道及，今读至此，如梦初觉，如醉初醒，足以快人神智，真千古特识也"。

（二）小儿脉法

对于小儿脉法，陈复正以《黄帝内经》小儿之大、小、缓、急四脉为基准，结合临床实践，易为浮、沉、迟、数，更以有力、无力定其虚实。这样，浮、沉、迟、数、有力、无力六脉，简洁扼要地反映了表、里、寒、热、实、虚之证，至今仍是我们运用小儿脉诊的基础。

（三）望诊之要

对于初生儿的望诊，他总结为："小儿初生，欲知其有病无病，以手捻其发，摸其颐颔，不作声者为无病。以手指探其口，虽发声而从容呱指者，有病亦轻；若即发声，不呱指者，面色青红带紫，或牙关紧急，不纳乳汁，此落地受寒之甚，风邪入足太阳及足阳明而然也。须急治之，庶可平复。""初生之儿肥胖色嫩，觉好看者，此其根本不坚，甚非佳兆，且最易感冒风寒；邪入腑者，近在第二三日见之，其证吐乳夜啼腹鸣，此皆胎风之类……若邪之入脏，远在六七日见之，此即脐风噤口撮口风之候。"

陈复正十分重视面部形色及苗窍的望诊。在《幼幼集成》中全文摘录高阳生所作之"面部形色赋"，并悉心订正注释。还全文摘录了夏禹铸《幼科铁镜》中"望形色审苗窍从外知内"一节，并易名为"审颜色苗窍知表里之寒热虚实"，十分切合临床实用。比如对小儿恶风恶寒的症状，就根据"小儿偎入母怀，藏头密隐，欲人怀抱者，必恶风寒也。由风寒初入，未能化热，所以坐卧爱暖"。若"邪已入里，则掀衣揭复，扬手露面，偎胸仰卧，口渴烦躁，由其内外皆热，所以欲就清凉"。

陈氏在《幼幼集成》中还提出小儿寒热证的简切辨证，谓"小儿热证有七：面腮红，大便秘，小便黄，渴不止，上气急，足心热，眼红赤。此皆实热证，忌用温补。小儿寒证有七：面㿠白，粪青白，肚虚胀，眼珠青，吐泻无热，足胫冷，睡露睛。此皆虚寒，忌用寒凉"。陈氏在儿科临证辨证中，注重客观症状的描述，注重望诊。上述简切辨证就说明陈氏临床上的丰富经验。并且在《幼幼集成》中补充了钱乙的五脏辨证内容，也是以客观症状，特别是望诊内容为主的。

五、变蒸一说，敢于质疑

陈氏对小儿"变蒸"说持否定态度，在《幼幼集成》中特辟"变蒸辨"一节加以论述。其一，他认为所谓三十二日一变、六十四日一蒸这种依期作热而变的情况在临床上是不存在的，他"临证四十余载，从未见一儿依期作热而变者"。其二，那种依期变蒸而生某脏某腑的认识，也是说法不一，互相混乱，不足为据的。其三，变蒸发热所用的方药（如褊银丸之巴豆、水银、黑铅、京墨、麝香之类），也是不符合变蒸之"长气血、生精神、益智慧""宜助其升生"精神的。最后，他认为不可随意将小儿发热作为变蒸，而贻误病机，应"依证治疗"。

《幼幼集成·变蒸辨》：夫小儿脏腑骨度，生来已定，毫不可以移易者，则变蒸应有定理，今则各逞己见，各为臆说，然则脏腑竟可倒置？骨度亦可以更张？是非真伪，从何究诘？谓天一生水者为是，则木火相生、木金相克者非矣；谓木火相生、木金相克者为是，则天一生水者非矣。徒滋葛藤，迄无定论。将使来学，何所适从？所幸变蒸非病，可任其颠倒错乱。假使变蒸为病，率宜依经用药者，岂不以脾病而治肾、膀胱病而治胃乎？总之，此五运六气为一定不易之规，而有应至不主，不应至而至，往来胜复，主客加临，有应不应之殊。天地尚且如斯，而况婴儿之生，风土不侔，赋禀各异，时令有差，膏藜非一，而以此等定局，以限其某时应变，某时应蒸，予临证四十余载，从未见一儿依期作热而变者……岂变蒸之谓乎？凡小儿作热，总无一定，不必拘泥，后贤毋执以为实，而以正病作变蒸，迁延时日，误事不小，但依证治疗，自可生全。

《幼幼集成·变蒸辨》：考其变蒸方中，有用褊银丸之巴豆、水银、黑铅、京墨、麝香之类而峻下者。夫既曰长气血、生精神、益智慧，唯宜助其升生可也。顾且用毒劣，灭其化元，不几于非徒无益而又害之耶？

六、重视急症，预制方药内外合治

陈复正长期沉潜民间行医，深知小儿发病急、变化快，特别对于小儿急症等，不及用中药饮片煎煮，因此他主张幼科预宜修制应用丸药以备急需，同时还特别强调其他疗法内外合治，以救危急。兹择要介绍如下。

（一）幼科预宜修制应用丸药七方

1. 消凤丸

凡疏通腠理，清解表邪，启发皮毛，流利经络，病之初起者用之。南薄荷、川羌活、川独活、北防风、明天麻、荆芥穗、正川芎、北细辛各一钱，胆南星二钱。上为细末，炼蜜为丸，每重一钱，每日一丸。苏叶、薄荷煎汤化服。

2. 集成金粟丹

凡开关通窍，下气利痰，醒昏定痉，一切危急者用之。方见第六节"方药创见"。

3. 集成沆瀣丹

凡导滞清热，降火利膈，解胎毒，去积热，通利二便用之。方见第六节"方药创见"。

4. 泻青丸

凡退热平肝，清表里，定痉搐，解烦退热，表里两急者用之。川羌活、正川芎、黑栀仁、龙胆草、全当归、北防风各一两，锦庄黄五钱。上药合为一处，以火烘燥，研为细末，炼蜜为丸，青黛为衣，如大豆大，每服一二丸，茶清化下。

5. 理中丸

凡脾虚中寒，面青腹痛，寒呕寒泻，四肢厥冷，一切虚寒者用之。官拣参一钱，漂白术二钱，炮姜炭一钱五分，炙甘草一钱，大枣三枚为引，水煎浓，凉冷服。

6. 集成三仙丹

凡饮食过多，有形之物填塞中焦，及痢疾大便不通，一切宜攻下者用之。方见第六节"方药创见"。

7. 太极丸

凡遇年岁疫疠流行，小儿发热昏沉，甚则作搐者，时疫也。宜用此。天竺黄、胆南星各五钱，酒大黄二钱，直僵蚕三钱，真麝香、梅花片各二分。共为细末，端午日午时修合，炼蜜为丸，如芡实大，朱砂为衣。凡遇疫证，姜汤化服一丸。神效。

以上七方。皆宜预为修制。以备急需。

（二）神奇外治九法

1. 疏表法

小儿发热，不拘风寒食饮，时行痘疹，并宜用之。以葱一握，捣烂取汁，少加麻油在内和匀，指蘸葱油，摩运儿之五心头面项背诸处，每处摩擦十数下。运完，以厚衣裹之，蒙其头，略疏微汗。但不可令其大汗。此法最能疏通腠理，宣行经络，使邪气外出，不致久羁荣卫，而又不伤正气，诚良法也。

2. 清里法

小儿发热至二三日，邪已入里，或乳食停滞，内成郁热。其候五心烦热、睡卧不宁、口渴多啼、胸满气急、面赤唇焦、大小便秘，此为内热。以鸡蛋一枚，去黄取清，以碗盛之；入麻油约与蛋清等。再加雄黄细末一钱，搅极匀；复以妇女乱发一团，蘸染蛋清，于小儿胃口拍之。寒天以火烘暖，不可冷用。自胸口拍至脐轮止，须拍半时之久。仍以头发敷于胸口，以布扎之，一炷香久，取下不用。一切诸热，皆能退去。盖蛋清能滋阴退热，麻油、雄黄拔毒凉肌故也。此身有热者用之。倘身无热，唯啼哭焦烦。此法多救危险之症，功难阐述。

3. 解烦法

凡小儿实热之证，及麻疹毒盛热极。其候面赤口渴、五心烦热、啼哭焦扰、身热如火、上气喘急、扬手掷足，一时药不能及。用水粉一两，以鸡蛋清调匀，略稀，涂儿胃口及两手掌心。复以酿酒小曲十数枚，研烂，热酒和作二饼，贴两足心，布扎之。少顷，其热散于四肢，心内清凉，不复啼扰。

4. 开闭法

凡小儿风痰闭塞，昏沉不醒，药不能入，甚至用艾火灸之，亦不知痛者，盖因痰塞其脾之大络，截其阴阳升降之遂道也。原非死证。用生菖蒲、生艾叶、生姜、生葱各一握，共入石臼内捣如泥，以麻油好醋同前四味炙热，布包之，从头项背胸四肢，乘热往下熨之。其痰一豁，倏然而醒。此方不特小儿，凡闭证皆效。

5. 引痰法

凡小儿痰嗽，上气喘急，有升无降，喉中牵锯之声，须引而下行。用生白矾一两研末，少入面粉，米粉亦可（盖生矾见醋即化成水，入面粉取其胶黏故也），好醋和作二小饼，贴两足心，布包之一宿，其痰自下。

6. 暖痰法

凡小儿胸有寒痰，不时昏绝，醒则吐出，如绿豆粉，浓厚而带青色。此寒极之痰，前法皆不能化。唯以生附子一枚，生姜一两，同捣烂，炒热，布包，熨背心及胸前。熨完，将姜、附捻成一饼，贴于胃口。良久其痰自下。

7. 纳气法

凡小儿虚脱大证，上气喘急，真气浮散，不得归元，诸药莫效。用吴茱萸五分，胡椒七粒，五倍子一钱，研极细末，酒和作饼，封肚脐以带扎之。其气自顺。

8. 通脉法

凡小儿忽尔手足厥冷，此盖表邪闭其经络，或风痰阻其荣卫，又或大病之后，阳不布散于四肢。速用生姜煨熟，捣汁半小杯，略入麻油调匀，以指蘸姜油，摩儿手足，往下搓挪揉捵，以通其经络。俟其热回，以纸拭去之。凡小儿指纹滞涩，推之不动，急以此法豁之。盖此法不论阴阳虚实，用之皆效。

9. 定痛法

凡小儿胸中饱闷，脐腹疼痛，一时不能得药。用食盐一碗，锅内炒极热，布包之，向胸腹从上熨下。盖盐走血分，故能软坚，所以止痛。冷则又炒又烫，痛定乃止。男妇气痛，皆同此法。

陈复正特别指出："以上九法，非古书所有，实予异授心传。经验既久，神应无方。笔之于书，以公世用。"

（三）灯火及艾灸疗法

陈氏认为，"火攻为幼科第一要务，济急无捷于此"。火攻法即是采用灯火或艾火燋灸穴位治疗疾病的方法，《幼幼集成》载述了陈氏集成全身灯火法、夏禹铸脐风灯火法及回生艾火三种。陈氏集成全身灯火法用火六十四燋，自耳尖角孙穴起至涌泉穴止，功能"疏风散表、行气利痰、解郁开胸、醒昏定搐"。陈氏认为："小儿受病，由其经络凝滞，脏气不舒，以火散之，正欲使其大叫大哭，方得脏气流通，浑身得汗，荣卫宣肠，立时见功。"主治脐风、痉搐、风寒内闭、痰食阻滞之证。禁忌证为伤风轻证、里热实证、疳痨虚弱、消渴、血虚等。

夏禹铸脐风灯火法专治脐风，用穴较少，自囟门至脐口共十三燋，也可济急。

回生艾火为隔姜艾灸尾闾、命门、阴交穴，治"久病体虚，忽然精神溃乱，人事昏沉"，此法"能回散失之元阳，收归气海，固其根蒂"，而且还可用于"男妇一切中风中痰气厥阴证，虚寒竭脱"。另外，对于"小儿中恶客杵，以及痰闭、火闭，乍然卒死"，还可采用艾灸中冲穴抢救。

附：《幼幼集成·脐风论证》载脐风用火法如下，目前虽已不用，摘录供参考。

用火口诀：

夫婴儿全身灯火，诚幼科第一捷法，实有起死回生之功。火共六十四燋，阴符易数。能疏风散表，行气利痰，解郁开胸，醒昏定搐。一切凶危之候，火到病除。用火之时，倘值寒冬，必于房中燃烧明火，使儿不致受寒。灯草大小适中，以麻油染用，另老练妇人，抱儿解衣去帽，从左耳角孙起，总依后之歌诀用之。凡用火不可姑息，勿谓火数太多，悯其难受。盖小儿受病，由其经络凝滞，脏气不舒，以火散之。正欲使其大叫大哭，方得脏气流通，浑身得汗，荣卫宣畅，立时见功。此火暗合周天，不可减少，少则不效。若救脐风，非此不可。

集成神火歌：

秘传神火天然理，始自角孙瘈脉起（凡用神火，无论男婴女婴，皆从左边用起。角孙在耳尖上，瘈脉在耳后根）。听宫曲鬓本神旁，次及天容仍右取（听宫在耳前，曲鬓在鬓脚旁，本神在额角，天容在耳轮根下，左边已完，右亦如此）。囟会承浆左肩井，取池合谷诸邪屏（囟会即囟门，承浆在下唇宛宛中，肩井在肩上宛宛中，从左起故曰左肩井，曲池在肘弯上廉屈缝处，合谷在虎口近叉骨处）。气关已过至神门，右亦如之昏可醒（气关在食指第二节，神门在掌后下廉骨锐骨之端，左完右亦如之）。左乳根中七燋始，右亦如之何待齿（自左乳根下起，从上至下七燋止。右乳根下亦如之）。脐下阴交续命关，平平三点凶危止（阴交在肚脐下寸半，用火三燋）。脊中身柱至长强，肺俞阳陵承山当（身柱在项骨三节下，从上至下九燋，至长强穴止。肺俞在两饭匙骨缝中，阳陵泉在膝外边下三寸，承山在脚肚尽处）。昆仑解溪丘墟穴，涌泉右亦效之良（昆仑在外踝骨后，解溪在系鞋带处，丘墟在外踝骨前，涌泉在脚底中心。左脚燋完，右亦如之）。

宜用火者：

一、平素产子有脐风，则胎胎不爽。于产下第二日，勿待其发，先以此火散之。百不失一。

一、胎婴生下，多啼不乳，喷嚏呵欠，吮乳口松，是即脐风作矣。急以此火散之。

一、凡儿病目青面黑，扭项摇头，仰身擦面，或眼青怒视，或左右斜视，或上下窜视，或两目连札，或头项牵强，踡舌露筋，嘘风撮口，啼哭咬人，或手如数物，或两手牵引，或两足跳掣，忽扰忽乱，失张失志，但觉神情与常有异者。由从前表里不清，将欲作痉。此火至妙。

一、伤寒已痉，角弓反张，眼目斜视，左右搐搦，并中恶、客忤、痫证，与食填太阴，及一切风闭，火闭、痰闭、气闭、乍然卒死者。此火最神。

一、食伤脾胃，肚大青筋，于端午日午时，用全身灯火，复于青筋开叉处，以火截之，一叉一点，其肚自消。

一、风寒痰气闭塞之证，用此火实有神功。凡用灯火既完，候儿啼哭已定，即用金栗丹半丸，姜汤化服。服后以衣裹之，蒙其头面，令之安卧片时，以复其神志，其病如失。

切忌火者：

一、小儿四时伤风感冒，身热出汗，大小便调，唇舌如常，口不作渴，此表病轻证也。疏解之则愈。愚人妄用，是谓轻病重治，反为不祥。

一、小儿邪已入里，身热面赤口渴，大小便秘，唇焦舌紫，眼红，或手足心热，夜热焦烦，舌上黄苔，扬手掷足，掀衣揭复，此里证内热也。清利之自愈。不可用火，强用之，不特不能使热邪从里以达表，适足以助热而耗阴，致身热不退。在夏秋燥令，尤为大忌。

一、小儿大病久病，身体怯弱，面目青黄，唇舌白莹，摇头斜视，昏睡露眼，形骸消瘦，声息轻微，自汗盗汗，或一切呕吐泻利，痘麻疮痈，久虚久嗽，失血之后，精神疲倦，乳食减少，指纹沉细，六脉无神。此皆虚极之证。切忌火攻，虑其升散故也。

一、一切久热消渴疳证，形骸黑瘦，毛发焦枯，由阴亏血弱虚热所为。误用灯火，愈增其燥，慎之。

一、灯火为儿科切要，今医家不特不名火穴，而并不辨寒热虚实，不当用而用之，反为大害。唯依以前辨法，则用之无不当矣。

夏禹铸治脐风灯火法：

夏禹铸曰：脐风初发，吮乳必口松，两眼角挨眉心处，忽有黄色，宜急治之，治之最易。黄色到鼻，治之仍易；到人中、承浆，治之稍难；口不撮，微有吹嘘，犹可治也。至唇口收束锁紧，舌头强直，不必治矣。一见眉心鼻准有黄色，即用灯火于囟门一燋，脐轮绕脐六燋，脐带未落于带口一燋，既落于落处一燋，共十三燋。风便止而黄即退矣。

予按古今灯火，唯上全身火，有经有府，有理有法，无有出其右者。第火穴多，恐仓卒之际，在娴熟者不难。倘素未经练者，一时不能用。故附夏氏脐风火图于此，庶忙迫之时，可以济急。此火亦曾经验，第不及全身灯火耳。

回生艾火：

以前全身灯火，皆为实邪升散之用，并一切怪证莫可名状者，无不奏功。倘涉久病体虚，忽然精神溃乱，人事昏沉，前火则为不宜。须用回生艾火挽之。盖此火能回散失之元阳，收归气海，固其根蒂，免致离散。其法以生姜切为纸厚薄片，大如指甲，贴尾闾穴（脊骨尽处）、命门穴（在腰脊间前正对脐），以艾绒捼紧如绿豆大，安姜片上，用火灸之。每穴以三炷为度，灸完，另以姜片贴脐下阴交穴，如前灸之。此或不特小儿可用，凡男妇一切中风、中痰、气厥阴证，虚寒竭脱，凶危之候，咸宜用之。有起死回生之功，幸毋轻视。

凡小儿中恶、客忤，以及痰闭、火闭、风闭，乍然卒死，即以全身灯火醒之。倘一时未有其人，即以大指掐其人中穴，病轻者一掐及啼哭而醒。倘不应，掐合谷。又不应，掐中冲。若再不应，其病至重。则以艾丸如萝卜子大，于中冲穴灸之，火到即活。盖中冲一穴，为厥阴心包络之脉所出，其经与少阴心脏相通，此火一燃，则心中惕然而觉。倘此火全然不知，则百中不能救一矣。

七、擅长外治，广采民间验方

向民间学习，广泛采集民间疗效卓著的各种疗法，不拘一格，总以临床疗效为准绳，简便验廉，是陈氏医疗学术思想的一个重要方面。在《幼幼集成》中，几乎每一病症均附以简便验方，都是陈氏亲自验证，疗效确切者。其中具有突出特色的有外治法、灯火艾灸及简便方。

（一）收集多种外治疗法

1. 收载神奇外治九法

包括疏表法、清里法、解烦法、开闭法、引痰法、暖痰法、纳气法、通脉法、定痛法，如前所述，是儿科急症独特有效的急救外治方法。120年后（1870年）外治专著《理瀹骈文》据此全文载录。

2. 灯火疗法及艾灸疗法

陈复正学术思想深受清·夏禹铸《幼科铁镜》之影响，在其外治法中可以窥见一斑。夏氏有灯火十三燋，陈复正发展为"全身灯火"六十四燋，谓"古今灯火，唯此有经有府，有理有法，无有出其右者""诚幼科第一捷法，实有起死回生之功"，为便于记忆和流传，陈复正整理成"集成神火图""集成神火歌"，以及"回生艾火"，详述用火之适应证及宜忌。神火之功效对后世影响较大，至今民间还广为流传灯火照、打、爆各种疗法，用来治疗外疡肿毒诸症。灯火艾灸疗法详细内容见上述。

（二）采撷多种有效外治方药

陈复正治疗小儿疾病，擅长外治。他从"小儿脏腑未充，则药物不能多受"的观点出发，在多年的临床实践中，采撷并创立了不少适宜小儿的外治法。他认为小儿"未可轻药，盖无情草木，气味不纯，原非娇嫩者所宜"。治小儿病"不可妄用汤剂"，若用汤药又不足尽病者，外治能佐内治，补内治之不逮。他还仿用老子的话曰：外治之法，简便廉奇，"世人闻方大笑之，不笑不足以为方"。药虽至贱，功却神奇。"留心记览，内有起死回生之诀"。尤于乡村僻壤无药之处，"随宜酌用，其利无穷"。

《幼幼集成》载录外治法及方药甚多，不可枚举，兹选录几则如下。

1. 食积外治

《幼幼集成·食积证治》载：治伤冷食及难化之物，用生姜、紫苏煎浓汤，置浴盆内。令患者乘热坐汤内，以手揉其腹胸，以热汤淋之，气通即化矣。又方，以生姜捣烂，紫苏捣烂，炒热布包，熨胸腹。如冷，再炒再熨。神效。

2. 腹痛外治

《幼幼集成·腹痛证治》载：一切疼痛，或寒或热，或积食，或积血，证莫能辨，药不能施，有起死回生之炒。用生姜一斤，捣烂，略挤去汁，入锅内炒热，用布分作二包，先以一包熨痛处。冷则换热者，勿令间断。如姜已干，略加前汁拌之，又炒又熨，痛止乃已。

3. 虫痛外治

凡小腹痛，摸其肚有一块梗起者，虫痛也。不须服药，唯令大人以手擦揉其块处，久久搓之，半日许，其虫将死，皆从大便而出，痛立止。

4. 二便不通外治

《幼幼集成·二便不通证治》载掩脐法、蜜导法等。

（1）掩脐法：治中下二焦积热，大小便秘。连须葱七茎不洗，生姜一大块，淡豆豉三钱，食盐三钱，同捣烂，作一饼，铫子烘热，掩肚脐，以帛扎定。良久气通，二便自利。

（2）蜜导法：治二便不通，以此通其大便，则下焦气行而小便自通矣。用冬蜜八两，炼至滴水成珠不散，入皂角细末二钱，和匀，稍冷，捻如小指大一条，外以葱涎涂上，轻轻插入谷道中，气通则便利矣。

大小便不通，经二三日危急者。以皂角烧灰研末，米汤调下一钱，立通。又方，以蜂蜜一盏，皮硝一钱，白汤一盏，空心调下。另，以皂角于桶内烧烟，令儿坐桶上熏之，即通。又方，用草乌一个，削去皮，略以麝香搽上，抹以香油，轻插谷道内，名霹雳箭。至捷。

二便不通，百方不效，肚腹胀痛，咽喉窒塞，或痰壅气喘，水米不下，死在须臾。宜急救之。用甘遂五分，面包煨熟，取出为末，入麝香三厘，捣饭为丸。小儿服二分，大人五分，姜汤送下。又方，以小竹筒抹以葱涎，插入谷道。以芒硝五钱，研细，香油半盏，皂角末少许，令人口含，灌入谷道中。少时即通。

5. 鼻疮外治

《幼幼集成·鼻病证治》载：鼻疳破烂，用杏仁去皮尖捣碎，以纸包压去油，以成白粉为度，每杏仁粉二分，对真轻粉一钱，和匀吹患处。疳疮蚀鼻，破烂不堪，用五倍子烧灰存性研末，以腊猪油和涂之。

6. 口疮外治

《幼幼集成·口疮证治》载：口疮破烂，并治咽喉喉癣喉痛。用凤凰衣（即伏鸡子壳内皮也，微火焙黄）、橄榄（烧存性）、儿茶，三味俱等分。共为末，以一钱为则，加冰片五厘。口疳搽患处，喉病吹入之，即能进饮食。

口疮久不愈，虚火也。用生附子一个，切焙为末，醋和作饼，男左女右贴脚心。引火下行自愈。

小儿口角生疮，名燕口疮。以乱发烧灰存性，米饮调服，外即以此敷之。又方，蒸饭时收甑盖上流下气水，搽之即愈。

口唇肿黑，痒痛不可忍。先以磁锋砭去恶血，以古铜钱磨猪油涂之。

治走马牙疳及各样口疳。多年田野中白螺蛳壳研烂，少加儿茶，共为细末，吹患处。即愈。

治口疳疮及咽喉疼痛。用吴茱萸二两研末，少加面粉，醋调作二饼，贴于足心，以布扎之。过夜即愈。

7. 咽喉病外治

《幼幼集成·咽喉证治》载：治喉闭乳蛾。用鸡内金，勿洗，阴干，烧过存性，研末，以小竹筒吹入，即破而愈。鸡内金即膆胵内之黄皮也。

咽喉内生疮，鼻孔内亦烂，若作喉风治立死。用白霜梅一个，烧存性，枯矾一钱，穿山甲（炙枯）一钱，共为细末，吹喉中，神效。

8. 烧伤外治

《幼幼集成·汤火简方》载：凡汤火伤初起，即以食盐研末，用米醋调匀敷患处，频涂不绝。暂时虽痛，却能护肉不坏。然后用药敷贴。切不可用冷物塌冷水洗，并凉药敷贴。予每见以冷水冲击者，使热气不得出，必致内攻而不救。慎之。

凡汤火伤，闷乱不省人事，急以蜂蜜调汤灌之。若至重者，急以煮好熟酒数十壶，入浴盆内，以患儿浸酒中。虽至重者，不死。

女儿火烧手，且骎骎至掌。即以酸醋升余浸之，出醋尚痛，少时痛止，不疮不脓不疤痕，奇方也。

治汤火伤，久经效验者：凡汤火伤烂，皮已脱去，唯有鲜肉，或臭烂不堪，诸药不治者。用猪毛一篮，以破锅炭火煅红，入猪毛在内煅之，少时猪毛消化而成黑液，取起冷定，略加大黄数钱，共研细末；再加冰片一分，研匀，香油、茶油、蜡烛油，俱可调搽。至神至灵之方也。

凡遭火药烧坏者，先以好酒洗净，次用鸡蛋黄熬油听用，以大黄研末，鸡蛋油调搽，即愈。

（三）发掘搜集众多简便验方

陈氏在《幼幼集成》中发掘、搜集了许多简便验方，均经他本人效验，取材方便，疗效确切，真正做到简、便、验、廉，可以济急，可以愈疾，不少单验方至今仍不失其科学价值。他在该书"凡例"中说："治疗自有正方，其未尽者，复以经验简方，并外治之法，附于方后。内有起死回生之诀，若能留心记览，随宜酌用，其利无穷。"今选录数则，以见一斑。

1. 集成至圣丹

治久痢血痢，现代用于治疗阿米巴痢疾，有特效。方药见第六节"方药创见"。

2. 泻痢治方

治痢疾，用干马齿苋煮烂，红痢以蜂蜜拌，白痢以砂糖拌，红白痢相兼，蜂蜜、砂糖各半拌食。一日两次，连汤服之更妙。

又：久痢不止，用红糖、白糖、饴糖各三钱，甘草一钱，陈茶叶二钱，同煎熟，露一宿，次早温热服，神效。

噤口痢，不思饮食，以腊猪肉去肉取骨，锅内煎浓汤，徐徐服之，百发百中。

治赤白相兼，用山楂肉不拘多少，炒研为末，每服一二钱，红痢蜜拌，白痢砂糖拌，红白相兼，蜜、砂糖各半拌匀，白汤调服，空心下更妙。此药不分虚实，不分久近，皆效，甚稳甚验。（《幼幼集成·痢疾证治》）

3. 泄泻治方

治脾虚久泻，用早米造饭锅巴，取四两研末，莲子去心蒸晒为末四两，白糖四两，共和匀，每服二三钱，白汤调下，每日三次。

集成止泻散：治久泻。方药见第六节"方药创见"。

泄泻腹痛奇方：用鸡蛋一枚，将小头打一小孔，入胡椒七粒在内，以纸封顶，纸包煨熟，酒送更效。胡椒吞与不吞，不拘。《幼幼集成·泄泻证治》

4. 蚕茧汤治消汤

通治三消之证：用蚕茧壳，或取丝绵结块者，取来煎汤，时时当茶饮。饮至二七，无不愈者。盖此物与马同气，皆属午火。在人为少阴君火，善伏膀胱民火。引阴液上潮于口，而渴自止。

消渴日夜饮水无度，用猪肚一个，洗极净，入淡豆豉五钱在内，以线缝之，煮极烂，取汁饮之。肚亦可食。

又方，煮猪血清汤，不入油盐，多饮极效。此物善能滋阴降火，专走血分，脾气虚者，间日饮之。恐防作泄故也。(《幼幼集成·消渴证治》)

5. 食积治方

治伤食停积不消，用白酒曲（即酿酒小曲，炒）二两，老麦芽（取净末）一两，共为细末。每服二钱，白汤调下。治粽伤及糯米所伤，更妙。

治食肉停滞不消，用山楂子三十粒，捶碎，煎浓汤饮之，自化。

因食犬肉成积，不治则杀人。用山楂肉十四粒，杏仁（去皮尖）二十四粒，煎浓汤饮，自化。

因食牛肉腹胀不消，用干稻草一把，煎浓汤滚热饮之，自消。

因面食腹胀。生姜捣汁，冲好酒热服，即消。又方，以生萝卜取汁，温热服，神应。凡食面必用醋，断不作胀。

因食菱角腹痛作胀，生姜捣取自然汁，以滚汤冲服，立消。

因食瓜果生冷太多，以致腹胀气急，用真青化桂去粗皮，取肉研细末，以饭捣和为丸，绿豆大，小儿每服五丸，稍长者十丸，水送，病愈药停。(《幼幼集成·食积证治》)

6. 鼻渊治方

鼻流浊涕不止，名曰鼻渊。乃风热在脑故也。用苍耳子（炒）、辛夷仁、白芷、薄荷等分，为细末，每用一钱，临卧葱汤调服，不以数拘，以愈为度。(《幼幼集成·鼻病证治》)

7. 瘰疬治方

凡小儿颈项结核，或三五粒、十数粒，或痛或不痛，或热或不热。用墙根下凤尾草，梗如铁线而黑，叶似凤尾，本草内名石长生。即墙缝中所生小蕨萁也。单取其根，水洗净，每用一两，以糯米浓酒一碗，瓦瓶浓煎，去渣服酒。每日一服，勿求速效，多则一月，少则二十日，其核全消，再不复发。此药气味平淡，更不苦寒，实为秘受，药贱而功弘。诚仙方也。

凡小儿耳之前后，忽有疮作核如杏核，大小不一，名马刀疮，为瘰疬之根。用桃树白皮，切三指大一块，刮去外皮，留内一层，贴疮上，以艾炷于桃皮上灸之，觉热痛即去，毋令伤皮。明日又灸，不数次而核消矣。

治小儿瘰疬未溃者，令内消，已破者能收口，服此一月全愈。用直僵蚕半斤，先用清水洗三次，去石灰净，晒干炒枯，另将晚米半斤炒熟，共研细末，米糊为丸，重一钱一丸。每日空心时，以夏枯草煎汤，儿大者二丸，小者一丸，研烂调服。常须以甘肥、荤润之物滋泽之。(《幼幼集成·瘰疬证治》)

陈复正的外治疗法有数十种，书中所及有敷、贴、熏、洗、浴、点、涂、搽、拭、熨、浸、揉、擦、搓、漱、吹、扑、取嚏、刮痧、蜜导、针、灸、砭、灯火等等，具体运用灵活多变，可多种外治法合用，如治"小儿盘肠腹痛，浓煎葱汤，浇洗儿腹，仍以葱捣烂，炒热作饼贴脐上，良久，屎出痛止。"可内外兼治，如口疮（赤口疮），热在心脾二经，内服洗心散（白术、当归、大黄、赤芍、荆芥、甘草、薄荷），外用阴阳散（川紫荆皮、独活、赤芍、白芷、石菖蒲）敷之；鹅口疮（白口疮），热在心肺二经，亦服洗心散，外以朱矾散（白矾、马牙硝、朱砂）敷之。陈复正甚至还配合心理疗法，如创造性地提出小儿"内因客忤"的概念，"凡亲爱之人，喜食之果，玩弄之物，心之所系，口不能言，一时不得，遂逆其心志，其候昏昏喜睡，寤不惺惺，不思乳食，即其证也。宜先顺其心意，内服沉香安神丸并惺惺散"，并附涂囟法、搐鼻法备临证之需。在赋形剂的选择方面也十分考究，根据不同病情，采用乳汁、芸苔汁（油菜叶捣烂取汁）、葱汁、姜汁、芭蕉汁、香油、津唾、枣肉、胭脂等不同作用的赋形剂。如治"十种丹证"，就分别选用了葱白汁、鸡蛋清、羊油、净水、猪油、米醋、麻油等。

在外治法中，陈复正特别重视脐疗。"脐为百风总窍，五脏寒门，道家谓之下丹田，为人身之命蒂……八脉九窍，经纬联络，为真息往来之路，坎离交会之乡。"具体脐疗方法与适应证较多，例如，乱发烧灰及枯矾等分为细末敷脐治脐突；五倍子研末醋和作饼贴脐治汗；商陆五钱研末，入麝香少许，先以旧夏布盖脐上，将药放布上治小便不通；葱（连须）、姜、豆豉、盐同捣烂作饼，烘热掩脐，以帛扎定治中下二焦积热、大小便秘；五倍子研末，津唾和作饼子，纳脐治夜啼；艾叶烧灰填脐治脐风撮口；糯米一升炒热，以布包之，分作两包，于脐腹上轮换熨之，助其脾气转运，治饮食停滞、饱闷不消等。

纵观陈复正《幼幼集成》，全书共收载小儿外治方186首，共用药159味。外治法的形式多样，主治的范围甚广，不但用于皮肤疮疡、五官病症，而且用于内科脏腑病症及危重急症的抢救。有用药方面，力求精专，每一外治法方，一般用药1～2味，或3～5味，而且所用之药皆简便易得易用，切合城乡需要。

第五节　临证经验

一、发热

陈复正认为，小儿之病，多有发热，然幼科论证太繁，来学眩目，莫得其要。于是他将小儿发热，以表里虚实为纲，以感受热、风、寒、暑、湿以及内伤发热为目，来进行辨证治疗。这样就能执简御繁，纲举目张。

（一）外感发热

1. 伤风发热

以伤肺卫为主，其证自汗身热、呵欠、目赤多睡、恶风喘急，此因解换裸裳、受风所致。治宜解肌，柴葛桂枝汤（桂枝、柴胡、白芍、葛根、炙甘草），热退之后，略宜滋阴。

2. 伤寒发热

其证无汗身热、呵欠顿闷、项急面赤、喘急恶寒、口中气热，此因脱换受寒所致。治宜惺惺散（人参、白术、茯苓、白芍、桔梗、天花粉、细辛、川芎、防风）。热退后，微服沉澀丹，以防内热。

既伤风寒，发热，又兼吐泻者，不可发散。此脾胃虚怯也。但以五苓散煎送理中丸。伤寒无汗，服表药而汗出，其热不退，又复下之，热仍不退，乃表里俱虚，气不归元，阳浮于外，此为虚热，不可误用寒凉，即当和其胃气，裨阳气收敛，其热自退。四君子汤加炮姜。

3. 伤热发热

多在夏月。其证身热自汗、作渴昏睡、手足俱热。此因天气过热，而包裹过厚，受其热也。人参白虎汤以解其热，次以调元生脉散（人参、炙黄芪、麦冬、五味子、炙甘草、生姜、大枣）补之。

4. 伤暑发热

夏月有之。其证身热自汗、作渴昏睡、手足冷。此由高堂广厦，阴冷太过，中气受伤所致。证属"暑热阳气浮于外，生冷伐于中"，先以调元生脉散补其气，次服四君子汤以防吐泻。

5. 伤湿证

分湿热、寒湿论治，总不离脾胃。湿热者宜清利，里结则攻下；寒湿者宜温化佐以通利，若兼里虚则宜温补。

（二）内伤发热

1. 心经热

症见浑身发热、面青自汗、心悸不宁、脉数烦躁、狂叫恍惚，此心热也。治宜清心导热，方选导赤散（生地、木通、黄芩、生甘草、淡竹叶、灯心）加黄连，或导赤散加麦冬、栀仁。

2. 心脾积热

症见面赤口疮、大小便黄赤，此表里俱实。或因内伤酒面，煎炒炙煿，或误投峻补之药；或外因厚棉炉火，温暖过度，皆能生热。此人事所致，宜沉澀丹清解之。

3. 夜热

夜间作热，旦则退去，此血虚也。治以敛纳阴气，药选六味地黄汤加龟甲、当归、白芍。

4. 虚热

或汗下太过，津液枯焦，或大病之后，元气受伤，皆能生热。其症困倦少力、面色青白、虚汗自出、神慢气怯、四肢软弱、手足厥冷，此气虚发厥，血虚发热，大虚证也。四君子汤加炮姜，甚则加附子，热退以平剂调之。

5. 疳热

症见形色黄瘦、食不长肌、骨蒸盗汗、泄泻无恒、肚大脚小。多起于大病之后，失于将息，又或伤饥食饱，脾气受伤，药用六君子汤加当归、白芍。

6. 客热

乍有乍无。邪热干心，则热形于额，故先起于头面，而后身热，恍惚多恐，闻声则惕。此正气虚而热邪胜，故邪正交争，发热无定，乍进乍退，如客之往来莫测也。导赤散先彻其邪，后以团参散（人参、当归，猪心煎汤）护其正气。

7. 血热

每日巳午时发热，过夜则凉。此心经血热也。轻则导赤散，重则四顺清凉散（白芍、当归、锦庄黄、炙甘草）。

二、咳嗽

陈复正认为小儿脏腑娇嫩，形气未充，卫外不固，易为六淫所侵。肺卫受感，肺气郁闭不宣，清肃之令不行，影响肺气的宣肃则发为咳嗽。此即陈复正所谓："皮毛先受邪气，邪气得从其合，使气上而不下，逆而不收，充塞咽隘，故令咳嗽也。"故咳嗽有外感与内伤之分，外感者初起有风象，内伤则指风象已除，以痰盛和正虚为主。小儿咳嗽以外感为多，内伤较少。正如他所云："婴儿知识未开，内伤何有？所有咳嗽，无非寒热二者而已矣。"并又进一步解释道："形寒饮冷则伤肺，由儿衣太薄，及冷饮之类，伤于寒也……热伤肺，由儿衣太厚，爱养过温，作于热也"。

陈复正还以咳嗽之时辰来辨证，"清晨咳者，属痰火；午前咳者，属胃火；午后咳者，属阴虚；黄昏嗽者，火浮于肺；五更嗽者，食积滞于三焦"。现代医学认为，小儿慢性咳嗽多由咳嗽变异性哮喘、上气道咳嗽综合征和胃－食管反流等导致，而这些咳嗽在发病上均有定时加重或发作的特点，现代医学的研究结果与陈复正的观察非常吻合。

对于咳嗽的治疗，陈复正认为当分清寒热虚实。"寒固伤肺，热亦伤肺，医者能当辨其寒热，对证用方，效无不捷。"重点又应放在肺之寒热虚实上。"肺实者，顿嗽抱首，面赤反食；肺虚者，气逆虚鸣，面白飧泄；肺热者，痰腥而稠，身热喘满，鼻干面红，手捏眉目；肺寒者，嗽多痰清，面白而喘，恶风多涕。"其治则为"各因其虚实寒热而调之"。

具体治疗上，新病多实，久病多虚，新病宜散，久病宜补中兼清。陈复正云："如不识阴阳，罔分寒热，应辛散者反凉泻，应滋润者反用升浮，乃致寒者愈寒，燥者愈燥。"因此，外感咳嗽要先行表散，莫早寒凉，"凡咳嗽初起，切不可误用寒凉及滋阴之药，闭其肺窍，为害不小，但以辛散为先者，俟痰应之后，渐加滋阴则得矣。"见咳止咳，闭门留寇，表既不解，咳亦不止，此为治咳嗽之首忌。认为人参败毒散是"咳门第一神方"，对外感风寒和痰湿内蕴之咳嗽，能升散达邪。

人参败毒散：人参（不用亦可）、桔梗、川芎、茯苓、枳壳、前胡、羌活、独活、柴胡、薄荷、荆芥穗、防风、连翘、炙甘草、生姜。陈复正云：此方"为咳门第一神方"，举世少有知者。凡有咳嗽，无论内伤饮食、外感风寒、夹湿夹毒，不拘男妇大小，胸紧气急，咽痛口苦，痰不相应，即用此方升散之。或感冒重者服此，其咳愈甚，不知者以为药不相符，弃而勿服，不知正是升散之力，佳兆也；再服之，渐次轻减，不拘剂数，只以痰应为度，声响痰出，是其效也。枯燥之人，数剂之后，略加沙参、玉竹、当归、白芍、生地、麦冬之类，以滋其阴，无不愈者。

因于寒者，则气塞喘促、声浊而无汗、鼻塞声重，宜参苏饮（木香、苏叶、葛根、半夏、前胡、人参、茯苓、枳壳、桔梗、甘草、陈皮）微汗之。

咳而胸骨高起，谓之龟胸。此肺热之极，阳火熏蒸而致也，清燥救肺汤（桑叶、石膏、甘草、人参、桑白皮、阿胶、麦冬、杏仁、枇杷叶、知母、地骨皮）。

咳而日久，胸前疼痛、口吐脓血脏臭者，此肺火壅盛，已成痈也，桔梗汤（桔梗、当归、叶贝母、栝蒌皮、汉防己、杏仁、枳壳、薏苡仁、黄芪、玄参、芦根、桑叶）。治不如法，其证多死。

咳而久不止，并无他证（指他脏之兼证），乃肺虚也。只宜补脾为主，人参五味子汤（人参、白术、茯苓、五味子、麦冬、炙甘草）。

此外，陈复正治肺经咳喘还善用麻黄，认为非麻黄不足以开其肺窍。他认为五脏六腑皆令人咳，然要终不离乎肺也。治疗咳嗽必于本脏与他脏的辨证关系中求之。既治他脏，也要治本脏。此论述简明扼要，用药独具匠心。

三、哮喘

陈复正认为，哮喘由痰火内郁、风寒外束所致，临证治疗以虚实、寒热和病之久暂而分之。

就寒热而言，因于外感者，可见恶寒发热、面赤唇红、鼻息不利、清便自调，此为邪在表，应以发散为主，选用五虎汤（麻黄、杏仁、陈细茶、熟石膏、炙甘草）治疗。因于热而得者，必见口燥咽干、大小便不利，此多痰热内蕴，应以清热化痰，选用葶苈丸（葶苈子、炒黑牵牛、炒汉防己、杏仁）微下之。对于胸膈积热，心火凌肺，热痰壅盛，忽然大喘者，名马脾风，言心脾有积热。此证小儿最多，不急治则危，用牛黄夺命散（黑牵牛、锦庄黄、陈枳壳）下之效。

就哮喘素之有无而言，因于宿食而得者，必痰涎壅盛、喘息有声，先用山楂、神曲、麦芽以消其食，次选千缗汤（法半夏、大皂角、炙甘草、老生姜），用以治素无哮喘而暴发者。对于素有哮喘之疾，遇天寒暄不时，犯则连绵不已，发过自愈者，不须上方。可于未发时，用药以预防之。对一发既能吐痰者，宜服补肾地黄丸，加五味子、补骨脂，多服自愈；对发而不吐痰者，宜痰喘方（人参、制南星、制半夏、瓜蒌霜、米香附、皂角灰、炒真广皮、炒莱菔子）。

就病之久暂而言，凡哮喘初发，宜服苏陈九宝汤（麻黄、红云皮、薄荷、青化桂、苏叶、桑白皮、大腹皮、杏仁、炙甘草）。盖因哮喘为顽痰闭塞，非麻黄不足以开肺窍。凡大病久病之后，或久服寒凉克削之后，或久吐久泻之后，忽然气急、似喘非喘、气息短促，此为气将脱也，速宜挽救，人参五味子汤（人参、漂白术、白云苓、北五味、杭麦冬、炙甘草、生姜、大枣）效。

尚有虚败之证，忽然张口大喘，入少出多，而气息往来无滞，此为肾不纳气、浮散于外，为大凶之兆，急投贞元饮（大熟地、当归、炙甘草）以补肾固元，如兼呕恶或恶寒者，加煨姜；气虚脉微至极者，速加人参；如肝肾阴虚、手足厥冷，加肉桂。如不效，理阴煎（熟地、当归、炮姜炭、炙甘草）加人参、鹿茸，或可挽救。

四、泄泻

经曰："夫泄泻之本，无不由于脾胃。"泄泻乃脾胃专病，陈复正以此为泄泻辨治的总纲，治疗上多从脾胃入手。若饮食失节，寒温不调，以致脾胃受伤，则水反为湿，谷反为滞，精化之气不能输化，乃致合污下降，而泄泻作矣。

根据小儿的特点，陈复正将小儿泄泻分为寒、热、虚、实、食积五类，便于执简御繁。临证尚可按"所泻之色"来分辨寒热，审察虚实，如"老黄色属心脾肺实热，宜清解；淡黄色属虚热，宜调补；青色属寒，宜温；白色属脾虚，宜补；酱色属湿气，宜燥湿"等，简切实用，特色鲜明。况小儿切脉不易、问诊亦难，此恰可作为重要的补充，为后世医家普遍接受。其中"青色属寒，宜温"犹有深义存焉，其时"幼科论证，悉以阳有余、阴不足立说，误以为婴儿为一团阳火，肆用寒凉，伤脾败胃"（《幼幼集成·凡例》），动辄视为惊风，滥用镇惊安神，不知木来克土，则肝现本色，色青非惊，若再投凉药，是犹儿已下井，而复落之以石矣。故陈复正云："有风泻，泻而色青稠黏，乃肝木乘脾。宜六君子汤加防风、柴胡、白芍。"选抑肝扶脾之治，着重于培补中气，中宫气化敦厚，则肝木可平，且寓痛泻要方意，可谓独运匠心。

脾土虚寒作泻，所下白色，或谷食不化，或水液澄清，兼见神疲、唇口舌俱白色、口气温热，宜理中汤或六君子汤。

热证作泻，泻时暴注下迫谓其出物多而迅速也，便黄溺赤、口气蒸手、烦渴少食，宜五苓散加栀仁。

伤食及滞泻，症见口嗳酸气、吞酸腹胀、一痛即泻、一泻痛减，保和丸消之。如食已消，痛已止，而犹泄泻不止者，乃脾失清升之气，气虚下陷，补中益气汤。

风泻，泻而色青稠黏，乃肝木乘脾，宜六君子汤加防风、柴胡、白芍。

湿泻，腹内肠鸣、肚不痛、身体重而泻水，或兼风者，水谷混杂，宜升阳除湿汤（升麻、柴胡、神曲、泽泻、猪苓、防风、苍术、陈皮、炙甘草）。

大泻作渴，其病不论新久，皆用七味白术散生其津液。凡痢疾作渴亦然。盖白术散为渴泻之圣药。倘渴甚者，以之当茶水，不时服之，不可再以汤水，兼之则不效矣。

久泻不止，多属虚寒。宜参苓白术散，加肉豆蔻煨熟为丸，服之自止。久泻未止，将成疳者，参苓白术散加肉豆蔻煨，倍加怀山药，共为末。每日服之，则泄泻自止，津液自生，不致成疳矣。

陈复正自创了集成止泻散，并认为此方"治久泻如神"，用时车前子以青盐水炒七次，秤过二两，白茯苓炒二两、山药炒二两、炙甘草六钱，共为细末，每服二三钱，炒米汤调，乌梅汤更好。

五、食积

陈复正认为，食积必用消导。消者，散其积也；导者，行其气也。轻则和解常剂，重必峻下汤丸。正所谓："浊阴不降，则清阳不升；客垢不除，则真元不复。"如戡定祸乱，然后可以致太平。若积因脾虚，不能健运药力者，或消补并行，或补多消少，或先补后消。切忌："不问平日所伤之物是寒是热，不察儿之形气或虚或实、可攻不可攻，滥用偏寒偏热峻下之药，而犯虚虚之戒。"

临证时，陈氏先设立伤乳食的治则，为先损有形之食物；次则消导；消之不去，则攻之。再根据伤食之不同，选方用药各有侧重。如先伤热乳热食者，则为热积；伤冷乳冷食者，则为冷积；五谷之类为食积；禽类之类为肉积；菜果之类为冷积。

故用药先分寒热，冷积用消积丸（香附、五灵脂、黑牵牛），热积用木香槟榔丸（黑牵牛、槟榔、锦庄黄、木香、神曲）。凡用攻下取积之药，必先补其胃气，如六君之类，预服数剂，扶其元神，然后下之，免伤胃气。如小儿体质素怯者，虽有积也必不宜下，当以补为消，选用六君子汤加莪术、木香。

六、疳证

陈复正认为，疳之为病，莫不由于脾胃。盖胃为水谷之海，水谷之精气为荣，悍气为卫。荣卫丰盈，灌溉诸脏。究其病因，小儿或因幼小乳食，肠胃未坚，食物太早，耗伤真气而成；或乳母寒热不调，或喜怒房劳之后哺乳而成者；或因二三岁后，谷肉果菜恣其饮啖，因而停滞中焦，积久成疳；尚有因取积太过，耗损胃气；或因大病之后，吐泻疟痢，乳食减少，以致脾胃失养。

疳之成因尽管不同，但皆于虚也。也即热者亦虚中之热，寒者亦虚中之寒，积者亦虚中之积。故治疗时，陈氏强调"治积不可骤攻，治寒不宜峻温，治热不可过凉"。虽积为疳之母，而治疳多先去积。若遇极虚者而迅攻之，则积未去而疳危矣。临证时，应注意掌握攻积与扶胃的关系，不可一味攻伐或补虚，应"壮者先去积而后扶胃气，衰者先扶胃气而后消之"。

在具体用药上，陈氏认为，初病者以集圣丸（真芦荟、五灵脂、夜明砂、陈皮、青皮、莪术、使君肉、木香、当归、川芎、人参、姜制川连、蟾蜍、砂仁）为主，久病者以加减肥儿丸（人参、黄芪、白术、茯苓、陈皮、青皮、当归、鳖甲、黄连、木香、使君子、干蟾蜍、炙甘草）调之，以补为消。

《幼幼集成》列举了集圣丸的运用，按五脏兼证进行加减，实可谓详尽。

（1）如病有咬牙舒舌、舌上生疮、爱饮冷水、唇红面白、喜伏地卧，此心疳也。集圣丸去莪术、砂仁、青皮、陈皮、川芎、木香，加生地、茯苓、胆南星、朱砂、甘草。

（2）若面青目生白膜、泄泻夹水或青色，此肝疳也。本方去莪术、砂仁、陈皮、木香，加龙胆草、栀仁、防风、天麻、蝉蜕、青黛。

（3）若爱食泥土冷物、饮食无度、身面俱黄、发稀作穗、头大项小、腹胀脚弱、间或泄泻肌瘦、昼凉夜热、不思乳食者，脾疳也。专用集圣丸。

（4）若鼻下赤烂、手足枯细、口中腥臭，或作喘嗽，右腮白者，此肺疳也。本方去莪术、砂仁、青皮、川芎、木香，加桑白皮、桔梗、苏叶、阿胶、炙草，外用泽兰叶、铜绿、轻粉等分为末，贴烂处。

（5）若两耳内外生疮、脚如鹤膝、头缝不合，或齿缝臭烂、变成走马疳，此肾疳也。去莪术、砂仁、陈皮、木香、五灵脂，加熟地黄、茯苓、山药、山萸肉、丹皮、泽泻。

（6）若食积久而成疳，其证形瘦腹紧、时发潮热，羞见生人，见之则哭。本方去芦荟、五灵脂，加人参、黄芪、白术、茯苓、半夏、枳实、厚朴、甘草、神曲、麦芽、三棱、鳖甲。

（7）若久泄不止者，胃虚成疳，此疳泻。本方去芦荟、莪术、五灵脂，加白术、茯苓、肉豆蔻、诃子、人参。

（8）若久痢不止，为胃虚成疳，属疳痢。本方去芦荟、莪术、五灵脂、青皮，加诃子肉、建莲肉。

（9）若疟久未已，为胃虚成疳，必有癖，属疳疟。本方去芦荟、五灵脂，加黄芪、鳖甲、柴胡、半夏、神曲、三棱、人参。

（10）若皮毛光急、满头疮饼、脑热如火、发结如穗、遍身多汗、囟肿凶高，此属脑疳。病在肝，本方去莪术、砂仁、青皮、陈皮，加龙胆草、川芎、升麻、羌活、防风。

（11）若虫食脊膂、发热黄瘦、积中生热、烦渴下痢、拍背如鼓鸣、脊骨如锯齿，或十指皆疮、频啮指甲，属脊疳。宜安虫丸，即本方去莪术、砂仁、陈皮、青皮、当归、川芎，加苦楝根、白皮贯众、芜荑、槟榔。

（12）若皱眉多哭、呕吐清涎、腹中乍痛、痛时腹中结聚成块、摸之梗起、满肚青筋，属蛔疳。宜安虫丸。方药见上。

（13）若手足极细、项小骨高、尻削体瘦、腹大脐突，属丁奚疳。集圣丸本方。

（14）若虚热往来、头骨分开、翻食吐虫、烦躁呕秽者，属哺乳疳。集圣丸本方。

（15）若身体发热、日渐黄瘦，脑后项边有核如弹丸，按之随动，软而不痛，此属无辜疳。本方去莪术、砂仁、五灵脂，加黄芪、鳖甲、槟榔。

（16）若由于胃脾虚弱，阳浮于外，气不归元，而症见发热，此疳热也。只以补脾为主，使阳气收敛，热自退也。用参苓白术散，多服为妙。若兼脾阴虚者，间服六味地黄丸。

（17）若胃气下陷，津液不生，而症见口渴，此疳渴也。治宜补其胃，使清阳上升，津液渐生，渴自止也，宜七味白术散。

（18）若初起口臭，次则齿黑，甚则龈烂，有血迸出，甚则齿皆脱落，兼见脑热肌瘦、手足如冰、寒热时有、滑泄肚痛、爪甲黧黑、身多疥疮，此走马疳。多毒归于肾也。初起者以清胃散（黄连、当归、升麻、生地、丹皮、白芷、细辛）。

（19）若寒热时作、微微下利、毛发枯立，甚则面色萎黄、腹胀青筋、泻青多吐、日渐尪羸，此为魃病，治以龙胆汤（龙胆草、钩藤、柴胡、桔梗、赤芍、川芎、人参、云苓、炙甘草）。

（20）若初时消谷善饥，渐成口秽烦躁、夜热朝凉、毛焦口渴、气促盗汗、形如骨立，属骨蒸之病。多由邪火为害，耗伤津液而致。宜大肥儿丸（人参、炒山楂、炒白术、炒陈皮、炒莪术、姜厚朴、炒六曲、姜川连、炒胡黄连、青皮、茯苓、酒白芍、地骨皮、泽泻、煨肉豆蔻、槟榔、川芎、柴胡、使君肉、蟾蜍、炙甘草、五谷虫）。

七、痫证

陈复正认为痫非痉病，痫为心肝脾肺之里证、脏病，经脉行于内脏贯膈、邪伤神明之脏，病势较重；而痉为三阳表证、腑病，经脉行于皮肤肌肉、邪伤传导之腑，病势相对为轻。

陈复正对小儿痫证发病特点的总结与现代医学的认识基本相符，主要有以下几点：①突然性，"卒然而倒"，一时如暴风骤雨；②多样性，"四肢强直，目闭，或眼珠翻上不转，口噤，或有咬其舌者，口中涎出，或无涎者""或作六畜声，其状不一"；③短暂性，"昏晕一时，即醒如常矣"；④反复性，"其发也，或以旬日计，或以月计，或以岁计"；⑤长期性，"夫痫者痼疾也""乃小儿之恶证也"。陈复正认为，痫多发生于体质较差的小儿身上，"每见痫儿，无不肌肉面白，神慢气怯"。因气血未充，神气未实，气虚生痰，而复伤于风邪、触于惊怪，其病状如万密斋之描述"面色或青或白"，痫疾日久，每致正气愈虚，而穷必及肾，"病至于此，其真元之败、气血之伤，了然在望"。

对痫证的治疗，陈复正不赞同万全的"断痫丸"及"通心丸"方。他说，考断痫方，"皆寒凉攻伐、镇坠毒劣之药""用之增困"。宋·陈文中曾针砭时弊曰："见儿作搐，不察形气虚实，便用牛黄、朱砂、脑、麝之剂，以致不救者多矣。"明·王纶《明医杂著》也有"小儿用药不宜峻厉"之论。而万氏断痫丸却因循旧习，沿用青礞石、辰朱砂、铁华粉、白甘遂之属。痫疾每致真元之败，气血之伤，娇嫩亏欠之体，挽之不能而犹入井下石，岂良策哉？"通心丸"亦朱砂、牙硝、雄黄、金箔之辈，"本非心病，何用通心，伐及无辜？未可为训"。陈复正认为痫证固非痰迷心窍之证："若果心窍有痰，则已懵然一物，何以发过清明如故？"用药补救尚虞不暇，岂能滥施重坠、欲镇心反伤心气？浪投苦寒、欲泻火更败脾胃；多用毒劣、欲攻痰犹损心血，结果必然是"愈攻愈败，愈发愈勤"。因此，陈复正反对见症治症，一味蛮攻，反对所谓痫之邪"无异铁石，非攻坚破垒，不足胜其冥顽"的世俗之见，而从健脾补中、益肾养血来治疗痫证，并自制治痫三方（消风丸、集成定痫丸、河车八味丸）。

陈复正治痫，分三步：先用消风散（薄荷、羌活、独活、防风、天麻、荆芥穗、川芎、细辛、胆南星、苏叶）疏散外感、开通经络；继用集成定痫丸（方见第六节"方药创见"）健脾补中、化痰镇惊；痫证日久，则配用河车八味丸（紫河车、地黄、山萸肉、丹皮、泽泻、鹿茸、茯苓、怀山药、熟附片、肉桂、五味子、麦冬）宁心健脾、补肾益肺。陈复正重视调畅气机，强调扶正祛邪、补气养血，以期达到"毫不治痰而痰自不生，毫不治痫而痫自不作"的目的。同时，他告诫后人，"盖病源深固，但可徐图，唯以健脾补中为主，久服痰自不生，痫自不作矣"。

八、疟疾

疟疾，陈复正认为"由小儿脾胃素弱，邪气得以乘之，虽有寒热虚实之不同，然要不离乎脾胃。其证亦有五，乃风、寒、暑、湿、食也。治法之要，宜分初、中、末而治之。初则截之，谓邪气初中，正气未伤，略与疏解，即驱之使去，不可养以为患也。中则和之，谓邪气渐入，正气渐伤，或于补中加截药，或于截中加补药，务适其中，以平为期。末用补法，谓邪去不久，正气已衰，当补其脾胃为主，使正气复强，则邪不攻自退矣"。截疟之药，常用常山、槟榔、草果、乌梅、贝母。并说"无痰不成疟，所以疟家多蓄痰涎溢饮。常山能破涎逐饮，故有截疟之功，然须用于发散表邪之后，及提出阳分之时，则发无不中矣。凡服常山，切勿热服，须露一宿为妙，热服则吐，生用亦吐，与甘草同服亦吐。凡大虚之体，切宜斟酌，未可遂投"。他还特别提出饮食宜忌："凡疟疾热未全退，切不可令其饮食，必俟其热已退尽方可食之，不然，必成癖积。凡服止截之药，必须饿过发时，不发方可吃粥，食早疟必再作，下次截药无灵矣。"

九、其他杂症

口疮，为小儿常见病症，多属热证。对于虚火上泛者，多从肾治。而陈复正认为"口疮服凉药不效，乃肝脾之气不足，虚火泛上而无制，宜理中汤收散浮游之火，外以上桂末吹之。若吐泻后口中生疮，亦是虚火，理中汤"。证之临床，确实有效。

瘰疬、疮疡，陈复正对此类病证经验也十分丰富，并从民间搜集多种经验效方。小儿淋巴结核发病率甚高，此病古称"马刀"，历有外用刀针烂药之法治疗。陈复正认为不可，并指出此"由气血不足上，往往变成疳痨，此证本非外科""只宜内服单方，切忌取核"。在当时的条件下，对此病能有如此认识，确属不易。他搜集整理的凤尾草治疗的单方，以及治瘰疬溃烂的集成白玉丹可资参考。

梅毒，为性传播疾病。陈复正明确指出是"是由于父母胎毒传染而致"，主张解毒治疗。若发展为梅疮，他认为"梅疮点药"效果很好，"杏仁一两，热汤泡去皮，以绵纸包之，木棰缓缓棰去油，此物极难得干，必数十换纸，方得油净，以成白粉为度，谓之杏霜。每杏霜一钱，加入真轻粉八分，共研匀，先以槐花煎浓汤，将疮洗净，疮湿则以药干搽之，疮干则以公猪胆汁调搽……此方不特小儿梅疮，凡外科下疳疮、蜡烛疮，药到病除，久经效验"。

龟背证，即脊椎畸形之证，病因较多，陈复正对此证颇有见地。"予按龟胸有治，龟背乃不治之证。前人证治犹有未善，虽曰客风入骨、坐早劳伤、咳嗽肺虚，然未窥其病源……盖由禀父母精髓不足，元阳亏损者多有之……实因骨痿不能支撑之故，岂风邪为患哉？"临证中主张以六味地黄丸加肉桂、鹿茸及四君子汤之类调治，前人所立芷丹驱风攻伐之药在所不宜。

十、小儿服药避免呕吐法

陈复正云：予按，为医者临诊治病，贵能体贴病情，能用心法。大凡呕吐不纳药食者，最难治疗。盖药入即吐，安能有功？又切可不强灌，口愈吐愈翻，万不能止。予之治此颇多。先将姜汤和黄土作二泥丸，塞其两鼻，使之不闻药气。然后用对证之药煎好，斟出澄清，冷热得中。只服一口，即停之半时之久；再服一口，又停之良久；服二口，停之少顷，则任服不吐矣。斯时胃口已安，焉能得吐？愚人不知，明见其吐药，不纳，偏以整杯整碗强灌之，则一吐倾囊而出，又何药力之可恃乎？此等之法，不但幼科可用，即方脉亦当识此。倘临证不体病情，全无心法，即如呕吐一证，虽能识病，虽能用药，其如不纳何哉？

第六节　方药创见

陈复正所创制的新方，是他多年的临床心得，组方确当，法度井然，疗效显著。

他创制的方剂共有 10 首，其中 9 个以"集成"命名，是陈复正自己所创造的，余下一个是由他方加味而成。并对每个方的具体适应证、方药组成、服药方法及用方的禁忌等，均做了详细的阐述。因其切合临床实用，至今仍为儿科临床沿用，值得进一步研究。

一、集成三合保胎丸

1. 原方与主治

大怀地十二两（用砂仁三两、老姜三两，同地黄入砂锅内，先以净水煮两昼夜，俟地黄将烂，始入好酒煮之，总以地黄糜烂为度，将酒煮干，取起，拣去砂仁、老姜不用，将地黄捣膏听用）、大当归（去头尾取身切片）十二两（以上好酒洗过晒干听用）、漂白术（取净干片）十二两（以黄土研碎拌炒极黄，取起筛去土。孕妇肥白者气虚，加二两）、实条芩（枯飘者不用，取小实者切片）六两（酒炒三次。孕妇黑瘦者加一两，性躁者二两）、绵杜仲（切片）十二两（盐水拌炒，以丝断为度）、川续断（切片）十二两（酒炒）。上将后五味和为一处，焙干研末，与地黄膏和匀，少加炼蜜，捣为丸，如绿豆大。每早盐汤送三钱，晚临卧酒送三钱。自一个月服起，过七个月方保无虞，三个月内忌房劳恼怒。治"素惯堕胎"（即习惯性流产）。

2. 古今发挥

此方为陈复正创制。陈复正认为，盖胎孕之屡堕，虽由于冲任亏、脾肾弱，若德性幽闲，内脏无火者，决不堕也；能清心节欲，起居有恒者，决不堕也。凡屡堕者，皆偏陂之性，暴怒之人，以致于肝气有余，肝血不足，血虚生热，火烁子宫；又或恣纵不节，其胎必漏而堕矣。而世之安胎者，无非执泥古法，以香、砂、芎、艾为保孕良药，不知热药安胎，犹抱薪救火，不唯无济，而反速之。予甚不慊，因以古之内补丸、杜仲丸、白术散三方合凑，名三合保胎丸。以条芩清肝火而凉血，白术扶中气以健脾，当归养血宁心，熟地滋阴补肾，续断填损伤而坚胞系，杜仲益腰膝而暖子宫。至怯者加以人参，无力备参者，不用亦可。药虽平易，功胜神丹，诚所谓针芥相投，捷如影向，凡屡堕者服之，无不保全，实亦妇科保孕安胎之圣药也。再有叮咛，凡屡堕者，受娠一月，即制此丸服之。盖堕胎必在三月五月七月之间，此三月内切忌房劳、恼怒，犯之必堕，七月已过，万无一失。

有报道用集成三合保胎丸治疗复发性流产 28 例，24 例足月分娩活婴、4 例再次流产，妊娠成功率为 85.7%。

二、集成沆瀣丹

1. 原方与主治

杭川芎九钱（酒洗）、锦庄黄九钱（酒蒸）、实黄芩九钱（酒炒）、厚川柏九钱（酒炒）、黑牵牛六钱（炒，取头末）、薄荷叶四钱五分、粉滑石六钱（水飞）、尖槟榔七钱五分（童便洗，晒）、陈枳壳四钱五分（麸炒）、净连翘六钱（除去心隔，取净）、京赤芍六钱（炒），上十一味，依方炮制，和匀焙燥，研极细末，炼蜜为丸，如芡实大。月内之儿每服一丸，稍大者二丸，俱用茶汤化服，乳母切忌油腻。但觉微有泄泻，则药力行，病即减矣。如不泄，再服之。重病每日三服，以愈为度。此方断不峻厉，幸毋疑畏。唯胎寒胎怯，面青白者忌之。能清泄三焦热邪，主治诸热郁之证。

2. 古今发挥

此方为陈复正创制。陈复正云："此方古书未载，得之异授，微似古之神芎丸。近有能者，妙出化裁而增损之，遂为幼科有一无二之神方，作三焦之主治。盖凡脏气流通者，必不郁滞，或受毒于妊前，或感邪于诞后，遂尔中气抑郁，则见以前诸证。方内所用黄芩清上焦之热；黄柏清下焦之热；大黄清中焦之热，又藉其有推陈致新之功，活血除烦之力，能导三焦郁火，从魄门而出。犹虑苦寒凝腻，复加槟榔、枳壳之辛散，为行气利痰之佐使；川芎、薄荷，引头面风热，从高而下趋；连翘解毒除烦；赤芍调荣活血；牵牛利水，走气分而舒郁；滑石清润，抑阳火而扶阴，又能引邪热从小便而出。用治以前有余诸证，应如桴鼓。予生平最慎攻伐，唯此方用之最久，功效莫能殚述，真济世之良方也。治小儿一切胎毒、胎热胎黄、面赤目闭、鹅口口疮、重舌木舌、喉闭乳蛾、浑身壮热、小便黄赤、大便闭结、麻疹斑瘰、游风疥癣、流丹瘾疹、痰食风热、痄腮面肿、十种火丹、诸般风搐，并皆神效。"

三、集成三仙丹

1. 原方与主治

五灵脂一两、南木香五钱、巴豆仁四十粒，上将五灵脂、木香研为细末听用。以巴豆剥去壳，取净肉四十粒，去其肉上嫩皮，纸包水湿，入慢火中煨极熟，取起，另以棉纸包之，缓缓捶去其油，纸湿则另换，以成白粉为度，谓之巴霜。与前二味和匀，醋打面糊为丸，绿豆大，以朱砂为衣，晒干收贮。每服五丸，或七丸、九丸，量儿大小加减，合沆瀣丹二三丸同研烂，茶清调下。待其下后，其病立愈。此起死回生之药，勿以常方视之。主治食滞内闭及痢疾湿热内闭。

2. 古今发挥

此方为陈复正创制。本方治小儿纵口饮啖，食物过多，有形之物，填塞肠胃之间，不能转运传送，脾气抑郁，所以发热不退、眼闭难开、人事昏沉、四肢瘫软，俨然虚极之象。陈复正云："古人谓大实有赢状，即此证也。昧者以为虚证而峻补之，或疑为惊风而镇坠之，百无一救。速以此丸同沆瀣丹同服。待其下后，人事即清。予救治既多，剖心相告，痢疾误用涩药，闭其湿热，比食物有形之塞，殆有甚焉，速宜下之，不下即死。"

四、集成金粟丹

1. 原方与主治

九制牛胆南星二两、明天麻一两（姜汁炒）、节白附一两（姜汁炒）、净全蝎（拣去尾足，以滚汤泡净，去其盐泥，晒干，炒）一两、明乳香（去油净）一两、代赭石（火煅红，以好醋淬之，煅七次，淬七次，研细末，以水飞，晒干）一两、直僵蚕（炒，去丝）一两、赤金箔五十张、真麝香三分、梅花片三分。共为细末，炼蜜为丸，皂角子大，贴以金箔。每用一丸，姜汤化服。此丸专能疏风化痰、清火降气，主治咳嗽上气、喘急不定、嗽声不转、眼翻手搐、昏沉不醒。

2. 古今发挥

此方为陈复正创制。陈复正认为，此方比抱龙、金液、保命、至宝、定命等方，功倍十百，唯虚寒之痰，无根之气，绝脱之证，不可用之，以其降令重也。

近代名医董廷瑶曾以加味金粟丹（胆星、白附子、蝉蜕等）治小儿发热性惊厥，并指出集成金粟丹对发热性惊厥有相当的抗惊厥作用。因此，有报道将此方用作小儿惊厥的预防，对有反复惊厥史的小儿未发作惊厥之前，每日连续与服，轻者服 1 个月，重者服 2 个月，经数百例观察，75% 虽有高热也不再发惊厥，15% 虽发惊厥但症状较前减轻。也有报道将此方用治百日咳。

五、集成定痫丸

1. 原方与主治

官拣参一两（切片，焙干）、漂白术一两（切片，土炒）、白云苓一两（切片，姜汁蒸过，晒干）、真广皮一两（酒炒）、法半夏一两、石菖蒲五钱（取九节者，切片）、白当归一两（酒洗，晒，切）、青化桂五钱（去皮，浮桂不用）、杭白芍一两（酒炒）、白蔻仁一两（酒炒）、漂苍术一两（用黑芝麻拌炒）、南木香五钱（忌火）、真龙齿一两（火煅醋淬，研末，水飞过，晒干，取五钱）、赤金箔三十张、镜面砂三钱（研末，水飞，晒干听用）。上药各依分两制过，合为一处，焙干，研细末筛过，炼蜜为丸，龙眼核大，以朱砂为衣，贴以金箔，晒干，以瓷瓶收贮。每日早午晚各服一丸，姜汤化服。痫证未久者服此，倘年深日久者，早服河车八味丸，午晚服此。无力备参者，不用亦可。主治小儿痫证。

2. 古今发挥

此方为陈复正创制。陈复正认为，治小儿痫证，从前攻伐太过，致中气虚衰，脾不运化，津液为痰，偶然有触，则昏晕卒倒，良久方苏。此不可见证治证。盖病源深固，但可徐图，唯以健脾补中为主，久服痰自不生，痫自不作矣。倘系年深日久者，与河车八味丸间服。无不愈者。

六、集成止泻散

1. 原方与主治

用车前子（以青盐水炒七次，秤过）二两、白茯苓（炒）二两、山药（炒）二两、炙甘草六钱。共为细末，每服二三钱，炒米汤调，乌梅汤更好。治脾虚久泻。

2. 古今发挥

陈复正云，此方治久泻如神，经验最多。

七、集成至圣丹

1. 原方与主治

鸦胆子（去壳取肉，取全仁，碎者不用），三岁儿二十余粒，十余岁者三十多粒，大人则四十九粒，取桂圆肉包之，小儿一包三粒，大人一包七粒，紧包空腹吞下，以饭食压之，使其下行，更藉此桂圆包裹，可以直至大肠之下也。治冷痢久泻。

2. 古今发挥

此方为陈复正创制。陈复正认为，凡痢之初起，实热实积，易知而易治，唯虚人冷积致痢，医多不以为意。盖实热之证，外候有身热烦躁、唇焦口渴、肚疼窘迫、里急后重、舌上黄苔、六脉洪数。证候既急，治者亦急，轻则疏利之，重则寒下之，积去而和其阴阳，无不愈者。至于虚人冷积致痢，外无烦热躁扰，内无肚腹急痛，有赤白相兼，无里急后重，大便流利，小便清长。此由阴性迟缓，所以外证不急。遇此切不可姑息，但以集成三仙丹下之，以去其积，倘不急下，必致养虎贻患。其积日久，渐次下坠，竟至大肠下口、直肠上口交界处，有小曲折隐匿于此，为肠脏最深之处，药所不到之地。证则乍轻乍重，或愈或发，便则乍红乍白，或硬或溏，总无一定，任是神丹，分毫无济。盖此积不在腹内，而在大肠之下，诸药至此，性力已过，尽成糠粃，安能去此沉匿之积？所以冷痢有至三五年、十数年不愈者，由此故也。古方用巴豆为丸下之者，第恐久病神虚，未敢轻用。此药并不峻厉，复不肚痛。俟大便行时，有白冻如鱼脑者，即冷积也。如白冻未见，过一二日再进一服，或微加数粒，此后不须再服。服药时忌荤，酒三日，戒鸭肉一月，从此除根，永不再发。倘次日肚中虚痛，用白芍 1 根、甘草 1 根，俱重三钱，纸包水湿，火内煨熟，取起捶烂，煎汤服之，立止。陈复正说：此方不忍隐秘，笔之于书，以公世用。此方在 15 年后，被清代赵学敏收入《本草纲目拾遗》中。

此方现代用于阿米巴痢疾，有特效，并经现代科学研究证实其药理作用。

八、集成肥儿丸

1. 原方与主治

建莲肉二两四钱（去心皮，炒）、西砂仁六钱（酒炒）、漂白术一两（土炒）、官拣参一钱（切片，焙干）、京楂肉四钱（炒）、杭白芍四钱（酒炒）、广陈皮四钱（酒炒）、法半夏四钱（炒）、白云苓一两（乳汁蒸晒）、真雅连二钱（姜制）、苡仁米六钱（炒）、六神曲六钱（炒）、炙甘草二钱。共为细末，炼蜜为丸，弹子大。每日早、午、晚各服一丸，米饮化下。治小儿脾胃虚弱，饮食不消，肌肤瘦削。

2. 古今发挥

此方为陈复正创制。陈复正认为，此方如多服能令儿肥。

九、集成白玉丹

1. 原方与主治

用新出窑矿石灰一块，滴水化开成粉，用生桐油调匀，干湿得中，先以花椒、葱煎汤，洗净其疮，以此涂之，不数日痊愈。专治瘰疬破烂，多年不愈，连及胸腋。

2. 古今发挥

陈复正对此方评价甚高，他说："老子曰：下士闻道大笑之，不笑不足以为道。此则世人闻方大笑之，不笑不足以为方。药则虽至贱不堪，功则神丹莫并。专治瘰疬破烂，连及胸腋，臭秽难闻，三五载、十数载不愈者。药到病起。"

十、六味地黄丸（汤）

1. 原方与主治

大怀地四两（以西砂仁一两，不必捶碎，生姜二两切片，缝一小夏布袋，盛此二味，同地黄入砂锅，以水煮两昼夜，方入好酒煮一昼夜，以地黄糜烂为度，取起，其袋不用，以地黄捣膏听用）、白云苓二两（乳汁蒸晒）、净枣皮二两（炒研）、粉丹皮一两（酒炒）、宣泽泻一两（盐水炒焦）。上依炮制，和匀一处，焙燥，研为细末，和前地黄膏，少加炼蜜，石臼内均匀，重一钱一颗。半周一岁者，每用一丸；三五岁者，二丸。俱空腹盐汤化下。倘丸一时未备，即以前药十分之一，但宜炮制，不可生用，水煎服之，名六味地黄汤，功效更捷。

2. 古今发挥

六味地黄丸原为钱乙方，陈复正应用此方时，为避免地黄阴凝滋腻，损伤小儿脾胃之气，而进行了大胆的改良，对地黄重加炮制，以近阳和，这也充分体现陈复正对小儿脾胃之气的顾护，正如他自己所言："平生最慎攻伐""气味不纯，原非娇嫩者所宜。"处处以元气为重，处处以脾胃为重。

陈复正《幼幼集成·胎病论》云："六味地黄丸……予按钱、薛二翁（即钱乙、薛己），能用此方治小儿先天不足，诚卓然有识者，予所敬佩。奈今之小儿，体质元气更不及前，古以地黄丸为补剂，今则实为凉剂矣。此药用于阴虚枯燥者，诚为得宜，倘儿肌肥面白，脾弱多痰者，服此必致腻膈，变生他证，其害不小。非方之不良，由今禀受愈薄也。予故为之斟酌其炮制，必使地黄阴凝之质，稍近阳和，不致沉寒冱泠，始能免腻膈损脾之患矣。"

十一、人参败毒散

1. 原方与主治

官拣参五分（人参无力措办者，不用亦可）、芽桔梗一钱、正川芎一钱、白云苓一钱、陈枳壳一钱、信前胡一钱、川羌活七分、川独活五分、北柴胡一钱、南薄荷一钱、荆芥穗一钱、北防风一钱、净连翘一钱、炙甘草五分，生姜一片为引，水煎，半饥服，每日二剂。原治伤风、瘟疫、风湿所伤憎寒发热之证。

2. 古今发挥

此方出自钱乙《小儿药证直诀》，原为小儿感冒感受风寒湿邪而设，小儿元气未充，故用小量人参，补其元气，正如《医方考》曰："培其正气，败其邪毒，故名败毒。"陈复正认为，此方辛平升散，用之则能驱邪外出，使疾病向下向内的趋势得以扭转，因此，陈复正对此方的临床运用范围大大扩大。具体的临床运用，除了原方的主治外还有：①咳嗽：陈复正认为此方"为咳门第一神方"，举世少有知者。凡有咳嗽，无论内伤饮食、外感风寒、夹湿夹毒，不拘男妇大小，胸紧气急，咽痛口苦，痰不相应，即用此方升散之。或感冒重者服此，其咳愈甚，不知者以为药不相符，弃而勿服，不知正是升散之力，佳兆也；再服之，渐次轻减，不拘剂数，只以痰应为度，声响痰出，是其效也。枯燥之人，数剂之后，略加沙参、玉竹、当归、白芍、生地、麦冬之类，以滋其阴，无不愈者。②痢疾：饮食不节，起居不时，阴受之则入五脏，下为飧泄，久为肠澼。陈复正认为，此证虽曰内伤饮食，莫不由于外感而发也。有至妙之治，人所不知，但以人参败毒散升散之，其病即减。③痘疮：初起发热三四日间，应与疏通腠理，微解表邪，使毒气易出。若不行疏散，以致腠理固闭，热盛神昏而搐矣。此常候也。先宜人参败毒散升散之，次用导赤散加朱砂，以制其猖獗。痘出则吉，屡搐者凶。凡痘疹发热腰痛，其证最恶，速用人参败毒散托之。服药痛止者吉，不止者凶。④小儿四时感冒，以及伤风咳嗽。凡咳嗽痰不应者，每日二服，不拘剂数，以痰豁为度。脾怯者，倍云苓，加怀山药、扁豆；脾肺寒者，倍云苓，加白术、怀山药、藿梗；兼肝证，倍柴胡，加白芍，少加青皮；兼心证，倍独活，加连翘、木通；兼脾证，加六曲、山楂、麦芽；兼肺证，倍枳壳，加北芥子；兼肾证，倍独活。⑤时逢疫疠流行，适值麻疹，以此凉解之。

十二、洁古枳实丸

1. 原方与主治

漂白术二两（用土拌炒）、小枳实一两（酒炒）。胃虚不思饮食者，加藿香叶五钱（焙），西砂仁五钱（酒炒），名香砂枳术丸；小儿体质肥白有痰者，加真广皮五钱（酒炒），法半夏五钱（焙），名橘半枳术丸。上药炒制，以鲜荷叶包饭煨熟，去荷叶，将饭同前末捣匀，为丸极小。每一二钱，半饥白汤下。治小儿伤食，脾不运化，以致面黄肚大。

2. 古今发挥

此方即枳术丸，是张洁古由《金匮要略》枳术汤衍变而来。枳术汤中枳实之用量倍于白术，且用汤剂，原书主治"心下坚，大如盘，边如旋盘，水饮所作"。其证属气滞水停。张氏针对脾虚气滞食积证，变换枳、术用量，即重用白术，又用荷叶烧饭为丸，意在以补为主，再易汤为丸，治以缓消。其后，《丹溪心法心要》卷四枳术丸，加木香、陈皮、山楂、神曲、麦芽、半夏、姜黄，又增消食之功，主治痞证，心下满而不痛者。《文堂集验方》卷一枳术丸、《医学入门》卷八的橘半枳术丸、《景岳全书》卷五十四的香砂枳术丸，均由枳术丸加味而成。

陈复正认为，此方补多消少，诚为伤食运化之良方。方药组成均与洁古原方同。并在方后附橘半枳术丸（《医学入门》方）治小儿体质肥白有痰；附香砂枳术丸（《摄生秘剖》方）治胃虚不思饮食，但陈复正不用木香改用藿香。

十三、七味白术散

1. 原方与主治

官拣参一钱、漂白术一钱、白云苓一钱、南木香三分、藿香叶一钱、粉干葛二钱、炙甘草五分，水煎，当茶饮。

2. 古今发挥

此方为钱乙方。陈复正认为，此方治小儿阳明本虚，阴阳不和，吐泻而亡津液，烦渴口干。以参、术、甘草之甘温补胃和中；木香、藿香辛温以助脾；茯苓甘淡，分阴阳、利水湿；葛根甘平，倍于众药，其气轻浮，鼓舞胃气，上行津液，又解肌热。治脾胃虚弱泄泻之圣药也，兼治久泻不止，口渴无度，并痢疾口渴。幼科之方，独推此为第一，后贤宜留意焉。

十四、用药心得

陈复正对药物的运用颇有心得，有很多应用实可谓是独具匠心，在其《幼幼集成》中得到了充分体现。全书对所有药物均注明其炮制方法，既有历代医家所注，也有民间流传所得，而更多自身多年的临床心得。

如熟地一味使用时，应"用砂仁三两、老姜三两，同地黄入砂锅内，先以净水煮两昼夜，俟地黄将烂，始入好酒煮之，总发地黄糜烂为度，将酒煮干，取起，拣去砂仁、老姜不用，将地黄捣膏听用"。熟地为砂仁、老姜所制，既留了其补益肝肾之性，又防止了其滋腻碍脾之弊，使得熟地能守可走，入肾兼脾。

麻黄为辛温之品，入肺、膀胱经，功专发汗、平喘、利水。陈氏在临证运用时，以返魂汤（麻黄、杏仁、炙甘草、葱白）治中恶卒死，方中麻黄开通肺窍，以应毒气闭塞肺窍之病机；以小青龙汤、麻黄附子细辛汤、大青龙汤和麻黄汤等治伤寒，方中麻黄发汗、平喘，以解散风寒。陈氏用麻黄还重点用于哮喘之证。"凡哮喘为顽疾闭塞，非麻黄不足以开其肺窍，放胆用之百发百中。"

第七节 轶闻趣事

一、力匡时弊，善于求本

对小儿痉挛症状的卓有成就的研究，是陈复正对儿科的最大贡献。他不仅以此力匡时弊，而且提出了精湛的见解，从辨证到治疗都有一套行之有效的方法。他认为小儿痉挛的病因，不外乎外感、杂病和脾虚三种，治疗应以解表、清热、温中三大法门分别施之。关键在于辨证，探本索源，对证施治，内服药与外治法相结合，不能滥用金石脑麝，妄行开关镇附、截风定搐。

张某有个五六岁的女孩子，一天坐着忽然摔倒，作反弓状，眼目翻腾，见白不见黑。儿科医生群集，都作"惊风"治，毫无疗效。三天后，病孩骨露筋浮，病情严重。陈复正诊视后，认为不是惊风，而是太阳少血，寒气伤荣所致。他用厥阴门中当归四逆汤（由当归、桂枝、芍药、细辛、炙甘草、通草、大枣组成）为主方治疗，只几剂就治好了。

二、有胆有为，善起沉疴

高某有一小儿，生下不久就患"百晬嗽"。面白眼清，自汗多嗽，满头青筋，头门宽大。陈复正诊视后，认为肝风有余，肺气不足，中气更虚，应该速投人参。但是，一个老妇从内阻之，一个医生从外阻止。他们认为初生儿不能服人参，服人参则不可治。高某夫妇信以为真，不敢用陈复正的药。于是便由那位医生诊视。两三月间，愈治愈危，以至于奄奄一息，逆证丛生，无可救药。医生束手无策，老妇缄口无言，都不敢来高家了。于是又请陈复正来治。一看，病儿面青目蓝，骨瘦如柴，声哑无音，咳嗽气促，大汗淋漓，四肢搐掣，逆证全具，毫无生机，只两目神光尚存。陈复正就用人参一支，龙眼肉五粒，蒸汤给他服下。服后气稍顺，又接连用人参一钱、龙眼肉七粒蒸汤服，竟获大效，当晚就汗搐俱止，喘亦减。但患儿人小体弱，二钱参汤须一夜才能服完。陈复正抱着病孩喂药，整夜没睡。几天之后，病孩睡眠较稳，呼吸较长。十天左右，诸证已愈八九。只是形色未复，音声未亮。于是服用人参增至每日四钱，龙眼肉十四粒，调理如前。二十天左右，共用人参六两多。至此，病孩声音清亮，面色红润，肌肉复生，精神胜旧。半周岁的乳儿，竟让其服下六两人参，起沉疴于万难之口。这样诊治，不单是世人未见，医家未闻，就是诸书也未记载，可以说他是有胆有识。

第八节　序年纪事

陈复正约生于 1690 年前后。

在成年之前，即入罗浮山当了道士，拜长际天师为师，随侍尘坐，修习医道气功和炼丹术。

其后，他以道士身份竹杖芒鞋、瓢笠云游，"遨游海岳"，行踪几乎遍及半个中国。

晚年，陈复正定居隧阳之种杏草堂。

1750 年撰著《幼幼集成》6 卷，23 万多字。

卒于 1751 年以后。

（高修安　朱锦善　蔡林）

参考文献

1. 陈复正. 幼幼集成［M］. 上海：上海卫生出版社，1956

2. 李祖贻. 中医历代名医名术［M］. 北京：中医古籍出版社，2002

3. 周竞旭，陈志英. 集成三合保胎丸治疗复发性流产28例［J］. 湖南中医杂志，2002（6）：42

4. 朱锦善. 儿科临证50讲［M］. 北京：中国中医药出版社，1999

第二十五章　沈金鳌

第一节　概述

沈金鳌（1717—1776），字芊绿，号汲门，晚号尊生老人，江苏无锡城内西水关堰桥人，乾隆年间江南名医。

沈氏早年习儒，中年以后致力医学，深诣医理，在继承前人学术的基础上，著有《脉象统类》《诸脉主病诗》《杂病源流犀烛》《伤寒论纲目》《妇科玉尺》《幼科释谜》《要药分剂》等著作，共72卷，总题为《沈氏尊生书》，认为"人之生至重，必知其重而有以尊之，庶不致草菅人命"，故以尊生为书名。

沈氏的儿科学术思想主要体现在《幼科释谜》中。他重视四诊，强调小儿诊断应以观色察形为要；注重顾护小儿体质，认为"芽儿脏气未全，不胜药力。周岁内，非重症，勿轻易投药，须酌法治之。即两三岁内，形气毕竟嫩弱，用药亦不可太猛。峻攻骤补，反受药累"；治疗以中和当病为归，"不敢偏于攻补凉热"。

第二节　生平、治学与古今评鉴

一、生平考略

沈金鳌，字芊绿，号汲门，晚号尊生老人，有人赠号再平，言其医道高明，犹如张方平再世。江苏无锡城内西水关堰桥人，生于清康熙五十六年（1717），卒于清乾隆四十一年（1776），享年59岁。

沈父赓凤，生四子，金鳌为长。沈金鳌博通经史，在乾隆年间中举，候选训导（即学官），壮年以通博闻名。著有《芊绿堂文稿》和《堂书随笔》，录呈《四库全书》馆，又有《毛诗随笔》10卷、《易经随笔》10卷、《体画吟》2卷、《大学》1卷、《左选列国》16卷、《楚词笺》2卷、《离骚读》1卷、《屈原名物汇考》4卷、《金石词例》4卷（俱载《无锡县志·文艺传》)，《试律韶音》4卷、《唐诗发蒙》4卷、《文赋诗词稿》14卷，俱藏于家中（见《沈氏宗谱》)。

沈金鳌早年习儒，博通经史，工诗文、医卜之术，廪贡生。年近四十，屡试不中，后致力医学研究。曾云："范文正有言，不为良相，当为良医。""吾辈读书，无论事之巨细，皆当怀利济天下之心，非沾沾于制举文字，博功名，便一已为也。"他的医学启蒙来自于孙庆曾。孙氏曾是吴门叶天士的同学，精通医学，尤其是精通痘科，沈金鳌颇得其益。此后，沈氏肆力于《灵》《素》，历40年不辍，深诣医理，治病无不奏效。考其兄岵瞻序云："大约四十以前专志儒书，四十以后专功医学。"李瀚章序曰："或姗之曰：一事不知，儒者之耻，于是发愤遍求古方诵之，历四十年，恍若有得，晚乃著《尊生书》72卷。"《沈氏尊生书》广泛收集了自《灵枢》《素问》，到宋、元、明诸家医书的精华，参照脉证，剖析深入，条理井然，对于寒温攻补无所偏主，诊断病之所在而投以药。书成于乾隆癸巳（1773），附有自序。10年后，由其门人奇丰额作序付印。

二、师承治学

（一）先儒后医，治学严谨求实

沈金鳌早年习儒，博通经史，中年以后专攻医学。事师医家孙庆曾，得名家之学，经研《灵》《素》，遍采百家，探幽索微，深得医学之精粹。他严谨治学，务在求实，强调"医书或论证而无方，或有方而无证，或讲脉而不讲药，或讲药而不讲脉，道理往见于残编剩简之中"。沈金鳌的医学成就集中地反映在《沈氏尊生书》中，书中也充分体现了他的治学态度和精神。他认为"必得所传授，亲习其事""皆确凿可据"者然后笔之于书。不作"浮光掠影之谈"及"臆测傅会之语"。例如在《幼科释谜》中，独缺痘疹一证，他在自序中说，因为他在学医时没跟老师亲临痘疹患者家中，也没有听到老师关于痘疹的讲授，并且当时已有不少名家撰有痘科专著，所以他不再写。像这样实事求是，扬长避短的治学精神，确实是令人钦佩的。

沈金鳌不仅治学严谨，著作宏富，其针砭世俗，劝勉将来，亦别具苦心。曾曰："医者以庸陋之资，胶执之见，贪鄙之心，相与从事，甚且读书而不通其义，虽浅近之语，亦谬解讹传，吾见其治一病必杀一人，即或有时偶中，徼幸得生，在医者并不知其所以然，然犹张目大言，自据其功，以为非我莫治，不亦可愧之甚矣乎！"此与张子和所谓庸医以补药杀人者，又更深一层。《素问》早有"疏五过""征四失"之戒，今之医者，又将如何提高警惕，益自淬励，以负起防病、治病之重任乎？

（二）广征博引，论病症寻本溯源

沈金鳌博学古今，其著述广征博引，探幽索微，寻本溯源，系统条理，深得医学之精粹。

《杂病源流犀烛》论述了肺病、咳嗽哮喘、疹子、大肠病等计92种病证的源流。《伤寒论纲目》是其对伤寒论的诠释与发挥。《幼科释谜》是其儿科学术的主要思想。《妇科玉尺》研究了求嗣、月经、胎前、临产、产后、带下、崩漏、妇女杂病9篇。《要药分剂》选用常用药物400余种，进行主治功用、药性归经、前人议论、使用禁忌、炮炙方法。《脉象统类》共论27脉。《诸脉主病诗》认为《脉象统类》各脉所主之病已详，但琐碎无文义相贯，难以记识，因仿濒湖脉法，作 27 脉主病诗，使脉病相合，便于记诵。

由此可见，沈氏医术包括内、外、妇、儿诸科，理、法、方、药、脉象、养生等多方面，涉及秦汉至明清文献资料数百种，洋洋百万言，既有个人心得，又是对前人经验的一次总结。

沈金鳌在《杂病源流犀烛》中，对疾病分类，首列脏腑门，并云："脏腑先后之次，则以脏腑经脉之连属为主。如肺脉注于手太阳大肠，大肠脉注于足阳明胃，胃脉注于足太阴脾，故以为次也。"在编排体例上以经脉流注为次第。在论述疾病方面，于每篇源流之下，首列《灵枢·经脉》的十二经脉起止循行及某经之气血多少，再以《内经》《难经》的脏腑学说以澄其源，并采后世各家论述来析其流。论述病证，首析其原明晰其生理、病理，再言其治法、所用方剂，后汇列名家论述及方药制服方法。

如痢疾源流，首言其定义，认为痢疾是由于湿热壅郁，气血凝滞于胃肠的一种疾病。其云："诸痢，暑湿病也。大抵痢之病枢，皆由湿蒸热壅，以至气血凝滞，渐致肠胃之病。"其主症除泻痢之外，又有里急后重、小便赤涩。云："里急后重，小便赤涩，皆其症也。"将痢疾分为三类，一则赤痢，二则白痢，三则痢而兼黄。其病机以湿热壅郁，气血凝滞为主。又因心主血，"心移病小肠，则血凝而成赤痢"；肺主气，"肺移病大肠，则气结而成白痢"；"血与气之凝结，必夹饮食痰涎，始成积滞""胃家饮食痰涎之积滞，必由大小肠出，故病又从胃而及二经，其所痢又必兼黄"，认为痢疾不可一概归为胃肠，而是"其或是赤，可知病因于血，即病根于心；其或是白，可知病因于气，即病根于肺；其或是黄，可知痢因于饮食痰涎，即病根于胃"。其治疗当从根而治：一是投以引经药，根于心加黄连、细辛，根于肺加桔梗、升麻，根于胃加白芷、大黄。二是伤气分则调气益气，用导气汤、异功散、木香化滞汤；伤血分则和血补血，用阿胶四物汤、四物地榆汤加山栀、槐花等；伤胃分则安胃养胃，用胃苓汤、香砂枳术丸。同时，告诫痢疾以湿热为主，要以清热祛湿为要。脾胃为后天之本，故"虽病在气血，亦必兼理脾胃"，此乃治痢之总则。痢疾日久易于伤肾，伤及肾阴用熟地炭、丹皮、山药等，伤及肾阳用肉桂、补骨脂、五味子。治痢不当，攻伐无度，常致壅滞气血，变为肿胀、喘急，用木香调气汤、苏子降气汤。此二种又为痢疾变证及坏证。

沈氏恐其不详，认为痢疾"病之由来不一，更变无穷，因不得不求其详也"，又列举 15 条，如：老人患痢"老人深秋患痢呃逆，最宜小心，宜黄柏末、米饮丸，参、苓、米汤下"；孕妇患痢"胎前作痢，不可轻用伤胎药，宜芩、连、白芍、炙草、橘红、枳壳、红曲、莲肉，略用升麻亦可，未满七月，勿用滑石"；产后患痢，"产后作痢，积滞虽多，腹疼虽极，不可轻用荡涤药，如大黄、芒硝之类"等，精审详悉，以言治痢之法。

沈氏对赤白之痢详探细微之别。如赤痢，云："赤则如下脓血，由脾经受湿也，宜苍术地榆汤。下血不止，热毒凝滞也，宜郁金散。纯下血而色鲜红，心家伏热也，宜犀角丸。赤痢久而百法不效，脉沉弦而左为甚，秽物甚少，但有紫黑血水，此破血也，宜乳香、没药、归尾、桃仁、木香、槟榔，甚者加大黄。"另外，又将痢分为水谷痢、脓血痢、风痢、寒痢、湿痢、气痢、疫痢、休息痢、五色痢、毒痢十种，分别从定义至证治进行论述，可谓详尽。在综述痢疾之后，列脉法、辨便色、痢疾原委、痢疾宜从六淫例治、痢疾四大忌、八痢危症、白痢变症、治痢用药大法、痢疾吉凶辨九个标题，汇编张仲景、王叔和、朱丹溪、缪仲淳、倪涵初以及《脉诀》《医学入门》《医鉴》《仁斋直指》《内经》《永类钤方》等文献，以佐痢疾证治，条列其理法源流。后汇列治痢方42首，又附载倪涵初治痢3方，缪仲淳治痢诸法及诸药要品，以备检录。

沈金鳌对每一种病证均如此辨析，条理清楚，层次分明，从源到流，从总病证至某一具体病证，详悉辨识，系统明了。

（三）参举诸家，探讨辨证理论

沈金鳌认为，历代医家师承有别，流派不一，故对某一病证的认识未免南辕北辙，但因其为同一病证，本质则一，推其源，莫不导源于《内经》《难经》《伤寒论》，于是汇列诸家之说，以揭示其辨证施治规律。如霍乱一证，其在"霍乱源流"中云："向来论者不一，须参究而归于的是。如刘河间主火热；孙思邈主饮食积；朱丹溪极赞为先哲谛论，而复审其说，以为内有积，外有感，阳不升，阴不降；张子和主风、湿、暍三气合而为邪，而意以湿土为风木所克，又为炎暑蒸郁，故呕吐者暑热之变，转筋者风木之变。"等等。或云其病因火热，或因食积，或因外感，或因七情，皆有所偏。沈氏综诸家之说认为，其病发于夏秋，阳热外逼，阴寒内伏，湿壅于中，使人阴阳否隔，卒然而病，偏于阳多热，偏于阴多寒。治法以祛脾胃之湿为主，复察所感诸邪而兼治之。一言中的，揭示本质所在，而诸家之言，不过各执一词，各有所偏而已。

沈金鳌治病，强调诸脏间的关系，注重协调。如治肺病，认为肺主气，气血相因，不忘治血。他说："血生于脾，统于心，藏于肝，宣布于肺，根于肾。"只有血液充沛，气血得布，肺金得养，方能行治节之令。否则，血虚肺金失养，或血瘀于肺脉，均可使肺失所养，而诸证蜂起。血虚，用四物汤养血濡肺；若血虚及肾，宜于四物中合六味地黄丸以滋肾润肺。肺属金，肾属水而脾属土，土能生金，水为金之子，子病亦可及母，因此，脾肾诸病均可累及于肾。沈氏云："金性下沉，隐于子胎，肾家水火两病，俱能受其害，故有时肾水上泛为痰，肺受之则喘壅而嗽，有时肾火上凌其母，肺受之则喘息而鸣，皆肾气上逆而为病也。"治疗当"必于足少阴养之，使子能助母，而金气不致耗散"，补肾以治其本。又如治肺痿，认为肺痿之发，"皆缘土虚金弱，不能生水，阴火灼金之败症"，治疗当"于足太阴培之，使母能生子，使金气得以涵育"，用六君子汤加减。

（四）注重求实效，讲究实事求是

沈金鳌治学严谨，凡事必求其详，治病务求其效，其在《杂病源流犀烛·自序》中云："予自弱冠时，读《左》《国》《史》《汉》，一人一事必求其详。读医书，亦如是，必求其有据，方敢议论。"又云："医之道大而深也，盖医系人之生死，凡治一症，构一方，用一药，在立法着书者，非要于至精至当，则遗误后世，被其害者必多。在读书用法者，非审乎至精至当，则冒昧从事，被其害者更多。又况古人之书，或议证而无方，或存方而略证，或阐脉而遗药，或论药而置脉，神明变化，每纷见杂出于残编剩简中，医者以庸陋之姿，胶执之见，贪鄙之心，相与从事，甚且读书而不通其义，虽浅近之语，亦谬解讹传，吾见其治一病必杀一人，即或有时偶中，侥幸得生，在医者并不知其所以然，然犹张目大言，自据其功，以为非我莫治，不亦可愧之甚矣乎？"又云："盖以人之生至重，必知其重而有以尊之，庶不至草菅人命也。"故此，凡论必有据，治必有效，注重实事求是。其所著述，"皆晓然于心与手目"者。其师孙氏，尤善治小儿痘疹，因其受业时，"弗获相随痘家，亲聆教诲，故独于痘，弗敢言也"，可见治学之严谨。

（五）举纲张目，辨析伤寒要领

沈金鳌一生致力于《伤寒论》的研究，历 20 余年，深有所得。他说"二十年来，余专读伤寒书，至百余家"，仲景《伤寒论》"一百一十三方，方方皆活，三百九十七法，法法皆通。即其方与法，融会贯通之，诚有取之不尽，用之不竭者"。

沈金鳌《伤寒论纲目》，打破原文排列之次，重新进行编排。他说："鳌今辑《伤寒论纲目》，分条析款，各循六经之次；而其论有不得分属六经者，因辑脉证总论、六经主证、阴阳、表里、传变、愈解六篇冠于前，以为卷首；又辑诸寒热证、阴阳易、劳复食复、百合病、狐惑病、阴毒、阳毒、阴阳交、瘥后劳复、妇人伤寒十篇，次于六经之后。"如此排列，沈氏自认为"实不免剪缀割裂之讥，然仲景原书即不复睹，而苟可以发明仲景之书之旨，将质诸冥冥，仲景当亦曲恕，而不以剪缀割裂为余首罪也，阅者其更谅之"，虽有剪缀之嫌，而目的在于揭示仲景《伤寒论》辨证之旨。

《伤寒论纲目》全书是按太阳、阳明、少阳等六经之次排列的，但每一经之内，列本经内主要病证，作为标题，进行类证编排。如太阳经中卷三列"身摇、身痒、身疼、百节疼痛"等为标题，将身痒痛排于一处；卷四列"呕吐、可吐、不可吐"等标题，将吐证排列一处，起到类证鉴别的目的。每一证之下，又列其同证条文，以及同证条文的禁忌证等，如表证，有桂枝汤条、桂枝加葛根条、葛根汤条及"结胸证，其脉浮大者，不可下，下之则死"条，以类比桂枝汤、葛根汤、桂枝加葛根汤的异同。在每一条下，又以仲景原文为纲，以历代医家之注，"各摘其语之尤精且当者以为目"，如桂枝汤条，引朱肱、刘完素、陈士铎、柯琴之注以发明其隐奥。

重新编排，精选详注，目的在于揭示仲景伤寒辨证之指归。除此之外，沈金鳌在辨证方面，亦多有精详独到之处。如误治动气，有误汗后脐下动气的茯苓桂枝甘草大枣汤证，有误针受寒少腹动气的桂枝加桂汤证，有误下后膈下动气的栀子豉汤证。沈氏云："此三条亦动气之属也。首条脐下悸，乃肾水乘火上克，曰欲作者，言犹未发也，当预治之。二条乃阳气不舒，阴气反胜，寒邪凝聚，发为赤核，是奔豚之兆，从小腹冲心，是奔豚之象。总之，脐下悸，是水邪欲乘虚而犯心，故君茯苓以正之；奔豚自不发，小腹气冲，是木邪挟客气以凌心，故汤中加桂以平木，而奔豚自除。一在里而未发，一在表而已发，所以治各不同也。三条，胃中以下而空虚，邪之客上焦者，必不因下而除，故客气动于膈也。"言前二条均为肾水上乘，但同中有异，一为在里而未发，一为在表而已发。后一条则为胃中客热，其论恰当切实。

另外，用类证方法，研究伤寒疑似证。如吐利、干呕、吐涎沫、食欲呕四证相似，病机亦有异同，如何辨之？沈氏类为一处，云："吐利烦躁，是阴邪入于内，不得从阳以出乎外矣。干呕者，呕而无物，胃虚也。吐涎沫，胃寒也。食谷欲呕，谷气入于胃，即拒之而出，亦胃寒也。"从病机、病证诸多方面进行了辨析，对临床类证鉴别诊断无疑起到极大的作用。

同一脉证，所病不同，亦细微有别，如脉促有桂枝汤证、桂枝去芍药汤证、葛根芩连汤证。沈氏辨曰："邪束于外，阳不得伸，不得伸必内扰，故令脉促。夫桂枝（汤证）脉本弱，促者，误下之过也。但前条（葛根芩连汤证）脉促是阳重，下条（桂枝去芍药汤证）脉促又为阳虚。何则？脉虽促而汗不出，胸虽满而不喘，脉与上同而证自各异。"

（六）临证分析，综百家而不偏执

沈金鳌重视临床实践，重视临证分析，综百家而不偏执，是一个十分务实的临床医学家。

1. 论述杂病，不分内伤外感

沈氏认为，无论什么原因，凡发生于皮毛、肌肉、经络、脏腑的病证，在辨证和治疗中极易杂乱混淆。在研究时，分证论述，分别探求其由来，审辨其变迁、沿革，从源溯流，而后明其治法。这种详述病证原委，悉形证，考主治，因病用方，理与法、方与药比较契合。还对每一病证后附列导引等其他治疗保健方法，论述较为完备。

2. 重视脏腑，突出脾胃后天之本

沈氏论述病证，以生理、病理为基础，也就是说以脏腑的生理、病理为基础阐发病证，并且重点说明脏腑之间、局部与整体之间病因病机的联系。脏腑中，尤重视脾胃，突出脾胃与其他脏腑的关系。他认为脾"赡运用，散精微，为胃行津液""以升为德""当水谷之海""十二经根本""后天之本"，又"脾统四脏，脾有病必波及之；四脏有病，亦必待养于脾"。他论述杂病基本宗此思想，如"泄泻"一证说："泄泻，脾病

也，脾受湿不能渗湿，致使阑门元气不能分别水谷，并入大肠而成泻，故口渴、肠鸣、腹痛，小便赤涩，大便反快，是泄固由于湿矣。"又指出虽然风、寒、热、虚均可致泻，但"苟脾强无湿，四者均不得而干之"。治疗则以平胃散、六一散、胃苓汤、附子理中汤、四苓汤、四君子汤加减化裁，均体现重视脾胃之学术思想。

3. 崇古而不泥古，多能阐发己见

沈金鳌论述病证，尊崇古训，对前人的宝贵经验能择善采撷，但却不偏执一家之论。如他在论述儿科疾病时，对诸如钱乙、娄全善、杨士瀛、危亦林、张元素、朱丹溪、叶桂等名家之论，做到论理有据，施治有本，同时崇古而不泥古，常能抒发己见。比如食积证，他说："儿病多由食积，固是要语，医家不可不知。然亦有禀受薄弱，或病后虚怯，其所生有余无食积者，不得以此语横亘心中，仍为消导。即或有之，亦当扶正而使自消。"又如，沈氏基于小儿脏气未全，难胜药力的体质特点，反对用药过猛，并对前人偏于"专攻""专补""专凉""专热"的治法提出异议，主张小儿用药应以"中和当病"为准则。

此外，沈金鳌于脉学研究也颇深刻，他论脉以浮、沉、迟、数、滑、涩六脉为纲，统属诸脉，现论主脉主病，主次分明，颇具特色，便于记学和运用。在《伤寒论》的研究方面，推崇柯琴，突出六经辨证，集中了王叔和以下各家的精论，不仅理论上阐发精当，而且对于所引诸论，皆注明出处，并以按语形式阐己见发于后，其按语颇多新见。

三、古今评鉴

王伯岳、江育仁《中医儿科学》：沈氏治学严禁，著作也很审慎。在医学方面，自谓须"必得所传授，亲习其事""皆确凿可据"者然后笔之于书。不作浮光掠影之谈"及臆测附会之语"。沈氏不是专工儿科，但对儿科有深刻的研究。他认为，小儿脏气未全，不胜药力，故提出"勿轻易投药""用药亦不可太猛"等主张。临证用药"一以中和当病为归，不敢偏于攻补凉热"。这些认识都是实践经验的总结，也是儿科医生应当注意的。

第三节　主要著述

一、《幼科释谜》

（一）内容提要

《幼科释谜》6卷，清·沈金鳌著，成书于1774年。专论儿科病证，前4卷为总论，叙述了儿科诊断大法，后列举了儿科24门症候。每论一症前，各著四言韵语一首，阐明其义理，简括扼要，极便记诵，每一韵语之后，均采集前贤议论，选择精当。

第一卷，介绍小儿诊法总论，初生儿诸病和惊风证治。诊法总论包括察色、听声、脉法、脉应杂病、看虎口三关法、小儿指形图 15 幅；初生儿诸病包括胎惊、胎痫、胎风、胎黄、胎寒、胎热、撮口、鹅口、脐风、脐湿肿、脐疮、脐突；惊风论治包括急惊风、慢惊风、慢脾惊、天吊、急慢惊诸恶候、惊风诸变证、诸惊不治症。

第二卷，论述了痫痉、疳积、发热烦躁、伤寒、麻疹、疟疾等 6 个门类疾病的证治。其中痫痉门包括痫痉之分、阴阳二痫、风惊食三痫、五脏痫、痫证治法、诸痫不治症、痉必拘挛；疳积分疳病原由症治、五脏疳、无辜疳、疳病二十四候、丁溪哺露、疳病名目、五疳出虫法、走马疳、疳病不治症；发热烦躁门包括五脏热、热有虚实表里、热辨温壮烦、热分惊积、热有昼夜久暂之分、寒热并作、骨蒸热、潮热、余热、烦躁原由症治；伤寒门列伤寒原由症治；麻疹门列麻疹原由症治；疟疾门载疟疾原由症治，附寒热往来。

第三卷，论述黄疸、水肿、腹痛腹胀、痞结积癖、食积、吐泻、痢疾等 7 个门类病证，黄疸门有疸病原由症治、疸分阴阳；水肿门有水肿原由症治，附诸肿胀；腹痛腹胀门分腹痛原由症治、盘肠内吊痛、锁肠痛；腹胀原由症治、腹胀有虚实；痞结积癖门有痞结原由症治、积癖原由症治、诸积分辨、积病有治有不治、痃癖原由症治；食积门分食积原由症治、食积痢、食积吐泻；吐泻门列单吐、单泻，有吐泻原由症治、四时吐泻治分表里、吐泻心腹痛、吐病原由症治、泻病原由症治；痢疾门列赤白痢原由症治等内容。

第四卷，论述感冒、痰涎、咳嗽哮喘、啼哭汗、耳目鼻口舌齿咽喉、大小二便、脱肛肛痒、丹毒等 9 个门类病证，感冒门分四时感冒症治；痰涎门分痰涎原由症治，五脏传变皆痰；咳嗽哮喘门分咳嗽原由症治、百日内嗽、哮喘原由症治、马脾风；啼哭门列啼哭原由症治；汗证包括自汗症治、盗汗症治；耳目鼻口舌齿咽喉门分耳病原由症治，目病、鼻病、口病、舌病、齿病、咽喉病原由症治；大小二便列大便门不通原由症治、小便不通有阴闭阳闭癃闭、诸淋皆有肾虚、遗尿有寒热异因、尿白、阴肿疝、尿血；脱肛门肛痒列肛病原由症治；丹毒门分胎毒发丹、一切丹原由症治、五色丹、辨小儿欲发丹候等有关内容。

第五、六卷，是诸病应用方，两卷共收载应用方剂 394 首，以备检索选用。

（二）版本流传

参见《沈氏尊生书》的版本流传。现存版本：清代乾隆三十八至三十九年原刻版本；清代同治元年醉六堂刻本；《沈氏尊生书》本；1957 年 6 月上海卫生出版社铅印本；1959 年上海科学技术出版社铅印本。

（三）古今评鉴

王伯岳，江育仁《中医儿科学》：本书总结、汇集儿科诊法，其次为初生疾病，然后为惊风、疳积、黄疸、吐泻、痢疾、感冒、咳喘以及丹毒、五官等各类病候二十四门，后二卷为诸病应用方。理法方药，大体具备。沈金鳌于每一章节之首，冠以四言韵语，以阐明其义理，便于学者诵读记忆，掌握应用。然后列举前人有关这一问题的论述，加以论证。其目的是，"要皆择其至精至当，归于一是"，而达到能够使之"以相发明"的作用。

二、《沈氏尊生书》

（一）内容提要

《沈氏尊生书》，沈金鳌著初稿，成于乾隆三十八年（1773）夏，刊于乾隆三十八至三十九年（1774），刊刻完毕于乾隆三十九年十二月或之后。因此，《全国中医图书联合目录》载"乾隆三十八年刻本"当为"乾隆三十九年刻本"。其书系沈氏20年心血的结晶，也是其临床心得的总结。据《沈氏尊生书》总自序载："乾隆三十八年癸巳季夏上浣芋绿沈金鳌自书。"可知其书稿成于乾隆三十八年夏。又《沈氏尊生书》总序俞提云："沈氏著作等身，而此书之成最晚，将付梓，问序于予。"据此认为此书于乾隆三十八年夏开始雕版印行。据《杂病源流犀烛》自叙记载："乾隆癸巳清明前一日锡山沈金鳌芋绿氏自书"，得知《杂病源流犀烛》一书定稿于乾隆三十八年春。《妇科玉尺》自序云："乾隆甲午清明前二日无锡沈金鳌自书。"知《妇科玉尺》一书定稿于乾隆三十九年春。《伤寒论纲目》一书定稿于乾隆三十九年11月。《幼科释谜》自序："时乾隆三十九年甲午十二月上浣无锡沈金鳌芋绿氏自书。"知《幼科释谜》一书定稿于乾隆三十九年十二月。序中又云："前著《伤寒纲目》《杂病源流》《妇科玉尺》，皆晓然于心与手目，一一笔之于书者也。"《要药分剂》序中无时间落款，但由上文得知《要药分剂》一书定稿更晚，当在乾隆三十九年十二月之后。因此，此书最早刊刻年代应不早于乾隆三十九年十二月。或许由于过度劳累，沈氏在书成后一年便与世长辞了。

《沈氏尊生书》一书，洋洋百万言，纵观其序文时间，前后历时2年，然而，并非在2年内完成此书，而是积20年心得，参以秦汉至明清的百余家名医论述撰写而成。其在《伤寒论纲目》自序中云："二十年来，余专读伤寒书至百余家""循六经之次，析各款之繁，以仲景论为纲，历代诸家之语足以阐明仲景者为目"，参以己见，编著而成。其他诸书亦是如此。

其中，《杂病源流犀烛》30卷，分脏腑、奇经八脉、六淫、内伤外感、面部、身形六门，论述了肺病、咳嗽哮喘、疹子、大肠病等计92种病证的源流。每一病证源流中又分某一具体病证，如《肺病源流》一篇，首总论手太阴肺脉流行、肺的生理、病理及病证治法，汇编历代诸家论述肺病的脉法、肺病证、肺病间甚、肺病治法、肺绝候、肺气滞涩保养法；后次论肺胀、肺痿、肺痈、息贲证的证治源流及相关资料；再列出肺病诸药要品及治疗肺病的方剂，对某一具体病证，亦分列出相应治疗方剂，如治肺胀方五、治肺痿方七、治肺痈方六等。其引用书目多达 82 种，如《内经》《南阳活人书》《温疫论》《金匮要略》《叶氏医案》《医学入门》《备急千金要方》《脉经》《济阴纲目》《本草纲目》《保生秘要》《疡科选粹》《喉科秘传》《铜人针灸图经》等，涉及内、外、妇、儿、针灸、养生各科医籍，另外，尚引用如《中庸》《论语》等儒家经典。

《伤寒论纲目》18 卷，卷首冠以总论，分为脉证、六经主证、阴阳、表里、传变、愈解等篇；自卷一至卷十五，编列张仲景《伤寒论》原文为纲，选辑后世医家注解为目，其分属六经次第者，则以柯琴之说为主；其不得分属六经者，如伤寒后证、伤寒所属诸病、辨脉法、平脉法等悉列于后。其所引用书目达 46 家之多，如朱肱、戴原礼、李杲、张介宾、柯琴、魏荔彤、许叔微、楼英、成无己、喻昌、庞安常等，其中不仅有伤寒大家，亦有如朱震亨、张从正、李中梓等内科杂家等。

《幼科释谜》6 卷，论述儿科疹法及病症 24 门，并对每一病症著四言韵语，便于记诵。

《妇科玉尺》6 卷，共分求嗣、月经、胎前、临产、产后、带下、崩漏、妇女杂病九篇。每篇先作综合，叙述凡属该门的证候概要，次列脉法，再就该门举出主要病证，录述前人理论和治法，或详或略，恰当适用。后汇录方剂，以备随候采用。此书所引书目达 24 家，有《保产要录》《达生篇》《妇人良方大全》等妇科医籍，亦有《脉经》《儒门事亲》《备急千金要方》等内科医籍及方书等。

《要药分剂》10 卷，选用常用药物 400 余种，按照十剂分编为 10 卷，每药首列主治功用，次区别药性归经，后录前人精切议论，再列使用禁忌，最后为炮炙方法，博采详审，取精用宏，为药剂简略精华本。此书引书达 36 家之多，除《本草纲目》《日华子本草》《本草衍义》等本草医籍外，尚有汪机、汪昂、李杲、张元素、王执中等医家论著，另外，尚有如《博物志》之类的博物著作。

《脉象统类》1 卷，共论 27 脉。将 27 脉统于浮、沉、迟、数、滑、涩六脉，其云："提纲要脉，不越浮、沉、迟、数、滑、涩六字。"认为浮主表，沉主里，迟为寒，数为热，滑涩主气血，又将洪、芤、弦、虚、濡、长、散 7 脉统于浮，短、细、实、伏、牢、革、代七脉统于沉，微、弱、缓、结统于迟，紧、促、动统于数，纲目清晰，层次分明。对每一脉象又论其所主之候，如浮为风虚弦掉之候。又分左右两手，寸关尺三部，分别论其所主病证，配以兼脉，说明其所主之证。其书未引证前人，多所发明。

《诸脉主病诗》1 卷，认为《脉象统类》各脉所主之病已详，但琐碎无文义相贯，难以记识，因仿濒湖脉法，作 27 脉主病诗，使脉病相合，便于记诵。

（二）版本流传

本书版本有：①清乾隆三十九年（1774）刻本，即清乾隆三十九年无锡师俭堂刻本。《全国中医图书联合目录》著录乾隆三十八年刻本当为乾隆三十九年刻本，其著录有误。此本青岛市图书馆、北京医科大学图书馆有藏。前有沈金鳌总自序和俞琰总序及章汝亮记。其行格版式为每半页 12 行，每行 25 字，白口，单鱼尾，上下单栏，左右双栏。为沈金鳌医学著作的首次刊印本。②清乾隆四十九年（1784）师俭堂刻本。③清乾隆四十九年奇氏安徽刻本，系其弟子奇丰额于安徽刊刻。前增奇氏序文一篇，以叙刊刻原委。④乾隆年间尚有一种版本，当为丽川方伯先生所刻。此本在落款为"乾隆五十二年丁秋九月下浣五日钱塘吴纯拜识"的吴纯序和"乾隆五十七年岁次壬子夏四月松陵后学鼎和徐曦拜撰"的徐曦序中言及。考其版本，前有奇氏序文，后为吴纯、徐曦序，其版式除左右单栏外，余同奇氏刻本。此本源于奇氏刻本，刊刻具体年代不详，可能为乾隆五十七年（1792）。⑤清道光二十三年（1843）南海刘聘璧刻本。⑥清道光二十四年（1844）刻本。⑦清同治元年（1862）刻本。⑧清同治十三年（1874）湖北崇文书局刻本。此本前有同治十三年仲春合肥李瀚章序，后有乾隆四十九年奇丰额序，知其来源于安徽奇氏刻本。⑨清光绪二十一年乙未（1895）上海图书集成印书局铅印本。⑩清宣统元年（1909）石印本。⑪清抄本。中国中医科学院图书馆有藏。此抄本每半页 12 行，每行 25 字，标点处有红笔圈点，标题画有红一。在《伤寒论纲目》中，原文前印有"纲论"二字，注文前印红印"目论"二字，且夹有一纸条，书云："刻时用阴文，只刻纲字、目字，俱不用论字。"此本当为初刊时所用底稿本。

在刊印《沈氏尊生书》的同时或之后，亦有每部书的单行本刊印，早期的这种单行本是作为丛书的一种印行还是单独印行，尚不能确认，但从单行本的刊印年代和现存单行本的纸张对比来看，可以断定是在刊印全书时，某一种书的刊本脱离全书单独流传而导致的。

据《全国中医图书联合目录》载，《杂病源流犀烛》单行本有：清乾隆四十九年甲辰无锡师俭堂刻本、清同治十三年甲戌湖北崇文书局刻本。《伤寒论纲目》单行本有：清乾隆四十九年甲辰无锡师俭堂刻本、清同治十三年甲戌湖北崇文书局刻本和石印本。《妇科玉尺》单行本有：清乾隆三十九年甲午无锡师俭堂刻本、清乾隆四十九年甲辰无锡师俭堂刻本、清同治十三年甲戌湖北崇文书局刻本。《幼科释谜》单行本有：清乾隆四十九年甲辰无锡师俭堂刻本、清同治十三年甲戌湖北崇文书局刻本。《要药分剂》单行本有：清乾隆四十九年甲辰无锡师俭堂刻本、清同治十三年甲戌湖北崇文书局刻本。其记录单行本时间与《沈氏尊生书》刻本时间完全一致，可以说这种单行本实际是脱离全书单独流传的一种版本。除此之外，此后也有单行本刊印，如:《幼科释谜》的民国华北国医学院铅印本、1957 年上海卫生出版社铅印本;《妇科玉尺》1958 年上海卫生出版社铅印本;《杂病源流犀烛》1962 年上海科技出版社铅印本等，均为单行本。

第四节　学术思想

沈金鳌博学多才，精通医学，对内、外、妇、儿和五官均有涉及，其儿科学思想主要体现在如下几个方面。

一、重四诊，强调观色察形

儿科，古人谓之"哑科"，以其言语不能通，病情不易测，即稍年长之时，知识虽开，易生诈伪，往往以假乱真，真假难明。故沈金鳌强调小儿诊断，应以观色察形为要。"婴儿两三岁内，全属天真，痛痒不能自达，其时脉虽不可凭，而观色察形，或视三关指纹，医者反得依据。有一种娇养小儿，至四五岁六七岁，知识略开，便生诈伪，不饥为饥，不渴为渴，不痒为痒，不疼为疼，父母溺爱不知，谆谆告医，医若不察，便生多误。此又当观色于色之外，察形于形之表，以辨其情伪者也，切勿为他瞒过。"

如观察唇色，沈金鳌十分推崇钱乙之论。他说："唇上症，白主吐涎、呕逆、吐血、便血；红主渴饮烦躁；若久咳泻唇红色，是虚证也，勿用凉药；黄主脾积……吐涎，主虫痛，不吐涎是积痛；青主血虚脾寒，为冷所乘，盖唇主脾土，木来克土，知脾弱不能食也。"

沈金鳌观察口唇色泽变化，辨别病情寒热虚实，也包括了望面色，此外他对"舌诊"也很重视。"凡小儿舌干、舌白、舌燥、舌胎、舌黄、舌赤肿，皆主大便不通，或通利必赤色焦黄；如舌裂、舌上芒刺、舌上出血，皆热极，阳毒也；舌上生疮，心脾有热；舌卷主惊；久患泻利，舌黑而润，不可认为热，盖久病上焦虚热故也；久泻利舌黑者，必死。"

关于指纹诊法，沈氏多师承前人经验。对指纹色泽主病，尤推崇滑伯仁之论："纹色紫热，红伤寒，青主风，白疳病，黄色淡红，乃平常小恙。"其筋纹形主病，多以明代寇平的《全幼心鉴》13 种指纹的形状、主病及治疗方法加以描述："流珠只是一点红色，环珠差大，长珠圆长，以上非谓圈子，总皆红脉贯气如此。来蛇即是长珠散出，一头大一头尖，去蛇亦如此，分上下向，故曰来去。角弓张向里为顺，向外为逆。枪形直上，鱼骨分开，水字即三脉并形，针形即过一二粒米许。射甲命脉向外，透指命关向里。"但临证并不专执其形脉而投剂，"流珠形，主饮食所伤，内热欲吐，或肠鸣自利，烦躁啼哭，用助胃膏；环珠形，主脾虚停食，胸膈胀满，烦渴发热，五味异功散加山楂、枳实；长珠形，主脾伤饮食腹痛，寒热不食，大安丸、异功散；来蛇形，主脾胃湿热、中脘不利、干呕不食，此疳邪内作，四味肥儿丸；去蛇形，主脾虚、食积吐泻、烦渴气短、喘急不食、困极，七味白术散；弓反里形，主感寒惊悸、哽气出气、四肢梢冷、倦怠、小便赤、咳嗽吐涎，惺惺散；弓反外形，主痰热、心神恍惚、夹惊夹食、风痫痰盛，天麻防风丸；枪形，主风热、生痰惊，抱龙丸；鱼骨形，主惊痰发热，抱龙丸、抑青丸；水字形，主惊风、食积、胸膈烦躁、顿闷少食，或夜啼痰盛、口噤搐搦，大安丸；针形，主心肝热极生风、惊悸顿闷、困顿、痰盛搐搦，抱龙丸；射指形，主惊风痰食聚膈，牛黄清心丸；射甲形，主惊风，及一切木克土之败症，六君子汤加木香、钩藤、官桂，未应，即加附子"。可见沈氏对古代流传的指纹诊法持赞同的态度，为今人进一步研究小儿指纹提供了宝贵的资料及临床经验。

二、论治疗，中和当病为归

沈金鳌指出："古人治幼儿，或专攻，或专补，或专凉，或专热，皆有偏处。是书宗旨，一以中和当病为归，不敢偏于攻补凉热。"

如对小儿外感表证，认为"浅在肌表，表之则散，发之则怯"，若不早治，由外内侵，变成大病，难以祛除。治疗上宜因时而异，"春夏辛凉，升麻、柴胡、荆、防、羌、葛，取效须臾；秋冬辛温，桂、参、苏、二胡、二活，其要也夫"。

在治疗用药方面，照顾全面，严谨切要。如指出小儿虽热病为多，然并非皆伤寒之类，"盖小儿脏腑娇嫩，六气未充，外邪易犯，乳食多衍，一旦病至，杂病多假。惊疳痰食，痘疹烦冤……认病毋错，方治求全"。即使小儿热病，真属伤寒一证，治虽同大人无异，然小儿伤寒多见警惕积食，其中必兼去积消食之品，方可奏功。在辨食积方面，指出："儿病多食积，固是要语，医家不可不知。然亦有禀受薄弱，或病后虚怯，其所生病，有全无食积者。不得以此语横亘心中，仍为消导，即或有之，也当扶正而使积自消。"可见沈氏十分强调综合考虑，切中病证，或补或泻，以调整阴阳脏腑功能为主，使之阴平阳秘，达到平衡。

沈氏认为小儿之病最重唯惊，在病理方面多由心经热炽，肝部风生，肝风心火，二脏交争，血乱气壅，痰涎与并，百脉凝滞，关窍不灵所致。故急惊表现以热、痰、惊、风四症为主，但治疗上四症当分轻重、主次。闭窍者当先开窍，且与截风定搐，风搐定后再下痰热；若以痰热为主，未现惊风之象，只可退热化痰，不可妄投惊风之药，恐引痰入经络，若病在热，不可妄治痰，只当解表清热，痰热得泄，风搐得定。若搐定而痰热无多，只用轻清之品除热即可。急惊属热，虽当下之，但切不可过用寒凉，以免转变慢惊。慢惊属虚寒，无风可逐，无惊可平，治当温补。总之，惊风一症，病势急骤，病情复杂，临证当细心体察。

由上可知，沈氏对儿科临床治疗谨慎，随证变通，既不可执古方以治今病，亦不可妄作方剂有背古人之意，"中和当病为归"是沈金鳌治小儿病的临证宗旨。

三、治泄泻，灵活调理脾胃

（一）健脾为本，巧用四君

小儿泄泻主要病变在于脾胃，由于小儿脏腑娇嫩、形气未充，脾胃功能尚未健全，若外感风寒暑湿邪气，或内伤乳食，或脾胃虚寒等原因，均可致脾胃运化功能失调，而引起泄泻。所以建立中州之气是治泻之本，《幼科释谜》中有 11 首方由四君子汤化裁而来，其加减变化为：①钱氏白术散由四君子汤加木香、藿香叶、葛根组成，方中醒脾理气升阳之品达助脾和胃、调中益气之目的；②醒脾散为四君子汤加木瓜、黄芪、白扁豆，以增加益气止泻之功；③六和汤为四君子汤去白术，加砂仁、杏仁、藿香、半夏健脾和胃，扁豆、香薷、厚朴理气止泻，专治心脾不和、气不升降、霍乱吐泻；④六神丸为四君子汤加山药、扁豆加强上泻之功；⑤理中汤则为四君子汤易茯苓为干姜，曾温脾暖胃之功；⑥参苓白术散为四君子汤加山药、莲肉、扁豆健脾化湿，砂仁、桔梗理气和胃，共奏健脾益气、渗湿止泻之效；⑦冲和饮由四君子汤加苍术、枳壳、陈皮、半夏、厚朴理气调中，干姜、薄桂、当归、川芎、白芍温中和血，前胡、桔梗、麻黄、白芷疏风散寒，共治寒邪直中、脾胃受损之泄泻；⑧和中散由四君子汤加橘红、半夏、木香、莲肉化湿和中顺气，全蝎、白附子、炮南星息风止痛治伤食泄泻惊风；⑨胃苓汤为四君子汤去人参加猪苓、泽泻、厚朴、陈皮渗湿理气止泻；⑩万安饮为四君子汤去茯苓、白术，加当归、生大黄、柴胡、枳壳、半夏、白芍、防风、黄芩以宣通气血、疏解风寒，兼以宁心化痰、除烦清热。

（二）散寒止泻，巧用温药

沈金鳌在治疗泄泻时，对寒湿为患、脾肾亏虚者，善于使用温药。如：①钱氏益黄散用青皮、陈皮理气，配诃子涩肠止泻，加丁香、炙甘草温中和胃降逆；②使君子丸中使君子肉、槟榔、椿根皮为温药，共奏杀虫消积、涩肠止泻之功，配大黄加强攻积导滞之力，二方均用于泄泻初期胃气不和；③当归散中牵牛仁、大黄有攻积导滞之功，加当归、桃仁调和气血，全蝎祛风，肉桂加煨姜温中补阳，共奏祛邪消积、通络散寒之效；④匀气散中桔梗、陈皮、砂仁宣肺理气健脾，小茴香、炮姜温中散寒止泻调中，治冷疝腹泻，气滞不和；⑤五苓散重用泽泻为君利水渗湿，臣以茯苓、猪苓增强利水蠲饮之功，加白术健脾气而运化水湿，更佐桂枝外解太阳之表，又助膀胱气化，五药合用温阳化气分利小便，湿去泻止；⑥理中汤、冲和饮均在健脾和胃基础上，佐加温药以达温中健脾之功；⑦快膈汤以人参健脾益气为君，加用青皮、砂仁、乌药、良姜等理气温中药，配炙甘草顺气和中、消导宿滞；⑧南星腹皮饮以南星温化寒痰为君，用五皮饮理气健脾、利湿消肿，扁豆子健脾止泻，治疗脾胃虚胀，痰喘胸满；⑨四神丸温补脾胃、涩肠止泻；⑩乌犀丸用皂荚、陈皮、川乌理气化痰止痛，硫黄、白姜温中散寒，巴霜攻下食积，达补脾消食化积之目的。

统观沈氏用药，或多在健脾药中加葱白、生姜、香薷、麻黄、葛根、桂枝、防风、白芷，以取散寒发表止泻之效；配小茴香、炮姜、干姜、乌药、良姜，温中理气止泻；加藿香、厚朴、青陈皮、砂仁，燥湿止泻；配南星、半夏、皂荚、白附子，温化寒痰止泻；加益智仁、肉豆蔻、吴茱萸、补骨脂、白术、炙甘草，暖脾止泻。

（三）祛瘀消积，巧用理血剂

沈金鳌在治疗小儿泄泻、食积和疳证时，善于合理使用理血剂。三棱散、当归散、沉香槟榔丸、万安饮、冲和饮均有理血药，其中以三棱散为代表方，方中以三棱、莪术为君，祛瘀消积止痛；配合橘皮、神曲、麦芽加强理气消食之功；用益智仁、炙甘草暖脾止泻，共奏补脾消食化积之效，治疗惊泻、疳积泻。当归饮中当归、甘草温，入脾经；桃仁苦甘平，入大肠经，二者与理气药共能调和气血、行气止痛。沉香槟榔丸中三棱、莪术、香附疏肝解郁，破血中之气，全方行气药与攻下药配伍治疗诸疳虫积。万安饮用当归、白芍调和精血，配合理气药共有宣通气血、疏散风寒之功。冲和饮中川芎为血中之气药，与当归、白芍配伍能通达气血，血行风消，泄泻自停，用于冷泻、脏寒泻。

（四）治疗热泻，巧用温里剂

沈金鳌在治疗泄泻时，对于热泻并非一味攻下、清解，而是注重阴阳平和。如治疗热泻时用万安饮，既用大顺饮中赤茯苓、生大黄、黄芩、滑石来清化肠道湿热，也用五苓散温阳利水、健脾止泻、分正阴阳。临证常加用薏苡仁、车前、生姜加强此功；湿热未除可用茵陈山栀汤除湿退黄，送服五苓散分正阴阳；如有表邪，发热泄泻，可用香薷散温中燥湿、解表止泻。湿热已除，可用钱氏白术散助脾和胃、调中益气。肾阳虚衰，阳气当至不至，浮于外，阴气极而下行之里寒外热泄泻，用四神丸。四神丸方中补骨脂辛苦性热而补命门，为壮火益土之要药，故为君药；肉豆蔻温肾暖脾、涩肠止泻；吴茱萸暖脾胃而散寒除湿，并为臣药；五味子为温涩之品，生姜散寒行水，大枣滋养脾胃，并为佐使药，如此配合肾温脾暖，大肠固而运化复，阴平阳秘，泄泻自止。

四、重胎养，生后用药宜慎

沈金鳌在《幼科释谜》卷一开篇的"总论"中就对胎养进行了论述。他认为："运合阴阳，胚胎在腹，五行相参，乃成孕育。逐月成形，男女攸属，九窍既分，肢体随畜，脏区以五，腑部以六，内生筋骨，外弸肌肉。至于经脉，无不联属，至于毛发，无不攒簇。"在论述了胎孕形成，腑脏、经脉所分的同时，重点研究了胎儿在孕母腹中与孕母的密切关系，强调了胎养的重要性。他认为："气通于母，呼吸盈缩，母息是同，如璞孕玉。母热热侵，母寒寒促，母怒脉兴，母惊脉触，母思气拘，母忧神局。凡此诸因，皆能停毒，而毒之停，更甚淫欲。毒停先天，后天斯酷，古人胎教，所由谆勖。十月涵濡，胎元具足。"

沈金鳌注重顾护小儿体质，认为"芽儿脏气未全，不胜药力。周岁内，非重症，勿轻易投药，须酌法治之。即两三岁内，形气毕竟嫩弱，用药亦不可太猛。峻攻骤补，反受药累"。

小儿体质"易寒易热，易虚易实"，临床多见寒热错杂、虚实并见等复杂证候。若病轻而药重，则是以刚济刚，不但无济于病，反而增加病势；若正气已虚，邪留不解，即不能补，又不能表，但邪不去而正愈虚，攻补两难，对于临床这种复杂而迂回曲折之证，沈氏总是分别轻重缓急，从调整机体阴阳气血脏腑功能入手，使之重新归于动态平衡。

第五节 临证经验

一、初生诸病

沈金鳌明确地指出了初生儿疾病的病因与病机。他认为，婴儿坠地，形体虽具，犹是血茄，肌肤脆嫩，如水中泡，如树上葩。"八风之贼、六淫之邪，岂能速害，从外而加，由在母腹。或伤冷热，或被惊哗，烹煲燔炙，酒礼纷奢，乱气狡愤，阴血周遮，酿灾蕴毒，贻害婴芽。降生之后，调护多差，绷抱恐吓，乳哺擎叉，致令疾作。"

《幼科释谜》分别论述了胎惊、胎痫、胎风、胎黄、胎寒胎热、鹅口、撮口、脐风、脐湿肿、脐疮、脐突等病证，就历代医家对上述病证的论述进行论证。

二、惊风

沈金鳌对小儿惊风论述甚详，认为"小儿之病，最重唯惊"。该证以发搐、牙紧、面青、角弓反张等为主要特征，其病因由"心经热积，肝部生风，肝风心火，二脏交争，血乱气壅，痰涎与并，百脉凝滞，关窍不灵"所致。临床上分为急、慢两类，"急由阳盛，慢属阴凝；急缘实病，慢自虚成"。临证诊治，重视辨证，强调"医药速营，诸惊疾发，诊视察听，表里虚实，尤贵详明"。

他认为，急惊风为"急惊之症，暴疾难名，种种恶候，一一并呈。迨其发定，了了神清"。究其原因，"调护失情，书抱当风，夜卧厚衾，多食辛辣。偶触鼓钲，跌扑嚷叫，人物雷霆。凡诸惊恐，动魄乱经，一旦疾作，讵比寻恒"。

对于慢惊风，"慢惊之症，睡卧靡宁，乍发乍静，神思昏瞑"。究其病因，"大抵久病，逐渐势增，吐泻疟痢，消耗匪轻。脾胃虚弱，阳常不升，虚邪火旺，肝木来乘，淹延困顿，遂致命倾"。

对于慢脾风，"有慢脾风，症更堪憎，慢惊之后，虚极难胜，病全归脾，故慢脾称"。由于"脾家痰饮，凝聚胸膺。脾家虚热，来往相仍。脾困气乏，肢冷目瞪、频呕腥臭、微搐焦声，无风可逐，无惊可平"。此症，"十不救一，魂魄归冥"。

又有天吊，"状若祟凭，头目仰视，身热不停，爪青肢疭，是真病情"。其病由"邪热毒气，壅遏心精，颇难调治"。

治疗上，沈金鳌力倡各家之学，但也不乏自己的真知灼见。

如论治慢脾风，沈氏认为凡因吐泻成虚风慢脾者，先用夺命散、青州白丸子末，煎如稀糊，入蜜调，控下涎后，服醒脾散。

又如论治慢惊风时，沈氏引虞抟"慢惊者，因吐泻日久，中气大虚而得，盖脾虚则生风，风盛则筋急，宜用温白丸（僵蚕、白附子、炒南星、天麻、全蝎）"之论，沈氏认为，所谓"脾虚则生风者，非风自脾生，以脾虚则肝木必强，乃风生于肝也。

故风盛则筋急，以肝主筋故耳。观温白丸中僵蚕、全蝎、白附、天麻等，皆治肝药可见"。

三、痫证

沈金鳌明确地指出了痫与惊之不同。"仆地作声，醒吐谗涎，异于惊病，命之曰痫"，而惊风虽有发搐、牙紧、面青、角弓反张等症，但其"俱不作声，不吐不沫也"。此症为小儿恶候。

对于痫证的病因，"所以然者，气骨不坚，脏腑尚弱，血脉未全，乳哺失节，客气相干，唯风惊食，乃痫之原"。究其病机，沈氏认为，"风属外感，惊属内缘，不内不外，食所是专。盖此三因，三痫各缠。别其经络，脾与心肝"，强调痫证发病与脾、心、肝三脏密切相关。

沈金鳌总结了历代医家对痫证的论述，既吸取其精华，又提出已见。如其对"古痫症，称有五端，五脏配合，六畜殊看"进行剖析，"一曰马痫，马叫连连，此其所属，心火熬煎"，为心火为患；"二曰羊痫，羊叫绵绵，此其所属，肝风作愆"，为肝风使然；"三曰鸡痫，鸡鸣关关，此其所属，肺部邪干"，为肺脏受邪；"四曰猪痫，猪叫漫漫，此其所属，右肾病传"，乃肾病为患；"五曰牛痫，牛吼啴啴，此其所属，脾土湿湮"，因脾土受困。故可见"应声而发，俱各仆颠"，临证可见五脏兼证，如"心则面赤，吐啮舌尖。肝则面青，手足掣挛。肾则面黑，体直尸眠。肺则面白，惊跳头旋。脾则面黄，四肢缓瘫"。但沈氏在肯定前人经验的基础上，突出强调"痰""瘀"在小儿痫证发病中的地位，"然诸痫症，莫不有痰，咽喉梗塞，声出多般，致疾之由"；"惊食风寒，血滞心窍，邪犯心官，随声所发，轻重断联。虽似六畜，讵竟确然。奚分五脏，附会笺笺。尚通心主，血脉调宣，豁痰顺气，治法真诠"。这些精辟的论述，为其豁痰开窍和活血顺气治则的提出提供了理论依据。

与此同时，沈金鳌就痫之与痉进行鉴别与论述。"痫为心病，痉乃肝瘝。风邪所袭，太阳最先，肝风内煽，相与招延，内外风合，强直难扳，角弓反张，发则如弦，不搐不搦，目唯上观，有刚有柔，悉心以探。大约气虚，病根内拴，兼痰挟火，病势难安。治痉之法，其旨甚元。摇头噤口，相类为缘。乘脾合胆，区别其间。"

有关沈金鳌对痫证治疗的体会，后世医家有较多的发挥，其中影响较大是其对于癫痫的豁痰活血治疗。当今医家董廷瑶认为，临床有少数患儿既现癫痫之证候，又辨有血滞瘀阻之兼证，当应推理论治，亟须豁痰开窍，继以活血逐瘀，即《幼科释谜》所谓"大抵血滞心窍，邪气在心，积惊成痫；通行心经，调平血脉，顺气豁痰，乃其要也"，方选桃红四物汤，酌加菖蒲、胆星、皂角、明矾、天麻、钩藤。

四、疳积

疳积是儿科四大证之一，前贤对疳积之辨有五疳之分及多种疳积之名。沈金鳌认为，疳积总不外伤及脾胃而变生诸症，故曰："大抵疳之为病，皆因过餐饮食，于脾家一脏，有积不治，传之余脏，而成五疳之疾。"

沈氏对四大证中的"疳"之与"惊"进行了论述，"古称儿病，惊疳最大。惊得心肝，疳得脾胃。脏腑因由，各不相蔽。童稚之时，病则为疳，弱冠而后，病成痨瘵，同出异名，唯年齿计，元气亏伤，气血虚惫，其原则一"，也即"疳"之与"积"虽病变腑脏有异，但元气亏虚、气血虚惫是其共同的病机。

因此，对于疳积的发生，沈氏强调了"腑脏娇脆，饱固易伤，饥亦为害，热则熏蒸，冷则凝滞"是其原由。但是，疳积之形成绝非一日所致，"故疳之来，必有伊始"，究其病因，可发为疳由脾、疳由积、疳由母和疳由医之不同，"或幼阙乳，耗伤形气，此疳之根。积渐生蒂，或两三岁，乳食无制，此疳由脾。过饱反瘁，或喜生冷，甘肥黏腻，此疳由积。肠胃气闭，或母自养，一切无恙，喜怒淫劳，即与乳吮，此疳由母。传气为戾。或因病余，妄行转泄，胃枯液亡，虚热渐炽，此疳由医，冒昧错治"。

疳积之临证表现，各不相同，临证并不一一悉备，沈氏总结了前人的疳证二十四候，认为疳候"必先食嗜，盐酸炭米，好吃泥块，口渴且饥，形体憔悴，潮热肠鸣，面黄便秽，渐渐腹胀，牙干目眵，揉鼻挦眉，脊高项细，甚至缩腮，头皮光异，肚大筋青，发焦毛萃，齿烂腿枯，周身疥癞，种种恶候，讵必齐逮"，确实描述得很准确、全面。

至于治疗，沈金鳌力倡曾世荣所传"若脾家病去，则余脏皆安"，故曰："脾家病，宜沉香槟榔丸（沉香、槟榔、檀香、木香、三棱、丁香、神曲、莪术、麦芽、厚朴、使君肉、苍术、青皮、砂仁、益智仁、香附、枳壳、良姜、炙甘草）、乌犀丸（皂荚、硫黄、白姜、陈皮、川乌、巴霜），更察虚实疗之。""有虫者，使君子丸（使君子肉、槟榔、榴根皮、大黄）。""心腹痛，吐清水，虫自下者，二圣丸（槟榔、巴霜）。"临证之时，"诸疳症，皆宜用五疳保童丸、万应丸（五倍子、胡黄连、青皮、陈皮、黄柏、神曲、麦芽、三棱、莪术、芜荑、龙胆草、槟榔、川楝子肉、使君子），常服化积治疳"。症平后，根据腑脏偏盛，各投本脏调理之剂，"宁心，茯神汤（茯神、人参、当归、炙草）；调肝，芪归汤（黄芪、当归、白芍、川芎、炙草）；调脾，参苓白术散；补肺，补肺散（阿胶、茯苓、马兜铃、糯米、杏仁、炙甘草）；补肾，调元散（山药、人参、茯苓、白术、白芍、熟地、当归、黄芪、川芎、炙甘草、石膏、姜枣）"，庶各得其宜，前症不致发作。

值得一提的是，沈金鳌对走马疳的治疗。他认为，治疗走马疳应先去积热，用当归散（牵牛、肉桂、当归、大黄、全蝎、桃仁）合三棱散（三棱、莪术、益智仁、甘草、神曲、麦芽、橘皮），加姜枣煎服；次投芦荟丸（芦荟丸、龙胆草、皂角、薄荷）、玉露饮（寒水石、石膏、甘草），及以盐温水灌漱，或以软鸡翎蘸盐水拂洗拭干，以密陀散敷之。

五、泄泻

沈金鳌对泄泻论述详备："论泻之源，五脏兼推。脾受木克，面黄神疲；脾为水侮，洞泄如筛。心脾气虚，泻黄多噫；肺脾气拂，沫出多啼；脾气虚寒，冷及四肢；脾家积热，心烦口糜；脾为湿滞，浮肿脉迟；脾气下陷，腹坠如遗；脾中虚痞，胀满难支。"泄泻虽为脾病，实与肝、肺、肾、心等脏腑相关。

临证时，沈金鳌汲取诸家思想，尤推曾世荣之说，辨泻之源，审因论治，将泄泻分为"冷泻、热泻、伤食泻、水泻、积泻、惊泻、风泻、脏寒泻、疳积泻"辨治。

冷泻者，寒邪直中、脾胃虚弱所致，"泻密而出少，呈稀水无秽臭，腹痛而鸣，面色苍白，舌淡苔白，用当归散、冲和饮（苍术、人参、前胡、桔梗、枳壳、麻黄、陈皮、川芎、白芷、当归、半夏、薄桂、白芍、赤苓、干姜、厚朴、炙甘草）、参苓白术散（人参、茯苓、白术、甘草、炒扁豆、山药、砂仁、薏苡仁、桔梗、莲肉）"。

热泻者，湿热之邪蕴结脾胃下注大肠所致，"大便色黄，如筒中水，泻过即止，半日复然，心烦口渴，小便黄少，舌红苔黄，先用五苓散、大顺饮，次用钱氏白术散、香薷散（香薷、炒扁豆、厚朴、茯苓）"。

伤食泻者，脾胃素弱，复伤生冷所致，"脘腹胀满，大便不聚而泻，面唇俱白，泻稀而少如败卵臭，泻后痛减，身形黄瘦，嗳气酸馊，舌苔厚腻或微黄，固脾和中散（人参、茯苓、白术、葛根、炙甘草、扁豆、藿香）、醒脾散（四君子汤加木瓜、黄芪、白扁豆）主之"。

水泻者，冷热相激，阴阳不顺，水谷不分所致，多见于夏秋，泻黄水而小便少，次多无度、寒热错杂，舌红少苔，五苓散加苡仁、车前、半夏或白术散、六和汤（人参、砂仁、炙甘草、杏仁、半夏、扁豆、藿香、赤苓、木瓜、香薷、厚朴）。

积泻者，脾气虚弱、乳食入胃不消所致，"泻败卵臭日久，又伤冷食，遂成泄泻，诸药无效，舌质偏暗苔腻，治拟补脾消食化积，先用三棱散除积，次用沉香槟榔丸、参苓白术散，再用和中散（人参、茯苓、白术、炙甘草、葛根、白扁豆、黄芪、藿香）"。

惊泻者，惊吓伤肝、肝气侮脾所致，"粪青如苔、稠黏如胶、烦躁哭闹不休、舌暗红，治拟镇心抑肝、调和脾胃，先拟五苓散，后用三棱散"。

风泻者，慢惊大病、脾胃虚弱所致，症见粪稀、黄褐色，或夹食而下、来势急奏，如果夹黑褐色者，属脾虚而肾水乘也，若久则惊搐，先五苓散加薏苡仁以疏肾水，次泻黄散以祛脾风，再参苓白术散以补脾气。

脏寒泻，断脐风冷外逼而成，在出生3～5月内出现粪青不稀不稠或下清水，未泻腹痛而鸣，啼哭方泻，舌质偏青紫。先冲和饮加葱白，次当归散加煨姜、匀气散（桔梗、陈皮、砂仁、茴香、炮姜、炙甘草）、理中汤。

疳积泻，积滞内停，阻滞肠胃而成，症见面黄肚胀脚弱、头大项小、发稀而竖、肌瘦不食、朝冷夜热、腹中有癖、泻无定色、恶臭、自泻自止，先三棱散加陈皮，次乌犀丸、芦荟丸、快膈汤（人参、青皮、砂仁、乌药、良姜、炙甘草、香附）。

从上分治可以看出，沈金鳌治疗小儿泄泻，以建立中州之气作为治泻之本，整个治疗选方均以四君子汤加减化裁。值得注意的是，沈氏在治疗泄泻时，注重散寒止泻，巧用温药；祛瘀消积，巧用理血剂；治疗热泻，巧用温里剂。

六、咳嗽哮喘

咳嗽、哮喘是小儿常见症，沈金鳌认为此两证均为"肺脏所招，为虚为实，有本有标，析而治之，理无或淆"。咳之与嗽实有不同，"咳则无痰，其声必高。嗽则无声，其痰若胶，声痰俱有，咳嗽名昭"，这些论述为其辨咳嗽证病位之属肺、属脾和治疗重在治肺、治脾，奠定了良好的理论基础。

沈金鳌认为："大抵咳嗽，由伤肺杓，或风乘肺，头痛汗饶，或寒乘肺，肢冷痰痹。或热乘肺，面赤热潮。或火乘肺，涕唾血条。或燥乘肺，毛发如烧。唯嗽之痰，脾湿未消。更详时令，四序分镳。秋冬多实，春夏虚劳。更分久暂，莫任歆歆。初时感冒，邪舍皮毛，淫淫习习，喉痒难搔。嗽久液耗，华盖难浇。声连气促，涎沫盈瓢。更参腑脏，仔细推敲。呕苦属胆，胁痛肝桡。小肠失气，喉梗心苗。长虫胃呕，吐乳脾嘈。大肠遗粪，喘息肺摇。膀胱遗溺，肾痛背腰。腹满面肿，此属三焦。须明种种，咳嗽堪标。"咳嗽之为病，可分为外感与内伤。外感者，或风，或寒，或热，或燥，或火；内伤者，或脾湿所困，或胆热内扰，或气机逆乱（虫积所伤），或肾虚水泛等。又可分时间久暂，病程短者多实，病久者多虚。同时，咳嗽与四时节气之不同明显相干，如秋冬多实，春夏多虚。

至于哮喘，虽亦为肺病，但与咳嗽实不相同。沈金鳌认为："哮喘相近，细核实遥，哮专主痰，与气相撩。"

治疗上，沈金鳌将咳嗽与哮喘分而述之。

（一）咳嗽

沈金鳌在咳嗽的治疗上，撷取了钱乙、《太平圣惠方》、张元素等医家、医著的学术思想，认为"治嗽大法，盛则下之，久则补之"。

从虚实表里论治，肺感微寒，八九月肺气大旺，病嗽者必实，非久病也，其症面赤痰盛，或身热，宜葶苈丸（葶苈子、黑牵牛、杏仁、防己、大枣）下之，久者不可下也；十一二月嗽者，乃伤风嗽也，风从背脊第三椎肺俞穴入也，宜麻黄汤汗之；有热症面赤饮水涎热、咽喉不利者，宜兼甘桔汤（甘草、桔梗）；若五七日间身热痰盛唾黏者，褊银丸下之；有肺盛者，咳而后喘、面肿欲饮水，有不饮水者，其身即热，泻白散（桑白皮、地骨皮、炙甘草）；若伤风嗽，五七日无热症而但嗽者，亦可用葶苈丸，后用下痰药；有肺虚者，咳而哽气、时时常出气、喉中有声，此久病也，阿胶散补之；痰盛者，先实脾，后以褊银丸微下之，或以圣惠射干散（射干、麻黄、紫菀、桂心、半夏、炙甘草）治之。痰退，即补肺如上法。

从脏腑论治，力主张元素的学说，嗽而两胁痛者，属肝经，小柴胡汤；嗽而呕苦者，属胆经，黄芩半夏生姜汤（黄芩、生姜、炙甘草、半夏、白芍）；嗽而喉中如梗者，属心经，甘桔汤；嗽而失气者，属小肠，芍药甘草汤；嗽而右胁痛者，属脾经，升麻汤（升麻、黄芪、人参、熟地、天竺黄、牡蛎、竹叶）；咳而呕长虫者，属胃经，乌梅丸（乌梅、细辛、附子、桂枝、人参、黄柏、干姜、黄连、蜀椒、当归）；咳而喘息吐血者，属肺经，麻黄汤；咳而遗尿者，属大肠，赤石脂汤；咳而腰背痛，甚则咳涎者，属肾经，麻黄附子细辛汤；咳而遗溺者，属膀胱，茯苓甘草汤（茯苓、甘草、桂枝、生姜），咳而腹满、不欲食、面肿，气虚者，属三焦，异功散。

（二）哮喘

沈金鳌对哮喘的认识颇具心得。他认为，哮症，古人专主痰，后人谓寒包热，治须表散，"窃思之，大都幼稚多吃咸酸，渗透气脘，一遇风寒，便窒息道路，气息喘促，故多发于冬初"。临证之时，"喘气促急，专主热撩，痰声喝喝，肚撷胸垚，抬肩张口，鼻煽气怵，俱为恶候"。

沈氏治疗上，以行气化痰为主，同时淡饮食，"禁凉剂，恐风邪难解也；禁热剂，恐痰火易升也。苏子、枳壳、青皮、桑皮、桔梗、半夏、前胡、杏仁、山栀，皆治哮必用之药。李士材谓：先于八九月未寒时，用大承气汤（大黄、芒硝、枳实、厚朴）下其热，至冬寒无热可包。此法颇好，曾试之，亦效。而又有食哮，宜清金丹（五灵脂、豆豉、杏仁、生半夏、生巴豆、生白矾）；有水哮，宜水哮方；有风痰哮，宜千缗导痰汤（南星、半夏、赤茯苓、枳壳、皂角、甘草）；有年久哮，宜皂角丸（皂角），或青皮散"。

第六节　方药创见

一、全蝎散

1. 原方及主治

全蝎（用新薄荷叶夹缚，慢火炙5次，酒浸开）12个，僵蚕（炒，用新薄荷叶缚，慢火炙5次，酒浸开）7.5g，南星（去脐，炮7次，切片，加生姜30g，薄荷5叶，捣成饼）、防风、天麻（煨）、琥珀、甘草（炙）、辰砂（飞）、川芎、附子（炮）各7.5g。上药为末。1岁0.5g，2岁1.5g，薄荷汤下。主治小儿惊痫。

2. 古今发挥

本方为治疗小儿惊风之剂，沈金鳌灵活应用本方治疗惊证。临证运用时，组成基本相同，用法上有所发挥，如急惊不用南星，慢惊不用大黄等。如在身热发搐时，可煎火府散调下，在慢惊吐泻发搐时，以生姜汤下，在急惊搐时，煎火府散加大黄汤下。在《幼科释谜》中有记载：全蝎二十四个（薄荷叶包炙）、僵蚕五钱（炒去丝嘴薄荷叶包炙）、南星一两（用姜一两、鲜薄荷二两，同捣作饼，晒干）。如急惊不用南星，加煨大黄一两，若慢惊不用大黄，加制南星、炮白附子各三钱，防风、天麻、炙甘草、水飞朱砂、川芎各五钱，共为末。一岁儿服一字，两岁儿服半钱，薄荷汤下，量大小岁数加减。身热发搐，煎火府散调。慢惊吐泻发搐，生姜汤。急惊搐，煎火府散加大黄汤。

二、用药心得

沈金鳌临证之时，考虑小儿脏腑娇嫩、形气未充的特点，使用药物注意剂型、用量。《幼科释谜》中用于小儿泄泻的 25 方中，有 11 方为散剂，5 方为丸剂，9 方为汤饮剂。小儿发病急、变化快的特点，急时用散、丸剂祛邪止泻，缓时用汤饮健脾和胃、滋补调养之。上述方中有健脾理气药最多用 1 斤，如六和汤中白扁豆；最少用 1 分，如醒脾散中半夏、木香。可见沈氏用药常根据虚实盛衰酌情选择用量，使邪去正复；而全蝎、牵牛、南星、白附子、芦荟、皂荚、巴豆等有毒攻下之品，用量轻，并多用于散剂吞服，便于掌握用量，同时可顾护小儿清灵之脏，以免克伐太过，生成他变。

第七节　轶闻趣事

沈金鳌一生志趣高尚。他说："吾辈读书，无论事之巨细，皆当怀利济天下之心，非沾沾于制举文字，博功名、便一己为也。"又说："昔人云'不为良相，当为良医'，余将以技济人也。"还说："医系人之生死，凡治一症，采一方，用一药，在立法著书者，非要于至精至当，则贻误后世，被其害者必多；在读书用法者，非审于至精至当，则冒昧从事，被其害者更多。"

第八节　序年纪事

沈金鳌，字芊绿，号汲门，江苏无锡城内西水关堰桥人。
生于清康熙五十六年（1717），卒于清乾隆四十一年（1776），享年 59 岁。

（高修安　白玖芳）

参考文献

1. 沈金鳌. 沈氏尊生书 [M]. 上海：上海卫生出版社，1957

2. 王伯岳，江育仁. 中医儿科学 [M]. 北京：人民卫生出版社，1984

3. 尹淑香.《幼科释谜》学术思想浅析 [J]. 四川中医，1994（10）：13

4. 陈梦赉. 中国历代名医传 [M]. 北京：科学普及出版社，1987

5. 杜业勤，徐世芬. 小儿泄泻的辨证遣方用药 [J]. 新疆中医药，2002，20（3）：3-4

6. 王云凯. 中国名医名著名方 [M]. 河北：河北科学技术出版社，1993

第二十六章　周士祢

第一节　概述

周士祢（生卒年不详），福建福州人，清代乾隆年间著名儿科医家。

周士祢撰有《婴儿论》，该书成书于乾隆四十三年（1778），原稿国内疑未刊行。

周氏对小儿惊风、疳积、疮疹等常见儿科疾患辨证准确，立法得当，处方用药合理，临床多有特殊疗效。

第二节　生平、治学与古今评鉴

一、生平考略

周士祢（生卒年不详），福建福州人，清代乾隆年间著名儿科医家。

周士祢撰有《婴儿论》，该书成书于乾隆四十三年（1778），原稿国内疑未刊行。此书于成书 19 年后传入日本，受到日本医家的高度重视，认为"周氏之精哑科，犹叶生鉴病于镜，脏腑症结，了然可知也"，对其有较高的评价，并于日本宽政九年丁巳（1797）由日本平安书铺刻印出版。

《婴儿论》涉猎广泛，从芽儿至婴儿，对常见疾病辨证准确，立法处方精当，用药合理，所载方对发惊、疳、癖等有较好疗效。如日本医家广川子所言："某曩购此书，实如获异宝，既而验之，发惊、疳、癖诸症，率皆无不奇中。周氏之于小方脉，可谓精矣。"其论治的编写体例法于仲景，因此有谓"长沙氏而千有五百年，今又出周氏，遂全其所缺"之说，可见其对仲景论治小儿病证之不足，独有心径。

二、师承治学

周士祢生平未详，其师承治学也无足以凭。但从其《婴儿论》中可以窥见，张仲景对其学术思想之影响。

周氏认为，《伤寒杂病论》树仲景学说，然其传道之时佚缺小儿诊疗，故以《金匮要略》"以病分篇，每篇内容以条文形式列出"，作为《婴儿论》的编写体例，强调"以病为纲，病证结合，辨证施治"。

首先，《婴儿论》以病分篇，确立了病名诊断在儿科疾病中的纲领作用。

其次，各篇基本以"病脉证并治"为线条，从病与证结合、脉与证合参、辨证与施治为枢。

再次，大多先论述疾病的病因、病机或基本症状，然后分列证候、治法、方药。如辨治寒热脉证并治，先列病名"寒热"，然后指出"寒热之为候，有风湿，有疮疹，有宿食，有惊动，皆能发寒热，须要别论"，然次分列"伤寒""发惊""温病""疟疾""虫积"等症之不同，随后才论述"寒热"的辨证与治疗方法，条列草果饮、惺惺散方、逐疳汤方、桂枝汤方、葛根汤方、麻黄汤方、大青龙汤方、小柴胡汤方、五苓散方、大柴胡汤方、调胃承气汤方、小承气汤方、大承气汤方、达元饮方、竹叶石膏汤方、犀角辰砂汤方、柴胡干姜桂枝汤方、附子摩散方、斩鬼丹方、柴胡桂枝干姜汤方、甘草附子汤方、渗湿汤方、麻黄加术汤方、防己茯苓汤方、茵陈汤方、茵陈五苓散方、黄连香薷饮方、大顺散方、解暑补真汤方、藿香饮方等48个方。

尤其值得注意的是，其在辨证与治疗方法的叙述中，均以病证与病机为枢，在述一方病机时引出相应下方，如"寒热脉证"中述桂枝汤（桂枝、芍药、甘草、生姜、大枣），"服桂枝汤，大汗出，脉洪大，与桂枝汤如前法。若形如疟，日再发者，汗出必解，宜桂枝二麻黄一汤。太阳病，项背强几几，无汗恶风，葛根汤主之"，引出葛根汤（葛根、麻黄、桂枝、芍药、甘草），在论述完葛根汤组成、煎服法、宜忌后，论述葛根汤辨证与病机时，列出与葛根汤相关联的"太阳病，头痛发热，身疼腰痛，骨节疼痛，恶风无汗而喘者，麻黄汤主之"，从而引出麻黄汤。

三、古今评鉴

1.《中国医学大辞典》

《婴儿论》1卷，清代周士祢撰，论保护之法暨杂病治疗，凡三百余条。

2.《中医人物词典》

周士祢，清代医家，福建福州人，生活于18世纪，以医知名，著有《婴儿论》（1778）。

第三节　主要著述

《婴儿论》

该书成书于乾隆四十三年（1778），原稿国内疑未刊行，成书19年后传入日本。

（一）内容提要

《婴儿论》一书，多新生儿到婴幼儿，凡属儿科疾病无不论及，还涉及内科、外科、耳眼鼻喉等五官科疾病、传染性疾病等，可谓是儿童疾病的论治全书。此书按照张仲景《金匮要略》编排体例撰写而成，每篇以条文形式阐述婴幼儿疾病病因病理和治法方药，共有初生、伤寒、发惊、疮疹、疳病、上焦病、中焦病、下焦病八篇脉证并治，所载之方除历代经典方外，多系作者经验效方，简约精要，时人称其补张仲景于儿科之缺。

（二）版本流传

《婴儿论》国内版本尚无以得见，据薛清录主编的《中国中医古籍总目》（2007年12月第一版），现存此书的版本情况如下：日本宽政九年丁巳（1797）刻本，现收藏于北京大学图书馆（简称北大本）、中国中医科学院图书馆、中华医学会上海分会图书馆（上海市医学会图书馆），其中以中华医学会上海分会图书馆馆藏的刻本（简称"上海本"）保存完好，印刷较清晰。1990年曾作为《明清中医珍善孤本精选十种》之一，由上海科技出版社出版了影印本。

有学者对"北大本""上海本"进行比较，认为此两版本虽略有差异，但很可能为同一版本。一方面，从全书的编排上对比："北大本"按序（两篇）、目次（一篇）、正文（八篇）、附录（一篇）、跋（两篇）顺序编排，而上海本无"目次"的编排。另一方面，两版本中"序""跋""附录"完全一致，只是"北大本"中"目次"内载有方剂相关的内容。正文内容，两版本仅个别字不同，并无太大出入。

（三）古今评鉴

1. 信伯虎（《婴儿论·序》）

其所着蕴奥，实仿佛长沙之口气，其起死肉骨则世遍所知。

2. 日本儿科医家广川子（《婴儿论·序》）

周氏之精哑科，犹业生鉴病于镜，脏腑症结，了然可知也。广川子之获之，亦不异越人之遇长桑君也。斯书之行也，天下之爱其子而忧其疾者，必延熟斯书之医，则亦可谓知所择哉，夫然后庶几免不慈之讥矣乎！

3.《中医古籍珍本提要》

《婴儿论》，不分卷，成书于1778年。此书按照张仲景《金匮要略》编排体例撰写而成。分为初生、伤寒、发惊、疮疹、疳病、上焦病、中焦病、下焦病八篇脉证并治，介绍幼科疾病证治，每篇以条文形式阐述病因病里、治则方药。所载之方多系作者经验效方，简约精要。书后附录护养篇，专论婴幼儿饮食起居调养事宜，强调药补不如食补。

4.《中国医籍大辞典》

《婴儿论》全一册，清代周士祢撰，成书于清乾隆四十三年（1778）。现存日本宽证九年（1791）刻本。

第四节　学术思想

周士祢生平与师承情况均缺佚，其学术思想主要体现在《婴儿论》中。

一、辨证首重阴阳，方药多选仲景亦纳百家之长

《婴儿论》的编写体例仿《伤寒杂病论》，每篇病脉证治示人以病证结合的意义，其论治亦多遵从张仲景。其辨证首重阴阳，方多选仲景方。如《辨发惊脉证并治第三》首先直接指出"惊有阳有阴""儿肝气实盛，适与风气相搏，窜视反张，脉浮而弦者，名曰阳痫""儿元真虚弱，肝气独亢，睡惕露睛，脉细而弦者，名曰阴痫""病真热者，阳也；假热者，阴也。阳者发急惊，阴者发慢惊"，对发惊的病证进行区分。进而，明确指出急慢惊风的具体治法是"急惊者宜寒泻方，慢惊者宜温养方"，对"阳痫为病，角弓反张，直视而脉促，若剧者，厥寒欲死，须要截风去痰。若热不减，减不足言，当急攻之"，用大承气汤（大黄、芒硝、厚朴、枳实）；对"儿身体微热，慢跳休作，溏泻遗溲，此为纯阴也"之阴痫，用四逆加人参汤（人参、附子、干姜、甘草）。

对于小儿外感寒热病证的辨治，基本思路是按照张仲景六经辨治法度但又有发展。根据《素问·阴阳离合论》中"太阳为开，阳明为阖，少阳为枢"对三阳经论述，结合张仲景对三阳经病传变和辨治，大胆以"开""阖""枢"代表三阳经病，别有新意。如"病位于开者，桂枝汤所适也；位于阖者，承气汤所适也；位于枢者，柴胡汤以和之"。根据病邪由表入里的变化，按张仲景外感病辨证论治之法逐条辨析，几乎将张仲景论治外感病的主要方药用于儿科外感病。

同时，周士祢也采纳了后世众多医家的论治经验。"患者振寒大热，流汗而解，三日若四日，再三发作如故，此为温毒所致"证，就采用了明代吴有性的达原饮主之。如腹部病证的诊治，"腹痛，食饮所致者，平胃散"健脾消食；若"伤寒，发汗后，腹胀满者，宜厚朴生姜甘草半夏人参汤主之"以疏风散寒、温中理气；若因"儿肠脆窄，过餐生冷，腹郁满而微痛，此为食郁，莪术丸主之"，以活血行滞为主；若因虚寒"胁腹，挛拘而痛者，与建中汤"；若"体肤㿠白，四肢乏力，腔内时痛，雷鸣而溏，宜厚朴枳实汤"；若"腹硬脉弦，痛而闭者，厚朴三物汤主之"，以宽中下气通便；"腹内绞痛，四肢厥冷，脉沉伏而阴缩者，猪胆酒主之"；"胸腹雷鸣急痛，脉沉弦，腰脚如冰冷者，宜熏脐法"温之；若"盘肠痛，冷气郁结而不解者，当归四逆加吴茱萸汤"，以活血通脉、温中补虚；若"儿腹肚绞痛，有瘕疝者内钓也，无瘕疝此为盘肠，宜当归附子汤"，方用"当归、牛膝、芍药、桂枝、附子、甘草"，以达到温经散结、活血止痛的目的。这些并未局限于仲景。

二、注重三焦分治，突出独特诊法

周士祢以三焦分论小儿全身性疾病："上焦病何谓也？答曰：假令如鼻耳眼口所患，此为上焦之病也。""中焦为病候何谓也？答曰：乳食饥饱失度，遂致腹内万变病，假令如疳癖谷癥，若肿满胀单，即是也。""下焦病何谓也？答曰：大便难，若泻，小便不利，若遗溺，及痿躄、脚痛，此为下焦所患也。"从其所述的儿科三焦辨证可以看

出，上焦病即包含膈以上的儿科常见病证，包括头面五官诸疾；中焦病包含小儿腹部、胁肋部各种疼痛性疾患及癖块、癥结等病；下焦病包含小儿的大小便异常以及疝肿、梦遗、阴部疾患和脚气、痹、痿等病脉证治。其论亦遵张仲景，以中医辨证论治的理法辨治婴儿疾病，详述临床表现，突出儿科三焦辨证的独特察病方法，注重以部位诊察病情，认真鉴别诊断再论治方药，一病一条，简洁明了，便于掌握。

　　周士祢诊病重视四诊合参获取病证信息。对于不善于言语表达的婴儿，特别是在初生儿的辨治中，望、闻、切三诊尤其重要。周士祢详细描述了望儿肌肤、形体、精神、面色，看五官变化、察胎便、脐带等；闻哭啼声音，嗅气味；切诊中摸囟门，按胸、腹、四肢等。临床重视四诊合参，尤其善于听声音判断婴幼儿的健康状态和疾病类型，如"发黑体实，遍身顺和，啼声高朗者"，认为是无病；而"肌肤至红，啼声吃吃，胸腹坚硬者，此为热毒"；"肌肉淡白，啼声微细者，此为虚质，难养也"；"遍身赤，胸腹硬，啼声吃吃者，必发惊"；"身冷肤硬，啼声嘎，名曰硬件，此为阴毒"。周士祢认为，婴幼儿无语言表达能力，然而其啼哭声及发出的声音，能表达其身体的状态，有助于了解脏腑的盛衰和邪正的虚实，故临证重视分析各种异常的声音，以辨别病变之所在。如"儿初生，啼声绵绵相续者，为有寿也"；若"啼声嘎""啼声吃吃"无力、"啼声不出"或"啼躁不安""啼号"均为儿有不适之证，尤当细心辨治。周士祢又根据望囟门分析其病情，如"颅门跳动者为筋骨不实"；"儿颅成八字，名解颅，此为缺乳所致"；"溏泻，真阳必陷降，遂致囟陷"。《婴儿论》通篇重视四诊合参，记录患儿症状周到详实，实为辨治儿病之指南。

三、顾护小儿脾胃，强调饮食有度

　　小儿脏腑柔弱，脾胃消化吸收功能相对较弱，对于小儿饮食，《婴儿论》中多处强调其在养育孩子之中的重要性。认为"病多从口成，乳后勿与食，食后勿与乳"。杂食与乳食要错开，不可过量，要求"吃七分饱"就行，以免生积滞不化之病。饮食原则要求"儿吃热勿吃寒，吃软勿吃硬，吃少勿吃多"。对于病儿的饮食提出了严格的要求，如病中不可贪食，要控制其饮食；病后不可强食，否则导致"发热而腹满"的食复之证。"食者百治之原，饮食不能者，不可治"。但对于机体的康复大倡食养，认为食养远胜过药补，提出"一碗粥胜一斤参"，提倡食养食疗在先。

四、主张合理养护，提倡科学育儿

　　正如其序言所说："人之所爱，莫有过爱子者也。而爱之至，不能无所忧，忧之至，莫有过忧其疾者也。"意思是说，人人都怜爱弱小的婴孩，最担心孩子患病。然而很多人却因过爱而溺爱小儿，造成了很多不该发生的疾病。如"富家过爱，遂多夭横；贫家不及，反得寿长"，家庭条件优越反而害了小儿。《婴儿论》专辟护养专篇于书末，告诫人们小儿调理养护的重要性和具体做法。首先认为小儿为稚阳之体，不要过于溺爱，不可穿戴过暖。其二，宁可让其"受三分冷"，以适应四时之气的变化。提出"儿头以凉为要，足以温为要""儿心胸要冷，背腹要温"，夜间睡觉亦不可盖过暖的棉被，这些养育婴孩的观点依然有重要的现实意义。

第五节　临证经验

痧、痘、惊、疳是古代儿科四大常见病，周士祢非常重视这些病的证治，《婴儿论》八卷中就列三卷专门论之。

1. 惊风

惊风是小儿时期常见的以抽搐伴神昏为特征的证候，惊病的辨治为历代医家所重视。《婴儿论》重点分析了阳痫、阴痫、惊痫、急惊风、慢惊风等多种带有精神症状疾病的脉因证治，还论及其他中风相关病证，包括如脐风、破伤风、暴卒、中暍、虫惊、虚惊、客忤、中风等急证、危证、重证的辨证与抢救措施。如对阳痫或急惊，周士祢论及多种表现，如"儿肝气实盛，适与风气相搏，窜视反张，脉浮而弦者，名曰阳痫也"；"惊之为病，有上窜瘛疭者，发于阳也"；若"儿体热，面无色，反折而啼号者"，或"身热昏沉，咽内如水鸡声，脉促，面赤者"，或"恶寒发热，若呵欠面赤，无汗而脉盛大者"等，则为将要发急惊风，须急治以防范。对于各证均治以不同方药，立下"急惊者宜寒泻方，慢惊者宜温养方"的治疗原则并详列治验方药。举例如下：

如阳痫为病，大热背强，上窜撮口，四肢必瘛疭者，还魂汤（麻黄、杏仁、芍药、钩藤、射干、甘草）主之。

儿发热颊红赤，瞌睡跳惕，啮齿咬乳者，宜钩藤汤（钩藤、野蚕、芍药、辰砂、犀角、甘草、生姜）主之。

儿初生，呃乳惕而不安，此为胎惊，宜朱蜜（朱砂、蜂蜜）。

腊内直视，龂齿，手脚拘急，脉促弦者，为胎惊，宜紫雪（黄金、寒水石、石膏、玄参、犀角、羚羊角、甘草、升麻、沉香、木香、丁香）主之。

儿人语物响易动跳者，此为元真虚拙，必发惊痫也，宜竹茹温胆汤（茯苓、陈皮、半夏、黄连、枳实、竹茹、甘草、生姜、大枣）主之。

虫惊如痫，怒号而颜红，胸胁必挛拘，脉乍动乍静者是也，宜柳肝加胶饴汤（柴胡、川芎、当归、白术、茯苓、钩藤、甘草、胶饴）。

儿体壮热，面赤尻冷，寒栗而振，奄忽发惊，此为痘疹兆也，宜续命汤（葛根、麻黄、桂枝、芍药、钩藤、黄连、石膏、甘草、生姜、大枣）主之。

暍病，发热面赤而喑，其脉弦细芤迟，小便已，洒洒然毛耸，手足逆冷，咽燥口干。若其发汗，则其寒甚；加温针，则发热甚。宜生脉散（人参、麦门冬、五味子）主之。

直视失溲，四肢厥寒者，附子理中汤（附子、人参、白术、干姜、甘草）主之。

儿惊热，不可灸，令努气益盛，须用善推法，剧者刺之，宜镇肝汤（牲宝、麻黄、寒水石、枳实、芍药、甘草、生姜）主之。

发热惊跳，短气躁烦，神魂乱，若口渴，若呕吐者，宜金雪（金膏、石膏、芒硝、龙脑、麝香）。

癫痫暴倒，状如死，须臾自惺，后必苦头痛，若郁勃如痴者是也，宜断痫丸（黄芪、蛇退、灵砂、细辛、甘草、蝉蜕、牲宝）主之。

患者肥白多湿，黑瘦多痫。属湿者，宜渗湿方。属痫者，宁肝汤（沉香、缩砂、香附、吴茱萸、黄连）主之。

患者重阴者癫，重阳者狂。如妇女，月信适动，病益剧，独言忘语者，宜了了丸（黑铅、水银、朱砂、乳香、牲宝）。

2. 疮疹

对于各种疮疡、斑毒、瘿瘤等外科疾病和大头瘟、虾蟆瘟、走马候、缠喉风等急性传染病详列辨证论治方案，尤其重视各病的辨别。如疮疡病有疮、丹毒、红丝疔、风疹、天泡疹、疥癣、肺风、齄鼻等均详论其辨证要点及论治方案。对于喉部肿痛类病证病名，如喉痹、乳蛾、缠喉、走马喉的辨别，周士祢辨之并作归纳，使人易于掌握："乳蛾者，以形之谓也。缠喉者，以病剧之名也。走马者，以病急之谓也。喉痹者，为总名，此皆为阴阳郁塞所致，宜桔梗汤主之。"

其临证思路与用方举例如下：

片丹毒，为云片，若癣疥，若毒热喉肿，兼杀腹内一切虫，宜狼牙汤（狼牙草、防风、牛蒡子、甘草、生姜）主之。

儿身体血燥，白癜作痂者，名曰白游风，宜托里汤（当归、黄芪、红花、野蚕、牛蒡子、甘草、大枣）。

儿始生，鼻口若谷道蚀烂，此为遗毒发动也，托毒汤（小连翘、龟甲、红曲）主之；儿遗毒发动，蚀烂恶臭，诸方无效者，宜一字灰（虾蟆、矾石、石灰、龙脑、麝香）主之；儿胎毒若遗毒，蚀溃浸淫者，宜奇良膏（土茯苓、龟甲、鸡子壳）主之。

儿恶疮痛痒，若瘘脓滴沥不竭，若大人微毒骨痛，远年近日腐烂臭败，或咽喉唇鼻破坏，诸药无验者，紫宝丹（龟甲、石决明、天灵、银炉粕）主之。

儿夏月疹如粟状，名曰痱疮，宜苦参汤（苦参、樟脑）浴之。

儿身体湿烂，浸淫痛痒者，名曰浸淫疮，宜防风排毒饮（防风、野蚕、蝮蛇、生姜、大枣、甘草）。

疹发指歧，烦痒渐延遍身，名曰癣疥，宜防风解毒汤（防风、荆芥、牛蒡子、小连翘、大黄、火炭母、甘草）；疥疮必痛痒，若脓沥，触则传染者是也，乌头煎（川乌头）洗之；疥疮感触，烦痒爬反痛，唯痒者，宜莽草汤（莽草、樟脑、食盐）洗之。

疮疹忽燥，腹胀息迫，烦而不安，是以毒内伏故也，麻黄野蚕汤（麻黄、野蚕、杏仁、桑白皮、沉香、丁香、红豆、木香、乳香、生姜、甘草、大枣）主之。

漆疮，热痛烦痒者，宜无患子皮煎（无患子皮）；漆疮，烦痒难差者，宜铁浆灌之，矾石汤（矾石）亦主之。

儿白秃疮，难差者，宜松子灰散（松子灰、樟脑）。

头发臭痒剧，爬则作片而落，名曰白屑风，宜白屑散（白附子、土硫黄、矾石、侧柏叶、百药煎、甘松香、三奈、龙脑）主之。

鼻发红斑，若痛痒者，名曰肺风，薄荷煎（薄荷、防风、石膏、枳椇子、白糖）主之。

儿胎感酒毒，鼻红若紫而疮，名齄鼻，宜枳椇子膏（枳椇子、石膏、蜂蜜）主之。

九窍蚀疮，随月盈虚起伏者，名曰月蚀疮，宜五香连翘汤（麻黄、射干、枳实、大黄、连翘、鸡舌草、沉香、木香、薰陆香、麝香）主之。

鼻蚀疮热燥，意欲湿者，鼻疳也，熊胆膏（熊胆、燕脂、蜂蜜）傅之。

患者结核，如梅实状，名曰瘰疬；如马刀蛤，名曰马刀疮。发颈若胸胁，即气肿也，夏枯草膏（夏枯草）主之；发热恶寒，头面暴肿，其脉紧数者，宜葛根加荆防汤（葛根、芍药、甘草、桂枝、荆芥、防风、生姜、大枣）。

儿喉肿，若帝钟风，宜射干麻黄汤（射干、麻黄、狼牙、牛房子、甘草）主之；风毒嗌窒，若胃热熏灼，上焦怫郁，口烂食断也，春霞丹（寒水石、硼砂、辰砂、马牙硝、龙脑、冰糖）主之；喉风者多痰，发热脉数，食饮不能者，含蓄膏（雀屎、梅肉、白糖）主之。

舌肿喉疮，柑槛膏（柑槛肉、白糖）主之。

指疮焮热烦痛者，宜蚯蚓油（蚯蚓）傅之；指头发疮，黑硬者，瘭疽也，宜附子膏（附子、樟脑、饴糖）主之。

掌内湿癣，休作不解者，名曰鹅掌疮，宜熏之（鼠屎、川芎、大黄）。

指头触寒毒，血顽凝不知痛痒者，名曰冻疮，宜附子煎（附子、樟脑）洗之。

胎癣毒肿，若痈疮，俱宜清冷膏（木芙蓉、红豆）解之。

癜风，有白有黑，黑者易治，白者难治，宜蜜陀膏（金蜜陀、天南星、附子）傅之。

面颜发黑点，此为瘀浊所致，名曰黑痣。疗黑痣方（糯米、石灰、巴豆）。

五般瘿瘤，俱蜡矾丸（黄蜡、白矾）主之。

黑癣瘾疹，若瘘疮，脓沥不竭者，七宝丹（福良、九孔螺、银丹、铅丹、大黄、甘草、白糖）主之。

遗毒，若微疮，肤肉尽蚀，宜麝香油（麝香、蟾蜍、人油）傅之。

痔血鲜红者，为肠风；浊瘀者，为脏毒，宜红蓝酒（蓝花、胡椒、白糖）；脏热凝结，肠头作块，名曰痔，宜逐毒饮（小连翘、牛蒡子、鸡子壳）；九窍肿突者，俱为痔也，宜刺取血。若作口而脓沥，名曰瘘疮，宜七宝丹主之；痔沉瘤者，漏也，用熏方（五倍子、樟脑、艾叶）；痔漏，蚀烂烦痛者，宜木鳖汤（木鳖仁）主之。

儿两肠衰弱，魄门翻脱者，名曰肠痔也，良姜饮（良姜、莲蕊、龙骨、粳米、甘草）主之；儿泄痢，广肠脱出者，宜猿胆（猿胆、樟脑）傅之；患者肠气虚极，广肠翻脱者，宜蜘蛛散（蜘蛛）主之。

3. 疳证

疳病自《诸病源候论》五脏疳之说，后世多从之。周士祢则根据临床明确指出，疳病为脾胃病，疳证因发病原因不同有不同类型，有强食导致的疳癖，有谷食难化、体瘦腹鼓的谷瘕，有不食形削的缺乳疳，有头大四肢小的脑疳，有眼生翳膜的疳眼，有疳泻、热疳、冷疳、疳劳等，均列辨证论治之法且详实而全面。如阳疳治以柏皮汤，阴疳治以消疳汤。

其临证思路与用方举例如下：

疳病，鼻燥欲湿者，名曰鼻疳，宜熊胆蜜（熊胆、芒硝、蜂蜜）傅之。

儿疳，露骨萎黄，身热而溏，臭不可近者，消疳汤（茯苓、白术、乳柑皮、莪术、三棱、马舄、使君子、生姜）主之；爱吃泥土者，宜伏龙肝丸（伏龙肝、使君子、槟榔、南星、鳗鲡头、熊胆）；骨节疼痛，遂致伛偻跼背，若胸上突起，名曰龟胸，宜铁浆服之，更龟尿煎（龟尿、烧酒、樟脑）傅之。

病乳癖易化，谷癖难化，体瘦腹鼓，脉沉紧者，名曰谷瘕，宜溃坚汤（茯苓、白术、半夏、枳实、陈皮、槟榔、山楂子、香附子、缩砂、绵实、风化硝、莪术、三棱、麦芽、生姜、甘草）。

儿无食肠者，强与食，胸腹硬满，时痛，若唇红唾沫，宜鹝胡汤方（鹝胡菜、槟榔、大黄、苦楝皮、甘草）主之。

儿体羸肤燥，烦渴者，名曰疳渴，宜白梅汤（白梅、菟丝子）主之。

儿疳，烦渴不解，脉微数，小便赤而涩者，宜益元散（滑石、辰砂）主之。

儿病胸骨露，腹肚胀大，四肢微冷，而大便溏者，名曰冷疳，宜养真汤（茯苓、白术、乳柑皮、青皮、半夏、香附子、缩砂、藿香、人参、破故纸、附子、麦芽、甘草、生姜、大枣）主之。

病腹肚石硬，胃弱不杀谷，面颜银白，朝凉暮热，脉细数，而肌肤甲错者，名曰疳劳，宜肤脾汤（茯苓、白术、半夏、缩砂、香附子、莲蕊、乳柑皮、青皮、食盐、人参、红曲、生姜）主之。

疳劳为病，朝凉暮热，咳痰心悸，肌肉血燥，脉细而数者，宜逐疳丸（天灵盖、虾蟆灰、鳗鲡头、獭肝、真珠、松脂、田螺灰、犀角、龙脑、麝香）主之。

患者骨热起伏，其脉微数，四肢肉脱，一身血燥，名曰干血劳，宜鳗鲡膏（鳗鲡、清酒）。

疳之为病，阳虚则吐血，阴虚则小便难，阴阳俱虚竭，则身体枯燥，蒸热盗汗，心悸不安，若口渴而咽痛者，宜柴鳖汤（柴胡、黄芩、鳖甲、茯苓、枳实、寒水石、鹿角菜、莲蕊、甘草）；疳热骨蒸，肌肉销铄者，宜栀子饭（栀子）。

患者气血虚竭，郁热起伏，二脉细数，大便若燥若溏，胸痞悸动，呴其气而热愈动，滋其血而胸益痞，宜八珍汤（人参、茯苓、枸杞、缩砂、鹿角霜、莲蕊、生姜、甘草）主之。

阴痿遗精，腰脚酸痛，胸间悸动，脐下脱力，呴真元，滋肾液，七珍膏（人参、破故、枸杞、雀肉、鸡子黄、白糖、蜂蜜）主之。

气血耗散，脾胃虚弱，遂变见诸症，勿论其证，勿拘其脉，宜连服阴阳调匀汤（人参、茯苓、白术、橘皮、半夏、香附子、缩砂、破故、枸杞、黄柏、甘草、生姜）。

疳病，腹癖膨胀，雷鸣而微痛，若四肢微肿者，大麦煎（红豆、茯苓、乳柑皮、枳实、大腹皮、大麦芽、生姜）主之；疳肿腹胀，小便不通者，宜瞿麦汤（瞿麦、商陆、茯苓、琥珀、大腹皮、生姜、甘草）主之。

疳病，面黄颈细，腹大青筋，大便溏而澄清者，宜七成汤（破故纸、附子、莲蕊、茯苓、人参、生姜、甘草）主之；疳病，玄府衰则自汗出，牝脏衰则大便溏，宜温脏汤（蝮蛇、缩砂、破故、莲蕊、熊胆、甘草）主之。

疳热骨蒸，咳喘烦悸，渴而小便赤者，五蒸汤（石膏、知母、黄柏、龟甲、生地黄、人参、甘草、生姜、大枣）主之；疳病骨蒸，咳痰吐食，其腹郁膨，若微痛，吞酸腥臭者，宜鳖甲枸杞饮（鳖甲、枸杞、犀角）；病骨热咳痰，身微肿，吐鲜血者，宜犀角山漆汤（犀角、山漆、人中白）。

第六节　序年纪事

清乾隆四十三年（1778），《婴儿论》成书。

日本宽政九年丁巳（1797），成书19年后传入日本，平安书铺刻印出版，现存刻本。

（许雅婷　高修安　陈建霖）

参考文献

1.周士祢.婴儿论［M］.北京：中国中医药出版社，2015

2.邓月娥.婴儿论学术价值与论治特色研究［J］.中国中医基础医学杂志，2015

3.刘德荣.邓月娥.福建历代名医学术精华［M］.北京：中国中医药出版社，2012

第二十七章 庄一夔

第一节 概述

庄一夔（1743—1827），字在田，号让斋，清中期儿科温补派的代表医家。

庄一夔早年学儒，究心岐黄，自幼多病，遍访名师，兼以身试，通过研读医书、拜访名医、亲身实践等多种方法，乃得大成。

著有儿科专书《福幼编》专论小儿慢惊、《遂生编》论治痘疹，书中不用贵重难觅药材，使穷乡僻壤及无力之家亦能用之，并鼓励后世翻刻广传天下，故流传版本众多。《福幼遂生编》是清代中医儿科温补派具代表性的医书。

庄一夔治慢惊尤有心得，治疗需明辨急惊与慢惊，认为慢惊与脾胃虚冷、气血元阳不足有关，对慢惊的病因病机见解深入。他治慢惊重温补，治痘疹重气血，注重小儿脾胃，明辨寒热虚实，慎用寒凉克伐等药物，开创慢惊二方（逐寒荡惊汤与加味理中地黄汤）。庄氏强调治痘宜温补兼散，忌寒凉消导之药，提出治痘四宜与四忌。治疹宜养血兼散，宜慎风寒、戒猪油荤腥之品。

庄一夔擅用温补药物、忌寒凉药，喜用使参术救胃气，姜桂枸熟等药救肾气，姜、桂、附等辛温之品温补元阳。

第二节 生平、治学与古今评鉴

一、生平考略

庄一夔，字在田，号让斋，江苏武进人。生于乾隆八年（1743），卒于道光七年（1827），享年85岁。庄氏逝后，葬于安徽六安的南门外。

庄一夔出身名门，家族为明清时期江南望族毗陵庄氏，从明万历到清光绪年间，毗陵庄氏子弟在甲乙榜上代代有名，共出状元、榜眼、传胪各1名，进士35名，举人82名，贡生54名，太学生难以计数，因此宦迹遍布天下，被称为"进士生产工厂"，有"大江以南，山川秀美，人文荟萃，毗陵庄氏家世尤盛"之誉。

庄一夔不以行医为业，曾经担任湖北荆州吏目，并移封为儒林郎与布政司理问，治事精详。庄氏学医是透过研读医书、跟师和自我实践，成为一名通医儒人，其医术精湛，曾在荆州官署中行医，在当地有神医之称。

　　庄一夔成就于儿科，因侄孙女殇于慢惊，遂于乾隆四十二年（1777）著《福幼编》，专论小儿惊风，对慢惊的病因病机见解深入，治疗尤有心得，并开创慢惊二方，逐寒荡惊汤与加味理中地黄汤。之后又潜心研究痘疹，于嘉庆二年（1797），著《遂生编》，庄自云："嗣见痘疡者甚多，不胜扼腕，遂考究痘症一门。二十年来，博览群书，竟得个中秘诀。临危治愈，颇获奇效，万无一失。"主张"治痘之法，宜温补兼散；治疹之法，宜养血兼散。二证忌寒凉消导"，治疗慢惊、痘疹，庄氏不泥古书，见解独到，在儿科温补派中为重要的代表。

　　此外，庄一夔在外科尤有所长，毕沅曾记载道："毗陵庄在田先生……凡对口发背及一切痈疽，辄与之方，莫不应手而愈，楚人称之为神外科。"高举则记录庄氏治愈七恶具备的发背、腰疽患者以及同时患有瘰疬和对口的老年女患者事例。可惜庄氏于外科方面并无著作存世，只能从时人文字中管窥一二。

二、师承治学

　　庄一夔早年学儒，究心岐黄，福建分巡汀漳龙道海庆称其"因童年多病，初读儒书，即究心岐黄"，庄曾言："昔曾患病，日久不愈，遍访名师，兼以身试。十余年来，甫能就痊。"可知庄氏是透过研读医书、拜访名医、亲身实践等多种方法，乃得大成。

　　从古籍中无法得知庄氏师承何人，从庄以温补治慢惊的思想，可知受钱乙、张景岳影响尤深。钱乙首创治慢惊宜温补，张景岳认为慢惊为阴证、虚证，治慢惊宜补脾肾，《景岳全书·小儿则》："小儿脾常不足，肾常虚，肝邪无制，伍脾土而生风，其行气俱不足，总属脾肾虚寒之证，当专顾脾肾以救元阳。"庄氏治慢惊重温补，注重小儿脾胃，明辨寒热虚实，慎用寒凉克伐等药物，与钱乙、景岳治慢惊的思想一脉相承，更将其发扬。

　　另从其治痘疹而论，庄一夔受南宋陈文中思想影响颇大。如《小儿痘疹方论》《小儿病源方论》："首创用附、桂、丁香等燥热温补之剂，治疗痘疹因阴盛阳虚而出迟倒塌者"。庄在《遂生编》中主张以温补气血来治痘，气血足则痘易出易结，补气宜服党参、白术、黄芪；补血宜服熟地、当归、丹参、川芎；补脾肾宜于气血药中加枸杞、补骨脂、附子、肉桂等药。同时，他治痘疹传承景岳的温补气血、培本回阳治法，将《景岳全书》中的大补元煎、大温中饮、六味回阳饮等方加减化裁，治疗痘顶不起、空壳无脓的痘证或痘证误服凉药，呕吐泄泻而将成慢惊者。

三、古今评鉴

1. 清医家陆懋修《千金至宝》卷首序

　　"世有云小儿为纯阳之体者，妄也。而儿科于痘惊两症，率以脂麝散其元气，金石陷其真阳，沿讹袭谬，为小儿厄，固不待言。即于痘，主清热解毒，于惊，主泻火坠痰，亦只于痰之初发果有热毒，惊之骤起本属痰火者是宜。而凡虚寒之体，败坏之症，执此两法，亦未有不愤事者。"余治小儿，悉本此数家，而以应无穷之变，则庄法尤为得力。

2. 刘桂荣等《中医学术流派概说》

庄一夔学宗钱乙五脏辨证的思想，着重研究痘症及惊风等症，在治疗上专以温补见长。

第三节　主要著述

《福幼编》《遂生编》

（一）内容提要

《福幼编》是一本小儿慢惊风的专着，书中将慢惊风的病因病机、症状体征、错误治法、正确思路等详加分析，并详述两经验方逐寒荡惊汤、加味理中地黄汤之组成、剂量、炮制方法、服用注意事项以及加减运用。

《遂生编》论治小儿痘症方法，主张采用温补兼散治痘之法，忌寒凉消导，此书详细论述痘之发热、形色、起胀、养浆、收结、痘毒的证象、病因病机、治法、方药忌宜，后附庄氏验案八则。

庄一夔著《福幼遂生编》是以救人宗旨，希冀造福世人，广行于世，故慢惊与痘疹详尽条目清楚，辨证之症状体征易于观察。书中未将舌脉诊列入，只要符合条目者方可照方服药，让不懂医学的人也可以直接检索运用，挽救危重患者。书中药物多可随处取得，不用鹿茸人参等贵重难觅的药物，使穷乡僻壤及无力之家均能对症用方，并鼓励后世翻刻广传天下，故流传版本众多。

（二）版本流传

庄一夔于乾隆四十二年（1777）著《福幼编》，其胞侄南阳太守庄钧为其刊刻，但此版今未见。《遂生编》于嘉庆二年（1797）初刊，荆州知府的外甥崔龙见为其刊刻。乾嘉年间，这两种医书主要以单刻本的形式传播。道咸年间，主要是《福幼编》《遂生编》的合编本，少量是这两种医书与其他医书的合编本。同光年间，后者成为主要的流传形式。根据周焕卿对《福幼遂生编》的刊刻考究，《福幼遂生编》最早的合刻本，刊于嘉庆年间，具体时间无可考，合刊本又有别称《保赤联珠》《庄氏慈幼二种》。如今《福幼编》《遂生编》其单刻本、合刻本及丛书本在不同地区不断被翻刻重印，清刻版有117种，民国版21种，至今现存总共有118种版本。

（三）古评今鉴

1. 慕豫生序云

福幼编，其言慢惊致病之由则究本穷源，治法则丝丝入扣，立方则审其阴阳之辨，而直中其款窍。古有活人书，此其是矣，宜亟付之梓人，广行于世。

2. 崔龙见跋云

《遂生编》，专治痘科，屡试屡验，委系天下儿孙之福。每见愚夫愚妇其子出痘，误听庸医，不知培补气血，肆用寒凉克削，因而毙命，心焉伤之。此书斟酌万全，言简意赅，无法不备，不特痘科，当奉为圭臬，而济世阴功，莫大于是。

3. 张锡纯《医学衷中参西录》

慢惊之证，唯庄在田《福幼编》辨之最精，用方亦最妙……脾风之证，亦小儿发痉之证，即方书所谓慢惊风也……此证庄在田《福幼编》论之最详，其所拟之逐寒荡惊汤及加味理中地黄汤二方亦最善。

4. 清·王德森《市隐庐医学杂着》

一曰慢惊。或因先天肾水不充，或因后天脾土不足……治法与急惊正大相反，莫善于庄在田之《福幼编》，唯温唯补，大剂连进，乃可挽回。稍有迟疑，必不可救。而医家、病家，皆以为奇闻，此其所以难也。

第四节　学术思想

庄一夔为清中期儿科温补派的代表，其著作《福幼遂生编》中专论慢惊风与痘疹，见解独到，治疗卓有成效，影响后世深远。

一、治慢惊重温补

治慢惊重温补思想起源于钱乙，但从钱氏所用药物来看，多轻粉、朱砂、水银、巴豆、全蝎之类，均重坠、窜烈、峻下之药，并非温补之方，阎孝忠于《阎氏小儿方论》中对钱乙的慢惊风补充道："凡小儿吐泻，当温补之。每用理中丸以温其中，以五苓散导其逆，连与数服，兼用异功散等温药调理之……若已虚损，宜与附子理中丸。"到了明代，医家对于慢惊治疗的认识更丰富，但以寒凉之剂治慢惊者屡见不鲜。万全《幼科发挥·原病论》："当吐泻不止之时，见其手足冷，睡露睛，口鼻气冷者，此慢惊欲成之候也。"张景岳在《景岳全书·小儿则》中阐述惊风，认为慢惊风是阴证、虚证，"小儿脾常不足，肾常虚，肝邪无制，伍脾土而生风，其行气俱不足，总属脾肾虚寒之证，当专顾脾肾以救元阳"。

庄一夔则认为，慢惊因"脾胃虚寒，孤阳外越，元气无根，阴寒至极而动风，治宜先用辛热再加温补，盖补土所以敌木治本且兼治标"，治疗宜"先用辛热冲开寒痰，再加温补，喜用参术以救胃气，姜桂枸熟等药救肾气，加姜桂亦可助引火归元，小儿虚寒至极则需用附子，不用则沉寒脏腑固结不开"。庄氏提温补治慢惊，起初在嘉庆年间，仍备受质疑，道光初年，此主张才渐被接受。清·王锡鑫《幼科切要》采用庄书方药，并详论慢惊治方，对寒凉吐泻症状，采用逐寒荡惊汤；对慢脾证，则采用加味理中地黄汤。后世医家秦伯未治慢惊风亦受庄氏学术思想影响，《幼科讲义》中指出："慢惊风以培元补气为主，有痰用醒脾汤；脾虚肝旺用缓肝理脾汤；慢脾风用温中补脾汤。"

二、治痘疹重气血

在清代，痘疹治法争论激烈，可分寒凉与温补两派，寒凉派承袭钱乙的想法，认为"疮疹属阳，出则为顺"，治疗宜清凉解毒、宣透达邪；温补学派以陈文中为先河，认为治痘疹需明辨表里寒热虚实，开创温补之法治疗痘疹。

庄一夔在《遂生编》序中言："痘科证治，大都皆系清热解毒，此编独言温补气血。"提出治痘宜温补兼散，治疹宜养血兼散。"痘之始终全凭气血，得气血充足则易出、易结，血气不足则变症百出。"临证时，以补中益气汤、荆芥地黄汤治疗气虚出痘与血虚出痘；痘疹塌陷无脓，则使用大温中饮以温补气血散寒邪，提痘浆散痘毒；并使用大补元煎、六味回阳饮治误服凉药、呕吐泄泻将成慢惊或危急者。

三、重视小儿脾胃

"脾胃为后天之本"，历代儿科医家注重小儿脾胃的养护。庄一夔治疗小儿慢惊、小儿痘疹更是一再强调脾胃的重要，注意寒凉克伐等容易损伤脾胃的药物。

钱乙有云"脾胃虚衰，四肢不举，诸邪遂生""脾虚生风而成慢惊""因病后或吐泻，脾胃虚损遍身冷，口鼻气出亦冷，手足时瘛疭，昏睡，睡露睛"，指出脾胃虚衰则诸病生，慢惊也与脾虚有关。李东垣强调胃气的重要性，认为脾胃为元气之本，创补中益气汤，补脾胃元气，以达补气升阳。万全提出脾常不足，并提出"脾经主病"，其中脾虚则吐泻生风，易生慢惊，《幼科发挥·原病论》："慢惊欲成之候也，急用参苓白术散以补脾，琥珀抱龙丸去枳实、枳壳加黄芪以平肝，则慢惊风不能成矣。"庄一夔传承上述医家，用药需注意小儿的脾胃，脾胃虚寒则使吐泻，若一经吐泻交作为最危之症，更要注意是否欲成慢惊；脾胃虚弱则饮食减少、口淡无味；脾胃无火，则所吐之物或所泻之物皆无消化。常使用参术以急救胃气，在治疗气虚痘证不发，应用东垣的补中益气汤，补脾胃元气升阳，以透发痘疹。

而庄一夔对于抱龙丸的使用较为谨慎，认为"近代所买之抱龙牛黄等丸，皆清热化痰之药，急惊最为对症，若慢惊之甚者，下喉即死"。

四、细察病症，明辨虚实寒热

庄一夔善以病症来辨虚实寒热，特别是面色、唇色、口气、大小便等症，"虚寒，凡小儿向日气体薄弱，面色青黄，唇淡，畏寒，大便溏而不结，小便清白，饮食减少或不甚消化""实热，小儿体壮实，饮食易消，出痘时大便结而燥，小便赤而臊，口鼻中出气如火""察虚火实火之法，全凭大小便为主，小便清白，大便不燥，身虽大热，乃是中宫有寒火""口鼻臭，尿臊便结，有实火""身虽发热，口唇焦裂出血，却不喜饮冷茶水，所吐之乳、所泻之物皆不甚消化，脾胃无火可知，唇之焦黑乃真阴之不足也明矣"。

第五节　临证经验

一、慢惊风

庄一夔对于慢惊风定义详细清楚，慢惊风又称天吊风、虚风、慢脾风，于《福幼编》详述小儿慢惊风病因病机与病症，慢惊病因最常见为"小儿吐泻，久疟久痢，痘后疹后，因风寒、饮食积滞，过用攻伐伤脾，禀赋本虚，误服凉药，或急惊风用药攻降太甚或失于调理"，表现为"神昏气喘，或大热不退、眼翻惊搐，或乍寒乍热，或三阳晦暗，或面色淡白青黄，或大小便清白，或口唇开裂出血而口中气冷，或泻痢冷汗，或完谷不化，或四肢冰冷并至腹中，气响喉内痰鸣，角弓反张，目光昏暗"，则为虚证危证。慢惊与脾胃虚冷，气血元阳不足有关，并明列慢惊各证与病因病机，"吐泻，脾胃虚冷也。身冷，阳气抑遏不出也，服寒凉药之后往往至此。鼻孔扇动，真阴失守，虚火烁肺也。面色青黄及白，气血两虚也。口鼻中气冷中寒也。大小便青白，肾与大肠全无火也。手足抽掣，血不行于四肢也。角弓反张，血虚筋急也。乍热乍凉，阴血虚少，阴阳错乱也。汗出如洗，阳虚而表不固也。手足瘛疭，血不足以养筋也。囟门下陷，虚至极也。身虽发热，口唇焦裂出血，却不喜饮冷茶水，进以寒凉，愈增危笃，以及所吐之乳、所泻之物皆不甚消化，脾胃无火可知唇之焦黑，乃真阴之不足也明矣"。

庄氏强调治疗需明辨急惊与慢惊。"急惊之症可见小儿气体壮实，数日发烧，气热，大便结，小便臊，忽而惊风大作，喉中多有痰热，用抱龙牛黄丸下咽即醒，再用清热消导药一剂而安。"慢惊之证，甚不可"一味使用寒凉再行消导，或用抱龙牛黄丸清热除痰，天麻、全蝎以驱风，知柏芩连以清火，或用巴豆、大黄以去积，慢惊者服之病甚，使脾胃虚寒，孤阳外越，元气无根，阴寒至极，病重甚至死亡"。书中举因误治而亡的医案，以警醒世人，并于《福幼编》中专论慢惊治法，仅于凡例中稍提急惊治法。

临证时，庄氏辨慢惊如病见吐泻反复、口唇开裂而口中气冷、大小便清白等，即以温补法。治疗慢惊不拘致病原因，如伤食伤寒伤暑等当急救，认为若有寒暑实邪，一经吐泻，邪以全除，此时脾胃空虚，若不急救虚痰上涌，命在旦夕。治疗上，先用辛热冲开寒痰，再加温补，此想法是补土以敌木，治本兼治标，庄使用参术以救胃气，姜桂枸熟等药急救肾气，加姜桂亦可助引火归元。并创两个经验方，逐寒荡惊汤（胡椒、肉桂、炮姜、丁香、灶心土煮水），此方药性辛温，能开寒痰宽胸膈、止呕、荡惊邪、回元气，服一二剂便能止呕，屡获奇效。另一方为加味理中地黄汤（熟地、当归、萸肉、枸杞、白术、炮姜、党参、炙草、枣仁、肉桂、故纸、炙芪、生姜、红枣、胡桃、附子、灶心土煮水），此方可补气血，却病回阳，为救阴固本之要药，为治疗小儿慢惊之神药。

二、痘证

庄一夔于《遂生编》中详述了痘之发热、形色、起胀、养浆、收结，痘毒的证象。发热是阳气蒸腾出痘发苗、养浆、成脓、结痂的过程，痘赖阳气以成，治痘宜补气血扶阳气，用药以温补稍加发散为首务，使痘能养浆，毒化成脓。庄重视痘的形色，作为用药参考，"痘若顶陷不起是气虚，色不鲜明是血虚，宜培补气血为主。真阳虚者，无红晕甚至通身皆白，身凉不温，宜大补元煎，阳回身温，转白为红。遍身血泡者，气少不能统血，故血妄行，急当大补元煎，阳气充满，血泡变白而成功"。庄提出辨痘法，由中指的冷热可与伤寒作鉴别，中指热则是伤寒，中指冷是痘疹。透过看耳后之筋得知病程好坏，"耳后红筋，痘必轻，紫筋起处重沉沉兼青带黑，尤难治，用药精详也得生"。

庄一夔治痘需辨别虚寒实热，小儿虚寒则见平素气体薄弱，面色青黄唇淡，畏寒，大便溏，小便清白，饮食少，或不甚消化，知腹中火少，出痘时难灌浆难结痂，治疗宜培补元阳。小儿实热见小儿体壮实，饮食易消，出痘时大便结而燥，小便赤而臊，口鼻中出气如火，恶热喜痘，治疗可暂用清解荆防地黄汤，用生地加大黄一二剂。分别虚火、实火，还可从大小便得知，即使身大热但小便清白、大便不燥，则是中宫有寒火；若口鼻臭、尿臊便结则为实火。

庄一夔治痘之法与当代医家有不同见解，许多医家使用寒凉解毒药治痘，不知痘疮以发透为吉。庄认为痘为阴毒，使用寒药治痘，毒气会因凉药留滞于肌肉之内，痘后发为大疖，成为痘毒。"痘禀于阴而成于阳""痘之始终全凭气血，得气血充足则易出、易结，血气不足则变症百出"。庄一夔强调治痘宜温补兼散，忌寒凉消导之药，提出治痘四宜与四忌。治痘四宜："一宜补气，真阳充足方能送毒出外以成痘，倘痘顶不起等症皆元气不足之故，党参、黄芪、白术、甘草之类补之。二宜补血，真阴充分方能随气到苗以成浆，空壳无脓等症皆气血不足之故，补气药中加熟地、当归、川芎、丹参之类补之。三宜补脾肾，脾土壮健气血自充，饮食减少，口淡无味皆脾土虚弱之故，于前气血药加枸杞、故纸、附子、肉桂。四宜察虚实，小儿饮食有味，二便如常，不服药最为稳当，设或灌浆水满，烧浆不干等症，必察其气分血分何处亏虚，照症调补，不可妄用凉药。必口鼻臭，尿膈便结，有实火可据者，方可暂行清解。"痘有四忌，一忌清热败毒，二忌克伐气血，三忌妄投医药，四忌服医家小丸。

庄在《遂生编》中提到治疗痘证的常用方：补中益气汤用于气虚者初出或发痘顶陷者。荆芥地黄汤，用于血虚者初出痘时，服三四剂，痘易灌浆于前后。补中益气汤与荆芥地黄汤可相间服用。大温中饮，此方补气血、散寒邪，可提痘浆、散痘毒，凡痘顶不起、空壳无脓，呕吐泄泻，脾胃不开，痘色不红将欲塌陷，可与大补元煎相间服。大补元煎，专治痘症误服凉药，呕吐泄泻，痘不起发，危在旦夕，速宜大剂连进，且不能减去附子，与六味回阳饮相间服。六味回阳饮，此方大补元阳，专治小儿气血本虚，痘疮自塌，或误服凉药，呕吐泄泻将成慢惊。

三、疹证

庄一夔认为疹为禀于阳而成于阴，乃胎中阳毒，疹出必发热五日，方能见点，宜慎风寒，戒猪油荤腥，需赖阴气后才能化，治疹宜养血兼散。宜服当归三钱，荆芥一钱，防风一钱，白芍一钱，生甘草一钱，升麻三分、柴胡三分（用于升阳）。若眼红、口渴、二便秘结则可少佐清凉，气体素虚即宜于痘症药方中求方治之。疹中虚寒者，多有鼻中出血又兼作泻，医者多认为实热而误治，宜速用土砖烧热熨脐兼服温散之剂。庄氏认为疹为阳毒，但仍不妄用凉药，若有热证可稍用凉药，但若肆用凉药，将逼火上冲，必导致喉痛、不食、呕恶、慢惊等症，若出现这些症状，宜速用大补元煎、大温中饮挽救。

第六节　方药创见

一、逐寒荡惊汤

1. 原方与主治

胡椒一钱，肉桂一钱，炮姜一钱，丁香十粒。以灶心土三两煮水，澄清，煎药大半茶杯频频灌之，接服后方定获奇效。此方药性温暖，专治小儿气体本虚，或久病不愈，或痘后疹后，或误服凉药，泄泻呕吐转为慢惊，清热败风越治越危，速宜服此，可开寒痰、宽胸膈、止呕吐、荡惊邪，所谓回元气于无何有之乡。一二剂后呕吐渐止即其验也，认明但系虚寒，即宜服之不必疑畏。

2. 古今发挥

此方为庄一夔创制。张锡纯《医学衷中参西录》结胸中用于寒饮结胸证："幼童脾胃阳虚，寒饮填胸，呕吐饮食成慢惊，此亦皆寒饮结胸证。可治以庄在田《福幼编》

逐寒荡惊汤。若用其方寒痰仍不开，呕吐仍不能止者，可将方中胡椒倍用二钱。"张锡纯提到胡椒的用法，胡椒陈者，其力不足，可改用二钱。并建议灶心土可改用矿灶土替代，因"凡草木之质，多含碱味。草木烧化，其碱味皆归灶心土中。若取其土煎汤，碱味浓浓，甚是难服，且与脾胃不宜。以灶圹内周遭火燎红色之土代之，则无碱味，其功效远胜于灶心土。"近代医家钱鸿年在《中国儿科学》（1945年版）中将惊风引入西医理论，并将急惊风分为急性脑膜炎与流行性脑脊髓膜炎两种。对于慢惊风的治疗方法，如至寒者，他也主张采用庄氏的逐寒荡惊汤、附子理中地黄汤。上海儿科医家徐小圃认为，现代医学的结核性脑膜炎即古代典型的慢惊风，在治疗慢惊风的用药上也选用庄一夔力倡的附子、肉桂温脾散寒。

二、加味理中地黄汤

1. 原方与主治

熟地五钱，当归二钱，萸肉一钱，枸杞二钱，白术三钱，炮姜一钱，党参二钱，炙草一钱，枣仁二钱，炒研肉桂一钱，故纸二钱，炙芪二钱，加生姜三片，红枣三枚，核桃肉二个为引，仍用灶心土二两，煮水煎药取浓汁一茶杯，另加附子五分或二三分，亦可煎水搀入。谅儿大小分数次灌之。此方庄称为治救小儿慢惊之神剂，为阴固本之要药。可助气补血却病回阳，专治小儿精神已亏、气血大坏、形状狼狈、瘦弱至极，皆可挽回之。如法浓煎，频频至服，参天救本之功有难以尽述者。

2. 古今发挥

此方为庄一夔创制，并于此方基础可再作加减，"如咳嗽不止者，加粟壳、金樱子各一钱。如大热不退，加（生）白芍一钱。泄泻不止，加丁香五分。只服一剂即去附子，只用丁香七粒，隔二三日只用附子二三分。盖因附子太热，中病即宜去之也。若小儿虚寒至极者，附子不妨用至一二钱，此所谓神而明之存乎其人"。当代著名医家程门雪曾以此方治愈一名诊断为结核性脑膜炎的慢惊病童，认为此方中地黄、当归、枸杞、山萸补肾滋阴，附子、肉桂、炮姜、人参益气回阳，从阴阳互根来调治。所谓阴阳互为根本，孤阴不生，独阳不长，而其真元在肾，五脏之阴非肾不滋、五脏之阳非肾不发，从肾治疗，阴阳维系。理中地黄汤功能回阳护阴，正体现上述旨意。

三、补中益气汤

1. 原方与主治

党参三钱，黄芪二钱，白术钱半，炙草一钱，当归二钱，陈皮五分，升麻三分，柴胡三分。加姜煎可与荆防地黄汤相间服之。此方补气散毒，气虚者初出痘时服三四剂，痘易起。发痘顶陷者亦宜服之。

2. 古今发挥

此方出自李东垣《脾胃论》，原方黄芪一钱，炙甘草五分，人参三分，当归身三分，橘皮二分或三分，升麻二分或三分，柴胡二分或三分，白术三分。东垣用来治疗烦劳内伤，身热心烦，头痛恶寒，懒言恶食，脉洪大而虚，或喘或渴，或阳虚自汗。或气虚不能摄血，或疟痢脾虚，久不能愈，一切清阳下陷，中气不足之证。庄氏的补中益气汤中的党参、白术、当归、黄芪剂量均比原方重，以补气发痘。

四、荆防地黄汤

1. 原方与主治

荆芥一钱，云苓一钱，山萸一钱，生草一钱，加生姜二大片为引，加黄酒并冲服。此方可补血散毒，用于血虚者，初出痘时服三四剂，痘易灌浆，与前后各方相间服，无所不可。

2. 古今发挥

此方为庄一夔创制。《福幼编》上的版本记载，原方有荆芥、茯苓、山萸、甘草、生姜，清《验方新编·卷十小儿科》中收录庄氏的荆防地黄汤中，方为荆芥一钱，熟地四钱，山药二钱，丹皮、防风、云苓、山萸、生草各一钱，加生姜二大片为引，加黄酒冲服。治疗小儿痘疮初起，血虚不易灌浆者。此方为六味地黄丸化裁，具滋阴养血之功，以茯苓易泽泻，茯苓性平兼可健脾，加荆芥、生姜，助发表散风以透疹发痘。

五、大温中饮

1. 原方与主治

熟地五钱，白术三钱，山药二钱，党参三钱，黄芪二钱，炙草二钱，柴胡二钱，麻黄一钱，肉桂一钱，炮姜一钱，加生姜三片，灶心土水煎浓，用纱布拧出药汁，少加黄酒多次灌之，不可减去麻黄，汗多者减之。此方补气血散寒邪，提痘浆散痘毒，凡痘顶不起、空壳无脓，呕吐泄泻，脾胃不开，痘色不红将欲塌陷，速宜煎服，并与大补元煎相间大剂连进，温中散寒，立时起发功难尽述。

2. 古今发挥

此方为出自《景岳全书》，景岳原方为熟地三五七钱，白术三五钱，当归三五钱，如泄泻者不宜用，或以山药代之，人参二三钱，甚者一两，或不用亦可，炙甘草一钱，柴胡二三四钱，麻黄一二三钱，肉桂一二钱，干姜一二钱。原方可温中补虚、解表祛邪，治疗阳虚伤寒及一切四时劳倦寒疫阴暑之气，身虽炽热，时犹畏寒，即在夏月亦欲衣被覆盖，或喜热汤，或兼呕恶泄泻，但六脉无力，肩脊怯寒，邪气不能外达者。庄使用此方治疗的患者多为脾胃虚泄泻者，以山药易当归，再加黄芪益气以托脓提浆。

六、大补元煎

1. 原方与主治

熟地五钱，党参三钱，山药二钱，杜仲二钱，枣仁二钱，枸杞二钱，山萸肉一钱，炙草二钱，故纸二钱，白术三钱，肉桂二钱，附子一钱，加生姜三大片、好核桃仁三个打碎为引，痘后减去附子，只用肉桂数分，调理数剂计日可复元。此方大补气血，专治痘症误服凉药，呕吐泄泻，痘不起发，危在旦夕，速宜大剂连进，不可减去附子，与六味回阳饮相间服之，立见其功。

2. 古今发挥

本方出自《景岳全书》，原方人参少则用一二钱，多则用一二两，山药（炒）二钱，熟地少则用二三钱，多则用二三两，杜仲二钱，当归二三钱，山茱萸一钱，枸杞二三钱，炙甘草一二钱，本方救本培元、大补气血。方中人参大补元气，熟地、当归滋阴补血，人参与熟地相配，即是景岳之两仪膏，善治精气大亏之证，枸杞、萸肉补肝肾，杜仲温肾阳，甘草助补益而和诸药。庄一夔将大补元煎作化裁，因患者多为脾肾阳虚腹泻作，故去当归加白术、故纸，枣仁补而润、敛阴生津，核桃仁温补命门以固气，并加入肉桂、附子回阳救逆、助阳补火。庄更提到此方加减："二三剂后泄泻不止，酌加附子，更加龙骨、粟壳各一钱。倘泄泻全止，减去附子，若附子太多则小便闭塞。"

七、六味回阳饮

1. 原方与主治

附子一钱，炮姜一钱，党参三钱，当归三钱，肉桂三钱，炙草一钱，加胡椒细末三分，灶心土水澄清煎药或减去附子亦名六味回阳饮，以多进为妙。此方大补元阳，专治小儿气血本虚，痘疮自塌，或误服凉药，呕吐泄泻，将成慢惊。危在顷刻，速宜服此方，倘有转头即加入大补元煎之内同煎迭进，名反魂丹，真先方也。

2. 古今发挥

此方出自《景岳全书》，原方人参一二两，制附子二三钱，炮干姜二三钱，炙甘草一钱，熟地五钱或一两，当归身三钱，益气回阳、养血救脱。庄将原方去熟地，再加肉桂、胡椒温中，并使用灶心土水煎，以补脾胃。

八、用药心得

1. 擅用温补药物

庄一夔常用姜、桂、附，称"姜桂附子为编内药方中之用神，减去则无效""慢惊中轻者用理中地黄汤……内多用姜桂亦可治愈，若虚至极者，非用附子不可"。

庄一夔在书中详述附子的使用方法，认为多数人不敢使用附子，是因附子性热，明代《本草纲目》中提到附子可治小儿慢惊，清《本草备要》亦记载附子可治小儿慢惊、痘疮灰白、痈疽不敛。可见使用附子治小儿慢惊与痘症非庄一夔个人之见，只要证符合，即可使用。但庄使用附子非常谨慎，若沉寒之证得减，附子即可去除或减量，加味理中地黄汤加减化裁中便仔细述说附子用量"只服一剂即去附子，只用丁香七粒，隔二三日只用附子二三分。盖因附子太热，中病即宜去之也。如用附子太多，则小便闭塞不出。如不用附子，则脏腑沉寒，固结不开。如不用丁香，则滞泻不止。若小儿虚寒至极者，附子不妨用至一二钱，此所谓神而明之存乎其人"。肉桂的选用，庄提出："肉桂好者难得，薄桂、浔桂俱有油者皆可用之，所以《本草备要》云：肉桂有油者俱佳，无所分别也。"

2. 忌凉药

庄一夔因侄孙女染患慢惊，为中州庸医误用黄连致毙，庄用药时也告诫不妄寒凉攻伐的明训，寒凉药如芩连、抱龙丸等，或克伐药物如大黄、芒硝、山甲、山楂等攻伐气血药物，或巴豆丸大伤脾胃。使用寒凉泻下药物，需明辨虚实且用量谨慎，《福幼编》治疗急惊风便提到："小儿气体壮实，数日发烧，气热大便结，小便臌，忽而惊风大作，喉中多有痰热，用抱龙牛黄丸下咽即醒，再用清热消导药一剂而安。"《遂生编》治疗实热痘证云："小儿体壮实，饮食易消，出痘时大便结而燥，小便赤而臌，口鼻中出气如火，恶热喜痘等症，是名实热……方可暂用清解，荆防地黄汤用生地加大黄一二剂而火退矣。"治疗麻疹中提到："倘眼红口渴二便秘结或可少佐清凉。"

3. 喜用灶心土煎药

灶心土为久经柴草熏烧的灶底中心的土块，有温中燥湿、止呕止血的功效。《陆川本草》也记录其能治小儿慢惊。庄认为灶心土能温补脾胃，在庄使用的方中，逐寒荡惊汤、加味理中地黄汤、大温中饮、六味回阳饮，均使用灶心土来煎药。

第七节　轶闻趣事

庄一夔为学儒之人，由传记和医著序跋中可知他高超的医术，但却未提及他的文学造诣。中国国家图书馆保留了一本《摘录班斧集》，是由庄一夔自己遴选的二百首诗作编成的诗集。其中的《琵琶三十咏》应是他最得意之作，特别为其写了小序，说明诗作由来，并且逐步将和韵吟咏之作扩充至30首来显示自己的笔力。他的《咏美人》组诗获袁枚评语："沉鱼落雁，闭月羞花，咏美人八字尽之。无一语重复，无一字借用，曲绘其美，非揣摩纯熟，曷能臻此化境。"庄一夔的文学造诣于此可见一斑。

第八节　序年纪事

清乾隆八年（1743）出生。

清乾隆四十二年（1777），著《福幼编》。

清嘉庆二年（1797），著《遂生编》。

清道光七年（1827）卒，逝后葬于安徽六安的南门外，享年85岁。

（赖琬郁　颜宏融　高修安）

参考文献

1. 周焕卿. 庄一夔《福幼遂生编》的刊刻、流播及其对医学的贡献［J］. 古典文献研究，2015（1）：81-100

2. 丁洁韵，徐贻珏. 清代名医庄一夔生平补遗与考证［J］. 中医文献杂志，2016（2）：47-49

3. 王晓萍. 评遂生福幼编［J］. 湖北中医杂志，1981（4）：44-46

4. 朱锦善. 惊风学说源流与学术争鸣（二）［J］. 中医儿科杂志，2007（3）：16-20

5. 陆寿康. 重危病证重须分清阴阳虚实——学习程门雪先生经验一得［J］. 中医杂志，1980（9）

第二十八章　吴　瑭

第一节　概述

吴瑭（1758—1836），字配珩，号鞠通，江苏淮阴人。清代著名温病学家，儿科医家。

吴氏出生于较清贫的书香之家，19 岁时，因父病年余未能治愈而逝世，对他心理造成很大冲击，于是慨然放弃科考，立志学医。遂在为父守丧期间，购置医书，抽暇而读。后至京师谋求发展，先以检校《四库全书》为事，使其有机会阅读到当地难以见到的一些医学名著，如《温疫论》《临证指南医案》等。这对他的医学知识的提高产生了重要影响。

乾隆五十八年（1793），京师温疫流行，医者治之，多不得法。吴氏有鉴于此，遂潜心钻研温病防治的理法，受吴又可、叶天士温病学说的影响，再结合自己的临床实践和研究心得，耗时 1 年左右，几易其稿，著成了《温病条辨》，以畅治温之义。全书内容，以三焦学说为经、卫气营血学说为纬，远宗《内经》、仲景之旨，近师又可、叶氏之说，阐明温病自上而下、由浅入深的变化过程，总结了温病的治疗经验，使温病学说更趋成熟、完善。

吴氏医著还有《医医病书》和《吴鞠通医案》。

《温病条辨》全书 6 卷，是明清医学中温病学派的名著之一。其撰写体例仿《伤寒论》，汲取明清以来有关温病学说的精华，以三焦分治温病，确立辨证论治纲要。书中卷 6 为《解儿难》。《解儿难》是讨论有关儿科问题的专篇，对小儿生理病理特点、儿科用药宜忌以及儿科常见痉、瘛、痫、厥、疳、痘疹等疾病，结合温病理论和治疗实践进行了讨论，尤其在处理小儿痉病和痘证方面具有独特见解。

在对小儿生理病理特点的认识上，吴氏认为，"古称小儿纯阳……非阳盛之谓，小儿稚阳未充，稚阴未长者也"，并指出"脏腑薄，藩篱疏，易于传变；肌肤嫩，神气怯，易于感触""邪之来也，势如奔马；其传变也，急如掣电"，其说为后世所推崇。在儿科用药方面，吴氏提出小儿用药"稍呆则滞，稍重则伤"，主张"宜甘多酸少，如钱仲阳之六味丸"，反对以小儿为"纯阳"，而用苦寒，谓苦寒"最伐生生之气"，并主张小儿"禁用风药"，恐其易因"血虚致痉也"。对于四时温病的论治，吴氏多推崇叶天士，其在书中所创制的一套温病辨证论治的方剂，如银翘散、桑菊饮、清营汤、清宫汤、大小定风珠等，皆为儿科常用方剂，至今仍沿用不衰。

吴氏反对"惊风"一词，认为"惊"即"痉"也。慢惊风即是虚寒痉，急惊风则是暑痉等，惊吓所致者乃称客忤痉。对《内经》"诸痉项强，皆属于湿"的"湿"字提出了质疑，认为乃"风"字所误，其理为"风为百病之长，六淫之邪，皆因风而入"，即使是久病致痉，"其强直背反瘛疭之状，皆肝风内动为之也，似风之一字，可以包得诸痉"，而"湿之一字，不能包括诸痉""湿性柔，不得致强""初起之湿痉，必兼风而后成也"。对于疳疾的看法，吴氏认为"疳者，干也……干生于湿，湿生于土虚，土虚生于饮食不节"，主张治疳用疏补中焦、升降胃气、甘淡养胃、调和营卫、升阳举陷、鼓动脾阳，以及调甚饮食，用丸药缓运脾阳、缓宣胃气等法，"若生有疳虫，再少用苦寒酸辛，如芦荟、胡黄连、乌梅、使君、川椒之类"，总以调理脾胃为其首务。其他如"瘟证禁用表药"，治疹"先用辛凉清解，后用甘凉收功""泻白散不可妄用"等论，都有自己的观点。

第二节　生平、治学与古今评鉴

一、生平考略

吴瑭，字配珩，鞠通实为其号。因其在著作中常以"鞠通"署名，很少用"配珩"之字，故后人多不知其字，而误将"鞠通"当作为字。

吴氏之故里，依其自称，为淮阴人。但考清代所设府、县，并无淮阴之名。淮阴作为县名，当始于秦时，汉高祖刘邦曾封韩信为淮阴侯，以统辖此地。迨至元、明、清时，则改为清河县。淮阴为郡，置于后魏，明、清时改为淮安府。吴氏所称淮阴，当指古淮阴之地，并非当时确切的府县。由于其没有明确说明自己出生之地，以致今人对其故里众说不一。如有说其为江苏淮安府山阳县河下镇人，有说其为江苏淮安市清河区人，而《清史稿》《中国医学名人志》等则笼统称其为江苏淮阴人。但根据《医医病书》中，其好友朱士彦所撰"吴鞠通传"明确指出其为"江苏淮安府山阳县人"，以及为《温病条辨》作序的汪廷珍，自称为吴氏"同里愚弟"，而《清史稿》谓汪氏为江苏山阳人的情况来看，吴氏为江苏淮安府山阳县人更为可信。当然，清代山阳县，亦属淮阴市所辖，即今之淮安市，故笼统称吴氏为江苏淮阴人，亦未尝不可。

关于吴氏生卒年代，历来亦有争论，但考其《医医病书·三元气候不同论》中曾明确提到"余生于中元戊寅"，戊寅即乾隆二十三年（1758）。《吴鞠通医案》暑温门所载吴氏自医案中曾注明"丁巳六月十三日，吴，四十岁"，丁巳，即嘉庆二年（1797），按此推算，其出生年代与其自述亦相符合。另外，根据《吴鞠通传》朱士彦谓其"道光十六年二月卒"（另有抄本于"道光十六年二月卒"后，还有"年七十有九"五字），道光十六年，即公元 1836 年。由此可见，吴氏生卒年代应为 1758—1836 年无疑。

吴氏出生于比较贫寒的书香之家，其父名守让，字逊夫，乾隆十四年（1749）秀才，一直在当地教书，"里中弟子从者甚众"。受其父熏陶，吴氏自幼习儒，希图科名。但是，在其19岁那年，其父因久病不起，使其在精神上深受打击，以致"愧恨难名，哀痛欲绝，以为父病不知医，尚复何颜立天地间"，遂于为父守丧期间，购置医书，抽空伏读。当读到张仲景《伤寒杂病论》序言中"外逐荣势，内忘身命"之论时，深有感触，心声共鸣，于是毅然下决心"弃举子业"，专心学医，以求济世救人。29岁时，其侄子巧官因突患温病，初起喉痹肿痛，外科吹以冰硼散凉遏气机，导致喉闭不通，后又遍请当时医师治之，也不外使用双解散、人参败毒散之类方药，而对于治温之法，几乎都没有什么好着，最后病情恶化，发黄而死。吴氏当时，也因为学医不久，又没能掌握治疗温病的要领，故未敢轻易发表意见，这对其无疑又是一次沉重的打击，同时，也促使他下决心注意对温病学的研究。

吴氏26岁时，因家境困难，学习条件亦受限制，他便离家赴京，谋求发展。在京，他找到了一份检校《四库全书》的工作，这对酷嗜读书的吴氏来说，实属难得之机会，他借此博览群书，尤其是能看到一些当地难以看到的医学名著，如他"得明季《温疫论》，观其议论宏阔，实为发前人所未发，遂专心学步""又遍考晋唐以来诸贤议论"，尤重对叶天士《临证指南医案》深入研究。他"进与病谋，退与心谋"，历经十载，医学知识有很大进步，尤以治温之法，有不少收获，但为慎重起见，他则未敢轻治一人。

至癸丑年（1793），吴氏时年36岁，京师发生温病大流行，疫情严重，死亡率很高。正如纪晓岚《在阅微草堂笔记》中所述："乾隆癸丑春夏间，京中多疫，以张景岳法治之，十死八九，以吴又可法治之，亦不甚验。"吴氏的很多朋友，都知道吴氏懂医，又目睹当时温疫流行，而很多人被误治而死之惨状，遂竭力推促他起而治之。吴氏也不忍患者"死于世俗之手"，故尽其所能而积极救治。虽然求治者大多已成坏病，但经他救治而幸存者达数十人之多。通过这次亲身临床实践的锻炼和考验，不仅使他认识到庸医误治之危害，以致发出"生民何辜，不死于病而死于医，是有医不若无医也，学医不精，不若不学医也"的感叹，同时，也使他加深了对于温病对百姓健康危害的认识，他对自己使用治温之法而取得的卓越效果也有了初步体会。由此，他萌生了编著治温之书——《温病条辨》的念头，"因有志采辑历代名贤著述，去其驳杂，取其精微，间附己意，以及考验，合成一书"。然毕竟其当时的临床经验还很不足，故缺乏自信，"未敢轻易落笔"。

"又历六年，至于戊午"，即公元1798年，吴氏41岁时，其同乡好友汪瑟庵（廷珍）先生预测来年（癸未）会有温疫流行，故促其速成治温之书。此时，吴氏在京师医界已渐有名气，同时也有了一定临床经验的积累，经汪氏再三催促，他便下决心在诊疗之余着手写作《温病条辨》。然而，对于一位刚刚步入不惑之年的医者来说，要著书立说，谈何容易，尤其是在伤寒学说占绝对统治地位的当时，要想脱离伤寒学说，创立一套辨治温病的新论，其难度可想而知。因此，《温病条辨》一书是吴氏经过15

年左右的努力，前后数易其稿，直至嘉庆十八年癸酉（1813），才真正完成并刊行于世，时年吴氏56岁，由此足以见其写作之认真与艰辛。

此外，道光八年戊子（1828），吴氏71岁时，其好友胡潭曾受时医误治之害，后被其治愈，故力促其写《医医病书》，以矫正医者时弊，该书于1831年写成，1833年胡潭为该书作序。惜未及时刊行。

吴氏晚年，还将其一生治验（主要为1793～1833年间的医案）整理成册，即今传之《吴鞠通医案》，以嘉惠后学。

二、师承治学

从吴氏生平来看，他虽然不属世医家传，也没有直接拜师学医，主要是通过自己发奋努力，刻苦钻研，但他的医学造诣学有所本，渊源有自。

（一）治学首重《内经》，尊经而不泥古

《温病条辨》一书是反映吴氏主要学术思想的代表著作，综观全书可以看出，它充分体现了以《内经》理论为指导，博采历代明贤精妙，并参以个人心得的编写宗旨。如该书卷首"原病篇"首引《内经》原文19段，作为论治温病之总纲，其篇幅虽少，但十分重要，内容涉及温病的病名、分类、病因病机、证候、诊断、防治、预后等，是全书的总论，其后各论均以此理论为基础。

吴氏熟谙《内经》，尤其对《内经》有关三焦的论述领会深刻，不仅对三焦所辖之部位和不同脏腑之生理功能认识全面，而且对其感邪后可引起的三焦所属脏腑的功能失调或实质损害亦探析透彻，从而在此基础上创立了温病三焦辨证理论体系和纲领，并提出了"治上焦如羽，治中焦如衡，治下焦如权"的名论。

在温病诊断方面，吴氏亦总以《内经》所论为依据。如《温病条辨》上焦篇第三条指出："太阴之为病，脉不缓不紧而动数或两寸独大，尺肤热，头通，微恶风寒，身热，自汗，口渴或不渴而咳，午后热甚者，名曰温病。"他将"脉动数"（即脉躁）、"尺肤热"等作为温病与太阳中风的鉴别要点，即是源自《素问·平人气象论》"人一呼脉三动，一吸脉三动而躁，尺热，曰病温"和《灵枢·论疾诊尺》"尺肤热甚，脉盛躁者，病温也"。此外，吴氏的小肠脉候于左尺而非左寸的观点，亦是以《内经》为准的。

吴氏在《温病条辨》中所列方剂，其中就有引用《内经》者，如《灵枢·邪客》以半夏汤治邪客而目不瞑者，吴氏巧引妙用于"温病愈后，嗽稀痰而不咳，彻夜不寐者"。不仅如此，即使是吴氏自制诸方，他也每遵《内经》之训，立法有据。如制银翘散、桑菊饮等辛凉之剂，即遵"风淫于内，治以辛凉，佐以苦甘"之旨；制化斑汤、清营汤、清宫汤等方即遵"热淫于内，治以咸寒，佐以苦甘"之旨。吴氏还在各方条下一一注明治法，如桑杏汤、翘荷汤后注为"辛凉法"，新加香薷饮后注为"辛温复辛

凉法"，人参泻心汤方后注为"苦辛寒兼甘法"，二甲复脉汤方后注为"咸寒甘润法"等，以使学者明了各方所遵《内经》之法。

关于病愈食复，《素问·热论》曾强调："病热少愈，食肉则复，多食则遗，此其禁也。"吴氏遵《内经》之旨，亦谓："阳明温病，下后热退，不可即食，食者必复。周十二时后，缓缓与食，先取清者，勿令饱，饱则必复，复必重也。"

吴氏治学十分严谨，所论温病之因证脉治，均力求与《内经》之旨相合，若发现与经旨不相合者，则及时予以纠正。正如他在"补秋燥胜气论"中所说："瑭袭前人之旧，故但叙燥证复气如前。书已告成，窃思与《素问》燥淫所胜不合，故杂说篇中，特著燥气论一条，详言正化、对化、胜气、复气以补之。"

当然，吴氏学宗《内经》，并不是尊古不化，而是结合临床实际及个人心得，融会贯通。正如他在《温病条辨·杂说》中所云："儒书有经子史集，医书亦有经子史集。《灵枢》《素问》《神农本经》《难经》《伤寒论》《金匮玉函经》，为医门之经……学者必不可不尊经，不尊经则学无根柢，或流于异端；然尊经太过，死于句下，则为贤者过之，《孟子》所谓：尽信书，则不如无书也。"

（二）精研仲景之学，创立治温新说

吴氏在《温病条辨》自序中说："瑭愧恨难名，哀痛欲绝，以有父病不知医，尚复何颜立天地间，遂购方书，伏读于苫块之余。至张长沙'外逐荣势，内忘身命'之论，因慨然弃举子业，专事方术。"由此可见他之所以走上专事医学之路，在很大程度上是受仲景影响的。他为医一生，不仅谨遵《内经》之训，而且对仲景之学尊崇有加。

他在《温病条辨》的写作体例上"仿仲景《伤寒论》作法，文尚简要，便于记诵"。他创温病学说的根本目的，并非欲与伤寒学说相对立，而是对伤寒学说加以补充和发展。他在《温病条辨》凡例中强调："《伤寒论》六经由表入里，由浅入深，须横看。本论论三焦由上及下，亦由浅入深，须竖看，与《伤寒论》为对待文字，有一纵一横之妙。学者诚能合二书而细心体察，自无难识之证，虽不及内伤，而万病诊法，实不出此一纵一横之外。"他还说："是书虽为温病而设，实可羽翼伤寒。"

综观《温病条辨》全书，吴氏所创温病三焦辨证体系，并不完全摒弃六经辨证的内容，而是将其巧妙地融于三焦辨证之中，为温病辨证所用。如上焦温病，有病在手太阴肺与手厥阴心包之分；中焦温病，有邪在足阳明胃与足太阴脾之异；下焦温病，有病在足少阴肾与足厥阴肝之别。为了突出六经分证的作用，他还常在温病不同的病证前冠以相应的六经之名，如太阴温病、太阴风热、手太阴暑温、两太阴暑温、手厥阴暑温、太阴伏暑、太阴湿温、阳明温病、阳明温毒、阳明暑温、阳明湿温、太阴脾疟、太阴三疟、少阳疟、少阴疟、厥阴三疟等。

吴氏论治温病所用之方，亦每择仲景之善，录而用之。据粗略统计，《温病条辨》一书所载方剂，除去重复者，约203首，而用仲景《伤寒论》和《金匮要略》二书原方及由其加减者，即有半数左右。对于直接选录原方者，吴氏不仅谨守其药味配伍，而且在煎服方法上，也多采用原方之法，甚至对有些方剂的剂量，也不作改动，只是特别注明让临证者"自行斟酌可也"。许多方证条文，基本上也是引用《伤寒论》《金匮要略》原文，或略加改动而已。

综上可见，吴氏精研仲景之学，是他创立温病新说的重要基础，如果没有《伤寒论》《金匮要略》二书之著，则难有《温病条辨》之作问世。

（三）研读又可《温疫论》，辨识精杂善取舍

吴氏学医，曾专心研读过《温疫论》，认为"观其议论宏阔，实有发前人所未发，遂专心学焉"。虽然后来他发现吴又可"立论不精，立法不纯，又不可从"，但在《温病条辨》中，吴鞠通并没有一概排斥又可之说，而是抱着去其驳杂、取其精华的态度，继承和发扬了吴又可许多有价值的学术观点和临床经验。

如对于外邪入侵人体途径，吴又可提出："伤寒之邪，自毫窍而入；时疫之邪，自口鼻而入。"吴鞠通在《温病条辨》中更是明确指出："温病由口鼻而入，自上而下。鼻通于肺，始手太阴。"这种温邪"从口鼻而入"的观点，无疑是对吴又可之说的继承。

其次，《温病条辨》所述许多证候的病机及临床表现等，实取材于《温疫论》；有些方剂如桃仁承气汤、瓜蒂散等亦系直接引自《温疫论》；对许多证候的治疗，虽未用又可原方，但仍用其法或其方加减。如《温病条辨》中焦篇第17条"津液不足，无水舟停者，间服增液，再不下者，增液承气汤主之"的治疗方法即是从吴又可《温疫论》治阴亏而兼里证者，先用清燥养荣汤滋阴润燥，若热渴未除，里证仍在，再用承气养荣汤滋阴攻下的治法思路中演变而来的。又如《温病条辨》的雪梨浆、五汁饮（梨汁、荸荠汁、鲜苇根汁、麦冬汁、藕汁或蔗浆），亦与又可"治烦渴思饮，以梨汁、藕汁、蔗浆、西瓜，备不时之需"的治法一脉相承。

此外，吴鞠通认为温病病因除六淫外，"戾气"间亦有之；温病用药，慎用黄连等苦寒之品等，亦是受吴又可的影响而提出。

（四）学承叶氏之论，完善温病学说

吴鞠通研究温病学说，虽然遍考晋唐以来诸贤议论，但发现元代以前医家，皆未得温病之本真，皆未能脱却《伤寒论》蓝本。至元末医家王安道虽能脱却伤寒，辨证温病，但终嫌其论之未详，立法未备；明末医家吴又可虽意力为卸却伤寒，单论温病而专著《温疫论》，但亦觉主论不精，立法不纯，故亦难从；"唯叶天士持论平和，立法精细，然叶氏吴人，所治多南方证，又立论甚简，但有医案散见于杂证之中，人多忽之而不深究"，所以吴鞠通在编著《温病条辨》时，对叶氏之论进行深入研究，很多方证条文直接取材于叶氏《临证指南医案》。叶氏《临证指南医案》虽然不属温病专著，但其中记载了不少温病验案，吴氏将其视为珍宝，精心整理录出，并将所录之方冠以

方名，或稍加增损，添以剂量及煎服方法，使其作为《温病条辨》中方证条文。据粗略统计，《温病条辨》上、中、下三焦篇共有方证条文 240 条左右，而直接取材于《临证指南医案》的就有 100 条左右，有些方剂虽然出自仲景或其他医家，但所治证候却与原方不尽相同，而是参入了叶氏的应用经验。

叶氏辨治温病，虽以卫气营血辨证理论为纲，但对三焦分证也非常重视。如他在《临证指南医案·暑门》杨案中指出："仲景伤寒，先分六经；河间温热，须究三焦。"论治夏热时指出："夏暑发自阳明，古人以白虎汤为主，后贤刘河间创意，迥出诸家，谓温热时疫，当分三焦投药，以苦辛寒为主。"论痧证辨治时指出："须分三焦受邪孰多？……上焦药用辛凉，中焦药用苦辛寒，下焦药用咸寒。"《临证指南医案》中以三焦辨证处方的具体案例更是不胜枚举。吴鞠通研读医书，除《内》《难》《伤寒》《金匮》等古典医经而外，对晋唐以后诸书，唯重《临证指南医案》，故其创立温病三焦辨证理论体系，实受叶氏之直接影响。

吴氏辨治温病，虽以三焦辨证为纲而立论，但他也像对待伤寒六经辨证一样，并不排斥叶氏所创的卫气营血辨证，而是将其有机地贯穿于三焦辨证之中，即以三焦分上下，以卫气营血分表里，再以六经分脏腑经络，则形成纵横交错的立体辨证体系，使温病的辨证更加完整精细。

其次，吴氏所论"凡病温者，始于上焦，在于太阴""温病由口鼻而入，鼻气通于肺，口气通于胃，肺病逆传，则为心包"，实际也是对叶氏"温邪上受，首先犯肺，逆传心包"理论的引申和发挥。

由上可见，吴氏之学受叶氏学术思想及临床经验的影响是相当深广和直接的。

此外，吴氏的学术思想还受王叔和、刘河间、李东垣、王安道、张凤逵、张景岳、沈目南、喻嘉言等医家的影响。如《温病条辨》所列九种温病之名，则多取自王叔和《伤寒例》；三焦分治，则效法河间、嘉言；治温病首方银翘散，则既遵《内经》"风淫于内，治以辛凉，佐以苦甘"之训，又宗喻嘉言芳香逐秽之说，且受王安道、张凤逵温暑当用辛凉，不当用辛温之论的启迪，以东垣清心凉膈散加减而成。又如温毒咽痛喉肿、耳前耳后肿、颊肿等证，认为"治法总不出李东垣普济消毒饮之外"；治暑湿伤气者，则认为"可与东垣清暑益气汤"；治温热气血两燔之证，常以景岳玉女煎加减；治温燥，则常宗喻嘉言之论；治凉燥则善遵沈目南之法。

综上可见，吴鞠通的学术思想，特别是其治温理论和温病学说，远宗《内》《难》、仲景之旨，后汲历代诸贤之精妙，发又可之未发，承叶氏之真髓，汇百家之精华，参个人之心得，故能经得起实践的检验而历久不衰，百余年来一直有效地指导着温热病的临床治疗和理论研究。

三、古今评鉴

1.《温病条辨·朱彬序》

余来京师，获交吴子鞠通，见其治疾，一以仲景为依归，而变化因心，不拘常格，往往神明于法之外，而究不离乎法之中，非有得于仲景之深者不能。……昔人谓仲景为轩岐之功臣，鞠通亦仲景之功臣也。

2.《温病条辨·征保序》

友人吴子鞠通，通儒也，以颖悟之才，而好古敏求，其学医之志，略同于仆。近师承于叶氏，而远追迹乎仲景。其临证也，虽遇危疾，不避嫌怨；其处方也，一遵《内经》，效法仲祖；其用药也，随其证而轻重之，而功若桴鼓。其殆智而勇，勇而仁者哉。

3.《温病条辨·汪廷珍序》

吾友鞠通吴子，怀救世之心，秉超悟之哲，嗜学不厌，研理务精，抗志以希古人，虚而师百氏，病斯世之贸贸也，述先贤之格言，摅生平之心得，穷源竟委，作为是书。

4.《吴鞠通医案》高德僧汝贤序

淮阴吴鞠通先生医声震海内，盖不特叶氏之高第，抑亦仲圣之功臣也。

5. 盛增秀《温病学派四大家研究》

吴氏治学严谨，虚心好学，为后人树立了楷模。……吴氏为人耿直，乐善好施，汪青棠称其"宅心忠厚，笃于故旧，与人能尽言，处事悉当。闻水旱之灾，辄忧形于色，倾囊赈助，有'先天下之忧而忧，后天下之乐而乐'之风"……吴氏不仅医术精湛，而且医德高尚。……吴氏在关系到患者生死的关键时刻，能力肩重任而不推诿，不犹豫，竭力予以救治，从而赢得广大患者的信任和爱戴。

6. 徐树楠《吴鞠通医方精要》

在中医学发展史上，吴鞠通是位贡献卓越的医学家，他创立了三焦辨证，完善了温病治法，拓展了验方应用，研制了诸多新方，从医疗实践和医德上卓建功勋而成为一代名医，广为后世传诵。

7. 朱锦善《儿科临证 50 讲》

吴鞠通是清代另一位温病大家，也擅长儿科，他通过对小儿外感疾病的研究，观察到小儿稚阴稚阳，特别注意小儿疾病治疗中的护阳存阴。……吴鞠通在《温病条辨·解儿难》中，对惊风一证的病因，分寒、风温、温热、暑、湿、燥、内伤饮食、客忤、本脏自病九类进行辨证论治，进一步发展了对惊风的认识。

8. 今鉴

吴氏一生献身医学，他嗜学不厌，研理务精，勤于实践，勇于创新，居心忠厚，医德高尚，不仅在医学方面做出了巨大贡献，而且在治学和为人处世方面为后人树立了楷模，尤其是他强调"尤必上与天地呼吸相通，下与小儿呼吸相通，而守之以诚，而后可以为医"之训，更是我们现今中医儿科工作者的龟镜。

第三节　主要著述

吴鞠通的医学著作共有三部，即《温病条辨》《医医病书》和《吴鞠通医案》。

一、《温病条辨》

（一）内容提要

《温病条辨》是明清医学中温病学派的名著之一。该书首卷历引经文为纲，分注为目；原温病之始，名"原病篇"，故亦称"凡7卷"；卷一为上焦篇，凡一切温病之属上焦者系之；卷二为中焦篇，凡温病之属中焦者系之；卷三为下焦篇，凡温病之属下焦篇者系之；卷四为杂说救逆、病后调治；卷五解产难，专论产后调治与产后惊风；卷六为解儿难，专论小儿急慢惊风、疳证、痘证。全书仿《伤寒论》体例，以三焦为纲，病名为目，分篇分条列述了风温、温热、温疫等九种温病的证治，理法方药俱全，堪称集温病学之大成者。

《解儿难》是讨论有关儿科问题的专篇，据问心堂本，全篇共分22小节（不包括"万物各有偏胜论""草木各得一太极论"），文体采用论、辨、质疑、问答等方法，对小儿生理病理特点、儿科用药宜忌以及儿科常见痉、瘛、痫、厥、疳、痘疹等疾病，结合温病理论和治疗实践进行了讨论，尤其在处理小儿痉病和痘证方面具有独特见解。

（二）版本流传

《温病条辨》有称《问心堂温病条辨》，其首刻本亦为嘉庆癸酉年（1813）所刊之问心堂本。"问心堂"究为何名？据汪青棠《山阳河下园亭记补编》载："问心堂，吴鞠通先辈著书室也，在中街文易阁右侧，额为先文端公廷珍所书。"（《何处当年问心堂》，载《浙江中医杂志》1985年7期）。顾天培等曾至淮安县河下镇实地考察采访（《吴鞠通故里初考》，载《江苏中医杂志》，1985年1期），问心堂与文易阁现已不复存在，估计毁于"道光十五年春，河下大火"（《淮安府志》）。

其后，《温病条辨》所传版本，均源自嘉庆癸酉所刊之问心堂，但以后逐渐形成三大系统：一为嘉庆癸酉本的直接延续，未增加任何内容；一为道光十五年（1835）叶氏睿吾楼刻本的延续，增加"补秋燥胜论"的内容，但无"霹雳散"及其方论；一为道光十六年（1836）鞠通之子及婿重校本的延续，内容最为完善。

（三）古今评鉴

1.《温病条辨·朱彬序》

乃出所著《温病条辨》七卷，自温而热而暑而湿而燥，一一条分缕析；莫不究起病之所以生，推而至于所终极；其为方也约而精，其为论也闳以肆，俾二千余年之尘雾，豁然一开。

2.《温病条辨·征保序》

嘉庆甲子，出所著治温法示余，余向之急欲订正者，今乃发覆析疑，力矫前非，如拨云见日，宁不快哉！阅十稔，而后告成，名曰《温病条辨》，末附三卷，其一为条辨之翼，余二卷，约幼科、产后之大纲，皆前人之不明六气而致误者，莫不独出心裁，发前人之所未发，呜呼！昌黎有云：莫为之前，虽美弗彰；莫为之后，虽圣弗传。

3. 释青华于《珍藏医书类目》

书中称《温病条辨》一书为"治温之津梁"。

4. 杨进等《温病条辨临床学习参考》

吴鞠通在温病学理论、证治方面有杰出的贡献，其所著《温病条辨》和所留下的诸多温病医案，成为学习温病学的重要参考资料。

5. 李顺保《温病条辨集注与新论》

吴鞠通《温病条辨》，最完整、系统、全面地建立温病学的基础医学和临床医学，是温病学中最具有代表性的典籍，在吴鞠通前后刊行的温病学著作，无论其著作水平或对温病学的贡献，无超出《温病条辨》者，《温病条辨》与《黄帝内经》《伤寒论》《金匮要略》合称中医学四大经典，是温病学的圭臬。

6. 今鉴

吴鞠通是清代温病学派代表之一，对中医学的发展贡献很大，他的《温病条辨·解儿难》对小儿生理病理及用药特点的论述颇有见地，对麻、痘、惊、疳四证的论述尤为详尽，充分体现了吴氏儿科的学术思想之精髓所在，他的临床经验和学术成就，为后人诊治外感温热病提供了准则，同时，对儿科学的发展、充实和完善也起到了积极的作用。

二、《医医病书》

《医医病书》乃吴鞠通晚年之作。吴氏认为医生是关系人命生死的职业，若医术不精，害人不浅，故深有感慨地说："呜呼！生民何辜，不死于病而死于医，是有医不若无医也，学医不精，不若不学医也。"（《温病条辨·自序》）还说："患者之病，赖医人之医；医人之病，尽出不穷，将何以恤灾救患，捍卫生民哉！仲尼谓'工欲善其事，必先利其器'，子舆氏谓：'不以规矩，不能成方圆。'医人者，规矩也；患者者，所制之器也。今将修规矩以成器，作《医医病书》。"（《医医病书题词》）。从这一目的出发，他于道光十一年辛卯（1831）撰成《医医病书》，时年七十又四。是书凡 2 卷，计 76 条，内容着眼于医治医生诊治中的弊病，辨析多属内科杂病，论医理，议病机，谈证治，说方药，语多中肯。其书经曹炳章整理增订，合计 81 条，并逐条加以按语，或发其未尽，或补其未备，书名为《增订医医病书》。

三、《吴鞠通医案》

《吴鞠通医案》是吴鞠通晚年又一部力作，系由吴氏晚年搜集一生治验而成。全书计 4 卷（或作 5 卷），编集癸丑至癸巳所治之典型病例，包括温病、伤寒、杂病、妇儿科医案，其中不少医案有连续性记录，更可看出吴氏辨证施治的规律和处方用药特色。特别是温病医案，其立法用药，一一可与《温病条辨》印证，示人以规矩和法则。是书或称《吴氏医案》，当时未及刊印，只有抄本流传，后于 1916 年、1918 年、1921 年、1923 年由绍兴医药学报社分卷陆续出版，为裘氏（吉生）医药丛书之一，与 1916 年杭州有益山房铅印本（金月笙刊印，5 卷）同被认为是目前所见的最早的刊本。吴庆坻评其医案曰："其辨微也，分肌擘理，若屠牛坦，一朝解十二芒刃不钝；其纠缪也，若老吏断狱，虽情伪万变，执吾法以绳之，而无所于挠。"（金月笙刊本《吴鞠通医案·吴庆坻序》）

第四节　学术思想

吴鞠通的学术思想，集中反映在他对温病的认识和总结上，他在温病研究方面，博采众长，勇于创新，提出许多独到的学术见解，为温病学的形成和完善，做出无可替代的巨大贡献。如他穷原竟委，融会贯通，提出有常有变的三因致温学说；博采众家之长，创立了理法方药完整实用的三焦辨证体系；辨病别温热湿热，用药分刚燥柔润的学术特色以及阐述治温清热养阴之大法，重视温病治疗之禁忌等。在此，重点阐述其儿科学术思想及临床经验。

一、阐述小儿生理病理，提出用药特点

吴氏对小儿生理与体质的特点的认识，首先指出"纯阳"之说，殊为未妥，易为人所误解。故他强调："古称小儿纯阳，乃丹灶家言，谓其未曾破身耳，非盛阳之谓。"《素问·宝命全形论》曰："人生有形，不离阴阳。"《素问·阴阳应象大论》曰："阳化气，阴成形。"小儿正处在由小到大、由弱到强的生长发育阶段，吴氏根据这种阴阳互根，阳生阴长的道理，以及小儿的生长规律，总结性地提出小儿生理和体质的特点应以"稚阳未充，稚阴未长"方为贴切。

对于小儿病理特点，吴氏强调指出"其脏腑薄，藩篱疏，易于传变；肌肤嫩，神气怯，易于感触"，明确阐述了小儿脏腑娇嫩，形气未充，卫外功能尚不健全，故在病

理上不仅发病容易，而且一旦发病，变化迅速。

　　小儿在生理上属"稚阴稚阳"，阴阳二气均属不足，物质基础和功能活动上稚嫩而不完善，在病理上，发病容易，变化迅速，易虚易实，易寒易热。基于这一特点，故在儿科临证用药方面，亦应强调治疗用药要谨慎、果断、及时、准确，否则，极易造成疾病的发展，使轻病变重，重病转危。正如吴氏所说："其用药也，稍呆则滞，稍重则伤，稍不对症，则莫知其乡，捉风捕影，转救转剧，转去转远。"

　　在儿科用药方面，吴氏还力辟苦寒之弊。他强调"儿科用苦寒，最伐生生之气"，故为"儿科之大禁也"。他认为："小儿之火，唯壮火可减；若少火则所赖以生者，何可恣用苦寒以清之哉！"若"以小儿为纯阳也，故重用苦寒"则必"愈泻愈瘦，愈化愈燥""而且重伐胃汁，直致痉厥而死者有之"。所以，他主张"调小儿之味，宜甘多酸少，如钱仲阳之六味丸是也"。并指出"存阴退热为第一妙法，存阴退热，莫过六味之酸甘化阴也"。从这一点出发，他还不主张儿科滥用风药。他十分感慨地指出："近日行方脉者，无论四时所感为何气，一概羌、防、柴、葛。不知仲景先师，有风家禁汗、亡血家禁汗、湿家禁汗、疮家禁汗四条，皆为其血虚致痉故也。然则小儿痉病，多半为医所造，皆不识六气之故。"这是说过用风药，唯恐其辛散耗阴，劫液伤血，致生他病。

　　上述吴氏对小儿生理病理特点的认识以及临床用药的经验和观点，直到今天仍然具有很好的临床指导意义。

二、以四纲九证辨析痉病

　　吴氏不赞成"惊风"一词的病名称谓，他认为"惊风"即"痉"也。如他说："且俗名痉为惊风，原有急慢二条。所谓急者，一感即痉，先痉而后病；所谓慢者，病久而致痉也。"他认为俗称之急惊风，多属暑痉，指出："小儿急惊风者，唯暑月最多，而兼证最杂。"而因惊吓所致惊风者，为客忤痉，慢惊风、慢脾风则为虚寒痉或内伤饮食痉。

　　吴氏还对痉、瘛、间、厥四者详为辨析。他说："《素问》谓太阳所至为痉，少阳所至为瘛。……又有寒厥、热厥之论最详。后人不分痉、瘛、厥为三病，统言曰惊风痰热，曰角弓反张，曰抽搐，曰间，曰痉、厥。……谨按痉者，强直之谓，后人所谓角弓反张，古人所谓痉也。瘛者，蠕动引缩之谓，后人所谓抽掣、搐搦，古人所谓瘛也。抽掣搐弱不止者，瘛也。时作时止，止后或数日，或数月复发，发亦不待治而自止者，间也。四肢冷如冰者，厥也；四肢热如火者，厥也；有时而冷如冰，有时而热如火者，亦厥也。大抵痉、瘛、间、厥四门，当以寒热虚实辨之，自无差错。"

　　吴氏论痉，就其病机而言有四刚之别，就其病因而言，又分为九个证类，即寒痉、风温痉、温热痉、暑痉、湿痉、燥痉、内伤饮食痉、客忤痉、本脏自痉。吴氏通过辨证审因，对这九个痉病从理法方药诸多方面系统进行了阐述。如风温痉、温热痉皆为

"阳气发泄之候，君火主气之时"，六淫之风火，谓烁真阴所致，"但风温之病痉者轻而少，温热之病痉多而重也"，所以在治疗时用"药之轻重浅深"，应"视病之轻重浅深而已"。又如湿痉，吴氏认为其病机在于"湿为浊邪，最善弥漫三焦，上蔽清窍，内蒙膻中"，故其治法"当于前中焦下焦篇中求之"。内伤饮食痉，概指慢脾风，多属脾胃两伤，或伤及肾阳，或虚寒之甚。吴氏对此，推崇叶天士"阴风入脾络"的基本观点，治疗以"实土制风法"，则慢惊自退。本脏自病痉，多属血虚风动，治疗一以育阴柔肝为主，因肝主风，以血为自养，血足则风自灭也。吴氏对暑痉的阐发最多。他不仅强调"小儿急惊风者，唯暑最多，而兼证最杂"，而且还谆谆告诫；"盖小儿肤薄神怯，经络脏腑嫩小，不奈三气发泄。邪之来也，势如奔马，甚传变也，急如掣电，岂粗疏者所能当此任哉！"今考之，吴氏所言之暑痉，与现代医学的流行性乙型脑炎相似，其治疗以邪在卫、气宜用新加香薷饮与银翘散，或苍术白虎汤；邪入心包则用清营汤加钩藤、丹皮、羚羊角；神昏当兼投紫雪丹、牛黄丸等，实为我们今人中西医结合治疗"乙脑"提供了重要的临床经验和理论依据。

总之，吴氏治痉，十分强调审因论治，而不是见痉治痉。他指出："只治致痉之因，而痉自止，不必沾沾但于痉中求之""于其未痉之先，知系感受何邪，以法治之，而痉病之源绝矣，岂不愈于见痉治痉哉！"

关于小儿易痉之故，吴氏认为，多因"一由肌肤薄弱，脏腑嫩小，传变最速；一由近世不明六气感人之理，一见外感，无论何邪，即与发表。"而既痉之后又"重用苦寒"而致。所以他强调说："若儿科能于六淫之邪，见几于早，吾知小儿痉病必少。"并指出"全赖明医参透此理，于平日预先告谕小儿之父母，勿令过暖，汗多亡血，暗中少却无穷之病矣"。吴氏这种见解，无疑包含着积极的治未病的预防思想，至今仍有其现实的指导意义。

三、疏补通调治疳疾，论述精当

吴氏谓："疳者干也，人所共知。不知干生于湿，湿生于土虚，土虚生于饮食不节，饮食不节，生于儿之父母之爱其子，唯恐其儿之饥渴也。"要知小儿饮食本不知自节，加之父母更"强与之""日复一日，脾因郁而水谷之气不化，水谷之气不化而脾愈郁，不为胃行其津液，湿斯停矣。"湿停而脾胃俱病，"中焦不受水谷之气，无以生血而血干矣""中焦受伤，无以散气，则五脏之汗亦干；无以行悍气，而卫气亦馁，卫气馁故多汗，汗多而营血愈虚，血虚故肢体日瘦，中焦湿聚不化腹满，腹日满而肢愈瘦，故曰干生于湿也。"针对小儿疳疾之生，吴氏特别提醒，"医者诚能识得干生于湿，湿生于土虚，且扶土之不暇，犹敢恣用苦寒，峻伤其胃气，重泄其脾气哉？"基于这一观点，吴氏上承前贤之经验，师宗仲景之心法，概括出治疳九法，足资临床参考。他主张治疳以"疏补中焦，第一妙法；升降胃气，第二妙法；升陷下之脾阳，第三妙法；甘淡养胃，第四妙法；调和营卫，第五妙法；食后击鼓，以鼓动脾阳，第六妙法；《难经》谓伤其脾胃者，调其饮食，第七妙法；如果先有疳虫，再少用苦寒酸辛，如芦荟、胡黄连、乌梅、使君、川椒之类，此第八妙法……考洁古、东垣，每用丸药缓运脾阳，缓宣胃气……亦第九妙法也。"由此可见，吴氏治疳，十分重视疏通与补益的有机结合。升降胃气、升运脾阳，但不伤阴；甘淡养胃，调和营卫，虽能滋阴生津，但均属滋而不腻，不碍脾胃之阳，此皆包含补不碍通之义。吴氏还根据脾虚气郁致疳的病机，强调在疳疾治疗中，必须注意饮食调节，他认为"鼓动脾阳""调其饮食"有助于促进脾胃运化，提高临床治疗效果，确有实践指导意义。此外，他还常用桂枝汤调和营卫法治疗疳疾，认为外扶营卫、内和胃气，是疗疳重要法则之一，其蕴意颇深。

四、治痘疹，师承前贤经验，不执一家之偏

关于痘、疹二证，古代专著论述较多，防治经验也非常丰富。在治痘方面，向有寒温两派之论。诚如吴氏所说："痘科首推钱仲阳、陈文中二家，钱主寒凉，陈主温热，在二家不无偏胜，在后学不可偏废。"他特别强调："二家之学，似乎相背，其实相需，实为万世治痘立宗旨。"根据他的治痘经验，"大约七日以前，外感用事，痘发由温气之行，用钱之凉者十之八九，用陈之温者一二。七日以后，本身气血用事，纯赖脏真之火，炼毒成浆，此火不外鼓，必致内陷，用陈之温者多，而用钱之凉者少也。若始终实热者，则始终用钱；始终虚寒者，则始终用陈；痘科无一定之证，故无一定之方也"。所以他认为："治痘之明家甚多，皆不可偏废也。若专于寒、热、温、凉一家之论，希图省事，祸斯亟矣。"为此，他告谕后学："愚谓看法必宗翁氏，叶氏有补翁仲仁不及之条；治法兼用钱、陈，以翟氏、聂氏，为钱、陈之注，参考诸家可也。"吴氏这种"学无常师，主善为师"，尊重实践，辨证论治，不囿于一家之偏的精神，无疑是十分公允而正确，值得我们学习的。

吴氏治疹，亦遵循前人经验，提出"先用辛凉清解，后用甘凉收功"的治痘大法。他认为"疹之限期最迫，只有三日"，故"一以辛凉为主"，而应禁用辛温升散之品，以防伤肺致喘。吴氏这种认识，可谓深得治疹之要领。

总之，吴氏是清代温病学派的代表之一，对中医学的发展贡献较大。同时，他的《温病条辨·解儿难》对小儿生理病理及用药特点的论述亦颇有见地，对麻、痘、惊、疳四证论述尤为详细，充分体现了他的儿科学术思想。他的学术成就和临床经验，为后人诊治外感温热病所借鉴，同样对中医儿科学的发展、充实和完善起到了积极的促进作用。

第五节　临证经验

一、痉病

痉病源出于《内经》，如《素问·至真要大论》谓"诸痉项强，皆属于湿""诸暴

强直，皆属于风"等。张仲景在其《伤寒杂病论》中还列有痉湿暍病脉证治篇专门论述了外感风寒及误汗所致痉病。仲景将"痉病"主症归纳为颈项强急、口噤、背反张，并阐释其病机为津液因外邪阻遏，失于输布，或化热伤津，筋脉不得濡养，首次为外感风寒痉病建立了病证结合诊疗体系。

吴鞠通论"痉"，则首先对痉因提出质疑。他说："痉病之因，《素问》曰：'诸痉项强，皆属于湿'。此湿字，大有可疑，盖风字误传为湿字也。余少读方中行先生《痉书》，一生治病，留心痉证，觉六气皆能致痉。风为百病之长，六气莫不由风而伤人；所有痉病现证，皆风木刚强屈恸之象。湿性下行而柔，木性上行而刚，单一湿字，似难包得诸痉。""唯风可以赅括"，他并指出，即使是湿痉，其初起亦"必兼风而后成也"。

吴氏认为，痉病有寒热虚实四大纲之别，小儿痉病瘈病更有九大纲之细分。所谓四大纲者，即"六淫致痉，实证也；产妇亡血，病久致痉，风家误下，温病误汗，疮家发汗者，虚痉也。风寒、风湿致痉者，寒证也；风温、风热、风暑、燥火致痉者，热痉也。俗称慢脾风者，虚寒痉也……本脏自病者，虚热痉也"。所谓九大纲者，即寒痉、风温痉、温热痉、暑痉、湿痉、燥痉、内伤饮食痉、客忤痉、本脏自病痉。

关于痉病的治疗，吴氏指出："寒痉：仲景先师所述方法具在，但须对证细加寻绎。如所云太阳证体强、几几然、脉沉迟之类。有汗为柔痉，为风多寒少，而用桂枝汤加法；无汗为刚痉，为寒证，而用葛根汤。……风寒咳嗽致痉者，用杏苏散辛温例。""风温痉：乃风之正令，阳气发泄之候，君火主气之时，宜用辛凉正法。轻者用辛凉轻剂，重者用辛凉重剂，如本论上焦篇银翘散、白虎汤之类；伤津液者加甘凉，如银翘加生地、麦冬，玉女煎以白虎合冬、地之类；神昏谵语，兼用芳香以开膻中，如清宫汤、牛黄丸、紫雪丹之类；愈后用六味、三才、复脉辈，以复其丧失之津液……风温咳嗽致痉者，用桑菊饮、银翘散辛凉例。"

"温热痉：即同上风温论治，但风温之病痉者轻而少，温热之致痉者多而重也。"对于吴氏所名"风温痉"者，朱武曹先生在点评时指出："按此即瘈证，少阳之气为之也，下温热、暑温、秋燥，皆同此例。"

所谓暑痉者，吴氏认为："按俗名小儿急惊风者，唯暑月最多，而兼证最杂，非心如澄潭，目如智珠，笔如分水犀者，未易辨此。盖小儿肤薄神怯，经络脏腑嫩小，不奈三气发泄。邪之来也，势如奔马，其传变也，急如掣电，岂粗疏者所能当此任哉！"至于暑痉之治，吴氏的临证经验是："如夏月小儿身热头痛，项强无汗，此暑兼风寒也，宜新加香薷饮；有汗则仍用银翘散，重加桑叶；咳嗽则用桑菊饮；汗多则用白虎；脉芤面赤多言，喘喝欲脱者，即用生脉散；神识不清者，即用清营汤加钩藤、丹皮、羚羊角；神昏者，兼用紫雪丹、牛黄丸等；病势轻微者，用清络饮之类。"吴氏还特别强调："痉因于暑，只治痉之因，而痉自止，不必沾沾但于痉中求之。若执痉以求痉，吾不知痉为何物。"

　　湿痉一证，瘛痉兼有，其因于寒湿者，则兼太阳寒水之气，其泄泻太甚，下多亡阴者，木气来乘。吴氏认为，中湿即痉者少，而湿久致痉者多。他说："盖湿性柔而下行，不似风刚而上升也。其间有兼风之痉，《名医类案》中有一条云：'小儿吐呃欲作痫者，五苓散最妙。'本论湿温上焦篇，有三仁汤一法；邪入心包，用清宫汤去莲心、麦冬，加银花赤小豆皮一法；用紫雪丹一法；银翘一法；银翘马勃散一法；千金苇茎汤加滑石、杏仁一法。而寒湿例中，有形似伤寒，舌白不渴，经络拘急，桂枝姜附汤一法。"吴氏还指出："凡此非必皆现痉病而后治。盖既感外邪，久则致痉，于其未痉之先，知系感受何邪，以法治之，而痉病之源绝矣，岂不愈于见痉治痉哉！若儿科能于六淫之邪，见几于早，吾知小儿之痉病必少。"于此可以看出，吴氏对《内经》"圣人不治已病治未病，不治已乱治未乱"的预防思想十分推崇，而且能具体体现于他的临证实践当中。

　　关于燥痉，吴氏认为："燥气化火，消烁津液，亦能致痉，其治略以风温，学者当于本论前三焦秋燥门中求之。但正秋之时，有伏暑内发，新凉外加之证，燥者宜辛凉甘润，有伏暑则兼湿矣，兼湿则宜苦辛淡，甚则苦辛寒矣，不可不细加察焉。燥气化寒，胁痛呕吐，法用苦温，佐以甘辛。"

　　吴氏所谓"内伤饮食痉"，实是俗称之慢脾风。"此证必先由于吐泻，有脾胃两伤者，有专伤脾阳者，有专伤胃阳者，有伤及肾者，参苓白术散、四君、六君、异功、补中益气、理中等汤，皆可选用。"

　　对于因惊吓所致之"客忤痉"，吴氏认为"必细询病家确有所见者，方用此例。若语涉支离，猜疑不定者，静心再诊，必得确情，而后用药"。吴氏云："小儿神气怯弱，或见非常之物，听非常之响，或失足落空、跌仆之类，百证中或有一二，非小儿所有痉病，皆因于惊吓也。"客忤痉，其"证现发热，或有汗，或无汗，面时青时赤，梦中呓语，手足蠕动，宜复脉汤去参、桂、姜、枣，加丹参、丹皮、犀角，补心之体，以配心之用。大便结者，加玄参，溏加牡蛎，汗多神不宁有恐惧之象者，加龙骨、整琥珀、整朱砂块"。

　　本脏自病痉，实际也属瘛病。"此证由于平日儿之父母，恐儿之受寒，复被过多，著衣过厚，或冬日房屋热炕过暖，以致小儿每日出汗，汗多亡血，亦如产妇亡血致痉一理。肝主血，肝以血为自养，血足则柔，血虚则强，故曰本脏自病。然此一痉也，又实为六淫致痉之根。盖汗多亡血者，本脏自病，汗多亡卫外之阳，则易感六淫之邪也。全赖明医参透此理，于平日预先告谕小儿之父母，勿令过暖汗多亡血，暗中少却无穷之病矣，所谓治未病也。"至于本脏自病痉之治法，吴氏指出："一以育阴柔肝为主，即同产后血亡致痉一例，所谓血足风自灭也。六味丸、复脉汤、三甲复脉三方、大小定风珠二方、专翕膏，皆可选用。"

　　吴氏不仅对痉病辨治大纲做出详尽论述，而且小儿易患痉病之由，亦进行了简洁精到之阐释。他认为："小儿易痉之故，一由于肌肤薄弱，脏腑嫩小，传变最速；一由近世不明六气感人之理,一见外感,无论何邪,即与发表。既痉之后,重用苦寒,虽在壮男壮女,二三十岁,误汗致痉而死者,何可胜数!小儿薄弱,则更多矣。"所以他感慨地说:"余于医学,不敢自信,然留心此证几三十年,自觉洞彻此理,尝谓六气明而痉必少。"

吴氏还有感于"前辈混瘛与痉为一证,故分晰而详论之",指出:"大抵痉、瘛、痫、厥、四门当以寒热虚实辨之,自无差错。"他说:"谨按痉者,强直之谓,后人所谓角弓反张,古人所谓痉也。瘛者,蠕动引缩之谓,后人所谓抽掣、搐搦,古人所谓瘛也。抽掣搐搦不止者,瘛也。时作时止,止后或数日,或数月复发,发亦不待治而自止者,痫也。四肢冷如冰者,厥也;四肢热如火者,厥也;有时而冷如冰,有时而热如火者,亦厥也。"他更提出,"痉病宜用刚而温,瘛病宜用柔而凉。又有痉而兼瘛,瘛而兼痉,所谓水极而似火,火极而似水也。至于痫证,亦有虚有实,有留邪在络之客邪,有五志过极之脏气,叶案中辨之最详,分别治之可也。"

附案:

例1　湿痉案

乙酉六月初三日,张,十三岁,脉沉细而弱,舌苔白滑,幼童体厚,纯然湿邪致痉,一年有余:

生薏仁六钱,桂枝三钱,川椒炭三钱,云苓皮五钱,广皮三钱,白蔻仁一钱,苍术炭三钱。

初八日,痉症发来渐稀,效不更方。

连翘连心一钱,生石膏三钱,厚朴一钱,银花二钱,杏仁泥二钱。

十六日,脉至沉至细至缓,舌白滑甚,湿气太重,故效而不愈,于前方加劫湿而通补脾阳之草果、调和营卫之桂枝、白芍、甘草。五帖。

二十一日,痉症脉沉细至缓,舌白滑甚,湿气太重,与温淡法,发来渐稀,未得除根;于前法内去刚燥,加化痰。

半夏六钱,云苓块五钱,广皮三钱,桂枝四钱,益智仁二钱,甘草(炙)一钱,薏苡五钱,炒白芍三钱,姜汁(冲)三匙。

二十五日,服前方四帖已效,舌苔仍然白滑,六脉阳微。照前方已服四帖,诸症皆安,唯痰尚多。再服四帖。

七月初九日,前方又服九帖,痉症只发一次甚轻,已不呕,吐痰尚多,脉甚小。照前方再服。(《吴鞠通医案·痉》)

例2　瘛疭案

乙丑闰六月二十五日,陈,十五岁,病久阴伤已极,骨瘦如柴,又加卒然中暑中热气,舌绛芒刺,唇干液涸,无怪乎痉厥神昏,十指蠕动,危险之至!以脉尚浮弱而芤,勉与一面香开心包,一面大队填阴,兼咸以止厥法。先与紫雪丹二钱,凉开水和服，共服六钱。

犀角五钱，羚羊角三钱，白芍五钱，鳖甲五钱，细生地二钱，阿胶三钱，牡蛎五钱，炙甘草二钱，麻仁二钱，浓煎，缓缓服。

二十八日，神识未清，间有谵语。

犀角五钱，真大生地八钱，麦冬不去心八钱，鳖甲五钱，生白芍五钱，麻仁三钱，阿胶三钱，炙甘草六钱。

七月初一日，邪少虚多，用复脉已当，但舌上黑苔未化，宿粪未见。兼加润法。

玄参二两，真大生地八钱，麦冬不去心六钱，鳖甲六钱，生白芍六钱，麻仁五钱，犀角五钱，炙甘草四钱，阿胶三钱，煮成三碗，分三次服。

初五日，服前药五帖，见宿粪若许，黑苔已化，但神识尚未十分清楚。用三甲复脉汤加犀角（即于三甲复脉汤加犀角四钱）。

初八日，神识尚未清楚，汤药照煎，间服牛黄丸三丸。（《吴鞠通医案·瘛疭》）

二、痘证

吴氏认为痘证之发与温病同类，虽说有先天胎毒一说，但观其多发于子午，卯酉之年，而他年罕发者，"盖子午者，君火司天；卯酉者，君火在泉；人身之司君火者，少阴也。少阴有两脏，心与肾也。先天之毒，藏于肾脏，肾者，坎也，有二阴以恋一阳，又以太阳寒水为腑，故不发也，必待君火之年，与人身君火之气相搏，激而后发也"。他更形象地比喻说："盖人生之胎毒如火药，岁气之君火如火线，非此引之不发。"以此说明痘证之发，其先天胎毒是内因，而岁气之君火是外因，只有内因外因相合，"激而后发"，才是对痘证发病机理的全面认识。

关于痘证治疗的宜忌，他认为："丹溪立解毒、和中、安表之说，亦最为扼要。"他强调："痘本有毒可解，但须解之于七日之前……痘证必须和中，盖脾胃最为吃紧，前所谓以中焦作战场也，安表之论，更为妙谛，表不安，虽至将成犹败也，前所谓以皮肤结痂，为成功之地，而可不安之也哉！安之不暇，而可混发以伤之也哉！"所以他疾呼："痘证禁表药！""用表药虚表，先坏其立功之地，故八九朝灰白塌陷，咬牙寒哉，倒靥黑陷之证蜂起矣！""以表药治痘疮，后必有大灾。"鉴于此，所以吴氏治痘，特别重视宗各家之长，强调"痘科无一定之证，故无一定之方也""治痘之明家甚多，皆不可偏废也"。

至于治痘之程序，吴氏之经验是："盖痘之收肥、灌浆、结痂，总从见点之初立根基……大约辛凉解肌、芳香透络、化浊解毒者十只之七八；本身气血虚寒，用温煦保之者，十之二三。尤以审定儿之壮弱肥瘦，黑白青黄，所偏者何在？所不足者何在？审视体质明白，再看已未见点所出何苗？参之春夏秋冬，天气寒热燥湿，所病何时，而后定方。务于七日前清甚所感之外邪，七日后只有胎毒，便不夹杂矣。"根据吴氏治痘经验，他谆谆告诫后学："痘科首推钱仲阳、陈文中二家，钱主寒凉，陈主温热，在二家不无偏胜，在后学实不可偏废。……大约七日以前，外感用事，痘发由温气之行，用钱之寒凉者十之八九，用陈之温者一二。七日以后，本身气血用事，纯赖脏真之火，炼毒成浆，此火不外鼓，必致内陷，用陈之温者多，而用钱之凉者少也。若始终实热者，则始终用钱；始终虚寒者，则始终用陈。"

附案：

九月初四日，何男，四岁，三天，气虚毒重，粘连成片，兼之色沸顶临。攻毒则碍虚，温托则碍毒，两难措手，和中安表，更不济于事，勉与活血败毒，不犯中下二焦。

乌犀角五钱，连翘三钱，全当归三钱，羚羊角三钱，紫草三钱，南楂炭三钱，苦桔梗三钱，白芷一钱，直天虫二钱，粉丹皮三钱，薄荷一钱，生甘草一钱，每一酒杯和猪尾膏三小匙。

初五日，四天，昨用活血解毒，大有起色，但喉声微哑，面目浮肿太甚，唇色绛红，时疬之火毒太重，今日犹宜解毒。

罗犀角六钱，羚羊角三钱，紫草三钱，连翘三钱，苦桔梗六钱，白芷一钱，丹皮三钱，谷精草三钱，炒楂肉二钱，全归二钱，永黄连一钱，天虫三钱，桃仁一钱五分，人中黄三钱，银花五钱，紫花地丁五钱，煎汤代水。

初六日，五天半，渐有起色，但险症变幻不一，时刻小心为要。今日仍宜活血提顶，微加托里。

暹罗犀角三钱，生绵芪三钱，紫草三钱，银花三钱，谷精草三钱，白芷二钱，连翘三钱，全归（土炒）三钱，皂针一钱，红花三分，炙甘草一钱五分，鸡冠血每一酒杯药加三小匙。

初七日，六天半，时疬已退，气血用事，头面清浆三日，周身亮壳，非重用温托不可。看守不懈，不致破损，可望成功。

生绵芪八钱，党参三钱，炙甘草三钱，归身三钱，紫草二钱，燕窝根五钱，广木香一钱五分，白芷二钱，鸡冠血每杯冲三小匙，十二时服二帖。

初八日，七天半，浆未及半，咬牙寒战，灰白塌陷，非陈文中大异功散不可。

绵芪八钱，茯苓块二钱，白芷三钱，人参一钱五分、焦白术三钱，广皮一钱五分、桂心一钱五分、广木香二钱，糯米一撮、归身四钱，炙甘草三钱，公鸡汤煎。

初九日，八天半，昨日大异功法，咬牙寒战已去大半，但浆犹未足，用异功合参、归、鹿茸法。

绵黄芪一两、人参三钱，诃子肉二钱，鹿茸片五钱，肉桂去粗皮二钱，煨肉果二钱，茯苓块三钱，全归三钱，广皮炭二钱，焦于术三钱，白芷二钱，炙甘草一钱五分、广木香二钱，浓煎。

初十日，九天半，咬牙寒战已去十分之九，但身上清浆，腿足未灌，泄泻频仍。

翁仲仁有泄泻安宁土虚少毒之论，今日犹宜峻补，如泄泻不止，加涩肠。

绵黄芪一两、人参三钱，诃子肉（煨）三钱，生鹿茸（酒另煎）五钱，厚朴二钱，广木香一钱五分、上肉桂二钱，白芷二钱，炙甘草二钱，煨肉果三钱，广皮一钱五分。

十一日，十天半，用异功得效，但泄泻未止，肤痒浆薄，必有余毒。今日仍可补托一天，议于明日用实脾利水收痂法，俾不尽之热毒，从小便而去。

绵黄芪一两，人参二钱，广木香二钱，上肉桂一钱，厚朴二钱，煨肉果三钱，诃子肉（煨）三钱，炙甘草二钱，广皮炭二钱。

十二日，十一天半，痂虽结而浆薄，泄泻，以实脾利水为法，仍兼涩肠。

炙黄芪五钱，人参八分，广木香二钱，生薏仁五钱，肉桂一钱，诃子肉三钱，焦于术三钱，厚朴二钱，广皮炭二钱，茯苓块三钱，肉果（煨）三钱，炙甘草一钱五分。

十三日，十二天，浆薄微嗽，痂痒便溏。仍当补气，兼与实脾。

生黄芪五钱，人参八分，诃子肉二钱，茯苓块五钱，肉果（煨）一钱五分，广皮炭一钱，焦于术三钱，薏仁五钱，炙甘草三钱，广木香一钱，厚朴二钱。

十四日，十三天，咳嗽而渴，肺中余毒宜清；便溏溺短，痘后脾虚宜实。

茯苓块三钱，银花（炒）二钱，诃子肉（煨）二钱，炒冬术三钱，连翘一钱五分，地骨皮二钱，苦桔梗三钱，厚朴一钱五分，五谷虫一钱，生薏仁五钱。（《吴鞠通医案·痘证》）

三、疳证

吴氏阐释疳证的病因病机，深入浅出，精到透彻，真若抽丝剥茧，层层递进。他在《温病条辨·解儿难》中说："疳者，干也，人所共知。不知干生于湿，湿生于土虚，土虚生于饮食不节，饮食不节，生于儿之父母之爱其子，唯恐其儿之饥渴也。"盖小儿之脏腑薄弱，能化一合之食物者，与一合半，即不能消化。过食不化，则会导致脾气郁结，加之小儿初能饮食时，见食即爱，不择精粗，不知自节，虽因过食，"脾气已郁而不舒，有拘急之象，儿之父母，犹认为饥渴而强与之"，如此"日复一日，脾因郁而水谷之气不化，水谷之气不化而脾愈郁，不为胃行津液，湿斯停矣"。他进一步认为："土恶湿，湿停而脾胃俱病矣。"他强调指出："中焦受气，取汁变化而赤，是谓血。中焦不受水谷之气，无以生血而血干矣。"再者，"水谷之精气，内入五脏，为五脏之汁；水谷之悍气，循太阳外出，捍卫外侮之邪而为卫气"。中焦脾胃既已受伤，则"无以散精气，则五脏之汁亦干；无以行悍气，而卫气亦馁。胃气馁故多汗，汗多而营血愈虚，血虚故肢体日瘦，中焦湿聚不化而腹泻，腹日满而肢愈瘦"。如此恶性循环，病日渐重，疳疾乃成，"故曰干生于湿也"。基于这一病理机理，所以他特别告诫："医者诚能识得干生于湿，湿生于土虚，且扶土之不暇，犹敢恣用苦寒，峻伤其胃气，重泄其脾气哉！"

在疳证治法方面，吴氏"允推东垣、钱氏、陈氏、薛氏、叶氏"，认为这些医家皆

"诚得仲景之心法者也"。在上承诸前贤治疳经验的基础上，吴氏概括出治疳九法，足资临床参考。吴氏主张治疳原则，"疏补中焦"为第一妙法；"升降胃气"为第二妙法；"升陷下之脾阳"为第三妙法；"甘淡养胃"为第四妙法；"调和营卫"为第五妙法；"鼓动脾阳"为第六妙法；"调其饮食"为第七妙法；"如果生有疳虫，再少用苦寒酸辛"，为第八妙法；宗洁古、东垣之"每用丸药缓运脾阳，缓宣胃气"为第九妙法。纵观这九法之中，均寓有补通并用之妙。特别是他推介的民间相传的"牛肉蝎末丸""一味金鸡散"的偏方、验方，亦不外"一通一补，相需成功"的范例。

附案：

例1　疳证案

丁亥七月二十五日，孙，九岁，疳疾已久，若不急讲调理饮食，则势不可为矣！用药以疏补中焦立法。

姜半夏三钱，云苓（连皮）四钱，鸡内金（炒）二钱，益智仁一钱五分，厚朴二钱，南楂炭一钱五分，广木香一钱，广皮（炒炭）二钱，煮三小杯，分三次服。

例2　疳证将成案

丁亥十月二十四日，继，脉大，浮取弦数，脾虚食滞，疳疾将成，大便频仍，面肿腹大。与温宣中焦法。

云苓皮三钱，薏仁四钱，益智仁一钱五分、姜半夏三钱，神曲（炒）三钱，黄芩炭一钱五分、白蔻仁一钱，广皮（炒炭）二钱，煮三小杯，分三次服。三帖。

二十八日，大便后见血，乃小肠寒湿。加黄土汤法于前方内，加：附子（熟）一钱，苍术炭三钱，灶中黄土四两，再服三帖。（《吴鞠通医案·食积》）

四、咳嗽

吴氏论治小儿咳嗽，善用脏腑辨证。他遵《素问·咳论》之旨，十分重视咳嗽兼有症状的识别。如治一姓郭八岁男孩，"咳而呕……痰涎涌塞，喘满气短"，即是根据《素问·咳论》中"胃咳之状，咳而呕"而辨证为"胃咳也"，并认为此系"小儿脾虚，湿重胃咳"，故其治方选用二陈汤加薏仁、杏仁、苏梗、藿梗、扁豆等健脾和胃、行气化湿、消痰止咳之品以取效。

吴氏治咳还善于依时辨证。他曾治疗刘姓17岁患儿，三月间曾患温呛咳见血，现症见六脉弦细，五更丑寅卯时单声咳嗽甚，依时辨证为"木扣金鸣"，而用"辛甘化风，甘凉柔木"法治之获愈。

吴氏治疗小儿呛咳，每喜用千金苇茎汤合葶苈大枣泻肺汤主之。即使是"赤疹"（即麻疹）误用麻黄、三春柳等辛温伤肺，以致"喘咳欲厥者"，亦应"初用辛凉加苦梗、旋覆花上提下降；甚则用白虎加旋覆、杏仁；继用甘凉加旋覆花以救之；咳大减者去之。凡小儿连咳数十声不能回转，半日方回如鸣声者，千金苇茎汤合葶苈大枣泻肺汤主之"，他认为"盖葶苈走肺经气分，虽兼走大肠，然从上下降，而又有大枣以载之缓之，使不急于趋下"，故不同于"大黄则纯走肠胃之血分，下有形之滞，并不走肺"，如用之则"徒伤其无过之地"。

吴氏不仅力辟治呛咳滥用大黄之弊，还屡申"泻白散不可妄用"之论。他说："钱氏制泻白散，方用桑白皮、地骨皮、甘草、粳米，治肺火皮肤蒸热，日晡尤甚，喘咳气急，面肿热郁肺逆等症。历来注此方者，只言其功，不知其弊。"直言"此方治热病后与小儿痘后，外感已尽，真气不得归元，咳嗽上气，身虚热者，甚良；若兼一毫外感，即不可用。如风寒、风温正盛之时，而用桑皮、地骨，或于别方中加桑皮，或加地骨"，则会导致"如油入面，锢结而不可解矣"。他强调："桑白皮虽色白入肺，然桑得箕星之精，箕好风，风气通于肝。"所以，桑白皮"实肝经之本药也"，其性"下达而坚结，由肺下走肝肾者也。内伤不妨用之，外感则邪入肝肾之阴，而咳嗽永不愈矣"。"至于地骨皮之不可用者"，亦因其"入下最深，禀少阴水阴之气，主骨蒸之劳热，力能至骨，有风寒外感者，而可用之哉？"

附案：

例1

吴，三岁，五岁，八岁，三幼孩连咳数十声不止，八岁者且衄，与千金苇茎汤加苦葶苈子三钱，有二帖愈者，有三、四帖愈者。第三、四帖减葶苈子之半，甚者加白茅根五钱。

例2

又，四岁，幼孩呛咳数十日不止，百药无效，用千金苇茎汤加苦葶苈子二钱，二帖而愈。（《吴鞠通医案·小儿咳嗽》）

第六节 方药创见

吴氏辨治温病，善于汲取前人经验，他在经方、局方、时方以及一些其他医家经验基础上，结合自己的亲身实践体会，提出了许多治温新法，并创制了许多行之有效的著名新方，这些方剂至今仍被广泛地应用于温病临床。如他遵《内经》"风淫于内，治以辛凉，佐以苦甘"之旨，又宗喻嘉言芳香逐秽之说，在"治上焦如羽，非轻不举"的用药原则指导下，用李东垣清心凉膈散加减化裁，创制出银翘散、桑菊饮、桑杏汤、翘荷汤等辛凉清宣之剂，专肃上焦，宣透肺卫风热、燥热之邪，而不犯中、下二焦，且能顾护阴液，其疗效卓著，开创了治疗新感温病的崭新局面。他还善于采用"甘苦化阴"之法，以治热感伤津之证；采用"增水行舟"之法，寓泻于润补之中；化裁复脉诸方，以复肝肾之阴。吴氏治疗湿热之证，十分注意宣上、畅中和渗下相互配合以先祛其湿，俾湿邪分消则热不独存。他更注重宣肺化气，以祛湿热，认为"湿为胶滞阴邪……唯以三仁汤轻开上焦肺气，使气行则水行，气化则湿亦化也"。

吴氏所创新方很多，以下列举部分儿科常用方剂，以窥其儿科学术思想之一斑。

一、银翘散

1. 原方与主治

连翘一两，银花一两，苦桔梗六钱，薄荷六钱，竹叶四钱，生甘草五钱，芥穗四钱，淡豆豉五钱，牛蒡子六钱，上杵为散，每服六钱，鲜苇根汤煎，香气大出，即取服，勿过煎。肺药取轻清，过煎则味厚而入中焦矣。病重者，约二时一服，日三服，夜一服，轻者三时一服，日二服，夜一服；病不解者，作再服。主治太阴风温、温湿、温度、冬温，初起发热微恶风寒而渴者。"胸膈闷者，加藿香三钱，郁金三钱，护膻中；渴甚者，加花粉；项肿咽痛者，加马勃，玄参；衄者，去芥穗、豆豉，加白茅根三钱，侧柏炭三钱、栀子炭三钱；咳者，加杏仁利肺气；二三日病犹在肺，热渐入里，加细生地、麦冬保津液；再不解，或小便短者，加知母、黄芩、栀子之苦寒，与麦、地之甘寒，合化阴气，而治热淫所胜。"

2. 古今发挥

此方为吴鞠通创制。本方组方谨遵《内经》"风淫于内，治以辛凉，佐以苦甘；热淫于内，治以咸寒，佐以甘苦"之旨，又宗喻嘉言"芳香逐秽"之说，其成辛凉透表、芳香辟秽、清热解毒之剂，以治风热外感、肺卫郁热、而见发热重、恶寒轻、口微渴、咽微痛、舌边尖红、苔薄黄、脉浮数者。方中重用银花、连翘，借其二药寒凉芳香，既清且透之功用，以收入肺清热解毒、达表宣畅气机之效。本方还在大队辛凉药中配以小量芥、豉等辛温之品，其意不专发汗祛邪，而在宣畅气机，以利达邪，并能防止寒凉之品凉伏太过，同时又不悖辛凉平剂之宗旨。本方煎服法特意强调"肺药取轻清"，切不可久煎，否则，"盖肺位最高，药过重则过病所，少用又有病重药轻之患，故从普济消毒饮时时清扬法"，确为经验之谈。诚如吴氏自注所云："此方之妙，顾护其虚，纯然清肃上焦，不犯中下，无开门揖盗之弊，有轻可去实之能，用之得法，自然奏效。"今人赵绍琴先生亦曾评说本方能使"表清里和，营卫通畅，津液得以敷布，自然微汗出而愈，此不用发汗之法，而达汗出之目的，即是在卫汗之的真谛之所在"。

今人蒲辅周曾用本方加升麻、僵蚕、葱白，治疗小儿急性扁桃体炎，症见高热、呛咳、咽喉红、腹微泻、大便二日未解、小便多、舌正红，苔薄白、脉浮数者。即取其先开表气之郁闭，郁开则邪热泄越，故一剂而愈。现今用本方加减治疗风热感冒疗效颇佳。咽红肿痛，可加以山豆根、板蓝根；口渴畏冷、高热不退，可加生石膏、知母；咳嗽，加前胡、杏仁、枇杷叶；呕吐，加竹茹；鼻塞流涕，加辛夷、苍耳子等。本方用治麻疹初起咳嗽流涕，可去豆豉，加蝉蜕、防风、赤芍；用治流行性腮腺炎兼有风热表证者，可去豆豉、荆芥，加夏枯草、板蓝根、僵蚕、黄芩等；用治小儿风疹邪在肺卫者，可随证加减：体高热者加石膏、知母，疹色较深者加丹皮、赤芍，疹色淡者加滑石、通草，颈旁及耳后等处淋巴结肿大者加夏枯草、昆布等，烦躁不宁者加焦山栀，鼻衄者加白茅根、黄芩等；用治小儿病毒性心肌炎属热毒侵心者，可加板蓝根、贯众、苦参、丹参、党参、麦冬、生地等。本方加减还常用于治疗婴幼儿湿疹（加苍术、薏苡仁、赤芍、白芷、蝉蜕等）以及小儿疱疹性咽峡炎等。

二、桑菊饮

1. 原方与主治

杏仁二钱，连翘一钱五分，薄荷八分，桑叶二钱八分，菊花一钱，苦梗二钱，甘草八分，苇根二钱，水二杯，煎取一杯，日二服。主治太阴风温，但咳、身不甚热、微渴者。"二三日不解，气粗似喘，燥在气分者，加石膏、知母；舌绛、暮热、甚燥，邪初入营，加玄参二钱、犀角一钱；在血分者，去薄荷、苇根，加麦冬、细生地、玉竹、丹皮各二钱；肺热甚，加黄芩；渴者，加花粉。"

2. 古今发挥

此方为吴鞠通创制。吴氏指出："此辛甘化风、辛凉微苦之方也。盖肺为清虚之脏，微苦则降，辛凉则平，立此方所以避辛温也。"他还指出："今世用杏苏散通治四时咳嗽，不知杏苏散辛温，只宜风寒，不宜风温，且有不分表里之弊。……风温咳嗽，虽系小病，常见误用辛温重剂销铄肺液，致久成嗽劳者不一而足。"但叶霖《评注温病条辨》按云："既云'但咳，身不甚热，微渴'，则表重里轻，方中之苇根、甘草当去，宜加前胡、牛蒡，然不若叶氏之葱豉汤加蒡、薄为稳当。……加减法为辨卫气营血间脉证不清，亦未尽善。"

有报道认为本方特点为肺肝同治，升降并用、清热之余伍以生津。风温为病，春气多发，致令木旺侮金，肺肝同病，肝气有余，上逆欺肺，且"温邪上受，首先犯肺"，故使肺不肃降，咳嗽遂作。方中桑叶、菊花并作君药，臣以薄荷辛凉而平，入肺、肝二经，既清透肺络之热，又平抑肝经之邪，俾使风从肝出，热从肺透，风温可已；桔梗主升，杏仁主降，升则肺气宣发以解肌，降则肺气肃降以平肝，肺复宣降之职，则邪却而咳可止。温热之邪，最易伤津耗液，热甚伤津益甚，热微伤津亦微。方中既用连翘佐助桑、菊清透上焦邪热，又伍苇根于清热之中养阴生津，肺阴得保，则其气自能清肃而平。《温病条辨·上焦篇》云："感燥而咳者，桑菊饮主之。"亦可印证本方有清热生津、护阴保肺之功。

今人蒲辅周以此方合葛根芩连、葱豉汤加减治疗小儿腺病毒肺炎属于风热闭肺者，取其宣肺祛风、辛凉透表之功，4剂获愈。又有报道以本方加车前草、瞿麦、花粉等治疗小儿遗尿，属肺热上扰、湿阻膀胱者，7剂见效，后改用六君子汤5剂善后，未再复发；还有以本方加泽泻、白茅根等治疗小儿急性肾炎，属风热外袭、肺气不宣、水湿内停者，7剂即效，后服香砂六君子汤以巩固善后，未见复发。三案机理在于：前者取本方加减以宣肺散邪；次者为宣肺以清水之上源，清利膀胱以疏通三焦气机；后者在于能疏风散热、宣肺利水。三者虽一为发热咳嗽，一为遗尿，一为水肿、尿短，症状相反，但其病机相同，皆由风热闭肺，肺失通调水道所致，故皆用桑菊饮加减清透肺中郁热而获愈。

此外，有用本方加菖蒲、苍耳子、升麻等治疗风热外袭，邪闭清窍之耳胀、耳闭（卡他性中耳炎），取其能疏风清热、祛邪通窍而获愈；有用本方加玄参、夏枯草、牛蒡子、荔核、牡蛎等治疗风热犯肺，肺气不宣，痰凝于少阳、阳明之络而见颈项瘰疬（颈淋巴结结核）者，取其疏风散热、宣肺降气、化痰散结，故有效；有用本方加侧柏叶、仙鹤草、荆芥炭、鲜茅根等治疗小儿鼻衄属肺经热盛者，效佳。

三、清营汤

1. 原方与主治

犀角三钱，生地黄五钱，玄参三钱，竹叶心一钱，麦冬三钱，丹参二钱，黄连一钱五分，银花三钱，连心用连翘二钱，上药水八杯，煮取三杯，日三服。

主治温邪传营，身热烦渴、时有谵语、烦躁不眠、舌绛而干、脉数。

2. 古今发挥

此方为吴鞠通创制。本方为邪热入营之证而设。温病邪热入于营分的主要临床症状为：身热夜甚、心烦不寐、时有谵语、斑疹隐隐、舌绛而干、脉数等。邪热入营，其转归有二：一则邪热继续深入血分，出现斑疹、出血、神志昏迷等症；一则可使热邪透出营分，转从气分而解，亦即叶天士所谓"入营犹可透热转气"之意。《素问·至真要大论》云："热淫于内，治以咸寒，佐以苦甘。"本方遵此以咸寒之犀角、甘寒之生地，清营凉血为君，伍以玄参、麦冬养阴清热为臣，再以银花、连翘、黄连、竹叶心清泄气分之热，使在营之热，透营转气，以从外解，是为佐，丹参一味，清心凉血、活血散瘀，为方中之使。诸药相合，既能清营凉血、养阴生津，又能透热转气、活血散瘀，具有祛邪而不伤正，养阴而不留邪之特点，故为治疗邪热入营之主方。

本方临证加减法，若气分热盛而营分热轻，宜重用银花、连翘、竹叶心等清热解毒之药，相对减少犀角、生地、玄参的用量；热毒壅盛，喉痧重症者，加石膏、丹皮、甘草，以加强清热泻火、凉血活血之功；若寸脉大、舌干较甚者，可去黄连苦寒之品，以免化燥伤阴；神昏谵语较重者，可与安宫牛黄丸、紫雪丹合用；兼痉厥者，可加羚羊角、钩藤、地龙等以等，以清热息风。

有报道治疗乙型脑炎热入营分证，以本方加钩藤、僵蚕、大青叶、山栀、紫雪丹、羚羊角等获效，后以生津增液调理，使热邪尽退，阴液渐复，病愈出院。有报道用本方去麦冬，加生石膏、钩藤、僵蚕、生石决明、莲子心、蛇胆陈皮末等，治疗热入营分之流脑，昏迷甚者加安宫牛黄丸、至宝丹之类，疗效满意。还有报道用本方化裁并配服凉开三宝，治疗病毒性脑炎，证属温邪内陷心包，神明被蒙者，若夹痰热加石菖蒲、广郁金、瓜蒌皮；四肢抽搐，加石决明、钩藤；便秘加生大黄、枳实。还有报道以清热凉血法治疗急性白血病温热证，即用本方加蒲公英、紫花地丁、生石膏、芦根、栀子、赤芍、野菊花等，并于病情危重，高热神昏者，配服至宝丹。有报道用柴胡清营汤治疗变应性亚败血症，即是以本方加赤芍、丹皮、紫草等凉血活血药，加柴胡、黄芩、知母、龙胆草等和解清热药而成。

四、三仁汤

1. 原方与主治

杏仁五钱，飞滑石六钱，白通草二钱，白蔻仁二钱，竹叶二钱，厚朴二钱，生薏仁六钱，半夏五钱，甘澜水八碗，煮取三碗，每服一碗，日三服。主治湿温初起，邪在气分，头痛恶寒、身重疼痛、面色淡黄、胸闷不饥、午后身热、舌白不渴、脉弦细而濡。

2. 古今发挥

此方为吴鞠通创制。本方为治疗湿温初起，邪恋气分，气机失宣之主方。湿邪伤人，留恋气分，蕴郁不达，常可波及三焦，而致上焦肺气宣降不畅，中焦脾气运化受阻，下焦肾气气化不利。吴氏认为治疗此证，"病难速已"头痛恶寒，不可发汗，"汗之则神昏耳聋，甚则目瞑不欲言"；虽有胸闷不饥，不可导下，"下之则洞泄"；虽有午后身热，不可滋润，"润之则病深不解"。此证唯以清热利湿，通达气机为治疗之上策。然治湿之法，在上宜轻宣透达，在中宜苦温燥化，在下宜淡渗分利，总以因势利导令湿邪分路而去为是。"三仁汤"以"三"仁主，取杏仁苦温，轻开上焦，宣通肺气以通调水道，使气化则湿亦化；蔻仁苦辛，斡旋中焦，转枢脾气以运化水湿，使中畅则湿滞得除；薏仁甘淡，疏利下焦，通达水腑而清利湿热，使湿邪有下渗之路。更配厚朴理气化湿，半夏苦温燥湿为辅，滑石、通草、竹叶清热利湿为佐使。诸药合用，共奏宣上、畅中、渗下之功而为清热利湿、宣达气机之剂，俾气畅湿行，三焦通利，则诸证自除。故临床上，凡湿邪伤人，弥漫三焦，气机不利之诸证，见舌苔白腻、脉来濡、滑者，皆可用本方化裁治疗。

本方随证加减法为：若热重于湿，症见脘腹满闷，心烦呕恶、身热口渴，或汗出热解，继而复热者，可酌加连翘、黄芩、黄连、山栀等；若热盛湿阻，症见高热，汗多、身重、面赤、气粗、口渴、心烦，可去半夏、厚朴，加生石膏、知母、苍术等；若热盛伤津，症见口渴、唇焦、苔黄而干、舌边尖红，可去厚朴、半夏，加石斛、麦冬、天花粉；若夹秽浊，症见呕恶、脘痞较重、舌苔垢腻，可加藿香、佩兰、豆卷、石菖蒲、郁金等以化浊；若卫分症状未罢，有恶寒现象者，可加香薷以解表邪；有寒热往来者，酌加草果、青蒿以退寒热。

有报道，用三仁汤合银翘散加减治疗流行性乙型脑炎属于暑湿证者，药用杏仁、蔻仁、滑石、通草、竹叶、银花、连翘、板蓝根、石膏、知母，水煎服，每日1剂，连服9剂而获愈。有报道用三仁芩术汤治疗百日咳100例，获得满意效果。又据报道，用本方加减治疗小儿麻疹顺证而属于湿热阻肺者有效，药用：杏仁 5g，法半夏 5g，炒谷芽 5g，薏苡仁 10g，白蔻仁 3g，竹叶 3g，木通 3g，象贝母 4g，滑石 8g，丝瓜络 6g，水煎服，每日 1 剂，3 剂而愈。

此外本方合葛根芩连汤加减，治疗急性胃肠炎温热内蕴证，疗效亦佳。本方加白鲜皮、地肤子、苦参、丹参、黄芩等治疗因湿热蕴结于肌肤，气血瘀滞而症见全身皮肤瘙痒，抓搔后出现片状、高出皮肤的红色团块，并伴口苦、烦躁、纳差的荨麻疹，效果很好。本方加龙胆草、柴胡、橘核，水煎，外洗阴囊，治疗水疝（睾丸鞘膜积液），取其理气化湿、清热通络，使气机疏利，三焦畅通，湿化热清而获愈。

五、二甲复脉汤，三甲复脉汤，大定风珠

1. 原方与主治

炙甘草六钱，干地黄六钱，生白芍六钱，不去心麦冬五钱，阿胶三钱，麻仁三钱，生牡蛎五钱，生鳖甲八钱，水八杯，煮取三杯，分三次服。此方为二甲复脉汤，再加生龟甲一两，即为三甲复脉汤。上方若再于三甲复脉汤中加五味子二钱，鸡子黄（生）二枚，即成大定风珠，其煎服法为：水八杯，煮取三杯，去渣，再入鸡子黄，搅令相得，分三次服。

二甲复脉汤主治热邪深入下焦，脉沉数、舌干齿黑、手指但觉蠕动，急防惊厥；三甲复脉汤主治下焦温病，热深厥甚，脉细促、心中憺憺大动，甚则心中痛者；大定风珠主治热邪久羁，吸烁真阴，或因误表，或因妄攻，神倦瘛疭、脉气虚弱、舌绛苔少、时时欲脱者。

2. 古今发挥

上三方为吴鞠通创制。三方皆由加减复脉汤加味变化而来，三方一脉相承，又系《伤寒论》炙甘草汤之衍化方。二甲复脉汤即加减复脉汤加生牡蛎、生鳖甲组成，主治证隶属肝肾阴亏，筋脉失养所致，其辨证关键在于"手指但觉蠕动"。此乃初见虚风内动之轻微征兆，故以复脉汤滋补真阴，加生牡蛎、生鳖甲清热潜阳、息风止惊，以防痉厥。三甲复脉汤则用于热入下焦，劫夺真阴，水亏不能涵木，筋脉失濡，肝风鸱张，遂成惊厥；水亏不能上济于心，心失所养，逐成心中憺憺大动，甚则心中痛者。而大定风珠则用于真阴大亏，虚风内动之证。盖肝肾精血，乙癸同源，邪热久羁，深入下焦，灼伤真阴，则水不涵木，阴不敛阳，肝阳化风，遂成虚风内动，而见神昏瘛疭、舌绛少苔、脉来虚弱、时时欲脱等症。真阴大亏，治当复其真阴；虚风内动，又宜潜镇息风，故本方以加减复脉汤救其真阴，但恐其力弱，特又伍以鸡子黄、五味子，以滋补元精、收敛真阴，伍以三甲（牡蛎、鳖甲、龟甲），以滋阴潜阳、息风止痉。如此标本同治，则还阴之力更强，息风之功亦著。

有报道，用二甲复脉汤化裁：龟甲 20g，白芍 15g，阿胶（烊化）10g，麦冬 10g，生地 20g，天麻 5g，钩藤 6g，僵蚕 10g，黄芩 10g，蜈蚣 1 条，水煎，分 2 次温服，每

日 1 剂，治疗婴儿手足搐搦症（低钙性抽搐）属于营血亏损、肝风内动者，3 剂获愈。又有报道，用三甲复脉汤加减治疗儿童多动证属于阴虚风动者，可于原方加太子参、郁金、菖蒲、远志、川芎、地龙等。魏良义报道用大定风珠加天竺黄、石菖蒲、生石决明等治疗小儿乙型脑炎后遗症（失语、抽搐、痴呆、肢体拘挛瘫痪）属于虚风内动者 3 例，均获痊愈。

第七节　轶闻趣事

一、鲜生地绞汁救老妇

吴鞠通居京 50 多年，医疗活动主要在北京地区，但也多次借返淮探亲、省墓之机，为江浙一带（主要是淮安、常州、绍兴等地）患者诊治疾病。

如道光三年（1823）秋，他回淮省亲，刚至家乡境内，就见数人抬一重病老妇在道旁树下歇肩，其子在旁不住哭泣。吴氏赶忙下车询问，得知当地医生嫌老妇病重，推脱不治，他便不顾旅途疲劳和个人得失，立即为之诊治。经过切脉辨舌，诊为燥热伤津。本想开个处方，交予其子即可，但又虑及该处离城较远，取药困难，怕耽误病情，变生不测。正在忧心不安之际，忽见道旁不远处有一土丘，土丘上长满生地，便高兴地对患者之子说："不必担心，你母有救了。"于是让其赶紧挖出鲜生地一斤多，绞汁近一碗，给其母灌服，服后果然覆杯而愈。此事即被当地传为佳话。

二、论理疏导愈顽疾

吴鞠通一生献身医学，嗜学不厌，研理务精，勤于实践，勇于创新，而且居心忠厚，医德高尚，对患者认真负责，满腔热忱，虽遇危重病证，亦不避嫌怨，尽力救治。如 1824 年冬至 1825 年春，他回淮期间，治疗杨女一案，足见其对患者负责的态度，令人赞誉。患者杨女，四十九岁，"初因患肝厥犯胃，医者不识病名肝著，与络病治法，无非滋阴补虚，或用凉药，以致十年之久，不能吃饭，饮粥汤止一口，食炒米粉止一酒杯，稍闻声响即痉厥，终夜抽搐，二三日方渐平，六脉弦紧而长，经闭二年，周身疼痛，痰饮咳嗽，终年无已时，骨瘦如柴，奄奄一息。"今全家人为之不安。吴氏亦知此证重而难医，但却毫不推诿，而是竭尽全力，积极救治。他不仅详诊细察，精心辨证，处方遣药，而且还耐心开导，令其调适性情，以解肝气之郁结。经过数月调治，众医束手无策之病证，竟然大见成效。后来，吴氏离淮后，仍"不放心此病"，先后两次专门写信给病家，"痛以大道理开导之"，患者竟以其书信作为座右铭，每日咏诵一遍，终于战胜病魔，使"饮食又进，精神大长，合家欢乐"。（见《吴鞠通医案·肝厥》）

三、移情易性疗胀病

俗话说，"心病还须心药医"，吴氏不仅精研温病，创立了不少治温新方新法，而且对于内科杂病的治疗亦颇具特色，尤其对于那些因精神情志影响而导致的疾病，应用"开其愚蒙"，移情易性的心理疗法，取效亦很新奇。如其曾治一六十二岁郭氏妇人，因"丧夫于二百里外其祖墓之侧，郭氏携子奔丧，饥不欲食物，寒不欲衣，悲痛太过，葬后庐墓百日，席地而卧，哭泣不休，食少衣薄，回家后致成单腹胀。六脉弦无胃气，气喘不能食，唇口刮白，面色淡黄，身体羸瘦。吴氏见之，考虑靠无情草木之药，很难治愈这种因情志沮丧所导致的形体之病，必首先开导劝解，启其愚蒙，使患者情志畅遂，方可冀见效于万一"。于是他便询问患者说："你之所以痛心疾首，十倍于常人，究竟是什么原因呢？"郭氏回答说："我的丈夫死去不可复生，留下两个孩子还小，我担心难以把他们养成人。"吴氏说："你怎么这么糊涂呢！一般都把死了丈夫的女人叫'未亡人'，那也就是说，她也是等待死亡的人。你如果真的思夫念切，也死于墓侧，与你丈夫同穴而墓，也就葬了，那有病还何必来医治呢？你所以不想死，还不是因为有两个孩子需要你来照料吗？你丈夫活着的时候，这些责任主要在你丈夫。你丈夫既然已不在了，教育子女的责任自然就落在你的肩上，这仍然是你相辅你丈夫应该做的大事呀。你的孩子的父亲已经离开人世，他们已经失去了父亲的关爱和保护，你如果再去死掉，你的孩子们岂不更无所依赖了吗？你的死，你的病，不仅对你死去的丈夫没有什么意义，而且反害了你的孩子，不仅害了你的孩子，而且也大失你死去的丈夫的心。你如果此时此刻能尽妇人之道，必须要体谅你死去的丈夫的心愿，尽好你教子的职责，面对这些，你是绝对不能轻生去死，不仅不能死，而且连病都不能得。要想不得病，你就得调适性情，开怀畅遂，只有那样，你的病才能好。单腹胀，本来是个难治的病，你的脉已无胃气，也反映出你的病非常危重，以难治的病而见到预后不好的脉象，必须要有与病魔抗衡的信心，'得心火旺相'，疏泄肝郁之阴气，而后才能使血脉通畅，脏气顺遂，即使是预后很差的病证亦能有向愈的可能。这正如《诗经》所说的'见晛曰消'，即太阳一出，阳光普照，暖气普布，阴霾之气自然会很好消散。"患者听了吴氏的话，大笑起来。吴氏见此，说："你能笑起来，你的病很快就会好的。"患者亦说："从此以后，我听你的话，不但不哭，而且也不忧愁思虑，一味高高兴兴，喜乐从事，但求能好好地活着，把我的孩子抚养成人。"吴氏对道："你自己能想开，愿意好好活着，自然就会活得好。"于是又给患者开了一张开郁畅遂的药方让她服用，患者照方服了十数剂，病就全好了。（见《吴鞠通医案·肿胀》）

从上述病例的治疗过程不难看出，吴鞠通治病是非常重视并且善于运用说理疏导，开郁畅遂，从心理上进行调节的。

四、心正口直不畏权豪

吴鞠通生性耿直，凡遇医界时弊，则疾恶如仇，对于达官权豪之错，也敢直言驳证。如吴氏同乡好友丁晏在其《颐志斋感旧诗·吴鞠通医士》的悼念诗作"小序"中，曾记载有这样两则故事：一则是，一年春节时，吴鞠通在其家门上贴了一副对联："云呈五色，鸟画双睛。"（这一典故本出自晋·王嘉《拾遗记》谓：唐尧在位七十年，有祗友之国，献重明之鸟，一名双睛。该鸟"状如鸡，鸣似凤，时解落毛羽，内翻而飞，能搏逐猛兽虎狼，使妖灾群恶不能为害。"近世一般人家常在春节时图画这种鸟的形象以吉庆消灾。）有一天，一个达官权豪喝醉酒路过他家门前时，看不懂这副对联的意思，便派他的奴仆进去向吴鞠通询问此典故出处，结果被吴鞠通呵斥而走。还有一则是，一个孝廉在山东做知州，因其所在地为济北，故启事用"济阴"作字。吴鞠通见后给他讲：水北为阳，水南为阴，难道你没有看过《诗经》中有这样的说法吗？我经常说你文理不通，你还不服气，从今天你启事用字就可以看出，你果然是这样的人。那个孝廉听后虽然心里很生气，但表面上还对吴鞠通的批评表示感谢。

第八节　序年纪事

吴鞠通生于清乾隆二十三年戊寅（1758），卒于清道光十六年丙申（1836），享年79 岁。现据《问心堂温病条辨·自序》《吴鞠通传》《吴鞠通医案·痘证》《吴鞠通医案·痰饮》《医医病书·医非上智不能》《医医病书·序》《医医病书·题词》《医医病书·三元气候不同医要随时变化论》等及有关史料，兹将吴鞠通生平要事按年序编次如下：

1758 年，乾隆二十三年（戊寅），1 岁，吴鞠通诞生于江苏淮安县城内。

1776 年，乾隆四十一年（丙申），19 岁，其父亡，悲痛之余，弃举学医。

1780 年，乾隆四十五年（庚子），23 岁，其侄病温卒。

1783 年，乾隆四十八年（癸卯），26 岁，初夏，游涟水，归，治长女痘证获愈；秋，赴京，检校《四库全书》，得《温疫论》，遂专心学步。

1787 年，乾隆五十二年（丁未），30 岁，与汪廷珍论医。

1793 年，乾隆五十八年（癸丑），36 岁，京都温疫大行，始出诊治，屡获良效，并构思着手编写《温病条辨》。

1797 年，嘉庆二年（丁巳），40 岁，患暑病，自治而愈。

1798 年，嘉庆三年（戊午），41 岁，《温病条辨》初稿甫成。

1802 年，嘉庆七年（壬戌），45 岁，为觉罗毓君治悬饮。

1811 年，嘉庆十六年（辛未），54 岁，朱彬为《温病条辨》作序。

1812 年，嘉庆十七年（壬申），55 岁，汪廷珍为《温病条辨》作序。

1813 年，嘉庆十八年（癸酉），56 岁，征保为《温病条辨》作序。本书经过 15 年数易其稿，于是年刊行。

1817 年，嘉庆二十二年（丁丑），60 岁，是年冬，获交胡潭。

1818 年，嘉庆二十三年（戊寅），61 岁，是年春，请胡潭重校《温病条辨》。冬，请胡潭课教其次子及女婿，并为胡潭治病。

1821 年，道光元年（辛巳），64 岁，燥疫大行，制"霹雳散"以救之；又补撰"秋燥胜气论"，并附于《温病条辨·上焦篇·秋燥》后。胡潭的老师顾南雅先生染燥疫，吴鞠通为其治愈。

1823 年，道光三年（癸未），66 岁，是年秋，吴鞠通归淮安省墓。

1824 年，道光四年（甲申），67 岁，是年冬，应绍兴赵氏之请，赴越为赵氏治病。

1825 年，道光五年（乙酉），68 岁，是年春，再度赴越，诊治赵氏痼疾。

1828 年，道光八年（戊子），71 岁，胡潭请吴鞠通撰写《医医病书》。

1831 年，道光十一年（辛卯），74 岁，是年冬，《医医病书》初稿撰成，稿存胡潭家。

1833 年，道光十三年（癸巳），76 岁，着手编辑《医案》。胡潭为《医医病书》作序。

1936 年，道光十六年（丙申），79 岁，是年 2 月，吴鞠通病卒，葬于京郊。

（张士卿　高修安）

参考文献

1. 李刘坤. 吴鞠通医学全书 [M]. 北京：中国中医药出版社，1999

2. 吴瑭. 温病条辨 [M]. 北京：人民卫生出版社，1972

3. 吴瑭. 吴鞠通医案 [M]. 北京：中国中医药出版社，1998

4. 徐树楠. 吴鞠通医方精要 [M]. 河北：河北科学技术出版社，2003

5. 陈明，郭秀丽. 温病名方验案说评 [M]. 北京：学苑出版社，2003

6. 盛增秀. 温病学派四大家研究 [M]. 北京：中国中医药出版社，2000：151-240

7. 方春阳. 吴鞠通年谱约编 [J]. 浙江中医杂志，1985（7）：306-309

8. 朱锦善. 儿科临证50讲 [M]. 北京：中国中医药出版社，1999：470

第二十九章　吴师机

第一节　概述

吴师机（约1806—1886），名安业，又名樽，字尚先。晚年皈依佛教，取坡仙遗意，亦署杖仙，别号潜玉居士，浙江钱塘（今杭州）人。清代名医，著名中医外治专家。

吴师机幼年随父绮庵先生侨居扬州，承家学，乡试中举，寓居扬州。授内阁中一书，其事母至孝，次年入都，平生淡于功名，工于书法，兼治医学，旁参禅理，间以诗文自娱。咸丰三年（1853），因太平天国战争迁往泰州，并在此开始进行医疗活动；同治八年（1869）在扬州集资设存济药局于城东琼花观右之观巷，专以膏药施治。阅症数十万人次，出膏大小约十万余张，积累了丰富的实践经验。

其著作《理瀹骈文》，内容充实，说理清楚，对外治法的渊源与发展，历代名医及其本人的经验，一一详为论例，非常可贵。行文以骈体撰写，其在中医学文献中，亦是独具一格。

第二节　生平、治学与古今评鉴

一、平生考略

吴师机，名安业，又名樽，字尚先，浙江钱塘今杭州人。生于嘉庆十一年（1806），卒于光绪十二年（1886），又一说卒于公元1896年。

吴师机幼年随父绮庵先生侨居扬州，承家学，乡试中举，寓居扬州。授内阁中一书，其事母至孝，次年入都，工于书法，兼治医学，旁参禅理，间以诗文自娱。中年丧偶，终无复娶。一生淡泊名利，专于外治法，著有《理瀹骈文》一书，又名《外治医说》，发挥自己的独到见解，把中医外治法大大推进了一步，对以后的中医外治法影响很大，以后言外治者亦多取法此书。其著作《理瀹骈文》，内容充实，说理清楚，对外治法的渊源与发展，历代名医及其本人的经验，一一详为论例，非常可贵。行文以骈体撰写，其在中医学文献中，亦是独具一格。

咸丰三年（1853），因太平天国战争，他被迫从扬州迁到泰州东北乡的俞家垛，并在此开始进行医疗活动。开业数十年，月阅症四五千人，岁约五六万人，出膏大小约十万余张。凡远近来者，日或一二百人，或三四百人，皆各以时聚，有异有负，有扶掖，有提携，或倚或蹲，或立或跪，或瞻或望，或呼或队，或呻或吟，或泣或啼，拥塞于庭，待膏之效，迫甚水火，诊病数十万人次，积累了丰富的实践经验，其成就是中医学上的一枝奇葩。吴氏从医尽心，医德高尚。凡远近就诊者，日诊数百人，而吴氏则自晨起，依次呼立于几案前，令自述病因，侧耳听之。若宜补，若宜泻，若宜凉而宜温，一一视其颜色，指其部位，分别散给相应之膏；有重症、急症，膏外再加以药，毋或稍忽，直至全部诊毕。吴氏为人亦很谦逊，尝谓："学者欲制膏行道，勿以余为法，当于古汤中求之，一则取法乎上者，斯得其中。二则自得者，有逢原之妙。"

他还谆谆告诫，医者应当尽其心，无论穷苦之人，或富贵之家，要一视同仁。参合膏药，虽无人见，但不可鬻良杂苦，自失其真。更不可乘人之急，挟货居奇，以踏恶疾，特别对于穷苦病家，要十分同情，尽力周济。由于晚清政治腐败，因见"不肯服药之人"与"不能服药之证"以及无力购药者，不忍坐视不救，为了减轻患者痛疾，同时少花钱或不花钱，也能治好病，他着手致力于外治法的研究，即专用膏药的方法来治疗疾病，因为每张膏药成本低，因而收费甚微，遇有真正贫困交不起药费者，就免费治疗。他的膏药种类很多，不仅适用于内科疾病，对外、妇、儿、五官各科疾病，也各有专门膏药，而且疗效甚好，深受病家欢迎。吴师机于同治八年（1869）在扬州集资设存济药局于城东琼花观右之观巷，专以膏药施治。该局曾于一个月中，治疗万余患者，吴师机也因此而过度劳累，得重病，停诊数月，后经自己调理而康复，药局也限诊人数，每日约一百个患者。

如此等等，足见吴氏品德很高，医风很好，即以在群众中威信很高，在医林中，亦是赞誉备至的。

二、师承治学

吴尚先的父亲，叫吴笏庵，对尚先影响较大，在父亲的鼓励下，他开始学习医学。虽不属世代家传，也无参拜名医，仅凭自己刻苦钻研，单成一派。回扬州期间，师机又曾于北乡公道桥，建立碧祠兼书塾药局。书塾训童蒙，药局疗疾病，兴弦诵，救灾病，并手订规条若干，以示子孙，兼告后之主其事者。吴氏有子炳恒，孙养和，皆名医。

吴师机学术思想主要体现在其所著《理瀹骈文》中，虽然前人已有些外治方面的理论阐述和宝贵的外治经验，但都不成体系，可以说，是吴师机第一个将外治法加以系统总结，并在临床应用上得以提高。

对于吴师机力推外治法，当时并不为人所理解，因为时人对其功效将信将疑，甚至称之为"诡道"，吴师机很是不以为然："有讥外治为诡道以欺世者，不知其道即近在人耳目前也。"他说穿衣梳头，捶胸顿足，挂拐杖皆可视为外治之法，只是人们对眼前的事习焉不察。又《洗冤录》所载五绝救法，大都外治，起死回生有功匪浅，盖服药者至此技亦穷矣。夫绝症可以外治法救，未绝者更易救也，倘医家能以其法推之，而体察于人情物理，于无法之中别生妙法，则治诸症莫不可起死回生，岂非人心之所大快也哉，又何嫌于诡道以欺世乎。吴氏这里对外治的辩解可以用来作为对某些医学的评判标准，因为医学的目的毕竟是为治病，所用的手段只要有利于人，则不应存偏见之心。对于自己不理解的方式或手段就加以轻视，甚至以"诡道"称之，这不能不说是一种很不客观公正的态度，联想到当下中西医之争，吴氏的说法也是一种启示。

吴氏指出，外治法的历史渊源很早，如《内经》上就有桂心渍酒以熨寒痹，用白酒和桂以涂风中血脉。这就是外用膏药以治病的开端。《伤寒论》更有火熏法发汗，噀冷水劫热，猪胆汁、蜜煎导法通大便，菖蒲屑纳鼻孔中吹之治尸厥气闭等，都是外治方法。以后又有盦法、熨法治结胸痞气，黄连水洗胸、皮硝水揾胸、芫花水拍胸、石膏和雪水敷胸、蚯蚓和盐捣敷胸等治疗伤寒邪热传里，温病发斑更有胆汁青黛水、升麻水扫法、吐血有井水噀法、搭法、蓄血有苏叶汤摩法，并有犀牛角地黄熬贴法。尤其叶天士用平胃散炒熨治痢，用常山饮炒嗅治疟，变汤剂为外治，实开后人无限法门。

其实，《内经》中是外治、内治并列的，并未教人专用内治法；何况上用嚏，中用填（如填脐散），下用坐（坐药），其效尤捷于内服法。他举了一些例子，如种牛痘（最早是用痘痂研末搐鼻的），纳药鼻中而传十二经，还有急救卒中暴绝，用药吹耳而能通七窍等，药气之相忌，几如通神。

还有尝遇不肯服药之人，不能服药之症，怎能坐视不顾，此时处理，外治又是最好的应变方法。综观吴氏外治方法，除以膏药为主，并扩大它的治疗范围，并有敷、熨、熏、浸、洗、盦、擦、坐、搐、嚏、缚、刮痧、火罐、推拿、按摩等一二十种之多，可以说，他对中医外治法做了一次划时代的实验总结。

因此，可以看出，吴师机的师承治疗，来源于历代医家的影响。

第一，中医外治萌芽于原始社会，约200万年前，人们在生活中发现植物外敷止血可疗伤、树枝或药物燃烧可温灸。奠基于周秦，《殷墟卜辞》《五十二病方》中均有烟熏、佩带、灸熨等外治疗法记载；春秋战国时期的扁鹊针熨并举，佳话频传；至《黄帝内经》则从基础、应用进行论述，为外治体系构建了基本框架。发展于汉唐，《伤寒杂病论》设药烙、药摩顶、吹喉、舌下含药、灌耳、坐药、蜜煎导、扑粉法等，大大丰富了外治的内容；唐代外治已蔚然成风，《肘后备急方》《诸病源候论》等对中医外治进行拓展；孙思邈将外治用于内疾与急救，标志着中医外治的重大发展，尤其是其于《千金要方》《千金翼方》中有二十七种二百九十条之多外用药物治疗小儿疾患的收载。丰富于宋明，此时期已将敷药法与经络腧穴的特殊功能结合起来，《本草纲目》记载了大量穴位敷贴疗法，《幼幼新书》在配制点眼剂时，对基质、外治剂型等进行专项研究；《圣济总录》"治外者，由外以通内"探讨中医外治之机要，张子和将外治纳入汗、吐、下三法研究，均标志着外治机理研究的开始。成熟于清代，以《急救广生集》《串雅外编》等将中医外治带入成熟。

　　第二，《理瀹骈文》成书于中医发展的鼎盛时期。从医疗起源来看，应当说外治远早于内治，即便在《内经》时代亦主张内外并治。但由于种种原因，后世医家大多沿用内病治宜汤、丸、散剂内服药的治疗思路。清代以前，中医外治逐步发展，成为治疗外科疾病和皮肤科疾病的主要疗法。清代以降，诸多著作特别是外科著作很重视外治法，如《外科证治全生集》《外科证治全书》《串雅内编》和《串雅外编》《石室秘录》《疡医大全》《疡科心得集》《外科真诠》《外科医镜》等。至清嘉庆年间中医外治法第一部专著《急救广生集》问世，《急救广生集》集历代外治法之大成，选方1500余首。在此背景下，吴尚先精心研究前人外治经验，在积累了丰富的临床经验的基础上，对外治法进行了系统整理和理论探索，于1864年完成《理瀹骈文》。

第三节　主要著作

《理瀹骈文》

（一）内容提要

　　《理瀹骈文》，原名《外治医说》。吴师机在《理瀹骈文》自序中说，"理瀹骈文"取《子华子》一书所说"医者理也，药者瀹也之意"，按《子华子》原文"医者理也，理者意也，药者擒也，擒者养也。脏腑之伏也，血气之留也，空窍之塞也，关南之碍也。意其所未然也，意其所将然也，察于四然者，而谨训于理，夫是之谓医。以其所有余也，而养其所乏也，以其所益多也，而养其所损也。反其所养，则益者弥损矣，反其所养，则有余者弥乏矣，察于二反者，而加疏瀹焉，夫是之谓药。"医者需顺患者脏腑血气之"理"而行，从而用药"疏瀹"机体阴阳气血所不足或有余。又因本书以骈体文书写，故名《理瀹骈文》。作者自述该书"论症则重于内言，治则专于外屏。叙述以膏药为主的近二十种外治方法。书中主要论点在于说明"外治之理"与"内治之理"，是对一些病变"烫头"为膏药，同样能收到与其疗效。介绍了使用膏药的大量经验，而且还创立了大量外治方药的配方。因此，《理瀹骈文》被后人尊称为"外治之宗"。

　　全书内容分略言、理瀹骈文、存济堂药局修合施送方并加药法膏方，并附《治心病方》一篇。全书不分卷，正文部分按病症分类，分别论述了外感、内伤及杂病，涉及内、外、妇、儿、五官等科，作者在骈文中自己又详加注文阐述。另外，作者在书中还对其妹婿汪画山所著的未能出版的外科专书《外科易知》二十卷做了简要的介绍。

（二）版本流传

　　该书成于公元1864年，全书共1卷。《理瀹骈文》一书，作者先后经过几次修订。

吴师机说"历二十寒暑，稿经十数易，而刻板凡三次……初印于同治四年（1865），次印于同治九年（1870），三印于光绪元年（1875）"。《理瀹骈文》补刊于同治四年，另有光绪元年补刻膏方本、光绪年间婺源刻本、光绪年间重刻本（广州爱育堂藏版）等，1949年后有影印本和排印本。

（三）古今评鉴

《中国历代名医评介》：该书内容非常丰富，收集了500余种单方和疑难杂病的治疗方法，包括皮肤、骨、外、妇产、小儿、五官科等。在疾病上，对疮痈、肠痈、呕吐、黄疸、水肿、消渴、淋病、肺痿、肺痈、便秘、腹泻等，都有所论述，为外治论著不可多得的好书。

第四节　学术思想

吴师机基于《内经》的外治理论和方药，参以《难经》《金匮要略》《伤寒论》等著作的有关论述并进一步发挥，应用阴阳五行、四诊八纲、经络脏腑、营卫气血等，创出了一套新的治疗方法。

一、回溯源流，立外治理论体系

如果说《伤寒杂病论》的出现，标志着中医辨证论治体系的建立，《理瀹骈文》的问世使中医外治法更加成熟完善，也以其丰富的内容——理、法、方、药俱备，标志着中医外治法理论体系的建立，是一部划时代的医学著作。

吴氏在《理瀹骈文》里说："《灵》《素》而下，如《伤寒论》《金匮要略》以及诸大家所著，不可不读。即喻嘉言、柯韵伯、王晋三诸君所阐发，俱有精思，亦不可不细绎。"对中医理论典籍的阅览理解达到"通彻之后"方能"诸书皆无形而有用。操纵变化自我"，明"虽治在外，无殊治在内也"之理，在施外治之法时才可以"补内治之不及"而"与内治并行"，达到治疗的目的。不难看出，《理瀹骈文》外治法的理论渊源是根植于丰富的中医理论土壤之中的。

"外治之理，即内治之理"是吴氏在具概要性质的"略言"中开宗明义提出的观点。他多次在《理瀹骈文》中提到这一机理，如"内外治殊途同归之旨，乃道之大原也"。外治与内治一样均是以中医基本理论为指导的，在临床运用上，医理与药性并没有很大的区别，"所异者，法耳"，只是在方法上的不同。强调导致疾病的根本原因在于气血阴阳的失调，因而外治和内治一样，也是通过药物来调整失衡的气血阴阳，以达到治疗的目的。因而，"外治非谓能见脏腑，然病之所在，各有其位，各有其名，各有其形，凶者之兆也。位不能移，名不能假，形不能掩，此即脏腑之告我，外也即内也"。人体之毛窍在外，脏腑在内，遍布于全身的经络系统使之相互联系。药性能通过肌肤、孔窍等处深入腠理，由经络直达脏腑，从而发挥治疗作用，所以"由毫孔入之内，亦取其气之相中而矣"等论述。

二、治病求本，建外治辨治纲领

《理瀹骈文》中首先明确提出八纲辨证在外治领域的应用，"形症昭著，务细核其六变（即寒热、表里、虚实之变）"。在用药上，"有表里寒热虚实之分用之膏"。明确指出八纲辨证是中药外治辨治的总则，是中医辨证论治的总纲，在中医外治领域同样起到提纲挈领的作用。该书充满了辨证论治的思想施法之要，首当辨证，证之阴阳，寒热属性，病位之在表在里，在脏在腑，须慎审细辨，做到"辨证分明"。吴氏在《理瀹骈文》中提到，施治之法有五"审阴阳""察四时五行""求病机""度病情""辨病形"。"审阴阳"以知病之表里寒热、邪正虚实；"察四时五行"以知四时所伤、五脏病变而施治；"求病机"明症之原委，洞察风、寒、暑、湿、燥、火的变化；"度病情"析五志所伤之为病及五志对疾病的影响；"辨病形"根据外在症状，以确定病之所在何脏何腑。《理瀹骈文》体现了治病求本的思想。"外治必如内治者，先求其本，本者何？明阴阳、识脏腑也"，他十分强调探求其根本，导致疾病的根本原因是气血阴阳的失调，外治和内治一样，是通过药来调整失衡的气血阴阳，以达到治疗的目的。

吴氏在书中论及中医外科、皮肤科疾病的辨治方法。"一察所因"：像内科疾病治疗那样"求其本"，细察引起疾病的病因，诸如风胜、湿胜、热胜等六淫邪毒，蛇虫、食物、药物等特殊之毒，外来伤害，情志内伤，饮食不洁，房事损伤等；"二望形色"："谓高耸、平塌、软坚，与鲜明、昏暗、板活也"，主要指辨别损的突出皮肤程度、软硬度、颜色深浅亮暗等。"痈不尽红也、疽不尽白也"，临证时，根据颜色红或白辨痈、疽之部位的深浅。"疔不尽硬也""疔怕软不怕硬"主要指的是根据疔的软硬程度来判断疔的病程与愈后，疔软是气血不充的表现，大部分病程较长或愈后不佳；疔硬则大部分病程较短，愈后较好。"三分表里，谓受之外者，法宜温托，若寒则皮毛之邪引入骨髓；受之内者，法宜寒利，若温骨髓之病上彻皮毛，助邪为毒也"。"四审阴阳"："治主当缓""治客当急"治疗应分清缓急，急则治其标、缓则治其本。还要注意过用寒凉、热燥会引起疾病阴阳性质的转变，"过用寒凉，阳变为阴；过用热燥，阴变为阳"。"五看部位、经络"："上焦壅塞实候，中焦皆涩滞候，亦趁虚而作，下焦多虚损候"，是根据部位来判别疾病的虚实。中医皮肤科药物外治也是在中医理论指导下，辨证与辨病相结合；在一些具体用法上，仍应用至今，如贴、洗、膏等。《理瀹骈文》所载外治方剂现在在临床上仍有很好的临床疗效，如阳和膏、紫金锭等。

三、三焦分治，树外治临床灵魂

吴氏将各外治方法提升归纳为"三焦分治法"，认为三焦为气机升降出入之通道，又是气化之场所，故内病外治，以上、中、下三焦分治为纲要。主张头至胸为上焦、胸至脐为中焦、脐至足为下焦。三者皆以气为贯；上焦心肺居之，中焦脾胃居之，下焦大肠、小肠、膀胱居之。明确提出外治法，必先辨病位，根据病位分别论治。"上焦之病，以药研细末，搐鼻取嚏发散为第一捷法"；"中焦之病，以药切粗末炒香，布包缚脐上为第一捷法"；"论下焦之病，以药或研或炒，或随症而制，布包坐于身下为第一捷法"。

在具体治疗上，三焦疾患上用嚏、中用填、下用坐，尤捷于内服。然三焦分治也可以灵活运用，"上焦之症下治，下焦之症上治，中焦之症上下分治，或治中而上下相应，或三焦并治"。

但"三焦分治"的方法并不是一成不变的，实践诊疗活动中，应当根据实际情况，灵活应用。上焦之症可以下治，下焦之症亦可以上治，中焦之症可以上下分治，或者治中焦而上下相应，更可以上中下三焦并治。在"辨证分明"的前提下，随症加减，疗效确切的古方都可以用为外治。

四、外用组方与用药特点

（一）汤丸有效，或可制膏

吴氏把许多行之有效的内服汤丸剂改制成膏方外用，"凡汤丸之有效者，皆可熬膏"。而内治有效之方，只要应用得当，外治也必然有效。不仅香苏、神术、黄连解毒、木香导滞、竹沥化痰等，即理中、建中、调胃、平胃、六君、六味、养心、归脾、补中益气等，都为常用之方。同时，他认为患者不外气滞血瘀及阴有寒湿、阳有燥热。外用既有内治之效，而且没有内服或见误人之弊。内服汤药常寒热并用，外治据此亦有贴温膏敷凉药。但并不是所有的内服方药都能熬膏，必须结合外治用法的特点随症而变。《理瀹骈文》中介绍了二十一个膏方，适应证亦相当广泛。有关膏药的作用，总结为：一是拔，二是截。即"凡病所结聚之处，拔之则病自出，而无深入内陷之患；病所经之处，截之则邪自断，而无妄行传变之虞"。

（二）膏中之药，味厚力大

吴氏提出膏中用药须用药味厚重者，方能有效；药性平和之品，效能甚微，故主张"运用药物组方，就中去平淡无力味，易于他方厚味之品"，吴氏常用厚味药有以下几种：生猛峻烈类，如川乌、草乌、生附子、生南星等，这些药物毒性大，药性峻猛，外用时能刺激穴位，有利于激励经气，如川乌外用溃坚祛腐，可用治痈疽肿毒、久生疥癣；辛辣温热类，如生姜、干姜、花椒等。这些药物虽无毒，但对体表有较强刺激作用，可直接刺激穴位，增加皮肤渗透力，用以助他药渗入体内，如花椒可治阴痒带下，湿疹皮肤瘙痒；芳香走窜类，如公丁香、白芷、川芎、吴茱萸等，此类药物中大多含有挥发油，易入肌体，使有效成分加速渗入，如丁香花蕾含挥发油即丁香油，油中主要含有丁香油酚等成分，对致病性真菌和葡萄球菌、链球菌、绿脓杆菌等均有抑制作用，又因为对皮肤无刺激作用，且可以良好地吸收，故可用于临床；活血化瘀类，如红花、桃仁、大黄等，其有活血和加速药物渗透转运以及畅通经气的作用，如大黄外用可治烧烫伤、痈肿、冻疮、带状疱疹、银屑病。大凡姜、葱、槐、柳、木鳖、蓖麻、石菖蒲、穿山甲、轻粉之类为许多外治方之最常用之药。酒、蒜、桃、芥、椒、艾之属，延胡索、木通、细辛、威灵仙、木香、苏合油及其他行气开窍走窜之品随症加用，如细辛不仅具有散寒祛风、消肿止痛功效，还有抗组胺和抗变态反应的作用。挥发油无论通过挥发油气熏或直接作用，都有抗真菌作用。在药性较为平和的外治方中，还要加上引药，"假猛药、生药、香药，率领群药，开结行滞，直达其所"。

再论膏药之用，亦是完全按照内治理论设法的。如膏与药有别，有人混称，其实，"膏，纲也；药，目也。膏判上中下三焦，五脏六腑，表里寒热虚实，以提其纲；药随膏而条分缕析，以为之目"。吴氏还说："膏有上焦心肺之膏，有中焦脾胃之膏，有下焦肝肾之膏。有专主一脏之膏，脏有清有温；有专主一腑之膏，腑有通有涩，又有通治三焦，通治五脏，通治六腑之膏。又有表里寒热虚实分用之膏，互用之膏，兼用之膏。药则或掺膏内，或敷膏外；或先膏而用洗擦，或后膏而用熏熨。膏以助药，药以助膏。"一切措施，都贯穿着内治之理。这里的关键，是一个"通"字，"理通则治自通矣；然通须虚心读书"。所以，外治法是有理论根据的。

第五节　临证经验

吴氏认为，病邪多从体外入，外治法亦应首先从三焦设治。"大凡上焦之病，以药研细末，搐取嚏发散为第一捷法，不独通关急救用闻药也。连嚏数十次，则腠理自松，即解肌也；涕泪痰涎并出；胸中闷恶亦宽，即此法也。盖一嚏实兼汗吐二法。"其方多以皂角、细辛为主，藜芦、踯躅花为引，随症加药。

此外，上焦之病，尚有涂顶、覆额、盦眉心、点眼药、塞耳法、擦项及肩，又有扎指法、握掌法、敷手腕、涂臂法等，膻中、背心两处，尤为上焦病用药要穴。中焦之病，以药切粗末，炒香，布包缚脐上，为第一捷法。如古方治风寒，用葱姜豉盐炒热，布包缚脐上。治霍乱用炒盐，布包置脐上，以碗覆之，腹痛即止。治痢用平胃散炒热，缚脐上，冷则阳之。治疟用常山饮，炒热缚脐上，其发必轻，再发再捆，数次必愈是也。此法无论何病，无论何方，皆可照用。下焦之病，以药或研或炒，或随症而制，布包坐于身下，为第一捷法。如水肿，捣葱一斤，坐身下（并可缚脚心至膝盖），微火烘脚，泻自止是也。一属前阴，一属后阴，凡有病宜从二便治者仿此。凡下部之病，无不可坐。若内服药不能达到，或恐伤胃气者，或治下须无犯中上者，或上病宜釜底抽薪者，更以坐为优矣。同时，下焦之治，尚有摩腰法、暖腰法、肚兜法，以及命门、脐下、膝盖、腿弯、腿肚、足心等处治疗诸法，均有疗效。

总之，以上虽分上中下三焦，而凡上焦之症下治，下焦之症上治，中焦之症上下分治；或治中而上下相应，或三焦并治，其法具不出于此。不独可代内服，并可助膏药之所不及。凡古方之有效者，视症加减。无不可为吾用，只需辨症分明，一无拘牵顾忌，医有数不治，外治则见得到即行得到，是诚至善者。

同时，尚有五法："一审阴阳，分别表里寒热，邪正虚实；二察四时五行，根据四时所伤，五脏病变；三求病机，探讨风、气、湿、寒、火的变化；四度病情，忧愁思虑之伤五脏；五辨病形，即五脏六腑病之外症不同，均用膏大法，除上述诸膏外，如行水膏、清肺膏、清肝膏、养心安神膏等，均当相宜用之，而且皆有疗效，不可缺少，如属外科病，则始终以云台一膏，加以敷药、掺药，亦不必内托服药，并不用刀针升降等药。"

第六节　方药创见

一、清阳膏

薄荷五两，荆芥穗四两，羌活、防风、连翘、牛蒡、天花粉、玄参、黄芩、黑山栀、大黄、朴硝各三两，生地、天冬、麦冬、知母、桑皮、地骨皮、黄柏、川郁金、甘遂各二两，丹参、苦参、大贝母、黄连、川芎、白芷、天麻、独活、前胡、柴胡、丹皮、赤芍、当归、秦艽、紫苏、香附、蔓荆子、干葛、升麻、藁本、细辛、桔梗、枳壳、橘红、半夏、胆星、大青、山豆根、山慈菇、杏仁、桃仁、龙胆草、蒲黄、紫丹、葶苈、忍冬藤、大戟、芫花、白丑、生甘草、木通、五倍子、猪苓、泽泻、车前子、蒌仁、皂角、石决明、木鳖、蓖麻仁、白芍、生山甲、僵蚕、蝉衣、全蝎、犀角各一两，羚羊角、发团各二两，红花、白术、官桂、蛇蜕、川乌、白附子各五钱，滑石四两。

又生姜连皮、葱白连须、大蒜头各四两、槐枝连花角、柳枝、桑枝均连叶、白菊连根叶、白凤仙全株用各二斤，苍耳子、益母草、马齿苋、诸葛菜（皆全用），紫花地丁、芭蕉（无蕉用桑叶）、竹叶、桃枝连叶、芙蓉叶各八两，侧柏叶、九节菖蒲各二两，以上皆取鲜者，夏秋合方，全内中，益母草、地丁、芙蓉叶、凤仙叶等，如干者，一斤用四两，半斤用二两。

上两药共用小磨麻油三十五斤（凡干药一斤用油三斤，鲜药一斤用油一斤）分两起熬粘，去渣，再并熬，俟油成（油宜老），仍分两起下丹，免火旺走丹（每净油一斤，用炒丹六七两），再下炒铅粉一斤，雄黄、明矾、硼砂、青黛、轻粉、乳香、没药各一两，生石膏八两，牛胶四两，酒蒸化俟丹收后，搅至温温，以一滴试之，不爆方下，再搅干余边令匀，愈多愈妙，勿炒珠，炒珠无力，且不粘也。

通治四时感冒、风温、温症、热病、温疫、温毒、热毒，一切脏腑火症。

二、金仙膏

一名开郁消积膏。苍术五两，白术四两，羌活、川乌、姜黄、生半夏、乌药、川芎、青皮、生大黄各三两，生香附、炒香附、生灵脂、炒灵脂、生延胡、炒延胡、枳实、川连、川林、当归、黑丑头（半生半炒）、巴豆各二两，枯芩、黄柏、生蒲黄、黑栀、郁金、莪术、三棱、槟榔、陈皮、山楂、麦芽、神曲、南星、白丑头、苦葶苈、苏梗、藿梗、薄荷、草乌、独活、柴胡、前胡、细辛、白芷、荆芥、防风、连翘、干葛、桔梗、知母、大贝母、甘遂、大戟、芫花、蒌仁、防己、腹皮、花粉、赤芍、白芍、枳壳、茵陈、川楝、木通、泽泻、车前子、猪苓、木瓜、皂角、杏仁、桃仁、苏子、益智、良姜、草果、吴萸、红花、木鳖、蓖麻仁、僵蚕、全蝎、蜈蚣、蝉蜕、生山甲、生甘草各一两，发团二两，滑石四两。

又：生姜、葱白、韭白、薤白、蒜头、红凤仙、白凤仙（全）、槐枝、柳枝、桑枝各一斤（凤仙干者或用四两），榆枝、桃枝各八两，均连叶，石菖蒲、莱菔子、干姜各二两，陈佛手、小茴、艾叶各一两。

两药共用油四十斤，分熬丹收，再入松香，生石膏各四两，陈壁土、明矾各二两，雄黄、轻粉、砂仁、白芥子、川椒、木香、檀香、官桂、乳香、没药各一两制，牛胶四两，酒熏化，如前下法，或加苏合油，临用加沉麝。

通治风寒暑湿气血痰食六郁五积诸症。

三、散明膏

生附子五两，白附子四两，生南星、生半夏、生川乌、生丹乌、生麻黄、生大黄、羌活、苍术各三两，川芎、当归、姜黄、细辛、防风、甘遂、延胡、灵仙、乌药各二两，独活、灵脂、黑丑头、荆芥、三棱、莪术、藁本、赤芍、白芍、紫苏、香附、白芷、青皮、陈皮、天麻、秦艽、枳实、川朴、槟榔、远志、益智、杜仲、牛膝、川断、紫荆皮、桂皮、五加皮、木瓜、吴萸、蛇床子、补骨脂、大茴、巴戟、葫芦巴、巴豆仁、杏仁、桃仁、苏木、红花、草果、良姜、皂角、骨碎补、自然铜、刘寄奴、马鞭草、大戟、商陆、芫花、防己、甘草、木鳖、蓖麻仁、生山甲、蜂房、全蝎、蛇蜕、荜茇、甘松、山柰、黄连、黄柏各一两，发团二两，炒蚕沙二两四钱，干地龙十条。

又：生姜、葱白各二斤，韭白、蒜头、桑枝、苍耳草各一斤，凤仙草全株约二三斤，槐枝、柳枝、桃枝各八两，干姜、艾叶、侧柏各四两，炮姜、菖蒲、胡椒、川椒、白芥子各二两。

上药共用油三十五斤，分熬丹收，再入松香八两，金陀僧四两，陈壁土、赤石脂（煅）各二两，雄黄、明矾、木香、丁香、降香、乳香、没药、官桂、樟脑、轻粉各一两，牛胶四两，酒蒸化，如清阳膏下法，苏合油一两，搅匀，临用掺麝香末贴。一方加制硫黄（如遇阴寒重症，临时酌加最稳）。

通治伤寒阴症、寒中三阴、阴毒等症。

四、行水膏

苍术五两，生半夏、黄芩、防己、黄柏、葶苈、甘遂、大戟、芫花、木通三两，生白术、龙胆草、羌活、大黄、黑丑头、芒硝、黑山栀、桑皮、泽泻各一两，川芎、当归、赤芍、黄连、川郁金、苦参、知母、商陆、枳实、连翘、槟榔、郁李仁、腹皮、防风、细辛、杏仁、胆南星、茵陈、白丑头、花粉、苏子、独活、青皮、陈皮、藁本、瓜蒌仁、柴胡、地骨皮、白鲜皮、丹皮、灵仙、旋覆花、生蒲黄、猪苓、牛蒡子、马兜铃、白芷、升麻、川楝子、地肤子、车前子、牛膝、香附、莱菔子、土茯苓、川萆薢、生甘草、海藻、昆布、瞿麦、萹蓄、木鳖仁、蓖麻仁、干地龙、土狗、山甲各一两，发团二两，浮萍三两，延胡、厚朴、附子、乌药各五钱，龟甲三两，飞滑石四两。

又：生姜、韭白、葱白、榆白、桃枝各四两，大蒜头、杨柳枝、槐枝、桑枝各八两，苍耳草、益母草、诸葛草、车前草、马齿苋、黄花、鲜地丁各一斤，凤仙草全株，干者用一两，九节菖蒲、花椒、白芥子各一两，皂角、赤小豆各二两。

两药共用油三十斤，分熬丹收。再入炒铅粉一斤，松香八两，金陀僧、生石膏各四两，陈壁土、明矾、轻粉各二两，官桂、木香各一两，牛胶四两（酒蒸化，如清阳膏下法）。如外毒拔毒收水，可加黄蜡和用。又龙骨、牡蛎皆收水，亦可酌用。

通治暑湿之邪，与停水不散诸症。

五、清肺膏

生黄芩三两，薄荷、桑白皮、地骨皮、知母、贝母、天冬、麦冬、连翘、苏子、花粉、葶苈、芫花各二两，桔梗、橘红、郁金、香附、荆芥、枳壳、半夏、山豆根、瓜蒌、旋覆花、杏仁、川芎、白芷、马兜铃、前胡、蒲黄、防风、苏梗、青皮、胆星、防己、射干、白前、槟榔、白丑头、款冬花、五倍子、玄参、生地、生甘草、忍冬藤、归尾、白芍、赤芍、丹皮、木通、车前子、枳实、黄连、黄柏、黑栀、白及、白薇、大黄、芒硝、木鳖仁、蓖麻仁、山甲各一两，滑石四两。

又：生姜、葱白各二两，冬桑叶、白菊花、槐枝、柳枝、桑枝各八两，枇杷叶四两，竹叶、柏叶、橘叶各二两，凤仙、百合、莱菔子各一两，花椒、乌梅各五钱。

两药共用油二十斤，分熬丹收。再入生石膏四两，青黛、海石、蛤粉、硼砂、明矾、轻粉各一两，牛胶四两。

治一切咳喘等症属肺热者。

六、清肝膏

鳖甲一个，用麻油三斤，浸熬听用。柴胡四两，川连、龙胆草各三两，玄参、生地、川芎、当归、白芍、郁金、丹皮、地骨皮、羌活、防风、胆星各二两，薄荷、黄芩、冬麦、知母、贝母、黄柏、荆芥、天麻、秦艽、蒲黄、枳壳、连翘、半夏、花粉、黑栀、香附、赤芍、前胡、橘红、青皮、蒌仁、桃仁、胡黄连、延胡、炒灵脂、煨莪术、煨三棱、甘遂、大戟、红花、茜草、牛膝、川断、车前子、木通、皂角、细辛、蓖麻仁、木鳖、大黄、芒硝、羚羊角、犀角、山甲、全蝎、牡蛎、忍冬藤、甘草、石决明各一两，吴萸、官桂、蝉蜕各五钱。

又：生姜、葱白、蒜头各二两，韭白四两，槐枝、柳枝、桑枝、冬青枝、枸杞根各八两，凤仙全株，益母草、白菊花、干桑叶、蓉叶各四两，侧柏叶二两，菖蒲、木瓜各一两，花椒、白芥子、乌梅各五钱。

两药共用油二十斤，分熬，丹收。再入煅礞石四两，雄黄、青黛各二两，芦荟、青木香各一两，牛胶四两（酒蒸化前下法）。

治肝经血虚有怒火诸症。

七、养心安神膏

牛心一个，牛胆一个用小磨麻油三斤，浸熬听用。黄连三两，麦冬、丹参、玄参、苦参、郁金、胆南星、黄芩、丹皮、天冬、生地各二两，党参、熟地、生黄芪、白术、酒白芍、当归、贝母、半夏、苦桔梗、陈皮、川芎、柏子仁、连翘、熟枣仁、石斛、炒黑远志肉、天花粉、蒲黄、金铃子、地骨皮、淮山药、五味子、枳壳、黄柏、知母、黑栀、生甘草、木通、泽泻、车前子、红花、官桂、木鳖仁、羚羊角、犀角各一两，生龟甲、生龙齿、生龙骨、生牡蛎各二两。

又：生姜、竹茹、九节菖蒲各二两，槐枝、柳枝、竹叶、桑枝各一两，百合、鲜菊花各四两，凤仙花一株。

两共用油十六斤，分熬去渣，合牛心油并熬丹收。再入寒水石、金陀僧各四两，芒硝、朱砂、青黛各二两，明矾、赤石脂、煅赭石各一两，牛胶四两。

治心虚有痰火，不能安神者，亦治胆虚。

八、健脾膏

牛精肉一斤、牛肚四两、用麻油三斤浸熬听用。苍术四两，白术、川乌各三两，益智、姜半夏、南星、当归、川朴、陈皮、乌药、姜黄、半生半炙甘草、枳实各二两，黄芪、党参、川芎、白芍、赤芍、羌活、白芷、细辛、防风、香附、灵脂、苏梗、苏子、延胡、山楂、麦芽、神曲、木瓜、青皮、槟榔、枳壳、桔梗、灵仙、腹皮、醋三棱、醋莪术、杏仁、柴胡、升麻、远志、吴萸、五味子、草蔻仁、肉蔻仁、巴戟、补骨脂、良姜、荜茇、大茴、红花、川连、黄芩、大黄、甘遂、苦葶苈、大戟、黑丑头、茵陈、木通、泽泻、车前子、皂角、木鳖仁、蓖麻仁、全蝎、炮山甲、白附子、附子各二两，滑石四两。

又：生姜、薤白、韭白、葱白、蒜头各四两，鲜槐枝、柳枝、桑枝各八两，菔子、干姜、川椒各二两，石菖蒲、艾、白芥子、胡椒、佛手干各一两，凤仙草全株，枣七枚。

两药共用油二十二斤，分熬，丹收。再入官桂、木香、丁香、砂仁、檀香各一两，牛膝四两。治脾阳不运，饮食不化，或噎塞饱闷，或泄痢腹痛，或湿痰、水肿、黄疸、鼓胀、积聚等症。

九、温胃膏

干姜二两，炒川乌、白术各两半，苍术、党参、附子、吴萸、黄芪、麻黄、桂枝、细辛、羌活、独活、防风、麦冬、藁本、炒柴胡、川芎、酒芍、香附、紫苏、藿梗、杏仁、白芷、青皮、陈皮、炒半夏、南星、川朴、乌药、灵仙、麦芽、神曲（炒）、枳实、泽泻、荜澄茄、草果、草蔻仁、肉蔻仁、故纸、良姜、益智、大茴、巴戟、荜茇、车前子、延胡、灵脂各一两，川连（吴萸水炒）、五味子各五钱，甘草七钱。

又：生姜、葱白各四两，艾、薤白、韭白、蒜头、菖蒲各二两，凤仙一株，木瓜、川椒、白芥子、胡椒各一两，大枣、乌梅各五个。

两药共用油十二斤，分熬丹收。再入木香、丁香、砂仁、官桂、乳香、没药各一两，牛膝四两。

治胃寒不纳，呕泻痞胀疼痛诸症。

十、清胃膏

生地四两，麦冬、花粉各三两，川连、知母、当归、瓜蒌仁、白芍、石斛、天冬、干葛、生草各二两，玄参、丹参、苦参、羌活、枳实、槟榔、防风、秦艽、枯芩、郁金、大贝母、白芷、半夏、化橘红、桔梗、连翘、川芎、柴胡、前胡、胆星、山药、忍冬藤、蒲黄、杏仁、麻子仁、苏子、炙草、青皮、地骨皮、桑白皮、川柏、黑栀、赤芍、丹皮、红花、五味、五倍子、胡黄连、升麻、白术、甘遂、大戟、细辛、车前子、泽泻、木通、皂角、蓖麻仁、木鳖、羚羊角（镑）、山甲、大黄、芒硝各一两，滑石四两。

又：连皮生姜、竹茹各三两，石菖蒲一两，葱白、韭白、薤白、藿香各二两，茅根、桑叶、芦根、去毛枇杷叶、芭蕉叶、竹叶各四两，槐枝、柳枝、桑枝、白菊花各八两、凤仙草全株，乌梅三个。

两药共用油二十斤，分熬丹收。再入石膏八两，寒水石四两，清黛一两，牡蛎粉、元明粉各二两，牛胶四两。

治胃中血不足，燥火用事，心烦口渴，呕吐黄水，噎食吐食，消谷善饥、呕吐血、便难症，亦治肺燥肾热挟心肝火者。

十一、滋阴壮水膏

生龟甲一斤，用小磨麻油三斤，浸熬去渣听用，或下黄丹亦可。玄参四两，生地、天冬各三两，丹参、熟地、萸肉、黄柏、知母、麦冬、当归、白芍、丹皮、地骨皮各二两，党参、白术、生黄芪、川芎、柴胡、连翘、桑白皮、杜仲、牛膝、薄荷、郁金、羌活、防风、香附、蒲黄、秦艽、枳壳、杏仁、贝母、青皮、橘皮、半夏、胆星、荆芥、桔梗、天花粉、炒远志肉、女贞子、柏子仁、熟杏仁、紫苑、菟丝子、石斛、山药、续断、巴戟、黑栀、茜草、红花、黄芩、黄连、泽泻、车前子、木通、甘遂、大戟、大黄、五味子、五倍子、金樱子、炒延胡、炒灵脂、生甘草、木鳖仁、蓖麻仁、炮山甲、羚羊角、犀角、生龙骨、生牡蛎、吴萸各一两，飞滑石四两。

又：生姜、炒干姜各一两，葱白、韭白、蒜头各二两，槐枝、柳枝、桑枝、枸杞根、冬青枝各八两，凤仙草、旱莲草、益母草各一株，桑叶、白菊花、侧柏叶各四两，菖蒲、小茴香、川椒各一两，发团二两。

两药共用油二十四斤，分熬去渣，合龟甲油并熬丹收。再加铅粉炒一斤，生石膏四两，青黛、轻粉各一两，醋煅磁石二两，官桂、砂仁、木香各一两，牛胶四两，朱砂五钱。

治男子阴虚火旺，妇人骨蒸渐热诸症。

十二、扶阳益火膏

生鹿角屑一斤，高丽参四两，用油三斤，先熬枯，去渣听用，或用黄丹收亦可。生附子四两，川乌、天雄各三两，白附子、益智、苍术、桂枝、生半夏、补骨脂、吴茱萸、巴戟肉、胡芦巴、肉苁蓉各二两，党参、白术、黄芪、热地、川芎、酒当归、酒白芍、山萸肉、山药、仙茅、蛇麻子、菟丝、陈皮、南星、细辛、覆盆子、羌活、独活、白芷、防风、草乌、肉蔻仁、草蔻、远志、荜茇、炙甘草、砂仁、厚朴、杏仁、香附、乌药、良姜、黑丑、杜仲、川断、炒牛膝、炒延胡、炒灵脂、炒秦皮、五味子、五倍子、诃子肉、草果仁、大茴、红花、川萆薢、车前子、狗脊、金樱子、甘遂、黄连、黄芩、木鳖仁、蓖麻仁、龙骨、牡蛎、山甲各一两，炒蚕沙三两，发团一两六钱。

又：生姜、蒜头、川椒、韭、葱子、棉花子、核桃仁、艾各四两，凤仙、干姜、炮姜、白芥子、胡椒、石菖蒲、木瓜、乌梅各一两，槐枝、柳枝、桑枝各八两，茴香二两。

两药共用油二十四斤，分熬，再合鹿角油并熬丹收。再入松香、陀僧、赤石脂各四两，煅阳起石二两，雄黄、枯矾、木香、檀香、丁香、官桂、乳香、没药各一两，牛胶四两，一方加硫黄。

治元阳衰耗，脾胃寒冷诸症。

十三、云台膏

生大黄五两，木鳖仁三两，玄参、生地、忍冬藤、生甘草、薄荷、大贝母、朴硝各二两，生黄芪、当归各一两六钱，苍术、羌活、独活、防风、连翘、香附、乌药、陈皮、青皮、天花粉、川芎、白芷、山栀、赤药、杏仁、桃仁、生草乌、生川乌、生南星、生半夏、黄柏、黄连、细辛、五倍子、僵蚕、生三甲、蜈蚣、全蝎、蜂房、黄芩、蝉蜕、蛇蜕、地龙、蟾皮、牡蛎、皂角、红花、蓖麻仁各一两，发团二两四钱。

又：生姜、葱白、蒜头各四两，槐枝、柳枝、桑枝各八两，苍耳草、凤仙草、野紫苏、紫地丁、益母草、石菖蒲二两、川椒一两。

两共用油三十斤，分熬丹收，再入铅粉（炒）一斤，松香八两，金陀僧、陈石灰、黄蜡各四两，铜绿、枯矾、生矾、银朱、扫盆粉、明黄、制没药、官桂、丁香、樟脑、苏合油各一两。

通治外科诸症，一切无名肿毒疔毒。

第七节　序年纪事

吴师机，浙江钱塘（今杭州）人。生于嘉庆十一年（1806），卒于光绪十二年（1886），又一说卒于公元1896年。

咸丰三年（1853），一家搬迁至江苏泰州居住，开始自制膏药为人治病。

同治八年（1869），他在扬州开设"存济药局"专门以自制膏药赠送病家，广受当地群众赞誉。

1864年著《理瀹骈文》一书。

（黄甡　高修安）

参考文献

1.吴师机.理瀹骈文［M］.北京：人民卫生出版社，1955

2.陆德铭.中医外科学［M］.上海：上海科学技术出版社，2000

3.尚俊德.外科外治疗法［M］.北京：人民卫生出版社，1992

4.李超.中医外治法类编［M］.武汉：湖北科学技术出版社，1997

5.任应秋.中医各家学说［M］.上海：上海科学技术出版社，1986

第三十章 程康圃

第一节 概述

程康圃（约1821—1908），名德恒，高明（今广东省佛山市高明区）人，清代岭南著名中医儿科学家。

程氏六代业医，幼科最良。程康圃弱冠即遵从祖训，专业医门，从医五十年，学验俱丰，晚年将祖传经验及自己临证所得编成《儿科秘要》一书。《儿科秘要》成书之后，在岭南儿科界广泛流传，对岭南儿科学的发展贡献卓著。

程康圃把儿科证候概括为儿科八证（风热、急惊、慢惊、慢脾、脾虚、疳证、燥火、咳嗽），分列各则，首析病因病机，详究脉因证治，重视五脏分证，强调各证合参。

程康圃立"平肝补脾泻心"为儿科六字治法，在临床具体运用中，结合儿科八证，使三法又进一步发挥而成多种多样的具体治法，如平肝之中有疏表、清凉、柔阴、重镇之分；补脾中又与行脾、去湿、消导、升提等相使配伍；泻心之中也有清心热和泻心火之轻重不同。重视脾胃，顾护后天元气；讲究剂型，汤散合用，强调药物炮制，善于总结诸药效验。

程康圃结合小儿特点，将历代名家诊断方法举其要者，取其精华，参以己见，把中医传统四诊归纳为儿科"二法""二要"。二法即手纹法和诊脉法；二要为看外症秘要和问诊秘诀。并列举"死症四十候"以识症避凶。

程氏儿科具有许多独到见解和论证经验，具有岭南特色。

第二节 生平、治学与古今评鉴

一、生平考略

程康圃，名德恒，高明（今广东省佛山市高明区）人。生卒年月不详，大约生活于清道光至光绪年间（1821～1908）。查《广东通志》《广州府志》《高明县志》《鹤山县志》等，均无其传。从程康圃著述《儿科秘要》刊版年份（1893）印书人序言及后跋中略知，程康圃生于19世纪，为清代道光光绪年间（1821～1908）人。

程氏世家业医，尤精儿科。自言："余幼读书，年才弱冠，即专业医门，唯凭祖训，今五十年来，取信于人者，首以小儿之症。"又曰"我家六代业医，幼科最良"。可见程康圃祖辈，在当地是很有名的小儿科医生，而程康圃本人，行医达半个世纪，直至晚年，才著书立说，把祖传六代的儿科经验及自己临证所得，传于后人，故是书又名《小儿科家传秘录》。

二、师承治学

中国是一个幅员广阔的大国，由于地理环境的差异和历史上开发的先后，各个地区的情况千差万别，岭南地处亚热、热带，雨湿水聚；漠北地处寒带冰冽、风沙干燥；东部则濒大海，滨盐傍水；西部大多沙石荒漠，干旱稀雨。一种医学模式是不可能完美解决人们的疾病诊治问题的。医学发展也表现出明显的不平衡性，岭南医学具有地方与时代的特色。五岭以南旧称岭南、岭表、岭外，包括现在的广东、海南、广西大部地区。由于五岭横亘于湘赣与粤桂之间，形成了一个不同于中原的地理环境，不仅气候、风土、人情有异，人的体质、疾病亦不尽相同，因此岭南医学重视南方炎热多湿、地处卑下、植物繁茂、瘴疠虫蛇侵袭等环境因素，着眼于南方多发、特有疾病的防治，勇于吸取民间经验和医学新知，充分利用本地药材资源。这就逐渐形成了以研究岭南地区医疗保健药物资源为主要对象的岭南医学，岭南医学是中医学的普遍原理和岭南地区医疗卫生保健实践相结合的产物，研究岭南医学的意义及其研究之成果，不仅可以表现岭南地区医学发展的特殊性，通过对这些特殊性的研究，反过来也有助于认识整个中国医学发展的全过程。

远在两千多年前撰成的第一部医学典籍《内经》，就有"异法方宜论"，强调根据东、西、南、北、中不同地理环境、生活习性应予不同的诊治原则，书中指出："故圣人杂合以治，各得其所宜。故治所以异而病皆愈者，得病之情，知治之大体也。"中医学理论最大的特色之一，就是重视因地、因人、因时确定诊治原则与方法，即所谓"天人相应"学说。当今医家邓铁涛教授在为《岭南中医》所做的序中指出："岭南医学是中医学普遍原则与岭南地区实际情况结合的产物，它具有地方与时代的特点"，又"因为医学研究不能脱离地理环境、社会环境、个人体质等因素，而中医的因人、因时、因地制宜原则，正好重视了这些内容"。邓铁涛清晰地勾画了岭南中医的理论、技术特点所在，并明确指出了岭南中医与中医学的渊源关系。正是在这块土地上产生了程康圃等岭南医家，程康圃充分地认识到岭南的地域特点，认为："小儿脾常不足，南方人身常受湿，即无病小儿，服平淡补脾之药，亦常宜之，有益无损。"正是"天人相应"学说的体现。

由于缺乏足够的史料，我们只能从以下几个方面看出程康圃学术思想的渊源。

小儿体质问题为历代医家所重视。小儿脏腑娇嫩，形气未充，故小儿体质有其不同于成人的生理病理特点，历代医家，早有论述。如《灵枢·逆顺肥瘦》有"婴儿者，其肉脆、血少、气弱"的论述；北宋钱乙《小儿药证直诀》有"脏腑柔弱""肌骨嫩怯"，五脏六腑"成而未全""全而未壮""气血未实"的生理特点;《丹溪心法·小儿》有"肝只是有余，肾只是不足"之说;万全《育婴家秘》《幼科发挥》进一步提出了小儿五脏有余不足说，"即肝常有余，脾常不足，心常有余，肺常不足，肾常不足"，高度概括了小儿五脏的特点。程康圃在总结前人有关论述的基础上，提出了小儿"肝常有余，脾常不足，心火常炎"的特点，"染病皆由此故"。钱乙认为，小儿患病后"易虚易实，易寒易热"，治疗时以"柔润"为原则，顾护小儿正气，侧重小儿脾胃和肾脏的调养，反对"痛击""大下"和"蛮补"。程康圃在治疗上亦重视脾胃，顾护后天元气。他认为"脾虚之症必以补为主，间有兼症亦兼理之，切勿舍补脾而不顾后，必生变脱元矣。"

　　脏腑辨证，首见于《内经》，后来《难经》《金匮要略》《备急千金要方》等虽有发展，但多为成人疾患之论述。钱乙在《内经》《金匮要略》《备急千金要方》等脏腑辨证基础上，首创儿科五脏辨证纲领，钱乙以五脏为基础，以证候为依据，辨别其虚实寒热，作为论治的准则，将风、惊、困、喘、虚，归纳为肝、心、脾、肺、肾的主要证候，用虚、实、寒、热判断脏腑的病理变化。用五行来阐述五脏之间以及五脏与气候时令之间的相互关系，如"更当别虚证，假如肺病又见肝证，咬牙多呵欠才易治，肝虚不能胜肺败也;若目直大叫哭，项急顿闷者难治，盖肺久病则虚冷，肝强实而反胜肺也。视病之新久虚实，虚则补母，实则泻子"，并立五脏补泻诸方作为治疗的基本方剂。五脏分证一直成为指导儿科临床辨证论治的重要指南。程康圃继承了前人诸贤的五脏分证理论，书中所列"五脏主病定例"与前贤诸家基本一致，均以"风、惊、困、喘、虚"来归纳肝、心、脾、肺、肾五脏的主要证候特点，并具体运用到儿科八证中去。经过长期的实践，反复验证，归纳出五脏疳和小儿燥火分五脏的具体辨证方法，对后学者有一定的启发和帮助。这些经验至今仍值得借鉴。

　　治疗上善用古方。古方多经临床锤炼，配伍组织严密，临床屡验。程康圃儿科临证，亦擅长用古方。他用成方时，不拘于一家，有学宋金元诸家，有学明清诸家。程康圃最喜用的成方有钱乙的"五脏方"即导赤散、泻青丸、泻黄丸、泻白丸和六味丸，及以四君子为底方的四君子汤、异功散、六君子汤、六神散。其他如四苓汤、小柴胡汤、生脉散、保和丸等，例子诸多，不胜枚举。

　　程康圃学术渊源，追根寻底，除了源于《内经》以外，又受到钱乙、朱丹溪、万全、王肯堂等诸家的影响，如《丹溪心法·小儿》有"肝只是有余，肾只是不足"之说;万全《育婴家秘》《幼科发挥》小儿五脏有余不足说（即肝常有余，脾常不足，心常有余，肺常不足，肾常不足），高度概括了小儿五脏的特点。程康圃在总结前人的有关论述基础上，提出了小儿"肝常有余，脾常不足，心火常炎"的特点，"染病皆由此故"，从而提出了"平肝补脾泻心"之六字治法为儿科之准绳，书中之五脏疳以及五脏主病定例等则与前贤之说一脉相承;识死症四十候与王肯堂"五脏绝"和"小儿死症十五候"颇为相同;重视脾胃，顾护后天元气更是对万全小儿脾胃学术思想的继承和发挥；钱、万、王三氏所创制的有名汤散如泻青丸、六味丸、玉露散、抱龙丸等，程康圃亦倍加推崇，广泛使用。

另外，程康圃强调医德，重视谦逊谨慎、至诚礼貌的个人修养。《儿科秘要》中有不少关于医德的论述，概括起来有以下几点：①仁爱救人，赤诚济世的事业准则。程康圃认为："业斯道者，虽为衣食之计，亦要存济世之心。""倘有症治则常存父母之心，务尽生平所学，必求病愈为念。"②不图钱财，清廉正直的道德品质。程康圃在书中多次强调行医看病要"舍财重命""舍财重名"，提倡扶贫济困，"钱财不必计较""勿专图财利，不顾名功"等。③虚心好学、刻苦钻研的治学精神。程康圃曰："为医尤当勤学，莫问平生名利济与不济，只问自己学术精与不精，唯常恐学问不足，务使守道有恒，日久功深学粹，自然水到渠成。""工自不负人。"对待同道程康圃认为："凡属道友贤良愚妒不一，贤良者我则谦恭待之，以资学益。或论高于我者，则潜学之，或明以请教。或愚妒下于我者，勿以才智骄人以取怨谤。"

三、古今评鉴

1. 邓铁涛《岭南儿科双璧》

程氏医传六代，家学渊源，"皆承秘要"；康圃"年才弱冠即专业医门，五十年来取信于人者，首以小儿之症"，在长期临床实践中"留必记认"，认为小儿之症"八症唯多""其余各症则有一百问之多，但见无几，即有见亦有奇难"。

2. 黄吉棠《岭南儿科双璧》

程康圃作为医术精湛的儿科医家，在近代岭南儿科领域中有一定的历史地位和学术影响。

第三节　主要著述

《儿科秘要》

本书又称《小儿科家传密录》。

（一）内容提要

程康圃著《儿科秘要》，首先把儿科证候概括为8门（风热、燥火、急惊风、慢惊风、慢脾风、脾虚、疳积、咳嗽），治法约以6个字（平肝、补脾、泻心）。从外候、脉息、手纹、病因、治法、方药等方面分详八证；次之，总论八证及八证论治用药；之后将"识症避凶列后"，列举"死症四十候"以识症避凶；并将三症（疟疾、暑症、痢症）验录列最后。

程康圃儿科八证说分列各则，叙述条理分明，语言通俗流畅，首析病因病机，详究脉因证治，重视五脏分证，强调各证合参。程康圃结合小儿特点，将历代名家诊断方法举其要者，取其精华，参以己见，把中医传统四诊归纳为儿科"二法"（手纹法、诊脉法）、"二要"（看外症秘要、问诊要诀）。程康圃立"平肝补脾泻心"为儿科六字治法，这是根据小儿生理病理特点而总结出来的儿科临床治则大法，小儿肝常有余，故平肝；脾常不足，故补脾；心火常炎，故泻心。在临床具体运用中，结合儿科八证，使三法又进一步发挥而成多种多样的具体治法。自出机杼，灵活变通，为后世所效法。

（二）版本流传

程康圃《儿科秘要》成书之后，几经传抄，多次刊行，在岭南儿科界广泛流传，影响深远，对岭南儿科学的发展贡献卓著。

广东省医药研究所中医研究室编写的《广州近代老中医医话选编》曾将程康圃的学术思想及临床经验作过简介，并强调程康圃《儿科秘要》"现已绝版"。为发掘中医学遗产，邓铁涛开展了对岭南地区医书版本的搜集，发现程康圃的《儿科秘要》，在清末民初乃至新中国成立前期，在岭南地区流传较广，目前省港一带存有两个版本以上。

《儿科秘要》，又称《小儿科家传秘录》，成书于清光绪癸巳年（1893）以前。其主要版本如下：

1. 最早版本，是清光绪十九年癸巳年（1893）广州麟书阁永成堂据樵西福幼氏手抄本刊印（简称"麟书阁本"），麟书阁本首由南海罗崧骏为是书写的序及凡例各篇。

2. 民国八年（1919）广州九耀坊守经堂刊印该书（简称"守经堂本"），守经堂本与麟书阁本正文内容基本相同，但在书末增入了苍梧（今广西梧州）谢允中后跋一篇。

3. 民国二十五年（1936）广西黄奕勋、肖九成等人重刊该书（简称"民国广西刊本"）。

4. 广东省中山图书馆特藏参考室还藏有民国十六年（1927）手抄本，手抄本虽不录抄写人姓名，贻误序言、后跋，但对原书错别字进行了径改。

5. 1987年邓铁涛将《儿科秘要》编入《岭南儿科双璧》，由广东高等教育出版社出版。

（三）古今评鉴

1. 南海罗崧骏《儿科秘要·序》

小儿一科自北宋钱乙《药证直诀》出，厥后作者日增，然或博而寡要，或偏而失中，求其提纲挈领，执简驭繁者绝少，程氏家传秘本症候该以八门治法约以六字，其理明而确，其词简而赅，其论证立方，有条而不紊，医家奉为鸿宝矣。

2. 罗思范《儿科秘要·凡例》

是编《程氏家藏秘本》，友人购而得之，醵金付梓，以广其传，为赤子立命，为儿科指迷，济世阴功，莫大于是。

3. 谢允中《儿科秘要·跋》： 今何幸友人授我以《儿科秘要》，是书为程君康圃所著，数虽一，而"八门六字"即以括乎其全。翻阅再三，见其每论一症、立一方，皆批郤导窾，洞达本源，言简意赅，悉臻美备。人能家藏一本，偶有疾病，细心体察，对证验方，虽无医士，亦可以拯疾苦而起沉疴。诚赤子之宝丹，亦幼儿之命脉。

4. 邓铁涛《岭南儿科双璧》

程氏之《儿科秘要》突出而明确地提出了儿科八证治法六字说。作为一种医学学说的倡导者，程氏与历代诸家一样，具有鲜明的共性，这就是其学说能继承、充实和丰富前人的有关理论而又自成体系，给后人以深刻的启迪；其医学实践必然广泛运用这种学说去指导识病认症，辨证论治，自订新方或利用前人成方来实现这一观点；并且这种理论和实践的统一性必然会充分体现在他的著述和医案里……所说虽带有某些片面性，但毋庸置疑，程氏对儿科八证的概括是有一定的科学性的。程氏书名《儿科秘要》，以期家传之秘要传诸于世，该书立论、辨证与治法均自成体系，与一般儿科书不同，是儿科学由博返约，又有教人抓住关键、容易入门、容易掌握、利于深造等优点。

第四节　学术思想

程康圃家学渊源，为清代广东医术精湛的儿科医家，对岭南儿科学的发展贡献卓著。程氏八证治法六字说概括儿科临床精华，对近代岭南儿科学发展影响很大。

程康圃之《儿科秘要》通过考证前贤诸家卓见，结合家传祖训及五十余年临证经验，总结出："小儿之症，唯八症为多，其治法亦为六字而已。其余各症，则有一百问之多，但见无几何；即有见，亦无奇难，当求之于书，亦得一定治法，毋庸赘述。"因而创立了八证六字说，执简驭繁，以常见病为务。程氏八证说内容丰富，既有论又有方，包括外感及内伤杂病。其学术特点如下：

一、重四诊，精于"二法""二要"

中医诊断以望、问、闻、切四诊为纲。程康圃结合小儿特点，将历代儿科名家诊断法举其要者，取其精华，参以己见，把中医传统四诊归纳为儿科"二法""二要"，言简意赅。二法即手纹法和诊脉法；"二要"为看外症秘要和问诊要诀。诸症看完，自制某某症，某经受病，病证轻重安危，然后立方开药而治之，则百发百中，无难应效也。

手纹法，为儿科所特有。指纹是指食指桡侧的浅表静脉。婴幼儿皮肤薄嫩，络脉易于显露，故儿科对于3岁以下小儿常以看指纹作为望诊内容之一。历代儿科专著均有论述。程康圃书中手纹部位定式、主病、浮沉分表里、寒热虚实看颜色、三关测轻重以及具体做法和注意事项，此类论述与诸儿科专著大同小异，但程康圃对指纹诊断价值的看法是比较客观的。他认为，"两手纹连两手脉部位，脏腑有病，浑同参看""病初起手纹常在风关、次在气关，出至命关为病甚。亦有小儿禀赋虚弱即无病时手纹亦常至命关，此又不在病例而言，但要看人之旺弱，病之新久浅深，兼测外候而断之""有一色手纹主一病者，又有两色主两症，当相兼而看""有一色手纹相兼则兼主一病，间有三色相兼、四色相兼者""又有小儿左右手纹非沉、非浮、非青、非紫、非开长短丫，不淡滞，不淡和，不模糊，又无十八图纹，脉亦和平，看外症又觉无病。唯是请示诊看，谓其何病而可，则以肚泻或肚痛间作，或痢疾或夜热断之。如答云：'不是'则以脾虚受湿断之，必得其是"，他认为"十八图纹所主病，大约俱是异常罕见""不是有此症必有此纹，间或有之"。指出儿科望诊时要注意尽量使小儿安静，诊查既全面又有重点，细心而又敏捷，才能提高诊查的效果。由此可见程康圃强调指纹望诊不是特异诊断，指纹出现的反应原因很多，要相兼参看，故有应有不应，强调手纹看完更看脉法，纠正了刻板不变或全部推翻的两种偏见，有一定的临床指导意义。

　　小儿脉诊法主要以浮、沉、迟、数辨表里寒热，以有力、无力定虚实。强调提出小儿脉象必兼手纹同参，方为有准。程康圃认为小儿为纯阳之体，故脉息常数，脉数一息八九至，脉迟一息五六至，这是经验之谈。并且提出小儿脉象，"最要分明紧数两般，差之则相反，盖紧为寒，数为热，昭昭有力应手为数，紊乱无力，应手左有弹指如牵绳状为紧"，以示后学注意。

　　看外症秘要，程康圃根据五官苗窍与五脏的生理关系，结合对具体症状的观察，加以归纳和描述，如鼻为肺窍，"鼻有涕水为风热在肺，无涕为风热闭肺，鼻孔开张，有出气无入气为肺绝，难治"；眼为肝窍，"眼直视或上视为肝风发搐"；唇为脾窍，"淡白为脾胃虚寒……枯白如朽骨为脾绝死症"。余脏亦然。此外，看外症还包括观察耳背、头发、肚皮、肾囊等等。

　　值得指出的是，程康圃在诊断上对于古代医家各家学说的态度是比较正确而客观的。如该书附有小儿面部属位和小儿面部八卦图，"绘定亦以备一时之博考"，并认为小儿生疮出痘，则讲究八卦，热病证则不必深究。

　　程康圃关于问诊要诀，提出了寒热分日夜、先后、伴随症状多少之不同，以及辨小便分寒热虚实，有无渴饮、泄泻等情况。既有前贤之说，又参有临证心得。

二、详辨析，拓展五脏分证

　　脏腑分证，最先见于《内经》，至《难经》《金匮要略》《中藏经》《千金方》渐有发展，然诸家所论，以叙述成人疾患为多。宋代钱乙根据《内经》和前人关于脏腑辨证的理论，结合小儿特点，提出儿科五脏辨证法，即按五脏所主加以分析归纳，总结出以五脏为纲配合五腑、五官、五志等的儿科辨证方法。此后张洁古、万密斋、王肯堂等又有所补充。五脏分证乃一直成为指导儿科临床辨证论治的重要指南。

　　程康圃继承了前人诸贤的五脏分证理论，书中所列"五脏主病定例"与前贤诸家基本一致，均以"风、惊、困、喘、虚"来归纳肝、心、脾、肺、肾五脏的主要证候特点，并具体运用到儿科八证中去。经过长期的实践，反复验证，归纳出五脏疳和小儿燥火分五脏的具体辨证方法，对后学者有一定的启发和帮助。重视脏腑辨证，分别虚实寒热，作为立法处方依据。明代万全根据钱乙"五脏所主"说，提出肝常有余、脾常不足、心常有余、肺常不足、肾常虚的观点。程康圃在总结前人理论基础上，认为：小儿病理特点为"小儿肝常有余，脾常不足，心火常炎，然病皆由此故。若治其因而造其极，并无不愈"。

三、论病证，提出"儿科八证"

程康圃之《儿科秘要》将儿科常见病证概括为儿科八证，即"风热、急惊、慢惊、慢脾、脾虚、疳证、燥火、咳嗽"。具体体现在：①风热证，肝属木主风，心火属主热。外感风邪或内生之风，则肝木着之，心属火主惊，火主热，人有热则心火同气而相求，故肝风心火相搏而成风热。②急惊风，是肝风与心火相合，缘肝主风，心主惊，故二者相合则成惊风。③慢惊风为急惊失治传入里，肝木克脾土。④慢脾风，又慢惊又失治，风热已传入脾，此比慢惊风之甚者。⑤脾虚证，肝木乘而克之，其脾越困。⑥疳积症，是脾虚食入难化，因滞而成积，有肝木相克。肝主郁怒，肝气郁，脾气虚，故成疳证。⑦燥火证，是心主火，心火太旺而燥热生。小儿各经之热，即出斑疹亦由心火起因。⑧咳嗽证，是肺受风热兼夹有痰，由心火克肺金，肝木旺反胜肺金而成咳；脾虚受湿，生痰壅肺而成嗽。

小儿生理特点，主要表现为脏腑娇嫩、形气未充，生机蓬勃、发育迅速。病理特点，主要表现为发病容易、传变迅速，脏气清灵、易趋康复。故有小儿"五脏未全，全而未壮""易寒易热""易虚易实""小儿为纯阳之体"等说。这些特点，一直有效地指导着儿科临床的辨证论治，程康圃儿科八证的提出，亦是以此作为理论根据的。

小儿脏腑娇嫩，形气未充，稚阴稚阳，机体和功能均较脆弱，对疾病的抵抗力较差，加上寒暖不能自调，乳食不知自节，一旦调护失宜，则外易为六淫所侵，内易为饮食所伤。因此肺系（外感时邪为主）和脾系（饮食内伤为主）的病证较为多见。程康圃儿科八证基本上可分属这两类。肺主气司呼吸，外合皮毛，由于小儿卫外机能未固，外邪每易由表而入，侵袭肺系而常见感冒、咳嗽、肺炎等病证，程氏儿科八证中首列风热证候，后列咳嗽一门，就是对这类病证的概括。脾胃为后天之本，运化水谷和输布精微，系气血生化之源。小儿运化功能尚未健全，消化力薄，而生长发育所需水谷精气却较成人更为迫切，因此常易为饮食所伤而出现食滞疳积或脾虚肝克而导致面色黄白、头发疏黄、唇色淡白、身体倦怠以及吐泻、自汗、盗汗、蒸热、疳积等证，程氏儿科八证中据此详分脾虚、慢脾、疳积等，囊括了儿科杂病中一系列常见病、多发病。

小儿不但发病容易，得病以后，且变化迅速，邪易深入，正气易虚，邪气易实，从而出现虚实寒热错综复杂的局面。程康圃抓住这一特点，辩证地认识八证中相互之间的联系和转化，指出了风热证可以发展为急惊风证；慢惊风既可由急惊失治延至日久传里而成，亦有初起即成此证；尚有急惊传慢惊后又传脾而成慢脾风者，或小儿平素脾虚气弱，风霜失调，身体习坏已久，一朝暴发忽然而至者，这种情况往往由实证迅速转化为虚证，甚至出现呕吐泄泻不止、手足常冷无温、闭目亡魂、唇色淡白、不食不语、脉纹散乱等一派危象。上述有关各证的相互影响和转变的认识，正是小儿"脏腑柔弱""易虚易实""易寒易热"特点的具体反映。

小儿患病容易出现高热、惊风，历代医家尤为重视，程康圃也不例外，故急惊、慢惊、慢脾在八证中占有一定的比重。特别值得指出的是，程康圃根据小儿纯阳之体的理论，以及"心属火脏，日食燥热之物积久而成热，热则是火，火在心，肝木着之，或染时行之气，外邪引内热"，而表现出一派火热之象，别出心裁地概括为小儿燥火证。此证前人较少专篇论述，儿科亦无详论，程康圃将其另立一门，并依五脏各自所主分为各经火症，论治亦颇详。

小儿病因单纯，又少七情的伤害，病种相对集中，容易分类，故相对比较简单，且"其脏气清灵，随拨随应，但能确得其本而撮取之，则一药可愈，非若男妇损伤积痼痴顽者之比"（见《景岳全书·小儿则》），这也是程康圃之所以提出儿科概以八证，以统其全的客观依据。

当今医家邓铁涛等对程康圃儿科八证治法学术思想进行归纳总结（程氏《儿科秘要》之学术思想及特点评介）如下：①首析病因病机。程氏儿科八证说内容丰富，既有论，又有方，在病种上包括处感和内伤杂病。立论以脏腑学说为基础，各证均以脏腑的生理功能、病理变化来分析疾病的病因病机，分别虚实寒热各种证候类型，作为立法处方的依据。程康圃之"释八证六字说"首析病因病机，从脏腑的生理功能出发，阐其常而识其变，论述精辟扼要，切中肯綮。达到"知因而造其极，病无不愈"。②详究脉因证治。程康圃对儿科八证的辨证治疗，很强调脉因证治四者的完整性。故《释八证症六字说》篇末指出："但能于八证中辨其手纹、脉息、外候、识其症据，断其确实，自依其六字治法，治之应手而效"。书中以八证为经，以外候、手纹、脉息、病因病机、治法、方药为纬，分详各证，开列于后。这种脉因证治"四者不失"的观点，体现了中医"辨证求因""审因论治"的特点。这里也说明程康圃不愧为临床大家。综观程氏儿科八证之脉因证治，理法分明，秩序井然，其提要钩玄之功融会贯通之力，对后学实有裨益。

从我国现存最早的儿科专书《颅囟经》开始论述儿科疾病，到《诸病源候论》《千金方》《外台秘要》等有专篇讨论小儿疾病的证治，其后宋代钱乙《小儿药证直诀》奠定中医儿科学基础。其后中医儿科不断地充实和发展，著述也愈来愈多。如程氏所说："诸书前贤言论纷纷，诸家互有卓见。"目前能见到的儿科专著约487种，证候的分类也相当繁杂，鉴于此，程康圃本着为后学指出医门捷径，"与同学者参看""愿后之学者览此而青出于蓝"之厚望，据毕生之钻研举八证而概之。正如《儿科秘要》篇首《幼科总论》所云："以上八般证候小儿日常有病不外此。间有别证亦古板之证，当求古书一定治法。予不能赘录。唯向上学所多见而治法与人不同自己试验者录而存之。今分详八则，证方并授，但能熟习混活通融首中尾皆相应则有数十证候。深意无穷矣。如是每则条下，俱有某证加用某药之说，则一条之加是一证候矣。八则方论后皆有数条加法则是共有数十证候矣。"由此可见程康圃其著作动机，选证简明实用，略而有要，亦可明了儿科八证说这之临床意义所在。提纲挈领，执简驭繁乃程氏儿科八证说之一大特色。

程康圃长期临床实践中"留必记认"，认为小儿之症"八证唯多""其余各证则有一百阖之多，但见无几，即有见亦有奇难"。所说虽带有某些片面性，但毋庸置疑，程康圃对儿科八证的概括是有一定的科学性的。

四、删繁芜，力倡"治法六字"

小儿从初生到成年，处于不断生长发育的过程中，机体各部分的物质基础和生理功能，都未达到成熟完善。程康圃在总结前人相关论述的基础上，提出了小儿"肝常有余，脾常不足，心火常炎"的特点，"染病皆由此故"。故程康圃根据小儿体质特点和岭南医学特点，从众多治法中，力主治疗以平肝、泻心、补脾为大法，即儿科治法六字说。

临证时，平肝则风息、气舒，补脾则运化而无积滞，泻心则泻君火之源，则诸症自良愈。在临床具体运用中，结合儿科八证，使三法又进一步演变成多种多样的具体治法，如平肝之中有疏表、清凉、柔阴、重镇之分；补脾中又与行脾、去湿、消导、升提等相使配伍；泻心之中也有清心热和泻心火之轻重不同。

（一）平肝法

由于肝为风木之脏，体阴而用阳，其性刚，主动主升，主疏泄，喜条达。因此，治疗上程康圃多以疏达、清镇、潜凉或柔润的方法而达到平肝的目的。

1. 疏表平肝

药用柴胡、防风、薄荷、羌活等。这类药物的特点是大多既入肝经又能疏风解表，适应于小儿风热，症见身热、唇色深红而亮，或鼻塞、手纹浮紫、脉浮数等。

2. 清凉平肝

药用钩藤、龙胆草、川连、丹皮、黑栀、羚羊之类，这类药物的特点是大多既入肝经又能清泻肝火，适应于惊风初起、风热夹惊、肝风热重或小儿燥火肝火多而见眼赤、胁痛者。

3. 柔阴平肝

药用白芍、乌梅、鳖甲之类，这类药物的特点柔润以养肝，和阴以敛阳，为滋水涵木、"木润则风息"之意。适应于慢惊、慢脾、脾虚、肝疳等症。

4. 重镇平肝

重用全蝎、僵蚕、地龙、蜈蚣等虫类药物，这类药物的特点是大多祛风镇惊，用于急惊风重证见两手握拳（搐搦）甚至大抽搐、两目直视或上视，或咬牙、呵欠等一派急症危象。

肝之经为厥阴，与少阳相表里。少阳之气，万物之所资以发生。小儿如草木之芽，受气初生，其气方盛，亦少阳之气方长而未已。故曰肝有余。肝属木主风，感邪以后每易嚣张，邪正交争则剧，一时风火扇动，柔不济刚，筋脉失养，故壮热惊搐不已，甚至角弓反张。如程康圃所曰："小儿初染外感之风或内生之风，则肝木先着之。譬如天地有风，则树木先摇动之，故肝属木主风。"形成了"肝常有余"的特点。

（二）补脾法

由于小儿脾常不足，运化力弱，且脾主运化，喜燥恶湿，宜升不宜降，故多选用党参、茯苓、白术、黄芪、怀山、四君子汤之类。但补益药物性多腻滞，故程康圃在补脾法中尤为注意与他法相配伍。

1. 补脾行脾

选加陈皮、厚朴、砂仁、木香等。配伍中少加行气药物为佐，使之补而不滞。行气药物具有调畅气机的作用，可以增强脾胃的运化功能，以防腻滞不化之弊。此法程康圃称之为"行脾"。并告诫说："用补脾必兼行滞之药，不然反滞而伤药食。"

2. 健脾消导

选加麦芽、山楂、神曲之类。小儿消化力薄，往往容易出现伤食而见呕吐、泄泻、腹胀等症。此时使用补气健脾之品，往往需配合消导药同用。程氏云："小儿伤食用消食之药不应，缘饮食大伤脾胃而成积滞之过，当用莪术（最消积食又不伤胃也）、谷芽（消食生胃气）、川朴（破滞）、杏仁、槟榔兼用白术等补消兼行。"消导药在《儿科秘要》药物中占有不少的比例，必要时尚可加大消导药的比重，而补消兼行。

3. 助脾去湿

选加扁豆、薏苡仁、防己等，使水湿下渗而脾运得健，并可加强补气之功。程康圃喜用的四君子汤其方中除参术补气健脾外，配茯苓与白术同用，以收渗湿健脾之效，凡属此种配伍方法，程氏称之为"助脾去湿"。

4. 补脾提气

选加干葛、柴胡、升麻等类。程康圃指出："小儿脾虚，补脾药以四君子为主，如脾虚泄泻用药不效，须兼提气之药。书云清气在下，则生飧泄，故提清气上行，变法矣。"

脾之经为太阴，与阳明相表里。脾胃为后天之本，运化水谷，输布精微，为气血化生之源。一方面，小儿处于生长发育阶段，对水谷精微的需求尤为迫切，但小儿肠胃脆弱，谷气未充，此脾常不足也；另一方面，小儿饮食不能自节，寒温不能自调，乳食易伤，也造成脾胃失调，产生疾病的内在因素。如程康圃认为"疳积之症，是脾虚食入难化，因滞而成积""脾虚之症，是肝木乘而克之，其脾越困"。

（三）泻心法

针对小儿纯阳之体，稚阴未长，其病理表现多为亢奋、冲上、火热的特点，治用"热者寒之""强者泻之"的原则，泻其君火之源，直折火势。又视病情缓急轻重而分为去心热和泻心火两种。

1. 去心热

药用蝉蜕、淡竹叶、连翘、麦冬等。这类药物偏于甘凉，或兼清上焦风热而凉心；或清心热而去凉，各有侧重。其中又以淡竹叶为岭南医家最常用。

2. 泻心火

药用生栀、木通、川连等。这类药物较为寒凉，故泻心火之力较强，对于小儿急惊风或燥火，以心火为突出表现，而见谵语、舌干等均可使用。

心之经为少阴，与太阳相表里，心属火，火性炎上。故万密斋说：心热为火同肝论。人皆曰肝常有余，予亦曰心常有余。小儿初生，知觉未开，神怯易惊，心主惊，心火亢盛，动辄神昏愦乱，叫哭惊厥；心主血脉，诸痛痒疮，皆属于心。程康圃也指出："心属火主惊，火性热，人有热则心火风气而相求，心必主之。"程康圃还指出："缘小儿纯阳之体，心属火脏""火生于心""如燥火之症，是心主火，火太旺而燥热生，小儿各经之热，即出斑疹，亦由心火起因，治若泻心，是泻君火之源，各经之热何由而炽乎？"

（四）三法合掺

程康圃虽立儿科平肝、补脾、泻心六字治法，但在临床辨证论治中并不孤立地把这三法截然分开，而是辩证地有机结合在一起，或以平肝为主，兼之泻心；或以补脾为主，兼以平肝；或平肝、泻心、补脾三法合用。正如程康圃在篇首《释八症六字说》中所言："此总八症而言之，皆不外乎平肝、泻心、补脾之大法，或平肝，或补脾，或执一端而治，或兼二端而治，或总三端而治之。六字之大法，自有准绳。"具体来说有：

1. 平肝泻心

以治风热、急惊证候。二证皆由肝木、心火二经相合而成，故"平肝则风息，泻心则惊去"。方药用薄荷、柴胡、钩藤、蝉蜕、连翘、木通、淡竹叶、甘草。

2. 平肝补脾兼以泻心

以治慢惊风症，缘此证肝木克脾土之故，方药用薄荷、柴胡、白芍、党参、白术、茯苓、甘草、川连等。

3. 大平肝木大补脾土

治疗慢脾风、脾虚、疳积等证。此三证虽然证候各有所异，或呕，或泻，或积，或滞，然病机则一，均为肝气郁脾气虚，故用平肝、补脾重剂，方药用薄荷、柴胡、白芍、钩藤、党参、白术、茯苓、甘草等。

4. 平肝木泻心火兼补脾

治疗小儿咳嗽。缘心火克肺金，肝木旺反胜肺金而成咳，脾虚受湿生痰壅肺而成嗽。若平肝木使脾不受制，不虚而生痰，泻心火使肺不受火克，则咳嗽可愈，方药用薄荷、钩藤、木通、川连、生栀子、莲叶蒂、甘草等。

程康圃立"平肝补脾泻心"为儿科六字治法，在临床具体运用中，结合儿科八证，使三法又进一步发挥而成多种多样的具体治法，如平肝之中有疏表、清凉、柔阴、重镇之分；补脾中又与行脾、去湿、消导、升提等相使配伍；泻心之中也有清心热和泻心火之轻重不同。自出机杼，灵活变通，为后世所效法。《儿科秘要》中诸方，都是这样加味化裁出来的。由此可见程氏六字治法执简驭繁、随病制方，而又不失其度的学术特色。

五、从根本，论治尤重脾胃

程康圃认为，风热、急惊、慢惊均有身热之候，治疗上必须抓住根本，如"风热之症兼身热者，要疏风方能退热""急惊之症兼身热痰喘，必要去惊痰方能退热"，慢惊之症"泄甚身热者，止泻为重热自退"。又如泄泻往往同时存在泻、渴、呕三种情况，三者互为因果，"凡泄泻必作渴"，故"止泻渴自止""渴兼呕者，止呕则渴止"。又如暑风虚证，"暑伤胃而吐，伤脾而泻，身热、有汗、有风、口渴，此最驳杂难治。若不知病理，诸般症候据而治之则彼此相反矣，最为棘手。若欲用补脾暖胃之药止吐，泻更甚，用发表药以祛暑风则虚汗更甚，用止汗药则热郁越深，用止呕之药与渴、热相拗，似此为之奈何？"在这种虚实寒热错综复杂情况下，程康圃善于抓住病因病机，从本论治，认为证候虽多，却总因暑伤脾胃之一大端。"盖暑伤脾胃，自然吐泻，吐泻自然口渴，伤暑风自然有汗，身有暑气自然发热。"因此，"治以补脾祛暑祛风各般症候混一而愈"。这是因为"补脾胃则吐泻止而不渴；祛暑则暑不犯脾胃，吐泻止而暑去，身亦凉矣；风伤卫，卫气疏不能护营血则有汗，经云伤风有汗故也。祛风则风不伤卫，补脾胃则腠理密而汗止矣"。于此可见程康圃的临床思维包含着辩证统一的思想，也体现了中医"治病必求于本"的整体观念。

程康圃在书中反复强调："脾胃为元气之主，顾之至紧。""若泻肺脾胃之凉，虽热症亦当慎用，以其脾胃过寒凉能脱元气也。""有胃气能食为吉，不能食为凶"，认为小儿"独脾虚无风症、急症为缓症，不必用猛药，宜用补脾和中药，如六神散之类。久服自然见效，不必用苦寒，不必用温燥之药也，或以肥儿糕作果子饲之。""脾虚小儿当无病时，最宜调理脾胃为要务也。"

六、明病变，注重病势转归

程康圃重视疾病转归，列出"死症四十候"，逐一进行描述，告诫医者"如有此见，见则不可言吉，告明在先"，并一再强调即使死症"亦要用药挽救"，或可"冀十死之一生也"。对现代临床仍具有指导意义。

死症，这是对病情极重、精气将竭、脏腑衰败、濒于死亡的临床征象的概括。《内经》《伤寒论》《金匮要略》所谓"死""亡""不可治"皆属此类。"死症"的出现，是患者生命垂危的标志，尤其是儿科病症发病快，传变迅速，如能早期发现，诊断明确，常能起死回生，因而临床医生必须熟练掌握死症表现。程康圃书中"死症四十候"对此做了详细的记载，描述具体，形象生动，内容相当丰富。

（一）阴阳离决

症见汗出如油、面黑神昏、黑掩太阳、肝脉浮大。危重患者常因亡阴亡阳而见汗出，这种汗称"绝汗"，或者"脱汗"。无论亡阴亡阳，终将导致阴阳离决而身亡。黑为肾色，面黑神昏，甚至黑掩太阳，皆为肾水亏极，孤阴无阳；肝脉浮大为邪甚，或为脉逆四时，或为真脏脉现，邪盛正败。

（二）气血衰败

症见气喘不休为气乱；病久气喘为气脱；啼泣无声或气出无入为气绝；病深无泪为液脱。缘声音产生于气的运动，又言为心声，故可以从语言、声音、呼吸的异常诊察气液之衰竭。肛门如筒也是气下绝的表现。肾主固摄，司二便，泄利无度乃至失禁，是肾气下绝不能固摄之故。发为血之余，发直如竖为血绝之候。

（三）五脏坏绝

五绝指五脏危绝证候。最早见于《中藏经》卷上：即心绝、肝绝、脾绝、肺绝、肾绝。

心绝指心气绝出现的危重脉证。《中藏经·虚劳死证》卷上曰："面黑，无左寸脉者，心绝也。"《注解伤寒论·辨脉法》："阳反独留，形体如烟熏，直视摇头，此心绝也。"《脉经·诊五脏六腑气绝证候》卷四曰："患者心绝一日死，何以知之？肩息回视立死（一曰'目亭亭一日死'）。"

肝绝指肝气绝而出现的危重脉证。《中藏经》卷上曰："面白，无左关脉者，肝绝也。"《注解伤寒论·辨脉法》："唇吻反青，四肢习者，此为肝绝也。"成无己注："习者，为振动，若搐搦，手足时时引缩也。"《脉经》卷四曰："患者肝绝八日死，何以知之？面青，但欲伏眠，目视而不见人，汗（一作泣）出如水不止。"

脾绝指脾气绝出现之危重脉证。《中藏经》卷上曰："面青，无右关脉者，脾绝也。"

成无己在《注解伤寒论》中将"环口黧黑，柔汗发黄者"称之为脾绝。《灵枢·经脉》曰："足太阴（脾）气绝者，则脉不荣肌肉，唇舌者，肌肉之本也。脉不荣则肌肉软，肌肉软则舌萎、人中满，人中满则唇反，唇反者，肉先死。甲笃乙死，木胜土也。"

肺绝指肺气绝所见危重脉证。症见气喘不休，口张气但出不还，面赤，汗出发润，无寸口脉等。《中藏经》卷上曰："面赤，无右寸脉者，肺绝也。"《注解伤寒论·辨脉法》："若汗出发润，喘不休者，此为肺先绝也。"《脉经》卷四曰："患者肺绝三日死，何以知之？口张，但气出而不还（一曰鼻口虚张，短气）。"

肾绝指肾气绝出现的危重脉证。《中藏经》卷上曰："面黄，无左尺脉者，肾绝也。"《注解伤寒论·辨脉法》曰："溲便遗失，狂言；目反直视者，此为肾绝也。"《脉经》卷四曰："患者肾绝四日死，何以知之？齿为暴枯；面为正黑，目中黄色；腰中欲折，自汗出如流水。"

程康圃对前人理论加以总结，综合自己临床经验，总结出五脏绝症。程康圃所述之五脏绝与王肯堂《幼科证治准绳》之五脏绝颇为一致。症见鼻孔开张、忽作鸦声、鼻干黑煤、眼皮反展，此为肺绝；眼眶凹陷、吐泻不止、频泻黑水、干呕无物、喉如曳锯、牙齿臭落、唇牙枯白、唇不盖齿、头汗手冷、人中黑陷，此为脾（胃）绝；久病作肿为肌坏；舌肿发惊此为心坏；手常抱头、爪甲青黑此为肝绝；胸陷囟肿、目无光彩、干呕无物、频泄黑水，此为肾绝等。皮肉筋骨脉从属于五脏，形体的改变反映内脏的坚脆盛衰，所谓有其内必形于外，故形体败坏是脏腑功能衰败的客观表现。

（四）五行相克

程康圃还指出饮食挫喉为肝胃坏；肚痛无声为肝克胃死；长厥不了为肝脾坏；舌卷囊缩为肝肾绝；弄舌抵唇为肝心绝；鱼口鱼目为肝风甚；舌黑如木为水克火；青缠口角为肝克脾等等。疾病中出现姿态险恶，或失神假神，或色夭不泽，或舌见危象等，都有助于对"死症"的诊断。以上这些，后世广东医家临床上也一直沿用，积累了不少经验。

第五节　临证经验

程康圃认为"泄泻必要利小便""去痰以下气为先""治干咳必用清润心肺之药"，治"湿症必用利水之药"等。程康圃还十分注意小儿的喂养问题，指出："失乳小儿有病，由失乳而得者，必有乳食方能医理，不然仙丹难应。"另外，对儿科八证的治疗方面尚做如下一些补充："慢脾急症必要止泻为重，间有各般症候，不暇兼理，兼理则药味多杂，难取速效，然泻止各般症候亦渐减矣。""脾虚之症必以补为主，间有兼症亦兼理之，切勿舍补脾而不顾后，必生变脱元矣。""咳嗽之症要在肺经立意，余经次之""疳症，要在疳症作用，不然用药不应"等，皆为经验之谈。

一、急惊风、慢惊风

在宋代《太平圣惠方·卷八十五》始记有"急惊风"和"慢惊风"之名，但叙述非常粗略，认为急惊风是由气血不和，素有实热，风邪所乘，干扰于心络所致；慢惊风则是由于哺乳不调，脏腑壅滞，内有积热，外伤风邪，合入于心而致。直到钱乙才对此证做了较为详细的阐述，对于小儿惊风的病机，钱乙以"心主惊""肝主风"立论，认为急惊风是由于热甚生风，慢惊风由于脾虚肝木乘之，二者均可出现抽搐。

程康圃继承前人经验，并有发挥。他认为"小儿急惊之症，即风热夹惊"，为"肝主风，心主惊，风涌痰逆，痰由惊来"，故发急惊；如若"失治不及，则肝风克脾，泄泻而成慢惊矣"。

急惊治疗当平肝风，泻心火，镇静坠痰。慢惊"总是肝风入里，相克而成。治要平肝补脾为要，兼镇心定惊，以心肝脾三经之症，六字之法，不出乎外"。并指出急、慢惊风当辨吐泻，一般情况下，"急惊当不吐泻，若有吐泻，不能自止，则以慢惊测之。又有急惊风热重或伤食，亦有吐泻，但风热吐泻则能自止，手足不冷，或泻黄。如伤食吐泻，吐则有宿物自其口出；或伤乳，有乳呕出；其泻屎必生糊，稀白而镜面有光，且酸臭；问其得症之初，必有食因；脉必沉滑有力"。这些论述是符合临床实际的。治疗急惊风既用钩藤、薄荷、甘草、川地骨、柴胡、淡竹叶、木通、连翘、蝉蜕、灯心草、金箔、银箔等药煎汤汁以平肝风、泻心火、镇惊坠痰，又用急惊散同奏其功，增加疗效。

近代医家杨鹤龄继承程康圃八证说并加以发扬。例如，杨鹤龄所论述急惊风证治，在病因病机、证候特点到指纹脉象以及治则方面，均与程康圃的论述一脉相承，但杨鹤龄突出其惊风痰热四大特点，进行证候分析及组方加减，明确指"心经热盛则生惊，肝经风热则发搐，风动痰涌，乃成急惊风之症"，除痰选用猴枣散、定惊用珍珠末，并加平肝息风之蝉蜕、白芍、地龙等，清热则用丝瓜络、金汁水、羚羊角、象牙丝等。

二、慢脾风

程康圃论及慢脾风，认为是小儿病证第一危急症之候也。此症病因，程康圃认为"急惊传慢惊，复有传脾而致者。亦有小儿平素脾虚气弱，因风霜失调，身本习坏已久，一朝暴发，忽然而致者。但必由父母素日不慎，失于抚乳；大人饮食失节，小儿脾胃欠调；大人抛弃失抚，小儿心积虚惊；兼以父母房事恒多，乳母积有欲火虚风，虚风酿乳，小儿食之，一旦病发，轻则急慢惊风，重则慢脾莫救"。其论详述了慢脾风为内风及外风所致，"须知小儿惊风之症，书云'内生风，外生风'之说，外生风为外感风邪之风，为病轻，为易治；内生风为酿乳相传之风，为饮食之风，为病重，为难治"。强调了内因致病的危害。病机则为"由脾胃气虚，惊风之病气已传入脾。"

治疗上，程康圃认为，此证有惊，竟无可去；有风，风无可祛。为大补脾胃、涩肠止泻一法。用异功散加味，随症加减。

论及预后，则说："倘止泻，手足渐缓，人神渐复，可愈；不然，九死一生矣。""但脉微有而不乱，重按至底，迟而有力者为有望；若浮泛无力，脉息立乱，数到十余至，重按则无，此散脉，难望有生矣。又脉浮沉俱无，其人未死，试服药急救。药后脉微续者生，脉暴出全现者死。此症汗出而涩，身温暖者为有望；汗出而滑，身冷，气长吁者无望，但大发重剂，挽回天之力，略尽人事而已。"程康圃之论述对临床有指导意义，值得深究。

三、脾虚证

程康圃充分认识到小儿脾虚危害，可致伤湿、吐泻、潮热、蒸热、自汗、慢惊、慢脾、疳证、痢疾、发冷伤暑、湿痰、水肿，重重病端，皆有脾虚而得。故程康圃在书中反复强调："脾胃为元气之主，顾之至紧。""若泻肺脾胃之凉，虽热症亦当慎用，以其脾胃过寒凉能脱元气也。""有胃气能食为吉，不能食为凶。"认为小儿"独脾虚无风症急症为缓症，不必用猛药，宜用补脾和中药如六神散（四君子汤加炒山药、炒扁豆）之类。久服自然见效，不必用苦寒，不必用温燥之药也，或以肥儿糕作果子饲之。"并从"未病"的角度，强调"脾虚小儿当无病时最宜调理脾胃为要务也"。

四、疳证

程康圃在"疳证论治第六则"中提出小儿疳证五疳之名：脾气疳、肝疳、食积疳、无辜疳、猴子疳。名异治同，五疳不必深究，总不外乎脾虚食滞、肝火气郁两大端。见有五经之症兼见，则用兼症之药。"如见面色黄瘦，肚大青筋，食多不化，常泄屎溏、屎糊，或食倍如常而不生肌肉，此脾经症也；善怒善哭、腹痛咬指，或眼起白膜，而青筋露，此肝经症也；夜多烦躁惊扰，头上生小疮疖，此为惊疳乃心经症也；咳嗽气喘，鼻孔生疮，或以指挖鼻孔，善悲泣无声，皮聚发落，此肺经症也；囟门坑陷，大凹而动，目无光彩，骨软迟行，此先肾虚，乘疳而现症也。"在疳证的治疗上，程康圃不仅提出平肝补脾去积总的治则及制方，而且注意"某经现症则加某经之药"，如心积加川连、枳实、雄黄、朱砂；"肝积加三棱、文蛤"；"脾积加槟榔、川朴"；"肺积加紫菀、杏仁"；"肾积加远志、砂仁、人中白"等，对五脏疳的处方用药确有独到之处。另外小儿疳证常用莪术、三棱、槟榔、山楂、枯硼、元明粉、杏仁、使君子、神曲、海螵蛸等有针对性的药物。

五、燥火证

值得一提的是，程康圃根据小儿纯阳之体的理论，以及"心属火脏，日食燥热之物积久而成热"，或"染时行之气外邪引内热"而表现出一派火热之象，别出心裁地概括为小儿燥火证。小儿燥火证前人较少专篇论述，程康圃将其另立一门，并依五脏各自所主分为各经火症，论治详尽。

《儿科秘要·论小儿燥火第七则》曰："小儿燥火之症，外候面目红赤，重则带暗或面垢，或唇色深红，口鼻干涸，眼屎黄结，身热燎人，大渴引饮，夜间热增，时发谵语，或冷热往来大作。此阳症似阳，易识易治。若冷热时作时止，手足时冷时热，食入即吐，神昏目闭，形如醉人，唤之则醒，不唤勿动，唯唇红舌干，或小便短赤，大便溏黄，此症寒热难决，若识者易辨，仍是热症。此阳证似阴矣。亦有阴证似阳之说，小儿之症，余未见也。缘小儿纯阳之体，生属火脏，日食燥热之物，积久而成热。热则是火，火生在心，肝木着之；或染时行之气，外邪引内热亦有之，同一治法，当用后方"，即为其小儿燥火思想的主要内容。

显然程康圃所述小儿燥火证，不同于北方人之秋燥。岭南燥火，四季有之，以其四季气候常温，又因粤人喜吃"够镬气"之煎炒油炸，郁积日久，病根已藏，一遇时令之邪、疲劳或喂养不慎即成燥火证（乳传于乳儿，故小儿亦有燥火），证属内燥，故岭南人有饮凉茶的习惯。

从这些理论不难看出，程康圃小儿燥火思想至少包括：①病因：小儿为纯阳之体，生属火脏，脏腑娇嫩，形气未充，机体和功能均较脆弱，对疾病的防御能力较差，加之寒暖不能自调，饮食不知自节，素喜辛辣煎炸之品，日久成热。或染时令之邪，外邪引动内热，内外合患而成。②病机：热则为火，心属火脏，火生于心，肝木着之，"心火旺则燥热生"，小儿各经热出。故小儿燥火与心、肝、脾、肺等脏为主，与脏腑相关。③症状：可分为阳证似阳和阳证似阴两种。阳证似阳者，面目唇色深红，其热易知；热甚瘀滞，故色暗唇枯；肺开窍于口鼻，内有火，故干涸；热甚津伤，均可大渴引饮；火热由内燥所生，伏于内，故见夜热甚；心火使然，故谵语；热极生风，故寒热大作，或身有斑点，热聚血分。此证心、肺主病，涉及肝、脾等。阳证似阴者，冷热时作，手足或温或凉，此热伏于内，无以宣通；胃火上冲，故食入即吐；火乱神明，故神昏目闭；唤之则醒，乃心有惊热，热闭心神也；心火内甚，移热小肠，故小便短赤；胃有伏热，伤于脾，故溏而色黄。此证心、脾主病，涉及肝、肾等。

治疗上，以泻心、平肝、治脾为要。在其《论小儿燥火第七则》中对治疗做了详尽的阐述：当用此方治小儿燥火总剂：川黄连、知母、黄芩、玄参、龙胆草、甘草、木通、犀角。如谵语舌干心火多加生栀、连翘、淡竹叶；鼻干干咳肺火多加桑白皮、地骨、桔梗；眼赤胁痛肝火多加羚羊、川连（倍半用）、川枳；唇焦肚结脾火多加大黄、枳实、朴硝；耳鸣腰痛肾火多加黄柏、丹皮、泽泻。小儿燥火泻心用川连、生栀、淡竹叶、连翘、麦冬；泻肝用川连、龙胆、丹皮、黑栀、羚羊；泻肺用桑白皮、枇杷叶、天花粉、款冬花、天冬；泻脾用大黄、朴硝、黄芩；泻肾用六味丸或用玄参、丹皮、泽泻、黄柏；泻胃用知母、石膏、茅根、人中白、人中黄等。同时对五脏证治古代医家所创制的有名方剂如导赤散（心）、泻青丸（肝）、泻黄丸（脾）、泻白丸（肺）、六味丸（肾）等程氏也倍加推崇，"常用屡验"，抄录书中，以资后学。

六、咳嗽证

《内经》云：五脏六腑皆令人咳，然咳不离于肺。程康圃在总结咳嗽时亦说：凡咳嗽，总因内先有痰，更与肝风盛、生心火，心火相克肺金，而成咳嗽。治宜平肝、泻心，兼理肺虚，兼理脾以生肺气，要在心、肝、脾、肺四经，风、火、痰而作用。治疗要首先在肺经用意，次在心经、在胃经。强调肺经在咳嗽症之重要。小儿咳嗽清润用天冬、麦冬、百合、玉竹、梢霜；夹惊热用枇杷叶、款冬、紫菀、桑白皮、薏苡仁、旋覆花、葶苈、防己。痰嗽兼喘，用前胡、杏霜、梢霜、天花粉、苏子、川枳、莱菔子、葶苈治气痰；用半夏、胆南星、川朴、尖槟、大腹皮、神曲、山楂、麦芽治脾胃湿食之痰；热痰以泻心火之药佐之；治寒嗽寒痰，用温胃之药即温肺，当用白蔻、白附子。

七、痢疾、疟疾、暑证

程康圃详论痢疾、疟疾、暑证的证候，从病名、病因、病机、证候到治法、方药、禁忌，层层深入，步步为营，具有独到的体会和见解。此三证因成人也有，故不列入前八证之中。

（一）痢疾

痢疾一证，有轻有重，重者噤口痢、时行毒痢，"其症候有黄、有红、有白，有二三色相兼"。程康圃提出辨色以分之："黄色者，脾热传于大肠；白色者，肺热传于大肠；红色者，心热传于大肠。"主张以去湿积为要，次平肝木，次补脾土，反对利小便，因"小便利大肠则干涸故忌"。程康圃特别指出："初起治要疏利，使邪不留滞，通因通用者此也；次要去湿热；次要行气止痛，次要平肝木，有毒要解毒，日久肚不痛肠滑者补。"这里也反映了他的治疗动态观，概括起来，不外乎一清一补两个方面。故程康圃告诫要"乘时补泻得宜，看定虚实，发准药味清补兼行，使元气湿邪各无偏倚，用药方为高手"。用治痢方：川厚朴、山楂、神曲、白芍、黄芩、甘草、川黄连、木香、伏龙肝为主方化裁。

（二）疟疾

小儿疟疾一证，病名分类繁多，程氏一一详释正名，虽有秋疟、暑疟、湿疟、食疟、阳疟、（温疟、疸疟）、阴疟（寒疟）、疟母之分，"总属邪入少阳之界，出与阳争，阳胜则热，入与阴争，阴胜则寒，故阴阳交争则寒热往来，有期而作者"。疟疾初起有风邪感于皮毛，外邪引内湿，聚于少阳之经，此经属半表半里，入里是足太阴经，阴气作则寒；出外足太阳胃经，阳邪作则热；阴阳交争，则其寒热往来。治法主张"统和阴阳"平少阳肝胆之邪，补脾胃之气，去痰去湿为主，治法统用小柴胡汤加川厚朴、常山、草果等。"有热则退热，有虚则补虚，有食积则消食，有暑则消暑""气虚则补气，血虚则补血"。并设有外敷法和食疗方，治法尽之，不一而足。

（三）暑证

小儿伤暑之证，程康圃认为由夏日在日中晒冒风热，因而内热发作、大渴饮冷，致水停胸所致。两岁以上小儿乃自感暑邪，两岁以下小儿由于乳母在日光下操作，汗出身有暑气，儿啼即抱哺乳，儿沾暑气，又食暑乳而内夹惊、夹风、夹痰、夹湿、夹热，发为暑证。表现为时作呕吐泄泻，内热蒸逼，外漐漐然而汗出身热，重者肝克脾，外候如慢惊一般。

治法以消暑为主，有夹是因则夹用是药，随症加减。脾虚用六和汤（川厚朴、藿香、杏仁、砂仁、半夏、木瓜、赤茯苓、防党、白术、扁豆、甘草、香薷、钩藤、姜、枣），实证用香薷饮（香薷、川朴、扁豆、木瓜），加重木瓜，另加用胃苓散。并列暑热二难证：一为暑热入心，则身不热、口不渴，不吐泻，但神昏目闭，小便短赤，唇面通红，虚汗时出，痴眠无语，或睡中谵语时出，不饮食，形如醉人。治疗用导赤各半汤（川黄连、黄芩、知母、山栀、滑石、犀角、麦冬、党参、甘草、茯神、灯心草）。二为暑伤脾胃，伤胃则吐，伤脾则泻，身热有汗，有风、口渴。治宜补脾、祛暑、祛风，不可单一而为。补脾胃则吐泻止而不渴，祛暑则不犯脾胃，吐泻止暑去，身亦凉矣。用程康圃自立方（北芪、党参、白术、防风、扁豆、木瓜、炙甘草、茯苓、川厚朴、香薷、冬瓜仁、酒白芍、姜枣）。

第六节　方药创见

一、治小儿惊风总剂

1. 原方与主治

钩藤二钱，薄荷七分，甘草七分，柴胡二钱，淡竹叶二钱，地骨皮二钱，木通二钱，连翘二钱，蝉蜕十只，加灯芯 1 丸、金银 1 件，另加用急惊散。主治小儿急惊风。

2. 古今发挥

此方为程康圃创制。程康圃用此方平肝风、泻心火、镇惊、坠痰。钩藤去肝风治抽搐，薄荷祛肝风退惊热，甘草同薄荷相济，柴胡平肝退热，淡竹叶去上焦风热，凉风去痰，川地骨退热惊风，木通去心火，连翘去心惊退热，蝉蜕去惊，加灯芯及金银镇惊去心火。临证时，如伤食加神曲一钱半，山楂一钱半，麦芽一钱半，另加用胃苓散；有痰加杏仁一钱半，胆南星一钱，陈皮一钱，热痰加栝蒌霜二钱；热重加川连一钱，羚羊二钱；惊风重证加全蝎一钱，钩藤四钱，防风一钱，僵蚕一钱；泄泻青黄水、有渣，加利水药茯苓二钱，泽泻一钱半，车前二钱，防风一钱，另加用万灵丹；或减柴胡、地骨，另加用胃苓散；或再加白芍二钱，另加用万应丸。

邓铁涛认为程康圃重视用药引。如引热下行，去惊去心火用灯芯；镇惊用金箔、银箔。

二、治小儿慢脾风总剂

1. 原方与主治

党参三钱，白术（土炒）二钱，茯苓二钱，陈皮一钱，焦白芍三钱，僵蚕（姜汁炒）一钱半，钩藤三钱，白附子一钱半，炙草一钱半。主治小儿慢脾风。

2. 古今发挥

此方为程康圃创制。程康圃认为，此方用于"前急惊、慢惊之候已见，日延至坏，其儿不即死，今一味呕吐，泄泻白屎汤不止，手足常冷无温，闭目亡魂，唇色淡白，不饮食不语"。以上为异功散补脾首方，平肝补脾重剂。慢脾风之症唯用大补脾胃、涩肠止泻，即用真人参亦无不可。钱乙异功散原方主治温中和气，治吐泻，不思乳食。凡小儿虚冷病，先与数服，以助其气。具补而不滞、温而不燥之功。由于小儿脾常不足，易为虚实，津液易伤，因此尤宜于儿科。程康圃在异功散基础上加平肝息风之焦白芍、僵蚕、钩藤、白附子治疗慢脾风，体现了程康圃善用古方化裁、灵活运用之特点。

临证时可用伏龙肝煎、至宝丹或万应丸，或慢惊散。如泄泻甚者，加玉蔻霜钱半，或再加赤石脂五分，龙骨五分，阿胶珠一钱五分；呕吐甚者，加川厚朴一钱，白蔻七分，或再加丁香五分，藿香一钱；寒甚加丁香五分，川附子一钱半，肉桂二分，北五味三分；汗甚加北芪二钱，防风一钱，桂枝一钱，白芍二钱；虚甚加北芪二钱，归身一钱五分。

程康圃还结合外治治疗本证泄泻，用胡椒、丁香、肉豆蔻、赤石脂各等份，入灰面，烧酒搓成团，做饼子如碗口大者3个煮熟，以1个贴肚脐上，以带束紧。

三、治小儿脾虚总剂

1. 原方与主治

党参三钱，茯苓二钱，饭炒白术二钱，炙草一钱半，怀山（炒）三钱，扁豆（炒）三钱，陈皮一钱，山楂一钱半，神曲一钱半，白芍一钱半。主治脾虚证。

2. 古今发挥

此方为程康圃创制。此方为程康圃根据六神散加减而成。主要适用于"神昏目暗、面色黄白、头发疏黄、唇色淡白、身体倦怠，或伤食，或伤食，或吐，或泻，或潮热，或蒸热，或盗汗，或自汗，或发为慢惊、慢脾证，或发为疳证、痢疾或发冷伤暑，或湿痰，或生水肿"。伤食加神曲、山楂，食甚加川朴一钱；伤湿加薏苡仁三钱，猪苓一钱半，玉竹二钱；呕吐，寒加藿香七分，热加竹茹一钱半，钗石斛二钱；潮热加青蒿二钱，秦艽一钱，地骨皮一钱半，鳖甲三钱，重加胡黄连一钱；自、盗汗加黄芪一钱，浮小麦一钱半，北味三分；食积加莪术一钱半，杏仁一钱半，三棱一钱半；痰加半夏一钱，胆南星一钱；水肿，上部加川厚朴一钱，葶苈二钱，桑白皮一钱二分，大腹皮一钱半，下部加赤小豆一撮、木瓜一钱半，加皮二钱，防己一钱半，草果一钱；泄泻加诃子肉二钱，泻白溏加薏苡仁三钱，泄黄溏加地龙一钱半，泻红溏加赤小豆一撮，泻青血加阿胶二钱，地榆一钱半，泻甚加龙骨五分，赤石脂五分，或用敷脐法：用赤石脂、五倍子共为末，口水开，糊肚脐。

六神散为《三因极一病证方论》方，由四君子汤加炒山药、炒扁豆组成，主治脾胃气虚所致的腹泻、消化不良。张景岳认为，凡脾土微虚，微泻而内不寒者，可平补之，宜六神散。程康圃认为脾虚之证常受肝克，治之必兼平肝而后补脾，故在六神散基础上加用白芍。加陈皮补而不滞，山楂、神曲增强消食健脾之功。

有报道以加减六神汤治疗小儿脾虚泄泻者，因小儿脏腑娇嫩，脾胃薄弱，且多伤食伤乳而腹泻，故去滋补之党参，免滞其邪；泄泻次多，极易伤阴，则去药性温燥之白术；另加薏苡仁以健脾渗湿止泻；加橘红以理气和胃，使其止泻而不留邪。全方共奏健脾和胃、渗湿利水、分清降浊之功。小儿腹泻病本在脾，治疗以扶正为主，祛邪为辅，勿妄用辛燥伤阴，苦寒伤阳的药品，初泻有积者慎用收涩止泻之品，用药要恰如其分，根据不同的情况，决定加减用药之原则，不必拘泥。

《素问病机气宜保命集》有同名方，组成为人参、白术、茯苓、黄芪。功效益气健脾，主治中气虚弱、肺损而皮毛脱落。此方名未得到医界公认，被"甘温除大热"的代表方剂补中益气汤吸收了。围绕它变化的方剂主要有保元汤、补中益气汤、调中益气汤等。

四、治小儿疳证总剂

1. 原方与主治

饭白术二钱，莪术二钱，茯苓二钱，防党二钱，炙甘草一钱，神曲二钱，山楂二钱，麦芽一钱半，酒白芍一钱半，川郁金一钱半，柴胡一钱半。主治小儿疳积。

2. 古今发挥

此方为程康圃创制。程康圃认为五疳之名，如脾气疳、肝疳、食积疳、无辜疳与猴子疳，但名异治同，总属肝气郁脾气虚而成。治须平肝、补脾、去积。故立一方随证加减。饭白术补脾，莪术开胃化食积，茯苓助脾去湿，党参补气，炙甘草和中，神曲消米食，山楂消肉食，麦芽消面食，酒芍平肝，郁金开郁，柴胡疏肝。诸药合用，消补结合，达到治疗目的。

临证时，疳热加秦艽、钗斛，重加芦荟、胡连；有骨蒸加青蒿、鳖甲、乌梅；有虫加使君子、雷丸、鹤虱、榧子、芜荑、川楝子；心积加川连、枳实、雄黄、朱砂；肝积加三棱、文蛤；脾积加槟榔、川朴；肺积加紫菀、杏仁；肾积加远志、砂仁、人中白；积深，不论各经，加干漆、阿魏。

有报道以五谷消疳散结合针刺四缝穴治疗小儿疳证，疗效肯定。其中五谷消疳散由《儿科秘要》的疳积方加五谷虫、槟榔变化而来。

五、治小儿燥火总剂

1. 原方与主治

川连一钱半，知母三钱，黄芩一钱半钱，玄参三钱，龙胆三钱；甘草一钱，木通二钱，犀角一钱半。主治小儿燥火证。

2. 古今发挥

程康圃认为燥火证为热证，治当泻心、次清胃、次清脾、次清肝。但小儿热证用凉药，泻心肝药虽大凉，无过寒之患；若泻肺脾胃之凉，虽热证亦当慎用，以其脾胃过寒凉能脱元气也。宜中病即止。程康圃立此方治方严谨，正如当代医家邓铁涛所评价：燥火一证，他（程康圃）认为心主火，火太旺而燥热生，针对这一发病机理，康圃立"治小儿燥火总剂"，既重点泻心，又面面顾及，方中犀角一味，既泻心火又能统治五脏，加川连、木通以为助，泻心之力专；又伍知母（肺）、黄芩（脾胃）、玄参（肾）、龙胆草（肝）兼顾五脏，共奏泻火之功。

六、暑风虚证方

1. 原方与主治

北芪、党参、白术、防风、扁豆、木瓜、炙甘草、茯苓、川厚朴、香薷、冬瓜仁、酒白芍、姜、枣。主治小儿暑风虚证。

2. 古今发挥

程康圃自拟暑风虚证方，是由四君子汤、玉屏风散和香薷散三方加减而成。上方程康圃用治小儿暑风虚证，吐泻、身热有汗、有风、口渴，盖因暑伤脾胃，自然吐泻，吐泻自然口渴，伤暑风自然有汗，身有暑气自然发热，如此总因暑伤脾胃之一大端。治宜补脾、祛暑、祛风。如补脾胃则吐泻止而不渴；祛暑则暑不犯脾胃，吐泻止而暑去，身亦凉也。风伤卫，卫气疏，不能护营血则有汗。祛风，则风不伤卫；补脾胃，则腠理密而汗止。不能单纯用补脾暖胃药、发表药、治汗药及止呕药。"此数味，相因、相制、相扶、相助，最妙。"当代医家邓铁涛评价：对于小儿暑风虚证，治常顾及脾胃，方中芪、参、术、苓、草、扁豆、姜、枣以调理脾胃之药居多，配以冬瓜仁、木瓜平和甘淡之品，并加入暑天要药香薷一味，又以酒、芍制其浮散，君臣佐使，制方严谨，相因相制相扶相助，与李东垣之清暑益气汤，似有异曲同工之妙。

七、用药心得

（一）善用古方

传世古方配伍组织严密，多经临床锤炼，临床屡验。故有语曰："药虽进于医手，方多传于古人；若已经效于世间，不必皆从于己出。"程康圃儿科临证，也喜用古人成方。他经常应用钱乙、朱丹溪、万全等人方剂。程康圃最喜用的成方有钱乙的"五脏方"即导赤散、泻青丸、泻黄丸、泻白丸和六味地黄丸，如程康圃推崇导赤散，认为它具有凉心惊，泻心、小肠之火，心有热小便短赤，借用掺入自己方中，常用屡验。他还喜用四君子汤、异功散、六君子汤、六神散、四苓汤、小柴胡汤、生脉散、保和丸等，例子诸多，不胜枚举。程康圃还善于化裁古方，发挥运用，如用宣风搜热散（生牵牛、熟牵牛、防风、陈皮、尖槟、元明粉）"治小儿各经之热积大便不通，不敢大泻恐伤元气，用此稳当，胜用大黄承气诸剂，屡验。""此方朱丹溪用治痘症，余加元明粉借用治热闭甚效"。

（二）八证论治用药

程康圃不仅在选方组方上运用儿科八证学说作为指导思想，而且还灵活运用到药物的归类和选择中去，书中特设"八证论治用药"于证论立方八则之后，"以取条晰易观"，这种以证选药方法主要是根据各证的不同病变，采取辨证与辨病相结合，把药物的作用同疾病的临床特征结合起来，采用有针对性的药物治疗，从而收到更加满意的效果。其治疗以平肝、泻心、补脾为大法。即儿科治法六字说。平肝则风息、气舒，泻心则泻君火之源，补脾则运化而无积滞，则诸症自愈。在临床具体运用中，结合儿科八证，使三法又进一步演变成多种多样的具体治法，如平肝之中有疏表、清凉、柔阴、重镇之分；补脾中又与行脾、去湿、消导、升提等相使配伍；泻心之中也有清心热和泻心火之轻重不同。

（三）善用药引

中药引经学说，源于《内经》。《素问·至真要大论》云："补上治上制以缓，补下治下制以急；急则气味厚，缓则气味薄，适其至所。"历代医家对此颇为重视，在方剂中引经之药的运用亦相当广泛。程康圃《儿科秘要》也很重视用药引。如引热下行，去惊去心火用灯芯；发散通阳，风重则用生姜，风轻用生葱；止咳通心肺用荷叶蒂；和中同姜；止呕用大枣；和胃止渴用白米；镇惊用金箔、银箔；引药入脾胃用伏龙肝。程康圃还特别提出此类药引"必告知其加入煎药，因药铺执无此味，遗忘则作用不齐或不应效"。可见药引之作用不可轻视。值得进一步探讨的是程康圃常用的药引中有金箔、银箔和莲叶蒂等味。程康圃根据中药归经理论去指导药引的具体运用，认为金银重坠能够镇惊，莲叶蒂气味薄能止咳通心肺。金银器同煎，历代医书记载不多，尤其现时已很少使用。张伯熙医案就有鲜荷叶一方，金器一具煎汤代水熬药以治小儿湿温出现壮热如燔，头摇目瞤、手足牵制无定、神烦不定等证候（见《上海中医药杂志》1962 年第 3 期第 31 页）。传统配制紫雪丹要用 100 两金子熬汤以后用汤熬药。目前中药所含之微量元素作用的研究有所进展，也许不久可以揭示金银器同煎作为药引的作用。近年来，对中药引经作用不少人进行了深入的探讨，认为中药引经之作用可能在于调节有病脏腑经脉之功能活动，从而有利于药效之发挥。

（四）善用莪术、三棱、黄连

程康圃非常注重从临床效验中考察药物性能功用，临床用药积累了丰富的经验，对某些药物具独特的见解。如书中屡次提到黄连能"肥肠退热，不碍补脾止泻之功"；木瓜清暑退湿热，冬瓜仁大止暑风；淡竹叶此味最去上焦风热，平良佳品；莪术、三棱"最消积食又不伤胃""去痞当用，海螵蛸此长行治痞之药"等，皆为潜心所得，经验之谈。

莪术行气中之血，三棱善破血中之气，有"坚者削之"之谓。在攻积药中，尚属平稳之品，若与益气健脾药相伍，损伤正气并不明显。如陈飞霞《幼幼集成》有莪术、三棱治痞的记载；浙鄞董氏儿科治痞心法祖传经验也擅用三棱、莪术；张锡纯言两药"性非猛烈，而建功甚速；若与参术芪诸药并用，大能开胃进食"（《医学衷中参西录》）；程康圃认为"莪术最消积食又不伤胃""去痞当用"。现代认为莪术含芳香挥发油，能直接兴奋胃肠道，有很好的健胃作用，同时能化与瘀消痞，止痛作用颇佳。

黄连用于清热泻火，人所共识。而程康圃对于儿科脾虚泄泻疾患，认为黄连用之能肥肠退热，不碍补脾止泻之功，不过用量上以轻用为宜。黄连少量服用健胃作用确有记载，《名医别录》称其能"调胃厚肠"；王肯堂《六科准绳》中的三圣丸原方，用治心中嘈杂之症，其中就有川连五钱炒用一味。程康圃儿科八证中喜用黄连，究其所因，缘"小儿热证用凉药泻心肝药，虽大凉无过寒之患，若泻肺脾胃之凉，虽热证亦当慎用，以其脾胃过寒凉，能脱元气也。脾为后天元气，虽有热泻宜慎之无过用也。又有胃则生，无胃则死，故泻胃亦宜慎用，中病则已也"。这是程康圃治疗小儿热证的经验，也是他好用黄连的指导思想。黄连其寒凉用于清心肝有功；用于泻脾胃则能肥肠退热，不碍脾胃，二者均无过寒之患，确为理想之药也。

（五）讲究剂型，汤散合用

程康圃在儿科方剂上的最大特色，是讲究剂型，汤散合用。由于小儿具有发病急、传变迅速、服药难等特点，故丸散的运用尤其值得重视。它不仅有简便、备急、易服（可用乳汁、开水等送服）的优点，而且量少效高，节约药源，作用较广泛，适应的范围比较大。早在宋代钱乙《小儿药证直诀》里，曾记载有 132 个方剂，其中有 124 个药方属于丸、散、膏、丹、药饼子（早期片剂）等简单易服易用的剂型。程康圃加以很好地继承和发扬，其《儿科秘要》一书，每症之下，必列丸散若干，不下 30 种，常用的有急惊散、慢惊散、惊风散、玉露散、抱龙丸、万应丸等。

除喜用丸散外，程康圃书中尚有外涂、喷喉、乳剂、蜜调、饴饲（如"肥儿糕作果子饲之"）等各种剂型的有关记载。

丸散既是固定的药方组成，有它的局限性，只能在临床上适应于病情不太复杂的疾病，程康圃继承历代医家的宝贵经验，总结自己多年的临床积累，采用了汤散合用、长短互补的方法，有效地运用于儿科临床。中药汤剂吸收较快，作用也强，但煎煮费时；丸剂散剂作用有缓有急，但药性持久，即时可用，使用方便，因此临证之时若能根据具体病情相互配合，灵活运用，二者合用，速中求效，缓中求久，则可扬长避短，大增疗效。特别是对某些久病顽疾配合用之甚宜。中医的精华是辨证论治。程康圃对丸散的运用也坚持贯彻辨证论治的原则。如小儿风热证治篇指出疏表配万应丸。如风重热轻则用惊风散，热重风轻则用玉露散；伤食用胃苓散，有痰用珠珀惊痰散等。

程康圃《儿科秘要》书中各证治法所述，皆为汤剂在先，丸散在后，汤散配合，每证必备。甚至于随症加减中，单用丸散或汤散合用者，也占加减法的半数以上。

程康圃还十分注意煎服法以提高疗效。如书中指出："随症用汤药，开丸散可令其分二次服，方能服透，务要其多食，免至药少不效。"并指出："药味坚硬难出味者要先煎，如羚羊、鳖甲、犀角、石膏之类；不耐煎者要后下，如薄荷、木香、玉桂之类。煎药带滚斟出其味全。"

程康圃还注意到影响疗效的因素是多方面的，如"小儿食药怕苦，大人见其难食，食药必少则不应，有苦味者可避用则避之，不得已然后可用"。并指出小儿有病服药必告其母亲戒口、父母节房事以及做好患者家属的思想工作，以取得家长的配合等。

（六）讲究药物炮制

历代医家尤为重视中药加工炮制，因其直接影响临床的疗效，故每每详述之。程康圃之《儿科秘要》亦然。程康圃临床用药，讲究炮制，精工细作，为我们提供了用药讲究炮制的良好范例。

试观程氏诸方，每每出示药物炮制之法，或入姜汁，或用土炒、米炒；或调乳汁，或入葱汁。初步统计，程康圃方中药物有 40% 左右分别注有炒、煨、蒸、煅、去心、去皮、生切、蜜炙、生用、熟用、生熟并用、炒黑存性等多种炮制，如白术有土炒、饭蒸之分；白芍有酒芍、焦芍之用；黄芩有酒芩、炒芩之别等。尚有川朴姜汁炒以止呕；归身用赤石脂炒以疗虚甚；薏苡仁炒用治白潺；地榆、阿胶炒黑治血潺；"用石类必要煅过，出尽火气然后用之又要甘草以制其毒"等。举凡这些，说明程康圃用药之精细，甚得炮制之妙。

第七节　序年纪事

程康圃，名德恒，高明（今广东省高明市）人。生卒年代不详，大约生活于清道光至光绪（1821～1908）年间，弱冠即遵从祖训，专业医门，从医五十余年。

清光绪十九年癸巳（1893）晚年将祖传经验及自己临证所得编成《儿科秘要》一书，又称《小儿科家传秘录》。并由广州麟书阁永成堂据樵西福幼氏手抄本刊印。

（张静　高修安）

参考文献

1. 程康圃，杨鹤龄.岭南儿科双璧［M］.广东：广东高等教育出版社，1987

2. 邓铁涛.中医近代史［M］.广东：广东高等教育出版社，1999

3. 杨权生.读《岭南儿科双璧》的临床体会［J］.广州中医学院学报，1987（4）：50–51

4. 李经纬.评地域医学著作《岭南中医》［J］.中华医史杂志，2002，32（1）：59–61

5. 吴粤昌.岭南医征略［J］.广州市卫生局中华全国中医学会广州分会编印，1984

6. 高修安.程康圃小儿燥火思想在儿科临床中的应用［J］.中医儿科杂志，2005，1（2）：3

7. 刘建汉.五谷消疳散配合针刺四缝穴治疗疳症62例［J］.湖北中医杂志，1999（7）：36

8. 张晓霞，穆歌.消疳散合健脾散治疗小儿疳证80例［J］.现代中西医结合杂志，2004（1）：45

9. 吴德峰.六神散治疗化疗后白细胞减少症50例［J］.江苏中医药，2002，23（10）：27

10. 靳锋.王有立主任医师治疗小儿脾虚泄泻经验撷英［J］.甘肃中医，2004，17（11）：20

第三十一章　徐小圃

第一节　概述

徐小圃（1887—1961），名放，上海宝山人，近代著名儿科学家。

徐氏祖籍上海，世代为儒医。因家学渊源，从小就接受中医学的熏陶，尽得其父杏圃公所传。由于他一生勤奋好学，不惟孜孜于轩岐、仲景典籍，皆涉诸家、博采众长。弱冠时父亡即悬壶问世，贫者求治不受诊酬。求诊者甚众，名重一时。徐氏临证一丝不苟，并常谓："儿科古称哑科，审证察色不可粗心大意。"对每一病儿的口腔都仔细检查，毫不遗漏，而绝不因业务繁忙而求快。

徐氏以擅用小青龙汤、麻杏石甘汤加减，以麻黄宣肺为主治疗小儿肺炎，其效卓著，因而有"徐麻黄"之称谓。由于小儿机体具有"肉脆、血少、气弱"等特点，他主张小儿病必须处处顾及阳气。临证细致，处方果敢审慎。屡用峻剂以疗疾疴。故在儿科领域中，形成了自己独特的治疗体系。其临证特点为以下几点：①认为小儿阳气为本，故处方用药中处处以顾护阳气为先；②长于审声色，查苗窍，认为小儿有脉可凭；③审证既确，用药果敢毫无患得患失之心；④擅长温热药的运用，不偏废寒凉。徐氏一生忙于诊务，无暇著述。其学术思想及临证经验，多由其哲嗣、门人分别整理成文而于《儿科名家徐小圃学术经验集》《近代中医流派经验集·徐小圃经验集》《名老中医之路》《中医杂志》等书刊中刊登。

徐氏一生除忙于诊务外，还积极从事社会学术团体活动。历任上海国医分会监察委员，新中国医学院附属医院儿科主任、中国医学院董事长、神州医学总会副会长等职。

第二节　生平、治学与古今评鉴

一、生平考略

徐小圃祖籍上海，出生于中医世家，自小随父公学医。其父徐杏圃继承祖辈先业，且医德高尚，贫者求治不受诊酬，名重一时。徐氏在其父的影响，决定一生从事医学救死扶伤。徐小圃20岁即开始悬壶问世，专攻儿科。曾历任上海国医分会监察委员、新中国医学院附属医院儿科主任、中国医学院董事长、神州医学总会副会长等职。

1927 年与祝味菊等创办景和医科大学。20 世纪 30 年代，将自己在上海虹口齐齐哈尔路的一方土地捐给中医师公会造房。抗战胜利后，又与沪上名医石筱山等捐资购地 10 余亩，于闸北筹建中医学校。曾出资刊印《和汉医学实验集》一书。1948 年去台湾省定居，1961 年病逝。

徐氏诊病总是弃座站立，此因小儿不能与医生合作，坐在椅子上难以精确诊断，故其子弟们均是站立诊病。

二、师承治学

徐小圃少年随父徐杏圃学医，幼承庭训，尽得杏圃公之传。徐氏所处年代正是中医生存最为艰难的一段时期，清末民国初年也是社会动荡不安，战乱不断的时代。徐氏幼年其父逝世后，边行医边潜心研究医学，熟读张仲景《伤寒论》。继承了张仲景《伤寒论》的理论体系和治疗法则，熟谙北宋以来儿科学家钱乙、陈文中、万全、陈复正、夏禹铸等的学术思想和医疗典籍，吸取各家精华，融合温凉两大学派，以善用温阳药桂、附、麻黄而名著当时。

但上海地处江南，长期受温病学派的影响，临床上多以清凉为主，敢用善用温阳药的医生不多。由于 20 世纪国内社会动荡、上海经济发展、民众迁徙频繁等原因，使上海逐渐成为一个名医汇聚的地方。正因为人才的广泛交流，对固有的学术思想也产生了强烈的冲击。当时的祝味菊由川入沪带来了一股新的医学风。徐氏虚心吸收近代各家之长，特别是祝味菊善用温阳药的经验，也成为当时上海善用附子的代表医家。他强调顾护小儿阳气，力主小儿以阳气为本的思想，临证善用桂、附。他师古而不泥古，辨证施治，得心应手，处方用药，灵活全面，尤擅于各法各药之间的联系配合，从而积累了丰富的实践经验，创立了自己的一套治疗法则。

徐小圃一生虽未著书立说，但治疗儿科经验对后世产生很大的影响。其门人、学生成名成家者不乏其人，像徐伯远、徐仲才、江育仁、王玉润、朱瑞群等均为知名医家。中医儿科名家江育仁（1916—2003）当年曾师从于常熟儒医李馨山先生门下学医 4 年，结业后即开始挂牌行医。由于当时因李师的盛名，求治者颇众，在处理一般内科疾病中，尚能应付，但遇到疑难杂症，特别在诊治变化多端的小儿科病证时，未免感到胸无成竹。加之阅历不深，缺乏实际经验，难免出错。因此，曾多次发生过医疗上的纠纷。在自愧见闻浅陋，恐贻误苍生的心情下，毅然取下开业的招牌，再作深造，1936 年 9 月他负芨于上海中国医学院，有重点、有目的地追随上海儿科名医徐小圃先生学习儿科专业，为最终成为儿科大家打下了良好的基础。

王玉润（1919—1991）也是徐小圃的门人，在 20 世纪三四十年代徐氏名著上海，徐氏出门看病常以汽车接送，所看的患者也多是富家子弟。当时王玉润还在新中国医学院学习，徐氏当时并不愿意收在校的实习生为徒，因王徐两家为世交，才同意王氏跟他实习，并收之为徒，从此又造就了一位中医名家。

三、古今评鉴

1. 江育仁、张奇文《实用中医儿科学》

（徐小圃先生）出身世医家庭，悬壶50余载，认为"阳气在生理状态下是全身的动力，在病理状态下又是抗病的主力，而在儿科中尤为重要"。重视扶阳原则，擅用温药，随机灵活运用辛温解表、扶正达邪、温补脾肾和潜阳兼顾育阴等治法，是近代运用伤寒方于儿科的代表医家。

2. 王玉润《王玉润教授五十年论医集》

徐小圃先生幼时聪慧，受乃夫杏圃公熏陶，习岐黄术，克绍箕裘，故名其居为"红杏山房"。先生毕生谦恭好学，博采古今各家所长，融会钻研，崇尚实际，以临床实效为目的。弱冠出而问世，临证绝不苟且，识病务准，辨证求精，用药熨贴，虽大刀阔斧，却恳切负责，屡起沉疴。学生学追长沙，敏思却超突前贤，一经诊治，莫不妙手回春，病家咸感先生之盛德。先生医名在当时不仅沪上尽人皆知，且博闻江浙闽粤之间，尊之为儿科圣手。

3. 陆鸿元《徐小圃医案医论集》

小圃先生对仲景《伤寒杂病论》钻研颇深，辨证严谨，用药果敢。治病素来注重温阳扶正，推崇"扶阳抑阴"之论。对祝味菊先生善用附子为首的温阳药经验甚为服膺，虚心学习，也善于汲取西医诊疗的长处。他常于外感内伤病证中应用附子，如遇麻疹并发肺炎致心阳虚者常用麻黄、桂枝、附子宣透温阳之品而取效。对小儿肺炎，喜用小青龙汤、麻杏石甘汤加减。由于临证擅用麻黄取效，故有"徐麻黄"之称。对白喉症见面色苍白、脉细、气急者，投附子等温热药回阳救逆，温肾纳气，多化险为夷。20世纪50年代初，上海夏季流行小儿暑热证，先生创制含有附子的温下清上汤剂治疗，为儿内科医家所常用的一张有效名方。小圃先生积极从事社会学术团体活动，支持中医教育事业，且虚怀若谷，屡次认捐巨款、土地等。凡中西医同道好有所长，辄竭诚请益。且雅好古玩书画，是闻名海内外的收藏家、鉴赏家。他的书法造诣也颇高，笔力道劲，笔法俊秀。

第三节　主要著述

一、《儿科名家徐小圃学术经验集》

（一）内容提要

全书分医话、临证医案、后裔门人文章荟萃三个部分。

其中医话部分详细讲述了徐小圃儿科临证经验、心得和体会。这些经验逐一记录，共 40 条，其公开性、真实性、实用性在著作中是罕见的。其具体内容包括审因、明理、识病、辨证、立法、遣方、用药等方面，包涵了儿科各系统病及危急重症，充分体现了徐小圃重视小儿阳气，善于扶阳的辨治特色。

临证医案部分，包括麻疹、湿温、哮喘、痢疾、肺闭、泄泻、遗尿等 35 个病证，进行详细的论述，反映了徐氏辨证立法处方的特点。每个病种简要介绍徐氏理法方药的规律，其后又附分析，从理论上做了详细说明，使读者很容易明白要点。

门人后裔的文章，其中不乏大师级医家写的，如江育仁、王玉润等，能为大师之师，足见其学术自有精深处，这些文章展现了徐氏儿科特色。

（二）版本流传

本书由陆鸿元、邓嘉成编写。第一版于 1993 年 12 月由上海中医学院出版社出版发行。

（三）古今评鉴

江育仁

先生忙于诊务，没有专论著述留世，但其后嗣门人遍布海内，珍藏先生医案及深得先生之奥旨者不乏其人。这些经验是中医学遗产的一部分，其公之于世，对儿科工作者有所裨益。

二、《名医遗珍系列丛书·徐小圃医案医论集》

（一）内容提要

全书分徐小圃医案、徐小圃经验方、徐小圃医话及文章荟萃部分组成。

其中医话部分详细讲述了徐小圃儿科临证经验、心得和体会。这些经验逐一记录，共 40 条，其公开性、真实性、实用性在著作中是罕见的。其具体内容包括审因、明理、识病、辨证、立法、遣方、用药等方面，包涵了儿科各系统病及危急重症，充分体现了徐小圃重视小儿阳气，善于扶阳的辨治特色。

临证医案部分，包括麻疹、湿温、哮喘、痢疾、肺闭、泄泻、遗尿等 35 个病证，进行详细的论述，反映了徐氏辨证立法处方的特点。每个病种简介了徐氏理法方药的规律，其后又附分析，从理论上做了详细说明，使读者很容易明白要点。

门人后裔的文章，其中不乏大师级医家写的，如江育仁、王玉润等，能为大师之师，足见其学术自有精深处，这些文章展现了徐氏儿科特色。

（二）版本流传

本书由陆鸿元，徐荣娟主编。由中国中医药出版社于 2010 年出版。

第四节　学术思想

徐小圃从事儿科临床数十载，一生忙于诊务。对小儿的生理、病理和疾病诊疗独具匠心，他强调顾护小儿阳气，力主"小儿以阳气为本"的思想，以及临证善用桂、附等温阳之药，对后世儿科医家产生了较大的影响。

一、血少气弱，阳气为本

古代儿科著作《颅囟经》中提出，凡孩子三岁以下，呼为纯阳。历代医家对儿科纯阳的含义论述颇多。如唐代医家孙思邈认为"小儿始生，生气尚盛，但有微恶，则须下之，必无所损。"宋·钱乙《小儿药证直诀》曰："五脏六腑，成而未全……全而未壮。"指出了小儿在形体上脏腑娇嫩、形气未充的特点；生理功能活动虽已运转，生机虽旺，但不充盈、不完善。明代万全《育婴家秘》"小儿纯阳之气，嫌于无阴"，清代吴鞠通《温病条辨·解儿难》云"古称小儿纯阳……非盛阳之谓。小儿稚阳未充，稚阴未长者也"。当今医家朱锦善总结"纯阳"："'纯阳'说主要从小儿的生长发育旺盛，发病之后容易化热化火，以及治疗宜清凉来阐述小儿的体质特点。从中医学基本理论来看，阳是人生命活动的动力，阳气旺盛则生命活动旺盛，小儿处于生长发育阶段，故阳气偏旺才能推动生长发育。"

徐小圃从小儿机体"肉脆、血少、气弱"的特点出发，认为小儿"阴属稚阴，阳为稚阳"，而决非"阳常有余，阴常不足"的纯阳之体。所以在立论上，特别强调阳气在人体中的重要性。所谓纯阳之体是指：小儿具有脏腑娇嫩，形体未充，生机蓬勃，发育迅速等生理特点。在小儿的生长发育上，小儿对物质营养的需求相对高于成人，所谓"气血未充，而一生盛衰之基，全在幼时"。但只有在脾运健、命火盛的条件下，才能充分得到水谷之养以壮形体，得阳和之气以资温煦。正如张介宾"花萼之荣在根底，灶斧之用在柴薪"。只有脾肾阳气盛，才能满足小儿不断生长发育的需要。

在治疗小儿疾病上，尤其强调顾护小儿阳气为第一要义。他非常欣赏《素问·生气通天论》的"若天与日失其所，则折寿而不彰"的论述，赞成张介宾所提出的"阳化气，阴成形""儿通体之温者阳气也，一生之活者阳气也""热为阳，寒为阴""热能生物，得阳则生，失阳则死"的观点。并认为在生理状态下，阳气为全身的动力，在病理状态下又是抗病的主力。在治疗上，他推崇陈复正的"圣人则扶阳抑阴"的理论，主张小儿疾病必须处处顾及阳气，并且善于在明辨的基础上识别寒热。所以他在临床上善用辛温解表、扶正达邪、温培脾肾之阳，以及潜阳育阴等治则；在用药配伍中，灵活全面，尤擅于各法之间和各药之间的联系，对于温与清的结合，剂量轻重尺度等，莫不丝丝入扣，恰到好处。

二、四诊合参，辨证识病

徐小圃常常教导弟子："要想作一个小儿科医生，一定要具备几个基本功，一是看得准，二是听得清，三是问得明，四是切得细，缺一不可。"他认为：儿科古称哑科，患儿不能陈述其苦，临证全赖医者细心详查。常教导他的学生"做小儿科医生，要有眼观四处，耳听八方的本领，但还只做到了一半；还有更重要的，是要有'幼吾幼，以及人之幼'的一颗赤子之心。"徐小圃在给患儿就诊过程中和别的医生不同之处在于不是坐着诊病而是站立出诊。徐氏认为小儿不能与医生合作，坐在诊椅子上难以精确诊断。

（一）望诊

徐氏对《幼科铁镜》所言的小儿望诊应"望面色，审苗窍"的经验，有着很深的体会。如气色光泽，五色明显的多是新病，证多轻而易治；气色沉暗，五色晦浊的是久病，证多重而难疗。临证时不仅观察舌苔，且极注意唇舌的润燥。舌润则津未伤，多为寒证；舌燥则津已伤，多为热证。对鼻塞、气急、张口呼吸之见舌少津液者，结合面色、舌苔、二便以及脉象来辨别寒热真假。如证见患儿鼻塞、气急、张口呼吸，但凡面色如常、舌不红绛、无烦渴者，不论季节，麻黄、桂枝在所不忌。在泄泻病中，常通过舌苔的润燥来判断伤阴还是伤阳。伤阴当见舌光色绛，甚至口舌糜烂。伤阳舌苔虽净而不干或燥而质润，且多小便清长，口干而不多饮。此外，徐氏对病儿的形体、神志、眼神、肌肤、眼泪等方面非常注意，如发热者，必查其四肢的温凉和肌肤的润燥，以辨别疾病的寒热、虚实。而对发热、咳嗽者，必视其呼吸，及啼哭时有无眼泪。如若无泪者，属于肺气郁闭。因肺气不宣，清窍已闭所致，宜于宣肺药中加石菖蒲等辛香开窍之品，方能事半功倍。徐氏通过长期临床观察，遇恶心、呕吐日久者，必查其眼神，根据患者目光迟钝及拭目摇头、面色青灰、呕吐等表现，结合脉象濡软无力之征象，即可做出慢脾风（结核性脑膜炎）诊断。对于麻疹的出透与否，不以全身四肢密布为凭，而以鼻准有无为标志。若鼻准已有三五粒，全身稀疏不多者，即表示痧子已透达向外，无需再用透发。

（二）闻诊

借助咳声的抑扬、清浊，来辨证识病。如对于因母乳脚气病（多由于维生素 B_1 缺乏）导致婴儿乳中毒症，因其多具有面青、色黄、神倦、目慢、吐乳等表现，常与慢脾相混淆，除根据其有无征象外，还注意到婴儿啼声不扬及对乳母做膝腱反射检查，来加以确诊。又如对于肺气闭郁一证，除根据前述，啼哭时有无眼泪作为诊断指标之外，并结合咳声扬否，呼声促否，来帮助诊断。在用药之后，一旦咳声爽利，呼吸声和缓，及啼哭时有眼泪，即表示为肺气已宣。再如对于白喉一病，常常仅据犬吠样咳声即可以确诊。

（三）问诊

小儿不能自诉病情，凡寒热、头身、饮食、二便、睡眠，以及病史、发病经过等情况，必须询问其家长。徐小圃认为问诊不可以嫌烦，一定要问得认真仔细，例如咳嗽日久者，必问咳时是否有连声不断、面红泪出、咳尾有特殊的吼声等顿咳的特征。夏季高热者，当问有否渴饮、多尿等暑热证的征象。下痢者须问有否不食、呕恶，以判断是不是噤口痢。

（四）切诊

徐氏反对"因小儿气血未充，故无可切脉诊断"的说法。重视切脉，尤其强调望与切的结合。并认为单凭脉诊是无以全面认识疾病的，必须脉证合参。还指出任何一种检查不免会引起患儿惊恐、挣扎，这样会扰乱气息，影响脉诊的精确性，所以诊察小儿，必须先切脉，并且尽可能在小儿安静状态下进行。

三、温阳扶正，挽起沉疴

（一）辛温解表治小儿外感病

对于小儿外感病，一般认为，热证多于寒证，纵有寒证亦多属寒包火邪，故主张以辛凉解表。然徐氏对此持有异议，指出小儿外感以风寒居多，即使湿温、麻疹、肺炎、乳蛾等热性病，初期及病中亦不乏肺经风寒证，因而治疗这类疾病，每必遵循仲景辛温解表之法。他认为小儿脏腑娇嫩，形体未充，血少气弱，属于稚阴稚阳之体。外邪伤人，正气必虚，而正气不足又每导致邪气稽留不退；另外，治疗失当如肆用寒凉，妄加消导或失治误治也易伤及正气。外邪入侵人体的过程也是人体阳气被一点点损耗的过程。因而治疗小儿外感，宜以维护正气、顾及阳气为第一要旨。多采用扶正达邪，益阳解表法，如碰到阳虚气弱的小儿常在解表药中加入附子等温阳之品。

如治一患儿发热 3 日，有汗不解、咳呛痰多、夜寐不安、舌白、脉浮滑，风邪客肺，肺气不宣，宜以疏风，肺气不闭则佳。处方：川桂枝 3g，竹节白附 3g，白杏仁 12g，白芥子 1.5g，黄郁金 9g，制南星 1.5g，姜半夏 9g，橘红 1.5g，茯苓 12g，远志 3g，活磁石 30g（先煎），钩藤 9g（后下），生姜汁 10 滴（冲）。认为本案因发热有汗、无喘，故用桂枝解肌退热，而舍麻黄；因咳呛痰多，而以竹节白附、白杏仁、白芥子、天南星、生姜汁诸品辛开豁痰，使邪从肺出，不致邪恋肺闭；夜寐不安，配以朱茯苓、磁石、钩藤镇静安神。徐氏凡遇湿痰内阻，顽固不化，而见咳呛不畅者，则在宣解剂中加白附子，以涤除顽痰，共奏祛风寒、逐痰湿之功。

（二）温培脾肾法的应用

前贤有先天之本在肾、后天之本在脾之说，突出地概括了脾肾与人体生长盛衰的关系。明代万全认为"大抵小儿脾常不足……肾主虚，亦不足也"，是小儿脏腑特点之一。实践证明，小儿不论外感、内伤，常易累及脾肾阳气。徐小圃正是根据前人的经验，结合自身认识强调温培脾肾法在儿科疾病治疗中的重要性，指出小儿机体是在不断地生长发育的，对物质营养的需求相对地高于成人。所谓小儿气血未充，而一生盛衰之基全在幼时。故只有在脾健运、命火盛的条件下，才能充分地得水谷之养以壮形体，得阳和之气以资温煦脾肾。阳气盛，则元气生生不息。既符合了不断生长发育的需要，又能达到"正气存内，邪不可干"的祛病御邪的作用。祛病后尤当顾及脾肾之阳，勿使受损则疾病易于痊愈。他又指出小儿脾胃弱，乳食易伤，藩篱疏，得病后又易于传变。认为脾病每易传肾，导致脾肾受伤，反之命火衰微不能温养脾土，亦可导致脾虚不能健运。故治疗上，常需脾肾兼顾。起病即见明显的脾肾阳虚证者，故不必言。证见肾虚，虽无明显的脾虚证候，亦当于补肾药中酌加健脾之品，以资运化。反之，证见脾虚，延久不痊愈者，虽无明显的阳虚证候，亦当稍增添柴薪，则灶釜沸腾，收效益宏。

曾治一患儿，纳呆、形瘦半月余，大便溏泄，舌白脉濡。治以温培脾肾之剂，药用炒党参、炒白术、茯苓、淮山药、陈皮、煨益智、破故纸、附片、甘草、砂仁。认为此例纯为脾虚见证，徐氏以其证已延久认定是命火不足，脾土失于温养，故于健脾益气、醒胃药中加益智仁、破故纸之温肾，附子以扶阳。药后纳佳、便调，乃嘱其慎加饮食调养。

（三）潜阳益阴法的应用

《素问·六微旨大论》主为"亢则害，承乃制，制则生化"，张介宾《类经·阴阳论》也说"阳不独立，必得阴而后成。阴不自长，必得阳而后行"。以上论述均指出了，水火阴阳制约生化的规律。徐小圃在实践中，观察到儿科疾病因热灼真阴，阴阳制化失常，形成肾水不足、心火独旺，而见烦渴、不寐等证者不少。但由于禀赋不足，久病伤正，导致阴阳两虚者，亦不少见。当其虚阳浮越之际，同样可出现烦躁、不寐者。他指出二者的病机不同，治法也当有异。前者宜宗《素问·至真要大论》"热淫于内，治疗以咸寒，佐以甘苦"之旨，以仲景黄连阿胶汤（陈阿胶、生白芍、黄连、鸡子黄、黄芩）化裁。后者阴虚证外，必兼具肢冷、脉软、溺长、泄泻等症状，但见一二证，便当从"孤阳不生、独阴不长"之理。结合张介宾"有形之火，不可纵。无形之火，不可残"的精神，于黄连阿胶汤中，以人参附子温阳，磁石、龙骨、牡蛎等重镇潜阳，以泻有余之邪火，而补不足之阴阳，使水火阴阳制约，生化复其常态。

如治一患儿，头目眩晕，又兼盗汗经久形瘦胃呆，舌苔薄白，脉息虚软。证属气虚阳浮，阴血亏虚，治以潜阳育阴，药用黄附片、生牡蛎、活磁石、生龙齿、陈阿胶、麻黄根、酸枣仁、朱茯苓、潼沙苑、陈蒲葵、炒白术、料豆衣、红枣、鸡子黄。投剂后眩晕盗汗均减，再予原法续治。

（四）清上温下法的应用

夏季热一证，常见于盛夏乳幼儿。其特点有长期身热，热势朝甚暮衰，汗闭或少汗，兼有神倦而烦躁不宁、手足不温、口渴、多饮、小便清长等症。病势缠绵，形体瘦弱，往往迁延至秋凉后方能痊愈。

徐小圃认为，此证之渴饮、多溺，不同于古之消渴，其病机主要是邪热淫于上、元阳虚于下，因名之为上盛下虚证，而创清上温下法，药用黄连、莲子心清心，石膏泄热；附子温元阳；佐磁石、龙齿等镇浮阳；菟丝子、覆盆子、桑螵蛸、缩泉丸（山药、益智仁、乌药）等固肾，涩小便；天花粉等止渴生津。无汗少汗者，加香薷，发汗祛暑；暑热邪气夹湿者，加藿香、佩兰芳香化浊；烦躁甚者，加莲子心，清心除烦；泄泻者，加葛根升提；真阴不足，舌光不寐者，合阿胶、鸡子黄益阴。

除内服汤剂外，另加蚕茧、红枣煎水代茶，无汗，可加淡豆豉同煮。

第五节　临证经验

一、疳证

疳证多因饮食不节、喂养不当或药物误投、病后失调等损伤脾胃，运化失职，脏腑失养，气液干涸而形成。本证多见于3岁以下的婴幼儿。临床以不同程度的形体干枯羸瘦、气血不荣、头发稀疏、精神疲惫、腹部胀大、青筋暴露，或者腹凹如舟、饮食异常等为其特征，也即"疳者干也"和"疳者甘也"之义。

此证古今多有发挥，"诸疳皆肠胃病"。徐小圃认为，疳证治疗处处以顾护脾胃为本，重在调脾和胃，以助受纳和运化，培后天以养先天。因脾弱胃强水谷精微化生无源，不能濡养脏腑肌肉、四肢百骸，导致形体日趋羸瘦、气血虚衰、营养不良、体质益虚、诸脏皆损，故药用炒白术、黄芪、黑枣、茯苓健强脾气；活磁石、生龙齿、合欢花、夜交藤、胡黄连以除烦躁，炙鸡内金、炙干蟾、炙五谷虫消食导滞，使生化有源。如嗜食善饥，乃胃强脾弱之证，选加川石斛、胡黄连、五谷虫等清胃消疳；有虫积者，先予驱虫。药如使君子肉、芦荟等；腹大露筋者，加干蟾蜍、三棱、莪术等消疳破气；阴津亏损见口干舌光者，加熟地、石斛、乌梅等养阴生津。

曾治一患儿，断乳之后，胃强脾弱，知饥嗜食，烦躁善啼，腹膨露筋，形体瘦削，色悴无华，大便完谷，舌苔薄，脉数。由于乳食不节，喂养不当，营养失调，尤其是断乳之后，脾胃虚损，运化失宜，吸收功能长期障碍，脏腑失养，气液干涸所致。病机为脾弱胃强。本案症见知饥嗜食，心烦善啼，说明脾胃受损，致使诸脏失养，因而各种证候随之发生。正如宋代《小儿卫生总微论方》提出"脾胃虚弱，津液内耗，皆能成疳"。治以健脾和胃，消食导滞，药用炒白术 12g，胡黄连 2g，活磁石（先煎）30g，生龙齿（先煎）30 克，黄芪 12g，茯苓 12g，合欢皮 6g，夜交藤 15g，炙鸡内金 12g，炙干蟾 9g，炙五谷虫 9g，乌梅炭 1.5g，黑枣 4 枚。

二、水肿

水肿是指体内水液潴留，泛溢肌肤，引起面目、四肢，甚至全身浮肿的一种病症。好发于 2～7 岁小儿，据其临床表现可分为阳水、阴水两大类。其病因病机是风邪外袭，阻于肌表，肺气不宣，风水相搏，通调失职，风遏水阻，致使水溢肌肤，发为水肿。其内因主要是肺、脾、肾三脏功能失常。肺主通调水道，为水之上源；脾主运化水湿，肾主水液排泄，并与三焦、膀胱等脏腑配合共同完成水液的气化和排泄。故肺、脾、肾三脏功能失常而发水肿。

徐小圃认为小儿水肿阳水辨证属风湿相搏者为多，治疗上每以上下表里分消治法，方用麻黄汤（麻黄、桂枝、杏仁、甘草）合五皮饮（生姜皮、桑白皮、陈皮、大腹皮、茯苓皮）等化裁。兼内热者，加川连、石膏清火泻热。而阴水辨证以脾肾阳虚者居多，治疗上每投以温阳利水之剂，方用真武汤（附子、茯苓、芍药、生姜、白术）为主，并选加肉桂、胡芦巴、仙灵脾等助阳化湿之品。若久泻伤脾，脾肾亏虚致水肿者，则予真武汤合七味白术散（人参、茯苓、炒白术、甘草、藿香叶、木香、葛根）温培脾肾而化水湿。

徐氏曾治一患儿，因风湿相搏，水邪泛滥，遍体浮肿，咳呛痰鸣，气急，便黏溺少，舌无苔，不渴，脉濡数。由于患儿遍体浮肿，咳呛难鸣，说明肺、脾、肾三脏功能失调；气急、咳呛，说明病情已发生变化，有水气上凌心、肺之虞；便黏、溺少、舌无苔、不渴、脉濡数，表明水湿之邪困脾碍胃，胃气衰竭。浊邪壅塞三焦，气机升降失常；水毒内闭则可见尿少、尿闭、头晕、恶心、呕吐，甚至昏迷等危候。故予辛开淡渗，恐其滋变。处方：川桂木 9g，生麻黄 2g，葶苈子 9g，带皮苓 12g，橘皮核各 1.5g，大腹皮 12g，五加皮 9g，姜皮 1.5g，冬瓜皮 9g，安桂 2g，陈葫芦 9g。其中桂、附通阳化气，生麻黄宣肺平喘，葶苈子泻肺利水，茯苓皮利水渗湿，兼以补脾助运化，生姜皮辛散水饮，桑白皮肃降肺气，以通调水道，大腹皮行水气、消胀满，陈橘皮和胃气、化湿浊。五药相合，共奏理气健脾、利湿消肿之效。

三、咳嗽

徐小圃对小儿咳嗽因外感者治疗主张以开肺化痰为首务，切忌过早使用肃肺止咳及寒凉收涩之品，恐邪不外出，闭门留寇。风寒咳嗽每用三拗汤、小青龙汤化裁，散寒宣肺，并酌加紫苏子、白芥子、半夏、橘红、南星、竹节白附子、生姜汁等辛开豁痰药。风热咳嗽每用麻杏石甘汤化裁，清宣肺胃，并酌加浙贝母、紫菀、天竺黄、冬瓜子、瓜蒌仁等清化痰热药。

至于小儿内伤咳嗽，徐氏认为多由咳嗽反复发作所致。治疗多从肺脾二脏着手。脾虚者予以平胃散（陈皮、厚朴、苍术、甘草）、二陈汤（陈皮、甘草、半夏、茯苓）四君子汤（人参、茯苓、白术、甘草）化裁，以健脾燥湿化痰。痰热者予以泻白散（桑白皮、地骨皮、甘草）清肺化痰。兼肺阴不足者加沙参、石斛养阴生津。

徐氏曾治一患儿，热3日，已解，呛咳痰多，舌白，脉滑。乃风邪恋肺，肺气失宣所致。治以三拗汤为主宣肺达邪。方药如下：蜜炙麻黄4.5g，杏仁9g，姜半夏9g，陈皮4.5g，炙紫菀9g，白芥子4.5g，制南星4.5g，生姜汁10滴（冲），3剂而效。

四、暑热证

暑热证，因其见于盛夏暑季，故又称"夏季热"。因小儿稚阴稚阳，脏腑娇嫩，调节机能未臻完善，或病后体虚不足，入夏以后，不耐炎热酷暑的熏蒸，感受暑热之邪，耗伤津液而患本病。其特点有长期身热、热势朝甚暮衰，汗闭或少汗、神倦而烦躁不宁、两足不温、口渴、多饮、小便清长等症。病势缠绵，形体瘦弱，往往迁延至秋凉后方能痊愈。

徐氏认为，该病病机乃元阳虚于下，邪热淫于上，形成上盛下虚之症。徐氏乃该病最早的发现者之一，对该病的治疗有着独到的经验，治以清上温下法，并创立新方清上温下方（详见方药创见部分）。

徐小圃曾治一患儿，男，3岁。壮热无汗，半月于兹。口渴引饮，小溲清长，烦躁不安，便泻足冷。舌苔白，脉濡数。病属上盛下虚，治以清上温下。处方：黄厚附片9g（先煎），小川连2g，香薷6g，葛根9g，天花粉9g，活磁石30g（先煎），菟丝子9g，覆盆子9g，煨益智仁9g，破故纸6g，桑螵蛸9g，3剂。发热无汗，便泻，故于清上温下法中加香薷发汗祛暑，葛根升提止泻。另用蚕茧、红枣各10枚，淡豆豉9g，煎汤代茶。

又治一患儿，女，2岁。身热已二候，头额汗微，口渴引饮，小溲清长，神倦且烦躁。舌苔腻，脉濡数。病属上盛下虚，治以清上温下。因本例有神倦、苔腻等暑邪夹湿之症，故佐以芳化。处方：黄附片9g（先煎），小川连2g，活磁石30g（先煎），鲜藿香、佩兰各9g，天花粉9g，菟丝子9g，覆盆子9g，桑螵蛸9g，缩泉丸9g（包煎）。3剂。另用蚕茧、红枣各10枚，煎汤代茶。

另治一患儿，男，3岁。身热匝月，微汗起伏，口渴狂饮，小溲清长，烦躁啮指，彻夜不寐，舌光，脉软数。因病已延一月而见舌光脉软，是属气阴两伤，上盛下虚之证，治拟清上温下与育阴潜阳并进。处方：黄厚附片9g（先煎），小川连2g，活磁石30g（先煎），青龙齿30g（先煎），天花粉9g，菟丝子9g，覆盆子9g，桑螵蛸9g，莲子心2g，阿胶珠9g，鸡子黄1枚（打冲），3剂。另用蚕茧、红枣各10枚，煎汤代茶。

此患儿之家属极细心，详细记录患儿每日小便次数，最多的一天，一昼夜竟达200余次。复诊时诉患儿原来日夜饮水5瓶（5磅保温瓶），烦躁无片刻宁时，服药2剂后，饮水减为3瓶，小便减为90余次，能入寐15分钟左右；3剂后已能安睡，饮水减为1瓶半，小便约20余次。前后3诊，服药10剂而安。

五、不寐

不寐指小儿经常寐后易醒，或难以成眠，甚至彻夜不寐的病症。导致小儿不寐的原因，一般认为是脾虚、伤食、心胆虚、心肾虚，以及夏季热等热病后期所致。徐小圃所治疗患儿多为病后气虚于下，阳不潜藏，阳浮于上，导致虚烦不寐。此类患儿，徐氏临证大多采用温下潜阳之法，药用附片配磁石、龙骨、石决明、紫贝齿等重镇安神之药。并选加养心安神药如枣仁、茯神、夜交藤、合欢皮等。心火热、烦躁者，酌加川连以清心火；兼阴血不足者，加阿胶鸡子黄养血育阴。

曾治一患儿，卤门凹陷，夜寐不沉，舌白润，脉缓。乃气虚于下，阳不潜藏，治以温潜，以善其后。处方：黄附片（先煎）4.5g，小川连1.5g，活磁石（先煎）15g，青龙齿（先煎）30g，朱茯苓12g，酸枣仁12g，夜交藤12g，石决明（先煎）30g，紫贝齿（先煎）30g，北秫米（包）9g，橘皮4.5g。

又治一小孩，不能安寐，寐则有汗，色白无华，舌少苔，脉虚软。此患儿属久病气虚阳浮，不能安寐，阴虚火热而见舌少苔，寐则有汗。导致阳不固阴，阴不敛阳。病机乃气阴两虚，气虚则阳浮，不得潜藏；阴血亏虚，则无以养心，导致不寐。徐氏除了运用上述的温肾潜阳法，还配合黄连阿胶鸡子黄汤，育阴养心，泻南补北，根据孤阳不生、独阴不长的理论，治以潜阳育阴，以育阴潜阳与温肾潜阳同用，这是对祝味菊温潜法的补充。处方：黄附片（先煎）9g，陈阿胶（烊冲）9g，小川连2.1g，活磁石（先煎）30g，生龙齿（先煎）30g，生牡蛎（先煎）30g，朱茯神12g，石决明（先煎）60g，酸枣仁15g，浮小麦12g，糯稻根12g，白蒺藜12g，油当归12g，鸡子黄（打冲）1枚。

六、湿温

湿温是外感湿温病邪所致的一种热性病，多发于夏秋季节。以发热持续，头重体楚，胸闷，纳呆，泛恶，舌苔腻为主症。

徐小圃治疗湿温，重在辨证而施治。湿重于热者，用藿朴夏苓汤（藿香、姜半夏、厚朴、赤茯苓、猪苓、泽泻、淡豆豉、薏苡仁、白蔻仁、杏仁）、三仁汤（杏仁、白蔻仁、薏苡仁、飞滑石、白通草、半夏、竹叶、厚朴）为主，芳化宣透。初起夹表证者，常加羌活发表胜湿。热重于湿者，用连朴饮（厚朴、黄连、半夏、石菖蒲、栀子、豆豉、芦根）为主清化湿热。如湿浊上蒙清窍者，用郁金、石菖蒲、苏合香丸之类开窍化浊；内风蠢动者，用天麻、蝎尾、玳瑁等平肝息风。

小儿湿温较之成人尤多变证。由于病程长，病势重，最易伤津耗液，在小儿则损及气阳者亦复不少，在后期往往出现阳气欲脱的征象，如神昏、瞳散、肢冷、脉微、汗出如油等阳虚欲脱之症。在这种情形下，徐氏认为在祛邪的同时要顾护小儿阳气。临证时凡见有面㿠神倦、多汗、肢冷、口不渴、便溏、溺清等症，但见其中一、二症，即为阳气虚衰的表现及征兆，就应不失时机地投以助阳之剂。处方常取附子、肉桂或桂枝扶正祛邪，助阳温解；磁石、龙齿镇潜浮阳。

至于白㾦的出现，徐氏认为主要由于出汗之故，往往出一身汗即发一身㾦，汗愈多则愈密。白㾦层出不穷，提示了汗泄太过，阳气耗伤，客邪反不易外达之征。治应据肢冷、神倦、脉软、舌润等阳虚之象，及时用附子以扶持阳气为主。湿盛者合芳香化浊，燥湿理脾；兼见阴虚者予阴阳两顾；心火旺盛，烦躁不宁者，可与黄连同用；正虚邪恋，低热稽留者，则取银柴胡、青蒿等为配伍。

曾治一患儿，女，10 岁。湿温半月，身热有汗起伏，白㾦层出不穷，神倦且躁，四肢清冷、泛恶便溏，渴不多饮。舌薄润，脉软数。此乃湿温后期津液耗伤导致气阳不足，且余邪留恋，恐转为慢惊，治拟温化。症见神倦且躁，四肢清冷乃附子应用指征。故方以附子为君，辅以桂枝、白芍、银柴胡、青蒿温阳化湿，和营退热。处方：黄厚附片 9g（先煎），活磁石 30g（先煎），川桂枝 2.5g，杭白芍 5g，银柴胡 3g，青蒿 9g，朱茯神 9g，仙半夏 9g，橘皮 5g，3 剂。此案复诊 2 次，始终以附子扶阳为主，加减出入而愈。

七、感冒

徐小圃认为小儿伤风以风寒居多，治疗应以辛温解表为主。临证常化裁运用桂枝汤、麻黄汤等方，羌活、苏叶等辛温解表药亦属常用之品。羌活与桂枝的搭配也是徐氏所独创，由麻黄汤演变而来。凡风寒实证，症见发热恶寒，头痛体楚，而无咳喘者，去麻黄而用羌活，羌活与桂枝配伍解肌发表退热；如气阳不足感受风邪，每以桂枝汤配附子温阳合营。若兼见神志不宁，惊惕烦扰，手足拘挛之夹惊证，则加用磁石、龙齿、钩藤、天麻、僵蚕等以安息镇惊，平肝息风。遇到感冒加积时，也常常选用消食化积之品如焦三仙。

曾治一患儿，感受流行时邪，发热 5 日，无汗不解，头痛神倦，咳呛不甚，不多饮，脉浮数。系风寒束表，治以发汗解表，宣肺化痰。处方：川桂枝 4.5g，川羌活 9g，蔓荆子 9g，姜半夏 9g，橘红 4.5g，白杏仁 12g，炙僵蚕 9g，紫菀 4.5g，广郁金 9g，炙鸡内金 12g，生姜 6g。方以桂枝合羌活发表退热，桂枝与羌活同用乃徐氏所独创，治疗风寒侵及太阳经所致的发热恶寒、头痛体楚、有相辅相成之效；蔓荆子清头目；炙僵蚕祛风痰；姜半夏、橘红、白杏仁、紫菀、广郁金，共宣肺化痰止咳。

八、小儿泄泻

徐小圃治疗小儿泄泻善用古方化裁。治脾虚泄泻，每以钱乙白术散（人参、白茯苓、白术、藿香、木香、甘草、葛根，又名七味白术散）为主方。中寒加炮姜，阳虚加附子，因脾及肾加四神丸。对舌干口渴一证，必明辨阴阳，指出伤阴者唇多干红，舌必光绛，甚则起糜；伤阳则必兼面㿠、脉软、溺清等症。如湿热泻，其主症泻泄如注、大便次数多、发热、苔黄腻、脉数，治疗用葛根芩连汤为主，以清热祛湿。每加车前子、赤茯苓利小便、实大便；藿香、扁豆花祛暑化湿。又如伤食泻，治疗用保和丸（山楂、六神曲、半夏、茯苓、陈皮、连翘、莱菔子、麦芽）为主，消食导滞。

曾治一患儿，症见肌热起伏，四肢清冷，渴饮溺长，寐则露睛，舌光起糜，脉虚浮。因便泻经久，导致气阴两伤，久则恐成慢脾。治以七味白术散加减，以健脾温阳，涩肠止泻。处方：黄厚附片9g（先煎），炒白术12g，党参9g，茯苓12g，水炙甘草3g，藿梗12g，木香6g，干葛2g，煨诃子6g，煨肉果6g，煨益智12g，破故纸12g。

又治一患儿，男，2岁。泄泻六日不止，神倦肢清，啼泣泪少，纳呆，舌干口渴，舌糙，脉息濡软。此案虽见舌干口渴，以其神倦肢冷，脉来濡软，故诊断为脾肾两虚，治宜健脾温下。处方：炒党参9g，焦白术9g，干葛根5g，藿梗3g，木香2g，甘草2g，茯苓9g，黄厚附片9g（先煎），乌梅炭5g，料豆衣9g。复诊诸症均除，舌亦转润。

九、哮喘

徐小圃所治的小儿哮喘病例，以寒喘或寒喘兼阳虚者居多。对于寒证哮喘，每以小青龙汤（麻黄、桂枝、白及、赤芍、干姜、半夏、五味子、甘草、细辛）化裁，无发热者，一般不用桂枝、白芍，痰多者合三子养亲汤（苏子、白芥子、莱菔子）等以降气化痰。对于寒喘兼阳虚者，症见面色㿠白、汗多肢冷、张口抬肩、端坐呼吸、动辄喘甚、小便清长等，则于治喘方中加入附子、黑锡丹等温肾扶阳，纳气平喘。徐小圃应用附子时，若下元虚寒者，则必配伍磁石、龙齿，可制约附子走而不守之性并中和其刚燥之性，使其偏于温下益阳。

曾治一患儿，素有哮喘，因感冒后出现，咳呛阵作，痰多气急，动则自汗，舌白，脉濡浮数。证属因风邪客肺，肺失宣降，痰涎阻滞气道而发哮喘。治以小青龙合三子养亲汤宣肺化痰，降气平喘。处方：炙细辛3g，五味子3g，干姜4.5g，川桂枝4.5g，白芍9g，白杏仁12g，白芥子4.5g，炙苏子9g，葶苈子3g（包），皂荚子9g，鹅卵石3g，炙百部9g。

十、汗证

徐小圃认为，小儿汗证患儿素禀不足，阳气虚弱，临证以表卫不固者居多。此外，还有营卫失调、脾胃积热、气阴两虚等因素，故不宜拘囿"阳虚则自汗，阴虚则盗汗"

之说，贵在脉症相参，掌握辨证要领。对于气阳虚弱，症见面色　白、肢冷、溺清、脉软者，徐氏每以附子温阳扶正为主，并选用龙骨、牡蛎、麻黄根、浮小麦、糯稻根、碧桃干、陈蒲葵收敛止汗之品。对于表卫不固，症见汗出较多或伴恶风发热者，先生每取黄芪益气固表，桂枝、白芍调和营卫。阴虚者，则用牡蛎、熟地黄、料豆衣、酸枣仁等。至于牡蛎一药，性味咸、涩、微寒。功能：敛阴潜阳，止汗涩精。明代李时珍《本草纲目》曾谓：牡蛎"补阴则生捣用，煅过则成灰，不能补阴"。徐氏在汗证方中常取牡蛎生用，剂量多达 30～60g，不仅取其敛汗，更重其有补阴作用。

曾治一患儿，平日动则出汗，寐则盗汗，极易感冒，呛咳痰多，小便清长，舌苔白，脉软。辨证属气阳不足，治以温潜固卫为主。处方：川桂枝 3g，生白芍 4.5g，黄芪皮 12g，黄附子 12g，活磁石 9g（先煎），生牡蛎 30g（先煎），麻黄根 4.5g，浮小麦 12g，糯稻根 12g，陈蒲葵 30g，姜半夏 9g，陈皮 4.5g。

总之，徐小圃治疗小儿疾患，除充分运用了四诊八纲辨证法则外，还特别掌握了小儿生理、病理、病因和病机上的特点，对正邪消长在疾病转机上的作用，有着深切的体会，大胆果敢地使用温药和其他药物。在他的治疗经验中充分体现了中医学同病异治，异病同治的精神。其在临床实践中所应用的方法是非常全面的，对各家学说均能不拘成见，融会贯通。

十一、惊风

惊风即惊厥，临床以抽搐和意识不清为特征，多见于 4 岁以内儿童。惊风有急惊和慢惊之分。

徐小圃当时治疗的患儿多属慢惊风、慢脾风一类的重危病例。每由急惊风、吐利、伤寒等病转变而来。徐小圃认为古代所指的慢脾风范围较广，现代医学的结核性脑膜炎是典型的慢脾风。治疗方面，依据辨证而施治如痉厥兼气阳不足者，予息风镇痉中参用温肾潜阳之法；肺气闭塞与慢惊风同病者，合宣肺开闭，温肾回阳，潜阳息风于一方；慢脾风同气阳下虚者，寓平肝息风于温肾扶阳之中，标本兼顾。在用药上，常选附子、肉桂温脾散寒，回阳救逆；磁石、龙齿、天麻、钩藤、制僵蚕、蝎尾、玳瑁等平肝潜阳，息风解痉；远志、南星、姜汁辛开化痰；半夏、橘皮降逆和胃；桂枝、白芍调和营卫；石菖蒲开窍；仙灵脾、巴戟天温肾。

如计幼案，身热有汗不解，咳呛痰鸣气急，痉厥频作，舌白，脉濡浮数。治以宣息，以冀奏效。处方：川桂枝 3g，生白芍 6g，黄附片 6g（先煎），明天麻 9g，制僵蚕 9g，姜半夏 9g，橘皮 4.5g，紫菀 4.5g，远志 4.5g，活磁石 30g（先煎），生龙齿 30g（先煎），蝎尾 2 支，干菖蒲 4.5g，炙细辛 2.4g。

十二、遗尿

遗尿俗称尿床，系指 5 周岁以上的小儿长期在睡眠中不自觉地遗尿床上，醒后方觉的一种疾病。

徐小圃认为本病患儿每见面色无华、畏寒、肢冷、尿清、舌润、脉冷等肾阳不足之证。其原因多由先天禀赋不足，或病后虚弱，以至肾气不摄，下元虚冷，不能制约水道。徐小圃治疗遗尿以温补下元为主，方取《证治准绳》固脬丸和《本草衍义》桑螵蛸散化裁。常选用附子、菟丝子、桑螵蛸、龙骨、覆盆子、益智仁、沙苑子、白莲须等，其中对附子一药尤为常用，用量常在9g以上，并配龙齿、牡蛎等镇潜之品，使其功专温下。先生遣方投药注重辨证应用。如刘幼案，除用温补下元法外，方中并用桂枝、白芍，因患儿虚热初除，用以调和营卫。又如张幼案，因兼见舌光、唇肿、口臭、脉数等阴虚热炽之证，故在处方中加入金石斛、蛤粉、花粉、乌梅等，寓清滋于温补之中。所附两案，体现了两种不同的治法。

如治张幼案，病后气阳下虚，温度低降，遗溺，大便不化，舌光，唇肿，口臭，脉软数。治以温下。处方：黄附片9g（先煎），原金斛9g，花龙骨30g（先煎），蛤粉12g（包煎），花粉12g，料豆衣9g，桑螵蛸12g，菟丝子12g，覆盆子12g，沙苑子9g，白莲须8g，乌梅肉3g。

十三、乳蛾

乳蛾又名喉蛾，为小儿时期常见病之一。发病部位在咽部两侧扁桃体，发于一侧者名单蛾，发于两侧者名双蛾。

徐小圃治疗本病以辛凉疏散，清热利咽为法。常以豆豉、荆芥、薄荷、蝉蜕、天虫、山栀等疏风清热；牛蒡、桔梗、马勃、射干等利咽解毒；杏仁、象贝、郁金等化痰开肺；磁石、龙齿、钩藤等平肝息风。

乳蛾也有迭进辛凉清解而未能奏效者，每因寒湿交阻所致。徐小圃据其舌苔白腻、不引饮、四肢不温等症，兼投温化湿浊之法。以桂枝、羌活祛风胜湿；厚朴、茅术等燥湿和中；玉枢丹辟秽化浊。阳虚湿盛或气阳下虚者，每加附片温阳扶正，俾阳气一振，湿浊易除，亦有"益火之源，以消阴翳"之意。

如治朱幼案，壮热昨起，乳蛾肿腐，因痰而咳，小溲热赤，舌白不多饮，脉浮数。先以辛凉表散。处方：淡豆豉9g，牛蒡子9g，薄荷3g（后下），炒天虫9g，玉桔梗4.5g，白杏仁9g，象贝母9g，活磁石30g（先煎），射干4.5g，轻马勃2.4g（包煎）。

十四、黄疸

黄疸亦称黄病，是以目黄、皮肤发黄以及小便黄为主要特征的疾患。徐小圃对于此证，常用费伯雄《医醇賸义》和中茵陈汤。此方原用于治疗谷疸，由当归、茯苓、白术、陈皮、厚朴、木香、砂仁、茅术、山栀、茵陈、萆薢、车前、生熟谷芽、生熟苡仁等十四味药组成。据陈复正《幼幼集成·黄疸证治》谓："湿热发黄者少，脾虚发黄者多，盖脾土强者，足以捍御湿热，必不生黄，惟其脾虚不运，所以湿热乘之。"指出了小儿黄疸的病本在于脾虚，因脾司运化为四运之轴，湿热则是病标。方用和中茵陈汤加减治黄疸，正切合陈氏之论，是以治本为重点，兼能顾标。

曾治一儿，寒湿阴黄，温度低降，面浮肢肿，多汗溺清，苔薄白，脉迟，当以温化。处方：西茵陈 9g，黄厚附片 9g（先煎），干姜 4.5g，川朴 2.4g，茅术 9g，炒白术 9g，当归 6g，砂仁 6g（后下）、木香 2.1g，赤苓 12g，车前子 12g（包煎），草薢 12g，生熟谷芽各 15g，生熟苡仁各 15g。

十五、鼻衄

小儿鼻衄的原因，一般有肺热壅盛，胃火上攻，肝火上逆，阴虚肺燥，虚火炎上等方面。其中尤以肝火亢盛，逼血上溢，骤犯肺窍，损伤络脉者为多。

徐小圃治疗小儿鼻衄每从《医醇賸义》豢龙汤加减化裁。该方功能清肝降火，滋阴益肺，凉血止血。主治肝火蕴结，骤犯肺窍，火性炎上，逼血上行之鼻衄。

曾治罗幼案，鼻衄屡见，大便溏薄，苔薄白，脉弦。肝火上犯肺窍，脾运不强，当以两顾。处方：黑荆芥 6g，薄荷炭 2.4g，活磁石 30g（先煎），生牡蛎 30g（先煎），炒白术 12g，料豆衣 12g，茜根炭 9g，藕节 15g，枳子 9g，葛花 9g。

第六节　方药创见

一、清上温下方

1. 原方与主治

附子 9g（先煎），黄连 2g，香薷 9g，葛根 9g，天花粉 9g，活磁石 30g（先煎），生龙齿 30g（先煎），菟丝子 9g，覆盆子 9g，破故纸 9g，蛤粉 12g（包），白莲须 9g，桑螵蛸 9g，缩泉丸 9g（包煎）。此外，每以蚕茧、红枣煎汤代茶，无汗可加淡豆豉同煎以助中气。主治暑热证（夏季热）。

2. 古今发挥

暑热证易见于盛夏乳幼儿，患儿特点有长期身热、热势朝甚暮衰，汗闭或少汗，神倦而烦躁不宁、两足不温、口渴、多饮、小便清长等症。病势缠绵，形体瘦弱，往往迁延至秋凉后方能痊愈。徐氏对该病的治疗有着独到的经验，创立温肾扶阳、清心泻火治法，并制订清上温下方。此方至今仍被广泛应用于夏季热的临证治疗，在多版《中医儿科学》教材中被当作经典方使用。方中以黄连清心泻火，附子温肾扶阳为主；佐磁石、龙齿镇潜浮阳；覆盆子、桑螵蛸、菟丝子、缩泉丸等温肾固涩；蛤蚧、天花粉清热生津止渴。若无汗或少汗，加香薷发汗去暑；暑多夹湿，加藿香、佩兰芳香化湿；身热重者，加石膏泄热；发热久者，加银柴胡、青蒿，白薇清热透邪；烦躁重者，加莲子心、带心连翘清心除烦；泄泻者加葛根升提，柯子、乌梅炭涩肠止泻；真阴不足加阿胶、鸡子黄、石斛、西洋参育阴生津。

二、六味小青龙汤

1. 原方与主治

细辛 3g，麻黄 4.5～9g，干姜 6g，姜半夏 9g，五味子、甘草各 3g。水煎服。主治：小儿寒喘。症见喘粗气急，痰多而清稀，咳嗽痰白，舌苔白腻，脉弦滑。

2. 古今发挥

此方为徐小圃创制。该方为张仲景《伤寒论》小青龙汤去桂枝、芍药化裁而来。功效：温肺化饮，平喘止咳。若发热，加桂枝、白芍和营解肌；痰多，选加苏子、白芥子、莱菔子、杏仁、制南星、皂荚子等降气豁痰；寒喘兼面色㿠白、汗多肢冷、小便清长等肾阳不足，肾不纳气者，加附子、黑锡丹温肾扶阳，纳气平喘；寒热夹杂者，选加黄芩、生石膏兼清里热。

曾治一小儿，哮喘复发，形削色㿠，胃呆纳减，舌白，脉濡滑，治以辛开温肾。处方：蜜炙麻黄 3g，炙细辛 3g，五味子 3g，干姜 4.5g（上 2 味同打），白杏仁 12g，白芥子 4.5g，川朴 3g，广郁金 9g，制南星 6g，姜半夏 9g，橘皮 4.5g，炙百部 9g，黄附片（先煎）9g，黑锡丹（包煎）9g。

三、崇土化浊汤

1. 原方与主治

茅术、白术各 9g，厚朴 4.5g，砂仁（后下）3g，陈皮 4.5g，木香 3g，茵陈 15g，当归 6g，赤苓、车前子（包煎）各 9g，萆薢 15g。另用生谷芽、熟谷芽各 15g，生苡仁、熟薏苡仁各 15g，煎汤代水，煎上药服。主治：小儿黄疸、胃纳不佳、舌苔厚腻。

2. 古今发挥

此方为徐小圃创制。本方由《医醇賸义》和中茵陈汤（谷疸方）去山栀组成。方中白术、茅术、厚朴燥湿健脾；砂仁、木香、陈皮理气和中；茵陈、车前子、赤苓、萆薢清利湿热；当归入肝经，能养血活血；生熟谷芽、生熟薏苡仁健脾利湿。功效：和中崇土，祛除湿浊。若偏于湿热者，加山栀、川连清热燥湿；偏于寒湿者，酌减利湿之品，重用茅术、厚朴，或加入附子、干姜。若偏于湿重者则重用茅术、厚朴以燥湿理脾，偏于热盛则取山栀，并川连清热化湿；黄疸见肢冷、脉软等气阳不足之症者，以及寒湿直中太阴或湿从寒化，气血不调，而成寒湿阴黄者，则在方中酌减清利之品，增附子、干姜温脾逐寒、助阳化湿。

曾治一患儿，面目俱黄，胃纳不佳，神疲肢冷，舌白，脉濡滑，治拟温化。处方：西茵陈 9g，黄附片 9g（先煎），川厚朴 3g，茅术 9g，炒白术 4.5g，当归 4.5g，砂仁（后下）3g，广木香 3g，赤苓 12g，车前子（包煎）12g，萆薢 15g，藿梗 9g，生、熟谷芽各 15g，生、熟薏苡仁各 15g。上方服 10 剂后诸证悉除，乃参苓白术散去桔梗，调和脾胃。

四、加减黄连阿胶汤

1. 原方与主治

黄连 3g，阿胶珠、熟附片（先煎）各 9g，活磁石、龙齿（均先煎）各 30g，鸡子黄（打冲）1 枚。水煎服。主治：小儿素禀不足，久病伤正，久泻久痢等出现烦躁不安，夜不安寐，兼有四肢清冷、溺长、舌光、脉软等，属阴阳两虚者。

2. 古今发挥

此方为徐小圃创制。本方由《伤寒论》黄连阿胶汤去黄芩、白芍，加附子、磁石、龙齿而成。方中黄连清心泻火，阿胶、鸡子黄育阴养血，附子温补肾阳，磁石、龙齿镇静潜阳。功效：泻有余之火，补不足之阴阳。

曾治一患儿，身热一候，得汗已解，烦躁殊甚，彻夜不寐，神疲色㿠，小溲清长，舌少苔，脉虚软。气阴两虚，予潜阳育阴之剂。处方：黄厚附片（先煎）9g，小川连 2g，活磁石（先煎）30g，青龙齿（先煎）30g，朱茯神 9g，酸枣仁 9g，北粟米（包煎）9g，夜交藤 9g，阿胶珠 9g，鸡子黄（打冲）1 枚。服上方 3 剂后，夜寐安，舌起薄苔，续予附子、党参、白术、茯苓、山药等温阳益气健脾之品，以善其后。

五、培元益气散

1. 原方与主治

肉桂 1 份，细糠 5 份，均研末和匀，服时用开水，调成糊状加白糖适量，每次服一二茶匙，每日 2 次，小儿酌减。主治：小儿乳中毒（又名婴儿脚气，因乳母食粮中缺乏维生素 B_1 引起）。其症面青神疲，目慢吐乳，啼声不扬，汗多。

2. 古今发挥

此方为徐小圃创制。培元益气散为徐氏自拟经验方。功效：补元阳，扶正气。患儿和乳母同时服用，或以此药配合汤剂治疗。过去小儿乳中毒发病率高。由农村受雇佣来沪的乳母，大都由粗粮改食细粮，由此而喂养的婴儿多患有乳中毒者。本病症在临床上易与慢脾风相混淆，乳中毒虽有面青色㿠、神疲目慢、吐乳等类似慢脾风之症，但发病迅速，无瞳散、项强现象，且具有啼声不扬的特点。乳中毒者若能及早予以培元益气散，效如桴鼓。

曾治一患儿，咳经四日，风邪恋肺，又中乳毒，气阳下虚，阴寒之气上逆，头汗目慢、蹄声浅小、气急短促，昨夜曾经肌热，舌白，脉濡滑。症情复杂，不易霍然。处方：川桂枝 2.4g，干姜 2.4g，黑锡丹（包煎）9g，活磁石（先煎）30g，生龙齿（先煎）30g，制南星 4.5g，白芥子 4.5g，半夏 9g，橘皮 4.5g，远志 3g，仙灵脾 9g，另服培元益气散。

六、姜桂黄土汤

1. 原方与主治

炮姜6g，肉桂（后下）3g，灶心黄土（包煎）30g。水煎服。主治：小儿虚寒泄泻，或兼呕吐，或兼腹痛多啼，或兼寐中惊惕，面青唇淡，有转成慢脾之势。

2. 古今发挥

此方为徐小圃创制。本方由《福幼编》逐寒荡惊汤化裁而成。方中炮姜温中止泻；肉桂暖丹田，壮元阳，散寒止痛；灶心黄土功能温中燥湿，止呕止血。功效：温中逐寒，止泻止吐。若呕吐甚，选加川连、半夏、陈皮、砂仁、蔻仁、藿梗、竹茹之类；苔腻加茅术、厚朴；泄泻伤及脾肾，面㿠肢冷，选加附子、破故纸、肉果；兼抽搐，选加磁石、龙齿、天麻、钩藤、制僵蚕、全蝎尾。

曾治一患儿，泄泻经久，色淡不化，曾经呕吐，时欲嗳气，神倦嗜睡，啼后有泪不多，舌白，脉濡，脾阳不足，恐入慢途，治以温中，以冀奏效。处方：上安桂（后下）1.8g，炮姜炭4.5g，炒白术12g，赤茯苓12g，广藿梗4.5g，陈皮4.5g，生龙齿（先煎）30g，煨益智仁12g，破故纸12g，灶心黄土（包煎）30g。

七、息肝宁络汤

1. 原方与主治

石决明、紫贝齿、生牡蛎（均先煎）各30g，石斛、南沙参各9g，川贝母4.5g，夏枯草12g，丹皮9g，黑荆芥、薄荷炭各3g，茜草根、淮牛膝各9g，茅根、藕节各15g。水煎服。主治：小儿肝火蕴结，骤犯肺窍，火性炎上，逼血上行之鼻血。

2. 古今发挥

此方为徐小圃创制。本方由《医醇賸义》的鳌龙汤去羚羊角、麦冬加石决明、紫贝齿而组成。方中石决明、紫贝齿、生牡蛎、夏枯草息肝潜阳；黑荆芥、薄荷炭祛风散火，能入血分而止血；南沙参、石斛、川贝母养阴清肺；牛膝引火下行；丹皮、茅根、茜草根、藕节凉血止血。功效：息肝潜阳，滋阴清肺，凉血止血。若兼脾虚便溏者，加白术、山药补益脾气；血虚便艰者，加油当归、火麻仁养血润肠。

曾治一患儿，鼻血未止，腑气艰行，舌无苔，脉息弦数，再以息肝宁络。处方：石决明（先煎）60g，紫贝齿（先煎）60g，生牡蛎（先煎）30g，川石斛12g，南沙参12g，黑荆芥3g，薄荷炭2.4g，川贝母9g，淮牛膝9g，茜根炭9g，茅根30g，藕节30g，油当归12g，火麻仁15g。

八、徐氏新订肠痈汤

1. 原方与主治

牡丹皮9g，肉桂心（后下）3g，当归、延胡索、莪术、三棱、赤芍、牛膝各9g。

另用生薏苡仁、冬瓜仁各 30g，煮汤代水，煎上药服。主治：小儿肠痈，症见腹痛、发热、呕吐、便秘或便溏。

2. 古今发挥

此方为徐小圃创制。本方由《妇人良方》牡丹皮散加生薏苡仁、冬瓜仁而组成。方中丹皮、赤芍凉血散瘀，肉桂心、牛膝活血散瘀，当归、延胡索、三棱、莪术活血行气，消积止痛，生薏苡仁、冬瓜仁二味具降浊祛湿，消痈利肠之功。功效：活血行气，消积止痛。若湿热偏重者，加川连、败酱草清热祛湿解毒；寒湿偏重者，加熟附子温散寒湿；腹痛，加橘核、橘络等理气散结止痛；呕吐，加半夏、陈皮和胃降逆；便秘，加桃仁润肠通便。

曾治一患儿，慢性肠痈，腹痛阵作，腑气艰行，舌中白，脉濡缓，治以活血化瘀。处方：肉桂心（后下）1.8g，丹皮 9g，延胡索 9g，当归尾 9g，赤芍 9g，京三棱 9g，蓬莪术 9g，淮牛膝 9g，橘核 4.5g，桃仁 9g。另用生薏苡仁 60g，冬瓜仁 60g，上药煎汤代水服。

九、麻疹熏洗方

1. 原方与主治

生麻黄、西河柳、浮萍各 15g，鲜芫荽 125g（如无，可用芫荽子 9g）。加水约 3000mL，黄酒 250mL。煮沸备用。主治：麻疹出而不畅或隐而不透的患儿。

2. 古今发挥

此方为徐小圃创制。麻疹熏洗方为徐氏自拟经验方。功效：辛散透疹，开豁腠理。为使水蒸气弥漫于病室中，一日多次用面巾浸药液趁频频轻擦头面、四肢。此药能促使麻疹透发，防止疹毒内陷。擦时勿使患儿受凉，并勿使药液误入两目。每日 1 剂，连用 3 日，以疹透为度。

曾治一患儿，痧子已布，鼻准未透，身热有汗，咳呛便溏，舌白，脉浮数。治以宣达，不喘则佳。处方：炙麻黄 2.4g，葛根 4.5g，杏仁 12g，广郁香 9g，活磁石（先煎）30g，茯神 12g，紫菀 4.5g，远志 4.5g，橘络 4.5g，桔梗 4.5g，天浆壳（去毛包煎）5 只。另外用麻疹熏洗方。2 天后，痧透，热轻，咳减，再诊续治 2 天而愈。

十、金不换口疳散

1. 原方与主治

胡黄连 39g，甘草 24g，青黛 78g，白及 72g，人中白 180g，冰片 3g，海螵蛸（漂淡）72g，轻粉 9g，硼砂（水飞）12g，龙骨 30g，黄柏 72g，共研细末，和匀，外搽用。主治：小儿口疳（口疮）。

2. 古今发挥

此方为徐小圃创制。金不换口疳散为徐氏自拟经验方。功效：清热解毒，止痛。

症见口颊、齿龈、上鄂等发现淡黄色或白灰色大小不等溃烂点，患儿兼见流涎、拒食、烦躁不安。每日数次搽敷患处。收效迅速，毫无痛感，为该药显著优点。

曾治一患儿，胃火内蕴，口疳红腐，烦躁，流涎痰多且黏，腑气艰行，舌有薄苔，脉息弦滑，治以清解。处方：竹叶 9g，生石膏（先煎）24g，天花粉 12g，带心连翘12g，象贝母 12g，钩藤（后下）9g，活磁石（先煎）30g，龙齿（先煎）30g，冬瓜仁15g，朱灯心 4 束。另外，搽金不换口疳散。

十一、连附龙磁汤

1. 原方与主治

黄连 3g，熟附子（先煎）9g，龙齿、磁石（先煎）各 30g，海蛤粉、补骨脂、覆盆子、菟丝子、桑螵蛸各 9g，白莲须 6g，缩泉丸（包煎）9g。水煎服。主治：暑热证。症见身热缠绵不退，头额干灼而两足不温，汗少，烦躁，口渴多饮，小便频多且清。

2. 古今发挥

此方为徐小圃创制。连附龙磁汤为徐氏自拟经验方。本方以黄连清心泻火，附子温肾扶阳为主，佐以磁石、龙齿镇潜扶阳，覆盆子、菟丝子、桑螵蛸、缩泉丸等温肾固涩，海蛤粉、天花粉生津止渴。功效：清心泻火，温肾扶阳。若无汗或少汗，加香薷发汗祛暑；暑邪夹湿，加藿香、佩兰芳香化浊；身热甚，加石膏泄热；发热经久，加银柴胡、青蒿、白薇以退虚热；烦躁甚，加莲子心清心除烦；泄泻，去天花粉，加葛根升提；真阴不足，舌光不寐，加石斛、西洋参、阿胶、鸡子黄益阴。除内服汤剂外，另以蚕茧、红枣煎汤代茶，无汗可加淡豆豉同煎。

曾治一患儿，热经两候，无汗不解，渴饮溺长，涕泪不见，烦躁肢冷，舌中白，脉弦数。上盛下虚，治以清上温下。处方：香薷 6g，小川连 3g，黄附子（先煎）9g，生龙齿（先煎）30g，磁石（先煎）30g，蛤粉 12g，天花粉 12g，鲜石菖蒲 9g，带心连翘 9g，玄参 12g，莲子心 2.4g，煨益智仁 12g，破故纸 12g。另用蚕茧 10 枚，红枣 10枚，淡豆豉 9g，煎汤代茶。

十二、用药特点

（一）擅长温热药的运用

1. 麻黄、桂枝

徐小圃在多年的临床实践中，体会到小儿外感，诚如陈复正在《幼幼集成》中所言"小儿外感表证以伤寒居多"，在用药上广泛应用麻、桂以治外感风寒诸证。这在当时忌用辛温，可谓形成了鲜明的对照。因为自明清以来，不少儿科医家往往因麻、桂辛温力猛，易于化热助火，亡阴劫液，而畏麻、桂如蛇蝎，不敢轻易使用。但徐氏却不以为然，不仅大胆使用麻、桂，而且除广泛应用于各种风寒表证，还多用于湿温、麻疹、肺炎等疾患的治疗中。徐小圃反复指出：药不在寒温，在审证明确，运用得当，不然即使桑、菊、荆芥、防风已足偾事。

他指出化热助火，亡阴劫液之变，其罪不在麻、桂，而在用之不当。阳热偏盛者，不宜温。营气不足，误下里虚者，不宜发汗。但若确系风寒表证，只因患者有发热之症，而当用不用。反予清轻透表或苦寒抑热之法，则难免贻误病机。不知发热，乃正气抗邪之反映。邪愈盛，正邪搏斗愈剧，热势亦愈壮，正应投以麻、桂之类，如此才能斩将夺关，不使疾病由表及里，由阳及阴。此乃及时祛邪，所以扶正也。

由于徐氏在临床上广泛应用麻、桂二药，因而对其有着深刻的体会。如他认为麻黄的功用主要在于平喘，其发汗、解表，其实赖桂枝行血合营之力。故使用麻黄，当以肺经见证为准。见喘咳之属实者，麻黄在所必用，不论其有无发热之证。相反，仅有表实无汗，而无喘咳者，却并不尽用麻黄。另外，只用于平喘时，多用蜜炙麻黄。而用于解表时，如无汗表实，则用生麻黄。有汗表虚，则用水炙麻黄。如治一病儿，发热3日，表已解，咳呛痰多，舌白，脉滑，乃由风邪恋肺所致，治以宣肺达邪，药用蜜炙麻黄、杏仁、姜半夏、陈皮、炙紫菀、白芥子、制南星、生姜汁。3剂后，咳呛除，惟喉间痰声漉漉，投三子养亲汤合二陈汤，3剂而愈。徐小圃对于肺闭喘咳，症见神蒙涕泪具无者，每以麻黄配远志、郁金，宁心化痰解郁开窍。

桂枝为辛、甘、温之品。入膀胱、心、肺经，功能发汗解肌、温通经脉、通阳化气。徐氏用桂枝，尤推崇仲景法则。认为桂枝为解肌之药，但不拘泥古法而主张"有是病而用是药"。桂枝与羌活同用为徐氏又一独创的组方。与羌活同用以治太阳风寒入经，发热恶寒，头痛体楚；取其解肌发表退热之功。临证之时，解肌透表，必配生姜；有汗表虚，宜配芍药；常与细辛为伍，既能增强温阳通经，散寒止痛作用，又能增强温肺化饮作用，可治疗寒饮郁肺证，也可治疗肌肉关节寒邪郁痹的痛证。表实无汗而咳喘则配麻黄；项强者，需配葛根，以通调经气，舒达经脉；合柴胡以治太少合病；合大黄以疗里实腹痛；表寒里热，心火上炎，舌白尖红者，清心火，当加黄连；除烦热，宜加石膏；清肠热，则加黄芩；与附子同用，以温阳；与参、芪同用，以助气；与饴糖同用以健中；与甘、枣同用以扶心阳；与苓术同用，既能温阳化气，又能渗利水气，从而使水饮既能得阳而化，又能从小便而去。治疗水气内停之证，与五味同用以纳气；与龙牡同用以镇惊；与当归、桃仁同用以行血；对于湿温体虚邪恋，身热缠绵者，桂枝常与银柴胡、青蒿等同用，以调理营卫，除邪退热。

不难看出徐氏对麻、桂的使用并不拘泥于外感风寒诸证，亦不囿于仲景之法，而是有所发挥，有所创见，可谓善于应用麻、桂者。

2. 附子

附子，味辛、甘，性热，有毒；归心、肾、脾经；功效回阳救逆，助阳补火，散寒止痛。附子被历代医家视为补火要药，明代张景岳将附子与人参、熟地、大黄列为"药中四维"，古称"礼、义、廉、耻"为国之四维，乃维护国家昌盛久安之基，而

"药中四维"则为人保身立命之要药。医圣张仲景为善用附子第一人，其所著《伤寒论》《金要要略》中用附子达 31 方、53 条之多，其用附子指征主要是"少阴病，脉微细，但欲寐"，强调了脉、神两点作为附子的应用纲领。后世医家用附子的指征概未离此。火神派医家更是将附子运用得炉火纯青，其代表医家祝味菊认为"附子通十二经，可升可降，为百药之长"。

徐小圃认为，附子一药，辛甘，大热，入十三经（十二经加督脉经），功能祛表里沉寒，可复亡失之阳、逐水气，治四肢厥冷、沉重、骨节疼痛、腹痛、遗精、下利、恶寒，可制浮阳虚热。徐氏用附子的指征是神疲、面色黄、脉软、舌润、小便清长、大便溏泻不化，但见一二证便放手应用。他认为，既有所见，自当大胆应用，以求心之所安。常谓"宁曲突徙薪，勿焦头烂额"，阳虚证端倪露，变幻最速，若怀疑惧附子辛热，而举棋不定，必待少阴证悉具而后用，往往追悔莫及。并认为治小儿疾患以维护正气为第一要义。因此，他临证应用附子的范围较广，且果敢及时，辨证精细，以审证明确为前提，毫无患得患失之心。在外感病中，徐氏在解表药中加用附子温阳，若与发散药同用能开腠理，共奏扶正不祛邪，不伤正之功，其疗效如浮云一过，天日招明。如治一病儿，白喉 5 日，咽喉蒂丁块状白腐，两项肿胀，面色灰白，口唇青紫，头汗涔涔，哮咳音嘶，气急鼻煽，四肢厥冷，心烦不安，舌苔白腻，脉细数。实乃疫毒内陷、心阳不振、浮阳欲脱，急予回阳救逆，佐以解毒祛腐之品。药用：黄厚附片、桂枝、干姜、龙骨、牡蛎、龙齿、人中白、马勃、甘草，另用别直参，煎汁冲服。1 剂后心烦气急略减，头汗少敛，四肢渐温，苔略化，脉较缓，予上方加射干，续进 1 剂。三诊时咽喉白腐渐消，气平，烦躁已安，知饥索食。再守前法，原方去龙骨，加银花。2 剂后，诸症均除，惟面白神疲自汗，乃用玉屏风散加味善后。

徐氏认为，附子的用量适宜为度，过尤不及：小儿多在 9g 以下，成人一般在 9～12g，最大量用到 24g。剂量依据患者体质和具体病情而定。用量适度，过犹不及。在附子的选择上多用黄附片，认为黄附片盐卤所制，较黑附片药效平和，其性纯正最适合于小儿。

徐小圃认为附子在使用时常常配伍磁石、龙骨、牡蛎、龙齿等潜阳药同用。徐先生认为配伍重镇药物，一可以制约附子走而不守之性，使其偏于温下益阳，二可以制约附子的副作用。

徐氏用附子时还善于配伍石膏、黄连等清热药，常在治疗暑热病中使用。温阳清热并行不悖，即温清法。温阳清泄并施，相辅相成，清不伤阳，温不伤阴，阴阳互化。

徐氏还善于用附子配柴胡等疏肝解郁药，或配以甘麦大枣汤，扶正理脏，条畅情志。

在小儿泄泻中如久泻，常阴损及阳，造成肾阳虚，徐氏常用附子搭配益智仁、补骨脂、柯子温肾涩肠止泻。

3. 肉桂

肉桂为辛、甘，大热之品。入肝、肾、脾经，功能暖丹田、壮元阳、引火归原、散寒止痛。

徐小圃善用肉桂，每以本品治疗中下焦之局部虚寒病症，如脾肾阳虚之泄泻，乳中毒等。又因本品能助膀胱气化，且有温通血脉之功效。故对膀胱气化不利之水肿、湿温，以及血瘀经络之肠痈等证，亦每取用之。如治一患儿，泻泄经久，色淡不化，曾经呕吐，时欲嗳气，神倦嗜卧，啼后有泪不多，舌白，脉濡。乃脾阳不足，恐入慢途。治以温中，以冀奏效。药用：上安桂、炮姜炭、炒白术、赤茯苓、藿梗、姜半夏、陈皮、龙齿、煨益智仁、破故纸、伏龙肝。

4. 益智仁、补骨脂、仙灵脾

益智仁：辛、温，归肾、脾经。功效：固精缩尿，止泻摄唾。补骨脂：辛、苦、温，归肾、脾经。功效：温肾助阳，纳气，止泻。仙灵脾：辛、甘、温，归肝、肾经。功效：温肾壮阳，祛风除湿。

徐小圃除喜用附子外，亦习用这一类温肾扶阳的药物。其中益智仁、补骨脂，温肾暖脾、缩尿止泻，故肾阳不固之遗尿，虚寒泄泻多用之。仙灵脾功能壮元阳，利小便。故肾阳不足，导致的小便不利、水肿等每参用之。如一患儿面浮足肿，腹膨3月余，神倦懊恼，动辄气急，四肢清冷，小便短少，面色无华，脉息濡软。此真阳不足，水气上逆。予真武法，药用：黄厚附片、上安桂、活磁石、炒白芍、仙灵脾、胡芦巴、焦白术、茯苓、甘草、生姜。本方以仲景真武汤加减而得，徐氏常用此方，加肉桂补命火而助气化；胡芦巴暖丹田而逐寒湿；以仙灵脾壮元阳、利小便，常能收事半功倍之效。此患者复诊两次，药不离桂、附、苓、术而获全功。

（二）潜镇药的应用经验

龙骨：甘、涩、平，归心、肝、肾经。功效：镇静安神、平肝潜阳，收敛固摄。磁石：咸、寒，归心、肝、肾经。功效：镇静安神、平肝潜阳；聪耳明目，纳气平喘。牡蛎：涩咸微寒，归肝、肾经。功效：平肝潜阳，软坚散结，收敛固摄。龙骨，牡蛎、磁石三药均有平肝潜阳，重镇安神之效。

徐小圃每以此配伍，用以治疗虚阳上潜或肝风内动导致的多种病症。如暑热证，眩晕不寐，惊风等兼气阳下虚者，则和附子同用。但数药用法同中有异，龙骨收敛固摄作用较强，故久泻、多汗等症，多加用之；牡蛎，有补阴、敛汗的作用；自汗、盗汗多用之磁石，尚有纳气作用，故百日咳、久嗽等病症亦参用之。如治一病儿，热经两候，无汗不解，渴饮溺长，啼泪不见，烦躁殊甚，肢冷，舌中白，脉弦数。证属上盛下虚，药用：黄厚附片、小川连、活磁石、生龙齿、银柴胡、青蒿、白薇、天花粉、蛤粉、煨益智、破故纸、带心连翘、玄参心、莲子心、鲜菖蒲治以温潜。

第七节　逸闻趣事

一、从寒凉派到温阳派

徐小圃在行医之初，也曾偏重于"小儿纯阳，无烦益火""阳常有余，阴常不足"的理论，以及以"小儿热病最多"为指导思想，用药方面按温病学的理法方药为准则。外感广用麻、桂，里证重用姜、附，崇尚《伤寒论》的一方一药。事情的经过是这样的：先生的一位哲嗣，正在婴幼儿时期，有一年的夏季，患了"伤寒病"。徐小圃亲自为之诊治，但病情日进，恶候频见，几濒于危，全家焦急，徐氏亦感棘手。当时，家属及诸亲好友建议请祝味菊先生会诊一决，徐小圃慨然叹曰："我与祝君虽属莫逆之交，但学术观点不同，他擅温阳，人称'祝附子'。这孩子患的是热病，若祝君来诊，莫非温药而已，此明知其'抱薪救火'，我孰忍目睹其自焚耶。"又逾日，患儿几将奄奄一息，亲友竭力敦促，与其束手待毙，何妨一试究竟。徐氏至此，当不固辞，但亦无所抱望也。迨祝味菊诊毕处方，果然不出所料，第一味主药就是附子。徐氏即闭门入寝，等待不幸消息报来。而祝氏则为之亲自煎药，守候病榻，自己奉药喂灌，夜未闭目，以观察病情演变。至东方拂晓，患儿身热渐退，两目张开，吞药服汤可自动张口。再给米汤喂服，已表示有饥饿之感。及至患儿安然入睡，才和衣倒榻休息，全家无不欣喜自慰。徐师母即至徐小圃寝室，敲门报喜。当徐氏听到门声时，即跃然而起，急问'何时不行的。'开门见其老伴脸带春风，喜形于色，并告之病已好转，始知并非自己之所逆料。乃同往病室，细审病情，与昨日之情况，竟判若两人矣。再回顾床旁，祝味菊鼻息浓浓，安入梦乡。虽由衷感激，亦不敢扰其清梦。于是含笑回房，加高其枕，坦然无忧地睡其大觉。徐小圃在其孩子完全恢复健康后，百感丛生，谓其家属曰："速将我'儿科专家'的招牌拿下来，我连自己的孩子都看不好，哪里够得上这个'儿科专家'的资格！我要拜祝兄为师，苦学三年，学成后再开业行医不迟。"意颇坚决，竟亲自登门执弟子礼。祝味菊见状，既惊又敬，扶之上座，曰："我你是同道莫逆之交，各有各的长处，也各有片面之见，兄之治学精神，如此令人敬佩，吾将何辞以对？若对我祝附子有兴趣的话，今后将与兄切磋，相互取长补短。今如此称颂，则将置我于何地耶！如蒙垂青，待令公郎成长后学医，吾必诚尽绵薄，不负老兄之厚望也。"所以其哲嗣仲才、伯远后来均受业于祝味菊先生门下。从此，徐小圃即由清凉派转为温阳派而名著当时。

二、诊病全神贯注，一丝不苟

徐小圃诊察小儿疾病时，有个最大的特点，即从进入诊室到诊病完毕，一直是站立不坐的。他边问病情，边望神志，详细切脉，切腹，听啼哭、咳嗽、气喘声。尤其令人敬佩的是，他在诊病时能注意到许多候诊患儿的特殊咳嗽和异常的啼哭声音，一经发现，即不按挂号次序的前后，随即提早叫入诊室，得到优先的照顾处理。有一次，其学生（江育仁）正在写方，开药未及一半时，徐氏突叫暂停，并令工作人员速将外面候诊的咳嗽患儿带近来先看。原来徐小圃听到室外特殊的犬吠样咳嗽后发觉是一个白喉患儿。他凭声识病，对类似病儿立即予以处理，不致延误病情或传染给其他病儿。这件事江育仁一直切切怀记，并对江育仁的医疗态度一直起着积极的影响。徐氏常对门人弟子说："小儿科医生，一定要具备几个基本功：一是看得准，二是听得清，三是问得明，四是摸（切）得细，缺一不可。那种认为诊治小儿疾病，以望为主，脉无可诊的说法，是把四诊割裂了。单凭脉诊，固然不足以全面识病，但亦须同样重视。"他还风趣地说："做小儿科医生，要有眼观四处，耳听八方的本领，但这还是只做到了一半；还有更重要的，是要有'幼吾幼，以及人之幼；老吾老，以及人之老'的一颗赤子之心。"徐氏教导语重心长，实为后学者之楷模。

三、急公好义，富于爱国精神

抗战初期，徐小圃不惜将多年珍藏的各式银器捐出，其中许多是名人馈赠的银盾、银杯等，十分珍贵，总计2000两，用于购买救国公债。国难当头，匹夫有责，徐氏捐出珍藏爱物，确为爱国义举。

四、热心中医事业

徐小圃对中医事业十分热心，1927年，曾与祝味菊等医界同道创办景和医科大学，但未及开学，即因战事而中辍。为了办好中医事业，屡次认捐巨款。如20世纪30年代各行业都有同业公会，徐氏见国医公会缺少房屋，便将自己在虹口齐齐哈尔路土地一方捐赠公会，以便日后造房。抗战胜利之初，当同道朱小南从南京回来谈及要办一个中药圃，他偕同石筱山等医家各捐出一笔相当于黄金若干两的钱款，购地十余亩，作为办校基地。还曾单独出资刊印《和汉医学试验集》一书。

五、收藏家、鉴赏家

徐小圃雅好古玩书画，是有名的收藏家、鉴赏家。藏有唐、宋、元、明、清等各代名家的书画。其中以唐代杰出书法家释怀素《小草千字文》真迹，尤为鉴赏家所珍秘。还有唐代女诗人薛涛所书《美女篇》真迹手卷；文天祥书赠宋代某儿科医家"慈幼堂"三字的匾额真迹，等等。

第八节　序年纪事

徐小圃1887年出生于江苏扬州。

民国十六年（1927）与祝味菊等创办景和医科大学。

19 世纪 30 年代，将自己在虹口齐齐哈尔路的一方土地捐给中医师公会造房。

抗战胜利后，又与沪上名医石筱山等捐资购地 10 余亩，于闸北筹建中医学校。曾出资刊印《和汉医学实验集》一书。

1948 年去台湾定居。

1961 年病逝于台湾。

（殷旭　高世全　高修安）

参考文献

1. 徐仲才. 近代中医流派经验选集［M］. 上海：上海科学技术出版社，1994

2. 陈大舜. 历代名医医案选讲［M］. 上海：上海中医药大学出版社，1994

3. 石学文. 历代名医临证经验精华［M］. 北京：科学技术文献出版社，1990

4. 卢详之. 名中医治病绝招续编［M］. 北京：中国医药科技出版社，1989

5. 周风梧. 中国医学源流概要［M］. 江西：山西科学技术出版社，1995

6. 施杞. 上海历代名医方技集成［M］. 上海：上海学林出版社，1994

7. 招尊华. 温潜法治不寐三家医案述评［M］. 北京：中医文献杂志，2002，（3）：35-36

8. 陆鸿元，邓嘉成. 儿科名家徐小圃学术经验集［M］. 上海：上海中医学院出版社，1993

9. 王玉润. 王玉润教授五十年论医集［M］. 上海：上海中医学院出版社1998

10. 张存悌. 祝味菊善用附子：上［J］. 辽宁中医杂志2004，（9）：785-786

11. 张存悌. 附子为百药之长：上［J］. 辽宁中医杂志2004，（11）：958-959

12. 周小白. 景仰"火神派"之学重用附子效验彰［J］. 辽宁中医杂志2004，（7）：724-725

13. 陆鸿元，徐荣娟. 徐小圃医案论集［M］. 北京：中国中医药出版社，2010

14. 陆鸿元. 徐小圃徐仲才临床用药心得十讲［M］. 北京：中国中医药出版社，2013

第三十二章　董廷瑶

第一节　概述

董廷瑶（1903—2002），字德斌，号幼幼庐主。浙江鄞县南乡董家跳人，当代著名儿科医家。

董廷瑶弱冠之年随父水樵公学医，并延请秀才老师教读经史子集，由于其刻苦研读，不断实践，因此对《黄帝内经》《伤寒》等经典领悟颇深，常能据典引经而发挥于临床，对《小儿药证直诀》《幼幼集成》等儿科名著，更能取其精华，灵活运用而发挥之。他精于儿科，旁及内妇。其学术思想，主要体现在"推理论病"和"推理论治"，总结出临床"证治九诀"（明理、识病、辨证、求因、立法、选方、配伍、适量、知变）。临证重视儿科望诊，以面色、舌苔、形态等为主，四诊参合，如对外感热病的"开门逐盗"法；小儿麻疹之逆证的"活血透疹"法；小儿复发性肠套叠的"活血理气"法；小儿高热惊厥的分步治疗法，等等。据古不泥，创新发展，老药新用，创立新方，如创"熊麝散"治疗腺病毒肺炎；"暖脐散"治疗肠麻痹；"集成金粟丹"治疗发热惊厥，"慎斋金箔镇心丸"治疗小儿癫痫等。他还注重脾胃之生化升降，强调"百病以胃气为本""治病莫忘脾胃"。处方用药，遵循"轻、巧、简、活、廉、效"六字要诀。

他一生撰写了百余篇医学论文，主编及与其弟子共同编写《幼科刍言》《董廷瑶幼科撷要》等著作。

当今医家张奇文缅怀董廷瑶曰："弱冠继祖业，穷研内难，名噪浙北，亲赴上海，抗争废止中医案，名留青史；而立承师传，熟谙伤寒，蜚声沪上，奔走全国，奋力振兴岐黄业，功载千秋。"乃是对董廷瑶一生最好的写照。

第二节　生平、治学与古今评鉴

一、生平考略

董廷瑶，字德斌，号幼幼庐主，生于1903年6月10日，卒于2002年2月28日，享年100岁。

董廷瑶祖籍浙江鄞县南乡董家跳，曾祖父云岩、先祖丙辉公是中医，父亲水樵公，字乾增，号质仙，堂名四物轩，户内名"隆盛房"。董氏上有 6 位姐姐、长兄早逝，因此父母虽对其钟爱有加，但教督甚严。7 岁时即延请秀才老师启蒙教读，经史子集，诵读背诵，日夕熏陶，由于领悟较深，因此早年能文，15 岁起教读《素问》《灵枢》及汉唐方书，并随父待诊，经 3 年悉心培植，勤学苦练，根基渐深，学业猛进，然其 18 岁春，父亲感温不治而病故。董廷瑶悲痛之下，勉承遗志，边以行医，并请举子，文理学业，齐头并进，因此诊务日增，得能立足于医林之中。

1929 年国民党歧视中医，突然通过"废除旧医以扫除医事卫生之障碍案"，声称"旧医一日不除……新医事业一日不能向上"，并制订了消灭中医 6 条措施，妄图消灭中医，消息传来，激怒了全国中医，并于 3 月在上海召开了代表大会，积极抗议、共商对策，董廷瑶和王宇高、吴涵秋 3 人，代表宁波医药界出席了大会，并推荐代表组成请愿团赴南京政府请愿。1937 年抗日战争爆发，董氏于 1938 年携眷逃难上海，暂安身租界，开业行医以谋生，由于旅沪及逃难来沪同乡众多，诊务渐以繁忙，自此安居上海。

1951 年董廷瑶约集了 20 余位中西医同道，集资创办了上海市新城区第二联合诊所，1956 年被推选为新城区第三届人民代表，以后连续被推选为 5 届静安区人民代表（即第三、四、五、六、七届）。1959 年任静安区中心医院中医科主任，并首批晋升为上海市主任中医师。1980 年起任上海市中医文献馆馆长，兼上海中医研究生班主任，上海市中医院顾问，《上海中医杂志》编委会顾问，并在文献馆创办了《杏苑》杂志，1985 年退居二线，为名誉馆长，但他仍在医教研一线工作。

1988 年董氏被聘为上海中医药大学客座教授。1997 年，将自己多年节俭积蓄的 10 万元捐献，建立董廷瑶中医药奖励基金。2002 年病故于上海。

二、师承治学

考查乾隆四十八年《传家之宝》的董氏家谱，董氏儿科可追溯到董云岩（1798—1876），其医术传承给其子董丙辉，其孙董水樵，均以痧、痘、惊、疳四大要症为擅长，名誉乡里。

董廷瑶于 16 岁起即跟随其父水樵公学医，先父的治学思想和证治心得，对其以后临床有着深刻的影响和帮助。如对小儿急惊之病，认为其病机之初多属于伤寒化温、化热的三阳症。以小儿体脆神怯，不耐高热，易致惊搐。故如不先祛邪，遽投金石重镇，脑麝开窍，是舍本逐末，引寇入室，贻患匪浅。因之治惊之法，不必拘于惊之名目，当求其致病之由。经云"诸痉项强，皆属于湿""诸暴强直，皆属于风"。此其不同病因也。火有虚实，实火宜泻。以钱氏泻青丸、葛根芩连汤、承气、白虎及紫雪等为常用之剂。而湿为寒水，辛温可化；风寒束表，桂枝汤主之。吐甚加玉枢丹，其发热汗出而渴者加花粉，或佐以葛根。风由热化，寒由风聚，风热夹痰之惊，则用沆瀣丹、金栗丹、抱龙丸等。此治惊之大略，董氏临床遵此法，每多应手获效。

又如对痫疾，常法陈飞霞与杨仁斋前辈，以治痫首在祛痰。痰在上者吐之，痰在里者下之，兼以清心开窍、抑肝顺气，此先治其标，痰祛以后，再治其本。古语虽有见痰休治痰之说，乃指正虚有痰者而言；苟有邪实，有痰在里而不驱之，是为实实，反令益疾。据此经验，用牛黄抱龙之类豁痰利窍，使痰得上越吐出；或用保赤散以下其顽痰。盖风痰一去，神态即清，后再以金箔镇心丹培元宁神，希痰不再生而心清神安，痫不复作。该丹内配河车，大补气血，尤宜于恍惚失志之癫痫患儿。

董廷瑶得先君之精心指教，又刻苦学习理论知识，上溯《灵》《素》，下逮近贤，旁及宋元诸家。临床上撷伤寒、温病学说为核心，以家学遗训为羽翼，师古而不泥，灵活机变而不离轨范，或宗成法，或自创新，渐以形成自己一套较为完整的理论体现和治学思想。

（一）勤求古训，体察儿情

董氏认为，稚阴稚阳之说，为小儿生理之概括。大凡人体从生长、发育，而至壮盛、衰老，乃肾气所至。经云"女子七岁，肾气盛；二七而天癸至……丈夫八岁肾气实；二八天癸至"及"人生十岁，五脏始空"，可知小儿之体，其肾气处于生长之中尚未壮盛，五脏亦有待渐趋完善。故前贤反复提出，"小儿气势微弱"（《千金方》）；"小儿气禀微弱，脏腑娇嫩"（《小儿药证直诀》）；"小儿之阴气未至，故曰纯阳，原非阳气有余之谓，特稚阳耳"（《类经》）及"小儿稚阳未充，稚阴未长者也"（《温病条辨》）。《临证指南医案》亦言幼稚质薄神怯，五脏六腑气弱；而《幼科心法》言其气血未充，神识未发等。总之，谓其初具形体，各方面均"成而未全、全而未壮"；血（阴）气（阳），脏（阴）腑（阳），形（阴）神（阳）的柔嫩娇弱，蓬勃的生长状态，都可以归纳为稚阴稚阳。这样的特点，决定了小儿在病机、诊治上与成人有质的区别。尤以"脏腑薄、藩蓠疏、易于传变""肌肤嫩、神气怯，易于感触；更因卫表不固，肺脾不足，则外感，饮食客忤，惊怯均易促发致病。其他食、痰常有积聚，心肝易生风火，又易外感热病迅速传变的内在条件"。故小儿之病易虚易实，易寒易热也。至虚实之间，寒热之间的相互转化，瞬息之变，出现表里上下寒热虚实的错综复杂的症状，此亦不离乎阴阳幼稚，而气血、脏腑弱而未壮之故欤。

对仲景《伤寒论》，认为应以桂枝汤为第一方。董氏用于儿科临床，颇具心得。小儿体弱，风寒初袭，汗出恶风的表虚证，桂枝汤常可施用；而营卫不和，易汗、低热、无力、纳减之诸症，用桂枝汤加味治之，其他桂枝汤类方，如桂枝加龙牡汤，治小儿营虚心悸，汗多如淋；桂枝加杏朴汤，治小儿饮冷无邪，大便泻泄，咳嗽微喘，效果均佳。小儿寒疝，偏坠疼痛，桂枝汤加橘、荔核等；风邪卒中，胸腹作痛，用柴胡桂枝汤；至于建中汤之治小儿虚寒腹痛，黄芪建中之治虚损汗多，更是效如桴鼓。这些都是小儿脏腑柔弱，肺脾不足，易见营卫失调诸症，适用于桂枝类方；而其气血未充，中土易伤，每见化源不足之诸病，即为建中类方之所主。吴鞠通云："儿科用苦寒，最伐生生之气也。小儿春令也，东方也，木德也，其味酸甘……故调小儿之味，宜甘多酸少。"对建中汤的认识，认为桂枝、生姜辛温散寒，扶助卫阳而温经暖中，包含少火生气之意；芍药、甘草酸甘相配，和营缓肝而安内攘外，又取酸甘化阴之义；大枣、饴糖甘平腻，充裕营液而资生气血，即有益脾抑肝之用，它们的综合，切合小儿阴阳俱稚，肺脾不足而肝木易亢的体质特点。

对在小儿热病中，每易高热神昏、惊厥抽搐，前贤有认为其体禀纯阳，故易风火亢盛。陈飞霞说"小儿阳火有余，实由水之不足"；张山雷也以"稚阴未充、其阳偏盛"立论。同时"脾常不足，肾常虚"（万全），则水虚火亢，肝风易动，在乎阴阳、五行之理，阐明了小儿病之易于化风化火。基于这样的认识，董廷瑶临床用药，见神昏抽搐者，不轻投重镇以遏邪；即使泻火息风，亦应存阳、扶脾。高热危证，在气以白虎，里实用承气，方药合拍，辄能转危为安。

董廷瑶认为小儿乃嫩草幼苗，又适值生长发育，功能弱，需求大，若胃气足则病易愈，胃气弱则病难瘥，在治疗中时时注意顾护胃气，即使调养用药也要润燥相济，和中悦胃，特别是临床重症，更是以胃气判预后、挽沉疴。

（二）不囿成法，随机应变

董廷瑶认为书本的理论知识，是指导治疗疾病的思想与准则，但必须结合临床的具体实际。如对麻疹的治疗，首重透发。透表的意义，就是掌握了"疹性喜透"和"自内达外"的规律，因势利导的治疗措施。古人明言，"疹宜发表透为先"，又"疹毒从来解在初，形出毒解即无忧"，说明"毒解"是基于"形出"之理，故"透"为治疗本病的经验总结。然在1958年冬，上海地区麻疹流行猖獗，病势危重极多，并发肺炎、脑炎者比比皆是，使用常法，收效不显，死亡率高达10%以上。为此他通过仔细观察和研究分析，发现患儿初期麻疹见布而两颧灰白，体温陡高，咳逆气急，鼻煽色青，疹色灰暗，或一出即没，旋因毒向内陷，合并肺炎或脑炎。考虑到麻疹之发是自内达外，由里出表，必经血分，现痧布而两颧灰白，乃气血阻滞，方书谓：左颊属肝，右颊属肺，而肝主血，肺主气。由于气血运行失常，不能载毒外泄，而向内陷，更因是年连日大雪，严冬凛寒，寒则血涩，结合岁气，亦会影响麻之透发。于是投用王清任解毒活血汤一法，服后一二剂，面色转红，血活疹透，病情迅速化险为夷，使死亡率大大下降。其后，在风痧、风疹、过敏性紫癜等病治疗中，兼以活血，其收效更佳。

又对急性热病，董廷瑶认为其必自外感始，临证必使邪有出路，才能防其病邪深入，使邪祛正安。《黄帝内经》有谓"因其轻而扬之""其高者因而越之"（涌吐法），"其有邪者，渍形以为汗"（重蒸法），"其在皮者，汗而发之"（解表法）等，这是病位尚浅时的逐邪之法。若邪已传里，经有"因其重而减之""其下者引而竭之"（涤荡法），"中满者泻之于内"（消导法），"血实者宜决之"（活血祛瘀法）等，都是给邪以出路。如治水病之开鬼门、去菀陈，暑秽之取嚏，刺委中放血，小儿口糜之泻火利尿等，无不以逐邪外出为目标。而对乙脑之类的疾病，则认为其邪转化较快，卫、气、营、血，瞬间可达，在治疗上必须予以迎头痛击，以截邪之深入，以此于不同之病机，灵活施治于临床。

（三）既要师古，又重创新

董廷瑶既受家学之熏陶，又合各家学说之汇通，临症应变，不断总结，在师古的基础上，有所发挥。

如对小儿肺炎，各种类型通过辨治，疗效较好。但对腺病毒性肺炎，给予一般的宣肺泄热、清里解毒的常法处理疗效不显，且往往变化复杂，产生不良后果。根据此病表现出来的症状，当属温毒犯肺、痰火内郁，创制了熊麝散（为熊胆、麝香二味研匀），疗效显著。

再如，婴幼儿泄泻中，常遇肠麻痹。症见腹胀如鼓、叩之中空，作恶呕吐，气促不舒，大便不畅、次多量少，此为脾惫气窒，中焦阻滞，升降失职，遂使气阻于下而大便不畅，胃气上逆而呕恶。因此每致药入即吐，汤剂不纳，于是治疗上另觅途径，采用外治法，以丁香、肉桂、木香研末为散，加麝香为引敷于脐上，名曰"温脐散"。敷后2小时内，尚可肠鸣连连，频转矢气，大便通下而吐止气平。然后再用汤药调治，遂使危病转安。

又小儿复发性肠套叠，灌肠整复以后，每易反复发作。根据痛而拒按，多见面色晦暗，舌质带青，此当为肠道的局部血分瘀结，不通则痛。故采用王清任少腹逐瘀汤治血利气之法，以其功在温经散寒、活血行气、化瘀止痛、通达下焦，疗效显著，且常可根治。

以上各种例子，均为董氏长期研读、观察、思考、总结所得重要的经验，不是执一方以治一病。正如陈自明曰："世无难治之病，有不善治之医。"

三、古今评鉴

1. 裘沛然《幼科撷要》序

医林耆宿董廷瑶先生是一位擅长中医儿科的著名医家。他早岁悬壶宁波市即已蜚声甬江。值抗战军兴，乃移居沪上，由于他高深的学术造诣和丰富的临床经验，故凡儿科疾患求治于先生者，董老应手辄愈。由此，病儿求治者摩踵相接，医名满江南。

2. 张镜人《幼科刍言》序

浙鄞南乡董廷瑶，世代从事中医儿科，廷瑶先生获椿庭仙翁之亲炙口授，又遍读《素问》《灵枢》及汉唐方书，雏凤声清，医名藉甚。以先生常谓：呱呱褓褓，未能自白，而脏腑柔弱，易起卒变，故当仔细体察儿情，决不应"相对斯须，便处汤药"。临床主张明理识病，辨证求应，随机应变，不囿成法，疗小儿痧痘惊疳及疑难杂症，莫不效如桴鼓，深受群众信仰。

3. 何时希《幼科刍言》序

先生尊翁水樵公，既传数世医家之医，复游于名家石氏之门，尽得痧、痘、惊、疳之特长。先生系此薪传，益以数十年中，百余万人次之临床实践，理论臻于化境……先生师古不倦，以求其本，又吸纳新知，以裕其用；不师古而自囿，乃不断以创新；若熊麝散治肺炎高热不退；温脐散之治肠麻痹；金粟丹之治发热惊厥；遵用甚效，活人无算。

4. 王静安《幼科名师》

董廷瑶教授为当代杏林名师，学而不厌，诲人不倦，医德高尚，技艺精湛，善治疑难奇症，尤以诊治儿科疾病驰誉江南，行医数十年，活人无算，大有后汉董奉之遗风，更可称道者廷瑶先生不仅学术思想极具特色，且事业后继有人，若钱乙先生在天有灵，闻之必喜而欢曰：幼儿之真谛，董先生得之矣。

第三节　主要著作

一、《幼科刍言》

（一）内容提要

全书分概论、治疗经验、医案、医论、医话五个部分。

其中概论部分主要是概述董廷瑶儿科的学术思想和治学经验。董氏将其主要学术论点概括为明理、识病、辨证、求因、立法、选方、配伍、适量、知变九诀，这九个方面在中医的学术上是环环相扣的，而在临床诊治上则是一个完整的过程，充分体现了中医学辨证施治的特色。治学经验上强调承继家学，奋发自强；勤求古训，体察儿情；不囿成法，随机应变；既要师古，又应创新等内容。

治疗经验部分，董氏将麻疹、乙脑、痢疾、肺炎、泄泻、癫痫等12个病种，进行详细的论述，分型论治，其精华使学者了然清晰，用之效彰。

医案分为急性热病、呼吸道疾病、消化道疾病、其他病症五个方面，其案例有常有变，其治疗辨证而灵活，与上段之分型论述相得益彰。

医论部分，主要论述了小儿用药要点，及部分常用验方、丹、散和对某些疾病如小儿复发性肠套叠的治验等体会，另外对中医的现状和发展前景，着重论述了"中医要现代化，不要西化"的精辟观点。

医话部分主要谈了对育儿、调养和临床辨舌察色的重要性，并对医德、医教如何对中医下一代的传帮带问题，阐明观点，其深入浅出，谆谆教诲，句句切中，学之莫有不感也。

（二）版本流传

本书第一版于 1983 年 8 月由上海科学技术出版社出版发行。

（三）古今评鉴

1. 张镜人《幼科刍言》序

先生所撰《幼科刍言》序，自惭学识谫陋，何堪膺命，然庆先生之著述，得寿梨枣，则欣然濡毫，勉缀数语，聊作华封之视可耳。颂曰：先生之貌腴而清，先生之学纯且精，腴而清兮期颐征，纯且清兮婴幼之干城。

2. 何时希《幼科刍言》序

《幼科刍言》冠明理为首章，得其要领矣，用四诊为手段，以识病而辨证；别三因之区异，斯立法而选方；十剂七方，六法四性，如矢如鹄，何以能中，如桴如鼓，何以能应，盖皆赖理论为之指导也。学者泛舟于理论之大海，上下两千年，名家数百辈，或温或凉，自有偏长；或攻或补，各擅其胜，不能舍此而逐彼，不能厚古而薄今，苟无指导，安能得其当而免乎迷津，刍言则幼科理论之正鹄也。津有梁而渡有楫，得此刍言，可以逮夫幼科之彼岸矣。

3. 王烈《婴童哮喘以痰论治》序

董廷瑶老先生在《幼科刍言》等书中，特别强调"痰"的致病意义，其意义不仅继承《伤寒论》之方治疗今病所取得的显著疗效，而且开创了用苓桂术甘汤杜痰防哮的先河。

二、《幼科撷要》

（一）内容提要

全书分论著、学术渊源探讨、方药运用、临床总结、医案、面诊六个部分。董廷瑶对撰写此书之目的自如说明："《幼科刍言》花了六年时间……对我来说，虽然花了一些功夫，然意犹未尽，自知颇多欠缺，因此，在同学们敦促帮助之下，自己头脑尚清之际，考虑继续补写。名曰《幼科撷要》，既曰撷要，应撷出其在理论上、辨证上、治疗上、选方用药上疗效的关键是怎么能更透彻而明白地阐述清楚，使后学有所适从，要做到这一点，自非易事，我们将从实践病案中，寻找不同的要点来说明其道理。"因此本书实则在《幼科刍言》的基础上，补缺求整，使其理、法、方、药的认识与运用更趋完美。

其论著部分，着重谈了整理研究中医理论的体会和设想。如"中医神似、形似"和对"中阴溜府"的几点体会等。

学术渊源探讨部分，着重谈了仲景方的应用、钱乙方在儿科临床上的运用、脾胃学说的研究和应用、温病学说的深究和运用、对《幼幼集成》学术经验的发挥等。

方药运用部分，共有 21 篇，多是结合儿科临床谈了方药运用的体会，如桂枝汤、苓桂术甘汤、涤痰汤、二陈汤类方、生脉散、止嗽散等。也有用川椒治痿，干姜、细辛、五味子治哮喘，三棱、莪术治疳证，保赤散、两种金箔镇心丸治疗痫疾等内容。

临床总结部分共有 9 篇文章，分别对暑证、急重症、小儿发热证治等急性热病、疳证、慢性泄泻、脚气型泄泻，"火丁压法"治疗婴幼儿吐乳症等进行研究总结。

医案部分则是摘录了部分比较难治性的病与症，如小儿神经、神志类疾病等，痿证、五软、眼球震颤、血尿、急性肾炎及内科杂病等。

面诊部分，主要介绍了《黄帝内经》分部面诊及其董氏分部面诊和山根色诊的体会。

（二）版本流传

本书第一版于 1990 年 12 月由其门人宋知行、王霞芳整理，由百家出版社出版发行。

（三）古今评鉴

1. 裘沛然《幼科撷要》序

董老年登耄耋，老而弥健。兹编所述，为董老长期临床体会的结晶，既有可贵理论，又有独到经验……本书的问世，信是医林的一部佳作，岂特儿科之宝笈而已。

2. 张奇文

董廷瑶所著《幼科刍言》《幼科撷要》是董廷瑶儿科世代所积，上溯《灵》《素》，下逮近贤，旁及宋元诸家，撷伤寒、温病学说为核心，以家学遗训为羽翼，择善而从的心得，是继承家学、奋发自强的理论与实践结合的结晶，是几代人共同努力的结果。

第四节　学术思想

一、临证辨治，九点为要

董廷瑶的主要学术思想主要体现在"推理论病""推理论治"上，在此思想指导下制订出临床"证治九诀"，即明理、识病、辨证、求因、立法、选方、配伍、适量、知变，为其长期临床实践结合理论所总结出的宝贵经验。

（一）明理

中医学理论，内容渊博精湛，是中华民族的重大科学文化遗产，是进行临床实践和科学研究，发展提高和创造祖国新医学的重要理论基础。如何参透卷帙浩繁的经典著作中的科学性所在，并在临床中不断加以验证、丰富、提高，所谓"明理"即是此义。

（二）识病

中医治病是通过临床中无数次的悉心观察研究，日积月累，逐一识别各种疾病的发病规律，而初步掌握治疗准则。因人之禀赋有厚薄，体质有强弱，邪气有盛衰，病期有新久，证候有兼夹，时令有四季，地方有南北等不同之因素，就需因时、因地、因人而制宜。须从疾病的全过程，患者的整体与局部症状，进行诊察，细听主诉，望闻问切，辨析病情，尽量避免差以毫厘、失之千里之谬。更应注意勿让一种主要倾向掩盖另一种倾向。譬如：病有真热假寒，真寒假热，阴盛格阳，阳极似阴等疑似假象。若粗枝大叶、辨别不清，则危害立至。"识病"的关键即在于此。

（三）辨证

临床诊病，先察其出现于外的"病形"，其次调查其病理活动的"病能"，通过其外形的表现以测其内在的变化，即从现象求取其本质。疾病的发生与发展是邪正盛衰，阴阳消长，互相转化的过程。我们运用四诊，观察舌苔，切脉闻声，结合主诉，全面归纳分析，作出诊断和治疗，这就是中医学诊治疾病的辨证法。

（四）求因

《黄帝内经》曰："治病必求于本。""本"即是中医所谓的病源，或者说是发病的原因。医临斯证，必先辨其病属何因，继必察其性质何似，更审其有无宿恙，然后权其先后之宜，对证发药，庶可药到病除，无枘凿之不入矣。任何疾病的发生，都有发病因素，在辨证要点之下又必须求其发病原因。人身内部病变可以影响外部；外部的疾病也可影响内部。所以在疾病过程中，病情变化是相当复杂的，但在治疗上都不能见症治症，或但凭现象，不究本质，不探求病因，就会失却主次而影响疗效，甚或药不及病，或药症相反，以致益疾。

（五）立法

明理、识病是反映医家在医学理论方面的修养和程度；而辨证求因，则属于观察、研究、分析、综合能力。在此基础上得出结论，然后就是确立治疗的方法。治疗方法的确定，本于对病情深入细致的观察调查，但确定正确的治疗方法既是一个实践问题，又是一个理论问题。所以它是理论与实践相统一的结果。由于人体所患疾病种类极多，故治法也多种多样，如程钟龄的医门八法（汗、吐、泻、和、温、补、消、清）等。但临证并不可照搬照抄，还应从现实的环境条件和疾病情况出发，分析批判地继承和吸取前哲研究成果的精华，并在此基础上不断有所发现，有所创造。

（六）选方

此犹作战之战略战术，用兵遣将，用古人已验之成规，合今人不断创新之经验，才能有的放矢。方剂之多，浩如烟海，从古至今，何只亿万。曾有人说："熟读汤头四百首，不会治病也会治。"这种说法是想走捷径，不思深造。中医是一门科学，汤头必须熟读，但需备以巧思运用，更应结合理法方药。陈自明说："世无难治之病，有不善治之医。"要做善治之医，必须明理、识病、辨证、求因、立法。

（七）配伍

前人制方，与集书的选方，都是为使后学能知法度。但每一疾病，很难预测其后来变动的如何？或者另有什么的兼夹，或者因气候的转变而发生变化，这就需要医者随时慎思注意。运用巧思慧眼，准确对待。孟子曰："大匠诲人，能与人规矩，不能使人巧。""巧"，则不易传，亦不可传，也可遇而不可求，这只有医者心领神会，务先识其所以然之故，而后增减古方之药品分量，宜轻宜重、宜多宜寡，自有准的，所谓神而明之，在乎其人。

（八）适量

假如病重药轻，则药不及病，延误病机。病轻药重，则药过病所，诛伐无过，反能益疾。所以在方剂学中，一方之药品，除有药品配伍的意义之外，其用量方面，亦有一定的规律，既要分清主次的不同，又要适合病情内外的变化，则药症相当，见效可必。然而我们有时因治效不高，而加重药量，甚至增到超过常用极量，同时增加药味，这不能不使人有所疑虑。古人治病，着重胃气，药之变，全赖于胃，胃能承受，药效就高，倘或病中胃弱，尤以幼孩弱质，过量重剂，何能胜任。对小儿来说，其用量更应精炼，所以但求清灵，毋事过剂，免伐生生之气，且也影响疗效。如治外感风寒，每多咳嗽，有发热或无热，用药须轻简，三拗汤（麻黄 1.5~2g，杏仁 6g，生甘草 2g）为常用，咳多加百部 6g，如肢冷无汗则加桂枝 2g，药少量轻，二三剂就可见功。再如婴儿便闭（巨结肠症），这类疾病以其初生质弱，如用苦寒攻下，大便虽可通，则胃气先伐，况通而又秘，若再攻再伤，决不胜任。因之用元明粉 6g，白蜜 1 匙，润下之剂开水冲服，药仅两味，效果满意，即使连服多次，亦不伤正。

（九）知变

任何事物的发展过程，都有常有变，变和常是对立统一的，疾病的发生与发展，亦会产生特殊的变化。因此我们既要知其常，又要知其变。在治疗上既要掌握常法，又要随机应变地运用变法。吴又可所谓的"因病知变，因变知治"即此意也。这是辨证施治中很重要的一环。《伤寒论》其方仅 130 首，而法则有 397 条，而方之皆古，法法循经，治伤寒已无余蕴焉。然而病变不常，气血有素，为不常之病变，葆有素之气血，则就须门门透彻，息息通灵，斯可言医治之方药类。

二、诊察儿病，望诊为首

古贤省疾，望、闻、问、切，四诊合参，首重望诊。《素问·阴阳应象大论》云："善诊者，察色按脉，先别阴阳；审清浊而知部分。"张景岳认为"此论虽通言诊法之要，然尤于小儿为最切也"，点明望诊在儿科临床更为重要。董廷瑶认为小儿虽脏腑未全，但生机活泼，其五脏六腑之精华，藏于内者为气，现于外者为色，故望儿病者气色，可诊断其内脏之病变，审判疾病之顺逆。

（一）面部所属

董氏遵循《黄帝内经》之义，结合临床体会，认为小儿一般均以额（眉心）配心，左颊配肝，右颊配肺，鼻配脾，颏配肾，太阳穴属胆，上眼胞属脾，下眼胞属胃。

（二）色泽主病

红为赤色，主热证；黄色主湿证、虚证；白色主虚寒证，失血证；黑色主肾虚证，水饮证，瘀血证；青色主惊风，主痛证、寒证、瘀血证。

（三）面首部位颜色主病

眉心色有微黑或赤，为心热作惊；或兼山根部青筋暴现，每多见脾伤、泄泻或见惊搐；太阳穴是胆经所过之位，尤以左侧起青筋，多为惊风；眼部上胞肿为伤脾，下胞青色为胃有寒，胞肿而睡时露睛，为脾胃虚；唇口色黄，主胃积脾伤。

（四）望色生克，审知顺逆

赤色见于两颧乃心火犯肝肺之位，其色大如拇指，成条成片，聚而不散，当为木火刑金，病情凶险。前额色黑水寒克火，其黑大如拇指，甚为凶色。又鼻为面王，居中属土，黄为其正色，若鼻部出现其他颜色，均为病色。如鼻色青，青本为肝色，主痛，鼻现青色为土受木贼之证；又脾主腹，故腹中痛。若阴寒内盛，阳虚失运，故曰苦冷，严重者尚可见爪甲青白，唇色发绀，是谓死候。若鼻见黑色，黑属水色，今见于脾部，是谓水反侮土，故病水气。色黄者，指面部出现不正之黄色，如面色淡黄少华，为脾虚停饮不化，故曰"胸上有寒"；另有湿热互结，亦可蒸郁发黄。亡血者，血不荣于面，故面色㿠白。

对于五色之生克，董廷瑶遵循《望诊遵旨》的归纳。其云："诊视明堂，察其气色，分其部位……合五行而推之，变在其中矣。所谓相应者，如青为风，青见于肺部者，风中肺也……所谓相乘者，以青属肝，青见肺部者，肝乘肺也。"且"本部见本色，浅淡为不及，深浓为太过，不泻其平，则皆病也。例如鼻者脾之部，黄色脾之色，脾部见黄色，则本经自病，正邪也；若见白色，为子盗母气，虚邪也；若见赤色，则母助子气，实邪也；若见青色，则彼能克我，贼邪也；若见黑色，则我能克彼，微邪也。"这里把五脏分部与五色生克结合起来的望面，是对经旨的很好发挥。

（五）视色上下，四诊合参

有关《黄帝内经》的脏腑分部，五色生克等面诊内容，董廷瑶在儿科应用颇多。

董氏曾治一儿，素易咳逆，近又发热3天、夜间咳甚、喉中痰鸣，甚则咳呕痰涎、两目眵多易打呃噯、脉滑、舌红苔少，面诊左颊红而成片、山根青筋。左颊红属肝热；山根属脾胃，这里青筋系木旺乘土。脾生痰浊内停，肝旺火性上炎，故患儿肝火易动，痰随火升，痰热壅肺；复受外邪，则见发热、咳嗽、痰鸣；肝气上逆，咳剧而呕，易打呃噯、目眵多，舌红便干，亦肝失疏泄，邪热内闭之象。故治以麻杏甘石汤（麻黄、杏仁、石膏、清甘草）加陈皮、竹茹、苏子、莱菔子等宣肺清热，化痰止咳。又按面诊所得加旋覆梗、胆星、碧玉散清降肝火，泻热化痰，两泻肺肝之热，其症旋安。

又治一儿，咳嗽已久，痰多气短、胃口不开、苔薄中剥，其面部山根及太阳穴均布青筋。山根属脾，青为肝色，山根现青筋，乃木来乘土；太阳属胆经所过，肝胆相为表里，外露青筋乃木气太过之象，色症合参，为脾虚不能抑肝，金弱不能制木，为肺脾两虚之候。故治以清养肺脾、调扶中土，方用生脉散（党参、麦冬、五味子）补益肺气。重用白术以健脾养胃，内金、神曲消导和中；加百合、地骨增其清热润肺之力。大凡小儿脾胃虚者，多见青筋，因小儿脾常不足，肝气有余，土虚则木来乘之，治宜从扶土抑木着手为佳。

又治一儿，形体消瘦、胃口不开、汗多、舌苔薄润，针四缝穴，二指有液，面诊可见右眼上与山根青筋。其证脾运失司、营卫不和，治拟外和营卫、内调胃气。治用桂枝汤（桂枝、白芍、生姜、红枣、炙甘草）加炒谷芽、佛手、赤苓、陈皮、神曲。七剂后诊，发热咳嗽，热度虽退，舌苔亦净，然胃口不开，青筋仍显，更法治之，重以调扶消疳，方用川石斛、谷芽、陈皮、茯苓、甘草、佛手、扁豆、醋炒五谷虫、炒白芍、花粉。七剂后，疳积渐瘥，青筋亦渐隐。本例初用桂枝汤调和营卫，加陈皮、佛手、茯苓、谷芽等健脾消运，汗出虽减，然脾运未健。盖眼之上胞属胃、山根属脾，出现青筋，为木旺克土，故以调扶脾胃治疗疳积之际，配用白芍取其抑肝之意，抑肝则能培土，肝脾调和，土运得健，诸症向愈，故青筋退而疳证愈。

又治一儿，咳喘气急、痰阻不爽、舌苔薄润，面诊见眼下、山根、人中等处青黑。素有哮根，痰浊阻肺，哮喘引发。治拟肃肺化痰润肠，方用蒌仁、杏仁、炒莱菔子、牛蒡子、白芥子、象贝、桑皮、款冬花、竹茹。周后复诊，咳喘已和，舌苔薄润，大便仍燥实，再宗前义。蒌仁、杏仁、炒莱菔子、苏子、白芥子、桑白皮、紫菀、款冬花、橘红、竹茹，七剂。药后痰下便调，咳喘均平而其面部青黑也转淡。哮喘宿疾，症关肺脾肾三脏，其标在肺脾，本则关肾。从面诊言，眼下、山根属脾；人中属肾（夏禹铸曰"唇之上下属肾"）。黑本肾色，主水饮痰浊，黑色见于眼下山根是肾水上泛，痰饮壅逆，故见为咳为喘。故拟先治其标，主以清泄痰浊，痰浊蠲除则肺气得以肃降，咳喘得平，青黑之色自退。

（六）舌辨苔，知邪所在

章虚谷曰："观舌质可验其阴阳虚实，审舌苔即知邪之寒热深浅。"即所谓有诸内者必形诸外。小儿 3 岁以内脉气未充，不足为凭，故望舌更显重要。病之本元虚实，须视舌质；邪之重轻，当辨舌苔，其病浅深，又须按胸腹，问饮食二便，综合分析。

白苔，苔白为寒，白浮为寒，白浮润薄，寒邪在表，拟辛温散寒。全舌白苔浮腻微厚，刮而不脱者，此寒邪欲化热也；苔白薄呈燥刺者，或舌质红，此温病伏邪感寒而发，肺津已伤，初起卫闭则营气被遏，是为寒闭热郁，仍须辛温疏解，散发阳气，卫气开则营气通，白苔退而舌红亦减，所谓"火郁发之"是也。苔白黏腻，兼有伤食积滞；白滑而厚，又为痰阻遏，须于解表中佐入消导化滞或升降痰浊之品。满口生白花于新生儿则为鹅口疮，近有因过用抗生素而滋生霉苔，湿热可用导赤（生地、木通、淡竹叶、生甘草）泻心利湿为治。有曰卫分之病，现于舌苔，营分之病现于舌质。

黄苔，苔黄为热，黄深热亦甚。黄而滑者，湿热熏蒸也；黄而干燥，邪热伤津也。浮薄色浅者其热在肺；苔厚黄深则邪热于胃；苔薄黄舌色赤者，邪热渐入营分也；苔黄白相兼而舌绛红，此气分遏郁之热灼津液，非血分病也，仍宜辛润达邪、轻清泄热之法，最忌苦寒阴柔之剂。邪热内陷，舌质纯绛鲜泽，神昏者乃邪传包络，宜清营解热，通窍开闭。又苔黄垢腻口气臭秽，常因伤食积滞，湿郁化热，阻于肠胃，于清降里热中合化浊导滞兼泻腑热。

黑苔有寒热虚实之异，黑而滑者，内有寒痰，身无大热大渴者，须用辛温通阳化浊；黑苔薄润或灰色，舌质淡白，此为阳虚寒凝，亟须姜附温阳、桂苓化饮为法。苔黑而燥，或起芒刺，舌质红赤，乃邪实热甚，若腹满痛而拒按，为腑实热结，急须三承气（大承气汤、小承气汤、调胃承气汤）攻泻实热；若苔黑干燥，腹不胀满，里无实结，是津液耗竭，又宜大剂凉润滋阴。寒热虚实当须明辨，毋犯虚虚实实之弊。又有食酸而色黑，称"染苔"，与病无关，不可混淆。

小儿舌质淡白者，为心脾虚寒，气血不足，正虚为本，至其变化，必当参合脉证。舌质淡白，脉神尚可，虽有邪热病证，宜轻清邪热，忌用苦寒削伐，以伤气血耳。幼儿体弱，每见热盛伤阴，或阴损及阳，常见舌红忽转淡，此时亟须扶阳，几微之间，辨之须清。而吐泻烦渴，舌淡白者，非用温补不可也。

（七）察其体相，知儿强弱

从体相来说，婴儿头角丰隆，髓海足也。脊背平满，脏腑实也。腹皮宽厚，脾胃强也。耳目口鼻，七窍平正，形象全也。而脾足则肉实，肝足则筋强，肾足则骨坚，哭声清亮为肺气壮，笑音正常为心气足。他如发泽而黑，气实血足；肌肉温润，营卫调和；肾囊坚小，根株固也；溲清便滋，里气和也。上述形相，多为无病易养。

（八）视其病相，辨别病邪

病相为发病时所表现的不同形症和病态。每一种病变，当其发病的过程中都有其不同的形态显露于外，医者就能从其所表现如何来分析判断其病情的进退，随机处理，以达到治疗目的。譬如麻疹，其发病初期，目泪汪汪、发热咳嗽、喷嚏鼻涕，虽然颇似伤风感冒，但另有特点。即牙龈上必见红赤，间有白色乳头点，则确为麻疹已无疑义。其次是布点的部位如何，可知其顺逆。如果头部疹见而两颧苍白，必非顺证，就须慎重考虑了，不可因形态暂且尚安而忽略。

又如发热惊厥，为小儿所常见者。但同为惊厥，而病变不同，就须根据外部形症分析判断。如厥时项强囟凸，应考虑脑膜炎、乙脑等分别辨治。如厥后如常，此为幼儿不耐高热，引起中枢神经的反应所致；中医认为素有风痰，受邪激发，此为发热性惊厥。虽无大碍，但应治疗，免其再作。至于无热而厥，痰声漉漉，时发时止，发无定期，此为痰痫，治应豁痰制痫，失治则将时发不已。

再如小儿疳积，色必枯萎，体必赢瘦，食欲不振，或口馋喜嗜零食，或喜食异物，或腹满便泄，或面现虫斑，或发如枯穗，拔之即起；重则两目遮翳，或走马牙疳，那就比较难治了。

三、小儿用药，六字要诀

小儿脏腑柔弱，易虚易实，临床用药不当，最易变起仓卒。昔阎孝忠有"五难"之叹，张景岳则曰：宁治十男妇，莫治一小儿，可见业小儿医者之不易。董廷瑶以幼吾幼之心，推而及之于幼人之幼。临床施方用药勤求古训，博采众法，历经琢砺，拟用药六字诀。

一曰"轻"。轻有两端，一为处方应轻，如外感风寒，表实麻黄汤，表虚桂枝汤，一以散寒，一以和营，则邪祛表和，其热自解。如是感受风温风热，则桑叶、薄荷、荆防、连翘之类清凉解肌，疏化即可退热。此均轻可去实之轻也。常见寒闭热盛而惊厥者，此因高热不能胜任也。不可遽投镇惊之品，反能引邪入里；因其病在太阳，必须解表，方为正治。当然，乙脑、脑膜炎则须另法治之。二为用量应轻。小儿肠胃娇嫩，金石重镇，慎需考虑。即药量过重，亦犯胃气。小儿之生长发育全赖脾胃生化之源，况百病以胃气为本。如胃气一耗，能使胃不受药；病既不利，抑且伤正。

二曰"巧"。巧者，巧妙之谓也。董氏于临床，尝治顽固之婴儿泄泻，中西药治无效；遂从母乳方面考虑，对乳母做了蹲踞、踝膝反射试验，测知有隐性脚气病存在，致使患儿缺乏维生素 B_1 而久泻不愈。停服母乳，调治即愈。此亦法外之法也。这类病儿临床很多，寻索巧思，明其病因，见效如神。

三曰"简"。简者，精简之谓也。医之治病，用药切忌芜杂。芜杂则药力分散，反会影响疗效。尝见，以为病之不瘥也，药量不足也而倍之，药味不敷也而增之；此舍本逐末，宋人揠苗助长之蠢举也。医能明其理，熟其法，则处方也简，选药也精。前辈名哲，每多三五七味，对症发药；虽危重之候，获效迅速。验之临床，确是如此。

四曰"活"。中医治病，首重灵活。同一病也，既有一般，又有特殊。如果见病治病，不分主次，不知变化，笼统胶著，甚或按图索骥，对号入座，慢性病或可过去，急性病必误时机。尤以幼儿弱质，病症变化更多，朝虽轻而暮可重，或粗看尚轻而危机以伏；反之，貌似重而已得生机，比比皆是。凡此种种，医者当见微知著，病变药变，而操必胜之券也。

五曰"廉"。董氏平生用药，从不滥施昂贵之品；虽在旧社会时，亦不以珍珠、犀羚、人参、鹿茸来取宠于官僚鬼阀，或有钱富室。新社会则为劳动人民着想，所以处方之廉，病家初多疑之，终则奇之。事实上人之患病，以草本之偏性来补救人身之偏胜，但求疗疾，毋论贵贱。

六曰"效"。患者对医生的要求，主要是望其病之速愈。医生对患者之治疾，最重要的是要有高度的责任感。轻患者则驾轻就熟，较易见效；重患者则因其变化多端而需思索周到，尽情关切，以期治愈。这是董氏平生之旨趣也。然"效"之一字，不是唾手可得，必须谙之于医理，娴之于实践，更须有仁者之心，灵变之术，方可无负于人民赋于你的崇高职责。

为此董氏赋俚句如下："轻"可去实有古训，"巧"夺天工效更宏，"简"化用药须求精，"活"泼泼地建奇勋，"廉"价处方大众化，"效"高何须药贵重，自古贤哲多求实，昭示后人莫蹉跎。

四、外感热病，择途逐盗

董廷瑶根据热病的发病规律，结合多年的临床经验，总结出对外感热病的治疗，必须以择途逐盗为急。

中医治疗外感热病理法有二：一是为病邪找出路，一是给患者存津液。病邪初入，当汗时而汗之；邪热传里，当下时而下之；湿热阻滞，当渗利时而渗利之，都是给邪以出路，使邪毒排除后，表里得和，津液自保。临床救治小儿多种热病急症，既从伤寒六经分辨，又自三焦温病论治，使识病有定法，疗疾有主方。若感证高热，邪自外入，初起邪在肌表，强调祛邪安正。均是宗经旨"其在皮者汗而发之""其在下者引而竭之""开鬼门""洁净府"给病邪以出路。诸如高热惊厥、麻疹、乙脑等不同热病以发汗、攻下、利尿、涌吐，甚至发疹布痧、痘症引浆等不同方法都是为给邪毒以出路。临床上更有见伤寒蓄血证用抵当汤（水蛭、虻虫、桃仁、大黄），桃核承气汤（桃核、大黄、桂枝、甘草、芒硝），则是取"血实宜决之"之经旨；小儿口腔溃疡用导赤散令小肠之火从小便出，齿龈红肿，大便实者，酌加大黄，此为上病下治之泄热法。伤寒热病若治不及时，邪传三阴，如贼已逼近寝室，倘能由阴转阳，回归阳明，不失时间则仍可驱邪以后门出，故曰三阴亦有可下之证也。热病的"开门逐盗"是以不令病邪深入，若祛邪不给出路，关门与之斗，即或贼败，能不损及器皿（脏气与正气）？设或不胜，必两败俱伤，甚或反被贼害，祸莫大焉！所以董氏认为治疗热病切莫关门杀贼，必须以逐之矣。

五、调治儿病，注重脾胃

董廷瑶治疗儿科病症，每从脾胃生化升降着手。因为小儿体禀稚阴稚阳而又生机蓬勃，营阴精微常至不足，其生长发育全仗脾胃营养供给。所以他强调，小儿先天强者不可恃，若脾胃失调，仍易多病；先天不足者毋庸过忧，适当调摄脾胃，使后天化源充足，亦能渐渐化不足为有余。他从病机分析认为，小儿患病多自外感或伤食，每见损及脾胃，诊治时必先察脾胃之厚薄，处方遣药亦须时时顾护胃气脾阴，一见不足，及时救护脾胃气阴，即是补益元气、正气。同时强调"百病以胃气为本""治病莫忘脾胃"，他推崇仲景、钱乙之方，认为白虎（石膏、知母、甘草、粳米）之配粳米，小柴胡（柴胡、姜半夏、人参、甘草、黄芩、生姜、大枣）之配姜枣，补肺散（马兜铃、炙甘草、阿胶、牛蒡子、杏仁、糯米）之伍糯米，泻白散（地骨皮、桑皮、甘草、粳米）之佐粳米，均含有护胃和中之意。故在其"小儿用药六字诀"中，"轻"字居以首位，以告诫用药勿使过剂，毋犯胃气，免伐生生之气，用药贵在清灵和平。

在调补脾胃方面，董廷瑶指出切忌呆补、蛮补，应掌握通补润燥之配合，在益气滋阴时每应佐以通利助运之品。尝用参苓白术散（焦白术、扁豆、人参、茯苓、陈皮、淮山、清甘草、莲子、砂仁、薏苡仁、桔梗），认为补养脾阴的山药、薏苡仁、扁豆等均属谷物类，气味甘淡，深合脾胃本性；而在养胃法中，每以石斛、花粉、扁豆、谷芽与陈皮、枳壳、佛手、香橼等润燥相伍，相得益彰。

治小儿泄泻，斡旋脾胃气机。董廷瑶遵《脾胃论》"脾胃既虚，不能升浮……清气不升，浊阴不降"之旨，十分重视脾胃升降气机作用。治小儿泄泻喜用葛根、扁豆衣、扁豆花、荷叶等药渗入方中，取其清灵升清，宣发清阳，便泄自和。

另有顽固性便秘之因脾胃气机升降失调者，如曾治一儿，起于强忍大便，以致便下秘结，非导不下，一月仅得二次，已有两年顽疾，曾投以润肠之剂，稍能通下，但旋即又秘，伴面色萎黄，腹部柔软，大便虽结但仍解下尚软，脉弱而舌淡苔净。遂从阳气不振，脾胃失其升降论治。方用桂、附辛温通阳，党参、甘草、当归、芍药调扶中焦，而以郁李仁、栝蒌仁润下降浊，仅佐一味升麻，升发清阳，旋动气机。药后即得显效。

临床上董廷瑶用培土生金法治痰咳久延，包括迁移性肺炎、肺脓疡等重症，对于肺脾两虚，痰浊内生，久久不愈者，董氏擅用星附六君汤（胆星、竹节白附子、党参、焦白术、茯苓、清甘草、陈皮、姜半夏）培土生金，健脾荣肺，即杜绝生痰之源，复其清肃之令而咳痰均和。宿哮缠绵之因肺脾阳虚，寒饮内伏，他常用苓桂术甘汤（茯苓、桂枝、焦白术、炙甘草）通阳健脾，此为崇土利饮之法。

六、临诊辨治，推崇仲景方

董廷瑶高度赞赏仲景诸方，谓其"方方皆古，法法循经"，值得吾辈深研细玩；学习仲景方需要参透其方药精义，方可灵活运用。这正如柯韵伯所云"仲景制方，不拘病之命名，惟求症之切当，知其机，得其情，以随手拈来，无不活法"。

（一）治腹泻六经辨治

董廷瑶认为，伤寒之六经的辨证原则，完全可以通用于杂病，他首肯徐大椿所言"医者之学问，全在明伤寒之理，则万病皆通。以伤寒乃病中第一证，而学医者之第一功夫也"。进而指出，读仲景书，先要弄通三阴三阳的六经辨证，而后始能对条文做到心领神会。并认为其间的关键有三：一是熟谙六经的辨证提纲；二是深刻领会六经分证所对应的脏腑经络的病机病情；三是有针对性地选择适当的经方并给予加味或化裁。如此往往能在临床上取得较为满意的效果。

他在辨治腹泻时，六经分证的概念贯串于中，如用葛根芩连汤（葛根、黄芩、黄连、甘草）治肠热泄泻，即属阳明；理中汤（党参、焦白术、干姜、甘草）治脾虚阳弱，乃是太阴；若见四肢清冷，嗜卧神萎，泻下清水，脉细舌淡者，属少阴，可用附桂理中汤（附子、肉桂、党参、白术、干姜、甘草）或桃花汤（赤石脂、干姜、粳米）复合。久泻不愈，黏冻红白，伴有腹痛，舌红苔黄白，检查为结肠炎者当属厥阴之证，用乌梅丸（细辛、当归、人参、淡附子、淡干姜、川椒目、黄连、黄柏、肉桂、乌梅）为主。另有感冒风寒，腠疏有汗，发热不高，伴腹泻便溏，脉浮而舌苔淡润，当属太阳，可主以桂枝汤，再加荆防、葛根、山楂、木香之类。若兼小溲短少，为气化不行，则可用五苓散（焦白术、泽泻、猪苓、茯苓、桂枝）分利之。腹泻伴见胁痛作恶，四肢清凉，寒热起伏，脉苔薄黄者，当从少阳论治，用四逆散（柴胡、枳壳、白芍、甘草）加味。

（二）挽危重经方为先

小儿元阴不足，风火易动，若邪热不泄，迅即化火，从而出现急重危症。董氏治疗此类疾病，多以选用经方为主，认为其证感高热，病在三阳，而以阳明传变为多，小儿之屡见胃家实，与其时夹积滞、常蕴里热、易于化火不无关联。阳明之为病，殊与温病气热相类，但认为其间当有经府之别，凡症见高热大汗，烦躁口渴，舌红脉洪大之际（有的虽无大汗，但若兼见唇朱神烦，亦为邪入气分之症），即当从阳明证论治，主以白虎汤，酌加黄芩、芦根、连翘、银花之品，兼以咳嗽可加桑叶、象贝、前胡、杏仁等肃肺化痰等品。若其热高神昏，则可选紫雪丹、至宝丹、安宫牛黄丸等以解毒化浊，开窍醒神。若神昏谵语，热结便闭，当为阳明腑证，而主以三承气。一般腹满不显者，仅用生大黄、元明粉为君；邪热化火，需参石膏、知母、黄芩、黄连、连翘、栀子等品，若邪火内犯心包，亦应加服紫雪或至宝之类。

（三）谙麻桂安表通阳

董廷瑶应用经方，精熟而又灵活，不拘泥于条文，而是深入洞察病机，务使方与症合，药随症转，而于小儿之麻黄汤、桂枝汤运用，可谓得心应手。

麻黄汤主太阳伤寒，诸多儿医，应用颇慎，他认为，小儿稚阳之体，藩篱单薄，风寒之邪极易犯表，而邪由皮毛影响肺经，致使咳喘易作。故在冬日或气温陡降之际，小儿风寒外犯之证甚为多见，此时即可予麻黄汤，再酌情加味。如痰阻不活加金沸草、鹅不食草等，痰多加二陈（陈皮、姜半夏、茯苓、清甘草）合三子（炙苏子、白芥子、莱菔子）等，兼以宿饮寒重加细辛、淡干姜、五味子等，常常数剂见效。至于寒邪束表，高热不透，则更须麻黄之汗出而散之功。此方之妙全在麻黄散寒，得桂枝之走表通阳，使寒邪得汗从表而透，绝无辛温太过化火之虑，反之若失于时机，病必邪热内传矣。此有是证，用其药，惧之不必。

桂枝汤是主太阳中风之主方，其有温阳通脉，开启机杼的作用，董氏认为此方甚合小儿之机体特点，因小儿稚阳之体，每多因之而产生诸多疾病，如表虚感冒，营卫不和之低热，于营卫不和而致胃气不足之厌食，以及多汗、多动、腹痛诸证，试用桂枝或其类方，则效果十分明显。

（四）善灵变，化解疑难

董廷瑶对许多经方之运用，都是随临症之变，既有进退化裁于其类方之间，也有复合使用而加减增损，尤其在诊治某些儿科疑难，更能表明其独特的心得。如仲景之桂枝附子汤（桂枝、芍药、炙甘草、生姜、大枣、附子）、白术附子汤（白术、芍药、炙甘草、生姜、大枣、附子）和甘草附子汤（炙甘草、附子、白术、桂枝）等三方，为董廷瑶治疗小儿风、寒、湿痹时所常用。若小儿痹证见恶风畏寒、骨节疼痛、屈伸不利、脉濡舌淡等，每以桂枝附子汤为主，加入苍术、苡仁、当归、茯苓等品，取效甚佳。

柴胡类方亦为董廷瑶常用之方，如部分湿温、暑温、伏暑之湿热郁阻，见发热不退等症。董氏认为多是气机不畅，导致湿热不得透发，柴芩则能透解表里，枢转少阳，起因势利导达邪外出作用；少阳主症，小儿临床所见不多，但常可见发热起伏，日久不退，咳嗽不多，只要见其舌红苔黄者，亦可用小柴胡而必效；又如用四逆散治热深厥深之高热不退，气机不畅之当脐腹痛（肠功能紊乱或肠系膜淋巴结炎等），土虚木侮之腹痛（小建中汤合小柴胡汤）等，常起到意想不到的效果。

七、温病学说，深究运用

董廷瑶擅治小儿热病，虽对仲景极为推崇，但从临床体验出发，强调温病有其自己的特点，如温为阳邪，治须清里为主；其初起宜辛凉，若误汗则里热愈炽；后期多伤阴，当以滋阴为要法，认为处理温病，要跳出《伤寒论》之框框，认清寒温，是为证治热病的关键。

（一）温邪上受，四时分治

叶天士在《幼科要略》中指出，外邪不是仅从皮毛而入，而是"口鼻受气"，此为"上焦先病，当属表中之里"。四时之邪，成因不同，有风温、春温、暑热、暑湿、秋燥、伤寒之别。对此说，董廷瑶认为与临床甚合，因此其在诊治小儿热病之际，特别强调辨病之异，分清风温、暑证、湿温、秋燥，用药应各有不同，并特别强调对风温初期之证，因重视轻清透邪，常用桑菊饮（杏仁、连翘、薄荷、桑叶、菊花、桔梗、甘草、芦根）、银翘散（连翘、银花、桔梗、薄荷、淡竹叶、生甘草、荆芥、淡豆豉、牛蒡子）合方加减，但一般仅用桑叶，而不用菊花；常用连翘，而少用银花。认为桑、翘性透解肌，而银、菊偏于清凉，只是在风热较重，咽红目赤时加用之。

秋燥之证，他认为，其形虽似风温，实为"燥邪上受"，也是"肺气受病"。然因风温发于冬令之余，秋燥则值夏月发泄之后，故两者"体质之虚实不同"，秋令感邪，常用桑杏汤（桑叶、杏仁、沙参、川贝母、香豉、栀皮、梨皮）类，佐以花粉、芦根、石斛、元参之属；亦有虽无鼻塞发热外感证候，却见鼻衄、唇裂、肤燥、便结、口渴诸症，则每以生脉、益胃（沙参、麦冬、玉竹、生地黄、冰糖）之剂加入元参、知母、芦根、茅根、桑麻丸等取效。

（二）清疏伏邪，透热转气

温病学派重视伏邪，强调伏邪的发病机理是温病学说的重要学术观点之一。叶天士曾详尽剖析伏邪发病，其中着重论述春温。他指出"冬寒内伏，藏于少阴，入春发于少阳，以少阳内应肝胆也。寒邪深伏，已经化热"。在治则方面，认为"苦寒直清里热……乃正治也""若因外邪先受，引动在里伏热，必先辛凉以解新邪，继进苦寒以清里热"。这些见解，十分精辟。

小儿春温之证甚多，温病确有伏邪、新感之不同。董氏认为伏邪之位，或藏于膜原，或内舍于营，其症可见咳逆、咽肿、口疮、发疹等，而表证不重，故治当清解泄热为主；若兼外邪，则疏化辛凉，自不限于葱豉，桑、薄、翘、竹亦宜。发热咳喘者，以麻杏石甘汤加味。咽喉肿痛，甚则溃腐，清泻里热可用银翘马勃散（银花、连翘、桔梗、生甘草、牛蒡子、荆芥、马勃、射干、山豆根、黄芩、青黛）为主，然需重泄肝火，选用青黛、射干、板蓝根之属，体现了叶氏的伏邪发于少阳的论点。若口舌疮疡者，亦属心胃郁热久伏而发，当用降火汤（黄连、枳实、陈皮、生甘草、木通）及清热泻脾汤（黑山栀、黄连、黄芩、茯苓、生地、石膏、灯心）；大便秘结者再加生大黄、元明粉等。

伏邪之内舍于营者，其为外邪引发为多，伴见皮疹红嫩、密布周身，而舌色红绛及咽喉红肿、溃疡等。董廷瑶对此强调，不要一味凉营泻火，反遏其外泄之机；而重在透泄撤热，所用之方，必以辛凉与清解相兼，其中疏达诸品，可使内结之邪，逐渐松化。这正合于叶氏所谓"入营犹可透热转气"之旨。故清热泻火当须有节，不可过剂，方药合度，其效可待。

伏暑之说，叶氏颇有发挥，以夏伤于暑，过时而发者，霜降前发为轻，其后再发为重。董廷瑶于临床之间，对于白露之后仍见状如暑热、暑湿之证情者，诸如发热较高、表证不著，口渴烦躁，倦怠脘痞，便结尿赤，或见舌苔腻浊等候，即作伏暑论治。以其邪深难解，方中透邪清解并进，夹湿者参以芳化淡渗。并同时佐用涤暑之品，如藿佩、青蒿、荷叶、西瓜翠衣以及甘露消毒丹之类。对热亢邪盛者，亦选用苍术白虎（苍术、石膏、知母、甘草、粳米）；或因其连及膜原而配入柴胡、黄芩；或因其邪热在营而佐以青蒿、白薇，其立法，以疏通气机、透达伏邪为原则。

（三）温邪伤阴，甘咸濡润

温病学派在关于温邪伤阴的证治方面，做出了突出的贡献。盖因温热之邪，最易损伤津液，特别是后期尤多伤阴耗液之象。而阴液损耗的程度与病机转归有着密切关系，所谓"存得一分津液，便有一分生机"是也。所以滋阴增液在温病治疗上至关重要，而成为一应大法。

董廷瑶总结出，温邪内犯运用清热泻火法，必要时配伍养胃生津药物，以济高热烁耗的阴液；温病后期多伤阴，其末期以滋阴为要法，但宜侧重阳明，此为温病"存津液"的精神。小儿温病中出现热盛伤津灼阴或后期阴液大耗，甘寒养阴制火，或甘咸壮水救阴，辨证施方，其效甚佳。

八、钱氏验方，当化裁活用

钱乙创立了小儿稚阴稚阳学说和"易虚易实，易寒易热"的病理特点，并以五脏为纲、分证论治，创立了五脏之补泻方。董廷瑶认为这些观点一直指导着儿科临床的发展与运用，特别是其创制之方，配伍得法，尤为量体裁衣，泻而不伐生气，补而不滋腻邪，对小儿甚为贴切，临床上只要辨证得法，可广而用之。

导赤散，《小儿药证直诀》云："治小儿心热，视其睡，口中气温，或合而睡，及上窜咬牙……"董氏用本方治疗新生儿、婴儿胎火所致的板牙、马牙、重舌、木舌（辅针挑法）；心火上炎之夜啼，酌加蝉衣、灯心、钩藤；高热之口腔糜烂，舌尖红加川连，齿龈红肿渗血加知母、石膏、人中白，便下秘结加生军；鹅口疮兼加滑石、青黛、川连；龟头红炎、小溲短赤刺痛，再加川连、车前子、瞿麦、萹蓄等。

泻白散，《小儿药证直诀》谓治"小儿肺盛，气急喘嗽"。董氏临床多用治肺热气逆之咳嗽，配加黄芩、川贝母、百部、款冬等；高热肺炎以后，或盛夏所致肺热阴耗之低热，可配青蒿、白薇、北沙参；口渴加石斛、花粉、知母。

补肺阿胶散，《小儿药证直诀》说"治小儿肺虚、气粗喘促"。董氏认为此方当用于因肺热灼伤津液，而无以润痰而出之咳嗽，若再加以南沙参、款冬花、川贝母、石斛之品，其效更显，常常服后一二剂，即能吐痰咳痰，再以养肺之沙参麦冬饮（沙参、麦冬、玉竹、桑叶、甘草、天花粉、白扁豆）之类，久咳则可告愈。但须告诉病家，马兜铃有涌吐作用，药后偶有呕吐痰浊，是为佳兆，且有糯米之辅，绝不伤胃。致于现言马兜铃有毒者，关键在于对症，中病即止，善用非滥用，全在于其善用之人者也。

七味白术散，《小儿药证直诀》谓"治脾胃久虚，呕吐泄泻，频作不止，精液苦竭，烦渴躁……"董氏认为此方为治泻之良方，其主要功能在于健脾而运津。因此每多用于热利以后，脾运受耗；积去以后脾气受伤；后天失调，脾虚失运之证。若热利以后，便尚有臭味，或稍带黏液，或由葛根芩连同用，轻加银花、扁豆衣；其无黏而次多，则加石榴皮、乌梅以收敛之；积去伤脾者，少佐山楂、麦芽消积以醒胃；脾虚失调当增淮山、扁豆之增健脾之力，临床用而奇效。另热和之后，每因津伤而致便反秘，切忌导润之品，白术散运津健脾，二三剂可愈。

六味地黄丸，《小儿药证直诀》谓："治肾怯失音，囟开不合，神不足，目中白睛多，面色㿠白等症。"董氏认为本方之妙在于补而不腻，泻而不伤，偶补于泻，因此可以此方为基础，治疗小儿肾阴不足而引起的诸多病症。如小儿发育不良、五迟、五软，可加龙骨、制首乌、补骨脂；遗尿可加菟丝子、覆盆子、桑螵蛸等；肾病综合征、慢性肾炎、单纯性血尿，均可在此方基础上予以加减，临床不可不谓少效。

九、继承《幼幼集成》，学术经验发挥

清代陈复正所著《幼幼集成》一书，系统地论述了儿科病症的理法方药，对儿科的发展做出了巨大的贡献。董廷瑶继承陈氏的不少学术经验，但在吸收中又善于结合临床而有所发展。

如陈氏擅长以温养补益诸法治疗多种儿科病症。他从今人体禀已薄出发，认为人性浇漓，民用日促，故"今时禀受，十有十虚，苦寒克削，最不相宜。"举例来说，他对疳证，认为"皆真元之怯弱，气血虚者所致"，倡用参苓白术散，赞为"补救脾胃，此方如神"；提出对疳证应"以补为消"，颇具深意。对于痫证，力戒寒凉攻伐，镇坠毒劣之品，盖其病机在于"中气素虚，脾不运化"所致。故主张以定痫丸（天麻、川贝、胆星、半夏、陈皮、茯苓、茯神、丹参、麦冬、菖蒲、远志、全蝎、僵蚕、琥珀、辰砂、竹沥、姜汁、甘草）、河车八味丸（紫河车、地黄、丹皮、大枣、茯苓、泽泻、山药、麦冬、五味子、肉桂、熟附子、鹿茸）之类扶元健运，奉之为根治良法。足见

陈氏高度重视顾扶脾胃、扶正调养的补养脾肾学术观点。

董廷瑶十分欣赏这些观点与学术思想，但认为古人之论有特定的时间和环境，今人治病不忘因人、因时、因地而制宜，但继承是为了发扬，而不是守旧，所以他对痫证的治疗创立了"九补一消""七补三消""半补半消"等法，配合针刺四缝穴，临床效果十分明显。如对痫证认为，初期以痰浊阻络为主，当先拟豁痰为治，候痰去再以益气养阴治本，当然先后天不足所致又另当别论。

陈氏认为"风寒湿为乳子独多……重食叠绵，温暖过度，微汗时出，腠理甚疏……风寒则乘虚而入""若能早为解肌，调和营卫，药到病起"。因此，他极为推崇仲景之桂枝汤，并根据当时情况制定了桂枝防风汤（桂枝、白芍、防风、炙甘草、生姜、红枣），专治小儿伤寒初起。董廷瑶之善用桂枝汤亦受此之影响有关，认为当今之小儿与陈氏所论相同，禀弱腠疏，父母溺爱，故常得表虚中风之证，但董廷瑶之善用桂枝及其类方，已远远超越了陈氏之论。

集成金粟丹（胆星、僵蚕、白附子、天麻、全蝎、代赭石、乳香、麝香、冰片、金箔），陈氏主治"咳嗽上气，喘急不定，嗽声不转，眼翻手抽"，认为"此丸专能疏风化痰，降火降气"。董廷瑶认为此所言之证理，与小儿发热惊厥颇为相同，且此病一次发作以后，即使再次感邪发热38℃左右，亦会发厥，根据临床分析，此病当为本虚标实之证，其本虚者乃由平素肺卫不固，而易虚因于感邪，其标实者，当为痰浊留恋经脉，故新邪引发，常致痰阻络窍而发搐，金粟丹中以胆星、僵蚕、白附子为主，善治风痰，通络开窍；天麻、全蝎、代赭石功专息风定惊降逆；佐以乳香、麝香、冰片长于开窍，辟邪通络；且以金箔重镇安神，除烦定志。用治小儿发热惊厥甚为合拍，一般连服一至二料，再以补益肺脾之品善后，常能巩固不发。可见学前人之经验，在于取其精华，才能推而论之，广而治之也。

第六节　临证经验

一、麻疹

董廷瑶认为对麻疹的治疗，必须把好二道关，一为早期诊断，二为合理透发。

早期诊断是指麻疹将发之前，一般症状与感冒相似，但可见喷嚏频频、目泪汪汪，特别是牙龈之色较平素为红，其上间有白色细小乳头状点。

合理透发：麻为阳毒，自内达外，因之治疗必须要顺其自然规律。前人有"三日前宜升，四日后宜降"之论，即从见点起3天内应及时合理透发。如该透不透，或透不得发，或不该透而继续透，反而会发生不良后果。其次，疹宜通泄，故以大便畅者为顺，泄泻几次，亦为无妨；大便闭结，反恐凶候，故尤忌止泻之品。其三，初期鼻衄，亦属佳兆，犹如伤寒太阳之红汗，乃邪气发散之征。其四，麻为阳毒，药应以清凉为宜，但特殊情况，可不拘泥。其五，疹透达以后，因其阳邪伤津，故不能再予宣发，当以清养生津为主。此为顺疹之治。

至于逆疹，董廷瑶认为往往是患儿原本元气虚弱，无力透毒外出，或透不得发，或邪热炽盛之故。如疹出不畅、壮热咳剧、气急痰鸣、鼻煽胸高、口唇青紫、脉洪大疾数，为伴发肺炎之候，速当清肺泄热以透疹；若疹色紫暗、形成斑块、舌质红干绛起刺，是邪毒窜入营分、血分，法当清营解毒转气；若神昏谵语，痉厥抽搐，系邪毒内陷心包，清凉开窍为主；若肤色苍白、疹点暗淡不红、昏睡肢厥、舌苔白滑、脉象沉微，属元气虚弱无力透毒，法当扶元以透疹。

董廷瑶一般所用的透法有八种：风寒阻表用三拗汤（麻黄、杏仁、甘草），风温阻表用银翘散，湿热积滞用宣毒发表汤（升麻、葛根、枳壳、防风、荆芥、薄荷、木通、连翘、牛蒡子、竹叶、甘草、前胡、桔梗、杏仁），气血不和用解毒活血汤（连翘、葛根、柴胡、当归、生地、赤芍、桃仁、红花、甘草、枳实），血虚阳衰用养血汤（生地、当归、红花、甘草、葛根），泄泻痧陷用升麻葛根汤（干葛、升麻、芍药、甘草），暑天出疹用六一散（滑石、甘草）和香薷饮（香薷、藿香、白扁豆、川朴），秋令出疹用清肺汤（元参、知母、麦冬、桑叶、枇杷叶、桔梗、甘草、牛蒡子、白茅根、芦根、荷蒂、连翘）。另董氏常在透疹中加用活血之品，其根据是"麻自内达外，必自血分始"，如临床壮热不退，血热血瘀；先天不足之血运不畅等。活血则使气行而疹发毒解，常用之药有桃仁、红花、赤芍、川芎、紫草等，行滞而不碍气。

临证时，董廷瑶治疗麻疹常用合剂及麻后合并症之治方为：

1. 常用合剂

（1）透解合剂：用于疹发初期，病机在表，应因势利导，故以葛根解肌汤为主，辛凉疏透，使疹毒由内达外。药用葛根45g，前胡45g，荆芥45g，连翘90g，蝉衣30g，薄荷24g，杏仁60g，象贝母60g，陈皮30g，牛蒡子90g。

（2）肺炎合剂：在麻疹发疹期，气急鼻煽，咳嗽高热，乃热毒蕴留肺胃，未尽宣泄，致并发肺炎。宜清宣肺胃里热，泄其未透之邪恶，加味麻杏石甘汤合剂主之。药用水炙麻黄24g，生石膏300g（先煎），桑叶90g，连翘90g，光杏仁60g，象贝母90g，生甘草18g，生条芩90g，枇杷叶90g，牛蒡子90g，白茅根300g。

（3）痧后清火合剂：在麻疹恢复期，余热未清者，此时须养阴清热。药用桑叶皮各90g，枇杷叶90g，白茅根300g，鲜芦根300g，连翘90g，银花90g，生甘草18g，杏仁60g，鲜生地120g，象贝母90g。

（4）轻宣合剂：麻疹已回，身热亦退，咳嗽气急均轻，宜清利肺气为治，以肃余邪。药用前胡90g，桔梗60g，杏仁180g，连翘180g，象贝母180g，桑叶180g，竹茹60g，橘红90g，牛蒡子90g。

（5）泻肺合剂：疹回而热虽退，但咳嗽痰多，乃肺经余火未清，宜清降泻肺。药用甜葶苈90g，桑皮120g，桑叶180g，芦根600g，白茅根600g，马兜铃180g，牛蒡子

180g。

（6）和中合剂：麻疹回后，饮食不节，而致腹泻。此因脾胃已虚，易成消化不良也。此剂以和胃为主，略参消化之品，无过补过消之偏，用于疹后消化不良颇为适宜。药用煨葛根120g，炒扁豆衣180g，焦六曲180g，土炒白术90g，茯苓90g，陈皮9g，荷蒂60枚，桔梗60g，炒谷芽180g。

（7）解毒活血合剂：适用于麻疹期间疹出不明，并发肺炎或脑炎时，高热气急，神识昏迷。此乃痧毒热邪深入血分，亟须解毒活血法，使血活而毒解。药用当归30g，生地90g，柴胡24g，葛根45g，连翘90g，枳壳30g，赤芍45g，桃仁泥90g，生甘草24g。

2. 麻后合并症方

（1）下痢：麻疹虽收，身热未退，大便胶黏，赤白相兼，里急后重。乃疹毒壅盛，因迫大肠而下痢。治宜加味白头翁汤（白头翁、黄连、秦皮、黄柏、白芍、木香、地榆、条芩、枳实、甘草），以清肠去热、调气导滞、凉血解毒。

（2）潮热：麻疹之后，潮热日久不解，形体羸瘦。此系邪毒伤阴，耗损肺气，迁延日久，可成痧痨。治宜地骨皮饮（地骨皮、银柴胡、知母、甘草、太子参、鳖甲、黄芩、茯苓），以养阴清热。

（3）口疳：麻疹后口内生疮，或齿龈肿痛出血，甚则溃烂而成走马牙疳。此为热壅肺胃两经，上熏口舌所致。宜内外兼治。内服加味黄连解毒汤（黄连、黄柏、黄芩、栀子、丹皮、银花、连翘、生地、甘草、灯心），以凉血解毒、导热下行。牙疳可外搽砒枣散（成药）；口疳可外涂口疳散（胡黄连、甘草、人中白、冰片、硼砂、黄柏、青黛等，共研细末而成）。

（4）发颐：两腮红热肿痛，甚则化脓。此系麻毒未清，郁于肝胆两经上攻颌面所致。可用普济消毒饮去升柴（川连、黄芩、连翘、元参、马勃、牛蒡子、甘草、僵蚕、橘红、薄荷、桔梗、板蓝根）。

（5）痧癞：麻疹后皮肤瘙痒难忍，此乃热毒恋于肌腠未尽。宜外敷青黛散（青黛、石膏、滑石、黄柏，研细末，和匀之）。

二、猩红热

董廷瑶认为本病主要为毒火壅盛，不能外泄，上蒸于喉。若治不及时或治之不当，病程延误，常易并发急性肾炎之发生，因此临床一定要辨治正确用药得法。

本病从起病到疹退蜕皮，1周左右。如疹痧早回，或一出即隐，则热度更高，甚至神昏谵语，是毒从内陷，病势严重。也有疹痧发出未透，颈部可结成丹毒。

对本病的治疗，初期邪在卫分、气分或气营之交，治应疏泄清热，可用清咽利膈汤（连翘、生山栀、黄芩、薄荷、防风、荆芥、元明粉、桔梗、银花、元参、大黄、甘草、黄连）加减或加味黑膏汤（淡豆豉、鲜生地、生石膏、薄荷、连翘、僵蚕、赤芍、蝉衣、鲜石斛、生甘草、竹叶、茅根、芦根、浮萍、浙贝）。中期多为气营两燔，当以凉营清热，泻火解毒为主，可用丁氏凉营清气汤（犀角或水牛角代之、鲜石斛、黑山栀、丹皮、鲜生地、薄荷、黄连、赤芍、元参、生石膏、生甘草、连翘、竹叶、茅根、芦根、人中黄，痰多加竹沥）。末期余热未清，而阴液已伤，可用养阴清肺汤（鲜生地、元参、麦冬、薄荷、白芍、丹皮、生甘草、银花、土牛膝、川贝）或竹叶石膏汤（竹叶、生石膏、半夏、麦冬、党参、生甘草、粳米）加减。如痧毒内陷，神昏谵语，可加紫雪、神犀；如毒结颈项，则当加解毒退肿之品。

总之董廷瑶认为一般处理以清、散并用为原则。若过用寒凉，难免遏毒在里，丹痧不能畅达，则变症百出；若表散太过，则可能伤津劫液，引动肝风，发为痉厥。其咽红肿疼痛者，可用珠黄散吹喉；兼白腐者，可用锡类散吹喉。

三、流行性乙型脑炎

流行性乙型脑炎，就其病机而论，董廷瑶认为发病过程一般当合温病学说的卫气营血传变规律，但亦有逆传心包而直达营血的，但其症情总以暑热为主，也可随流行年份、地区气候、存在偏温偏湿的差异；然均以起病突然，壮热头痛，项强抽搐，神昏肢厥，甚则角弓反张等症为特征。

其病急性期，一般分为轻、重、极重三型。轻型为邪在气卫。重型邪由气入营，表现为气血两燔，邪陷心包或热盛动风。极重型则是邪窜营血，痰热内闭，风火相煽，症情更为严重。其症痰、热、惊、搐具现。如邪火煎迫，每致肺气上脱，心阳暴亡，甚至内闭外脱而死亡。极重型的形成，其势急暴，有从气营传变而来，也有从卫气型突变而成。在治疗过程中，必须严密观察病情，及时抓住主要病机而急予抢救。

董廷瑶对本病治疗的经验方为：大青叶 30g，板蓝根 30g，银花 15g，连翘 15g，黄芩 9g，活芦根 60g，生石膏 60g，生甘草 3g。兼卫分表证，加薄荷、杭菊；汗少可加香薷、鲜荷叶；偏湿加鲜藿香、鲜佩兰、滑石、薏苡仁；偏热盛加川连；气分热重加重石膏、知母。气营两燔，去银花、连翘、黄芩、芦根，加丹皮、鲜生地、元参、紫草，或另用紫雪丹 1.5～3g 化服。痰热盛加胆星、天竺黄；大便秘结加生大黄、元明粉；昏迷加鲜菖蒲、郁金，至宝丹 1 粒或神犀丹 1 粒化服；湿浊痰阻，或呕吐，用紫金锭 0.6～0.9g 分次化服。

由于本病传变瞬息，势如奔马，急若掣电，因此董廷瑶强调临床抢救治疗必须把好高热、抽搐、痰涎壅塞、呼吸衰竭、亡阴亡阳这五个关键。为此他提出了对此病以攻逐邪毒为主的先发制病的措施，以防传变；且用量应重，泄内在热邪，使温毒有其出路，而杀其猖厥之势，争取病情之转机。

对恢复期的治疗，余热未清、气阴不足者，他用益阴清热法，药用鲜石斛、鲜沙参、生地、麦冬、丝瓜络、青蒿、鲜荷叶、白薇、西瓜翠衣、甘草等；余热未清而痰浊留阻，予以豁痰清热，药用鲜菖蒲、郁金、丝瓜络、天竺黄、胆星、白芍、淡竹叶、元参等；如热伤阴液、虚风内动，治以滋养肝肾、育阴潜阳，药用生地、炙甘草、阿胶、火麻仁、牡蛎、鳖甲、穿山甲、磁石等；如瘀阻经络、筋脉失养，治以活血通络，药用当归、白芍、丹参、地龙、秦艽、木瓜、蜈蚣、红花、乳香、没药、生地等，痰多者也可加礞石滚痰丸。

四、痢疾

董廷瑶认为小儿以热痢为多见，治疗应以消积导滞、清热解毒为主。须辨清其滞在气、在血。滞在气，其里急后重、泻下白冻，当加入槟榔、枳实、白槿花之类；滞在血，泻下红冻，当加入赤芍、红花之类。

痢疾初期，常采用程钟龄的治痢散（葛根、苦参、黄芩、麦芽、山楂、松萝茶、陈皮、木香、赤芍）加味，认为葛根升清和痢，使邪不下陷，苦参、黄芩味苦辛寒、清热燥湿，酒炒者以其能升药气而性疏滞也。麦芽、山楂消导下积，松萝茶化食和痢，陈皮、木香理气行滞，赤芍治血和里，再加入川连泻火，马齿苋除脓血，服用数剂即能见功。

痢疾中期可用葛根芩连汤同白头翁汤（白头翁、秦皮、黄连、黄柏）混合施治。两方原为治热痢之主方，葛根芩连汤专治协热下利、便血等症，以芩连清热、葛根升散，解阳明之表，使下陷之邪上达，不迫协热于下。白头翁汤以白头翁直清血分湿热，秦皮清湿热而止后重，黄连、黄柏清肠道之湿火，对兼夹黏冻脓血效果尤为明显。

至于痢后便泄不化，兼见面色㿠白，肢倦体乏，舌质淡白者，是属痢后肠滑，须用理中汤加石榴皮、赤石脂、石莲子等，温补固涩可收攻。若有大便培养始终阳性，虽痢和仍泄，此为痢后脾阳已弱，真气虚惫，不能制菌，此时亦当温运脾阳，扶正祛邪，可用理中汤加上肉桂，正气一振，其菌自制。

对于马齿苋，董廷瑶认为它是治痢要药，以其性寒、入心肝脾三经，既具有清热解毒之功，又有凉血利肠之力，均可加入诸方使用。

关于治痢，前人有四大忌，即温补、大下、发汗、分利。对此董廷瑶认为，忌温补者忌在初起邪实痢剧之时，若正气确虚，则酌用补法在所不避。具体方法为：邪尚未清，可消补兼施；久痢滑脱，可补泄并举。所谓忌大下者，忌于邪未实满者。若大实大满，痢热盛而正气实者，亦可用承气急下之，但宜中病即止，免伤胃气。所谓忌发汗者，忌于似有表证而无表邪之假者，若痢初起，兼有表邪，则疏表之剂亦可加入，如荆防、败毒之类，此亦喻嘉言所谓之逆流挽舟法，但不宜过剂。至于分利则在所当忌，盖痢之邪热胶结灼阴，若以五苓类利水，则津液更枯，涩滞愈甚而难愈。

五、小儿高热

小儿高热是临床常见症状，而引起高热的病因不同，症状各别，对此董廷瑶认为治疗小儿高热必须分清伤寒、温病，从六经或卫气营血论治。

（一）风寒表证

感受风寒，邪在太阳，治宜辛温，常以麻桂为主。其表实之腠理闭塞，发热无汗，恶寒较重，就用麻黄汤发汗解表宣肺，若兼以痰多可加二陈汤或三子之类。其表虚之太阳中风，发热恶风，腠疏汗出，主用桂枝汤。此症之辨，一为平素患儿禀赋较弱，常自汗少食；二为由于体弱无力抗邪，所以感后常热不高，而微汗出，兼见面色㿠白，临床应用此类之易感患儿确是良方。风邪袭表，稍见恶寒，发热汗闭、鼻流清涕、咽喉肿痛，一般选用荆防败毒散（荆芥、防风、羌活、独活、柴胡、川芎、枳壳、茯苓、甘草、桔梗、前胡、人参、生姜、薄荷）加减，以疏解风寒，疏表发汗。药常用荆芥、防风、苏叶梗、豆豉、陈皮、桔梗、杏仁、鸡苏散等。鼻塞不利加葱白、苍耳子；恶心呕吐加生姜、半夏；咳嗽较多配象贝、前胡、紫菀、百部；苔腻有痰，加陈皮、半夏、川朴、神曲；体禀虚弱，须酌加党参或太子参。

（二）风热上受

董廷瑶认为风热之邪，入于口鼻，侵袭上焦，其恶寒见症短暂，而迅即出现高热、咳嗽、口渴、咽痛蛾肿、溲赤等症，此当属温病（春温、风温），为邪在卫气之间。治宜辛凉轻解，用桑菊饮、银翘散为主。咽喉肿痛加蝉衣、射干；咳逆痰阻加杏仁、象贝、前胡、竹茹。若咽喉红肿疼痛较剧，扁桃体或咽峡分布疱疹，或有脓性分泌物，此时当用银翘马勃散方以清热解毒为主。咽干口渴加元参、花粉；热高不降加板蓝根、紫花地丁之属。

（三）邪结少阳

少阳之病，董廷瑶认为其不必诸症具备，但见寒热往来或时高时低、烦扰不宁、舌红苔黄、脉弦数或滑，即可用小柴胡汤以和解退热。若中气不虚者去党参，纳呆苔腻加陈皮、枳壳，热势较高加连翘、芦根，夜间热重加青蒿、白薇。若上症伴微恶寒、骨节疼痛，为少阳兼太阳表证，治宜柴胡桂枝汤（桂枝、黄芩、甘草、半夏、芍药、大枣、生姜、柴胡），以和解少阳，兼散外邪。若寒少热重，兼以脘腹胀满，大便秘结者，为少阳兼以阳明里结，法当用大柴胡汤（柴胡、黄芩、人参、甘草、半夏、枳实、大黄、大枣、生姜）主之。若寒热时作，迁延日久，烦而不宁、肢末清冷、舌红苔黄、便干，是为少阳气结、热郁于内，以四逆散为主，疏达运枢，解郁泄热，正合契机。

（四）阳明实热

董廷瑶认为小儿体禀稚阳，然其生气蓬勃，气阳旺盛，感受邪热，治之不当或治不及时，或感邪较重，均易入阳明，出现胃家实热之经证或腑证。

经证即气分大热也，高热烦躁、口渴多汗出，舌红脉大、溲赤为其主证，临床上，有的发热患儿虽无明显口渴汗出症状，但其热势较高，唇朱烦躁，舌红苔黄，亦为邪已入气分矣。其治疗当以清泄阳明气热。白虎汤为其主方，可加连翘、银花、黄芩、芦根等药；若热势不重则可用栀豉汤（黑山栀、淡豆豉）之轻清透气，酌加连翘、银花、杭菊、芦根、薄荷等，使邪转从卫分而解；高热日久，热势渐弱，而又伤及阴分，如见汗出低热、舌红口渴等症，则可用竹叶石膏汤清气分余热，而生津和胃。至于气分证之热高神昏，则需以紫雪丹、至宝丹或牛黄清心丸以开窍醒神。

若壮热神糊，脘痞腹胀，舌红苔黄或腻，大便秘结，为邪已入阳明腑经，药当以大小承气为主，以清泄里热。同时可加用银花、连翘、山栀、竹叶等品，在某些高热重症，如中毒性肺炎、流行性脑膜炎、乙型脑炎可与白虎汤同用，以增强清气泄热逐毒之功。

（五）湿温热病

董廷瑶认为温病之邪属湿热者，在湿温暑病、伏暑等症中均为常见，亦有非时之气与饮食不调相兼，而见湿热为病的。以小儿言，其邪因以逗留中焦为主，然往往气机不畅弥漫三焦，故诊治不离乎清宣泄热，疏达三焦，应抓住芳化淡渗，透泄清利。其在卫者，症见汗出不畅、发热不扬、脘痞胸闷、纳呆泛恶、大便时溏、小溲混浊、两脉濡缓、舌苔浊腻，一般选用清水豆卷、连翘、佩兰、黑山栀、青蒿、芦根、竹叶、菖蒲、茯苓、泽泻等以轻清疏松，透邪走泄为治。若苔腻垢浊，湿重于热者，则配以川连、黄芩、白薇、甘露消毒丹等，临床每遵此而治，退热颇效。

（六）暑月热病

小儿暑病颇多，董廷瑶认为暑邪袭表，每易传入阳明，时见热在卫气之间，症见高热、汗出、口渴、烦躁诸候，此为暑热。初起微感恶风，舌边尖红，苔薄者，邪未离卫，可予银翘散加青蒿、藿香、佩兰、荷叶、西瓜翠衣之类清暑凉解。若发热转盛，溲赤、舌红苔黄、脉大，为暑入阳明，亟须白虎汤主之；神倦脉软汗多者，则需白虎加人参。又因暑月贪凉，暑客于表，热扰于内，出现发热头痛、汗少口渴、舌红苔润，则当透邪泄热，用桑叶、连翘、香薷、大豆卷、藿香等，若兼暑热偏重可选用新加香薷饮（香薷、银花、鲜扁豆花、厚朴、连翘），若暑湿夹杂而兼弥漫三焦之证，如发热胸闷、苔腻、恶心、便溏溲少等，则应用三石甘露饮（石膏、滑石、寒水石、银花、竹茹、通草、杏仁）为治。

总之，暑为热，多夹湿，易化火，故其治疗总以清透、化浊为先。

（七）董氏治热诸法

董廷瑶认为治疗热病有其一定的准则，但疾病之发展变化无常，因此临床上常须随机运用，不能刻板。就其治法，常用的有：

1. 泄热透毒法

董廷瑶对小儿急性及传染性热病，重于开门逐盗之治则。例如风温，应投辛凉轻解如桑、翘、薄、牛、竹、豉、荆、蝉之属，其热盛化火者，亦加芩、银、芦、栀诸品。然若温邪羁留，热高难降，则辄选用羚羊。盖羚羊性凉而有发表之力，为一清肺退热之要药，张锡纯评价羚羊之语："性近和平，不过微凉……且既善清里，又善透表，能引脏腑之热毒达于肌表而外出，此乃具有特殊之良能。"故在温邪热毒结于上焦气卫之间而一时难达者，常择地而施，获得功效。

2. 和解祛邪法

以小柴胡之辈和解少阳之热，已为常法，然部分湿温、暑湿、伏暑诸证，其湿热蕴伏，郁抑难解，或因过投寒凉，反遏其欲出之势，每见热势绵绵，起伏不已。虽投芳化淡渗，辛开苦降之剂，亦不易湿化热退。此时董廷瑶每于主方中参入柴芩两药，以旋运少阳之枢，透开表里之间，使遏伏之邪，得以外达。

另如小儿颌下腺炎，论其部位，属少阳经脉所过。其发热往往呈现寒热往来或午后潮热之象，且见脘痞胸闷、纳呆呕恶，而颌下颈项痰核肿痛，予中药清热解毒之剂，虽可一时热退，然常易复发。董廷瑶常以柴胡诸方中加减，或续方软坚散结，取效较快，且能解决根本。

寒热往来，或阵发高热，属湿热羁留者，若已投柴胡或清热利湿又出现反复者，董廷瑶认为可据证考虑使用蒿芩清胆汤（青蒿、淡竹茹、制半夏、赤茯苓、黄芩、枳壳、陈皮、碧玉散）或达原饮（槟榔、厚朴、草果、知母、芍药、黄芩、甘草）。蒿陈者适用于寒热往来，或午后阵热，脘痞纳呆，呕吐恶心，便通尿黄，脉弦滑缓，舌红苔白腻者；达原则主于久热不退，发则阵作寒热，口气臭浊，呕恶时见，胸脘不舒，舌苔白腻而如积粉之湿热秽浊深藏蕴结者。

3. 益气（阳）祛邪法

小儿久热迁延，发热不高，已屡用清泄疏解，热虽稍降而旋复起，若细辨兼有气阳不足之症者，当予疏解化热剂中，酌加一二味益气扶阳药，奏功甚效，此类患儿多见于平素质薄者，参苏饮（人参、苏叶、葛根、前胡、半夏、茯苓、陈皮、甘草、桔梗、枳壳、木香、生姜、大枣）可谓其代表方。

另夏暑之际，小儿阴阳两稚，暑湿之邪伤及气阴，易成夏季热证。其中李氏和王氏之清暑益气汤（李东垣：黄芪、苍术、升麻、人参、神曲、陈皮、白术、麦门冬、当归、炙甘草、青皮、黄柏；王孟英：西洋参、石斛、麦冬、黄连、竹叶、荷梗、知母、甘草、粳米、西瓜翠衣）两方，均为常法。然临床亦有气阴两虚者，夏月不耐暑邪，而低热午后日作。董廷瑶认为此为阴液亏少，少阳升发不宣，清心泻火亦颇不合。当以生脉合玉屏风（人参、麦冬、五味子、黄芪、焦白术、防风），两补气阴为主，佐以凉营清利之品，常可获效。

小儿之体，本属脾、肺两虚，元气怯少，若无外邪，纯属气虚之热者，且往往伴有痰嗽不愈，纳谷不香，用黄芪、升麻诸品，有偏温过升之虞，董廷瑶此时每以异功（党参、焦白术、茯苓、清甘草、陈皮），六君（党参、焦白术、茯苓、清甘草、陈皮、姜半夏）等方健运中焦为主治之，或兼化痰，或以消积，或以化湿，随症加味，对脾肺虚弱之低热确有良效。

小儿素体薄弱，营卫不足者，易感发热，且常迁延难解。董廷瑶认为此类患儿，当先着眼于素体亏虚，营卫失调，应选桂枝汤为主方；若见汗出淋漓，舌淡润者即加附片；若有气虚之象，则加党参（或太子参），然其发热较高者，就不单是由于营卫失调而起，亦因营分夹邪之故，每加青蒿、白薇、地骨皮、银柴胡之类为佐，清温并用，调扶祛邪，则见效明显。

4. 滋阴（血）退热法

阴虚发热，施以滋阴退热，不难理解。然于小儿质禀稚阴，热邪久羁营分，阴液暗伤，却未必外象显露。因此董廷瑶认为对小儿之久热迁延，诸药无效之后，应充分考虑到这一病机，可果断地从养阴清热着手，参以凉营透泄之品，尚可成功。选用之方可有青蒿鳖甲汤（青蒿、鳖甲、细生地、知母、丹皮）、生脉散、增液汤（生地、元参、麦冬）或清燥救肺汤（桑叶、石膏、甘草、人参、胡麻仁、阿胶、麦门冬、杏仁、枇杷叶）等。

六、咳嗽

咳嗽为小儿呼吸道的常见病、多发病，常可见于感冒、气管炎、肺炎、肺结核、肺脓疡等病中。董廷瑶认为应先辨寒、热、虚、实，再听其咳有痰、无痰，结合起来以判断其束肺、闭肺、恋肺、痰壅等不同之病机，然后施方用药，才能效果明显。他常用的治咳方法有：

1. 宣肺散寒

此法用以风寒束肺之咳嗽，以三拗汤或止嗽散（白前、陈皮、桔梗、清甘草、荆芥、紫菀、百部）方为代表。而三拗汤用于寒邪束肺较重，兼痰阻不活者；止嗽散则用于初感风寒，肺气不宣之咳嗽不爽者。一以宣肺散寒为主，一以宣肺止咳为主。

2. 清热肃肺

此法用以风热束肺咳嗽，常以桑菊饮或桑杏石甘汤（桑叶、杏仁、石膏、甘草）为代表。桑菊饮一般用以风热感冒咳嗽较轻者；而桑杏石甘汤，多用于肺热失宣咳嗽较重者，如气管炎之类。

3. 清热宣肺

此主要病机为风热之邪，闭郁肺气，使邪热不得宣泄，则痰浊阻于气道。此症之主方当首推为麻杏石甘汤，《金匮》有谓"身无大热，汗出而喘者，麻杏石甘汤主之"，即是指此。

4. 清燥救肺

主要用于肺热燥咳，其代表方为补肺阿胶散和清燥救肺汤。前者主要用于肺虚有火、嗽无津液而气哽者，此病之主要病机为肺热日久，津液亏损，致痰液不能润化。后者主要用于肺燥干咳。而本病之主要病机为温热燥邪犯肺灼津，二方之异同，在于临床明辨之。

5. 清热化痰

此法主要用于痰热壅肺之症，常可见肺热得宣以后其痰浊不清者，或以肺脓疡之中期。方用千金苇茎汤（芦根、桃仁、薏苡仁、冬瓜仁）加鱼腥草、冬瓜子、黄芩、竹茹、枇杷叶、川贝母。

6. 益肺止咳

此法常用于肺虚咳嗽，其代表方为沙参麦冬饮和生脉散。前者主要用于肺阴受耗而咳痰不重者，多见肺炎后期，或久咳伤肺耗阴。后者主要用于久咳而致肺气受损，阴津受耗。实际上前者以养肺为主，后者以补益敛肺为主，辨之得当，随症加味，则久咳可愈。

7. 调和营卫

此法常用于营卫不和，腠理疏松而致咳嗽不愈者，用桂枝汤为主调和营卫，兼脾气虚加四君子汤，肺气不固加玉屏风散，再增以冬花、百部、白前、桔梗等润肺止咳之药。

8. 制木安金

此法主要用于肝旺木盛，肝气冲肺之咳嗽。此类病症，临床不乏少见，且难以治愈，董廷瑶得昔贤尤在泾之启发："干咳无痰，是肝气冲肺，非肺本病，仍宜治肝兼滋肝可也。"药选黄连、白芍、乌梅、生甘草、当归、牡蛎为主以对症治疗，方中以黄连泻火，乌梅、牡蛎收敛肝气，芍药、甘草缓肝之急，当归养血滋肝，可使木制金安而咳止。临床上还可据证加入沙参、冬花、贝母、百部、润肺止咳之品。

9. 利咽止咳

主要用于慢性咽喉炎之阴虚火浮者，其症多见患儿反复感邪以后，方选元麦桔甘汤（元参、麦冬、桔梗、生甘草），加百部、冬花、紫菀、杏仁等。热邪偏重可加黄芩、射干、桑皮；阴虚为主加南沙参、生地、玉竹、百合之类。

10. 燥湿化痰

适用于咳嗽痰多之症，主要为寒痰、湿痰，选方首当属二陈汤。若风寒外束，肺气闭塞，常合麻黄汤或三拗汤；若痰多喉鸣久者酌加三子养亲汤；若见小儿面色㿠白自汗，胃纳不馨，乃禀赋素薄，营卫不和，脾运失健之故，则予二陈合桂枝汤调和营卫，健脾化痰，药后不但咳吐渐停，且收汗戢胃开之效。倘素有宿饮，哮喘虽瘥，然寒饮伏遏胸中，遇寒咳喘频作，以温通阳气之苓桂术甘汤合二陈汤，常得气顺痰化，脾健饮化。

11. 清胆化痰

适用于胆虚痰扰心神之症，方以温胆汤（陈皮、姜半夏、茯苓、清甘草、竹茹、枳实、生姜、大枣）主之。若火邪偏重，吐恶较重，可加炒黄连、枇杷叶；夜烦较甚，可加钩藤、龙齿；兼积滞者，则加谷麦芽、山楂、鸡内金之类。其实温胆汤一方，于小儿临床用途较广，如癫痫、呕吐、夜啼、夜惊乃至一切因痰浊引起的杂病怪病，只要辨证合度，则收效甚佳。

12. 下痰攻积

适用于实痰上壅以及因痰浊而引起的惊厥。临床选用方有二，一为保赤散，其主要功能可使痰浊上涌下泻，痰祛以后辄能转危为安。但需中病即止，虚弱患儿，更须慎用。二为控涎丹，主要功能为泻下痰饮，常用于咳嗽痰多、胸胁胀闷之胸膜炎、湿性胸（积液）、腹水等。

13. 健脾杜痰

适用脾虚痰多之症。脾为生痰之源，肺为储痰之器，若脾虚失运，则水津停滞，不能生金，聚湿酿痰。方当选用六君子汤或星附六君汤（六君加胆星、竹节白附子）。前者多见脾虚泄泻，而致湿浊内滞，咳嗽多痰，舌苔薄白，或感后外邪已除，痰湿不清，大便溏泄之脾虚证；后者则可用于痰涎较多者，二者之功均在使脾运健则痰湿化，胃气充而肺气得养。

七、肺炎

董廷瑶认为本病以寒温失常、外感风邪为主要发病因素，而以风温之邪为多见；病机则为肺气闭郁，劫津炼痰，其传变过程则有表里顺传和卫营逆传。因此其病变部位在肺，其病理产物为痰，宣肺或清肺化痰为其主要之治疗原则。临床上董氏一般分五证予以辨治。

（一）外邪束表

1. 风寒在表

由风邪外袭而寒化，致肺气闭郁不宣。治以辛温解表，以麻黄汤主之，咳嗽痰多加半夏、象贝；纳呆作恶加陈皮、生姜。如夹有寒饮，咳喘气促，胸闷喉鸣，痰如白沫，以小青龙汤（麻黄、芍药、细辛、干姜、炙甘草、桂枝、五味子、姜半夏）主之。

2. 风热在表

此由风邪外袭而热化，宜辛凉解表。方用桑菊饮合银翘散加减使用。

（二）实痰闭肺

此为肺气闭阻不通，实痰壅滞胸中。治宜开肺豁痰，引痰下行。方用麻杏石甘汤加黄芩、鱼腥草、象贝、炒莱菔子、冬瓜子、桑叶等。若大便不通者加保赤散0.3g，分二次化服。若见壮热苔黄、腹满便秘，此为肺胃合病，上下俱实，甚则神昏。亟须宣肺泄热，导积通下，方用麻杏石甘汤合凉膈散，此因便闭多日，腹满里实，可与凉膈散（大黄、朴硝、甘草、栀子、薄荷、黄芩、连翘）内的生大黄、元明粉同用之；痰稠而便干者，可加淡竹沥 30mL 冲服。

（三）热毒内闭

1. 热毒闭肺

此温热犯肺，火盛化毒之证。以清热解毒为主。常用清肺解毒饮（黄芩、石膏、黄连、栀子、芦根、生甘草、连翘、桑叶、杏仁）合牛黄抱龙丸。若高热惊惕者，加紫雪丹 1.5g，分 2 次化服；痰多者加天竺黄、制胆星；大便热利者加葛根芩连汤同用；热毒盛者，合熊胆 1.5g，麝香 0.06g，分 2 次另化服。

2. 热毒入营

麻疹并发肺炎时多见此症。因于疹出不透，毒恋血分，瘀滞不解，毒无出路所致。治宜凉血清热，活血解毒。方用犀角地黄汤（水牛角、生地、丹皮、芍药）合活血解毒汤。若麻疹并发肺炎，疹毒内陷而致高热神昏者，加神犀丹 1 粒化服。若口舌燥无津者，去葛根、柴胡、枳壳，加加元参、麦冬、花粉。

（四）肺热伤阴

此由邪热烁灼，津液干涸，肺阴耗损所成。治宜滋阴清肺，润燥化痰，主用清燥救肺汤加减。

（五）亡阳虚脱

此因真元大虚，肾气上越，阴盛于内，阳亡于外。方宜人参四逆汤（炙甘草、干姜、附子）和黑锡丹急救之。

我们可以从董廷瑶对迁延性肺炎和腺病毒的诊治来剖析其有关小儿肺炎的诊治经验。

董氏认为，迁延性肺炎，若疾病初起，感邪轻微，正气尚足，在邪正相搏的过程中，正长邪消，其病自愈。若感邪深重，邪正相搏，于邪势转衰之时，正气亦已受伤，无力祛邪，遂致迁延不愈。故此症常见脾肺不足，气阴两虚之象，当属正虚邪恋。由于迁延性肺炎为病久而肺气受伤，津液亏损，致肺炎一时难以吸收而淹缠，因此在治疗上必须注意正气已虚，痰浊恋肺，及脾肺之间的内在联系等各方面。正如《小儿卫生总微论》所云："治嗽大法，盛则下之，久则补之，风则散之。"

根据本病的临床表现，董氏将其分为三种情形：①肺阴不足：多数在平时呈现面色苍白，精神不振，易于感冒咳嗽及自汗淋漓等，此为肺气素薄之象。一感新邪，发为高热，咳呛气促的肺炎，经西药抗生素等治疗后，已无急性症状，但咳嗽未断，痰阻不畅，微热烦躁，口干唇赤，舌红少苔，形神萎顿，二便短少等症仍见，此为高热津耗，肺之气阴两虚，故迁延不愈。求因论治，当以清养肺阴为主，佐以化痰，使肺阴复，而肺气得展，正盛而邪祛，则其病即瘥。治疗主方为生脉散、补肺阿胶散，常用药有南北山参、西洋参、麦冬、石斛、百合、甘草、五味子、紫菀、款冬花、桑皮、枇杷叶、竹茹、川贝、杏仁等养阴生津、润肺化痰之品。②脾虚肺弱：多因平时饮食不调，消化不良或已成疳积者。因其脾胃素虚，感邪发为肺炎后，肺气被阻不宣，脾运更为失职；脾气既弱，愈不能散精归肺。肺脾两虚，以致出现咳嗽不断、面色萎黄、形神憔悴、毛发枯稀、肌肉消瘦、食欲不振、大便溏泄等症，历久难瘥。故治疗宜培土生金法；如已成疳积者，则参以消疳扶中，冀脾土健复，输精于肺，既杜生痰之源，又使肺气得养，肺炎自能吸收。此合乎治病求本之经旨。治疗主方用星附六君汤或参苓白术散。常用药有党参、焦白术、茯苓、甘草、陈皮、半夏、扁豆、山药、胆星、白附子、五谷虫、寒食曲等健脾益气、消疳化痰之品；如疳已成者，当须同时针刺四缝穴，以作为辅助治疗。③痰浊内恋：多为感邪深重，而又失于及时疏泄，致使痰浊逗留不清，肺气闭郁，升降不利，症见咳嗽痰多，时有低热，胃纳呆钝，舌苔厚腻，形神萎软，病程迁延。此因邪已久居，肺气亦弱，不能再行疏散，唯宜清肺气，化痰浊。俾痰化浊降，肺气自顺，其病可愈。治疗主方有清气化痰丸（瓜蒌仁、陈皮、黄芩、杏仁、枳实、茯苓、胆南星、半夏）。温胆汤、三子养亲汤，常用药为陈皮、半夏、茯苓、甘草、瓜蒌皮、川象贝、竹茹、杏仁、枳壳、紫菀、冬花、炒苏子等清降润肺、化痰止咳诸品。

　　而小儿腺病毒性肺炎，其所见证候为邪留肺胃，或传心营，其势急重，董廷瑶认为本病属温毒之证。《伤寒序例》云："阳脉洪数，阴脉实大，更遇温热，变为温毒，温毒为病最重也。"近人谢观指出，温毒为伏毒与时热并发所致，其症多见心下烦闷、呕逆咳嗽、狂乱燥渴、咽喉肿痛、谵妄下利等症，亦有面赤发斑者。并认为温毒"最为危险"，宜大解热毒为主。除发斑另有专方外，主以三黄石膏汤（石膏、黄芩、黄连、黄柏、麻黄、栀子、豆豉、生姜、细茶）、白虎加黄连解毒汤（黄连、黄芩、黄柏、栀子）、犀角地黄汤等。为此，董氏在大解热毒的指导思想下，配合汤剂，特制熊麝散作为本病"急则治标"的专药。临床确有扭转危局、化险为夷之功。

八、哮喘

　　董廷瑶认为，哮喘之发生和发作，主要是痰浊阻塞气道，肺气壅遏不宣，清肃之令失常，致气痰相搏，肺气上逆。故治疗应以祛痰为主。但祛痰有驱痰与杜痰两法，而驱痰又有间接直接的不同。因此需要根据患儿所表现的症状来辨证论治。

（一）驱痰法

　　如素有痰饮，重感风寒，症见咳喘无汗、肢冷恶寒、渴喜热饮、舌淡苔白、脉象浮紧。以其水寒相搏，饮邪阻肺，宜用小青龙汤。此方外发汗、内行水，散表里之水寒饮邪，为急则治标之法，只能在急性发作时以通阳化痰饮，使之暂时取效。如喘而兼烦躁不安的，可在小青龙汤中加生石膏12～15g。其他如叶氏家传苏陈九宝汤（麻黄、桂枝、杏仁、甘草、桑皮、乌梅、生姜），亦为散寒化饮有效之剂。它以麻黄汤（麻黄、桂枝、杏仁、甘草）辛温解表为主，桑皮泻肺利水，乌梅代五味，生姜代干姜，乃小青龙汤的变方，适用于寒邪较轻的痰喘患儿。

临床尚见寒包痰火证，呈现气喘痰稠、脉弦滑数、舌苔薄黄等症。此为内有胶固之痰热，外有非时之寒邪。以寒邪束表，阳气内郁，不得泄露外越，蕴而膈热，遂至痰热阻塞，喘则发作。董廷瑶常用千金定喘汤（白果、麻黄、款冬花、半夏、桑皮、杏仁、炙苏子、黄芩、甘草），以成疏壅平逆之功。有时亦用叶氏五虎汤（麻黄、杏仁、石膏、甘草、细辛易细茶），原为麻杏石甘汤加细茶，董氏以细辛易细茶，取其温清并用，对于寒包火的哮喘，确为良剂。

又如三子养亲汤（苏子、白芥子、莱菔子），亦往往参用。有时生炒莱菔子同用，可涌痰下痰。如实痰壅塞，症急用控涎丹0.6～1.2g；或礞石滚痰丸12g；迨痰下气平，再用六君子汤调补。如久病累肾，确系肾不纳气之证，尚可加用黑锡丹9~12g，甚或单服人参蛤蚧散，始可取效。

（二）杜痰法

所谓杜痰，是杜绝其生痰之源。有些患儿脾虚痰多，大便时溏，纳呆体弱，遇寒逢劳，辄发痰喘；董廷瑶认为如此当以通阳扶脾为主，使脾运得健，痰不再生。常用方为苓桂术甘汤，本方为仲景名方之一，兼见于《伤寒》与《金匮》。本方用于治疗某些小儿哮喘病，症属肺脾两虚、饮邪上渍者，临床可见痰喘频发、胸脘满闷、短气喘促、咳吐黏涎、舌淡苔白而滑、脉濡弦等，此为温阳化饮、培土制水之法。董廷瑶使用本方有祛饮平喘与健脾杜痰之别；每据其症，参以其他方药。譬如在哮喘发作之时，若见肺脾气弱、痰浊壅盛、喉鸣气喘、舌苔厚腻白滑者，必加二陈、三子等，重在涤痰利气。如喘作兼见水寒射肺，咳逆难以平卧、舌淡而苔白滑湿者，辄与干姜、细辛、五味子配合，乃以温肺行饮为主。若痰饮久伏，蕴郁化热，而见痰吐黏稠、舌苔腻而黄者，亦可配定喘汤之条芩、桑皮、白果之属，此时即以化饮与清肺兼顾。

又如，在哮喘缓解期，常以本方作为杜痰的基本方之一，亦每与二陈、三子相合，以健运脾土、化饮祛痰，乃系积极的预防复发的良法。若喘虽初平，而仍咽痒气呛、咳甚息促者，可与止嗽散之百部、白前、紫菀、橘红诸品配合，以温化痰饮、肃肺止咳。至若兼见腠弱易汗、时有低热、脉呈浮弱之小儿，是夙有内饮而又表虚不固者，则合桂枝汤尤宜，以化伏饮而固藩篱，每可减少哮喘的复发机会。

张锡纯的理饮汤，由苓桂术甘加干姜、白芍、橘红、川朴组成，气分不足加生黄芪。主治心肺阳虚、饮邪上渍。临床有部分患儿，频发痰喘，缠绵迁延，乃因胸阳不振，气化失常，寒饮久留，滞恋肺络。董廷瑶常用本方，参以半夏、白芥子、鹅管石、细辛、五味子、苏子诸品，其化饮平喘之功较速，可获缓解而渐入平稳。本方实不离苓桂术甘之制，然已将杜痰与驱痰二法溶为一矣。

另外，董廷瑶常以金水六君煎（熟地、当归、陈皮、半夏、茯苓、甘草）治小儿咳喘遗尿、食欲不振、肺脾肾三经同病者，每获药到病除之效。

对于肺虚痰多，易于伤风而发咳喘的患儿，董廷瑶常在其病情平静时，用款冬花12g，冰糖12g，隔水炖服，每天一剂，可连服 1 ～ 2 个月。董氏门人在此方上再加黄芪一味，更是起到了固表的作用。

九、小儿口腔病

（一）新生儿口腔病

常见的有板牙，即牙床坚硬，色白如脆骨；马牙，即牙床边有白点如粟米者；鹅口，即舌上满布白屑者；舌重，即舌下系带肿大，形如小舌；木舌，即舌头满口肿大；板舌，即舌强如板，不能转动。究其原因多为胎中伏热蕴结心脾，出生后热重灼于口舌所致。

临床上板牙和马牙，其症可见婴儿哭吵不安，不能吮乳，或吮乳时紧咬乳头。董廷瑶的治疗方法为：对板牙，用消毒针（银针或三棱针）在其白色坚硬处轻刺出血；对马牙，则须挑出血点，并用消毒棉球拭去血迹后，均以冰硼散涂于刺处。经挑刺后，需暂停吮乳 1～2 小时，同时可服降火汤（木通、黄连、生甘草、荆芥、枳壳、陈皮），或清热泻脾饮（栀子、生石膏、黄连、黄芩、生地、赤茯苓、灯心），前者以清心火为主，后者以清心胃热为主。需注意的是有溶血性胎黄患儿，或口糜者禁刺。

鹅口，则以心脾热盛夹湿浊为主，治疗当以清热化湿，可用甘露消毒丹为主，口腔内涂以冰硼散，或少许龙胆紫药水，一般 3 剂左右可愈；少数脾虚湿重患儿，如舌苔白腻，大便溏泻次多，则以健脾化湿为主，可用四苓散（白术、泽泻、猪苓、茯苓）加薏苡仁、山楂、木香、麦芽等，亦数剂可愈。

至其重舌、木舌、板舌，则临床较少见，其治法亦如上。

（二）溃疡性口腔炎

本病多继发于外感高热，但董廷瑶认为临床不乏虚证。

一为实热证，其症可见高热持续，甚则旬余不退，口腔黏膜、舌边舌面或咽喉旁可见大小不等之溃疡，舌尖红苔黄。舌为心之苗，口为脾之窍，龈为胃之络，心与小肠相表里。此乃由心火及脾胃火热所致。治疗当以苦寒直折里热，以导赤散为主，导热下行。

二是阴虚火炎，此类患儿往往年龄偏大，且多溃疡反复发作，或曾患有某种消耗性疾病，使人体阴液亏损而致虚火上炎，其症多见口腔溃疡反复，口渴喜饮，时烦不安，大便秘结，舌红或苔糜，治当滋养肾阴着手，如六味、知柏（熟地、淮山、萸肉、茯苓、泽泻、丹皮、知母、黄柏）之类，或可加二至丸（女贞子、墨旱莲）、淮牛膝等药，真阴一足，其上炎之虚火自然回归。

三是阳虚火浮之口疮，又有脾虚、肾虚之不同。肾虚火浮者，附桂主之，尚为人知；脾虚阳泛者，则较少见，但前贤曾论及此，如陈飞霞氏："口疮服凉药不效，乃肝脾之气不足，虚火上泛而无制，宜理中汤，收其游浮之火……若吐泻后口中生疮，亦是虚火，理中汤。"尤在泾谓："盖土温则火敛……脾胃虚衰之火被迫上炎，作为口疮。"临床此症的辨证要点当以面色不华、怕冷、舌淡苔白、脉沉细，且病程日久、反复不愈为要点，其理中汤为当然之方，临床用之确有良效。

十、厌食症

董廷瑶认为，今独生子女，溺爱逾垣，凡事百依，既恐其饿，又虑其营养，漫进滋补，反碍失运。迫使之，则精神紧张，营养紊乱，形体更弱，临床上此类患儿多见腠虚多汗、面色不华，大多舌净苔少、腹软无积、易于感冒。此既无积可消，又胃不受补。对此以调和营卫的桂枝汤着手，仅用数剂，常能使儿知饥思食，确有意想不到之效果。

桂枝汤是一个改善和强壮体质，安定神志，或里虚里寒，中焦化源不足，潜在虚的一面的调节剂。尤在泾说："此汤外症得之能解肌、去邪气，内证得之能补虚调阴阳。"由于脾胃主一身之营卫，营卫主一身之气血。小儿因营卫不和，能影响脾胃的气机。又因本病既消不宜，补又不合，用桂枝汤调和营卫以促醒胃气，使之思食，此董廷瑶谓之"倒治法"。

桂枝汤从药理配伍上来分析，董廷瑶认为，生姜助桂枝以和表寒，大枣助芍药以调营阴，甘草合桂枝，生姜可辛甘化阳，具少火生气之意，甘草合芍药又能酸甘化阴，甘草合大枣则养脾胃资汗源。阴阳并调，乃有苏醒胃气之效。药虽五味，每作调味之用，与脾胃之气天然相应。桂枝汤又善能通心气，而心气和调，则舌能知五味。厌食小儿常有其心理情志因素，故食入无味。本方能使舌知五味，又何愁食欲不开。

对临床之不同兼证，董廷瑶做酌情加减，如舌红苔花剥，阴液不足者，加养胃生津之品，如玉竹、百合、石斛、麦冬、生扁豆等；汗多加麻黄根、糯稻根；便秘加生首乌、火麻仁；舌淡阳虚可加附子；虚寒腹痛，倍芍药加饴糖，随兼证而做化裁。

十一、疳积

疳积为儿科四大证（麻、痘、惊、疳）之一，起于脾胃失调。如《小儿药证直诀》云："疳皆脾胃病，亡津液之所作也。"对于疳积之成病，董廷瑶认为：一是乳儿脏腑娇嫩，肠胃未坚，乳食杂进，耗伤脾胃，易成疳积。二是小儿断奶以后，犹恋乳食，生养不足，脾气暗耗；同时饮食乖度，恣意饮啖，因而停滞中焦，日久成积，积久成疳。三是小儿食不运化，并感染虫卵，酝酿成虫；虫即内生，口馋嗜异，虽能食而不肥，则疳证成焉。四是小儿吐泻之后，中气不复；或因妄施攻伐，津液枯竭，均使肠胃疲惫，食滞而结，终致疳积。

前贤对疳积之辨有五疳之分及多种疳积之名，然总不外伤及脾胃而变生诸症。如《幼科释谜》云："大抵疳之为病，皆因过餐饮食，于脾家一脏，有积不治，传之余脏，而成五疳之疾。"《幼科发挥》云："虽有五脏不同，其实皆脾胃之病也。"因此，治疳之法，总不离于脾胃。且疳之为病，脾胃虚弱为本，即热者亦虚中之热，寒者亦虚中之寒，积者亦虚中之积。所以古人治疳，积不骤攻，热不过凉，寒不峻温。董氏在治疗中，视患儿体质之强弱，病情之浅深，使用补消之法。其初起或虽久而体尚实者，予先消后补法；对病久体质极虚者，用先补后消法；此外，还有三补七消、半补半消，或九补一消等法，均视患儿具体情况而定。待其脾胃运化逐渐恢复，则应渐次侧重于滋养强壮。同时，还往往配合针刺四缝穴，以振奋中气，激活化机，在临床上有加速疗效的功用。

董廷瑶家传疳积经验方：①煨三棱、煨莪术、炙干蟾皮、炒青皮、陈皮、木香、醋炒五谷虫、胡黄连、佛手、焦山楂、炒莱菔子，适应疳积已成、腹部膨硬而形体尚实者，本方以消为主。②米炒党参、土炒白术、茯苓、清甘草、陈皮、炒青皮、醋炒五谷虫、炒神曲、煨三棱、煨莪术。适应疳证而体质较虚，或服消疳药后其疳渐化。本方以半补半消为主。③米炒党参、土炒白术、茯苓、清甘草、陈皮、淮山、炒扁豆、醋炒五谷虫、煨山棱、煨莪术。适应疳证渐趋恢复，宜调补为主，予以少量消导为主。上列数方，为临床所常用，但董氏常随证而灵活化裁。如飧泄清谷者，加炮姜、煨肉果、诃子肉等，而去三棱、莪术；疳热不清加青蒿、银柴胡；面㿠白，自汗肢冷，里阳虚者，加附子、肉桂；舌光剥而口干唇红，阴液亏者，加生地、麦冬、石斛、乌梅等。白膜遮睛、两目羞明者，加谷精草、夜明砂、密蒙花、鸡肝散等；兼虫积者，加使君子、苦楝根皮，及诸如雷丸、贯众、百部、槟榔等。如患者牙疳，以牙疳散外敷（人中白、绿矾、五倍子各6g，冰片0.6g，共研细末。用时先将患处以温水拭净，然后敷之。本散无毒）。疳化以后，每用异功散、参苓白术散以调补脾胃善后。

针刺四缝穴治疗疳积，早见于《针灸大成》。四缝穴为经外奇穴，位于两手除拇指外其余四指的掌面，由掌起第一与第二节横纹中央即是。其法以三棱针深刺穴位，1.5~3毫米，刺出白色稠质黏液。疳重者全呈黏液，轻者黏液夹血，未成疳者无黏液而见血。4天一次，一般3~4次，黏液渐少而见血。针四缝穴的部位与三焦、命门、肝和小肠有内在联系，针之可调整三焦、理脾生津。

十二、泄泻

董廷瑶认为就其病因而论，一为外感时邪，气候失调，如夏秋季节的暑与湿，冬春季节的风与寒。二为内伤饮食，误食不洁、变质食物或餐具等不洁。其中有乳食失节，喂养不当，太饥或过饱；又有乳母发热，邪热传于婴儿；及乳母膳食中缺少维生素 B_1 等。

其主要病机，一为小儿肺常不足，卫外不固，易为外邪所侵，加之脾常虚，受邪则困，运化之失健，升降失职，清浊不分，合污而下，乃致泄泻。二为胃主受纳，为水谷之海，脾主运化，为后天之本，乳食不节，起居失常，常伤及脾胃，则水反为湿，谷反为滞而致泄泻。又脾喜燥恶湿，外感湿邪，最易困脾，泄泻虽有风、寒、热、虚、实之不同，但未有不缘于湿者，故有"无湿不成泻"之说。此外，肾阳不足，不能温煦（脾阳）；或脾阳困乏，累及肾阳，致命火衰微，可见下利清谷的洞泄、滑泄等证候；热利暴泻，水液耗损，阴津受伤，久之可阴损及阳，阳损及阴，而致阴阳两伤。董廷瑶对泄泻的治疗经验是：

（一）寒泻

1.风寒泄泻

证属寒邪客于肠胃，中阳被困，运化失司。治以疏风散寒、运脾和中，自拟防葛祛风（防风、葛根、藿香、荆芥、木香、茯苓、白术、清甘草、车前子、炒山楂），或可选用荆防败毒散、藿香正气散等。若泻下清稀、次数频多、小便短少、舌苔薄白、口不渴者，此清浊不分，水湿并走大肠，治当利小便以实大便，分阳利水法，五苓散主之。

2.寒邪直中（太阴）

证属寒邪损伤脾阳，失于温煦，运化无力。治以温中散寒。方选理中汤加煨葛根、炒淮山、煨木香、茯苓。

（二）伤食（乳）泻

1.伤乳泻

证属伤于乳食（人工喂养），积于脾胃，运化失司。治以消乳运脾，选方消乳丸（香附、神曲、麦芽、陈皮、砂仁、炙甘草）。乳母感冒发热，哺乳以后，常致婴儿泄泻，此类当以清肠消乳为治，常用银花、藿香、扁豆衣、茯苓、炒麦芽、木香、山楂、生甘草，大便酸糊带黏液者加川连。

2.脚气型泄泻

此型病儿，出生后不久即有泄泻，色青、夹有奶块；小溲如常，饮食尚可，无脱水证，但面白神萎、烦吵不安，甚至抽搐易惊；使用一般的中西药物见效不大、反复不止；如停哺母乳，往往泻止，若继续又哺，泻即复发。由于哺乳引起泻作，使董廷瑶从母乳上寻找原因。关于母乳可致儿泻，《景岳全书·小儿则》中曾有引录薛氏之说。现代医学中的婴儿脚气病，分成消化系、神经系、循环系三种表现，以消化系症状为主者，可出现轻泻，且认为乳母的维生素 B₁ 摄入量长期不足，新生儿即可发生此病。从中医观点看，成人脚气病有干、湿之分，如乳母之隐性脚气病是湿性者，可有内湿留滞，乳中夹蕴湿邪，若是哺乳则易致婴儿泄泻。因此董廷瑶把这类泄泻暂拟名为"脚气型"婴儿泄泻。本证属伤于母乳，运化受损，脾虚不复。治以健运脾胃、消运乳汁，方选异功散加炒麦芽、广木香、炒山楂、车前子。

3. 伤食泻

证属积滞阻中，运化失职，气机不畅，升降失和。治以消积理气，选用保和丸（山楂、六曲、半夏、茯苓、陈皮、连翘、莱菔子）加枳壳、木香、藿香、炒川连。

董氏特别指出：脾以运为健，特别是乳食损伤，困阻脾胃，在消导的同时佐以理气之品，可促进胃肠运动功能而助消化健脾。

（三）湿热泻

1. 热重于湿

证属湿热下趋，迫注大肠。治以清热利湿，选用葛根芩连汤加银花、扁豆衣、生甘草、泽泻、藿香、马齿苋、荷叶。呕吐严重加服纯阳正气丸。

2. 湿重于热

证属湿热困阻脾胃，运化失司，气机不利。治以芳香化湿、清肠运脾，选用三仁汤加减（川朴、藿香、蔻仁、薏苡仁、陈皮、姜半夏、茯苓、炒川连、炒银花、木香、泽泻）。

3. 暑湿弥漫（三焦）

证属暑湿弥漫，困阻三焦。治以清暑化湿，选用三石甘露饮加炒川连、炒银花、赤苓、薏苡仁、藿香。

（四）脾虚泻

1. 脾气虚

证属脾虚失运。治以健脾益气，选用异功散或参苓白术散。

2. 脾气阴虚

证属热利或久利以后，脾虚津液不能上承，运化失司。治以运脾生津，选用七味白术散加炒淮山、生扁豆、荷叶、炒石榴皮，大便酸臭加炒银花。

董廷瑶特别强调，热利水泻以后，每多见便下反秘，此为津伤不运之故，当以七味白术散，此为健脾运津之方。

（五）伤阴、伤阳泻

对于伤阴、伤阳泄泻，董廷瑶认为伤阴泄泻多见于暴泻或热利以后，水液耗损，阴津不足，治当以酸甘化阴为主，常用方为连梅汤（黄连、乌梅、麦冬、生地、阿胶）

加减。伤阳泄泻多见于中寒水泻失治，或脾虚泻日久不愈，脾阳不振累及肾阳，肾阳不足又不能温煦脾阳，此当回（温）阳救逆，方可选用四逆汤、参附龙牡汤（人参、附子、龙骨、牡蛎）等。

久泻以后又常可阴损及阳、阳损及阴，导致阴阳两伤的症状。此类泄泻病情危重，治疗难度也大，因此董廷瑶强调要把握好以下三个方面：①辨证要正确，临床上阴阳两伤症状，常表现为伤阴症状为主，如舌红少苔或无苔、唇朱、虚烦不宁、大便稀绿、小溲短少等，其重要的阳虚症状主要表现在肢末不温或偶微出汗。②要注意胃气的存亡，重症泄泻，其转归如何，关键亦看其胃气如何，古有"留得一分胃气，便有一分生机"之说，确是如此，因此治疗用药，务必关注胃气，保护胃气，生养胃气，使胃能受药，脾能生津而泻渐止。③用药要力重而专。大凡重证，常会虚不受药或轻不抵病，因此用药必须抓住主要矛盾，主要症状，做到药重力专，如西洋参、别直参都可量症使用，待病得转机，再按证调治以巩固善后。

此外，董廷瑶对泄泻合并肠道外感染颇有体会：①发热咽炎兼并泄泻。此类情况大多都是风热之邪侵袭肺卫，夹湿下移大肠或湿热泻未瘥，又复新邪。其症可见发热、咽红、流涕咳嗽、便下溏臭、舌红苔薄黄，治疗当以解表清里，以葛根芩连汤为主，加上连翘、银花、淡豆豉、杭菊、扁豆衣、赤苓等。②支气管炎或支气管肺炎兼并泄泻。此类情况多系风热之邪侵袭肺卫，使肺气失宣、郁而化热，由于肺与大肠相表里，而致肺热移于大肠；或原本湿热下利，复感风热之邪束肺，而致肺气不宣。由于此症上下同病，互为因果，故治疗当以宣肺清肠同使，方用麻杏石甘汤合葛根芩连汤，再以量证增药，效果十分明显。③泌尿道感染兼并泄泻。此类情况多见于热利患儿，护养不当、尿布感染（包括粪便）所引起，亦为湿热之邪，下迫所致，治疗当以清热利湿，方用葛根芩连汤加四苓散、车前子、银花等，并注意尿布勤换，保持干燥。④皮肤感染兼并泄泻。此有两种情况，一是湿疹患儿，多以湿重而致脾困、消化不良、便下溏泻，若皮肤湿疹渗水较多，易致感染，有的会使泄泻加重，这类患儿泄泻加重时当以清热化湿运脾为主，但清热药不可太多，因其原本脾虚，苦寒克伐，反伤脾胃；再则湿性黏腻，迁延缓慢，不能急功图利。常用药物为炒川连、炒银花、炒薏苡仁、茯苓、炒山楂、炒麦芽、生甘草、泽泻等。二是出疹性疾病引起泄泻，如重证水痘感染、湿热并重，亦可夹热下利，因这种泄泻引起的主因以热为主，所以治疗亦当清热燥湿为主，药为川连、银花、苦参、蒲公英、紫地丁草、生甘草、薏苡仁、扁豆衣、山楂等。

小儿泄泻，每有屡治不愈、迁延日久者，董廷瑶指出临床上应辨证细致，选药精到，且又及时而适当地参入止涩药物。固肠止涩法之运用，特别强调必须具备苔净、腹软、溲通、身无热度等，也就是说既无外邪，又无内积。但具体说来，董廷瑶大致上分为如下几种：①清肠略参酸涩：用于热泻已久，次数尚多，此时热邪虽恋，但泻久应防耗津滑肠，故在治以清泻肠热为主的同时，略佐涩肠之品，可以选用石榴皮、赤石脂。因石榴皮其性虽涩，然有明显的解毒清肠之功，而赤石脂，陈修园亦云其"入血分而利湿热"，是涩而不碍逐邪。②泻邪辅之止摄：泄泻之时，邪热初退而又未尽，但脾胃气阴已有耗伤，这时就应一面清热祛邪，一面涩肠止泻。在止摄方面，除选用石榴皮、赤石脂外，还可选用龙牡及淮山药、扁豆等。龙牡之性，张锡纯指出"敛正气而不敛邪气"，而山药、扁豆，均为补而不滞，滋而不腻之品，具有止涩与清养兼备之功。③温中佐以固下：这是大家熟悉的，用于虚寒久泻，而见肠滑。仲景桃花汤、钱氏益黄散（陈皮、丁香、诃子、青皮、炙甘草）、真人养脏汤（白芍、当归、人参、肉桂、白术、肉豆蔻、炙甘草、木香、诃子、罂粟壳）等为常用方。此时选用止涩药如赤石脂、煨肉果、煨诃子、炮姜炭等。④扶元兼须收脱：这是用于泄泻颇多，滑脱不禁，同时伤及元气，而现神萎欲脱之象，当救元固气，辅以较多的止涩之品。此时常用人参，一般用皮尾参，阳微用朝鲜参，止涩药则用石榴皮、赤石脂、龙牡、御米壳等。偏阳虚者，兼用附子、干姜、益智、肉果；偏阴伤者，并用鲜生地、鲜石斛、乌梅、五味子。除此之外，在泄泻之后期，气阴未复尚见便软者，可仿参苓白术散之剂，参以止涩，系作善后之法。

十三、胎黄

董廷瑶认为胎黄一证，古多以胎孕湿热立论。如《诸病源候论》云："小儿在胎，其母脏气有热，熏蒸于胎，至生下小儿，体皆黄，谓之胎疸也。"亦有认为先天不足，脾未健运，不能输泄胎中里湿，郁而发黄。临床均以阳黄（湿热熏蒸）、阴黄（寒湿阻滞）两大类来辨治。若迁延难消者，则比较错杂，有寒热虚实互见，有气滞血瘀交结，辨证遣方，慎需细察。对一般胎黄，如肤黄目黄，小溲短赤，身有发热，舌苔黄腻，便如陶土者，乃以茵陈蒿汤加味（茵陈、黑栀、川柏、茯苓、猪苓、泽泻）清利湿热作为基本方而常用；但此症屡见气血不和，故加青皮、枳壳、归尾、赤芍。若黄色晦暗，形神萎靡，小溲清淡，便多稀软，舌淡苔腻者，则以温化寒湿为治，方用茵陈、干姜、附子、茯苓、猪苓、泽泻，亦每参入青皮、枳壳、归尾、赤芍。然不论阴黄、阳黄，若见腹部满胀，矢气频多，必须重视利气行滞，增以陈皮、木香、腹皮、川楝子诸品；若按腹硬满，或腹壁青筋，为病在血分之征，尤需配入三棱、莪术，着重破气行瘀为主。湿郁较甚，小溲短赤者，尚可选用苡仁、滑石、车前子、赤小豆之类。其久黄而结癥块，青筋暴露，则投以鳖甲煎丸连续服用。临证之际，据情而施，功效尚佳。

十四、独特手法治婴儿吐乳症

婴儿吐乳症是指新生儿在哺乳或哺乳后所发生的吐乳现象。董廷瑶对众多患儿诊察中发现吐乳症与患儿咽喉部之"火丁"有关。所谓"火丁"又称"蒂丁"，是指悬雍垂相对面的会厌软骨，局部突起，甚至高耸尖硬，此因浊邪火热熏蒸形成"火丁"，胃失通降，秽浊之气循经而上，咽喉不适引发反射性呕吐，犹如频繁的鹅毛抵咽探吐之状，致使呕吐乳食反复不愈。临床观察此现象有迁延至 7 岁幼儿，仍常呕吐，病久患儿形体羸瘦，常伴有营养不良、贫血、佝偻病等，严重影响小儿生长发育。据观察 337 例，其中合并贫血 42 例，佝偻病 36 例，生长发育低于同龄儿标准值 165 例（而出生时身高体重不符合标准儿只有 25 例）。本病因胃气不降呕吐乳食，胃纳失司，脾运失健，生化乏源，气血精微不足以充养脏腑、四肢、百骸，出现营养不良生长迟缓，可谓"后天失调"也。

历代医家均辨寒热虚实，以药饵内服治疗呕吐。董廷瑶则另辟蹊径，主以振奋胃气，平复"火丁"为其治则，以家传手法按压"火丁"。具体操作方法是：医师消毒后的食指蘸以少量冰硼散，快速按压于舌根部的"火丁"上，立即退出，隔日按压 1 次，3 次为 1 疗程，大多患儿经 1 疗程后即愈，甚至 1 次按压即愈，吐未止者也可再做 1 疗程。

吐乳即是脾胃疾患，"火丁"之部位正是足太阴脾经、足阳明胃经在体内循行所过之处，经云"足太阴之脉属脾，络胃，上膈，挟咽，连舌本，散舌下""足阳明胃经……循喉咙，入缺盆，下膈，属胃，络脾"。脾气宜生，胃气宜降，"火丁"高突，胃气上逆引起呕吐，则按压"火丁"可作为一有效治疗点，促使脾胃气机调畅，通降复常而奏平逆降浊止呕之效。

十五、急性肾炎

小儿急性肾炎，从病因来分析，董廷瑶认为，多是感受风、湿、热之故。如《医宗金鉴》所说："风水得之，内有水气，外感风邪；皮水得之，内有水气，皮受湿邪。"由于小儿五脏功能"成而未全"，腠疏卫弱，脾虚易滞，故每于风邪外袭；或涉水冒雨，水湿内浸，饮食不节；或疮毒感染，湿热内侵，使水液运化功能失常而发急性肾炎。而风、湿、热三者，既可单一致病，又多互为因果，如素体湿盛，复感风邪郁表，可致风湿相合，气阻湿滞而泛为水肿，湿郁化热，内外相合，则产生湿热之证候。

董廷瑶认为辨证要抓住主要之机理，适当兼以理肺，往往可起到事半功倍之作用，故在分清证型的情况下，董氏常巧妙地兼加肺经药物，如蝉蜕、苏叶、射干、沙参、黄芩之类，收效甚佳。

（一）风水郁表

可见微寒恶风，发热或咳，目睑浮肿，或继而四肢全身浮肿（腰以上为甚），舌红苔薄白，脉紧或浮数。治以祛风利水，越婢汤（麻黄、石膏、生姜、大枣、甘草）主之。若偏于热者，则以银翘散、桑菊饮、栀豉汤等辛凉疏散之剂加减施治；偏于寒者以桂枝麻黄各半汤（桂枝、生姜、甘草、麻黄、大枣、杏仁）温散主之。

（二）水湿浸渍

可见面目及遍身浮肿，身重困倦，面色㿠白，畏寒肢冷，无热或微热，舌淡苔白腻，脉沉缓或浮而带濡，小溲短少。治以通阳利水，选用五苓散合五皮饮（陈皮、茯苓皮、桑皮、大腹皮、生姜皮）为主。

（三）湿热壅结

可见面目肢体浮肿，发热口渴，或皮肤疮毒，便秘或溏泻，小溲短赤，舌红苔黄或腻，脉滑数或弦数。治以清热解毒，利湿消肿。此型当分湿热之孰重孰轻，如湿偏重，可选用三仁汤（杏仁、滑石、通草、蔻仁、竹叶、厚朴、薏苡仁、半夏）合甘露消毒丹；如热偏重，方可选用黄连解毒汤合五味消毒饮（银花、野菊花、蒲公英、紫花地丁、紫背天葵子）为主。复感外邪，则可选用银翘散合甘露消毒丹为主。若兼见皮肤疮毒湿疹，可选用苦参、地肤子、晚蚕砂、土茯苓、蝉衣之类；局部红肿可选用丹皮、赤芍、白茅根之属。

（四）热盛损津

此亦即上盛下虚，多见于风热感冒、急性扁桃体炎、猩红热及皮肤疮疡，肺热盛而劫伤肾津者。可见面目略浮肿，咽红口渴，舌红唇朱，常伴低热，便干溲少，脉细数。治宜清上滋下，用清金滋水汤（北沙参、黄芩、蝉蜕、板蓝根、石斛、麦冬、生地、川柏、淮山）少佐滋阴，以达到金清则水清，水清则络宁之目的。若咽肿甚可加射干、牛蒡子；伤津重可加玄参、女贞子；血尿明显可加三七、茅根、羊蹄根之类。

（五）针对性治疗

在治疗过程中，还须结合实验室检查指标，抓住各个时期的主要矛盾和证候群，采取有效的治疗措施，才能加快治愈的进程。

1. 血尿

在急性肾炎的发展与恢复过程中可反复出现，时间持久，其顽固者，颇感棘手。一般当从三方面考虑：①热结下焦：症见舌红苔黄、微热口渴、小溲尿血、灼热鲜红、脉弦数，治以清热利湿、凉血止血，方选小蓟饮子（生地黄、小蓟根、滑石、木通、炒蒲黄、淡竹叶、藕节、山栀、甘草、当归），它药如生地、白茅根、车前草、制大黄、川柏等。②血热致瘀：症见舌红无苔或舌淡红边带瘀，小溲短赤，脉来带涩。治当解毒活血，方可选用桃红四物汤（当归、川芎、桃仁、红花、芍药、地黄）为主，它药如夏枯草、板蓝根、参三七、琥珀、羊蹄根、仙鹤草等。值得一提的是，有时在诸法无效的情况下，施用此法，往往见效（包括退蛋白尿）。从现代医学角度看，解毒活血药物具有广谱的抗菌消炎作用，还有改善微循环障碍的功能，所以往往见效较好。

③热伤阴血：症见面色潮红，伴有低热，舌红无苔，口渴喜饮，脉细数。此常因余邪未清，而阴血耗损，好发于疾病中后期，故治当滋养阴血为主，方如六味地黄丸、知柏地黄丸、二至丸兼加凉血养血药之类。

2. 蛋白尿

文献中属"尿浊"范畴，多由脾气下陷，精微下注；或肾气虚弱，精关不固，不能制约所致。急性期多因水湿内停、气化失司所致，并未伤肾，故若能治疗得法，往往可随水肿消退，水液运行正常而消失，千万不可用补。若病至中后期，其虚证渐露，方可究其脾肾之不足，适度参以调补，乃可获效。

3. 高血压

若于热毒炽盛，则常可导致肝阳火亢，其症可见面红耳赤、头晕口渴、舌红苔黄、脉弦、便秘溲赤等，治当清泻肝火，利湿，方可选龙胆泻肝汤（栀子、龙胆草、黄芩、泽泻、川木通、车前子、当归、柴胡、甘草、生地黄）之类，它药如夏枯草、草决明、钩藤、小蓟草。后期之阴虚阳亢，当以滋阴降火，知柏、六味之类可也。

总之，对于急性肾炎的治疗，董廷瑶特别强调指出：辨证分型，在一般的情况下有其优点和价值，但急性肾炎的发展，常有演变，所以临证当尽详细辨，弄清标本缓急，圆活善变，做到"知彼知己，多方以制之"。

十六、过敏性紫癜

董廷瑶认为本病的主要机理在于脾。如复感风热之邪或湿热郁结，则化火动血，均可灼伤脉络而使血液外渗；如溢于内，则见便血、尿血；发于肌表，则为紫癜。脾为湿困，故紫癜多发于四肢，初发者舌苔多见薄腻或厚腻，亦为湿滞的阴证。小儿脏腑嫩弱，脾常不足，故更易致病。

紫癜的出现，既有外因，又有内因。脾运失健，内有湿滞为其本，邪热引发是其标，气血搏结、灼伤脉络是其果。急则治其标，缓则治其本。故金蝉脱衣汤（连翘、银花、防风、蝉蜕、茵陈、薏苡仁、猪苓、苍术、赤芍、红枣、桂枝、郁金）方中以连翘、银花、防风、蝉蜕清热疏风；以茵陈、苡仁、猪苓、苍术清化湿浊；赤芍、红枣以和其血脉；桂枝性温，力善宣通而散其邪气，但用量不宜重；郁金既能解郁理气以助化湿，与桂枝、赤芍、红枣合用又能调和营卫。诸药配伍，使热清湿化，血归经脉，则紫癜自退。如邪伤肺卫而致咳嗽者，可加桑叶、象贝、黄芩等清宣肺热之品；热盛者可去桂枝加生地、丹皮、黄连、黄芩等清热凉血；兼阴血不足者可加冬青子、墨旱莲、生地等以滋养肝肾；血尿者可加茅根、大小蓟等以凉血和络；腹痛便血可酌加地榆炭、荆芥炭、白芍、甘草等以止血制痛。

本病常见复发，这是标证虽去而内脏功能尚未复健之故。因此，治标之余尚应治本。迨紫癜退后，续予调补，以期巩固。否则，脾气虚弱，又可致湿内聚，故脾虚又可致气不摄血、脾不统血，或影响其他脏腑，使血不循经而溢于脉外。有时因失治贻误，常使脏腑气血亏损的患儿病情迁延、反复发作。如脾虚肝木乘之，失血过多，则不能为胃行其津液，而致肝肾阴血亏损、虚火内功，血随火动而发。《幼科铁镜》指出："肺朝百脉主气，肝统诸经之血。盖营血者，水谷之精气也。脾胃有伤，营卫虚弱，故血失常道而妄行。"董氏常用的治本法：如脾气虚弱者用归脾汤（当归、白术、茯神、黄芪、龙眼肉、酸枣仁、人参、木香、甘草、当归、远志、生姜、大枣）之类，使气壮能摄血，血自归经；肝脾不和者用归芍六君汤（当归、芍药、党参、白术、茯苓、甘草、陈皮、半夏）或柴芍六君汤（柴胡、芍药、党参、白术、茯苓、甘草、陈皮、半夏），以调和肝脾；肝肾阴虚者则用六味地黄汤之类，以滋水制阳、润筋养血。

十七、癫痫

小儿癫痫是一种常见的神经系统病症，董廷瑶认为，其病虽有先天遗传、胎中受惊、后天产伤、脑伤、痰热惊风、犯脑入心、风痰扰神等众多因素，然总以痰火壅盛者为多。故其治则首重祛痰，兼以清心开窍，抑肝顺气，后以养心安神，平肝镇惊，滋阴息风，缓图其本，杜其复发。临床辨证董氏常以五法施治：

（一）涤痰开窍法

前贤曰"癫痫证者，痰邪上逆也……头气乱，即脉道闭塞，孔窍不通"（《医学证明》），"痰火交作，则为急惊……痰火结滞，则为痫钓"（《医学入门》）。临床见多数患儿平素痰盛，骤因惊热而邪气冲逆，痰浊蒙蔽清窍，痫由痰起也；或病急惊风下痰不净，痰入心包，而成痫证。发则痰壅息粗，声如曳锯，两目上视，口吐涎沫，脉呈弦滑，舌苔厚腻垢浊。此痫之发，痰火为因，多无热度，与惊厥之起于高热者不同。治痫之法，首先治痰，痰在上者吐之；痰在里者下之，达到豁痰利窍，清心抑肝，先治其标。痰祛之后，再图其本。拟方董廷瑶涤痰镇痫汤，药选皂角、明矾、橘红、竹沥、半夏、胆星、白附子、天竺黄、川贝母等豁痰利窍，令痰上越吐出。亦可投保赤散、礞石滚痰丸、竹沥（姜汁冲服）等下其顽痰，加青龙齿、菖蒲入心镇痫。惊搐目翻者加天麻、琥珀、钩藤，甚则全蝎、蜈蚣等息风通络镇惊；心火偏亢加川连、龙胆草，或牛黄清心丸。亦可随证加入通络之橘络、丝瓜络；开窍之远志、郁金等。俟风痰一蠲，痫发日轻，继用董廷瑶定痫丸（验方下述）培补元气，养心安神，平肝息风，杜其复发。大多患儿均获显效；部分则可获根治不发。

（二）镇肝宁心法

适于痰浊渐蠲，邪火初退，余痰深潜而络窍阻结未尽，惊痫发作虽已大减，尚有轻度偶发，苔化薄腻，脉沉带滑。自拟方董廷瑶镇痫丸，药用牛黄、朱砂、琥珀、僵蚕、天麻、胆星、天竺黄、朱砂为衣作丸。重在凉心豁痰，能治癫痫、惊悸、怔忡等一切痰火为患。风痰惊痫酌加猴枣、川贝、龙齿、钩藤等清心豁痰，平肝宁神，默化余邪，缓图其本。为治痰痫巩固疗效之用。

（三）培元益神法

《素问·奇病论》："病名为胎病。此得之在母腹中时，其母有所大惊，气上而不下，精气并居，故令子发为癫疾也。"此类痫证起于妊娠时孕母受惊，惊则气乱而逆，其精从之，胎儿受此异常之精气，生育亦转异常，故于生后即发癫痫（属特发性癫痫）。因其先天不足，本元怯弱，形神不振，病属本虚。选用董廷瑶定痫散培元益气为主，药用生晒参、茯神、珍珠养心安神；朱砂、琥珀镇惊定志；胆星、竺黄豁痰清心，专治元虚致痫或久病本虚，痰火初退，形神不足之痫。紫河车为治痫要药，临床常与天麻、南星、朱砂相配。《得配本草》谓其"大补气血，尤治癫痫"，甚为确切。

（四）滋阴息风法

先天阴亏，或痰热伤液，久病耗阴，气阴两亏，虚风内动而痫发肢搐无力，手足蠕动，舌红苔净，常现地图苔，口渴引饮，脉细带促。选用增液汤、复脉汤（生地、人参、桂枝、阿胶、麦冬、芍药、火麻仁、炙甘草、大枣、生姜）或大定风珠（生白芍、阿胶、生龟甲、干地黄、麻仁、五味子、生牡蛎、麦冬、炙甘草、生鸡子黄、鳖甲）类方加减，育阴潜阳，滋营柔筋。痰热未清，则入川贝、竺黄、郁金、琥珀、天麻等加强豁痰清心、益增平肝息风镇惊之力。

（五）豁痰活血法

另有一类痫而痰壅，兼见血滞络阻之证。有曰："大抵血滞心窍，邪气在心，积惊成痫；通行心经，调平血脉，顺气豁痰，乃其要也（《幼科释谜》）。"临床有少数患儿既现癫痫之证候，又辨有血滞瘀阻之兼证，当应推理论治，亟须豁痰开窍，继以活血逐瘀。方选桃红四物汤，酌加菖蒲、胆星、皂角、明矾、天麻、钩藤。

十八、弱智

儿童弱智以智力不足、反应迟钝、发育迟缓、手足软弱、舌常伸出为主要特征。本病属"五迟""五软"等范畴。多由精髓虚少、心脾不足、肝肾亏损、气血衰弱、命火式微等所致。董氏常用治法：

（一）补肾填精

肾藏精生髓，脑为髓之海，肾中精气虚少，脑髓失充，可导致小儿智力发育障碍。治宜补肾填精，药用鹿角片、龟甲、熟地、益智仁、枸杞子、菟丝子、黄精、紫河车之属。肾阴虚，加生地、山萸肉；肾阳虚，加巴戟天、肉苁蓉。

（二）养心健脾

心主神明，脾主四肢肌肉，心气不足，脾气虚弱，可致小儿智能发育迟缓，思维能力低下，语言表达力差。治宜养心健脾，药用人参、黄芪、茯苓、茯神、当归、枣仁、远志、石菖蒲、五味子、龙眼肉诸品。兼心阴虚者，加麦冬；脾弱显著者，加白术、山药。

（三）调补肝肾

肝主筋束骨，肾主骨，肝肾亏损，精血虚弱，则髓海不充，筋骨失其濡养，以致小儿智力迟钝，生长发育迟缓，骨软无力，出现立迟、行迟、齿迟，或手足拘紧，动作异常。治宜调补肝肾，药用淮牛膝、杜仲、菟丝子、何首乌、枸杞子、狗脊、续断、桑寄生、木瓜、女贞子之类。

（四）培养气血

五脏之正常功能，全赖气血之充养，如气血虚弱，心肾髓脑不得充养，则可致小儿智能不足，表情呆滞，反应迟钝。治当培养气血，药用人参、白术、茯苓、白芍、熟地、当归、黄芪、石菖蒲、淮山药诸品。胃纳欠佳者，加砂仁、陈皮。

（五）温阳壮筋

若小儿命火肾阳式微，不能养神养筋，可见智力迟钝，四肢软弱，或下肢痿弱。治宜温阳壮筋，药用鹿角片、人参、川椒、附子、仙灵脾、淮牛膝、当归、鸡血藤、伸筋草、千年健之属。方中以川椒为治足弱主药。川椒辛温有毒，入脾、肺、肾经，《别录》谓其功能通血脉，调关节。《药性论》以其主治腰脚不遂。《本草纲目》云其"入右肾补火，治阳衰溲数足弱"。故川椒具有补命火、通经络、振痿弱、利筋骨之效，用于五软、痿躄有一定疗效，小儿用量一般为 1.5 ～ 3g。

（六）镇静安神

本病有些患儿每易出现烦躁不宁、行为冲动等心神不安之象。治宜镇静安神，药用珍珠粉、龙骨、龙齿、琥珀末、丹参、淮小麦、石菖蒲、远志等镇静安神、开心窍之品。

（七）涤痰化瘀

病儿有属痰浊、瘀血为患，或兼夹痰、瘀者，应予涤痰或化瘀为先。若见肥胖多痰、胸闷脘痞，宜用涤痰化涎开窍，药如石菖蒲、远志、郁金、半夏、茯苓、天竺黄、陈胆星之类。若辨属瘀血者，宜用活血化瘀，药如桃仁、红花、川芎、赤芍、当归、丹参等。

以上诸法董廷瑶强调应视不同症情，互相参合运用，如肝肾心脾兼治等，并可酌情参入行气之品，以免补而腻滞；出现热象者可减少温热药。此外，必须重视本病的早期治疗，以期提高疗效。还须注意患儿的饮食营养，如多食鱼、蛋、瘦肉、大豆、果蔬之类，以补充足够的营养素，有助于健脑益智。

第六节　方药创见

一、熊麝散

1. 原方与主治

熊胆、麝香二味研匀，开水化服。主治腺病毒肺炎证属温毒犯肺、痰火内郁者。

2. 古今发挥

此方为董廷瑶创制。熊胆性味苦寒，邹澍谓"为木中之水，其为水木相连，斯上可以泄火气之昌炽，下可以宣水气的凭陵，系水火相济之源"，它能开郁结、泻风热，具凉血、清心、平肝、泄火之功，专治小儿热盛神昏，急惊热火之重证。麝香味苦而辛，气温而香，开结通窍，解毒定惊，对惊厥昏迷之危证，有救死回生之功。两药相配合，加强了清热解毒之能，泻腔中之壅热，逐心血之痰浊，平肝风之惊厥，对于腺病毒性肺炎，可谓出奇制胜。多数病例服后一天开始退热，气急缓和；重者三天内热退，气和咳爽，病情就安。但其临床试用需注意三点，一是必是热毒里郁之重证；二是施用不得超过三剂；三是同时配合汤剂，结合辨证，又不伤胃气，更是注重疗效。

二、茯苓桂枝白术甘草汤

1. 原方与主治

茯苓二两，桂枝三两（去皮），白术、甘草（炙）各二两。上四味，以水六升，煮取三升，去滓。分温三服。主治痰饮病。

2. 古今发挥

苓桂术甘汤为仲景的名方之一，异名苓桂术甘汤，兼见于《伤寒论》第 67 条"伤寒、若吐、若下后，心下逆满，气上冲胸，起则头眩，脉沉紧……茯苓桂枝白术甘草汤主之"，《金匮要略·痰饮》第 12 条"心下有痰饮，胸胁支满、目眩，苓桂术甘汤主之"。仲景首创之"病痰饮者，当以温药和之"，历来被奉为治饮之不易法门。而苓桂术甘汤又是体现该治则的代表方剂。后世各家对此阐发颇多。如成无已指出，本方之要义在于"和经益阳"（《注解伤寒论》），尤在泾则誉其为"治痰饮之良剂，是即所谓温药也"（《金匮要略心典》）。特别是王旭高精辟地指出，本方为"蠲饮剂，崇脾以利膀胱气"（《医书六种》）；并极力加以推举，谓治痰饮，"不越苓桂术甘之制；若舍仲景，别求良法，是犹废规矩而为方圆也，讵可得哉"（《王旭高医案》）。中医认为，小儿痰饮哮喘，其病顽固，而根源在于宿饮留伏，滞塞胸膈。主以祛痰化饮，自是正治。

董廷瑶常将本方用于治疗哮喘，症属脾肺阳虚、饮邪上渍者。临床可见痰喘频发、胸脘满闷、短气喘促、咳吐黏涎、舌淡苔白或滑、脉濡弦等。董氏认为，本方之用于该证，乃以茯苓祛痰蠲饮，渗脾利水；桂枝温通阳气，宣布气化；白术健脾适中，燥痰行水；甘草为使，得茯苓则不资满而反能泄满。此为温阳化饮，培土制水法。

董廷瑶临床运用本方，有祛饮平喘与健脾杜痰之别。每据其症，参以其他方药，独见匠心。譬如在哮喘发作之时，若见肺脾阳虚，痰浊壅盛，喉鸣气喘，舌苔厚腻白滑者，则加二陈、三子、厚朴等，重在涤痰利气。如喘作兼见水寒射肺、咳逆难以平卧、舌淡而苔白滑润者，辄与干姜、细辛、五味子配合，乃以温肺行饮为主。若痰饮久伏，蕴郁化热，而见痰吐黏稠，舌苔腻而黄者，亦可配定喘汤之黄芩、桑皮、冬花之属，此时即以蠲饮与清肺兼顾。

如在哮喘缓解期，董廷瑶常以本方作为杜痰的基本方之一，每与二陈、三子相合，健运脾土，化饮祛痰。若喘虽初平，而仍咽痒气呛，咳甚息促者，可与止嗽散之百部、白前、紫菀、橘红诸品配合，以温化痰饮、肃肺止咳。若兼见腠弱易汗、时有低热、脉呈浮弱之小儿，是凤有内饮而又表虚不固者，则合桂枝汤尤益，化伏饮而固藩篱，常可减少哮喘的复发机会。

现世医家王烈认为，董氏用"痰"的理论指导治疗小儿哮喘，其意义不仅继承《伤寒论》之方治疗今病所取得的显著疗效，而且开创了用苓桂术甘汤杜痰防哮的先河。

三、涤痰汤

1. 原方与主治

南星（姜制）、半夏（汤洗七次）各二钱半，枳实（麸炒）、茯苓（去皮）各二钱，橘红一钱半，石菖蒲、人参各一钱，竹茹七分，甘草半钱。上作一服。水两盏，加生姜五片，煎至一盏，食后服。主治中风，痰迷心窍，舌强不能语。

2. 古今发挥

痰之见症，有内外之别。咳喘上气诸病，为痰在外者；流走于脏腑经络，则为内痰。其中，以心热之痰而变生惊痫、痴癫之症，从豁痰开窍论治取效，此为中医痰病学说的一大特色。这些病症，在小儿颇属多见，与其体禀密切有关。诸如脏气柔弱，心神虚怯，脾弱肝旺，致使涎多风动，上堵灵窍；又有在胎产之时或出生之后头颅被伤，元神受损，而风痰逆犯者；且因神怯，易惊易恐，皆能生痰滞络，蒙蔽心包。前贤指出："夫气血浊逆，则津液不清，熏蒸成聚而变为痰"（《明医杂著》），其症"火动则生，气滞则盛，风鼓则涌，变怪百端"（《杂病源流犀烛》），都是论述了气血化失其正，变生风痰扰神的病机。

对于这些证属痰涎深潜、风热内蕴的小儿，其惊搐、昏厥、癫痫、痴钝诸病，董廷瑶禀承家传，善用涤痰汤法治之，疗效较著。涤痰汤原出自《奇效良方》，功能祛痰宣窍、益气化浊。临床上董氏一般减去枳实、甘草、人参，加入白附子、钩藤、龙齿，作为豁痰开窍镇惊的基本方应用。若舌苔厚腻垢浊、脉呈滑弦、息粗喉中痰鸣、自感咽部如梗，或时见恶呕、眠中齁响诸症，是痰浊偏盛，尚须增以祛痰开窍之天浆壳、瓜蒌皮、山慈菇（或冰球子）、杏仁、川贝之属；惊搐多者加天麻、琥珀、紫贝齿、磁石，甚至需用全蝎、蜈蚣。方中之竹茹，其力嫌轻，每改为天竺黄，或竹沥（必加姜汁数点冲服）。痰火交结者，需礞石滚痰丸 9 ～ 12g，包煎；轻者可用清气化痰丸。然有风痰壅结、喘急胸满、惊搐涎涌，即急需万应保赤散 0.15 ～ 0.3g，作 1 剂化服，1 天 1 次，可连用 3 剂。至心肝火亢，尚应加入川连、龙胆草之类，或用牛黄清心丸，1 日 1 丸化服。此外，如通络之橘络、丝瓜络，开窍之远志、郁金，亦为常用的要品。

四、二陈汤类方

小儿素称"稚阴稚阳"，以其脾胃功能未趋完善，若喂养不当或恣啖生冷，极易生湿酿痰，运化无权。进而气机阻滞，升降失常，则呕恶吐乳、乳食递减、哭吵不宁等消化道疾病屡见不鲜；复罹风寒外邪则呈咳嗽气促，呕吐痰涎兼发呼吸道疾患。董廷瑶常以二陈汤加味治疗上述诸症，审因论治，活法应变，辄能得心应手。

（一）二陈汤

1. 原方与主治

半夏（汤洗七次）、橘红各五两，白茯苓三两，甘草（炙）一两半。上药㕮咀。每服四钱，加水一盏，生姜七片，乌梅一个，同煎六分，去滓，热服，不拘时候。主治湿痰证。

2. 古今发挥

本方为《太平惠民和剂局方》卷四绍兴续添方，通治一般痰饮为病，故汪昂称此为治痰之总剂，实乃擅治湿痰之专方也。方中君以半夏，取其辛温而燥之性，燥湿化痰、降逆和胃；臣以橘红，辛苦而温，与半夏相配，共祛湿痰，调畅气机，使胃气得和，清阳得升，眩悸得止；佐以性甘淡而兼入脾经之茯苓，健脾渗湿，俾湿去脾运，痰无由生；生姜味辛性温，降逆化痰而止呕，用为佐药，既可助半夏、橘红之功，又可制半夏之毒；复佐少许乌梅一则以敛肺气，与半夏、生姜为伍，寓收于散，二则有欲劫之而先聚之之意，三则亦能"去痰"；使以甘草调和药性，兼益肺和中。

董廷瑶常以二陈汤加复方治疗小儿外感咳嗽或哮喘等证。风寒外束，肺气闭塞，痰浊内阻，咳嗽气促，舌苔薄白，脉象浮滑者，常以二陈合麻黄汤或三拗汤为基本方宣肺定喘、化痰止咳。若痰多喉鸣久者酌加三子，痰浊去，肺气降，则咳喘均和。如见小儿面㿠自汗，胃纳不馨，易感外邪而每多咳呕痰涎，舌苔薄润，脉象濡软者，乃禀赋素薄，营卫不和，脾运失健之故，则予二陈合桂枝汤调和营卫，健脾化痰，药后不但咳吐渐停，且收汗敛胃开之效。倘素有宿饮，哮喘虽瘥，然寒饮伏遏胸中，遇寒咳喘频作，法当温通阳气以蠲饮寒，苓桂术甘汤为主方，此时合二陈汤尤能顺气化痰，健脾蠲饮，每得温化而咳喘自平。

（二）温胆汤

1. 原方与主治

半夏（汤洗七次）、竹茹、枳实（麸炒，去瓤）各二两，陈皮三两，甘草（炙）一两，茯苓一两半。上锉为散。每服四大钱，水一盏半，加生姜五片，大枣一枚，煎七分，去滓。食前服。主治胆胃不和，痰热内扰证。

2. 古今发挥

温胆汤为《三因极一病证方论》方，乃二陈加枳实、竹茹，具清降积热、化痰安神之效。方中以半夏为君，其性辛温，长于燥湿化痰，降逆和胃；臣以竹茹清化痰热，除烦止呕，开胃土之郁；佐以枳实消滞下气；陈皮辛苦而温，燥湿化痰，既可助半夏祛痰，又可健脾；茯苓健脾渗湿，以杜生痰之源，且有宁心安神之效。

鉴于《诸病源候论》："小儿饮乳，因冷热不调，停积胸膈之间，结聚成痰，痰多则令儿饮乳不下……痰实壮热不止，则发惊搐。"董廷瑶临床用治幼儿咳呕回乳、寐则惊悸哭吵等痰热扰胆、胃气不和之症，辄收速成效。如气弱者，则去枳实以免破气之弊。

曾治一6岁儿。出生后18个月起发生下肢抽搐，日发数次至十余次不等，发作后大汗一身而搐止，观其面色形神尚未活，胃纳欠佳，脉弦数，舌尖红，苔白腻。初以为血分瘀热，筋失濡养。方用桃仁四物去川芎，加地龙、牛膝、秦艽、炙甘草，以养血活血，舒筋通络无效，继则又加全蝎、远志、龙齿活血息风宁神，仍属罔效。三诊时，董氏详密诊察，问得患儿自觉胆怯心慌，神情不宁，静坐即搐，起动不发，脉舌同前。即更法治之，拟从痰热内扰，心胆不宁着手。予温胆汤加菖蒲、龙齿、当归7剂。服药3剂足搐即止，七天中仅发一次。继予上方加远志化痰安神，续服14剂，以资巩固，足搐从此停发。董氏认为，本例患儿两下肢抽搐，兼见心慌胆怯、两脉弦数、舌红苔腻，是为痰热扰胆。胆者足少阳经，考之《黄帝内经》足少阳胆经筋布于外踝，胫膝外廉，结于伏兔之上及尻部；"其病小趾次趾支转筋，引膝外转筋，膝不可屈伸，腘筋急，前引髀，后引尻"。由此推想，胆病能累及经筋而致下肢转筋，引急抽搐。盖足筋抽搐是标，痰热扰胆为本。初诊、二诊治标不治本，宜故罔效；三诊时治合病本，效如桴鼓。

（三）六君子汤

1. 原方与主治

陈皮一钱，半夏一钱半，茯苓一钱，甘草一钱，人参一钱，白术一钱半。上切细，作一服。加大枣两个，生姜三片，新汲水煎服。主治脾胃气虚兼痰湿证。

2. 古今发挥

本方为《太平惠民和剂局方》方，录自《医学正传》卷3。治证以脾虚为本，痰阻为标，方由四君子加半夏、陈皮而成。方中用四君子益气补虚，健脾助运以复脾虚之本，杜生痰之源，且重用白术，较之原方四药等量则健脾助运、燥湿化痰之力益胜；半夏辛温而燥，为化痰湿之要药，并善降逆以和胃止呕；陈皮辛温苦燥之品，既可调理气机以除胸脘之痞，又能和胃止呕以降胃气之逆，还能燥湿以消湿聚之痰，其行气之功亦有助于化痰，所谓"气顺则痰消"也。

小儿阴阳两稚，肺脾不足，若伤于乳食，痰湿内滞每见泻痢胀满；或外感病后，痰浊未清，持续咳嗽；或痰多呕恶，纳呆便溏，凡此脾肺两虚，痰湿不化者，董廷瑶每以六君子汤调治。于脾气不足，不能输精于肺，该方中二陈汤燥湿化痰，党参、白术益气培土。盖痰之生由脾运健则痰湿悉化，胃气充而肺得其养。故六君子汤之扶助胃气，扶正达邪，为小儿善后调理之良方也。

若脾肺两虚而痰涎尚多者，则以星附六君子汤标本兼治之法。

（四）金水六君煎

1. 原方与主治

当归两钱，熟地三至五钱，陈皮一钱半，半夏两钱，茯苓两钱，炙甘草一钱。水两盅，生姜三五七片，煎七八分，食远温服。主治肺肾不足、水泛为痰证。

2. 古今发挥

本方为《景岳全书》方，为二陈汤加当归、熟地而成。方用二陈汤化痰以治痰咳；加熟地、当归滋阴养血，以滋肺肾之不足。《景岳全书》指出其功用："治肺肾虚寒，水泛为痰或年迈阴虚血气不足，外受风寒咳嗽，呕恶多痰喘急等证神效。"《医学衷中参西录》认为：痰饮病轻则治肺脾，重则治肾。以虚痰之本源于肾，肾气虚则闭藏失职，上见饮泛为痰，下呈不约为遗，故加熟地、当归，使令肾气得充，厚其闭藏之力，则水湿运化，痰之本源清也。肺为水之上源，上源得清，金水相生，肾气振复，固摄有权则遗漏自止。故前哲云："脾肾为生痰之源，肺胃为贮痰之器，议从肺脾肾三经合治，补金水土三虚，上能化痰止咳，中能温运健脾，下能益肾固涩。"此本方之妙旨也。

临床上董廷瑶每用本方治小儿咳喘遗尿，食欲不振，肺脾肾三经同病者。曾治一儿。经常咳喘气急，痰阻不化，时有遗尿，舌质红，苔心腻。症属肺肾不足，拟金水同治，方用金水六君煎加款冬、紫菀、杏仁、缩泉丸。上药连进两周，咳嗽已减、遗尿次少、胃纳欠佳、舌苔浮腻，拟化痰健脾和胃，方予二陈加杏仁、竹茹、神曲、谷芽、缩泉丸。三诊时咳瘥苔薄，胃纳转佳，但时有遗尿，再拟肺肾同治。二陈汤加龙骨、牡蛎、紫菀、菟丝子、桑螵蛸、白莲须。上法服用两周，尿漏夜遗均和，咳痰已止，惟又见舌心苔腻，纳谷仍少，再拟六君子汤加石斛、谷芽、淮山、神曲。本例初拟痰湿不清，肺肾两虚，投予金水六君，使痰咳、遗尿均减，然苔腻纳少，故改以二陈加味，化痰和胃；后以咳差痰少，但遗漏不约，即用二陈加龙牡、菟丝、螵蛸、莲须诸品，其间之固下滋肾，化痰和中，实属金水六君之变法；最后则以六君加味，得获全功，是为培土生金，以善其后也。

五、保赤散

1. 原方与主治

巴豆霜三钱，胆星、朱砂各一两，神曲一两半。巴豆霜的制法，以巴豆仁去尽其油而用。长期以来，委托有关药铺特制备用，分成每剂一分（0.3g），包装。

2. 古今发挥

小儿常有痰证，历代中医儿科著作，屡列"痰涎"一门。此缘小儿每因肺脾不足，气阳原弱，故易见津液滞运，聚而成痰，其喘嗽痰鸣迁延难愈者，多是顽涎。前贤指出："顽涎者，脾肺所出也。涎则流溢在于咽喉，如水鸡之声，喘嗽烦闷（《幼科释迷》）。"顽涎随气升降，到处为患，变幻莫测，是为风痰；小儿风火易起，与痰涎交相煽动，致成诸疾。故云"痰为风苗，火静则伏于脾，动则壅于肺，痰火交作，则为急惊……痰火结滞，则为痫钓"（《医学入门》），即是此类。那些风痰重病，诸如肺风痰壅，喘急欲绝；或风痰入心，神钝惊搐；或顽痰蒙窍，痫疾频作等，临床每见于重症肺炎、癫痫及多种神经精神性疾患，包括某些脑发育障碍之类。诚如所言："或喘或嗽，皆痰之嫌，鸡声锯声，皆痰之占，凡属惊痫，痰必深潜。"

董廷瑶稔悉诸症的共同特征在于风痰壅盛，其体壮证实者，非攻不解。故选用验方保赤散，能使痰涎上吐下泻，症急者痰降气平，旋获缓解；病深者风痰顿蠲，惊痫即轻。数十年来，拯危平疴，活幼无算。

关于小儿风痰重症应用巴豆剂的历史甚久。如《千金要方》的紫丸（巴豆、杏仁、赤石脂、代赭石）治小儿痰癖食痫；真朱丸（巴豆、真朱、麦冬、蕤仁）治小儿痰实宿癖，即是如此。提示了小儿痰证以攻下、化痰、镇惊相互配合的制方原理。后世如《证治准绳》，有雄黄丸（巴豆、朱砂、杏仁、皂角等）、青金丸（巴豆、南星、白附子、全蝎等），主治小儿喘满咳逆、惊风痰热，亦属同一治则。不难发现，保赤散的组成正与古方理法一脉相承。

保赤散方中巴豆霜攻逐痰涎，开窍通壅；胆星蠲除风痰，通络定惊；朱砂镇惊安神，定痉息风；重用神曲以消积行滞，既可疏浚生痰之源，并有保护胃气之意。其组方紧凑，配伍有度，适合于风痰壅实诸证；与豁痰定惊之汤方同用，见功尤捷。

保赤散一方，现代记载不少。谢观在《中国医学大辞典》中完整记述了该方的配伍、制剂、主治和服法。但方名为"万应保赤丹"，药物同上，制成丸服。主治小儿急慢惊风，痫证疳疾，寒热泻痢，痰涎壅盛，腹痛胃呆，大便酸臭，及大人痰热积聚，痰饮气急。功在"下痰化滞，开窍安神"，并认为本方"不损脏腑，不伤元气，实有起死回生之效"。又《中药临床手册》（上海中医学院编，上海人民出版社，1977 年），名其为"万应保赤散"；《中医儿科临床手册》（上海中医学院附属曙光医院编，上海科学技术出版社，1978 年），则称为"保赤丹"，在主治和功用上均是相同的。

应该强调一下，要了解保赤散的性能，应首先熟谙巴豆的利弊。前贤以其导气消积，攻痰逐水为特点，善能推荡脏腑，开通闭塞，性急而下咽即行，长于通关窍、泄壅滞。然其气热烈，其性刚猛，如不审慎妄用，"耗却元真，使人津液枯竭，胸热口燥"，故尔切勿轻投。董廷瑶使用，极有节制；上述三例服法各异，少者仅一天，多则不过三剂。若需继续施予，必察势而后定。此亦临床所不可轻忽者也。

六、两种金箔镇心丸对小儿痫疾的不同应用

1. 原方与主治

（1）周慎斋方：药用人参、紫河车、茯神、琥珀、朱砂、珍珠各 1 钱，甘草 5 分，蜜丸，以金箔为衣。主治慢惊、惊痫。

（2）唐容川方：药用朱砂、琥珀、天竺黄各 3 钱，胆星、珍珠、金箔各 1 钱，牛黄 5 分，蜜丸，金箔为衣。治癫，惊悸怔忡，一切痰火之疾。

2. 古今发挥

董廷瑶在治疗小儿痫疾上深有造诣，尤善选用古方金箔镇心丸以杜痰治本，颇具独到之处。

痫疾之作，以痰阻窍道为发病的主要原因。前贤所谓："癫痫证者，痰邪上逆也。痰邪上逆，则头气乱；头气乱，即脉道闭塞，孔窍不通"（《医学纲目》）。故云："然诸痫疾，莫不有痰"（《幼科释谜》）。董氏治痫，秉承家传，首在祛痰，兼以清心开窍、抑肝顺气。常用之药，以胆星、白附子、天竺黄、川贝开结豁痰；钩藤、天麻平肝息风；菖蒲、龙齿开窍镇痫。并参入牛黄、抱龙之类豁痰利窍，使痰得上越吐出；或用竹沥、礞石滚痰丸、保赤散等下其顽痰。盖风痰一蠲，其痫日轻，有显效者痫发即止。这对本病尚是治标；其后还需以镇心丸养心安神、平肝镇惊，杜其复发，功效甚佳。

所用之金箔镇心丸有二：一取自《慎斋遗书》，以培元益气为主；一源于《血证论》，则重在凉心豁痰。两方之用，颇有不同。后者主以痰热化风之实证，董廷瑶按症斟酌药量，去金箔而代以朱砂，并辄加猴枣、川贝、僵蚕、天麻诸品。如此一料，作丸，分为 30 天服。以胆星、天竺黄豁痰通窍，牛黄、朱砂凉心宁神，琥珀、珍珠定惊平肝，其治在于除痰热、镇心肝。用于痰邪深潜，不适于攻逐之剂，每为通络开结，默化风痰，缓图取功。前者乃主本元怯弱之虚证，董氏采用该方，药量稍有出入，或按需加入胆星、竺黄之属，且目前除去金箔，代以朱砂为衣，做丸，作为一料，分 20 天服用。以人参、河车壮元益气，茯神、珍珠养心安神，朱砂、琥珀镇惊定志。对症属元虚致痫，或久病而虚者，在痰火初退、形神不足之时，以本方为宜。其中紫河车之治痫，前哲屡有论及。如《本草纲目》即有与天麻、南星、朱砂之类相配，治疗大

小痫疾；《得配本草》更明确指出，该品"大补气血，尤治癫痫"。

七、生脉散

1. 原方与主治

麦冬 9g，人参 9g，五味子 6g。主治久咳伤肺，气阴两虚证；暑热耗气伤阴证。

2. 古今发挥

本方由张元素《医学启源》所创，所治诸症皆由气阴不足而致。

生脉散为董廷瑶临床常用的方剂之一。方中主药人参扶元益气；麦冬甘凉，滋阴养液；五味子酸温，收涩生津。盖小儿稚阴未长而生机蓬勃，故营液易亏；其若感邪较深，耗损肺胃阴津；或体气虚弱，心肾精气难得，均需首先顾及气阴。此时，生脉散有很大的使用价值。其间人参一般可投党参、太子参；但阴液大亏者，以西洋参、皮尾参为宜，或珠儿参亦佳；仅见肺阴不足者，可用南北沙参代之。至于生脉散的复方使用，及各种配伍变化，董廷瑶经验甚多。

（1）肺阴不足：肺金气阴不足之咳嗽、气短、易汗，是本方运用之主症，常配入百合、花粉之类养阴，杏仁、川贝、紫菀、竹茹止咳肃肺。若痰浊尚盛者，则可与补肺阿胶汤相合。在肺表虚弱，动则汗多时，可伍玉屏风散；兼有表虚不和，舌苔尚润者，亦可与桂枝汤同用。至若肺脾两虚者，则复合四君或异功。

（2）心阴不足：生脉散之扶元益气、滋养营阴之力，乃能养心复脉，董氏常用于小儿怔忡悸烦之气阴两虚者；气短动悸，可加龙牡、朱苓；胸闷不舒，可加郁金、香附；阴液亏少，加生地、元参；脉见中止，加当归、赤苓。在小儿心肌炎后遗症、先天性心脏病等疾患中，这一证型时有可见，以法立方，见效尚佳。同时，心肺两虚，气阴不足者，亦呈眩晕、倦怠诸症，往往可予生脉加味建功。

（3）胃阴不足：对小儿胃阴虚弱者，董氏亦常用生脉散，因本方具有补气养胃、酸甘化阴的长处。其症每见纳食不馨，甚则厌食，口渴喜饮，舌苔花剥。一般增以花粉、石斛、白芍、生地；便艰可加知母、元参，时或参入陈皮、佛手之属，以求滋而不腻，共奏悦胃和中之功。若中气亦虚者，当合四君同用；而大便时泻，兼见脾阴不足者，尚需取参苓白术散之意，配入淮山、扁豆、苡仁之类，滋补营阴，健脾益气。凡此，均不离乎脾胃喜恶升降之理，而游刃有余也。

（4）肾阴不足：肾阴不足一般是选用六味地黄类，然胃弱纳少者，董氏擅以生脉散合五子衍宗丸主之。如此组方，体现了金水相生，阴生阳长之义。一用于小儿遗尿、尿频、尿漏诸症，每加桑螵蛸、莲须、龙牡、缩泉丸等；若气虚明显者伍黄芪；兼呈阳虚者配附桂。二用于上渴下消之证，辄加乌梅、海蛤粉、葛根、花粉诸药；气分热盛，需合石膏、知母等品。此外，在肺肾两虚，痰湿不清时，以生脉与金水六君相复合而治。

八、止嗽散

1. 原方与主治

桔梗（炒）、荆芥、百部（蒸）、紫菀（蒸）、白前（蒸）各两斤，甘草（炒）十二两，陈皮（水洗，去白）一斤。上为末。每服三钱，食后，临卧开水调下；初感风寒，生姜汤调下。主治咳嗽。

2. 古今发挥

止嗽散出自程钟龄《医学心悟》。原为研末作散，开水调服。现代多改为汤剂。据程氏原注，谓该方"系予苦心揣摩而得"。盖"肺为娇脏，攻击之剂既不任受，而外主皮毛，最易感邪，不行表散则邪气留连而不解"。指出："本方温润和平，不寒不热，既无攻击过当之虞，大有启门驱贼之势。是以客邪易散，肺气安宁。"说明了本方长在顺应肺之性能，及祛邪安肺的组方特点。

董廷瑶认为本方之配伍，乃以荆芥辛香解表，桔梗苦辛开肺，百部、紫菀润肺止咳，橘红、白前化痰降气，甘草和中甘缓宁嗽。故本方兼具宣散肃降之能，共奏理肺祛痰之效。据董氏经验，本方用于初期咳嗽，其表证尚浅，邪浊较轻，寒热不重。功能略疏表邪，轻宣肺气，稍予肃降，兼化痰湿。其中尤以百部为要药，对风邪袭肺、喉痒呛咳者，非此不解。故为治外感咳嗽中的平稳之剂，对于小儿咳嗽更为常用；盖小儿肺藏娇弱，藩篱不固，难任峻利而尤宜轻剂也。若新感风寒，鼻塞流涕而有恶寒者，加防风、苏梗叶等；无表证者可去荆芥，若咽喉不利，疼痛声哑及喉似痰阻者，加牛蒡子、玉蝴蝶、射干等；无咽喉不利，痰出亦爽，可去桔梗，其咳嗽较频者可加杏仁、象贝、款冬花等；若痰浊黏滞，可加竹茹、川朴、冬瓜子之类（同时可减甘草）。

小儿咳嗽为临床之常见病，但要在一二诊内使其痰化咳止，亦非易事。董廷瑶在外感咳嗽治疗中，选用本方而灵活加减，足可窥见其学术思想。①本方之组成均为轻剂清灵之品。程氏曰云"药极轻微""不贵险峻"。因质轻能入肺，气灵善透邪。董氏历来强调，小儿用药务求轻灵。一则治上焦之邪，非轻不举；二则轻可去实，不使伤正。止嗽散的配伍符合这样的要求。②本方之方义在于祛邪宁肺。程氏提出，咳之初期，"妄用清凉酸涩，未免闭门留寇"；本方为轻灵小剂，乃可"启门逐之即去"。故董廷瑶之治咳，绝不轻用补敛，即咳已数月而邪未尽者，亦以宣肃疏化为主。盖关门杀贼，贻害非浅，而开门逐盗乃祛邪的正法也。虽然运用止嗽散看似平淡，但从董氏之圆活遣使、进退从容，正反映其学术上之功力了。

九、用药心得

（一）川椒治痿

考川椒辛温有毒，入脾、肺、肾经。历代本草对其辛热通络、振痿强筋之功，屡有记述。如《别录》谓其功能通血脉，调关节；《药性论》以其主治腰脚不遂等。《本草经疏》谓"精血耗竭而非命门火衰，虚实所致者"不宜应用。故《本草纲目》即云其"入右肾补火，治阳衰溲数足弱"等，所以本品确有补命火、通经络、振痿弱、利筋骨之效。

川椒之用于瘫痪、五软，近代名医恽铁樵曾屡有论及。《药盦医学丛生·药盦医案》记载了川椒温通强筋的儿科病例。一史姓孩，头倾不支，目光无神，眉眼口鼻皆见瞤动，项间有核，头部有疮。此为天柱倒，神经驰缓故也。属大险大虚之候。勉拟大建中汤，小制其剂冷服。药用附块、半夏各 3g，茯苓 9g，白芍 4.5g，炙甘草 1.8g，川椒 0.9g 等。继以原方为主，先后加入吴萸、桂枝、木瓜、乳没等品，颈项逐步有力。至第 10 日脉案云："病除十之八九，今日神色甚佳，已出险矣。"

董廷瑶认为，小儿五软、痿躄诸症，属阳虚筋弱者，即以川椒为主，配以附子、牛膝、当归、鸡血藤、伸筋草、千年健、细辛等药，作为一基本方，包含着通利血脉、温阳养筋的作用，并随症加减。气虚者加党参、黄芪，血虚者用生地、赤芍；肝肾不足加杜仲、狗脊、菟丝子、桑寄生、首乌、杞子之属。若夹有痰湿，选用陈皮、半夏、胆星、天竺黄诸药，亦每参入菖蒲、独活、地龙、木瓜等通络舒筋之品。

（二）细辛、干姜、五味子的运用

以干姜、细辛、五味子三药配合，用治寒饮射肺之咳喘气逆，屡见于《伤寒论》与《金匮要略》。真武汤的加减法中有"若咳者，加五味子、细辛、干姜"之文。成无己云："气逆咳者，五味子之酸，以收逆气；水寒相搏则咳，细辛、干姜之辛，以散水寒"（《注解伤寒论》）。后世对这一经验较重视，如《仁斋直指方》认为，真武汤加姜、辛、五味子，专主"少阴水饮与里寒合而作嗽……凡年高气弱久嗽通用"。《鸡峰普济方》之五味细辛汤，为干姜、细辛、五味子、茯苓、甘草组成，"治肺经感寒，咳嗽不已"。

董廷瑶继承前人经验，以此三味与诸方合用，灵活机变而效益彰。若水湿中阻，痰浊上壅，喉鸣不止而舌苔腻者，常与二陈、三子养亲同用，并加厚朴、射干诸品，燥湿豁痰，平喘化饮。咳嗽较剧，咳逆气促而致喘者，取止嗽散之意，配以百部、白前、紫菀、橘红、款冬花、杏仁之属，宁嗽定喘，肃肺化痰。咳逆兼表虚汗多，低热时作，脉象浮弱者，合桂枝汤（一般不用枣），再配苏子、杏仁等品，调和营卫，宣肺化饮。阳虚饮聚，胸脘作胀，每与苓桂术甘汤复合，增入旋覆花、鹅管石之类，温肺降逆、行水化饮。选用此三药，必须是咳喘久嗽之水寒相搏者，当精审其舌，必舌色较淡而苔滑湿润者始宜。

（三）三棱、莪术的应用

三棱、莪术二药，味苦平无毒，入肝、脾二经。功用为行气、消积、破血、止痛。适用于治疗癥瘕积聚、气血凝滞、心腹疼痛、胁下胀痛、闭经等症。董廷瑶将三棱、莪术二味药物用治新生儿黄疸的肝脾肿大、小儿疳疾、食积、血小板减少等证颇为灵验。

1. 实证多积以消为主

董廷瑶治新生儿黄疸的肝脾肿大，分虚实。实证可见面目黄染、腹满胀气、按之满实、大便干结、小溲短赤、舌质偏红等症。凡属实证者，董氏每从三棱、莪术为主，配以清热利湿的茵陈、连翘、赤小豆等；对食滞、疳积等症，口秽苔腻、形现腹满胀痛者，以三棱、莪术配合消疳导滞的胡黄连、五谷虫、广木香、青陈皮、谷麦芽等。

曾治一 3 月儿。黄疸不退，目黄肤黄，大便陶土色，每天 4～5 次，腹部胀满，吐恶严重，舌苔白腻，证属湿热阻滞、气机失调，治以清热化湿、调畅气机。茵陈20g，连翘9g，青皮6g，陈皮4.5g，煨三棱4.5g，煨莪术4.5g，煨木香3g，川楝子9g，大腹皮9g，鸡内金6g。服药一周后，黄疸即见明显消退。

曾治一 3 岁儿。形体瘦弱，面色萎羸，胃口不开，大便间隔，舌苔薄腻，脉象细数，针四缝穴液少。证属疳积，治以消疳杀虫为主。胡黄连2g，醋炒五谷虫6g，使君子9g，青皮6g，煨三棱4.5g，煨莪术4.5g，炒谷芽9g，佛手6g，广木香3g，炒神曲9g。本例患儿，实属疳积虫扰。临诊时凡遇此类病孩，董氏常喜在消疳理脾药中参与三棱、莪术二味。《本草经疏》谓："三棱，从血药则治血，从气药则治气，老癖癥瘕积聚结块，未有不由血瘀、气结、食滞所致。苦能泄而辛能散，甘能和而入脾，血属阴而有形，此所以能治一切凝结停滞有形之坚积也。"

2. 虚证夹瘀以脾养为主

小儿为稚阴稚阳之体，肝常有余，脾常不足。尤其是体弱易感儿童，一旦得病，每因邪盛正伤，往往出现虚实寒热夹杂之症。若不及时治疗，病情迁延，以致正虚邪恋。董廷瑶认为，人以胃气为本，在祛邪的同时勿忘扶助正气，处处顾及胃气，使化源不绝。对久治不愈之疳积，血小板减少伴有肝脾肿大等患者，在消疳化瘀的同时，加用益气健脾，养胃和血之品。

古代医家张洁古认为："三棱能泻真气，真气虚者勿用。"又谓："故凡以消导必资人参、芍药、地黄之力，而后可以无弊，观东垣五积方皆有人参，意可知矣。"盖积聚癥瘕，必由元气不足，不能运化流行致之，欲其消也，必借脾胃气旺，能渐渐消磨开散，以收平复之功。如只一味专用克消，则脾胃之气愈弱，后天之气益亏，将见故者不去，新者复至矣，戒之哉。临床上选用三棱、莪术二味时，须掌握一定的尺度：

气滞、食积、血瘀者用之，中病即止，待积散瘀化，即去两药，调扶而安。李时珍的《本草纲目》中亦有记载："三棱能破气散结，故能治诸病，其功可近于香附而力峻，故难久服。"清代名医张锡纯在破血药中亦独喜用三棱、莪术。以其既善破血，尤善调气，论述更为精辟谓："补药剂中以为佐使，将有瘀者瘀可徐消；即无瘀者，亦可借其流通之力，以行补药之滞，而补药之力愈大也。三棱、莪术与参、术、芪诸药并用，大能开胃进食。"仅此数言，简明概括，对我们的临床用药很有现实指导意义。董廷瑶常以古训，循循教诲，三棱、莪术二药，经适当配伍运用于儿科消化道常见病之食积、气滞、疳积、瘀阻等症，每与四君、四物相伍，气滞者佐以理气，食积者参以消导，每能药中病所，辄取良效。

曾治一 15 个月儿。时有皮下出血点，胃纳尚可，肝脾肿大，舌苔薄润，血小板仅5.6 万。证属肝脾失调、气血不和，治以活血和血为主，佐以消瘀散结。当归尾 6g，赤芍 6g，桃仁 6g，红花 4.5g，墨旱莲 9g，冬青子 9g，大生地 9g，煨三棱 6g，煨莪术 6g，生甘草 3g。本例血小板减少伴有肝脾肿大，血虚夹瘀之象明显。董氏在养血活血的同时，兼用破瘀消积之三棱、莪术，活血以行瘀，益气以摄血，使气血冲和。经数次调治，患儿腹满，肝脾肿大之症明显消退。

又治一 5 岁儿。疳积已久，形体瘦弱，纳少，喜嗜零食，舌苔薄润，针四缝穴液少。属脾胃素薄、疳久本虚，治拟消疳扶脾法，以开其胃。陈皮 3g，醋炒五谷虫 6g，煨三棱 5g，煨莪术 5g，生甘草 3g，炒党参 5g，焦白术 6g，茯苓 9g，佛手 6g，焦楂曲（各）9g。本例用益气健脾、消积开胃，佐以活血化瘀法，其目的在于"疏其气血令其调达"。使疳证得以渐消。

（四）羚羊粉治疗奶癣

羚羊粉味咸、性寒、色白，入肺，归经于肝，为清肺肝火热的要药。临床上董廷瑶除用作清气分大热及平肝阳上亢之要药外，还用作治疗奶癣。

奶癣的形成主要是胎内受毒之故。《幼科金鉴》云："小儿奶癣，发于百日之内，出现头面两颊，形如癣状，有边圆广，大小不一，因孕母素食辛热炙煿之物，以致热毒浸润胎中，生下孩儿，成此疾患。"古人的记载和今人的观察，都证明奶癣的确以面部两颊为最多。董廷瑶认为，右颊属肺，左颊属肝，由此推理奶癣与肺肝之火大有关系，因此在常法无效或复方中加入一味羚羊粉，对奶癣的治疗确有良好的效果。

具体服用方法：羚羊粉 1g，加水少许调匀，隔水炖服，一剂每日可炖二汁服用。一般可速服 3 ～ 5 剂。其门人王霞芳认为，湿热偏重患儿则用之较佳；如果脾虚湿重，兼见大便溏泻次多者，则当慎用。

第七节　轶闻趣事

董廷瑶 21 岁时突遭土匪绑架，藏匿于奉化深山，被勒索巨款，终于以 8500 银元赎回脱险。其时董廷瑶深感乡居不宁，并遵母命移居宁波城内，悬壶行医，并撰写"匪窟十日记"，发表于《时事公报》，其惊险曲折的经历轰动乡城，更以精湛医术、高尚医德，而渐名扬甬城，求医者日众，可谓门庭若市。因其夙存幼幼之心，故以"幼幼庐"作为堂名。然其仍感不足，发奋图强，昼日门诊出诊应接不暇，夜间挑灯攻读医籍不倦，久则身心交瘁、肺痨缠身、形瘠咯血，时无特效之药，生命可虑，试服野山参，每日 3g 炖服，一月以后，胃口形气渐复。此后于每年春季生发之时，分 10 天连服野山参 1 两，十年后肺痨钙化而愈。此后每于冬至膏方调料，至于高年，仍然精神矍铄，思路清晰，亦得益于此之调补也。

第八节　序年纪事

董廷瑶，字德斌，号幼幼庐主，生于公元 1903 年 6 月 10 日。

15 岁起教读《素问》《灵枢》及汉唐方书，并随父待诊。

1920 年正月，父亲感温不治而病故。董廷瑶开始行医。

1929 年国民党歧视中医，突然通过"废除旧医以扫除医事卫生之障碍案"，董廷瑶和王宇高、吴涵秋 3 人，代表宁波医药界赴南京政府请愿。

1938 年携眷逃难上海，暂安身租界，开业行医以谋生。

1951 年董廷瑶约集了 20 余位中西医同道，集资创办了上海市新城区第二联合诊所。

1956 年董廷瑶被推选为上海市新城区第三届人民代表，后被推选为 5 届静安区人民代表（第三、四、五、六、七届），直到调离静安区，任文献馆馆长为止。

1958 年冬上海麻疹大流行，董廷瑶去大众医院，同西医协作抢救患儿，创用了解毒活血汤治疗麻疹逆证。

1959 年任静安区中心医院中医科主任，并首批晋升为上海市主任中医师。

1964 年发表"培土生金法在临床应用的体会""小儿肺炎的辨证论治"等论文，创立了"熊麝散"救治腺病毒性肺炎重危儿。

1977 年当选为上海市政协委员，连任至 1986 年。并任上海市农工民主党市委委员。期间，发表了"新生儿口腔疾病的论治经验""小儿暑证""小儿复发性肠套叠的治验"等论文。

1979 年董廷瑶被聘为上海市高级科技职称评定委员会委员。

1980 年董廷瑶担任上海市中医文献馆馆长，兼上海中医研究生班班主任，上海市中医院顾问，《上海中医杂志》编委会顾问，并在文献馆创办了《杏苑》杂志。

1983年被聘为上海市中医研究院专家委员会名誉委员。

1985年从上海文献馆退居二线，为名誉馆长。

1988年7月被聘为上海中医药大学客座教授。其已出版的《幼科刍言》专著荣获1987年度上海市卫生局优秀中医药著作奖；上海市中医研究院著作二等奖。

1990年因对中医事业的杰出贡献，荣获国务院颁发的特殊津贴和奖状。同年12月被中央二部一局核准为首批500名全国名老中医之一，确立学术继承人王霞芳。同年董廷瑶出版第二册专著《幼科撷要》并荣获上海市卫生局科技进步三等奖。

1994年"董廷瑶老中医诊治婴儿吐乳（火丁按压法）症的临床研究及机理探讨"的课题，荣获国家中医药管理局科技进步三等奖，并上海科委科技进步三等奖、上海市卫生局中西医科技进步三等奖。

卒于2002年2月28日，享年100岁。

（董幼祺　董继业）

参考文献

1. 董廷瑶.幼科刍言［M］.上海：上海科学技术出版社，1983
2. 宋知行，王霞芳.幼科撷要［M］.上海：百家出版社， 1990

第三十三章　王伯岳

第一节　概述

王伯岳（1912—1987），四川省中江县人，当代著名中医儿科学家。

王伯岳出生于成都三世医家，其父王朴诚先生精于儿科，是成都妇孺皆知的"王小儿"。王氏自幼读私塾，早年在中药栈学徒，后拜成都名医廖蓂阶先生学医，师满后随父悬壶成都，由于聪敏勤奋，声名鹊起。1955年中央组建中国中医研究院，王伯岳随父调入。历任中国中医研究院（现中国中医科学院）研究员，北京西苑医院儿科研究室主任，中国中医研究院学术委员会副主任委员，中华中医药学会儿科分会首届会长，中华人民共和国药典委员会委员，农工民主党中央副主席，第七届全国政协委员，全国政协医药卫生工作组副组长等，是全国著名老中医。

王伯岳学问渊博，学术造诣精深，临床经验十分丰富，尤以儿科著称，誉满京城，北京群众誉为"小儿王"。他临证精于辨证，辨证时重视小儿体质因素及四时气候变化的影响。在学术上，他主张小儿阳常有余、阴常不足，对脾胃有独到见解，重视脾胃在小儿生长发育、疾病防治上的重要作用；他主张小儿脾胃以理脾助运为主，不可一味壅补，具体有祛邪护脾、利水和脾、消导运脾、健运补脾等不同治法。他熟谙药性，用药精审，处方严谨，变化出入，十分精辟。强调攻不伤正，补不碍滞，重视小儿生生之气。

此外，王伯岳还重视小儿的体质调理和护养保健，对疾病治疗主张"三分医药，七分调理"。

王伯岳博学广识，对文、史、哲均有研究和造诣，工于诗文，喜好书画，治学严谨，文思敏捷，为人刚直，肝胆照人，严于律己，诲人不倦，侃侃健谈，出口下笔皆成文章。王氏从医50余载，救治患者无以计数；培养学生，遍及全国。他晚年主持编写的《中医儿科学》融汇古今儿科精华，是一部学术价值很高、理论密切联系实际的、划时代的中医儿科学巨著。

第二节　生平、治学与评鉴

一、生平考略

王伯岳，1912 年 5 月 26 日出生于四川省成都市，曾用名"王志崇"。

王伯岳出生于三世医家，祖籍四川省中江县。曾祖父早殇，祖父王焜山 8 岁即孤，后于光绪年间，携全家逃荒至成都。处清末兵乱之年，祖父念众生缺医少药之苦，则不辞艰辛，种药贩药，学医行医，立下以医药救人，不暮名利之大志。其父亲王朴诚，早年在丰都县陈家"福源长"中药栈学徒，师满后回成都，开店行医，以谋生计。王朴诚以儿科为精专，信守"医非营业，药以治病"之旨，待患者如亲人，视患儿如己出，医德高尚，医术精湛，被成都百姓誉为"王小儿"。

王朴诚先生对子女的教育是：易子而教，先学文后学医，先学药后学医。既注重理论，更注重实践。王伯岳自幼聪敏，过目成诵，6 岁时被送到四川高等师范学校（现四川大学前身）四川名儒刘洙源先生处读私塾，攻习文史，奠定了经史文哲等古文基础。16 岁时，立志学医，先到成都"两益合"药店当徒学药，遍读《本草备要》《药性赋》《汤头歌诀》《医学三字经》等入门之著，还手抄《膏、丹、丸、散配方》等秘本。全面掌握中药识别、炮制和配制膏、丹、丸、散的方法，并接触很多成都名医之处方。3 年出师后，又拜师成都名医廖蓂阶先生门下，尽得廖先生研究仲景学说和治疗温热病之经验。此间，其父已是成都妇孺皆知的儿科名医，整日诊务繁忙，故其也常于上午随父侍诊，以得承家教，下午听廖先生讲课，以求问解惑。于 1935 年正式获得中医师资格。

1950 年后，王伯岳担任了成都市卫生工作者协会秘书长。1955 年，中央组建中国中医研究院，从各省市抽调一批学验俱丰的名老中医，王伯岳即随父入京。先后担任院部学术秘书处学术秘书、计划检查科科长等职。当年夏天，奉派参加卫生部和中医研究院组织的医疗组，在北京、沈阳参加对流行性乙型脑炎的治疗工作。

1957 年，王伯岳撰著《中医对麻疹的防治方法》，由科学普及出版社出版发行。

1962 年起，由中国中医研究院院部调至西苑医院，历任儿科研究室副主任、主任、研究员、研究生导师等职务。

1961 年 11 月在北京出席由中华人民共和国卫生部召开的麻疹经验交流会，大会决定由王伯岳与江育仁共同起草《麻疹合并肺炎中医诊疗方案》，后于 1965 年发表在《中医杂志》上。为广泛开展麻疹肺炎的防治工作提供依据。

1974 年起，当时为数甚少的医学杂志《赤脚医生杂志》，邀请王伯岳撰写中医儿科临床经验讲座《中医儿科临床浅解》，该讲座连续刊载后，影响很大。后由人民卫生出版社汇集成同名专著，于 1976 年出版，发行 43 万多册，创中医专业著作发行量之最。

同年，多次应邀为中国人民解放军总参管理局卫生处所属各军队医院作各种学术报告和讲座。其"中医儿科学发展简史""脾胃学说在儿科临床上的应用""中医厥、闭、脱与微循环功能障碍的关系""痰证对小儿疾病的影响及其治疗探讨""小儿咳嗽痰喘的治疗"等学术论文分别收入总参管理局卫生处编写的《医学资料选编》中。

1978年7月，当选为北京市中医学会副理事长兼儿科委员会主任委员。同年，担任中华医学会儿科学会常委。被中国中医研究院任命为研究生导师，开始正式带教中医儿科学硕士研究生。当年12月，受《中国医学百科全书》编委会聘请，担任《中医儿科学》分卷主审。

1979年5月，受聘担任中华人民共和国药典委员会委员。同年奉邀参加《中医儿科学》编辑委员会，被推选担任该书主编。该书为全国中医儿科著名专家学者集体编写，是我国首部大规模整理编写的《中医儿科学》全书。

1980年，受聘担任中国中医研究院学术委员会委员、中国中医研究院研究生学位评定委员会委员、中国中医研究院古籍出版委员会委员并受聘担任中华全国中医药学会理论文献整理研究委员会常务委员。同年应邀出访日本，进行学术交流，并为中日友好和中日医药交流做出重大贡献。

1981年，主持组成中华中医药学会儿科专业委员会筹委会。1983年9月，中华中医药学会儿科专业委员会（后改为儿科分会）在山东潍坊正式成立，被选为该学会首任主任委员。

1983年，荣任第六届全国政治协商委员会委员，经全国政协主席会议任命为全国政协医药卫生组副组长。

1984年6月，担任主编的大型中医儿科学专著《中医儿科学》由人民卫生出版社出版发行。

1987年6月28日，猝发脑溢血，经抢救无效，在北京不幸逝世，享年75岁。

二、师承治学

（一）学有所宗，渊源有自

王伯岳祖籍四川，三代业医成都，均以儿科闻名，誉满蜀锦。王氏自幼读私塾，攻习文史，二八之年立志于医学。其父王朴诚当时已是成都妇孺皆知的儿科名医，但他主张易子而教，主张先学药后学医。于是，王氏先在成都一家著名的药店学徒，后从师成都名医廖冀阶先生学医，最后才随父侍诊。

王伯岳自幼聪敏，过目成诵，10年私塾打下了良好的古文学基础，四书五经、诸子百家，年届古稀仍能诵背如流。3年的药店学徒，又为以后的学医用药，奠定了基础。从药物的识别加工、到性味炮制，无不熟悉。而且在此期间，完成了中医基础性书籍的学习，如《医学三字经》《药性赋》，以及《黄帝内经》《难经》等，从易到难，反复阅读。从廖师学医之后，更是日益上进。廖先生不仅是名医，治病高手，而且是教学名师，理论与临床均造诣深厚，又善于因材施教，长于解说。针对学生的上述学习经历，把《伤寒论》作为第一门功课进行讲授。廖师认为，《伤寒论》上承内、难，下启后世，是理法方药齐备的临床实用医学。从《伤寒论》入手，结合临床，再精研《灵》《素》，能收到事半功倍之效。

王伯岳对《素问》《灵枢》《伤寒论》的研究很深，并能融会贯通，应用于临床。他常说，不学好《黄帝内经》，辨证就无"法"可依；不懂得仲景就无"方"可循。他精于儿科，术业有专攻，但一定要有坚实的基础。古人说："六岁以下，经所不载"，这是不符合事实的。他认为，钱乙对小儿生理特点的论述："五脏六腑，成而未全，全而未壮""脏腑柔弱，肌肤薄弱"，就是从《素问·奇病论》"婴儿者，肉脆血少气弱"的认识中发展而来的，并由此而悟出"易虚易实，易寒易热"的病理特点。钱乙最大的贡献是小儿五脏虚实寒热辨证，其源于《黄帝内经》，本乎仲景，仲景《金匮要略》就是脏腑辨证运用于临床的先导。至于钱乙运用五脏生克关系来治疗疾病和推断预后，则更是《黄帝内经》精神之延续。

王伯岳认为，《伤寒杂病论》没有一处引经据典，但又处处依据《黄帝内经》，发《灵枢》《素问》之未发，是继承和发扬的典范。学习《伤寒论》，就是学仲景的这种治学精神，需要联系实际，灵活运用。王氏曾治一位自主神经功能紊乱、身体半边出汗的患者，用桂枝汤原方治愈。仲景桂枝汤治疗外感风邪、畏风自汗表虚之证，以之疏风达邪，调和营卫。王伯岳认为此例虽不因外感风邪，但汗出不透，阴阳不利，营卫不调之病机则与桂枝汤义是符合的，重在调营卫，故桂枝汤取效甚速。有人说，仲景方对儿科不太适用，王伯岳的看法与此正好相反。他说，钱乙的许多立论和制方，都是依据《伤寒论》的，著名的六味地黄丸即是金匮肾气丸化裁而来的，钱乙的调中丸、温中丸、麻黄汤、甘桔汤、泻心汤、二圣丸、三黄丸、玉露散等，都是源于仲景，《小儿药证直诀》中的钱氏87方，就有10个以上是仲景方的发展而成或完全引用的，加上闫氏附方43首中就有8首是仲景原方或化裁方。这都说明儿科临床不能脱离仲景学说，王伯岳临床上也多师法仲景，同时也博采百家之长。

（二）为我所用，博采众家之长

金元四大家学说，在整个中医学术界上占有重要地位，对临床有积极的指导意义。同样，对儿科也具有深远的影响。王伯岳将四大家学说运用于儿科，从理论到临床均有阐发。

丹溪学说中最著名的论点是"阳常有余，阴常不足"，丹溪认为"天主生物，故恒于动，人有此生，亦恒于动"。然阳主乎动，阴主乎静，人的生命活动即阳动的状态，而对于生机蓬勃、发育迅速的小儿来说，阳气是旺盛的，更是阳动不已。但是，小儿机体形质又是幼小的，加上由于生长发育的需要对水谷精微的需求就更加迫切，这些都构成了阴不足的状态。因此，小儿的这种生理特点，即是"动多静少，阳旺阴弱"，也就是"阳常有余，阴常不足"。

需要指出的是，小儿这种阳动不已、生机旺盛，是生理上的一种功能。但是，任何生理的功能都具有其物质基础，而这种物质基础，正是机体本身。根据《黄帝内经》的观点，"人生有形，不离阴阳"（《素问·保命全形论》）"生之本，本于阴阳"（《素问·生气通天论》），即是说，机体本身这个物质基础包含着阴阳二气。由于"阳生则阴长"，推动机体生长发育只能是机体的阳气。在这个意义上说，阳气并不仅仅代表机体内在的状态，即在正常健康情况下，小儿机体的特点是"阳旺而阴弱"的。

那么，或许会问：这种观点与《黄帝内经》的"阴平阳秘，精神乃治"的阴阳平衡是否矛盾呢？王伯岳认为，这是不矛盾的。任何一种事物，都不是绝对平均的，阴阳在人体也只是保持某种动态的平衡，"阴平阳秘"并不是"阴和阳平"，不是阴等于阳。我们在讲体质学说时，在成年人中，也有阳体、阴体、火体、寒体等。西医也有兴奋型、抑制型、忧郁型等认识，这都属于中医的阴阳偏盛。这种阴阳偏盛，并不是病态的，而是生理性的体质类型，都是《黄帝内经》"阴平阳秘"的总的阴阳动态平衡的范围之内。由此可知，小儿的"阳常有余，阴常不足"和"阴平阳秘"是不矛盾的，阳只是相对的有余，阴只是相对的不足，正是由于这种生理特点，对阴的要求就愈加迫切，使机体的生长更加旺盛。

儿科古有"纯阳"之说，最早见于《颅囟经》，但也是自《颅囟经》以至后世医家对"纯阳"的含义的解释各有不同，以致造成了许多混乱。"纯阳"二字，就其词义本身而言，也未能正确表达出小儿体质的生理特点，因此王伯岳认为"阳常有余，阴常不足"表达得更加完整，也更加确切。

由于小儿有这种"阳常有余，阴常不足"的生理特点，因此在发病上常出现"阳易亢，阴易乏"的病理反应，如小儿热病多，易化火动风，易伤津耗液，丹溪总结为"肝只是有余，肾只是不足""小儿易怒，肝病最多"，这是符合儿科临床的。"阳常有余"则多从热化，"阴常不足"则多耗液，因此护养阴液、清热泻火、平肝息风，是儿科常用的治法，历来被儿科医家所重视。

丹溪学说的形成及其之所以能适用于儿科，溯其源，大概与钱乙的学术思想影响有关。钱乙倡导柔润养阴，制六味地黄丸成为养阴的代表方剂，丹溪崇尚钱乙，创立"阳常有余，阴常不足"理论并应用于儿科，又对后世产生了巨大而深远的影响。最为典型的是明代儿科医家万全在此基础上，结合小儿五脏生理特点，提出五脏的二有余三不足的理论学说。

河间学说的核心是六气为病多化火热，故有河间"主火热"之说，同样适用于儿科。小儿之证，热证多，实证多，河间云："大概小儿病者纯阳，热多冷少也。"清代名医叶天士在《幼科要略》中说："六气之邪，皆从火化；饮食停留，郁蒸化热；惊恐内迫，五志动极皆阳。"并指出："襁褓小儿，所患热病最多。"清代石寿堂《医原·百病提纲论》认为："六气伤人，因人而化。"可见这种小儿热证居多，易化火，是由小儿的体质特点决定的，河间所说的"纯阳"也即后来丹溪所说的"阳常有余"。王伯岳还对河间创立的双解散等著名方剂的组方原则非常赞赏，小儿之病非外感即内伤饮食，表里兼病十分常见，表里双解、肺胃并治是儿科临床上的重要法则，双解散的治疗法则为儿科治疗提供了另一条思路。

东垣学说以脾胃立论，而脾胃对于小儿来说尤其重要，历代医家十分重视小儿脾胃，万全提出小儿"脾常不足"，是东垣脾胃学说在儿科方面的发展。实际上，东垣对于脾胃升降治法的阐发与运用，与钱乙的脾胃观最为密切。著名方剂七味白术散、五味异功散以及益脾散（均为钱乙所制），所体现的温运升健脾胃的治疗大法，为东垣所继承，并在此基础上创制补中益气汤等诸多脾胃名方。万全调治脾胃贵在中和的学术思想，又是在继承上述学术思想的基础上的发展。王伯岳治小儿脾胃见解独到，认为不可壅补，而应以调理为主，调理之法贵在健运。脾胃寒湿者，治以温燥升运；脾胃燥火者，治以甘寒滋润；脾胃壅滞者，行滞以助运，脾胃虚弱者，温养以健脾。

子和学说以汗、吐、下攻邪而著称，初看起来，小儿体质柔嫩不耐汗、吐、下攻伐之法，实则不然。张景岳说："小儿之病，无非外感风寒，内伤饮食。"小儿热病多，实证多，皆宜祛邪除实。邪在表者，宜汗宜表；邪在里者，宜攻宜下；饮食内停，可引而吐之，亦可导而下之。万全认为，小儿之病，"不可喜补而恶攻"，亦"不可喜攻而恶补"。关键在于把握病机，适时而施，适可而止。张子和虽以汗吐下著称，但对小儿之治也很注意不可攻伐伤正，说："凡治小儿之法，不可用极寒、极热之药及峻补峻泻之剂……小儿易虚易实，肠胃嫩弱，不胜其毒。"王伯岳治疗小儿疾病，单纯用补的时候不多，而是十分重视祛除病邪，调整机能，"攻不伤正，补不碍邪"。

王伯岳认为，金元四大家的学术思想对儿科学的影响是巨大而深远的，虽然他们的理论各有侧重，但运用于儿科却互有补充，为我所用。除金元四大家之外，对历代儿科医家如钱乙、陈文中、万全、薛己、鲁伯嗣、夏禹铸、陈复正、谢玉琼等的学术思想和医疗经验，更是深入研究，融会贯通。另外，对于温病学说尤有造诣，他的老师廖蓂阶先生就是温病专家，对他的影响很大。王伯岳常说，小儿外感之病，十之七八属温病，历史上许多著名的儿科医家都有精深的温病学术造诣，而许多温病学家又是儿科高手，如叶天士、吴鞠通等。叶天士的名篇《三时外感伏气篇》就是王孟英将叶天士原著《幼科要略》删节而成的，《幼科要略》是叶天士唯一亲手撰著的传世之作，被评价为"字字金玉，可法可传"。

因此，博采众家之长，为我所用，是王伯岳治学的特点。他常用历史上的秦越人"入咸阳之妙"、钱乙"为方博达，不名一师"来要求自己，教育后人，"上溯灵枢下汉唐，更喜仲景和仲阳，金元四家承妙蒂，勤求博采实青囊"。这是王伯岳勉励学生们学习的一首诗，也是他一生治学的真实写照。

博采众长，还包括博览群书、博学广识。王伯岳从小读私塾，师教、家教严明，文学、文字功底深厚，喜好书画，工于诗文，对文、史、哲均有研究。他对古代诸子之说及二十六史无所不探，王伯岳常说，做学问就要像蜜蜂采百花之精华而酿成蜂蜜一样，只有博采，才能达到术业的精专。

（三）注重临证实践

王伯岳在学术理论方面的造诣是十分深厚的，但他更注重实践，强调理论联系实际，强调实践出真知。他说，作为一个中医，首先是要会看病，医学本身是一门应用科学，只有通过实践才能加深理解，才能使理论深化与发挥。否则，就会走向"读书三年，便谓天下无病可治"的可笑境地。他经常用自己的亲身体会来教育后学，他谦虚地说："我的学医道路，经历了初期如初生之犊，继则如鼠五技而穷，最后才歧途知返的曲折过程，也即是知与行的过程。实践告诉我们，只有理论联系实际才行。"

王伯岳精专儿科，注重实践，精于辨证，慎于用药。由他主编的《中医儿科学》，以中医理论为指导，以小儿生理、病理为基础，以辨证论治为核心，突出中医儿科的理、法、方、药特点，是一部形式与内容统一，理论与实践结合，集古用今，非常实用的学术价值很大的中医儿科临床全书。他撰写的《中医儿科临床浅解》，则是几十年临床经验的总结，出版后深受儿科临床医生的欢迎。

（四）治学严谨，为人刚正

王伯岳一生治学，力在勤苦，博采众长，为我所用。自青年时代学医时起，他总是青灯黄卷，以待黎明，坚持不懈，持之以恒。他常以"业精于勤"而自勉，以"日知其所无，月无忘其所能"而律己。

王氏强调，术业有专攻，理论是基础。只有"学然后知不足"，勤奋刻苦，孜孜不倦，广征博采，集各家长，把医学理论功底打扎实，才能使自己日有所进，月有所能，不断进步。他从医50余载，救治患者，无以计数；培养学生，遍及全国。他在古稀之年，仍手不释卷，虽体弱多病，仍坚持临证。对于慕名求医之信件，皆一一亲自回复，从不假手于人；对于学生之培养，总是言传身教，一丝不苟。他热爱祖国中医药事业，渴望中医药事业后继有人，后继有术。荣任全国政协委员、全国政协医药卫生组副组长后，更是对振兴中医事业，提出了许多真知灼见的建议和意见，为我国的中医药事业做出了积极贡献。

王伯岳一生谦虚谨慎，严于律己，为人直朴，刚正不阿，光明磊落，肝胆照人。他治学严谨，他思维敏捷，侃侃健谈，出口下笔皆成文章。他无论在医疗、科研和教学任何方面，皆尽职尽责，无私奉献。他一生学识渊博，医术精湛，医德高尚，享誉蜀京。他为人治病，有约法三章：不定诊费，不计报酬，为其一；不定时间，随到随看，为其二；不议论同道，不说人短，不道己长，为其三。他的诊室，既是书斋，又是卧室，同时，也是给进修生、研究生讲学的讲堂。室内墙壁上悬挂的"慈幼堂"三个大字横匾和"开门问疾苦，闭门阅沧桑"的条幅，正是他精于儿科，慈爱为怀，济世救人，精益求精的象征，也是他循循善诱，诲人不倦，德高为师，身正为范，为人师表的镜鉴。他说："吾爱吾庐，名之曰：慈幼堂。作为小儿医，对幼小儿童应当特别慈爱，这是理所当然的。以'慈幼堂'三字名吾室，书而为额，悬之于壁，终日相对，三省吾身。以堂名作为座右铭，颇有书绅之意。"

三、当今评鉴

1. 张奇文（见《儿科临证 50 讲》张序）

王伯岳是我国著名的中医儿科界老前辈，学识渊博，性格刚直。伯岳老与江育仁老，早在五十年代就受卫生部的委托，共同制订"麻疹及其并发症的防治方案"，感情之深如同手足，可谓莫逆之交。一时在中医儿科界有"南江北王"之美誉，二老对我国近代中医儿科事业的发展作出了杰出的贡献。

2. 张士卿（见《中医临床家王伯岳》）

幼承庭训学有宗，先药后医两相成。勤求博采集众长，慈幼保赤泽婴童。蜀京家传承三世，享国名医誉九重。德高身正垂师范，磊落光明照苍穹。

第三节　主要著述

一、《中医儿科学》

（一）内容提要

该书为王伯岳、江育仁主编。这是我国第一次大规模对中医儿科基础理论与疾病诊疗进行全面系统的研究整理的中医儿科学巨著，全书 136 万余字，由全国著名中医儿科专家集体编撰而成。对我国中医儿科学术发展与医疗、教学、科研产生了深远影响。

该书分为总论和各论两部分。总论系统论述了儿童保育、护理、儿科诊断、辨证及治疗要点。各论介绍了初生儿疾病、传染病、时令病及内、外、五官各科病证共 160多种，详析历史源流、病因病机、辨证要点、治疗总则、分证施治、单方验方以及预防护理，并摘编了大量文献参考资料。

（二）版本流传

《中医儿科学》于 1984 年由人民卫生出版社出版。

（三）评鉴

李永春评（见《中医儿科学》李序）:《中医儿科学》是以中医基本理论为指导，以小儿生理、病理为基础，以辨证论治为核心，突出中医儿科理法方药的特点……是一本形式与内容统一，理论与临床实践紧密结合，内容丰富，实用价值较高的临床参考专科书。《中医儿科学》的编写出版，是中医儿科学发展史上的大事。对保障儿童健康成长，推行计划生育具有重要作用，对整个中医学的发展以及医学国际交流将带来深远的影响。

二、《中医儿科临床浅解》

（一）内容提要

《中医儿科临床浅解》，王伯岳编著。该书是王伯岳为《赤脚医生杂志》撰写的中医儿科临床诊疗系列讲座整理而成，该系列讲座刊出后，在全国产生重大影响。应广大读者要求，人民卫生出版社约请王伯岳对讲座进行整理编撰成册出版。该书主要对小儿临床常见病症进行深入浅出的论述，说理透彻，实用性强。

书中主要论述了小儿感冒、咳嗽、哮喘、肺炎、顿咳、痄腮、麻疹、喉痧、腹泻、肝炎、暑热、流行性乙型脑炎、急性肾炎、痹证、癫痫、蛔虫证及蛲虫证，按概述、治法述要、例方选介、简易方选介、成药选介进行叙述。

（二）版本流传

《中医儿科临床浅解》于 1976 年由人民卫生出版社出版。

三、《王伯岳医学全集》

（一）内容提要

该书由朱锦善、王学清、路瑜主编，全书 77.8 万字，全面收集整理王伯岳先生从医 50 多年的医疗经验与个人著述，真实反映王伯岳的从医生涯、学术成熟、人文风采与历史贡献，是迄今所见最完整的研究与传承王伯岳学术思想的著作。全书分为五编：

第一编，家世传略。王伯岳世代业医，其父王朴诚乃我国当代著名中医儿科大家。该编述王伯岳幼承庭学、先文后医、先药后医、家传相承的学医历程和"开门问疾苦，闭门阅沧桑"的从医生涯。

第二编，学术论著。包括"临证论治"与"学术著述"两个部分。"临证论治"收集王伯岳亲撰的儿科 19 个病症的证治方药经验，按概述、治法述要、例方选介、简易方选介、成药选介进行叙述；学术著作收集 37 篇王伯岳对中医理论研究、文献研究以及临床医学研究的论述文稿，原文原句呈现王伯岳先生的学术见解、临证思维与学术成就。王伯岳是儿科大家，也是温病大家，他提出的外感疾病辛温辛凉同用、表里双解的治法，小儿脾胃宜调理不宜壅补，温病疏邪透达、清泄开闭的治法运用，痰证对小儿疾病的影响与治法方药，小儿肺炎、肾炎、癫痫等治疗经验以及儿科领域的许多理论问题的学术主张影响深远。

第三编，医疗经验。从多方面、多角度重点论述王伯岳的医疗经验和医案精华，医案均以"按语"形式加以提示。

第四编，中医建言。王伯岳先生生前担任全国政协委员、全国政协医药卫生工作组副组长，为振兴中医各有建言献策，倡导创建"中医少年班"，并身体力行，不遗余力地推动中医学术发展，牵头创建全国中医儿科学会，主持编写我国第一部《中医儿科学》巨著，这些为中医药事业作出的历史性贡献也在该编中得到反映。

第五编，诗文信札。王伯岳先生优雅博学、医文通达，勤于笔耕，该编选辑王伯岳部分诗词、随笔、书信，展示王伯岳先生的人文风采，以及培育英才，诱掖后学，寄望未来的博大情怀。

附编，收录了王伯岳年表、成都王翁焜山墓志铭、王小儿歌和传承谱系，以及张奇文、朱锦善的纪念文章。

（二）版本流传

《王伯岳医学全集》于 2012 年 9 月由中国中医药出版社出版。

（三）评鉴

《王伯岳医学全集》是我国当代中医学术的宝贵财富，是《大医文库》中的一朵奇葩，对中医医疗、教学、科研、管理，均有极强的实用价值和深远的指导意义，值得广大中医药工作者学习和收藏。

第四节 学术思想

一、小儿生理，主张阳常有余阴常不足

王伯岳认为：从中医儿科学的基础医学和临床医学的形成及其发展的历史来看，中医儿科学都是在中医理论体系指导下发展起来的。古典医学著作，如《黄帝内经》《难经》《神农本草经》《伤寒论》《金匮要略》等，对儿科的不断发展有极其重要的关系。

历代医家不仅重视儿科，而且兼擅儿科。早在春秋时期，名闻天下的秦越人扁鹊，当他入咸阳，闻秦人爱小儿，遂为小儿医，是医家兼擅儿科最早的先例。隋代的巢元

方、唐代的孙思邈、王焘等名家的著作中，有关儿科学部分，都是从理论到临床自成体系。宋代钱乙是中医儿科一代宗师。他的学术造诣很深，成就很大。他在儿科辨证、治则、制方等方面，都是师法岐黄及仲景学说，结合小儿的特点而有所创新。

金、元各家的学说，与儿科密切相关。河间善用寒凉、子和擅长攻下、东垣的脾胃学说和丹溪的"阳常有余，阴常不足"的论点对小儿生理、病理特点，对于小儿的保健和疾病的防治，都具有极为重要的意义。明清时期发展起来的温热病学，使儿科常见病及传染病的处理方法更加广阔，究其渊源，又与叶天士的《幼科要略》密切相关，影响深远。

王伯岳认为小儿生理，与成年人有所不同。历代医家的认识也有所不同，正确理解和运用，必须认真学习前人之说，并结合临床实际加以分析，择善而从。

"纯阳"说，最早见于《颅囟经》，钱乙在《小儿药证直诀》里也提到小儿"纯阳"之体，像丝那样明亮纯洁，是指小儿阳气旺盛，能促进生机蓬勃，发育迅速。然而，对"纯阳"也有另一种解释，认为"纯"，有单纯之意。如果只有单纯的阳而缺乏阴，则形成独阳，"孤阴不生，独阳不长"，这样的纯阳是不能使生机旺盛的，所以不赞成"纯阳"之说。还有如吴鞠通认为，没有"破身"（指未结婚）就是"纯阳"之体，这显然是以道家的观点来解释医家的学说，是一种附会之词，不足为信。

王伯岳认为，目前多数学者认为的小儿"纯阳"之体，是指阳气旺盛而言。小儿犹如春天刚刚萌芽的花朵草木，在和煦的阳光照耀下，才能迅速地生长。阴阳是互根的，《素问·生气通天论》："阳者，卫外而为固也。"因为"无阳则阴无以生"，阳的旺盛，正是阴生长的前提。"纯"，作为旺盛的一种表现，并不意味着小儿只有阳没有阴。要卫外才能固内，要有旺盛的阳气，才能使阴有所生。作为小儿阴所代表的脏腑、气血、精津、形体，由弱转强，由不充实到充实，是和旺盛的阳气相依存的。小儿阳气旺盛，正是小儿生理的一个特点。所以，小儿"纯阳"之体，可以如上所说来理解。

然而，在中医儿科学术发展过程中，学术理论在不断创新。上述"纯阳"之说，总觉令人容易误解，以辞害义。清·吴鞠通《温病条辨·解儿难》中说："小儿稚阳未充，稚阴未长者也。"从而提出了"稚阴稚阳"之说，并排除了对"纯阳"的误解。在小儿生长发育阶段，其物质基础和功能作用，都还是较为稚嫩的。而阴阳总是互相转化，互相促进的。因此，阴阳并论，更易于讲清道理，也更有利于理解。用"稚阴稚阳"来认识小儿生理特点，确实是在理论上的一个发展。

王伯岳认为，阴阳是对立统一的。要阳气固密，才能使阴津充实。同时，也要阴津充实，才能使阳气旺盛。这样才能使阴阳维持其相对的平衡，也即是《素问·生气通天论》所说的"阴平阳秘，精神乃治"。但从阴阳的盈虚消长来看，平衡仅仅是相对的，因而无论是生理或病理，总会有阴阳偏胜的情况。朱丹溪"阳常有余，阴常不足"的论点，对小儿的生理特点来说，是切合实际的。小儿脏腑"成而未全，全而未壮"，随时需要水谷精微、营养物质供给与补充，故阴的一面常表现为不足；而旺盛的阳气，能够促使小儿迅速发育并趋向壮实，故表现为有余。更重要的是，平衡和不平衡，有余和不足，都是相对的而不是绝对的。

阴阳是个总纲，是就人体的物质基础和功能作用而论。具体在脏腑方面，同样是有的有余，有的不足。张从正《儒门事亲》指出："肝常有余，肾常不足。"万密斋《育婴家秘》指出："肝常有余，脾常不足。"同时，由于肺为娇脏，而肺脾之间的相互关系又很密切，所以又有"肺亦不足者"及"脾肺皆不足者"之说。因此小儿脏腑的有余不足学说（即心肝有余、肺脾肾不足），实质上是对阳常有余、阴常不足学说的深化，也是该学说在小儿脏腑生理上的具体体现，是可取的，是符合实际的。还要指出的是：所有这些，不仅是小儿生理方面的特点，而且与小儿病理特点很有关系。

二、儿科辨证，强调以八纲为基

辨证论治，辨证是前提，论治是实施。李中梓说："病不辨则无以治。"王伯岳重视基本功的训练，八纲辨证、六经辨证、卫气营血辨证、三焦辨证、脏腑辨证、病因辨证等，都是中医辨证的基本功。对每一个病症，必须从掌握它的病机传变规律入手，知常才能达变。临证要辨证和辨病相结合，中医有认识疾病的理论和规律，如《伤寒论》有太阳病、少阳病、阳明病等，《金匮要略》有水气、痰饮、黄疸、中风、历节、肺痿、肺痈、胸痹等，《金匮要略》第一篇即谈"脏腑经络先后病脉证"，就是先识病，掌握疾病病机传变规律这个"常"，才能进一步辨证，因地、因时、因人制宜而达到其"变"，这样辨证才能精细准确。

儿科辨证，对四诊的原始资料要注意去伪存真，去粗取精。如一次接诊一女孩，照例由学生初诊，学生见患儿面色苍黄，就在病历上记载"面色苍黄"，王伯岳复诊时却在教学病历上批曰："此例面色尚红润，并不苍黄，女儿多静，加上外面风冷，初时或可见青苍之色，非病之色也，不可不辨。"待学生再次观察时，患儿的面色的确不苍黄。又一例咳嗽患儿，家长诉"患儿咳嗽已两个月多，时作时休，好一阵坏一阵"，有位同学接诊就在病历上记载"阵咳两月余"。王伯岳说：咳嗽有久暂之分，病家代诉"阵咳两月余"，是指两个月中反复感冒，反复咳嗽而言，非"阵咳""久咳"。"阵咳"有"顿咳"之嫌，与一般咳嗽有异，此例咳嗽、流涕、发热，为风邪犯表，郁遏肺卫，法宜疏风宣肺，断不可作久咳伤肺治。

王伯岳认为八纲是辨证最基本的方法，儿科和其他各科一样，也是以八纲为主。阴阳是八纲的总纲，辨别小儿疾病，重点还在于表里，因为小儿疾病，总的来说，可以概括为外感、内伤两大类。

辨外感内伤：

小儿发热惊啼，鼻塞、咳嗽声重者属外感。怕风自汗者为伤风；恶寒无汗者为伤寒；口渴喜饮，面垢齿燥者为伤暑；身重神倦，便泻溺涩者为伤湿；发热咳嗽，痰黏声哑者为伤燥；面赤唇焦，口燥舌干者为伏火化热。

小儿嗳气呕酸，恶心呕吐或腹泻，手足心、腹部热，烦躁不安者为内伤饮食。

辨寒热：

小儿面白，唇青，手足冷，出气冷，或泻利清白，发热或不发热，口不渴，腹痛悠悠无增减，或恶心呕吐，喜就暖处，脉来沉迟无力者，俱属寒证。

小儿发热，手足心热，面红唇干，舌燥口渴，口唇生疮，口中热臭，大便秘，小便赤黄，或下痢黄赤，肛门灼热，喜饮凉水，腹中热痛，喜就冷处，脉来洪数者，俱属热证。

辨虚实：

小儿面白无神，懒言气短，不思乳食，腹膨满不痛，二便如常，神倦喜卧，眼喜闭，睡露睛，手足无力，以及久吐胃虚，久泻脱肛脾虚，自汗表虚，自利里虚，脉来微细无力，与行迟、发迟、齿迟、解颅、鹤膝等，多由肾气未充，元阴不足，俱属虚证。

小儿发热无汗为表实，腹热便秘为里实，以及心胸胀闷，腹中膨胀，恶心嗳气，呕吐酸水，手足有力，腹痛拒按，两脉洪实有力者，俱为实证。

表里，不单纯指外感、内伤，不是单指疾病的部位，而是疾病的深浅、轻重，以及它的转化，都关系着表里。例如外感性疾病，如表邪不解，可以入里，所以有半表半里，或表里兼病。而内伤性疾病，如夹杂外邪，也可出现里证兼表证。

《保赤新编》引张景岳"小儿方术"中曾经提到："小儿有病，非外感风寒，即内伤饮食，以致惊风、吐泻、寒热、疳痫之类……辨之之法，不过辨其寒热虚实，表里阴阳。"在儿科临床应用上，着重即在于此。王伯岳还进一步指出：表里、寒热、虚实，是相对的而不是绝对的，又是相互转化的，也是错综复杂的。

儿科辨证，自张景岳大力倡导表里寒热、虚实辨证论治之后，对后世医家影响很大。王伯岳认为，表里、寒热、虚实辨证言简意赅，切合儿科临床应用，便于掌握。以往医家多重视寒热虚实，而忽略表里，或对表里重视不足，其实在儿科临床上，表里十分重要，应引起重视。他说，表里不但指外感内伤，也不但指疾病的部位层次深浅，而且疾病的发生发展的病机变化，疾病的轻重缓急治法，都关乎表里。一部《伤寒论》就是围绕着表里问题，治法用药也以表里为准绳，是先当救表，还是先当救里，还是表里兼治，在表里当中又细分层次。小儿之病外感居多，而且往往表里相兼，表里辨证论治就显得尤为重要。治疗得当，真是随拨随应，一药可愈。

三、临证论治，重视四时气候变化

《素问·移精变气论》云："治不本四时，不知日月，不审逆从，故病未已，新病复起。"小儿外感之证居多，六淫不同，证治各异。大抵春伤风、夏伤暑、秋伤燥、冬伤寒，这是其常。还有节气交替，非时之气杂至，则六淫之邪为患更甚。小儿稚阴稚阳，卫外不固，尤易发病。临床辨证，应察四时气候变化，所谓"必先岁气，勿伐天和"，时病的辨治要察四时气候变化，杂病的辨治也离不开时令气候。

王伯岳临证中，往往结合时令气候变化加减用药。如冬春寒甚，多用荆芥、防风、紫苏辛温发散，甚则麻黄、桂枝、细辛；夏多暑湿，多伍藿香、佩兰、香薷芳香透泄，以及滑石、芦根、薏苡仁、扁豆之类淡渗疏利；秋多燥气，常用桑叶、菊花、芦根、沙参、麦冬之类辛凉甘润。某些慢性疾病，若病情变化与时令相关，则必须结合时令主气兼顾治疗。比如一肾炎患儿，在恢复阶段，以滋肾健脾利湿调理，但因近日秋燥风胜，小便化验又出现红细胞增多，而患儿自觉症状无异，王伯岳分析认为由于风燥则血动，肾阴受损纳摄不固，于是在滋肾纳摄的基础上佐以清燥，适加桑叶、菊花、玄参、麦冬，后尿中红细胞很快转阴。这类的例子很多。

四、注重小儿脾胃，以理脾助运为大法

王伯岳对小儿脾胃研究甚有建树，提出以理脾助运为大法，见解精辟独到。他认为脾胃调理应从脾胃的生理病理特点入手，一方面脾胃是一对具有升降、燥湿、纳化既矛盾又协调功能的脏腑；对脾来说，化（利）湿即和脾，升阳则健运；对胃来说，清热即是清胃，养阴即是养胃。另一方面，小儿脾常不足，这种脾常不足并不完全是虚证；在生理上是脾胃功能尚未健全，而机体对水谷精微的需求尤为迫切；在病理上既有虚证，也有实证，而且虚实夹杂。因此，小儿脾胃调理要特别注意祛邪（实证）和扶正（虚证）的关系，做到攻不伤正、补不碍滞，反对一味壅补，而应调运为先。据此，王伯岳提出小儿脾胃以理脾助运为大法，包括以下几方面内容：

（一）祛邪护脾

小儿脾常不足，易为外邪所侵，外邪侵袭又常影响脾胃功能，此时的治疗以祛邪为主，调脾为辅，而且在祛邪的同时特别注意护脾，即祛邪安正。比如外感风寒暑湿，影响及脾胃，则表里兼病，邪重者则以祛邪为主，但一定要护卫脾胃。藿香正气散就是常用方剂之一，在疏散外邪的同时兼以芳香化湿、行气助运，维护脾胃的正常功能，促进疾病的康复。若外邪化热入里，导致胃热亢盛，则应在清泄阳明气分热盛的同时，注意护卫胃之气阴。常用的白虎汤中的粳米、甘草，葛根芩连汤中的甘草、葛根，均是护卫滋养胃气胃阴的药物，不可忽视。再如钱乙常用的二圣丸（黄连、黄柏）、三黄丸（黄芩、黄连、大黄）的用法，均以米汤饮下，也是护养胃气。王伯岳对上述用法甚为赞赏，并在临证应用中有所发挥，还常选用生稻芽、生谷芽来养护胃气；另一方面清热祛邪之品不过用，中病即止，或衰其大半，而及时护胃护脾。稻芽、麦芽，炒用则消食，生用则养胃气。

（二）利水和脾

水气痰饮均为脾胃所生，又困阻脾胃，治之法化痰湿、利小便、运脾胃。二陈汤

是化痰湿的代表方，五苓散是利小便的代表方，这些方剂中除祛除痰湿水饮的药物之外，还往往佐以行气健脾助运的药物，所谓气行则水行，脾运则痰除。王伯岳在临证时十分注重行气健脾助运的用药，这是他调理脾胃的特点之一。

（三）消导运脾

饮食所伤，积滞内停，阻碍脾胃运化，脾胃运化失常又常使积滞加重。王伯岳在治疗这类病证时，强调消导与运脾相结合，而且注意在消导时护扶脾胃。积滞重者用木香槟榔丸或枳实导滞丸，消食、导滞、通下相结合，但须注意中病即止，然后调养脾胃健运收功，避免壅补碍脾；积滞轻者用保和丸，积滞伤脾，亦不可久用消导之品，以免损伤脾胃；虚实相兼者，即积滞伤脾，或脾虚夹积，用枳术丸或曲麦枳术丸，健脾与消导并用。积滞多兼化热，有形之热积者可清下并施，大黄生用、炒用，视病情而定。

（四）健运补脾

补脾之法用于脾虚之证，而补脾之要在于健运而不在壅补，常用方剂如七味白术散、五味异功散。这类方剂除用参、术补脾益气之外，更有行气之陈皮、木香、藿香之类，能悦运脾胃。这也是小儿脾胃特点决定的。若脾气下陷，可用补中益气汤；若脾胃虚弱，气血不足者，可用归脾汤。但对于壅补厚腻之品的运用，宜配合行气悦脾助运。对于胃阴虚弱，宜用甘润养阴，如沙参麦冬汤、生脉散，亦应注意避免过于滋腻碍脾。

五、用药审慎，善于变化

在论治上，王伯岳立法严谨，用药审慎，善于变化。他认为中医治法虽有八法之不同，但不外《黄帝内经》所云"损有余，补不足"二大法。"邪气盛则实，精气夺则虚"，凡是以祛邪为目的者，可统称为泻法；以扶正为目的者，统称为补法。在实际运用当中，如通便、清热、利尿、降火、发汗、催吐、降逆、涤痰、祛瘀、除湿、软坚、散结、解郁、导滞、消食、逐饮等等，都是泻法，不能将泻法简单理解成泻下。仲景的五个泻心汤，钱乙的泻白散、泻黄散，以及龙胆泻肝汤等，都不是专用于通便的，但都名曰"泻"，即是此意。又如滋阴、补血、益气、温阳、敛汗、固精、养心、健脾、补肾、润肺、柔肝等等，均是补法，仲景的肾气丸，钱乙的地黄丸，东垣的补中益气汤，以及四君子汤、四物汤等，皆为补法的代表方剂，也未必皆用血肉有情之品。对于这些治法和方剂，就需要我们严格选择。补泻是总纲，根据阴阳表里寒热虚实的变化，或先补后泻，或先泻后补，或攻补兼施，或寓攻于补，或寓补于攻，分别轻重缓急、标本先后、正邪消长，注意扶正与祛邪的关系。

王伯岳用药知常达变，十分精细。他从小学药，对药物的形态功用、炮制采集均十分熟悉，后来长期担任国家药典委员会委员。他的处方，看似平淡无奇，却内涵深刻，切中病机，丝丝入扣。他认为经方、时方都是古代医家在长期医疗实践中的经验总结，其中立法严谨、组合得当、疗效确切的方剂很多，但在具体运作时要根据病情变化灵活变通。"师其方而不泥其药"。今举例说明：一小儿患哮喘，经清肺平喘治疗后症状缓解，肺气初复，表卫不固，营卫失调，予益肺养阴、调和营卫，处方仿生脉散、桂枝汤意出入。由于肺气初复，哮喘甫息，不用五味子，恐其酸敛留邪，又以桑枝易桂枝，辟其辛燥耗阴。这样一来，整个处方就专于益肺育阴、调和营卫，性味功能和谐一致。王伯岳说，桑枝易桂枝乃一变法耳，非一定之法，就桂枝汤而言，还是应该用桂枝。从这一点可以看出他用药的灵活与审慎，而且确有独到的见解。又如用麻杏石甘汤，王伯岳的经验是麻黄与甘草等量，麻黄辛以开之，甘草甘以润之，合乎肺之生理需要，等量应用以防麻黄辛散之偏，相辅相成。临床实践证明，效果良好。又如用参苏饮治风寒咳嗽，不是气虚的，则不用人参。他常说："参苏饮虽以人参、紫苏命名，不一定非用人参不可，而是在一定情况下可以用人参，也可以不用人参。"小儿咳喘，容易肺胃同病，他经常加入导滞和胃之品，如莱菔子、神曲或炒三仙、枳实等，使脾胃和而痰湿不生。再如用姜：生姜散寒止呕，用于风寒外袭或胃中停饮之证；干姜温里祛寒，用于虚寒内盛之证；炮姜经过炮煨，去其辛燥之弊而专于温中止泻，小儿脾胃虚寒多用炮姜，是因其性味较干姜温和而与脾胃无碍；干姜则温阳祛寒之力强峻，适用于脾肾阳虚而偏于肾阳虚寒者，如四逆汤；干姜也常用于寒痰哮喘如小青龙汤，取其辛燥峻烈以温化寒痰内饮。又如治小儿积滞，常用行气导滞之品，槟榔力峻，体质尚盛多用之；体质虚弱者则多用枳壳；其他行气导滞之品如厚朴、枳实、莪术、三棱，以及木香、香附、陈皮、佛手，均量其虚实大小而用之，做到攻不伤正。王伯岳常说："工欲善其事，必先利其器。"治病用药，应充分了解药物的性味功效、炮制用法，以期药证相符，提高疗效。

小儿易虚易实，治疗疾病应注意攻不伤正，补不碍滞。王伯岳认为，小儿幼弱，虽然易虚，但生长再生之力强，虚证当补时，不宜过于壅补，只要机体功能调整好了，就会很快恢复，这是与成人特别是与老人不同的。比如哮喘病，缓解期的治疗成人就与老人不同，小儿以健脾利湿化痰为主，祛除生痰之源则能巩固疗效，预防或减少发作，以治脾为主；而成人或老人，则非温肾填精固摄敛纳不可，应以治肾为主。若小儿温肾固摄用之过久，则有可能导致弊端。对于实证，由于小儿稚阴稚阳，不可妄攻滥伐。清代《儿科醒》曾指出："所谓芽儿者，如草木之萌芽，其一点方生之气甚微，栽培护养，惟恐不及，而堪加之以剥削之挠，施之以斧斤之利乎？"

王伯岳用药，十分注意药物的"宜"与"忌"。比如寒凉药适用于热证，过于寒凉则可能败胃；若是苦寒，则苦可化燥，均可损伤正气。又如滋补药适用于虚证，但滋腻厚味易损伤脾胃，造成脾困壅滞，而且滋腻留邪。在临证处方时，特别注意这些宜忌的用药搭配，使攻不伤正，补不碍滞，攻则中病即止，补则扶养为度。

六、提倡预防保健，强调"三分医药，七分调理"

明代万全《万氏家藏育婴秘诀》说："医道至博，幼科最难。如草木之芽兮，贵于调养；似蚕之苗兮慎于保全。"王伯岳认为，所谓调养，简单地说就是"慎风寒，节饮食"。慎风寒，就是顺乎四时气候变化，虚邪贼风，避之有时。节饮食，就是注意饮食调节，特别强调蔬菜对小儿营养和脾胃的重要作用。膏粱厚味，易伤脾胃，导致积滞内热，古今皆然。蔬菜瓜果，对于调节脾胃运化功能，十分重要。

儿童时期的保健，也必须慎之于始，重在崇本。医学上有关本源的问题，必涉及先后天的问题。先天是人在母腹中维持生命的本源，后天是人离开母腹后维持生命的本源。先天之本在肾，后天之本在脾。先后天是相对而言的，而且是相互依存的。人的一生，先天与后天的状况，对于身体的形成和发育成长，以及防病、抗病的能力的产生都具有重要的作用。先天充足禀赋强的婴儿出生以后仍然需要靠后天营养的维持；而先天不足禀赋弱的婴儿，则更需要后天营养的不断补充。他主张小儿"多吃热的，少吃凉的；多吃软的，少吃硬的；多吃熟的，少吃生的；多吃蔬菜，少吃零食"等。所以，乳婴的喂养，幼儿的饭食，都必须认真调理，才能不伤脾胃，保证消化吸收功能的正常化，才能增强体质，促进儿童健康地成长。

慎医慎药，是中医儿科临床方面重要的一条内容，同时，也是小儿避免医源性损伤，维护小儿保健的重要内容。张景岳《景岳全书·小儿则》有"药饵之误"一章，他指出："小儿气血未充，而一生盛衰之基全在幼时。"所以，他认为"药饵尤当慎"，是儿科的"大本"，即最为关键，最为根本的大问题。他在列举了用药不当之害及其原因之后指出："小儿之元气无多，病已伤之，而医复伐之，其有不萎败者鲜矣。"这确属经验之谈，应引起十分注意。王伯岳认为作为一个医生，必须知医知药，小儿用药更要谨慎。

王伯岳还主张小儿患病之后也应，"三分医药，七分调理"，不是不要医药，而是说调理很重要，即使用药也要注意药物的调理性应用。小儿生机旺盛，再生康复能力强，只要把致病因素消除了，机体就会很快恢复，在这个恢复过程中，调理（包括医药调理）就显得十分重要了。

第五节　临证经验

一、小儿外感发热

外感发热，小儿最多。王伯岳认为小儿肌肤薄，脏腑嫩，易于感触，易于传变。但总的一条规律是由寒而热、由表及里，因此在临床上每易见到寒热互见，表里相兼之证。基于此，他提出辛温与辛凉并用和表里双解的治疗大法，用之临床，确有效验。

（一）辛温辛凉并用

适用于以表证为主的发热。外感为病，有感于风寒者，也有感于风热者，更有风寒风热相兼而形成寒热杂感之证者。若感受风寒，而从热化；或素有里热，热为寒闭，均造成寒热错杂之证。但无论何种原因引起，此时病机重心在表，其临床表现主要为：发热无汗、烦躁啼哭、鼻流清涕、咳嗽重浊、头身疼痛、舌苔薄白或转黄、脉象浮数、指纹浮红。

习用方为：偏于表寒明显的，用荆防葱豉汤（荆芥、防风、羌活、苏叶、白芷、葱白、淡豆豉、薄荷、竹叶、黄芩、甘草）。偏于表热明显的，用银翘散加减（金银花、连翘、淡豆豉、牛蒡子、竹叶、防风、大青叶、黄芩、薄荷、荆芥穗）。夏月感触暑湿的，用加减二香汤（香薷、藿香、金银花、连翘、黄芩、竹叶、枳壳、滑石、甘草）。

流行性感冒，寒郁热重的，用银菊解毒汤（金银花、菊花、板蓝根、薄荷、黄芩、连翘、荆芥、羌活、生石膏、甘草）。热毒重者，加蒲公英、大青叶、山栀子之类；寒郁重者，加紫苏、防风、白芷；兼夹湿邪者，加藿香、丝瓜络、苍术。

小儿一般多里热，一经感冒易寒从热化，或为寒闭，形成寒热夹杂之证。单用辛凉，往往汗出不透；单用辛温，又往往汗出而热不解。鉴于此况，则采用辛温辛凉同用，自能风寒风热两解。在具体运用时，应权衡轻重，灵活掌握，寒邪重则辛温应重于辛凉，热邪重则辛凉应重于辛温。

（二）表里双解

适用于表邪入里，表里同病之外感发热。临床表现除上述表证之外，尚有唇红、口渴、烦躁较著、腹胀、腹痛、拒按、便秘、口臭、纳呆、痰多而黄、呕吐、腹泻、舌质较红、舌苔黄腻、脉数、指纹红紫而滞。应分辨不同情况加减治疗：由寒化热入里，或素体内热，里热明显，在解表方的基础上酌加生石膏、寒水石（热盛者两药同用）、知母、黄芩、天花粉。里热甚，除寒凉直折外，还应注意逐邪外出，适加利尿导赤（加导赤散）、攻下泻火（合用承气汤），同时加强透散之力，用竹叶、薄荷之类。若热邪郁而成毒，则重用紫花地丁、大青叶、板蓝根、金银花、连翘、黄芩、黄连、黄柏之类，或以三黄石膏汤为主治之。兼夹里滞，由于食滞内蕴，治以消导清热，轻则合用保和丸，重则加承气汤，或枳实导滞丸。兼有痰盛，多见于肺炎喘嗽，以麻杏石甘汤为主，合葶苈子、莱菔子、槟榔、瓜蒌、贝母、黛蛤散等，便秘加牵牛子、生大黄。

小儿外感发热总以热证、实证为多，并往往兼夹里热，或兼夹食滞，形成表里同病，或表里不和，单独使用解表药往往汗出而退，但汗出后又复热，所以解表药的同时，必须佐以清里热药，如夹有食滞则应佐以消食导滞之味。

在辨小儿外感时，要注意不可用发热的高低、久暂来区分寒热的属性，而是应辨别寒郁热闭的轻重程度。寒郁于表，应从小儿的面色苍黄、畏寒无汗等方面去辨别。寒郁热闭越重，发热则越高。这时应不失时机地重用辛温表散，发汗达邪。荆芥、防风是一对药，用于一般表寒郁闭；紫苏、羌活又是一对药，用于表寒郁闭较重；若更有甚者，则四药同用，兼喘则麻、桂也可酌用。为何越是高热，越重用辛温？寒郁重则热愈炽，重用辛温，才能达到表解汗出，兼以辛凉清泄里热，则汗出热降而不复升。

二、长期发热

（一）长期低热

王伯岳认为：除热病后的阴虚内热、大病后的体虚发热之外，一些不明原因的低热在儿科临床上常见有以下两种情况。

1. 积滞发热

证见盗汗潮热，夜热早凉，肚腹热，手足心热，口臭口干，睡眠不宁，辗转反侧，龄齿，便秘，大便秽臭，尿黄，脉滑实，苔黄腻。习用方为：连翘、胡黄连、槟榔、枳壳、莱菔子、焦三仙、熟大黄、知母、甘草，汗多加地骨皮、桑白皮。

2. 湿热蕴滞

证见发热，面黄神滞，纳呆，尿黄不利，便干或便溏，舌苔薄腻而黄，或黄白相兼。用疏泄清利之法，习用方为：蒿芩清胆汤合清络饮加减（青蒿、秦艽、滑石、木通、丝瓜络、忍冬藤、知母、黄芩、桑枝、甘草、侧柏叶）。若舌苔中心黄腻厚积，体质较壮实者，可用达原饮加黄连治疗。

（二）长期高热

王伯岳善用达原饮治疗高热，或久热。他小儿体质尚实，用清、用利、用通下，效果都不好时，可用吴又可溃邪法，予达原饮，往往一二剂后体温反增，然后汗出而解。

其证为发热日久，或持续高热，或忽高忽低，或寒热往来，神识尚清，表情呆滞，面色苍黄，或见烦躁，舌苔中心厚腻，或满舌厚腻苔。习用方为达原饮加黄连、生石膏。

三、咳嗽

小儿腠理不密，易感风邪，首先犯肺，肺失清肃则发为咳嗽；又因伤食积滞而致脾湿生痰，痰湿内蕴，肺气郁而不宣也发为咳嗽。肺为水之上源，肺气不宣又影响水津的输布，加重脾湿，以致恶性循环。若久咳伤肺，虚火上泛，肾气亏损而成虚痰。

王伯岳认为：虽《内经》有云：五脏六腑皆令人咳，非独肺也。但总不离于肺。

就其治法，总括起来不外三法，即《小儿卫生总微论方》指出的：风则散之，盛则下之、久则补之。

所谓"风则散之"，就是发汗法，即丹溪的"行痰开腠理"。小儿咳嗽，多发于冬春季节，多为表证，治宜宣发肺气，疏通腠理，使病邪外达，风从表散，即发汗解表法。肺气不宣常致脾胃郁热，湿热内生，又影响肺气，因此，疏风发表，还应注意清热化痰。同时，解表不宜过于发散，泻热要注意存阴。

所谓"盛则下之"，小儿最易伤食伤脾，积滞化热，腹胀食减，痰湿阻滞，影响肺气，咳即作呕作吐。咳即作呕作吐是为胃咳，朱丹溪说："五更咳多者为胃中有食积""上半日咳多者此属胃中有火"等等，这类咳嗽属肺胃不和，积热内蕴。如见大便干结，腹胀气粗，可用下法，往往一经泻下即热去咳止，肺与大肠相表里也，即"盛则下之"。但须注意，不能峻下，只宜轻下。泻下之义不单是通大便，清热、泻火、利小便，使邪从下达，都为泻下，临床上常用之泻白散、导赤散、葶苈大枣泻肺汤等都属于此。

所谓"久则补之"，久咳伤肺，又常常累及脾肾，形成虚证。临床上常见久咳不止、咳声无力、体弱消瘦、纳少便溏，是为肺脾两虚，宜补脾益气，即培土生金之法。若虚热上泛，口燥咽干，潮热多汗，甚或咳血颧红，是肺肾阴虚，宜养阴清肺。皆属"久则补之"。

总之，治咳之法不外解表、泻下、清补三法，根据兼证之不同，配合清燥、除湿、滋阴、降火、扶脾、补肾、泻大肠、利小便等，才能收到较好的效果。

（一）风寒咳嗽

症见咳嗽痰稀，喷嚏鼻塞或流清涕，畏寒发热，头痛，或有汗或无汗，苔薄白，脉浮。多见于冬春。用杏苏散（杏仁、紫苏、桔梗、枳壳、前胡、荆芥穗、薄荷、黄芩、甘草）加减，以疏风散寒，化痰止咳，方中杏仁宣降肺气，紫苏疏风散寒以解表，辅以荆芥穗、薄荷，加强解表以清风寒、风热，黄芩清解伏热，前胡辅杏仁以降气化痰兼散表邪，桔梗、枳壳即枳桔散，有宣肺化痰之义。

（二）风热咳嗽

症见咳嗽痰黄，因于燥者则干咳，痰黏不爽，咽干咽痛，微热或发热，有汗，脉数，苔薄微黄。治以祛风清热，止咳化痰。用甘桔汤加味：桔梗、甘草、荆芥穗、薄荷、杏仁、瓜蒌、黄芩、连翘、芦根。咽部红肿加牛蒡子、板蓝根；气粗口渴加生石膏、知母；鼻衄加丹皮、山栀子；痰多加枳壳、莱菔子；咳甚作呕加枇杷叶、竹茹以肺胃两清；大便干燥加熟大黄轻下之。

（三）食滞咳嗽

症见咳嗽作呕，口臭痰稠，午后发热，手足心热，滋煎不安，脉数苔黄腻。治以消食导滞，清肺和胃，用双解散加减：桔梗、枳壳、杏仁、瓜蒌、炒三仙、黄芩、陈皮、甘草。腹胀痞满加厚朴、青皮；口渴喜饮加天花粉、石斛；发热甚加生石膏、知母；烦躁津少加葛根、麦冬；大便干结加熟大黄；小便短赤加车前草、滑石；潮热多汗加地骨皮、桑白皮。

（四）暑湿咳嗽

症见伤暑倦怠，低热汗多，咳嗽痰多，面垢黄腻。治以清暑祛湿，化痰止咳，用清肺汤加减：杏仁、冬瓜仁、连翘、桑叶、茯苓、桔梗、甘草、鲜荷叶。气短虚烦加沙参、麦冬、五味子。

（五）肺燥久咳

症见咳嗽低热，胸闷痰黏，或痰中带血，或经常鼻衄，舌红少苔，脉细数。治以清燥润肺，滋阴降火。清肺汤加减：茯苓、生地黄、杏仁、浙贝、栀子、知母、麦冬、桑白皮、地骨皮、甘草。鼻衄甚者加生地榆、侧柏叶。

（六）肺虚久咳

症见久咳痰少，低热，不耐风寒，脉细。治宜养阴润肺。紫菀汤加减：炙紫菀、款冬花、沙参、麦冬、知母、茯苓、川贝母、甘草、地骨皮。

（七）脾虚久咳

症见久咳痰多，纳差腹胀，面黄肌瘦，便溏，唇白，脉弱。治宜补脾益肺，止咳化痰。百合汤加减：百合、紫菀、党参、白术、茯苓、半夏、陈皮、五味子、款冬花、炙甘草。气弱多汗加黄芪、浮小麦。

（八）肾虚久咳

此证见于久咳，导致营养障碍，症见形羸潮热，苔少津伤，脉沉细。治宜滋阴纳肾，润肺止咳。用地黄汤加减：生地黄、淮山、牡丹皮、茯苓、山萸肉、泽泻、白前、紫菀、百部。虚寒甚者加附子、肉桂，烦躁失眠者加知母、黄柏。

四、哮喘

王伯岳认为，小儿哮喘的主要成因，系由于肺、脾两经的气不足，不耐风寒所致。哮喘为病，有虚实之分：根据临床所见，一般急性支气管哮喘多为热证、实证；一般肺脾气虚，反复发作，已成慢性，多为寒证、虚证。因此，小儿哮喘之病的辨证，不外寒热虚实。但是，寒热的转化，虚实的互见，在临证时，尤须给以注意。

王伯岳强调，小儿哮喘，虽然是肺经的病，但局部和整体总是相互关联的，尤其是与脾胃的关系更为密切。而哮喘的发作，总有它的诱因，如外邪、痰湿积食等。在治疗时，既要看到局部，也要注意到整体；既要治标，也要治本。着重于分别先后缓急。

在治法上，"若已发则散邪为主，未发则补脾为主"（《保婴撮要》）。"凡久喘未发，以扶正为要，已发以攻邪为主，气短则参芪补之；火炎上者降心火，清肺金；有痰者降气下痰为主；阴火上逆者补阴降火"（《丹溪治法心要》）。王伯岳认为，多在哮喘发作期，以平喘为主，采用宣肺、散邪、祛痰、定喘的方法。因喘急痰壅、肺胀胸满这类症候的出现，往往系寒邪或风热使肺气闭塞所致；而痰火内郁，又会使肺气上逆，出现痰阻、气促。所以，宣肺、散邪实际就是开闭、降逆，使肺气肃降的功能正常。由于肺虚及脾，以致脾运不健，痰湿过多，就会上阻肺络而出现痰壅气促，所以，在宣肺、散邪的同时，必须祛痰，才能使喘促缓解而达到平喘的目的。

（一）风热哮喘

症见喘咳，气促，痰声辘辘，发热，有汗或无汗，唇红，舌苔薄白或薄黄，脉浮数。治宜宣肺、清热、定喘，方选麻杏石甘汤加味（炙麻黄、苦杏仁、生石膏、黄芩、连翘、前胡、甘草）。无汗、痰甚气促者，加淡豆豉、莱菔子、葱白；热不盛、痰甚气促甚者，加苏子、白芥子、莱菔子。

（二）风寒哮喘

症见咳嗽喘促，面色苍白，喉间哮鸣，甚则张口抬肩，不能平卧、痰多，舌苔薄白，脉沉细或紧。治宜宣肺、散寒、定喘，方选小青龙汤加味（炙麻黄、桂枝、细辛、法半夏、五味子、白芍、干姜、苏子、橘红、甘草）。气急、烦躁者，加生石膏；口渴喜饮，加天花粉、生石膏，去干姜、细辛；小便不利，加赤茯苓；咳甚，加苦杏仁、炙紫菀；四肢厥冷、汗多，加制附片、大枣、生姜，去干姜。

（三）肺虚痰喘

症见咳嗽喘急，胸满气逆，痰声辘辘，饮食不下，汗多，经常发作，苔白腻，脉缓。治宜理肺、祛痰、平喘，方选《沈氏尊生方》定喘汤加减（炙紫菀、葶苈子、苏子、五味子、法半夏、橘红、厚朴、苦杏仁、茯苓、甘草）。痰多、大便干燥，加全栝蒌、浙贝母、桔梗，去法半夏；口渴痰多，加天花粉、海蛤粉，去半夏；汗多、喘甚，加白果、白芍，去苏子；口淡无味，不思食，加黄芩、生稻芽。

（四）脾虚痰喘

症见喘咳痰多，气短体倦，食少无味，畏风，自汗，苔薄白，脉虚大。治宜益气、和脾、定喘，方选益气定喘汤加减（党参、黄芪、茯苓、白术、炙紫菀、白果、橘红、甘草）。咳嗽较甚，加款冬花、桑白皮；自汗不休，加五味子、浮小麦、大枣；痰甚恶心，加姜半夏、竹茹；自汗肢冷，加桂枝、制附片。

（五）肾虚痰喘

症见咳喘痰多，自汗，耳鸣，气短，四肢逆冷，夜尿频多，苔光，尺脉虚大。治宜育阴、补肾、定喘，方选育阴定喘汤加减（制首乌、五味子、海浮石、炙紫菀、款冬花、补骨脂、麦冬、海蛤粉、甘草）。四肢逆冷不解，加制附片、肉桂；纳食不思食，加陈皮、生稻芽，去麦冬；尿频，加菟丝子、桑螵蛸。

王伯岳认为，小儿哮喘急性的以热喘为多，慢性的以寒喘为多。热喘多实，寒喘多虚。无论寒热，在哮喘发作时，都应首先考虑平喘。麻黄善于宣肺气，散风寒，为肺经专药，平素用以治热喘的麻杏石甘汤加味及治寒喘的小青龙汤加味，都是由《伤寒论》"麻黄汤"衍变而来的。麻黄汤治"恶风无汗而喘者"；麻杏石甘汤治"汗出而喘，无大热者"；小青龙汤治"伤寒表不解，心下有水气……或喘者。"麻杏石甘汤以宣肺气的麻黄为主，加上清气分热的石膏，苦降的杏仁，清热润肠的甘草，故有宣肺、清热、降逆、润肺的作用，作为治小儿热喘的主方是行之有效的。至于寒喘，则应以温散、辛开、酸敛、苦降为治。小青龙汤中的麻黄、桂枝、细辛、半夏、干姜都是辛温药，佐以酸苦的白芍、五味子，补脾润肺的甘草，故能温散肺寒而化痰饮，对于风寒闭肺、气逆痰多的一般寒喘较好，作为治疗小儿寒喘的主方也是行之有效的。关于虚证的治疗，在哮喘发作时，应看到正邪两个方面，往往是会出现正虚邪实的情况。如单一的补，则病邪稽留难去；如单一的攻，则正气会更加受损。补脾、补肾，应在哮喘稍微缓解时进行。小儿虚实容易转化，无论攻补，都不宜太过。同时，无论热喘或寒喘，往往伴有消化不良，即所谓夹食。食滞则容易生痰，故治疗时，除消食外，还应看重祛痰。治食痰用枳壳、桔梗、莱菔子等；治热痰用瓜蒌、竹沥、天竺黄之类；治燥痰用贝母、知母之类；治湿痰用半夏、陈皮之类。而祛痰定喘、泻肺行水的葶苈子，清肺化痰、软坚散结的海浮石、海蛤粉，下气消痰、利膈宽肠的苏子等，对于小儿咳喘痰多者较为适宜。

小儿哮喘经过治疗，喘渐平息，病情缓解以后，要防止其复发，必须善于调理。王伯岳认为，调理的重点在于扶正补脾，他习用清肺养脾汤（南沙参9g，北沙参9g，炒白术9g，天冬6g，麦冬6g，山药9g，莲子肉9g，橘红9g，桔梗9g，甘草3g）作为善后之方，上方可用5剂量研为细末，炼蜜为丸，每6g，每次1丸，日服2次。

五、肺炎

小儿肺炎，主要是由于温邪犯肺，肺气不宣，所以出现发热、咳嗽、痰多、气促、喘憋等症。《医宗金鉴·幼科》所称之"风寒喘急""火热喘急"，以及近代中医书籍所称之"肺风痰喘""肺闭喘咳"等，皆系指本病而言。治法，采用宣肺祛痰、清热解毒、定喘止咳为主。

肺炎是一种热证，即使有寒邪，但内蕴热邪，故多见寒包热郁之证。单一解表，往往汗出而热不解，甚则持续不退。所以，在宣通肺气的同时，必须清肺热、降温毒。而用以解表的方药中辛凉应重于辛温，以免化热化火，或过于发散，使津液受伤。

至于其他变证，如火热闭肺，发热持续不退，则应着重泻热；如出现昏迷、抽风，则应着重息风、开窍；如出现气阴两虚，则应育阴潜阳。而小儿肺炎多为上盛下虚之证，如高热、喘憋、鼻翼扇动等热象不解，又同时出现四肢厥冷、小便清长、大便溏泄、腹胀等症，则应当考虑既要开闭泻热，又要存阴救逆。对心阳衰竭者，则应回阳救逆。

（一）肺炎轻证

症见发热，咳嗽有痰，烦躁不安，面赤唇红，无汗或微汗，舌苔薄白，脉浮数。治宜辛凉解表，清热宣肺。方用麻杏石甘加味第一方：炙麻黄、苦杏仁、生石膏、黄芩、金银花、连翘、板蓝根、甘草、淡竹叶。汗多，加薄荷、桑叶，去麻黄；咳甚，加前胡、枇杷叶；喘甚，加葶苈子、莱菔子；热甚，加知母、山栀子。

（二）肺炎重证

症见高热不退，汗出，口干，烦躁不安，痰鸣气促，喘憋，颜面苍白，唇红，苔黄，舌燥少津，脉急数。治宜辛凉泻热，涤痰定喘。方用麻杏石甘汤加味第二方：炙麻黄、苦杏仁、生石膏、连翘、板蓝根、知母、山栀子、鱼腥草、黄芩、甘草。喘甚、痰多，加紫苏子、葶苈子；口渴喜饮，加天花粉、玉竹；大便干燥、腹胀满，加熟大黄、枳实。

（三）肺炎重危证

症见高烧不退，痰鸣气短，喘憋，颜面青紫，精神萎靡，四肢厥冷，胸高腹胀，二便失禁，舌赤，干燥无津，苔黑，或舌光无苔，脉散大。治宜：扶正救逆，存阴开闭。方用：生脉散加味：党参、麦冬、五味子、玄参、生地黄、莲子心、菖蒲、天竺黄、连翘、甘草。

肺炎重证，还可能出现高热持续不退、昏迷、抽风、虚脱等症，根据病情作如下论治：

清肺泻热，适用于温邪化热。症见高热持续或起伏，口干渴，烦躁不宁，舌绛苔黄，脉洪滑、数。方用三黄石膏汤加味：黄连、黄芩、黄柏、生石膏、板蓝根、大青叶、知母、紫花地丁、赤芍、甘草。

开窍化浊，适用于热闭清窍。症见神识不清，昏迷，或妄言谵语，狂躁不安，舌苔黄腻，脉洪数。方用清肺饮加减：生地黄、生石膏、郁金、知母、山栀子、麦冬、菖蒲、黄连、黄芩、薄荷、甘草。

息风镇惊，适用于肝风内动。症见抽搐，项强，两目上视，甚则角弓反张，牙关紧闭，苔黄或白，脉弦滑。方用钩藤饮加减：钩藤、天麻、清半夏、白僵蚕、水牛角（或广角）（先煎）、连翘、干地龙、生白芍、生桑枝、甘草。

回阳救逆，适用于心阳衰竭。症见上盛下虚，高热气喘，四肢厥冷，汗多，舌尖赤，无津，脉虚大。方用参附汤加味：人参、制附片、五味子、生龙骨、生牡蛎。浓煎频服。

育阴潜阳，适用于气阴两虚。症见精神委顿，面色青灰，两颧淡红，四肢厥冷，气急鼻扇，出冷汗，舌尖红少津，脉细数。方用复元汤加减：红人参、制附片、熟地黄、生龙骨、生牡蛎、生龟板、生鳖甲、炙甘草、知母、白芍。

（四）肺炎恢复期

由于体质较弱，余热未尽。症见低烧潮热，久咳不止，纳差消瘦，脉细数，舌淡少苔。治宜滋阴益气，清肺和胃。方用清和汤加减：南沙参、麦冬、青蒿、黄芩、生稻芽、知母、桑白皮、地骨皮、甘草、枇杷叶。

六、呕吐

呕吐有因于寒者，有因于热者，有因于积食成滞或虫积者。胃为燥土，喜润而恶燥，以降为顺。寒、热、积滞（包括虫积）均可伤胃，扰乱气机，升降失调，浊阴上泛是为呕吐。所谓"胃不伤不吐"，小儿呕吐主要责之于胃。

（一）寒吐

多为外感风寒，影响胃气，或素体胃寒疼痛，易感寒而发。若因外感风寒，除呕吐外尚有风寒表证，若胃寒则兼见脘痛喜暖，四肢冷，口唇白，舌苔薄白，脉沉缓。理中汤加减，兼有痰饮则合二陈汤。半夏、陈皮、丁香、柿蒂、干姜等经常选用，寒甚可姜附同用，外感则藿香、紫苏、生姜，虚寒白术、党参，外有寒而内有热者，生姜、黄连同用。

（二）热吐

较为多见。兼见面色唇红，口鼻出热气，或发热甚或高热惊厥。常用竹茹汤、藿香散加减。药物如橘皮、竹茹、葛根、黄芩、生石膏，以清为主，兼以降逆。若为虚热上泛，则加沙参、麦冬、石斛、玉竹之辈。

（三）积滞

在小儿多为食积，水湿停滞，浊阴上泛。朱丹溪说："食积作吐，食积则吐，其积在上，宜清；食下一、二时而吐，其积在中，宜消；早食晚吐，晚食早吐，其积在下，宜先温后消。"若有虫积可见吐蛔腹痛，则有安蛔、驱蛔之法。

此种积滞所致，治以消导为主，兼以芳香醒脾化浊，保和丸、枳实导滞丸等均可先用。若大便秘结，腹胀腹痛，可用大黄推荡。

王伯岳认为，呕吐之症重点是分清虚实寒热，治之之法除了热者寒之、寒者温之、虚者补之、实者消之以外，尚须重视理气降逆，疏通气机，升清降浊。由于临床上往往虚实互见、寒热错杂，治疗时也应兼而顾之，尤其是攻消之品不可过剂，做到中病即止，以免伤伐胃气。

七、腹泻

腹泻有因于外感六淫者，特别是暑湿的侵袭；有因于饮食所伤者；有因于素体脾胃虚弱，或久泻伤脾而致脾虚者。脾为湿土喜燥而恶湿，宜升，过湿则脾困。"脾伤不泻""湿胜则濡泻"，脾虚与湿困是腹泻的病机所在。

小儿腹泻发病后，在临床上多是虚实夹杂，王伯岳在临诊时十分重视小儿舌诊。舌质淡苔薄苔少者是为脾虚，舌苔厚腻即使体弱也有积滞，分清脾虚与湿滞是治疗的关键，否则易患虚虚实实之戒。脾虚有因于积滞伤脾，或湿困脾虚，有素体脾弱，证见神疲，不活泼，食则腹胀，食已则泻，舌质淡，四肢不温。积滞则有食积、虫积之别，尚须辛其有无化热。虫积者或有虫斑，或舌上红点，脐周经常疼痛。食积者厌食呕恶，腹痛即泻，泻后痛减，或便而不畅，苔腻厚或垢。若舌质红，苔转黄色，兼见低热烦躁，夜寐不宁，汗多，是有化热之象。

根据临床所见，一般可分为寒湿泻、湿热泻、伤食泻、脾虚泻四大证，治疗上有寒者温之、热者清之、湿者燥之，也有分利升提之法，食滞者消导之，虚者补之等几种治法，由于小儿易寒易热、易虚易实，应注意用药时寒热并用，消补兼施。尤宜要注意"补不碍滞，消不伤正"，既不过于辛燥峻补，也不宜过于苦寒攻伐。兼有表邪，一定要解表驱邪，做到表里双解，否则表邪未除，里证腹泻也不愈。

（一）寒湿泻

症见面色苍白，四肢不温，泻下清冷，腹痛隐隐，口不渴，舌苔白或白腻。用理中汤合五苓散加减：白术、茯苓、苍术、泽泻、党参、炮姜、陈皮、生稻芽、猪苓、甘草。寒甚肢冷者加制附片，腹部寒痛甚加吴茱萸、木香。若外感风寒，内伤湿滞，未化热者用藿香正气散：藿香、白芷、紫苏、大腹皮、厚朴、白术、茯苓、陈皮、半夏、桔梗、甘草、生姜、大枣。此方表里双解，方中桔梗既有宣肺，也有提升之意。

（二）湿热泻

症见发热面赤，口渴溲短，或暴注下迫，或泻下肛门灼热，脉数，苔腻黄或燥。用香朴散加减：藿香、厚朴、陈皮、茯苓、泽泻、苍术、黄芩、黄连、六一散、木通、炒三仙。香朴散也是表里双解之剂。治湿滞化热，燥湿与分利同用，导滞与清解并施。

热偏重，高热烦渴，汗多溲赤而短。用葛根芩连汤加减：葛根、黄芩、黄连、木香、连翘、厚朴、焦槟榔、藿香、苍术、甘草。大便泄泻不爽，有黏液者，加熟大黄。葛根芩连汤也是表里双解之剂，而偏于里热下迫。方中甘苦相合，既能清肠，又能和胃。常加藿香、苍术，芳香化浊燥湿；加焦槟榔、焦三仙、厚朴、木香行气导滞；若热入血分，损伤血络，而见下红，则加银花、连翘之类；若热结旁流，滞泻不爽，腹胀腹痛，可加大黄推荡泻热，亦通因通用之法。

暑偏重，腹泻暴注，发热口渴，头痛烦闷。用二香散加减：藿香、香薷、生稻芽、连翘、白术、厚朴、陈皮、大腹皮、茯苓、六一散、黄连、黄芩。二香散也是表里双解之剂，此以治暑湿伤脾，多用于暑湿腹泻并有寒热者。暑热伤气，气弱神疲者，合生脉散。此为湿热伤耗气阴，致气阴两虚，以此方为主，酸甘化阴。

（三）伤食泻

症见微热或无热，不思饮食，腹胀，泻下酸臭，或呕吐，面黄，苔腻厚。用保和丸加味：神曲、山楂、莱菔子、茯苓、泽泻、黄连、苍术、陈皮、连翘、桔梗、甘草。干呕者，加藿香、葛根。若积滞较甚，加槟榔、大黄、枳实之类。

（四）脾虚泻

症见久泻不止，面黄肌瘦，神倦肢凉，面色淡白，多食则胀而泻，或下利清谷，苔薄，脉沉弱。用钱乙白术散加减：太子参、白术、茯苓、陈皮、藿香、木香、葛根、黄芪、生稻芽、炙草。手足不温，腹中痛，加白芍、桂枝。泻止后，可用五味异功散调理。若气虚下陷，大肠失固，久泻不止，可加木瓜、诃子、乌梅、分心木，以酸敛之。

钱乙白术散：藿香、木香、葛根、白术、党参、茯苓、甘草。消补兼施，治久泻伤脾，虚实夹杂之证。由于党参、甘草，有壅中横中之弊，若脾虚不甚，则可去之，王伯岳常常将方中四君易为四苓，既健脾利湿，分利升提，又无甘壅之弊，屡用屡验。

王伯岳治疗小儿腹泻用药还十分注意辛开苦降，辛苦甘相合，酸甘相合。

辛，能散能燥，散表邪，燥脾湿，化秽浊，疏通升提气机。药物如：藿香、紫苏、大腹皮、干姜（生姜）、桔梗、葛根。

苦，能清能降，亦能燥坚，清热解毒固大肠。药物如：黄芩、黄连、黄柏、连翘、金银花、苦参、大黄。而枳实、槟榔、苍术、厚朴、木香、陈皮本身即是辛苦相合之品了。

甘，甘淡渗利，能和中缓急，渗淡利湿。药物如：茯苓、薏苡仁、滑石、车前仁、灯芯草、猪苓、泽泻、甘草、石斛等。

酸，能敛能涩，能缓急止痛。药物如：乌梅、白芍、五味子、马齿苋、木瓜、石榴皮。特别是久泻伤阴，尤宜酸甘化阴。在初期、中期，尤其是夹有表邪者则不宜。

王氏认为：脾胃为一对表里，一湿一燥，一升一降，一阴一阳，对立统一，辛开苦降是调理脾胃的大法，而甘入脾，健脾和胃，辛苦甘相合共奏燮理脾胃之阴阳，疏理升降之气机的功用。若脾弱则肝旺，久泻伤阴，则应加入酸敛。

八、虫证

王伯岳治虫三法，一曰直接驱虫法，适用于体质较壮实之患儿；一曰理中安驱法，用于体质较弱或脾胃不和患儿，先扶脾和胃，佐以安蛔，候机驱虫，虫下后再甘淡养脾，调理脾胃；一曰安蛔法，此则蛔虫内扰上窜，腹痛剧烈，甚则肢冷汗出，先安蛔，后驱虫。

蛔虫习性，喜甘而恶酸苦，所谓遇甘则动，遇酸则止，遇苦则安，遇辛辣则麻痹。驱虫之剂，应辛苦酸相合，佐以轻下，使虫随大便排出。直接驱蛔法，常用驱蛔连梅汤：黄连（或胡黄连）、乌梅（缺则改白芍），榧子、雷丸、芜荑、青皮、使君子、槟榔、川楝子、熟大黄、川椒，空腹服，一般二、三剂即可，若虫仍未下，则隔两周再服。理中安蛔法，用理中安蛔汤加减：党参、白术、干姜、乌梅、花椒、青陈皮、炒三仙、茯苓、炙草，虫下后改五味异功散加味调理脾胃：太子参、白术、茯苓、陈皮、山药、乌梅、使君子、炙甘草。安蛔法，由于蛔虫内窜乱扰上泛，不宜直接驱杀，以免变证，先安之，用乌梅全方，大热大寒大辛大苦大酸之品，煎汤频服。

王伯岳常用治蛲虫方：

内服百部汤：百部、槟榔、使君子、青皮、苍术、黄柏、甘草。

外洗方：鹤虱、苦参、百部各15g，川椒6g，煎汤外洗肛门周围，或米醋少许，临睡涂之亦可。

九、小儿癫痫

癫痫的主要临床特点是突然昏倒，继之抽搐，喉中发出异声，口吐涎沫，片刻即醒，醒后一如常人。时发时止，静止期多无异常病态。中医论痫，有惊痫、痰痫、食痫、辨瘀血痫等，从发病腑脏来看，不外心、肝、脾、肾。王伯岳认为：癫痫急性发作期，着重止痫，一般以清肝定搐、清心开窍为主。清肝必须降火，清心必须豁痰。若素体脾虚，宜酌加健脾养血之品。养血则风自灭，健脾则痰自化。反复发作，历久不愈者，重在调治脾肾，佐以疏理肝气，调和气血。

（一）痰热逆阻证

症见突然昏倒，面色红紫，拘急屏气，手足抽搐，搐动强劲，口吐涎沫，片刻即醒，平时烦急易怒，唇红口干，大便干结，小便偏黄，臊臭异味，舌质偏红，苔黄腻，脉弦数中弦滑，指纹紫滞。

治法清肝泻火，祛痰定搐。习用千金龙胆汤加减，常用药物为：龙胆草、钩藤、天麻、柴胡、黄芩、赤芍、胆南星、天竺黄、远志、地龙、甘草。痰多，大便干结，加青礞石、大黄，大便通畅后以郁李仁易大黄；头痛目胀，加菊花、夏枯草、蔓荆子，并适当加重龙胆草用量；纳差腹胀，加神曲、莱菔子、枳实、槟榔；热重，烦躁口干，加栀子、连翘、生地黄、木通；抽搐甚，加地龙、僵蚕，甚则全蝎、蜈蚣。

（二）痰浊逆阻证

症见突然昏倒，面色或青或白，目睛上窜，手足抽搐，口吐涎沫，喉中痰喉，醒后头晕，平时痰多，饮食时好时差，大便多溏，舌淡苔白，脉弦滑，指纹暗滞。

治法涤痰开窍，理气和中。习用绦痰汤加减，常用药为：姜半夏、胆南星、橘红、枳实、茯苓、菖蒲、竹茹、甘草、天麻、钩藤、薏苡仁。痰多涌盛，加猴枣散、皂荚、枯矾；腹胀便秘，加全栝蒌、厚朴、郁李仁，甚则加牵牛子；抽搐甚，加地龙、僵蚕，甚则加全蝎、蜈蚣；心烦不寐或少寐，加珍珠母、琥珀、酸枣仁、柏子仁；兼汗多加龙骨、牡蛎。

（三）脾虚肝旺证

症见癫痫反复发作，但以小发作为主，发作时屏气抽搐，目睛上窜，四肢欠温或发凉，发作后四肢无力，精神软弱，饮食懒进，睡眠不安，平时面色苍黄或苍白，肌肉消瘦或肌肉松软，大便多溏，舌淡苔白，脉细弦，指纹隐细。

治法疏肝理气，健脾安神。习用钩藤饮加减，常用药为：钩藤、天麻、茯苓、太子参、远志、菖蒲、柴胡、白芍、牡蛎、生麦芽、炙甘草、陈皮、半夏、神曲。抽搐频，加地龙、蝉蜕、僵蚕；四肢欠温，加附子、肉桂。

此证发作停止之后，在静止期可用六君子汤加味调理，重在健脾化痰、理气和血，适加神曲、麦芽消食，加当归、白芍、丹参和血，加枳壳、香附理气，加地龙化痰。

（四）气血两虚证

症见癫痫缓解以后，不经常发作（或偶有发作，以静止为主），面色苍白，唇淡，精神欠振作，舌偏淡，脉细弱或沉细，指纹淡隐。

治法益气养血，安神定志，佐以化痰。习用养荣汤加减，常用药为：党参、白术、茯苓、当归、白芍、法半夏、陈皮、天麻、钩藤、香附、川楝子、甘草。

十、急、慢性肾炎，肾病

小儿急性肾炎，系由于外感风邪，引起肺气不宣，影响脾的运化，以致水湿停聚，使肾气受损，不能通调水道，而出现浮肿。加之风湿相搏，水为风激，湿热积滞，迫血外溢而出现血尿。因此，小儿急性肾炎，不等于一般的外感，也不只是表邪，而是内外夹杂，表里兼病。也就是说，其标在肺，其本在肾，而且关系到脾。

根据中医"急则治其标，缓则治其本"的治则，或标本同治，消肿为主。要使水气消失，主要有发汗解表，利尿除湿两法。《金匮要略》谓："诸有水者，腰以下肿，当利小便；腰以上肿，当发汗乃愈。"下肢浮肿（腰以下）较明显的，是湿气较重，里证多于表证，应当用利尿法；面部、上肢浮肿明显的（腰以上），是表证甚至于里证，外邪尚未深入，应当用发汗法。若全身浮肿，单一使用发汗或利尿不满意时，应二者兼用，表里双解。

清代夏禹铸在他所著《幼科铁镜》中，对水肿的治疗还有"调脾行气""实脾利水"的方法。一是调理脾的运化功能，二是要行气才能推动其运化，即是说通过实脾来达到通调水道的目的。

王伯岳认为：小儿急性肾炎，一般说来热证、实证较多。如表邪重，应用发汗法；如小便短少赤涩而浮肿较甚，应用利水法；如表里皆实，则以表里双解为法。与此同时，还要注意到患儿体质的虚实。如体质虚弱，证见浮肿而小便自利，腹胀气短，手足厥冷，口不渴，则属于虚寒，应以温肾实脾之剂为治。由于小儿易虚易实，易寒易热。在疾病的表现上多为表里兼病，寒热夹杂，虚实互见。急性肾炎如此，慢性肾炎亦是如此。前者是实中有虚，后者是虚中有实。所以，在治法上，不要因为证实而过于消；也不要因于证虚而过于补。就是实证、热证，也要审慎。"肾无实证"，不是肾阳不足，就是肾阴虚。而水湿潴留，又是实证。实际上形成正气不足而邪气有余，一味地补，则病邪不去而正愈伤；一味地攻，则既伤于病，又伤于药。同样的药，在不同体质的患者身上，会有不同的反应。必须区别对待。

虚实互见的病，原则上采取攻补兼施的治法。虚多于实，则先补后攻，或三分攻，七分补；实多于虚，则先攻后补，或七分攻，三分补。无论攻或补，都要从病情的深浅、体质的强弱来考虑，必须要补不碍邪，攻不伤正。小儿急性肾炎着重于祛邪扶正，以期邪去正安；慢性肾炎，着重于扶正祛邪，以期恢复其"正气存内，邪不可干"的作用。

（一）急性肾炎证治

1. 风水证

症见头面浮肿，先从眼睑开始，继而四肢、躯干俱肿，发热，恶风，身体酸痛，无汗，小便短少，脉浮，苔白（尿常规检查：出现尿蛋白、红细胞、白细胞多少不等）。治以祛风解表，清热利湿。选用麻黄、紫苏、茯苓皮、泽泻、苍术、防己、甘草、生姜。上方即越婢汤及防己茯苓汤加减而成。麻黄有发汗、利尿、平喘的作用，而以麻黄为主的越婢汤，为《金匮要略》主治风水的方剂；防己茯苓汤为治皮水的方剂。

2. 湿热证

症见全身浮肿，口渴，小便短赤，脉浮数，舌质红，苔白微黄，或咳嗽（尿常规检查同上）。治以解表除湿，清热利水。选用麻黄、连翘、赤小豆、生石膏、知母、黄柏、苦杏仁、甘草梢、滑石粉。上方为《伤寒论》麻黄连翘赤小豆汤化裁。该方治瘀热在里，主要是清化湿热，如连翘、黄柏，取其苦寒清火，赤小豆能导湿利水，杏仁能利肺气，生石膏泻火，滑石粉、甘草即六一散。这个方剂选用知母、六一散、生石膏，配合麻黄连翘赤小豆汤，在泻热利水方面的作用较强。

3. 水湿证

症见全身浮肿，下肢较甚，小便短少，口不渴，脉滑，舌苔白滑（尿检同上）。治以渗湿利水，理肺消水。选用茯苓皮、猪苓、泽泻、白术、桂枝、陈皮、桑白皮、大腹皮、生姜皮。上方是由《伤寒论》五苓散及《中藏经》五皮散组合而成。五苓散是张仲景为治外有表邪，内有蓄水的疾患而设，着重用味辛、甘，性温的桂枝以解肌表而温化膀胱之气。五苓散着重于渗湿、行气，结合术、桂，有理脾之意。这也是消除浮肿具有一定作用的常用方。

急性肾炎，除浮肿而外，往往伴有血尿。如果血尿较重，在清热利湿、利水消肿的同时，应结合凉血、止血。如下焦结热、迫血妄行，则应配合凉血和血为治。清热凉血的例方，是以小蓟饮子加减的：生地炭、茯苓、泽泻、小蓟、蒲黄、藕节、白茅根、侧柏叶、旱莲草、甘草。如热重加焦栀子、牡丹皮。湿重加滑石粉、通草。其他的止血药如：仙鹤草、地榆、棕榈炭、茜草等，都可选用。

至于一般浮肿消失而尚余血尿，以及血尿较重而浮肿不明显的，可用六味地黄汤酌加止血药如旱莲草、侧柏叶、白茅根、仙鹤草等，也可加用清热解毒的金银花、连翘等。

（二）慢性肾炎、肾病证治

慢性肾炎、肾病综合征，除部分水肿较轻的外，多数都有水肿，甚至高度水肿。形成水肿，仍不外乎肺、脾、肾三者的功能失调。基于小儿易虚易实的特点，在治法上只要不犯虚虚实实之戒，掌握补不碍邪，消不伤正的原则，还是要着重于消水。不能认为凡是慢性肾炎都是虚劳，只能补不能攻，也不能认为病邪实而一味地攻。应当因势利导，既祛邪又扶正，而达到邪去正安的目的。上述二病，在临床上比较复杂，王伯岳常根据不同的情况，辨证治疗，举例说明如下：

1. 患者兼有表证。恶寒发热，咳嗽，浮肿较甚，脉浮，舌质红，苔白，小便黄、量少。以解表宣肺，通利湿热为治。方选五拗汤、鸡鸣散加减：麻黄、杏仁、桔梗、大腹皮、陈皮、紫苏、茯苓皮、泽泻、生甘草、生姜、车前草、芦根。

上方为五拗汤去荆芥穗，鸡鸣散去吴茱萸，以大腹皮易槟榔，加车前草、芦根组成。解表止咳较好。

2. 如患儿体质较弱，脾衰胃薄，头面四肢浮肿，面色不荣，体倦神疲，纳差，大便溏，小便短少，腹胀，隐隐作痛，苔白舌质淡，脉滑无力。系病程较久，脾阳不振，水湿停滞，法宜健脾除湿，佐以益气为治。以五味异功散、五皮饮加味，作如下拟方：太子参、炒白术、带皮茯苓、炒陈皮、炒泽泻、五加皮、大腹皮、炒神曲、甘草、生姜皮。

3. 较为严重的，水肿不易消退，漫延各处，腹大如鼓，痞满胀痛，小便难、量少，面部浮肿尤甚，面色黄黯，纳差，疲乏少力，舌淡苔白，脉细弱微滑。这类正虚邪实之证，自应以扶正祛邪为治。方选实脾饮及参苓白术散加减：茯苓、泽泻、炒白术、木瓜、枳壳、太子参、炒陈皮、生薏仁、厚朴、大腹皮、桔梗、甘草。

在益脾利湿的治法中，师李东垣用仲景枳术丸法，行气温化以除水湿，即攻补兼施之义。

肾病综合征，在临床表现上错综复杂，主要也是正虚邪实。如全身明显浮肿，大量的尿蛋白，有的还伴有血尿，眩晕，以及合并感染等。原则上属于脾肾阳虚，不能制水，应以温化行水，扶阳利水为治。

4. 如食欲不振，腹胀，面黄，气短，小便短少，大便干溏不定，下肢肿胀较甚，舌苔白腻微黄，脉沉缓。偏于脾阳不振者，治以温阳扶脾，行气利湿为主：制附片、肉桂、云苓、泽泻、白术、木瓜、厚朴、大腹皮、草豆蔻、木香、甘草、生姜。

本方系以实脾饮加减，着重于加用壮命门之火的附子、肉桂，肾气强则脾运健，而白术、茯苓、甘草、厚朴、大腹皮、木香等健脾行气、除湿利水的作用，更易发挥。实际是取脾肾同治之意。

5. 如全身浮肿而下肢较甚，腹大胀满，脐肿腰痛，手足逆冷，小便短少，或食少便溏，或气短，气喘，苔白，脉沉细。属于肾阳虚者，治以温肾扶阳，散寒利水：制附片、白术、茯苓、白芍、干姜、生黄芪、肉桂、猪苓、泽泻、党参、陈皮、甘草。

本方以仲景真武汤为主，结合五苓散、五味异功散，以及补中益气、四逆汤等加减组合而成一个复方。所谓寒，是指水湿而言，不是一般外感寒热的寒。肾阳虚，寒自内生而气化不速，不"益火之源"不足"以消阴翳"，故用桂附以温肾扶阳，以参芪益气，苓术健脾，着重于增强脾肾功能而达到利水消肿，以及去病的目的。

6. 除上述情况外，较为复杂的，如长期不愈，体质下降，高度浮肿，经常有腹水，胸水，面色苍白，气短，不思食，小便极少，舌质淡，苔薄，脉沉细。检查尿蛋白经常较多，而血浆蛋白较低，还伴有贫血，高血压等证。主要系由于脾肾过虚，气血两亏所致。治宜益气育阴，滋补脾肾。以桂附八味及参苓白术散加减，若有好转，再用实脾饮加减方：制附片、肉桂、熟地黄、牡丹皮、山萸肉、茯苓、山药、泽泻、人参、白术、炙甘草、车前子。

肾炎后期，不仅是要补虚，更重要的是防其逆转。不一定已发现逆转才来回阳救逆，其实长期不愈，病情越来越严重，已有衰竭征兆，在这期间，利尿药已起不到预期的作用，所以应采取扶肾阳滋肾阴的办法，桂附是必不可少的。与此同时，也要照顾到脾，加用参术补脾，才有利于水湿的排除。

7. 好转后用实脾饮加减方，加强利水消肿，可选用：茯苓、泽泻、白术、木瓜、枳壳、大腹皮、猪苓、桂枝、厚朴、甘草。

这是实脾饮与五苓散组合的方子，其中辛温的桂枝是重要的。小便不利，主要是阳虚不能化气，它和茯苓、白术这类利湿理脾的药物相配合，通阳利水的作用，确比单纯用利尿药要好一些。

8. 如浮肿减轻，尿量增多，但尿蛋白仍多，则尚须进一步益气补脾。可选用钱乙五味异功散加味，同时照顾肾气。可选用：太子参、白术、茯苓、陈皮、女贞子、黄精、山药、生黄芪、泽泻、牡丹皮、鸡内金、甘草。

尿里出现蛋白，以及蛋白尿久不消失，中医认为是肾虚不能纳气，以致精津外溢；而由于饮食所化生的津精，与脾的运化、分布有关，所以用增强脾肾功能的益气法来治疗尿蛋白。根据临床观察，如用人参、黄芪组成的方剂，确较为有效。上面所拟的方剂，是在五味异功散的基础上加用黄芪，同时又是与六味地黄汤相组合，只是没有用地黄，而改用黄精。黄精的功用类似熟地黄，但黄精补而不腻，腻滞的药物对脾胃没有好处，反而有碍，小儿的脾常不足，黄精较好。另外，鸡内金是一味很好的补脾健胃药，同时也是消导药，能消食、消水，对饮食积滞，水肿腹胀，都有效果，好处是补不碍邪，消不伤正，虚实都可用。

9. 急性肾炎或慢性肾炎、长期出现血尿的，系由于肾虚不能摄血，脾虚不能统血。单一凉血，就不能起到止血的效果，应以滋肾理脾，益气和血为治。选用六味地黄汤加味：生地炭、茯苓、泽泻、山药、山萸肉、炒牡丹皮、生黄芪、阿胶珠、艾叶炭、生白芍、旱莲草、生甘草。

阿胶，是养肝、滋肾、和血，治一切血证的常用药。艾叶，是理气血、温中、除湿的常用药。以胶艾组成的方剂很多。结合地黄汤治疗肾炎血尿，偏于气血两虚者，效果较好。在应用时，加上补气升阳的黄芪，对于利尿消肿也有好处。

10. 兼有高血压伴有头目眩晕，或头痛，耳鸣，或恶心欲吐，目珠痛，小便短赤等症，舌质红，苔薄，脉弦滑，为肝阳上亢。以滋肾柔肝为治：生地黄、茯苓、泽泻、炒牡丹皮、珍珠母、山药、山萸肉、白菊花、枸杞、怀牛膝、车前子、夏枯草。此是以济生肾气与杞菊地黄丸加味组成的方剂，对于伴有高血压者适用。

第六节　方药创见

一、千金龙胆汤加减方

1. 原方与主治

龙胆草 9g，钩藤、天麻、柴胡、黄芩、赤芍、胆南星、远志、地龙各 6g，甘草 3g。功能清肝泻热，祛痰定搐。主治癫痫发作，证见突然昏倒，面色发红，手足抽搐，口吐涎沫，片刻即醒，一如常人，平时眠食正常，二便无异，舌苔正常，脉象平和。痰多，大便干燥，加青礞石 9g，熟大黄 6g；痰多头痛，加天竺黄 6g，野菊花 9g；纳少、腹胀，加炒神曲 9g，枳实 6g；热重、烦躁，加连翘、山栀子各 9g。

2. 古今发挥

千金龙胆汤为孙思邈所创，原方为龙胆草、钩藤、柴胡、黄芩、桔梗、赤芍、茯苓、甘草、蜣螂、大黄。"治婴儿出腹，血脉盛实，寒热温壮，四肢惊掣，发热大吐者……并诸惊痫，方悉主之。"其中龙胆草、钩藤、柴胡、黄芩、赤芍可清泻肝热，茯苓、桔梗渗湿祛痰，大黄、蜣螂祛瘀通下。本方虽能清肝祛痰，但其平肝定搐，豁痰开窍之力终嫌不足，故王伯岳以原方去大黄、蜣螂，加天麻、地龙，以增强平肝定搐之力，加胆南星、远志以助祛痰开窍之功，而成为王氏治癫痫的常用主方之一。

二、银菊解毒汤

1. 原方与主治

金银花、菊花、连翘、板蓝根、蒲公英各 9g，荆芥、羌活、黄芩、山栀子各 6g，薄荷、甘草各 3g。口渴多汗，加生石膏 9g，知母 6g，去荆芥；惊掣不安，加钩藤 6g、蝉蜕 3g。

2. 古今发挥

此方为王伯岳创制。用于小儿流行性感冒，症见发病急骤，高热寒战，头痛较剧，周身疼痛，倦怠口渴，咽部红肿疼痛，舌苔微黄，脉象浮数。功能疏风宣肺，清热解毒。流行感冒多风寒外遏，热毒炽盛，此方寒温同用，清热解毒，表里双解，甚为对症。

三、芳香清凉饮

1. 原方与主治

鲜藿香、鲜佩兰、鲜石斛、鲜荷叶、鲜白茅根、鲜芦根、鲜竹叶各 9g，鲜薄荷 6g。以上诸药，煎水当茶频服。如药不全，短少二三味也无大碍。如鲜藿香、鲜石斛、鲜竹叶 3 味同煎，或鲜佩兰、鲜荷叶、鲜芦根 3 味同煎，以及其他的 3 味、4 味、5 味药同煎均可。对于小儿暑热证之初期、中期，有发热、口渴、烦躁等症，皆可采用。

2. 古今发挥

此方为王伯岳创制。功能养阴生津，清暑泻热。全部采用鲜药，生津清热透泄之力更强，清泄而不伤正。小儿暑热证多缠绵日久，易伤津耗气，除发热外多口渴烦躁，以上诸药养阴生津而不恋邪，清热透达而不伤正，尤其适合小儿。

四、青茶散

1. 原方与主治

青黛、儿茶各等分，研细末。功能清热解毒，消肿排脓，祛腐生肌。主治口疮、乳蛾、牙龈肿痛及皮肤疮疡、湿疹等。用法：可直接将药末吹、涂患处，也可入煎剂服，或用沸水浸泡饮用。作煎剂或浸泡饮用每次 10 ～ 15g，服用时宜将药汁先含后饮下，每日 3 ～ 4 次。

2. 古今发挥

此方为王伯岳创制。主要用于实热内结，上熏口咽，或虚火上炎，导致口腔、牙龈、咽喉红肿溃烂化脓等。既可内服，也可外用。临床应用内服常结合辨证用药，外用则不论虚火、实热，皆可应用。此方还可用于皮肤疮疡、湿疹，有消肿散瘀，排脓收敛，促进愈合等功效。

五、清肺养脾汤

1. 原方与主治

南沙参、北沙参、炒白术、茯苓、怀山药、橘红、莲子肉、桔梗各 9g，天冬、麦冬各 6g，甘草 3g。上方可用 5 剂研为细末，炼蜜为丸，每丸 6g，每次服 1 丸，日 2 次。主治小儿哮喘缓解后的调理，着重于扶正补脾，佐以清肺润肺、利气化痰。

2. 古今发挥

此方为王伯岳创制。用于小儿哮喘后的调理。王伯岳认为哮喘缓解后以扶正为主，对小儿来说，扶正着重于调理脾胃。方中南北沙参、天麦冬养阴润肺，白术、茯苓、山药、甘草健脾扶正，橘红、桔梗利气化痰、疏理脾肺，使脾肺相得益彰。

六、寒痹外用方

1. 原方与主治

生艾叶 15g，生川乌、生草乌、苍术、白芷、川芎、羌活各 9g。上药 1 剂，共为粗末，分为 2 份，用布包好，放入水中煎煮，煮时加鲜大葱 4 ～ 5 根，生姜 1 块，均捣碎，老酒 1 杯。煮沸后约 20 分钟，取出 1 个布包，将水压干，趁热（以不太烫为度）熨痛处。轮流用 2 个布包热熨，每日早晚各 1 次，每次约 10 分钟，熨时注意不要当风，不要过烫以免烫伤皮肤，熨后将水擦干，注意保暖。1 剂可用 2 ～ 3 次，再用时均加酒 1 杯同煎煮。

2. 古今发挥

此方为王伯岳创制。功能温通散寒，活血通络，利关节。适用于寒痹遇寒则疼痛加重，遇热则疼痛缓解者。此法以大辛散寒之生川乌、生草乌，配合温通化湿之苍术、羌活、艾叶，活血止痛之川芎、白芷，再加大葱、姜、酒，热熨患处，甚是有效。

七、生脉散

1. 原方与主治

人参 9g，麦冬 6g，五味子 3g。治热伤元气，气短倦怠，口渴多汗，肺虚而咳。

2. 古今发挥

此方出于《备急千金要方》。清代吴仪洛在《成方切用》中指出："肺主气，肺气旺则四脏之气皆旺，虚故脉绝气短也。人参甘温，大补肺气而泻热为君；麦冬甘寒，补水源而清燥金为臣；五味酸温，敛肺生津，收耗散之气为佐。盖心主血脉，而百脉皆朝于肺，补肺清心，则气充而脉复，故曰生脉。"

王伯岳认为，小儿"易虚易实"，尤其是对肺炎等急性疾病，由于其发病急、变化快，合并症多，往往因为高热、喘憋、鼻煽等热象不解，又出现肢冷、烦渴等正虚邪实的情况时，首先要防止心衰，应即用生脉散。本方药味不多，而法度严谨，一补、一清、一敛，确能起到益气育阴的效用。如心阳衰竭，证见四肢厥冷，汗多，舌尖赤无津，脉虚大，则加用制附片、生龙骨、生牡蛎，以期回阳救逆。

王伯岳对此方应用甚广，不但儿科的急危重症的救治，生脉散是一重要方剂，宜大剂应用，对于小儿体质的调理、病后的调理，生脉散也都是很好的效方。

八、二陈汤

1. 原方与主治

半夏（汤洗七次）、橘红各五两，白茯苓三两，炙甘草一两半。上药哎咀，每服四钱，用水一盏，生姜七片，乌梅一个，同煎七分，去渣热服，不计时候，日二三服。治痰饮为患，或呕吐恶心，或头眩心悸，或中脘不快，或为寒热，或因食生冷，脾胃不和。

2. 古今发挥

二陈汤是《太平惠民和剂局方》方。方中半夏是燥湿化痰药，又能降逆和胃；陈皮也是燥湿化痰药，又能理气健脾；茯苓渗湿利水；甘草和中润肺；乌梅酸敛生津；生姜温中止呕。归纳起来，其作用在于和胃理气，燥湿化痰，是理脾胃、治湿痰的一个效方。

历代不乏善用二陈汤的记载，其中儿科的应用也很广泛。如《婴童百问》对于寒冷呕吐哕逆的治疗，即选用了二陈汤。《保赤新编》所载有关二陈汤的应用及加减："风痰加南星、白附、皂角、竹茹；寒痰加姜汁，重用半夏；火痰加石膏、青黛；湿痰加苍术、白术；燥痰加瓜蒌、杏仁；食积痰嗽发热加枳实、瓜蒌、莱菔子、山楂、神曲；膈上热痰，令人呕吐，加黄连、栀子、生姜；痰结胸膈，喘咳上气，加香附、枳壳。"

王伯岳认为儿科常见病基本上是以咳嗽痰喘、呕吐腹泻这类与痰湿有关的疾病较多，经常使用的方剂也不外乎燥湿化痰、利水清热、和胃健脾等方面一些效方，其中不少都与二陈汤有关，或由二陈汤发展而来的，王伯岳临床应用二陈汤甚广，今举几例如下：

（1）风寒咳嗽，治以疏风散寒、豁痰止嗽，选用参苏饮加减（紫苏、葛根、前胡、陈皮、半夏、枳壳、桔梗、黄芩、茯苓、甘草、薄荷）。王伯岳认为参苏饮中半夏、陈皮、茯苓、甘草、生姜，也即是二陈汤，加了枳壳也即是温胆汤减竹茹。紫苏、前胡、葛根，都有解肌、宣肺、清热、止咳、化痰的作用，而又不完全是辛温，结合二陈燥湿化痰，再加有枳壳、桔梗行气开肺，故对于外感风寒所引起的咳嗽，能起到较好的作用。在小儿风寒咳嗽的证治方面，除参苏饮而外，常用的方剂还有《温病条辨》的杏苏散，主治外感风寒、内伤饮食，宜用杏苏散加炒三仙、黄芩及姜汁拌竹茹，实际是温胆汤加味。

（2）食滞夹感，治以解表和中、燥湿化浊，选用藿香正气散加减（藿香、紫苏、桔梗、白芷、大腹皮、陈皮、半夏、茯苓、白术、厚朴、甘草、生姜、大枣）。这是一个治疗范围较广的方剂，也是包括二陈汤而组合起来的。

（3）痰饮吐，治以健脾理气、化痰降逆，选方香砂二陈汤（茯苓、半夏、陈皮、甘草、藿香、砂仁）或香砂六君子汤（藿香、砂仁、白术、人参、茯苓、半夏、陈皮、甘草、生姜）加减。王伯岳认为，凡是呕吐，都与胃气上逆有关，而引起胃气上逆的原因则是多方面的。如脾胃虚弱、中气不足，就应当着重益气，不能单纯降逆。但是，治呕吐毕竟是主要的，痰饮作吐，关键药物在于二陈，因为脾胃气虚，所以加人参补气、白术补脾。如果脾胃不虚，也就不必加参、术。香砂六君子汤，如果是用之于单纯脾胃不健，肚腹膨胀，可以用理气的木香；如果用之于止吐，还是用芳香化湿浊的藿香好；砂仁也有芳香理气的作用。

（4）胃热吐，治以清热和胃、降逆止呕，选用《济生方》的导痰汤。热吐多由于胃中有热有痰，导痰汤即二陈汤加南星、枳实，再加上竹茹，以及砂仁、姜汁拌炒黄连，也可以说是加味温胆汤。

（5）伤食吐，风寒痰湿停滞者，治以温中和胃、降逆止吐，选用藿香助胃散（藿香、砂仁、半夏、陈皮、茯苓、生稻芽、山楂、甘草、生姜）；风热痰湿阻滞者，治以清胃和中、导滞止吐，选用竹茹汤加味（茯苓、神曲、竹茹、葛根、藿香、陈皮、半夏、枳壳、黄连、甘草）；饮食过多者，治以消食导滞、调理胃气，选用藿香汤加味（藿香、竹茹、黄芩、陈皮、半夏、焦槟榔、炒三仙、甘草、生姜）；肝胃不和者，治以平肝和胃、理气降逆，选方温胆汤加味（陈皮、枳实、茯苓、旋覆花、代赭石、生稻芽、半夏、姜汁拌竹茹、黄连、吴茱萸、甘草）。

九、温胆汤

1. 原方与主治

半夏、竹茹、枳实各二两，橘皮一两，生姜四两，甘草一两。上六味㕮咀，以水八升煮取两升分三服。主治大病后虚烦不得眠。

2. 古今发挥

温胆汤首见于《备急千金要方》。徐灵胎《兰台轨范》将温胆汤列入"情志卧梦方"中，药味、主治、服法，皆本《千金方》而无更易。高鼓峰治伤寒变症之虚烦、战振、身摇不得眠，需大补气血者，用十味温胆汤（枳实、陈皮、茯苓、半夏、甘草、远志、酸枣仁、熟地、五味子、人参、生姜、大枣），或加味温胆汤（人参、生地、白芍、当归、川芎、酸枣仁、柴胡、黄连、茯苓、橘红、半夏、甘草、竹茹、生姜）。

《婴童百问》对温胆汤的记载，一为第十四问，发搐门：温胆汤，治惊悸烦躁不得眠。半夏、枳实各两钱半，茯苓半两，橘红、甘草各一钱半，酸枣仁（去壳）两钱半，腹痛加芍药。㕮咀，每服一钱，入竹茹少许，姜、枣煎服。一为第六十问，呕证吐乳证门：温胆汤，治小儿心经虚怯，夜卧不宁。枳实、陈皮、茯苓、甘草、半夏各等分，竹茹少许。剉散，白水煎，加姜两片，枣一枚，空心服。

《医宗金鉴·幼科心法要诀》以加味温胆汤列入吐证门，治热吐。小儿胃热，食入即吐，口渴喜饮冷，吐酸涎，发热，唇红，小便赤，用加味温胆汤为治：陈皮、半夏、茯苓、麦冬、枳实、竹茹、黄连、生甘草，引用灯芯，水煎服。此外，在惊风门，治急惊风的清热化痰汤（橘红、麦冬、半夏、赤苓、黄芩、竹茹、甘草、川黄连、枳壳、桔梗、胆南星）和清心涤痰汤（竹茹、橘红、半夏、茯苓、枳实、甘草、麦冬、酸枣仁、人参、菖蒲、南星、川黄连）两方，实际是温胆汤加味。还有感冒门，用以治感冒夹惊的柴胡温胆汤（柴胡、陈皮、半夏、茯苓、甘草、竹茹、枳实，引用生姜，水煎服）。

王伯岳认为千金温胆汤集辛开苦降、温化清解于一方，较之二陈汤，其清热行气、豁痰降逆的力量更强，应用广泛。主治心胆虚怯，气郁生痰，或短气乏力、自汗，或热呕吐苦、痰气上逆，虚烦、惊悸、不眠等证。王伯岳常用于以下之证：

（1）痰湿咳嗽，治以燥湿化痰、导滞和胃，选方温胆汤加味（半夏、枳实、竹茹、桔梗、黄芩、神曲、莱菔子、枇杷叶、甘草）。

（2）肝胃不和呕吐，类似神经性呕吐，症见经常无故呕吐、胸胁胀满作痛、饮食时好时坏、烦躁性急、睡眠不安、嗳气多、脉弦数、舌苔腻。治以平肝和胃，理气降逆。方用温胆汤加味（半夏、陈皮、枳实、茯苓、吴茱萸、黄连、旋覆花、代赭石、生稻芽、甘草，姜汁拌炒竹茹）。

（3）癫痫发作较频，症见突然昏倒、面色或青或白、手足抽搐、口吐涎沫、片刻即醒，醒后头晕、痰多、饮食时好时坏、睡眠不安、舌苔白滑、脉象弦数。常以温胆汤合《证治准绳》钩藤饮合方化裁：法半夏、陈皮、茯苓、枳实、酸枣仁、钩藤、天麻、地龙、菖蒲、桑枝、甘草。抽搐甚，加僵蚕，可去竹茹、枳实；汗多气短，加太子参、生龙骨、生牡蛎，去枳实；大便干燥，加全瓜蒌。

十、用药特点

（一）善用麻黄

王伯岳治疗小儿哮喘多受清代名医陈复正的学术影响，其中包括善于使用麻黄。陈复正在《幼幼集成》中说："凡哮喘初发，宜服苏陈九宝汤。盖哮喘为顽痰闭塞，非麻黄不足以开其肺窍，放胆用之，百发百中。"可见陈氏强调麻黄作为开肺平喘的第一要药，可放胆使用，用量不宜过少，小则无效。王氏则认为麻黄虽然能平喘，但其为发汗之峻剂，使用的剂量不要太大，小儿用 1.5 ～ 3g，不超过 6g。一般用炙麻黄，不用生麻黄。同时，甘草与麻黄宜等量。这样，既能发挥麻黄平喘的作用同，也能避免它过于发汗的副作用。若属表虚自汗，肺燥虚喘的，最好不用麻黄，以免过于发散而致气阴两伤。即使确实需要者，也应配合白芍、五味子等酸敛之品，以减轻其副作用。

王伯岳在治疗小儿肺炎咳喘较甚者，也常用麻黄，而且麻黄与甘草等量同用，他认为麻黄与甘草同用，不仅仅在于甘草起和缓制约作用，而是肺脏娇嫩，麻黄宣肺偏于温热，甘草则甘润养肺，十分符合小儿肺为娇脏的生理特点，有利于肺脏功能的正常恢复。

（二）巧用"三宝"

成品药中的紫雪、至宝、安宫，为中医用于急救的三种药品，习称为"三宝"。紫雪丹、至宝丹为宋代《太平惠民和剂局方》方，安宫牛黄丸为清代《温病条辨》方。这三种成药，在主治、功能上基本相似，对于热性疾病病邪传入心包所引起的高热、惊厥、抽搐、神昏、谵语等症，有较好的疗效。

在儿科临床上，一般高热持续不退，用紫雪丹；惊厥抽搐，用局方至宝丹；神昏谵语，用安宫牛黄丸。

《温病条辨》上焦篇第 16 条"太阴温病"，吴鞠通指出："神昏谵语者，清宫汤主之。牛黄丸、紫雪丹、局方至宝丹亦主之。"说明病势严重时，三种成药均可选用或合用。吴氏经验，可供借鉴。王伯岳在临床上充分采纳诸医家的体会，在小儿乙型脑炎、肺炎、麻疹等疾病中巧妙运用"三宝"。

（三）脾胃用药特点

王伯岳对脾胃用药尤有特色，如脾虚泄泻，清阳不升者，每于益气健脾的七味白术散中重用葛根，配伍桔梗，意在升清。对于饮食积滞者，在消食滞药中喜用焦槟榔、炒枳壳，意在利气降浊行滞消积，并认为枳壳行滞而不伤气，于小儿尤为适宜。理气舒郁多用陈皮、香附、佛手、香橼等品；化湿和中多用藿香、苏梗、苍术之类，多属中和之品，旨在防止攻伐太过之弊。脾胃相依，他强调治脾应当顾胃，用药主张以甘温之品补益脾气，如太子参、黄芪、白术等；甘淡之品益脾阴，如生山药、白扁豆、莲子肉、苡米仁、白茯苓等；甘凉之品生津养胃，如沙参、麦冬、石斛、花粉；酸甘之品养阴开胃，如乌梅、白芍、甘草等；芳香之品化湿和胃，如藿香、佩兰、厚朴、苍术等。如治热性病用生石膏喜配伍生稻芽，目的在于顾护脾胃之气；补益脾胃以白术配枳壳，以减少壅滞之弊。

第七节　轶闻趣事

王伯岳博学严谨，肝胆照人，儒雅健谈，诙谐幽默。他的医庐"慈幼堂"匾额是宋代文天祥书写的拓片，室内墙壁上还挂一副竹板镌刻的条幅："开门向疾苦，闭门阅沧桑。"他说："吾爱吾庐，名之曰'慈幼堂'。以'慈幼堂'三字名吾室，书而额之，悬之于壁，终日相对，三省吾身。以堂名作为座右铭，颇有书绅之意。"他有几方心爱的图章，一是"习秦越人入咸阳之妙"，一是"成都王氏三世医工"，一是"但开风气不为师"。王伯岳在文化界朋友甚多，著名导演谢添、凌子风，著名演员于洋、李健等均与王伯岳私交甚笃，王伯岳夫人姓凌，名伯瑗，凌子风导演就以小舅子自称。王伯岳的饮食起居都由夫人照顾，夫人烹调技术很好，他便常以此显耀。每当有学生或好友在他家吃饭，都是王夫人亲自掌勺。王伯岳便诙谐地说："世界美食在中国，中国数四川，四川数成都，成都数我家，我家数夫人，而夫人的手艺是我教的。"他常以自拟的一副对联自嘲："平生最爱诗书画，老来难忘烟酒茶。"

第八节　序年纪事

1912 年 5 月 26 日，出生于四川省成都市，曾用名"王志崇"。

1918~1928 年，在成都读私塾，跟随四川高等师范学校（四川大学前身）的刘洙源老师学习各种经史哲学、中国文学和古汉语知识。

1929~1932 年，在成都"两益合"中药店学徒，学习中药材炮制，膏、丹、丸、散及饮片的配制等中药知识。

1933~1935 年，随父王朴诚和廖冀阶老师学习中医。

1935~1950 年，在成都市开业行医。他和他父亲王朴诚都是当时知名的中医儿科医师，被誉为"老王小儿"和"小王小儿"。

1950~1951 年，响应人民政府的号召，放弃开业行医，参加川西区土改工作。

1950~1955 年，担任成都市卫生工作者协会专职秘书长。曾于 1952 年被选担任四川省民主青年联合会常务委员会委员。

1956 年，随父奉调到京，参加中国中医研究院（现改名为中国中医科学院）工作，担任院部学术秘书处秘书，计划检查科科长等职务。

同年参加中国农工民主党，历任农工民主党北京市委委员，北京市委医药卫生组成员，中央委员会委员等职务。

当年夏天，奉派参加中华人民共和国卫生部和中国中医研究院组织的医疗组，在北京、沈阳参加对流行性乙型脑炎的治疗工作。

1957 年，其著作《中医对麻疹的防治方法》，由科学普及出版社出版发行。

1958 年春，奉周恩来总理指派，乘专机赴内蒙古呼和浩特市，抢救内蒙古自治区主席乌兰夫的女儿乌兰图雅。当时乌兰图雅因患麻疹肺炎较危重，经服中药后很快痊愈。

1960 年，参加中国中医研究院组织的肝炎防治工作组，赴内蒙古包头市，开展对肝炎病的防治工作。

1962 年，由中国中医研究院调内科研究所（即西苑医院），历任儿科研究室副主任、主任、研究员、研究生导师等职务。

1964 年 11 月，在北京出席中华人民共和国卫生部召开的麻疹经验交流会，大会决定由王伯岳与江育仁共同起草《麻疹合并肺炎中医诊疗方案》并于 1965 年发表在《中医杂志》上，为广泛开展麻疹肺炎的防治工作提供依据。

1965 年，为响应党中央"把医疗卫生工作重点放到农村去"的号召，参加中医研究院组织的北京顺义农村医疗队，吃住在农村，为广大农民治病，为农村基层医务工作者读者讲课，受到当地农民和医务人员的热烈欢迎。

同年夏，奉中医研究院委派，赴河南参加"肾宁散"疗效的观察和总结。

1966 年 2 月，担任"麻疹肺炎专题医疗组"组长，再次率队赴山西省万荣县，开展麻疹肺炎的防治工作。医疗组在 37 天的时间里，先后诊治 7200 多人次，并多次为农村基层医务工作者作各种学术讲座，受到热烈欢迎。

1969 年，恢复医师资格，重新开始医疗、科研和教学工作。

1976 年 12 月，其学术著作《中医儿科临床浅解》由人民卫生出版社正式出版发行。

同年，多次应邀为中国人民解放军总参管理局卫生处所属各军队医院作各种学术报告和讲座。其"中医儿科学发展简史""脾胃学说在儿科临床上的应用""中医厥、闭、脱与微循环功能障碍的关系""痰证对小儿疾病的影响及其治疗探讨""小儿咳嗽痰喘的治疗"等学术论文分别收入中国人民解放军总参管理局卫生处编写的《医学资料选编》中。

1978 年 7 月，当选为北京市中医学会副理事长兼儿科委员会主任委员。同年，担任中华医学会儿科学会编委会委员。中国中医研究院任命为研究生导师，开始正式带教中医儿科学硕士研究生。

当年12月，受《中国医学百科全书》编委会聘请，担任《中医儿科学》分卷主审。

1979年5月，受聘担任中华人民共和国药典委员会委员。

奉邀参加《中医儿科学》编辑委员会，被推选担任该书主编。

1980年，受聘担任中国中医研究院学术委员会委员、中医研究院研究生学位评定委员会委员、中医研究院古籍出版委员会委员。受聘担任中华全国中医药学会理论文献整理研究委员会常务委员。

同年2~3月，以中国中医药专家组成员身份，参加在日本举行的"今日中医中药展览会"。在日本东京、名古屋、大阪等地作"从温胆汤和二陈汤谈中药方剂的发展"等学术演讲，进行学术交流等，并为日本各界友人诊病、治病，为增进中日友好和中日医药交流做出了重大贡献。

1981年，主持筹备中华中医药学会儿科专业委员会，担任筹委会主任。

1982年3月，受聘担任中国中医研究院第二届学术委员会委员。

1983年，荣任第六届全国政治协商委员会委员，经全国政协主席会议任命为全国政协医药卫生组副组长。

同年9月，中华中医药学会儿科专业委员会（后改名为儿科分会）在山东潍坊正式成立，被推选担任该学会第一任主任委员。

1984年6月，由他担任主编的大型中医儿科参考书《中医儿科学》由人民卫生出版发行。

同年12月，受聘担任北京中日友好医院专家委员会委员。

1985年1月，受聘担任光明函授大学顾问、副校长。受聘担任浙江中医学院儿科刊授中心顾问。

同年8月，受聘担任中国中医研究院专家咨询委员会委员，中国中医研究院研究员。

1986年4月，受聘担任为中华人民共和国药典委员会名誉委员。

1987年6月28日，因猝发脑溢血医治无效，在北京不幸逝世，享年75岁。临终前仍坚持为患者诊病。

（朱锦善　高修安）

参考文献

1. 王伯岳，江育仁主编. 中医儿科学［M］. 北京：人民卫生出版社，1984

2. 王伯岳. 中医儿科临床浅解［M］. 北京：人民卫生出版社，1976

3. 朱锦善. 儿科临证50讲［M］. 北京；中国中医药出版社，1999

4. 张士卿，王学清. 中国百年百名中医临床家——王伯岳［M］. 北京：中国中医药出版社，2001

第三十四章　江育仁

第一节　概述

江育仁（1916—2003），字骏声。江苏常熟人，当代著名中医儿科学家。

江氏早年投在常熟儒医李馨山先生门下学医，1936 年负笈于上海中国医学院，随上海儿科名医徐小圃先生学习。

江氏从事中医儿科临床、教学、科研工作 60 余年，成就卓越。对中医四大经典学术颇有研究，尤其擅长运用温热药物治疗小儿危重病及疑难病，对儿科急性热病，如流行性乙型脑炎、麻疹并发肺炎等危重病症拥有丰富的临床经验，对小儿哮喘、癫痫等疑难病及脾胃系统疾病亦有较深厚的实践体会和研究。主持编写了多部全国统编教材如《中医儿科学》及《实用中医儿科学》等重要的学术著作，为全国中医儿科界培养了大批人才。江氏德高望重，是全国名老中医，我国第一位中医儿科博士生导师，中华中医药学会儿科分会名誉会长。

江氏治学严谨，他推崇《论语·为政》"学而不思则罔，思而不学则殆"之训，认为学而时习之，学而时思之，精研古训，博采众长，勤于实践，刻意求新，是学有所成的门径。在中医儿科领域提出过多项具有创新意义的学术观点，如针对许多脾胃病患儿的病因并不是营养不足，而是在于喂养不当，损伤了脾胃功能的特点，提出了"脾健不在补贵在运"的学术观点，强调以运脾法为主治疗小儿脾胃病，制定了以苍术等运脾药为主的系列方药。

第二节　生平、治学与评鉴

一、生平考略

江育仁，生于 1916 年 11 月，2003 年 1 月因病逝世，享年 86 岁。1936 年 9 月以同等学力考入上海中国医学院，因有私人开业的经历，插班在 3 年级就读，1938 年毕业。生前是南京中医药大学儿科终身教授、主任医师、博士生导师，兼任国务院学位委员会中医临床专家通讯评议组成员、中华中医药学会理事、理论研究会委员、中华中医药学会儿科分会名誉会长、江苏省中医学会名誉会长、全国中医药高等院校教材编审委员、《中国中医药年鉴》顾问、光明中医函授学院顾问。曾任江苏省六届人大常委、江苏省科学技术协会常委、中国科协第二届和第四届全国代表大会代表，享受国务院特殊津贴。20 世纪 90 年代初被英国剑桥国际名人传记中心收入《世界名人辞典》。

江氏出生于江苏省常熟市白茆镇山泾村，早年就读于县立小学和私塾学堂，14 岁那年，患了一场大病，虽一开始就请医服药，但病情却日益加重，家人曾 3 次登门邀请当地某名医出诊救治，而那位"名医"不是今天没空，就是明天不便，终未请到。年幼的江氏病势日渐沉重，陷入昏昏沉沉的状态，阖家焦虑，几将无望。后有幸请到一位邻镇专看"伤寒"的医生。那位医生除精心诊治外，还非常周到地向家属嘱咐了煎药、服药、护理等方法。经过那位医生的诊治，终于病情化险为夷。

经过那次大病以后，江氏便下定了学医的决心，经邻居介绍，在常熟儒医李馨山先生门下学医，李先生训徒有方、纪律严明，当时与江氏一起在李先生门下学医的 5 位同学中，由于不能适应老师严谨的治学，4 年内就有 2 位同学退了学。

在李馨山先生处学医结业后，江氏在白茆同兴恰米行挂牌诊病。由于当时蒙李师的盛名，求治者颇众，虽在处理一般内科疾病中尚能应付，但遇到疑难杂症，特别在诊治变化多端的小儿科病证时，常感到胸无成竹。加之阅历不深，缺乏实际经验，难免出错。因此，曾多次发生过医疗上的纠纷。加之旧社会"同行必妒"，声誉亦逐渐低落。他自己感觉到"学之易而精之难，行之易而知之难也"。在自愧见闻浅陋，恐贻误苍生的心情下，乃暂时取下开业的招牌，毅然再作深造，1936 年 9 月考入上海中国医学院，追随上海儿科名医徐小圃先生学习儿科专业，从此，江氏由内科医生转为儿科专业医生。

1938 年 7 月上海中国医学院毕业后，江育仁在上海卫生堂药铺行医，同时担任上海爱国女中、顾明中学、祥生、云飞等出租汽车公司的常年医药顾问。1943 年返回家乡白茆镇行医，1950 年至 1954 年 8 月间，先后担任常熟市联合诊所主任、血防站主任、苏南行政卫生公署委员、生产救灾委员会委员、医务工作协会副主委等职。9 月由江苏省卫生所调配来江苏省中医院。1956 年担任江苏省中医师资进修学校（南京中医药大学前身）讲师，此后的 40 余年，即在江苏省中医院及南京中医药大学从事医疗、教学、科研工作。先后晋升副教授、教授。1957 年加入中国共产党。1980 年起，先后担任中国科协第二届全国代表大会代表、江苏省科委科技成果评定委员会委员、江苏省科协常委会常委、江苏省人大常委、江苏省卫生科技会副主委、中华中医药学会儿科分会副会长、名誉会长等。江氏培养了大批学生，强调"继承为基础，发扬为目的。"他对研究生的培养以"严"字当头、"博"字开路，谆谆教导学生"读书宁涩勿滑，临证宁拙勿巧，自视当知其短，学人必得其长"。为推动中医儿科学事业的发展，起到了积极的作用。

二、师承治学

江育仁从事中医儿科临床、教学、科研工作 60 余年，成就卓越。他总结的 591 例

"麻肺"分型证治经验一文，在国家卫生部召开的全国"麻疹肺炎诊治规律"经验交流会上，被确定为制定麻疹合并肺炎中医辨证分类分证和疗效标准的参考资料，并公布在 1964 年的《中医杂志》上，作为中医诊断治疗麻疹合并肺炎的主要依据。他运用热、痰、风理论对急性期 121 例流行性乙型脑炎病例和 135 例恢复期及后遗症期病例进行辨证论治，提高了疗效，此项成果为国家科学技术委员会认可，公布在 1966 年科研成果期刊"研究报告"上，向全国医务界人员进行推广。

腹泻与厌食证、疳证是当今小儿最常见的脾胃病，中医治疗方法颇多，各有一定的疗效，但对其总的发病规律与主要病机转归的关键缺乏统一的认识。20 世纪 70 年代末，江氏历时 10 余年，通过对 533 例疳证及腹泻、厌食证的临床观察并结合部分实验研究，总结出治疗小儿脾胃病的关键"脾健不在补贵在运"的学术观点，引起了全国同道的重视与认可。此外，倡导疳证的疳气、疳积、干疳的分类诊疗标准，被中华人民共和国中医行业标准《中医病症诊断疗效标准》所收录。

江育仁主编和编写了多版《中医儿科学》教材。早于 1955 年江苏省中医进修学校成立之初，在一无教师、二无教材的情况下，江氏就动手编写了第一本《中医儿科纲要》，这本作为南京中医学院学生学习的自编教材后来作为编写全国中医药高等院校第一部中医儿科学教材的主要蓝本。1963 年又参加编写了全国第二版中医儿科学教材，1985 年主编了全国第五版中医儿科学教材。

江育仁一生热爱中医，关心中医事业的发展。1979 年曾以中国科协二届全国代表、江苏科协常委的名义，在南京人民大会堂开会期间，以"中国医药学是一个伟大的宝库"为题进行了科普报告和中医政策宣传，促进了后来江苏省中医政策的落实和中医事业的发展。在任省人大常委及教科文委员期间，提出了振兴江苏中医药的六项具体措施，引起了省委、省政府的重视，推进了江苏省中医药事业。

江育仁还在国内外正式刊物上公开发表学术论文 20 余篇，其代表作有："119 例麻疹肺炎治疗小结""运用热、痰、风理论治疗 135 例乙脑恢复期及后遗症总结""脾健不在补贵在运"等。主编著作 10 余部，其中比较全面、系统的代表著作为：《中医儿科诊疗学》《中医儿科学》《实用中医儿科学》《现代中医儿科学》。由其学生整理出版的《江育仁儿科经验集》《江育仁学术经验选集》，是对江育仁教授治学与医疗经验的总结。

三、当今评鉴

当今医家孙浩对江氏提出的"脾健不在补贵在运"进行了归纳，他说："脾健不在补贵在运"的学术观点，符合 20 世纪 80 年代以来的儿科疾病谱、疾病证型、病因病机的变化，运脾法并非一种独立的治疗方法，而是属于"八法"中的和法，和法的临床意义大致有三：一指"和解"，如伤寒邪在半表半里，"不可汗，不可吐，不可下，法当和解，小柴胡汤是也"；(《医宗必读·本草征要》)二指"调和"，如清·戴北山谓:"寒热并用谓之和,补泻合剂谓之和,表里双解谓之和,平其亢厉谓之和";(《广温疫论》)三指"缓和",如本虚标实证,不耐峻药攻邪,只宜扶正祛邪,缓其病势,以期正胜邪却。和法的运用,尚可推而广之。清·程国彭在"论和法"中有谓:"有清而和者,有温而和者,有消而和者,有补而和者,有燥而和者,有润而和者,有兼表而和者,有兼攻而和者,和之义则一,而和之法变化无穷焉。"(《医学心悟》)由此可见,在治法中,取其不偏不倚中和之性,即属和法。江氏从小儿生理病理特点出发,对小儿脾(胃)病的治疗独取和法,他认为和法"具有补中寓消,消中有补,补不碍滞,消不伤正的特点",用于小儿脾不运化,胃不受纳诸证,最为合适。

当今医家张奇文(《现代中医儿科学》序):江育仁是我国德高望重的中医儿科学家泰斗。与我国另一位中医儿科泰斗,已故的中国中医研究院王伯岳研究员被誉为我国中医儿科界的"南江北王"。20世纪80年代起,我们共同为中华中医药学会儿科分会的筹备、组建和发展壮大,无私奉献,团结奋斗。王伯岳教授是第一届会长,江育仁教授是第二届以后的名誉会长,学会自1983年建立至今已历20年,始终将中医儿科学术的发展放在首位,研究根据编辑出版了多种中医儿科专著,为世人所瞩目。

江育仁在中医儿科临床、教学、科研工作中孜孜以求长达60年,竭力开掘祖国中医儿科医学宝库,传承历史而又不断开拓,取得了卓著的学术成就。江氏提出了许多创造性的学术观点,特别是对儿科急性热病,如流行性乙型脑炎、麻疹并发肺炎等危重病症,基于其丰富的临床经验,总结出系统、精湛的医学理论,对小儿哮喘、癫痫等疑难病及脾胃系统疾病的治疗和研究亦颇有建树。江氏运用其广博深邃知识,以严谨的治学精神,一生中主编和编写了多版《中医儿科学》教材,为中医儿科教学事业贡献了毕生的精力。

第三节　主要著述

一、《中医儿科学讲义》

该书是江育仁于1955年南京中医药大学成立之初,在一无教师、二无教材的情况下,凭借其深厚的中医理论知识和多年的医学经验,亲自动手编写、油印的课本,作为江苏省进修学校(南京中医药大学前身)第一期、第二期医科进修班教材,后来成为编写全国中医药高等院校第一部中医儿科学教材的主要蓝本。

二、《高等医药院校教材·中医儿科学》(五版教材)

本书由江育仁主编,供专科中医学专业使用的全国医药院校教材。全书共分4章:儿科学基础,常见病证,时行疾病,初生儿疾病。附录有小儿常用针灸疗法、推拿疗法、方剂汇编和儿科常用中成药。本书是根据全国高等医药院校中医专业(专科)的课程基本要求和教学大纲的精神，由国家中医药管理局组织编写的，以先进性、科学性、实用性为原则，适用于中医本科层次教育，突出适用性，该书站在学科发展前沿，介绍了最新知识，为中医儿科教学、临床、科研提供了一本精品教材。上海科学技术出版社 1985 年 4 月第 1 版。

三、《实用中医儿科学》

本书由江育仁、张奇文主编。这是 20 世纪下半叶出版的一部现代大型学术专著，系统论述了中医儿科学基础理论和临床常见病的辨证论治。本书从中医儿科临床实用出发，重点突出中医辨证论治、理法方药的系统性，辨证与辨病相结合。全书分为三篇：基础篇介绍中医儿科学基础知识，临床篇介绍中医儿科各系统 200 多种病证的证治方法，治疗篇专门介绍了儿科常用的各种治法。是一部大型、实用的中医儿科学专著。本书获 2001 年中华中医药学会康莱特杯优秀学术著作奖一等奖。上海科学技术出版社，1995 年 9 月第 1 版，2005 年 12 月第 2 版。

四、《现代中医儿科学》

本书由江育仁、朱锦善主编，为上海市"十五"重点图书。该书从现代中医儿科临床实际需要出发，从中医的辨证论治思维和疾病的变化规律入手，牢牢把握中医儿科特点，融合现代中医及中医儿科的最新成果和治疗经验，是一部倡导中医辨证论治思维，指导现代临床的中医儿科学实用型工具书。全书分 4 篇；基础篇介绍中医儿科临床基础知识，证候篇介绍儿科急症及常见证候证治，疾病篇介绍儿科多系统疾病的症治，附篇介绍儿科常用中药、针灸、推拿等。

中华中医药学会儿科分会会长张奇文教授对本书的评价：江育仁教授以其对中医坚定的信念和深邃的洞察力与朱锦善教授共同主编《现代中医儿科学》以倡导辨证论治思维，指导现代儿科临床为编写宗旨，邀集全国中医儿科专家共同完成这一新世纪的新专著，令人敬佩。这部中医儿科巨著立足临床，放眼未来，继承发扬，继往开来，是我国中医儿科园地的一朵绚丽的奇葩。这是新世纪初编辑出版的一部具有重要意义的中医儿科巨著，它将对中医儿科医疗教学科研产生重大影响。上海中医药大学出版社 2005 年 5 月第 1 版。

五、《江育仁学术经验选集》

本书由李乃庚、汪受传主编。本书选录了江育仁教授从医 60 多年的儿科学术经验。首先总结了江育仁教授的突出学术成就和临床特色，以第一手资料的临证实录、医案选录、医论医话、经验方选形式，对江育仁教授的儿科临床经验做了实际的介绍。天津科学技术出版社，1996 年 6 月第 1 版。

六、《江育仁儿科经验集》

本书由郁晓维、孙轶秋主编。全书共分七部分，第一、二部分介绍江育仁教授60多年的临床实践、实验研究所取得的主要学术思想；第三、四部分介绍江育仁教授富有特色的临证经验，以及对儿科常见病的治疗法则和心得体会；第五、六部分中选录了部分病案和经验方；第七部分选载了江育仁教授的部分论文。是一部对于现代著名中医儿科专家江育仁教授的学术思想、专业建树、临床经验全面总结的学术著作。上海科学技术出版社，2004年12月第1版。

第四节　学术思想

一、倡导麻疹肺炎辨证分类的新方案

1965年以前关于麻疹肺炎的分类缺乏统一的认识，江育仁认为，疾病的分类目的在于指导临床实践，便于临床医师所掌握。因此，分类分型的概念应明确，类型标志应明显，主症要突出，不宜把各种次要的夹杂症和兼症作为分类分型的依据，否则主次不清，标志不明，则失去分类分型的目的和实用价值。江氏通过长期防治麻疹肺炎的医疗实践，撰写了"591例麻疹肺炎的分型分证及治疗规律探讨"一文，于1964年11月在北京卫生部召开的麻疹肺炎经验交流会上做了交流，获得了与会代表的好评。经会议讨论，决定由中医研究院西苑医院王伯岳和江氏为主，制订中医治疗麻疹合并肺炎临床分型诊治草案，并于1965年公开发表在《中医杂志》上，为广泛开展麻疹肺炎的防治工作提供了依据。

二、创立疳证的证治分类

疳证，是由多种原因引起的常见的小儿慢性营养障碍性疾病。自古以来由于对该病的命名和分类缺乏统一的认识，对其发病机理各持一说，以致学说纷呈、概念混淆、命名繁多分类无序的状况，致使后学者无所适从。江育仁集诸家学术观点，结合临床实践，通过大量病例的系统观察，驭繁执简，创立了"疳气""疳积""干疳"三大常证的分类，得到中医儿科学术界广泛认可及赞同，这一分类和命名已被编入全国高等中医院校统编教材《中医儿科学》中，并且还被载入国家中医药管理局制定的《中医儿科病证诊断疗效标准》中，成为疳证辨证论治的依据，为疳证学术理论的发展做出了巨大的贡献。

江氏认为，小儿疳证总的病因病机是由于喂养不当或饮食不节，损伤脾胃而成。胃主受纳，脾主运化，胃肠的消化吸收和脾的运化功能障碍，则不能将水谷精微输送到全身各个脏腑和四肢百骸，用以维持人体功能的正常需要。小儿的生长发育，对于

　　饮食营养的需要格外迫切，如果消化不良，或者营养跟不上，抗病能力就会削弱，以致百病丛生。正如张元素所说："小儿易为虚实，致令胃虚而亡津液，内发虚热，外消肌肉，一脏虚则诸脏皆弱。"疳证的形成，其关键在于脾胃。

　　疳证由脾胃起病而逐渐影响全身。在病程的演变过程中，由浅入深，由轻转重，由单纯脾胃而殃及其他脏腑。如疳之初起，脾胃之气未伤，仅属功能失调，临床除食欲不振、形体稍有消瘦外，无其他明显的见症。若病久或失治，导致脾气虚损，积滞内生，病理上谓之脾虚夹积，积久生热，脾虚而肝旺，临床可见形体消瘦、肚腹膨大，由脾虚而致积滞为虚中夹杂兼证。若迁延日久，气血两亏，津液消亡，由脾虚而发展至整体，导致五脏皆虚，则产生各种兼证。病至晚期，可因阴竭阳衰而卒然虚脱。也有因气虚血不统摄，血溢脉外，而致紫癜及各种出血者；若脾虚阳衰，气不化水，泛滥肌肤，而致全身肿胀；脾病及肝，土虚木乘，产生性情急躁、咬指磨牙等异常动作；肝阴不足，精气不能上注于目，目失所养，可见目翳遮睛；脾病及心，心失所养，心火内炽，循经上炎，则口舌生疮；脾病及肺，土不生金，肺卫不固，易罹外感，导致肺闭咳喘；脾病及肾，骨精不足，骨失所养，久则酿为骨骼畸形。故疳证虽病在脾胃，而终则累及五脏和全身，所谓"脾胃一病，五乱并作"。

　　从以上疳证的病理变化、发展、转归分析，可以发现该病有初、中、晚的阶段性改变。初期病情较轻，主要表现为脾失健运的病机；中期病情有所发展，表现为脾气损伤，夹有积滞；后期病情较重，表现为脾气亏虚、气血不足。其中以中、晚期症情较为复杂，变化较多，出现病涉他脏的兼证。这是疳证发展变化的必然规律。

　　江氏将疳证分为"疳气""疳积""干疳"三大证候。病的初期以功能失调为病理特征者，命名为"疳气"；病之中期具虚实夹杂的病理特征者，命名为"疳积"；病之晚期以正气虚衰为病理特征者，命名为"干疳"。同时提出治疗原则应处处以顾护脾胃为本，重在调理脾和胃。"疳气"证以和为主，"疳积"证消运兼施，"干疳"证补益为先。该分类命名涵义明确，概念清楚，真实而形象地反映了该病的各个阶段证候特点，得到广大中医儿科工作者的赞同，并被广泛应用于临床、教学、科研有关工作中。

三、运用热痰风理论指导暑温的辨证论治

　　小儿暑温是感受暑温邪毒引起的时行疾病，一般医家对暑温的发病机理多从三条线索来理解：①卫气营血的传变规律。暑温邪毒发病具有温病的传变规律，由表及里，从卫至气入营入血，但由于暑为阳邪，起病急暴，传变迅速，病情每深入一步，不能清楚地见到明显的界限，往往卫气、气营、营血两证并见。②热痰风的病理因素。热、痰、风不但充斥三焦，而且贯穿于本病的全过程，包括急性期和恢复期、后遗症期。③病理性质，急性期以实证为主，恢复期以虚证为主。主要受累脏腑为肺、胃、心、肝。

　　江育仁指出小儿暑温急性期高热、抽风、昏迷三大主要症状，是热、痰、风证候

的典型表现，前人云："热盛生风，风盛生痰，痰盛生惊。"即指高热可以引起抽风，抽风促使生痰，痰盛加重昏迷，痰郁化热化火，使发热更甚，如此形成热、痰、风互为因果，恶性循环。可见热、痰、风既是本病的病理产物，又是本病的第二致病因素。至于恢复期，也同样可见热、痰、风的证候，如余邪未尽、阴虚内热的虚热，肢体震颤、瘫痪的内风，神识不清、喉中痰鸣的无形之痰和有形之痰。

以"热痰风"理论治疗暑温具有一定优势，"热痰风"治则与卫气营血的辨证体系有着密切的联系，卫气营血是清代叶天士所创立的温病辨证方法，即把外感温病由浅入深、由轻而重的病理过程，区分为卫分、气分、营分、血分四个阶段，各阶段有其相应的证候表现，卫气营血揭示了温病发展的共性规律，对于温病的辨证论治有着重要的指导价值，但是温病的种类很多，且各自有着自身的发病特点和个性特征，仅仅运用卫气营血的辨证方法是远远不够的。暑温是由暑温邪毒所致，其"邪之来也，势如奔马，其传变也，急如掣电"。故不少暑温患儿起病急暴，病变迅速，往往很难区分卫气营血的界线，暑温发病急暴迅速，临床表现复杂多变，如能灵活运用"热痰风"理论结合卫气营血辨证规律，临床就能执简驭繁，更好地进行辨证论治。热、痰、风证可贯穿暑温的全过程，在暑温的各个阶段都有所反映，热证在卫气阶段的表现，重在卫分可见发热、恶风无汗，重在气分的则壮热不退；在气营阶段则为发热起伏，朝轻暮重。痰证在卫气阶段表现为嗜睡，或烦躁不安；在气营阶段则为神志昏迷、或狂躁不安、谵语、喉间痰鸣、呼吸不利；在营血阶段则为深度昏迷。风证在卫气阶段多表现为头痛、项强；在气营阶段则为频繁抽痉；在营血阶段为两目上视、牙关紧闭。恢复期及后遗症期也出现热、痰、风证，则以痰、风为多，且以虚为主或虚中夹实。

江氏提出如果把卫气营血辨证看作成一条纵向线索，那么"热痰风"理论则是一条横向线索，也就是说疾病不论发展到卫气营血的哪个阶段，都存在着"热、痰、风"的病理因素，直至本病的恢复期还是存在"热、痰、风"。以这样的观点来指导临床治疗就比较明确，前人有"疗惊必先豁痰，豁痰必先祛风，祛风必先解热"之训，表明解热是急性期治疗的关键。"热、痰、风"证候治疗三大法则的具体应用：①清热。发热属表在卫者，治以清暑透表，祛邪外泄；发热属里者，治以清热解毒，通腑泄热；热郁化火者，治以苦寒清气清营泻火；阴虚内热者，治以养阴清热潜阳。②豁痰。痰浊内蒙者，治以豁痰开窍；痰热闭窍者，治以清热开窍；痰火内扰者，治以清火泻肝。③息风。初期属外风者，治以清热解表、祛风止惊；极期属内风者，治以平肝息风、镇惊开窍；恢复期虚风内动者，治以养阴柔肝息风。

四、复感儿不在邪多而在正虚

呼吸道复感儿是指反复感染呼吸道疾病的患儿，以往中西医籍中均缺乏记载，1987年10月全国小儿呼吸系统疾病讨论会上才制订了诊断标准。江育仁认为复感儿的发病机理是"不在邪多而在正虚"，提出了以调和营卫为基本治则，以黄芪桂枝五物汤为主防治复感儿。

江氏指出营卫调和是呼吸道复感儿防病健体的前提，"阴平阳秘，精神乃治""正气存内，邪不可干"，中医学认为要保持健康状态，必须有赖于脏腑功能正常。正气旺盛，营血充足，卫外密固，阴阳平衡，病邪才难以侵入，疾病无从发生。其中营卫和调，不失其常，在防病方面起着重要作用。《素问·痹论》说，"营者，水谷之精气也，和调于五脏，洒陈于六腑，乃能入于脉也。""卫气者，水谷之悍气也，其气剽疾滑利不能入于脉也。""逆其气则病，从其气则愈。"《灵枢·邪客》又云，"荣气者，泌其津液，注之于脉，化以为血，以荣四末，内注五脏六腑。"《灵枢·本藏》亦云："卫气者，所以温分肉，充皮肤，肥腠理，司开合者也"；"卫气和则分肉利，皮肤润柔，腠理致密矣"。

由此可见，营气和卫气都是以水谷精气为主要的生成来源，其清者为营，浊者为卫，营行脉中，卫行脉外，营周不休，阴阳相贯，如环无端；营主内守而属阴，卫主外护而属阳，二者之间的运行必须协调，不失其常，才能保持正常的腠理开合，维持正常的体温调节，昼精而夜寐，以及正常防御外邪的能力。如果久病大病耗伤气血或脾胃虚弱，营血不足，卫外不固，营卫失调，开合失司，就会造成多汗及防病能力下降等。多汗则伤正，正虚易感邪，故有"多汗易感"之说。

按照呼吸道复感儿的诊断标准，江氏带领研究生调查了城乡 714 例学龄前期儿童，其呼吸道复感儿的患病率，城市为 32.61%，乡村为 24.19%，城市的患病率高于农村。并在临床系统观察了 131 例呼吸道复感儿，总结出呼吸道复感儿临床表现特点是：①反复外感；②病程迁延；③多汗自汗；④不耐风寒；⑤纳呆食少。

通过唾液分泌免疫球蛋白 IgA（SIgA）检验，证明复感儿的呼吸道局部免疫功能低下。

从临床观察分析，营虚卫弱，营卫失和是复感儿的主要病理机制。卫气虚则卫外不固，易为外邪所侵；营气虚则津失内守，故常汗出溱溱，久则真气内耗，正不敌邪，所以常易反复感染。又因小儿时期，体禀"稚阴稚阳"，机体对外界气候环境的变化适应性差，故稍受寒凉或遇气候骤变时，更易罹患外感。此类复感儿的发病机理，关键"不在邪多，而在正虚"。SIgA 的检测，也从一个侧面说明了复感儿反复呼吸道感染的病理基础与其正虚、卫外不固有关。

五、脾健不在补贵在运

江育仁 1983 年在《中医杂志》发表"脾健不在补贵在运"的学术论点。"脾健不在补贵在运"主要的涵义是指对脾胃疾病的调治首先应重视"运脾"一法。"运"者，有转、旋、动之义；有动而不息之意。"脾得运则健"，运是脾脏的基本生理功能，有运则有化，运者运其精微，化者化其水谷，脾能正常运化，水谷精微则得以敷布全身。江育仁提出"欲健脾者，旨在运；欲使脾健，则不在补而贵在运也"，这就是运脾法的基本概念。

江氏认为由于时代变迁，人们生活水平提高，现代小儿脾胃病的发生原因与旧社会常因饮食不足而发病的情况显然不同。许多病儿的病因是饮食不当，或由于婴儿期未能按时添加辅食；断乳后脾胃不能适应普通饮食；或由于母乳缺乏，又未能掌握正确的人工喂养方法；或由于家长缺乏卫生知识，不适当地给小儿增添所谓高营养食物、补品，增加了小儿脾胃负担；或由于家长溺爱独生子女，恣意纵儿所好，使之贪吃零食、偏食，饥饱不匀伤脾等等。这种情况影响和导致脾胃损伤、脾失健运。南京中医药大学附属医院儿科在江氏指导下对在门诊诊治的 115 例小儿疳证病例进行了分类统计，其中属脾胃不和、运化失健的疳气证有 113 例，属脾虚夹积、运化不健的疳积证仅有 2 例，未见脾胃虚弱、气血亏虚的干疳证病例，说明了以脾胃亏虚为主要病机的干疳证在临床已很少见，同时他们又对门诊诊治的 300 例厌食症患儿进行了病机证候分析，属脾运失健证者占 60.3%，脾胃气虚证占 34.7%，胃阴不足证占 5.0%。这些临床调查统计充分反映了运化失健在现代小儿脾胃病发病机理中的重要地位，也说明了"脾健不在补贵在运"治则的实践性。

运脾的作用在于解除脾困，舒展脾气，恢复脾运，达到脾升胃降，脾健胃纳，生化正常之目的。运脾法与补脾法是两种性质不同的概念。补脾不当，反为药误，如徐大椿曾说：甘草、人参虽补，误用则致害。而小儿脾常不足之体，更易受害。"脾健不在补贵在运"的用意在于调治脾胃时着重维护脾气。

江氏在运脾药的应用中，首推苍术，苍术药味微苦，芳香悦胃，功能醒脾助运、开郁宽中、疏化水湿，正合脾之习性。黄元御云："白术守而不走，苍术走而不守，故白术善补，苍术善行。其消食纳谷，止呕止泄亦同白术，而泄水开郁，苍术独长。"张隐庵亦指出："凡欲补脾，则用白术；凡欲运脾则用苍术；欲补运相兼，则相兼而用……"江氏以苍术为运脾主药，与其他药物配伍，组成多种方剂，或作煎剂、或制成散剂、合剂、冲剂，用于多种小儿脾胃疾病，取得了较为满意的疗效。有人对苍术心存顾虑，认为辛味刚燥，久用有劫阴之弊。而江氏赞同叶天士之说："脾为柔脏，惟刚药可宣阳泄浊。"通过临床观察数千病例，最长疗程 1 个月以上，并未发现因使用苍术而伤阴耗液者。因此，江氏认为只要掌握了脾失健运，而无阴伤见证者，即可放胆用之。

六、回阳救逆，抢救危重症

对于温阳药在儿科的应用，历代医家有着不同的看法，不少学者认为"小儿体属纯阳，所患热病最多"，因此临床不宜使用温阳药，主张以清为是，否则有违小儿"阳常有余，阴常不足"之古训。

江育仁认为，温阳药能否用于儿科病症，应该先从小儿体质的特点决定。小儿处于生长发育旺盛时期，其物质基础是阴、阳、气、血，生者赖阳以生，长者依阴而长，阴阳两者相辅相成。小儿机体的生理特点是"肉脆、血少、气弱",这是历代医家所公认的。气属阳,血属阴,气弱即稚阳,血少即稚阴,因此小儿的体质特点应该是"稚阴稚阳",即阳既未盛,阴又未充。而非"阳常有余,阴常不足"的阳盛之体。

再就临床实践情况来看,小儿时期发生的病症确实是热病为多,而患病之后,又易化热化火,甚则生风动痰,变化仓促,这是客观事实,也是小儿发病的普遍规律,这是问题的一个方面。而从小儿疾病的发生和发展过程中的另一方面去看,小儿患病后往往出现"易寒易热,易虚易实"的病理变化。特别是某些重症病例,如急惊风、暑温、中毒性菌痢等,在高热、抽风、昏迷风火相煽,实热内闭的同时,可因正不敌邪而突然出现面色苍白、四肢厥冷等阳气暴脱之虚脱症。其寒热虚实的变化远较成人迅速。这是由于小儿脏腑娇嫩,神气怯弱,生理功能未臻成熟完善之故。据此,小儿所患热病最多,不在体禀纯阳的阳气有余,而在于"脏腑薄、藩篱疏、易传变;肌肤嫩,神气怯、易于感触",亦即"稚阳体,邪易干"的具体反映。

基于小儿的体质特点,对疾病的抵抗力较弱,外易为六淫所侵,内易为饮食所伤,因此外感时邪中以感冒、咳嗽、肺炎等肺系疾病较为多见。脾主运化,小儿脾常不足,运化功能尚未健旺,故易患食积停滞、呕吐腹泻等消化道疾病。这些病症都能引起发热,是邪正相争的病理反映,而非"阳常有余"引起的发热,其疾病的转归也是不一致的。正气盛者,化火伤阴,导致内闭者多;正气虚者,阳气暴越,则可以产生外脱,而以年龄幼小者尤为明显。儿科的重危病例中常见者为肺炎、肠炎、细菌性痢疾,在发病初期,临床表现均属温热病症,在病程中由于并发心力衰竭,呼吸、循环障碍和休克时,可以突然出现面色灰滞或苍白、神情淡漠、肢端不温、脉息细数无力等阳气不足证。此类见证属正不胜邪,乃温病中的坏证和变证,如果拘泥于温病不能使用温药的戒律,则必坐视其虚脱待毙。

温热病发生和发展过程中,出现气阳外脱的坏证和变证,宜用温阳救逆法,在临床上是比较容易理解的。然而在具体运用时,特别防范和脱证变证之时,即如何抓得早、抓得准,的确有一定困难。江氏认为,其关键在于辨证,辨证的重点在于要分清其正邪消长的具体反映。邪气盛则实,精气夺则虚;邪盛则伤正,正虚则邪张。当正不胜邪时,必致病情突变,出现脱证,脱证是阳气外脱,产生阴阳相离的临床表现,如汗出如珠、四肢厥冷、口开目合、手撒尿遗、脉微细欲绝等,都是生命垂危的征象。虽然脱证病变突然,但一般是有预兆的,若在病程中突然出现面色苍白、呼吸浅促、容易汗出、肢端欠温、精神淡漠、小便色清、脉细数无力等,无论有无发热,甚或发热较高,皆有突然出现虚脱的可能,以上症状不必一一悉具,只见一二即可用药。这就是抓得早、抓得准的关键。

七、上病下取救治急重症

上病是指病症,即病位在上焦,病机属热属实的病症。如常见的呼吸道感染性疾病（气管炎、肺炎）和一些时行疾病（流行性乙型脑炎），在病程中出现高热、咳嗽、痰喘、气急、胸闷等"上盛"的症状，可简言为"上病"。

下取是指下法，即通过通便、下积、荡涤逐水等方法，以清除肠中燥屎、积滞、实热、水饮等的一种攻下治法，又可简言为"下取"。

江育仁认为下法在儿科同样有着广泛的适应证，他擅长运用下法治疗各种疾病，尤其是治疗呼吸道疾病、时行疾病。他提出，凡具"上盛"征象者，均可取之于下，用下法釜底抽薪、驱邪下行，较之"扬汤止沸"更胜一筹。他指出，下法非为攻燥屎而设，故不宜囿于"有燥屎方可下"的戒律。江氏在救治暑痉（流行性乙型脑炎）、肺炎等危重病的过程中屡用下法，救治了大量危重的患儿，如：

暑痉好发于夏秋季节，以7、8、9月为发病高峰，属于温病中小儿暑温的范畴。其临床表现为持续高热、颈项强直、反复惊厥或两目凝视，甚则神志不清、呼吸短促、舌苔多黄腻或糙灰、舌质红绛或伴刺状。其症状多发生于流行性乙型脑炎极重型病例。这类病例发病急骤，变化迅速，病情危重，若不及时救治，很快会出现呼吸衰竭而死亡，或后遗残疾。其病机为外感暑邪，化火动风，风盛动痰。对暑痉的治疗，常规以清气凉营、平肝息风、开窍豁痰等治法，药用安宫牛黄丸、紫雪丹等。江氏认为，以上治法对病轻者有一定疗效，但对危重症疗效并不理想。他抓住暑痉邪火作祟，风、火、痰相互充斥肆虐的病机关键，主张以苦寒咸降之品，如龙胆草、生大黄、黄连、玄明粉等泻心肝之实火，荡涤阳明之积热，导火下行，往往火息风灭，症状缓解。"温病下不厌早"即指本症的治疗。

肺炎喘嗽是小儿时期常见的呼吸道疾病。临床以发热、咳嗽、气急、鼻扇为主症。其重证肺炎多有发热、咳嗽、胸高、气急、鼻扇、痰鸣等症状。此病多见于小儿病毒性肺炎。江氏认为，肺炎喘嗽病机关键是痰火胶结，闭塞肺窍。无论有无便秘，只要具有实热、痰火闭肺之症者，皆可"取之于下"，用牛黄夺命散，以通下、涤痰、开闭。昔贤张景岳在论及实喘时说"阳明气秘不通而胀满者，可微利之"。现代病理学揭示，胃肠道气体主要依靠胃肠壁的血循环吸收，经肺排出，当肺与胃肠道气体交换发生障碍时，会引起消化功能紊乱。当胃肠蠕动增强，消化液分泌增多，则可见"肠热下利"；当蠕动减弱，消化液分泌减少，则可为"肠中燥屎"，而出现腹胀便秘。运用泻下法逐使肠道气体排出，减少胃肠充气，从而可减轻肺部负担，以达"利肺气"之效果。

喉蛾即乳蛾，指扁桃体炎，也是小儿呼吸道常见病之一。本病有急、慢性之分，以两侧咽颊扁桃体红肿、疼痛、吞咽不利为主症。急性者，发病较急，若在咽颊隐窝部出现脓点或表面覆盖脓者，名为烂喉蛾，即西医学所称的化脓性扁桃体炎。其病因系外感风热、内有肺胃积热上炎，病之初可用疏解清热消肿止痛之剂，若已成烂喉蛾，高热持续，一般疏解之剂难以奏效，非苦寒泻下，通腑泄热难杀其势。江氏提出用生大黄6~9g，土牛膝10~15g，便秘者冲入玄明粉6g，每日1剂，分3~4次服完。大便畅解后，生大黄改为熟大黄，继服 2~3 日。

以上病种虽然不一，病机却同为热毒内盛，化火上炎，治当"上病下取""釜底抽薪"。江氏认为上病下取是危重症的急救方法之一，治当中病即止。泻下药的功效还在于用药的方法，如：大黄不宜久煎，芒硝宜冲服；峻下用生大黄，缓下用制大黄；急下宜服汤剂、顿服，缓下宜服丸剂、分服。呕吐者可少佐姜汁频服，昏迷者可用鼻饲。

第五节　临证经验

一、新生儿黄疸

新生儿黄疸包括了新生儿生理性黄疸和血清胆红素增高的一系列疾病，如溶血性黄疸、胆道畸形、胆汁瘀阻、肝细胞性黄疸等，均属胎黄。

由于胎黄患儿以黄疸为主要症状，临床辨证有一定困难，江育仁认为在辨证时可从以下几个方面着手：①首先区别是生理性黄疸还是病理性黄疸，两者可从黄疸出现时间、消退时间、整体情况来鉴别。②观察黄疸色泽，区别症型，凡黄疸色泽鲜明如橘皮，属阳黄，多见于湿热郁蒸证，如黄疸色泽晦暗，属阴黄，见于寒湿阻滞证，若色泽晦暗同时，伴有胁下肿块，肚腹膨胀，青筋暴露，或见瘀斑瘀点等，见于气滞瘀积证。③观察病程，病程短，多见于湿热郁蒸证，病程长，多见于寒湿阻滞或气滞瘀积证。④胎黄包括了西医学中的溶血性黄疸、阻塞性黄疸、肝细胞性黄疸、感染性黄疸，在辨证时应结合辨病。

对于寒湿阻滞证与瘀积发黄证江氏认为可从以下几方面辨识：①有四肢欠温，大便溏薄等脾阳虚征象者，多属寒湿阻滞证。②有肝大质硬者，是瘀积发黄证。③看舌象：舌淡，苔薄白或白腻者是寒湿阻滞证；舌质紫暗，有瘀点瘀斑者，是瘀积发黄证。

胎黄总的病机为水湿内蕴，肝失疏泄，胆汁外溢，故在各种证候的治疗中都要注意利湿退黄的使用。①湿热郁蒸证治以清热利湿，清热解毒与利胆退黄药同用，有腑实症状加以通腑泄热，湿热发黄，经过治疗，黄疸退去十之七、八，脾虚征象渐现，则适当减少苦寒通利之品，配合健脾化湿，助运和胃。②寒湿阻滞证治以温中化湿，配合理气利尿之品，以加强退黄作用。③气滞瘀积证治以化瘀消积，配合利尿退黄，瘀滞日久，黄疸持续不退，导致气虚，可加益气活血。④湿为阴邪，非温不化，在治疗新生儿黄疸的过程中，应注意温热药的运用，尤其是黄疸久久不退的小儿，即使面目皮肤发黄，色泽鲜明，也应在清利湿热的加入适量的温热药。

二、麻疹

（一）麻疹顺证诊法

对于麻疹的诊断，江育仁指出要注意 5 个要点：①在麻疹流行季节，年龄 6 个月以上，未出过麻疹，有麻疹接触史；②症见发热咳嗽，咳声重浊，喷嚏流涕，眼泪汪汪，口腔有麻疹斑；③血象，疹前期白细胞正常或稍增，出疹初期白细胞减少，中性粒细胞相对增多，出疹后期淋巴细胞增多；④疹前期应与感冒相鉴别，麻疹与感冒两者均有发热咳嗽、喷嚏流涕等症状，但感冒除上述症状外，无皮肤红疹等表现。麻疹早期则另可见"麻象"（发热不退，睑眩赤肿，畏光羞明，眼泪汪汪）；口腔麻疹黏膜斑（在两颊黏膜第二臼齿处，可见灰白色细疹点周围绕以红晕）；此外应结合是否是流行季节、好发年龄、曾否预防接种及有否与麻疹病者接触史等也可为鉴别提供参考。出疹期应与风疹、幼儿急疹、猩红热等相鉴别；⑤因护理不当，禀赋不足，或麻毒深重，常易并发支气管肺炎，以及脑炎、喉炎、口腔炎等并发症。

麻疹分为顺证和逆证，一般顺证根据病程的发展及临床表现，分为初期、中期和后期，又分别称为疹前期、出疹期和疹退期。三个期的治疗原则：初期宜透，中期清透，后期养阴。由于古有"麻喜清凉"之说，历代中医认为初出未透忌用苦寒，具有一定道理，恐苦寒败胃或冰伏麻毒，使毒郁遏而不得出，反而成内攻之患，然麻疹未透，已并发肺炎，就应重用清热解毒药物。《医宗金鉴·痘疹心法要诀》："凡麻疹出，贵透彻，宜先用发表，使毒尽达于肌表。"可见治疗以辛凉透表、清热解毒、养阴清热为大法，其中以透疹为主。

麻疹治疗过程中应注意三禁，即禁滋补、禁升提、禁固涩。早期滋补，犹如火上加油，疹点不易透出；见形期应以清肺为主，佐以解毒透疹，若疹点已透，仍投以柴胡、葛根，犹如举火助燃；麻疹病程中火轻嗽轻，火甚嗽甚，毒火下泻则泻泄，宜禁固涩而投清导之品，上清肺而解火郁，下导肠泄火毒。

疹前期：只能因势利导，促使麻毒外达，治疗以宣透为主。方选宣毒发表汤加减。常用药物：荆芥 5g，防风 5g，葛根 5g，前胡 5g，升麻 3g，薄荷 3g，桔梗 3g，生甘草 3g，炒牛蒡子 10g，连翘 10g，建曲 10g。

出疹期：疹毒已有外达之路，但内热炽盛易伤肺胃，必须退其热毒，以保脏腑，治疗以清热为主。方选竹叶石膏汤加减。常用药物：生石膏 20g，竹叶 15 片，粉丹皮 10g，炒牛蒡子 10g，紫草 10g，连翘 10g，建曲 10g，银花 10g，生甘草 5g，前胡 5g。

疹退期：此时人体内经过 1 个星期左右的邪正交争，病势虽然减退，但麻疹热毒，最易伤阴，治以养阴为主。方选沙参麦冬汤加减。常用药物：南沙参 10g，玉竹 10g，石斛 10g，大麦冬 10g，天花粉 10g，地黄 10g，谷芽 10g，麦芽 10g，大贝母 5g，陈皮 5g。

（二）麻疹逆证诊治

麻疹的顺症处理并不难，难的是逆症的处理，常见的逆证有以下几种：

1. 在出疹过程中因复感风寒，或因麻毒深重，或疹回而热不退，此时高热咳嗽、气喘、鼻扇者，此乃热毒闭肺，应治以清热开肺，常用麻杏石甘汤加味。例如一瞿姓女孩，9 岁。出麻疹两天，四肢甚少，手足心未见，因受寒导致疹回，遂发气喘，神昏，鼻翼煽动，疹色紫淡不润，白细胞 8.1×10^9/L，中性 0.73，体温（腋下）39℃，胸透示右下肺炎，舌苔薄白，质红而干。此系风寒外束，热毒内盛。治以开肺清热，助以透疹，用麻黄 3g，生石膏 30g，杏仁、连翘、炒牛蒡子、芫荽各 10g，芦根 20g，生甘草 5g。一剂，煎服。第 2 日喘息已平，神识清楚，疹又见多，疹色恢复红润，继以清热养阴剂调理而愈。

2. 患儿体质虽好，但身体壮热，疹点大而紫黯，或成斑块，舌红起刺，甚则神昏谵语，此乃热毒内陷，治以凉血解毒。常用犀角地黄汤加减。例如一陈姓男孩，5 岁出麻疹已 4 天，周身疹点大而色深红，背部疹点融合成片，手足心尽见，就诊日前夜高热谵语，神志不清，大渴烦躁伴有鼻衄，白细胞 19.3×10^9/L，中性 0.85，体温 40℃，胸透示肺纹理增粗，舌苔黄燥，质红起刺。给煎服：生地、白茅根各 15g，牡丹皮、生白芍各 9g，玄参、大麦冬各 10g，生甘草 5g，生石膏 30g，两剂，同时口服羚羊角粉每次 0.3g，1 日 2 次，当日下午，神志清楚，高热渐退，上药连服两天，改用沙参麦冬汤调理而愈。

3. 患儿体质较差，疹出而疹色苍白，或突然隐没，面色㿠白，气短，自汗，四肢厥冷，此乃正气衰脱，治以回阳固脱，可用参附龙牡救逆汤加减。例如一戴姓女孩，3 岁。患儿素有慢性消化不良病史，此次患麻疹已 1 周，始起误作感冒治，服退热药，两天前麻疹见点，唯耳后、胸、背部有稀疏疹点，疹色暗淡，隐而不露，便溏日行 10 多次，精神萎靡，面色无华，呼吸气微，汗多，以手摸之汗冷而粘，四肢欠温，苔薄白，质淡红，脉沉细。证属正气衰竭，不能托毒外达，拟红参 10g，附片 5g，煅龙牡各 20g，炒白术 10g，炮姜 3g，生甘草 3g。服 1 剂，四肢转温，汗少，大便减为日行 4~5 次，疹色转红，疹点渐出，继而用健脾剂为主调理而愈。

（三）麻疹肺炎诊治

肺炎是最常见合并症，也是引起患儿死亡的主要原因，江育仁通过长期防治麻疹的医疗实践，灵活运用透达、解毒、固脱三大法则，大大提高了麻疹肺炎的治愈率。

1. 透达

所谓透达即是宣肺达邪，使疹毒透于毛窍外，疹毒能透出则邪毒皆从外解。要透发疹子，均应宣肺气，肺气宣则上焦气机通调，使麻毒不致内陷，这是阻断麻疹发生并发症的首要环节。

透达是遵从"疹喜透达"和"自内达外，由里及表"的自然规律，采取因势利导的治疗方法。由于患儿体质各异，感邪亦有轻重，加之气候寒暖不同，临床须根据不同证情，采取不同的透疹方法，江氏在临床常根据患儿不同证型灵活运用辛凉、辛平、辛温、益气、护阴等法以透疹。一般麻疹初期，疹未出齐，表证较重，发热咳嗽、舌苔薄白、脉浮，采用辛平宣透，使邪从外泄，方选葛根解肌汤加减；若适逢气候寒冷，风寒阻表，症见身热无汗、疹点透发不顺、舌苔白、脉紧，治宜辛温宣透，方选三拗汤加味，用辛温之品发汗散寒以助透疹；若疹出之时，天气炎热，患儿症见发热汗出、咽红、咳嗽不爽、舌红苔黄、脉浮数，此证病机为风温郁表，治宜辛凉宣透，以银翘散加减；若患儿平素体虚，症见面色㿠白，出疹稀少、疹色淡而不活、舌淡苔薄，此乃禀赋虚弱，无力透疹外达，治宜托邪扶正以透疹。

气虚患儿可在宣透中酌加党参、黄芪、黄精等温补之品，兼见神萎、肢冷、脉弱等阳虚之症，酌加淡附片、麻黄、西河柳等药以温阳达邪透疹；对于高热伤阴，或素体阴虚，无津作汗，影响麻疹透发，宜治以护阴透疹，于宣透方中酌加生地黄、玄参、天花粉、芦根等养阴生津之品。另外，气候寒冷季节，或患儿气阳不足，无力透疹，还可用西河柳、芫荽、浮萍、紫苏等药煎汤蒸气熏洗头面、胸背、四肢以助透疹。

麻疹早期应用透达原则透疹的同时，应及时判断麻疹是否出齐，如患儿疹已出齐，疹色红活是为顺证，一般不易发生并发症，疹已出齐则不宜再予透达。以往医家审视麻疹是否出齐，主要察看"四心"有无疹点，若手足心均见疹点表示疹已透足。江氏在长期临床实践观察中，总结出麻疹是否出齐的标志应重在观察鼻准部位，即透疹期内，如鼻准出现2~3疹点者则表明麻疹已经透达，否则，即使全身疹点密布，亦不能视为麻疹透齐，仍应按证施用透达，务使疹毒及时外达，减少或力避"麻疹肺炎"等并发症的发生。

透达药物的选用，不必因麻毒为阳邪而避用辛温之药，应据证而施，现代药理报道，辛温药的透疹机理主要是因为具有扩张血管作用，使患儿微微汗出，具温热感觉，有调节机体平衡作用，便皮疹易于透达。

2. 解毒

前人对麻疹的病变机理归纳为"毒兴于脾，热流于心，脏腑之伤，肺则尤甚"。在麻疹病变过程中无论早、中、晚期，都可能由于邪毒炽盛、内闭于肺产生并发症，即麻疹肺炎。这是由于麻毒内闭所造成的，所以清解麻毒是治疗麻毒闭肺证的关键。麻毒闭肺，肺气闭郁，上逆则咳喘、鼻煽。若在初、中期，宜注意透疹解毒；在后期则宜注意养阴解毒，一般可选用麻杏石甘汤加黄芩、葶苈子、桑白皮等宣肺于闭，清热解毒；若喉中痰鸣，气道不利，一般可选用猴枣散、竹沥水等以清肺化痰；若喘憋较甚，呼吸急促，喉中痰鸣，仅用一般清热解毒法，往往是杯水车薪，无济于事，此时可用凉膈散，或重用单味生大黄泡水灌服，肺与大肠相表里，经此釜底抽薪之法，使火邪有出路，邪毒得以从下而泄，如必待下证具备，则为时晚矣。

3. 固脱

麻疹肺炎从病理性质上分析属热属实，治疗常法为清热解毒。然而小儿体属稚阴稚阳，病理变化往往易虚易实，易寒易热、在麻疹肺炎病变过程中常因肺气闭郁，致心血运行不畅，如果正不胜邪，心血瘀阻加重，心失所养，心气不足可导致心阳不振，甚而出现心阳暴脱之危症。如果囿于"小儿纯阳，无烦益火"之说，或循于热病忌用温热之惯例，仍重于清热解毒，待汗出淋漓、四肢厥冷、脉微欲绝，脱证毕现时，才应用回阳救逆，常延误了最佳治疗时机，致患儿抢救不及时而死亡。江氏认为麻疹肺炎病程中出现阳气外脱，是温热病中的坏症、变症，此时病不在邪多，而在正虚，治疗关键在于抓得准，治得早，及时应用固脱之法。脱证来势突然，但在由闭转脱，由阳证转为阴证的过程中，一般都有先兆征象，如病程中出现面色苍白，山根、年寿部位青灰暗滞，脉细数疾而无力，呼吸浅促，精神淡漠，容易出汗，四肢欠温等，无论有无发热，皆有突然产生虚脱的可能，这些症状，但见一二症即急用回阳固脱之法，不需待脱证悉具。

三、百日咳

江育仁特别强调要重视百日咳的早期诊断，在临床上百日咳早期诊断很困难，它和感冒咳嗽的区别主要有四点：①咳嗽日轻夜重；②有诊断性咳嗽；③舌下系带处溃疡；④未经百日咳预防注射，有百日咳接触史。

其初期症状似感冒但是不同于感冒，感冒邪在表，浅而轻，百日咳邪毒重，易化热，易深蕴肺络，既不能一表即解，又容易化火炼痰。初期邪在肺卫，中期痰火交结，后期肺阴受损。

百日咳的辨证要点首先辨虚实，对初咳期和痉咳期，患者证见咳声高亢、阵咳痉挛者，多为实证。对恢复期病程已久，咳声低弱、声音嘶哑、低热不退、汗多者，多为虚证。若出现咳嗽加剧，声音嘶哑，状如犬吠，摇身撷肚者，为痰热闭肺，其证危重。再辨脏腑：初咳期和痉咳期，以咳声高亢，阵咳痉挛为主者，病多在肺与肝。恢复期病程已久，咳声低弱，声音嘶哑，低热不退，汗多者，病多在肺、脾、胃。兼见呕吐乳食者则病累及胃；若见二便失禁则病伤及膀胱、大肠；若有衄血、咯血等出血症状，则热毒伤及肺与心；若伴神昏抽搐者则为疠毒痰热，内陷厥阴心肝。

在辨证论治时尚应注意：①体温变化：若咳嗽突然消失，体温突然升高，提示有变证发生的可能；百日咳后长期低热不退，伴神疲纳差，日渐消瘦应考虑痨病的存在。②如果患儿突然出现胸高胁陷，面白无华，四肢发凉应注意观察脉搏、血压变化，防止心阳虚衰。③防止合并肺炎喘嗽的发生。

治疗应根据病程，分而论治。可采取初咳期开肺，痉咳期泻肺，恢复期润肺三大治法。初期邪在肺卫，中期痰火交结，后期肺阴受损。初期治以宣肺化痰；中期治以泻肺化痰，降逆止咳；后期则治以养阴益气。由于顿咳是因时行疠气侵犯于肺，木火刑金，痰热交阻于肺及气道，肺失清肃所致，其易化火伤阴，其治当以清热泻肺，化痰降气为主。初期宣肺化痰为主，佐以辛凉清润，不宜过于辛温发散；中期以泻肺化痰，降逆止咳，清泻肝火，不宜过于苦燥；后期则以养阴益气为主，佐以祛邪，不宜过于滋腻。在整个治疗过程中，均不宜用燥热之品。

百日咳的病理因素主要是痰，病理变化是肺气上逆，临床主要表现是痉挛性咳嗽，所以治疗痉咳是关键，由于痰的性质有差异，痉咳程度有不同，故痉咳的治疗也有多种，临床须灵活应用。除常用桑白皮、前胡、苏子、枳壳等降逆止咳外，若咳逆频频，气不得续，可用僵蚕、蜈蚣解痉止咳；若痉咳伴呕吐频作，可加代赭石、旋覆花镇逆止咳；若痉咳伴两胁疼痛，可加柴胡、郁金疏肝理气；若痉咳伴两目红赤，可加龙胆草、栀子泻肝清火；若痉咳伴痰鸣，可加葶苈子、黛蛤散泻肺化痰；若痉咳伴咯吐黄痰，舌苔黄腻，可加黄芩、浙贝母清化痰热；若阵阵呛咳少痰，舌红少苔，可加天花粉、麦冬润肺止咳。

百日咳的变证往往发生在病之极期，年幼体弱的小儿罹患本病容易发生，年龄越小病情越重。及早诊断并采取治疗措施十分重要。若见患儿气急气喘、鼻翼煽动、面唇发绀，甚则憋气窒息，为并发肺炎喘嗽的变证，应采用开肺清热、涤痰定喘的治法，选用麻杏石甘汤加味；若见患儿抽风、昏迷，为并发邪陷心肝的变证，应采取泻火化痰、息风开窍的治法，选用牛黄清心丸、羚角钩藤汤等方。

四、细菌性痢疾

（一）急性痢疾

1. 疫毒痢

急、传染、高热，全身症状明显，相当于西医细菌性痢疾中的"中毒性痢疾"，且有起病 1～2 天内无大便的特点。治疗用汤剂常缓不济急，所以常选用针灸、成药。见呕吐、神昏、苔白腻选用红灵丹、玉枢丹、辟瘟丹；高热、神昏、惊厥选用安宫牛黄丸、紫雪丹、至宝丹。

2. 湿热痢

大便脓血，热臭，里急后重，口渴苔黄。治当清肠泄热，可选用葛根芩连汤、白头翁汤、木香槟榔丸、香连丸等。湿热痢经西医各种抗生素治疗无效，可选用下方煎服：木香、川连、马齿苋、秦皮、香附、藿香、佩兰、郁金、青陈皮、楂曲等。

3. 寒湿痢

痢下白冻，食少身困，苔白腻。治当温中散寒，方选理中汤、不换金正气散等加减。苍术、炮姜、木香、砂仁是常用药。

（二）慢性痢疾

1. 迁延痢

长期不愈，多为虚多实少。常选用补中益气、养血和血、固涩止痢等方法治疗，因此补中益气汤、加减黄连阿胶汤、真人养脏汤可辨证选用。

2. 休息痢

西医都为阿米巴痢疾，常虚实夹杂，寒热互见。中药不能仅针对滋养体用鸦胆子或白头翁汤治疗，还需要辨证施治。虚寒象明显的用真人养脏汤，腹痛明显时用乌梅丸加减。

江氏提出治疗痢疾应注意：①痢疾如见到高热不退或下利无度，预后不良；②阿米巴痢疾有较多的并发症，原于病理上的特点，造成肠壁上烧瓶样的溃疡，便脓血（溶组织的结果），原虫可随血流→肝（肝脓疡）→肺（肺脓疡）→脑（脑脓肿）；③治痢不宜涩，消运可愈。痢疾初期宜通因通用，如槟榔、枳实壳、黑白丑等；④久痢必伤脾阳，治当温脾健胃为主，苦寒破气之品应当慎用；⑤如见大便质干，而夹有脓血者，恐非痢疾，可作进一步检查。

五、流行性乙型脑炎

江育仁认为对流行性乙型脑炎的发病机理应从三条线索来理解：①卫气营血的传变规律。暑温邪毒发病具有温病的传变规律，由表及里，从卫至气入营入血，但由于暑为阳邪，起病急暴，传变迅速，病情每深入一步，不能清楚地见到明显的界限，往往卫气、气营、营血两证并见。②"热痰风"的病理因素。热、痰、风不但充斥三焦，而且贯穿于本病的全过程，包括急性期和恢复期、后遗症期。③病理性质，急性期以实证为主，恢复期以虚证为主。主要受累脏腑为肺、胃、心、肝。

小儿暑温急性期高热、抽风、昏迷是本病的三大主要症状，是热、痰、风证候的典型表现。前人云："热盛生风，风盛生痰，痰盛生惊。"即指高热可以引起抽风，抽风促使生痰，痰盛加重昏迷，痰郁化热化火，使发热更甚，如此形成热、痰、风互为因果，恶性循环。可见热、痰、风既是本病的病理产物，又是本病的第二致病因素。至于恢复期，也同样可见热、痰、风的证候，如余邪未尽、阴虚内热的虚热，肢体震颤、瘫痪的内风，神识不清、喉中痰鸣的无形之痰和有形之痰。

小儿暑温发病急暴迅速，临床表现复杂多变，如能灵活运用"热痰风"理论结合卫气营血辨证规律，临床就能执简驭繁，更好地进行辨证论治。我们可以把卫气营血辨证形象化成一条纵向线索，"热痰风"理论是一条横向线索，也就是说疾病不论发展到卫气营血的哪个阶段，都存在着"热、痰、风"的病理因素，直至本病的恢复期还是存在"热、痰、风"。以这样的观点来指导临床治疗就比较明确，前人有"疗惊必先豁痰，豁痰必先祛风，祛风必先解热"之训，表明解热是急性期治疗的关键。"热、痰、风"证候治疗三大法则的具体应用：①清热。发热属表在卫者，治以清暑透表，祛邪外泄；发热属里者，治以清热解毒，通腑泄热；热郁化火者，治以苦寒清气清营泻火；阴虚内热者，治以养阴清热潜阳。②豁痰。痰浊内蒙者，治以豁痰开窍；痰热闭窍者，治以清热开窍；痰火内扰者，治以清火泻肝。③息风。初期属外风者，治以清热解表，祛风止惊；极期属内风者，治以平肝息风，镇惊开窍；恢复期虚风内动者，治以养阴柔肝息风。

江氏指出在辨证论治时应注意：①体温变化：观察热程、热型及患者对降温措施的效果，顽固性、持续性高热或骤升、骤降、均预示病情严重。②抽搐：注意惊风的先兆。③注意合并肺炎喘嗽的发生。④注意观察意识障碍加深、反复等情况，对瞳孔、呼吸、血压等骤变以防止多种危重症的发生。

针对乙脑临床高热、神昏、抽搐三大主症，结合热、痰、风的病机演变，江氏制定了清热豁痰、息风开窍的治疗原则，邪在卫气者，宜清暑透表；邪在气营，宜清气凉营，息风开窍；若邪在营血，则宜凉血清心，增液潜阳；对出现内闭外脱之证者，急以开闭救逆，扶正祛邪治之。因本病以暑邪为患，其整个疾病过程中主要以急惊风的热、痰、惊、风四证为主，而其中以暑热壅盛最为重要，因此，重点针对壮热的治疗，有助于克服和减轻其他三证及后遗症的发生。如采用：①清暑解表，清气凉营，凉血解毒等法治疗。②积极应用三宝或选用清开灵、双黄连等中成药的配合治疗。③必要时结合物理降温或其他综合治疗。因暑多夹湿，故在治疗本病时应注意适当佐以芳香化浊之法；且暑多耗伤阴津，"留得一分津液，便有一分生机"，故治疗时对辛温发汗、泻下、利水、燥湿等法或药物亦须慎用。

六、感冒

江育仁指出小儿感冒的诊察要点主要是明确概念、辨别寒热、审视兼证及提防传变：

1. 明确概念

症状轻，仅见鼻塞、流涕、打喷嚏、不发热者为伤风；症状重，发热恶寒、头痛、咳嗽咽痛、鼻塞流涕者为感冒；如果症见高热头痛、四肢酸楚、神疲乏力，具有较强传染性，一方之内，互相染疫者为时行感冒。感冒即现代医学所谓的上呼吸道感染，即指从前鼻孔起始，至喉以上的上呼吸道部位发生的感染性炎症。如果某一局部炎症突出明显，临床诊断时就以定位诊断的病名，乳蛾红肿疼痛者为乳蛾；咽部充血，声音嘶哑者为急喉瘖。

2. 辨别寒热

感冒的辨证一般分为风寒、风热两大类。风寒者证见发热轻或不发热，恶寒重，头痛无汗，四肢酸痛，鼻塞流清涕，咽痒不痛；风热者，证见发热重，微汗恶风，头痛咽痛，流黄涕，口渴欲饮。

3. 审视兼证

风为百病之首，多兼他邪致病，感邪之后易出现兼证。夹湿者，症见身热不扬，头重如裹，骨节疼痛，胸闷脘痞，泛恶欲吐；夹燥者，症见发热恶寒，头痛干咳，无痰，声哑咽干，鼻燥流血，唇干；夹暑者症见发热头痛，汗出不畅，心烦口渴，小便短赤；夹滞者，症见恶心呕吐，腹胀腹痛，嗳气纳差；夹痰者，症见咳嗽加剧，咳声重浊，痰多喉中有声；夹惊者，症见烦躁，易惊，手足抖动，双目上视，或昏迷抽风。

4. 提防传变

多种疾病早期表现类似感冒，临证应细心鉴别，以防误诊。如风疹、猩红热、幼儿急疹、川崎病、水痘、传染性单核细胞增多症、幼年类风湿性关节炎等病的早期症状与感冒类似。由于感邪重或正气不足者，邪气易于传变，炎症向下蔓延发展为咳嗽、肺炎喘嗽，向邻近蔓延可发展为耳痛、喉痛。如果延血行播散也可发展为败血症、脑炎。如果发生变态反应者可引发肾炎、急性风湿热等，临证应细心观察，早期诊断。

七、咳嗽

（一）咳嗽的诊断

1. 询病史，抓主症，确立诊断

"咳症虽多，无非肺病"。咳嗽发自肺脏，是肺系疾病的一个主要症状。在感冒、肺炎喘嗽、哮喘、麻疹、肺痈、肺痨、白喉等都有咳嗽症状。"五脏六腑皆能令人咳，非独肺也"。就是说咳嗽也可继发于肺系以外的疾病，如水肿、蛔虫病、肺含铁血黄素沉着症等也可兼有咳嗽。如果作为一个病名，必须是在感冒之后或以往有慢性支气管炎，近因外感引发宿疾者。因此在肺炎、麻疹、水肿中出现咳嗽为兼症者，都不能诊断为咳嗽。

2. 问病程，辨兼证，分寒热虚实

外感咳嗽的特点是起病急，病程短，病位在肺，初起有发热、微恶风寒、流涕、打喷嚏等症，临床以表证、实证、热证多见。内伤咳嗽的特点是起病缓，病程长，病位在本脏自病或因它脏及肺，往往有各脏腑功能失调的证候，而无邪犯肌表的症状。临床除伤食咳嗽和肺热咳嗽发病较急、病程短、多属里实热证外，其他均为里证、虚证、寒证多见。

3. 听咳声，辨痰质，明因定位

咳声重浊，多是风寒；咳声高亢，多属外感风热；咳声不扬，多为肺热；咳声紧闷，多属寒湿；咳声清脆，多属燥热；咳而声低，多属寒咳、湿咳或痰饮；阵发痉咳，咳毕呕吐，多为顿咳；咳声嘶哑，空空如犬吠，多为肺肾阴虚、火毒攻喉；咳声低微、气促乏力，多属肺虚；夜咳遗尿，多属肾亏；天亮咳甚，多属脾虚。

有声无痰者责之于肺，多属阴虚肺燥；有痰无声责之于脾，多属脾虚不运；有声

有痰者，肺气初伤，继动脾湿，属肺脾两脏同病。痰白泡沫者，多属风寒；痰黄稠浊者，多属肺热；痰白质稠量多者，多属脾湿；痰白清稀者，多属肺寒；痰质胶固，稠粘量少，咯吐不利者，多为肺燥。

（二）咳嗽的治疗

1. 外感咳嗽

江育仁指出：肺脏属金，譬如钟然。金实不鸣，风邪外感咳嗽初起，皆是肺气不宣使然，治疗俱以疏风散邪、宣通肺气为首务。肺气宣畅则咳嗽自止。风寒咳嗽，以疏风散寒，宣肺化痰为法，方选止嗽散加减；风热咳嗽以疏风清热为法，方选桑菊饮加减。实践证明：小儿咳嗽以表实热证居多。因小儿乃纯阳之体，感邪之后热变最速，风热之证十具七八，辛凉清宣最为常用。根据这一特点，临床常用经验方桑杏前桔汤加味，颇为应手。风热者加银花、连翘、薄荷；风寒者加苏叶、防风、佛耳草；痰白者加陈皮、法夏、苏子、莱菔子；痰黄者加栝蒌、冬瓜仁；咽干咽痛，乳蛾红肿者加玄参、牛蒡子；挟食滞腹胀者，加山楂、枳壳。

外感咳嗽邪在肺之皮毛，当轻而扬之，慎勿见咳止咳，不可妄投苦寒、收涩之品、以防邪之不去，闭其肺窍。但在运用解表法时，也不可发散太过，以免大汗伤阴损正。

2. 痰热咳嗽

因痰热壅肺，正盛邪实者，治拟清热泻肺，化痰止咳为法，方选泻白散加味。临证时应注意：①表证未尽，时有发热恶风流涕者，加银花、连翘、牛蒡子、薄荷；②辨痰与热孰重孰轻，痰重于热者，加瓜蒌、贝母、黛蛤散；热重于痰者，加鱼腥草、虎杖；③邪热伤阴，出现口干鼻燥，舌红少苔者，加麦冬、南沙参；④声高气粗，咳而伴喘，口渴多汗，发热面赤，当防肺炎喘嗽，此为肺胃热盛，渐有痰热闭肺之势，当辛凉开肺，拟麻杏石甘汤加味；⑤如胸闷气粗，腹胀便秘，痰黄，口臭，苔厚腻者，此为肺胃素有积热，当清热泻肺，通腑化痰，可酌用枳实、大黄、礞石滚痰丸。

3. 痰湿咳嗽

痰湿咳嗽多见于慢性支气管炎，形体肥胖者，病情常反复发作迁延不愈。小儿素禀体虚，复因饮食生冷、积滞所伤，导致脾失健运、水谷不能化生精微，反而酿生痰浊，上贮于肺，痰阻气逆，肺失宣畅，引起痰湿咳嗽。症见咳嗽痰多，色白泡沫，咳时喉中有痰声，或喉间痰鸣，呼吸气粗，夜间咳甚伴喘，胸闷纳呆，不发热，舌质不红，苔白腻，脉滑。可拟运脾燥湿，化痰止咳为法，方选杏苏二陈汤加味。胸闷脘痞加厚朴、枳壳；食滞纳呆，加莱菔子、神曲。

该证其标在肺，其本在脾，痰之酿生，责之脾虚，治痰主治在脾，治脾以运为首。脾气得健，运化正常，则痰自化也。用《医通》二术二陈汤以运脾杜痰。本方由苍术、白术、陈皮、法夏、茯苓、甘草组成。主治痰湿咳嗽，痰稀色白，胸胁胀闷，呕恶食少，舌苔白滑。特别是方中苍术，芳香悦胃，开郁宽中，理脾助运，疏化水湿，与诸药相伍，温而不燥、补而不滞，健脾化痰，正中痰湿咳嗽之肯綮也。

如果慢性支气管炎迁延难愈、反复发作，见痰多而稀，胸闷食少，大便不实，苔白滑，脉弱者，可选用加味理中汤以温阳健脾，散寒化痰。

如咳痰清稀，喉中有声，呼吸气粗，深夜咳甚，当治肺化饮，可选射干麻黄汤。

4. 肺虚咳嗽

阴虚咳嗽多见于发病后期，治拟养阴清肺、润燥止咳为法，方选沙参麦冬汤加味。咳甚者加炙枇杷叶、炙桑皮、炙百部；咳痰带血者加白茅根、藕节炭、阿胶；阴虚热甚、大便干结者，加生地黄、玄参、知母；潮热盗汗、颧红者，加银柴胡、青蒿、地骨皮、炙鳖甲；气阴两虚多汗者，加太子参、五味子；阴虚声嘶者，加木蝴蝶、藏青果。

气虚咳嗽患儿多有易出汗，易感冒，反复咳嗽，病程迁延之特点。究其何以使然，肺虚不固是也。《医门法律·咳嗽续论》云："咳久邪势，其势不锐，方可涩之。"此证虽然有咳嗽，但无表证。不在邪多，而在正虚，可以益气固表，敛肺止咳，用黄芪汤加诃子皮、罂粟壳。久咳不止，肺虚及肾，肾不纳气，气短不足以息者，当滋肾敛肺，用八仙长寿丸。

八、哮喘

（一）哮喘的诊断

诊察哮喘应注意以下四个方面，即一审因、二分类、三定性、四辨脱。

1. 审因

本病是内因与外因相互合邪而发病，诚如《症因脉治》云："哮病之因，痰饮留伏，结成巢臼，潜伏于内，偶有七情之犯，饮食之伤，或外有时令之风寒，束其肌表，则哮喘之作矣。"说明哮喘之因为痰饮内伏，遇七情、饮食、外感等诱发因素则可发病。肺为水之上源，脾胃乃水谷之海，肾主人身津液。若肺气虚弱，治节无权，津凝为痰；脾气不足，运化失司，湿聚为痰；肾阳虚衰，失于蒸化，水泛为痰；肾精不足，阴虚火旺，炼液为痰，可见肺脾肾三脏功能失调，津液代谢障碍，痰湿内盛是导致发生本证的内在因素。三脏虚损除先天因素之外，后天失调多见于嗜食咸物，肾气损伤，因咸性独伤肾；过食甘甜，脾气受损，运化失健，生湿酿痰，因甘能满中伤脾；麻疹肺炎等热病后，痰热阻于肺络，因正虚邪恋。其诱因不外乎感受风寒风热之时邪，如病毒、细菌、寄生虫等；嗜食海腥发物，如鱼虾蛋奶、禽肉、海货；吸入或接触异物，花粉、烟气、虫螨、蜂蜇蛇伤、预防接种、异体输血、生物制品、化学药物等；情志刺激也能诱发本病。典型哮喘发作多有诱因，详细询问病史，明确致敏原，避之有时，可防止其发作。

2. 分类

临证应区分支气管哮喘与喘息性气管炎，前者年龄多在 3 岁以上，以往有素有哮喘反复发作史，发病多在夜间，呈阵发性呼吸困难，呼气延长，喉间有声，或呈刺激性呛咳，痰色白泡沫多，两肺满布哮鸣音，严重者呼吸音减低。血常规示嗜酸性细胞增多，总 IgE 升高，X 线检查示肺气肿征。多有家族史及明确的过敏因素，后者多见于 3 岁以内幼儿，常伴发热，痰多黄稠，两肺听诊除哮鸣音外，还有湿罗音，血象多升高，嗜酸球及 IgE 多正常，X 线检查肺部有感染征象。患儿多肥胖，乳儿期有湿疹病史，每于感染后发病。

3. 定性

就是定寒热虚实的病理属性。哮分寒热，喘分虚实。寒证哮喘症见气促哮鸣，痰涎清稀，色白有沫，面㿠色晦，口不渴或渴喜热饮，寒热无汗，苔白腻，脉浮紧。热证哮喘症见胸高息涌，哮鸣作声，痰色黄稠，胸中烦热，面赤便秘，渴喜冷饮，舌质红，苔黄，脉滑数。虚证哮喘，虚者无邪，元气虚也。症见呼吸困难，慌张气怯，声低息短，提气苦不能升，吞气苦不能降，动则尤甚，但得引长一息为快，身凉易汗，吐痰稀薄，脉弱无力。实证哮喘，实者有邪，邪气盛也。症见胸胀气粗，声高息涌，呼出为快，烦满不安，痰多浓稠，脉滑数有力。

4. 辨脱

就是指严密观察病情变化，及时发现险逆之证，防止喘脱。凡张口抬肩，摇身撷肚，汗出如油，或面目浮肿，直视如脱，身冷肢厥，精神极度烦躁，或萎靡不振，或面色苍灰，口唇紫绀，皮肤花纹，呼吸表浅欲断者，皆为险逆之症。此种表现多见于哮喘持续状态并发酸中毒、呼衰及循环不良者。

（二）哮喘的治疗

1. 寒性哮喘

本证多发于素体阳虚的年长儿童，起病或急或缓，初为喷嚏，咳嗽流涕，继之加重，气急喘促，喉间哮鸣有声，痰少色白多沫，形寒无汗，面色黄白，或晦滞而青，口不渴，神情紧张，大便溏薄，小便短清，舌质淡，苔薄白或厚白，脉浮紧有力。

由于脾肾阳气素虚，聚液成痰，内伏于肺，复感外寒，或饮食生冷，而致内外合邪，引动伏痰，肺失宣降，气逆而作。病痰饮者，当以温药和之，治以温肺化痰，降气平喘为法，用三拗汤合三子养亲汤或射干麻黄汤加减。

临证时应注意，在初期表现发热轻，恶寒重，无汗，流涕，脉浮紧等症者，此为风寒外束、表里俱寒，当疏表散寒，温肺化痰，宜选小青龙汤加味。中阳不足、痰湿内盛、痰声辘辘、纳呆便溏、舌淡苔白腻者，治以温运化痰，用附子理中汤。如果凌晨易作，昼轻夜重，形寒肢冷者，属寒喘兼阳虚者，宜加二味黑锡丹 5g，温肺平喘，摄纳肾气，并用附片、僵蚕，以壮火温肾、解痉化痰。哮喘反复体质不虚者甚少，寒喘兼阳虚的患儿在急性发作时，尽管有流涕呛咳，甚或恶寒发热等外感症状，但以体虚兼外感最为多见。因此，在治疗时应注意到不伤正气。麻黄宣肺平喘，黑锡丹温肾纳气，起到扶正不助邪，祛邪不伤正的目的。此时也可使用麻黄附子细辛汤或用阳和汤化裁。现代医学认为此类患儿肾上腺皮质功能多低下，用附片、僵蚕、鹿角霜、补骨脂、淫羊藿等药物能兴奋肾上腺皮质功能，从而使血浆激素水平上升、提高疗效。本证为寒痰伏肺，无疑应温肺散寒，化痰蠲饮，但稚阴稚阳之体，不耐克伐，大辛大热之品易耗伤正气，不可久用重用，如细辛、肉桂等尤当慎用，应中病即止。

由于哮喘反复发作，患儿往往既有咳喘痰壅之实象，又见面色㿠白多汗，四肢不温，口唇紫绀，息短气急，不能平卧，动之喘剧的虚象，此为虚实夹杂证，宜扶正驱邪，纳肾宣肺为治，可用麻黄 3g，熟地黄 10g，五味子 5g，细辛 2g，磁石 20g，桃仁 10g，杏仁 10g，红花 5g。另用沉香粉 1g，调服，1 日 2 次。江氏用本方特点是麻黄配熟地黄，滋肾平喘，虚实兼顾。麻黄既可防熟地过分滋腻，又能温肺中之伏寒；熟地黄既能防麻黄过于宣散耗伤肺气，又能滋水生金，相得益彰。哮喘发作期多为痰实证或虚实夹杂证，以实为主，病位在肺，重在驱邪，化痰利气，对于确有肺气虚弱者可使用敛肺之品，如五味子、乌梅、白芍等，但不宜重用，以防恋邪，壅塞肺气。

本证早期属寒痰壅肺，治疗以温化为主，但随着病程进展，部分患儿寒痰可郁而化热，出现胸闷烦满，痰黏稠而黄，口干欲饮，舌之渐红等寒热错杂证，此时不可一味温化，当温清并用，可加瓜蒌皮、黛蛤散。或选用大青龙汤加减。

2. 热性哮喘

本证多见于年幼儿或初发者，起病急骤，声高息涌，喉间哮鸣，胸满气粗，呼出为快，痰黏色黄，身热有汗，神烦口渴，面赤唇干，涕浊咽红，大便干结，小便黄短，舌红，苔薄黄或厚黄，脉数有力。

因患儿素体阳盛或六淫化火，或嗜食肥甘，积滞生热，痰因热动，火炎痰生，痰得火而沸腾，火得痰而煽炽，痰热交阻，壅塞肺腑，升降失司，发为本病。治以清热化痰，泻肺平喘为法，用麻杏石甘汤合葶苈大枣泻肺汤加味。

江氏指出，小儿哮喘非同成人，以热证多，实证多，重点在肺。丹溪心法云"哮喘其症有二，不离痰火，卒感风寒而得"，验之临床，此言极确。小儿哮喘易出现寒热错杂证，如内有痰热，外束风寒，症见咳嗽气喘，痰鸣有声，痰多黄稠，发热恶寒，无汗涕清，舌红，苔薄白，应外散风寒，内清痰热，降气平喘，用定喘汤加减。麻杏石甘汤与定喘汤都用于热性哮喘，前者适应于表里俱热，热重于痰，要点是气粗哮鸣，痰少而粘，口渴多汗，苔薄黄，脉洪数；后者为表寒里热，痰重于热，要点是痰稠色黄，量多难咯，胸闷气喘，恶寒无汗，苔黄腻，脉浮紧。如痰热壅滞，肺气不降，肠腑不通，症见胸闷气急，大便秘结，苔厚腻者，可用礞石滚痰丸以通腑化痰，泻肺平喘。如痰热久羁，耗伤阴津，症见渴欲饮水，口干舌红，加南沙参、天花粉以养阴化痰。

总之，哮喘临证当辨实虚多寡，暴发宜佐活血化瘀。

九、肺炎喘嗽

（一）肺炎喘嗽的诊察

一问，是指问诊要仔细系统，且忌漫无边际，问一不问二。如起病方式、诱因。咳嗽程度与咳痰性质、有无喘憋。发热高低，是否恶寒、有汗。饮食精神如何。大便几次、性状如何。是否伴有呕吐。啼哭是否有泪。经过何种治疗，药后病情变化怎样，疗效如何等，都要详细全面广泛搜集病史，以便为诊疗提供依据。

二看，是指看神态与面色，如果患儿烦躁不安或萎靡不振，深度嗜睡，面色苍白，口唇发绀，呼吸表浅，啼哭无泪，说明病重，预后不良；反之病情轻，预后良好。看体温变化，如逐渐下降为正常，是向愈；骤然下降（如用退热药者除外），多汗蹋卧，喘息不减，或呼吸浅促，病情要传变，将转为脱症。看口腔黏膜，口唇、舌面、咽部有疱疹者，为病毒感染；如口角糜烂，舌面溃疡有黄色薄膜覆盖者，多为细菌感染。

三摸，是指首先是摸头额肌肤是热还是凉，是否有汗。如果无汗属风寒闭肺；有汗而热不解属邪已入里，毒热壅肺；发热微汗或汗出不畅属风热闭肺。二要摸肚腹是否胀满，重症肺炎多有腹胀可能系中毒性肠麻痹，或严重电解质紊乱低钾。中医认为是热毒闭肺，腑气不通。三要摸肝脏是否肿大，肝脏如果在短期内进行性肿大，说明病情加重，可能并发心衰。中医认为是邪毒内蕴，心阳虚衰，气滞血瘀。四摸囟门，如果凹陷者多是体虚阴伤，饱满者多是热重或并发病毒性脑炎。五摸手足，如果手足温热，乃阳气达于四末，气血调和，是佳兆也。如果不温或冰凉，要区分是热深厥深还是阳气虚衰，辨别虚实。如果肌张力增高，握拳手抖，欲作惊厥之兆；肢软手撒，正气已衰。

四听，是指一要听咳嗽声音，如干咳无痰，咳声不爽，为肺气闭郁，多见于病毒性肺炎早期。如果咳嗽有痰，喉中有痰，为痰浊闭肺，多见于体形肥胖儿。二要听肺部呼吸音，肺炎早期多为细湿罗音，较为密集，也可能听不到罗音或呼吸音减低，随着病情进展湿罗音渐多。如果是间质性肺炎（支原体感染者）可能自始至终都听不到罗音。体质肥胖儿喘憋性肺炎以哮鸣音为主，重症患儿可能听不到呼吸音。三要听心脏，婴幼儿安静状态下心率超过 150 次 / 分，心律不齐，心音低钝，出现奔马律，说明并发心衰。四要听肠腑，对腹胀的患儿要听肠鸣音，如肠鸣音消失，或有气过水声，可能并发中毒性肠麻痹或肠梗阻。五要听哭声，有力高声为实，低弱无力为虚。

五查，是指充分利用现代医学检测手段进行必要的理化检查。如胸部 X 线摄片，咽拭子培养，痰培养，必要时做病毒分离，以明确致病原，协助诊疗。

（二）肺炎咳嗽的诊治

肺炎喘嗽的病机关键是邪热闭肺，因此宣肺开闭清热是治疗的主要原则，早期以宣肺利气为先；中期通过清热解毒化痰，以达开闭的目的，当常法不能奏效时，应运用通腑法，可在辨证选方的基础上加入生大黄、玄明粉等药，以通腑涤痰解毒泄热；后期由于温热之邪易耗气伤阴，故应注意补气培土以生金和养阴润肺法的运用，同时要结合化痰，务使邪尽，杜绝闭肺之贼。由于小儿患病"传变迅速"，故临床应注意早期用药，防止传变。

治疗肺炎喘嗽痰热闭肺时，应特别注意通利肠腑和消除气血瘀滞。肺与大肠相表里，若腹胀便秘，宜加用承气汤之剂，临床见患儿喘憋严重，气逆不降，痰热内阻，烦闷不安，可用牛黄夺命散以通利肠腑，通利大肠以疏通肺之壅塞；若喘咳严重，呼吸困难，口唇发绀，即是肺气闭郁引起的气血瘀滞，宜加用桃仁、赤芍、牡丹皮、丹参之类以活血化瘀，并可预防或减轻由此导致的心阳虚衰之变证。

十、泄泻

江育仁指出前人所谓"无湿不成泻"是指湿邪为导致泄泻必不可少的病理因素，没有湿邪就不会产生泄泻，这是前人对湿邪致泻的概括。湿既可来自外感，风、寒、暑、热均可兼夹湿邪而致病；也可来自内伤，饮食生冷瓜果生湿困脾；还可因为小儿素体脾虚，脾失健运，不能转输津液，则聚而成湿。脾喜燥而恶湿，湿邪最易困遏脾气，湿为阴邪，脾属阴土，湿土之气，同类相召，脾为湿困，水湿、水谷不化，合污下流，则发为泄泻。所以泄泻的治疗，以运脾化湿为基本法则。实证以祛邪为主，根据不同的证型分别治以消食导滞，祛风散寒，清热利湿。虚证以扶正为主，分别治以健脾益气，补脾温肾。泄泻变证，分别治以益气养阴、酸甘敛阴，护阴回阳、救逆固脱。

小儿泄泻用药要辨清病机，及时正确，顾护脾胃。应注意：①泄泻初起不可轻用补涩，以防留邪。泄泻初起一般属实证，当以祛邪为急。固涩之品必须在邪去积消湿化之后，方可使用。②久泻不可过用分利，以防津伤阳陷。久泻往往损伤阳气，阴津也会亏损，过用利湿之品，则津液更易损伤，阴伤阳无所附，则阳虚气陷。此时应益气温阳，培土助运，使阳气振奋，则水湿自化。③久泻伤阴忌妄投腻补之品，亦忌过分温燥香窜之味。久泻气阴已伤，脾之气阴亦不足，腻补之品有碍脾运，故不宜使用；温燥之品多有耗阴伤液之弊，故也不宜用。此时应投酸甘之味，如人参乌梅汤，以冀酸甘化阴生津，益气养阴止泻。④虚证泄泻不可过用消导之品，以防伤正。由于"谷反为滞"，实证泄泻往往伴有积滞存在的因素，故临床治疗时，常在疏风散寒化湿或清热利湿中酌加消导之品，如焦山楂、神曲、谷芽、麦芽、陈皮、木香等，以消导积滞，有助运脾祛湿。但虚证泄泻只宜少用、暂用，不宜久用、过用，特别是峻消之品，以防伐伤正气。

十一、疳证

（一）疳证的辨证要点

1. 辨病因

疳证的病因有饮食喂养不当，多种疾病影响及先天禀赋不足等，临床上多种原因互相参杂，应首先辨别其主要病因，掌握重点，以利指导治疗。

2. 辨轻重虚实

疳证之初期，症见面黄发稀，易发脾气，多见厌食，形体消瘦，症情尚浅，虚象较轻；疳证发展，出现形体明显消瘦，并有肚腹膨胀，烦躁激动，嗜食异物等，症情较重，为本虚标实；若极度消瘦，皮肤干瘪，大肉已脱，甚至突然虚脱，为疳证后期，症情严重，虚极之证。

3. 辨兼证

疳证的兼证主要发生在干疳阶段，临床出现眼疳、口疳、疳肿胀等。皮肤出现紫癜为疳证恶候，提示气血皆干，络脉不固。疳证后期干疳阶段，若出现精神萎靡、面白无华、杳不思纳，是阴竭阳脱的危候，将有阴阳离决之变，须特别引起重视。

疳证患儿的食欲不同于正常小儿，常有 3 种异常的不同表现：①不思乳食，食欲不振，甚则拒食。这种情况应与厌食病相区别。②偏食、异食。偏食多为不良饮食习惯所为，也可能是由于体内某种营养素的缺乏所致。异食如喜食木炭、泥土、生米等，多为虫积所致。③嗜食，常表现为多食多便。胃有虚火则多食，脾虚失运则多便，即胃强脾弱证候。

（二）疳证的治疗要点

1. 顾护脾胃

疳证的治疗应重视顾护脾胃，注意津液消长，辨明虚实，消补合度。组方选药应比较平和，避免大补大消之品，可补脾运脾法同用。用药大致有以下四类：①健脾益气药，如党参、黄芪、白术、大枣；②健脾化湿药，如薏苡仁、茯苓、苍术、砂仁等；③健脾消食药，如谷麦芽、鸡内金、山楂等；④健脾行气药，如青皮、陈皮、枳壳等。经临床运用表明，补运兼施是治疗疳证的可靠疗法，在促进患儿消化吸收功能方面有较为确切的疗效，值得深入研究。

2. 肝脾同治

除顾护脾胃外，还须肝脾同治，因"食气入胃，全赖肝木之气以疏泄之，而水谷乃化"，所以，肝之疏泄功能对维护脾胃正常运化起着重要的作用。疳证病机特点为不离乎脾胃，也不局限于脾胃，特别是疳气证，脾病及肝，土虚木旺，所以肝脾同治亦是治疗疳证的重要方法之一。

3. 分证论治

疳证的发病机理总在脾胃虚损，气液耗伤。病机属性以虚为本。故其治疗原则总以顾护胃气为本，慎勿损伤胃气，"有胃气则生，无胃气则死。"临证时，应注意：①疳气证其病机特点为脾虚失运，肝木亢旺，症状表现以消瘦、长期厌食为主，体重一般低于正常同龄同性别儿童体重均值的15%，多伴有食后腹胀呕恶，性急易怒，多汗等症状。治疗疳气证，因其虚象不显无须大补，积滞不显不可过消，且壅补则阻碍气机，峻消则恐损伤正气，唯有采用平和之剂合健脾助运之品调和脾胃，方可达到补而不滞，消不伤正的目的。且因脾病及肝，当同时治肝护脾，可采用补脾、运脾、平肝三法合用治疗。常用药有党参、黄芪、苍术、鸡内金、麦芽、陈皮、牡蛎等。以益气健脾，和中化湿，消食开胃配合运用。② 疳积证虽总以消积理脾为原则，但应视全身情况而有所区别，一般采用"壮者先去其积而后扶胃气，衰者先扶胃气而后消之"方法施治。同时也应根据积的不同，给予不同的消积之法，食积者重在消食导滞化积，气积者重在理气行滞消积，虫积者重在驱蛔杀虫消积，血积者重在活血化瘀消积。③干疳证以补益气血为主，但此时脾胃虚败，应防虚不受补，用药切忌过于温燥和滋腻，可佐用少许醒脾开胃助运之品，扶助运化。④出现兼证应随证治之，在主要治疗兼证同时，要考虑有疳证存在的因素，兼顾治之。

十二、厌食

（一）厌食的诊断

对于厌食症的临床诊断主要抓住3点：①有明显的挑食、偏食史。②不思进食，厌恶摄食，食量明显少于同龄正常儿童，一般病程在2个月以上。③有嗳气、泛恶、脘痞、大便不调等症，或伴面色少华、形体偏瘦、口干喜饮等症，但精神尚好，活动如常。此外要排除其它急性外感疾病和肝炎、结核等慢性疾病。

厌食患儿往往症状不多，造成辨证困难。如果临床辨证有困难，可着重从以下两方面辨识证型：①有无明显气虚、阴虚表现，没有者首先考虑脾运失健证。②观察舌象，舌质如常、舌苔薄白或白腻者多属脾运失健证，舌质淡、胖嫩、苔薄白者多属脾胃气虚证，舌红少津、苔少或花剥者多属脾胃阴虚证。

（二）厌食的治疗原则

1. 脾健不在补贵在运

脾的主要生理功能是主运化，脾病则常出现运化失健的证候。小儿脾常不足，易受各种病理因素的影响而造成运化功能失健。又据目前儿科饮食所伤的实际情况，饮食不足者少而失调者多，故形成的病证亦以运化功能失健证候多于虚弱证候。因此，治疗小儿脾胃病必须充分重视运脾法的应用。如小儿厌食各证型中就是以脾运失健证最为多见，运脾法应用最多；即使是脾胃气虚证和脾胃阴虚证，虚象一般不重，往往同时伴有运化功能失健，故通常也应取补脾养胃与运脾开胃配合使用。

2. 治疗以和为要，以运为健

运脾和胃为基本法则。脾胃不和者当以运脾开胃为主，若兼湿滞、食积须用燥湿消食之剂，但化湿不要过用苦寒攻伐，消食不过用克削通导，以免伤正；虚者当用补益之剂，但应以患儿脾胃能够运化为度，运用养阴之品须注意清补，而不可用滋腻碍胃之品。

3. 结合补锌药物的运用

现代研究认为，小儿厌食与体内锌等微量元素的缺乏有关，补锌治疗具有一定的疗效，但也有部分患儿疗效不理想。中医中药治疗本病具有较大的优势，一方面不少中药本身即含有丰富的微量元素，另一方面中医中药能调整脾胃功能，促进消化吸收，以达到提高机体锌等多种微量元素的水平。

4. 运脾开胃

厌食的发病机理总在脾运胃纳功能的失常，故在各种证候的治疗中都要注重运脾开胃的使用。临证时：①脾运失健证以燥湿助运、理气助运与消食开胃助运合用。②脾胃气虚证以健脾益气为主，佐以理气、消食助运。③脾胃阴虚证应用滋脾养胃补而不腻之品，佐用助运应取不过于温燥、消削之品。

5. 胃以喜为补

对厌食患儿，在饮食上首先从患儿喜爱的食物来诱导开胃，暂不考虑其营养价值如何，待其食欲增进后，再按需要补给，可使某些患儿食欲获得改善，疾病得以早日康复。另一方面，可能是患病时体内缺少某种营养物质（或元素），胃从中受到感应，故对某种含有这类物质（或元素）的食品特别偏好，这些食品也就有开胃、振奋食欲的作用。但临床上要与小儿挑食、偏食、嗜食区别开来。

第六节　方药创见

江育仁在从事儿科医疗实践的 60 多年中，创制了许多简便有效的方剂。他常说，小儿为芽嫩之质，不耐猛药，如有药误，祸患无穷。处方用药，主张轻灵、简便、中病即止。轻灵是指处方要轻、用量应轻，处方灵活。

一、加味异功片

1. 原方与主治

党参、白术、茯苓、陈皮、淮山药、炮姜、禹余粮、升麻、甘草等。片剂（每片含 0.5g）或汤剂。1～3 岁服 2～3 片，3 岁以上服 4～6 片，1 日 2～3 次。亦可按常规量煎服，1日1剂。主治脾虚泄泻，大便溏薄，色淡黄或清稀。

2. 古今发挥

此方为江育仁创制。功专健脾止泻。小儿"脾常不足"，极易患消化道疾病。其中腹泻最为多见。该疾若失治，或误治，或饮食调护不当，常导致反复不愈，脾之气阳受损。50年代末江氏运用钱乙"异功散"加入淮山药、炮姜、升麻、禹余粮制成片剂，治疗小儿慢性腹泻，临床屡获良效。异功散本为四君子汤加陈皮而成。四君子汤为补脾益气之主方，加陈皮一味，使之补而不滞，再加山药、炮姜温扶脾阳，佐禹余粮甘涩固下，升麻升提脾气，更增健脾止泻之功。

二、和脾片

1. 原方与主治

苍术、薏苡仁、茯苓、淮山药、陈皮、神曲、麦芽、胡黄连、车前子等。片剂（每片含0.5g）或汤剂。1～3岁服2～3片，3岁以上服4～6片，1日2～3次。亦可按常规量煎服，1日1剂。主治小儿脾虚食积，腹胀便溏，五心烦热。

2. 古今发挥

此方为江育仁创制，功专健脾化湿助运。脾主运化水谷精微，喜燥恶湿。脾胃有病，水饮入胃不能输布，则水湿不化，积滞内停。《素问·藏气法时论》："脾苦湿，急食苦以燥之。"本方以苍术、薏苡仁、茯苓、陈皮健脾燥湿为先，加神曲消食行气，麦芽和中健胃，车前子利水止泻，胡黄连清虚热、消疳热、杀虫。这是一张专治疳热、厌食、腹胀、便溏之良方。

三、肥儿片

1. 原方与主治

木香、砂仁、神曲、麦芽、鸡内金、青皮、槟榔、使君子等。片剂（每片含0.5g）或汤剂。1～3岁2～3片，3岁以上服4～6片，1日2～3次。亦可按常规煎服，1日1剂，分3～4次服下。主治肠寄生虫引起的形瘦面黄、喜食善饥，或纳呆腹大、腹痛等。

2. 古今发挥

此方为江育仁创制，功专杀虫消积。小儿疳积，常由虫积引起，本方槟榔、使君子乃杀虫要药，配神曲、麦芽、鸡内金行气消积，木香、砂仁、青皮理气醒胃消胀，对肠虫症引起之疳积尤为适宜。现代研究证实木香、青皮有舒张胃肠平滑肌的作用，故能止痛。

四、Ⅰ号止泻散

1. 原方与主治

苍术炭、山楂炭。散剂。以上两味药等量为粗末，1～3岁每次服0.5～1g，1日3～4次。主治婴幼儿消化不良，属于湿性腹泻，大便呈稀水或蛋花汤样便。

2. 古今发挥

此方为江育仁创制，功专利湿止泻。方中苍术运脾燥湿，山楂消积行气、止泻助运，两药均用炭剂，吸湿功用更强。该散剂组成药味少，服用方便，价格便宜，自50年代末使用至今，颇受病家欢迎。

五、Ⅱ号止泻散

1. 原方与主治

苍术炭、山楂炭、炮姜炭。散剂。1～3岁服0.5～1g，1日3～4次。主治婴幼儿慢性腹泻，属于久泻脾阳不振，大便清稀或色绿伴有水分黏液者。

2. 古今发挥

功专温脾助运止泻。此方为江育仁创制，本方同Ⅰ号止泻散，加炮姜一味能温运脾阳，有利于脾主运化功能的恢复。盖脾喜燥恶湿，得温则运。

六、消乳散

1. 原方与主治

麦芽、神曲、陈皮、香附、砂仁、甘草等。散剂或汤剂。每次服0.5～1g，1日3次。亦可按小儿常规剂量煎服，1日1剂，分数次服下。主治婴儿消化不良，乳食积滞，不思吮乳，或伴呕吐，大便夹有不消化奶块。

2. 古今发挥

此方为江育仁创制，功专消乳运脾，开胃消胀。婴儿生长发育迅速，饮食不知自节，常因乳食过度而伤及脾胃，导致乳食停滞，方中麦芽、神曲消乳消食，陈皮、香附运脾理气，砂仁开胃醒脾，消运兼施。

七、化痰散

1. 原方与主治

半夏、陈皮、胆星、礞石等。散剂。1～3岁服0.5～1g，3岁以上服1.5～2g。主治小儿气管炎，咳嗽痰多。

2. 古今发挥

功专燥湿、祛风、化痰，下气消食。小儿外感极易夹痰、夹积，表现咳嗽痰多，喉中痰鸣，甚则气喘。方中半夏、陈皮燥湿化痰，胆星祛风化痰，礞石坠痰消食，对小儿外感痰多夹积者最为适宜。

八、定喘散

1. 原方与主治

礞石、沉香等。散剂。1～3岁服0.5～1g，4～6岁服1.5～2g，7～12岁服3g。主治小儿喘型支气管炎、哮喘，痰多气逆属实者。

2. 古今发挥

功专降气、化痰、平喘。此方为江育仁创制，小儿哮喘发作的病理为痰阻气逆。控制发作必先疗痰降气。方中礞石具有下气坠痰之功，为攻逐老痰、顽痰之要药，配沉香降逆气，更增化痰平喘之功。

九、镇咳散

1. 原方与主治

蜈蚣、甘草等。散剂。1～3岁服0.5～1g，4～6岁服1.5～2g，7～12岁服3g。主治痉挛性咳嗽，百日咳。

2. 古今发挥

功专镇咳解痉。此方为江育仁创制，本方中蜈蚣能息风、通络，止痉，现代药理研究蜈蚣有镇静、抗惊厥的作用，再配甘草，甘能缓急，且具有肾上腺皮质激素样作用，故能止咳平喘，两药配伍能解痉镇咳，专治痉挛性咳嗽。

十、定痫散

1. 原方与主治

全蝎、蜈蚣、龙胆草、僵蚕、胆南星、天竺黄、郁金等。散剂或煎剂。1～3岁服0.5～1g，4～6岁服1.5～2g，7～12岁服3g。亦可按常规量煎服，1日1剂，分3～4次服下。主治小儿惊痫。

2. 古今发挥

此方为江育仁创制，功专息风化痰、镇惊疗痫。小儿惊痫发作，皆由痰阻气结所致。方中全蝎、蜈蚣、僵蚕皆有息风止痉、通络散结之功，为治惊风之要药；配胆南星、天竺黄清热化痰，亦能息风定惊；郁金行气活血解郁化痰。

十一、用药心得

江育仁教授用药具有独特的风格，数量少，口感好，价格便宜，深受家长欢迎。

（一）黄连粉、肉桂粉

此即古方交泰丸之义，黄连清肠热，肉桂温脏寒，黄连粉、肉桂粉等量为粗末，寒温同用，治疗迁延性肠炎、痢疾等病，药味少，服用方便，价格便宜，疗效确切，颇受病家欢迎。

（二）桑叶、前胡、杏仁、桔梗

对于小儿咳嗽，江育仁教授常用桑叶、前胡、杏仁、桔梗为主方，如发热咽痛，可加牛蒡子、连翘、淡射干、薄荷；乳蛾红肿，有脓性分泌物，可加土牛膝根、紫花地丁、黛蛤散。

（三）黄芪、桂枝、炙甘草、红枣、生姜

江育仁还常用黄芪桂枝五物汤加减治疗小儿反复呼吸道感染，汗出多者加煅龙牡、浮小麦等或选用桂枝龙骨牡蛎汤固表止汗；肺气虚重者合玉屏风散益气固表；疲乏无力明显者加党参、白术、山药等益气补肺，培土生金。

（四）大黄、芒硝

对于化脓性扁桃体炎，若高热持续，一般疏解之剂难以奏效，非苦寒泻下，通腑泄热难杀其势。江氏提出用生大黄、土牛膝，便秘者冲入玄明粉。

暑痉，临床见持续高热，颈项强直，反复惊厥或两目凝视，甚则神志不清、呼吸短促，舌苔多黄腻或糙灰，舌质红绛或伴刺状时，常规的清气凉营、平肝息风、开窍豁痰等治法，对病轻者有一定疗效，但对危重症疗效并不理想。江氏抓住暑痉邪火作祟，风、火、痰相互充斥肆虐的病机关键，主张以苦寒咸降之品，如龙胆草、生大黄、黄连、玄明粉等泻心肝之实火，荡涤阳明之积热，导火下行，往往火息风灭，症状缓解。

（五）麻黄、熟地黄

对于小儿哮喘反复发作，有咳喘痰壅之实象，又见面色㿠白多汗，四肢不温，口唇紫绀，息短气急，不能平卧，动之喘剧的虚象，江氏往往用麻黄 3g，熟地黄 10g 为主方，加五味子 5g，细辛 2g，磁石 20g，桃仁 10g，杏仁 10g，红花 5g。另用沉香粉1g，调服，1 日 2 次。其中麻黄配熟地黄，滋肾平喘，虚实兼顾。麻黄既可防熟地黄过分滋腻，又能温肺中之伏寒；熟地黄既能防麻黄过于宣散耗伤肺气，又能滋水生金，相得益彰。

（六）苍术

江氏善用苍术，对于脾胃失和而引起的小儿泄泻，疳积、厌食、贫血等常见病证，常用作为主要治疗药物，并随证配伍使用。

婴幼儿泄泻，法以炒苍术粉每次 1～2g，开水冲调，日服 3～6 次，热重于湿者，

加寒水石、滑石各 30g 煎汤冲服苍术粉，亦可代茶饮用。频繁呕吐者，酌量滴入生姜汁；夹有积滞，另加山楂粉等量。泄利较久，损及脾阳者，加入炮姜炭等量。

疳积常用苍术二份，胡黄连一份，磨粉匀和，每次 1～2g，日服 3 次，酌加蜂蜜少许调服，连续服用 1～2 周，禁吃生冷，油煎类食物。

厌食多用苍术、配山楂、鸡内金等分制成散剂冲服。

贫血多用苍术 9 份，皂矾 1 份，研细和匀，每次 1～1.5g，一日 3 次，饭后用大枣汤送服。

第七节　轶闻趣事

1980 年秋，王伯岳、江育仁二老主持编写的《中医儿科学》进入审稿统稿阶段，王伯岳召朱锦善进京协助统稿工作，并嘱路过南京去拜望江育仁先生，这是朱锦善第一次登江老家门，也就是这一次，江育仁亲切地说："你是王老的学生，也就是我的学生。"朱十分惊喜，倍感荣幸。自古以来，都是学生拜请老师，老师指认择徒却是罕见，更何况现在是我国著名的儿科泰斗江育仁先生亲口出言。朱锦善到北京后将此事禀告王老，王老满意一笑，并嘱咐朱生以后对江老要执弟子之礼。自此之后 20 多年，朱锦善虽未能经常跟随江老左右，但江老对朱生比亲授弟子还要亲。平时除了大量的书信往来之外，每年至少有 1～2 次以上见面相处。1987 年王伯岳因猝发脑溢血不幸去世后，每次学术会议与江老见面，江老总是叮嘱朱生与他同往，师生之亲不同一般。朝夕相处，讲学问，谈做人，无话不说。

江老为人谦虚谨慎，脾气很好，宽以待人，严于律己，甘为人梯，与同事之间的关系十分和谐，善于"和稀泥"，科室的同事都讲他是"江糊"（浆糊）"江糊涂"，他小事糊涂，但大事清楚，原则问题从不糊涂。80 多岁了，仍思维清晰敏捷。2001 年，江苏省中医药学会儿科专业委员会换届改选，江老是省中医药学会的名誉会长，又是儿科专业委员会的创始人，当时接替他的孙浩教授也已 70 多岁，江老与江苏省中医药学会的其他领导人毅然决然地决定推选德才兼备的年轻的张骠教授接任主任委员。江老常说，做人，德是第一位的。

江育仁与王伯岳在中医儿科学界有"南江北王"之誉，年龄相差几岁，性格却截然不同，一柔一刚，但感情之深，亲如手足，可谓莫逆之交。他们的相识相知，开始是在 1964 年 11 月卫生部召开的全国麻疹防治学术会议上，当时他们才 50 岁上下，正是年富力强。这次大会，决定由王伯岳和江育仁共同起草制定麻疹肺炎中医诊疗方案，此方案后来发表在《中医杂志》上。会议结束，王伯岳亲自到北京火车站送江育仁回南京，两人光顾着说话，走错了站台，等南去的火车已经开了，他们才发现。结果王伯岳在火车站跑上跑下为江育仁改签下一趟的车票，费了不少周折，两人却哈哈大笑。这个插曲成为两人友谊史上一朵美丽的浪花。无独有偶，时过 15 年，王与江主持编写的我国首部中医儿科学巨著《中医儿科学》的编写会议在济南举行，承办会议的张奇文教授知道江老爱喝啤酒（王老则喜白酒），便想办法为江老搞到一箱青岛啤酒，当时物资比较紧缺，青岛啤酒很不好买。上火车时王老嘱咐同车回江西的朱锦善沿途好好照顾江老，火车到南京站只停 3 分钟，接站的人在出站口，未进站台，朱便请江老在后慢行，自己则将一箱木箱装 24 瓶玻璃瓶装的青岛啤酒飞步穿过站台、地下通道抱至出站口。并交代验票员，这是后面穿大衣拿手杖的老先生的。待朱赶回车上时，火车鸣笛离站。此事后来几次大家见面时谈起，江、王二老又哈哈大笑。

　　20 世纪伊始，上海中医药大学出版社约请德高望重的江育仁教授主持编写大型儿科学专著《现代中医儿科学》，当时江老已 80 多岁，考虑到体力的原因，他委托孙浩教授协助主持，负责具体工作。但不久，孙浩教授因病住院无法参加编写工作，向江老请辞。江老考虑孙浩教授的病情，为让他安心治病，同意孙浩的辞请，而决定由朱锦善负责。朱接受任务后向江老提议《现代中医儿科学》的编写宗旨为：倡导辨证论治思维，服务现代儿科临床，并撰写样稿、体例及编写计划，江老十分赞同。江老用颤抖的手给朱写信："我想到的，你都想到了，我没有想到的，你也都想到了。你办事我太放心了，而且要完全依靠你。"江老的话给朱生莫大的鼓舞和鞭策，在全体参编同仁的共同努力下，经过两个寒暑的辛勤劳动，于 2002 年秋完成了 110 万字的书稿，江老审阅后签名交付出版。该书作为"上海市十·五重点图书"，可惜江老未看到该书的正式出版发行。

第八节　序年纪事

　　1916 年 11 月，出生于江苏省常熟市白茆镇山泾村。

　　1922 年 9 月～ 1928 年 6 月，就读于常熟县立山泾小学。

　　1928 年 8 月～ 1929 年 8 月，在家边参加农业劳动，边自修，并在乡邻谭国良处补习英语、算术、国文。

　　1929 年 9 月～ 1930 年 9 月，在顾文先私塾学习古文。

　　1930 年 10 月～ 1934 年 12 月，由邻居谭济时介绍在常熟儒医李馨山先生门下学医。

　　1935 年 10 月～ 1936 年 8 月，常熟市白茆镇同兴洽米行挂牌行医。

　　1936 年 9 月，以同等学力考入上海中国医学院，插入三年级就读。并于 1938 年 7 月毕业。

　　1939 年～ 1942 年，在上海卫生堂药铺行医，同时兼任上海爱国女中，顾明中学，祥生、云飞等出租汽车公司的常年医药顾问。

　　1943 年返回家乡白茆镇行医。

　　1950 年～ 1954 年 8 月，先后担任常熟市联合诊所主任、血防站主任、苏南行政卫生公署委员、生产救灾委员会委员、医务工作协会副主委等职。

1954 年 9 月，由江苏省卫生所调配来江苏省中医院。

1956 年担任江苏省中医师资进修学校（南京中医药大学前身）讲师。江苏省中医院儿科科主任。

1958 年～1960 年，江苏省中医院医教科科长。

1962 年～1978 年，江苏省中医学会秘书长。

1964 年 11 月，在北京出席卫生部召开的麻疹经验交流会，大会决定由王伯岳与江育仁共同起草《麻疹合并肺炎中医诊疗方案》并于 1965 年发表在《中医杂志》上，为广泛开展麻疹肺炎的防治工作提供依据。

1978 年任江苏省中医学会会长。晋升为南京中医学院副教授。

1979 年 9 月任中华中医药学会理事。

1980 年～1990 年被评选为中国科协第二届全国代表大会代表。

1983 年在《中医杂志》上发表著名论文"脾健不在补贵在运——运脾法在儿科临床的实践意义"。

1984 年与王伯岳共同主编的我国第一部大型中医儿科专著《中医儿科学》，由人民出版社出版。

1985 年主编《高等医药院校教材·中医儿科学（五版教材）》。

1986 年晋升为南京中医学院教授（晋升时间从 1983 年算起）。

1987 年编写《高等中医院校教学参考丛书·中医儿科学》《高等教育中医专业自学考试指导丛书·中医儿科学》《中医入门丛书·中医儿科》。同年 9 月招收了全国第一位中医儿科博士研究生。

1980 年～1992 年先后担任中国科协第二届全国代表大会代表、江苏省科委科技成果评定委员会委员、江苏省科协常委会常委、江苏省人民代表委员会常委、江苏省卫生科技会副主委、中华医药学会儿科分会副会长等职。

1993 年任江苏省中医学会名誉会长，中华中医药学会儿科分会名誉会长。

1995 年 9 月应上海科学技术出版社聘请，与张奇文共同主编《实用中医儿科学》。

1999 年 7 月，江氏的最后一位中医儿科学博士研究生毕业。

2001 年 11 月，因病住入江苏省中医院就医。

2002 年 9 月与朱锦善共同主编《现代中医儿科学》，交付上海中医药大学出版社，2005 年出版。

2003 年 1 月，因病逝世，享年 86 岁。

（郁晓维 朱锦善 林国彬）

参考文献

1. 江育仁，张奇文. 中医儿科学讲义 [M]. 江苏省进修学校编，第一二期医科进修班教材，1956

2. 江育仁. 实用中医儿科学 [M]. 上海：上海科学技术出版社，1995

3. 江育仁. 高等医药院校教材·中医儿科学（五版教材）[M]. 上海：上海科学技术出版社，1985

4. 江育仁. 麻疹证治 [J]. 江苏中医，1959，(11)：7

5. 江育仁. 从热痰风三证探讨流行性乙型脑炎的治疗规律 [J]. 江苏中医，1961，(9-10)：11

6. 江育仁. 小儿肺炎的证治刍见 [J]. 江苏医药中医分册，1978，(1)：10

7. 江育仁. 运用"热"、"痰"、"风"理论治疗135例"乙脑"恢复期及后遗症小结 [J]. 赤脚医生杂志，1979，(6)：266

8. 江育仁. 流行性乙型脑炎的治疗经验 [J]. 浙江中医杂志，1982，(6)：252

9. 江育仁. 脾健不在补贵在运——运脾法在儿科临床的实践意义 [J]. 中医杂志，1983，(1)：4

10. 江育仁. 厌食证治（专家笔谈）[J]. 中医杂志，1986，27（6）：6

11. 江育仁. 苍术的临床运用 [J]. 中医杂志，1986，27（8）：625

12. 江育仁. 流行性乙型脑炎证治（专家笔谈）[J]. 中医杂志，1987，28（7）：7

13. 江育仁. 小儿急性肾炎 [J]. 中医杂志，1987，28（11）：7

14. 江育仁. 中医学教材的新探索 [J]. 中医儿科，2000，1（4）：191

15. 李乃庚，汪受传. 江育仁学术经验选集 [M]. 天津：天津科学技术出版社，1996

16. 项平. 全国高等中医院校著名中医学家学术集成·南京中医药大学中医专家专集 [M]. 北京：人民卫生出版社，1999

17. 郁晓维，孙轶秋. 江育仁儿科经验集 [M]. 上海：上海科学技术出版社，2004